PEDIATRIA BÁSICA

Tomo III

PEDIATRIA CLÍNICA ESPECIALIZADA

•

Sistema Digestório
Sistema Respiratório
Sistema Urinário
Cardiologia
Endocrinologia
Oftalmologia
Otorrinolaringologia
Ortopedia – Noções Básicas em Pediatria
Dermatologia
Patologia Ginecológica

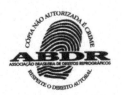

PEDIATRIA BÁSICA
Tomo III – Pediatria Clínica Especializada
Eduardo Marcondes
Flávio Adolfo Costa Vaz
José Lauro Araujo Ramos
Yassuhiko Okay

Sarvier, 9ª edição, 2005

Projeto Gráfico/Capa
CLR Balieiro Editores

Fotolito/Impressão/Acabamento
Gráfica Ave-Maria

Direitos Reservados
Nenhuma parte pode ser duplicada ou
reproduzida sem expressa autorização do Editor

sarvier

Sarvier Editora de Livros Médicos Ltda.
Rua Dr. Amâncio de Carvalho nº 459
CEP 04012-090   Telefax (11) 5571-3439
E-mail: sarvier@uol.com.br
São Paulo – Brasil

Dados Internacionais de Catalogação na Publicação (CIP)
(Câmara Brasileira do Livro, SP, Brasil)

> Pediatria básica : pediatria clínica especializada,
>   tomo III / Eduardo Marcondes... [et al.]. --
> 9. ed. rev. e ampl. -- São Paulo : SARVIER, 2004.
>
>   Outros coordenadores: Flávio Adolfo Costa Vaz,
> José Lauro Araujo Ramos, Yassuhiko Okay
>   Vários colaboradores.
>   Bibliografia.
>   ISBN 85-7378-147-5
>
>   1. Pediatria 2. Puericultura I. Marcondes, Eduardo.
> II. Vaz, Flávio Adolfo Costa. III. Ramos, José Lauro
> Araujo. IV. Okay, Yassuhiko.
>
> | | |
> |------------|------------------|
> | | CDD-618.92 |
> | | -649.1 |
> | | NLM-WS-100 |
> | 04-6566 | -WA-320 |

Índices para catálogo sistemático:

1. Pediatria : Medicina   618.92
2. Puericultura   649.1

PEDIATRIA BÁSICA

Tomo III
PEDIATRIA CLÍNICA ESPECIALIZADA

Eduardo Marcondes
Flávio Adolfo Costa Vaz
José Lauro Araujo Ramos
Yassuhiko Okay

9ª Edição

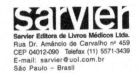

Sarvier Editora de Livros Médicos Ltda.
Rua Dr. Amâncio de Carvalho nº 459
CEP 04012-090 Telefax (11) 5571-3439
E-mail: sarvier@uol.com.br
São Paulo – Brasil

HOMENAGEM

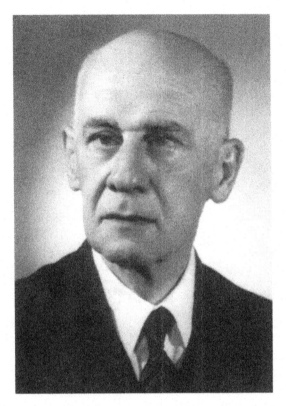

Prof. Pedro de Alcantara
* 01-05-1901
† 18-05-1979

Ele, mais do que qualquer outro, dignificou a criança cultuando-a à sua maneira, ao considerá-la e assisti-la como pessoa completa todos os dias. Como ele disse, muitas vezes, o botão de rosa não é menos flor do que a rosa desabrochada. E esse culto ele incutiu em todos que com ele conviveram, através do único procedimento eficaz, o seu exemplo como professor e como homem. Eis o pensamento pediátrico que ele criou, "o conhecimento da vulnerabilidade da criança e do caráter unitário de seus modos de reação, o reconhecimento da necessidade de investigar e de interpretar globalmente seus problemas e de globalmente assisti-la como pessoa, em função de si mesma e de seu ambiente, com os olhos no seu presente e no seu futuro".

COORDENADORES GERAIS

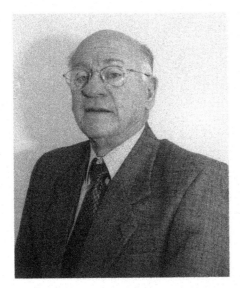

Prof. Eduardo Marcondes
Professor Titular de Pediatria – FMUSP

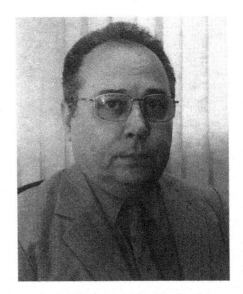

Prof. Flávio Adolfo Costa Vaz
Professor Titular de Pediatria – FMUSP

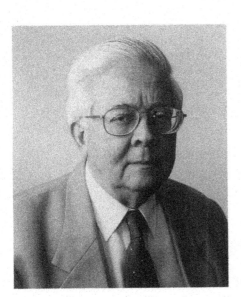

Prof. José Lauro Araujo Ramos
Professor Titular de Pediatria – FMUSP

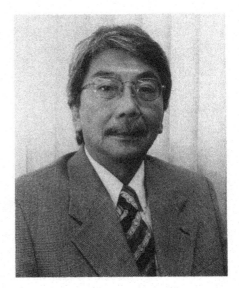

Prof. Yassuhiko Okay
Professor Titular de Pediatria – FMUSP

APOIO CULTURAL

primeira tiragem desta edição

APRESENTAÇÃO

Em suas mãos, o Tomo III da nona edição de Pediatria Básica, trinta e seis anos após a primeira edição.

Da oitava para a nona edição houve um acréscimo no conteúdo do livro que eu calculo ser da ordem de 50%. Por isso, achei melhor dividir a responsabilidade da coordenação com outras pessoas, os Professores Flávio Adolfo Costa Vaz, José Lauro Araujo Ramos e Yassuhiko Okay, Professores Titulares do Departamento de Pediatria da FMUSP.

Por outro lado, ficou decidido que Pediatria Básica é agora a união de três livros, os seus Tomos I, II e III; embora unidos pelo nome, os tomos são independentes podendo ser adquiridos segundo a necessidade dos leitores. Os três Tomos estarão lançados até o fim de 2004.

Do Tomo III, participaram 141 colaboradores distribuídos por dez partes. Embora cada segmento do saber possa ser transformado em especialidade, decidiu-se o seguinte em relação ao temário:

PEDIATRIA BÁSICA

Nona edição – 2002/2003/2005

Marcondes • Vaz • Ramos • Okay

TOMO I	TOMO II	TOMO III
PEDIATRIA GERAL E NEONATAL	PEDIATRIA CLÍNICA GERAL	PEDIATRIA CLÍNICA ESPECIALIZADA
Bases da Assistência à Criança e ao Adolescente • Puericultura • Saúde e Meio Ambiente • Propedêutica do Recém-Nascido, da Criança e do Adolescente Normais e Enfermos • Pediatria Neonatal • Aspectos Peculiares da Atenção ao Pré-Escolar e ao Escolar • Adolescência • Genética • Distúrbios do Crescimento • Distúrbios Psicológicos	Doenças Infecto-contagiosas e Parasitárias • Patologia da Nutrição e do Metabolismo • Equilíbrio Hidroeletrolítico e Acidobásico • A Criança Gravemente Enferma • Cirurgia Pediátrica • Patologia do Sistema Sangüíneo • Patologia do Sistema Conectivo • Patologia do Sistema Imunitário • Patologia do Sistema Nervoso • Tumores e Doenças Neoplásicas	Sistema Digestório • Sistema Respiratório • Sistema Urinário • Cardiologia • Endocrinologia • Oftalmologia • Otorrinolaringologia • Ortopedia • Dermatologia • Patologia Ginecológica

Pediatria Básica tem sido o livro de estudo de Pediatria em todas as escolas médicas brasileiras. É o seu destino e sempre o será.

São Paulo, setembro de 2004

Eduardo Marcondes

COLABORADORES

Albert Bousso – Doutor e Mestre em Pediatria pela FMUSP. Médico Assistente da UTI Pediátrica do Hospital Universitário da USP. Médico Plantonista da UTI Pediátrica do Hospital Israelita Albert Einstein.

Alberto Cukier – Professor Livre-Docente da Disciplina de Pneumologia da FMUSP.

Alfio Rossi Jr. – Mestre em Pediatria pela FMUSP. Médico da Subcomissão de Controle de Infecções Hospitalares do I.Cr.

Amadeu Saez-Alquezar – Doutor em Medicina pela FMUSP.

Amilcar Martins Giron – Professor Livre-Docente da Divisão de Clínica Urológica do Hospital das Clínicas da FMUSP. Diretor Técnico de Serviços de Saúde – Uropediatria.

Ana Cristina Tanaka – Médica Assistente da Unidade Clínica de Cardiologia Pediátrica e Cardiopatias Congênitas do Adulto do Instituto do Coração do Hospital das Clínicas da FMUSP.

Angélica K. A. Yokochi – Médica Ex-Residente da Divisão de Clínica de Otorrinolaringologia do Hospital das Clínicas da FMUSP.

Ângelo Fernandez – Professor Assistente do Serviço de Cirurgia Torácica do Hospital das Clínicas da FMUSP.

Antonio Carlos Pastorino – Mestre em Medicina pela FMUSP. Médico Assistente da Unidade de Alergia e Imunologia do Departamento de Pediatria da FMUSP.

Antonio Foronda – Médico Assistente da Unidade Clínica de Cardiologia Pediátrica e Cardiopatias Congênitas do Adulto do Instituto do Coração do Hospital das Clínicas da FMUSP.

Anuar Ibrahim Mitre – Professor Associado da Disciplina de Urologia do Departamento de Cirurgia da FMUSP.

Aroldo Miniti – Professor Titular da Disciplina de Otorrinolaringologia da Faculdade de Medicina da USP.

Aurélio Borelli – Doutor em Clínica Médica pela FMUSP. Assistente da Disciplina de Endocrinologia do Departamento de Clínica Médica da FMUSP.

Benita G. S. Schvartsman – Médica Assistente da Unidade de Nefrologia Pediátrica do I.Cr. Doutora em Medicina pela FMUSP.

Bernardo Ejzenberg – Livre-Docente pela FMUSP. Médico Assistente da Divisão de Clínica do Hospital Universitário da USP.

Carlos A. Buchpiguel – Professor Associado da Disciplina de Medicina Nuclear do Departamento de Radiologia da FMUSP.

Carlos Alberto Diegoli – Doutor em Ginecologia e Obstetrícia pela USP. Assistente Doutor da Clínica Ginecológica do Departamento de Ginecologia e Obstetrícia do Hospital das Clínicas da FMUSP. Assistente dos Setores de Ginecologia Infanto-Puberal e de Ginecologia Geral da Clínica Ginecológica do Hospital das Clínicas. Coordenador do NAVIS (Núcleo de Atendimento às Vítimas de Violência Sexual) do Hospital das Clínicas de São Paulo.

Carlos de Barros Mott – Professor Livre-Docente da Disciplina de Gastroenterologia do Departamento de Clínica Médica da FMUSP. Chefe da Unidade de Pâncreas da Disciplina de Gastroenterologia.

Carlos Eduardo Hirata – Médico Assistente Doutor do Departamento de Oftalmologia do Hospital das Clínicas da FMUSP.

Cláudia Giuli Santi – Médica Assistente da Clínica de Dermatologia do Hospital das Clínicas da FMUSP.

Cleyde Myriam Aversa Nakaie – Médica Assistente Doutora da Unidade de Pneumologia Pediátrica do I.Cr.

Clovis Artur Almeida da Silva – Doutor em Pediatria pela FMUSP. Responsável pela Unidade de Reumatologia Pediátrica do I.Cr.

Cristina Miuki Abe Jacob – Doutora em Pediatria pela FMUSP. Médica Chefe da Unidade de Alergia e Imunologia do Departamento de Pediatria da FMUSP.

Cyro Festa Neto – Professor Doutor Livre-Docente da Faculdade de Medicina da USP.

Danilo Sone Soriano – Doutor em Medicina pela FMUSP. Médico Colaborador do Setor de Retina da FMUSP.

Domingos H. Tsuji – Médico Assistente da Divisão de Clínica de Otorrinolaringologia do Hospital das Clínicas da FMUSP. Professor Livre-Docente em Otorrinolaringologia pela FMUSP.

---

*FMUSP – Faculdade de Medicina da Universidade de São Paulo.

 I.Cr. – Instituto da Criança "Prof. Pedro de Alcantara" do Hospital das Clínicas da Faculdade de Medicina da Universidade de São Paulo.

 USP – Universidade de São Paulo.

Dorina Barbieri – Professora Livre-Docente do Departamento de Pediatria da FMUSP.

Dulce Reis Guarita – Professora Livre-Docente da Disciplina de Gastroenterologia do Departamento de Clínica Médica da FMUSP.

Durval Damiani – Livre-Docente de Pediatria pela FMUSP. Assistente da Unidade de Endocrinologia Pediátrica do I.Cr.

Edigar Rezende de Almeida – Médico Assistente da Divisão de Clínica de Otorrinolaringologia do Hospital das Clínicas da FMUSP. Doutor em Medicina pela FMUSP.

Edmar Atik – Professor Livre-Docente de Cardiologia da FMUSP.

Eduardo Mazzuchi – Médico Assistente da Divisão de Clínica Urológica do Hospital das Clínicas da FMUSP. Doutor em Medicina pela FMUSP.

Elias David Neto – Professor Livre-Docente da Unidade de Transplante Renal da Divisão de Clínica Urológica do Hospital das Clínicas da FMUSP. Área de Transplante Renal Pediátrico.

Eliza Rumiko Iwahashi – Médica Assistente da Unidade Clínica de Cardiologia Pediátrica e Cardiopatias Congênitas do Adulto do Instituto do Coração do Hospital das Clínicas da FMUSP.

Erasmo Barbante Casella – Neuropediatria do I.Cr. Doutor em Neurologia pela FMUSP.

Erica Santos – Médica Assistente do Serviço de Consulta, Urgência e Triagem do I.Cr.

Erika A. Furusawa – Médica Assistente da Unidade de Nefrologia Pediátrica do I.Cr. Mestre em Pediatria pela FMUSP.

Evandro A. Rivitti – Professor Titular de Dermatologia do Hospital das Clínicas da FMUSP.

Fábio Ferri-de-Barros – Ex-Residente da Santa Casa de São Paulo. Estagiário da Disciplina de Ortopedia Pediátrica da FMUSP.

Fabíola Villac Adde – Médica Assistente da Unidade de Pneumologia do I.Cr. Doutora em Medicina pela FMUSP.

Francisco Tibor Dénes – Professor Livre-Docente da Divisão de Clínica Urológica do Hospital das Clínicas da FMUSP.

Frederico A. de Queiroz e Silva – Professor Associado da Disciplina de Urologia do Departamento de Cirurgia da FMUSP.

Gilda Porta – Professora Livre-Docente do Departamento de Pediatria da FMUSP. Responsável pela Unidade de Hepatologia Pediátrica do I.Cr.

Gustavo Foronda – Médico Plantonista da Unidade Clínica de Cardiologia Pediátrica e Cardiopatias Congênitas do Adulto do Instituto do Coração do Hospital das Clínicas da FMUSP.

Hany Simon Jr. – Médico Assistente do Serviço de Consulta, Urgência e Triagem do I.Cr.

Iracema C.O.F. Fernandes – Mestre em Pediatria pela FMUSP. Médica Assistente da UTI Pediátrica do Hospital Universitário da USP.

Irene Kazue Miura – Doutora em Medicina pelo Departamento de Pediatria da FMUSP. Assistente da Unidade de Hepatologia Pediátrica do I.Cr.

Ivan Dieb Miziara – Médico Assistente da Divisão de Clínica de Otorrinolaringologia do Hospital das Clínicas da FMUSP. Doutor em Medicina pela FMUSP.

Jaqueline Wagenführ – Médica Assistente Responsável pela Unidade de Cardiologia Pediátrica e Ecocardiografia Infantil do I.Cr.

João Ferreira de Mello Júnior – Médico Assistente da Divisão de Clínica de Otorrinolaringologia do Hospital das Clínicas da FMUSP. Doutor em Medicina pela FMUSP.

João Paulo Becker Lotufo – Mestre em Pediatria pela FMUSP. Diretor de Paciente Externo e Chefe do Pronto-Socorro do Hospital Universitário da USP. Secretário do Departamento de Pneumologia da Sociedade Brasileira de Pediatria.

Joaquim Carlos Rodrigues – Doutor em Pediatria pela FMUSP. Médico Chefe da Unidade de Pneumologia Pediátrica do I.Cr.

Jorge David Aivazoglou Carneiro – Médico Assistente da Unidade de Hematologia do I.Cr. Médico Hematologista Pediatra do Centro de Hemofilia "Louis Aledort" da Fundação Pró-Sangue – Hemocentro de São Paulo.

Jorge Yussef Afiune – Médico Assistente da Unidade Clínica de Cardiologia Pediátrica e Cardiopatias Congênitas do Adulto do Instituto de Coração do Hospital das Clínicas da FMUSP. Doutor em Cardiologia pela FMUSP.

José Alcione Macedo Almeida – Médico Assistente da Divisão de Clínica Ginecológica do Hospital das Clínicas da FMUSP.

José Alexandre Médicis da Silveira – Médico Assistente da Divisão de Clínica de Otorrinolaringologia do Hospital das Clínicas da FMUSP. Doutor em Medicina pela FMUSP.

José Antonio Sanches Jr. – Professor Doutor do Departamento de Dermatologia da FMUSP. Chefe do Laboratório de Micologia Médica do Instituto de Medicina Tropical da Faculdade de Medicina da USP.

José Carlos Fernandes – Médico Assistente Responsável pela UTI Pediátrica do Hospital Universitário da USP.

José Eduardo Costa Martins – Professor Associado da FMUSP.

José Fernando Cavalini – Doutor em Cardiologia pela FMUSP. Médico Assistente de Cardiologia Pediátrica e Cardiopatias Congênitas do Adulto do Instituto do Coração do Hospital das Clínicas da FMUSP.

José Ribas Milanez de Campos – Professor Assistente do Serviço de Cirurgia Torácica do Hospital das Clínicas da FMUSP.

José Vicente Martins Campos (falecido) – Doutor em Medicina pela FMUSP. Professor da Pós-Graduação em Pediatria da FMUSP. Professor da Pós-Graduação do Centro de Nutrição do Instituto de Ciências Biomédicas da USP. Professor de Pós-Graduação e Coordenador dos Cursos de Nutrição e Gastroenterologia do IBEPEGE.

Joselina Magalhães Andrade Cardieri – Médica Assistente da Unidade de Pneumologia Pediátrica do I.Cr.

Juliana Rodrigues Okay – Médica Dermatologista do I.Cr. Médica Dermatologista da UNISA.

Laudelino de Oliveira Ramos – Professor Associado da Disciplina de Ginecologia DOG da FMUSP.

Leontina da Conceição Margarido – Médica Assistente da Clínica de Dermatologia do Hospital das Clínicas da FMUSP.

Lucia Helena Caramuru – Médica Assistente da Unidade Clínica de Cardiologia Pediátrica e Cardiopatias Congênitas do Adulto do Instituto de Coração do Hospital das Clínicas da FMUSP.

Luiz Carlos Ferreira de Sá – Médico Oftalmologista do I.Cr.

Luís Tarcísio Brito Filomeno – Professor Assistente do Serviço de Cirurgia Torácica do Hospital das Clínicas da FMUSP.

Luiz Antonio Nunes de Oliveira – Médico Chefe do Serviço de Diagnóstico por Imagem do I.Cr.

Luiz Carlos Cucê – Professor Associado da FMUSP.

Luiz Carlos da Costa Gayotto (falecido) – Professor Titular do Departamento de Patologia da FMUSP.

Luiz Nárcio Pinto Bustamante – Doutor em Cardiologia pela FMUSP. Médico Assistente da Unidade Clínica de Cardiologia Pediátrica e Cardiopatias Congênitas do Adulto do Instituto do Coração do Hospital das Clínicas da FMUSP.

Luiz Ubirajara Sennes – Professor Associado da Disciplina de Otorrinolaringologia da FMUSP.

Luiz Vicente R. Ferreira da Silva Filho – Mestre e Doutor em Pediatria pela FMUSP. Médico Assistente da Unidade de Pneumologia Pediátrica do I.Cr.

Manoel Carlos Prieto Velhote – Doutor em Cirurgia pela FMUSP. Médico Assistente do Serviço de Cirurgia Pediátrica do I.Cr., SACS.

Manoel Ernesto P. Gonçalves – Endoscopista do Serviço de Cirurgia Pediátrica do I.Cr.

Mara Solange Carvalho Diegoli – Doutora em Ginecologia e Obstetrícia pela USP. Assistente Doutor da Clínica Ginecológica do Departamento de Ginecologia e Obstetrícia do Hospital das Clínicas da FMUSP. Coordenadora do Ambulatório de Tensão Pré-Menstrual do Hospital das Clínicas. Assistente dos Setores de Ginecologia Infanto-Puberal e de Ginecologia endócrina da Clínica Ginecológica do Hospital das Clínicas.

Márcia Ferraz Nogueira – Professora Doutora da Faculdade de Medicina da USP.

Márcia Melo Campos Pahl – Médica Assistente da Divisão de Clínica Pediátrica do Hospital Universitário da USP. Doutora em Medicina pela FMUSP.

Marco Aurélio Bottino – Médico Assistente da Divisão de Clínica de Otorrinolaringologia do Hospital das Clínicas da FMUSP. Doutor em Medicina pela FMUSP.

Maria Angélica Binotto – Doutora em Cardiologia pela FMUSP. Médica Assistente da Unidade Clínica de Cardiologia Pediátrica e Cardiopatias Congênitas do Adulto do Instituto do Coração do Hospital das Clínicas da FMUSP.

Maria Danisi Fujimura – Médica Assistente da Unidade de Nefrologia Pediátrica do I.Cr. Doutora em Medicina pela FMUSP.

Maria Denise Fonseca Takahashi – Médica Assistente da Divisão de Dermatologia do Hospital das Clínicas da FMUSP.

Maria Fernanda C. Camargo – Médica Estagiária de Complementação Especializada da Unidade de Nefrologia do I.Cr.

Maria Fernanda Ramos – Médica Estagiária de Complementação Especializada da Unidade de Nefrologia do I.Cr.

Maria Helena Bittencourt Kiss – Professora Livre-Docente em Pediatria pela FMUSP.

Maria Helena de Carvalho Ferreira Bussamra – Médica Assistente do Grupo de Pneumologia do I.Cr.

Maria Helena Vaisbich – Médica Assistente da Unidade de Nefrologia Pediátrica do I.Cr. Doutora em Medicina pela UNIFESP.

Maria Ignez Saito – Professora Livre-Docente junto ao Departamento de Pediatria da FMUSP. Médica Chefe da Unidade de Adolescentes do I.Cr.

Marta Alexandrino – Médica Estagiária de Complementação Especializada da Unidade de Nefrologia Pediátrica do I.Cr.

Marta Miranda Leal – Mestre em Medicina do Departamento de Pediatria da FMUSP. Médica Assistente da Unidade de Adolescentes do I.Cr.

Maurício I. Scanavacca – Professor Livre-Docente pela Faculdade de Medicina pela USP. Médico Assistente da Unidade Clínica de Arritmias Cardíacas do Instituto do Coração do Hospital das Clínicas da FMUSP.

Mitja Polak – Assistente Doutor do Hospital das Clínicas da FMUSP.

Mônica S. Shimoda – Médica Assistente da Unidade Clínica de Cardiologia Pediátrica e Cardiopatias Congênitas do Adulto do Instituto do Coração do Hospital das Clínicas da FMUSP.

Munir Ebaid – Professor Associado de Cardiologia da FMUSP.

Nana Miura Ikari – Médica Assistente da Unidade Clínica de Cardiologia Pediátrica e de Cardiopatias Congênitas do Adulto do Instituto do Coração do Hospital das Clínicas da FMUSP. Médica Doutora em Cardiologia pela FMUSP.

Nei Botter Montenegro – Preceptor de Residentes e Estagiários do Departamento de Ortopedia e Traumatologia da FMUSP.

Nuvarte Setian – Professora Associada de Pediatria Clínica do Departamento de Pediatria da FMUSP. Chefe da Unidade de Endocrinologia Pediátrica do I.Cr.

Ossamu Butugan – Professor Associado da Disciplina de Otorrinolaringologia da FMUSP.

Paulo César R. Sanches – Médico Pesquisador do Serviço de Eletrocardiografia do Instituto do Coração do Hospital das Clínicas da FMUSP.

Paulo J. Moffa – Professor Associado de Cardiologia da FMUSP.

Paulo Roberto Camargo – Doutor em Cardiologia pela Faculdade de Medicina da USP. Médico Assistente da Unidade Clínica de Cardiologia Pediátrica e Cardiopatias Congênitas do Adulto do Instituto do Coração do Hospital das Clínicas da FMUSP.

Rafael Stelmach – Doutor em Pneumologia da Disciplina de Pneumologia da FMUSP.

Regina Lúcia Moysés – Médica Assistente da Unidade de Cardiologia Pediátrica e Ecocardiografia Infantil do I.Cr.

Renata Blancato da Rocha – Médica Estagiária de Complementação Especializada da Unidade de Nefrologia do I.Cr.

Renata Pereira Sustovich Pugliese – Doutora em Medicina pelo Departamento de Pediatria da FMUSP. Assistente da Unidade de Hepatologia Pediátrica do I.Cr.

Ricardo Borges Magaldi – Professor Doutor em Pneumologia pela FMUSP.

Ricardo Ferreira Bento – Professor Associado da Disciplina de Otorrinolaringologia da FMUSP.

Ricardo Jordão Duarte – Médico Assistente da Divisão de Clínica Urológica do Hospital das Clínicas da FMUSP. Doutor em Medicina pela FMUSP.

Ricardo Mazzieri – Doutor em Cardiologia pela FMUSP.

Richard L. Voegels – Professor Associado da Disciplina de Otorrinolaringologia da FMUSP.

Rilvani C. Gonçalves – Médico Assistente da Unidade Clínica de Cardiologia Pediátrica e Cardiopatias Congênitas do Adulto do Instituto de Coração do Hospital das Clínicas da FMUSP.

Roberto Guarniero – Professor Assistente da FMUSP. Chefe da Disciplina de Ortopedia Pediátrica da FMUSP.

Roger Shoji Miyake – Ex-Médico Assistente da UTI Pediátrica do Hospital Universitário da USP.

Rui Maciel de Godoy Jr. – Doutor em Medicina. Médico Assistente da Clínica Ortopédica da FMUSP.

Sami Arap – Professor Titular da Disciplina de Urologia do Departamento de Cirurgia da FMUSP.

Samir Jacob Bechara – Professor Livre-Docente do Departamento de Oftalmologia da FMUSP.

Sandra Elisabete Vieira – Doutora em Pediatria pela FMUSP. Médica Assistente do Hospital Universitário da USP.

Sebastião A. P. Sampaio – Professor Emérito da FMUSP.

Sílvia Regina Cardoso – Médica Endoscopista do Serviço de Cirurgia Pediátrica do I.Cr.

Silvio A. M. Marone – Assistente Doutor da Disciplina de Otorrinolaringologia da FMUSP.

Sonia M. Ferreira Mesquita – Médica Assistente da Unidade Clínica de Cardiologia Pediátrica e Cardiopatias Congênitas do Adulto do Instituto do Coração do Hospital das Clínicas da FMUSP. Médica Doutora em Cardiologia pela FMUSP.

Suzana Matayoshi – Médica Assistente Doutora do Departamento de Oftalmologia do Hospital das Clínicas da FMUSP.

Tanit Ganz Sanchez – Professor Associado da Disciplina de Otorrinolaringologia da FMUSP.

Thais Della Manna – Mestre em Pediatria pela FMUSP. Assistente da Unidade de Endocrinologia Pediátrica do I.Cr.

Uenis Tannuri – Professor Associado da Disciplina de Cirurgia Pediátrica do Departamento de Cirurgia da FMUSP. Médico Assistente do Serviço de Cirurgia Pediátrica do I.Cr. Médico do Laboratório de Investigação Médica em Cirurgia Pediátrica (LIM30) da FMUSP.

Vaê Dichtchekenian – Doutor em Pediatria pela FMUSP. Assistente da Unidade de Endocrinologia Pediátrica do I.Cr.

Valéria Aoki – Professora Doutora Livre-Docente da Faculdade de Medicina da USP.

Vera Andiara Rezende – Ex-Médica Assistente da Divisão de Clínica de Otorrinolaringologia do Hospital das Clínicas da FMUSP. Doutora em Medicina pela FMUSP.

Vera H. Koch – Chefe da Unidade de Nefrologia Pediátrica do I.Cr. Doutora em Medicina pela FMUSP.

Vera Lúcia Baggio – Mestre em Medicina pelo Departamento de Pediatria da FMUSP. Assistente da Unidade de Hepatologia Pediátrica I.Cr.

Vicente Odone Filho – Professor Associado do Departamento de Pediatria da FMUSP.

Vincenzo Pugliese – Doutor em Medicina pelo Departamento de Gastroenterologia da FMUSP. Assistente do Serviço de Fígado e Hipertensão Portal do Hospital das Clínicas da FMUSP.

Vital Paulino Costa – Professor Livre-Docente do Setor de Glaucoma da UNICAMP.

Walter Belda Júnior – Professor Doutor Livre-Docente da Faculdade de Medicina da USP.

William Carlos Nahas – Professor Livre-Docente da Divisão de Clínica Urológica do Hospital das Clínicas da FMUSP. Cirurgião da Unidade de Transplante Renal da Divisão de Clínica Urológica.

Wilma T. Maeda – Médica Assistente da Unidade Clínica de Cardiologia Pediátrica e Cardiopatias Congênitas do Adulto do Instituto do Coração do Hospital das Clínicas da FMUSP.

Yassuhiko Okay – Professor Titular do Departamento de Pediatria da FMUSP. Vice-Diretor da FMUSP.

Yu Kar Ling Koda – Doutor em Medicina pelo Departamento de Pediatria da FMUSP. Responsável pela Unidade de Gastroenterologia Pediátrica I.Cr.

Zilda Najjar Prado de Oliveira – Médica Assistente da Clínica de Dermatologia do Hospital das Clínicas da FMUSP.

CONTEÚDO

PRIMEIRA PARTE

Sistema Digestório

coordenadores: Dorina Barbieri
Dulce Reis Guarita
Gilda Porta
Mitja Polak
Yu Kar Ling Koda

SEÇÃO I – **DOENÇAS DO TRATO DIGESTÓRIO**

coordenadores: Dorina Barbieri
Dulce Reis Guarita
Yu Kar Ling Koda

1. Digestão e Absorção de Nutrientes. Aspectos Fisiológicos e Ontogenéticos 3
   Dorina Barbieri
   Yu Kar Ling Koda
2. Má Absorção Intestinal 7
   José Vicente Martins Campos
   Dorina Barbieri
3. Doença Celíaca 12
   Dorina Barbieri
4. Alergia à Proteína do Leite de Vaca 18
   Yu Kar Ling Koda
5. Síndrome da Diarréia Pós-Enterite (Diarréia Persistente) 26
   Yu Kar Ling Koda
6. Síndrome da Diarréia Protraída 31
   Yu Kar Ling Koda
7. Intolerância aos Hidratos de Carbono 36
   Dorina Barbieri
8. Linfangiectasia Intestinal Congênita 40
   Dorina Barbieri
9. Doença Péptica 41
   Yu Kar Ling Koda
10. Síndrome do Colo Irritável 45
    Yu Kar Ling Koda
11. Retocolite Ulcerativa Inespecífica 48
    Dorina Barbieri
12. Doença de Crohn 53
    Yu Kar Ling Koda

SEÇÃO II – **DOENÇAS DO PERITÔNIO**

coordenador: Mitja Polak

1. Afecções do Peritônio 57
   Mitja Polak

SEÇÃO III – **DOENÇAS DO PÂNCREAS**

coordenadora: Dulce Reis Guarita

1. Pancreatopatias na Infância 62
   Dulce Reis Guarita
   Carlos de Barros Mott

SEÇÃO IV – **DOENÇAS DO FÍGADO E DAS VIAS BILIARES**

coordenadora: Gilda Porta

1. Desenvolvimento e Anatomia do Fígado 64
   Vincenzo Pugliese
2. Testes Bioquímicos Para Avaliação da Função Hepática 68
   Amadeu Saez-Alquezar
   Renata Pereira Sustovich Pugliese
   Gilda Porta
3. Hepatites Virais 76
   Vera Lúcia Baggio
4. Síndrome Colestática no Recém-Nascido e no Lactente 84
   Gilda Porta
5. Hepatite Crônica na Infância 94
   Gilda Porta
6. Cirrose Hepática 104
   Gilda Porta
   Renata Pereira Sustovich Pugliese
   Irene Kazue Miura
   Luiz Carlos da Costa Gayotto
7. Doenças Fibropolicísticas Hepatobiliares na Infância 116
   Irene Kazue Miura
8. O Fígado nas Doenças Sistêmicas 123
   Vera Lúcia Baggio
   Gilda Porta
9. Doenças Metabólicas do Fígado 129
   Irene Kazue Miura

SEGUNDA PARTE

Sistema Respiratório

coordenadoras: Cleyde Myriam Aversa Nakaie
Joselina Magalhães Andrade Cardieri

SEÇÃO I – PATOLOGIA RESPIRATÓRIA EM GERAL

coordenadoras: Cleyde Myriam Aversa Nakaie
Joselina Magalhães Andrade Cardieri

1. Mecanismos de Defesa Pulmonar 143
   Antonio Carlos Pastorino

SEÇÃO II – ABORDAGEM DO DIAGNÓSTICO NAS DOENÇAS RESPIRATÓRIAS

coordenadoras: Cleyde Myriam Aversa Nakaie
Joselina Magalhães Andrade Cardieri

1. Avaliação Clínica da Doença Pulmonar em
   Pediatria 145
   Joselina Magalhães Andrade Cardieri
2. Tosse Crônica ou Recorrente 159
   Cleyde Myriam Aversa Nakaie
3. Abordagem do Diagnóstico das Alterações do
   Mediastino 161
   Vicente Odone Filho
4. Testes da Função Pulmonar e sua Aplicação
   Clínica 163
   Joselina Magalhães Andrade Cardieri
5. Radiologia Pediátrica: Diagnóstico por Imagem
   das Pneumopatias do Sistema Respiratório 166
   Luiz Antonio Nunes de Oliveira
6. Broncoscopia e Lavado Broncoalveolar 182
   Manoel Ernesto P. Gonçalves
   Sílvia Regina Cardoso
7. Monitorização Não-Invasiva de Gases
   Sangüíneos 184
   Luiz Vicente R. Ferreira da Silva Filho
8. Biopsia Pulmonar a Céu Aberto na Avaliação de
   Crianças com Pneumopatias Agudas e Graves,
   sem Etiologia Definida 185
   Albert Bousso

SEÇÃO III – DOENÇAS INFECCIOSAS DO SISTEMA RESPIRATÓRIO

coordenadoras: Cleyde Myriam Aversa Nakaie
Joselina Magalhães Andrade Cardieri

1. Abscesso Pulmonar 187
   Cleyde Myriam Aversa Nakaie
2. Bronquite 191
   João Paulo Becker Lotufo
   Sandra Elisabete Vieira
3. Bronquiolite 193
   Albert Bousso
   João Paulo Becker Lotufo

4. Bronquiolite Obliterante 196
   Maria Helena de Carvalho Ferreira Bussamra
5. Bronquiectasias 198
   Cleyde Myriam Aversa Nakaie
6. Infecções Respiratórias por *Mycoplasma*
   Pneumoniae 202
   Luiz Vicente R. Ferreira da Silva Filho
7. Laringites, Laringotraqueobronquite e Epiglotite.... 205
   Joaquim Carlos Rodrigues
   Erica Santos
   Hany Simon Jr.
8. Pneumonias Bacterianas 207
   José Carlos Fernandes
   Iracema C.O.F. Fernandes
   Bernardo Ejzenberg
9. Pneumonias Virais 215
   Joaquim Carlos Rodrigues
10. Pneumonias Atípicas 217
    Bernardo Ejzenberg
    Roger Shoji Miyake
11. Infecções Pulmonares Causadas por Fungos 223
    Alfio Rossi Jr.

SEÇÃO IV – DOENÇAS NÃO-INFECCIOSAS DO SISTEMA RESPIRATÓRIO

coordenadoras: Cleyde Myriam Aversa Nakaie
Joselina Magalhães Andrade Cardieri

1. Atelectasia 227
   Ricardo Borges Magaldi
   Rafael Stelmach
   Alberto Cukier
2. Corpos Estranhos em Vias Aéreas 228
   Manoel Ernesto P. Gonçalves
   Sílvia Regina Cardoso
3. Deficiência de Alfa-1-Antitripsina 231
   Cleyde Myriam Aversa Nakaie
4. Discinesia Ciliar Primária 233
   Fabíola Villac Adde
5. Displasia Broncopulmonar – Doença Pulmonar
   Crônica Neonatal 235
   Luiz Vicente R. Ferreira da Silva Filho
6. Enfisema e Hiperinsuflação 238
   Rafael Stelmach
   Alberto Cukier
7. Edema Pulmonar 242
   Jaqueline Wagenführ
   Regina Lúcia Moysés
8. Hemossiderose Pulmonar 244
   Fabíola Villac Adde
9. Refluxo Gastroesofágico e Alterações
   Respiratórias 245
   Maria Helena de Carvalho Ferreira Bussamra
10. Derrames Pleurais 247
    Joaquim Carlos Rodrigues
11. Doenças Pulmonares Intersticiais 251
    Luiz Vicente R. Ferreira da Silva Filho

12. Fibrose Cística (Mucoviscidose) 256
   Fabíola Villac Adde
13. Bebê Chiador 258
   João Paulo Becker Lotufo
   Sandra Elisabete Vieira
14. Hipertensão Pulmonar 262
   Jaqueline Wagenführ
   Regina Lúcia Moysés
15. Cor Pulmonale 266
   Jaqueline Wagenführ
   Regina Lúcia Moysés
16. Traumatismo Torácico 268
   Uenis Tannuri
17. Pneumopatias Crônicas ou Recorrentes 272
   Cleyde Myriam Aversa Nakaie

SEÇÃO V – MALFORMAÇÕES DO TRATO RESPIRATÓRIO

coordenadoras: Cleyde Myriam Aversa Nakaie
Joselina Magalhães Andrade Cardieri

1. Deformidades Congênitas da Parede Torácica 276
   José Ribas Milanez de Campos
   Luiz Tarcísio Brito Filomeno
   Ângelo Fernandez
2. Malformações Diafragmáticas 281
   Manoel Carlos Prieto Velhote
3. Malformações Laringotraqueais e Esofágicas 286
   Manoel Ernesto P. Gonçalves
   Sílvia Regina Cardoso
4. Malformações Broncopulmonares 292
   Manoel Ernesto P. Gonçalves
   Sílvia Regina Cardoso
5. Compressões Vasculares da Traquéia. Anomalias
   do Arco Aórtico 298
   Uenis Tannuri

SEÇÃO VI – ALTERAÇÕES RESPIRATÓRIAS EM OUTRAS DOENÇAS

coordenadoras: Cleyde Myriam Aversa Nakaie
Joselina Magalhães Andrade Cardieri

1. Manifestações Pulmonares das Doenças
   Neurológicas 301
   Erasmo Barbante Casella
2. Comprometimento Pulmonar nas Doenças do
   Colágeno 304
   Clovis Artur Almeida da Silva
   Maria Helena Bittencourt Kiss
3. Alterações Pulmonares na Doença Falciforme 307
   Jorge David Aivazoglou Carneiro
4. Distúrbios Cardiovasculares 308
   Jaqueline Wagenführ
   Regina Lúcia Moysés
5. Comprometimento Pulmonar na Toxocaríase
   Visceral 310
   Cristina Miuki Abe Jacob

TERCEIRA PARTE

Sistema Urinário

coordenadores: Yassuhiko Okay
Sami Arap

SEÇÃO I – NEFROLOGIA CLÍNICA

coordenador: Yassuhiko Okay

1. Laboratório em Nefrologia Pediátrica 317
   Maria Helena Vaisbich
2. Avaliação Radioisotópica em Nefrologia 329
   Carlos A. Buchpiguel
3. Biopsia Renal Percutânea 335
   Vera H. Koch
   Renata Blancato da Rocha
4. Infecção Urinária 338
   Márcia Melo Campos Pahl
5. Glomerulopatias 349
   Benita G. S. Schvartsman
   Maria Fernanda Ramos
6. Síndrome Nefrótica 362
   Renata Blancato da Rocha
   Yassuhiko Okay
   Maria Danisi Fujimura
7. Hipertensão Arterial 372
   Vera H. Koch
   Erika A. Furusawa
8. Distúrbios Vasculares Renais 383
   Erika A. Furusawa
   Vera H. Koch
9. Tubulopatias na Infância 389
   Maria Helena Vaisbich
10. Doença Renal Cística Difusa na Infância 403
   Erika A. Furusawa
   Maria Helena Vaisbich
11. Insuficiência Renal Crônica 407
   Vera H. Koch
   Maria Fernanda C. Camargo

SEÇÃO II – UROLOGIA PEDIÁTRICA

coordenador: Sami Arap

1. Propedêutica Uropediátrica 417
   Frederico A. de Queiroz e Silva
   Sami Arap
2. Anomalias Congênitas do Trato Urinário 422
   Francisco Tibor Dénes
3. Anomalias Externas do Trato Urinário 434
   Amilcar Martins Giron
   Anuar Ibrahim Mitre
   Sami Arap
4. Inflamações Localizadas no Aparelho
   Geniturinário 438
   Sami Arap
   Amilcar Martins Giron

5. Litíase Urinária 440
 Martha Alexandrino
 Vera H. Koch
 Maria Danisi Fujimura
 Ricardo Jordão Duarte
 Francisco Tibor Dénes
6. Transplante Renal na Infância 450
 William Carlos Nahas
 Eduardo Mazzuchi
 Elias David Neto
 Sami Arap

QUARTA PARTE

Cardiologia

coordenador: Munir Ebaid

SEÇÃO I – ELETROCARDIOGRAMA NORMAL

coordenador: Munir Ebaid

1. O Eletrocardiograma Normal em Pediatria 461
 Munir Ebaid
 Paulo J. Moffa
 Paulo César R. Sanches

SEÇÃO II – CARDIOPATIAS CONGÊNITAS

coordenador: Munir Ebaid

1. Cardiopatias Congênitas – Informações Gerais e Cardiopatias Congênitas Acianogênicas 464
 Sonia M. Ferreira Mesquita
 Nana Miura Ikari
 Munir Ebaid
2. Cardiopatias Congênitas Cianogênicas 472
 Luiz Nárcio Pinto Bustamante
 Maria Angélica Binotto
 Munir Ebaid

SEÇÃO III – CARDIOPATIAS ADQUIRIDAS

coordenador: Munir Ebaid

1. Miocardiopatias e Miocardites 481
 Paulo Roberto Camargo
 Munir Ebaid
2. Endocardite Infecciosa 489
 Antonio Foronda
 Gustavo Foronda
 Wilma T. Maeda
 Monica S. Shimoda
3. Doenças do Pericárdio 494
 Ricardo Mazzieri
 Ana Cristina Tanaka
 Jorge Yussef Afiune

SEÇÃO IV – EMERGÊNCIAS CARDIOLÓGICAS

coordenador: Munir Ebaid

1. Insuficiência Cardíaca 499
 Edmar Atik
 Rilvani C. Gonçalves
 Lucia Helena Caramuru
2. Hipoxemia e Crises de Cianose 507
 Eliza Rumiko Iwahashi
 José Fernando Cavalini
3. Arritmias Cardíacas... 512
 Paulo Roberto Camargo
 Maurício I. Scanavacca
 Munir Ebaid

QUINTA PARTE

Endocrinologia

coordenadora: Nuvarte Setian

1. Mecanismos de Ação Hormonal 527
 Nuvarte Setian
2. Hipotálamo, Hipófise e Pineal 529
 Nuvarte Setian
3. Imunoendocrinopatias 536
 Nuvarte Setian
4. Tireóide... 537
 Nuvarte Setian
5. Paratireóides 549
 Aurélio Borelli
6. Gônadas 553
 Nuvarte Setian
 Thais Della Manna
7. Supra-renais... 564
 Vaê Dichtchekenian
8. Anomalias na Diferenciação Sexual.................... 570
 Durval Damiani

SEXTA PARTE

Oftalmologia

coordenador: Luís Carlos Ferreira de Sá

1. Desenvolvimento Visual e Exame Oftalmológico pelo Pediatra 577
 Luís Carlos Ferreira de Sá
2. Doenças Externas 578
 Samir Jacob Bechara
3. Vias Lacrimais e Alterações Palpebrais 580
 Suzana Matayoshi
4. Glaucoma Congênito Primário 582
 Vital Paulino Costa
5. Afecções do Cristalino e Catarata Infantil 584
 Luís Carlos Ferreira de Sá

6. Uveítes na Infância 586
   Carlos Eduardo Hirata
7. Doenças Retinianas na Infância 588
   Danilo Sone Soriano
8. Estrabismo 591
   Luís Carlos Ferreira de Sá
9. Ambliopia 592
   Luís Carlos Ferreira de Sá

SÉTIMA PARTE

Otorrinolaringologia

coordenadores: Aroldo Miniti
Ossamu Butugan

SEÇÃO I – **OTOPATOLOGIAS**

coordenadores: Aroldo Miniti
Ossamu Butugan

1. Doenças da Orelha Externa 597
   Sílvio A.M. Marone
2. Otite Média Secretora e Otite Média Aguda 599
   Ricardo Ferreira Bento
3. Otite Média Crônica 603
   Aroldo Miniti
4. Vertigem na Infância 604
   Marco Aurélio Bottino
5. Deficiência Auditiva na Infância 606
   José Alexandre Médicis da Silveira
   Edigar Rezende de Almeida

SEÇÃO II – **RINOPATIAS**

coordenadores: Aroldo Miniti
Ossamu Butugan

1. Rinites na Infância 609
   João Ferreira de Mello Júnior
2. Sinusites na Infância 611
   Ossamu Butugan
3. Obstrução Nasal na Infância 613
   Tanit Ganz Sanchez
4. Epistaxe na Infância 614
   Richard L. Voegels

SEÇÃO III – **LARINGOPATIAS**

coordenadores: Aroldo Miniti
Ossamu Butugan

1. Disfonia Infantil 617
   Domingos H. Tsuji
   Angélica K. A. Yokochi

SEÇÃO IV – **BUCOPATOLOGIAS**

coordenadores: Aroldo Miniti
Ossamu Butugan

1. Doenças da Cavidade Bucal na Infância 620
   Ivan Dieb Miziara
2. Doenças do Anel Linfático de Waldeyer 622
   Edigar Rezende de Almeida
   Vera Andiara Rezende

SEÇÃO V – **OUTRAS PATOLOGIAS**

coordenadores: Aroldo Miniti
Ossamu Butugan

1. Massas Cervicais. Diagnóstico Diferencial 625
   Luiz Ubirajara Sennes

OITAVA PARTE

Ortopedia – Noções Básicas em Pediatria

coordenador: Roberto Guarniero

1. Noções Básicas de Ortopedia Pediátrica 631
   Roberto Guarniero
   Nei Botter Montenegro
2. Pé Torto Congênito Idiopático 636
   Roberto Guarniero
   Fábio Ferri-de-Barros
3. Desvios Rotacionais e Angulares dos
   Membros Inferiores 637
   Roberto Guarniero
4. Displasia do Desenvolvimento do Quadril 639
   Roberto Guarniero
   Rui Maciel de Godoy Jr.
5. Doença de Legg-Calvé-Perthes 641
   Roberto Guarniero
   Rui Maciel de Godoy Jr.
6. Dor nas Costas na Criança e no Adolescente 646
   Roberto Guarniero
   Fábio Ferri-de-Barros

NONA PARTE

Dermatologia

coordenador: Edvandro A. Rivitti

1. Terapêutica Tópica 651
   Luis Carlos Cucé
   Juliana Rodrigues Okay

2. Micoses Profundas 652
   Luiz Carlos Cucé
   Marcia Ferraz Nogueira

3. Epidermólise Bolhosa........................ 656
   Zilda Najjar Prado de Oliveira

4. Dermatites Eczematosas 658
   Zilda Najjar Prado de Oliveira
   Evandro A. Rivitti

5. Erupções Papulopruriginosas........... 661
   Zilda Najjar Prado de Oliveira
   Evandro A. Rivitti

6. Dermatofitoses Superficiais.............. 665
   José Eduardo Costa Martins

7. Dermatoses Eritematodescamativas 671
   Sebastião A. P. Sampaio
   Maria Denise Fonseca Takahashi

8. Piodermites 673
   Valéria Aoki

9. Xeroderma Pigmentoso 676
   José Antonio Sanches Jr.

10. Afecções dos Anexos Cutâneos 677
    José Antonio Sanches Jr.
    Maria Denise Fonseca Takahashi

11. Tumores Cutâneos 680
    Evandro A. Rivitti
    Cyro Festa Neto

12. Dermatoviroses 686
    Cláudia Giuli Santi

13. Sífilis Congênita 689
    Walter Belda Júnior

14. Moléstia de Hansen 692
    Leontina da Conceição Margarido

DÉCIMA PARTE

Patologia Ginecológica

coordenador: Laudelino de Oliveira Ramos

1. Exame Ginecológico na Infância 701
   Laudelino de Oliveira Ramos

2. Sangramento Vaginal na Infância....... 702
   Laudelino de Oliveira Ramos

3. Traumatismo Genital na Infância e na
   Adolescência 705
   Carlos Alberto Diegoli

4. Vulvovaginite na Infância 708
   Laudelino de Oliveira Ramos

5. Doenças Discrômicas da Vulva 711
   José Alcione Macedo Almeida

6. Anomalias Vaginais Obstrutivas......... 714
   Laudelino de Oliveira Ramos
   José Alcione Macedo Almeida

7. Puberdade Precoce 717
   Mara Solange Carvalho Diegoli
   Carlos Alberto Diegoli
   Laudelino de Oliveira Ramos

8. Anticoncepção na Adolescência 723
   Marta Miranda Leal
   Maria Ignez Saito

9. Síndrome Pré-menstrual.................... 728
   Marta Miranda Leal
   Maria Ignez Saito

10. Dismenorréia 729
    Marta Miranda Leal
    Maria Ignez Saito

ÍNDICE REMISSIVO 731

Primeira Parte

Sistema Digestório

coordenadores

Dorina Barbieri
Dulce Reis Guarita
Gilda Porta
Mitja Polak
Yu Kar Ling Koda

colaboradores

Amadeu Saez-Alquezar

Carlos de Barros Mott

Dorina Barbieri

Dulce Reis Guarita

Gilda Porta

Irene Kazue Miura

José Vicente Martins Campos

Luiz Carlos da Costa Gayotto

Mitja Polak

Renata Pereira Sustovich Pugliese

Vera Lúcia Baggio

Vincenzo Pugliese

Yu Kar Ling Koda

SEÇÃO I   Doenças do Trato Digestório

coordenadores   DORINA BARBIERI
DULCE REIS GUARITA
YU KAR LING KODA

1   Digestão e Absorção de Nutrientes
Aspectos Fisiológicos e Ontogenéticos

DORINA BARBIERI
YU KAR LING KODA

INTRODUÇÃO

A função primordial do trato digestório é processar o alimento ingerido, de modo que ele seja adequadamente absorvido e transferido à circulação e daí transportado aos diferentes órgãos.

Genericamente, o processamento do alimento é realizado por meio de atividades mecânicas e físico-químicas. Esse processamento inicia-se na boca e continua no estômago, de modo lento e pouco intenso. O intestino delgado representa o local de máxima atividade digestiva-absortiva em decorrência de suas características morfofuncionais que lhe conferem uma extensa área absortiva. No colo, há absorção de água e eletrólitos e intensa atividade fermentativa das bactérias sobre os resíduos alimentares não absorvidos no intestino delgado. O sigmóide e o reto são segmentos de armazenamento do material fecal e participam do ato evacuatório.

Cada categoria de nutriente é processada por intermédio de atividades altamente específicas, mas desenvolvidas concomitantemente na luz intestinal e no epitélio entérico. A descrição, a seguir, da digestão e absorção dos três principais macronutrientes em separado obedece a motivos de ordem didática.

PROTEÍNAS

FASES DA DIGESTÃO E ABSORÇÃO

São descritas três fases na digestão e absorção das proteínas: a gástrica, a pancreática e a intestinal.

Fase gástrica

A digestão de proteínas inicia-se no estômago à medida que o alimento se mistura com o suco gástrico contendo HCl e pepsina. O HCl, produzido e secretado pelas células parietais da mucosa gástrica, através de estímulos vagais e da gastrina, propicia o pH ótimo (1,8 a 3,5) para a atividade máxima da pepsina.

Os pepsinogênios, precursores de pepsina, são produzidos pelas células principais da mucosa gástrica que os armazenam como grânulos e os secretam diante de estímulos como presença de alimento no estômago e queda do pH gástrico. Uma vez secretados, são ativados à pepsina. Por ação da pepsina, a proteína é, então, hidrolisada até complexos protéicos menores: pequenos peptídeos e aminoácidos. A eficiência dessa proteólise, no entanto, é apenas parcial, agindo sobre pequena quantidade de proteína ingerida, necessitando ser completada, no duodeno e no jejuno proximal, por ação de enzimas proteolíticas pancreáticas.

Entretanto, os aminoácidos liberados no estômago são potentes estimuladores da gastrina e da secreção ácida e mantêm a velocidade de secreção gástrica iniciada pelo nervo vago.

Fase pancreática

Consiste no processamento de clivagem das proteínas e de seus subprodutos pelos fermentos proteolíticos pancreáticos na luz intestinal. As enzimas proteolíticas pancreáticas são sintetizadas e armazenadas nas células acinares em forma inativa, zimogênios, e assim também secretadas para a luz duodenal, após estímulo vagal e hormonal (secretina e colecistocinina).

A esse nível, a enterocinase, que é uma enzima da borda estriada do enterócito, é liberada pela ação da colicistocinina e gastrina e vai atuar sobre o tripsinogênio (I e II), transformando-o em sua forma ativa, a tripsina (I e II), que, por sua vez, vai agir sobre os demais zimogênios tornando-os ativos, a saber: quimotripsinogênio em quimotripsina, pró-elastase em elastase e a pró-carboxipeptidase (A e B) em carboxipeptidase (A e B). Essas enzimas desdobram os polipeptídeos em oligopeptídeos (dois a seis aminoácidos) e aminoácidos livres. No jejuno proximal, os oligopeptídeos representam 60 a 70% do nitrogênio alfa-amínico luminal, caindo esse valor para a metade no intestino distal. O restante da hidrólise dos oligopeptídeos é desenvolvido durante a fase intestinal, pela ação das proteases do enterócito.

Fase intestinal

Consiste na passagem do componente protéico para dentro do enterócito. Após a digestão luminal das proteínas, são encontradas, na luz intestinal, pequenas quantidades de macromoléculas e de aminoácidos e grandes concentrações de di e tripeptídeos. A passagem dessas substâncias para o enterócito é realizada por quatro diferentes mecanismos:

a) transporte intacto dos oligopeptídeos com dois a três aminoácidos para dentro da célula e digestão intracelular;

b) hidrólise dos oligopeptídeos com três a seis aminoácidos pelas peptidases da borda estriada e posterior absorção dos aminoácidos ou dipeptídeos resultantes;

c) absorção dos aminoácidos livres, por diferentes sistemas de transporte, e essa multiplicidade permite assegurar uma captação adequada de aminoácidos. Alguns aminoácidos são absorvidos da luz intestinal mais rapidamente se forem apresentados na forma de peptídeos do que se eles estiverem na forma de uma mistura eqüimolar dos aminoácidos livres;

d) absorção de macromolécula através do mecanismo de endocitose.

Embora de pequena importância nutricional, foi demonstrado que a mucosa intestinal de recém-nascidos e de lactentes até 3 a 4 meses de idade consegue absorver diminutas quantidades de gamaglobulina intacta e de outras macromoléculas íntegras, que não sofrem ação proteolítica dentro do enterócito e alcançam o interstício da mucosa ou a circulação onde podem desenvolver ação imunogênica. Essa maior capacidade ligante da microvilosidade da mucosa intestinal do recém-nascido e do lactente jovem em relação às macromoléculas parece ser dependente da sua composição bioquímica e das propriedades biofísicas, pois estudos em ratos mostraram que a composição lipídica da microvilosidade do intestino do rato recém-nascido difere da do adulto, sendo a do adulto mais estável e menos permeável.

EVOLUÇÃO ONTOGENÉTICA DA DIGESTÃO E ABSORÇÃO DE PROTEÍNAS

Embora as células pépticas precursoras e a atividade péptica possam ser detectadas precocemente no estômago, já a partir da 12ª semana de vida intra-uterina a secreção de pepsina constitui um processo que se inicia tardiamente, ao redor da 34ª semana, e lentamente, com níveis iniciais relativamente baixos. O HCl tem sido demonstrado nos conteúdos do estômago fetal na 19ª semana, porém, à semelhança da pepsina, sua produção e secreção, na fase inicial da vida extra-uterina, também é baixa. Nos primeiros quatro meses de vida extra-uterina, a secreção gástrica de HCl e de pepsina aumenta constante e vagarosamente, alcançando aproximadamente 50% dos valores observados no adulto. O ritmo de produção plena, por sua vez, só é alcançado por volta de 2 anos de idade.

Dessa forma, a proteólise gástrica no recém-nascido é ineficiente, e proteínas íntegras podem passar intactas para o intestino delgado. No sentido biológico, o desenvolvimento retardado da proteólise gástrica pode ter importante papel fisiológico nas espécies que dependem total ou parcialmente de transferência de anticorpos da mãe para o recém-nascido via colostro. No ser humano, a baixa função proteolítica do estômago junto com os inibidores proteolíticos do colostro asseguram às imunoglobulinas secretadas pela glândula mamária alcançarem, íntegras, locais no intestino delgado capazes de transferirem a proteína intacta da luz gastrintestinal à circulação neonatal, proporcionando uma imunidade passiva que vai proteger o recém-nascido contra uma série de agravos.

No pâncreas de fetos de 16 semanas foram detectados, nas células acinares, grânulos de zimogênios identificados como tripsinogênio e quimotripsinogênio, mas a atividade tríptica na luz duodenal só foi encontrada a partir da 28ª semana, coincidindo com o aumento da atividade da enterocinase. O recém-nascido de termo apresenta atividade tríptica basal com valores inferiores a 50% dos encontrados em crianças de dois anos de idade, que já apresentam valores iguais aos de adulto.

A enterocinase, embora seja uma enzima de borda estriada do enterócito, não possui ação digestiva, mas apenas função ativadora do tripsinogênio. É muito abundante no duodeno, decrescendo em concentração a partir do jejuno. Foi detectada em fetos humanos com 24 semanas de idade em diminutas concentrações, porém, ao longo de todo o delgado. Esses valores dobram de grandeza na 28ª semana; ao termo já representam um terço dos valores encontrados na criança de 1 ano e as diferenças de concentrações em gradiente decrescente vão se estabelecendo com a idade.

Considerando-se os dados assinalados, conclui-se que o recém-nascido de termo está capacitado a processar *a digestão luminal* das proteínas de modo razoável.

As peptidases de borda estriada foram detectadas em fetos com idade de 8 semanas e no de 13 semanas os valores encontrados foram iguais aos de adulto, com exceção da aminopeptidase A, que, no recém-nascido de termo, apresenta valores reduzidos equivalentes a 30% dos valores encontrados no adulto. Dessa forma, o recém-nascido tem apenas dificuldade na absorção de proteínas com alto teor de glutamina, pois a aminopeptidase A está envolvida na digestão dos peptídeos que contêm glutamina. As peptidases de borda estriada são encontradas ao longo de todo o delgado do feto, assim como no colo proximal. Sua distribuição em valores de gradiente crescente jejunoileal se estabelece com a idade.

Em resumo, o recém-nascido, mesmo o prematuro, está capacitado para processar a *fase intestinal* da digestão e absorção de proteínas com limitação apenas daquelas com alto teor de glutamina. Entretanto, o recém-nascido e o lactente são muito vulneráveis à absorção de macromoléculas.

LIPÍDEOS

Indiscutivelmente, o processo de digestão e absorção dos lipídeos é bastante complexo e intrincado, sendo, pois, árdua a tarefa de descrevê-lo de maneira sumária e didática.

Os lipídeos alimentares mais importantes são representados pelos triglicerídeos, fosfolipídeos, colesterol e vitaminas lipossolúveis. Por outro lado, alguns esteróides, detergentes, sabões e ceras podem ser adicionados aos alimentos manufaturados ou industrializados.

A biodisponibilidade dos lipídeos depende da sua capacidade em interagir com a água e outros lipídeos. De acordo com sua capacidade em interagir com a água, os lipídeos podem ser divididos em duas classes: polares e não-polares.

Os lipídeos não-polares são insolúveis e não interagem com a água, e quando colocados em água formam uma gota. Pertencem a essa classe os ésteres de colesterol e o caroteno.

Os lipídeos polares podem interagir com a água e, por conterem também uma quantidade variável de grupos não-polares, são divididos em três grupos:

1. Lipídeos insolúveis não-dispersíveis – são aqueles que quando colocados sobre a água se dispõem em uma fina camada. Pertencem a esse grupo os triglicerídeos e os diglicerídeos, os ácidos graxos de cadeia longa não ionizados, as vitaminas lipossolúveis e o colesterol.
2. Lipídeos insolúveis dispersíveis – aqueles que quando colocados na água formam uma camada laminar sobre a superfície e também interagem com a água formando estruturas laminares águalipídeo que se dispersam na água. Pertencem a esse grupo os monoglicerídeos, os ácidos graxos ionizados e os fosfolipídeos.
3. Lipídeos solúveis – são os que contêm um grande número de grupos polares e são solúveis em água. Em baixa concentração permanecem em monômeros, mas, em altas concentrações, os monômeros se aglomeram obedecendo a uma determinada disposição com os grupos não-polares para dentro do aglomerado e os grupos polares para fora interagindo com a água. Esses agregados água-lipídeos recebem o nome de micela. Pertencem a esse grupo os ácidos graxos de cadeia curta e média, os sais biliares livres ou conjugados, a lisolecitina e os sais sódicos e potássicos dos ácidos graxos de cadeia longa.

FASES DA DIGESTÃO E ABSORÇÃO

De maneira genérica e ampla, o processo de digestão e absorção dos lipídeos pode ser descrito desenvolvendo-se nas seguintes fases:

- digestão intraluminar;
- solubilização micelar;
- permeação da luz para dentro do enterócito;
- reesterificação intracelular;
- formação do quilomicro; e
- transporte do lipídeo absorvido do enterócito para a circulação.

De acordo com a natureza do lipídeo, tais fases podem ter características específicas.

Digestão e absorção dos triglicerídeos de cadeia longa (TCL)

Os TCL são os lipídeos mais abundantes da dieta e são constituídos por três ácidos *graxos de cadeia longa (entre 16 e 18 átomos de carbono)* ligados a uma molécula de glicerol. Como já citado, ele é um lipídeo insolúvel não-dispersível e, portanto, necessita sofrer uma série de modificações físico-químicas para poder interagir com a água e ser hidrolisado e absorvido.

A *digestão intraluminar* tem essa finalidade e consta de duas etapas: a mecânica e a química. Na etapa da *digestão mecânica*, que se inicia na boca, a mastigação divide o alimento em partículas menores. No estômago, o movimento peristáltico continua dividindo as partículas para tamanhos cada vez menores, aumentando a área de contato dos TCL com as enzimas lipolíticas, favorecendo a hidrólise. No delgado, esse processo mecânico também ocorre, embora em menor grau. A etapa de *digestão química* é realizada pelas enzimas lipolíticas que hidrolisam os TCL em ácidos graxos e monoglicerídeos, formas pelas quais são absorvidos. No estômago, essa *hidrólise ocorre pela ação das lipases lingual e gástrica* e ela continua no delgado, onde ocorre realmente quase toda a totalidade do processo, desenvolvendo-se por meio da ação combinada da lipase pancreática, da colipase pancreática e dos sais biliares.

A lipase pancreática é secretada pelos ácidos pancreáticos por regulação neuro-hormonal, já em forma ativa, exercendo sua função em pH 8,0 e em uma interface óleo-água, hidrolisando especificamente o TCL nas posições 1 e 3, resultando como produtos intermediários e finais dois ácidos graxos e um monoglicerídeo.

Os sais biliares assumem papel importante na fase de *solubilização micelar*, pois transformam os subprodutos (insolúveis) da lipólise em produtos solúveis em água, possibilitando sua passagem através da camada aquosa parada justaenterocitária.

Os sais biliares primários, conjugados com taurina ou glicina, apresentam-se, na luz intestinal, em forma de monômeros ou, então, em agregados multimoleculares, denominados micelas simples. Os sais biliares, como já citado anteriormente, são da classe de lipídeos solúveis e podem captar os subprodutos insolúveis da lipólise formando as micelas mistas, cuja estrutura espacial dispõe os grupos hidrófilos para a face externa e os grupos hidrófobos para o núcleo da micela. Como os grupos polares dos sais biliares ficam dirigidos para a fase aquosa do meio, a estrutura torna-se solúvel em água. Esse processo de conversão dos lipídeos insolúveis em agregados micelares solúveis é denominado de solubilização micelar.

Os subprodutos do TCL, uma vez dentro de uma fase de solubilização micelar, conseguem penetrar na camada aquosa parada que recobre a membrana do enterócito, e lá, por meio de mecanismo não bem determinado, saem da micela e permeiam passivamente a membrana lipoprotéica celular, ficando os sais biliares externamente. Esse processo de passagem desses lipídeos da luz para o enterócito é denominado de *permeação do lipídeo da luz para a célula*.

Os sais biliares, após liberarem os lipídeos, permanecem na luz intestinal até alcançar o íleo, onde são absorvidos por meio de mecanismo específico ativo.

De dentro da matriz lipídica da membrana celular, os lipídeos absorvidos são ligados a uma proteína específica – proteína ligadora de ácido graxo – e, então, transportados ao retículo endoplasmático liso, onde dentro de um *processo de reesterificação* são incorporados em TCL. Essa proteína tem mais afinidade para os ácidos de cadeia longa que para os de cadeia média, em grandeza ainda não exatamente quantificada. A seguir, o TCL é transformado em quilomicro ao ser envolvido por uma camada formada por ésteres de colesterol, proteínas e fosfolipídeos. Essa partícula migra para a membrana lateral do enterócito, penetra e atravessa ela, alcançando o vaso linfático adjacente, indo constituir a linfa drenada pelos vasos linfáticos mesentéricos. Esse processo é o do *transporte do lipídeo para a circulação*.

Digestão e absorção dos triglicerídeos de cadeia média (TCM)

Os TCM contêm ácidos graxos compostos de cadeia com 6 a 12 carbonos e existem em pequena quantidade em alguns alimentos naturais, tais como no leite humano (10 a 15%), leite de vaca e óleo de coco, mas em função de suas características digestivas e absortivas têm sido incluídos em diferentes preparações alimentares. Nestas últimas formulações são usados TCM semi-sintéticos preparados com óleo de coco.

São classificados como lipídeos polares solúveis e, também por serem moléculas pequenas, não constituem obstáculo à fase de digestão luminar em suas etapas de digestão mecânica e química. As lipases lingual e gástrica hidrolisam rapidamente os TCM e seus produtos podem já ser absorvidos pela mucosa gástrica. A lipase pancreática também hidrolisa os TCM com facilidade e de modo total, de maneira que os subprodutos sejam ácidos graxos e glicerol, os quais são absorvidos pelo intestino sem necessidade da presença dos sais biliares em função de sua alta solubilidade. Atravessam a membrana lipoprotéica do enterócito e dentro da *célula não sofrem reesterificação*, sendo transportados para fora da célula, alcançando a circulação portal. Os TCM podem ser absorvidos sem hidrólise em caso de ausência de lipase pancreática, e a etapa seguinte transcelular é por via portal.

Merece menção o fato de que, uma vez absorvidos, os TCM e seus subprodutos são utilizados apenas como fonte de energia, pois eles não se incorporam aos tecidos. Eles são oxidados induzindo aumento de metabolismo basal e efeito cetogênico.

EVOLUÇÃO ONTOGENÉTICA DA DIGESTÃO E ABSORÇÃO DOS LIPÍDEOS

A maturação do pâncreas humano, em relação à atividade da lipase, é incompleta ao nascimento. Embora a atividade lipásica tenha sido detectada em ácinos do pâncreas de feto de 22 semanas, os valores de lipase luminal duodenal no recém-nascido (RN) são muito baixos, aumentando no fim do primeiro mês, mas só alcançando valores comparáveis aos do adulto no segundo ano de vida.

Os sais biliares foram detectados em forma conjugada em fígado e vesícula de feto de 14 semanas e, em fetos de 28 semanas, os sais biliares conjugados são encontrados na luz duodenal. Dosagens de sais biliares luminais em prematuros e em RN de termo revelam valores muito baixos, mas crescentes nas primeiras seis semanas de vida. A reabsorção dos sais biliares no íleo é ineficiente ou mesmo ausente no RN de termo, provocando, pois, redução do "pool" dos sais biliares em sua circulação enteropática. Estudos com isótopos estáveis de sais biliares revelam que o "pool" no RN é da grandeza de 290mg/m^2, enquanto no adulto é de 605mg/m^2 de superfície corpórea.

Tais fatos fazem supor que, teoricamente, a absorção de lipídeos estaria comprometida no RN de termo e muito mais no prematuro. Entretanto, existem mecanismos alternativos de digestão de lipídeos que auxiliam o RN nessa fase transitória de insuficiência fisiológica e representados pela presença de lipases lingual, gástrica e das do leite humano.

Estudos recentes mostram que as atividades das lipases lingual e da gástrica já se encontram presentes e relativamente suficientes em fetos de 27 semanas, com posterior incremento até o fim da gestação. Do ponto de vista quantitativo, a digestão pré-duodenal dos lipídeos é bastante suficiente em condições de deficiência fisiológica ou patológica da lipase (mucoviscidose). Estudos em casos de ausência congênita de lipase mostram que a absorção de gordura variou entre 50 e 70%, graças a esses mecanismos de lipólise préduodenal. Outros estudos, também, comprovam a importância da lipólise intragástrica em prematuros alimentados por via nasogástrica e nasojejunal. Por via nasogástrica, a absorção de gordura foi significativamente maior.

Por fim, a digestão de gorduras nos RN em aleitamento materno ainda conta com o auxílio adicional das lipases contidas no leite humano. Duas delas, as lipases lipoprotéica e a estimulada pelos sais biliares (BSSL = "bile salt-stimulated lipase"), foram as mais extensivamente estudadas. Sabe-se atualmente que a BSSL, a mais importante delas, resiste ao pH ácido gástrico e atua no duodeno hidrolisando os triglicerídeos do leite em concentrações muito baixas de sais biliares e resultando como produtos finais ácidos graxos livres de fácil absorção pelos enterócitos. Essa enzima, encontrada somente no leite de primatas (ser humano e gorilas), está presente tanto no colostro como no leite de puérpera pré-termo ou de termo e não se altera durante a lactação. Contribui, dessa forma, significativamente para lipólise intestinal, melhorando, assim, os coeficientes de absorção de gorduras das crianças de tenra idade.

CARBOIDRATOS

No humano adulto, a maior parte dos carboidratos da alimentação é representada pelo amido, seguido pela sacarose e lactose. Outros carboidratos da dieta são os não absorvíveis pelo delgado: fibra vegetal (celulose, hemicelulose, goma, pectinas), estaquiose e rafinose. Atualmente, a indústria de alimentos tem adicionado o sorbitol em grande número de alimentos e em altas doses, em função de seu efeito edulcorante. Deve ser levado em conta que ele não é absorvido.

No recém-nascido e lactente, entretanto, o carboidrato de maior importância é a lactose. Na luz intestinal, a quantidade de carboidratos de origem endógena é desprezível e provém das células descamadas.

FASES DA DIGESTÃO E ABSORÇÃO

A digestão de carboidratos pode ser realizada em três fases, de maneira seqüencial ou não, dependendo da composição bioquímica do carboidrato: digestão luminal, digestão-absorção na borda estriada e transporte através da membrana epitelial.

Digestão luminal no delgado

Somente o amido é processado nessa fase pela ação das alfa-amilases salivar e pancreática. A alfa-amilase salivar é secretada pelas glândulas parótidas em sua maior parte e, em menor quantidade, pelas glândulas sublinguais. Alguns estudos mostram que 15% da atividade amilásica detectada no duodeno corresponde à atividade amilásica salivar que conseguiu passar pelo estômago sem ser inativada pelo suco gástrico. A amilase pancreática é secretada pelas células acinares já em forma ativa, o pH ótimo de ação é 7,0 e age internamente na molécula do amido liberando diferentes oligossacarídeos.

O amido é constituído por dois polímeros de glicose, a amilose e a amilopectina, que possuem diferentes propriedades físicas e de digestibilidade.

A amilose é formada apenas por cadeias lineares de glicose, estando as moléculas de glicose unidas por ligações alfa-1,4.

A amilopectina é formada por cadeias lineares e ramificadas de glicose, sendo alfa-1,4 as ligações das cadeias lineares, e do tipo alfa-1,6, as cadeias ramificadas.

O número de moléculas de glicose é variável em cada polímero, mesmo sendo da mesma espécie vegetal, e está entre 400 e 2.000 moléculas.

A alfa-amilase age sobre as ligações alfa-1,4 da amilose produzindo os sobprodutos maltose (duas moléculas de glicose), maltotriose (três moléculas de glicose) e alfa-dextrinas limitantes (5 a 10 moléculas de glicose). A alfa-amilase não age sobre as ligações alfa-1,6 nem sobre as ligações alfa-1,4 próximas às ligações alfa-1,6 e, dessa forma, a amilopectina é só parcialmente (2/3) desdobrada pela alfa-amilase. Os produtos resultantes são os mesmos da amilose.

Digestão luminal colônica

Embora a fibra dietética, por definição, não seja digerida pelas secreções do estômago e delgado, o é no colo direito, por meio da ação fermentativa das bactérias dessa região, representada por aproximadamente 100 espécies de bactérias, a maioria anaeróbia.

Elas contêm enzimas – celulases, hemicelulases, pectinases – que, agindo sobre as diferentes fibras, dão como subprodutos mono e dissacarídeos, ácidos graxos de cadeia curta voláteis (propionato, acetato, butirato) e gases (CO_2, H_2, metano).

A flora bacteriana colônica cresce paralelamente com o aumento da fibra dietética. Do peso seco das fezes, metade corresponde ao peso das bactérias, portanto, o aumento da ingestão de fibras provoca o crescimento de bactéria e, em conseqüência, o peso fecal.

Digestão-absorção em borda estriada

A digestão-absorção em borda estriada é realizada por meio das carboidrases que se encontram localizadas nas microvilosidades dos enterócitos: glicoamilase, sacarase-isomaltase, maltase, lactase e trealase. Essas enzimas, agindo sobre os substratos complexos específicos (oligossacarídeos, sacarose-isomaltose, maltose, lactose e trealose), desdobram-os em monossacarídeos (glicose, frutose, galactose) que são, então, absorvidos.

Esses substratos provêm ou da digestão do amido (alfa-dextrinas limitantes, maltose, isomaltose, maltotriose) ou diretamente da dieta (sacarose, lactose e trealose).

As carboidrases de borda estriada são grandes proteínas da membrana celular e suas cadeias de carboidratos ficam exteriorizadas, contribuindo para a formação do glicocálice.

A glicoamilase é capaz de hidrolisar amido, alfa-dextrinas, maltose, maltotriose e no adulto ela se acha distribuída ao longo de todo o delgado, porém em concentrações crescentes, ocorrendo em maiores concentrações no íleo. Age com maior atividade em pH 6,0 e atua sobre as extremidades do carboidrato liberando sucessivamente moléculas de glicose.

O complexo sacarase-isomaltase é formado por duas subunidades: uma com atividade sacarásica e outra com atividade isomaltásica.

A sacarase age sobre a sacarose desdobrando-a em glicose e frutose que são transportadas para a célula em velocidade menor que a hidrólise da sacarose. A isomaltase age sobre a isomaltose desdobrando-a em duas moléculas de glicose que, da mesma forma como a anterior, são absorvidas de modo mais lento. O complexo sacarase-isomaltase distribui-se ao longo de todo o delgado em concentrações decrescentes até o íleo.

A maltase atua sobre a maltose resultante do desdobramento do amido liberando duas moléculas de glicose também, em um ritmo mais acelerado que o de transporte do monossacarídeo pela membrana celular.

A lactase tem ação específica sobre a lactose desdobrando-a em glicose e galactose que são imediatamente transportadas para dentro da célula. A lactase encontra-se distribuída em todo o delgado, em maiores concentrações no duodeno e jejuno e menores no íleo.

Transporte do monossacarídeo através da membrana epitelial

Na membrana apical do enterócito, o transporte da glicose e galactose faz-se por meio de um co-transportador Na^+ dependente em uma relação de 1:1, isto é, uma molécula de Na^+ para uma de glicose ou galactose. Esse co-transportador é uma molécula protéica grande, com sítios de ligação para o Na^+ e para a glicose ou galactose. Esse sistema de transporte é saturável e realiza-se nas células da vilosidade e não nas de cripta. Na membrana basolateral, a saída desses dois monossacarídeos se realiza por meio de um sistema de transporte de difusão facilitado com um transportador não dependente de Na^+ atingindo a circulação portal.

A frutose é transportada pela membrana apical por meio de difusão facilitada, assim como pela membrana basolateral, sendo o transportador não dependente do Na^+.

Estudos de seletividade de transporte através da membrana basolateral mostram que a seletividade pela glicose é maior que a da galactose e a desta é maior que a da frutose.

Evolução ontogenética da digestão e absorção de carboidratos

Não se dispõe de dados seguros sobre o desenvolvimento da *amilase salivar* no feto e em crianças, e alguns autores acreditam que ela já exista no recém-nascido.

A *amilase pancreática* já foi detectada em pâncreas de feto humano de 22 semanas de gestação, mas não se conseguiu detectar atividade amilásica em duodeno provavelmente por não haver liberação dessa enzima pelo pâncreas. Alguns autores encontraram, em suco duodenal de recém-nascidos, atividade amilásica em valores equivalentes a 10% dos valores de adulto, mas eles questionam se essa atividade não seria dependente da glicoamilase e não da amilase pancreática. A maioria dos trabalhos mostra que a atividade amilásica começa a aparecer no terceiro mês de vida com baixos valores, aumentando gradualmente nos meses seguintes.

A *glicoamilase* foi identificada em recém-nascidos com valores baixos, mas aos 30 dias já atingia valores comparáveis aos de criança maior e do adulto. A presença da glicoamilase em recém-nascidos constitui um fator de compensação à falta de amilase pancreática no início de vida extra-uterina e explica por que muitos lactentes jovens toleram a ingestão de amido. Trabalhos realizando equilíbrio de amido em crianças de idades entre 1 e 3 meses revelaram valores de 98% de absorção de amido por todas as crianças, exceto em duas, que apresentaram diarréia com fezes ácidas e com elevado teor de ácido láctico, amido e dextrinas.

A *atividade lactásica* foi demonstrada no feto de 12 semanas mas com valores muito baixos, só aumentando a partir da 26ª semana; na 34ª semana, atinge 30% dos valores do recém-nascido, aumenta rapidamente entre a 36ª e 38ª semanas, e ao termo os seus valores se equivalem aos de uma criança de 1 ano de idade. A atividade lactásica tende a se reduzir a partir do quinto a sexto anos de vida em considerável número de pessoas pertencentes a determinados grupos étnicos, como os de raça amarela, preta e os indígenas americanos. No feto, a atividade lactásica apresenta os mesmos valores ao longo do delgado, e é encontrada, também, no colo proximal, que é provido de vilosidades. A diferenciação dos valores em gradiente decrescente só se estabelece após o nascimento e em épocas não determinadas.

O complexo *sacarase-isomaltase* foi identificado em fetos de 10 semanas de gestação e sua atividade vai aumentando sempre, de modo que, entre a 26ª e a 34ª semanas, ela corresponde a 70% da atividade encontrada no recém-nascido de termo. Este, por sua vez, possui uma atividade sacarásica-isomaltásica igual à do adulto, pois, essa atividade, em condições de normalidade, mantém-se constante por toda a vida. No feto, o complexo sacarase-isomaltase é encontrado ao longo de todo o delgado e colo proximal, em iguais concentrações e, só posteriormente, adquire seu padrão definitivo de concentrações em gradiente decrescente do jejuno ao íleo.

A distribuição da *maltase* pelo delgado e seu padrão de desenvolvimento ontogenético são os mesmos relatados anteriormente para o complexo sacarase-isomaltase.

Em resumo, o recém-nascido humano de termo já se apresenta bem munido de atividade dissacaridásica. Se prematuro, *apresenta*, também, razoável capacidade de digestão dos dissacarídeos. Nesse aspecto, o recém-nascido humano difere dos demais mamíferos que nascem só com atividade lactásica, que perdura até o desmame, quando, então, surgem as atividades sacarásica e maltásica, motivo pelo qual os resultados de experimentos em animais não podem ser extrapolados diretamente para o homem.

Em relação à absorção de glicose, foi demonstrado que no recém-nascido humano já existe esse mecanismo de absorção e que corresponde a 50% do observado em adultos.

BIBLIOGRAFIA

1. ABRAMS, C.K. et al. – Gastric lipase: localization in the human stomach. *Gastroenterology* **95**:1460, 1988. 2. ALPERS, D.H. – Digestion and absorption of carbohydrates and proteins. In Johnson, L.R. *Physiology of the Gastrointestinal Tract.* 2nd ed., New York, Raven Press, 1987, p. 1469. 3. HAMOSH, M. – Oral lipases and lipid digestion during neonatal period. In Lebenthal, E. *Textbook of Gastroenterology and Nutrition in Infancy.* New York, Raven Press, 1981, p. 445. 4. HENNING, S.J. – Functional development of the gastrointestinal tract. In Johnson, L.R. *Physiology of the Gastrointestinal Tract.* 2nd ed., New York, Raven Press, 1987, p. 285. 5. LEE, P.C.; NORD, K.S. & LEBENTHAL, E. – Digestibility of starches in infants. In Lebenthal, E. *Textbook of Gastroenterology and Nutrition in Infancy.* New York, Raven Press, 1981, p. 423. 6. SHIAU, Y.F. – Lipid digestion and absorption. In Johnson, L.R. *Physiology of the Gastrointestinal Tract.* 2nd ed., New York, Raven Press, 1987, p. 1527.

2	Má Absorção Intestinal

JOSÉ VICENTE MARTINS CAMPOS
DORINA BARBIERI

INTRODUÇÃO

O objetivo deste capítulo integrou-se à doença digestiva durante a década de 1960 sob pressão e acúmulo de contribuições que se fizeram em torno de problemas da absorção intestinal a partir da morfologia, fisiologia, clínica e terapêutica. Inicialmente, estruturado à base de um modelo clínico homogêneo procedente do espru tropical, da doença celíaca e de síndromes correlatas, o capítulo da má absorção passou a incorporar outras entidades representadas por modelos diferentes, porém ligados por um traço fisiopatológico comum, isto é, o comprometimento primário ou secundário da absorção intestinal.

A primitiva designação síndrome de má absorção foi substituída por título *má absorção intestinal*. Esta designação é mais adequada porque insere no seu significado inúmeras situações disabsortivas,

que não se manifestam como *síndrome*, isto é, como conjunto clínico de sintomas e sinais.

Vale ressaltar que as contribuições que mais afetaram os esquemas interpretativos fisiopatológicos, nas situações de absorção, surgiram de investigações excepcionais realizadas nas seguintes áreas:

• dos hormônios específicos do tubo digestório;

• das prostaglandinas como grupo de substâncias que afetam a fisiologia motora, secretora e absortiva;

• dos estudos das enzimas na membrana enterocitária e de doenças de membrana da borda estriada;

• do papel do mecanismo da adenilciclase e do AMP cíclico no processo secretor intestinal em grande parte esclarecido por estudos sobre a toxina colérica; e

• dos aspectos imunológicos do trato gastrintestinal.

Todas as investigações enumeradas devem, entretanto, ser cuidadosamente inseridas na fisiopatologia da absorção, para que não se transformem, para os menos experimentados, em uma fonte de confusão para o raciocínio clínico.

BASES FISIOPATOLÓGICAS

Em condições fisiológicas, o processamento da absorção requer normalidade das etapas seqüenciais da digestão, implica intensa atividade do epitélio colunar do intestino delgado e, finalmente, depende da permeação e livre trânsito dos nutrientes através do cório vilar e das estruturas vasolinfáticas mesentéricas. Tomando-se, portanto, como referência a estrutura histológica fundamental da absorção, o epitélio colunar entérico (o enterócito), pode considerar-se tal processamento em três etapas sucessivas: 1ª) digestiva ou pré-enterocitária; 2ª) absortiva ou enterocitária; 3ª) pós-absortiva ou pós-enterocitária.

Considerando tal sucessão, pode compreender-se que todos os fatores capazes de afetar cada uma das etapas assinaladas são suscetíveis de perturbar o processo de absorção.

Deve considerar-se, entretanto, que nessas eventualidades a má absorção pode apresentar-se por modalidades diversas, das quais merecem destaque as seguintes:

a) por insuficiência ou hipoabsorção;
b) por excesso ou hiperabsorção;
c) por defeitos mistos (hipo e hiperabsorção simultâneas).

A hipoabsorção pode depender do comprometimento de diferentes fases digestivas/absortivas, envolvendo múltiplos nutrientes, como, por exemplo, a doença celíaca; pode resultar da deficiência de algumas fases digestivas/absortivas e limitada a um ou dois nutrientes, tendo como exemplo a intolerância à sacarose-isomaltose, ou pode decorrer de um defeito seletivo e primário de um único mecanismo de transporte de membrana, como ilustrado, por exemplo, pela doença de Menkes.

O quadro 1.1 reúne algumas entidades clínicas dependentes de hipoabsorção seletiva primária. Digno de nota é o fato de que em algumas entidades o defeito do transporte de membrana está confinado à mucosa intestinal, mas na grande maioria acomete células de diferentes órgãos. Nesta última situação os quadros clínicos resultantes são muito complexos, envolvendo, também, etapas metabólicas intermediárias, e o reflexo do comprometimento absortivo intestinal é geralmente inexpressivo ou de moderada intensidade. Tais entidades representam modelos importantes para o estudo do mecanismo de absorção do nutriente envolvido.

Na doença de Hartnup, a má absorção, além de ser específica para determinado nutriente – o triptofano –, não revela indícios clínicos coprológicos denunciadores. Decorre de defeito enzimático ao nível do epitélio entérico relacionado com a absorção e metabolização do referido aminoácido. A ausência do triptofano-pirrolase, por um lado, rompe a seqüência bioquímica que conduz à nicotinamida e leva a um quadro deficitário do tipo pelagróide; por outro lado, impedindo o aproveitamento do triptofano alimentar, favorece o acúmulo desse aminoácido no lúmen entérico, do que resulta, por degradação, a formação de derivados indólicos. Estes, absorvidos em taxas tóxicas, respondem pelas crises psicomotoras e delirantes, próprias da síndrome.

Na doença de Menkes há redução da absorção do cobre no intestino por alteração do seu mecanismo de transporte. Relata-se, também, redução da citocromoxidase no cérebro, fígado e mitocôndrias musculares. Os sinais clínicos são hipotermia, cabelos tortos (eriçados, grossos, enrolados e fragmentados), atraso neuropsicomotor, convulsão, alterações esqueléticas e artérias muito tortuosas. No sangue, os valores de ceruloplasmina e do cobre estão reduzidos.

Quadro 1.1 – Relação parcial de entidades clínicas com hipoabsorção intestinal seletiva primária por defeito de transporte de membrana.

Nutrientes	Entidade clínica
Carboidratos	
Glicose-galactose	Intolerância à glicose-galactose
Frutose	Intolerância à frutose
Aminoácidos	
Lisina, cistina, ornitina, arginina	Cistinúria
Lisina, ornitina, arginina	Aminoacidúria hiperbásica
Prolina, hidroxiprolina, glicina	Iminoglicinúria
Triptofano, histidina	Doença de Hartnup
Triptofano	Síndrome da fralda azul
Metionina	Má absorção de metionina
Lisina, arginina	Síndrome de Lowe
Eletrólitos	
Cl^-/HCO_3^-	Cloridorréia congênita
Na^+/H^+	Diarréia por má absorção de Na
Minerais	
Magnésio	Hipomagnesemia familiar
Cálcio	Raquitismo vitamina D resistente
	Raquitismo hipofosfatêmico familiar
	Pseudo-hipoparatireoidismo
Cobre	Doença de Menkes
Zinco	Acrodermatite enteropática
Vitaminas	
Ácido fólico	Má absorção de ácido fólico
Cobalamina	Má absorção de cobalamina

A hiperabsorção ocorre raramente, e um exemplo é a hemocromatose idiopática, entidade clínica bem definida na qual um defeito no processo de captação de ferro pelo epitélio entérico propicia livre passagem do metal para o meio interno, acumulação nos tecidos e seus conseqüentes efeitos nocivos. O defeito funcional responsável pela hiperabsorção do ferro pelo enterócito não está esclarecido, mas trabalhos recentes postulam que provavelmente o defeito está localizado no sistema de informação que atua na emissão de sinais ao enterócito com a finalidade de modular a absorção do ferro, aumentando ou diminuindo sua captação de acordo com as necessidades do organismo.

Registram-se, na modalidade de absorção por defeitos mistos, situações paradoxais, nas quais as vias de transporte dos diferentes nutrientes são afetadas de diversas maneiras, isto é, umas funcionando insuficientemente (hipoabsorção), outras em ritmo anormalmente acelerado (hiperabsorção). Casos há em que se registram, na mesma síndrome, hipoabsorção de gorduras e hiperabsorção de carboidratos e proteínas. Em adultos e, mais raramente, em crianças submetidos, por motivos diversos, a gastrenteroanastomoses, observam-se situações semelhantes; ao lado de insuficiente absorção de gorduras e esteatorréia, conseqüentes ao mau preparo digestório dos alimentos, registram-se fenômenos do "dumping" hipoglicêmico, que se instalam após intensa estimulação insulínica, resultante de transferência maciça de carboidratos para o meio interno.

Em função da evidente predominância de entidades clínicas patogenicamente ligadas à hipoabsorção, na literatura médica e na prática gastroenterológica, o termo má absorção é considerado e usado como sinônimo de hipoabsorção.

FATORES INTERFERENTES DAS ETAPAS DIGESTÓRIAS, ABSORTIVAS E PÓS-ABSORTIVAS

Como foi citado anteriormente, os fatores que afetam a absorção podem ser agrupados em três categorias: pré-enterocitário, enterocitário e pós-enterocitário.

Fatores que afetam a etapa digestória ou pré-enterocitária

Todas as perturbações que possam ocorrer na fase que precede à absorção, determinando oferta, ao intestino delgado, da massa alimentar mal preparada, são responsáveis pela rejeição de grande parte ou da totalidade do material ofertado. Os nutrientes, ou seus produtos inaproveitados, são excretados com as fezes. Nessas condições, qualquer anormalidade, funcional ou anatômica, gástrica, hepatobiliar ou pancreática é suscetível de perturbar a etapa digestória. São exemplos típicos de tais situações os casos de aquilia pancreática, conseqüentes a doenças crônicas desse órgão, a transformação fibrocística na mucoviscidose e a hipoplasia pancreática congênita.

Fatores que afetam a etapa absortiva ou enterocitária

Devem ser destacados os seguintes: os que interferem na integridade anatômica do delgado, com redução da sua superfície absorvente; e os que decorrem especificamente do comprometimento do enterócito.

1. Os fatores que interferem na integridade e disponibilidade da superfície mucosa determinam, por *insuficiência de área absorvente*, condições para o não aproveitamento e conseqüente perda de nutrientes. As ressecções entéricas amplas, os curtos-circuitos enteroentéricos ou gastrenterocólicos são situações ilustrativas. Ao lado destas, devem-se mencionar: reduções de áreas por substituição neoplásica, ou por agressão direta e maciça da mucosa, como acontece em certas parasitoses, entre as quais a estrongiloidíase. Quanto ao tempo de contato da mucosa absorvente com a massa alimentar, devem-se assinalar situações hipermotoras do delgado, nas quais ondas tônicas propulsivas aceleram o trânsito e ocasionam transferência de alimentos semidigeridos para o intestino grosso, seguindo-se perda com as fezes. Constituem exemplos a excitação parassimpática psicogênica e quaisquer processos inflamatórios que determinem intensa estimulação motora.

2. Os fatores que envolvem comprometimento específico do epitélio merecem ser analisados mais detalhadamente. Neste capítulo situam-se as verdadeiras *epiteliopatias entéricas*. Como será visto adiante, fatores etiológicos diversos podem afetar, em grau variável, tanto a dinâmica epitelial quanto o desempenho de suas unidades celulares. Em condições normais, a renovação da população celular do epitélio enterocitário faz-se em um ciclo vital extremamente rápido (de aproximadamente 1,6 dia) e é controlado por mecanismos de regulação responsáveis pelo equilíbrio quantitativo entre células neoformadas e células desgarradas. Fatores nutricionais do complexo vitamínico B, particularmente ácido fólico e vitamina B_{12}, são essenciais à normalidade desse estado dinâmico. A carência de tais fatores ou presença de outros agentes, alimentares, tóxicos ou mesmo medicamentosos, pode romper tal equilíbrio. Seguem-se, então, transtornos morfológicos da mucosa entérica, com amplas repercussões nos mecanismos ativos da absorção. É exemplo ilustrativo a "transformação celíaca" induzida pelo glúten (doença celíaca). Peptídeos do glúten alteram o processo de migração das células epiteliais e disto resulta redução progressiva das vilosidades, alongamento das criptas e espessamento submucoso. Em direção ao lúmen intestinal, deslocam-se, então, células de revestimento, incapazes de absorver. A célula entérica propriamente dita, como citoestrutura fundamental da absorção, pode constituir a sede de defeitos que transformam profundamente sua viabilidade funcional. Tais defeitos podem ser classificados como: *intrínsecos ou inatos*, ligados em geral a anomalias genéticas de caráter recessivo; *extrínsecos ou adquiridos*, dependentes de etiologias diversas, entre as quais a carencial, a infecciosa, a medicamentosa ou tóxica. Em ambos os tipos de defeitos, a microscopia eletrônica revela alterações ultra-estruturais, seja da borda apical, das microvilosidades, seja das organelas intracitoplasmáticas etc. Os defeitos celulares, particularmente aqueles oriundos de uma anomalia citogenética, podem permanecer quiescentes e inaparentes, desde que seu setor de atividade não seja solicitado a atuar. Quando, porém, isso acontecer, o setor comprometido não só porá à mostra o defeito em causa, como também, pela sua incapacidade de atuação, responderá por efeitos lesivos secundários, decorrentes da presença do nutriente incompletamente metabolizado e acumulado no ambiente intracelular. Tal é a situação que se manifesta na doença celíaca na qual o defeito celular se revela e, concomitantemente, a doença é *induzida* a partir do momento em que seus portadores passam a consumir as farinhas de trigo, centeio, cevada e aveia.

A deficiência de dissacaridases constitui outro exemplo de alteração intrínseca do enterócito. Clinicamente, é caracterizada como uma diarréia fermentativa crônica. Resulta de deficiência da célula entérica em enzimas responsáveis pela cisão dos açúcares-lactase, sacarase e maltase.

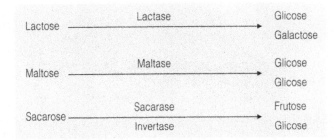

Os açúcares não hidrolisados, rejeitados pela mucosa entérica, sofrem, ao atingir os colos, o ataque da flora intestinal, do que resulta produção acentuada de ácido láctico e diarréia. A deficiência pode ser de uma ou mais enzimas. A anomalia celular entérica pode ser *primária*, ou familiar, ou então *secundária*, resultando, nesse caso, de enteropatias inflamatórias, infecciosas ou carenciais.

A incidência familiar significante registrada, não somente na doença celíaca como também na acantocitose, na mucoviscidose (forma intestinal), nas enzimopatias entéricas relacionadas com mono, di e polissacarídeos, na hemocromatose idiopática e na doença de Menkes, sugere defeitos da célula entérica ligados à transmissão genética.

Entre os defeitos *extrínsecos*, ou *adquiridos*, vale citar aqueles determinados pela carência de fatores nutricionais essenciais. Todos os componentes do complexo B, em particular o ácido fólico, são imprescindíveis à integridade da mucosa entérica. A carência protéica é reconhecida como capaz de induzir intensas distorções estruturais e perturbações graves no equipamento enzimático celular. Na má absorção que acomete os desnutridos, é necessário considerar não somente deficiência generalizada de matéria-prima, para a síntese de todas as enzimas digestivas, mas também a perturbação da célula entérica, decorrente da falta de elementos essenciais ao desempenho de suas próprias reações metabólicas. Tipos particulares de estados carenciais comprometem a função da célula entérica, a ponto de conferir-lhe papel principal no desencadeamento da respectiva síndrome. Tal é o caso do raquitismo, em que a carência de vitamina D perturba a absorção do cálcio e do fósforo; e das síndromes marcadas por anemia macrocítica, em que são deficitários o ácido fólico ou a vitamina B_{12}.

A vulnerabilidade da célula entérica a outros agentes que não os de fonte alimentar tem sido notada com relação a certos antibióticos polipeptídeos e, experimentalmente, sob atuação de aminopterinas antimitóticas.

Quanto ao papel das *infecções* e *parasitoses,* merece registro a possível atuação de enterovírus, que tem sido aventada como uma das etiologias da forma epidêmica do espru tropical, como tem ocorrido na Índia, e o papel da *Giardia lamblia* no bloqueio à absorção e irritação epitelial (Fig. 1.1).

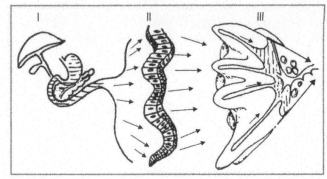

Figura 1.2 – Esquema das etapas de absorção: I – etapa pré-enterocitária (órgãos da digestão); II – etapa enterocitária; III – etapa pós-enterocitária (conjunto laminar mesentérico: lâmina própria volar e estruturas vasolinfáticas-ganglionares-mesentéricas).

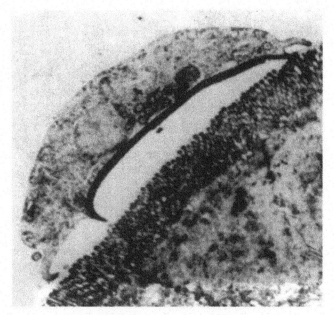

Figura 1.1 – Microfotografia eletrônica de *G. lamblia* apoiada sobre as microvilosidades do epitélio jejunal.

Fatores que afetam a etapa pós-absortiva ou pós-enterocitária

A dinâmica da fase pós-absortiva não deve ser considerada dentro do âmbito restrito da lâmina própria vilar, pois estende-se por toda a estrutura mesentérica do delgado. Ambos os setores – laminar e mesentérico –, além de terem a mesma origem mesenquimal e íntimas conexões anatomofuncionais, possuem em comum extensos espaços intersticiais e idêntica riqueza em elementos do sistema linfático. Essas características fazem com que ambas as estruturas, tal como vasos comunicantes, reajam unitariamente aos diferentes agravos, do que resultam grandes movimentos celulares linfoplasmocitários e distúrbios na circulação dos fluidos intersticiais. A expansão da massa celular e a distensão pressórica que se estabelecem, então, dentro dessas áreas, além de perturbarem o trânsito de nutrientes, exercem tensões junto à base das células colunares, bloqueando seu escoamento normal para a lâmina própria. Criam-se, dessa forma, condições inadequadas à absorção e, em casos mais graves, mecanismos de refluxo e exsudação do líquido intersticial para o lúmen intestinal. O escoamento de proteínas plasmáticas, com conseqüente azotorréia, descrito na *enteropatia exsudativa,* ocorre também na má absorção de causa pós-enterocitária.

Entre as diferentes causas que comprometem a etapa pós-absortiva, salientam-se as afecções inflamatórias em geral – infecciosas ou não, granulomatosas, auto-imunes – e as neoplásicas da linhagem dos linfomas. Destas últimas, merecem destaque a doença de Hodgkin, os retículos e os linfossarcomas, as linfadenites mesentéricas. Entre as infecções, deve mencionar-se a tuberculose mesentérica e ganglionar. As linfangiectasias, as malformações linfáticas, as compressões e as obstruções tumorais da raiz mesentérica são outras tantas causas que podem afetar a etapa pós-absortiva.

A figura 1.2 apresenta um esquema das etapas de absorção.

CLASSIFICAÇÃO DA MÁ ABSORÇÃO INTESTINAL

Pela variedade de etiologias em jogo, pela multiplicidade de quadros clínicos descritos, como também pela falta de uniformidade na nomenclatura reinante na literatura, não se dispõe até o momento de uma classificação abrangente em relação a todas as entidades envolvidas e nem perfeita quanto aos critérios conceptuais implicados.

Os autores propõem a classificação de Campos (Quadro 1.2) que se baseia em um critério ao mesmo tempo topológico e didático. Ela procura simplificar o raciocínio clínico, diante de tantas hipóteses que podem ser levantadas, e confundir a orientação diagnóstica. Basicamente, a classificação apóia-se em dois pontos:

a) no desenvolvimento fisiopatológico seqüencial da digestão e absorção normais; e

b) considera como referência a estrutura histológica básica da absorção e o epitélio do intestino delgado. Este último assume um caráter central, topológico, em torno do qual se indaga qual a situação do defeito causal:

1. se, antes, em uma das etapas digestórias intraluminares (*pré-enterocitária* ou *pré-epitelial);*
2. se no próprio epitélio, isto é, nos enterócitos (*enterocitária* ou *epitelial);* e
3. se além do epitélio (*pós-enterocitária* ou *pós-epitelial),* na lâmina própria, ou nas estruturas vasolinfático-mesentéricas.

Como citado anteriormente e comprovado pela lista de doenças integrantes da classificação, os quadros clínicos da má absorção intestinal são múltiplos, mas a maioria apresenta um ponto comum, que é a diarréia crônica. Apenas um pequeno número de entidades com má absorção intestinal não apresenta diarréia e somente manifestações sistêmicas e/ou neurológicas.

Dessa forma, do ponto de vista prático, a má absorção intestinal constitui uma síndrome diarréica crônica, com padrão evacuatório dependente da etiopatogenia do processo em sua causa e sintomas de espoliação nutricional subseqüente ao grau de extensão da lesão. As doenças de maior interesse pediátrico e um roteiro diagnóstico serão discutidos nos capítulos seguintes.

IMPLICAÇÕES LUMINAIS DA MÁ ABSORÇÃO DE NUTRIENTES

Na dependência do grau de intensidade da má absorção do(s) nutriente(s), o organismo passará a desenvolver um estado carencial seletivo ou múltiplo e poderá manifestar um quadro clínico decorrente da deficiente ação nutricional e/ou metabólica do(s) nutriente(s) não absorvidos(s), *como* anemia megaloblástica, raquitismo, desnutrição protéico-energética.

Quadro 1.2 – Classificação geral da má absorção intestinal (segundo Campos).

I – Pré-epitelial ou digestória
A) Insuficiência gástrica
    Aquilia
    Gastrite atrófica
    Gastrectomia
B) Insuficiência pancreática
    Insuficiência pancreática primária
    Fibrose cística (mucoviscidose)
    Pancreatites
    Pancreatite familiar
    Síndrome de Shwachman-Diamond
    Pancreatectomia
C) Supercrescimento bacteriano
D) Insuficiência de tempo de contato com a mucosa
    (aceleração motora)
E) Bloqueio mecânico (giardíase)
	Deficiência de lactase
	Deficiência de sacarase-isomaltase
	Má absorção de ácido fólico (congênita)
	Má absorção congênita de cobalamina
	Má absorção congênita de triptofano (doença de Hartnup)
	Má absorção congênita de cobre (doença de Menkes)
	Cloridorréia congênita
	Hipomagnesemia congênita
	Defeito de troca Na^+/H^+
	Abetalipoproteinemia
	Acrodermatite enteropática (má absorção de zinco)
	C) Insuficiência de área absorvente
	    Intestino curto (adquirido ou congênito)
	    Curto-circuitos (fístulas)
	    Retocolite ulcerativa inespecífica

II – Epitelial
A) Defeito enterocitário não-seletivo
    Doença celíaca
    Espru tropical
    Enteropatia nutricional
    Hipoplasia congênita de criptas
    Doença da inclusão microvilositária
    Alergia alimentar
    Enteropatias parasitárias
B) Defeito enterocitário seletivo
    Má absorção de glicose-galactose
    Má absorção de frutose
	III – Pós-epitelial
	Doença de Crohn
	Colagenoses
	Linfomas
	Linfangiectasias
	Linfadenites (tuberculose, blastomicose etc.)
	Ileojejunite não-granulomatosa
	Enteropatias alérgicas
	AIDS
	Doença de Whipple
	Doença de Wolman

No momento, interessa discutir as implicações, no lúmen, da permanência do alimento não absorvido. Do ponto de vista fisiológico, cada segmento de delgado e de colo recebe um material luminal já em determinada fase de digestão, realizada no segmento anterior, e manipula-o de acordo com suas capacidades digestórias/absortivas, de modo que o bolo alimentar alcança o ceco contendo apenas resíduos de proteína, amido, dissacarídeo e gordura. Uma solução hidroeletrolítica alcança o colo cuja composição é a resultante do movimento de água e eletrólitos desenvolvido durante a digestão dos alimentos no delgado, e as fibras vegetais que sofrem, a esse nível, ação digestória bacteriana.

No colo há uma grande absorção de água, Na^+, Cl^- e secreção de K^+, e o produto final é eliminado pelo reto na forma de material fecal que, em condições normais e de acordo com a idade, é semipastoso ou sólido com peso de 100-150g, sendo metade desse peso representado por bactérias, e o restante, por água e fibras vegetais, discreta quantidade de amido e fibras musculares, estando a gordura praticamente ausente. Tal fato põe em evidência a grande capacidade absortiva do intestino em relação a nutrientes.

A permanência, pois, de nutrientes na luz intestinal representa uma situação anômala, à qual o intestino provavelmente tenta se adaptar, mas que, infalivelmente, conduz a uma série de processos digestórios e reações químicas inadequados ao organismo.

A permanência da proteína ou do aminoácido na luz intestinal provoca aumento do volume do conteúdo intestinal, não só pela manutenção dessa massa de nutriente na luz, mas também pela ausência de movimento de água e eletrólitos que teria ocorrido com o transporte de aminoácidos para a mucosa.

No ambiente luminal, as proteínas e os aminoácidos são degradados pelas bactérias, sofrendo encurtamento da sua cadeia, de modo progressivo, chegando a compostos indólicos, fenólicos, escatólicos, indição, amônia, gás sulfúrico, cadaverina e putrescina, entre outros. Tais compostos conferem um pH alcalino ao meio, e as aminas (putrescina e cadaverina) com o gás sulfídrico são responsáveis pelo odor pútrido das fezes. O indição e os compostos indólicos são absorvidos pelo colo e excretados pela urina, e o valor de sua concentração na urina constitui um marcador do aumento de fenômenos putrefativos no intestino.

A gordura não absorvida, além de ação de massa que irá provocar no conteúdo intestinal, também sofre a ação bacteriana. Os ácidos graxos de cadeia longa insaturados sofrem processo de hidroxilação, e um deles, o ácido hidroxiesteárico (derivado do ácido oléico), apresenta efeito catártico semelhante ao ácido ricinoléico (óleo de rícino), efeito esse produzido por aumento da permeabilidade da mucosa e por aumento da concentração do AMP cíclico celular com secreção de água e eletrólitos. Outro efeito da permanência da gordura na luz intestinal é a formação do complexo ácido graxo de cadeia longa (Ca^{++}) que interfere com a absorção do Ca^{++}. Esse complexo atravessa muito pouco a via paracelular, reduzindo pois o transporte passivo do cálcio. O ácido graxo de cadeia média, ao contrário, forma um complexo com o Ca^{++} que transpõe essa via com mais facilidade que o Ca^{++} ionizado.

Os efeitos da permanência dos carboidratos na luz intestinal estão discutidos no capítulo Intolerância aos Hidratos de Carbono.

BIBLIOGRAFIA

1. BARBIERI, D. et al. – Giardiasis in childhood. Absorptions tests and biochemistry, histochemistry, light and electron microscopy of jejunal mucosa. *Arch. Dis. Child.* **45**:466, 1970. 2. CAMPOS, J.V.M. – Estado dinâmico do intestino delgado no orocesso da absorção. II-Conceituação atual e fisiopatologia da absorção entérica. Classificação geral das síndromes de má absorção. *Rev. Med. Bras.* **11**:450, 1965. 3. CAMPOS, J.V.M. – Má absorção intestinal. In Dani, R. & Castro, L.P. *Gastroenterologia Clínica.* 2ª ed., Rio de Janeiro, Guanabara Koogan,1988, p. 625. 4. GRAY, G.M. – Maldigestion and malabsortion: clinical manifestations and specific diagnosis. In Sleisenger, M.H. & Fordtran, J.S. *Gastrointestinal Disease.* 2nd ed., Philadelphia, Saunders, 1978, p. 292.

3 Doença Celíaca

DORINA BARBIERI

INTRODUÇÃO

Dentre as várias entidades clínicas integrantes do vasto capítulo da má absorção intestinal, a doença celíaca (DC) distingue-se por apresentar, do ponto de vista clínico, um aspecto bastante animador: a complexidade dos problemas etiopatogênicos e dos diagnósticos contrasta totalmente com a simplicidade das medidas terapêuticas, cuja eficiência é extraordinária, conforme se observará durante esta exposição.

A doença celíaca é definida como uma entidade nosológica específica com inabilidade permanente de tolerar o glúten e é caracterizada por:

1. sintomas e sinais de má absorção intestinal;
2. mucosa jejunal com aspecto celíaco, achatada, sem vilosidade e com hiperplasia de criptas;
3. remissão clínica e histológica após a retirada do glúten da dieta;
4. recorrência clínica e histológica após a reintrodução do glúten.

A DC é conhecida desde há muitos anos sob vários outros nomes: doença celíaca glúten induzida, enteropatia glúten induzida, enteropatia glúten sensível. No adulto, também é denominada espru não-tropical, espru celíaco e esteatorréia idiopática. Este último nome traduz uma característica clínico-laboratorial importante dessa doença, que é a presença marcante de gordura nas fezes – a esteatorréia. Assim, a DC é uma condição genética cuja expressão clínica depende de um fator ambiental alimentar que é a presença, na luz intestinal, do glúten, existente no trigo, centeio, cevada e aveia.

EPIDEMIOLOGIA

É descrita como uma doença predominante em indivíduos brancos, mas, em nosso meio, há relato em negros e em mulatos. Em nosso serviço, o número de pacientes celíacos mulatos é de 6%, sendo 94% de brancos. Não foram descritos casos entre chineses e japoneses.

Em relação ao sexo, a literatura mostra, de modo geral, uma relação M1:F2. Em nossa casuística, encontramos 62,3% de feminino e 37,7% de masculino.

Não há dados sobre a incidência de DC no Brasil, mas com certeza ela é alta.

A figura 1.3 mostra a distribuição de casos de DC no Brasil, conforme um inquérito nacional realizado em 1989 pela Sociedade Paulista de Gastroenterologia Pediátrica e Nutrição, de acordo com informações fornecidas e dados de literatura nacional. É importante assinalar que a presença de casos no Rio Grande do Norte confirma que a DC ocorre em todas as regiões do Brasil, necessitando o seu diagnóstico ser apenas lembrado.

A agregação familiar já foi demonstrada, embora seu padrão de herança não tenha sido esclarecido. A freqüência em parentes de primeiro grau (pais, irmãos e filhos) é referida entre 2 e 20%.

O início dos sintomas da doença, em geral, ocorre a partir do segundo semestre, embora possa ser registrado já no primeiro semestre. Em nossa casuística, ela variou de 1 mês a 6 anos de idade (Tabela 1.1).

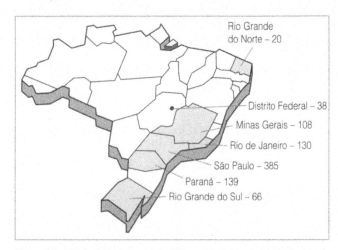

Figura 1.3 – Distribuição de casos de DC por estado brasileiro. Fonte: Inquérito Nacional Brasileiro sobre DC, realizado pela Sociedade Paulista de Gastroenterologia Pediátrica e Nutrição, 1989.

Tabela 1.1 – Início dos sintomas da doença celíaca.

Idade	%
1-3 meses	5
4-6 meses	18
7-12 meses	38
13-18 meses	14
19-24 meses	18
3 anos	0,8
4 anos	2,3
5-6 anos	0,8

ETIOPATOGÊNESE

Os mecanismos envolvidos na produção da lesão da mucosa intestinal, na DC, ainda são desconhecidos, mas com certeza três fatores interagem na patogênese dessa doença: ambientais (glúten), genéticos e imunológicos.

O *glúten*, o maior composto protéico dos cereais, constituinte do endosperma do grão, é uma glicoproteína insolúvel em água e responsável pela adequada e específica textura dos pães, bolos e massas. Sua estrutura química contém uma prolamina que representa a fração deletéria responsável pela lesão tecidual. Além de ser específica para cada cereal, a prolamina apresenta concentrações diferentes em cada cereal, sendo maior no trigo e menor no centeio, cevada e aveia.

Embora seja fato comprovado que tais cereais são ativos na indução da DC, o mais estudado é o trigo ou, mais especificamente, a gliadina.

A gliadina é obtida do glúten por meio da extração com álcool. É muito rica em prolina e glutamina. Seu fracionamento até aminoácidos implica perda de ação lesiva, de modo que há necessidade de presença de ligação peptídica para que ocorra a lesão de mucosa.

Em relação aos *fatores genéticos*, parece existir um *locus* de suscetibilidade à DC ligado ao HLA no cromossomo 6.

Desde os trabalhos de Falchuk, em 1972, mostrando que a alta freqüência de pacientes celíacos era HLA-B8, um incontável número de pesquisas vem relacionando os pacientes ao sistema HLA: DR3, DQw2, DR7 e DP.

No Brasil, o trabalho de Kotze e Ferreira mostra que 71% dos celíacos são do tipo HLA-B8, em confronto com o achado de 16% no grupo controle, todos de uma mesma área geográfica do Sul do País.

Embora um alto número de celíacos expresse um mesmo tipo de HLA, nem todos os pacientes o apresentam, o que faz supor que ele não é essencial para o desenvolvimento da doença. Por outro lado, se se levar em conta o número total de indivíduos de uma população apresentando o tipo HLA predominante entre os celíacos, apenas 0,2% desses indivíduos manifestam a doença. Dessa forma, é provável que outros *loci* genéticos devam estar envolvidos na patogênese da DC.

A experiência acumulada põe em evidência que as anomalias dos mecanismos de *imunidade humoral* e *celular* são detectáveis em muitos portadores de DC.

Em relação aos trabalhos que analisam a imunidade humoral, devem ser citados os que dectetaram anticorpos antigliadina, classes IgA e IgG, e o anticorpo antiendomísio, classe IgA, no soro de criança com DC ativa.

Aproximadamente 60% do anticorpo antigliadina IgA sérico é dimérico, fato que sugere uma síntese desse anticorpo na mucosa intestinal. De fato, na fase ativa de DC, 100% das mucosas intestinais apresentam imunócitos sintetizando Ig-antigliadina, caindo, essa porcentagem, para 71% nos pacientes já em dieta sem glúten. No material do grupo controle, essas células específicas não são encontradas. Essa especificidade reforça a hipótese de que na DC há uma reação imune local à gliadina, embora ainda se questione sobre o tipo de reação imune envolvida.

Mais recentemente, há uma centralização das pesquisas em torno dos aspectos de imunidade celular na DC. O achado histológico, na mucosa jejunal, de grande infiltrado de linfócito no epitélio (linfócito intra-epitelial – LIE) durante a fase ativa da DC, sua redução com o tratamento e seu aumento com a sobrecarga de glúten constituem um aspecto que sempre mereceu a atenção dos autores, inicialmente como descrição do achado e, posteriormente, como tentativa de interpretação do papel do linfócito T e suas subpopulações na patogênese da DC.

A patogênese da enteropatia da DC é altamente complexa, envolvendo um amplo espectro de eventos imunorreguladores e, provavelmente, muitos diferentes mecanismos efetores.

Uma interpretação simplificada para explicar a dinâmica da alteração morfológica intestinal encontrada na DC é de que, em face da agressão pelo glúten, a mucosa intestinal reagiria: 1º) com redução do tempo de vida média das células absorvedoras e com encurtamento de seu ciclo vital; 2º) como decorrência do fenômeno anterior, haveria amadurecimento insuficiente do enterócito jovem e conseqüente redução de enzimas de borda estriada; 3º) aumento de produção de células jovens, provavelmente como um mecanismo compensador, com aumento das criptas; e 4º) infiltração da lâmina própria por elementos linfoplasmocitários, participantes da reação imunológica aí montada.

PATOLOGIA

O glúten desencadeia, na mucosa intestinal dos indivíduos suscetíveis, uma reação histológica bastante característica. A essa lesão se atribui a denominação de padrão celíaco, e sua ausência em um caso suspeito e não submetido à dieta sem glúten exclui o diagnóstico de DC, *naquele momento*. A lesão estende-se do duodeno ao íleo, em grau decrescente de intensidade, podendo estar ausente no íleo terminal.

Histologicamente, há atrofia vilositária e hiperplasia das criptas (Fig. 1.4).

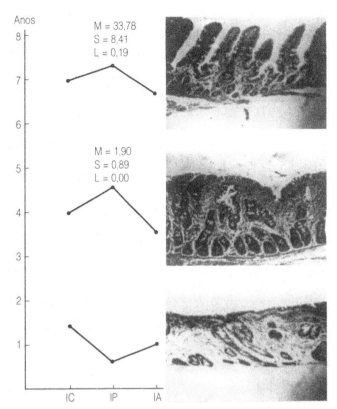

Figura 1.4 – Auxograma. Atividade dissacaridásica e histologia na mucosa jejunal antes do tratamento e após dois e cinco anos de dieta sem glúten. IC = idade cronológica; IP = idade-peso; IA = idade-altura; M = maltase (normal = superior a 10U/g de tecido); S = sacarase (normal = superior a 3U/g de tecido); L = lactase (normal = superior a 0,6U/g).

FISIOPATOLOGIA

Estudos da fisiologia do delgado revelam que, apesar de a função primordial ser a de absorção, outros fenômenos fisiológicos ocorrem, condicionando, em grau moderado, a passagem de substâncias do meio interno para a luz intestinal. Um deles é representado pela esfoliação celular e, com as células, são perdidos ferro, vitamina B_{12}, ácido fólico, proteínas e gordura. O outro processo é a exsudação, traduzido pela difusão de moléculas do meio interno para a luz: proteínas plasmáticas, ferro, água, eletrólitos, uréia, vitamina B_{12}, ácido fólico, IgA e ácidos graxos. O terceiro mecanismo é a secreção de cloro e bicarbonato pelas células das criptas imaturas.

Na DC todos esses processos (absorção, esfoliação celular, exsudação e secreção) se encontram alterados. A absorção está reduzida, e os demais processos, aumentados.

A capacidade absortiva acha-se diminuída por: 1º) redução da área absortiva; 2º) alteração dos mecanismos da cisão molecular de nutrientes, como, por exemplo, dos dissacarídeos e peptídeos; 3º) alteração nos processos de transporte intracelular, mais em relação às gorduras, pois a deficiência de ATPase reduz a síntese e a formação de quilomícros; e 4º) redução da digestão luminal de proteínas pela deficiência de enterocinase, enzima ativadora das enzimas proteolíticas pancreáticas.

Em conseqüência desses mecanismos disabsortivos, desenvolve-se uma síndrome carencial global ou, eventualmente, com predominância de algum nutriente. A modificação da composição do conteúdo intestinal predispõe à pululação bacteriana, e a desnutrição secundária determina uma redução nas secreções digestórias. Ambos os processos vão agir como co-fatores agravantes da síndrome disabsortiva genuína.

QUADRO CLÍNICO

De modo geral, são descritas quatro formas de DC: a clássica ou florida; a frusta ou oligossintomática; a atípica ou monossintomática; e a latente.

FORMA CLÁSSICA

Também denominada florida, é a de mais fácil identificação, representando em nossa casuística 52% dos casos.

Os primeiros sintomas e/ou sinais aparecem, em geral, do 6º ao 12º mês de vida, na vigência de ingestão do glúten.

Como visto anteriormente em alguns de nossos casos, a queixa iniciou-se no primeiro mês de idade, sendo muito difícil garantir se a diarréia, nessa fase etária, foi realmente o início da DC ou se foi de outra etiologia. O período de tempo decorrido entre a introdução do glúten e o início da moléstia é denominado intervalo livre ou período de latência e não foi, ainda, rigorosamente determinado mas, de acordo com dados clínicos, ele é muito variável – 15 dias a muitos anos –, não havendo, ainda, explicação plausível para essa grande variabilidade.

A doença inicia-se de modo insidioso, progressivo e marcado por anorexia, vômitos, irritabilidade, fezes mais volumosas com diarréia intermitente e má evolução pondo-estatural. Nessa progressão, ou por pioras em crises recidivantes, a criança alcança um estado clínico característico da DC (Fig. 1.5). Nessa fase, as evacuações são freqüentes, de cheiro pútrido e abundantes (mais de 100g/dia), pastosas claras na criança maior e totalmente líquidas no lactente jovem. Eventualmente, o quadro diarréico é tão intenso que conduz a distúrbio hidroeletrolítico agudo com choque e acidose.

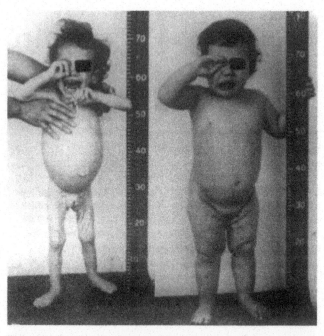

Figura 1.5 – Paciente com doença celíaca antes e após seis meses de dieta sem glúten.

Há aumento do volume abdominal (hipotonia muscular, acúmulo de gás) que pode reduzir-se após exoneração. A percussão demonstra a existência de áreas de timpanismo e outras de macicez pelo acúmulo do conteúdo intestinal.

O estado nutritivo é comprometido de modo variável e, em nosso meio, possivelmente agravado por agregação da deficiência alimentar primária, parasitoses e infecções.

O quadro clínico da síndrome carencial é já sobejamente conhecido por todos, pois se sobrepõe ao da desnutrição primária.

Das carências vitamínicas a mais freqüente é a da vitamina K, traduzida por fenômenos hemorrágicos cutâneos, ou de mucosas, ou de apenas por prolongamento do tempo de protrombina. *Raquitismo* nunca é encontrado, mas tetania por hipocalcemia é relativamente freqüente.

FORMA FRUSTA OU OLIGOSSINTOMÁTICA

É aquela em que há ausência de alguns sinais e/ou sintomas e atenuação de outros. Os elementos constantes são a diarréia e a distensão abdominal. A anorexia é menos freqüente; a estatura não se compromete muito, mas a curva ponderal decai nitidamente. Em nossa casuística, ela ocorreu em 40% dos casos.

FORMA ATÍPICA

É aquela cujo sintoma proeminente, a diarréia, está ausente ou presente mas muito discreto. São descritos dois tipos: a forma atípica digestiva e a extradigestiva.

Na forma atípica digestiva os sintomas são anoxeria, vômitos, distensão abdominal e constipação. O atraso de crescimento é freqüente. A literatura refere que essa forma ocorre em 10 a 30% dos casos de DC, mas em nossa casuística ela foi de 6%.

A forma atípica extradigestiva, descrita com mais freqüência no pré-escolar, exibe apenas alterações isoladas, tais como edema discrásico, anemia, atraso estatural, tetania e hemorragias. Nossa casuística apresentou essa forma em 2% dos casos.

FORMA LATENTE OU ASSINTOMÁTICA

Descrita em familiares assintomáticos de pacientes celíacos, mas com a lesão da mucosa.

Um estudo multicêntrico europeu rastreador de DC (abrangendo familiares de primeiro grau assintomáticos de 264 familiares de celíacos propósitos) conseguiu levantar 40 casos novos de DC com base em biopsia intestinal. Foi observado, entretanto, que 18% deles apresentavam estatura menor que o percentil 3, e 30% tinham ferro sérico baixo, deduzindo-se, pois, que sinais clínicos como a baixa estatura e a anemia foram subestimados pelos pacientes e/ou pela família.

Em nossa casuística, um caso foi encaminhado pelo neuropediatra que notou a não-absorção do anticonvulsivante prescrito, sendo o menino sobrinho de uma celíaca em tratamento em nossa unidade. Ele era assintomático no que se referia à parte digestiva e nutricional, mas apresentava lesão celíaca, e após dieta sem glúten, a absorção do medicamento normalizou.

Esses diferentes quadros clínicos dependem da extensão do acometimento do jejuno e da capacidade de adaptação compensatória do íleo não lesado. Trabalhos de perfusão ileal realizados em celíacos e em indivíduos com ressecções jejunais, assim como em modelos experimentais animais, mostraram que, nessas situações, o íleo desenvolve maior capacidade absortiva em relação a água, bicarbonato, cloro, sódio, glicose, vitamina B_{12} e também gorduras. Do mesmo modo, há trabalhos mostrando diferentes capacidades do colo em absorver água. Os casos com lesões mais extensas, até o íleo, associados à baixa capacidade absortiva do colo, seriam clinicamente os mais graves.

ASSOCIAÇÃO COM OUTRAS DOENÇAS

De acordo com a literatura e nossa experiência pessoal, a coexistência de DC com diabetes é da ordem de 2%, possivelmente dependentes da associação com o antígeno HLA-B8, presente com alta freqüência em ambas as doenças.

A associação com dermatite herpetiforme não é freqüente no grupo pediátrico, tal como descrito na literatura em relação ao adulto. Não temos nenhum caso em nossa casuística.

Casos de síndrome de Down associados com DC vêm sendo descritos com freqüência crescente nos últimos anos.

DIAGNÓSTICO

Diante de um quadro clínico clássico de DC, é fácil lembrar desse diagnóstico, mas torna-se difícil diante dos casos frustros quando, então, durante o período de observação, deve-se pesquisar repetidamente a presença de gordura nas fezes, tentar excluir outras causas de diarréia que incidem nesse grupo etário e controlar, rigorosamente, a curva ponderal.

Nessa fase – NUNCA – indicar dieta sem glúten como teste terapêutico, mas sim estimular, sob vigilância, a ingestão de glúten para tentar promover a acentuação dos sinais e sintomas da DC e facilitar o diagnóstico.

O diagnóstico das formas atípicas, especialmente as extradigestivas, só é feito por exclusão, e se o médico lembrar de tal possibilidade. As formas latentes aparecem apenas nos estudos programados e criam o embaraçoso problema de instituir dieta em pessoas praticamente assintomáticas.

Os exames laboratoriais, úteis para definição diagnóstica de um caso presuntivo, são descritos a seguir.

COMPROVAÇÃO DA ESTEATORRÉIA

Pesquisa de gordura fecal pelo Sudan III – exame fácil e de baixo custo, permitindo várias repetições para comprovar a esteatorréia. Com o auxílio de pequeno bastão de vidro, coloca-se em lâmina uma pequena porção de suspensão de fezes. Sobre ela deposita-se uma gota de Sudan III. Após cobertura com lamínula, leva-se a lâmina à chama de Bunsen para fervura rápida. Leitura imediata ao microscópio. A presença de numerosas gotículas em todo o campo é interpretada como grande quantidade de gorduras neutras.

Dosagem de gordura fecal – a técnica, de forma reduzida, consiste em administrar, durante sete dias, dieta padronizada em gordura de acordo com a idade: menos de 12 meses, 30g por dia; entre 1 e 3 anos, 35g; de 3 a 10 anos, 40g; e mais de 10 anos, 50 a 75g. A partir do quarto dia até o sétimo, guardam-se todas as fezes, juntas e em geladeira. Ao final da coleta, homogeneizar todo o volume fecal e, a seguir, determinar seu conteúdo em gordura pelo método de Van de Kamer. Obviamente, para crianças não treinadas ao uso do banheiro e especialmente as com diarréia, tal coleta só é possível se colocadas em leito metabólico, embora não seja necessário colher as fezes separadas da urina.

O resultado é expresso em g/dia e considera-se normal quando for igual ou inferior a 5g/dia. Valores entre 5 e 7 são muito sugestivos e os acima de 7 são diagnóstico de esteatorréia. Essa prova não possui valor discriminatório entre possíveis causas de esteatorréia, se por fatores luminares (pancreopatias), epiteliais (doença celíaca) ou de transporte (linfangiectasia intestinal).

A coleta de fezes somente em 24 horas simplifica o método sem reduzir sua sensibilidade, segundo alguns autores.

Esteatócrito – é um micrométodo, relativamente simples, usado para se avaliar a presença de gordura nas fezes, fornecendo um resultado semiquantitativo, semelhante ao hematócrito. Na sua execução, pequenas quantidades de fezes são homogeinizadas, colocadas em tubo capilar, o mesmo usado para a determinação de hematócrito, centrifugado e medida a fase superior de gordura, nem sempre presente. O resultado é dado em porcentagem e os valores normais para as idades são: primeira semana de vida 25% com redução progressiva até a quarta semana com valores de 13%, e para crianças acima de 45 dias ele é de 2%.

Alguns trabalhos mostram boa correlação entre a variação do esteatócrito e os valores de dosagem de gordura fecal e com o coeficiente de excreção fecal de gordura.

Prova de absorção de triglicerídeos – consiste na dosagem dos triglicerídeos séricos após ingestão de gordura. A técnica consiste na ministração de gordura em forma de margarina ou óleo de milho na dose de 2g/kg de peso (dose máxima = 50g) após jejum de 10 horas. Amostras de sangue são colhidas em jejum, na terceira e na quarta horas após a ingestão, sendo, então, dosados os triglicerídeos. Considera-se normal o aumento de 50% ou mais do valor basal em qualquer das amostras de sangue.

A avaliação da absorção de triglicerídeos pode ser realizada também por meio da chamada prova de turvação sérica. A técnica é igual à anterior, mas as amostras de soro são lidas em espectrofotômetro de Coleman Jr. Considera-se zero a densidade óptica da amostra de jejum e faz-se a leitura das amostras de sangue. O resultado é considerado normal quando as leituras das amostras de sangue forem iguais ou superiores a 0,100.

PROVA DE ABSORÇÃO DA D-XILOSE

A d-xilose é uma pentose absorvida primariamente por difusão passiva no duodeno e no jejuno proximal. Como sua absorção não depende de fatores intraluminais, tais como sais biliares, secreções pancreáticas ou enzimas intestinais, mas sim de uma superfície de mucosa íntegra, sua má absorção, de modo geral, é indicativa de lesão importante e difusa de mucosa intestinal proximal.

A d-xilose, após absorvida, permanece praticamente inalterada e entra na circulação sistêmica via veia porta e fígado e posteriormente é excretada na urina. A prova consiste na administração de d-xilose, por via oral, em jejum, na dose de 0,5g/kg de peso (máximo de 15g). Colhem-se amostras de sangue em jejum e após 60 e 120 minutos, medindo-se a xilosemia, cujos valores normais são superiores a 30mg/dl, o que indica boa absorção, valores entre 20 e 30mg/dl detectam o paciente pobre absorvedor e valores inferiores a 20mg/dl caracterizam o não-absorvedor, refletindo alteração importante da absorção.

DOSAGEM SÉRICA DO ANTICORPO ANTIGLIADINA

A presença de anticorpo antigliadina (AAG) no soro de pacientes com DC e sua maior prevalência em comparação com a população normal fizeram com que esse anticorpo passasse a ser considerado um marcador de atividade de DC. Pode ser utilizado na seleção de pacientes para a biopsia intestinal e também para o controle do tratamento.

A pesquisa da AAG pode ser realizada por meio de diferentes métodos: imunofluorescência, radioimunoensaio e por ELISA. Este é o método mais empregado na prática, mas a falta de padronização universal dificulta o confronto de resultados. Por esse método são determinados AAG classe IgA e IgG e os valores são expressos em unidades arbitrárias (AU) em função da padronização individual de cada laboratório.

É consenso dos diferentes autores que a AAG-IgA é mais específica (86 a 100% de especificidade), porém muito pouco sensível (53 a 95% de sensibilidade), o que representa a presença de grande número de resultados falso-negativos. Deve-se ter em conta, também, que grande número de celíacos é portador de deficiência seletiva de IgA, implicando, pois, a ausência de AAG-IgA nesse grupo de pacientes.

O AAG-IgG é muito sensível (87 a 100% de sensibilidade), mas muito pouco específico (47 a 90% de especificidade), pois dá muito resultado falso-positivo.

Embora muito promissor, esse tipo de exame deve ser, no momento, considerado apenas útil para o rastreamento de DC, mas não usado para firmar diagnóstico.

O comportamento do AAG, após o início do tratamento, revela que o da classe IgA se reduz, quase normalizando após três meses, enquanto o da classe IgG se mantém elevado durante muito tempo.

DOSAGEM SÉRICA DO ANTICORPO ANTIENDOMÍSIO

Há uma década, foi identificado, no soro de pacientes celíacos, um anticorpo tecidual que reagia com endomísio do esôfago de macaco, isto é, ele tem uma ação dirigida contra a matriz protéica do tecido conectivo que conecta não só as células musculares lisas vizinhas entre si, como também os feixes musculares lisos. O anticorpo antiendomísio é da classe IgA.

A padronização do método dessa identificação, por meio de imuno-histoquímica fluorescente indireta, mostrou que esse teste apresentava alta especificidade e sensibilidade na detecção de doença celíaca. Mas seu uso rotineiro foi limitado pelo alto custo e problemas ligados à obtenção do substrato. Atualmente, a substituição do esôfago de macaco por cordão umbilical humano, como substrato do teste, reduziu o custo e facilitou sua execução, pois o cordão umbilical humano, como todo o tecido fetal humano, é desprovido de IgA, não interferindo com a reação imuno-histoquímica, além de ser de fácil aquisição.

De modo resumido, a técnica consiste em montar cortes de cordão umbilical em lâminas (endomísio), colocar o soro do paciente (anticorpo antiendomísio) e incubar posteriormente com anticorpo anti-IgA humano conjugado com fluoresceína. A leitura do resultado é realizada em microscópio de fluorescência, mostrando, quando positivo, um padrão de fluorescência semelhante ao favo de mel ao longo da camada muscular dos vasos umbilicais, pela ligação do anti-IgA fluorescente com o complexo endomísio/anticorpo antiendomísio.

O resultado é expresso em valores de diluição máxima do soro que ainda produziu coloração. O valor referencial normal é de 1/10.

Esse exame tem especificidade de 100% e sensibilidade de 94% e, portanto, não substitui a biopsia intestinal na confirmação do diagnóstico da DC. Ele reflete, segundo alguns autores, o grau de lesão da mucosa e não a sensibilização pelo glúten, como ocorre com o anticorpo antigliadina.

Da mesma forma que o anticorpo antigliadina IgA, ele dá resultado falso-negativo nos pacientes deficientes de IgA e é útil no rastreamento da DC, assim como no estudo evolutivo.

BIOPSIA INTESTINAL

É de realização obrigatória para o diagnóstico de DC, independente dos resultados dos outros exames. O diagnóstico de DC deve ser feito apenas na presença de lesão do tipo específico de DC, como já descrito anteriormente.

A mucosa intestinal pode ser obtida pela introdução de uma sonda-cápsula especial (cápsula de Crosby ou de Watson), procedimento conhecido com o nome de biopsia intestinal peroral, que fornece, com relativa facilidade, bom fragmento de mucosa. Outro meio de se obter mucosa intestinal para estudo histológico é a endoscopia digestiva alta que fornece fragmento menor.

RETESTE

É um assunto polêmico e controverso. Nem todos os especialistas, inclusive a autora deste capítulo, adotam a recomendação da ESPGAN (1970) por julgá-la complexa e desnecessária, desde que o diagnóstico da DC tenha sido feito corretamente pela biopsia jejunal. Em 1990, a própria ESPGAN reviu os critérios do reteste e não o considera obrigatório, sugerindo que, em apenas algumas situações, ele seria recomendado: diagnóstico inicial sem biopsia ou feito com material inadequado; ou em comunidades onde outras enteropatias ocorrem em crianças com menos de 2 anos de idade.

O reteste consiste em: após dois anos, no mínimo, de dieta e em criança com mais de 6 anos de idade, realiza-se biopsia jejunal. Se a mucosa estiver normal, libera-se o glúten e aguarda-se a recidiva clínica e/ou laboratorial. Realiza-se nova biopsia para se observar a presença ou não de recidiva histológica. Se presente, exclui-se novamente o glúten por estar confirmado o diagnóstico. Se a recidiva histológica não ocorreu ainda, o glúten deve ser mantido por um período de dois a sete anos, até que ela apareça. Se não ocorrer essa recidiva, o diagnóstico de DC deve ser excluído.

DIAGNÓSTICO DIFERENCIAL

O diagnóstico clínico diferencial das formas diarréicas deve ser feito com mucoviscidose, desnutrição primária, infecções, parasitoses, intolerância aos dissacarídeos, alergia alimentar e com outras entidades mais raras.

O diagnóstico das formas não-diarréicas, aquelas que evoluem com distensão abdominal e/ou constipação, deve ser diferenciado da doença de Hirschsprung e tumores abdominais. Há casos de algumas crianças operadas com esses diagnósticos quando na realidade eram celíacas. Aquelas que evoluem com atraso de estatural devem ser enquadradas no amplo elenco do diagnóstico diferencial da baixa estatura.

RETARDO NO DIAGNÓSTICO

Em relação ao intervalo de tempo entre a idade de apresentação dos sintomas e a idade em que é realizado o diagnóstico, observamos que os valores no Brasil (quatro meses a nove anos) são maiores que os referidos na literatura internacional (dois a oito meses).

O retardo no diagnóstico da DC em nosso meio decorre de uma ou mais das seguintes situações:

1. a doença celíaca pode ser confundida com desnutrição primária e enteroparasitoses, doenças que predominam em nosso meio;
2. a pouca disponibilidade de meios para seu diagnóstico;
3. a doença celíaca provavelmente não costuma ser lembrada na formulação de diagnóstico diferencial das diarréias crônicas e nas formas oligossintomáticas e atípicas.

TRATAMENTO

MEDIDAS TERAPÊUTICAS GERAIS

As medidas terapêuticas gerais dependem do tipo de distúrbio predominante: reposição hidroeletrolítica nos casos de desidratação aguda; cálcio intravenoso na tetania; plasma ou albumina humana nas grandes hipoalbuminemias; sangue se houver anemia acentuada e vitamina K na vigência de fenômenos hemorrágicos. Adicionam-se, ainda, complementos vitamínicos, inicialmente por via intramuscular e, posteriormente, por via oral.

DIETA

A dieta sem glúten (com exclusão do trigo, centeio, cevada e aveia) será indicada logo de início e prolongar-se-á por toda a vida sem interrupções.

Com base em trabalhos de literatura e também pessoais que demonstram o comprometimento da absorção dos dissacarídeos, propõe-se que a lactose e a sacarose sejam excluídas na fase inicial do tratamento, com introdução progressiva nas semanas seguintes, com o intuito de abreviar o tempo necessário para a recuperação.

Apenas nos casos de constipação tais açúcares podem ser mantidos, desde que a distensão abdominal não seja muito acentuada.

Dessa forma, a lactose será suspensa por um período de 30 dias ou mais, e a sacarose, por 15 a 30 dias. Obviamente, a reintrodução desses dissacarídeos dependerá da resposta clínica individual. Na fase inicial, por oito dias, será recomendável excluir a fibra vegetal, que tem intensa ação estimulante sobre o trânsito intestinal.

O preparo da dieta sem glúten (Quadro 1.3) não constitui problema culinário, nem econômico, pois os alimentos proibidos são poucos e são muitas as substituições possíveis. Existe apenas o problema de natureza cultural em que a família resiste a deixar de dar pão à criança. O trabalho do médico será dirigido para persuadir a família a colaborar efetivamente com ele, impedindo as transgressões da dieta, incutindo na própria criança a idéia do benefício que tal restrição traz à sua saúde, não representando, pois, nenhum castigo.

Quadro 1.3 – Dieta de glúten.

Alimentos proibidos			
Trigo	Aveia	Centeio	Cevada
Malte, extrato de malte			
Todos os pães, bolos e bolachas			
Tortas, empadas e outras massas			
Leite com malte			
Cerveja			
Alimentos industrializados			
Sopas industrializadas			
Todos os sorvetes industrializados			
Qualquer alimento elaborado com as farinhas citadas acima			
Não usar alimento cuja composição seja desconhecida			

EVOLUÇÃO CLÍNICA

Com o tratamento, a evolução clínica é surpreendente, embora demore de duas a três semanas para se estabilizar. Inicialmente se observa melhora do apetite, do humor e do aspecto das fezes que reduzem em número. O peso inicialmente se mantém e a seguir (entre 8 e 15 dias) começa a aumentar lentamente e, só depois, rapidamente. O abdome mantém-se distendido, podendo eventualmente piorar, se a ingestão alimentar for muito grande. Vale comentar que o aumento de volume abdominal, que inicialmente é por distensão intra-abdominal, com saliência às vezes da cicatriz umbilical, é mantido tardiamente, mas agora por aumento de panículo adiposo da parede abdominal (com retração da mesma cicatriz) e também à custa da gordura intra-abdominal, conforme mostra a figura 1.5.

O apetite torna-se exageradamente voraz, passando, a criança, a comer de 2 em 2 horas, dia e noite, voltando ao ritmo normal por ocasião da recuperação ponderal. Na fase de voracidade, o volume fecal pode eventualmente aumentar, com fezes líquidas. Tal fato decorre, provavelmente, do desequilíbrio entre o elevado grau de ingestão e o retardo de recuperação morfofuncional da mucosa entérica, mas essa situação não exige nenhuma medida terapêutica.

Os sinais clínicos de desnutrição involuem gradualmente com o desaparecimento de edema e normalização do aspecto da pele e de fâneros.

A evolução pondo-estatural merece comentários detalhados. Em nosso Serviço, o estudo evolutivo de celíacos em tratamento revelou o seguinte comportamento: o prazo de recuperação de peso foi mais curto que o da altura e 100% dos celíacos tratados atingiram peso normal aos 12 meses de dieta, mas a estatura, só aos 36 meses. A longo prazo, observa-se que os pacientes em dieta alcançam a adolescência com o seu desenvolvimento adequado, tanto do ponto de vista pondo-estatural como de amadurecimento sexual.

Do ponto de vista de desenvolvimento neuropsicomotor, nossa experiência mostra que, embora possa ser observado atraso significante à época do diagnóstico, a longo prazo (2 a 17 anos), corrigidas as deficiências nutricionais, a reavaliação neuropsíquica revelou ausência de seqüelas graves ou permanentes. Esta resposta favorável (diferente das observadas em desnutridos primários de populações subdesenvolvidas) pode ser explicada pelo fato de que tais crianças, acompanhadas a longo prazo, pertenciam a famílias interessadas no problema delas, o que facilitou obediência à dieta, mas também condicionou a possibilidade de proporcionar, a elas, estímulos neurossensoriais positivos.

Tais prognósticos favoráveis não podem ser extrapolados para celíacos de classe social baixa e família desinteressada, em que as repercussões e/ou complicações serão provavelmente mais constantes e graves.

Não temos experiência própria, mas os autores europeus, reconvocando adultos celíacos que diagnosticados na infância haviam abandonado o tratamento, constataram que a estatura média do grupo era inferior à média normal para aquela população. Embora nem todos apresentassem queixa digestiva, todos tinham mucosa intestinal com lesão celíaca.

PROGNÓSTICO

O prognóstico é favorável, com remissão total após aderência plena à dieta pelo resto da vida.

Além do citado comprometimento de altura foi constatado, também, que entre os celíacos negligentes a freqüência de linfomas, câncer de boca, de esôfago e de faringe é muito maior que na população geral. Esses pacientes negligentes passam a pertencer, pois, a um grupo de risco suscetível a tumores.

BIBLIOGRAFIA

1. ASSUMPÇÃO, I.R. & BARBIERI, D. – Estudo psicossocial de adolescentes portadores de doença celíaca em remissão. *Pediatr.* (S. Paulo) **3**:226, 1981. 2. AURICCHIO, S. et al. – Coeliac disease as a familial condition: identification of asymptomatic coeliac patientes winthin family groups. *Gastroenterol. Intern.* **1**:25, 1988. 3. BOTTARO, G. et al. – Antibody pattern in childhood celiac disease. *J. Pediatr. Gastroenterol. Nutr.* **24**:559, 1997. 4. COLLIN, P. et al. – High frequency of coeliac disease in adult patients with type-I diabetes. *Scand. J. Gastroenterol.* **24**:81, 1989. 5. DIAS, J.A. & WALKER-SMITH, J. – Down's syndrome and coeliac disease. *J. Pediatr. Gastroenterol. Nutr.* **10**:41, 1990. 6. FALCHUK, Z.M. – Gluten-sensitive enteropathy. *Clin. Gastroenterol.* **12**:475, 1983. 7. GUANDALINI, S. et al. – Diagnosis of coeliac disease: time for a change? *Arch. Dis. Child.* **64**:1320, 1989. 8. GRODZINSKY, E. et al. – Anti-endomysium and anti-gliadin antibodies as serological markers for celiac disease in childhood: a clinical study to develop a practical routine. *Acta Paediatr.* **84**:294, 1995. 9. HOLMES, G.K.T. – Celiac disease and malignancy. *J. Pediatr. Gastroenterol. Nutr.* **24**:S20, 1997. 10. KODA, Y.K.L. & BARBIERI, D. – Enfermedad celiac. I – Estudio clínico evolutivo en 27 niños brasileños. *Bol. Med. Hosp. Infant. Mex.* **39**:531, 1982. 11. KODA, Y.K.L. & BARBIERI, D. – Enfermedad celiac. II – Estudio laboratorial en 27 niños brasileños. *Bol. Med. Hosp. Infant. Mex.* **39**:597, 1982. 12. KODA, Y.K.L. & BARBIERI, D. – Prueba de absorción de la D-xilosa en la enfermedad celiac. Propuesta de una nueva interpretacion. *Bol. Med. Hosp. Infant. Mex.* **39**:663, 1982. 13. KODA, Y.K.L. & BARBIERI, D. – Análise da evolução de peso e estatura e da idade óssea em 27 crianças celíacas. *Pediatr.* (S. Paulo) **5**:111, 1983. 14. KOTZE, L.M.S. – Diarréias crônicas por alterações na absorção dos nutrientes. In Kotze, L.M.S. *Diarréias Crônicas: Diagnóstico e Tratamento.* Rio de Janeiro, Medsi, 1992, p. 272. 15. MAFFEI, H.V.L. et al. – Histopathologic changes and the immune response within the jejunal mucosa in infants and children. *Pediatr. Res.* **13**:733, 1979. 16. MÄKI, M. & COLLIN, P. – Coeliac disease. *Lancet* **349**:1755, 1997. 17. ROMALDINI, C.C.; BARBIERI, D. & CARRAZZA, F.R. – Anticorpo sérico antigliadina da classe imunoglobulina-A e prova de absorção da D-xilose no diagnóstico diferencial entre doença celíaca e hipersensibilidade alimentar. *Pediatr.* (S. Paulo) **18**:34, 1996. 18. STERN, M. & DIETRICH, R. – Gliadin and immunoglobulin-containing cells of small intestinal lamina propria in childhood coeliac disease. *Eur. J. Pediatr.* **139**:13, 1982. 19. WALKER-SMITH, J.A. – Celiac disease. In Walker et al. (eds.). *Pediatric Gastrointestinal Disease.* Ontario, Decker, 1991, p. 700.

4 — Alergia à Proteína do Leite de Vaca

YU KAR LING KODA

INTRODUÇÃO

A alergia alimentar é uma entidade clínica resultante da resposta imunológica anormal (hipersensibilidade) de um indivíduo quando exposto a uma ou mais proteínas alimentares, absorvidas através de uma mucosa intestinal permeável.

A incidência da *alergia alimentar* na infância citada na literatura varia de 0,3 a 38%, dependendo dos diferentes critérios diagnósticos e das diferentes populações de estudo.

Vários alérgenos alimentares foram descritos, sendo os mais freqüentemente citados o leite e a carne de vaca, a soja, o trigo, o ovo, o peixe, o tomate, a laranja, a banana, as nozes, os chocolates e os cereais. O quadro 1.4 registra a classificação dos alimentos de acordo com o grau de alergenicidade elaborada e adotada pela Unidade de Gastroenterologia do Instituto da Criança.

O leite de vaca é o alérgeno alimentar mais representativo para o grupo etário pediátrico, não só por ser o mais utilizado, como também pelo seu forte potencial alergênico e por ser o mais bem estu-

dado e documentado na literatura. Dessa forma, descreveremos neste capítulo apenas a alergia à proteína do leite de vaca e, por semelhança, serão compreendidas as outras alergias alimentares.

NOMENCLATURA

Não existe consenso entre os diversos autores em relação à terminologia a ser utilizada nessa entidade. Embora as evidências crescentes de que as manifestações clínicas e a lesão tecidual, nessa entidade, sejam mediadas por reação imunológica e por isso mesmo tenham levado vários autores a adotarem a denominação *alergia ou hipersensibilidade ao leite de vaca*, existem outros que preferem utilizar o termo *intolerância* (critério clínico) e outros ainda *enteropatia induzida por leite de vaca* (critério histológico).

Enquanto o termo *intolerância* é pouco preciso pois inclui qualquer reação adversa ao alimento, tanto as reações imunológicas como as não-imunológicas, as denominações *alergia e hipersensibilidade*, por sua vez, implicam apenas a presença de mecanismos

Quadro 1.4 – Classificação dos alimentos de acordo com o grau de alergenicidade.

Alimentos muito alergênicos		Alimentos raramente alergênicos	
Leite	Maçã crua (principalmente com a casca)	Aspargo	Miúdos de frango e carneiro
Abacaxi	Morango	Maçã cozida	Peru
Camarão e crustáceos em geral	Manga	Banana cozida	Mostarda preta (de onde tiramos o molho de mostarda)
Ovo (principalmente a clara)	Cebola	Beterraba	
Peixe	Alho	Amora	Guaraná
Moluscos (mariscos, ostras)	Cominho	Salsão cozido	Chá-da-índia ou preto
Carne de porco	Óleo de semente de algodão	Tâmara	Palmito
Chocolate	Canela	Figo	Cará
Tomate	Corantes sintéticos	Espinafre	Ameixa brasileira
Laranja	Cerveja	Goiaba	Fruta-do-conde
Banana	Trigo	Jabuticaba	Repolho
Nozes	Ervilha	Abóbora	Rabanete
Milho	Lentilha	Chuchu	Pêra
Aveia	Cereja	Chicória	Mamão
Amendoim	Cana-de-açúcar e seus derivados (exceto açúcar refinado)	Couve-flor	Limão
Castanha-do-pará		Sacarina	Caqui
Avelã	Coco	Óleo de oliva	Hortelã
Pêssego cru		Óleo de milho	Sagu
		Fécula de batata	Quiabo
Alimentos que provocam sintomas alérgicos com razoável freqüência		Carne de carneiro	Melancia
Abacate	Óleo de linhaça	Carne de coelho	Alcachofra
Cebolinha	Óleo de girassol	Frango	
Aipo	Milho	**Alimentos não descritos como alergênicos**	
Batata-doce	Doce de pêssego		
Pepino	Cravo	Marmelo	Erva-mate
Pimentão	Molho de mostarda	Damasco	Tapioca
Batata-inglesa	Pinhão	Tamarindo	Araruta
Framboesa	Amêndoa	Tremoço	Açúcar refinado
Acelga	Gergelim	Carambola	Gelatina natural
Couve	Centeio	Pitanga	Colorau ou urucu
Abricó	Cevada	Abobrinha	Azeite de dendê
Alface	Noz-moscada	Brócolis	Gengibre
Agrião	Castanha-de-caju	Jaca	Coentro
Mandioca	Azeitona	Fruta-pão	Salsa
Cenoura	Café	Couve-de-bruxelas	Erva-doce
Beringela	Feijão	Cenoura cozida	Anis
Melão	Grão-de-bico	Rábano	Manjerona
Carne de vaca e miúdos	Arroz	Romã	Louro
Trigo sarraceno	Soja	Almeirão	Manjericão
Óleo de algodão		Mostarda	Alcaparra

imunológicos na produção dos sintomas adversos. A maioria dos autores utiliza os termos *alergia* e *hipersensibilidaade* de forma indistinta, porém alguns preferem reservar a denominação *alergia* somente para os mecanismos mediados por IgE (hipersensibilidade imediata ou tipo I). Tendo em vista que o leite de vaca contém também outras substâncias que não proteínas às quais um indivíduo pode eventualmente ser alérgico, alguns autores mais rigorosos consideram a denominação *alergia à proteína do leite de vaca* mais adequada, além de mais específica que simplesmente *alergia ao leite de vaca*.

INCIDÊNCIA

A incidência real da *alergia à proteína do leite de vaca* é desconhecida. Dados de literatura estrangeira referem ser de 0,3 a 7,5% na população de crianças pré-escolares. Na de crianças atópicas, a incidência atinge 25%. A cronicidade e a gravidade dessa doença diminuem com a idade, com incidência de 0,1% na população geral. Crianças de ambos os sexos são igualmente afetadas.

O leite de vaca contém mais de 20 componentes protéicos, dotados de diferentes graus de atividade antigênica. As caseínas constituem 80% do conteúdo protéico do leite, enquanto as proteínas do soro correspondem aos 20% restantes. Destas, a beta-lactoglobulina é a principal proteína, seguida da alfa-lactoalbumina e em menor quantidade a albumina bovina e as gamaglobulinas. A maioria das proteínas é termorresistente e, portanto, a desnaturação pelo calor não as torna menos alergênicas. Vários estudos em indivíduos alérgicos ao leite de vaca revelaram que a sensibilidade deles a cada fração obedece às freqüências apresentadas na tabela 1.2. Percebe-se que a fração beta-lactoglobulina é a que mais freqüentemente induz sensibilização.

Tabela 1.2 – Porcentagem de indivíduos sensíveis às várias frações protéicas do leite de vaca.

Frações protéicas	Indivíduos sensíveis (%)
Beta-lactoglobulina	66-82
Caseína	43-60
Alfa-lactalbumina	41-54
Globulina sérica bovina	27
Albumina sérica bovina	18-51

FISIOLOGIA

Para que a alergia à proteína do leite de vaca se desenvolva em um indivíduo, é necessário que haja absorção do antígeno pela mucosa intestinal e conseqüente sensibilização, ocasionando as lesões teciduais e as manifestações clínicas. A absorção de antígeno e a conseqüente sensibilização estão na dependência dos seguintes fatores: 1. permeabilidade intestinal; 2. controle do antígeno pelo sistema imunológico uma vez absorvido; 3. desenvolvimento de fenômenos de sensibilização. Para que se possa compreender a influência desses fatores no desenvolvimento da alergia à proteína do leite de vaca, são necessários os conhecimentos sobre os mecanismos de absorção de antígenos alimentares, de controle do transporte de antígenos e de sensibilização a antígenos absorvidos.

MECANISMOS DE ABSORÇÃO DE ANTÍGENOS NO INTESTINO

O antigo conceito de que o trato gastrintestinal do adulto seja uma barreira impenetrável a antígenos foi completamente abandonado. Sabe-se atualmente que no adulto, mesmo em condições normais, existe um pequeno movimento de transporte de macromoléculas através da barreira intestinal, não em quantidades suficientes para ter um significado do ponto de vista nutricional, mas em quantidades que possam ter uma importância imunológica.

São descritos dois mecanismos pelos quais os antígenos alimentares podem atravessar as barreiras intestinais: a *endocitose* (não-seletiva e mediada por receptor) e o *escape* através das junções intercelulares.

Estudos em animais de experimentação demonstram que antígenos macromoleculares podem ser absorvidos pela célula epitelial do intestino delgado por meio de um processo muito semelhante ao de pinocitose descrito nos macrófagos humanos. Inicialmente, existe interação entre as macromoléculas que se encontram na luz intestinal com os componentes da membrana vilositária da célula epitelial (adsorção). Quando alcança uma concentração suficiente de moléculas, ocorre invaginação (endocitose) e formam-se pequenas vesículas (fagossomos). Esses fagossomos migram para a região supranuclear da célula, onde as vesículas se coalescem com os lisossomos, formando vesículas maiores conhecidas como fagolisossomos e dentro dessas vesículas ocorre então a digestão intracelular. Porém, pequena quantidade de moléculas ingeridas pode escapar à digestão e migrar para a superfície basal da célula depositando-se no espaço intersticial pelo processo da exocitose. Este processo, conhecido como endocitose não-seletiva, ocorre principalmente no intestino delgado distal, por meio dos enterócitos ou das células que recobrem as placas de Peyer, conhecidas como células M. A endocitose mediada por receptores é semelhante ao anteriormente descrito, diferindo apenas pela ligação das macromoléculas a receptores presentes na membrana vilositária e pela ausência de digestão lisossômica (devido à ligação com o receptor intracelular). Ocorre principalmente no intestino delgado proximal e constitui o principal mecanismo de transporte seletivo das imunoglobulinas.

Escape de grandes moléculas pela junção intercelular ou zona juncional firme, aposição de duas células epiteliais adjacentes localizadas no pólo apical da superfície luminar do epitélio, pode ocorrer, embora ainda não se conheça a extensão desse processo (Fig. 1.6).

A esses dois mecanismos, a endocitose e o escape, conhecidos como residuais e imaturos de absorção da mucosa intestinal denomina-se permeabilidade intestinal. Os processos de absorção de macromoléculas pela endocitose e pelo escape são tanto mais intensos quanto mais jovem é o indivíduo, motivo pelo qual se diz que o recém-nascido e o lactente jovem possuem permeabilidade intestinal aumentada devido à imaturidade funcional do trato gastrintestinal.

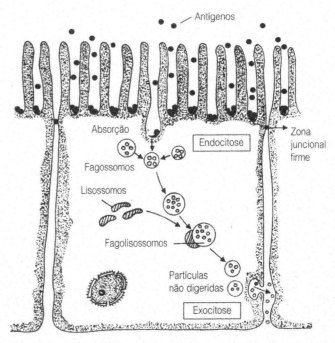

Figura 1.6 – Mecanismos gerais de captação e transporte de antígenos pela célula epitelial (segundo Walker e Isselbacher).

CONDIÇÕES ASSOCIADAS A AUMENTO DA PERMEABILIDADE INTESTINAL

A permeabilidade intestinal encontra-se aumentada nas seguintes condições: 1. imaturidade fisiológica do trato gastrintestinal; e 2. situações patológicas (Quadro 1.5).

Quadro 1.5 – Condições associadas à absorção aumentada de macromoléculas.

Imaturidade fisiológica do trato gastrintestinal
Lesão e/ou inflamação da mucosa
Diarréia persistente (diarréia pós-enterite)
Gastroenteropatia alérgica
Doença celíaca
Enterocolite necrosante
Infestações parasitárias
Doenças inflamatórias crônicas do intestino
Diminuição do "turnover" das células epiteliais
Desnutrição
Enterite actínica
Imunodeficiências
Fisiológica
Deficiência de imunoglobulina secretora
Deficiência de IgG, IgM
Deficiência da imunidade celular

Sabe-se atualmente que o processo residual e imaturo de absorção da mucosa intestinal pela endocitose é tanto mais intenso quanto mais jovem o indivíduo em decorrência do aumento relativo das células epiteliais imaturas. Por outro lado, a zona juncional firme também se encontra pouco desenvolvida no recém-nascido (principalmente no prematuro) e no lactente jovem, o que possibilita a passagem de macromoléculas pelos poros intercelulares.

Além da imaturidade fisiológica do trato gastrintestinal de crianças de tenra idade, existem situações patológicas como lesão e/ou inflamação da superfície do epitélio intestinal, diminuição do "turnover" das células epiteliais e imunodeficiências nas quais a permeabilidade intestinal também se encontra aumentada, o que permite maior absorção de macromoléculas.

MECANISMOS DE CONTROLE DO TRANSPORTE DE ANTÍGENOS NO INTESTINO

Para limitar a penetração de antígenos no organismo, o trato gastrintestinal dispõe de uma barreira mucosa intestinal com fatores imunológicos e não-imunológicos, presentes na luz intestinal e na superfície da mucosa intestinal que, atuando em conjunto, procuram controlar o transporte de macromoléculas (Quadro 1.6).

Quadro 1.6 – Componentes da barreira mucosa intestinal.

Não-imunológicos
1. Intraluminal
Acidez gástrica
Enzimas proteolítcas
Movimento peristáltico
Flora intestinal
2. Superfície mucosa
Muco
Digestão intracelular
Imunológicos (sistema imune local)
GALT
IgA secretora (sistema imune secretor)
Outras classes de imunoglobulinas (IgG, IgM, IgE)
Imunidade mediada por células (sistema imune celular)

GALT = "gut-associated lymphoid tissues".

CONDIÇÕES ASSOCIADAS AO CONTROLE DEFICIENTE DO ANTÍGENO ABSORVIDO

Da mesma forma, o controle deficiente do antígeno absorvido também pode ser observado em situações fisiológicas e patológicas.

Em situações normais, o adulto, além de ter permeabilidade intestinal menor se comparada à do recém-nascido e lactente jovem, possui barreira mucosa intestinal desenvolvida e efetiva que limita o acesso dos antígenos à circulação sistêmica, evitando assim os fenômenos de sensibilização. O mesmo, porém, já não ocorre com o recém-nascido e o lactente jovem. Nesses, em virtude da imaturidade imunológica, principalmente da baixa produção de IgA nos vários níveis (secretor, tecidual e sérico), não conseguem bloquear o trânsito destas macromoléculas que assim alcançam o interstício e a circulação geral.

Por outro lado, os fatores não-imunológicos da barreira mucosa intestinal sofrem processos maturacionais. A secreção ácida gástrica é baixa ao nascimento (principalmente no prematuro), alcançando níveis equivalentes aos do adulto ao redor de 2 anos de idade. O mesmo ocorre em relação à secreção de pepsina. As enzimas proteolíticas pancreáticas também se encontram em concentrações baixas ao nascimento. A enterocinase atinge valores iguais aos do adulto por volta de um ano de idade, enquanto a tripsina somente ao redor de dois anos. Essas limitações acabam condicionando maior quantidade de macromoléculas ofertadas ao intestino com sua conseqüente maior absorção.

Como conseqüência da permeabilidade intesinal aumentada e do controle ineficiente do antígeno absorvido, essas crianças são extremamente suscetíveis a desenvolver fenômenos alérgicos quando submetidas precocemente a uma alimentação rica em antígenos alimentares, no caso, o leite de vaca (Fig. 1.7).

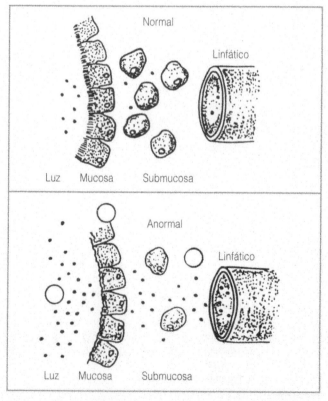

Figura 1.7 –Transportes fisiológico e patológico de antígenos através da mucosa intestinal. Em condições normais, fatores dentro da luz intestinal, na superfície das células epiteliais e na lâmina própria, combinam-se limitando o acesso de antígenos à circulação sistêmica. Em condições patológicas, tais como digestão intraluminal diminuída, lesão da mucosa intestinal ou diminuição de células produtoras de IgA, quantidades excessivas de antígenos podem alcançar a circulação (Walker).

Dessa forma, compreende-se facilmente porque nessa faixa etária deve ser estimulado o aleitamento materno e evitar a prática de introdução precoce de leite de vaca e de alimentos sólidos. O leite materno, além de conter proteínas da mesma espécie, é rico não só em "fatores protetores", como também em "fatores de crescimento", que são importantes para induzir a maturação gastrintestinal, diminuindo assim sua permeabilidade intestinal. Assim, a administração do leite materno ao lactente nos primeiros meses de vida não só o protege nesse período de vulnerabilidade maior, como também diminui o risco de ele desenvolver alergia à proteína do leite de vaca.

As situações patológicas como as imunodeficiências são particularmente propícias a uma maior absorção de macromoléculas antigênicas pela mucosa intestinal.

MECANISMOS DE SENSIBILIZAÇÃO A ANTÍGENOS

A sensibilização ocorre quando um antígeno atravessa a barreira mucosa intestinal e entra em contato com as células imunocompetentes. Essas células estão presentes no GALT ("gut-associated lymphoid tissues"), conjunto de células linfóides e plasmócitos, isolados ou agregados na região subepitelial que morfológica e funcionalmente compreende quatro componentes inter-relacionados:

1. folículos linfóides isolados presentes em toda a mucosa intestinal e folículos linfóides agregados localizados nas placas de Peyer e no apêndice;
2. plasmócitos, linfócitos e mastócitos espalhados pela lâmina própria (células T e B);
3. linfócitos dispersos no intra-epitélio;
4. linfonodos mesentéricos.

Os elementos do GALT são capazes de promover uma resposta imune local independente do sistema imunológico sistêmico. A resposta imune local é sujeita a uma regulação complexa ao nível celular, resultando ou na formação de anticorpos secretores ou na imunidade mediada por célula ou ainda na tolerância oral ao antígeno.

Os antígenos luminais, uma vez absorvidos pelas células epiteliais, são transportados aos agregados linfóides, onde interagem com os linfócitos sensibilizando-os. Os linfócitos T e B especificamente sensibilizados proliferam e migram através dos linfáticos intestinais aos linfonodos mesentéricos e circulação sistêmica via ducto torácico, voltando ao GALT ou depositando-se em outras superfícies de mucosa não-gastrintestinal.

Os linfócitos B completam sua diferenciação em plasmócitos produtores de imunoglobulinas. Em uma exposição subseqüente ao antígeno, a IgA monomérica é sintetizada pelos plasmócitos localizados na lâmina própria. Duas moléculas de IgA monomérica são ligadas pela cadeia J formando a IgA dimérica. Dentro do enterócito, a IgA dimérica liga-se à peça secretora formando IgA secretora (IgAs), que é excretada por exocitose para a luz intestinal. A ligação com o componente secretor confere à IgA dimérica resistência à digestão proteolítica. Na luz intestinal, a IgAs liga-se aos antígenos formando complexos antígeno-IgAs. A presença de IgAs na luz intestinal ainda interfere na aderência de toxinas e de bactérias aos receptores microvilositários, impedindo assim a captação de macromoléculas antigênicas pelos enterócitos. Quando eventualmente alguns antígenos conseguem cruzar o epitélio, eles são bloqueados pelas IgA diméricas específicas formando um complexo imune que, caindo na circulação, é seletivamente eliminado pelo fígado. Dessa forma, reações de hipersensibilidade são mais propensas a ocorrer em crianças com deficiência de IgA.

Ao mesmo tempo em que ocorre indução das células B precursoras de IgA, existe supressão das células B precursoras de IgG, IgM e IgE. Supressão das respostas do sistema imune celular aos antígenos alimentares também ocorre. Esse fato decorre da ativação dos linfócitos T CD8+ (supressor) do sistema GALT. Esse fenômeno fisiológico é conhecido como *tolerância oral*. Assim, em um indivíduo geneticamente suscetível, a falta do mecanismo de indução de tolerância oral pode resultar no desenvolvimento de respostas de hipersensibilidade alimentar. A tolerância oral (ausência de resposta imunológica a um antígeno específico) desenvolve-se para aproximadamente 2% das macromoléculas absorvidas como antígenos intactos. O processamento de antígenos pelo intestino em forma não-alergênica ou "tolerogênica" é importante. Essa forma de antígeno possui estrutura diferente e provoca menor resposta imunológica na imunidade mediada por célula.

Assim, em condições normais, a exposição do trato gastrintestinal ao antígeno evoca respostas imunológicas apropriadas, levando à formação de complexos antígeno-anticorpo apenas em pequena quantidade, que são removidos pelo GALT e pelo sistema reticuloendotelial (SER) sem provocar reações alérgicas.

ETIOPATOGENIA

A etiopatogenia da alergia à proteína do leite de vaca ainda é desconhecida. Há autores que a consideram como resultante da perda ou da falta do *mecanismo de tolerância oral*. A redução de IgA no intestino imaturo combinada com a diminuição relativa de células T CD8+ ou diminuição da atividade supressora do macrófago poderiam, em indivíduos com predisposição genética, contribuir para o aumento de incidência de alergia à proteína do leite de vaca em crianças.

Evidências atuais sugerem que, na mucosa intestinal sensibilizada, a reação local resultante pode ser mediada por uma ou mais das seguintes reações alérgicas classificadas por Gell e Coombs: tipos I (anafilática), II (citotóxica), III (complexos antígeno-anticorpo) e IV (hipersensibilidade tardia).

A reação do tipo I ou reação de hipersensibilidade imediata (anafilática) é mediada por IgE e mastócitos/basófilos. É a reação imunológica mais comum na alergia alimentar. Plasmócitos produtores de IgE estão distribuídos por todo o trato gastrintestinal e estão em número aumentado na mucosa jejunal de pacientes com alergia alimentar. Os mastócitos também estão amplamente distribuídos no intestino. Em indivíduos geneticamente suscetíveis com falha no desenvolvimento do mecanismo de tolerância oral e expostos a um antígeno específico, ocorre estimulação da produção de IgE antígeno-específico. O anticorpo IgE, uma vez formado, liga-se com alta afinidade aos receptores de superfície dos mastócitos e basófilos, resultando na liberação de mediadores químicos, tais como histamina, serotonina e heparina. O efeito combinado desses agentes é o aumento da permeabilidade vascular e da produção de muco, contração muscular, estimulação de fibras nervosas e recrutamento de células inflamatórias, ocasionando profundas modificações no transporte de água e eletrólitos e o favorecimento da passagem de macromoléculas para a circulação, podendo acarretar manifestações extra-intestinais (urticária, asma) ou, mais raramente, anafilaxia sistêmica. Os mastócitos ativados podem gerar e liberar uma variedade de citocinas, tais como leucotrienos, prostaglandinas, tromboxanos e fatores ativadores de plaqueta. Esses mediadores podem ser os responsáveis pelos eventos tardios da reação inflamatória alérgica.

A reação do tipo II, hipersensibilidade citotóxica dependente de anticorpo, ocorre quando um antígeno presente em uma superfície celular combina com um anticorpo, ou IgG ou IgM, com ativação do complemento e citólise. Não parece ser um mecanismo etiopatogênico importante na maioria das reações de hipersensibilidade alimentar. Pode ser identificada na trombocitopenia neonatal por hipersensibilidade à proteína do leite de vaca.

A reação do tipo III é caracterizada pela formação de complexos antígeno-anticorpo solúveis com ativação do complemento, desencadeando assim reação inflamatória. Esta reação ocorre quando antígeno e anticorpo (IgG, IgM, IgA) combinam para formar imunocomplexos nos quais fixam o complemento.

Reações mediadas por imunocomplexos podem ocorrer na presença de altas concentrações de complexos imunes, e a natureza das lesões desencadeadas depende da relação existente entre a quantidade de antígenos e de anticorpos presentes. Complexos formados em excesso de antígenos são depositados nas paredes dos vasos, levando à agregação de plaquetas e à liberação local de mediadores inflamatórios, acarretando, usualmente, reações generalizadas. A presença de anticorpos em excesso leva à precipitação local de complexos imunes, com fixação do complemento e liberação de mediadores inflamatórios, determinando reações localizadas.

Na alergia alimentar, os imunocomplexos circulantes têm sido demonstrados após a ingestão de antígenos alimentares. Em modelos animais, reações do tipo III podem causar anormalidades gastrintestinais. A hipersensibilidade mediada por imunocomplexos pode ser um mecanismo operativo nas enteropatias por alergia ao leite de vaca, pois imunocomplexos de IgG e IgM com proteínas do leite de vaca, como a betalactoglobulina, estão presentes nos indivíduos sensibilizados.

A reação do tipo IV ou hipersensibilidade tardia ocorre quando o antígeno reage com linfócitos T especificamente sensibilizados e resulta na produção de células citotóxicas e células que liberam linfocinas. Existem evidências de que as reações do tipo IV possam causar lesão intestinal, incluindo atrofia de vilosidades intestinais, e talvez seja o mecanismo preponderante nas enteropatias por hipersensibilidade alimentar.

Essas reações isoladas ou combinadas podem estar diversamente envolvidas em cada caso individual. Não se sabe quais os determinantes dessas diferentes respostas alérgicas, atribuindo-se, no entanto, papel significante a fatores genéticos e ao grau de exposição a antígenos.

MANIFESTAÇÕES CLÍNICAS

A alergia à proteína do leite de vaca pode ser dividida em primária (ocorre em crianças de famílias com antecedentes atópicos) e secundária, (ocorre nas condições associadas à absorção aumentada de macromoléculas) (Quadro 1.7).

Quadro 1.7 – Formas de apresentação das manifestações gastrintestinais na alergia à proteína do leite de vaca.

> **Síndromes agudas**
> Anafilaxia gastrintestinal (gastroenterite-símile)
> Morte súbita no berço
> **Síndromes crônicas**
> • Enteropatia induzida por leite de vaca
> Síndrome celíaca-símile
> Síndrome de Wilson-Lahey
> Gastroenteropatia com eosinofilia induzida por leite de vaca
> Gastroenteropatia eosinofílica
> Colite induzida por leite de vaca
> • Formas atípicas
> Cólicas
> Vômitos
> Obstipação intestinal crônica
> Obstrução intestinal

As manifestações clínicas da alergia à proteína do leite de vaca podem ser, além de numerosas, bastante variadas, dependendo dos órgãos-alvos atingidos e dos mecanismos imunológicos envolvidos na sua patogênese.

A alergia à proteína do leite de vaca nas crianças é um fenômeno transitório de duração variável. Os sintomas em geral aparecem nos primeiros três meses de vida, eventualmente já a partir do segundo dia. Várias manifestações clínicas foram descritas em associação com a alergia à proteína do leite de vaca, as quais podem ser divididas em dois grandes grupos, conforme resumidas no quadro 1.8.

Quadro 1.8 – Manifestações clínicas da alergia à proteína do leite de vaca.

> **Predominantemente gastrintestinais**
> Síndromes agudas
> Síndromes crônicas
> **Predominantemente extragastrintestinais**
> Respiratórias: rinite, rinorréia, asma, bronquite, otite média serosa crônica, síndrome de Heiner
> Dermatológicas: dermatite atópica, eczema, urticária, angioedema, dermatite herpetiforme
> Hematológicas: anemia, eosinofilia, trombocitopenia
> Renais: síndrome nefrótica
> Reumatológicas: artrite
> Endócrinas: diabetes melito
> Neurológicas e comportamentais: irritabilidade, cefaléia, hiper-reatividade, letargia, choro excessivo, fadiga

Manifestações gastrintestinais são as mais comuns, variando com freqüência entre 50 e 80%, seguida por manifestações dermatológicas, entre 20 e 40%, e respiratórias, entre 4 e 25%. Vale ressaltar que as manifestações gastrintestinais, embora predominem, podem ocorrer em associação a sintomas respiratórios e/ou dermatológicos.

Descreveremos, a seguir, apenas as manifestações gastrintestinais em suas duas formas (aguda e crônica), visto que as extragastrintestinais fogem ao escopo deste capítulo.

SÍNDROMES AGUDAS

Anafilaxia gastrintestinal

Na experiência de Walker-Smith (1980), a manifestação gastrintestinal na sua forma aguda é a mais freqüente, e na de Hill e cols. (1979), aproximadamente 25% das crianças com alergia à proteína do leite de vaca possuem essa forma de apresentação clínica. Ocorre com maior freqüência em crianças com história individual ou familiar de atopia. Os sintomas surgem dentro de minutos a poucas horas após a ingestão do alérgeno. Caracteriza-se pelo início súbito com náuseas, vômitos, diarréia, flatulência, distensão e dor abdominal e, não raras vezes, também com febre simulando um quadro de gastroenterocolite aguda, razão pela qual alguns autores a denominam de *gastrenterite-símile*. Como a alergia à proteína do leite de vaca muitas vezes aparece após um episódio de gastroenterocolite aguda, torna-se quase impossível fazer um diagnóstico diferencial exato entre essas duas situações no início da doença.

Morte súbita no berço

Embora rara, a síndrome aguda pode manifestar-se como anafilaxia aguda e fatal. Parish e cols. (1960) sugerem que a alergia à proteína do leite de vaca, tipo anafilático, seja uma das causas de "morte súbita no berço".

SÍNDROMES CRÔNICAS

Nas formas crônicas, os sintomas ocorrem horas a dias após a exposição ao alérgeno alimentar e em muitos casos não se consegue uma associação nítida entre a ingestão do alimento e o início dos sintomas, tornando o diagnóstico muitas vezes difícil. Por outro lado, alergia alimentar e infecção intestinal, com freqüência, coexistem dificultando ainda mais o diagnóstico.

Na síndrome crônica, a alergia à proteína do leite de vaca pode manifestar-se por quadros clínicos diversos: 1. má absorção intestinal – quando as lesões ocorrem predominantemente no intestino delgado (enteropatia induzida por leite de vaca); 2. colite – quando existe comprometimento principalmente do colo e do reto; e 3. enterocolite – quando as lesões ocorrem tanto no intestino delgado como no grosso, determinando quadro clínico de má absorção e colite.

Enteropatia induzida por leite de vaca

Na experiência de Walker-Smith (1980), a enteropatia crônica induzida por proteína do leite de vaca é a causa mais importante de diarréia crônica e de atraso de crescimento na infância. As fezes são líquidas e explosivas ou semipastosas. Freqüentemente, existem atraso de crescimento e achados laboratoriais de má absorção intestinal. Intolerância à lactose é comum devido à deficiência de lactose secundária à lesão de mucosa produzida pelas reações de hipersensibilidade e/ou como seqüela de gastroenterocolite aguda e constitui fator perpetuante da diarréia.

Conforme a extensão e o grau de comprometimento do intestino delgado, a enteropatia induzida por leite de vaca pode ainda se apresentar por meio de várias modalidades de manifestação clínica.

Síndrome celíaca-símile

Clinicamente, a criança apresenta-se de forma muito semelhante àquela com doença celíaca, com intenso comprometimento do estado nutritivo, distensão abdominal importante, diarréia crônica e vômitos. A pesquisa de gordura fecal, em geral, mostra-se positiva e a d-xilosemia encontra-se invariavelmente baixa. A biopsia jejunal pode revelar, às vezes, achatamento total e de forma difusa das vilosidades, trazendo confusão diagnóstica com doença celíaca. Porém, na maioria das vezes, a atrofia é menos intensa e de localização mais focal.

Síndrome de Wilson-Lahey

Trata-se de uma forma de manifestação de alergia à proteína do leite de vaca em que existe tão-somente perda de sangue oculta (1,5 a 10ml/dia) pelas fezes, podendo, conforme a extensão da perda, levar à anemia ferropriva profunda. É mais comum entre crianças de 3-12 meses de idade, melhorando após os 2 a 3 anos.

Gastroenteropatia com eosinofilia induzida por leite de vaca

De acordo com Katz e cols. (1984), nessa modalidade de apresentação clínica, as crianças em geral têm menos de 6 meses de vida, apresentam poucos sintomas gastrintestinais e nenhum sintoma alérgico sistêmico. Laboratorialmente, encontram-se: pesquisa de sangue nas fezes positiva, eosinofilia periférica e tecidual, hipoalbuminemia, IgE sérica normal, perda fecal de albumina, RAST e testes cutâneos negativos. Em alguns casos, a biopsia gástrica revela gastrite, e a jejunal, atrofia vilositária focal e aumento difuso de eosinófilos na lâmina própria.

Gastroenterite eosinofílica

Na gastroenterite eosinofílica, as crianças em geral têm mais de 4 anos de idade, apresentam ambos os sintomas gastrintestinais e de doença alérgica sistêmica, aumento de IgE sérica, RAST e reações cutâneas positivas e eosinofilia tecidual. Os sintomas não regridem após a retirada do leite, mas sim com o uso de corticóides, e os pacientes costumam apresentar intolerância a múltiplos alimentos.

Proctocolite induzida por leite de vaca

Algumas crianças reagem com evacuações mucossanguinolentas ou enterorragia e distensão abdominal, com início logo após as primeiras semanas de introdução do leite de vaca e de modo abrupto. O exame retossigmoidoscópico revela mucosa friável, hemorrágica, recoberta por exsudato mucopurulento ou mesmo mucosa ulcerada. Ocorre predominantemente em crianças de pouca idade (média = 2 meses), podendo variar de 12 dias a 20 meses. Os níveis séricos de IgE total e de IgE específica encontram-se elevados e existe eosinofilia periférica e tecidual. A biopsia retal revela, na maioria das vezes, arquitetura vilositária preservada, aumento difuso de eosinófilos na lâmina própria e infiltrado focal na cripta e no epitélio (criptite focal). Porém, em alguns casos, podem-se observar infiltração celular da mucosa, destruição do epitélio superficial, abscessos crípticos

e aumento de imunócitos E na lâmina própria. Na colite alérgica, embora se possa observar pancolite em alguns casos, a distribuição das lesões costuma ser mais regional, com maior predominância no colo esquerdo.

Alguns autores descreveram casos de colite em crianças amamentadas exclusivamente ao seio materno e outros de colite em crianças em aleitamento artificial, com menos de 24 horas de vida. Esses casos sugerem que proteínas alimentares podem ser transferidas à criança ou através da placenta ou do leite materno, levando a uma sensibilização eletiva ao nível do colo. No entanto, sendo esses casos raros, não há razão para preocupação excessiva, e o aleitamento materno deve continuar sendo estimulado. Alguns autores apenas recomendam que em caso de reconhecidas e importantes alergias familiares, especialmente alergias alimentares, a mãe deve variar a sua dieta durante a gravidez e a lactação.

Formas atípicas

Cólicas

Alguns estudos sugerem que a proteína do leite de vaca pode provocar cólica como manifestação única em algumas crianças e outros referem melhora das cólicas nas crianças amamentadas ao seio materno após as mães eliminarem leite de vaca da sua alimentação. Essa forma de apresentação clínica ocorre em crianças menores de 3 meses de vida e caracteriza-se por crises recorrentes de inquietação, choro inconsolável, distensão abdominal e gás excessivo. Os sintomas ocorrem mais comumente no final da tarde ou início da noite, após alimentação, e duram várias horas. Esses sintomas podem ser aliviados com eliminação de fezes e flatos. Alguns estudos demonstraram ser a hipersensibilidade mediada por IgE o mecanismo responsável. Convém lembrar que a síndrome da cólica na infância é multifatorial, tendo sido também implicados outros fatores como sociais, emocionais, ambientais, técnicas alimentares, super ou subalimentação. Alergia alimentar é responsável por apenas 10 a 15% dos casos.

Vômitos

O vômito, como sintoma isolado da alergia à proteína do leite de vaca, não raras vezes ocorre trazendo confusão diagnóstica com outras causas como refluxo gastroesofágico, obstruções etc. Em nossa experiência, tivemos oportunidade de observar vários casos de refluxo gastroesofágico e/ou esofagite que, apesar das medidas terapêuticas pertinentes adequadas, só apresentaram melhora total dos vômitos após a suspensão do leite de vaca.

Obstipação intestinal crônica

Uma forma completamente atípica de apresentação da alergia à proteína do leite de vaca é a obstipação intestinal crônica resistente às medidas terapêuticas usuais, só melhorando após a suspensão do leite de vaca.

Obstrução intestinal

Gryboski (1983) relata que 10% dos seus pacientes com alergia à proteína do leite de vaca apresentaram intussuscepções que necessitaram de redução cirúrgica e os nódulos linfáticos encontravam-se infartados. Outros autores relataram hipotonia e hipotrofia da parede muscular e, nos casos mais graves, íleo paralítico.

EXAMES COMPLEMENTARES

Até o presente momento não se dispõe de nenhum exame laboratorial específico para o estabelecimento definitivo do diagnóstico de alergia à proteína do leite de vaca. Algumas alterações podem ser encontradas, embora não de maneira consistente em todos os casos, dada a variabilidade dos mecanismos fisiopatogênicos envolvidos. Didaticamente, podem-se agrupar esses exames em:

EXAMES QUE AVALIAM A PRESENÇA E/OU INTENSIDADE DA MÁ ABSORÇÃO INTESTINAL

Dentre este grupo citam-se: hemograma mostrando anemia; proteinograma revelando hipoalbuminemia e hipogamaglobulinemia; pesquisa de gordura fecal positiva sugerindo presença de esteatorréia; teste de absorção da lactose alterada demonstrando intolerância à lactose; d-xilosemia baixa indicando lesão difusa da mucosa jejunal; e prova de albumina marcada alterada traduzindo perda protéica entérica.

EXAMES QUE AUXILIAM NA LOCALIZAÇÃO E NA AVALIAÇÃO DA EXTENSÃO/INTENSIDADE DA LESÃO INTESTINAL E NO DIAGNÓSTICO DIFERENCIAL

Incluem-se nesse grupo a biopsia jejunal e a retal. A biopsia jejunal é indicada nos casos de diarréia crônica e atraso de crescimento com suspeita de má absorção intestinal. A biopsia retal acompanhada ou não de endoscopia digestiva baixa é indicada nos pacientes com história de diarréia sanguinolenta e/ou enterorragia em que há suspeita de colite.

EXAMES QUE PERMITEM ESPECULAR SOBRE O MECANISMO IMUNOLÓGICO ENVOLVIDO

Neste grupo, os procedimentos mais bem estabelecidos são aqueles que visam identificar o mecanismo de hipersensibilidade imediata pela detecção da presença de anticorpos IgE. Incluem os testes cutâneos, os *in vitro* para anticorpos IgE e os de provocação oral. Estes exames, portanto, só devem ser indicados nos casos em que se suspeita que o mecanismo de hipersensibilidade mediada por IgE esteja envolvido.

Testes cutâneos

Podem ser realizados por meio de puntura ("prick test") ou por via intradérmica. Estes testes são em geral realizados no antebraço ou no dorso e o resultado examinado dentro de 10 a 20 minutos. Os testes cutâneos quando realizados com boa padronização produzem baixa incidência de resultados falso-negativos e seu valor preditivo negativo é maior que 95%. Seu valor preditivo positivo, no entanto, é mais baixo, variando entre 3 e 60%, conforme o alérgeno alimentar e com a idade do paciente. No estudo de Sampson e Albergo (1984), o valor preditivo positivo era de 75% para o trigo, 61% para ovos, 50% para leite, 44% para amendoins, 30% para soja e 25% para peixe. O valor preditivo positivo é maior em crianças jovens, especialmente naquelas com idade inferior a 1 ano. A técnica intradérmica tende a induzir anafilaxia e resultados falso-positivos com maior freqüência que a por puntura ("prick test") e em geral não é recomendada. Devido ao risco de anafilaxia, os testes cutâneos com extratos alimentares só devem ser realizados por médico experiente.

Os testes cutâneos devem ser interpretados com cuidado, e ainda alertados para as seguintes situações: 1. estes testes apresentam menor acuracidade em crianças com idade inferior a 1 ano; 2. testes realizados com reagentes preparados comercialmente tendem a produzir mais resultados falso-negativos devido à labilidade dos alérgenos, razão pela qual muitos alergistas preferem a realização dos testes com frutas e vegetais frescos; 3. o uso prévio de histamina pode afetar o resultado do teste; 4. teste realizado logo após uma reação alérgica grave pode apresentar resultado falso-negativo devido à anergia transitória.

Testes *in vitro* para anticorpos IgE

Estes testes consistem na medida da IgE específica contida no soro. Podem ser realizados por meio do RAST ("radioallergosorbent test"), ELISA ("enzyme-linked immunosorbent assay"), FAST ("fluorescent-allergosorbent test") e MAST ("multiple chemiluminescent-allergosorbent test"). O princípio básico desses testes é o mesmo: se o soro contém IgE, que é imunologicamente específica para o alérgeno em questão, ela se liga ao alérgeno. São menos específicos, conside-

ravelmente mais caros e proporcionam resultados não tão imediatos quanto os testes cutâneos. Possuem a vantagem de ser mais convenientes e seguros para o paciente e permitir que o soro do paciente seja testado para diferentes moléculas de IgE a um só tempo. Estão indicados, principalmente, para os pacientes com história de reação anafilática ou nos casos de dermatite atópica grave ou dermatografismo nos quais os testes cutâneos são mais difíceis.

Teste de provocação oral

O teste de provocação oral tem sido mais utilizado em crianças maiores. Consiste na administração inicial de pequenas quantidades do alimento suspeito em forma liofilizada (cápsula ou líquido) que são aumentadas a intervalos regulares e registrando-se os sintomas eventualmente observados. A dose inicial em geral é de 125 a 500mg, dobrada a cada 15 a 60 minutos. O estudo é considerado negativo quando há tolerância de 10g do substrato. Esse teste deve ser realizado com a criança internada devido aos riscos de reações anafiláticas e somente nos casos difíceis, quando o diagnóstico não se confirma mesmo após eliminação do alérgeno da dieta. Esse teste não deve ser realizado, no entanto, em crianças cuja sintomatologia no início da doença foi muito intensa, pois pode levar ao choque.

Outros testes como liberação de histamina de basófilos, anticorpos IgG_2 e IgG_4, complexos antígeno-anticorpo, níveis de histamina plasmáticos, quimiotaxia de neutrófilos e estudos de estimulação de linfócitos não apresentam aplicação clínica até o presente momento e restringem-se principalmente ao campo de pesquisas.

DIAGNÓSTICO

A abordagem diagnóstica da alergia à proteína do leite de vaca compreende: anamnese minuciosa, exame físico detalhado e cuidadoso e diagnóstico diferencial com outras reações adversas a alimentos e/ou com outras situações que apresentam manifestações clínicas semelhantes passíveis de confusão diagnóstica.

Na anamnese é importante: 1. caracterizar o quadro clínico – agudo ou crônico, sintomas esporádicos ou perenes, manifestações predominantemente gastrintestinais ou extragastrintesitnais, reações imediatas ou tardias; 2. fazer um levantamento histórico alimentar detalhado; 3. levantar os antecedentes familiares e/ou pessoais de manifestações alérgicas; 4. identificar fatores predisponentes como idade, ausência de aleitamento materno, desmame precoce, antecedentes de gastroenterocolite aguda etc.; 5. verificar história de uso de medicamentos e/ou de hospitalizações prévias; e 6. colher informações sobre os aspectos psicossociais da criança e da família.

O exame físico deve ser completo, com ênfase particular nos parâmetros: peso, altura, estado nutricional e sinais vitais.

O diagnóstico diferencial deve ser feito com outras reações adversas a alimentos e doenças gastrintestinais (Quadro 1.9). Dentre as doenças gastrintestinais, o diagnóstico diferencial mais importante a considerar é a intolerância secundária à lactose. Outros diagnósticos diferenciais são: refluxo gastroesofágico, gastroenterocolite aguda, doença celíaca, mucoviscidose, retocolite ulcerativa inespecífica e linfangiectasia intestinal.

Quadro 1.9 – Diagnóstico diferencial da alergia à proteína do leite de vaca.

Doenças gastrintestinais
Intolerância secundária à lactose
Refluxo gastroesofágico
Gastroenterocolite aguda
Doença celíaca
Mucoviscidose
Retocolite ulcerativa inespecífica
Linfangiectasia intestinal
Reações adversas a alimentos
Agentes farmacológicos
Contaminantes e aditivos

O diagnóstico de alergia à proteína do leite de vaca deve ser firmado por meio de critérios clínicos e laboratoriais, confirmados pelas dietas de exclusão e reintrodução do leite de vaca.

TRATAMENTO

DIETÉTICO

O tratamento consiste em eliminar o leite de vaca e também de todos os seus derivados da dieta da criança. Vários são os substitutos do leite de vaca: 1. leite humano; 2. fórmulas elementares contendo aminoácidos livres; 3. hidrolisados de proteínas do leite de vaca; 4. leite de soja; 5. leite de cabra; 6. mamadeira de frango.

Leite humano

O leite humano deve sempre constituir a primeira opção no tratamento da alergia à proteína do leite de vaca. No entanto, deve-se ter sempre em mente a possibilidade de ocorrência de sensibilização intra-útero e transferência de alérgenos alimentares através do leite materno para que o diagnóstico de alergia à proteína do leite de vaca possa ser cogitado quando estiver diante de uma criança que, embora esteja recebendo exclusivamente leite materno, apresente quadro clínico compatível com alergia alimentar.

Fórmulas elementares contendo aminoácidos livres

Fórmulas extensivamente hidrolisadas cuja fonte protéica é constituída por aminoácidos (Vivonex®, Neocate®) provaram ser um substituto efetivo do leite de vaca no tratamento de crianças com alergias múltiplas que necessitavam de dieta altamente restritiva. No entanto, apesar de serem fórmulas supersimplificadas, já existem descrições de casos de crianças que não toleraram nem mesmo a elas. Essas fórmulas ainda não se encontram disponíveis no mercado nacional.

Hidrolisados de proteínas do leite de vaca

Dispomos no mercado de hidrolisados de caseína (Pregestimil®, Nutramigen®) e de lactalbumina (Alfaré®). São indicados principalmente nos casos graves com evolução para diarréia protraída. No entanto, essas fórmulas nem sempre são eficientes. Em alguns casos, o hidrolisado de caseína (Nutramigen®) é pouco tolerado devido ou à presença de peptídeos grandes na sua formulação determinando alergenicidade persistente e/ou às propriedades acidogênicas, particularmente prejudiciais às crianças desnutridas. O hidrolisado de lactalbumina (Alfaré®), embora proporcione recuperação mais efetiva da mucosa que o hidrolisado de caseína, promove menor ganho de peso, além de seu pior sabor. Por outro lado, à semelhança do hidrolisado de caseína, também pode provocar fenômenos alérgicos.

Leite de soja

Ver comentários no capítulo Síndrome da Diarréia Pós-Enterite (Diarréia Persistente).

Leite de cabra

O leite de cabra tem sido preconizado como substituto alternativo ao leite de vaca. Porém, devido à reatividade cruzada entre as proteínas desses dois leites, ele tem sido tolerado somente por uma pequena porcentagem de pacientes com alergia à proteína do leite de vaca. Além do mais, ele contém lactose e necessita de suplementação de vitaminas A, D, C, B_{12} e ácido fólico para torná-lo nutricionalmente adequado. Por outro lado, para reduzir sua alergenicidade e assegurar segurança bacteriológica, necessita ser fervido durante por pelo menos 2 minutos.

Mamadeira de frango

Ver comentários no capítulo Síndrome da Diarréia Protraída.

No tratamento da alergia à proteína do leite de vaca, deve-se atentar para a freqüente possibilidade de associação com alergia a outros alimentos como soja, ovo, laranja, tomate, trigo, chocolate, carne de vaca. Nas crianças menores, aconselha-se o retardamento na introdução desses alimentos, pois possuem grande potencial alergênico. A introdução deve ser gradual, com rodízio constante na sua administração, procurando, dessa forma, diminuir a chance de sensibilização. Nas crianças maiores, cuja alimentação não depende essencialmente de leite, há necessidade da elaboração de uma dieta variada, porém hipoalergênica. Para tanto, é preciso que o pediatra conheça bem os vários alimentos no que se refere às suas propriedades alergênicas e às reações antigênicas cruzadas entre eles.

De modo geral, a alergia à proteína do leite de vaca é um fenômeno transitório de duração variável. Em bases clínicas, a *maioria das crianças* passa a tolerar leite ao redor de 12 a 18 meses de idade, apesar de, em algumas, a intolerância poder persistir até 3, 5 ou mais anos. Recomenda-se, dessa forma, que o leite de vaca seja reintroduzido, com os devidos cuidados, somente entre 1 e 2 anos de idade, quando se acredita que, em geral, a sensibilização desaparece.

Contudo, as reações de hipersensibilidade imediata (mecanismo tipo I) tendem a permanecer por toda a vida.

MEDICAMENTOSO

Em geral, a maioria das crianças responde favoravelmente à suspensão do leite de vaca, desaparecendo os sintomas em poucos dias, não havendo necessidade de uso de medicamentos. Porém, alguns agentes farmacológicos são indicados em algumas situações.

Choque anafilático

A droga de escolha é a adrenalina, solução milesimal, por via subcutânea.

Gastroenterite eosinofílica

O uso de corticóides, por curtos períodos, está indicado no tratamento de casos de gastroenterite eosinofílica.

Reações de hipersensibilidade do tipo I

O cromoglicato dissódico, por prevenir a desgranulação dos mastócitos, atua no mecanismo de hipersensibilidade do tipo I. Tem sido demonstrado que a administração oral desse medicamento a portadores de alergia alimentar inibe a reação anafilática na mucosa intestinal, reduzindo a permeabilidade do intestino a imunocomplexos, apresentando, portanto, êxito no tratamento das reações alérgicas mediadas pelo mecanismo de hipersensibilidade imediata.

O cetotifeno, por sua vez, atua inibindo a liberação de mediadores químicos dos mastócitos. No entanto, os estudos desenvolvidos até o presente, no que concerne ao seu uso na alergia alimentar, são controversos.

PROFILAXIA

Depreende-se que a alergia à proteína do leite de vaca pode ser prevenida quando as crianças são amamentadas exclusivamente com leite materno nos primeiros meses de vida. Cumpre ao pediatra, portanto, atuar junto às mães estimulando o aleitamento materno exclusivo pelo prazo mais longo possível, até que um melhor amadurecimento das funções digestórias e imunológicas da criança seja alcançado.

Com base em evidências de sensibilização intra-útero e via leite materno a antígenos alimentares, recentemente tem sido investigado e proposto, em famílias de atópicos, o valor profilático da prescrição de dietas hipoalergênicas às mães durante a gestação e o aleitamento.

BIBLIOGRAFIA

1. ALLAN-WALKER, W. – Mechanisms of antigen handling by the gut. In *Clinics in Immunology and Allergy*. Philadelphia, Saunders, 1982, p. 15. 2. DITTO, A.M. & GRAMMER, L.C. – Food allergy. In Patteson, R.; Grammer, L.C. & Greenberger, P.A. *Allergic Diseases*. 5th ed., Philadelphia, Lippincott-Raven, 1997, p. 285. 3. EASTHAM, E.J. et al. – Antigenicity of infant formulas: role of immature intestine on protein permeability. *J. Pediatr.* **93**:561, 1978. 4. FERGUSON, A. – Pathogensis and mechanisms in the gastrointestinal tract. In Proceedings of the First Food Allergy Workshop Oxford. Medical Education Services, 1980, p. 28. 5. FURLANO, R.I. & ALLAN WALKER, W. – Immaturity of gastrointestinal host defense in newborns and gastrointestinal disease states. *Adv. Pediatr.* **45**:201, 1998. 6. GRYBOSKI, J. & WALKER W.A. – Inherited and metabolic disorders of absorption. Cow's milk protein enteropathy. In Gryboski, J. & Walker, W.A. *Gastrointestinal Problemas in the Infant*. 2nd ed., Philadelphia, Saunders, 1983, p. 612. 7. HEYMAN, M.B. et al. – Hypersensitivity reaction in an infant fed hydrolyzed lactalbumin contained in a semi-elemental formula. *J. Pediatr. Gastroenterol. Nutr.* **10**:253, 1990. 8. HILL, D.J. et al. – The spectrum of cow's milk allergy in childhood. *Acta Paediatr. Scand.* **68**:847, 1979. 9. HILL, D.J. et al. – Challenge confirmation of late-onset reactions to extensively hydrolyzed formulas in infants with multiple food protein intolerance. *J. Allergy Clin. Immunol.* **96**:386, 1995. 10. HOST, A. – Clinical course of cow's milk protein allergy and intolerance. *Pediatr. Allergy Immunol.* 9 (Suppl. 11):48, 1998. 11. ISOLAURI, E. et al. – Efficacy and safety of hydrolyzed cow milk and amino acid-derived formulas in infants with cow milk allergy. *J. Pediatr.* **127**:550, 1995. 12. JENKINS, H.R. et al. – Food allergy: the major cause of infantile colitis. *Arch. Dis. Childh.* **59**:326, 1984. 13. KATZ, A.J. et al. – Milk sensitive and eosinophilic gastroenteorpathy: similar clinical features with contrating mechanisms and clinical course. *J. Allergy Clin. Immunol.* **74**:72, 1984. 14.

KODA, Y.K.L. – Alergia alimentar. In Barbieri, D. & Koda, Y.K.L. (eds.). *Diarréia Crônica na Infância*. São Paulo, Sarvier, 1986, p. 111. 15. KODA, Y.K.L. – Alergia alimentar. In Barbieri, D. & Koda, Y.K.L. (eds.). *Doenças Gastrenterológicas em Pediatria*. São Paulo, Atheneu, 1996, p. 192. 16. LEUNG, A.K.C. – Food allergy: a clinical approach. *Adv. Pediatr.* **45**:145, 1998. 17. MERRITT, R.J. et al. – Whey protein hydrolysate formula for infants with gastrointestinal intolerance to cow milk and soy protein in infant formulas. *J. Pediatr. Gastroenterol. Nutr.* **11**:78, 1990. 18. PARISH, A.M. et al. – Hypersensitivity in milk and sudden death in infancy. *Lancet* **2**:1106, 1960. 19. PITT, S.K. – Cow's milk protein-induced colitis in the breast fed infant. *J. Pediatr. Gastroenterol. Nutr.* **10**:548, 1990. 20. SAMPSON, H.A. & ALBERGO, R. – Comparison of results of skin tests, RAST, and double-blind, placebo-controlled food challenges in children with atopic dermatitis. *J. Allergy Clin. Immunol.* **74**:26, 1984. 21. STRAUS, R.S. & KONIARIS, S. – Alergic colitis in two infants fed with an amino acid formula. *J. Pediatr. Gastroenterol. Nutr.* **27**:362, 1998. 22. UDALL, J.N. & WALKER, W.A. – The physiologic and pathologic basis for the transport of macromolecules across the intestinal tract. *J. Pediatr. Gastroenterol. Nutr.* **1**:295, 1982. 23. WAHN, U.; WAHL, R. & RUGO, E. – Comparison of the residual allergenic activity of six different hydrolyzed protein formulas. *J. Pediatr.* **5**:S80, 1992. 24. WALKER-SMITH, J.A. – Cow'milk-sensitive enteropathy: predisposing factors and treatment. *J. Pediatr.* **5**:S111, 1992. 25. WALKER, W.A. – Antigen absorption from the small intestine and gastrointestinal disease. *Pediatr. Clin. North Am.* **22**:731, 1975. 26. WALKER-SMITH, J.A. & ISSELBACHER, K.J. – Uptake and transport of macromoles by the intestine: possible role in clinical disorders. *Gastroenterology* **67**:531, 1974. 27. WALKER, W.A. – Diseases of the small intestine in childhood. 2ª ed., São Paulo, Editora Manole, 1980. 28. WHITINGTON, P.F. & WHITINGTON, G.L. – Eosinophilic gastroenterorpathy in childhood. *J. Pediatr. Gastroenterol. Nutr.* **7**:379, 1988.

5	Síndrome da Diarréia Pós-enterite
	(Diarréia Persistente)

YU KAR LING KODA

INTRODUÇÃO

Síndrome diarréica pós-enterite (SDPE) é a entidade clínica em que a criança, após um episódio de gastroenterite aguda, passa a apresentar subseqüentemente diarréia intermitente ou crônica quando se tenta a reintrodução de dieta normal. Essa terminologia, introduzida por Walker-Smith (1979), por enfatizar sua vinculação a um quadro inicial infeccioso (viral ou bacteriano), designa uma situação bastante específica.

Na opinião da autora, deve-se preferir essa denominação a várias outras comumente utilizadas como sinônimos na literatura, como *diarréia prolongada, aguda prolongada, crônica, protraída* ou *refratária*, ou porque carecem de especificidade por serem definidas com base apenas no tempo de evolução da doença (*prolongada, aguda prolongada e crônica)*, ou porque incluem outras doenças nas quais a diarréia apresenta uma evolução tormentosa (*diarréia protraída* ou *refratária)*. O uso indistinto dessas terminologias como sinônimos de *diarréia pós-enterite* trazem confusões desnecessárias.

Em 1988, a OMS adotou a terminologia *diarréia persistente* para designar a situação anteriormente descrita para diarréia pós-enterite e a definiu como aquela que é presumivelmente causada por um agente infeccioso, com início agudo, mas apresenta duração prolongada (igual ou superior a 14 dias). O quadro diarréico mantém-se por perpetuação do agente infeccioso e/ou alterações morfológicas/funcionais do trato gastrintestinal. Assim, na realidade, deve-se atualmente considerar como sinônimos somente as terminologias *diarréias pós-enterite* e *persistente*, pois designam a mesma situação clínica.

Cabe ainda ressaltar a necessidade de não se confundir a SDPE com a *síndrome da diarréia protraída* (ver capítulo seguinte). Esta última deve ser entendida como aquela em que a diarréia, independentemente da sua etiologia inicial, caminha para um estado diarréico progressivo e grave, ocasionando, na maioria das vezes, grave comprometimento do estado nutricional e alto risco para o paciente. Dessa forma, embora a SDPE não raras vezes possa evoluir para *síndrome diarréica protraída*, a primeira não constitui a única etiologia e nem é sinônima da última.

INCIDÊNCIA

A incidência da diarréia pós-enterite (diarréia persistente) varia conforme as diferentes regiões. Gribbin e cols. (1976) citam uma incidência de 21% no seu estudo realizado no Queen Elizabeth Hospital for Children. De acordo com a OMS, estudos realizados em diversos países subdesenvolvidos revelam que 3 a 20% dos episódios de diarréia aguda em crianças com idade inferior a 5 anos tornaram-se persistentes.

Em nosso meio, dada a elevada incidência de gastroenterite aguda, supõe-se ser também relativamente freqüente a SDPE. No estudo de Moreira e cols. (1981), 51,3% das crianças internadas com gastroenterocolite aguda apresentaram prolongamento da diarréia após o episódio agudo.

Ainda de acordo com a OMS (1988), 63% das crianças faveladas, com idade inferior a 5 anos, do Nordeste brasileiro experimentaram *pelo menos* um episódio de diarréia pós-enterite (diarréia persistente) durante um período de observação de 28 meses. Do mesmo modo, 21% das crianças da zona rural da Guatemala com idades entre zero e 30 meses apresentaram diarréia pós-enterite (diarréia persistente) durante um período de observação de apenas sete meses e, no norte da Índia, 15% das crianças com idades entre 0 e 35 meses experimentaram diarréia persistente durante um ano de observação.

Na maioria dos países, o pico de incidência dessa síndrome ocorre nos primeiros 3 anos de vida. Na Índia, o pico observado foi abaixo de 1 ano e no Peru e Brasil foi entre 6 e 24 meses.

A diarréia pós-enterite (diarréia persistente) está freqüentemente associada à deterioração do estado nutricional e a risco de morte. A OMS relata que estudos realizados em países como Bangladesh, Brasil (Nordeste), Índia e Nepal mostraram que a diarréia pós-enterite (diarréia persistente) foi responsável por 30 a 50% de óbitos por diarréia.

Alguns fatores predipõem ao desenvolvimento da SDPE, como ausência ou curta duração do aleitamento materno exclusivo, tenra idade por ocasião da gastroenterocolite aguda e desnutrição, conforme demonstra a tabela 1.3, que reúne casuísticas de diferentes autores.

ETIOPATOGENIA

A etiopatogenia dessa síndrome ainda é desconhecida. Alguns autores sugerem a existência de uma disfunção imunológica como mecanismo básico.

De acordo com os vários estudos, nessa síndrome a diarréia se prolonga pelos seguintes motivos: 1. persistência de fatores que provocam e/ou perpetuam a lesão de mucosa; e/ou 2. incapacidade da mucosa intestinal de se regenerar e cicatrizar adequadamente após um episódio agudo de diarréia (capacidade retardada de regeneração da mucosa).

PERSISTÊNCIA DE FATORES QUE PROVOCAM E/OU PERPETUAM A LESÃO DE MUCOSA

Dentre esses fatores estão incluídos:

1. microrganismos que invadem a mucosa intestinal ou que se aderem à sua superfície;
2. alteração da barreira mucosa e/ou diminuição da capacidade de clareamento de microrganismos;
3. presença luminal de constituintes dietéticos, principalmente lactose e proteínas heterólogas;
4. alteração do metabolismo intraluminar de sais biliares.

CAPACIDADE RETARDADA DE REGENERAÇÃO DA MUCOSA

O principal determinante do retardo de reparação da mucosa, demonstrado em modelos animais de enterite aguda viral e bacteriana, é a desnutrição protéico-calórica crônica.

Na opinião de Walker-Smith (1982), o aumento de absorção das moléculas antigênicas associado a uma redução dos mecanismos imunodefensivos locais seriam o binômio responsável pela diarréia pós-enterite (diarréia persistente). De acordo com esse mesmo autor, a agressão da mucosa intestinal determinada pelos agentes da gastroenterocolite aguda possibilitaria uma absorção excessiva de antígenos (antígenos protéicos alimentares, bacterianos ou viróticos), absorção essa favorecida principalmente nos casos de imunodeficiências, especialmente deficiência de IgA. Esses antígenos, por sua vez, determinariam a sensibilização da mucosa que, diante de uma nova carga antigênica, responderia com reação de hipersensibilidade e conseqüente enteropatia. A lesão de mucosa resultaria em deficiência secundária de lactase com conseqüente intolerância secundária à lactose que, por sua vez, constituiria fator perpetuante da diarréia (Fig. 1.8).

De acordo com a OMS (1988), os possíveis fatores de risco de desenvolvimento da diarréia pós-enterite (diarréia persistente) estão apresentados no quadro 1.10.

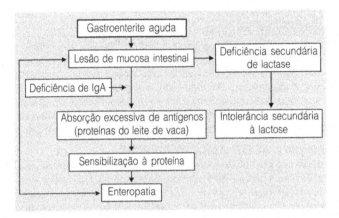

Figura 1.8 – Hipótese correlacionando gastroenterocolite aguda e desenvolvimento de enteropatia e de intolerância secundária à lactose na síndrome diarréica pós-enterite (diarréia persistente).

Quadro 1.10 – Possíveis fatores de risco de desenvolvimento de diarréia pós-enterite (diarréia persistente) (OMS 1988).

Hospedeiro
  Tenra idade, especialmente quando < 12 meses
  Desnutrição
  Deficiência de imunidade celular
Infecções prévias
  Gastroenterocolite aguda recente
  Diarréia pós-enterite prévia
Prática alimentar pré-diarréia
  Ausência ou curta duração do aleitamento materno
  Introdução do leite de vaca
Microrganismos isolados
  E. coli enteroaderente
Drogas usadas durante a diarréia aguda
  Droga antiparasitária
Práticas dietéticas durante a diarréia aguda
  Jejum
  Aleitamento materno
  Aleitamento artificial

Tabela 1.3 – Síndrome diarréica pós-enterite. Casuística de diferentes autores.

Autores	Aleitamento materno	Idade	Peso
Gribbin e cols. (1976)	–	< 6 meses (70%)	39% < percentil 3
Larcher e cols. (1977)	100% nunca recebeu	4,9 meses	100% < percentil 3
Moreira e cols. (1981)	20% nunca recebeu	< 6 meses (69%)	68% DII e DIII
Koda e cols. (1984)	34% nunca recebeu	< 6 meses (80%)	34% DII
	27% menos de 1 semana		66% DIII
	13,3% menos de 3 semanas		
	13,3% entre 1 e 2 meses		

DII e DIII = desnutrição de segundo e de terceiro graus.

HOSPEDEIRO

A incidência de diarréia pós-enterite (diarréia persistente) e a probabilidade de que um episódio de diarréia aguda se torne persistente são particularmente maiores em crianças com idade inferior a 1 ano. A desnutrição prolonga a duração do episódio diarréico, constituindo assim um fator de risco.

Em trabalho por nós realizado (1984), 80% das crianças da casuística eram desnutridas, sendo 34% de segundo grau e 66% de terceiro.

Estudos realizados em Bangladesh e em Peru demonstraram risco aumentado de desenvolvimento de diarréia persistente em crianças com resposta alterada aos testes cutâneos. Desconhece-se a causa dessa imunodeficiência, porém sabe-se que ela é transitória e não está relacionada ao estado nutricional. Por outro lado, esse achado é fortemente sugestivo de que a imunidade celular eficiente é necessária à resolução das infecções entéricas.

INFECÇÕES PRÉVIAS

Estudos realizados na Guatemala e na Índia mostraram que, durante os primeiros dois meses após um episódio de gastroenterocolite aguda, o risco de desenvolvimento de diarréia persistente aumenta de duas a quatro vezes. Por outro lado, crianças guatemaltecas que já tiveram um episódio prévio de diarréia pós-enterite (diarréia persistente) apresentaram risco três a seis vezes maior de desenvolver novo episódio de diarréia pós-enterite (diarréia persistente) no mesmo ano.

PRÁTICA ALIMENTAR PRÉ-DIARRÉIA

De acordo com a OMS, um estudo realizado na Índia demonstrou que a incidência de diarréia pós-enterite (diarréia persistente) aumentou de duas a três vezes no mês subseqüente à introdução do leite de vaca na dieta da criança. Não se sabe se esse fato decorre da baixa ou falta de ingestão do leite materno (redução de fatores protetores), da contaminação do leite de vaca com bactérias patogênicas, da lesão do intestino delgado provocada pelas proteínas do leite animal, da intolerância à lactose ou de outros mecanismos.

MICROGANISMOS ISOLADOS

Em aproximadamente 50% das crianças com diarréia pós-enterite (diarréia persistente) é possível isolar um ou mais enteropatógenos. Os enteropatógenos identificados em pacientes com essa síndrome diarréica pertencem a dois grupos distintos:

1. Aqueles que são isolados com igual freqüência tanto nos episódios de diarréia aguda como nos de diarréia pós-enterite (diarréia persistente). Estão incluídos nesse grupo *Shigella*, *Salmonella* não-tifóide, *E. coli* enterotoxigênica, *Campylobacter jejuni*, *Aeromonas hydrophila* e, com menor freqüência, *Giardia lamblia*, *Yersinia enterocolitica*, *Clostridium difficile* e *Entamoeba histolytica*. O fato de tais microrganismos serem isolados com igual freqüência na diarréia aguda e na pós-enterite (diarréia persistente) afasta a possibilidade de eles serem especialmente capazes de induzir o prolongamento da diarréia, mas pode refletir alterações nos mecanismos imunológicos do hospedeiro no controle da infecção.
2. Aqueles que são isolados com maior freqüência nos episódios de diarréia pós-enterite (diarréia persistente). Estão incluídos nesse grupo *E. coli* enteroaderente (EAEC), *E. coli* enteropatogênica (EPEC) e *Cryptosporidium*. Os mecanismos pelos quais esses agentes atuam provavelmente estão relacionados com a capacidade de eles se aderirem ou invadirem a mucosa intestinal.

DROGAS UTILIZADAS NA FASE DA DIARRÉIA AGUDA

Tem sido postulado que o uso de drogas que provocam hipomotilidade intestinal ou a administração inadequada de antibióticos pode favorecer o sobrecrescimento bacteriano no intestino delgado proximal, levando à má absorção e à diarréia persistente. Entretanto, os estudos até hoje disponíveis não conseguiram demonstrar relação entre uso de tais drogas e risco de que um episódio de diarréia aguda se torne persistente. A única exceção é um estudo da Guatemala, que sugere que o tratamento com drogas antiparasitárias, mais freqüentemente metronidazol, está associado a um risco duas vezes maior de desenvolvimento de diarréia pós-enterite (diarréia persistente).

PRÁTICAS DIETÉTICAS DURANTE A DIARRÉIA AGUDA

A prática dietética durante o episódio de gastroenterocolite aguda pode ter influência na evolução da diarréia. A maioria dos estudos demonstra que *o jejum* não apresenta efeito apreciável na duração da diarréia, porém contribui diretamente para a piora do estado nutricional, o que pode constituir em fator de risco para o desenvolvimento da diarréia pós-enterite (diarréia persistente). Crianças amamentadas com *leite materno* durante o episódio de diarréia aguda apresentam duração menor da diarréia que aquelas não amamentadas, enquanto o uso de *leite de vaca* pode levar ao prolongamento da diarréia quando se desenvolve intolerância secundária à lactose e/ou fenômeno de sensibilização à proteína do leite de vaca.

FISIOPATOLOGIA

Os mecanismos fisiopatológicos da SDPE são complexos e multifatoriais, como pode ser visto na figura 1.9.

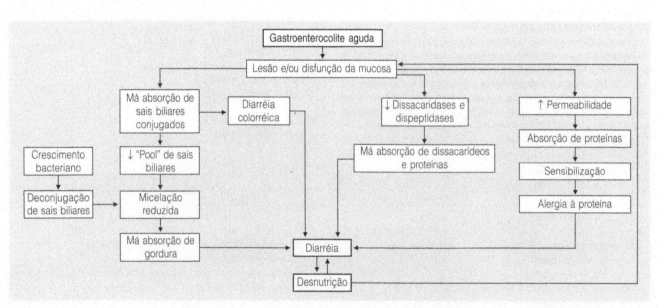

Figura 1.9 – Eventos fisiopatológicos na síndrome diarréica pós-enterite.

A agressão à mucosa intestinal, determinada inicialmente pela gastroenterocolite aguda, pode provocar-lhe lesão e/ou disfunção. Como conseqüência, podem ocorrer os seguintes fenômenos:

1. absorção de proteínas heterólogas e conseqüente estabelecimento de um estado de hipersensibilidade à proteína, especificamente a do leite de vaca;
2. redução das enzimas entéricas, dissacaridases e dispeptidases, levando à má absorção de dissacarídeos e proteínas; e
3. má absorção de sais biliares conjugados conseqüente à lesão do íleo terminal.

Essa má absorção de sais biliares conjugados induz no colo uma diarréia colorréica. Por outro lado, a perda contínua desses sais pelas fezes, não sendo compensada pela ressíntese hepática, provocará redução do "pool", trazendo como conseqüência micelação diminuída e má absorção de gordura. O sobrecrescimento bacteriano, freqüentemente encontrado em crianças desnutridas com diarréia, constitui um fator agregado de desconjugação de sais biliares, contribuindo, dessa forma, para a má absorção de gordura.

Todos esses fenômenos disabsortivos levam à desnutrição que, por sua vez, funciona como fator agravante da má absorção preexistente, mantendo assim o ciclo vicioso descrito.

A diarréia pós-enterite (diarréia persistente), quando não prontamente reconhecida e/ou adequadamente tratada, especialmente em crianças desnutridas, pode evoluir para diarréia protraída, determinando os múltiplos e complexos eventos fisiopatológicos descritos no capitulo seguinte.

MANIFESTAÇÕES CLÍNICAS

Como visto anteriormente, na diarréia pós-enterite (diarréia persistente) freqüentemente há referência de história de diarréia rebelde e duradoura após um episódio agudo, múltiplas internações e manipulações prévias e curta duração ou ausência de aleitamento natural.

Clinicamente, a criança apresenta-se como um lactente jovem com grau variado de desnutrição. Nos casos em que a diarréia teve relativamente pouco tempo de duração e a criança era inicialmente eutrófica e ainda não submetida a nenhuma manipulação prévia (situação mais comumente encontrada em consultório particular), a desnutrição em geral é leve ou a criança apresenta apenas desaceleração de crescimento. Nos casos em que a diarréia, de duração já bastante prolongada, incidir em crianças portadoras de desnutrição primária e já submetidas a múltiplas internações e manipulações prévias (situação mais freqüentemente observada em populações menos favorecidas), a desnutrição costuma ser grave, do tipo marasmo, acompanhada ou não de desidratação e também de complicações graves como sepse em 20 a 35% dos casos. É nesse segundo grupo de crianças que a diarréia pós-enterite (diarréia persistente), com freqüência, evolui para diarréia protraída (ver capítulo seguinte).

Em estudo por nós realizado em 23 crianças portadoras de diarréia pós-enterite (diarréia persistente), verificamos que a idade variou de 46 dias a 8 meses, havendo predominância de crianças com idades menores ou iguais a 6 meses (83%). Todas eram desnutridas, sendo 39% de segundo grau e 52% de terceiro. A duração da diarréia variou de 18 dias a 7 meses. Todas, com exceção de uma, já tinham sido internadas e tratadas, variando o número de vezes de uma a sete.

EXAMES COMPLEMENTARES

Não existe prova laboratorial específica para o diagnóstico de SDPE. No entanto, vários exames usados rotineiramente são úteis para avaliar o estado nutricional e imunológico: hemograma, eletroforese de proteínas, colesterol, dosagem das imunoglobulinas A, G, M e E. Exames utilizados para estudo da absorção intestinal (ver capítulo Má Absorção Intestinal) podem ser indicados com o objetivo de es-

pecular sobre a presença ou não daqueles fenômenos disabsortivos descritos na fisiopatologia.

As expressões de disfunção na diarréia pós-enterite (diarréia persistente) mais prontamente reconhecíveis são a intolerância aos dissacarídeos e a alergia à proteína do leite de vaca. Portanto, esforços devem ser concentrados para a identificação desses dois fenômenos. Nos casos de evolução para diarréia protraída, a má absorção de gordura pode ocorrer e sua investigação tornar-se necessária.

Em nosso estudo anteriormente referido, anemia, eosinofilia e redução da albumina sérica foram observadas em 100%, 35% e 65% das crianças, respectivamente. A pesquisa de gordura fecal foi positiva em 44% das crianças e a biopsia jejunal alterada em todas elas. As alterações morfológicas por nós observadas eram caracterizadas por edema intracelular do enterócito e/ou intersticial da lâmina própria, capilares e/ou coletores linfáticos visíveis e *presença de eosinófilos e/ou granulações na substância fundamental amorfa,* estando o epitélio e as bordas em escova, na maioria das vezes, perfeitamente preservados. Vale ressaltar ainda o encontro de *Salmonella* sp. na coprocultura em 52% dessas crianças. Não se sabe se a *Salmonella* sp. foi adquirida durante as internações prévias ou se a diarréia por *Salmonella* sp. tenha se prolongado devido às condições das crianças (desnutrição).

DIAGNÓSTICO

O diagnóstico baseia-se, principalmente, na história quando se consegue caracterizar uma gastroenterocolite aguda como episódio inicial do quadro diarréico. No entanto, nas crianças de famílias de condições socioeconômicas mais modestas, esse dado nem sempre é possível de ser obtido devido às informações pouco precisas fornecidas pelas mães. Nesses casos, freqüentemente o diagnóstico é presuntivo ou de exclusão.

DIAGNÓSTICO DIFERENCIAL

Em relação ao recém-nascido e lactente jovem, menor de 6 meses, o diagnóstico diferencial mais importante deverá ser feito com deficiência primária de sacarase-isomaltase, pois isso implica uma conduta dietética totalmente diferente (inclusão de leite de vaca e exclusão de amido e açúcar). O diagnóstico será firmado pelas provas de absorção dos dissacarídeos e do amido. Para os lactentes acima dessa idade, o diagnóstico diferencial levará em conta principalmente a doença celíaca em virtude das diferentes condutas dietéticas.

O diagnóstico diferencial com a alergia alimentar digestiva será de importância mais acadêmica, pois o esquema de tratamentos será praticamente igual, com exclusão de leite de vaca e outros alérgenos. A diarréia por alergia alimentar pode ocorrer em crianças bem ou mal nutridas, surgindo independentemente da ocorrência de uma infecção intestinal.

Na criança maior, o diagnóstico diferencial que deverá ser lembrado é a deficiência ontogenética de lactase, situação que ocorre em algumas raças, nas quais a atividade lactásica vai-se reduzindo com a idade, à semelhança do que ocorre com os animais mamíferos que perdem sua atividade lactásica por ocasião do desmame. Nessa situação, a intolerância à lactose instala-se de modo gradual, não há episódio de diarréia aguda e o estado nutritivo poderá ser adequado.

TRATAMENTO

DIETÉTICO

O tratamento da SDPE, dadas as implicações fisiopatológicas, é essencialmente dietético.

Levando-se em conta que os principais fatores perpetuantes da diarréia nessas crianças são deficiência de lactase e/ou sacarase, intolerância à proteína do leite de vaca e má digestão e má absorção de gorduras, preconiza-se uma dieta isenta desses elementos.

A substituição do leite de vaca pode ser feita por meio de diferentes alimentos: leite humano e preparações à base de soja, de carne de frango e de hidrolisados protéicos (ver capítulos Alergia à Proteína do Leite de Vaca e Síndrome da Diarréia Protraída).

Leite humano

Constitui a melhor opção quando possível, pois a proteína é da mesma espécie, a osmolaridade é baixa e, embora com alto teor de lactose, é bem tolerado. Além disso, possui fatores de proteção e de amadurecimento da mucosa digestiva.

Preparações à base de soja

Podem ser usadas as preparações caseiras a partir do feijão soja (Quadro 1.11) ou então preparações comerciais de soja disponíveis no mercado (Quadro 1.12).

No caso de uso de preparações caseiras de soja, há necessidade de se completar o valor calórico das mamadeiras com glicose ou dextrinomaltose a 5% mais amido a 5% e suplementação com cálcio.

As preparações comerciais à base de soja apresentam formulação completa do ponto de vista calórico, de vitaminas e de minerais, não sendo necessária nenhuma suplementação adicional. Um fato a ser ressaltado é que algumas dessas preparações à base de soja são acompanhadas de adições de sacarose e aditivos, os quais podem constituir elementos indutores de diarréia.

Fato que merece atenção é o possível desenvolvimento de alergia à soja em derminado número de crianças que ou não melhoram com a introdução da soja ou que após algum tempo de remissão recidivam em seu quadro diarréico. Nessa situação, optar por outra dieta.

Preparações à base de carne de frango

As principais indicações das preparações à base de carne de frango são os casos em que ocorrem intolerância à soja e/ou os com evolução para diarréia protraída (ver capítulo seguinte).

Preparações à base de hidrolisados protéicos

Atualmente, o comércio nacional dispõe de produtos contendo hidrolisados de proteínas do leite de vaca (ver capítulo Alergia à Proteína do Leite de Vaca). Esses produtos possuem baixa osmolaridade e reduzida alergenicidade e fornecem adequadamente calorias e componentes nutricionais, podendo ser administrados com bons resultados, embora seu alto custo limite seu uso. Sua indicação se restringe, praticamente, para os casos que não respondem à dieta à base de frango.

MEDICAMENTOSO

Não se recomenda o uso rotineiro de antibióticos em pacientes com diarréia pós-enterite (diarréia persistente), devendo serem administrados somente nos casos em que há isolamento de enteropatógenos específicos.

A utilidade de agentes antimotilidade, anti-secretor e/ou absorventes intestinais não foi demonstrada na diarréia pós-enterite (diarréia persistente) e estes agentes não devem ser recomendados. Do mesmo modo, não existem dados para sugerir que a reposição da flora intestinal com lactobacilos ou estreptococos fecais seja eficaz.

As complicações como distúrbio hidroeletrolítico e sepse, quando presentes, devem ser conduzidas de acordo com os esquemas convencionais descritos em outros capítulos deste livro.

PROFILAXIA

Tendo em vista que a SDPE é uma conseqüência de diarréia infecciosa, os esforços devem ser polarizados na prevenção da diarréia aguda. Esses esforços são representados pela melhoria das condições socioeconômicas, do saneamento básico e pelas medidas educativas. A medida educativa mais importante é a promoção e a manutenção do aleitamento materno, pois já foi provado que mesmo nas populações infantis de alto risco de infecção, devido ao papel protetor do leite materno, as crianças amamentadas ao seio apresentam menor índice de diarréia aguda que as alimentadas artificialmente.

BIBLIOGRAFIA

1. GRIBBIN, M. et al. – Delayed recovery following acute gastroenteritis. *Acta Paediatr. Belg.* 29:167, 1976. 2. HARRISON, B.M. et al. – Cow's milk protein intolerance: a possible association with gastroenteritis, lactose intolerance and IgA deficiency. *Br. Med. J.* 1:1501, 1976. 3. KODA, Y.K.L. & BARBIERI, D. – Síndrome diarréica pós-enterite: aspectos etiopatogênicos atuais. *Jornal de Pediatria* 57:158, 1984. 4. KODA, Y.K.L. & BARBIERI, D. – Dietoterapia na síndrome diarréica pós-enterite. *Jornal de Pediatria* 57:243, 1984. 5. KODA, Y.K.L. & BARBIERI, D. – Síndrome diarréica pós-enterite: aspectos morfológicos da mucosa intestinal. I Congresso Argentino de Gastroenterologia Pediátrica Y Nutricion. VII Reunión de La Sociedad Latinoamericana de Gastroenterologia Pediatrica Y Nutrición. Buenos Aires, abril de 1984. 6. KODA, Y.K.L. – Síndrome diarréica pós-enterite. **In**: Barbieri, D. & Koda, Y.K.L. (eds.). *Diarréia Crônica na Infância.* S. Paulo, Sarvier, 1986. 7. KODA, Y.K.L. et al. – Uso de nova fórmula de soja no tratamento da síndrome diarréica pós-enterite. *Pediatr. (São Paulo)* 9:70, 1987. 8. KODA, Y.K.L. – Diarréia persistente (diarréia pós-enterite). In: Barbieri, D. & Koda, Y.K.L. (eds.). *Doenças Gastrenterológicas em Pediatria.* S. Paulo, Atheneu, 1996, p. 211. 9. LARCHER, V.F. et al. – Protracted diarrhea in infancy. Analysis of 82 cases with particular reference to diagnosis and management. *Arch. Dis. Childh.* 52:597, 1977. 10. MOREIRA, F.L. et al. – Síndrome da diarréia aguda e protraída em crianças internadas no Hospital das Clínicas da Faculdade de Medicina de Botucatu. *Jornal de Pediatria* 53:193, 1981. 11. WALKER-SMITH, J.A. – Cow's milk intolerance as a cause of post-enteritis diarrhoea. *J. Pediatr. Gastroenterol. Nutr.* 1:163, 1982. 12. WHO – Diarrhoeal Diseases Control Programme-Persistent Diarrhoea in Children in Developing Countries. Report of a Who Meeting, 1988.

Quadro 1.11 – Receita de leite de soja.

```
Ingredientes
    200g de soja em grão cru
    1.200ml de água
Modo de preparo
    Lavar bem a soja
    Deixar de molho com bastante água por 8 horas
    Escorrer a água em que a soja ficou de molho
    Moer os grãos no liquidificador com a água que foi medida ou
        passá-los na máquina de moer acrescentando a água
    Levar a soja moída ao fogo, em uma panela grande, para ferver
    Quando levantar a fervura, diminuir o fogo, deixando ferver por 20
        minutos, mexendo sempre
    Retirar do fogo e deixar esfriar
    Coar em pano fino, limpo, umedecendo previamente, obtendo-se
        o leite e o resíduo de soja
    Volume final: 1.000ml
```

Quadro 1.12 – Composição das fórmulas à base de soja disponíveis no mercado nacional.

Nome	Proteínas	Lipídeos	Carboidratos
Pro-sobee®	prot. isol. soja	Óleo de coco/óleo de milho	Polímeros de glicose
Nursoy®	prot. isol. soja	Óleo vegetal	Xarope de milho/sacarose
Alsoy®	prot. isol. soja	Oleína palma/óleo de soja/óleo de coco	Dextrinomaltose
Aptamil Soja®	prot. isol. soja	Óleo vegetal	Polímeros de glicose
Isolac®	ex. hidros. soja	Gordura vegetal/lecitina	Maltodextrina
Soymilk®	ex. hidros. soja	Óleo vegetal refinado	Dextrinomaltose/sacarose

prot. isol. soja = proteína isolada de soja

ex. hidros. = extrato hidrossolúvel de soja

6 Síndrome da Diarréia Protraída

YU KAR LING KODA

INTRODUÇÃO

Essa síndrome foi originariamente definida por Avery e cols., em 1968, com o nome de "diarréia intratável". Nesse trabalho, que se tornou clássico, os autores destacavam os seguintes pontos como critérios definidores da "diarréia intratável" na selação da sua casuística:

1. diarréia com mais de duas semanas de duração;
2. início da diarréia antes dos 3 meses de idade; e
3. três ou mais exames de fezes negativos para *Salmonella*, *Shigella*, *E. coli* enteropatogênica ou parasitas.

Baseados nesses critérios, esses autores selecionaram 20 crianças para seu estudo. Verificaram que o índice de mortalidade era bastante elevado (45%). Além disso, após investigação laboratorial cuidadosa, em 12 crianças (60%) foi possível identificar uma doença de base, e em oito (40%), não (Tabela 1.4). Estas últimas eram particularmente refratárias ao tratamento, com aproximadamente 80% de óbito e à necropsia revelavam enterocolite inespecífica generalizada. Os mesmos autores concluíram que, nessas crianças, a enterocolite não era a doença primária que determinou a diarréia prolongada, mas sim o resultado de um ciclo vicioso que se tornou operativo a partir de uma diarréia cuja etiologia inicial poderia ser a mais variada possível, porém não detectada.

Tabela 1.4 – Diagnósticos de 20 casos de diarréia intratável (Avery e cols.).

Diagnósticos	Nº de casos
Com doença de base identificada (60%)	12
Intolerância a dissacarídeos	3
Mucoviscidose	2
Enterite por *Salmonella*	1
Colite ulcerativa	1
Abscesso perinefrético	1
Infecção urinária	1
Insuficiência adrenal	1
Estenose íleal	1
Doença de Hirschsprung	1
Sem doença de base identificada (40%)	8
Óbito (necropsia = enterocolite)	6

A partir desse trabalho, vários outros foram publicados, utilizando-se o mesmo nome ou introduzindo nomes novos como *diarréias refratária, persistente, prolongada, rebelde* ou *protraída*.

As denominações atualmente de uso mais freqüente na literatura são: *diarréia intratável e protraída*. Em nossa opinião, deve-se preferir, em nosso meio, a denominação *diarréia protraída*, pois enquanto "*intractable diarrhoea*" significa na língua inglesa "*não facilmente tratável*", enfatizando, portanto, a difícil manipulação terapêutica desses pacientes, quando traduzido para o português como "*diarréia intratável*" possui a conotação de não ser passível de tratamento, o que não corresponde, do ponto de vista etimológico, ao significado original.

O termo *diarréia protraída* foi introduzido por Hyman e cols. (1971), conservando o mesmo conceito descrito por Avery e cols. (1968). Nesse trabalho, os referidos autores relataram sua experiência no tratamento dessa síndrome com nutrição parenteral associada à nutrição oral à base de hidrolisado protéico.

À medida que foram surgindo novos estudos, os enfoques em relação à idade do início da doença também foram se modificando. Lloyd-Still e cols. (1973), por exemplo, ao descreverem sobre as *alterações* morfológicas do intestino delgado em um grupo de crianças com diarréia protraída, ampliaram a faixa etária para *até 10 meses*.

Em 1977, Larcher e cols., em seu estudo em 82 crianças (Tabela 1.5), ampliaram ainda mais a faixa etária, considerando diarréia protraída aquela com mais de duas semanas de duração, acometendo criança *menor ou igual a 1 ano de idade*, acompanhada de perda ou não de ganho de peso durante o período de doença.

Tabela 1.5 – Diagnósticos de 82 crianças com diarréia protraída (Larcher e cols.).

Diagnósticos	Nº de casos
Com causa específica (72%)	59
Doença celíaca	27
Intolerância secundária a dissacarídeos	10
Deficiência primária de sacarase-isomaltase	2
Síndrome de Shwachmann-Diamond	2
Acrodermatite enteropática	2
Doença de Hirschsprung	2
Colite ulcerativa inespecífica	1
Ganglioneuroma	1
Deficiência imunológica	1
Pneumonia estafilocócica	1
Má rotação intestinal	1
Sem causa específica (28%)	23
Diarréia com início ao nascimento	6
Diarréia com início após 1 mês de vida	17

Esses autores verificaram que em 59 crianças (72%) foi possível estabelecer logo ou a longo prazo um diagnóstico bem definido. No entanto, após esgotados os recursos laboratoriais complementares, 23 crianças (28%) permaneceram sem diagnóstico. Esse grupo de crianças foi dividido pelos mesmos autores em dois subgrupos, de acordo com a época do início da diarréia: 1. diarréia com início ao nascimento (seis crianças); e 2. diarréia com início após o primeiro mês de vida (17 crianças). As crianças com diarréia desde o nascimento foram as mais gravemente afetadas, com 70% de óbito, e apresentavam alta incidência de anomalias extra-intestinais associadas e história familiar de irmãos que faleceram com problema semelhante. Apesar de não se detectar nenhum erro inato de absorção, tudo sugeria que havia um problema genético responsável. Os autores denominaram essa diarréia de *diarréia protraída familiar letal*. As crianças que apresentavam diarréia com início após 1 mês de vida eram as que não receberam aleitamento materno, todas extremamente desnutridas, já terapeuticamente manipuladas sem sucesso prévio e com história de que passaram a prolongar a diarréia após um episódio de diarréia aguda, caracterizando, portanto, a situação atualmente conhecida como diarréia pós-enterite ou diarréia persistente (ver capítulo anterior). Estas crianças apresentaram excelente resposta após a instituição de uma dieta à base de frango.

A análise desses estudos permite a conclusão de que uma variedade muito grande de causas é capaz de desencadear a diarréia protraída. Dessa forma, a diarréia protraída deve ser entendida como *uma síndrome na qual a diarréia, independentemente da sua etiologia inicial, caminha para um estado diarréico progressivo e grave, ocasionando, na maioria das vezes, grave comprometimento do estado nutricional e alto risco para o paciente.*

Gostaríamos de salientar dois aspectos: 1. atualmente, na definição de diarréia protraída, a idade do início da diarréia não é mais levada em conta; 2. embora alguns autores tenham utilizado e outros ainda continuam utilizando o termo *diarréia persistente* como sinônimo de *diarréia intratável* ou *diarréia protraída*, recomendamos que tal postura seja abandonada. Essa recomendação se baseia no fato de que, em 1987, a Organização Mundial de Saúde adotou a denominação *diarréia persistente* para aquela que tem origem na diarréia aguda causada por um agente infeccioso, mas que se prolonga por mais de duas semanas.

Dessa forma, a definição atualmente adotada pela OMS de *diarréia persistente* a diferencia de forma bastante nítida da *diarréia intratável* ou *protraída*. Embora a *diarréia persistente* não raras vezes possa evoluir para *diarréia protraída,* ela não constitui a única etiologia nem é sinônimo da última.

Utilizar essas denominações de forma correta e precisa contribui não só para a simplificação, como também para a uniformização das múltiplas terminologias existentes, facilitando a análise e a comparação das publicações.

ETIOPATOGENIA

Conforme já referido, qualquer entidade diarréica como as assinaladas no quadro 1.13 pode evoluir para diarréia protraída.

Em nosso meio, devido a sua elevada incidência e de acordo com a nossa experiência, a diarréia persistente (diarréia pós-enterite) constitui a causa mais freqüente de diarréia protraída. Das demais doenças citadas no quadro 1.13, apenas um pequeno contingente é que apresenta evolução para diarréia protraída.

De acordo com Rossi e Lebenthal (1984), a lesão de mucosa intestinal, seja ela inicialmente provocada por mecanismo infeccioso (vírus, bactéria, parasita), mecânico ou alérgico, constitui o evento primário que determina uma série de alterações, tais como atrofia vilositária, sobrecrescimento bacteriano e infecção, má absorção de nutrientes, desnutrição protéico-calórica, produção reduzida de hormônios entéricos e absorção aumentada de proteínas heterólogas. Tais alterações, por sua vez, terminam por se constituir em mecanismos patogênicos secundários que, além de se inter-relacionarem entre si, transformam-se em novos agentes agressores da mucosa, agravando a lesão inicial de mucosa intestinal, atuando esta como uma via final comum que perpetua o estado diarréico (Fig. 1.10).

FISIOPATOLOGIA

Os mecanismos fisiopatológicos da diarréia protraída são complexos e multifatoriais que misturam eventos causais e conseqüenciais em uma rede intrincada (Fig. 1.11).

De acordo com a gravidade e a extensão da lesão da mucosa intestinal, podem ocorrer alterações funcionais diversas, acarretando os fenômenos disabsortivos descritos a seguir:

Quadro 1.13 – Etiologias da diarréia protraída.

Diarréia protraída primária
Hipoplasia congênita de criptas
Síndrome da atrofia microvilositária congênita (enteropatia familiar)
Enteropatias auto-imunes
Enterocolite de difícil tratamento ("intractable enterocolitis of infancy")
Enteropatia de origem desconhecida

Diarréia protraída secundária
1. Síndrome diarréica pós-enterite
2. Gastroenteropatias alérgicas
   alergia à proteína do leite de vaca
   alergia à soja
   gastroenteropatia eosinofílica
3. Infecções parasitárias
   giardíase
   estrongiloidíase
   amebíase
   capilaríase
   coccidiose
4. Insuficência pancreática
   mucoviscidose
   síndrome de Schwachmann-Diamond
5. Deficiências enzimáticas congênitas
   deficiência congênita de lipase
   deficiência primária de lactase
   deficiência congênita de tripsina
   deficiência primária de sacarase-isomaltase
   deficiência de enteroquinase
   má absorção de glicose-galactose
   cloridorréia familiar congênita
6. Doença celíaca
7. Síndrome de imunodeficiência
8. Sobrecrescimento bacteriano
9. Doenças inflamatórias do colo
   retocolite ulcerativa inespecífica
   doença de Crohn
10. Doenças anatômicas
    doença de Hirschsprung
    síndrome do intestino curto
    gastroquise
    má rotação intestinal
    linfangiectasia intestinal
11. Dermatite herpertiforme
12. Doenças metabólicas
    acrodermatite enteropática
    abetalipoproteinemia
    hipertireoidismo
    insuficiência adrenal
13. Tumores produtores de hormônios
    síndrome de Zollinger-Ellison
    carcinoma medular de tireóide

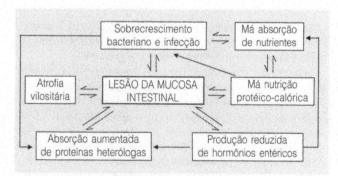

Figura 1.10 – Mecanismos pategênicos da diarréia protraída.

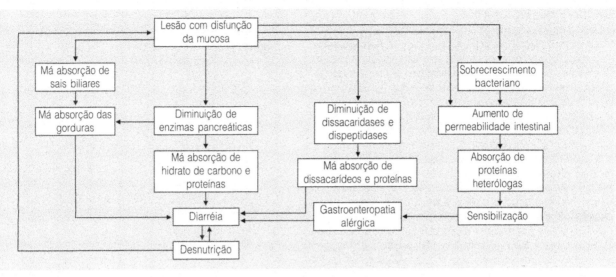

Figura 1.11 – Eventos fisiopatológicos na diarréia protraída.

1. Má absorção de carboidratos por redução das dissacaridases intestinais e da amilase pancreática, esta última decorrente da insuficiência pancreática determinada pela desnutrição e/ou baixa produção de hormônios gastrintestinais, como a secretina e a pancreozimina-colecistocinina. Nas lesões mais graves e difusas, mesmo os mecanismos ativos de absorção, como os da glicose e da galactose, e a absorção facilitada de frutose podem estar comprometidos, levando à má absorção de monossacarídeos.
2. Má absorção de proteínas por redução das dispeptidases intestinais e das enzimas proteolíticas pancreáticas.
3. Má absorção de gordura por vários mecanismos associados:
   * pela própria lesão de mucosa e redução de área absortiva;
   * pela redução da concentração dos sais biliares no duodeno conseqüente à falta de estímulo para sua secreção, à falta de síntese pela redução do "pool" enteropático e ao excesso de desconjugação pelo sobrecrescimento bacteriano. Tal sobrecrescimento, além de ser condição freqüentemente encontrada em crianças desnutridas com diarréia, ainda é favorecido pela baixa produção de ácido clorídrico devido à síntese diminuída de gastrina;
   * pela diminuição da lipase, conseqüente à falta de estímulo para sua secreção ou à insuficiência pancreática decorrente da desnutrição e/ou diminuição de produção do hormônio gastrintestinal, como a secretina e a pancreozimina-colecistocinina.
4. Má absorção de água e eletrólitos que acompanha os fenômenos acima descritos. Além disso, a má absorção de sais biliares decorrente da lesão ileal induz, no colo, alterações na absorção de água e de sódio com piora do estado diarréico (diarréia colorréica).

Por fim, a lesão de mucosa intestinal condicionando uma permeabilidade intestinal aumentada associada à digestão deficitária de proteínas por redução de enzimas proteolíticas (pepsina e enzimas pancreáticas) possibilita maior absorção de proteínas heterólogas (antígenos protéicos alimentares). Esses antígenos, por sua vez, determinam a sensibilização da mucosa intestinal que, diante de uma nova carga antigênica, responde com reação de hipersensibilidade e conseqüente enteropatia alérgica, perpetuando assim a diarréia.

MANIFESTAÇÕES CLÍNICAS

A história é muito semelhante em todos os casos. A diarréia, na maioria das vezes, tem início em idade precoce, instalando-se de forma abrupta ou insidiosa e tornando-se, a partir de então, persistente. Invariavelmente, em todos os casos, há referências de já terem sido submetidos a várias manipulações terapêuticas (dietéticas e medicamentosas), adequadas ou não, e internações prévias.

Acompanhando o quadro diarréico, sobrevém progressivamente a desnutrição. O exame físico em geral revela uma criança com aspecto típico de marasmo, acompanhado ou não de distensão abdominal, anemia e complicações como desidratação, acidose e/ou sepse.

DIAGNÓSTICO

A diarréia protraída deve ser sempre considerada um *diagnóstico provisório* pronto a ser substituído pelo diagnóstico específico quando possível. No entanto, é importante ressaltar que, na maioria das vezes, a identificação da entidade clínica de base não é fundamental na fase inicial de tratamento da diarréia protraída, pois, conforme já referido, a cadeia de eventos fisiopatológicos é a mesma, independentemente da etiologia inicial que tenha desencadeado a lesão de mucosa intestinal. Dessa forma, a investigação etiológica só deve ser realizada após se estabilizarem as condições gerais da criança.

Exames complementares podem ser realizados com o intuito de se estabelecer o grau de comprometimento nutricional e de detectar as eventuais complicações associadas. Outros, mais específicos, devem ser realizados de acordo com a doença de base suspeitada, visando sua confirmação.

TRATAMENTO

No tratamento, é importante que se tente controlar a diarréia o mais rapidamente possível e evitar a piora do estado geral, além de se intstituir medidas de isolamento prevenindo infecções intercorrentes, potencialmente fatais em certa porcentagem de casos.

A ação terapêutica deve estar voltada essencialmente para os seguintes objetivos:
1. tratar da sepse e corrigir os distúrbios hidroeletrolíticos e de equilíbrio acidobásico quando presentes;
2. proporcionar suporte nutricional adequado para romper o ciclo vicioso operante, possibilitando a eventual recuperação da criança; e
3. instituir tratamento específico da doença de base quando identificada.

TRATAMENTO DA SEPSE E DOS DISTÚRBIOS HIDROELETROLÍTICOS E DE EQUILÍBRIO ACIDOBÁSICO

Os cuidados em relação à sepse e aos distúrbios hidroeletrolíticos e de equilíbrio acidobásico seguem os esquemas convencionais habitualmente preconizados nessas situações descritos em outros capítulos desta parte.

SUPORTE NUTRICIONAL

O suporte nutricional pode ser proporcionado pela nutrição parenteral e/ou enteral ou oral por dietas específicas (ver capítulo anterior).

A indicação de escolha do tipo de terapia nutricional inicial, parenteral, enteral ou oral varia conforme os Serviços. Há os que preconizam nutrição parenteral como uma primeira medida terapêutica antes de se tentar tratamento dietético alternativo e há os que preferem sempre uma tentativa prévia com dietas modularizadas por via oral ou enteral.

Os conhecimentos atuais em relação ao trato gastrintestinal e as suas necessidades nutricionais demonstram que a nutrição parenteral, embora possa prevenir maior deterioração da função intestinal, é incapaz de regenerar e hipertrofiar a mucosa intestinal. A presença do alimento na luz intestinal é extremamente importante por exercer, por meio da ação da gastrina, efeito trófico sobre a mucosa intestinal, revertendo a hipoplasia do seu epitélio.

Diante desses conhecimentos e aliados principalmente aos fatores de risco de infecção que envolvem a terapia com nutrição parenteral, somos de opinião que ela deva ser instituída com muito critério e por período de tempo o mais breve possível na terapia da síndrome da diarréia protraída e mesmo assim somente em Serviços com recursos humanos e físicos perfeitamente adequados.

Ressaltamos que na Unidade de Gastroenterologia do Instituto da Criança, nas crianças com diarréia protraída, mesmo em uso de nutrição parenteral, a alimentação oral é gradualmente introduzida sempre em um espaço de tempo o mais breve possível, devido à importância do alimento na luz intestinal, conforme já comentado.

Dadas as implicações fisiopatológicas, o alimento a ser ofertado à criança com diarréia protraída deve ser de fácil e rápida absorção, de modo a não alterar a osmolaridade intraluminal e não exigir mecanismos complexos para sua absorção e transporte, assim como apresentar baixo poder alergênico. Levando-se em conta que os principais fatores perpetuantes da diarréia nessas crianças são deficiência de lactase e com freqüência também da sacarase e intolerância à proteína do leite de vaca, preconiza-se uma dieta isenta desses alimentos, o que na prática se resume na substituição do leite de vaca na dieta dos lactentes e da sacarose. A substituição do leite de vaca pode ser feita por meio de diferentes alimentos: leite humano, preparações à base de carne de frango, à base de soja e à base de hidrolisados protéicos. Com exceção das preparações à base de carne de frango, os demais substitutos já foram discutidos em outros capítulos, razão pela qual, neste capítulo, nos restringiremos a discutir somente a dieta de frango.

Preparações à base de carne de frango

A dieta de frango é indicada nas crianças mais jovens e/ou com história prévia de intolerância à soja e/ou comprometimento do estado de hidratação e sensorial. No caso de a criança não apresentar melhora com a dieta de frango ou mesmo piora da diarréia, a nutrição parenteral será formalmente indicada, tentando-se, a seguir, a realimentação de maneira modularizada.

A receita caseira com os ingredientes e o preparo da dieta à base de carne de frango acha-se resumida na tabela 1.6.

Para a dieta de frango, convencionou-se denominar de *caldo de frango* a água de cozimento do peito de frango e *mamadeira de frango* quando a fibra dessa carne é ofertada à criança sob forma liqüefeita.

Conforme mostra a figura 1.12, na dietoterapia à base de carne de frango inicia-se sempre com caldo de frango acrescido de 1% de sal, observando-se a criança durante 24 a 48 horas. Na ausência de melhora ou quando houver piora da diarréia, indica-se a nutrição parenteral.

Havendo melhora, prossegue-se no esquema proposto. Sempre que houver piora do quadro devido à adição de um novo nutriente (fibra da carne de frango, amido, glicose ou óleo) ou ao aumento da concentração, volta-se à condição anterior, permanecendo dois a três dias e, a seguir, tenta-se novamente a composição desejada.

Tabela 1.6 – Receita caseira de dieta à base de carne de frango (Unidade de Gastroenterologia do I.Cr. do HC–FMUSP).

Ingredientes	
Carne de frango (peito)	200g
Creme de arroz	50g
Glicose	30g
Água	1.500ml
Preparo	

1. Retirar a pele e picar a carne em pedaços pequenos
2. Cozinhar por 45 minutos (fogo médio)
3. Passar em peneira fina obtendo-se o caldo de frango*
4. Acrescentar o creme de arroz e a glicose e levar novamente ao fogo por 10 minutos, mexendo sempre
5. Completar o volume para 1.000ml se necessário

* Essa receita destina-se ao preparo do caldo de frango a 20% com 3% de glicose e 5% de creme de arroz. Quando se quer obter a mamadeira de frango a 10% e a 20%, utiliza-se, respectivamente, 100g e 200g de carne de frango, liquidificando-a depois de cozida e mantendo os demais ingredientes e as respectivas proporções.

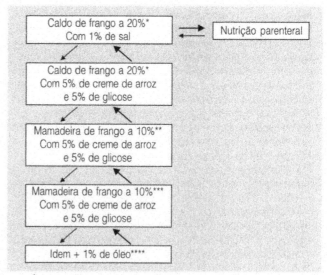

* Água de cozimento do peito de frango.
** Peito de frango (10%) cozido e liqüefeito.
*** Peito de frango (20%) cozido e liqüefeito.
**** Aumento gradual do óleo até 3%.
→ Melhora.
→ Piora.

Figura 1.12 – Dietoterapia na síndrome diarréica protraída (Unidade de Gastroenterologia do I.Cr. do HC–FMUSP).

O óleo inicialmente utilizado será ou de soja ou de milho, porém, se ocorrer intolerância à sua introdução, tenta-se usar os triglicerídeos de cadeia média (Teceeme®). Essa gordura, por ser constituída de ácidos graxos de cadeia média, é mais facilmente assimilada, pois sua absorção independe da presença de sais biliares e lipase.

Após uma a três semanas de uso da dieta de frango, faz-se sua transição gradual para mamadeira de soja, deixando uma ou duas mamadeiras de frango para que sejam posteriormente substituídas por sopa de carne de frango com legumes, se a idade da criança assim o permitir. Em caso de intolerância à soja, pode-se optar por outras alternativas como hidrolisados de proteínas.

Após a adaptação da criança à mamadeira de soja, tenta-se introduzir banana e/ou maçã cozidas com glicose ou dextrinomaltose. Se a aceitação ou tolerância forem razoáveis, essas frutas são mantidas e, dias após, tenta-se a introdução da sopa da carne de frango com legumes. Caso contrário, elas são suspensas e, alguns dias após, tenta-se a sopa. Essa sopa será composta da mesma mamadeira de frango à qual se vai acrescentando gradualmente um legume de cada vez, procurando-se a tolerância da criança a cada um desses legumes.

O início da administração da dieta de frango, quando não acompanhada de nutrição parenteral, deve ser coadjuvado por tratamento de suporte nutricional com infusão intravenosa de glicose a 10%, eletrólitos, polivitamínicos, cálcio, microelementos, transfusões de sangue fresco e/ou albumina, quando se fazem necessários, e fricções na pele com óleo de girassol. Esta última medida tem por finalidade aumentar a absorção de ácidos graxos essenciais.

A ingestão calórica deve ser monitorizada diariamente. Recomenda-se iniciar com 60 a 80 kcal/kg/dia nos primeiros dias, aumentar diariamente 10 a 20kcal/kg/dia conforme a aceitação e a evolução clínica, até alcançar 100 a 120kcal/kg/dia ao final de 7 a 10 dias. A ingestão protéica, por sua vez, não deve ultrapassar 3,5g/kg/dia.

A administração pode ser em bolo, por via oral ou de forma contínua através de sondas nasogástricas ou nasojejunais. De acordo com Maffei e cols. (1990), esta última forma de administração está particularmente indicada quando se torna impossível proporcionar as calorias necessárias por via oral e/ou na ausência de melhora da diarréia, apesar da dietoterapia.

A dieta de frango, por ser constituída apenas da carne branca do frango (peito) e acrescida somente de hidrato de carbono e óleo, é pobre em sais minerais, vitaminas e oligoelementos. Para garantir uma oferta de diferentes sais minerais, a mamadeira de frango pode ser preparada usando-se a carcaça do frango, folhas de vegetais e alguns legumes, sendo todos retirados ao término do seu preparo.

A simplicidade da formulação da dieta de frango possui a vantagem de possibilitar sua administração em esquema modularizado, permitindo não só individualizar o tratamento, como também identificar facilmente a ocorrência de intolerância a qualquer um dos componentes da fórmula, além de não sobrecarregar as funções digestórias e absortivas já comprometidas dessas crianças, prevenindo assim recidivas ou exacerbações da diarréia. Por outro lado, o tratamento de suporte por via intravenosa que utilizamos invariavelmente em todos as crianças em uso de dieta de frango supre as necessidades de vitaminas, sais minerais e oligoelementos. Quando o suporte por via intravenosa é suspenso, as vitaminas devem ser administradas por via intramuscular, e os sais minerais, oligoelementos e ácido fólico, por via oral.

No uso da dieta de frango dois pontos merecem ser destacados: o primeiro seria em função da expectativa de ganho rápido de peso, e o segundo, quanto à interpretação do quadro evacuatório.

O ganho de peso das crianças, durante o período de uso exclusivo da dieta de frango, não é excepcional, e algumas crianças até mesmo perdem peso. Porém, em todas houve pronto controle do processo diarréico e manutenção do estado sensorial e de hidratação.

Essa evolução, pouco satisfatória, do peso pode ser explicada pela dieta inicial hipocalórica e/ou pela perda de sódio e água que ocorre na recuperação nutricional das crianças marasmáticas. Nessa fase, o fato mais importante a ser considerado é, em primeiro lugar, preservar as funções digestivas com uma dieta hipoalergênica, de baixa osmolaridade e isenta de dissacarídeos para uma eventual recuperação da mucosa, e só posteriormente proporcionar as calorias necessárias para a recuperação nutricional da criança. Dessa forma, recomenda-se que o ganho ponderal não deve constituir o único índice de avaliação do quadro clínico geral e, desde que a criança esteja com uma ingestão alimentar progressiva e bem tolerada, o prognóstico deve ser considerado favorável.

Em relação às características das fezes durante o período de uso da dieta de frango, é necessário enfatizar que na etapa inicial, principalmente na fase do caldo de frango, as fezes podem-se apresentar com aspecto líquido, esverdeado, mucoso, em pequenos volumes e numerosas vezes, sem, no entanto, significar piora ou não controle da diarréia, desde que haja manutenção do estado de hidratação e melhora do aspecto sensorial. Com efeito, esse padrão evacuatório representa, na realidade, eliminação de produtos de origem intestinal (muco e secreções) e resíduo alimentar escasso decorrente da baixa ingestão de alimentos produtores de resíduo fecal, como é o caso do caldo de frango. À medida que se introduzem o amido e a fibra da carne, ocorre aumento gradual da consistência das fezes.

Ainda que alguns autores tenham relatado algum sucesso no uso de quelantes de sais biliares como a colestiramina ou o hidróxido de alumínio, ressalta-se que, em nossa experiência, com exceção dos casos nos quais houve desenvolvimento de sepse que exigiram uso de antibióticos sistêmicos e nos de diarréia protraída com características de diarréia tipo secretor nas quais utilizamos loperamida, em nenhum outro caso foi necessário o uso de medicamentos para controle da diarréia. A loperamida é um potente agente anti-secretor, sendo sua ação exercida nos receptores de opiáceos via sistema AMP cíclico e tem sido utilizado com sucesso na diarréia protraída grave do tipo secretor que não responde às medidas terapêuticas convencionais. Porém, sendo a loperamida um análogo de opiáceo, possui também ação no músculo liso, o que pode desencadear íleo paralítico ou megacolo tóxico com complicações graves, como perfuração intestinal. Dessa forma, não recomendamos seu uso rotineiro, mas sim em situações bem específicas, como a relatada, e de forma bastante criteriosa.

TRATAMENTO ESPECÍFICO DA DOENÇA DE BASE

Após superada a fase crítica e esclarecido o diagnóstico da doença de base, inicia-se o tratamento dietético e/ou medicamentoso conforme o estabelecido para cada doença.

BIBLIOGRAFIA

1. AVERY, G.B. et al. – Intractable diarrhea in early infancy. *Pediatrics* 4:712, 1968. 2. BALISTRERI, W.F.; PARTIN, J.C. & SCHUBERT, W.K. – Bile acid malabsorption: a consequence of terminal ielal dysfunction in protracted diarrhea of infancy. *J. Pediatr.* 89:21, 1977. 3. CHALLACOMBE, D.N. et al. – Bacterial microflora of the upper gastro-intestinal tract in infants with protracted diarrhea. *Arch. Dis. Childh.* 49:270, 1974. 4. GODARD, C. et al. – Value of a chicken-based formula for refeeding of children with protracted diarrhea and malnutrition in a developing country. *J. Pediatr. Gastroenterol. Nutr.* 9:473, 1989. 5. KODA, Y.K.L. – Síndrome da diarréia protraída. In Barbieri, D. & Koda, Y.K.L. (eds.). *Diarréia Crônica na Infância.* S. Paulo, Sarvier, 1986. p. 131. 6. KODA, Y.K.L. et al. – Uso de nova fórmula de soja no tratamento da síndrome diarréica pós-enterite. *Pediatr. (S. Paulo)* 9:70, 1987. 7. KODA Y.K.L. – Síndrome da diarréia protraída. In Barbieri, D. & Koda, Y.K.L. (eds.). *Doenças Gastrenterológicas em Pediatria.* S. Paulo, Atheneu, 1996, p. 221. 8. LARCHER, V.F. et al. – Protracted diarrhoea in infancy. Analysis of 82 cases with particular reference to diagnosis and management. *Arch. Dis. Childh.* 52:597, 1977. 9. MACFARLANE, P.I. & MILLER, V. – Human milk in the management of protracted diarrhoea of infancy. *Arch. Dis. Childh.* 59:260, 1984. 10. MAFFEI, H.V.L. et al. – Nutritional management and weight changes during hospitalization of Brazilian infants with diarrhoea. Primary reliance on oral feeding or continuous nasogastric drip with locally made, modulated minced chicken formula. *J. Trop. Pediatr.* 26:240, 1990. 11. ROSSI, T.M. & LEBENTHAL, E. – *Pathogenic Mechanisms of Protracted Diarrhea.* Chicago, Year Book Medical Publishers, 1984, p. 595. 12. WALKER-SMITH, J.A. – Intractable diarrhoea in infancy: a continuing challenge for the paediatric gastroenterologist. *Acta Paediatr.* 395(Suppl.):6, 1994.

7 Intolerância aos Hidratos de Carbono

DORINA BARBIERI

INTRODUÇÃO

O padrão de ingestão de hidratos de carbono (HC) pelo homem varia com a idade. A lactose é o carboidrato mais consumido na infância, sendo o único no período em que a criança recebe amamentação materna exclusiva. O amido e a sacarose representam 60% dos HC da dieta do adulto.

O quadro 1.14 reúne, de maneira abrangente, todos os carboidratos que podem ser encontrados naturalmente nos alimentos, embora não obrigatoriamente.

Quadro 1.14 – Carboidratos alimentares.

Monossacarídeos	Polissacarídeos
Glicose	Amido
Frutose	Polissacarídeos não-amiláceos*
Dissacarídeos	Celulose
Lactose	Hemicelulose
Sacarose	Pectinas
Trealose	Betaglucans
Oligossacarídeos	Fructans (inulina)
Rafinose*	Gomas
Estaquiose*	Mucilagens
Fructoligossacarídeos*	Algas

* Não absorvíveis.

Em condições normais, o grau de digestibilidade é diferente para cada tipo de HC. Alguns são facilmente digeridos/absorvidos, enquanto outros passam pelo delgado sem sofrerem modificação e, no colo, são fermentados pela flora luminal, produzindo ácidos graxos de cadeia curta e gases, dentro de uma seqüência de eventos fisiológicos, até a eliminação de fezes normais.

São considerados intolerantes aos HC os indivíduos que, por apresentarem um defeito de digestão/absorção, exibem algum tipo de manifestação clínica após a ingestão desses nutrientes.

A intolerância aos HC pode ser decorrente de um defeito congênito inserido no seu mecanismo de digestão/absorção, como, por exemplo, a deficiência congênita da sacarase-isomaltase, ou depender de depleção enzimática pela ação de um fator agressivo lesivo à mucosa intestinal, como acontece na doença celíaca. Na primeira situação, a intolerância é dita primária e existe um só mecanismo seletivamente afetado. Na segunda situação, a intolerância é designada como secundária e pode ocorrer redução de mais de uma atividade enzimática, resultando em intolerância a múltiplos HC.

As intolerâncias primárias aos HC, também ditas geneticamente determinadas, são representadas por poucas condições clínicas: 1. deficiência primária de sacarase-isomaltase; 2. deficiência ontogenética de lactase; 3. deficiência de trealase; 4. defeito congênito no transporte de glicose-galactose. A trealose é um dissacarídeo encontrado em cogumelos e seu consumo, pequeno. As doenças muito raras não serão apresentadas neste capítulo.

As condições clínicas associadas às deficiências secundárias de lactase (agregadas ou não à da sacarase) são freqüentes e estão expostas no quadro 1.15. Da mesma forma, as situações de intolerância secundária aos monossacarídeos sempre representam doenças graves e estão reunidas no quadro 1.16.

Quadro 1.15 – Condições associadas à deficiência secundária de lactase, isolada ou associada à de sacarase.

Fator precipitante	Condições
Lesão de mucosa	Diarréia persistente
	Alergia alimentar
	Desnutrição
	Diarréia protraída
	Deficiência imunológica
	Doença celíaca
	Giardíase
	Enterocolite necrosante
	Retocolite ulcerativa inespecífica
	Doença de Crohn
	Abetalipoproteinemia
	Síndrome da alça estagnante
Cirurgias	Gastrectomia
	Gastrostomia
	Ileostomia
	Colostomia
	Anastomoses de intestino delgado
	Ressecções intestinais

Quadro 1.16 – Afecções associadas à intolerância secundária de monossacarídeos.

Diarréia persistente
Desnutrição
Gastroenterite aguda (rotavírus)
Enterocolite necrosante
Imunodeficiências
Diarréia protraída
Síndrome da alça estagnante
Cirurgias do trato gastrintestinal

FISIOPATOLOGIA

Defeitos na digestão e/ou absorção dos HC, sejam eles primários ou secundários, acarretam, como conseqüência, diarréia do tipo osmótico. Os carboidratos não absorvidos acumulam-se na luz intestinal, criando-se um gradiente osmótico em decorrência do qual ocorre passagem essencialmente de água e de eletrólitos para a luz do intestino delgado.

O grande volume de fluido e de eletrólitos transportados para a luz intestinal, associado aos HC não absorvidos, determinam aumento de peristaltismo, provocando rápida passagem desses produtos do intestino delgado para o grosso.

No colo, os carboidratos não absorvidos são, em parte, excretados inalterados nas fezes e, em parte, fermentados pela rica flora bacteriana (bacteróides, lactobacilos anaeróbios e *Clostridium*). Os polissacarídeos são hidrolisados pelas alfa-amilases bacterianas em dextrinas e, subseqüentemente, em dissacarídeos e oligossacarídeos. Estes e os provenientes da dieta, porém, não absorvidos no intestino delgado sofrem a ação das dissacaridases bacterianas, convertendo-se nos monossacarídeos correspondentes. Da digestão dos monossacarídeos resultam, *por sua vez*, ácidos orgânicos (ácidos láctico, acético, butírico, propiônico e outros) e gases (H_2,

CO_2 e metano). Parte desses ácidos é absorvida e metabolizada. Os não absorvidos, por se constituírem em carga osmótica e determinarem diminuição do pH intraluminal abaixo do nível ótimo para a reabsorção de H_2O pelo colo, acabam por aumentar ainda mais o conteúdo fecal em líquidos. Além disso, a presença desses ácidos orgânicos na luz do intestino grosso constitui fator irritante que determina o aumento do seu peristaltismo.

O resultado final decorrente desses eventos é uma diarréia com grande conteúdo líquido e elevada carga osmótica, além de pH baixo e com presença de açúcares redutores ou não. Clinicamente, o paciente apresenta-se com fezes líquidas, explosivas, ácidas, acompanhadas de borborigmo, flatulência, dor abdominal e dermatite perineal. Desidratação pode ocorrer quando a diarréia é muito intensa com perda hídrica acentuada.

Na *criança menor*, a diarréia, se prolongada, compromete o crescimento pondo-estatural e, quando evolui para diarréia protraída, determina desnutrição acentuada.

Eventualmente, em indivíduos cuja capacidade cólica de absorção de água e eletrólitos se apresenta aumentada, a diarréia não ocorre ou é muito moderada. Nesses casos, a grande formação de gases provoca distensão abdominal, muito desconforto e dor abdominal.

Vale ressaltar que a presença de trânsito duodenoileal muito acelerado contribui para a má absorção de outros nutrientes como gordura e proteínas. No lactente normal, o trânsito enterocólico é menor que o da criança maior; portanto, a presença de má absorção de HC no lactente condiciona diarréias intensas. No adolescente e adulto, o quadro pode ser apenas de dor e distensão abdominal, pois, em função de o trânsito ser mais lento no colo, há mais tempo para a água ser absorvida.

COMPROVAÇÃO LABORATORIAL DA MÁ ABSORÇÃO DOS HC

PROVA DE SOBRECARGA ORAL COM CURVA GLICÊMICA

Baseia-se no aumento da glicemia após a ingestão de hidrato de carbono. O sangue é colhido em jejum, 30 e 60 minutos após a ingestão do carboidrato em estudo: lactose, sacarose, glicose e amido. Calcula-se a diferença entre o valor da glicemia em jejum e de cada período subseqüente. Adotamos os seguintes critérios na interpretação dos resultados:

a) não-absorvedor quando o aumento da glicemia, em qualquer dos períodos, não ultrapassar 19mg/dl;

b) pobre absorvedor quando o aumento variar entre 20 e 34mg/dl; e

c) bom absorvedor quando o aumento for igual ou superior a 35mg/dl.

PROVA DE SOBRECARGA ORAL COM DOSAGEM DE H_2 EXPIRADO

De acordo com os mecanismos fisiopatológicos descritos previamente, os HC não absorvidos são fermentados no colo produzindo gás H_2 que é absorvido e, através da circulação geral, chega aos pulmões onde é eliminado pela respiração. A única fonte de produção de H_2 no organismo humano é a fermentação bacteriana luminal enterocólica e, portanto, o volume de H_2 no ar expirado é proporcional à quantidade de HC não absorvido.

O ar expirado é colhido através de sonda nasal ou máscara facial, em jejum e em tempos variados durante 4 horas. O H_2 é dosado por cromatografia gasosa de coluna, sendo considerados normais valores de até 10 partes por milhão (ppm) para o jejum e acréscimos não superiores a 10ppm para os demais períodos. Valores superiores indicam má absorção de HC.

Essa correspondência não ocorre quando a flora bacteriana está alterada por uso de antibióticos ou quando o pH luminal é muito baixo, inibindo a atividade fermentativa.

ANÁLISE QUÍMICA FECAL

Em fezes recém-emitidas, é possível medir o pH através de tiras reagentes para medir pH (de 1 a 10). Valores de 5,5 ou inferiores são indicativos de fermentação bacteriana de HC. A pesquisa de substâncias redutoras pelo reativo de Benedict ou pelo Clinitest®, indicando um valor superior a 0,5g%, é sugestiva de má absorção de carboidratos. Lembrar que a sacarose é açúcar não redutor e, portanto, não detectável por esse método e, também, que, na eventualidade de fermentação total dos carboidratos pela ação bacteriana, não restará substrato para positivar a pesquisa pelos reagentes.

INTOLERÂNCIA PRIMÁRIA À SACAROSE-ISOMALTOSE

Descrita há muitos anos, mas ainda pouco reconhecida *em nosso meio*, é uma entidade clínica decorrente de uma deficiência congênita do complexo sacarase-isomaltase e transmitida por meio de caráter autossômico recessivo.

O complexo sacarase-isomaltase é uma glicosidase localizada na borda estriada dos enterócitos vilositários e constituído por duas enzimas. Uma hidrolisa sacarose e maltose, e a outra, maltose, isomaltose e dextrinas limitantes. Dessa forma, na situação de deficiência congênita desse complexo, o paciente apresentará intolerância à sacarose e ao amido, pois a isomaltose, a maltose e as dextrinas limitantes são produtos resultantes da digestão do amido pela amilase.

Importante assinalar que a sacarose e a isomaltose são hidrolisadas exclusivamente pelas suas respectivas enzimas – sacarase e isomaltase –, enquanto os demais subprodutos da hidrólise do amido podem ser hidrolisados pela glicoamilase, sacarase e isomaltase.

QUADRO CLÍNICO

As crianças portadoras de deficiência congênita de sacarase-isomaltase apresentam-se bem enquanto em aleitamento materno exclusivo ou recebendo leite de vaca sem acréscimo da sacarose ou amido. A partir do momento em que se introduz a sacarose, a dextrinomaltose e o amido na dieta, a criança começa a apresentar diarréia líquida explosiva, de cheiro ácido, acompanhada de dor e de distensão abdominal e, eventualmente, vômitos. Podem ocorrer desidratação e perda de peso, e a diarréia pode ter um curso protraído, exigindo múltiplas internações.

Há uma variação fenotípica desses pacientes, pois, nos homozigotos, observa-se sempre a ausência de sacarase, mas a atividade isomaltásica varia desde ausência total até valores normais. Esse fato explica a existência de quadros clínicos de diferentes níveis de gravidade em função dos variados níveis de tolerância ao amido.

Nos indivíduos heterozigotos há ocorrência de intolerância apenas à sacarose, e que é de grau mais leve. O início da sintomatologia é tardio e evolui em surtos intermitentes, coincidindo com a maior ingestão de sacarose. Muitos adultos com diagnóstico de colo irritável são, na verdade, heterozigóticos em relação à deficiência primária de sacarase-isomaltase. Nas crianças maiores e nos adolescentes, a queixa pode ser dor abdominal e meteorismo.

Entretanto, o prognóstico é bom. Os sintomas melhoram com a idade, apesar de persistirem baixos níveis de sacarase-isomaltase. À medida que alcançam idades maiores, as crianças passam, gradualmente, a tolerar alguma quantidade de sacarose-isomaltose e o grau de tolerância varia de paciente para paciente.

DIAGNÓSTICO

Pode ser suspeitado pela história de diarréia cujo início coincidiu com a introdução da sacarose e ser confirmado por meio dos seguintes exames complementares:

- pH fecal menor que 5,5;
- ausência de substâncias redutoras nas fezes, pois a sacarose não é açúcar redutor;
- provas de absorção pela curva glicêmica da lactose normal, e da sacarose e do amido alterados, com curvas glicêmicas achatadas;

- testes alterados de H_2 expirado após sobrecargas com sacarose e amido, mas normais após lactose;
- biopsia jejunal demonstrando mucosa normal e valores reduzidos ou ausentes de atividade sacarásica, isomaltásica e normais de atividade lactásica.

TRATAMENTO

Consiste na eliminação de dextrinas, sacarose, amido e polímeros de glicose da dieta. Dessa forma, para o lactente em aleitamento artificial, usar só leite de vaca com glicose ou frutose.

A dieta é mantida por tempo prolongado e a introdução de amido deve ser feita em tentativas vigiadas e gradualmente. Os amidos do arroz e da batata, por conterem menor teor de isomaltose, são de melhor tolerância. Lembrar que muitos alimentos industrializados para crianças contêm sacarose e/ou dextrinomaltose. Cuidado na prescrição de medicamentos para uso pediátrico, em geral com elevado teor de sacarose.

A resposta ao tratamento é favorável com o controle da diarréia e recuperação do peso e da estatura. Após a idade de 2 e 3 anos, algumas quantidades de sacarose podem ser toleradas.

Atualmente, tem sido tentado o uso de sacarase obtida do *Saccharomyces cerevisiae*, mas o produto ainda não está comercializado. A tentativa de uso de fermento fresco de padeiro, que é composto de *S. cerevisiae*, mostrou-se impraticável para utilização rotineira, devido ao gosto inaceitável. Outra tentativa é o uso de altas doses (1g) diárias de *Saccharomyces boulardii* em preparações liofilizadas, pois uma pesquisa de Buts e cols. mostrou que, em humanos, altas doses (1g/dia) desse probiótico induziram um significante aumento de dissacaridases da borda estriada na vigência de seu uso. Além disso, esse probiótico tem ação sacarásica externa, devido a enzimas contidas em sua membrana externa.

A figura 1.13 mostra os dados de atividade maltásica, sacarásica e lactásica de um paciente com 3 meses de idade, portador de deficiência congênita de sacarase-isomaltase, e sua evolução ponderal, após a substituição da mamadeira de carne com arroz e Dextrosol® pelo leite de vaca sem nenhum acréscimo.

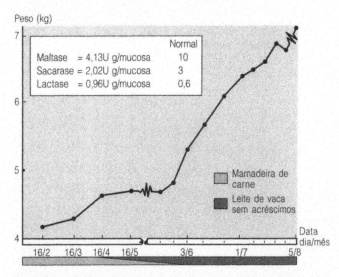

Figura 1.13 – Paciente com 3 meses de idade e com deficiência primária de sacarase-isomaltase. Peso estacionário durante a alimentação com mamadeira de carne/arroz/dextrinomaltose. Recuperação rápida de peso com a introdução do leite de vaca sem acréscimos.

DEFICIÊNCIA ONTOGENÉTICA DE LACTASE

Conhecida também como intolerância primária à lactose do tipo adulto, ou intolerância à lactose de início tardio, ou intolerância primária tardia à lactose, é a mais freqüente causa de intolerância à lactose no adulto e decorre da redução ou ausência de síntese isolada da lactase, tardiamente após o desmame, por um determinismo genético ainda não bem compreendido.

Foi observado que a atividade lactásica, presente em todos os filhotes de mamíferos, diminui acentuadamente na época do desmame e desaparece na adultícia. Em seres humanos, tal fenômeno não é observado em todas as populações, de modo que, em certos grupos étnicos, como os caucasianos do norte, a atividade lactásica persiste elevada em 90% dos adultos (fenótipo bom absorvedor), porém, nos orientais, nos negros, nos indianos, nos judeus e nos nativos da América (índios e esquimós), essa atividade lactásica decresce com a idade, sendo detectável em apenas 10 a 20% da população acima de 5 anos (fenótipo não-absorvedor). A intolerância à lactose não se manifesta nessas populações, pois a maioria delas não consome leite após o desmame natural. No entanto, tal fato deve ser levado em conta nas situações de imigração ou em campanhas de enriquecimento protéico dos alimentos fornecidos às populações subdesenvolvidas. Atualmente, em função do aumento da miscigenação desses povos, estão surgindo fenótipos intermediários entre os fenótipos bom e o não-absorvedor.

QUADRO CLÍNICO

A criança passa bem nos primeiros 3 a 4 anos de vida, sem referir sinais de intolerância ao leite. Aos 5 anos, os sintomas podem-se instalar lentamente e, em alguns casos, a atividade lactásica cessa repentinamente na adolescência, com início súbito da sintomatologia. A prevalência de intolerância à lactose é bastante alta nessa faixa etária.

A aversão ao leite pode ser o único sintoma nas crianças maiores e adultos. Outros apresentam dor abdominal recorrente, flatulência, borborigmo e diarréia. A dor freqüentemente precede por vários meses a diarréia. A maioria dos indivíduos com deficiência ontogenética de lactase consegue, porém, tolerar certa quantidade de lactose. Recentes estudos demonstram que, embora os indivíduos não-absorvedores de lactose apresentem sintomas quando ingerem 50g de lactose (equivalente a 1 litro de leite), a maioria tolera de 12 a 18g (conteúdo de lactose em 1 a 1½ copo de leite).

DIAGNÓSTICO

É sugerido pelos dados de anamnese, pelo encontro de pH baixo e elevado teor de substâncias redutoras nas fezes e confirmado pela prova de absorção da lactose, com curva glicêmica baixa e, ainda, pelo teste de H_2 expirado, após sobrecarga com lactose, com valores superiores a 20ppm. A biopsia jejunal impõe-se para estudo histológico que irá revelar mucosa de aspecto normal e, se possível, para dosagem das atividades dissacaridásicas que indicará ausência ou redução da atividade lactásica e valores normais das demais enzimas.

TRATAMENTO

Baseia-se na exclusão da lactose e na sua substituição por leite de soja. Atualmente, há disponível, no mercado, leite com baixo teor de lactose (apresentado em embalagem longa-vida) que pode ser tolerado por alguns pacientes. Outra alternativa é o consumo moderado de iogurtes comerciais ou de preparo doméstico, pois, embora eles apresentem 3 a 5g% de lactose, os microrganismos, adicionados para a fermentação, permanecem viáveis e mantêm sua atividade lactásica no duodeno.

As refeições lácteas serão substituídas por frutas, gelatinas, chás e/ou pão ou bolacha e doces preparados sem leite. Não ingerir alimentos que contenham leite, chocolate, queijos, coalhadas, manteiga e margarina, alimentos industrializados com leite, como, por exemplo, as diversas *sopas de legumes*. *Lembrar que muitos medicamentos contêm lactose como excipiente.*

Atualmente, tem sido usado com muito sucesso a enzima lactase extraída de determinados fungos e comercializada com o nome de Lact-aid® de procedência norte-americana, mas de baixo custo e facilmente importada. Pode ser adicionada ao leite ou ingerida junto com a preparação que contém leite.

Quando há necessidade de extrema redução do leite na dieta, deve-se cuidar de repor o cálcio ou com alimentos ricos em cálcio (por exemplo, clara de ovo) ou em forma de medicamento.

DEFICIÊNCIA SECUNDÁRIA DE LACTASE

Constitui a condição mais importante pela sua freqüência e gravidade em crianças, pois a maioria das doenças associadas à deficiência secundária de lactase é comum na infância (ver Quadro 1.15) ocorrendo também em adultos.

Nas deficiências secundárias, pode ocorrer deficiência isolada de uma enzima ou deficiência associada das diferentes enzimas da borda estriada: das glicosidases (lactase, complexo sacarase-isomaltase, glicoamilase) e das peptidases.

Vários mecanismos podem ser os reponsáveis por essa deficiência: 1. redução da altura das vilosidades; 2. presença de vilosidades com enterócitos imaturos e, portanto, com baixa concentração de enzimas da borda estriada; 3. aumento de degradação de enzimas que, por serem glicoproteínas, são factíveis de digestão por enzimas luminais de origem bacteriana que podem ser proteases ou enzimas deglicosilantes. Estes últimos, ao deglicosilarem as glicosidases, facilitam sua proteólise luminal. A degradação acelerada de glicosidases ocorre intensamente nas condições de contaminação do delgado. Habitualmente, a lactase, por estar frouxamente ligada à borda estriada, é a enzima mais afetada. É a primeira a se reduzir, alcançando valores extremamente baixos. Além disso, ela apresenta uma recuperação incompleta e/ou tardia. A glicoamilase é a enzima menos comprometida pelos agravos.

Estes três mecanismos são os responsáveis pela deficiência da lactase (isolada ou não) no grupo de doenças referidas como de grupo 1 do quadro 1.15, todas apresentando lesão de mucosa ou mesmo alterações luminais.

O aparecimento de deficiências de lactase pós-procedimentos cirúrgicos do aparelho digestivo é observado com muita freqüência em crianças, não estando ainda esclarecidos os mecanismos patogênicos envolvidos.

Em adultos gastrectomizados, é relativamente freqüente a ocorrência de síndrome de "dumping" e de sintomas decorrentes da intolerância a doces e leite.

Alguns autores relacionam essas manifestações como decorrentes de deficiência de dissacaridases secundária à cirurgia, enquantos outros não conseguiram identificar claramente essa deficiência. Atualmente, a explicação aceita pela literatura é de que tais manifestações seriam decorrentes da perda da função reguladora do piloro, provocando sobrecargas alimentares no duodeno e delgado alto, ultrapassando a capacidade de digestão-absorção da lactase. Em indivíduos com deficiência ontogenética de lactase, a probabilidade de desencadeamento desse tipo de manifestações é maior.

DIAGNÓSTICO

A identificação da intolerância à lactose (e também à sacarose) é realizada por meio das provas já descritas no item Comprovação laboratorial da má absorção dos HC. Nessa situação, o mais importante é fazer o diagnóstico da doença de base.

TRATAMENTO

A exclusão de leite e derivados com lactose e a exclusão de sacarose, se for o caso, são indicados, pois aliviam os sintomas mas não resolvem os problemas básicos, que serão abordados em capítulos pertinentes.

INTOLERÂNCIA SECUNDÁRIA AOS MONOSSACARÍDEOS

A má absorção secundária de glicose, galactose e frutose é uma condição transitória, ocorrendo com maior freqüência em recém-nascido e lactentes, e está associada a várias afecções, conforme o quadro 1.16.

A incapacidade de absorção de monossacarídeos deve ser atribuída à redução acentuada da superfície absortiva efetiva, além de fatores outros associados como síndrome do intestino delgado contaminado.

Como, em geral, a intolerância secundária aos monossacarídeos nunca é isolada, mas freqüentemente associada à intolerância secundária aos dissacarídeos, o quadro clínico simplesmente se superpõe, havendo também intensa desnutrição.

DIAGNÓSTICO

Deve ser suspeitado nas afecções (ver Quadro 1.16) e principalmente quando a diarréia persiste em crianças recebendo dieta somente à base de monossacarídeos, glicose por exemplo.

Os exames complementares revelarão: nas fezes, pH baixo e substâncias redutoras elevadas; provas de absorção de dissacarídeos e de monossacarídeos alteradas; testes de H_2 expirado, após sobrecarga com dissacarídeos e com monossacarídeos alterados e biopsia jejunal, na maioria das vezes, com lesões acentuadas de mucosa e dosagem das atividades dissacaridásicas alteradas.

TRATAMENTO

Nutrição parenteral total até equilíbrio das condições gerais.

A seguir, inicia-se por via oral, de forma cautelosa, com soluções contendo somente pequenas concentrações (1%) de glicose.

Aumenta-se gradualmente a concentração de monossacarídeos, até 5%, e introduz-se, posteriormente, dietas à base de frango.

BIBLIOGRAFIA

1. AURICCHIO, S. – Genetically determined disaccharidase deficiencies. In Walker; Durie; Hamilton; Walker-Smith & Watkins (eds.). *Pediatric Gastrointestinal Diseases*. Ontario, Decker, 1991, p. 647. 2. BUTS, J.P. et al. – Response of human and small intestinal mucosa to oral administration of Saccharomyces boulardii. *Pediatric. Res.* 20:92, 1986. 3. CARRAZZA, F.R, & NICHOLS, B.L. – Intolerância aos monossacarídeos. In Barbieri, D. & Koda, Y.K.L. *Doenças Gastroenterológicas em Pediatria*. São Paulo, Atheneu, 1996, p. 166. 4. GALVÃO, L.C. et al – Conteúdo de lactose e atividades de beta-galactosidase em iogurtes, queijos e coalhadas produzidos no Brasil. *Arq. Gastroenterol.* 32:8, 1995. 5. GARRIDO Jr., A.B. – Manifestações clínicas após cirurgias por úlcera duodenal e suas relações com a atividade de dissacaridases. *Rev. Hosp. Clin. Fac. Med. S. Paulo* 31:372, 1976. 6. GUDMAN-HOYER, E. – The clinical significance of disaccharide maldigestion. *Am. J. Clin. Nutr.* 59(Suppl.):735s, 1994. 7. MAFFEI, H.V.L. – Lactose intolerance, detected by the hydrogen breath test in infants and child with chronic diarrhoea. *Arch. Dis. Child.* 52:766, 1977. 8. TREEM, W.R. – Congenital sucrase-isomaltase deficiency. *J. Pediatr. Gastroenterol. Nutr.* 5:365, 1986.

8 Linfangiectasia Intestinal Congênita

DORINA BARBIERI

Denominada também de doença de Waldmann, a linfangiectasia intestinal congênita é caracterizada por apresentar, como substrato anatômico, uma dilatação linfática de extensão variável e, como repercussão fisiopatológica, um quadro de perda protéica intestinal.

INCIDÊNCIA

É pouco freqüente, ocorre igualmente em ambos os sexos, podendo apresentar-se já no primeiro ano de vida. Embora a literatura refira que o pico de incidência é aos 10 anos, em nossa casuística, ela fica entre 2 e 4 anos.

ETIOPATOGÊNESE

A etiologia é desconhecida, mas o que se observa é que vasos dilatados terminam em fundo cego, sem comunicação com a circulação linfática geral, e a linfa por eles captada aí permanecerá, aumentando a pressão na rede linfática, inicialmente próximo ao bloqueio e, posteriormente, em sentido retrógrado. A localização e a extensão da dilatação é muito variável.

A dilatação ocorre por um defeito primário de desenvolvimento, de caráter obstrutivo, ao longo do sistema linfático.

Quando o bloqueio ocorre na mucosa intestinal, a dilatação linfática é muito intensa, conferindo-lhe alteração morfológica evidente: relevo mucoso conservado, epitélio preservado ou com edema interepitelial, edema de lâmina própria, dilatação linfática centrovilositária (Fig. 1.14). Se o bloqueio for mesentérico, esse aspecto é menos evidente e também de ocorrência mais tardia.

Apesar de esse aspecto histológico da linfangiectasia intestinal congênita não ser patognomônico, alguns autores consideram que grande dilatação linfática centrovilositária, sem infiltrado, raramente é encontrada em outras circunstâncias que não a linfangiectasia intestinal congênita.

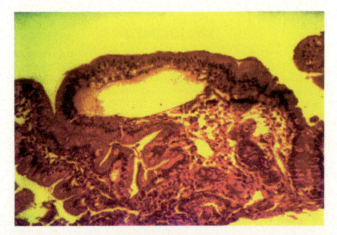

Figura 1.14 – Aspecto histológico típico da linfangiectasia intestinal. Notar o ápice vilositário alargado pelos linfáticos dilatados.

A linfangiectasia intestinal pode ser acompanhada ou não de alterações linfáticas de outras regiões do organismo, em particular de membros inferiores. Pode coexistir com outras doenças, mais freqüentemente com a síndrome de Turner.

FISIOPATOLOGIA

A estagnação da linfa na mucosa intestinal provoca bloqueio no transporte do quilomicro enterocitário para o linfático adjacente e a hiperpressão, nessa rede linfática, ocasiona extravasamento da linfa para a luz intestinal com perda de proteínas, gordura e linfócitos.

Dependendo do grau de perda protéica, a ressíntese é inadequada com conseqüente redução dos níveis plasmáticos. Como a albumina e a gamaglobulina (IgA, IgG, IgM) são de "turnover" lento, são as que mais sofrem redução em seus níveis plasmáticos. Mais tarde, ocorre, também, redução da alfa e betaglobulinas, ceruloplasmina, transferrina e fibrinogênio.

A perda de linfócito é o fator que leva à linfopenia e, posteriormente, a um defeito na resposta imunológica de tipo tardio, com ausência de reações aos testes cutâneos clássicos.

QUADRO CLÍNICO

O quadro clínico inicia-se nos primeiros anos de vida e varia desde uma diarréia moderada até intenso grau de anasarca. O edema é secundário à hipoalbuminemia e poderá ter distribuição assimétrica se existir associação com linfedema congênito de membros.

Quadros de infecção de repetição são comuns e decorrem da deficiência imunológica humoral e celular instalada com o progredir da perda de linfa pelo intestino.

A intensidade do quadro depende da extensão da área linfática bloqueada, existindo, ainda, a possibilidade de ser um quadro transitório ou mesmo assintomático e o achado da linfangiectasia intestinal ser ocasional.

DIAGNÓSTICO

O diagnóstico é suspeitado nos casos de edema, especialmente se for assimétrico. Os exames laboratoriais úteis são: a) eletroforese de proteínas, que mostra albumina e gamaglobulina baixas; b) colesterol normal; c) hemograma com série vermelha normal e linfocitopenia; d) alfa-1-antitripsina nas fezes aumentada.

A biopsia intestinal, peroral ou endoscópica, pode revelar os achados histológicos descritos, confirmando o diagnóstico da linfangiectasia intestinal, mas a ausência desses elementos não exclui essa hipótese, pois a lesão, além de não ser contínua e difusa, pode estar localizada distante do ponto da biopsia.

O estudo radiológico do delgado não fornece muitos elementos informativos específicos, mas é útil para excluir outras causas de perda protéica intestinal.

Para o diagnóstico diferencial, devem-se levar em conta as entidades que condicionam secundariamente a dilatação linfática vilositária: fibrose retroperitoneal, tumores retroperitoneais, pericardite constritiva, ileítes específicas e inespecíficas, mesenterites. Devemos lembrar, também, as situações de perda protéica intestinal sem dilatação linfática, como nefrose, doenças ulcerosas do tubo digestivo, doença de Whipple, adenomas vilosos do colo, alergia alimentar.

TRATAMENTO

O tratamento visa dois objetivos: o primeiro, tentar reduzir a hiperpressão linfática, e o segundo, é repor as perdas protéicas.

A redução da hiperpressão é alcançada com medidas dietéticas, com restrição de gordura ou sua substituição por triglicerídeos de cadeia média (TCM).

As calorias devem ser ofertadas principalmente à custa de hidratos de carbono e de proteínas de boa qualidade.

Para os lactentes, a dieta é representada por leite desengordurado acrescido de TCM, produto já à disposição no mercado.

Para as crianças maiores, os alimentos devem ser principalmente assados ou cozidos (preparações que não necessitem de muita gordura), de consistência branda e acrescidos de óleos comerciais preparados à base de TCM ou, eventualmente, com óleo de coco de babaçu, rico em tais ácidos.

Como alguns casos de linfangiectasia primária são acompanhados de deficiência imunológica e fenômenos alérgicos, deve-se, então, elaborar a dieta com exclusão dos alérgenos.

Outra medida terapêutica é a reposição de albumina e imunoglobulinas, que será indicada de acordo com as respectivas deficiências.

EVOLUÇÃO

Embora exigindo tratamento continuado e vigilância constante, desde que obedecida a dieta e compensadas as deficiências, a evolução dos casos mais graves é relativamente satisfatória, com crescimento adequado e boa qualidade de vida. Casos com lesões menos extensas podem evoluir sem sintomas.

BIBLIOGRAFIA

1. BARBIERI, D. & KODA, Y.K.L. – Enteropatia perdedora de proteínas. In Barbieri, D. & Koda Y.K.L. (eds.). *Diarréia Crônica na Infância.* São Paulo, Sarvier, 1986. 2. FERNANDES, M.I.M. & GALVÃO, L.C. – Gastroenteropatias perdedoras de proteínas. In Barbieri, D. & Koda, Y.K.L. (eds.). *Doenças Gastrenterológicas em Pediatria.* São Paulo, Atheneu, 1996. 3. PROUJANSKY, R. – Protein-Loasing enteropathy. In Walker; Durie; Hamilton; *Walker-Smith & Watkins* (eds.). *Pediatric Gastroentestinal Disease.* Philadelphia, Decker, 1991. 4. VARDY, P.A.; LEBENTHAL, E. & SHWACHMAN, H. – Intestinal lymphangiectasia: a responsal. *Pediatrics* **55**:842, 1975.

9	Doença Péptica

YU KAR LING KODA

INTRODUÇÃO

Entende-se como doença péptica ou doença acidopéptica lesões ulcerosas e não-ulcerosas decorrentes da ação cloridopéptica da secreção gástrica sobre a mucosa do trato gastroduodenal.

De acordo com o *tipo de lesão*, a doença péptica pode ser classificada em *ulcerosa* e *não-ulcerosa*. As lesões ulcerosas são profundas e atingem a mucosa, a muscular da mucosa, a submucosa e a camada muscular. As lesões não-ulcerosas são superficiais confinadas apenas à mucosa e à muscular da mucosa. A doença péptica não-ulcerosa, por sua vez, pode ser *erosiva* e *não-erosiva*. Na erosiva, o diagnóstico é realizado por meio de endoscopia e muitas vezes pode ser difícil distingui-la de uma úlcera. Por não penetrarem além da muscular da mucosa, as lesões cicatrizam-se sem deixar fibrose. Já a úlcera destrói toda a camada muscular, deixando, por isso, uma marca permanente no local da úlcera cicatrizada. Na não-erosiva, o diagnóstico de certeza somente é possível por meio de histologia, pois a correlação entre os aspectos endoscópicos e histológicos é muito baixa.

De acordo com a *etiologia*, a doença péptica pode ser dividida em *primária* e *secundária*. A doença péptica é considerada primária quando ela se apresenta como um distúrbio primário no gastroduodeno e secundária quando está associada a uma situação de estresse ou a uma doença crônica ou ainda ao uso de medicamentos ulcerogênicos.

O presente capítulo abordará exclusivamente *a doença péptica ulcerosa primária* localizada no estômago e o duodeno.

DOENÇA PÉPTICA ULCEROSA PRIMÁRIA (ÚLCERAS PÉPTICAS GASTRODUODENAIS PRIMÁRIAS)

As lesões ulcerosas do estômago e duodeno constituem, em conjunto, a úlcera péptica gastroduodenal, doença atualmente não mais considerada rara na infância.

Não se conhece a verdadeira incidência e prevalência da úlcera péptica em crianças. Na experiência de Drumm e cols. (1988), a incidência de úlcera péptica em crianças é de aproximadamente uma para 2.500 admissões hospitalares. Por outro lado, sabe-se que a úlcera péptica primária possui incidência maior em crianças do grupo etário mais elevado: escolares e adolescentes. Conforme diversos autores, 70 a 80% das úlceras pépticas observadas nesses grupos etários são de forma primária.

ETIOPATOGENIA

Seguindo o princípio clássico de fisiopatologia gástrica, as lesões pépticas da mucosa gástrica refletem um desequilíbrio entre as forças agressivas que lesam a mucosa e sua inerente resistência ao dano.

Os fatores agressores da mucosa gástrica incluem elementos endógenos como ácido clorídrico, pepsina e bile, e agentes exógenos como AAS, antiinflamatórios não-hormonais, álcool e colonização por *H. pylori*.

Os conceitos mais modernos sobre a resistência da mucosa à lesão péptica envolvem a *barreira mucosa*, a qual limita a difusão de H^+ do lúmen para o interior da mucosa, e a *citoproteção* proporcionada pela natureza citoprotetora das prostaglandinas endógenas. O conjunto desses elementos forma uma efetiva e complexa rede de proteção contra os fatores agressivos da mucosa.

Barreira mucosa

A mucosa gástrica atua como uma barreira ou membrana semipermeável que restringe intensamente a difusão passiva de H^+, Na^+ e K^+. Mantendo gradientes relativamente elevados desses íons em cada lado do epitélio da mucosa, essa barreira permite ao estômago funcionar como reservatório para o HCl, enquanto controla a acidez intramural. Os elementos que contribuem para o funcionamento da barreira mucosa gástrica incluem: *barreira mucobicarbonato, barreira anatômica, transporte ativo de íons, fluxo sangüíneo e capacidade de regeneração da mucosa.*

O muco recobre a mucosa gastroduodenal protegendo-a da ação de ácido, pepsina, bile e dos agentes farmacológicos ulcerogênicos. A camada de muco retém ainda água e bicarbonato. O H^+ intraluminal que pode penetrar lentamente nessa camada de muco é neutralizado pelo bicarbonato, resultando, dessa reação, CO_2 e H_2O. A água serve como fator de diluição do H^+, enquanto o CO_2 desprende-se para a luz ou para o interior da célula. A camada de muco ainda inibe a ativação do pepsinogênio e a retrodifusão da pepsina, evitando, assim, suas ações agressivas sobre a mucosa.

A secreção do bicarbonato pelas células epiteliais reforça e estabiliza o gradiente de pH, além de proporcionar as condições necessárias para o funcionamento adequado das células epiteliais.

A célula epitelial e as junções firmes que mantêm essas células interligadas constituem a *barreira anatômica* que limita fisicamente a retrodifusão de H^+ para o tecido subjacente e o líquido intersticial. As junções firmes funcionam como tampões que restringem a difusão do conteúdo luminal por via paracelular, enquanto o pequeno tamanho e o número limitado de poros e a própria natureza lipoprotéica da membrana plasmática apical limitam a difusão transcelular.

Todos os tecidos dependem da circulação sangüínea para o suprimento de nutrientes e oxigênio, e igualmente para remover os resíduos celulares tóxicos. A circulação sangüínea insuficiente é sempre uma ameaça direta à viabilidade dos tecidos. Quando o fluxo sangüíneo está diminuido, o H^+ pode acumular-se no interior do tecido e reduzir o pH intramural. Se a redução do pH for incompatível com a função celular, pode-se, então, desenvolver lesão na mucosa.

Uma rápida regeneração epitelial após a mucosa ser lesada é essencial para a manutenção de sua integridade. O epitélio gástrico é um dos tecidos do organismo que mais rapidamente se regenera. Quando a lesão está restrita a poucas células, as células adjacentes recobrem a superfície lesada. Quando a lesão é mais extensa, as células regenerativas do colo glandular achatam-se e migram rapidamente para a superfície, recobrindo a membrana basal. Esse processo não leva, em geral, mais que 1 hora.

A mucosa gástrica contém normalmente quantidades relativamente elevadas de prostaglandinas, particularmente de PGI_2 e PGE_2. Essas prostaglandinas possuem propriedades não só anti-secretora, como também citoprotetora. Entre os mecanismos potenciais de citoproteção induzidos pelas prostaglandinas estão incluídos a estimulação da barreira mucobicarbonato, do transporte ativo de íons e da regeneação celular e o aumento da circulação sangüínea da mucosa gástrica.

A úlcera péptica atualmente é considerada uma doença heterogênea e multifatorial, cuja patogenia ainda é desconhecida. Assim, não existe uma causa de úlcera, mas vários fatores que somados contribuem para a formação da lesão ulcerosa. Conforme já referido, a higidez, ou seja, a normalidade da mucosa do estômago depende de um equilíbrio entre os fatores que a agridem e os que a defendem. Quando ocorre um desequilíbrio, com aumento dos fatores agressivos ou redução dos defensivos, encontra-se diante de uma situação potencialmente favorável ao estabelecimento da úlcera.

Alguns fatores são importantes no desenvolvimento e na perpetuação da úlcera péptica.

Fator genético
Estudos realizados em adultos e em crianças demonstram que, em determinados grupos de ulcerosos, a participação de fatores hereditários é importante. História familiar positiva tem sido citada pelos diversos autores como de 20 a 63% em crianças com úlcera péptica. Estudos realizados em gêmeos demonstram incidência de 50% nos monozigóticos e de 14% nos dizigóticos. Outros marcadores de úlcera duodenal e relacionados a fatores genéticos, como tipo sangüíneo "O", não secreção na saliva do fator ABH, antígeno de histocompatibilidade BW_{12} e BL_5, pepsinogênio do tipo I, também foram citados. Essa tendência herdada poderia ser transmitida, seja pelo aumento da secreção ácida gástrica, seja pela diminuição dos fatores defensivos da mucosa gástrica.

Fator infeccioso (H. pylori)
Helicobacter pylori é um microrganismo gram-negativo, bastante móvel, com forma em espiral ou curvo que possui múltiplos flagelos unipolares e produz grandes quantidades de urease. Em adultos, a presença do *H. pylori* foi detectada no antro em mais de 95% dos pacientes com úlcera duodenal e em aproximadamente 75% dos com úlcera gástrica. O *H. pylori* foi detectado na mucosa antral em quase 90% das crianças com úlcera duodenal.

Não se conhece o exato mecanismo pelo qual a bactéria inicia sua colonização, mas acredita-se que alguns bacilos sobrevivem ao HCl e penetram rapidamente, devido a sua grande mobilidade, através da camada de muco, instalando-se dentro ou logo abaixo dela, ficando aderidos no epitélio superficial da mucosa gástrica e aí permanecem protegidos. A grande quantidade de urease produzida pela bactéria geraria um microambiente rico em amônia que facilitaria sua sobrevivência no meio ácido hostil do estômago. Nesse habitat, o *H. pylori* alteraria o muco, por meio da sua capacidade mucolítica, facilitando a retrodifusão de ácido, e favoreceria assim a formação da lesão ulcerosa gástrica. Além disso, a infecção por *H. pylori* alteraria a arquitetura e a função gástricas, permitindo a penetração do bacilo através das junções firmes, provocando assim uma resposta inflamatória acentuada.

O *H. pylori*, por sua vez, tem sido encontrado em aproximadamente 20% dos adultos sadios assintomáticos. Sua ocorrência de na população sadia é idade-dependente. Em indivíduos com idades inferiores a 30 anos, sua incidência de colonização por é de 10% e nos com idades superiores a 60 anos a incidência chega a alcançar 60%. Outros fatores como raça e etnia, condições socioeconômicas não favoráveis e creches favorecem colonização mais precoce e mais freqüente pelo *H. pylori*.

Dessa forma, ainda não se pode afirmar se o *H. pylori* é de fato um agente patogênico ou saprófita, permanecendo ainda muitas incertezas quanto ao seu verdadeiro papel na doença péptica. Uma hipótese atraente é a de que, apesar de a maioria dos indivíduos colonizados por *H. pylori* não possuir problemas de saúde, alguns de fato apresentam doença péptica. A razão pela qual alguns indivíduos colonizados desenvolvem a doença péptica e a maioria não, provavelmente, está relacionada com outros fatores, também considerados importantes na patogênese dessa doença, como predisposição genética, hipercloridria, uso de drogas ulcerogênicas, maus hábitos alimentares, fumo, álcool etc.

Apesar de não se conhecer ainda o verdadeiro papel do *H. pylori* na úlcera duodenal, sua importância, nessa condição, no entanto, foi demonstrada pelos estudos relacionados ao tratamento dessa doença. Tais estudos provaram que a erradicação do *H. pylori* da mucosa gástrica reduz, de forma bastante acentuada, as recorrências da doença ulcerosa duodenal.

Assim, a presença de *H. pylori* pode ser no mínimo considerada como um fator de risco em indivíduos que apresentam elementos outros que favoreçam o aparecimento da úlcera péptica.

Fator psicossomático
A teoria psicogênica da úlcera péptica é quase tão antiga quanto a própria doença. Apesar de não existir prova concludente de uma relação causal entre úlceras e fatores emocionais, sabe-se que determinadas situações emocionais aumentam a possibilidade de um indivíduo predisposto vir a desenvolver ou recidivar a úlcera.

Fatores perpetuadores
Em adultos, fatores perpetuadores de úlcera péptica foram citados, tais como tabagismo, etilismo e fatores dietéticos. Em crianças, os maus hábitos alimentares como horário irregular de alimentação, guloseimas excessivas, consumo exagerado de sucos artificiais, refrigerantes e "fast food" constituem os principais fatores perpetuadores da doença péptica.

Sucos de frutas cítricas, chás, café e refrigerantes são secretagogos e podem provocar sintomas dispépticos. Alimentos muito gordurosos estimulam a *secreção de gastrina* que, por sua vez, aumenta a secreção ácida gástrica. Substâncias condimentadas, quando ingeridas por indivíduos com úlceras, aumentam sua dor. O leite, pelo seu elevado conteúdo em cálcio e proteínas, provoca fenômeno de rebote ácido (alimento com efeito tampão efêmero no estômago que, após esvaziamento gástrico, constitui importante fator estimulante para a secreção de HCl), piorando a dor.

FISIOPATOLOGIA

Estudos em relação à fisiopatologia da úlcera péptica primária em crianças são escassos. Na úlcera duodenal, alguns fatores foram identificados, e os estudos sugerem que diversos mecanismos fisiopatológicos podem estar envolvidos, tais como aumento da secreção máxima de ácido pós-estímulo (MAO), da secreção basal de ácido (BAO), da gastrina sérica pós-prandial e do pepsinogênio I sérico. Em relação à úlcera gástrica, no entanto, os estudos praticamente inexistem.

Estudos em adultos mostram que a úlcera gástrica, diferentemente da úlcera duodenal, não está associada à hipercloridria. Os mecanismos que levam ao aparecimento da lesão parecem depender mais da deficiência de fatores defensivos da mucosa que da ação dos agentes agressivos, como na úlcera duodenal.

MANIFESTAÇÕES CLÍNICAS

Na úlcera primária, existe uma preponderância da úlcera duodenal sobre a gástrica (5:1). A úlcera duodenal possui evolução crônica, com surtos de ativação e períodos de acalmia e com freqüência leva a complicações. Predomina no sexo masculino (2:1 ou 3:1). Já a úlcera gástrica ocorre mais comumente no antro, geralmente é superficial, cicatriza-se facilmente e não apresenta tendência à recidiva, sendo em geral transitória. Tende a predominar no sexo feminino (2,5:1). Não costuma apresentar complicações.

As crianças, assim como o adulto, em geral sofrem de uma ou de outra úlcera, embora raramente possam sofrer de ambas, úlceras gástrica e duodenal.

Os sintomas da úlcera péptica primária em crianças variam de acordo com a idade. Em crianças com menos de 7 anos , o vômito é a manifestação mais freqüente, seguido da hemorragia. A dor é pouco referida e, quando presente, é de difícil caracterização. Em crianças maiores, a dor é o sintoma mais comum, seguida da hemorragia. A dor, porém, é comumente atípica, podendo ser intermitente ou mais raramente contínua, cíclica e com períodos de remissão, aumenta ou diminui ou mesmo não se altera com a refeição, localizando-se no epigástrio ou em locais atípicos como região periumbilical ou fossa ilíaca direita. Importante ressaltar os aspectos totalmente incaracterísticos da dor na úlcera péptica em crianças. De acordo com Nord (1988), o aspecto mais consistente da dor na úlcera péptica em crianças é sua variabilidade. Nos adolescentes, no entanto, a dor já assume, muitas vezes, as características descritas no adulto: dor epigástrica referida como sensação de vazio (dor tipo fome) ou queimação, pré-prandial e aliviada pela refeição (dói-come-passa).

Além da dor, outros sintomas associados, embora menos freqüentes, como sialorréia, empachamento, náuseas e vômitos, pirose, distensão epigástrica, anorexia, emagrecimento, atraso de crescimento e " clocking" (despertar noturno com dor) também são relatados.

As recorrências na úlcera péptica primária são freqüentes, principalmente na úlcera duodenal, variando de 50 a 70%, de acordo com a literatura. As complicações mais freqüentes da doença ulcerosa são perfuração, hemorragia e obstrução. A mortalidade nessa afecção é baixa.

DIAGNÓSTICO

Com exceção das situações de complicações como hemorragia e perfuração, o diagnóstico de doença péptica em crianças não é fácil devido à inespecificidade dos seus sintomas, necessitando de alto grau de suspeição por parte do pediatra. Uma vez suspeitado, o diagnóstico deve ser confirmado por meio da endoscopia.

O H. pylori pode ser detectado pela histologia ou pelo teste de urease rápida durante a endoscopia, testes respiratórios com uréia marcada com ^{13}C ou ^{14}C, sorologia, PCR e outros.

O teste mais sensível é a histologia. O H. pylori pode ser identificado pela coloração por HE ou Giemsa ou ainda pela de Warthin-Starry. O custo da histologia, no entanto, deve ser levado em conta, e o teste da urease constitui uma alternativa mais barata. Métodos imuno-histoquímicos também têm sido utilizados com bons resultados, porém são muito mais caros e são reservados para pesquisas. A cultura de H. pylori é indicada nos casos em que há necessidade de antibiograma, naqueles com alergia a antibióticos nos de insucesso no tratamento. É um método muito caro para uso rotineiro e difícil de ser implementado em países em desenvolvimento.

Os testes respiratórios com uréia marcada com ^{13}C ou ^{14}C são ideais para avaliar a prevalência da infecção por H. pylori em estudos populacionais e para seguimento de pacientes pós-antibioticoterapia ou para a detecção de casos de reinfecção. O teste consiste na administração de uréia marcada ao paciente e coleta do ar expirado. Se o H. pylori estiver presente no estômago, a uréia será hidrolisada e o CO_2 marcado poderá então ser detectado nas amostras de ar expirado dentro de 30 minutos. Esses testes apresentam 90% de sensibilidade e 100% de especificidade e são considerados métodos "padrão-ouro" para a detecção de infecção por H. pylori.

A sorologia é o teste mais simples e está indicada em inquéritos epidemiológicos ou estudos de seguimento pós-terapia. Títulos obtidos um, três e seis meses após tratamento geralmente mostram diminuição consistente em pacientes tratados com sucesso.

Outros testes especiais como PCR, ^{14}C-uréia no sangue, hibridização in situ, anticorpos IgG e IgA na urina e saliva e ^{15}N na urina ainda não são de uso clínico, restringindo-se somente às pesquisas.

DIAGNÓSTICO DIFERENCIAL

Levando-se em conta a variabilidade de apresentação da doença péptica ulcerosa, deve-se ter em mente todas as doenças que cursam com quadro de dor abdominal crônica e/ou vômitos e/ou hemorragias. Citam-se a seguir algumas delas: parasitoses, gastrite, esofagite, varizes de esôfago, pancreatites, apendicite, doenças de vias biliares, divertículo de Meckel, colo irritável, doenças inflamatórias crônicas do colo, intolerância à lactose, pielonefrite, cálculos do trato urinário, drepanocitose, pneumonia, diabetes, púrpura de Henoch-Schönlein e intoxicações por metais pesados.

TRATAMENTO

Tratamento dietético

Recomenda-se ao paciente com úlcera fazer as refeições nos horários habituais, com uma dieta equilibrada, razoavelmente rica em fibras e evitar o uso abusivo de leite, sucos cítricos, chás, café, refrigerantes, condimentos e alimentos gordurosos. Desaconselha-se, ainda, o uso de refeições pequenas e freqüentes e ao recolhimento noturno, uma vez que ela proporcionará altos níveis de acidez até a madrugada. Nos adolescentes com úlcera, se for o caso, desestimula-se ainda o consumo de álcool e o tabagismo.

Tratamento medicamentoso

Atualmente entendemos a úlcera gastroduodenal como doença multifatorial, em que fatores genéticos, ambientais, emocionais e principalmente agentes agressores, como ácido clorídrico (pH) e H. pylori, estão envolvidos. Portanto, a terapêutica dessa doença, além de uma orientação higienodietética e um suporte emocional, obriga-nos a combater os dois elementos mais significativos na sua etiopatogenia, ou seja, o pH e o H. pylori.

O conceito etiológico da úlcera péptica tem direcionado o desenvolvimento de vários medicamentos antiulcerosos com mecanismos de ação diversos que ou diminuem a secreção ácida ou a neutralizam, ou ainda aumentam os mecanismos de defesa da mucosa gástrica. O quadro 1.17 registra os medicamentos antiulcerosos de acordo com seus mecanismos de ação.

Quadro 1.17 – Medicamentos antiulcerosos.

Drogas que neutralizam a acidez gástrica
- Antiácidos

Drogas que inibem a secreção ácida gástrica (anti-secretores)

1. Antagonistas dos receptores H_2 da histamina
   - Cimetidina
   - Ranitidina
   - Famotidina
   - Nizatidina
   - Roxatidina

2. Bloqueadores dos receptores muscarínicos
   - Pirenzima

3. Inibidores da $Na^+-H^+-ATPase$
   - Omeprazol
   - Lansoprazol
   - Pantoprazol

Drogas que fortalecem a defesa da mucosa gástrica
   - Carbenoxolona
   - Bismuto coloidal
   - Sucralfato

Drogas que reduzem a acidez gástrica e fortalecem a defesa da mucosa gástrica
   - Prostaglandinas

Os bloqueadores de secreção ácida ou anti-secretores são indiscutivelmente as drogas de primeira escolha, pois a experiência de inúmeros trabalhos cientificamente conduzidos já demonstraram que cumprem perfeitamente os objetivos do tratamento. As drogas mais utilizadas são a cimetidina e a ranitidina. Não se tem ainda muita experiência com o uso de famotidina, nizatidina e roxatidina em pediatria, especialmente em nosso meio. O omeprazol, inibidor da bomba de próton da célula parietal, provoca um bloqueio potente da secreção ácida com resultados semelhantes aos bloqueadores dos receptores histamínicos e já existem alguns estudos demonstrando sua eficácia no tratamento de doença péptica em crianças. Ainda que os anti-secretores constituam os medicamentos de primeira linha para a cicatrização das úlceras, os antiácidos ainda têm seu lugar no tratamento das úlceras pépticas, pois produzem rápido alívio dos sintomas e, quando utilizados adequadamente, seu índice de cicatrização total chega ao nível do obtido com a utilização de cimetidina e ranitidina. Outras drogas como as prostaglandinas e o sucralfato são utilizadas em nosso meio apenas em situações especiais.

A erradicação da infecção pelo *H. pylori* leva à cura da gastrite e da doença ulcerosa. Esse objetivo tem sido mais bem atingido com o emprego de combinações de dois ou três medicamentos. A terapêutica antiomicrobiana ideal para a erradicação definitiva do *H. pylori* ainda não está disponível. Isso é atestado pelos inúmeros esquemas terapêuticos existentes, a maioria utilizando três medicamentos, não sendo isentos de efeitos colaterais e longe de conseguir 100% de erradicação da bactéria.

Na Unidade de Gastroenterologia do I.Cr. do HC–FMUSP adotamos atualmente o seguinte esquema de tratamento:

1. Tratamento de ataque:
- Ranitidina: 5-10mg/kg/dia, em duas tomadas, durante dois meses ou
- Omeprazol: 0,7mg/kg/dia (dose máxima 40mg), dose única pela manhã durante 30 dias.

2. Tratamento de manutenção:
- Ranitidina: somente a dose noturna durante três meses.

3. Erradicação de *H. pylori*

Associar ao bloqueador H_2 o seguinte esquema tríplice:
- Metronidazol: 20-30mg/kg/dia (dose máxima 1g), em três tomadas, durante 10 dias.
- Amoxicilina: 50mg/kg/dia (dose máxima 2g), em três tomadas, durante 10 dias.
- Subcitrato de bismuto: 120mg/dose, quatro vezes ao dia, durante 30 dias.

Dois outros esquemas alternativos estão sendo atualmente avaliados em nosso Serviço:

Esquema A
- Claritromicina: 15mg/kg/dia (dose máxima 1g), em duas tomadas, durante 10 dias.
- Amoxicilina: 50mg/kg/dia (dose máxima 2g), em três tomadas, durante 10 dias.
- Omeprazol: 0,7mg/kg/dia (dose máxima 40mg), dose única ou em duas vezes, durante 30 dias.

Esquema B
- Claritromicina: 15mg/kg/dia (dose máxima 1g), em duas tomadas, durante 10 dias.
- Metronidazol: 20-30mg/kg/dia (dose máxima 1g), em 3 tomadas, durante 10 dias.
- Omeprazol: 0,7mg/kg/dia (dose máxima 40mg), dose única pela manhã, durante 30 dias.

Tratamento cirúrgico

O tratamento cirúrgico está indicado nas seguintes situações:
1. insucesso do tratamento clínico;
2. na presença de complicações pregressas ou atuais;
3. nos pacientes que apresentam recidivas freqüentes e sintomáticas, mesmo recebendo terapia de manutenção.

ÚLCERA REFRATÁRIA OU RESISTENTE

Com os medicamentos atualmente disponíveis, apenas 10 a 20% dos pacientes com úlcera duodenal não cicatrizam a lesão, após um período de quatro a oito semanas de tratamento. Uma porcentagem destes tem tendência a cicatrizar a ulceração mais lentamente ("slow healers"), ou seja, a cicatrização ocorrerá ao prolongar-se o período de tratamento. Se mesmo assim não houver cicatrização, esses pacientes são considerados verdadeiros ulcerosos resistentes ou refratários.

A causa da refratariedade da úlcera péptica é desconhecida. Alguns estudos demonstraram aumento da secreção ácida noturna, secundária a excesso de estímulo vagal e aumento do nível de pepsinogênio tipo I (maior poder mucolítico). Outros atribuem a causa da refratariedade da úlcera péptica a fatores ambientais, tais como tabagismo, consumo de álcool, uso de analgésicos, infecção por *H. pylori* ou por outras bactérias ou vírus, alterações hormonais e da motilidade gastrintestinal e refluxo duodenogástrico.

O paciente resistente é geralmente assintomático durante o tratamento, pois o bloqueador de secreção ácida alivia seus sintomas, mesmo antes da cicatrização da lesão. Apenas o controle endoscópico sistemático desses pacientes é que revelará a presença da úlcera refratária. Diante da úlcera refratária, diferentes esquemas terapêuticos têm sido sugeridos: 1. mudança do bloqueador H_2; 2. prolongamento no tempo de tratamento com o mesmo bloqueador H_2 na mesma dose ou em dosagem dupla; 3. substituição do bloqueador H_2 por outra droga que possua mecanismo de ação diversa; 4. associação do bloqueador H_2 a uma outra droga de ação diversa; 5. tratamento cirúrgico.

BIBLIOGRAFIA

1. ASSUMPÇÃO, I.R. et al. – Aspectos clínico, endoscópico e histológico em crianças com doença péptica associada à *Helicobacter pylori*. XIII Congresso Latinoamericano Y IV Iberoamericano de Gastroenterología Pediátrica Y Nutrición. Puebla, México. Outubro 27-30, 1998. 2. BLACK, D.D.; HAGGITT, R.C. & WHITTING, P.F. – Gastroduodenal endoscopic-histologic correlation in pediatriac patients. *J. Pediatr. Gastroenterol. Nutr.* **7**:353, 1988. 3. CHIANG, B.L. et al. – Chronic duodenal ulcer in children: clinical observation and response to treatment. *J. Pediatr. Gastroenterol. Nutr.* **8**:161, 1989. 4. CLEARFIELD, H.R. – Helicobacter pylori: agressor or innocent bystander? *Med. Clin. North Am.* **75**:1991. 5. DOHIL, R.; ISRAEL, D.M. & HASSAL, E. – Effective 2-wk therapy for Helicobacter pylori disease in children. *Am. J. Gastroenterol.* **92**:244, 1996. 6. DRUMM, B. et al. – Intrafamilial clustering of Helicobacter-pylori infection. *N. Engl. J. Med.* **322**:359, 1990. 7. DRUMM, B. – Helicobacter pylori. *Arch. Dis. Childh.* **65**:1278, 1990. 8. DRUMM, B, et al. – Campylobacter pyloridis-associated primary gastritis in children. *Pediatrics* **80**:192, 1987. 9. DRUMM, B. et al. – Treatment of Campylobacter pylori-associated antral gastritis in children with bismuth subsalicylate and ampicilin. *J. Pediatr.* **113**:908, 1988. 10. DRUMM, B. et al. – Peptic ulcer disease in children: etiology, clinical findings and clinical course. *Pediatrics* **82**:410, 1988. 11. EAMEST, D.L. – Maintenance therapy in peptic ulcer disease. *Med. Clin. North Am.* **75**:1013, 1991. 12. FELDMAN, M. & BURTON, M.E. – Histamine 2-receptor antagonists. Standard therapy for acid-peptic diseases (second of two parts). *N. Engl. J. Med.* **323**:1672, 1990. 13. FELDMAN, M. & BURTON, M.E. – Histamine 2-receptor antagonists. Standard therapy for acid-peptic diseases (second of two parts). *N. Engl. J. Med.* **323**:1749, 1990. 14. DE GIACOMO, C. et al. – Helicobacter pylori infection and chronic gastritis: clinical, serological and histologic correlations in children treated with amoxicillin and colloidal bismuth subcitrate. *J. Pediatr. Gastroenterol. Nutr.* **11**:310, 1990. 15. GRAHAM, D.Y. – Campylobacter pylori and peptic ulcer disease. *Gastroenterology* **96**:615, 1989. 16. GRYBOSCKI, J.D. – Peptic ulcer disease in children. *Med. Clin. North Am.* **75**:889, 1991. 17. HASSAL, E. & DIMMICK, J.E. – Unique features of Helicobacter pylori disease in children. *Dig. Dis. Sci.* **36**:417, 1991. 18. HARAGUCHI, T. – Novos antagonistas histamínicos do receptor H$_2$. *Rev. Bras. Med.* **49**:750, 1992. 19. HUI, W.M. et al. – Effect of omeprazole on duodenal ulcer-associated antral gastritis and Helicobacter pylori. *Dig. Dis. Sci.* **36**:577, 1991. 20. KODA, Y.K.L. – Doença péptica. In. Barbieri, D. & Koda, Y.K.L. (eds.). *Doenças Gastrenterológicas em Pediatria*. São Paulo, Atheneu, 1996, p. 110. 21. MATON, P.N. – Omeprazole. *N. Engl. J. Med.* **324**:965, 1991. 22. MERTZ, H.R. & WALSH, J.H. – Peptic ulcer pathophysiology. *Med. Clin. North Am.* **75**:799, 1991. 23. NORD, K.S. – Peptic ulcer disease in the pediatric population. *Pediatr. Clin. North Am.* **35**:117, 1988. 24. ODERDA, G. et al. – Helycobacter pylori in children with peptic ulcer and their families. *Dig. Dis. Sci.* **36**:575, 1991. 25. PRIETO, G. et al. – Helycobacter pylori infection in children: clinical, endoscopic and histologic correlations. *J. Pediatric. Gastroenterol. Nutr.* **14**:420, 1992. 26. RAUWS, E.A.J. & TYTGAT, G.N.J. – Cure of duodenal ulcer associated with erradication of Helycobacter pylori. *Lancet* **355**:1233, 1990. 27. RODRIGUES, M.; ASSUMPÇÃO, I.R. & BARBIERI, D. – Experiência no tratamento da doença péptica por Helicobacter pylori na faixa etária pediátrica. IX Congresso Brasileiro de Gastroenterologia Pediátrica. Natal, Março/1998. 28. RUBIN, W. – Medical treatment of peptic ulcer disease. *Med. Clin. North Am.* **75**:981, 1991. 29. TAM, P.K.H. & SAING, H. – The use of H2 receptor antagonist in the treatment of peptic ulcer disease in children. *J. Pediatr. Gastroenterol. Nutr.* **8**:41, 1989. 30. TSANG, T.M.; SAING, H. & YEUNGG, C.K. – Peptic ulcer in children. *J. Pediatr. Surg.* **25**:744, 1990. 31. YEUNG, C.K. et al. – Helicobacter pylori and associated duodenal ulcer. *Arch. Dis. Childh.* **65**:1212, 1990.

10 Síndrome do Colo Irritável

YU KAR LING KODA

INTRODUÇÃO

A síndrome do colo irritável na infância ("irritable colon of childhood") é também conhecida como síndrome da diarréia crônica inespecífica ("chronic nonspecific diarrhea of childhood"), diarréia da criança pequena em fase de deambulação ("toddler's Diarrhoea") e mais recentemente síndrome do intestino irritável ("Irritable bowel syndrome"). Trata-se de uma entidade clínica que, de acordo com os critérios definidores inicialmente estabelecidos por Davison e Wasserman (1966), *caracteriza-se por diarréia de pelo menos duas semanas de duração, com idade de início entre 6 e 30 meses e crescimento e desenvolvimento normais sem evidência de má absorção ou infecção enteral.*

Davison e Wasserman, embora tenham estabelecido esses critérios definidores iniciais da síndrome do colo irritável na infância, levantaram posteriormente a hipótese de que essa síndrome poderia representar, na realidade, uma condição em que as manifestações clínicas poderiam surgir *em qualquer época ao longo da vida da criança* e o cortejo sintomático dependeria da idade do seu aparecimento. Nesse contexto, as cólicas em recém-nascido ou lactente, a diarréia crônica inespecífica em crianças entre 6 meses e 3 anos e a dor abdominal recorrente isolada ou associada à obstipação alternada com diarréia em crianças maiores representariam gamas variáveis de quadros clínicos da síndrome de colo irritável na infância.

Essa variação das manifestações clínicas, que constitui o complexo sintomático, é função predominante da idade do paciente. Assim, de acordo com Pettei e Davidson (1988), os diferentes padrões de apresentação da síndrome do colo irritável na infância seriam os seguintes: *cólica* do lactente (zero a 1 ano de idade), *diarréia crônica inespecífica* (6 meses a 3 anos), *dor abdominal recorrente* (5 a 13 anos) e *dor abdominal e obstipação alternada com diarréia* (adolescência) (Fig. 1.15). Esta última forma de apresentação se assemelha ao quadro clínico observado em indivíduos adultos com síndrome de intestino irritável.

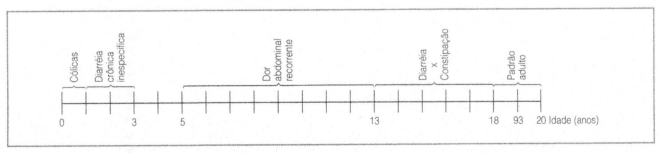

Figura 1.15 – Espectro clínico da síndrome do colo irritável, conforme a idade (Pettei e Davidson, 1988).

Diante dessa nova interpretação do quadro clínico, a síndrome do colo irritável na infância e suas sinonímias passam a designar, na realidade, uma condição na qual *os pacientes apresentam sintomas de dor abdominal e/ou de alteração de hábito intestinal na ausência de qualquer anormalidade estrutural ou bioquímica demonstrável.* Em nossa opinião, o termo *síndrome do intestino irritável* ("irritable bowel syndrome"), por ser mais abrangente, é mais adequado para designar essa condição, devendo os outros termos acima referidos ser abandonados por implicarem apenas determinados padrões de apresentação da síndrome.

ETIOPATOGENIA

A etiopatogenia dessa síndrome ainda é desconhecida. Por muitos anos, acreditou-se que as alterações da secreção intestinal pudessem ser responsáveis pela sua patogenia. Estudos mais atuais sugerem que o distúrbio fundamental pode residir na alteração da motilidade tanto do colo como do intestino delgado em resposta a determinados estímulos como alimentos, medicamentos e estresse emocional. Há autores que interrogam se nos indivíduos com síndrome do intestino irritável as alterações de motilidade intestinal não seriam decorrentes de uma predisposição genética ou da falha de desenvolvimento da resposta motora normal ao alimento ou ainda se não haveria alteração da percepção da motilidade intestinal fisiológica.

Estudos em adultos têm demonstrado ainda ser a intolerância alimentar um fator exacerbante dessa síndrome. Como, com freqüência, ela surge após um episódio de gastroenterite ou após o uso de antibióticos e associa-se a alteração da flora intestinal, há autores que aventam a hipótese de a alteração da fermentação cólica ser um importante fator na patogênese dessa síndrome. Treem e cols. (1996) verificaram que, nas crianças com síndrome da diarréia crônica inespecífica, a fermentação cólica de carboidratos e de fibras resulta em um perfil de produção de ácidos graxos de cadeia curta (AGCC) diferente do de crianças normais, caracterizado por menor quantidade de AGCC total, de acetato e de propionato e maior quantidade de n-butirato.

Como se vê, os conhecimentos sobre os mecanismos etiopatogênicos envolvidos na síndrome do intestino irritável ainda são extremamente incompletos, permanecendo muitos dos seus aspectos no terreno das conjecturas, necessitando de mais estudos para seu devido esclarecimento.

MANIFESTAÇÕES CLÍNICAS

Conforme já referido anteriormente, as manifestações clínicas da síndrome do intestino irritável variam dependendo da idade da criança: cólica no lactente; diarréia crônica inespecífica entre 6 meses e 3 anos; dor abdominal recorrente na idade pré-escolar e escolar; e dor abdominal associada à obstipação alternada com diarréia na adolescência.

Diarréia crônica inespecífica

A diarréia incide, em geral, em crianças entre 6 meses e 3 anos de idade. Ela pode ser recorrente ou contínua ou constituída de um episódio único de duração variável. A freqüência das evacuações varia de um dia para outro e são geralmente em número de três a seis vezes ao dia, sendo mais firmes pela manhã, diminuindo de consistência com o decorrer do dia, e apresentam-se com restos alimentares e muco. Evacuação no período noturno é incomum. A dermatite perineal costuma acompanhar o quadro. O início pode ser abrupto ou de forma insidiosa. Apesar da diarréia, o apetite é mantido e a criança apresenta crescimento e desenvolvimento normais. Lembrar, no entanto, que deficiência de peso pode ser observada e, nesses casos, é conseqüente a restrições alimentares iatrogênicas instituídas ou pelo pediatra ou pela própria mãe para o controle da diarréia. As crises de diarréia podem ser desencadeadas por fatores como estresse emocional ou ingestão de alimentos e estar exacerbadas nas fases de erupção dentária, nos episódios de infecções respiratórias ou durante as imunizações.

Com freqüência, a criança apresenta história prévia de cólica ou de obstipação intestinal. Na maioria das crianças, a diarréia cessa espontaneamente entre 1 a 4 anos de idade. Existe alta tendência familiar, sugerindo predisposição genética ao desenvolvimento desses sintomas.

Dor abdominal recorrente

Christensen e Mortensen (1975) verificaram que 61% dos portadores de dor abdominal recorrente funcional (DARF) na infância e examinados mais de 20 anos após apresentavam quadro clínico compatível com síndrome do intestino irritável. Esses achados sugerem a possibilidade de a DARF na infância ser precursora dessa síndrome no adulto. Assim, a DARF tem sido atualmente considerada como uma expressão da síndrome do intestino irritável e corresponderia à variedade "colo espástico" do adulto.

Cabe ressaltar que nessa condição o toque retal pode revelar uma ampola retal dilatada ou espástica, freqüentemente com fezes retidas ressecadas, embora nem sempre haja relato de obstipação intestinal.

Dor abdominal associada a obstipação alternada com diarréia

Essa forma de apresentação da síndrome do intestino irritável se observa principalmente na adolescência. A dor ocorre na fase de obstipação e em geral se localiza no hipogástrio. A dor piora com a ingestão de alimentos e é aliviada com evacuação ou eliminação de flatos. Ansiedade e depressão são mais comumente observadas nesse grupo de pacientes que nos adolescentes normais.

Nessa condição, deve-se lembrar da doença de Crohn no diagnóstico diferencial. A investigação laboratorial no caso pode incluir o enema opaco, a retossigmoidoscopia e biopsia e a colonoscopia.

DIAGNÓSTICO

O diagnóstico da síndrome do intestino irritável pode ser feito com base nos dados clínicos associados à ausência de sinais de má absorção ou de infecção entérica e história familiar de ocorrência de distúrbios semelhantes.

EXAMES COMPLEMENTARES

Não existem exames laboratoriais específicos para estabelecer o diagnóstico dessa síndrome. No entanto, apesar da ausência de má absorção ou de infecção intestinal, na síndrome cuja apresentação clínica é a diarréia crônica inespecífica, alguns exames complementares como coprocultura, exame parasitológico de fezes e coprologia funcional se impõem para o diagnóstico diferencial com gastroenterocolite aguda, deficiência de sacarase-isomaltase ou parasitose intestinal. Na de apresentação em forma de dor abdominal recorrente isolada ou associada à obstipação alternada com diarréia, investigação laboratorial mínima, incluindo hemograma, velocidade de hemossedimentação, urina I + sedimento quantitativo, urocultura e ultra-sonografia abdominal, é aconselhável para excluir situações que possam confundir com esta forma de manifestação clínica da síndrome. Investigações mais complexas como testes de absorção intestinal e biopsia intestinal só devem ser realizadas na ausência de resposta ao tratamento ou na presença de outros sinais alarmantes.

TRATAMENTO

No tratamento da síndrome do intestino irritável, em primeiro lugar é imperativo que se procure dedicar atenção maior ao próprio paciente, de modo a estabelecer uma *relação médico-paciente adequada.* Psicoterapia de apoio aos pais deve sempre ser feita pelo próprio pediatra, acompanhada de esclarecimento sobre a inocuidade do processo, visando proteger a criança contra a superproteção familiar, assim como impedir a indicação de tratamento muito agressivo e/ou desnecessário.

Nos últimos anos, foram esclarecidos certos aspectos do tratamento da síndrome do intestino irritável. O reconhecimento de fatores nutricionais como patogenéticos ou exacerbadores da doença centralizou a atenção no tratamento dietético dessa síndrome e recentemente muito tem sido escrito sobre a importância da manipulação da dieta na terapia da síndrome do intestino irritável.

Diarréia crônica inespecífica
Na verdade, as opiniões sobre a dieta para os pacientes com síndrome da diarréia crônica inespecífica têm sofrido, ultimamente, uma mudança diametralmente oposta, pois a dieta branda, pobre em resíduos, de fácil digestão e recomendada há poucos anos foi substituída por uma dieta de elevado teor de gorduras. A recomendação atual é a de proporcionar 4 a 6g/kg/dia de gordura ou 30 a 50% de calorias em forma de gordura. Alguns autores ainda preconizam uma dieta com menor teor de carboidratos e mesmo de proteínas. No entanto, é necessário muito cuidado nas restrições alimentares para prevenir o atraso de crescimento por iatrogenia.

Evitar o uso abusivo de doces, refrigerantes e sucos artificiais e principalmente a ingestão de alimentos nos intervalos das refeições, para não estimular o reflexo gastrocólico, constituem medidas auxiliares importantes, não só para o controle, como também para a prevenção da diarréia. Convém lembrar ainda que a resposta ao tratamento dietético pode levar de 3 a 14 dias. A família deve ser alertada de que uma crise diarréica pode surgir coincidindo com infecções diversas ou com situações de estresse emocional.

Nos casos que não respondem ao tratamento com dieta com teor elevado em gordura, alguns autores conseguiram bons resultados com o uso de mebeverina ou propantelina, que atuam como atropina, rompendo o complexo motor. Outros conseguiram melhora clínica com o uso de altas doses de lactobacilos anaeróbios, confirmando a importância da flora fecal nessa doença. Há ainda os que obtiveram sucesso com o uso de trimetoprima-sulfametoxazol, resultados esses indicativos de que o sobrecrescimento bacteriano do intestino delgado pode ser a causa de diarréia crônica inespecífica.

Dor abdominal recorrente
Na síndrome do intestino irritável, cuja apresentação clínica é predominantemente dor abdominal recorrente, o tratamento consiste nas medidas descritas para DARF. Em primeiro lugar, deve-se oferecer um diagnóstico positivo à família. Deve-se fazer os pais e o paciente, se for o caso, compreenderem a natureza dos sintomas e a fisiopatologia, explicando que a dor é real e causada por aumento de intensidade da função motora intestinal em resposta aos estímulos. Colocar para a família que a condição é crônica e os períodos de dor podem ser intercalados por remissões parciais ou completas. É importante assegurar à criança e à família a ausência de doença orgânica. Em segundo lugar, identificar, esclarecer e reverter os estresses que podem provocar a dor, assim como os comportamentos de reforço da dor.

Medidas como evitar uso abusivo de bebidas carbonatadas e de alimentos industrializados assim como disciplina alimentar são importantes. O uso de drogas não está indicado, a não ser excepcionalmente (anticolinérgico, antiespasmódico, anticonvulsivante).

Consulta com psiquiatra ou psicólogo está indicada nas seguintes situações:

- reação de conversão;
- comportamento internalizante extremo (ansiedade, depressão, baixa auto-estima);
- imitação do comportamento dos familiares em relação à dor;
- falha na tentativa de modificação ambiental para voltar a um estilo de vida normal.

Dor abdominal associada à obstipação alternada com diarréia
Nesses casos, o tratamento consiste, além das medidas preconizadas no tratamento da DARF, em tentar estabelecer um ritmo intestinal apropriado. Na situação de diarréia prescreve-se dieta obstipante, e na de obstipação, dieta contendo fibras e/ou laxantes, além de medidas de "educação" do ritmo intestinal procurando assim promover uma evacuação mais fácil e completa, evitando distensão e espasmo retal. Eliminação de alguns alimentos que produzem distensão e flatulência, como cebola, feijões e repolho, pode auxiliar no controle do sintoma dor.

PROGNÓSTICO

Nas crianças com síndrome do intestino irritável, cuja forma de apresentação clínica é diarréia crônica inespecífica, o prognóstico é bom, pois a diarréia é autolimitada, com resolução espontânea em um a quatro anos. Nas de apresentação de dor abdominal recorrente isolada e nas de dor abdominal associada à obstipação alternada com diarréia, a maioria (61%) persiste com o quadro clínico consistente com síndrome de intestino irritável na idade adulta.

BIBLIOGRAFIA

1. ALUN, JONES, V. et al. – The aetiological role of antibiotic prophylaxis with hysterectomy in irritable bowel syndrome. *J. Obstet. Gynecol.* **5**(Suppl. 1):22, 1984. 2. BALLI, F. et al. – High-dose oral bacteria-therapy for chronic non-specific diarrhea of infancy. *Pediatr. Med. Chir.* **1**:13, 1992. 3. BALSARI, A. et al. – The faecal microbial population in the irritable bowel syndrome. *Microbiologica* **5**:185, 1982. 4. BARAU, E. & DUPONT, C. – Modifications of intestinal permeability during food provocation procedures in pediatric irritable bowel syndrome. *J. Pediatr. Gastroenterol. Nutr.* **11**:72, 1990. 5. BOEHM, P.; NASSIMBENI, G. & VENTURA, A. – Chronic non-specific diarrhoea in childhood: how often is it iatrogenic? *Acta Paediatr.* **87**:268, 1998. 6. CHRISTENSEN, M.F. & MORTENSEN, O. – Longterm prognosis in children with recurrent abdominal pain. *Arch. Dis. Child.* **50**:110, 1975. 7. COHEN, S.A. et al. – Chronic non specific diarrhea: dietary relationship. *Pediatrics* **64**:402, 1979. 8. DAVIDSON, M. & WASSERMAN, R. – The irritable colon of childhood (chronic nonespecific diarrhea syndrome). *J. Pediatr.* **69**:1027, 1966. 9. DAHLSTRÖM, K.A. et al. – Chronic non-specific diarrhea of infancy successfully treated with trimethoprim-sulfamethoxazole. *Scand. J. Gastroenterol.* **5**:589, 1989. 10. DODGE, J.A. et al. – Toddler diarrhea and prostaglandins. *Arch. Dis. Child.* **56**:705, 1981. 11. FENTON, T.R.; HARRIES, J.T. & MILLA, P. – Disordered small intestinal motility: a rational basis for toddler's diarrhea. *Gut* **24**:897, 1983. 12. GWEE, K.A. et al. – Psychometric scores and persistence of irritable bowel syndrome after infectious diarrhoea. *Lancet* **347**:150, 1996. 13. HOEKSTRA, J.H. et al. – Fluid intake and industrial processing in apple juice induced chronic non-specific diarrhoea. *Arch. Dis. Child.* **2**:126, 1995. 14. HYAMS, J.S. et al. – Characterization of symptoms in children with recurrent abdominal pain: resemblance to irritable bowel syndrome. *J. Pediatr. Gastroenterol. Nutr.* **2**:209, 1995. 15. HYAMS, J.S. et al. – Abdominal pain and irritable bowel syndrome in adolescents: a community-based study. *J. Pediatr.* **129**:220, 1996. 16. JONAS, A. & DIVER-HABER, A. – Stool composition in the chronic nonspecific diarrhea syndrome. *Arch. Dis. Child.* **57**:35, 1982. 17. KING, T.S.; ELIA, M. & HUNTER, J.O. – Abnormal colonic fermentation in irritable bowel syndrome. *Lancet* **352**:1187, 1998. 18. KODA, Y.K.L. – Síndrome do colo irritável. In Barbieri, D. & Koda, Y.K.L. (eds.). *Diarréia Crônica na Infância.* São Paulo, Sarvier, 1986, p. 222. 19. KODA, Y.K.L. – Síndrome do colo irritável. In Barbieri, D. & Koda, Y.K.L. (eds.). *Doenças Gastrenterológicas em Pediatria.* São Paulo, Atheneu, 1996, p. 230. 20. NANDA, R. et al. – Food intolerance and the irritable bowel syndrome. *Gut* **30**:1099, 1989. 21. PARKER, T.J. et al. – Management of patients with food intolerance in irritable bowel syndrome: the development and use of an exclusion diet. *J. Hum. Nutrit. Diet* **8**:159, 1995. 22. PETTEI, M. & DAVIDSON, M. – Irritable bowel syndrome. In Silberberg, M. & Daum, F. (eds.). *Textbook of Pediatric Gastroenterology.* Chicago, London, Boca Raton, Year Book Medical Publisher, Inc., 1988, p.189. 23. SAVILAHTI, E. & SIMELL, O. – Chronic non-specific diarrhoea. *Arch. Dis. Childh.* **60**:452, 1985. 24. TREEM, W.R. et al. – Fecal short-chain fatty acids in patients with diarrhea-predominant irritable bowel syndrome: in vitro studies of carbohydrate fermentation. *J. Pediatr. Gastroenterol. Nutr.* **3**:280, 1996. 25. TRIPP, J.H. et al. – Abnormalities of intesitnal transport system in the post-enteritis syndrome (PES) and toddler non specific diarrhoea. *Acta Paediatr. Belg.* **17**:132, 1978. 26. WALKER, L.S. et al. – Recurrent abdominal pain: a potential precursor of irritable bowel syndrome in adolescents and young adults. *J. Pediatr.* **132**:1010, 1998.

11 Retocolite Ulcerativa Inespecífica

DORINA BARBIERI

INTRODUÇÃO

A retocolite ulcerativa inespecífica (RCUI) é uma doença inflamatória crônica difusa do intestino grosso, de individualidade atualmente discutível, pois vários fatores etiológicos envolvidos conferem-lhe características de uma síndrome, cuja expressão clínica proeminente é a diarréia, em geral, mucossanguinolenta.

Em alguns países europeus e nos EUA, a incidência varia de 4 a 8 por 100.000 habitantes, mas, em nosso meio, ela não foi estabelecida.

Sua prevalência vem-se mantendo estável, ou aumentando muito pouco, de acordo com diferentes relatos internacionais.

Incide igualmente em ambos os sexos, com predominância na raça branca, atingindo crianças de qualquer estrato social. Em nosso meio, contudo, o acometimento de pardos deve ser considerado, pois, no serviço da autora, 22% dos pacientes eram pardos.

Dentro da raça branca, a RCUI incide com maior concentração no grupo dos descendentes judaicos.

ETIOPATOGENIA

Atualmente, quatro tipos de fatores continuam sendo investigados e muitos em comum com a doença de Crohn:

FATOR INFECCIOSO

No momento, sabe-se que a flora bacteriana dos doentes é semelhante ao do grupo controle. A participação de vírus na RCUI tem sido exaustivamente investigada, e foram isolados de tecidos obtidos durante cirurgia de pacientes com RCUI e com doença de Crohn vírus com propriedades citopáticas semelhantes, porém com características antigênicas diferentes.

FATOR PSICOGÊNICO

Muito defendido por alguns autores, mas contestado por outros, que não encontraram diferença na incidência de problemas psiquiátricos entre os portadores de RCUI e população-controle.

As crianças são descritas como dependentes, inseguras, inseridas em um ambiente familiar opressivo e superprotetor. Mais estudos devem ser realizados para esclarecer o mecanismo de ação das influências psicológicas, mediadas pelo sistema nervoso autônomo, provocando alterações motoras e vasculares no colo que, por sua vez, induziriam as profundas alterações histológicas, como as observadas na RCUI.

FATOR GENÉTICO

Na literatura, estudos familiares sobre RCUI mostram que 20% dos pacientes têm parentes de primeiro grau com doença inflamatória do intestino porém, em nossa casuística, esse valor é de 10%.

Os dados familiares disponíveis para RCUI permitem considerar a herança do tipo poligênico.

Pesquisas iniciais em relação a marcadores genéticos revelaram aumento de freqüência de antígenos HLA-B27 entre os portadores de RCUI e/ou espondiloartrite anquilosante. Estudos no Japão, cuja população é geneticamente restrita, revelaram associação da RCUI com HLA-B5.

Deve ser levado em conta que a miscigenação racial pode ser o fator responsável pela inconsistência dos haplotipos HLA encontrados em diferentes pesquisas realizadas entre os portadores de RCUI.

FATOR IMUNOLÓGICO

A participação do sistema imunológico na etiopatogênese da RCUI é aceita por todos os autores, porém não está definido o defeito básico envolvido, apesar do incontável número de trabalhos de pesquisa nessa área.

Dentre os trabalhos que analisam alterações séricas da imunidade humoral, há os que demonstram a presença de anticorpos contra antígenos externos (alimentares, bacterianos) e outros que identificaram auto-anticorpos os mais variados (anticorpo ligado à membrana basolateral do epitélio cólico, anticorpo antitropomiosina, anticorpo antimucina da célula cólica, anticorpo anticitoplasma do neutrófilo).

Atualmente, as pesquisas estão centradas no estudo do comportamento do anticorpo anticitoplasma do neutrófilo perinuclear (pANCA), pois parece que ele seria um marcador importante da RCUI.

Os trabalhos que investigam os aspectos imunológicos na mucosa cólica inflamada mostram: 1. desbalanço dos linfócitos B com desvio numérico dos plasmócitos IgA_2 para os IgA_1 e aumento dos imunócitos IgG_1; 2. redução dos linfócitos T delta positivos; 3. aumento dos mastócitos e dos macrófagos; e 4. aumento dos mediadores inflamatórios PGE_2 e LTB4 e de diferentes linfocinas.

Esses dados explicam o sucesso inicial da terapêutica usada atualmente, pois ela inibe a síntese e/ou liberação dos mediadores e linfocinas. Por outro lado, esses medicamentos podem falhar posteriormente, pois não atingem o fator gerador da reação inflamatória que até hoje permanece desconhecido.

FISIOPATOLOGIA

Em decorrência do comprometimento da mucosa cólica e retal, surge diarréia com muco e/ou sangue e, eventualmente, com pus. A alteração de motilidade, com desaparecimento das haustrações, a redução do calibre e o comprimento dos colos pelo processo inflamatório são condições agravantes da diarréia e desencadeantes da cólica e do tenesmo. As ulcerações constituem zonas perdedoras de proteínas e sangue, e a redução da área de mucosa útil condiciona defeito na função absortiva do colo, especialmente de sódio e água.

Dependendo da extensão do processo, estando o íleo também atingido, há prejuízo na absorção de sais biliares e de vitamina B_{12}.

Há referência de má absorção de lactose em doentes com RCUI, mas provavelmente se trata de uma deficiência de lactase secundária pela desnutrição ou de natureza ontogenética. De qualquer forma, seria outro fator agravante da diarréia.

ANATOMIA PATOLÓGICA

A RCUI é uma doença cíclica, de remissões e exacerbações de gravidade variada.

A lesão é uma reação inflamatória confinada à mucosa e em menor extensão à submucosa adjacente. Histologicamente, observam-se abscessos das criptas, estando o epitélio dessas criptas com alterações degenerativas moderadas ou em franca necrose. Esses microabscessos podem coalescer e constituir áreas de ulcerações. As áreas podem, eventualmente, recuperar-se, mas ocorrerá atrofia da mucosa que, justaposta a áreas que se regeneram exuberantemente, confere à superfície do colo um aspecto pseudopolipóide.

A lesão da RCUI é contínua e difusa, iniciando-se sempre no reto e estendendo-se para o sigmóide, colo esquerda, transverso e colo direito, alcançando o ceco. O surto inicial pode ser uma pancolite ou acometer só o reto ou qualquer extensão do colo. Na recuperação, a parte proximal sempre se recupera melhor que a distal. Estudos a longo prazo demonstram que os casos iniciais de proctocolite podem gradualmente atingir os demais segmentos, até se transformar em pancolite.

Do o ponto de vista imuno-histológico, Rodrigues e cols. demonstraram que a identificação do HLA-DR no epitélio cólico, por meio de anticorpo monoclonal, permite o diagnóstico de RCUI. Esse dado é importante para diferenciar no lactente acometido de diarréia sanguinolenta um quadro de colite alérgica (na qual o HLA-DR epitelial é ausente) de RCUI, porquanto os dados clínicos endoscópicos e histológicos podem ser muito semelhantes.

MANIFESTAÇÕES CLÍNICAS

O quadro clínico é muito variável, não só em relação à maneira do seu início, mas também à singularidade ou pluralidade de sintomas ou sinais e ao nível de gravidade. Porém, dois elementos são constantes: a diarréia e a hemorragia digestiva baixa.

O início da doença pode ocorrer em qualquer idade e, em nossa casuística, a média da idade foi de 5 a 10 meses (6 meses a 13 anos). A doença pode ter início insidioso, com aparecimento de diarréia moderada e febre, evoluindo gradualmente para um quadro mais acentuado, acompanhado ou não de todas as manifestações descritas. Outras vezes, surge abruptamente, como um quadro infeccioso agudo no qual não se consegue determinar o agente infeccioso, com piora progressiva, perdurando alguns meses.

Apesar da sua denominação e conceito, a doença não é limitada ao colo, comprometendo órgãos de outros sistemas, motivo pelo qual as manifestações, para maior clareza de exposição, são divididas em dois grupos: manifestações digestivas e extradigestivas.

MANIFESTAÇÕES DIGESTIVAS

Diarréia – é a manifestação mais importante do quadro, ocorrendo em 100% dos casos. Tem características variáveis. Pode ser constituída de fezes líquidas mucosas, de baixa freqüência (quatro a seis vezes por dia) e ocorrer em horário noturno ou matutino. Pode apresentar grande volume de pus e sangue, sem material fecal, muito freqüente (20 vezes ao dia), e ser acompanhada por intensa urgência para evacuar e mesmo incontinência fecal. Eventualmente, pode haver eliminação indolor de sangue vivo e só posteriormente surgir a diarréia, e essa situação traduz o comprometimento isolado do reto. Dado importante é a ocorrência de dor abdominal em cólica e de diarréia durante o sono, despertando o paciente.

Hemorragia digestiva baixa – é dado constante, já descrito com a diarréia. Pode ser isolada, discreta ou maciça nos casos mais graves e esta última situação ocorreu em 10% dos casos em nossa experiência.

Dor abdominal – ocorreu em 67% de nossos casos, sendo que as crianças maiores referem dor em cólica que cede com a evacuação. É de intensidade variável, mas, quando se torna constante e acompanhada de distensão abdominal, sugere megacolo tóxico.

Tenesmo – muito freqüente apesar da difícil avaliação em crianças pequenas. Persiste após a evacuação.

Vômitos, náuseas e anorexia – foram observados em 30% de nossos pacientes e ocorrem com muita freqüência nos pacientes menores e provavelmente induzidos pelas alterações da motilidade cólica e por reflexo gastroileal exaltado.

Icterícia e hepatomegalia – podem aparecer em virtude de lesão hepática e foram por nós constatadas em 10% dos pacientes.

MANIFESTAÇÕES EXTRADIGESTIVAS

Atraso de crescimento – é observado paralelamente à gravidade do caso, tendo em vista a presença de anorexia, perda protéica intestinal, ação catabólica da inflamação com fenômenos disabsortivos correlatos, tais como edema e anemia.

Febre – ocorre em 43% dos nossos casos e é de intensidade variável, traduzindo presença de reação inflamatória. Raras vezes, pela sua persistência, acompanhada de diarréia moderada e, na ausência de outros sinais, constitui um sério problema diagnóstico.

Desidratação e distúrbios eletrolíticos – acompanham fases de grande descompensação. A hiponatremia e a hipopotassemia podem ser acentuadas, sendo esta última indicação de desenvolvimento de megacolo tóxico.

Artralgia – incidiu em 34% dos nossos pacientes, acometendo joelho e quadril e por vezes antecede o envolvimento cólico. A cura é total, sem seqüela.

CURSO EVOLUTIVO NATURAL

Embora a RCUI seja uma doença de natureza evolutiva longa e crônica, pode ocorrer, em poucos casos, um início súbito e letal, ou um surto menos grave curado e sem recidiva. Dessa forma, são descritos quatro padrões de curso evolutivo natural, que são os seguintes:

Aguda fulminante – constitui 10% dos casos e traduz-se por intenso quadro tóxico, hemorragia maciça, complicações incontroláveis como megacolo ou perfuração, culminando com a morte. Raramente pode ocorrer a possibilidade de se realizar colectomia total e resolução do problema.

Aguda curada ou surto único – com freqüência de 5 a 10%. Após o surto inicial, insidioso ou agudo, evolui para a cura e não mais recidiva.

Crônica intermitente (recorrente ou recidivante) – modalidade mais freqüente, entre 60 e 70% dos casos; a crise inicial é controlada e seguida de um período variável de acalmia, havendo, porém, sempre certa labilidade na função digestiva do paciente, com dor ou fezes de consistência amolecida. Algum tempo depois desse quadro, o paciente apresenta outro surto, oligo ou polissintomático, de gravidade moderada ou grave.

Crônica contínua – com freqüência de 5 a 10%, representa problema assistencial muito sério, com sintomatologia constante, grave ou moderada, rebelde à terapêutica, comprometendo muito o estado geral e nutricional e exigindo, por vezes, indicação cirúrgica.

De modo geral, cada paciente mantém seu próprio padrão evolutivo e o tratamento, se eficiente, consegue atenuar a intensidade e a duração dos sintomas.

DOENÇAS ASSOCIADAS

A RCUI, com freqüência variando entre 5 e 20%, pode estar associada a colangite esclerosante, hepatite auto-imune, espondiloartropatia, eritema nodoso, pioderma gangrenoso, estomatite, uveíte anterior e episclerite.

Não há evidências conclusivas se essas associações representam situações patológicas correlacionadas com a mesma base etiopatogênica imunológica ou seriam situações de coexistência apenas cincunstanciais.

COMPLICAÇÕES

Dilatação aguda do colo ou megacolo tóxico – ocorre em 1 a 3% dos casos na vigência de fase aguda ou de reagudização, com comprometimento total do colo e intensa hipopotassemia. A etiologia permanece desconhecida, mas reconhece-se que drogas anticolinérgicas agem como elementos desencadeantes. Há piora do quadro clínico com intensa distensão abdominal, dor constante, vômitos e ausência de ruídos hidroaéreos. A radiografia simples de abdome revela dilatação proeminente do colo transverso. A conduta é inicialmente clínica, mas considerada como uma situação cirúrgica emergencial com reavaliação a curto prazo, pois pode ocorrer perfuração intestinal. Os cuidados clínicos são: sonda nasogástrica com aspiração contínua, sonda retal, hidratação, altas doses de corticóide por via intravenosa, com monitorização de eletrólitos. A conduta é individualizada e a cirurgia deve ser indicada caso não haja resposta a esse esquema terapêutico inicial ou se ocorrer perfuração. O índice de óbito é elevado (10 a 30%).

Hemorragia maciça – constitui outra grave complicação, porém menos freqüente.

Estenoses em diferentes segmentos do colo.

Malignização – os pacientes com mais de 10 anos de RCUI passam a integrar a população considerada de alto risco para câncer de colo. Recomenda-se, portanto, que esses pacientes sejam anualmente submetidos a colonoscopia para a detecção precoce de lesões displásticas. Embora a indicação de colectomia (por presença de displasia na mucosa colônica) possa estar, por razões de faixa etária, fora da atuação do pediatra, essa possibilidade futura deve ser esclarecida aos responsáveis pela criança, com o objetivo de se manter vigilância permanente.

Deficiência de crescimento pondo-estatural – resultante da ação somatória de ação catabolizante da inflamação intestinal, da perda protéica exsudativa pelo colo e iatrogênica nos casos de uso prolongado de corticóide. Pode estar acompanhada de atraso puberal.

EXAMES COMPLEMENTARES
EXAMES LABORATORIAIS
Alguns parâmetros são utilizados como indicadores de atividade e de prognóstico da doença, outros para estabelecer o grau de comprometimento nutricional e outros, ainda, tais como a cultura e o exame parasitológico de fezes, são realizados com o objetivo de excluir outras doenças.

Os indicadores da atividade da doença são o hemograma, a hemossedimentação, a dosagem de alfa-1-glicoproteína ácida, a eletroforese de proteínas, mas eles não se relacionam sistematicamente com o quadro clínico nem com as alterações histológicas da mucosa cólica e são, portanto, de valor limitado para o diagnóstico e controle da evolução da doença.

O hemograma, na fase aguda, mostra leucocitose com desvio para a esquerda, eosinofilia moderada ou acentuada. A presença de aumento de plaquetas foi demonstrada em alguns pacientes em estado tóxico.

A hemossedimentação está elevada na fase inicial e reduz-se com o tratamento e não é, isoladamente, um bom indicador de atividade da doença.

As frações protéicas estão alteradas com moderada ou acentuada redução de albumina e, de acordo com Lloyd-Still e Green, sua variação é o melhor índice prognóstico. Quanto menor o seu valor mais grave é a RCUI. O aumento de alfa-2, supostamente sintetizada nos colos, pode servir de índice prenunciador de recidiva, e a queda dos níveis de gamaglobulina, durante uma recidiva, sugere prognóstico desfavorável.

A associação de intensa plaquetose, redução evidente de albumina e o aumento acentuado de alfa-1-glicoproteína ácida podem traduzir comprometimento grave de todo o colo.

A dosagem de alfa-1-antitripsina fecal tem sido atualmente usada como um detector de início de recidiva, e sua realização periódica, durante as fases de remissão, possibilita uma reavaliação da terapêutica antes de ocorrer sinais mais sérios da recidiva.

A pesquisa de sangue oculto nas fezes por meio de anticorpo monoclonal anti-hemácia humana, que é realizada sem dieta especial, permite um controle mais apurado da resposta do paciente ao tratamento.

O marcador de malignização – antígeno carcinoembrionário – tem sido utilizado nos pacientes com mais de 10 anos de evolução para auxiliar no rastreamento de câncer de colo.

As determinações da alanina aminotransferase, da aspartato aminotransferase, da fosfatase alcalina e da gamaglutamiltransferase são indicadas quando há suspeita de comprometimento hepático.

EXAME RADIOLÓGICO
O estudo radiológico realizado por meio de enema opaco pode ser totalmente normal em casos muito leves ou apresentar alterações inespecíficas, mas freqüentemente exibe redução de haustrações e o contraste disposto como vidro fosco. Casos moderados exibem o aspecto em espículas, e os mais graves, com nítidas ulcerações. Eventualmente, podem ser encontradas imagens muito irregulares pela presença simultânea de ulcerações ao lado de formações pseudopolipóides.

As alterações radiológicas podem estar confinadas no reto ou estender-se pelo sigmóide e colo descendente, transverso, ascendente e até íleo, com refluxo baritado, podendo revelar lesões também desse segmento (ileíte de refluxo).

Na fase quiescente da RCUI de longa duração, o colo pode mostrar-se totalmente sem haustrações, encurtado, com calibre reduzido e com aumento do espaço pré-sacro (Fig. 1.16).

O enema opaco não deve ser realizado quando o quadro clínico sugere a existência de megacolo tóxico, que pode ser visualizado por radiografia simples. Nas fases agudas e/ou graves, também é contra-indicado, pois pode precipitar uma dilatação aguda do colo ou sua perfuração.

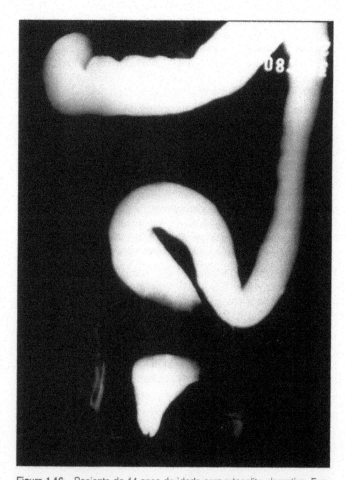

Figura 1.16 – Paciente de 14 anos de idade com retocolite ulcerativa. Enema opaco com colo rígido, sem haustrações e com discreto serrilhado ao longo do transverso.

EXAME ENDOSCÓPICO COM BIOPSIA

Como o reto é acometido em todos os casos, um exame retossig-moidoscópico é sempre indicado por ser de mais fácil execução e por possibilitar biopsias múltiplas para a confirmação histológica. A colonoscopia, no entanto, deverá ser feita, sempre que possível, para melhor esclarecimento das formas clínicas moderadas e para a avaliação da extensão do processo, pois esse método é mais sensível que a radiografia. Eventualmente, as lesões mucosas mínimas podem não ser devidamente valorizadas pelo endoscopista, mas a biopsia demonstrará presença de lesão inflamatória. Por esse fato, a endoscopia deve sempre ser acompanhada de biopsias múltiplas em casos clinicamente suspeitos de RCUI. Os aspectos endoscópicos encontrados mostram o envolvimento contínuo e difuso da mucosa cólica com edema, friabilidade, granulações e ulcerações superficiais ou profundas com secreção mucopurulenta. Nas fases mais avançadas, ocorre redução de mobilidade cólica com estreitamento luminal e pseudopólipos.

Os aspectos histológicos, já descritos no item Anatomia patológica, indicarão a fase em que se encontra o processo.

DIAGNÓSTICO

O diagnóstico de RCUI deve ser baseado nos dados de anamnese, de exame físico e nos resultados de exames complementares.

Os dados anamnésticos de importância são os referentes à caracterização da diarréia, à perda de sangue, à presença de processo articular pregresso ou concomitante. Infecções e/ou parasitoses intestinais devem ser excluídas, mas lembrar que essas situações podem coexistir com a RCUI.

O exame físico não é específico. Os estados nutricional e de hidratação variam de acordo com a gravidade e a duração da doença. O abdome pode ser escavado, com segmentos cólicos dolorosos à palpação ou distendido como no megacolo tóxico. Icterícia e/ou hepatomegalia podem estar presentes, assim como lesões de mucosas (aftas orais) ou cutâneas (das dermatopatias associadas).

Dos exames complementares, os mais importantes são o enema opaco e o exame endoscópico com biopsia múltipla. Esta, como já referido, informa sobre a fase da doença, mas deve ser analisada sempre em conjunto com os outros exames e o quadro clínico.

Em crianças com quadro sintomatológico moderado, endoscopia aparentemente normal e com discretas alterações histológicas, o pediatra é induzido a não cogitar de RCUI, condicionando um retardo no diagnóstico correto, com um sub-registro da doença, o que explica a baixa incidência da doença em nosso meio.

DIAGNÓSTICO DIFERENCIAL

Constitui problema árduo e complexo, especificamente para o grupo etário até 5 anos, pois outras doenças semelhantes apresentam predominância de incidência e a possibilidade de RCUI não é cogitada. A literatura refere sempre retardo no diagnóstico de RCUI em crianças e, na experiência dos autores, o intervalo de tempo entre o início de sintomas e o diagnóstico variou de 1 mês a 10 anos.

Um diagnóstico diferencial que deve ser considerado é a colite por alergia alimentar, cuja freqüência nos lactentes vem aumentando progressivamente. Ela se manifesta por quadro de diarréia com fezes mucossanguinolentas e os exames endoscópicos e as biopsias revelam mucosa com alterações confundíveis com as da RCUI.

A presença de HLA-DR no epitélio da mucosa colônica será indicativa de RCUI. Uma dieta de prova é esclarecedora. A dieta, como medida terapêutica exclusiva, restabelece a médio prazo a normalidade clínico-laboratorial dos casos de alergia, enquanto não beneficia os casos de RCUI.

As infecções por *Salmonella, Shigella,* estafilococos, *Yersinia* e *Campylobacter* devem ser inicialmente excluídas por meio de exame de cultura de fezes. Amebíase, esquistossomíase e tricocefalíase são os parasitas que podem provocar quadros de diarréia e enterorragias.

Entre outras situações menos freqüentes em Pediatria, devem ser cogitadas as seguintes doenças: doença de Crohn, pólipos, colo irritável, diarréia pela enterocolite no megacolo congênito ou adquirido, hiperplasia nodular linfóide do colo e colite pseudomembranosa.

TRATAMENTO

O tratamento varia conforme o nível de gravidade da doença e com a sua forma de evolução.

Na forma grave, em surto inicial ou reagudizado, com hemorragia maciça ou megacolo tóxico, o paciente deve ser mantido em cuidados intensivos, a fim de se monitorizar e corrigir a anemia aguda, hipotensão, distúrbio eletrolítico, especificamente em relação ao potássio. Hidratação correta, transfusão de sangue e plasma, reposição de albumina, nutrição parenteral total, sondagem nasogástrica contínua são medidas essenciais. O paciente deve ser vigiado constantemente, pois, conforme a evolução, torna-se obrigatória a indicação de cirurgia urgente.

Simultaneamente a esses cuidados, a terapêutica medicamentosa é iniciada com ACTH por via intravenosa nas doses de 1 a 2U/kg/24h ou hidrocortisona também por via intravenosa, na dose de 4 a 8 mg/kg/dia divididos em 4 doses. Repouso e pausa alimentar total são medidas óbvias.

A forma aguda pode progredir rapidamente para a forma fulminante e óbito antes de se poder atuar cirurgicamente. Freqüentemente, porém, há remissão inicial dos sintomas, evoluindo para uma forma crônica.

Nas formas moderadas desde o início ou em seqüência a um surto grave, crítico, mas superado, as bases terapêuticas são repouso relativo, dieta líquida e depois pastosa isenta de lactose, de sacarose e de fibra vegetal. O corticóide, indicado nessa fase, é a prednisona, por via oral, na dose de 1 a 2mg/kg/dia em dose única matutina, durante três a quatro semanas, quando, então, tenta-se reduzir a dose caso os sintomas se acalmarem e a hemossedimentação e a albumina se normalizarem. A redução deve ser de 2,5 a 5mg semanalmente, até se conseguir uma dose de manutenção de 0,2mg/kg/dia e posteriormente se cogitará sua suspensão.

Associada à prednisona oral, indica-se com muito sucesso a hidrocortisona por via retal de enemas de retenção, na dose de 50 a 100mg diluída em 100ml de soro fisiológico levemente aquecido, em gotejamento lento por sonda fina e longa e equipo de soro. Concomitantemente à introdução de corticóide, inicia-se a sulfassalazina, por via oral, na dose de 50 a 70mg/kg/dia (dose máxima 4g/dia), em duas a três tomadas, e por longo período, até obter-se franca remissão clínica e laboratorial, quando então a dose será reduzida a uma dose fixa de manutenção, possivelmente por tempo indefinido. A introdução desse fármaco no tratamento da RCUI melhorou a evolução da doença, bem como seu prognóstico, reduzindo a freqüência de novos surtos.

Farmacologicamente, é uma sulfapiridina ligada ao ácido 5-aminossalicílico (5-ASA) por uma ligação azo. Estudos farmacocinéticos revelam que a sulfassalazina não é absorvida no delgado e no colo por ação bacteriana, a ligação azo é rompida e os elementos básicos se separam. A sulfapiridina é absorvida pela mucosa e metabolizada. O 5-ASA é em pequena porção absorvido pelo colo e o restante eliminado pelas fezes. Vários trabalhos mostraram que a fração ativa é o ácido 5-aminossalicílico, sendo a sulfapiridina um simples carregador, garantindo que o desdobramento se efetue no colo. Sua farmacodinâmica não é ainda conhecida, mas supõe-se que inibe a síntese da prostaglandina na mucosa inflamada. Os efeitos colaterais da sulfassalazina, como leucopenia, náuseas, vômitos e piora da diarréia, são atribuíveis à fração sulfapiridínica, que constitui o fator limitante do uso de doses maiores da sulfassalazina como tentativa de aumentar seu efeito antiinflamatório. Ocorre, também, a deficiência de ácido fólico preconizando-se a administração de ácido fólico, enquanto perdurar o uso desse medicamento.

O uso isolado tópico de 5-ASA (mesalamina ou mesalazina) em forma de supositórios e de enema de retenção tem demonstrado bons resultados em casos de proctite em virtude de sua ação local eficiente.

Com o objetivo de reduzir os efeitos colaterais da sulfassalazina, diferentes produtos contendo apenas o 5-ASA para uso oral foram produzidos, e alguns já se encontram no comércio. Esses produtos liberam o 5-ASA distalmente no íleo e colo. Em alguns produtos, o 5-ASA pode estar revestido por uma resina especial que se dissolve em pH maior que 7,0 (Asalit®, Asacol®) e em outros as duas moléculas de 5-ASA estão ligadas por um radical que se rompe pela ação bacteriana no colo (Dipentum®). A dose recomendada para crianças é de 30 a 50mg/kg/dia em duas a três tomadas.

Nas formas leves, o tratamento pode ser dietético, já citado; e o medicamento pode ser sulfassalazina exclusivamente, ou associado a corticóide por curto espaço de tempo, por via oral e/ou retal.

Quando esses medicamentos de primeira linha se mostram ineficazes na condução do tratamento, outros agentes devem ser considerados, como os imunomoduladores. Destes, os mais usados em RCUI são a 6-mercaptopurina (6-MP) e a ciclosporina A.

A 6-MP tem sido indicada com freqüência crescente no tratamento de RCUI resistente ou dependente de corticóide, substituindo-o com eficácia e segurança, evitando seus efeitos iatrogênicos e, na criança, especificamente, o atraso de crescimento.

A dose recomendada é de 1,5mg/kg/dia, por via oral, em uma ou duas tomadas. A resposta favorável só é observada após um período mínimo de 30 dias e, por conta desse fato, essa droga não deve ser usada em formas agudas. Efeitos adversos não são freqüentes, e dizem respeito à disfunção hepática e hematológica, reversíveis com a sua suspensão.

A ciclosporina A também tem sido usada como terapêutica alternativa nos casos de RCUI refratários aos medicamentos convencionais. Pode ser usada por via intravenosa (2mg/kg/dia) inicialmente e, a seguir, por via oral (4 a 6mg/kg/dia). Os casos responsivos à ciclosporina A apresentam melhora clínica em curto prazo de tempo, em 7 a 15 dias. Alguns autores preconizam seu uso nos casos muito graves, antes de realizar colectomia total, com o objetivo de melhorar as condições do paciente e reduzir o risco cirúrgico.

TRATAMENTO CIRÚRGICO

Há acordo geral de que, uma vez indicada a cirurgia, esta deve ser proctocolectomia total com ileostomia definitiva ou colectomia total com mucossectomia retal e anastomose ileoanal.

As indicações de cirurgia são indiscutíveis quando se trata de situação com risco de morte, ou de caráter emergencial (como perfuração, megacolo tóxico irreversível, hemorragias incontroláveis) ou de caráter eletivo (em caso de degeneração maligna de colo, rara na criança).

Constitui problema sério e angustiante para o pediatra e cirurgião infantil a decisão de indicar ou não cirurgia em outras situações, tais como persistência de sintomatologia moderada, mas acentuado atraso estatural, tendência à invalidez, manifestações persistentes e nas situações de uso obrigatório e prolongado de corticóide induzindo a efeitos colaterais indesejáveis, como baixa estatura, osteoporose, fácies cushingóide.

PROGNÓSTICO

A RCUI, por ser uma doença de evolução crônica, apresenta um prognóstico desfavorável, pois exige controle constante do paciente, que deve receber medicação e dieta ininterruptamente. Para a criança, eventualmente pode ser um fator de atraso de crescimento e, nos casos mais graves, conduz a uma situação de incapacidade. Constitui problema muito difícil para o pediatra estabelecer um prognóstico em cada caso individualmente, dada a imprevisibilidade de evolução, especificamente nos tipos recorrentes, quando a gravidade da recidiva pode ser leve ou fatal.

Trabalho recente desenvolvido em Copenhague (cidade com população estável) com 1.161 pacientes portadores de RCUI, controlados anualmente durante período de 25 anos (1962-1987), revelou dados um pouco mais animadores em relação ao prognóstico e, também, constatou um curso mais benigno em virtude da ação dos novos medicamentos disponíveis. Assim, após o primeiro ano de início da doença, foi notado que 80% dos pacientes apresentavam boa qualidade de vida, com poucas restrições. A probabilidade de ser realizada colectomia por agravamento do processo foi de 1% ao ano, com tendência à redução nos anos posteriores. O risco de desenvolvimento de câncer cólico foi de 3,5%, igual à da população geral da Dinamarca.

BIBLIOGRAFIA

1. BARBIERI, D. & KODA, Y.K.L. – Retocolite ulcerativa inespecífica. In Barbieri, D. & Koda, Y.K.L. (eds.). *Diarréia Crônica na Infância*. São Paulo, Sarvier, 1986. 2. BRAEGGER, C.P. – Immunopathogenesis of chronic inflammatory bowel disease. *Acta Paediatr.* **395**(Suppl.):18, 1994. 3. DADY, I.M. et al. – Inflammatory bowel disease in infancy: an increasing problem? *J. Pediatr. Gastroenterol. Nutr.* **23**:569, 1996. 4. GRIFFITHS, A.M. & SHERMAN, P.M. – Colonoscopic surveillance for cancer in ulcerative colitis: a critical review. *J. Pediatric. Gastroenterol. Nutr.* **24**:202, 1997. 5. HABR-GAMA, A. & TEIXEIRA, M.G. – Doenças inflamatórias e evolução em crianças – indicações e evolução pós-cirúrgica. In Barbieri, D. & Koda, Y.K.L. (eds.). *Doenças Gastrenterológicas em Pediatria*. São Paulo, Atheneu, 1996. 6. HODGSON, H.J.F. – The natural history of treated ulcerative colitis. *Gastroenterology* **107**:300, 1994. 7. HYAMS, J. et al. – Clinical outcome of ulcerative proctitis in children. *J. Pediatr. Gastroenterol. Nutr.* **25**:149, 1997. 8. JACKSON, W.D. & GRAND, R.J. – Ulcerative colitis. In Walker; Durie; Hamilton; Walter-Smith & Watkins. *Pediatric Gastrointestinal Disease*. 2nd ed., Philadelphia, Decker, 1991. 9. KOTZE, L.M.S. – Problemas proctológicos. In Barbieri, D. & Koda, Y.K.L. (eds.). *Doenças Gastrenterológicas em Pediatria*. São Paulo, Atheneu, 1996. 10. LANGHOLZ, E. et al. – Course of ulcerative colitis: analysis of changes in disease activity over years. *Gastroenterology* **107**:3, 1994. 11. LLOYD-STILL, J.D. & GREEN, O.C. – Clinical scoring system for chronic inflammatory bowel disease in children. *Dig. Dis. Sci.* **24**:620, 1979. 12. OLIVES, J.P. et al. – Antineutrophil cytoplasmic antibodies in children with inflammatory bowel disease: prevalence and diagnostic value. *J. Pediatr. Gastroenterol. Nutr.* **25**:142, 1997. 13. PINCZOWSKI, D. et al. – Risk factor for colorectal cancer in patients with ulcerative colitis: a case-control study. *Gastroenterology* **107**:117, 1994. 14. RAMAKRISHNA, J. et al. – Combined use of cyclosporine and azathioprine or 6-mercaptopurine in pediatric inflammatory bowel disease. *J. Pediatr. Gastroenterol. Nutr.* **22**:296, 1996. 15. RODRIGUES, M. et al. – Retocolite ulcerativa inespecífica. In Barbieri, D. & Koda, Y.K.L. (eds.). *Doenças Gastrenterológicas em Pediatria*. São Paulo, Atheneu, 1996. 16. RODRIGUES, M.; ZERBINI, M.C.N. & BARBIERI, D. – Estudo imuno-histoquímico da expressão HLA-DR no epitélio superficial e na lâmina própria da mucosa colônica de crianças portadoras de doença de crohn e retocolite ulcerativa inespecífica. *Arq. Gastroenterol.* **35**:843, 1998.

12 Doença de Crohn

YU KAR LING KODA

INTRODUÇÃO

A doença de Crohn é uma entidade clínica caracterizada por processo inflamatório crônico de natureza granulomatosa não caseificante, transmural, persistente ou recidivante, localizado com maior freqüência na região do íleo e colo direito e que resulta freqüentemente em estenoses, úlceras e/ou fístulas.

A doença de Crohn pode ocorrer em qualquer região do trato gastrintestinal, desde a boca até o ânus, e também em regiões distantes como genitália, pele e articulações.

INCIDÊNCIA

Não se conhece a verdadeira incidência da doença de Crohn na população geral. Um estudo realizado na Noruega na década de 1980 (1984-1985) cita inicidência anual de 2,5 por 100.000. Estudos mais recentes realizados na Escócia e País de Gales demonstraram aumento de incidência da doença de Crohn em crianças nos últimos 20 anos, passando inclusive a preponderar sobre a retocolite ulcerativa inespecífica. Na Escócia, a incidência de doença de Crohn passou de 0,66 (1968) para 2,29 (1983) por 100.000 por ano, enquanto no País de Gales passou de 1,30 (1983-1988) para 3,11 (1989-1993).

A distribuição dessa doença em relação ao sexo difere entre os vários autores, havendo citações como sendo igual para ambos os sexos, assim como preponderância do sexo masculino sobre o feminino. Em 29 crianças com doença de Crohn atendidas no Ambulatório de Gastroenterologia do I.Cr. houve predominância do sexo masculino (62,1%) sobre o feminino (37,9%).

É mais freqüente na raça branca, principalmente nos anglo-saxões e norte-europeus, assim como nos judeus, sendo rara nos negros, orientais e índios americanos. É mais comum na população urbana e relatada maior incidência familiar entre irmãos e gêmeos homozigóticos.

ETIOPATOGENIA

A etiologia e a patogênese da doença de Crohn permanecem até hoje desconhecidas apesar das inúmeras investigações realizadas. Várias teorias foram propostas, entre as quais citam-se a infecciosa, a imunológica, a genética e a psicossomática.

TEORIA INFECCIOSA

De acordo com essa teoria, um agente infeccioso com a participação de suas enzimas citotóxicas e endotóxicas seriam os responsáveis pela reação inflamatória observada em pacientes com doença de Crohn. Contudo, apesar de inúmeras investigações microbiológicas, não se conseguiu isolar nenhuma bactéria, fungo, vírus ou parasita específico, quer nas fezes quer no próprio tecido examinado.

TEORIA IMUNOLÓGICA

Vários estudos demonstraram, em tecidos inflamados de pacientes com doença inflamatória intestinal, aumento de vários mediadores pró-inflamatórios tais como IL-1, IL-6, IL-8, IL-2, leucotrienos, fator de necrose tumoral (TNF), prostaglandinas, fator de ativação plaquetária (PAF), complemento e interferon-γ. Essas evidências sugerem existir, na doença de Crohn, um distúrbio na imunorregulação.

As evidências de disfunção imunológica, no entanto, não são suficientes para conclusões definitivas sobre a etiopatogenia da doença de Crohn, pois os fenômenos observados, além de não terem sido confirmados por todos os autores, nem sempre estão presentes em todos os pacientes. Além do mais, é discutível se esses distúrbios são primários ou simplesmente secundários ao processo inflamatório.

TEORIA GENÉTICA

A doença de Crohn pode ocorrer em diferentes membros de uma mesma família, demonstrando haver maior tendência familiar na sua incidência. O aumento de espondilite anquilosante, eczema, febre do feno, artrite assim como de antígeno de histocompatibilidade do tipo HLA-B27 entre os portadores de doença de Crohn apontam igualmente para a ocorrência de predisposição genética para a afecção.

Ao que parece, provavelmente, uma herança poligênica estaria envolvida nos mecanismos genéticos da afecção, refletindo um estado de predisposição à doença que, por sua vez, é desencadeada por fatores externos.

TEORIA PSICOSSOMÁTICA

A influência de fatores emocionais na etiopatogenia da doença de Crohn tem sido mais freqüentemente estudada em adultos, e as conclusões indicam não haver relação tão evidente como na retocollite ulcerativa inespecífica, sendo a maioria dos pacientes mentalmente normal, e as alterações do perfil psicológico observadas em muitos deles são angústias secundárias e próprias de indivíduos sofrendo de doença crônica com prognóstico incerto. Estudos em crianças mostram, no entanto, que os fatores psicogênicos às vezes mais exacerbam que propriamente causam a doença.

ANATOMIA PATOLÓGICA

O aspecto macroscópico da lesão é fundamentalmente o mesmo, independentemente do local comprometido. A parede intestinal torna-se espessada e enrijecida devido à fibrose e à luz intestinal estreitada, que às vezes pode levar à obstrução total. A serosa mostra-se de cor acinzentada e com grânulos salientes, lembrando os tubérculos miliares da tuberculose peritoneal. O mesentério apresenta-se espessado, edemaciado, e os nódulos linfáticos subjacentes aumentados. Freqüentemente áreas de aderências fibrosas com os tecidos adjacentes são observadas. A mucosa apresenta ulcerações múltiplas, profundas, transmurais, atingindo a serosa, o que propicia a formação de fissuras ou fístulas internas. As ulcerações e as fissuras intercalam-se com áreas de mucosa normal, dando o aspecto mamelonado. Essas lesões são freqüentemente descontínuas ao longo do intestino.

Do ponto de vista microscópico, existem quatro aspectos histológicos fundamentais na doença de Crohn: 1. granuloma sarcóide; 2. agregações focais de linfócitos; 3. ulcerações profundas; 4. inflamação transmural.

A presença de granulomas, formados por células epiteliais e células gigantes tipo Langhans, sem caseificação central, é observada em 50 a 60% dos casos. Na ausência de granulomas, a presença de ulcerações profundas que se estendem à submucosa e às camadas musculares é sugestiva, particularmente se a inflamação da submucosa é intensa e com grande número de agregações de linfócitos.

FISIOPATOLOGIA

A inflamação da mucosa, o edema, a fibrose e a obstrução linfática podem provocar diferentes fenômenos disabsortivos. Comprometimento do duodeno e do jejuno proximal leva à má absorção de folatos, vitaminas, ferro, glicídeos e lipídeos; comprometimento do jejuno distal e do íleo proximal provoca má absorção de gorduras e aminoácidos, e comprometimento do íleo terminal, má absorção de vitamina B_{12} e lipídeos.

Depleção de potássio ocorre com certa freqüência por falta de ingestão e por perda excessiva através das fezes. Hipocalcemia, acompanhada às vezes de hipomagnesemia, pode ser observada em um quarto dos pacientes em conseqüência da hipoalbuminemia, da esteatorréia e da má absorção de vitamina D.

Hipoalbuminemia é freqüente, explicada pela ingestão reduzida conseqüente à anorexia, pela diminuição de síntese nos casos com lesões hepáticas, pela má absorção dos aminoácidos e pela perda protéica através do intestino inflamado e ulcerado.

A anemia é comum. Freqüentemente, ela é do tipo microcítica e hipocrômica, por depressão tóxica da medula pelo processo inflamatório crônico e/ou carência de ferro por ingestão reduzida e pelas perdas sangüíneas através do intestino inflamado. Eventualmente, ela pode ser megaloblástica nas lesões extensas do íleo por deficiência de vitamina B_{12}.

Quando as lesões se localizam no intestino grosso, ocorrem perdas de proteínas por exsudação pelo processo inflamatório e alteração da função absortiva, especificamente de sódio e água.

MANIFESTAÇÕES CLÍNICAS

As manifestações clínicas são muito variadas, pois dependem da duração, da localização, da extensão e da atividade da doença e presença ou não de complicações.

De acordo com Gryboski e Spiro (1978), na criança as lesões se situam em 52,3% dos casos do íleo e colo direito; em 18,6% no íleo terminal; em 9,8% de forma difusa no delgado; e em 9,3% somente no colo e reto. A tabela 1.7. resume a distribuição das manifestações clínicas de acordo com a sede da lesão, segundo Gryboski e Spiro (1978).

A dor abdominal, geralmente em caráter de cólica, localiza-se mais comumente na fossa ilíaca direita. Muitas vezes, apresenta-se de forma aguda e acompanhada de febre, simulando um quadro de apendicite aguda.

A diarréia é de intensidade moderada, geralmente intermitente. Quando compromete difusamente o intestino delgado, ela tem características de esteatorréia, e quando compromete isoladamente o colo, as fezes apresentam-se mucossanguinolentas, confundindo-se muitas vezes com a retocolite ulcerativa inespecífica.

O sangramento retal, de modo global na doença de Crohn, é menos freqüente que na retocolite ulcerativa inespecífica, mas quando presente traduz comprometimento dos colos.

Emagrecimento progressivo é referido com grande freqüência e decorre da baixa ingestão alimentar por anorexia e/ou medo de provocar sintomas como dor ou diarréia. Baixa estatura e atraso de maturação sexual ocorrem em 6 a 50% dos casos. Eventualmente, se essas alterações não se acompanharem de sintomatologia gastrintestinal evidente, podem proporcionar confusão diagnóstica com baixa estatura hipopituitária.

A anorexia, observada quase que especificamente nas localizações difusas do delgado, pode ser profunda e confundida com anorexia nervosa quando não for acompanhada de queixas gastrintestinais importantes.

A febre constitui muitas vezes manifestação única ou preponderante dentro de um quadro de queixas vagas, induzindo a um diagnóstico errôneo de febre de origem desconhecida.

Fístulas e outras lesões perianais podem ser observadas com certa freqüência.

Manifestações clínicas extra-intestinais a distância podem acompanhar a doença de Crohn. Entre elas destacam-se:
- alterações ósseas como artrite, sacroileíte e espondilite anquilosante;
- lesões cutâneo-mucosas como eritema nodoso, eczema atópico, pioderma gangrenoso, ulcerações aftosas e estomatite;
- lesões oculares como episclerite ou uveíte;
- alterações hepáticas como cirrose, esteatose hepática e pericolangite; e
- baqueteamento digital.

Nos casos leves ou moderados, o exame físico pode ser bastante pobre. Nos casos graves, a criança apresenta-se debilitada, emagrecida, com atraso de crescimento, anemia e edema. O exame do abdome pode revelar sinais importantes, como presença de cicatriz de apendicectomia prévia ou massa dolorosa palpável. É obrigatório o exame cuidadoso da região anal para a verificação de fissuras, abscessos ou fístulas.

Em nossa casuística de 29 crianças com doença de Crohn atendidas no Ambulatório de Gastroenterologia do I.Cr., a idade média do início dos sintomas foi de 4 anos e 9 meses ± 4 anos e 2 meses (2 meses a 15 anos); a idade na época do diagnóstico, 7 anos e 5 meses ± 4 anos e 9 meses (1 ano a 17 anos); e o intervalo de tempo entre o início da doença e o diagnóstico, 2 anos e 6 meses ± 2 anos e 8 meses (0 a 11 anos e 6 meses). Em 11/29 crianças (37,9%), houve comprometimento importante do peso (< percentil 2,5) e em 12/29 (41,1%) da estatura (< percentil 2,5). As manifestações clínicas gerais observadas foram: dor abdominal (70,4%), febre (66,7%), vômitos (29,6%) e palidez (29,6%). As manifestações gastrintestinais observadas foram: diarréia (88,8%) sendo 51,8% com sangue e 37% sem sangue, fístula perianal (22,2%), fissura anal (18,5%), enterorragia (18,5%), abdome agudo inflamatório (7,4%) e hematêmese (3,7%); e as extragastrintestinais foram: artralgia (48,1%), pioderma gangrenoso (11,1%) e uveíte (3,7%). A doença foi considerada leve em 20,7% das crianças, moderada em 65,5% e grave em 6,9%.

Diversas complicações podem contribuir para agravar o quadro da doença. Dentre elas destacam-se: fístulas, estenoses, megacolo tóxico, enterorragia maciça, perfuração.

Em nossa casuística, as complicações e as doenças associadas observadas foram: doença péptica (14,8%), refluxo gastroesofágico (11,1%), cardiomiopatia (7,4%), colangite esclerosante (7,4%), espondiloartropatia (7,4%), hipertensão portal (3,7%), hepatite fulminante (3,7%), calculose renal (3,7%), refluxo vesicoureteral (3,7%), hidronefrose bilateral (3,7%), síndrome de Down (3,7%) e displasia ectodérmica (3,7%).

Tabela 1.7 – Distribuição das manifestações clínicas da doença de Crohn de acordo com a sede da lesão (Gryboski e Spiro, 1978).

Manifestações clínicas	Intestino delgado (%)		Intestino grosso (%)	
	Difuso	Íleo terminal	Associado com delgado	Isolado
Dor abdominal	71	71	51	75
Diarréia	87	37	62	100
Sangramento retal	12	0	33	100
Febre	19	29	22	50
Baixa estatura	29	16	40	50
Emagrecimento	19	87	93	100
Anorexia	19	0	93	
Fístulas	0	6	0	0

DIAGNÓSTICO

Como o quadro clínico da doença de Crohn é muito variado, o diagnóstico muitas vezes só pode ser estabelecido quando o pediatra, atento para a doença, o confirma por meio de exames complementares.

EXAMES COMPLEMENTARES

A velocidade de hemossedimentação elevada indica doença em atividade. Níveis séricos reduzidos de albumina guardam relação direta com a gravidade e o prognóstico da doença.

Anemia microcítica e/ou ferro sérico baixo são achados freqüentes, enquanto anemia megaloblástica é mais rara.

Os fenômenos disabsortivos podem ser pesquisados por meio da prova de absorção da d-xilose, prova de absorção de dissacarídeos e pesquisa de gordura fecal. Tais provas, quando positivas, indicam lesões extensas do intestino delgado.

A prova de absorção de vitamina B_{12} marcada deve ser realizada com a finalidade de se avaliar o grau de acometimento do íleo.

Nas crianças com doença de Crohn atendidas no Ambulatório da Unidade de Gastroenterologia do I.Cr., observou-se aumento de velocidade de hemossedimentação em 68,9% delas, plaquetose em 41,3%, anemia em 27,5%, hipoalbuminemia em 16% e leucocitose em 6,9%.

EXAME RADIOLÓGICO

Nos períodos iniciais ou nas formas muito leves da doença, o estudo radiológico pode revelar-se normal. Nas formas mais graves ou nas etapas mais avançadas, surgem os sinais como mucosa espessada com ulcerações e formações pseudopolipóides, enrijecimento da parede e estreitamento da luz intestinal. Dilatações de alças e trajetos fistulosos são às vezes observados.

Quando existe acometimento do colo, observa-se perda da haustração, ulceração e seu encurtamento.

EXAME ENDOSCÓPICO (RETOSSIGMOIDOSCOPIA E COLONOSCOPIA)

Os achados endoscópicos, nas formas leves ou na fase de remissão da doença, podem às vezes revelar uma mucosa aparentemente normal. Outras vezes, pode encontrar-se uma mucosa difusamente hiperemiada, friável e sangrante, como na retocolite ulcerativa inespecífica. Nos casos mais graves podem ser visualizadas as ulcerações e as fissuras.

BIOPSIA

A biopsia do reto e do colo deve ser sistematicamente praticada durante a investigação endoscópica nos casos suspeitos de doença de Crohn, mesmo que a mucosa se apresente aparentemente normal ou pouco alterada, pois, às vezes, o aspecto macroscópico da mucosa mostra-se normal apesar de histologicamente estar alterada.

A biopsia deve ser múltipla, realizada em vários pontos lesados ou não, para aumentar a possibilidade de se obter uma amostra com lesão característica granulomatosa de doença de Crohn, a fim de diferenciá-la da retocolite ulcerativa inespecífica. Ela deve ser suficientemente profunda para se alcançar a submucosa, pois a lesão transmural pode ainda não ter atingido a mucosa.

LAPAROTOMIA

Nos casos de doença de Crohn com comprometimento do intestino delgado proximal, deve ser realizada biopsia peroral, para obter fragmento intestinal para seu estudo histológico. Nos casos de acometimento mais distal, região não alcançável, nem pelo exame endoscópico nem pela biopsia peroral, há indicação de laparotomia para o devido diagnóstico etiológico.

DIAGNÓSTICO DIFERENCIAL

Um número muito grande de doenças são passíveis de confusão diagnóstica com doença de Crohn, conforme demonstra o quadro 1.18.

Merece comentário especial o diagnóstico diferencial com retocolite ulcerativa inespecífica (ver capítulo anterior). O quadro 1.19 fornece alguns elementos que auxiliam na caracterização diferencial entre as duas doenças.

Quadro 1.18 – Diagnóstico diferencial da doença de Crohn.

Distúrbios do intestino delgado
  Linfoma
  Tuberculose
  Estrongiloidíase
  Blastomicose
Distúrbios ileocecais
  Ileíte aguda
  Adenite mesentérica
  Apendicite
  Linfossarcoma
  Tuberculose
Distúbios do colo
  Retocolite ulcerativa inespecífica
  Disenterias infectoparasitárias
  Tuberculose
Obstrução intestinal
Doenças febris
  Febre de origem indeterminada
  Colagenose
  Febre reumática
  Brucelose
Doenças vasculares
  Púrpura de Henoch-Schönlein
Distúrbios endócrinos
  Hipopituitarismo
Síndrome da imunodeficiência adquirida
Síndrome de Behçet
Distúrbios psicogênicos
  Anorexia nervosa

Quadro 1.19 – Diferenças clínicas entre doença de Crohn e retocolite ulcerativa inespecífica (RCUI).

Manifestações clínicas	Doença de Crohn	RCUI
Sangramento visível	Incomum	Quase sempre
Dor abdominal	Comum	Rara
Episódios fulminantes	Raros	Comuns
Massa abdominal	Pode ocorrer	Nunca
Dor na fossa ilíaca direita	Comum	Nunca
Estenose	Comum	Rara
	Múltipla	Única
Carcinoma	Duvidoso	Pode ocorrer
Fístula espontânea	10% dos casos	Nunca
Úlceras	Discretas	Difusas
Fissuras	Profundas	Pouco profundas
Pseudopolipose	Pouco proeminente e limitada	Proeminente e extensa
Infecção perianal	Comum	Rara
Fístula perianal	Comum	Rara
Úlcera perianal	Pode ocorrer	Nunca
Fissura anal	Crônica	Aguda
Distribuição das lesões	Descontínua	Contínua
Compromete o reto	50% dos casos	95% dos casos
Compromete o íleo	Freqüentemente	10% dos casos

TRATAMENTO

O tratamento varia conforme o nível de gravidade da doença e com a sua forma de evolução, aguda ou crônica. Na Unidade de Gastroenterologia do I.Cr., adota-se o critério de Lloyd-Still e Green (1979) para classificar a gravidade das doenças inflamatórias intestinais na criança (ver capítulo anterior).

TRATAMENTO CLÍNICO

O tratamento clínico consiste em:

1. Medidas gerais:
   - Repouso.
   - Dieta.
   - Reposições nutricionais.
   - Tratamento sintomático.

2. Medidas específicas:
   - Sulfassalazina/mesalazina.
   - Metronidazol.
   - Corticosteróides.
   - Imunossupressores.

Repouso no leito é recomendado nos pacientes na fase ativa da doença.

A dieta deve ser hiperprotéica e hipercalórica, com exclusão de alimentos que provoquem intolerâncias individuais ou os que estimulem o peristaltismo, piorando a diarréia. Diante de certas complicações, como oclusão intestinal e megacolo tóxico, bem como nos casos muito graves, justifica-se a suspensão temporária da alimentação oral e a instalação de nutrição parenteral.

Vitaminas lipossolúveis e cálcio devem ser administrados por via parenteral na vigência de esteatorréia. Transfusões de albumina ou de plasma são indicadas nos pacientes hipoalbuminêmicos. A vitamina B_{12} (1mg, IM, 3 em 3 meses) deve ser administrada por via parenteral aos pacientes com comprometimento grave do íleo terminal. A anemia será corrigida em função dos mecanismos patogênicos operantes por meio de transfusões de sangue ou de hematínicos.

As drogas utilizadas na terapêutica específica do processo inflamatório na doença de Crohn são sulfassalazina ou mesalazina, metronidazol, corticosteróides e imunossupressores.

Farmacologicamente, a sulfassalazina é uma sulfapiridina ligada ao ácido 5-aminossalicílico (5-ASA) por uma ligação azo. No colo, a ligação azo é rompida por ação bacteriana e a fração ativa, 5-ASA, atua in loco sobre o colo inflamado. Assim, a sulfassalazina é particularmente eficaz quando a doença se acha confinada no colo. É indicada nos pacientes com doença localizada no colo e sem tratamento clínico ou cirúrgico prévio e nas formas leves da doença. Os efeitos colaterais da sulfassalazina, tais como leucopenia, náuseas, vômitos e acentuação da diarréia, são atribuíveis à fração sulfapiridina, que constitui o fator limitante do uso de doses maiores da sulfassalazina como tentativa de aumentar seu efeito antiinflamatório.

A mesalazina é constituída somente pelo ácido 5-aminossalicílico, o componente ativo da sulfassalazina. Para conseguir uma liberação intestinal retardada do 5-ASA no colo, sem necessitar de moléculas que sirvam para o transporte, a indústria farmacêutica desenvolveu várias técnicas: revestimento com polímero de acrílico (Asacol®; Azalit®), com grânulos de etilcelulose (Pentasa®) ou substituição do transportador sulfapiridina por outro radical 5-ASA, mantendo a ligação azo (Dipentum®). Em nosso meio, dispomos do Asacol®, Azalit® e Pentasa®.

Em pacientes recebendo sulfassalazina ou mesalazina, a suplementação com ácido fólico (5mg/dia) é necessária, pois elas interferem na absorção intestinal de folatos.

O metronidazol tem sido usado com sucesso no tratamento de doença de Crohn, do colo e/ou períneo. Está particularmente indicado nos casos alérgicos ou refratários à sulfassalazina nos casos com doença perineal e naqueles com sobrecrescimento bacteriano no intestino delgado ou ainda como tratamento preventivo de recorrência da doença de Crohn pós-cirurgia. A dose recomendada é de 15mg/kg/dia (dose máxima 800mg), fracionada em três tomadas. Desconhece-se o potencial carcinogênico do metronidazol quando utilizado por tempo prolongado, razão pela qual seu uso deve ser indicado com bastante critério.

Os corticosteróides estão indicados no casos de intensidade moderada ou grave, nos períodos agudos da doença, nos de localização no intestino delgado e nos de ausência de resposta à terapia prévia com sulfassalazina ou mesalazina.

Nas formas muito graves, pode-se utilizar o ACTH ou hidrocortisona administrado por via intravenosa. Assim que exibam sinais clínicos e/ou laboratoriais de melhora, eles devem ser substituídos por prednisona.

Nas lesões restritas ao colo esquerdo, indica-se o uso de corticosteróides por via retal (ver capítulo anterior).

Ciclosporina, um potente inibidor da ativação da célula T, também tem sido indicada para o tratamento da doença de Crohn, especialmente nos pacientes córtico-resistentes (persistência dos sintomas além de seis semanas de tratamento), nos córtico-dependentes (quando não tolera a redução ou suspensão do corticóide), nas lesões perianais e nas fístulas refratárias ao tratamento. Nas crianças tratadas com ciclosporina, o índice de remissão varia de 59 a 100%. No entanto, a recorrência dos sintomas é muito freqüente quando se suspende o medicamento. Quando em uso de ciclosporina, monitorizar o nível sangüíneo do medicamento, a pressão sangüínea e a função renal.

Outros agentes como azatioprina e 6-mercaptopurina também têm sido utilizados em crianças com doença de Crohn refratária ao tratamento convencional. Esses medicamentos conseguem induzir remissão e obter suspensão gradativa do corticosteróide em 60 a 80% dos pacientes. Quando em uso desses agentes, fazer controles regulares da série vermelha e branca, transaminases, lipase e amilase pancreática.

O esquema terapêutico adotado pela Unidade de Gastroenterologia do I.Cr. para o tratamento da doença de Crohn pode ser resumido conforme se segue:

1. Forma leve (Lloyd-Still e Green ≥ 80)

a) Tratamento de ataque (seis a oito semanas):
   - sulfassalazina: 75-100mg/kg/dia (dose máxima, 4g) em três tomadas ou,
   - mesalazina: 30-50mg/kg/dia (dose máxima, 4g) em três tomadas.

b) Tratamento de manutenção (seis meses):
   - metade da dose de sulfassalazina ou mesalazina.

2. Forma moderada (Lloyd-Still e Green = 60-80)

a) Tratamento de ataque (seis a 8 semanas):
   - prednisona: 1-2mg/kg/dia, dose única, pela manhã.

b) tratamento de manutenção (seis meses):
   - prednisona: reduzir 2,5mg/semana ou a cada duas semanas até uma dose de 2,5mg/dia, estando sempre atento para eventuais mudanças na atividade da doença. A seguir, passar gradativamente para dias alternados e posteriormente suspenso quando possível.
   - sulfassalazina: 50mg/kg/dia (introduzir após passada a fase aguda da doença).

3. Forma grave (Lloyd-Still e Green < 60)

ACTH: 1-2U/kg/dia, IV, ou hidrocortisona 100-200mg/kg/dia, IV (ou 4-8mg/kg/dia, 6/6 horas, em crianças menores).

Assim que exibir sinais clínicos e/ou laboratoriais de melhora, diminui-se a dose e substitui-se por prednisona, seguindo o esquema descrito na forma moderada.

4. Forma córtico-resistente ou córtico-dependente

Ciclosporina: 2-4mg/kg/dia, IV, de 12/12 horas (resposta terapêutica em quatro a sete dias). Assim que desaparecerem os sintomas agudos, passar para VO (10mg/kg/dia na fase inicial e 4-6mg/kg/dia na manutenção).

TRATAMENTO CIRÚRGICO

Sempre que possível, as crianças com doença de Crohn devem ser tratadas com medidas conservadoras, reservando-se a cirurgia para as seguintes situações:

1. Em caráter de urgência:
   - Megacolo tóxico que não melhora com o tratamento clínico.
   - Perfuração, obstrução, fístulas intestinais.
   - Hemorragias incontraláveis.
2. Em caráter eletivo:
   - Ausência de resposta ao tratamento clínico.
   - Atraso acentuado de crescimento.

Infelizmente, a cirurgia nem sempre constitui medida definitiva nesses casos, pois em 35% deles há recidiva do processo nos primeiros dois anos pós-cirurgia, particularmente na doença de localização ileocólica.

PROGNÓSTICO

Apesar de a mortalidade ser baixa, a morbidade é alta. A doença é progressiva na maioria das vezes, e sua evolução entremeada de complicações agudas e crônicas.

O prognóstico a longo prazo depende em parte do segmento intestinal mais comprometido na época do diagnóstico, sendo que a doença de Crohn restrita ao intestino delgado, independentemente da sua extensão, possui evolução mais benigna que quando coexiste lesão nos colos. Além do mais, a ileocolite é a forma da doença em que se obtêm resultados menos satisfatórios.

Existe um aumento de 20 vezes na incidência de câncer retocólico em pacientes cuja doença de Crohn teve início antes dos 21 anos de idade.

BIBLIOGRAFIA

1. BARTON, J.R.; GILLON, S. & FERGUSON, A. – Incidence of inflammatory bowel disease in Scottish Children between 1968 and 1983; marginal fall in ulcerative colitis, threefold rise in Crohn's disease. *Gut* **30**:618, 1989. 2. CHOY, M.Y.; WALKER-SMITH, J.A. & MACDONALD, T.T. – Differential expression of CD25 on mucosal T cell and macrophages distingues the lesions in ulcerative colitis and Crohn's disease. *Gut* **31**:1365,1990. 3. COSGROVE, M.; ALATIA, R.F. & JENKINS, H.R. – The epidemiology of paediatric inflammatory bowel disease. *Arch. Dis. Childh.* **74**:460, 1996. 4. GRYBOSKI, J.D. & SPIRO, H.M. – Prognosis in children with Crohn's disease. *Gastroenterology* **74**:807, 1978. 5. HANAUER, S.B. – Inflammatory bowel disease revisited: newer drugs. *Scand. J. Gastroenterol.* **25**(Suppl. 175):97, 1990. 6. HILDEBRAND, H. et al. – Chronic inflammatory bowel disease in children and adolescents in Sweden. *J. Pediatr. Gastroenterol. Nutr.* **13**:293, 1991. 7. KADER, H.A. et al. – Introduction of 6-mercaptopurine in Crohn's disease patients during the periperative period: a preliminary evaluation of recurrence of disease. *J. Pediatr. Gastroenterol. Nutr.* **25**:93, 1997. 8. KODA, Y.K.L. & BARBIERI, D. – Retocolite ulcerativa e doença de Crohn na infância. Aspectos clínicos iniciais. XXII Congresso Brasileiro de Pediatria, Recife, 1981. 9. KODA, Y.K.L. & BARBIERI, D. – Doença de Crohn. In Barbieri, D. & Koda, Y.K.L. (eds). *Diarréia crônica na Infância.* São Paulo, Sarvier, 1986, p. 102. 10. KODA, Y.K.L.; BARBIERI, D. & FARIA, R.M. – Doença de Crohn. In *Gastroenterologia Pediátrica.* 2ª ed., Rio de Janeiro, Medsi, 1991. 11. KODA, Y.K.L. et al. – Doença de Crohn. In Barbieri, D. & Koda, Y.K.L. (eds.). *Doenças Gastrenterológicas em Pediatria.* São Paulo, Atheneu, 1996, p. 295. 12. HYAMS, J.S. et al. – Development and validation of a pediatric Crohn's disease activity index. *J. Pediatr. Gastroenterol. Nutr.* **12**:439, 1991. 13. LLOYD-STILL, J.D. & GREEN O.C. – Clinical scoring system for chronic inflammatory bowel disease in children. *Dig. Dis. Sci.* **24**:620, 1979. 14. LLOYD-STILL, J.D. – Azathioprine and treatment of chronic inflammatory bowel diesease. *J. Pediatr.* **117**:732, 1990. 15. LOBO, J. et al. – Long-term treatment of Crohn's disease with cyclosporine. The effect of a very low dose on maintenance of remission. *J. Clin. Gastroenterol.* **13**:42,1991. 16. MACDONALD, T.T. & SPENCER, J. – The role of activated T cells in transformed intestinal mucosa. *Digestion* **46**(Suppl. 2):290, 1990. 17. MACK, D.R. – Ongoing advances in inflammatory bowel disease, including maintenance therapies, biologic agents, and biology of disease. *Curr. Opin. Pediatr.* **10**:499, 1998. 18. MARKOWITZ, J. et al. – Long-term t-mercaptopurine treatment in adolescents with Crohn's disease. *Gastroenterology* **99**:1347, 1990. 19. MELVOLD, R.W. – Review of immunology. In Patterson, R.; Grammer, L.C. & Greenberger, P.A. *Allergic Diseases.* 5th ed., Philadelphia, Lippincott-Raven Publishers, 1997, p. 1. 20. OLAFSDORTTIR, E.J.; FLUGE, G. & HAUG, K. – Chronic inflammatory bowel disease in children in Western Norway. *J. Pediatr. Gastroenterol. Nutr.* **8**:454, 1989. 21. RAMAKRISHNA, J. et al. – Combined use of cyclosporine and azathioprine or 6-mercaptopurine in pediatric inflammatory bowel disease. *J. Pediatr. Gastroenterol. Nutr.* **22**:296, 1996. 22. RODRIGUES, M. et al. – Estudo clínico em 51 crianças com doença inflamatória crônica inespecífica do colon. XIII Congresso Latinoamericano Y IV Iberoamericano de Gastroenterología Pediátrica Y Nutrición. Puebla, Pue. México. Octubre, 1998. 23. SCHMIDT-SOMMERGELD, E.; KIRSCHNER, B.S. & STEPHENS, J.K. – Endoscopic and histologic findings in the upper gastrointestinal tract of children with Crohn's disease. *J. Pediatr. Gastroenterol. Nutr.* **11**:448, 1990.

SEÇÃO II Doenças do Peritônio

coordenador MITJA POLAK

---

1 Afecções do Peritônio

MITJA POLAK

Peritônio é a membrana serosa que reveste as paredes da cavidade abdominal (peritônio parietal) e as vísceras nela contidas (peritônio visceral). Forma a túnica serosa do canal alimentar, fígado e baço, do mesentério, mesocolo, pregas, ligamentos e omentos. Histologicamente, consiste de uma camada de tecido conectivo frouxo (de 45 a 200 mícrons de espessura), coberta por células mesoteliais (Fig. 1.17). A tela subserosa liga a peritônio à parede abdominal e às vísceras. A cavidade peritoneal é o espaço virtual limitado pelo peritônio; divide-se em saco maior e saco menor (bolsa omental). Este último, situado atrás do estômago, acha-se em comunicação com o primeiro, através do forame epiplóico. A serosa funciona como membrana dialisadora, permitindo a troca constante de líquido e substâncias biológicas entre a corrente sangüínea, o interstício e a cavidade peritoneal. Sua superfície lisa e úmida possibilita o deslizamento fácil das vísceras. Pela sua capacidade fibroplástica, o peritônio desempenha um papel importante na defesa do organismo, em processos patológicos abdominais.

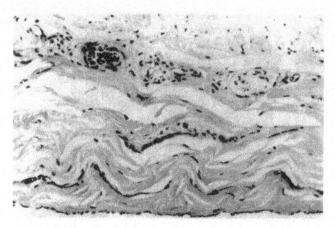

Figura 1.17 – Peritônio parietal; aspecto histológico normal (HE). Camada de tecido conectivo frouxo coberta por células mesoteliais; abaixo, tela subserosa.

AFECÇÕES DO PERITÔNIO
CLASSIFICAÇÃO E CONSIDERAÇÕES GERAIS

Defeitos congênitos
Anomalias congênitas do mesentério podem ser a causa de obstrução intestinal. Restos das estruturas embrionárias, tais como ducto onfalomesentérico e úraco, como também as malformações linfáticas podem dar origem a formações císticas.

Peritonites infecciosas e parasitárias
Decorrem da invasão do peritônio por certas bactérias, fungos, vírus e parasitas ou seus produtos.

Peritonite bacteriana aguda – processo inflamatório agudo do peritônio pode ser causado por numerosas bactérias patogênicas (bacilo *coli*, estreptococos, gonococos, pneumococos e outras).

Peritonite bacteriana granulomatosa – a doença mais importante desse grupo é a peritonite tuberculosa. Outras doenças infecciosas, que podem produzir lesões granulomatosas no peritônio, são sífilis, tularemia e brucelose.

Micoses – entre os fungos patogênicos que podem ser a causa da peritonite, o mais importante, em nosso meio, é o *Paracoccidioides brasiliensis*, o agente causador da blastomicose sul-americana.

Viroses – em várias epidemias de gripe a ocorrência de sintomas peritoneais tem sido assinalada (gripe abdominal). Peritonite foi observada, também, entre as crianças acometidas pela Coxsackie do grupo B.

Parasitoses – os ovos de *Schistosoma mansoni* podem, por migração errática, chegar à cavidade peritoneal e causar uma reação inflamatória granulomatosa. Lesões semelhantes podem ser produzidas em crianças do sexo feminino, pelo verme *Enterobius vermicularis*, que migra, às vezes, para os órgãos genitais e atinge, através das tubas, a cavidade peritoneal. Na hidatidose, a implantação de cistos hidáticos pode ocorrer no peritônio.

Peritonites químicas
Resultam da entrada de substâncias irritantes e lesivas na cavidade peritoneal.

Peritonite por substâncias do próprio organismo – sangue, bile, suco gástrico, mecônio, enzimas pancreáticas, urina e conteúdo de cistos, entrando na cavidade peritoneal, em conseqüência de um processo patológico, produzem intensa reação inflamatória no peritônio.

Peritonite por substâncias introduzidas de fora – talco, bário, restos alimentares e outras substâncias podem ser acidentalmente introduzidos na cavidade peritoneal, durante as intervenções cirúrgicas e procedimentos diagnósticos ou em conseqüência de traumatismo. Causam granulomas de corpo estranho.

Peritonite periódica
É doença hereditária, caracterizada por crises paroxísticas de peritonite aguda, asséptica.

Peritonite em doenças sistêmicas do tecido conectivo e cardiopatias congestivas
Nessas afecções, observa-se, às vezes, peritonite crônica fibrinosa. Várias membranas serosas podem ser acometidas simultaneamente (polisserosite). Na doença reumática, as crianças apresentam, ocasionalmente, como primeira manifestação da doença, quadro de irritação peritoneal (síndrome abdominal).

Neoplasias do peritônio
Tumores benignos (lipomas, fibromas) não têm importância clínica. Os tumores malignos, originados nos órgãos e tecidos abdominais, podem invadir, secundariamente, o peritônio. Metástases peritoneais de tumores malignos distantes são raras na infância.

SINTOMATOLOGIA DAS DOENÇAS DO PERITÔNIO

Dor abdominal
A dor resulta da irritação dos nervos sensoriais localizados no peritônio parietal. O peritônio visceral é insensível. Dependendo da extensão do processo patológico, a dor é generalizada ou localizada em uma ou mais áreas; pode ser espontânea ou provocada pela palpação ou descompressão brusca da parede abdominal.

Defesa muscular e rigidez da parede abdominal
Irritação peritoneal determina, por mecanismo reflexo, hipotonia da musculatura lisa das vísceras e hipertonia da musculatura estriada da parede abdominal. A intensidade do fenômeno varia entre a resistência discreta e segmentar e a rigidez total da parede abdominal (abdome em tábua).

Náuseas e vômitos
São provocados pela irritação peritoneal (mecanismo reflexo) ou pelo íleo paralítico e toxemia, que acompanham processos peritoneais.

Sintomas intestinais
Em processos inflamatórios crônicos, pode haver hiperperistaltismo com diarréia. O mesmo pode ocorrer, também, em processos agudos, na sua fase inicial; com a evolução, todavia, instala-se aperistaltismo (silêncio abdominal) e distensão intestinal.

Derrame peritoneal
A formação da ascite em doenças peritoneais resulta do distúrbio da microcirculação peritoneal. Para o funcionamento normal da microcirculação no peritônio, é indispensável que essa membrana esteja anatomicamente íntegra. Processos patológicos que afetam um ou mais elementos que compõem a unidade funcional histoangiológica do peritônio (capilares sangüíneos, capilares linfáticos, interstício e mesotélio) podem determinar o aumento do líquido intersticial e o derrame peritoneal.

Dependendo da natureza das lesões e da intensidade do processo patológico, o líquido ascítico pode ser seroso, serofibrinoso, hemorrágico, purulento, quiloso ou gelatinoso. Geralmente, apresenta características de exsudato.

Massas abdominais
A palpação revela, às vezes, presença de massas intra-abdominais. Estas representam *tumores, infiltrados inflamatórios* ou *formações pseudocísticas*.

Sintomas gerais

Queda do estado geral, emagrecimento, febre e distúrbios circulatórios são os sintomas que, freqüentemente, acompanham as doenças peritoneais.

MÉTODOS PROPEDÊUTICOS ESPECIAIS

Exames de líquido ascítico

Os exames do líquido ascítico são de grande utilidade para a determinação da causa do derrame. Eles se referem à verificação dos seus caracteres físicos pela macroscopia, às dosagens bioquímicas, à pesquisa da microrganismos e ao exame citológico.

A composição bioquímica do líquido ascítico reflete o mecanismo de sua formação, indicando também, em certos casos, sua etiologia. As substâncias cuja determinação tem mostrado valor diagnóstico são: proteínas totais, glicose, amilase, desidrogenase láctica, antígeno carcinoembriônico e uréia. Em cardiopatias congestivas, linfopatias, mixedema e afecções peritoneais, o líquido ascítico apresenta, em geral, alto teor de proteínas (acima de 3g/100ml). Os valores de glicose no líquido ascítico devem ser correlacionados com os do sangue (índice sangue/ascite). Níveis de glicose mais altos no líquido ascítico que no sangue indicam, na grande maioria das vezes, estase venosa ou diminuição da pressão coloidosmótica do plasma; mais baixos, processos inflamatórios ou neoplásicos do peritônio. Valores altos de amilase no líquido ascítico indicam a etiologia pancreática do derrame. As concentrações de uréia bem mais altas no líquido ascítico que no sangue das respectivas pessoas mostram tratar-se de uroperitônio. Níveis elevados de desidrogenase láctica e do antígeno carcinoembriônico indicam processo neoplásico. O exame bacteriológico, realizado em meios de cultura apropriados, é importante para a identificação do agente causador, em peritonites bacterianas. Em casos de neoplasia peritoneal, o exame citológico pode revelar a presença de células neoplásicas (Fig. 1.18).

Biopsia do peritônio parietal

Em crianças com ascite, pequenos fragmentos do peritônio parietal podem ser obtidos por meio da biopsia peritoneal (Fig. 1.19) e submetidos ao exame histopatológico. Trata-se de um método propedêutico de fácil execução e inócuo. Sua maior utilidade é no diagnóstico da peritonite tuberculosa.

Laparoscopia

Consiste em exploração da cavidade peritoneal por meio de um instrumento óptico (Fig. 1.20). Além do exame macroscópico, permite a realização de biopsias dirigidas.

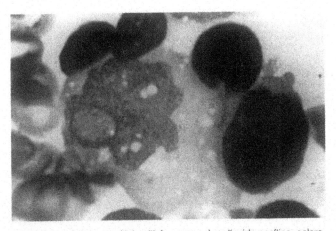

Figura 1.18 – Célula neoplásica (linfossarcoma) no líquido ascítico; coloração pelo método de Leishman. Núcleo lobulado, reticular, com nucléolo grande, bem evidente; microvacuolização citoplasmática e nuclear (gentileza Dr. Milton José Thomaz).

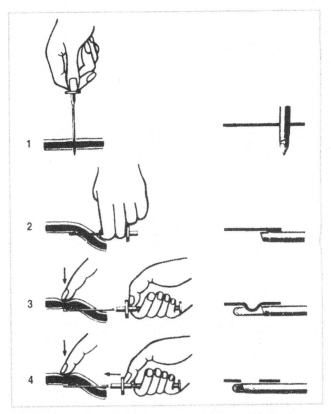

Figura 1.19 – Biopsia do peritônio com agulha de Polak (UNIMED, Lausanne): 1. punção da cavidade peritoneal; 2. cânula colocada em posição paralela com o peritônio parietal; 3. introduzido o mandril de biopsia na cânula, preme-se a parede abdominal contra o instrumento; 4. empurrando a cânula para a frente, obtém-se um fragmento do peritônio.

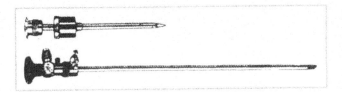

Figura 1.20 – Laparoscópio infantil (K. Storz, Tuttlingen); instrumento óptico e cânula-trocarte.

PATOLOGIA DO PERITÔNIO*

PERITONITE BACTERIANA AGUDA

Peritonite bacteriana aguda resulta da infecção da cavidade peritoneal por certas bactérias patogênicas.

Etiopatogenia

Entre as numerosas bactérias que podem causar peritonite aguda destacam-se: bacilo *coli*, estreptococos, enterococos, estafilococos, difteróides, *Clostridium welchii*, gonococos e pneumococos. As bactérias chegam à cavidade peritoneal: 1. de um processo infeccioso localizado em um dos órgãos abdominais; 2. através da rotura de uma víscera oca; 3. de fora, através de um ferimento penetrante da parede abdominal (traumatismo, cirurgia); e 4. de um órgão distante, por via hematogênica. Peritonite bacteriana do recém-nascido pode resultar da bacteriemia da mãe, da infecção do cordão umbilical ou decorrer das anomalias congênitas do tubo gastrintestinal. Peritonite gonocócica representa uma complicação rara de vulvovaginite gonocócica e é observada, mais freqüentemente, em crianças com

---

* Peritonite tuberculosa: ver capítulo Tuberculose.

mais de 4 anos de idade. Peritonite por estreptococos homolíticos ocorre, às vezes, como complicação da escarlatina. Peritonite pneumocócica, como infecção primária, observa-se, principalmente, em crianças do sexo feminino, entre 3 e 7 anos de idade; acredita-se que, nesses casos, a via da infecção são as tubas uterinas.

Patologia
A infecção peritoneal pode permanecer localizada e circunscrita por aderências ou difundir-se pela cavidade peritoneal. O peritônio apresenta-se congesto e, devido ao depósito da fibrina, perde seu brilho normal. O exsudato, inicialmente seroso, torna-se logo purulento. O processo inflamatório pode atingir os vasos mesentéricos, determinar trombose e produzir gangrena de uma parte do intestino. A peritonite localizada (abscesso) pode desenvolver-se no ponto primário da infecção ou a alguma distância dele. A forma mais comum de peritonite localizada é o abscesso pericecoapendicular, em conseqüência da apendicite. Outra forma importante de peritonite localizada é o abscesso subfrênico, caracterizado pelo acúmulo de pus em um dos espaços subfrênicos.

Quadro clínico
Sintomas típicos da peritonite generalizada são: dor abdominal, rigidez da parede abdominal (defesa muscular) e vômitos; inicialmente, existente hiperperistaltismo, mas, à medida que o processo evolui, desenvolve-se paralisia intestinal. A febre e a taquicardia acompanham esses sintomas. Quando a infecção é virulenta e a defesa do organismo reduzida, a evolução pode ser rapidamente fatal.

Diagnóstico
Baseia-se no quadro clínico. Entre os exames laboratoriais, o mais importante é o hemograma, que, geralmente, mostra uma leucocitose acentuada com desvio à esquerda. Quando a peritonite é conseqüência da perfuração de uma víscera oca, a radiografia simples do abdome pode mostrar presença de gás na cavidade peritoneal.

Tratamento
A intervenção cirúrgica é indicada para o fechamento de uma víscera perfurada, remoção de material necrótico e drenagem de pus; deve ser acompanhada pelo tratamento antibiótico e correção de distúrbios eletrolíticos e metabólicos. Em peritonites causadas por germes de baixa virulência ou circunscritas, o tratamento clínico só pode, eventualmente, produzir bons resultados.

Prognóstico
Depende da doença básica, que foi a causa da peritonite, do tipo e extensão da infecção, do estado geral da criança e das medidas terapêuticas adequadas, tomadas em tempo oportuno.

PERITONITE MECONIAL
Peritonite meconial é peritonite química, asséptica, ocorrendo em conseqüência da entrada de mecônio na cavidade peritoneal, entre o quinto mês da vida fetal e algumas horas depois do nascimento.

Etiopatogenia
A causa principal da perfuração intestinal, que leva à peritonite meconial, é a obstrução intestinal. Na maioria dos casos, esse resulta da atresia intestinal ou íleo meconial, secundário à fibrose cística. Outras causas são: volvo, bridas, hérnias, invaginação intestinal, divertículo de Meckel, duplicações intestinais, enterite, anomalias vasculares e traumatismo obstétrico.

Patologia
Enzimas digestórias contidas no mecônio produzem intensa reação inflamatória, exsudativa e fibroplástica com depósitos de cálcio. Três formas patológicas podem ser distinguidas. A primeira é a fibroadesiva, caracterizada pelas densas aderências peritoneais que envolvem o intestino e selam o lugar da perfuração. A segunda forma é a ascítica, na qual as aderências formaram pseudocistos, que se acham em comunicação com o intestino. A terceira forma, que se observa quando a perfuração intestinal ocorre imediatamente antes ou durante o parto, é a generalizada; nesta, todo o peritônio apresenta reação inflamatória aguda com bridas fibrinosas e exsudato viscoso, contendo flocos de fibrina e grumos calcificados. Histologicamente, a peritonite meconial é caracterizada pela reação inflamatória com granulomas do corpo estranho.

Quadro clínico
Os sintomas principais da peritonite meconial são: distensão abdominal, ascite, vômitos biliosos e falta de eliminação do mecônio (ou eliminação escassa). Às vezes, nota-se, ainda, ingurgitamento venoso na parede abdominal, equimoses periumbilicais e, em crianças do sexo masculino, distensão escrotal.

Diagnóstico
Além dos sintomas clínicos, o exame radiológico simples do abdome é de importância para a diagnóstico. Este pode revelar presença de calcificações na cavidade abdominal e, eventualmente, no escroto. Nos casos de perfuração intestinal recente, o achado radiológico principal é o pneumoperitônio.

Tratamento
A conduta terapêutica é a cirúrgica. Visa restabelecer a integridade e o funcionamento normal do intestino.

Prognóstico
Depende essencialmente da natureza da doença primária que determinou a perfuração intestinal. Em crianças que não sofrem de fibrose cística e nas quais se conseguiu corrigir o defeito intestinal, o tratamento pode resultar em cura.

PERITONITE PERIÓDICA
Peritonite periódica (também chamada doença periódica, peritonite paraxística, polisserosite recorrente e febre mediterrânea familiar) é caracterizada pelas crises paroxísticas de peritonite aguda. Trata-se de doença crônica que, freqüentemente, tem seu início na infância.

Etiopatogenia
A etiologia dessa doença é ainda obscura. O fato de observar-se, principalmente, em pessoas de origem mediterrânea (armênios, judeus, árabes e, menos freqüentemente, italianos, gregos e malteses) e sua ocorrência familiar indicam um defeito genético.

Patologia
Durante as crises, o peritônio apresenta hiperemia, edema e infiltrado polimorfonuclear (Fig. 1.21). O exsudato é escasso, serofibrinoso ou fibrinopurulento e estéril. Além do peritônio, outras membranas serosas podem ser afetadas da mesma maneira.

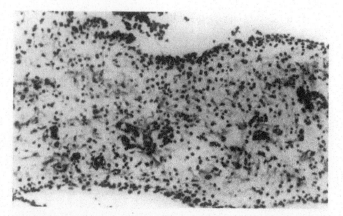

Figura 1.21 – Peritonite periódica; aspecto histológico do peritônio durante a crise (HE). Intenso infiltrado polimorfonuclear.

Quadro clínico
Freqüentemente, a doença começa na infância. Em 14 dos 55 casos observados por Ehrenfeld e cols., as primeiras crises ocorreram na idade entre 1 e 9 anos. A criança afetada apresenta, durante as crises, febre alta, dores abdominais e rigidez muscular; a esses sintomas podem associar-se ainda vômitos, diarréia ou constipação, dores torácicas e fenômenos artríticos. As crises duram de um a quatro dias e se repetem, inicialmente, em intervalos longos (uma a duas crises por ano), tornando-se freqüentes com o tempo. Fora das crises, a criança é assintomática. O exame físico revela, às vezes, esplenomegalia.

Diagnóstico
A origem étnica da criança, ocorrência familiar e caráter paroxístico das crises são dados clínicos da maior importância diagnóstica. Durante as crises, o hemograma revela, geralmente, leucocitose. O exame do fundo de olho mostra, às vezes, presença de pequenas manchas esbranquiçadas ou amareladas na membrana de Bruch.

Tratamento
Não existe nenhum tratamento comprovadamente eficaz.

Prognóstico
De modo geral, o prognóstico é bom. Remissões prolongadas podem ocorrer. Às vezes, amiloidose surge com a complicação, podendo determinar insuficiência renal.

PERITONITE PANCREÁTICA
Peritonite pancreática ocorre como complicações da pancreatite. As doenças do pâncreas não são muito comuns na infância, mas não são tão raras como geralmente se supõe.

Etiopatogenia
Enzimas pancreáticas, liberadas pela inflamação do pâncreas, difundem-se, às vezes, pelo tecido subperitoneal e peritônio e produzem peritonite química. O processo inflamatório pode permanecer localizado na bolsa omental, dando origem a um pseudocisto. Quando o peritônio é comprometido em maior extensão, forma-se ascite.

Patologia
O peritônio apresenta características de uma peritonite fibrinosa. Histologicamente, encontra-se infiltrado inflamatório crônico (Fig. 1.22), lesões vasculares, degeneração das fibras colágenas e, eventualmente, focos de esteatonecrose.

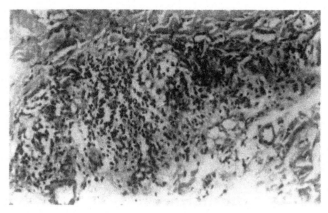

Figura 1.22 – Peritonite pancreática; aspecto histológico. Infiltrado inflamatório mononuclear perivascular (HE).

Quadro clínico
Os principais sintomas são febre, diarréia ou constipação, dor abdominal e derrame peritoneal. O líquido ascítico tem características de exsudato e pode ser hemorrágico.

Diagnóstico
O dado propedêutico mais importante é o teor alto de amilase no líquido ascítico.

Tratamento
Corresponde ao tratamento da pancreatite e pseudocistos do pâncreas.

Prognóstico
Depende das condições da criança. A drenagem cirúrgica do pseudocisto pode resultar em cura da doença.

BIBLIOGRAFIA
1. EHRENFELD, E.N.; ELIAKIM, M. & RACHMILEWITZ, M. – Recurrent polyserositis (familial mediterranean fever: periodic disease): a report of fifth-five cases. *Am. J. Med*, **31**:107, 1961. 2. POLAK, M. – Biopsy of the peritoneum. *Gut* **7**:836, 1966. 3. POLAK, M. – *Síndromes em Gastroenterologia*. São Paulo, Sarvier, 1975. 4. POLAK, M. & FARIA, R.M. – *Biópsia do Peritônio*. São Paulo, Micronal, 1982. 5. POLAK, M. & FARIA, R.M. – Diseases of the lymphatic system and disturbances of the lymph flow in the abdominal region studied by means of laparoscopy and peritoneal biopsy. In Foldi, M. & Casleu-Smith, J.R. *Lymphangiology*. Stuttgart, Shattauer, 1933, p. 611. 6. POLAK, M. – *Ascite: Fisiopatologia, Classificação e Conduta Diagnóstica*. São Paulo, Farmasa, 1987. 7. VILHENA-MORAES, R.; FRANÇA, L.C.M. & CAPPELANO, G. – Peritonite meconial. *Rev. Paul. Med.* **65**:231, 1964.

SEÇÃO III Doenças do Pâncreas

coordenadora DULCE REIS GUARITA

1 Pancreatopatias na Infância

DULCE REIS GUARITA
CARLOS DE BARROS MOTT

INTRODUÇÃO

As afecções pancreáticas na infância não são habituais, provavelmente pela ausência dos principais fatores etiológicos dos envolvimentos pancreáticos em adultos, como doenças do trato biliar e alcoolismo, relacionados, respectivamente, às formas aguda e crônica das pancreatites.

No entanto, a ocorrência de doença pancreática na infância, embora incomum, vem aumentando nas últimas décadas, possivelmente pela melhor avaliação do pâncreas com métodos propedêuticos adequados, por se pensar mais na possível origem pancreática para quadros recorrentes de dor abdominal e pela melhor caracterização de pancreatopatias próprias da infância, em especial as congênitas.

FATORES ETIOLÓGICOS

Dentre as principais causas de envolvimento agudo ou crônico do pâncreas nesse grupo etário, são mencionados: drogas, infecções, parasitas, causas metabólicas, carência protéica, traumatismo, fator hereditário e anomalias congênitas.

DROGAS

Dentre as drogas, além dos corticosteróides, podem ser responsabilizados pelo envolvimento pancreático clortiazídicos, sulfapiridina, sulfassalazina, azatioprina, L-asparaginase, metronidazol, tetraciclinas, pentamidina, furosemida, além de novos medicamentos utilizados no tratamento das leucemias agudas e da síndrome da imunodeficiência adquirida.

A real ação dos corticosteróides não é bem clara, mas sabe-se que eles, quando usados por tempo prolongado, levam à precipitação de rolhas protéicas no interior dos ductos pancreáticos, à semelhança do que ocorre nas pancreatites crônicas alcoólicas. Em crianças com leucemia, tratadas com corticosteróides, demonstrou-se, à necropsia, incidência de 15% de inflamação aguda do pâncreas, não sendo observadas alterações histológicas da glândula naquelas crianças com a mesma afecção e que não tinham recebido corticoterapia.

INFECÇÕES E PARASITAS

A parotidite epidêmica, em função do tropismo do vírus pelo pâncreas, é a mais mencionada entre as causas infecciosas. O comprometimento pancreático surge geralmente quatro a cinco dias após o início da parotidite e dasaparece em cerca de uma semana. Habitualmente, corresponde a uma pancreatite aguda benigna, com evolução sem seqüelas, caracterizada clinicamente por dor abdominal, náuseas, vômitos e, excepcionalmente, por febre, diarréia e bradicardia. A hiperamilasemia não afirma o envolvimento pancreático, pois pode decorrer da própria parotidite; a determinação sérica das isoamilases e da lipase, além da história clínica, possibilita a confirmação diagnóstica.

Febre tifóide, escarlatina e hepatite podem, raramente, acompanhar-se de envolvimento pancreático. Mais recentemente, um pior prognóstico das pancreatites agudas em pacientes pediátricos com AIDS tem sido associado à co-infecção pelo citomegalovírus.

A ascaridíase pode levar à pancreatite aguda por obstrução do confluente bilopancreático principal, sendo um dos principais fatores etiológicos para a afecção em países em desenvolvimento.

Ainda, dentre as causas parasitárias, merecem consideração a esquistossomose mansônica e a doença de Chagas crônica, especialmente em regiões onde são endêmicas, pela possibilidade de comprometer o pâncreas. Dos 20 portadores da forma hepatoesplênica da esquistossomose mansônica, estudados do ponto de vista pancreático em nosso meio, por Mott e cols., o paciente com maior comprometimento da glândula pancreática era um menino de 12 anos de idade. Nesse caso, a deficiência funcional exócrina do pâncreas era importante, com o paciente apresentando má absorção e investigação morfofuncional do intestino delgado. O envolvimento pancreático é do tipo inflamatório crônico, secundário à presença do ovo do parasita na glândula. Esse aspecto deve ser salientado, pois muitas das manifestações clínicas apresentadas por crianças com a forma hepatoesplênica da parasitose podem depender do envolvimento pancreático.

Já na doença de Chagas crônica, Mott e cols. observaram que a resposta secretora exócrina do pâncreas encontra-se preservada pelo estímulo direto (estímulo venoso pela secretina e ceruleína). Por outro lado, quando o pâncreas é estimulado indiretamente pela introdução intraduodenal de fenilalanina, sua resposta encontra-se alterada. Esses resultados sugerem, respectivamente, integridade morfológica do parênquima pancreático e alteração do eixo neuropancreático, isto é, do eixo responsável pela condução do estímulo nervoso do duodeno ao pâncreas nos portadores desta protozoose.

CAUSAS METABÓLICAS

Nas crianças, entre as causas metabólicas, o hiperparatireoidismo e a hiperlipemia podem causar comprometimento pancreático.

Os adenomas de paratireóide, congênitos ou adquiridos, benignos ou malignos, podem levar à inflamação crônica do pâncreas.

A relação entre hiperlipemia familiar e pancreatite aguda está bem estabelecida. Crianças homozigóticas, portadoras de mutação nos genes LP-lipase e/ou apo C-II, apresentam deficiência de LP-lipase, com metabolismo alterado de quilomícrons e VLDL, com hipertrigliceridemia grave, xantomas, hepatoesplenomegalia e episódios recorrentes de PA. Os mecanismos etiopatogênicos são pouco claros, aceitando-se que microêmbolos gordurosos comprometeriam a microcirculação pancreática. O diagnóstico pode ser difícil, já que o soro hiperlipêmico interfere na dosagem sérica da amilase, que, dessa forma, pode apresentar resultados falsamente normais.

CARÊNCIA PROTÉICA

A associação entre pancreatite crônica (PC) calcificante e má nutrição foi feita pela primeira vez na Indonésia, por Zuidema e cols., tendo sido descrita posteriormente em outros países de clima tropical e intertropical. A carência protéica e, possivelmente, de oligoelementos, como selênio, cobre e zinco, na infância seriam os fatores etiológicos; alguns trabalhos sugerem que o uso de mandioca na dieta de determinadas populações, justamente as mais afetadas por

PC nutricionais (estado de Kerala, na Índia e em certas regiões africanas), lesaria, por meio de substâncias cianídricas, a glândula pancreática. As manifestações clínicas surgem por volta dos 15 anos de idade; a presença de diabetes é comum, levando, geralmente, à procura de atendimento médico; a referência a dores abdominais costuma ser retrospectiva; a má absorção não chega a se exteriorizar clinicamente, provavelmente porque o paciente se alimenta pouco; há, freqüentemente, hipertrofia de parótida.

TRAUMATISMOS

O traumatismo constitui um dos principais fatores etiológicos para as pancreatites agudas na infância, surgindo com freqüência os cistos de pâncreas. A pancreatite aguda manifesta-se logo após o traumatismo, e o cisto pode surgir após período de latência assintomático de semanas a meses. As principais manifestações clínicas, quando existem, correspondem a distensão abdominal dolorosa, anorexia e perda de peso, além de tumor palpável e até visível no andar superior do abdome. Com o desenvolvimento de métodos de imagem, especialmente a ultra-sonografia e a tomografia computadorizada, o diagnóstico e o acompanhamento desses casos tornaram-se mais fáceis.

HEREDITARIEDADE (PC HEREDITÁRIA)

A PC hereditária foi descrita inicialmente por Comfort e Steinberg; a afecção transmite-se por gene autossômico dominante, de penetrância incompleta; caracteriza-se pelo início precoce, pela ausência de outros agentes etiológicos e pelo relato familiar com várias gerações envolvidas. Os portadores de PC hereditária têm maior possibilidade de desenvolver carcinoma pancreático.

No Brasil, Mott e cols. descreveram a primeira família da América do Sul com dois de seus membros, duas irmãs, portadores da afecção.

Clinicamente, há crises dolorosas abdominais, com períodos de acalmia variáveis e complicações surgidas precocemente, como cistos de pâncreas, derrames cavitários, má absorção, diabetes, hemorragias digestivas e hipertensão portal segmentar.

O diagnóstico definitivo é feito ao se detectar as calcificações pancreáticas tanto no exame radiológico não contrastado quanto no ultra-sonográfico do abdome ou ao se comprovar a deficiência funcional do pâncreas exócrino, por meio da tubagem duodenal, pela prova da secretina-pancreozimina.

Anatomopatologicamente, o quadro assemelha-se ao de pancreatites crônicas de outras etiologias, porém, habitualmente, com lesões mais graves, sugerindo a possibilidade de evolução grave e de manifestações clínicas precoces.

As PC hereditárias evoluem, geralmente, para cirurgias precoces sobre o pâncreas ou órgãos adjacentes, necessárias para diminuir as manifestações dolorosas ou em função das complicações.

ANOMALIAS CONGÊNITAS

Pâncreas anular

Dentre as anomalias pancreáticas congênitas, o pâncreas anular corresponde à má rotação da porção ventral do pâncreas, formando um anel que circunda a segunda porção do duodeno. Pode estar associado a outras anomalias congênitas, como a síndrome de Down e a estenose ou atresia duodenal, sendo, talvez, estas últimas alterações, e não o tecido pancreático ao redor do duodeno, as responsáveis por obstruções em lactentes. Os pacientes podem ser assintomáticos, mas a maioria tem manifestações clínicas semelhantes às da estenose pilórica no primeiro ano de vida. Raramente, os sintomas surgem apenas na idade adulta.

Pâncreas ectópico ou aberrante

Ocorre, habitualmente, por alterações na rotação dos esboços dorsal e ventral do pâncreas ou por disseminação do esboço pancreático na cavidade celômica. O tecido pancreático ectópico é encontrado no estômago, duodeno, jejuno, íleo, mas pode ter outras localizações; em necropsias, pâncreas ectópico em parede duodenal pode ser detectado em 14% dos pacientes, podendo ser sede de pancreatites ou câncer.

Não há sintomas típicos do pâncreas ectópico e eles decorrem de ulceração ou de hemorragias; excepcionalmente, em crianças, pode levar à obstrução pilórica ou à intussuscepção, se localizado mais distalmente. Radiologicamente, a imagem mais sugestiva é a de defeito de enchimento com depósito central. Com freqüência, o tecido pode ser observado à endoscopia como uma pequena massa submucosa, inferior a 5cm, com umbilicação central. Nas crianças, recomenda-se a remoção cirúrgica.

Pancreas divisum

Corresponde à falha de fusão dos brotos pancreáticos dorsal e ventral, anomalia observada em 3 a 10% da população; o ducto pancreático principal drena, por meio da papila maior do duodeno, pequena porção posterior e inferior da glândula pancreática. O canal de Santorini comporta-se como ducto pancreático principal, drenando todo o restante do órgão pela papila menor do duodeno.

O pancreas divisum tem sido aventado como possível causa de pancreatite aguda recorrente e de pancreatite crônica obstrutiva, com o pequeno diâmetro da papila menor do duodeno insuficiente para drenar a maior parte da glândula, hipótese não aceita por todos os autores. Apesar disso, se há pancreatite na ausência de alcoolismo ou de outras causas conhecidas de comprometimento pancreático, a associação da afecção com pancreas divisum é de 42 a 45%, o que afastaria a hipótese do acaso na concomitância entre ambos.

O diagnóstico é feito principalmente com a colangiopancreatografia endoscópica retrógrada, que evidencia maior drenagem do pâncreas pela papila menor do duodeno. O melhor tratamento para esses pacientes é controvertido, preferindo-se, hoje, a papilotomia cirúrgica.

SÍNDROME DE SHWACHMAN

Caracteriza-se pela insuficiência pancreática exócrina associada à neutropenia ou pancitopenia, podendo ocorrer, ainda, baixa estatura e disostose metafisária, sendo provavelmente hereditária, correspondendo à síndrome descrita por Bodian e cols. como hipoplasia congênita do pâncreas.

Os sintomas surgem no primeiro ano de vida, com diarréia, perda de peso e infecções respiratórias recidivantes; posteriormente, deformidades esqueléticas, diabetes e baixa estatura podem aparecer.

O diagnóstico é feito pelo leucograma com neutropenia ou pancitopenia e pela ausência de tripsina nas fezes. Após estímulo com secretina e pancreozimina ou ceruleína, pode-se observar insuficiência de tripsina no suco duodenal; esteatorréia é comum e alterações ósseas podem ser detectadas ao exame radiológico de fêmur, tíbia e costelas.

A prova do suor normal nesses pacientes será fundamental para o diagnóstico diferencial com fibrose cística do pâncreas.

Os pacientes são tratados com enzimas pancreáticas, triglicerídeos de cadeia média e antibioticoterapia, quando há complicações infecciosas.

SÍNDROME DE JOHANSON-BLIZZARD

Quadro raro com má absorção, aplasia congênita de asas do nariz, surdez, hipotireoidismo, baixa estatura, microencefalia e ausência de dentes definitivos. O tratamento corresponde à reposição de enzimas pancreáticas.

APLASIA E HIPERPLASIA PANCREÁTICAS

São entidades raras, associando-se a aplasia ao atraso de crescimento e morte precoce, e a hiperplasia à presença de língua volumosa e hérnia umbilical, podendo ocorrer hipoglicemia por hiperinsulinemia.

ENZIMOPATIAS PANCREÁTICAS CONGÊNITAS

O conhecimento dessas anormalidades congênitas apresenta grande interesse pelo número crescente de casos diagnosticados e pelas possibilidades terapêuticas recentemente surgidas. Deficiências isoladas de enzimas têm sido descritas, dentre as quais as mais importantes são:

Lipase

Os casos descritos são raros; os pacientes apresentam esteatorréia desde a primeira infância, sem evidências de doença pancreática; ao se fazer a tubagem duodenal, não há lipase no suco obtido, estando a colipase habitualmente presente.

Colipase

A colipase, peptídeo do suco pancreático, co-fator na digestão de gorduras, segura a lipase na interface enzima-substrato, formando, possivelmente, um complexo lipoprotéico lipase-bile. Supõe-se que os sais biliares, fosfolipídeos e colesterol sejam necessários para levar o complexo ao estado de emulsão.

Enterocinase

Há má absorção, hipoproteinemia e atraso de crescimento grave; as dosagens de amilase e lipase são normais, tendo a tripsina nenhuma ou muito baixa atividade duodenal. Sódio e outros eletrólitos são normais no suor e tanto a morfologia do intestino delgado quanto os níveis de dissacaridases são normais. Com a administração de enterocinase exógena, o tripsinogênio pode ser ativado. A esteatorréia associada à deficiência de enterocinase pode relacionar-se à deficiência de fosfolipase, cuja ativação requer tripsina.

Tripsinogênio

Quando há deficiência isolada de tripsinogênio, os pacientes apresentam diarréia, hipodesenvolvimento estatural, edema e hipoproteinemia, decorrentes do aproveitamento inadequado dos nutrientes protéicos. Como há quimotripsina e carboxipeptidase, com a administração de enzimas orais, a atividade da protease se normaliza; o atraso de crescimento é superado pela administração de dieta protéica elementar.

BIBLIOGRAFIA

1. COMFORT, M.W.; STEIMBERG, A.G. – Pedigree of a family with hereditary chronic relapsing pancreatitis. *Gastroenterology.* **21**:54, 1952. 2. CUNHA, R.M. et al. – Complicações das pancreatites crônicas em São Paulo. *Rev. Hosp. Clín. Fac. Med. S. Paulo.* **52**:306, 1997. 3. Guarita, D.R. et al. – Pancreatites crônicas: características clínicas, complicações e associação com outras afecções. *Rev. Hosp. Clín. Fac. Med. S. Paulo.* **44**:221, 1989. 4. GUARITA, D.R. et al. – Pancreatopatias. In Barbieri, D. & Koda, Y.K.L. *Doenças Gastroenterológicas em Pediatria.* São Paulo. Atheneu, 1995, p. 382. 5. LeBODIC, L. et al. – The hereditary pancreatitis gene maps to long arm of chromosome 7. *Hum. Mol. Genet.* **5**:549, 1996. 6. MOTT, C.B. et al. – Pancreatite crônica hereditária. Estudo de uma família. *Arq. Gastroenterol.* **10**:211, 1973. 7. MOTT, C.B. et al. – Etiologia das pancreatites crônicas em São Paulo: estudo de 407 casos. *Rev. Hosp. Clín. Fac. Med. S. Paulo.* **44**:214, 1989. 8. MOTT, C.B. et al. – Avaliação funcional do pâncreas exócrino em portadores de doença de Chagas crônica. *Rev. Hosp. Clín. Fac. Med. S. Paulo.* **43**:279, 1988. 9. MOTT, C.B. et al. – Histological and functional alterations of human exocrine pancreas in Mansoni's schistosomiasis. *Am. J. Dig. Dis.* **17**:583, 1972. 10. NOGUEIRA, C.E.D. et al. – Pancreatite crônica. In Dani, R. & Paula-Castro, L. *Gastroenterologia Clínica.* Rio de Janeiro, Guanabara Koogan, 1993, p.1650. 11. SANDHOFER, F. – Physiology and pathophysiology of the metabolism of lipoproteins. *Wien. Med. Wochenschr.* **144**:286, 1994. 12. SOSSENHEIMER, M.J. et al. – Clinical characteristics of hereditary pancreatitis in a large family, based on high-risk haplotype. The Midwest Multicenter Pancreatic Study Group. *Am. J. Gastroenterol.* **92**:1113, 1997.

SEÇÃO IV — Doenças do Fígado e das Vias Biliares

coordenadora GILDA PORTA

---

1 — Desenvolvimento e Anatomia do Fígado

VINCENZO PUGLIESE

INTRODUÇÃO

O fígado é o maior órgão sólido do corpo humano. Pesa no homem adulto 1.800 gramas, em média, e 1.400 gramas na mulher, equivalendo a aproximadamente 2% da massa corpórea. Na vida fetal e na infância é um órgão relativamente maior, representando 5,6% da massa corpórea total de um feto aos 5 meses de idade gestacional, 5% ao nascimento e 3% ao final do primeiro ano de vida. Esse relativo maior volume hepático é responsável pela protuberância abdominal normalmente observada nos recém-nascidos e nos lactentes.

O fígado é uma glândula vital, pois é sede da maioria dos processos metabólicos essenciais à manutenção da vida. Para esse fim, é ricamente vascularizado, aproximadamente um quarto de todo o débito sangüíneo cardíaco é destinado à sua perfusão. Admite-se como normal um fluxo sangüíneo hepático de aproximadamente 1.500ml/min no homem adulto. Quando o fluxo sangüíneo é relacionado à massa tecidual perfundida, estima-se um valor normal entre 1 e 1,3ml/min para cada grama de fígado.

O fluxo sangüíneo hepático está sujeito, no entanto, a grandes variações em condições fisiológicas. Ele apresenta um padrão de variação fásica de acordo com os movimentos respiratórios. A posição ortostática e a prática de exercícios físicos promovem vasoconstrição esplâncnica e conseqüente redução do fluxo sangüíneo hepático. A ingestão de alimentos, por outro lado, aumenta o débito sangüíneo esplâncnico e hepático.

O fígado possui duas fontes sangüíneas: a circulação arterial sistêmica e a circulação venosa portal. Essas duas fontes têm características distintas tanto do ponto de vista físico (hemodinâmico), como bioquímico (composição sangüínea).

O sistema arterial contribui com aproximadamente 25 a 30% do fluxo sangüíneo hepático total, sendo sua principal função prover oxigênio ao órgão.

A maior parte do fluxo sangüíneo hepático (70-75%) provém da circulação venosa *portal. Na escala evolutiva animal, desde os vertebrados inferiores, o parênquima hepático interpõe-se entre os va-*

sos que drenam as vísceras esplâncnicas e o coração. Dessa forma, todo o sangue venoso drenado a partir do estômago, baço, pâncreas, intestino delgado e grosso passa pelo território capilar sinusoidal hepático antes de atingir a circulação sistêmica. Essa particularidade anatômica é importante para as funções do fígado como principal órgão regulador da homeostase metabólica e como filtro de toxinas e de microrganismos provenientes da absorção e da translocação intestinal.

Para a realização dessas funções, é importante que um grande fluxo de sangue venoso portal passe pelo fígado. No entanto, grande parte da energia cinética do sangue que atinge o sistema venoso portal é dissipada durante a passagem pelo território capilar esplâncnico; assim, para a manutenção de um alto fluxo portal, é fundamental a ocorrência de um regime de baixa resistência intra-hepática. Em resumo, as características hemodinâmicas do fluxo venoso portal são: alto fluxo, com baixa resistência e pressão.

A osmolaridade, a concentração de hormônios (principalmente da insulina e do glucagon) e de metabólitos no sangue portal exercem forte influência nas funções hepatocelulares. Esse fato pode ser comprovado experimental e clinicamente por meio da observação de atrofia hepática causada pela ligadura ou trombose da veia porta ou ainda pelo desvio do sangue portal pelas anastomoses portossistêmicas.

EMBRIOLOGIA

O fígado origina-se de uma evaginação ventral do endoderma do intestino cefálico, a partir da terceira semana de vida intra-uterina (Fig. 1.23). Essa evaginação dá origem a um divertículo localizado anteriormente ao intestino primitivo e revestido por um epitélio colunar. A cavidade desse divertículo comunica-se com a parte do intestino que dará origem ao duodeno. Com o seu crescimento no mesênquima do septo transveso, ele passa a dividir-se em três partes, a *pars hepatica*, que dá origem ao parênquima hepático e aos ductos biliares intra-hepáticos, a *pars cistica*, que dá origem à vesícula biliar, ao ducto cístico e ao colédoco, e *pars ventralis*, que dá origem ao pâncreas ventral (cabeça do pâncreas).

O fator-chave no desenvolvimento da vascularização do fígado é que em vez de essa massa celular promover o desenvolvimento de seu suprimento sangüíneo, é o fígado que invade seqüencialmente as estruturas vasculares, mais precisamente dois pares de veias longitudinais: as veias vitelinas (ou onfalomesentéricas) e as veias umbilicais.

À medida que o divertículo hepático invade o septo transverso, as células endodérmicas o fazem formando cordões sólidos que se imbricam com seios venosos provenientes de veias vitelinas. Os cordões de células endodérmicas originam as placas hepáticas que se intercalam com os vasos capilares, os sinusóides hepáticos. As placas hepáticas nessa fase são compostas por duas a cinco camadas celulares e assim o fazem até aproximadamente o quinto ano de vida, quando o fígado passa a assumir sua ultra-estrutura adulta.

O desenvolvimento da árvore biliar e vascular hepática pode ser didaticamente dividido em quatro etapas descritas a seguir.

INVASÃO VENOSA

O broto hepático invade seqüencialmente as veias vitelinas e as veias umbilicais. As veias vitelinas levam o sangue do intestino primitivo e do saco vitelínico para o coração. A invasão das veias vitelinas pelas células hepáticas determina o desenvolvimento de uma rede capilar na sua porção central. A parte caudal dessas veias dá origem ao sistema venoso portal, ao passo que a parte distal, às veias hepáticas primitivas. Como resultado desse processo complexo, as células hepáticas ficam interpostas entre a circulação do território esplâncnico e o coração. A invasão das veias vitelinas esquerda e direita pelo fígado em desenvolvimento determina a divisão desse órgão em uma "parte esquerda" e uma "parte direita", baseada na sua anatomia vascular. Isso significa que no homem existe apenas um único broto hepático central, divisões subseqüentes dessa massa tecidual em crescimento em uma parte esquerda e uma direita, que se baseia no fato de que os elementos da circulação vitelina, que são invadidos pelo broto hepático, persistem como divisões separadas da circulação portal intra-hepática no fígado desenvolvido.

O desenvolvimento das partes mais caudais das veias vitelinas também é importante. Três comunicações transversais se formam entre a veia vitelina esquerda e a direita, sendo que a comunicação média é dorsal ao intestino, ao passo que as demais são anteriores a ele (Fig. 1.24).

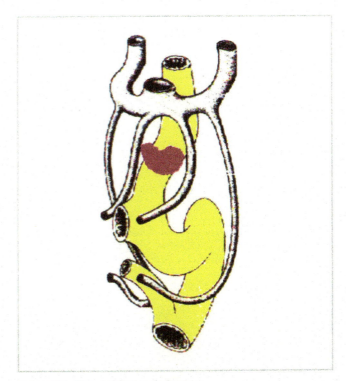

Figura 1.23 – Desenvolvimento do fígado.

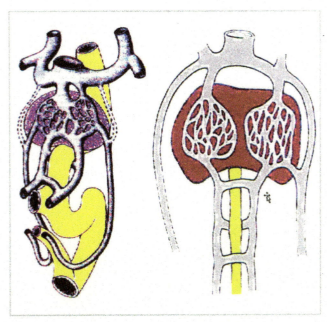

Figura 1.24 – Embriologia do fígado (invasão venosa).

O fígado invade também a veia umbilical esquerda em uma fase mais tardia de seu desenvolvimento. As veias umbilicais levam o sangue oxigenado da placenta para o coração do feto. Com o desenvolvimento do fígado, ele passa a receber suprimento sangüíneo tanto das veias vitelinas como da veia umbilical esquerda. As veias vitelinas, no entanto, são invadidas, determinando a formação de uma rede capilar, fazendo com que essas terminem interiorizadas pela massa celular hepática, ao passo que a veia umbilical esquerda, apesar de nutrir o broto hepático, não é incorporada; esse vaso é na realidade mais deslocado que invadido pelo fígado em desenvolvimento.

REGRESSÃO VENOSA (Fig. 1.25)

Nessa segunda fase, muitas veias primitivas desaparecem, incluindo a porção junto ao fígado da veia vitelina esquerda e as partes distais à comunicação média entre as veias vitelinas. Nesse momento da vida fetal, a circulação venosa vitelínica intra-hepática passa a receber seu suprimento a partir de uma única fonte: a veia porta primitiva. A veia porta e seu ramo direito derivam, portanto, da veia vitelina direita. A parte inicial (transversa) do tronco portal esquerdo deriva da veia comunicante superior.

A parte cranial da veia vitelina esquerda também involui, fazendo com que toda a drenagem venosa do fígado primitivo passe a ser feita através de uma única veia: a porção cranial da veia vitelina direita, que futuramente será englobada à veia cava inferior.

O sistema venoso umbilical também involui. A porção cranial da veia umbilical esquerda e toda a veia umbilical direita desaparecem. Nessa fase, todo o sangue placentário atinge o coração passando pela veia umbilical esquerda, pelo parênquima hepático e pelo remanescente cranial da veia vitelina direita.

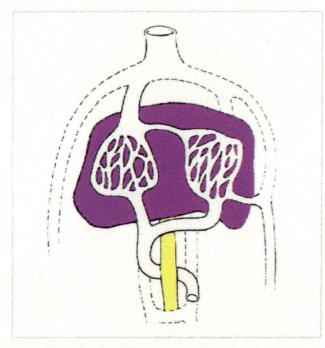

Figura 1.25 – Embriologia do fígado (regressão venosa).

NEOFORMAÇÃO VENOSA

Com o posterior desenvolvimento hepático, o fluxo preferencial da veia umbilical esquerda passa a ser feito por um novo ducto venoso originário de elementos do sistema vitelínico, denominado ducto venoso ou ducto de *Arantius*. Esse canal que comunica a veia umbilical esquerda à veia hepática comum localiza-se na superfície externa do fígado, em posição dorsal (Fig. 1.26).

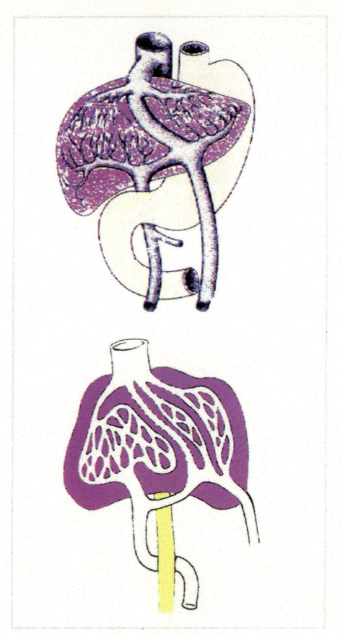

Figura 1.26 – Embriologia do fígado (neoformação venosa).

À medida que a porção esquerda do fígado cresce, canais venosos consolidam-se nas veias hepáticas média e esquerda que drenam para a veia hepática comum. Esta, originária da parte mais cranial da sistema vitelínico direito, acaba incorporada no desenvolvimento da veia cava inferior. Assim, ao nascimento, o fígado não possui uma veia hepática comum, mas três veias hepáticas, todas derivadas do sistema venoso vitelínico, sendo a veia hepática direita originária direta do sistema vitelínico direito, e as veias hepáticas média e esquerda, veias novas, nessa terceira fase, resultantes da consolidação de veias menores do sistema vitelínico esquerdo.

FORMAÇÃO DO SISTEMA ARTERIAL E BILIAR HEPÁTICO

A formação desses sistemas se dá em uma fase mais tardia da vida intra-uterina, posterior à formação dos sistemas venosos. O crescimento das árvores biliar e arterial acompanha o trajeto estabelecido pelo sistema venoso portal, à exceção no lobo hepático esquerdo, de onde o *tronco portal esquerdo é derivado tanto do sistema venoso vitelínico esquerdo, como da veia umbilical esquerda* (Fig. 1.27).

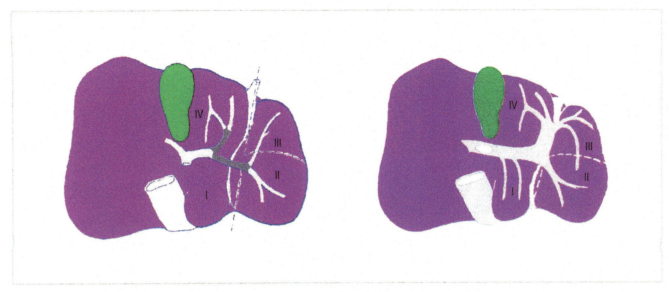

Figura 1.27 – Embriologia do fígado. Formação do sistema arterial (**A**) e vonoso portal (**B**).

Os canalículos biliares podem ser reconhecidos entre os hepatócitos a partir da sexta semana de gestação. Entre a sexta e a nona semanas forma-se, então, a árvore biliar intra-hepática. A produção de bile inicia-se após o quarto mês de gestação, conferindo uma cor escurecida característica ao conteúdo intestinal (mecônio).

Após o nascimento, tanto a veia umbilical como o ducto venoso obliteram-se, a primeira dando origem ao ligamento redondo, e o segundo, ao ligamento venoso.

ANATOMIA

Com base na aparência externa de sua face anterior, o fígado apresenta dois lobos divididos pela inserção dos ligamentos falciforme e redondo: um lobo direito maior e um esquerdo de dimensões menores (Fig. 1.28). Uma visão, a partir da sua face ventral, permite distinguir quatro lobos (direito, esquerdo, quadrado e caudado) delimitados por cinco reparos anatômicos dispostos em "H": o sulco transversal de Haller (inserção do pedículo hepático inferior), o leito da vesícula biliar, o sulco determinado pela veia cava inferior, o ligamento redondo e o ligamento venoso (Fig. 1.29).

Essa divisão, no entanto, não se correlaciona com uma anatomia funcional, baseada no suprimento sangüíneo e na drenagem biliar hepática, que subdivide o fígado em setores e segmentos. Nesse ponto de vista, o fígado pode ser dividido em duas partes, direita e esquerda, de volumes semelhantes, cada um suprido de um tronco venoso portal, uma artéria e um ducto biliar. A divisão entre essas duas partes é representada por um plano que corre sobre a veia hepática média e que se projeta da fossa vesicular à fossa da veia cava inferior; esse plano é conhecido como cisura hepática principal ou linha de Cantlie.

A divisão de segunda ordem reparte o fígado em quatro setores de volumes semelhantes. À direita, o órgão é dividido em um setor anterior e um setor posterior, pela cisura hepática direita, ao passo que o hemifígado esquerdo é subdividido em um setor mediano e um setor lateral por um plano que passa pela fissura umbilical e pelo ligamento falciforme (Fig. 1.30). Por fim, o fígado pode ser subdividido em oito segmentos, como proposto por Couinaud e demonstrado na figura 1.31.

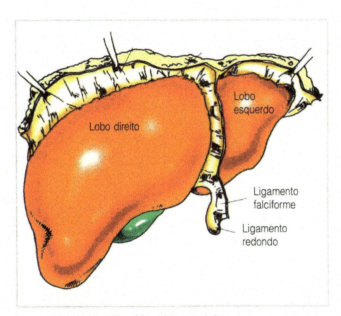

Figura 1.28 – Anatomia hepática (visão anterior).

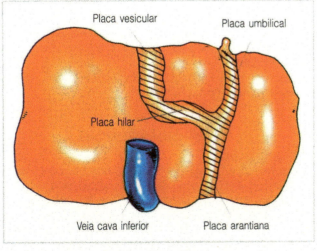

Figura 1.29 – Anatomia hepática (visão inferior).

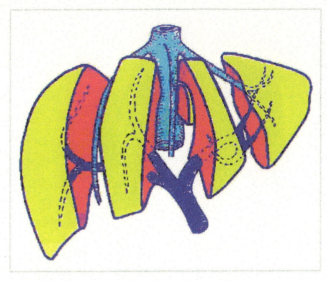

Figura 1.30 – Anatomia hepática (setores hepáticos)

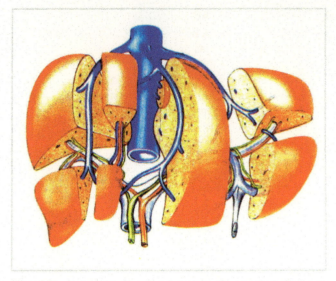

Figura 1.31 – Anatomia hepática. Seguimentos hepáticos segundo Couinaud.

BIBLIOGRAFIA

1. AREY, L.B. – *Development Anatomy. A Textbook and Laboratory Manual of Embriology*. Philadelphia, Saunders, 1965. 2. COUINAUD, C. – *Surgical Anatomy of the Liver Revisited*. Paris, 1989. 3. GREENWAY, C.V. & STARK, R.D. – Hepatic vascular bed. *Physiol. Rev.* **51**:23, 1971. 4. PUGLIESE, V. & HERMAN, P. – Fluxo sangüíneo hepático. In Oliveira e Silva, A. & D'Albuquerque, L.C. *Hepatologia Clínica e Cirúrgica*. – 2ª ed., São Paulo, no prelo.

2 Testes Bioquímicos Para Avaliação da Função Hepática

AMADEU SAEZ-ALQUEZAR
RENATA PEREIRA SUSTOVICH PUGLIESE
GILDA PORTA

INTRODUÇÃO

Inúmeros testes bioquímicos foram descritos, até hoje, para a avaliação da função hepática. Muitos deles caíram em desuso por serem pouco específicos ou por apresentarem poucos subsídios no cômputo geral do diagnóstico clínico laboratorial. De fato, com os avanços ocorridos nas áreas de diagnóstico, por sorologia, por biologia molecular e por imagem, a utilização dos testes bioquímicos ficou restrita a aspectos bem definidos, em que eles podem contribuir, de forma concreta, para o diagnóstico e o acompanhamento das hepatopatias.

Descreveremos os testes bioquímicos de utilização mais freqüente para a avaliação da função hepática.

BILIRRUBINAS SÉRICAS

METODOLOGIAS

Vários métodos podem ser utilizados para a dosagem das bilirrubinas (livre ou indireta ou conjugada), mas a maioria baseia-se na reação de Van Der Berg (reação do pigmento com ácido sulfanílico diazotado). A bilirrubina conjugada, solúvel em água, dá reação direta em solução aquosa de ácido sulfanílico diazotado, ao passo que a bilirrubina IX-alfa livre, insolúvel em água, necessita da adição de um acelerador (metanol ou benzoato de cafeína), dando assim uma reação indireta. Outros métodos como de Malloy e Evelyn, Ducci e Watson, Jendrassik-Grof podem também ser usados, fornecendo boa sensibilidade dos testes. Para detectar a presença de bilirrubina na urina, utiliza-se o método de Harrison-Fouchet, que produz uma coloração verde quando a bilirrubina está presente, em concentrações a partir de 3mg/100ml de urina. Na prática, utilizam-se produtos comercializados que consistem em tiras plásticas, tendo uma pequena área contendo os reagentes da reação e permitem a execução rápida do teste. Para a pesquisa de urobilinogênio urinário, utilizam-se procedimentos semelhantes, contendo o reativo de Erlich, que produz coloração avermelhada, quando em contato com o pigmento.

VALORES NORMAIS
Níveis séricos de bilirrubina
   Bilirrubina direta (conjugada) – até 0,3mg/dl (5µmol/l).
   Bilirrubina total (livre + conjugada) – até 1,2mg/dl (20µmol/l).

Pigmentos biliares na urina
   Bilirrubina conjugada – reação negativa.
   Urobilinogênio – reação positiva até a diluição de 1/40.

Pigmentos biliares nas fezes
   Urobilinogênio – reação positiva.

DISTÚRBIOS NO METABOLISMO DA BILIRRUBINA

Devido à formação da bilirrubina
Exemplo: hemólise, drogas.
Aumento dos níveis séricos de bilirrubina indireta.
Aumento de urobilinogênio urinário e fecal.

Devido ao transporte da bilirrubina no sangue
Exemplo: albumina plasmática diminuída; competidores (sulfonamidas, contrastes radiológicos, diuréticos, salicilatos).
Aumento dos níveis séricos de bilirrubina indireta.

Devido à captação e ao transporte dentro da célula hepática
Exemplo: níveis baixos de ligandina, recém-nascidos, síndrome de Gilbert.
Uso de ácido flavaspídico, rifampicina e contrastes radiológicos.
Modelo experimental: carneiros mutantes *Southdown*.
Aumento dos níveis séricos de bilirrubina indireta.
Urobilinogênio urinário e fecal: normal ou diminuído.

Devido à conjugação da bilirrubina no retículo endoplasmático liso dos hepatócitos
Exemplo: icterícia do recém-nascido, síndrome de Criggler-Najjar e de Lucey-Driscoll, 3,20-pregnanediol, vitamina K, novobiocina, cloranfenicol.
Aumento dos níveis séricos de bilirrubina indireta.

Devido à excreção da bilirrubina conjugada
a) Pelo hepatócito
Exemplo: anabolizantes, gravidez, hepatites por vírus, cirrose, álcool, imaturidade de recém-nascidos, síndrome de Dubin-Johnson e de Rotor.
b) Pelo sistema biliar
Exemplo: obstrução mecânica (litíase, constrições, tumores).
Aumento acentuado da bilirrubina total à custa principalmente da bilirrubina direta.
Bilirrubina conjugada na urina: reação positiva.
Urobilinogênio urinário e fecal diminuído.

PROTEÍNAS SÉRICAS

O fígado humano desempenha funções de vital importância no metabolismo protéico, no que diz respeito à captação da amônia sangüínea e síntese da uréia, ao metabolismo de aminoácidos e à síntese protéica. De fato, o fígado é o principal local de síntese da maioria das proteínas circulantes no organismo. A albumina, que quantitativamente é a proteína mais importante do plasma, é sintetizada exclusivamente no fígado (10 a 15g/dia). Depreende-se, assim, que a análise das proteínas séricas é de fundamental importância para o estudo da função hepática. O estudo das proteínas séricas pode ser global, que corresponde à determinação da concentração de proteínas totais e frações. Os valores normais para a concentração de proteínas séricas totais variam de 6 a 8g/dl. Quando existe interesse em se conhecer detalhadamente a proporção entre albumina e gamaglobulinas, utiliza-se a separação eletroforética das proteínas séricas, que é um método semiquantitativo e fornece informações importantes sobre o percentual das cinco frações: albumina, alfa-1, alfa-2, beta e gamaglobulinas. As frações alfa-1, alfa-2, beta e gamaglobulinas são de composição heterogênea. Certo número de proteínas que migram nessas frações, como haptoglobina, proteína C reativa, glicoproteínas, lipoproteínas, transferrina, ceruloplasmina, fibrinogênio e outros fatores de coagulação, é sintetizado no fígado (Fig. 1.32). A fração albumina é de composição homogênea e sintetizada exclusivamente no fígado. As Imunoglobulinas IgG, IgM, IgA, IgD e IgE (fração gama) são produzidas pelo sistema reticuloendotelial – SRE (células plasmáticas e linfócitos).

Diminuição dos níveis séricos de albumina pode ser conseqüência de perdas como, por exemplo, na síndrome nefrótica, enteropatias, queimaduras e ascite, estados de nutrição inadequada e de

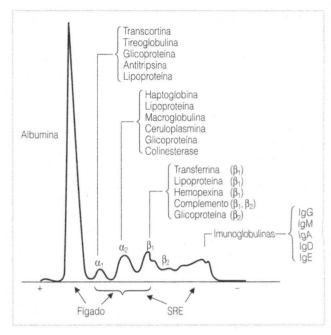

Figura 1.32 – Eletroforese das proteínas séricas.

desnutrição grave (exemplo: kwashiorkor). Excluídas essas causas, a queda de albumina reflete um processo crônico, de incapacidade parcial de síntese, pelo parênquima hepático. É necessário um período de tempo, relativamente longo, para que as deficiências de síntese, nos hepatócitos, manifestem-se pela hipoalbuminemia, pois a vida média da albumina é de 22 a 26 dias. As proteínas que migram nas frações alfa-1, alfa-2 e betaglobulinas têm vidas médias menores que a albumina, pelo que poderá ocorrer diminuição dessas frações como decorrência de insuficiência hepática grave, não necessariamente devido a processos crônicos. Aproximadamente 85% da fração alfa-1-globulina é constituída de alfa-1-antitripsina. Quando essa fração está muito diminuída, ou ausente na corrida eletroforética, deve-se suspeitar de deficiência de alfa-1-antitripsina, que deverá ser confirmada por meio de metodologia quantitativa e específica (focalização isoelétrica) para essa proteína. As glicoproteínas que migram nas frações alfa-1 e alfa-2-globulinas, principalmente a glicoproteína ácida, tendem a estar aumentadas nos processos inflamatórios e neoplásicos com a conseqüente elevação das respectivas frações, na corrida eletroforética. Lipoproteínas que migram nas alfa-1, alfa-2 e betaglobulinas, em especial nas duas últimas, podem ser responsáveis pelo aumento dessas frações, nas colestases de duração superior a sete dias. Na maioria dos processos crônicos, observa-se aumento policlonal das gamaglobulinas, diferente do aumento monoclonal encontrado nos casos de mieloma. Pacientes com cirrose hepática freqüentemente apresentam aumento da fração gamaglobulina e também uma fusão entre as frações beta e gama decorrente da elevação das imunoglobulinas IgG, IgM, e IgA. Na forma hepatoesplênica da esquistossomose mansônica, pode-se observar um perfil semelhante ao da cirrose hepática. Com alguma freqüência aparece um pico no lado de maior mobilidade da fração gama, que desaparece com o tratamento da doença (Fig. 1.33).

Em geral, utilizam-se como suporte fitas de acetato de celulose ou de agarose. Após a corrida eletroforética de 10 minutos, em tampão barbital pH 8,6 (U = 0,06), as fitas são coradas (negro de amido, Ponceau-S etc.), transparentizadas e lidas em um densitômetro para obter-se o gráfico da corrida, com o cálculo de área para cada uma das frações. Separadamente, faz-se a dosagem das proteínas séricas totais, a partir de cujo valor se quantifica a área de cada uma das frações obtidas.

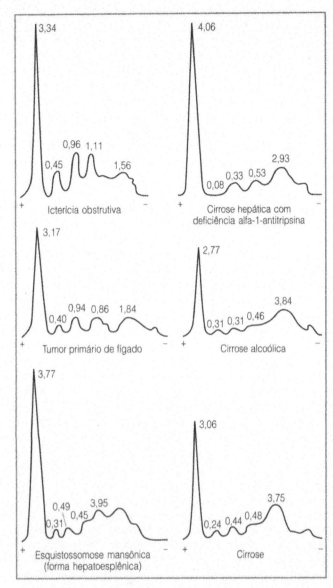

Figura 1.33 – Alterações do perfil eletroforético das proteínas séricas em algumas situações (valores em g%).

ALFAFETOPROTEÍNAS

As alfafetoproteínas são sintetizadas no retículo endoplasmático rugoso dos hepatócitos e estão presentes em altos níveis, de até 3.000ng/dl, em soro fetal e de recém-nascidos. Em adultos normais, as alfafetoproteínas estão presentes no soro, em baixas concentrações (4 a 10,5ng/dl). Aumentos acentuados dessas proteínas são observados em pacientes com carcinoma hepatocelular, se bem que não sejam específicos apenas para tumores hepáticos. Processos de regeneração hepatocelular, como nas hepatites fulminantes, podem ter aumentos significativos (superiores a 100ng/dl) e estar associados a um bom prognóstico. Além do valor prognóstico das alfafetoproteínas nos processos hepáticos agudos com intenso grau de necrose, as principais aplicações clínicas dizem respeito à avaliação de casos nos quais existe suspeita de tumores hepáticos e no acompanhamento das doenças hepáticas crônicas, com alto risco de evolução para neoplasias.

NÍVEIS SÉRICOS DE ATIVIDADE ENZIMÁTICA

INTRODUÇÃO

Enzimas são substâncias orgânicas, de natureza protéica, que catalisam reações químicas com especificidade variável. A substância transformada pela ação catalítica de uma enzima é chamada de *substrato*, e a(s) substância(s) produzida(s) de *produto*(s), de reação. Existem enzimas altamente específicas que agem apenas sobre um determinado substrato (exemplo: urease), ao passo que outras, menos específicas, catalisam reações análogas, atuando sobre diferentes substratos (exemplo: fosfatase alcalina). A atividade enzimática é influenciada por diversos fatores. Cada enzima possui pH e temperatura ótimos, nos quais desenvolve a maior atividade. Fixadas as variáveis ótimas de pH e de temperatura, a velocidade de uma reação enzimática dependerá, apenas, da concentração do substrato e da ausência de inibidores. Em condições fisiológicas *in vivo*, a maioria das reações químicas, catalisadas por enzimas, processa-se com velocidades bastante inferiores à velocidade máxima. Todavia, *in vitro*, é importante que se trabalhe com velocidade máxima de reação. Adota-se como nomenclatura oficial aquela proposta pela International Union of Biochemistry (IUB), que classifica as enzimas em seis classes principais:

1. Oxidorredutases (exemplo: desidrogenase láctica).
2. Transferases (exemplo: alanina aminotransferase, gamaglutamiltransferase).
3. Hidrolases (exemplo: colinesterase, fosfatase alcalina).
4. Liases (exemplo: aldolase).
5. Isomerases (exemplo: triosefosfato isomerase).
6. Ligases (exemplo: piruvato carboxilase).

FUNDAMENTOS FISIOPATOLÓGICOS DO DIAGNÓSTICO ENZIMÁTICO

As enzimas podem ser classificadas em intra e extracelulares, de acordo com o local onde exerçam sua atividade biológica. A pseudocolinesterase é um exemplo de enzima extracelular e após sua síntese nos ribossomos dos hepatócitos vai para o sangue circulante, exercendo aí sua função biológica. A queda dos níveis séricos de atividade dessa enzima reflete diminuição na capacidade de síntese, pelo parênquima hepático, ou da massa hepática circulante.

Enzimas intracelulares diferenciam-se quanto à localização no interior das células. Depois de sintetizadas, distribuem-se no citoplasma ou nas diferentes organelas citoplasmáticas, participando de processos metabólicos. A atividade dessas enzimas no interior das células é 10.000 a 100.000 vezes maior que no plasma, no qual, em condições normais, ocorrem em níveis muito baixos. Causas que podem promover a liberação de enzimas intracelulares, aumentando os níveis séricos de atividade: alterações estruturais devido a dano direto nas membranas, lesões traumáticas ou mudanças de pressão, bem como oferta insuficiente de oxigênio e substratos, por alterações da circulação sangüínea, ou modificações do próprio metabolismo e alterações da permeabilidade celular. Quando ocorrem alterações da permeabilidade celular, a liberação de enzimas intracelulares depende de vários fatores, a saber:

Tipo, intensidade e duração da agressão – a agressão do fígado por agentes diversos, tais como vírus, toxinas ou venenos, provoca respostas diferentes. A quantidade do agente agressor e o tempo de ação sobre as células também são fatores fundamentais para o tipo de resposta a ser observado.

Concentração de enzimas no tecido afetado – quanto maior a concentração intracelular de enzimas, maior será a quantidade liberada. Dessa forma, as enzimas chamadas organoespecíficas, ou seja, presentes em grandes concentrações apenas em determinados tecidos, podem fornecer dados importantes para o diagnóstico, como acontece com a amilase, em relação ao pâncreas ou com a guanase em relação ao fígado.

Localização intracelular – inicialmente são liberadas as enzimas de localização citoplasmática, vindo a seguir aquelas de localização mitocondrial e finalmente as de localização lisossômica. No fígado, enzimas ligadas à fração microssômica ou ao sistema biliar geralmente são liberadas para o espaço *extracelular*, em *casos* de indução microssômica ou comprometimento do sistema biliar, respectivamente.

Capacidade de recuperação para a síntese do tecido afetado – quando as lesões do parênquima hepático são reversíveis, permitem a continuidade da produção de enzimas, ao passo que, sendo irreversíveis, incapacitam as células afetadas para os processos de síntese. Neste último caso, ainda que persista o mesmo tipo de agressão e com a mesma intensidade, a liberação de enzimas intracelulares diminuirá gradativamente.

Peso molecular das enzimas – o peso molecular das enzimas conhecidas oscila entre 12.700 dáltons, da ribonuclease, e 1.000.000 dáltons, da desidrogenase glutâmica. Existe uma relação inversamente proporcional entre a velocidade de liberação e o peso molecular das enzimas.

Por outro lado, a velocidade de liberação de cada enzima presente no plasma é uma constante biológica para cada espécie (vida média). Em outras palavras, a velocidade de eliminação não depende *do valor* absoluto do nível sérico de atividade, mas segue uma lei exponencial definida. Cada enzima possui meia-vida própria.

"Sendo constante a saída de enzimas do plasma, o nível plasmático real depende apenas da oferta e reflete a localização, a extensão, a intensidade e o tipo da agressão celular".

PERFIL ENZIMÁTICO PARA AVALIAÇÃO DO COMPROMETIMENTO HEPÁTICO

Utilizam-se em geral quatro enzimas para a avaliação nas doenças hepáticas:

1. Alanina aminotransferase (ALT).
2. Aspartato aminotransferase (AST).
3. Fosfatase alcalina (FA).
4. Gamaglutamiltransferase (GGT).

Outras enzimas, como a guanase (GDS), glutâmico desidrogenase (GlDH) e pseudocolinesterase (ChE), poderão ter interesse para o estudo da função hepática e serão abordadas para elucidar os mecanismos fisiopatológicos envolvidos.

Nos quadros 1.20, 1.21 e 1.22 descrevem-se, sucintamente, as principais características das enzimas que constituem o perfil enzimático recomendado.

Quadro 1.20 – Aminotransferases (ALT e AST).

Alanina aminotransferase (ALT)	
Ocorrência	Distribuição
Fígado	Citoplasmática
Miocárdio	
Músculo esquelético	
Rim	
Pâncreas	
Patologias	
Hepatites tóxicas (exemplo: C Cl4)	
Hepatites por vírus (fase aguda)	
Colestases (intra e extra-hepáticas)	
Tumores hepáticos (*primar e secund*)	
Congestão hepática por insuficiência cardíaca	
Aspartato aminotransferase (AST)	
Ocorrência	Distribuição
Miocárdio	Citoplasmática
Fígado	Mitocôndrias
Músculo esquelético	
Rim	
Pâncreas	
Níveis séricos de atividade	
Aumentados, até 200 × LSN	
Aumentados de 20 a 200 × LSN	
Aumentados geralmente até 6 × LSN (em casos raros até 25 × LSN ou mais)	
Discretamente aumentados	
Discretamente aumentados	
Aumentados, podendo ser acima de 40 × LSN	

Quadro 1.21 – Fosfatase alcalina (FA).

Ocorrência	Distribuição
Fígado	Nas bordas sinusoidais e
Tecido ósseo	Canaliculares e na fração
Rim	microssômica
Intestino delgado	
Placenta	
Patologias	Níveis séricos de atividade
Hepatites por vírus (fase aguda)	Aumentos discretos (até 2× LSN)
Hepatites tóxicas	Aumentos discretos (até 2× LSN)
Colestases anictéricas	Aumentados
Colestases induzidas por drogas	Aumentados (até 10 × LSN)
Obstrução das vias biliares	Aumentados (até 10 × LSN)
Tumores hepáticos	Desde normais até 20 × LSN
Cirrose biliar primária	Aumentados (15 a 20 × LSN)
Doenças infiltrativas e granulomatosas	Aumentados
Abscessos hepáticos	Aumentados
Doença óssea ativa	Aumentados
Crescimento	Aumentados (até 3 × LSN)
Terceiro trimestre da gravidez	Aumentados (até 2 × LSN)

Quadro 1.22 – Gamaglutamiltransferase (GGT).

Ocorrência	Distribuição
Rins	Túbulo proximal e alça de Henle
Pâncreas	Ductos pancreáticos
Fígado	Ductos biliares, fração microssômica
Baço	
Intestino delgado	
Coração	
Cérebro	
Glândulas mamárias	
Patologias	Níveis séricos de atividade
Hepatite por vírus	Aumentados (de 5 a 15 × LSN)
Hepatite tóxica	Aumentados
Estase biliar	Muito aumentados (geralmente acima
Cirrose hepática	de 15 × LSN)
Etiologia alcoólica	Desde normais até muito aumentados
Tumores hepáticos	Muito aumentados
Pancreatite crônica	Aumentados (5 a 10 × LSN)
Tumor primário de pâncreas	Aumentos discretos
Infarto do miocárdio	Muito aumentados (até 50 × LSN)
Rejeição de transplantes renais	Aumentados
Diabetes	Aumentados
Drogas: fenobarbital,	Aumentados
aminopirina	Aumentados
Doença renal crônica	Aumentos discretos
Epilepsia	Aumentos discretos
Acidentes cerebrovasculares	Normais
Doenças musculares	Normais
Durante o crescimento	Normais
Terceiro trimestre de gravidez	Normais

Aminotransferases e guanase

A alanina aminotransferase (ALT), a aspartato aminotransferase (AST) e a guanase (GDS) são enzimas de localização intracelular, principalmente citoplasmática. A ALT encontra-se exclusivamente no citoplasma, ao passo que 30% da AST está presente nas mitocôndrias.

Aumentos acentuados dos níveis séricos de atividade dessas três enzimas indicam comprometimento hepatocelular. Níveis séricos das aminotransferases (ALT e AST) acima de 20 vezes o limite superior normal (× LSN), com aumento também da GDS, praticamente dão certeza de hepatite aguda. De fato, níveis séricos de atividade da GDS entre 2 a 8 × LSN são observados, quase que exclusivamente, na fase aguda das hepatites. Esse aumento da GDS ocorre de maneira precoce (às vezes quando ainda os níveis de aminotransferases estão pouco aumentados) e fugaz (após cinco a sete dias do aumento inicial, retornam aos valores normais). Pacientes com infarto de miocárdio e níveis elevados de GDS indicam congestão hepática.

Nas hepatites por vírus A e B, os níveis séricos de atividade das aminotransferases podem oscilar entre 10 e 100 × LSN. Esses aumentos podem ter início antes do aparecimento da sintomatologia clínica e em geral os níveis de ALT excedem os da AST. A velocidade de desaparecimento plasmático da AST é maior que o da ALT, de forma que, após três semanas do início da doença, apenas 10% dos casos mostram níveis normais de ALT contra 40% de AST. Nos casos de necrose hepática maciça (hepatite fulminante), inicialmente se observam aumentos acentuados dos níveis de ALT e AST, mas, logo após, ocorre uma queda rápida, devido à intensa destruição do parênquima hepático. Na mononucleose infecciosa, podem ocorrer aumentos da ALT e da AST em cerca de 80% dos casos, principalmente na segunda e terceira semanas de doença, com níveis séricos atingindo cerca de 15 × LSN. A normalização ocorre na grande maioria dos casos na quinta semana da doença. Nas hepatites de origem tóxica, as aminotransferases podem atingir níveis muito elevados, de até 200 × LSN. Nas hepatites crônicas, os níveis séricos de atividade das aminotransferases podem variar desde 2 a 4 × LSN até 100 × LSN, em geral com predominância da ALT sobre a AST, e são proporcionais à atividade e à evolução da doença. Na cirrose hepática, os níveis de ALT e AST em geral não ultrapassam 5 × LSN, com predominância da AST sobre a ALT. No curso da doença, podem ocorrer flutuações dos níveis séricos de atividade. Nas cirroses de causa viral, observam-se taxas maiores das aminotransferases, nos períodos de atividade da doença, correlacionando-se com a presença de necrose hepatocelular. Nas colestases intra ou extra-hepáticas, os níveis séricos da atividade das aminotransferases raramente ultrapassam 20 × LSN. Nos tumores hepáticos, primários e metastáticos, os aumentos das aminotransferases são discretos, podendo-se elevar com a evolução da doença. Na insuficiência cardíaca, pode ocorrer aumento das aminotransferases, de origem hepática de até 40 × LSN.

Outras doenças hepáticas que podem levar a aumentos discretos das aminotransferases estão relacionadas no quadro 1.20.

Gamaglutamiltransferase e fosfatase alcalina

Observam-se as maiores alterações da gamaglutamiltransferase (GGT) e da fosfatase alcalina (FA) nos processos em que há envolvimento do sistema biliar. Na icterícia obstrutiva, os níveis séricos de atividade da GGT tendem a estar bastante aumentados: 15 a 20 ´ LSN, ou mais.

Nas hepatites agudas por vírus, os valores da GGT e da FA raramente ultrapassam 6 × LSN. Por outro lado, nas formas colestáticas das hepatites por vírus, os aumentos são maiores. O índice ALT/GGT geralmente é superior a 2 nos casos agudos de hepatite por vírus e inferior a 2 nos casos de icterícia obstrutiva. Nas hepatites crônicas, cerca de dois terços dos pacientes mostram discretas alterações da GGT e na maioria observam-se valores normais de FA. Na cirrose hepática, observam-se níveis séricos de GGT, desde normais até bastante aumentados, sendo que as maiores alterações ocorrem na cirrose alcoólica e na cirrose biliar primária. Há aumentos importantes na atividade sérica da GGT em pacientes durante tratamento com fenobarbital e pela correlação positiva entre níveis séricos aumentados de GGT e de triglicerídeos. Devido a essa característica, a GGT tem sido utilizada no seguimento de pacientes com administração prolongada de drogas (exemplo: anticonvulsivantes). Crianças submetidas a tratamento prolongado com aminopirina apresentam aumento dos níveis séricos de GGT.

Na cirrose biliar secundária, como atresia de vias biliares e colangite esclerosante primária, as enzimas ligadas ao sistema biliar, FA e GGT, geralmente estão muito aumentadas.

Podem ocorrer aumentos da atividade dessas enzimas em doenças ou processos extra-hepáticos. Assim, observam-se níveis séricos aumentados de FA com níveis de GGT normais em pacientes com tumores intestinais, doença óssea ativa, durante o crescimento e no terceiro trimestre de gravidez. Observa-se níveis séricos de GGT alterados em casos de pancreatite crônica, tumores primários de pâncreas, doença renal crônica, rejeição de transplantes renais, epilepsia, tumores cerebrais e acidentes vasculares cerebrais. Dos fatos acima expostos, depreende-se que a GGT é bastante útil para distinguir entre doença hepática e óssea naqueles casos em que os níveis de FA estiverem aumentados. Também, a GGT é o substituto ideal da FA em crianças.

Desidrogenase glutâmica

A desidrogenase glutâmica (GLDH) é uma enzima intracelular de localização mitocondrial que apresenta maior atividade nas áreas centrolobulares do fígado. Os maiores aumentos dos níveis séricos dessa enzima ocorrem nos processos em que há maior comprometimento hepatocelular, com grande componente de necrose, e nas afecções que comprometem mais as áreas centrolobulares. Nas hepatites agudas por vírus, ou alcoólicas, os níveis séricos de GLDH raramente ultrapassam 3 × LSN, podendo estar mais aumentados nas formas colestáticas da hepatite aguda por vírus, na qual o índice ALT + AST/GLDH ultrapassa o valor de 50. Nas hepatites fulminantes, quando ocorre queda abrupta das aminotransferases, a GLDH continua a aumentar, indicando o alto grau de necrose. Aumentos discretos da GLDH são vistos nas cirroses de etiologia viral. Nos processos de obstrução aguda das vias biliares, com lesões hepáticas secundárias, a GLDH apresenta aumentos de até mais que 3 × LSN. O índice ALT + AST /GLDH geralmente é inferior a 20.

Pseudocolinesterase

A pseudocolinesterase (ChE) é uma enzima extracelular sintetizada no fígado. Processos que levam à diminuição na capacidade de síntese, pelos hepatócitos, ou à redução da massa hepática funcionante, como por exemplo a cirrose, levam à queda dos níveis séricos de atividade da enzima. Em pacientes com hepatite aguda por vírus, a ChE apresenta-se normal, ou pouco diminuída, indicando leve comprometimento da capacidade de síntese protéica no fígado. Na cirrose hepática, os níveis séricos de ChE estão diminuídos, na maioria dos casos, sendo o grau de diminuição representativo da massa hepática comprometida. Os níveis séricos de atividade da ChE estão diminuídos na grande maioria dos casos de tumores hepáticos, primários ou metastáticos, bem como na forma hepatoesplênica da esquistossomose mansônica e nas intoxicações agudas ou crônicas por inseticidas organofosforados e na terapia por ciclofosfamida.

Aspectos gerais do diagnóstico enzimático

No caso particular do fígado, alguns aspectos devem ser levados em consideração:
1. O fígado é um órgão que desempenha papel fundamental no metabolismo intermediário e possui um conteúdo extremamente rico em enzimas. Os hepatócitos têm contato direto com o plasma, de tal forma que a liberação de enzimas intracelulares ocasiona, de imediato, alterações dos níveis séricos de atividade enzimática.
2. Não só a localização intracelular das enzimas é importante, mas também as diferenças qualitativas nas diferentes zonas do órgão. Ocorre maior atividade da ALT, LDH, FA e GGT nas áreas periportais e maior concentração de GLDH nas áreas centrolobulares. Por exemplo, mesmo que os níveis séricos de atividade da ALT e da AST possam ser semelhantes, tanto na hepatite aguda por vírus quanto na congestão aguda passiva do fígado, apenas no último caso se observam grandes aumentos de GLDH.

3. O aumento dos níveis séricos de atividade enzimática, nas lesões hepáticas, deve-se principalmente a alterações da permeabilidade celular.

4. O aumento dos níveis séricos de atividade enzimática não é proporcional à gravidade da perturbação em cada célula. Assim, na hepatite aguda por vírus, a lesão celular é leve, porém extensa (a maioria das células está comprometida), e de evolução rápida. Isso leva a um aumento acentuado dos níveis séricos de atividade das enzimas de localização citoplasmática (ALT e AST). Em casos, por exemplo, de envenenamento por fungos, a lesão celular é grave, extensa e de evolução rápida, o que leva a aumento dos níveis de atividade sérica, não apenas das enzimas citoplasmáticas, mas também daquelas de localização mitocondrial (GLDH) e lisossômica (hidrolases ácidas). Na cirrose hepática, a lesão celular é grave, porém de pequena extensão e de evolução lenta, o que leva a discreto aumento dos níveis séricos de atividade das aminotransferase, em especial da AST. Na icterícia obstrutiva, a lesão celular é grave, de pequena extensão e de evolução rápida. Neste caso, o aumento dos níveis séricos da ALT e da AST geralmente são moderados, predominando o aumento dos níveis séricos das enzimas chamadas "indicadores de colestase": FA e GGT.

PROVAS DE FUNÇÃO HEPÁTICA

A maioria dos testes laboratoriais utilizados no estudo das hepatopatias reflete, apenas, determinados aspectos do comportamento do órgão.

Podemos definir "função hepática" como o conjunto de processos que tem lugar no fígado, pressupondo que os mais importantes ocorrem nos hepatócitos e são baseados em mecanismos enzimáticos ou de natureza similar. Pode-se concluir, então, que exista um fator limitante para cada reação, determinado pela quantidade de enzima presente na etapa limitante de sua velocidade. Pode-se medir quantitativamente a função hepática por meio das velocidades máximas de determinadas reações, que são proporcionais à massa hepática funcionante. A remoção hepática de substâncias, somente por processos físicos, é de menor importância, e o conceito de "clearance" deve ser analisado, na maioria dos casos, do ponto de vista de processo enzimático. A medida de "clearance" foi introduzida por Lewis em 1948, como substituto dos testes qualitativos de retenção ou excreção, atribuindo, dessa forma, um aspecto quantitativo aos testes de função hepática. "Clearance" ou clareamento pode ser definido como a medida do volume contendo uma substância, que é clareado para essa substância por unidade de tempo. O conceito atual de função hepática considera que o "clearance", como medida quantitativa da função hepática, tem valor limitado, devendo-se dar preferência à determinação das velocidades máximas de remoção.

No entanto, as condições ideais para a avaliação quantitativa da função hepática nem sempre podem ser empregadas. Na prova com bromossulfaleína (BSP), por exemplo, o ideal seria determinar-se o transporte máximo (Tm) e a capacidade de armazenamento (S) por meio de infusão contínua. Todavia, esse tipo de prova apresenta diversos inconvenientes, na prática, além de utilizar quantidades maiores do corante a ser infundido, que sabidamente podem provocar reações indesejáveis. A determinação da porcentagem de retenção da BSP (%R) aos 45 minutos ou o estudo do "clearance" durante 120 minutos, mesmo não refletindo as velocidades máximas, consegue ser extremamente útil para avaliar o comprometimento hepatocelular e algumas síndromes congênitas.

Por outro lado, o teste hepático de eliminação da galactose é realizado em condições quase ideais, processando-se em torno de 95% da velocidade máxima.

A seguir, mostraremos as provas de função hepática mais sensíveis, separando-as em dois grupos: provas de remoção de corantes e provas dependentes do metabolismo hepático.

Essa separação visa diferenciar, no primeiro grupo, as provas baseadas no conceito de "clearance" e, no segundo, aquelas realizadas em condições ótimas, próximo da velocidade máxima de reação.

PROVAS DE REMOÇÃO DE CORANTES

A bromossulfaleína e o verde-de-indocianina, quando presentes na circulação sangüínea são, preferencialmente, depurados pelos hepatócitos. Devido a essa característica, passaram a ser utilizados para o estudo da função e do fluxo hepáticos.

Bromossulfaleína

A bromossulfaleína (BSP) é um corante pertencente ao grupo das ftaleínas halogenadas, que em meio alcalino apresenta um pico máximo de absorção em comprimentos de onda de 560 a 580nm. Quando administrada por via intravenosa, liga-se totalmente à albumina plasmática, sendo, dessa forma, transportada na corrente sangüínea. A remoção do sangue é feita preferencialmente (70 a 80%) pelas células do parênquima hepático, com a participação em menor proporção de outros órgãos (músculo esquelético) e aparecendo na urina em pequena quantidade (2% da dose injetada). Toda a BSP captada pelo parênquima hepático, após um breve período de armazenamento, é excretada na bile, em sua maior parte conjugada com glutation, podendo também ser excretada sob a forma livre. Sua utilização para avaliar a função hepática foi proposta inicialmente por Rosenthal e White em 1923 e modificada por MacDonald em 1938.

A prova consiste na injeção de uma dose de BSP, por via intravenosa, de 5mg/kg de peso corpóreo, com colheita de amostra de sangue venoso, no braço oposto, após 45 minutos.

O resultado é expresso como a porcentagem do corante retida (ainda presente no sangue).

Consideram-se valores normais para essa técnica aqueles com porcentagem de retenção (%R) inferior ou igual a 5%. Colhem-se amostras de sangue aos 3, 5, 7, 10, 15, 20, 30, 45, 60, 75 e 120 minutos, após a injeção do corante, utilizando-se um cateter.

Determina-se a concentração de BSP em cada amostra (mg/dl) e com os resultados obtidos constrói-se uma curva em papel monologarítmico, lançando os tempos (minutos) em abscissas e a concentração em ordenadas. O gráfico de decaimento plasmático da BSP mostra duas fases: a primeira com velocidade de desaparecimento mais rápida (de 0 a 45 minutos) e a segunda mais lenta (de 45 a 120 minutos). Os resultados são expressos como k1, que corresponde à inclinação da primeira fase da curva e representa a velocidade de desaparecimento da BSP sangüínea, principalmente em função da capacidade de depuração do parênquima hepático, e como k2, que corresponde à inclinação da segunda fase da curva e é função, principalmente, da velocidade de excreção biliar.

Tanto a %R aos 45 minutos quanto o valor de k1 refletem aspectos semelhantes, ou seja, "clearance" hepático e capacidade de depuração. Um "clearance" normal de BSP significa que o débito sangüíneo hepático e a capacidade de depuração do parênquima hepático são normais. Por outro lado, capacidade de depuração normal subentende o funcionamento normal do parênquima hepático para captar BSP e trânsito normal nas vias biliares para poder excretá-la.

A maior utilidade da prova de BSP diz respeito à sua capacidade para detectar pequenas alterações do parênquima hepático em pacientes anictéricos. Todavia, devido ao fato de ser uma prova cara e trabalhosa, tem sido pouco utilizada nos últimos tempos. Além disso, existem comunicações, raras, de reações graves (anafiláticas) com o uso do corante.

Na síndrome de Dubin-Johnson, a curva de decaimento sangüíneo de BSP mostra valores de %R aos 120 minutos, superior aos 45 minutos, caracterizando a volta do corante à circulação sangüínea, após ter sido captado e conjugado dentro dos hepatócitos.

Verde-de-Indocianina

O verde-de-Indocianina (VI) é um corante que apresenta pico máximo de absorção entre os comprimentos de onda de 800 a 815nm. Foi proposto inicialmente por Fox e cols. (1957) para estudos de diluição em cardiopatias. Tem sido usado em clínica médica, principalmente para estudos de fluxo hepático. Esse corante, quando introduzido na circulação sangüínea, liga-se às proteínas plasmáticas, em maior proporção com alfa-lipoproteína e albumina. A remoção do sangue é feita exclusivamente pelos hepatócitos, não sofrendo nenhuma transformação química em sua passagem pelo fígado, sendo excretado na bile sob a forma livre. Ao contrário da BSP e da bilirrubina, o VI não sofre ação da circulação enteropática e nas doses comumente empregadas não produz efeitos tóxicos, sendo bem tolerado até com doses altas, de 50mg/kg. Após injeção intravenosa, a curva de decaimento do VI é semelhante à da BSP, porém com velocidade de desaparecimento maior. Os resultados com VI para avaliar a função hepática são satisfatórios, mas não superiores aos obtidos com a BSP. Devido à ausência de processos de remoção extra-hepática, continua tendo maior utilidade para estudos de fluxo hepático.

PROVAS DEPENDENTES DO METABOLISMO HEPÁTICO

Testes da aminopirina para avaliação da função hepática

A aminopirina é oxidada no fígado, em duas etapas, pelo sistema citocromo P450, até aminoantipirina. Essa oxidação corresponde a uma dupla desmetilação que confere à molécula original as caracteristicas hidrofílicas necessárias à sua excreção.

O sistema citocromo P450 considerado corresponde ao citocromo P450 dependente de aminoxigenases, presente em altas concentrações no fígado e responsável pelo metabolismo hepático de diversas substâncias que envolvem reações de oxidorredução. Esse conceito foi fundamental ao se considerar a introdução de testes baseados no metabolismo hepático de drogas, como provas de função hepática. Inicialmente, o clareamento plasmático de aminopirina foi utilizado na avaliação quantitativa da função hepática. Todavia, por se tratar de um teste demorado e que apresentava dificuldades técnicas para a determinação da antipirina plasmática, passou a ser pouco utilizado na prática. Em 1973, utilizando-se aminopirina isotopicamente marcada, nos dois grupos metila, que são liberados quando da oxidação da droga no fígado, verificou-se em ratos que a quantidade de CO_2^{14} exalado na respiração era proporcional à queda de radioatividade plasmática. Assim, foi sugerido que a medida de CO_2^{14} no ar exalado refletia o metabolismo hepático da aminopirina. A partir de 1974, utilizando-se a mesma metodologia no homem, concluiu-se que, após 2 horas da administração oral de aminopirina marcada, a medida de CO_2^{14} exalado podia ser correlacionada com a velocidade de desaparecimento plasmático da aminopirina, tanto em indivíduos normais como em pacientes com hepatopatias.

A técnica utilizando aminopirina marcada, com coleta do ar exalado após 2 horas (Breath test), tem mostrado resultados satisfatórios e reflete principalmente a massa microssômica residual funcionante e o tecido hepático disponível. A administração, antes da prova, de indutores microssômicos, como etanol, fenobarbital e difenil-hidantoína, aumentam o perfil respiratório de CO_2, ao passo que outras drogas como cimetidina e anticoncepcionais o deprimem. Em pacientes com doença hepática de etiologia alcoólica, o teste apresenta maior correlação com o grau de comprometimento histológico. O teste é útil para distinguir, entre os pacientes com hepatites crônicas, aqueles que têm alterações hepáticas mais graves, se bem que possam existir superposição de resultados. Nas hepatites tóxicas por drogas, o teste serve para indicar a gravidade da evolução.

Outras substâncias marcadas também têm sido propostas para a execução dos Breath tests, como, por exemplo, a C^{14}-galactose e a CO^{14}-cafeína, com bons resultados. Os problemas desse tipo de provas continuam sendo, para aplicação na prática, o elevado custo e a dificuldade de execução.

Capacidade hepática de eliminação da galactose

A galactose é metabolizada principalmente no fígado, sendo transformada por meio de cinco etapas em glicose-1-P (Fig. 1.34). A primeira etapa corresponde à transformação da galactose em galactose-1-P e é limitante de velocidade para a metabolização da galactose. Cabe comentar que a segunda etapa que corresponde à transformação de galactose-1-P em UDP-galactose representa uma solução de continuidade, na galactosemia em crianças, por ausência de ambas as enzimas, galactose-1-P-uridiltransferase (que é a única presente em recém-nascidos e crianças) e a UDP-galactose-pirofosforilase (presente em adultos).

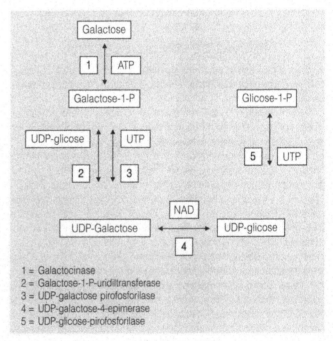

Figura 1.34 – Metabolismo da galactose no fígado.

A terceira transformação da UDP-galactose em UDP-glicose assume vital importância por ser dependente de NAD e inibida por $NADH_2$. Em outras palavras, essa etapa é sensível ao estado de oxidorredução intracelular e, portanto, pode ser inibida pela ação de certas drogas, como, por exemplo, o etanol. A realização do teste de tolerância para avaliação da capacidade hepática de eliminação de galactose (CHEG) é feita por injeção intravenosa de uma solução isotônica de galactose na dose de 0,5mg/kg de peso. Após um período de estabilização de 20 minutos, atinge-se uma fase de eliminação plasmática de ordem zero, na qual são feitas coletas de sangue seriadas (20'-30'-40'-50'-60'). Em indivíduos normais, a CHEG é de 270 ± 40mg/min. A CHEG não é afetada por níveis séricos aumentados de bilirrubinas. Na cirrose hepática, sua diminuição está relacionada com a gravidade do dano hepático, apresentando maiores alterações nos casos com bilirrubinas aumentadas.

Realmente, a CHEG é a prova que melhor discrimina entre pacientes com cirrose hepática e indivíduos normais e também consegue detectar uma fase irreversível de comprometimento hepatocelular.

TESTES DE COAGULAÇÃO

O fígado tem papel central na hemostasia. É o principal local de produção da maioria dos fatores de coagulação, da anticoagulação e do sistema fibrinolítico. Além disso, serve como um local de depuração dos fatores de coagulação ativados e do ativador do plasminogênio. Dessa forma, alterações nos testes de coagulação são freqüentemente encontradas nas doenças hepáticas, em geral, como conseqüência direta da deficiência de vitamina K, das disfunções do fígado e da hipertensão portal ou esplenomegalia.

Deficiência da vitamina K

Essa vitamina é importante para a carboxilação dos fatores II, VII, IX, X, proteína C e proteína S (fatores dependentes de vitamina K). A carboxilação é necessária para que esses pró-fatores possam agir ligando-se às superfícies fosfolipídicas por meio das pontes de cálcio. Por ser a vitamina K lipossolúvel, sua deficiência pode ser observada em doenças colestáticas intra e extra-hepáticas, esteatorréia, uso de colestiramina, deficiência dietética e ingestão de antagonistas (anticoagulantes). A ausência dessa vitamina inibe a carboxilação vitamina K-dependente, permitindo a liberação da gama-carboxiprotrombina no soro (protrombina anormal). Na prática clínica, o teste que avalia a possível deficiência de vitamina K é o tempo de protrombina (TP). Esse teste mede a taxa de conversão da protrombina em trombina, na presença de um extrato tecidual (tromboplastina), íons cálcio e fatores da coagulação ativados (I, II, V, VII e X), seguida pela polimerização do fibrinogênio em fibrina. O resultado pode ser expresso em segundos, atividade da protrombina ou por meio da razão normatizada internacional (INR). É necessária, no entanto, uma padronização adequada para que os resultados obtidos do INR em portadores de doenças hepáticas sejam internacionalmente aceitos e clinicamente úteis. A reposição da vitamina K é feita por via intramuscular, durante três dias consecutivos (a dose para crianças menores é de 1mg/ano de vida e crianças maiores e adultos 5 a 10mg). A melhora ou a normalização do TP ocorre entre 24 e 48 horas.

Disfunção hepática

Como o fígado é o principal local de síntese da maioria dos fatores de coagulação, distúrbios de seu funcionamento podem refletir diretamente nos testes de coagulação. Laboratorialmente, essas alterações podem ser avaliadas por meio dos testes de coagulação: tempo de protrombina (TP), tempo de tromboplastina parcial ativado (TTPA), ou da determinação específica do nível ou atividade dos fatores da coagulação, sendo os principais o fibrinogênio, fatores V, VII e VIII. O TP não é um índice muito sensível de doença hepática, pois mesmo na cirrose hepática grave pode estar normal. Por outro lado, tem alto valor prognóstico, especialmente em doença hepatocelular aguda. Nesse caso, sua alteração freqüentemente precede a manifestação de insuficiência hepática, como, por exemplo, em crianças com hepatite aguda viral de má evolução. Os pacientes com doença hepatocelular e TP muito alargado que não respondem à administração de vitamina K têm indícios laboratoriais de extensivo dano parenquimatoso e prognóstico ruim. O TP também é empregado em pacientes com doença hepática para avaliar a tendência a sangramento, como no pré-operatório ou antes de procedimentos (biopsia hepática, punção esplênica e colangiografia trans-hepática). O TP prolongado não é específico de doença hepática, pois pode estar alterado nos portadores de deficiências congênitas ou adquiridas de fatores de coagulação, consumo dos fatores, ingestão de drogas que afetam o complexo protrombínico e deficiência da vitamina K. Em algumas doenças metabólicas como a tirosinemia, pode-se encontrar TP bastante alterado, desproporcional aos outros parâmetros de função hepática. Juntamente com o TP, o fator

V é considerado um indicador de função hepática, sendo empregados como critério prognóstico para indicação de transplante em hepatite fulminante. No entanto, em adultos com doenças não-colestáticas e insuficiência hepática, foi observado que apenas o fator VII tem alguma sensibilidade para predizer a sobrevida desses pacientes. Outras condições podem alterar a atividade plasmática do fator V, como a coagulação intravascular disseminada (CIVD), sendo notado aumento do "turnover" e decréscimo da sobrevida de vários componentes da coagulação, como plaquetas, fibrinogênio, fatores V e VIII.

O fibrinogênio é uma glicoproteína produzida no fígado. Normalmente, seu nível plasmático em doenças hepáticas está pouco alterado, podendo ser encontrado baixos níveis em cirróticos descompensados ou insuficiência hepática. Embora sua determinação seja utilizada na avaliação de doença hepática, é de valor restrito, pois existem muitas variáveis que influenciam no nível plasmático, como função hepática, processos inflamatórios ou infecciosos e CIVD. Já foi descrito disfibrinogenemia em portadores de cirrose hepática, hepatite crônica e insuficiência hepática aguda, avaliada apenas pelo prolongamento do TT com nível plasmático normal de fibrinogênio.

O fígado também tem seu papel no sistema da anticoagulação, pois é responsável pela produção das proteínas C, S e antitrombina III. As complicações trombóticas podem ocorrer no cirrótico, no entanto, a relação entre esse fato e a redução das proteínas da anticoagulação ou a presença de anticorpos antifosfolipídeos ainda não está estabelecida.

Hipertensão portal e esplenomegalia

Alguns estudos sugerem que, além da função hepática, o "shunt" portossistêmico pode ser, pelo menos em parte, responsável pelas alterações dos testes de coagulação e do sistema fibrinolítico em cirróticos e portadores de hipertensão portal extra-hepática secundária à trombose da veia porta. Dentre essas anormalidades, destacamos a alteração dos TP, atividade do fatores V e VII e proteína C baixas, presença de monômeros de fibrina e dímeros-D. Foi proposto que esses pacientes possam ter coagulação intravascular de baixo grau, identificada pela presença dos complexos trombina-antitrombina (TAT), fibrina, produtos de degradação da fibrina e fibrinogênio (dímeros-D e monômeros de fibrina). Acredita-se que os mecanismos envolvidos sejam o "clearance" de fatores de coagulação ativados e a endotoxemia.

BIBLIOGRAFIA

1. BORGES, D.R. – Doenças hepáticas e hemostasia. GED 13:164, 1994. 2. COOKE, A.R.; HARRISON, B.S. & SKYRING, A.P. – Use of indocyanine green as a test of liver function. Am. J. Dig. Dis. 8:244, 1963. 3. GUDER, W.G. & SCHMIDIT, U. – Liver cell heterogeneity. The distribution of pyruvate rinase and phosphoenalpyruvate carboxy rinase (GTP) in the liver lobule of fed and starved rats. Hoppe Seylers Z. Physiol. 357:1793, 1076. 4. MALLER, E.S. – Laboratory assessment of liver function and injury in children. In Suchy, Liver Diseases in Children. Mosby-Year Book, Inc., 1994, p. 269. 5. MALLOY, H. & EVELY, K. – The determination of bilirubin with the photoeletric colorimeter. J. Biol. Chem. 119:481, 1937. 6. O'GRADY, J.G. et al. – Early indicators of prognosis in fulminant hepatic failure. Gastroenterology, 97:439, 1989. 7. PRYSE-DAVIES, J. & WILKINSON, J.H. – Diagnostic value of serum transaminase activity in hepatic and gastrointestinal disease. Lancet 1:1249, 1958. 8. SÁEZ-ALQUÉZAR, A. et al. – Determinação da atividade enzimática da guanase e gama-glutamiltranspeptidase em hepatopatias agudas e crônicas. Comparação com outros parâmetros bioquímicos de avaliação funcional hepática. Arq. Gastroent. S.Paulo 13:159, 1976. 9. SILVA, L.C. et al. – Determinação da gama glutamiltransferase (GGT) no diagnóstico diferencial das icterícias. Valor do índice ALT/GGT. Rev. Hosp. Clin. Fac. Med. S. Paulo 33:234, 1978. 10. SKREDE, S. et al. – Biochemical tests in evaluation of liver funcion. Scand. J. Gastroenterol. 8(Suppl. 19):37, 1973.

3 Hepatites Virais

VERA LÚCIA BAGGIO

As hepatites por vírus são doenças infecciosas, de transmissibilidade inter-humana, evolução aguda ou crônica, que acometem particularmente o fígado. Têm alta morbidade universal, constituindo importante problema de saúde pública.

As hepatites virais são causadas principalmente pelos cinco principais vírus hepatotrópicos listados no quadro 1.23. Apesar de provocarem um quadro clínico bastante semelhante, pertencem a grupos virais diversos, com diferentes características funcionais e estruturais.

Quadro 1.23 – Características estruturais dos principais vírus hepatotrópicos.

Vírus	Família	Genoma	Envelope
A	Picornaviridae	RNA	Não
B	Hepadnaviridae	DNA	Sim
C	Flaviviridae	RNA	Sim
D	Não-classificado	RNA	Sim (do VHB)
E	Caliciviridae	RNA	Não

Outros vírus podem causar hepatite como parte de doença sistêmica, destacando-se o citomegalovírus, herpes, varicela zoster, Epstein-Barr, adenovírus e enterovírus, rubéola e Coxsackie B.

Houve grande avanço nos conhecimentos sobre as hepatites virais nos últimos 15-20 anos, devido ao desenvolvimento das técnicas de biologia molecular. A caracterização dos marcadores sorológicos e a disponibilidade de testes laboratoriais sensíveis e específicos permitiram aos clínicos e investigadores a identificação de antígenos virais ou de anticorpos séricos, detectando indivíduos expostos a uma das hepatites virais conhecidas. Como muitos casos de hepatite são relatados em crianças e adultos jovens, esses avanços tiveram grande impacto na prática pediátrica e de saúde pública. É possível definir uma população suscetível e prevenir a transmissão, já que dispomos de métodos de imunoprofilaxia ativa e passiva contra certas formas de hepatites virais.

Na prática pediátrica, é de grande importância o diagnóstico preciso da criança com hepatite aguda, visto que algumas formas podem levar à cronicidade e suas seqüelas mais graves a longo prazo, como a cirrose hepática e o carcinoma hepatocelular. Do mesmo modo, tem grande importância na profilaxia dos contatantes.

A nomenclatura dos vírus das hepatites e dos respectivos marcadores sorológicos está descrita no quadro 1.24.

HEPATITE – VHA

O VHA é um vírus pequeno, de 27 a 32nm de diâmetro, não envelopado, que pertence à família Picornaviridae. O genoma viral é uma molécula de RNA com aproximadamente 7.480 nucleotídeos. É inativado a 100°C por 5 minutos, pelos raios ultravioleta, pela esterilização em autoclave e calor seco e pela formalina a 37°C, por três dias. O vírus resiste a desinfetantes comuns como o álcool e anti-sépticos mercuriais e à cloração da água (Fig. 1.35).

EPIDEMIOLOGIA

A principal via de transmissão é a fecal-oral, através da água e alimentos contaminados por fezes que contêm o vírus. Em virtude do curto período de viremia, a transmissão é muito rara através de soro ou sangue.

Quadro 1.24 – Nomenclatura dos vírus das hepatites e dos respectivos marcadores sorológicos.

Hepatite pelo vírus A
VHA: vírus da hepatite A
Anti-VHA: anticorpo contra o vírus da hepatite A

Hepatite pelo vírus B
VHB: vírus da hepatite B
AgHBs: antígeno de superfície do vírus da hepatite B
AgHBc: antígeno do centro (core) do vírus da hepatite B
AgHBe: antígeno e do vírus da hepatite B
Anti-HBs: anticorpo contra o antígeno de superfície do vírus da hepatite B
Anti-HBc: anticorpo contra o antígeno do core do vírus da hepatite B
Anti-HBe: anticorpo contra o antígeno e do vírus da hepatite B
DNA-VHB: DNA do vírus da hepatite B

Hepatite pelo vírus C
VHC: vírus da hepatite C
Anti-VHC: anticorpo contra o VHC
RNA-VHC: RNA do vírus da hepatite C

Hepatite pelo vírus D
VHD: vírus da hepatite D
Anti-VHD: anticorpo contra o vírus da hepatite D
RNA-VHD: RNA do vírus da hepatite D

Hepatite pelo vírus da hepatite E
VHE: vírus da hepatite E
Anti-VHE: anticorpo contra o vírus da hepatite E
RNA-VHE: RNA do vírus da hepatite E

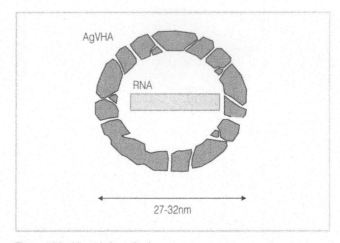

Figura 1.35 – Vírus da hepatite A.

A infecção pelo VHA é universal, sendo mais incidente na infância e na adolescência. Sua incidência aumenta com a idade e é inversamente proporcional ao nível socioeconômico. Em regiões de alta endemicidade, 90 a 100% dos adultos apresentam o anti-VHA IgG, sendo que a maioria se torna imune na infância.

CARACTERÍSTICAS CLÍNICAS

A infecção típica pelo VHA é caracterizada pelo início agudo de achados inespecíficos como febre, cefaléia, anorexia, náuseas, vômitos, dor abdominal localizada no quadrante superior direito, e icterícia;

leucopenia, hepatomegalia e esplenomegalia são comuns. A doença geralmente é autolimitada, e sua gravidade depende da idade do indivíduo. Nas crianças, a hepatite aguda pelo VHA pode ser clinicamente inaparente, sendo mais freqüentemente anictérica que sintomática. A hepatite fulminante é rara e também dependente da idade. A seqüência de eventos clínicos e sorológicos da infecção pelo VHA pode ser observada na figura 1.36.

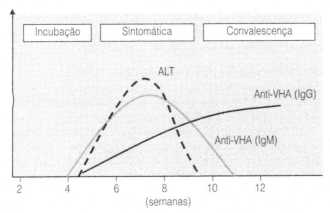

Figura 1.36 – Fases da infecção aguda pelo VHA.

O período de incubação varia de 15 a 40 dias (média de 28 dias). As partículas virais podem ser detectadas em altas concentrações nas fezes por imunomicroscopia eletrônica durante a fase final do período de incubação, imediatamente após o início da doença. É possível detectar o VHA até duas a três semanas da doença, porém já em quantidades bem inferiores às do período de incubação. Eventualmente, algumas crianças apresentam períodos mais prolongados dessa eliminação nas fezes, porém não se justifica a manutenção do isolamento por período superior a duas a três semanas. As aminotransferases elevam-se rapidamente, atingindo o pico cerca de uma semana após a doença clínica, diminuindo gradualmente nas semanas subseqüentes. Podem atingir níveis normais em uma a duas semanas. A elevação das bilirrubinas, à custa da fração direta, se presente, pode ser transitória, geralmente ocorrendo na época do pico das transaminases. Em uma pequena porcentagem dos casos, pode ocorrer colestase prolongada, caracterizada por icterícia, febre e prurido.

DIAGNÓSTICO DA HEPATITE AGUDA – VHA

O diagnóstico laboratorial da hepatite aguda pelo VHA baseia-se na detecção de anticorpos específicos contra o VHA, geralmente pela técnica de ELISA. Os anticorpos da classe IgM (anti-VHA IgM) estão presentes por curto período de tempo, atingindo o pico em uma semana após o início dos sintomas e desaparecendo quatro a oito semanas após. A presença do anti-VHA IgM indica infecção aguda ou recente pelo VHA. O anti-VHA IgG é detectável uma semana após a IgM, apresentando títulos altos em um a dois meses, persistindo por anos. A presença do anti-VHA IgG no soro confere imunidade e indica infecção pregressa.

A infecção pelo VHA é uma condição aguda e autolimitada, ocorrendo resolução clínica, bioquímica e histológica de forma rápida. Não há relato de evolução para cronicidade. Entretanto, o VHA é uma causa de hepatite fulminante e uma pequena porcentagem dos casos pode apresentar forma bifásica, com retorno da sintomatologia e das alterações laboratoriais após cura aparente; outros podem apresentar um curso mais arrastado da doença. Nesses indivíduos, o anti-VHA IgM pode persistir em títulos baixos por períodos de 12 a 14 meses.

HEPATITE – VHB

O VHB é o protótipo da família Hepadnaviridae, contendo DNA tanto na forma de cadeia dupla como simples. O vírion inteiro ou partícula de Dane é esférico e mede aproximadamente 42 a 47nm de diâmetro; ele consiste de diversos antígenos identificados. O VHB tem envelope duplo, sendo que a parte externa é composta do antígeno de superfície do vírus (AgHBs) e a parte interna contém o antígeno do core (AgHBc). Dentro do core há o genoma do VHB que consiste da molécula de DNA de cadeia parcialmente dupla, a DNA polimerase e o antígeno e do VHB (AgHBe), derivado da região pré-core do gene do AgHBc. O DNA do VHB contém genes que codificam grupos específicos da proteínas: 1. envelope (AgHBs); 2. nucleocapsídeo (AgHBc); e 3. DNA polimerase. O gene VHB-X parece ter um papel de relevância na oncogênese.

O VHB tem grande tropismo pelas células hepáticas; sua replicação dentro dos hepatócitos infectados produz grande excesso de AgHBs, que pode ser encontrado na circulação na infecção aguda ou crônica pelo VHB, sob formas cilíndricas ou tubulares de cerca de 22nm de diâmetro. A resposta de anticorpos neutralizadores do vírus produzida pelo hospedeiro é contra proteínas específicas do envelope (AgHBs, pré-S1 e pré-S2).

O VHB não é diretamente citopático. A resposta imunológica contra os hepatócitos infectados é responsável pela persistência da lesão hepática ou pela cura. A erradicação do vírus parece ser realizada pelos linfócitos T citotóxicos por meio da lise das células infectadas (Fig. 1.37).

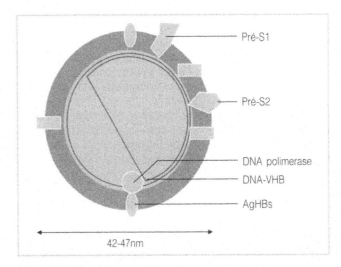

Figura 3.37 – Vírus da hepatite B.

EPIDEMIOLOGIA

A epidemiologia da infecção pelo VHB é semelhante à descrita para o vírus da imunodeficiência humana (HIV). O VHB já foi detectado em vários fluidos e secreções corpóreos, mas não nas fezes. A transmissão ocorre pela via parenteral, por meio da troca de sangue ou outros fluidos e secreções contaminados. O VHB pode estar presente na saliva, embora em pequenas quantidades, podendo ocorrer transmissão por mordidas humanas. Contato físico íntimo de qualquer tipo, principalmente sexual, é uma grande fonte de transmissão. Os trabalhadores da área de saúde com exposição a sangue e seus produtos e usuários de drogas são de alto risco.

A prevalência de portadores crônicos do AgHBs varia muito de acordo com a localização geográfica, idade e sexo. As regiões de menor incidência (aproximadamente 0,1 a 0,2%) correspondem à Europa Ocidental e à América do Norte. Em contraste, existem áreas de alta endemicidade, como sudoeste da Ásia (11,7 a 15,5%) e regiões da África. Em nosso país, as variações também são bastante acentuadas, aumentando a prevalência, de forma geral, à medida que se caminha na direção Sul-Norte. No Paraná, a prevalência é de 0,2%, e no Rio Grande do Sul de 0,4%. Em São Paulo, é em torno de 1,1%, enquanto no Rio de Janeiro varia de 2 a 4%. Em estudos feitos na região do alto Juruá, Amazonas, foram encontrados índices de 5,5%. A maior infectividade depende da presença do AgHBe e de altos títulos do AgHBs no soro.

TRANSMISSÃO PERINATAL

Em regiões de hiperendemicidade, a transmissão do VHB das mães assintomáticas para seus bebês representa a principal via de infecção. Os filhos de mães portadoras do AgHBs são de alto risco, mas a infecção parece ocorrer mais freqüentemente quando a mãe é portadora crônica do VHB ou quando tem hepatite aguda no terceiro trimestre da gestação. Fatores adicionais que se correlacionam diretamente com o desenvolvimento da infecção pela criança incluem: 1. títulos altos do AgHBs materno; 2. Positividade do AgHBe materno (crianças cujas mães apresentam o AgHBe positivo têm risco de 70 a 90% de desenvolver hepatite crônica, enquanto os nascidos de mães AgHBe negativo têm risco de 20%); 3. presença do DNA-VHB e atividade da DNA polimerase no soro materno (marcadores de replicação viral); 4. positividade do AgHBs no sangue do cordão umbilical; 5. irmãos portadores do AgHBs. Vale a pena ressaltar que as mães que possuem o anti-HBe positivo também podem transmitir a doença, pois em muitas delas foram demonstrados altos níveis de DNA viral no soro.

Os bebês que adquiriram a infecção de suas mães não apresentarão marcadores sorológicos evidentes até 1 a 3 meses de vida. A transmissão presumivelmente ocorreu durante o nascimento, pela ingestão de sangue materno durante o parto. Entretanto, mais raramente, a transmissão pode ocorrer intra-útero, por via transplacentária. A ingestão de leite materno contendo partículas virais foi raramente implicada como via de infecção.

Embora a infecção perinatal apresente manifestações clínicas mínimas ou ausentes, as implicações são graves, visto que mais de 90% dessas crianças desenvolverão hepatite crônica ou estado de portador crônico; esses indivíduos perpetuarão e disseminarão o VHB. O desenvolvimento freqüente de estado de portador crônico observado na transmissão perinatal parece ser devido à imaturidade do sistema imunológico do recém-nascido. A teoria mais aceita é que a passagem do AgHBe materno pela placenta induziria uma tolerância dos linfócitos T do bebê contra o AgHBe e o AgHBc, induzindo à cronicidade. Outra teoria seria que a passagem do anti-HBe materno inibiria a indução de linfócitos T citotóxicos pelo recém-nascido.

O risco para a infecção continua após o nascimento, pois essas crianças podem ter contato com outros membros da família portadores do vírus. As crianças são de alto risco para o desenvolvimento das seqüelas a longo prazo da infecção pelo VHB: cirrose hepática e carcinoma hepatocelular.

CARACTERÍSTICAS CLÍNICAS

O curso da infecção pelo VHB é bastante variável, exibindo várias formas de expressão clínica. O período de incubação varia de 50 a 180 dias, havendo relação com o tamanho do inóculo, com a via de transmissão e com as interações entre vírus e hospedeiro. O quadro clínico típico apresenta três fases: 1. fase prodrômica (incubação); 2. fase sintomática (ictérica); e 3. fase de convalescença. Na fase prodrômica, que precede o surgimento da icterícia em duas a três semanas, podem ocorrer manifestações não-hepáticas como doença do soro, artrite ou "rash" cutâneo. Esses achados geralmente desaparecem com o surgimento da doença em si. Nesse período, a pessoa infectada apresenta sintomatologia não específica como fadiga, febre, mialgia, anorexia, náuseas, vômitos e dor abdominal. O prurido pode acompanhar a fase ictérica, que pode durar de quatro a seis semanas. As manifestações clínicas são semelhantes na forma anictérica, que é a expressão mais comum da doença em crianças. Outras manifestações clínicas não-hepáticas, mediadas imunologicamente e associadas com a infecção pelo VHB, incluem nefropatia membranosa e síndromes vasculíticas. A síndrome de Gianotti, a acrodermatite papular da infância, pode ocorrer durante a fase de antigenemia do AgHBs. A patogênese dessas manifestações extra-hepáticas está aparentemente relacionada a imunocomplexos circulantes, compostos de AgHBs e anti-HBs.

DIAGNÓSTICO DA HEPATITE AGUDA – VHB

O curso típico da infecção pelo VHB está exposto na figura 1.38. O AgHBs, que pode ser detectado no soro tão precocemente quanto três a seis dias após a exposição, costuma não ser detectado até um a três meses após a inoculação do vírus, enquanto o paciente ainda é assintomático. Em alguns casos, o AgHBs pode ficar indetectável logo após o início dos sintomas. Persiste em geral até cinco meses. Se a antigenemia do VHB persiste por mais de seis meses, o paciente pode ser considerado portador crônico. A inflamação hepática ativa, indicada pela elevação das aminotransferases, pode ocorrer de 14 a 60 dias após a detecção do AgHBs no soro. As aminotransferases geralmente permanecem elevadas por 30 a 60 dias.

A resposta inicial de anticorpos detectada na infecção pelo VHB é contra o antígeno do core (anti-HBc); este é um marcador sensível da exposição ao VHB. Os indivíduos com infecção aguda pelo VHB exibem positividade para o AgHBs e para o anti-HBc IgM; este último aparece imediatamente após o início da fase ictérica, atingindo picos máximos ao redor de cinco meses, declinando após. O anti-HBc IgG surge mais tarde e persiste por tempo indeterminado. O anti-HBc IgM pode ser bastante útil na documentação de uma infecção recente pelo VHB naqueles casos em que o AgHBs cai a níveis não detectáveis, antes do surgimento do anti-HBs ("janela imunológica"). A presença do DNA-VHB no soro, detectado por hibridização ou por reação em cadeia da polimerase (PCR), é um marcador útil de replicação viral e está geralmente associado com doença hepática ativa e infectividade. O DNA-VHB está geralmente presente com o AgHBe. O AgHBe é precocemente detectável e indica altos níveis de replicação viral, correlacionando-se com a atividade da DNA polimerase. Geralmente, têm vida curta, desaparecendo durante a fase de estado da doença. O anti-HBe aparece logo depois, não sendo evidente o fenômeno de "janela imunológica". Deve-se levar em conta que existem vírus mutantes que não secretam o AgHBe.

Durante a fase de convalescença que segue a infecção aguda pelo VHB, o anti-HBc e o anti-HBs são detectados no soro. Em certas pessoas, pode ser encontrado o anti-HBc isolado como único marcador: isso pode representar tanto a "janela imunológica" entre o desaparecimento do AgHbs e o surgimento do anti-HBs (nesse caso, o anti-HBc IgM está presente) ou (menos comum) o desenvolvimento de um estado de portador crônico, com níveis de AgHBs abaixo do limite de detecção.

Títulos detectáveis do anti-HBs (IgM seguida por IgG) podem surgir semanas ou meses após a elevação das aminotransferases e da presença da icterícia. O anti-HBs, que é o anticorpo neutralizador, permanece detectável por muitos anos após a infecção, significando atividade antiviral. O anti-HBs protege contra infecções subseqüentes; a profilaxia ativa ou passiva via imunização contra o VHB é associada com altos títulos do anti-HBs.

Pelo menos 50% das pessoas infectadas pelo VHB não desenvolvem doença clínica. A seqüência de eventos clínicos e sorológicos da infecção aguda pelo VHB pode ser observada na figura 1.38.

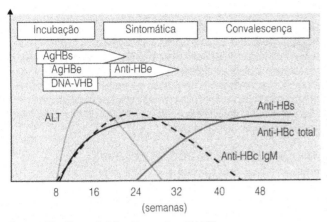

Figura 1.38 – Fases da infecção aguda pelo VHB.

Quadro 1.25 – Interpretação dos marcadores sorológicos da infecção pelo VHB.

AgHBs	AgHBe	Anti-HBe	Anti-HBc	Anti-HBs	Significado
+	±	–	–	–	Hepatite aguda, portador crônico
+	±	–	+	–	Hepatite aguda (anti-HBc IgM), portador crônico (anti-HBc IgG)
+	–	±	+	–	Hepatite aguda, fase tardia ou portador crônico
–	–	±	+	+	Cura
–	–	–	–	+	Imune (vacinação)

DIAGNÓSTICO DA INFECÇÃO CRÔNICA – VHB

A infecção crônica pelo VHB (Fig. 1.39) é marcada pela detecção do AgHBs no soro e no fígado, ao lado de marcadores de replicação viral ativa, como o AgHBe ou DNA-VHB no soro ou AgHBc no fígado. Existem dois padrões clínicos: 1. doença hepática crônica, com elevação de aminotransferases e histologia hepática alterada; e 2. o portador são, definido como infecção viral persistente sem evidência clínica de lesão hepática (valores normais de aminotransferases). Pode haver remissão espontânea da doença hepática crônica (perda do DNA-VHB e do AgHBe do soro, com soroconversão para anti-HBe positivo) e evolução para o estado de portador crônico. O desfecho da infecção pelo VHB é determinado pela interação entre o sistema imunológico do hospedeiro e o VHB. O desaparecimento do AgHBe representa um "clearance" imunológico de hepatócitos que continham vírus replicantes, provavelmente mediado pelas células T. Após a soroconversão, muitos pacientes permanecem AgHBs positivos. O clareamento espontâneo do AgHBs após hepatite crônica é muito menos comum, especialmente em crianças.

A idade na época da infecção pelo VHB é o maior determinante da evolução para cronicidade; mais de 95% dos infectados no período neonatal irão se tornar portadores crônicos, ao lado de 20% das crianças e menos de 10% dos adultos. A idade tem importância na carcinogênese, pois o hepatocarcinoma em áreas de alta endemicidade para o VHB apareceu naqueles que foram infectados precocemente na vida. A interpretação dos marcadores sorológicos da infecção pelo VHB é apresentada no quadro 1.25.

Aproximadamente 10 a 15% dos portadores crônicos podem tornar-se AgHBs negativos espontaneamente, sendo os restantes de alto risco para a transmissão do VHB.

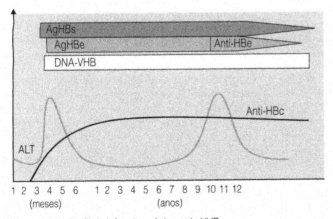

Figura 1.39 – Perfil da infecção crônica pelo VHB.

HEPATITE – VHC

Em 1989, investigadores do Centers for Disease Control (CDC) e da Chiron Corporation, nos Estados Unidos, identificaram o genoma viral do agente etiológico da hepatite não-A, não-B, denominado-o vírus da hepatite C (VHC). Foi demonstrado que o VHC era o principal agente causal tanto das hepatite não-A, não B pós-transfusionais como das hepatites esporádicas.

Nos Estados Unidos, estima-se em torno de 3,9 milhões o número de indivíduos soropositivos para o anti-VHC, ocorrendo 35.000 casos novos por ano. Aproximadamente 8.000 a 10.000 mortes por ano resultam de doença hepática crônica pelo VHC. A aplicação de testes específicos para o VHC diminuiu drasticamente a incidência de hepatite aguda pós-transfusional, mas, mesmo assim, há um enorme reservatório de indivíduos infectados que poderão transmitir o vírus. Em pacientes adultos, a hepatite crônica pelo VHC é causa significante de insuficiência hepática, representando uma das principais indicações para o transplante de fígado.

VÍRUS DA HEPATITE C

A organização estrutural do genoma do VHC é similar ao dos vírus da família Flaviviridae, compondo um terceiro gênero ao lado dos flavivírus e pestivírus. O VHC é um vírus esférico de aproximadamente 30 a 60nm de diâmetro, composto por um envelope lipídico e um genoma de RNA de hélice simples com aproximadamente 9.400 nucleotídeos. Esse genoma codifica a síntese de uma proteína de 3.010-3.033 aminoácidos. Essa poliproteína é clivada por meio de proteases virais e do hospedeiro, originando proteínas estruturais e não-estruturais. Esquematicamente, o genoma contém regiões denominadas 5' e 3' nas suas extremidades. Os genes que codificam as proteínas estruturais estão localizados próximo à região 5', correspondendo às regiões do core (C) e do envelope (E1 e E2/NS1). Os que codificam proteínas não-estruturais (NS2, NS3, NS4A, NS4B, NS5A E NS5B) localizam-se próximo à região 3'. Dessas regiões, são obtidos os antígenos utilizados nos testes sorológicos para a detecção de anticorpos. A proteína codificada pelo core tem capacidade de se ligar ao RNA, formando a partícula do nucleocapsídeo. As regiões E1 e E2/NS1 codificam a síntese das glicoproteínas do envelope (gp33 e gp72). As regiões NS2 e NS3 codificam, respectivamente, as proteases p23 e p70, envolvidas na clivagem da região não-estrutural. A p70 é uma helicase, provavelmente relacionada à replicação do RNA. A região NS4 codifica as proteínas p8 e p24, cuja função ainda é desconhecida. Finalmente, a região NS5 codifica a síntese da p58 e p68, que são denominadas replicase e RNA polimerase RNA dependente, respectivamente (Fig. 1.40).

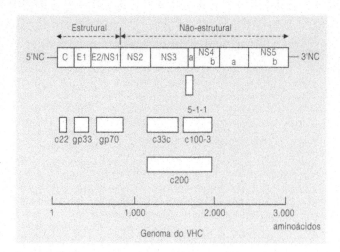

Figura 1.40 – Representação esquemática do genoma do VHC.

De modo semelhante a outros vírus RNA, o VHC apresenta altos índices de mutações que ocorrem durante a replicação viral. A região 5' não codificadora é a que apresenta maior constância entre todos os vírus isolados, com homologia na seqüência de aminoácidos em torno de 98%. A região E2/NS1 é a mais heterogênea de todas, apresentando os maiores índices de mutações, sendo por isso chamada de região hipervariável.

Devido a essa heterogeneidade genética, o VHC pode ser classificado em grupos maiores, chamados tipos ou genótipos, que apresentam similaridade de 66 a 69% nas seqüências de nucleotídeos. Dentro desses genótipos, o VHC pode ser classificado em subtipos relacionados, com homologia de nucleotídeos em torno de 77 a 80%. Os genótipos ou grupos maiores do VHC são numerados em algarismos arábicos (1 a 6) e os subtipos são designados por letras minúsculas (a, b, c). Dentro de cada subtipo, as seqüências variam em menos de 10%. Em adição, sabe-se que o genoma do VHC é heterogêneo dentro do mesmo indivíduo, fenômeno designado como *quasispecies*. Essa heterogeneidade é considerada como o provável mecanismo que permite ao VHC sobreviver à ação do sistema imunológico do hospedeiro, determinando a cronicidade da infecção.

Atualmente, já foram identificados um total de 9 genótipos do VHC, contendo pelo menos 30 subtipos.

No Brasil, o genótipo 1b ocorre com maior freqüência, seguido dos subtipos 1a, 2a, 2b e 3a.

VIAS DE TRANSMISSÃO E EPIDEMIOLOGIA

O VHC é transmitido principalmente por via percutânea, seja pela transfusão de sangue ou derivados, seja pelo transplante de órgãos ou tecidos ou pelo compartilhamento de agulhas entre usuários de drogas intravenosas. Na população adulta, os hemofílicos que receberam múltiplas transfusões de fator VIII não tratado e os usuários de drogas injetáveis há mais de 10 anos reúnem a maior prevalência de infecção pelo VHC, atingindo valores superiores a 90%.

Outros fatores de risco para a infecção pelo VHC incluem hemodiálise, tatuagens, promiscuidade sexual e atividades ligadas à área de saúde.

Em cerca de 40 a 50% dos pacientes infectados não é reconhecida a via de transmissão, uma vez que não é identificado o fator de risco. Esses casos são ditos "esporádicos" ou "adquiridos da comunidade".

A transmissão sexual ocorre raramente e parece estar aumentada nos pacientes com infecção concomitante pelo HIV, com múltiplos parceiros sexuais e, possivelmente, com longa duração do casamento. Alguns estudos demonstraram transmissão horizontal, por meio do contato domiciliar com pacientes portadores de hepatite crônica pelo VHC, encontrando prevalências variando de 0 a 11%.

A transmissão vertical (da mãe para o filho) é infreqüente, mas pode ocorrer na vigência de altos títulos de viremia materna e na infecção concomitante pelo vírus da síndrome de imunodeficiência humana adquirida (HIV). Atualmente é a via principal de transmissão na faixa etária pediátrica. Em crianças, a infecção pelo VHC é mais encontrada em receptores de sangue e derivados (hemofílicos, portadores de anemias congênitas, sobreviventes de câncer, leucemia e transplantados), pacientes em diálise, crianças institucionalizadas e as nascidas de mães infectadas.

MARCADORES DE INFECÇÃO PELO VHC

A detecção de anticorpos para o VHC é a maneira mais prática de diagnosticar infecção atual ou pregressa. A viremia pelo VHC é muito baixa, tornando impossível a detecção de antígenos virais pelos métodos convencionais.

Inicialmente, os testes sorológicos pela técnica de ELISA, chamados de primeira geração, utilizavam apenas uma fração antigênica, C100-3, um polipeptídeo de 363 aminoácidos que representa parte da região NS4 do genoma viral. Em seguida, foram obtidos outros antígenos recombinantes e peptídeos sintéticos, utilizados na produção dos ensaios de segunda e terceira geração. Os testes de terceira geração (ELISA III) incluem antígenos derivados do core e das regiões NS3, NS4 e NS5. Atualmente, são muito utilizados no rastreamento de doadores de sangue, sendo mais sensíveis e específicos que os testes anteriores. Embora tenha alta especificidade, resultados falso-positivos podem ocorrer em populações de baixo risco ou em indivíduos com hipergamaglobulinemia. Além disso, um resultado falso-negativo pode ser observado em um intervalo de até seis meses (em média 12 semanas) entre a infecção pelo VHC e a detecção de anticorpos.

Os testes tipo "immunoblot" ("recombinant immunoblot assay": RIBA, Chiron e "line immunoassay": INNO-LIA, Innogenetics), que também empregam antígenos recombinantes e peptídeos sintéticos, são utilizados para confirmar os resultados do ELISA. São muito úteis para excluir resultados falso-positivos pelo ELISA, existindo forte correlação entre sua positividade e a presença de viremia.

O quadro 1.26 resume os testes de triagem por ELISA e os testes complementares (tipo "immunoblot").

Quadro 1.26 – Métodos sorológicos para o diagnóstico da infecção pelo VHC.

	Anticorpos detectados/ região
Testes de triagem	
ELISA de segunda geração	Anti-c22/core, anti-c200/NS3/NS4 (anti-c33 + anti-c100)
ELISA de terceira geração	Core, NS3, NS4, NS5
Testes suplementares	
RIBA de segunda geração	Anti-c100/NS4, anti-5-1-1, anti-c33/NS3, anti-c22/core
RIBA de terceira geração	Anti-c22/core, anti-c100/NS3/NS4, NS5
INNO-LIA HCV II	Core 1/2; core 3/4, E2/NS1, NS3, NS4, NS5

O desenvolvimento da técnica da reação em cadeia da polimerase (PCR) possibilitou a detecção direta do RNA viral do VHC. Como não são disponíveis testes diretos para a detecção de antígenos do VHC no soro, uma vez que os testes de ELISA ou "immunoblot" apenas identificam anticorpos, o RNA-VHC é atualmente o melhor marcador de viremia, infectividade e possivelmente atividade da doença. É considerado o padrão-ouro para o diagnóstico de infecção pelo VHC, discriminando entre infecção passada e atual. É um teste extremamente sensível, permitindo a detecção direta do RNA viral mesmo em pacientes com níveis muito baixos de viremia e em fases precoces da infecção, diminuindo o período de "janela imunológica".

QUADRO CLÍNICO E HISTÓRIA NATURAL DA INFECÇÃO PELO VHC

A história natural da infecção pelo VHC não está bem determinada, pois o início da doença muitas vezes não é reconhecido e seu curso pode ser lentamente progressivo. O período de incubação é bastante variável, variando de 2 a 26 semanas (média de seis a sete semanas).

O quadro clínico de hepatite aguda pelo VHC pode ser idêntico ao causado pelo VHA e pelo VHB; entretanto, a elevação máxima da ALT tende a ser menor. A ALT geralmente se mantém em duas a oito vezes o limite superior da normalidade, podendo ter caráter flutuante. O curso subclínico é comum, sendo que a icterícia ocorre em menos de 25% dos casos. A detecção da infecção pelo VHC depende do tempo de surgimento do anti-VHC no soro. O RNA-VHC pode ser *detectado em* uma a duas semanas após a infecção, sendo algumas vezes o único marcador de hepatite aguda pelo VHC. Hepatite aguda grave ou fulminante pode ocorrer raramente. A infecção é autolimitada em apenas 15% dos casos, sendo a cura caracterizada pelo desaparecimento do RNA viral do soro e normalização da ALT. Os anticorpos podem desaparecer com a resolução da infecção. A figura 1.41 resume o perfil da infecção aguda pelo VHC.

Se ocorrer evolução para a cronicidade, há persistência do RNA viral e dos anticorpos. A cirrose hepática ocorre em cerca de 20 a 30% dos casos que evoluem para a cronicidade em intervalos variáveis, em média após 10 anos, estando estes indivíduos mais suscetíveis à progressão para hepatocarcinoma. A figura 1.42 resume o perfil da infecção crônica pelo VHC.

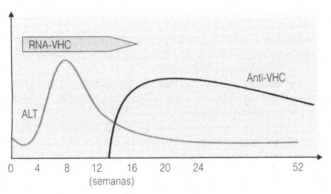

Figura 1.41 – Perfil da infecção aguda pelo VHC.

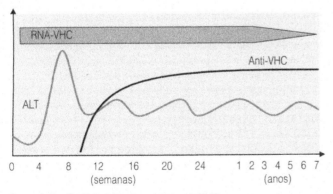

Figura 1.42 – Perfil da infecção crônica pelo VHC.

Existem muitos relatos da associação do VHC com doenças hepáticas auto-imunes, principalmente com a hepatite auto-imune tipo 2, caracterizada pela presença de anticorpos contra a fração microssômica fígado-rim (AAMFR1). A presença do AAMFR1 poderia estar associada com uma doença viral primária, sendo a resposta auto-imune um fenômeno secundário. Contudo, não está claro se o VHC pode induzir doença auto-imune ou se os auto-anticorpos presentes nos pacientes com hepatite auto-imune fazem reação cruzada com antígenos relacionados ao VHC, sendo, portanto, um epifenômeno molecular.

Têm sido descritas manifestações extra-hepáticas do VHC, incluindo glomerulonefrite membranoproliferativa, sialoadenite, tireoidite, porfiria cutânea *tarda* e vasculite com crioglobulinemia. Essas manifestações podem ser causadas por mecanismos mediados imunologicamente ou por lesão viral direta. O RNA-VHC e anti-VHC têm sido detectados em mais de 50% dos pacientes com crioglobulinemia tipo II, evidenciando a participação do VHC na patogênese da doença e sugerindo um papel potencialmente importante da terapia antiviral para essa e outras doenças relacionadas.

HEPATITE – VHD

Devido à sua grande particularidade, o VHD não foi até então classificado, pois não se assemelha a nenhum outro vírus descrito. O VHD possui aproximadamente 35-40nm de diâmetro e contém RNA. É um vírus defectivo e, apesar do seu efeito citopático direto, ele só pode causar doença na presença de infecção ativa pelo VHB. O antígeno delta age como um parasita do VHB, pois ele utiliza proteínas estruturais codificadas pelo VHB. O VHD é constituído internamente pelo antígeno delta (AgVHD) e pelo RNA-VHD envolvidos pelo AgHBs provido pelo VHB (Fig. 1.43).

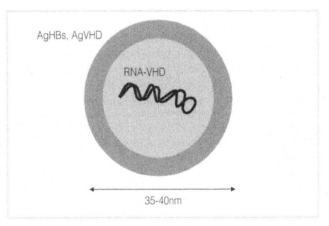

Figura 1.43 – Vírus da hepatite D.

A lesão resultante da infecção pelo VHD é causada por citotoxicidade direta do vírus, em contraste com a lesão mediada imunologicamente pelo VHB. Sua replicação é limitada ao fígado.

A epidemiologia é paralela à do VHB, havendo três padrões clássicos: 1. doença endêmica ocorrendo em portador do AgHBs; 2. doença epidêmica em casos isolados portadores do AgHBs; e 3. infecção dupla em população de alto risco. Na infância, não é comum a infecção pelo VHD, ocorrendo casos na Amazônia e no nordeste da Colômbia. A prevenção da infecção pelo VHB impede a infecção pelo VHD.

CARACTERÍSTICAS CLÍNICAS

Os achados clínicos dependem do estado da infecção coincidente com o VHB. A associação dos dois vírus provoca doença mais grave. A mortalidade na infecção aguda pelo VHD varia de 2 a 20%, maior que pelo VHB isolado (menor que 1%). Muitos pacientes (70 a 80%) desenvolverão hepatite crônica e cirrose hepática, mais que o VHB isolado (15 a 30%).

A hepatite aguda pelo VHD pode ocorrer em duas formas diferentes: co-infecção e superinfecção. A coinfecção significa infecção simultânea pelo VHB e VHD; superinfecção indica infecção pelo VHD em portador crônico do VHB. O prognóstico é pior na superinfecção, com maior risco de evolução para formas fulminantes (5 a 20%), em contraste com a co-infecção (1 a 10%), além da maior evolução para a cronicidade (> 75% versus < 5%, respectivamente).

Na co-infecção, o AgHBs e o RNA-VHD são detectados imediatamente antes da elevação das aminotransferases e da icterícia. As aminotransferases podem fazer pico bifásico. O clareamento do AgHBs ocorre após período variável, desaparecimento do RNA-VHD e surge o anti-VHD e o anti-HBs. Os títulos do anti-VHD podem ser baixos e transitórios. A superinfecção em portador do AgHBs freqüentemente é associada com o desenvolvimento de hepatite crônica. Ocorre elevação da ALT e surgimento do RNA-VHD e a seguir do anti-VHD.

DIAGNÓSTICO

A co-infecção pode ser diferenciada da superinfecção pela presença do anti-HBc IgM, que é marcador de infecção aguda pelo VHB. A diferenciação entre infecção aguda ou crônica pelo VHD baseia-se na presença do anti-HBc IgM, do AgVHD e do anti-VHD IgM. Assim, na superinfecção em portador crônico do VHB ocorre ausência do anti-HBc IgM e presença do AgVHD e anti-VHD IgM.

HEPATITE – VHE

Em 1980, ocorreram surtos de hepatite viral de transmissão entérica, que não foram atribuídos ao VHA ou ao VHB. Essas epidemias foram documentadas na antiga União Soviética, África, México e sudeste da Ásia. Foram então isoladas, por microscopia eletrônica, partículas virais esféricas em amostras de fezes de indivíduos infectados. Foi então identificado o VHE, o principal agente etiológico da hepatite não-A, não-B de transmissão entérica ou epidêmica. Atualmente, é endêmico no sudeste da Ásia e na Índia.

O VHE foi identificado por técnicas de biologia molecular semelhantes às usadas posteriormente na descoberta do VHC. É um vírus pequeno, esférico, não-envelopado, de aproximadamente 27-34nm de diâmetro, com características biofísicas e bioquímicas dos Calicivirus (vírus RNA).

Um antígeno específico (AgVHE) é expresso no citoplasma dos hepatócitos na fase precoce da infecção. Esse antígeno induz à produção de anticorpos anti-VHE, que são encontrados na fase aguda e de convalescença da doença (Fig. 1.44).

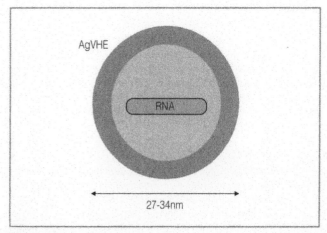

Figura 1.44 – Vírus da hepatite E.

CARACTERÍSTICAS CLÍNICAS

As manifestações clínicas são semelhantes às do VHA, existindo algumas diferenças. O período de incubação é um pouco mais longo, aproximadamente seis semanas. Acomete principalmente adolescentes e adultos jovens (15 a 40 anos). Em contraste com a baixa mortalidade relacionada ao VHA (menor que 1%), a mortalidade devido à hepatite fulminante pelo VHE pode atingir 20%, especialmente em grávidas, ocorrendo doença mais grave durante o terceiro trimestre de gestação. Aparentemente, não existe risco para o desenvolvimento de hepatite crônica.

DIAGNÓSTICO

Por meio da detecção de anticorpos (anti-VHE) das classes IgG e IgM por ELISA. A detecção do RNA viral pela técnica de PCR é realizada em pesquisas para a confirmação da infecção pelo VHE em surtos ou epidemias de hepatite de transmissão entérica. A sorologia ainda não é realizada como rotina em nosso meio.

ABORDAGEM DO PACIENTE COM HEPATITE AGUDA

Monitorização durante a fase aguda:
- Repouso no leito – não é essencial, mas apropriado durante o estado sintomático inicial. A própria criança limita sua atividade. Exercícios físicos devem ser evitados.
- Dieta – modificações na dieta não têm valor, sendo interessante diminuir a ingestão de alimentos muito gordurosos durante a fase ictérica.
- Medicações – não há indicação de benefícios com o uso de corticóides ou drogas anti-virais na hepatite aguda. Podem ser prescritos anti-heméticos e antitérmicos.
- Hospitalização – indicada na presença de coagulopatia, hipoglicemia, vômitos incoercíveis, alteração do comportamento ou nível de consciência (encefalopatia).
- As crianças com hepatite aguda pelo VHA que freqüentam creches ou escolas devem permanecer afastadas por um período de duas semanas do início dos sintomas, quando então a excreção fecal do VHA tiver passado.
- As crianças devem ser seguidas até a resolução bioquímica e sorológica da hepatite aguda, sendo de grande importância o reconhecimento dos casos com evolução para a cronicidade.

PROFILAXIA DOS CONTATANTES: HEPATITE – VHA

É utilizada a imunoglobulina humana normal; os anticorpos anti-VHA presentes são capazes de neutralizar os VHA circulantes prevenindo o ataque viral aos hepatócitos e reduzindo o grau de viremia secundária. Sua eficácia é presumivelmente devida ao fenômeno de imunização passiva/ativa, pois a doença aguda é modificada pela administração dos anticorpos. A profilaxia pós-exposição é recomendada a todos que têm contato íntimo com um paciente com hepatite. O uso rotineiro de imunoglobulina não é necessário nos casos de contato casual na escola ou em ambiente de trabalho. Para ser efetiva, a imunoglobulina deve ser administrada logo após a exposição (no máximo até duas semanas), na dose de 0,02ml/kg. Se a infecção pelo VHA é documentada em uma instituição (por exemplo, creche), todas as crianças, empregados e contatos familiares devem receber a profilaxia. Essa medida é efetiva para prevenir a disseminação da doença no centro em questão e na comunidade. A profilaxia pré-exposição é recomendada para viajantes que se dirigem a áreas de alta endemicidade. O quadro 1.27 resume as recomendações de uso da imunoglobulina humana para a prevenção da infecção pelo VHA.

Quadro 1.27 – Recomendações de uso da imunoglobulina humana para a prevenção da infecção pelo VHA.

Tipo de exposição	Circunstâncias	Imunoglobulina	
		Dose (ml/kg)	Freqüência
Pré-exposição	Viajantes: Período < 3 meses Período > 3 meses	0,02 0,06	1 vez a cada 5 meses
Pós-exposição	Contatantes de hepatite aguda A (familiares, contato sexual, creches ou instituições, prisões)	0,02	1 vez (até 2 semanas da exposição)
Pós-exposição	Contato casual em escola, trabalho etc.	–	–

VACINA CONTRA A HEPATITE A

É segura e efetiva, tendo grande valor para os grupos de alto risco, como aqueles que freqüentam creches e outras instituições, militares, viajantes, usuários de drogas, homossexuais.

PROFILAXIA DOS CONTATANTES: HEPATITE – VHB

É realizada com imunoglobulina preparada com altos títulos do anti-HBs, geralmente maiores que 1:100.000 (HBIG). Deve ser administrada o mais rápido possível (intervalo inferior a sete dias) para ter efeito benéfico. A profilaxia pós-exposição com HBIG é recomendada nas seguintes situações:

1. recém-nascido de mãe portadora do VHB;
2. contato sexual com indivíduo portador do VHB;
3. exposição acidental cutânea ou de mucosa com material, sangue ou secreções contaminados;
4. contato domiciliar com indivíduo com hepatite aguda B.

A vacinação contra a hepatite B deve ser iniciada imediatamente após o contato.

Quadro 1.28 – Recomendações após exposição ao VHB.

Exposição	HBIG		Vacina
	Dose	Tempo	
Sexual	0,06ml/kg, IM	Dentro de 14 dias	Imediatamente
Perinatal	0,5ml, IM	Até 12 horas do nascimento	Até 12 horas do nascimento

O quadro 1.28 resume as recomendações após exposição ao VHB.

Atualmente, é preconizada a vacinação universal de todos as crianças e adolescentes, além das populações de alto risco, na tentativa de diminuir a incidência da infecção pelo VHB.

PROFILAXIA DOS CONTATANTES – VHC

Ainda não existe um método de imunização passiva contra a infecção pelo VHC; a imunoglobulina pode ser dada, mas sua eficácia não foi documentada. Do mesmo modo, o desenvolvimento da vacina ainda está em fase de pesquisa.

BIBLIOGRAFIA

1. BALISTRERI, W.F. – Acute and chronic viral hepatitis. In Suchy, F.J. (ed.), *Liver disease in children*. 1st ed., St. Louis, Mosby, 1994, p. 460. 2. BRADLEY, D.W. – Hepatitis E virus: a brief review of the biology, molecular, virology and immunology of a novel virus. *J. Hepatol.* **22**(Suppl 1):140, 1995. 3. BRADLEY, D.W.; KRAWCZYNSKI, K. & PURDY, M.A. – Hepatitis E virus. Epidemiology, natural history and experimental models. In Zuckerman, A.J. & Thomas, H.C. (eds.). *Viral Hepatitis. Scientific Basis and Clinical Management*. 1st 1ed., London, Churchill Livingstone, 1993, p. 379. 4. BROWN, D. & DUSHEIKO, G. – Hepatitis C. Diagnosis. In Zuckerman, A.J. & Thomas, H.C. (eds.). *Viral Hepatitis. Scientific Basis and Clinical Management*. 1st ed., London, Churchill Livingstone, 1993, p. 283. 5. CARRILHO, F.J.; FRANÇA, A.V.C. & SILVA, L.C. – Profilaxia das hepatites por vírus. In Silva, L.C. (ed.). *Hepatites Agudas e Crônicas*. 2ª ed. São Paulo, Sarvier, 1995, p. 264. 6. CENTERS FOR DISEASE CONTROL – Hepatits B virus. A Comprheensive Strategy for eliminating transmission in the United States through Universal Childhood Vaccination. Recommendations of the Immunization Practices Advisory Committee (ACIP). *MMWR* **40**(RR-13):1, 1991. 7. CENTERS FOR DISEASE CONTROL – Protection against viral hepatitis: recommendations of the Immunization Practices Advisory Committee (ACIP). *MMWR* **39**(RR-2):1, 1990. 8. CONJEEVARAM, H.S. & DI BISCEGLIE, A.M. – Management of chronic viral hepatitis in children. *J. Pediatr. Gastroenterol. Nutr.* **20**:365, 1995. 9. DE MEDINA, M.S.P.H. & SCHIFF, E.R. – Hepatitis C: diagnostic assays. *Sem. Liver Dis.* **15**(1):33, 1995. 10. DECKER, R.H. – Hepatitis B. Diagnosis. In Zuckerman, A.J. & Thomas, H.C. (eds.). *Viral Hepatitis. Scientific Basis and Clinical Management*. 1st ed., London, Churchill Livingstone, 1993, p. 165. 11. DI BISCEGLIE, A.M. – Hepatitis D. Epidemiology and diagnosis. In Zuckerman, A.J. & Thomas, H.C. (eds.). *Viral Hepatitis. Scientific Basis and Clinical Management*. 1st ed., London, Churchill Livingstone, 1993, p. 351. 12. GERLICH, W. – Hepatitis B. Structure and molecular virology. In: Zuckerman, A.J. & Thomas, H.C. (eds.). *Viral Hepatitis. Scientific Basis and Clinical Management*. 1st ed., London, Churchill Livingstone, 1993, p. 83. 13. GERLICH, W.H. & HEERMANN, K.H. – Functions of hepatitis B virus protein and virus assembly. In Hollinger, F.B.; Lemon, S.M. & Margolis, H.S. (eds.). *Viral Hepatitis and Liver Disease*. Baltimore, Williams & Wilkins, 1991, p. 121. 14. GRETCH, D. – Diagnostic tests for hepatitis C. In NIH Consensus development conference on management of hepatitis C. Program and abstracts, Bethesda, Maryland, 1997, p. 45. 15. HOOFNAGLE, J.H. – Hepatitis C: the clinical spectrum of disease. In NIH Consensus development conference on management of hepatitis C. Program and abstracts, Bethesda, Maryland, 1997, p.19. 16. HOUGHTON, M. et al. – Hepatitis C. Structure and molecular virology. In Zuckerman, A.J. & Thomas, H.C. (eds.). *Viral Hepatitis. Scientific Basis and Clinical Management*. 1st ed., London, Churchill Livingstone, 1993, p. 229. 17. KRUGMAN, S. – Viral hepatitis: A, B, C, D and E-infection. *Pediatr. Rev.* **13**:203, 1992. 18. MAGGIORE, G. – Chronic hepatitis in children. *Curr. Opin. Pediatr.* **7**:539, 1995. 19. MELNICK, J.L. – History and epidemiology of hepatitis A virus. *J. Infect. Dis.* **171** (Suppl. 1):S2, 1985. 20. OHTO, H. et al. – Transmission of hepatitis C from mothers to infants. *N. Engl. J. Med.* **330**:740, 1994. 21. PINHO, J.R.R. et al. – Estrutura dos vírus das hepatites. In Silva, L.C. (ed.). *Hepatites Agudas e Crônicas*. 2ª ed. São Paulo, Sarvier, 1995, p. 9. 22. RAYMOND, S. & KOFF, M.D. – Hepatitis B today: clinical and diagnostic overview. *Pediatr. Infect. Dis.* **5**:428, 1993. 23. SHAPIRO, C.N. – Epidemiology of hepatitis B. *Pediatr. Infect. Dis.* **12**:433, 1993. 24. SILVA, L.C. & GRANATO, C.F.H. – Importância clínica dos marcadores virais. In Silva, L.C. (ed.). *Hepatites Agudas e Crônicas*. 2ª ed. São Paulo, Sarvier, 1995, p. 26. 25. SIMMONDS, P. et al. – A proposed system for the nomenclature of hepatitis C viral genotypes. *Hepatology* **19**(5):1321, 1994. 26. TREPO, C. et al. – Diagnostic markers of viral hepatitis B and C. *Gut* **34**:S20, 1993. 27. VAN DER POEL, C.; CUYPERS, T. & REESINK, H. – Hepatitis C virus six years on. *Lancet* **344**:1475, 1994. 28. ZUCKERMAN, A.J. – Alphabet of hepatitis viruses. *Lancet* **341**:558, 1996.

4 Síndrome Colestática no Recém-Nascido e no Lactente

GILDA PORTA

O termo colestase foi inicialmente definido por Popper, sendo que, fisiológica e laboratorialmente, traduz-se por redução ou interrupção da excreção da bile por obstrução do fluxo através da árvore biliar intra ou extra-hepática ou por alteração funcional na produção pelos hepatócitos. Quando se trata de obstrução mecânica, o mecanismo que leva à colestase é facilmente compreendido, porém nos casos de redução do fluxo biliar por alterações funcionais várias causas são aventadas como lesão hepatocelular, falta de estímulo hormonal ao fluxo biliar ou erro inato do metabolismo. Como conseqüência, ocorre retenção de constituintes biliares no fígado e sangue que normalmente são excretados pela bile. Há síndromes como de Dubin-Johnson e de Rotor que representam defeitos puros na excreção da bilirrubina sem causar colestase com aumento somente de bilirrubina conjugada (fração direta) sem outras alterações da função hepática.

Na infância, a hiperbilirrubinemia direta não é freqüente, sendo sempre patológica. A presença de bilirrubina direta em níveis superiores a 1,5mg/100ml sugere, de forma importante, que a icterícia está geralmente relacionada a dano hepatobiliar com regurgitação secundária da bilirrubina direta do hepatócito ou canalículos biliares para a circulação.

Os termos utilizados na literatura, para descrever as condições que se acompanham de hiperbilirrubinemia direta no início da vida, apresentam grande variabilidade, de acordo com diferentes autores. Assim, as designações mais habitualmente utilizadas são: colestase neonatal, síndromes colestáticas da infância e colangiopatia obstrutiva idiopática.

A freqüência de colestase neonatal é difícil de ser avaliada em decorrência de fatores étnicos, ambientais, geográficos, genéticos e notificação adequada. A tabela 1.8 mostra a freqüência relativa das várias formas de colestase neonatal em mais de 500 casos publicados, segundo Balistreri.

Tabela 1.8 – Formas de colestase neonatal.

Formas clínicas	% cumulativa	Freqüência relativa
Hepatite neonatal idiopática	35-40	1,25
Atresia extra-hepática	25-30	0,70
Deficiência de alfa-1-antitripsina	7-10	0,25
Colestase intra-hepática	5-6	0,14
Sepse	2	< 0,1
Hepatite, citomegalovírus	3-5	< 0,1
Rubéola, herpes	1	< 0,1
Endócrinas	1	< 0,1
Galactosemia	1	< 0,1

Clinicamente, nos primeiros meses de vida, a colestase caracteriza-se pela tríade icterícia, colúria e hipocolia e/ou acolia fecal. Laboratorialmente, ocorre sempre aumentos dos níveis séricos de todos os componentes da bile, principalmente dos ácidos biliares, sendo mais comumente avaliada pelos níveis elevados de bilirrubina direta.

A despeito das possíveis causas ou mecanismos patogênicos, três entidades clínico-patológicas aparecem como expressão final dos distúrbios hepatobiliares nessa faixa etária: a doença hepatocelular (hepatite neonatal *latu sensu*), os distúrbios dos ductos biliares intra-hepáticos (hipoplasia ou rarefação dos ductos biliares intra-hepáticos) caracterizando o grupo das colestases intra-hepáticas e os distúrbios dos ductos biliares extra-hepáticos (atresia de vias biliares, cisto de colédoco etc.) caracterizando o grupo das colestases extra-hepáticas (Fig. 1.45).

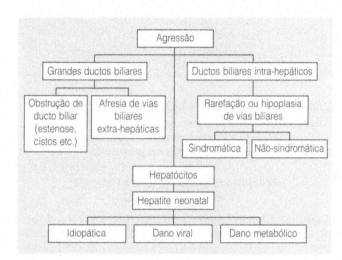

Figura 1.45 – Classificação morfológica da síndrome colestática do recém-nascido e lactente (segundo Balistreri, modificado).

As possíveis causas de colestase neonatal estão citadas no quadro 1.29.

Para o clínico, a colestase caracteriza-se pela tríade clássica de icterícia, colúria e hipocolia ou acolia fecal e está sempre presente em todas as formas de doença hepatobiliar nos primeiros meses de vida. Do ponto de vista laboratorial, há sempre aumento dos níveis séricos de todos os componentes da bile, principalmente dos ácidos biliares, sendo mais comumente avaliada pelos níveis elevados de bilirrubina direta. Na grande maioria dos casos, na colestase neonatal há aumento de bilirrubinemia direta, porém em alguns casos pode não estar elevada como nos distúrbios do metabolismo dos ácidos biliares, isso porque a função hepática secretora para ácidos biliares é, na sua maioria, independente e qualitativamente maior que a da bilirrubina. A dosagem sérica de ácidos biliares ainda não é rotina em nosso meio.

Para o patologista, colestase implica a visualização de bile nos tecidos e, histologicamente, pela presença de pigmentos biliares em hepatócitos com ou sem trombos biliares em canalículos e bile em células de Kupffer e outros macrófagos. Além disso, alguns outros achados morfológicos são peculiares da doença hepatobiliar nos primeiros meses de vida, como a rápida e exuberante resposta fibrogênica do fígado e a presença de células gigantes multinucleadas.

A fisiopatologia da colestase ainda não está totalmente compreendida, por não se conhecer exatamente a quimiofísica do fluxo biliar. O fluxo biliar é dependente da captação hepatocelular dos constituintes plasmáticos, do transporte trans-hepático, da metabolização desses constituintes, da atividade da bile secretora, do envolvimento do citoesqueleto, da permeabilidade das membranas, da via paraductular na formação da bile e das modificações ductulares do canalículo biliar. O fígado no período neonatal é imaturo em muitos aspectos. O recém-nascido apresenta um estado de "colestase fisiológica", o que o torna particularmente suscetível às agressões de natureza infecciosa, metabólica ou tóxica. A captação, a síntese e a excreção de ácidos biliares estão diminuídas. No período neonatal, estando a síntese de ácidos biliares prejudicada, o "pool" desses é

Quadro 1.29 – Possíveis causas de colestase neonatal.

I – Alterações extra-hepáticas
• Atresia de vias biliares (AVB)
• Hipoplasia de vias biliares
• Cisto de colédoco
• Colangite esclerosante
• Anomalias da junção ductal coledocopancreática
• Perfuração espontânea do ducto biliar
• Colelitíase
• Doença de Caroli
• Síndrome da bile espessa
• Estenose ductal
• Massas/tumores
 	
II – Alterações intra-hepáticas
1. Idiopáticas
  • Hepatite neonatal idiopática
  • Colestase intra-hepática persistente
  • Displasia artério-hepática (síndrome de Alagille)
  • Doença de Byler
  • Rarefação não sindromática dos ductos intra-hepáticos
  • Acidemia tridroxicoprostática
  • Síndrome de Zellweger
  • Disfunção do microfilamento
  • Síndrome de Byler
  • Colestase familiar benigna recorrente
  • Colestase hereditária com linfedema (Aagenaes)
2. Doenças metabólicas
  • Tirosinemia
  • Galactosemia
  • Frutosemia
  • Deficiência de alfa-1-antitripsina (α1-AT)
  • Doença de Gaucher
  • Doença de Niemann-Pick
  • Doença de Wolman
  • Glicogenose tipo IV
  • Distúrbios do metabolismo dos ácidos biliares
  • Hemocromatose neonatal
  • Hipopituitarismo idiopático
  • Hipotireoidismo
	• Deficiência múltipla de acil-CoA desidrogenase (acidemia glutárica tipo II)
	  • Linfo-histiocitose eritrofagocítica familiar
	  • Deficiência de arginase
	  • Sobrecarga de cobre infantil
	  • Mucoviscidose
	3. Infecciosas
	  • Citomegalovírus
	  • Rubéola
	  • Vírus da hepatite B
	  • Vírus da hepatite C?
	  • Vírus da hepatite não-A, B, C?
	  • Herpesvírus
	  • Reovírus tipo 3
	  • Vírus da varicela
	  • Vírus Coxsackie
	  • Vírus ECHO
	  • Parvovírus B19
	  • Toxoplasmose
	  • Sífilis
	  • Tuberculose
	  • Listeriose
	  • Vírus da imunodeficiência humana?
	4. Tóxicas
	  • Nutrição parenteral
	  • Sepse com possível endotoxemia (infecção do trato urinário, gastroenterite)
	5. Genética ou cromossômica
	  • Trissomia E
	  • Síndrome de Down
	  • Síndrome de Donahue
	6. Outras
	  • Histiocitose X
	  • Choque ou hipoperfusão
	  • Obstrução intestinal
	  • Síndrome da poliesplenia
	  • Lúpus neonatal
	  • Oxigenação extracorpórea
	  • Doença venoclusiva

pequeno, aumentando rapidamente já nas primeiras semanas de vida. Há alterações qualitativas e quantitativas na síntese dos ácidos biliares no fígado em desenvolvimento e o maduro, evidenciado no mecônio do recém-nascido pela presença de ácidos biliares atípicos. Predominam as formas monoidroxiladas (ácido litocólico), que são intrinsecamente hepatotóxicas, com capacidade de iniciar ou exacerbar a colestase. Os níveis de ácidos biliares permanecem elevados por seis a oito semanas, quando começa a diminuir, atingindo níveis semelhantes aos do adulto qualitativa e quantitativamente aos 6 meses de idade. Os ácidos biliares são considerados "entidades" enteropáticas, determinadas pela captação hepática e pela absorção intestinal. A taxa de absorção intestinal é determinada pela carga, concentrações intra-hepáticas e absorção passiva e ativa do intestino. Os altos níveis de ácidos biliares séricos observados são devido ao baixo "pool" de ácidos biliares e ao mecanismo de imaturidade de reabsorção intestinal. Outros fatores também interferem no baixo fluxo e secreção biliar: transporte, capacidade funcional dos carregadores de ácidos biliares e íons da membrana dos hepatócitos. Segundo Balistreri, os recém-nascidos têm maior propensão para colestase, decorrente de vários fatores: imaturidade da função excretora hepática, erros inatos do metabolismo dos ácidos biliares resultando em disfunção hepática e aumento da suscetibilidade ao insulto tóxico ou viral.

A colestase nos primeiros meses de vida apresenta características clínicas, bioquímicas e mesmo anatomopatológicas que variam pouco, qualquer que seja a causa, trazendo sua investigação e manipulação dificuldades para o pediatra e o patologista. O seguimento a longo prazo dessas crianças pode fornecer diagnósticos mais precisos, pelo aparecimento de novos achados; porém, investigações urgentes tornam-se necessárias, desde o início, com a finalidade de identificar causas para as quais existam tratamentos específicos eficazes e para excluir lesões passíveis de correção cirúrgica. A atresia de vias biliares é uma das causas mais importantes e de urgência médica para o pediatra fazer o diagnóstico nas primeiras seis a oito semanas de vida, para indicar a cirurgia corretiva. É importante reconhecer alterações resultantes de fatores genéticos, pois, mesmo que não haja terapêutica, o aconselhamento genético e o prognóstico são fundamentais na orientação aos pais. Do ponto de vista clínico, algumas doenças colestáticas podem ser assintomáticas nos primeiros dias de vida da criança e a icterícia surge após 3 a 4 semanas de vida ou mesmo após 3 meses de idade. Nas infecções congênitas, as manifestações clínicas geralmente surgem ao nascimento. Torna-se muito importante em todo lactente jovem com hiperbilirrubinemia direta avaliar achados clínicos, que estão sumarizados nos quadros 1.30, 1.31 e 1.32. Alguns achados clínicos podem sugerir certas doenças (Quadro 1.33).

Quadro 1.30 – Características gerais.

Sexo, idade
Gravidez gemelar
Peso de nascimento
História familiar de hepatopatia
Etnia
Consangüinidade
Hemólise neonatal
Grupo sangüíneo
Gravidez materna
Contato com doença infecciosa
Drogas, transfusões durante a gravidez
Tipo de parto

Quadro 1.31 – Dados de história clínica a serem pesquisados na síndrome colestática do recém-nascido e do lactente.

Início da icterícia
Curso da icterícia
Início da alteração da cor das fezes
Tempo de acolia fecal
Febre
Alteração do aparelho gastrintestinal
Alteração do aparelho respiratório
Cirurgia prévia
Prurido

Quadro 1.32 – Dados do exame físico à admissão na colestase neonatal.

Estado geral	Sistema cardiovascular
Idade	Genitália
Peso/estatura	Edema
Perímetro cefálico	Ascite
Perímetro abdominal	Escoriações (pelo prurido)
Fácies	"Rash"
Pele	Anomalias congênitas
Coloração das fezes (sempre pelo toque retal ou fezes nas fraldas)	Anomalias neurológicas
Coloração da urina	Outros sinais associados
Características da palpação na região correspondente ao fígado e baço (tamanho e consistência)	Hematomas

É fundamental que o médico, ao examinar uma criança, tenha o cuidado de observar muito detalhadamente o abdome, detendo-se no fígado e no baço. Em todos os pacientes com colestase há sempre hepatomegalia de tamanhos variados, cuja consistência também varia dependendo da doença. Além disso, é obrigatório verificar a cor das fezes na hora do exame, quer pelo toque retal, quer pela presença de fezes nas fraldas. Se a criança estiver internada, dever-se-á fazer diariamente o toque retal. Se as fezes estiverem de cor amarelada ou esverdeada, não se trata de processo obstrutivo. Entretanto, algumas vezes, no início do processo de atresia de vias biliares, particularmente nos primeiros dias de vida, as fezes podem não ser acólicas, mas alguns dias depois ficarão e serão sempre persistentes.

Em algumas ocasiões, torna-se difícil estabelecer, com exatidão, principalmente nas quatro primeiras semanas de vida, o diagnóstico definitivo de uma colestase intra ou extra-hepática. Isso porque, muitas vezes, os achados clínicos e laboratoriais podem ser superponíveis. Os exames bioquímicos como bilirrubinas, transaminases, gamaglutamiltransferase (GGT), fosfatase alcalina (FA), proteínas totais e frações, colesterol, coagulograma não diferenciam as causas intra e extra-hepáticas. Valores normais ou ligeiramente elevados de GGT e colesterol em um paciente com intensa colestase indica doença metabólica, mais precisamente de colestase familiar intra-hepática progressiva (síndrome de Byler). A eletroforese de proteínas pode nos auxiliar inicialmente nos casos de deficiência de α1-AT cujo nível de alfa-1-globulina está baixo. Às vezes, o coagulograma está alterado e deve-se pensar em deficiência de vitamina K pela colestase. Se após a administração da vitamina K durante três dias o coagulograma continuar alterado, sugere-se comprometimento mais hepatocelular que canalicular. Nesses casos, pode haver um quadro grave de falência hepatocelular, cujas causas mais freqüentes são as de etiologia metabólica (exemplo, galactosemia, tirosinemia, hemocromatose neonatal) e as infecciosas.

Na pesquisa de exames mais especializados para o diagnóstico é solicitado: dosagem sérica e fenotipagem de α1-AT, pesquisa de substâncias redutoras na urina, cromatografia de açúcares, aminoácidos, lipídeos, ácidos orgânicos, amônia, gasometria arterial, lacto plasmático, dosagem enzimática para as lipidoses etc.

Exames como ultra-sonografia, colangiografia endoscópica, cintilografia, tubagem duodenal serão discutidos adiante no diagnóstico diferencial de atresia de vias biliares.

Apresentamos um roteiro para a investigação de síndrome colestática do recém-nascido e do lactente (Quadro 1.34).

Quadro 1.33 – Achados clínicos que sugerem certas doenças hepáticas (segundo Mowat).

Doença	Achados clínicos anormais
Infecções virais generalizadas	Lesões de pele, púrpura, coriorretinite, miocardite, catarata, opacidade de córnea, microcefalia, hidrocefalia, nariz em sela, lesões líticas, osteocondrite, encefalopatia, atraso do desenvolvimento neuropsicomotor, malformações de face etc.
Galactosemia	Catarata, vômitos, letargia, diarréia persistente
Trissomia do 21, 18 ou 13	Múltiplas anomalias congênitas
Cisto de colédoco	Massa cística abaixo da região correspondente ao fígado
Perfuração espontânea dos ductos biliares	Ascite, hérnia biliar
Síndrome de Alagille	Anomalias cardíacas (sopro), fácies anormal (hipertelorismo, queixo afilado), embriotoxo posterior, vértebras em borboleta, às vezes hipogonadismo e voz de passarinho, atraso do desenvolvimento neuropsicomotor
Hemangioma hepático ou biliar	Hemangiomas cutâneos
Atresia de vias biliares extra-hepáticas	Situs inversus, síndrome da poliesplenia, má rotação intestinal, malformações cardíacas
Displasia septóptica	Hipoplasia do nervo óptico e micropênis

Quadro 1.34 – Roteiro para investigação de síndrome colestática do recém-nascido e do lactente.

Investigações imediatas em todos os casos	Investigações úteis para o diagnóstico etiológico
Início da icterícia	Sorologias para infecções virais, bacterianas e protozooses
Tamanho, consistência do fígado, presença do baço	Dosagem sérica de alfa-1-antitripsina
Cor das fezes	Fenotipagem para alfa-1-antitripsina
Dosagem sérica de bilirrubinas	Sódio e cloro no suor
Transaminases, GGT, fosfatase alcalina	Dosagem quantitativa sérica/urinária, aminoácidos
Tempo de protrombina	Galactose-1-fosfato uridiltransferase
Hemograma com plaquetas e reticulócitos	Colesterol
Eletroforese de proteínas	Radiografia de tórax, ossos longos e crânio
Substâncias redutoras e dosagem qualitativa de aminoácidos na urina	Lâmpada de fenda
Cultura de urina e sangue	Ecocardiograma
Ultra-sonografia abdominal	Cintilografia hepatobiliar
	Biopsia hepática*
	Biopsia de pele para cultura de fibroblastos
	Análise enzimática em eritrócitos e/ou leucócitos
	Mielograma
	Laparotomia exploradora

* Nesse item, vale ressaltar a importância do exame histológico para o diagnóstico diferencial entre atresia de vias biliares extra-hepáticas e colestase neonatal de outra etiologia. Em alguns casos, a dosagem enzimática e as culturas são fundamentais.

DOENÇAS MAIS FREQÜENTES

ATRESIA DE VIAS BILIARES EXTRA-HEPÁTICAS

A atresia de vias biliares (AVB) é uma doença que acomete somente recém-nascidos, sendo sua incidência de 1:8.000 a 1:12.000 nascidos vivos, sem variações regionais. A incidência em meninas é de 1,4 a 1,7 vez maior que em meninos. É a causa mais freqüente de colestase neonatal, sendo responsável por mais de 30% dos casos. É uma doença fatal nos primeiros dois a três anos de vida se não for tratada precocemente.

Há duas formas clínicas da doença: a embrionária ou fetal e a perinatal. A *forma embrionária/fetal* aparece em 10 a 35% dos casos e pode estar associada com malformações congênitas (10 a 20% dos casos): má rotação intestinal, *situs inversus* abdominal, asplenia, veia porta pré-duodenal, poliesplenia, malformações cardíacas. Nessa forma, a icterícia é precoce já nos primeiros dias de vida e facilmente confundida com icterícia fisiológica. Desde o início da vida, as fezes são acólicas. Na *forma perinatal*, que acomete mais de 65% dos casos, o início da icterícia pode ser mais tardio, após a segunda semana de vida. As crianças apresentam mecônio nos primeiros dias de vida, seguido de hipocolia fecal e depois acolia, que se torna persistente. É rara a associação com outras malformações. Em ambos os subtipos há um processo inflamatório progressivo que produz esclerose completa ou parcial dos ductos biliares extra e intra-hepáticos.

Patogênese

A etiopatogenia foi baseada em estudos clínicos e epidemiológicos. Na maioria dos casos, a etiologia não é genética, comprovada em estudos com gêmeos idênticos em que o HLA foi discordante. Mecanismos imunológicos foram aventados, porém a falta de aparecimento em gêmeos dizigóticos e o tipo de infiltrado inflamatório falam contra essa teoria. Silveira e cols. demonstraram elevada freqüência de HLA-B12, A9-B5 e A28-B35, e seus desequilíbrios na AVB sem associação com malformações, comparados com o grupo controle. Esses mesmos autores encontraram, na Inglaterra, anomalias estruturais e cromossômicas em 1 a 2% dos casos com AVB.

O conceito de que o processo seja mais adquirido que fetal é atrativo e sugere que a etiologia viral possa iniciar o processo inflamatório. Essas infecções podem atuar tanto na fase embrionária (nos três primeiros meses de gravidez), agindo como agentes mutagênicos ou teratogênicos, quanto no período neonatal. Estudos realizados para a identificação dos agentes virais implicados apresentam resultados diversos. Alguns autores encontraram o reovírus tipo 3 pela análise do RNA no *porta hepatis*; outros, rotavírus do grupo A, do grupo C, citomegalovírus. Portanto, é possível que diferentes agentes virais sejam os desencadeadores para a colangiopatia obliterativa. O papel de ingestão de drogas durante a gravidez ou exposição a toxinas não foram confirmados.

O defeito da morfogênese foi proposto como um dos mecanismos patogenéticos na AVB. Desmet e cols., estudando evolutivamente fígados humanos de fetos e de portadores de vias biliares, verificaram evidências de disrupção na remodelagem das células hepáticas na formação dos ductos biliares, fazendo com que esses não se formem, condição essa chamada de "malformação da placa ductal". Estudos imuno-histoquímicos em amostras de fígados de portadores de AVB demonstraram ausência da polarização apical do "fator transformador de crescimento" beta-1, presente nos fetos normais a partir da 16ª semana de gestação. Tal fato levaria a uma interrupção do processo normal de remodelagem da placa ductal, o que sugere uma subjacente desorganização da interação epitélio-mesênquima. A falta de remodelação levaria a defeitos de estruturas ou da atividade dos sistemas de adesão celular.

Diagnóstico

O diagnóstico de AVB deve ser feito o mais rápido possível, ainda nas primeiras 6 a 8 semanas de vida. Clinicamente, caracteriza-se pela tríade icterícia, colúria e acolia fecal. O início da icterícia pode ser muito precoce (forma embrionária), confundindo-se com icterícia fisiológica. Na forma perinatal a icterícia geralmente aparece após a segunda semana de vida e é progressiva em ambas as formas. Desde o início, há colúria que varia de acordo com o nível de bilirrubina conjugada (direta). Alteração da cor das fezes está sempre presente e deve ser verificada pelo toque retal ou pela presença de fezes nas fraldas. Pode haver hipocolia, particularmente na forma perinatal, que dura poucos dias. A acolia fecal aparece após alguns dias e é sempre persistente. Na forma perinatal de AVB, o recém-nascido pode apresentar nos primeiros dias de vida mecônio seguido de fezes coradas, que duram poucos dias, ficando a seguir hipocólicas e logo acólicas, ainda nas primeiras três semanas de vida. Assim, o pediatra deverá imediatamente suspeitar de atresia de vias biliares e iniciar os exames para o diagnóstico. Na maioria dos casos, os recém-nascidos são de termo, adequados para a idade gestacional, crescimento pondo-estatural normal nos primeiros meses de vida e bom estado geral. À palpação abdominal, desde o início do processo, há sempre hepatomegalia e aumento da consistência do fígado, e não é freqüente esplenomegalia. A observação da cor das fezes quer pelo toque retal, quer pela presença de fezes nas fraldas sem mistura com a urina sempre faz parte do exame físico. Pode haver associação com má rotação intestinal, *situs inversus* abdominal, asplenia, veia porta pré-duodenal, poliesplenia e malformações cardíacas. É excepcionalmente encontrada em natimortos.

Os exames bioquímicos como bilirrubinas, transaminases, proteínas totais e frações, colesterol, coagulograma não nos auxiliam para o diagnóstico de AVB. Os valores de GGT e FA tendem a ser mais elevados, mas não discriminam pacientes com doença obstrutiva. O coagulograma em geral não está muito alterado e se estiver deve-se pensar em deficiência de vitamina K pela colestase. Os valores hematimétricos são normais.

Quanto aos métodos de imagem, a ultra-sonografia abdominal (US) deve ser sempre realizada, particularmente para afastarmos cisto de colédoco. Há variantes anatômicas na AVB que apresentam vesícula biliar e que pode ser vista pela US, porém está sempre vazia ou é muito pequena, mesmo após jejum prolongado. Pode ser útil para o diagnóstico de cisto de colédoco, dilatação de ductos biliares intra-hepáticos (doença de Caroli, cálculos, síndrome da bile espessa), síndrome do ducto comum e tumores. Alguns autores verificaram densidade aumentada de forma triangular ou tubular na bifurcação da veia porta ao nível do *porta hepatis* e denominaram de cordão triangular como sendo remanescente de ducto fibroso no *porta hepatis*. A presença de cordão triangular sugere AVB, porém ainda não é um método adequado para seu diagnóstico específico por vários fatores. Deve ser feito por um médico muito especializado para crianças pequenas porque as estruturas são facilmente confundidas e em alguns casos de doença parenquimatosa (hepatite neonatal) pode haver diminuição do calibre do colédoco e não ser visualizada a vesícula biliar por desuso. Os aparelhos devem ser de alta resolução. Pode haver variantes anatômicas na AVB que cursam com a presença da vesícula biliar preenchidas por muco (bile branca). Alguns autores consideram ausência de alteração de imagem da vesícula biliar após estímulo alimentar como sugestivo de AVB.

A colangiografia endoscópica seria um bom método para o diagnóstico de atresia de vias biliares. Entretanto, há restrições para a utilização desse método. Deve ser realizado sob anestesia geral, custo alto, médico altamente especializado em colangiografia para crianças muito pequenas, e efeitos colaterais como pancreatite e colangite.

A cintilografia hepática proporciona imagens diagnósticas refletindo anatomia e fisiologia em determinadas doenças. A sensibilidade do teste varia de 97 a 100%, e a especificidade, dependendo das diferentes técnicas, entre 50 e 90%. O radioisótopo mais utilizado é o tecnécio-99, que emite prótons de 140KeV e tem meia-vida de 6 horas. A fisiologia do radioisótopo depende do agente farmacêutico acoplado, permitindo a imagem pelo contador gama. O mais utilizado para as vias biliares são os derivados do ácido iminodiacético (IDA), como metilbromo IDA (MBrIDA), ácido diacético diisopropilfenil-carbamoilmetilimido (DISIDA), mebrofenina. Diversos autores desenvolveram um índice hepático por meio da extração do tecnécio-99-DISIDA da circulação, permitindo a realização mais eficiente do método. Para aumentar a sensibilidade do método, pode-se utilizar concomitantemente fenobarbital (na dose de 5mg/kg/dia durante cinco dias) aumentando a excreção do radioisótopo. O mapeamento hepatobiliar, mesmo sensibilizado com fenobarbital, deve ser analisado com cautela, porque em muitos casos de hepatite neonatal sem obstrução pode não ocorrer excreção do radioisótopo.

A tubagem duodenal é um método simples, de baixo custo e que permite um bom índice de sensibilidade e especificidade, cerca de 95% no diagnóstico diferencial entre colestase intra e extra-hepática.

A biopsia hepática assume grande importância, sendo, sem dúvida, o melhor exame na diferenciação entre as causas de colestase e o mais utilizado na grande maioria dos centros do mundo. Deve ser realizada o mais rápido possível quando se suspeita de AVB. A leitura deve ser feita por um médico habilitado na leitura de biopsias hepáticas. Esse exame mostrou ser altamente sensível (95%). Esse procedimento é de fácil execução, realizado sob anestesia local, utilizando-se agulha Menghini ou Tru-Cut ou agulha "pistola" dirigida por ultra-sonografia. O fragmento hepático, para que haja boa interpretação, deve ser no mínimo de 1cm e conter pelo menos cinco espaços porta. As características fundamentais para o diagnóstico de atresia de vias biliares consistem na tríade de colestase (principalmente na região portal em ductos neoformados), fibrose portal e periportal e proliferação ductal. As alterações degenerativas lobulares e a presença de células gigantes ocorrem em aproximadamente 25% dos casos com atresia de vias biliares; tais parâmetros histológicos já parecem estar bem definidos nas primeiras oito semanas de vida, valorizando portanto a biopsia hepática como recurso propedêutico no diagnóstico precoce da doença (Fig. 1.46).

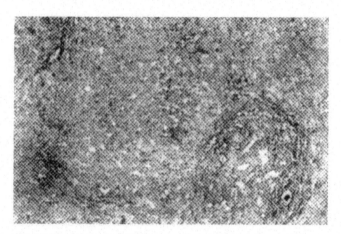

Figura 1.46 – Atresia de vias biliares: proliferação ductal, fibrose portal, colestase em ductos neoformados.

Quando após a realização de todos os métodos antes mencionados não permite o diagnóstico definitivo de AVB, torna-se obrigatória a exploração cirúrgica e a colangiografia intra-operatória.

Conclusão – um recém-nascido ou lactente com menos de oito semanas de vida que apresenta icterícia, colúria e acolia fecal, a pesquisa de AVB deve ser sempre prioritária na investigação e é a mais importante. Se as fezes forem realmente coradas, só a clínica é suficiente para afastar AVB. Quando há hipocolia fecal, ficar atento, pois pode ser AVB. Iniciar rapidamente a investigação para essa doença. No caso de acolia fecal, iniciar imediatamente a pesquisa. Na Unidade de Hepatologia do Instituto da Criança do Hospital das Clínicas da FMUSP, quando suspeitamos de AVB realizamos, já no primeiro atendimento, hemograma com plaquetas, coagulograma e US. Após o resultado desses exames, a biopsia hepática é rapidamente realizada. Após confirmação diagnóstica, encaminhamos para cirurgia pediátrica. Caso não seja AVB, a pesquisa de outras causas de colestase neonatal deve ser logo realizada.

O diagnóstico diferencial deve incluir as hepatites neonatais por doenças metabólicas, particularmente deficiência de alfa-1-antitripsina, fibrose cística, infecciosas (citomegalovírus, rubéola, toxoplasmose, herpes, sífilis e outras menos freqüentes), colestase familiar intra-hepática progressiva, síndrome de Alagille, cisto de colédoco e colangite esclerosante primária. É importante ressaltar que a deficiência de alfa-1-antitripsina, fibrose cística e infecção por citomegalovírus podem ter um quadro clínico indistinguível com AVB. Afastada atresia de vias biliares, iniciar imediatamente a pesquisa dessas três etiologias e posteriormente as outras causas.

Tratamento

O tratamento ideal de portadores de atresia de vias biliares é a realização de portoenterostomia antes dos 60 dias de vida, seguido do transplante hepático tão logo seja possível. A cirurgia consiste na dissecção do resquício fibroso das vias biliares extra-hepáticas até sua porção mais proximal, ao nível do *porta hepatis*, seguida da secção transversal desse resquício fibroso, o mais amplamente possível, no sentido látero-lateral, e da drenagem dessa região para o interior de uma alça intestinal construída em Y de Roux (portoenterostomia) com 50cm de comprimento. O resultado do procedimento depende da presença de ductos biliares microscópicos, que se comunicam com a árvore biliar intra-hepática, ao nível do *porta hepatis*. A permeabilidade desses ductos, por sua vez, é tanto mais provável quanto mais precoce for a cirurgia.

A idade da criança à cirurgia influi nos resultados obtidos. Quando a cirurgia é realizada até os 60 dias de vida, a possibilidade de regressão total da icterícia e da estabilização da lesão hepática é superior a 80%. Quando o tratamento é retardado e a cirurgia é realizada após a 12ª semana de vida, a probabilidade de regressão da icterícia de forma persistente é menor, na maior parte dos estudos publicados. A decisão final quanto à indicação da cirurgia após oito semanas de vida, mais que a idade da criança, consiste no grau de lesão hepática e suas conseqüências, como desnutrição, ascite, esplenomegalia e circulação colateral, sugestivas de hipertensão portal. Em nosso meio, o diagnóstico e o encaminhamento tardios dos portadores de AVB para os centros de tratamento especializado comprometem os resultados da cirurgia. Maksoud e cols. descreveram os resultados da portoenterostomia realizada em 127 pacientes em um período de 15 anos, obtendo alguma drenagem biliar em 72,5% dos casos, mas a reversão completa da icterícia no pós-operatório foi somente em 27% dos pacientes.

A sobrevida a longo prazo em diferentes serviços é cerca de 20%, sem necessidade do transplante hepático.

A intercorrência mais freqüente no pós-operatório é a colangite bacteriana ascendente, que pode ocorrer e ser recidivante qualquer que seja a técnica cirúrgica empregada para a drenagem biliar. Os episódios de colangite devem ser diagnosticados e tratados precocemente, para evitar que a interrupção da drenagem biliar precipite a evolução para cirrose. O tratamento é realizado com antimicrobianos o mais rapidamente possível. A antibioticoterapia deve ser efetiva para bactérias gram-negativas intestinais e *Streptococcus faecalis* (enterococos), iniciando-se em geral pela associação de cefalosporinas (por exemplo, ceftriaxona 100mg/kgdia) e ampicilina (200mg/kg/dia). Quando não ocorrer resposta clínica satisfatória em 72 horas, associa-se ao esquema anterior a administração de amicacina na dose de 15mg/kg/dia. Se ainda assim houver persistência do quadro clínico, devem-se investigar doenças virais (citomegalovírus e vírus de Epstein-Barr), fungos e toxoplasmose, além de condições locais que favoreçam a manutenção da infecção, mais comumente a presença de cistos biliares. Os cistos ocorrem em cerca de 20% dos casos de AVB, podendo ser ou não comunicantes com a árvore biliar, e são mais freqüentes nos casos de colangites de repetição. Algumas vezes, há necessidade de drenagem dos cistos para controlar a infecção. As dificuldades de manejo clínico fazem com que o transplante seja indicado mais precocemente nos portadores de cistos biliares. A cura de colangite deve ser confirmada por biopsia ao final do tratamento.

O aspecto nutricional dos pacientes no pós-operatório precoce e tardio deve receber especial atenção (ver tratamento). A progressão da hipertensão portal deve ser monitorizada por meio de esofagogastroscopia a cada seis meses. O sangramento por varizes de esôfago pode ocorrer mesmo em pacientes anictéricos e com função hepática normal. O tratamento endoscópico deve ser indicado quando ocorrer hemorragia digestiva por varizes.

Quando houver progressão da doença hepática, com icterícia, desnutrição, infecções de repetição e hipertensão portal, está indicado o transplante hepático. Com essa seqüência de tratamentos e com seguimento rigoroso para o diagnóstico e tratamento precoces das complicações, pode-se oferecer uma perspectiva de vida normal em aproximadamente 85% das crianças portadoras de AVB.

Cisto de colédoco
Ver fibrose hepática congênita.

COLESTASES FAMILIARES INTRA-HEPÁTICAS
As colestases familiares intra-hepáticas constituem um grupo heterogêneo de síndromes com ou sem alterações dos ductos biliares, como hipoplasia ou rarefação. O termo rarefação dos ductos biliares implica a diminuição da relação dos ductos biliares interlobulares/número de espaços porta em fragmentos de biopsia hepática menor que 0,5 (normal: 0,9 a 1,8) ou quando a razão espaços porta sem ductos/número total de espaço porta é menor que 0,5 (normal $\geq$ 0,5). A gênese da rarefação ou da hipoplasia pode ser congênita por alteração do desenvolvimento, atrofia por diminuição do fluxo biliar, ou desaparecimento progressivo. A etiologia do desaparecimento dos ductos biliares ainda é desconhecida, porém há indícios de que o citomegalovírus poderia induzir a colangite obliterante e evoluir para rarefação de ductos biliares intra-hepáticos. As *alterações histopatológicas* podem estar correlacionadas com retenção de produtos da bile, os quais podem ser primários ou secundários.

A doença hepática na grande maioria das vezes manifesta-se ainda nos primeiros seis meses de vida, com colestase (icterícia e/ou prurido). Pode não aparecer nos três primeiros meses de vida, é sempre persistente, podendo ser ou não progressiva, havendo melhora durante a infância dos sinais clínicos e laboratoriais, ou evoluir para cirrose biliar com sinais de hipertensão portal, insuficiência hepática, carcinoma hepatocelular e necessidade de transplante hepático. A maioria dessas colestases são geneticamente determinadas.

O quadro 1.35 mostra as colestases familiares intra-hepáticas.

Quadro 1.35 – Colestases familiares intra-hepáticas.

Síndrome de Alagille
Colestase intra-hepática progressiva
Colestase da Noruega (síndrome de Aagenaes)
Colestase do índios norte-americanos
Colestase dos esquimós de Greenland
Colestase recorrente intra-hepática benigna

Podem ocorrer manifestações comuns das diversas síndromes assim descritas:

1. Clínica: presença de icterícia e/ou prurido, hepatomegalia com ou sem esplenomegalia, sinais decorrentes da colestase crônica como síndrome de má absorção, desnutrição secundária, deficiência das vitaminas lipossolúveis (xeroftalmia, osteopenia, degeneração neuromuscular etc.), xantomas, sangramentos, atraso de crescimento.
2. História familiar, consangüinidade, grupos populacionais específicos.
3. Exames laboratoriais: níveis normais ou aumentados dos ácidos biliares, da bilirrubinemia conjugada, da GGT, da FA, do colesterol e elevações discretas das transaminases
4. Histopatologia: colestase intra-hepatocitária, presença de células gigantes, proliferação discreta ou hipoplasia ou rarefação de ductos biliares, mínima necrose hepática, fibrose, cirrose hepática.

Síndrome de Alagille
É a colestase familiar intra-hepática mais freqüente, sendo sua incidência estimada em 1:40.000 a 1:70.000 nascidos vivos. Ocorre em todo o universo e na maioria das raças. Também conhecida como displasia artério-hepática, hipoplasia de vias biliares intra-hepática, síndrome de rarefação dos ductos biliares interlobulares. É mais freqüente no sexo masculino, e as crianças geralmente são pequenas para a idade gestacional ao nascimento. A doença é hereditária com traço autossômico dominante, com penetrância quase completa. Em alguns casos, foi detectada a deleção do cromossomo 20p11.2-p12, *JAG-1,* indicando ser essa a região do *locus* para essa síndrome na região cromossômica. Anomalias cromossômicas visíveis são raras

e os pacientes são fenotipicamente normais. Trata-se de uma síndrome com acometimento de vários órgãos de expressão variável. Na maioria dos casos, o diagnóstico é realizado na primeira infância, com icterícia no período neonatal e com outras anomalias. Às vezes, o primeiro sinal é o prurido ou atraso de crescimento. Em alguns casos, o diagnóstico é realizado a partir do caso-índice em uma família afetada. As principais características são:

Colestase – está presente em graus variáveis em cerca de 90% dos casos, podendo surgir em qualquer época da infância com sinais de icterícia, colúria, hipocolia/acolia fecal e/ou prurido. Nos primeiros 2 meses de idade, pode ser confundida com atresia de vias biliares e as crianças serem submetidas à portoenterostomia. Icterícia está quase presente e em aproximadamente 50% dos casos desaparece durante a infância. A colestase, entretanto, persiste, com prurido que pode ser leve ou muito intenso, aparecendo geralmente após os 3-5 meses de idade. Xantomas podem surgir ainda no primeiro ano de vida, geralmente na superfície dos dedos, nariz, tronco e dorso. Essas lesões são de graus variáveis e podem desaparecer na adolescência. A função hepática na maioria dos casos está bem preservada.

Doença cardíaca congênita – a freqüência dessa alteração varia de 52 a 85% dos casos, sendo na maioria estenose de um ramo periférico da artéria pulmonar, podendo ou não haver repercussão hemodinâmica. Outras anomalias também podem ser encontradas como tetralogia de Fallot, atresia pulmonar, comunicação septal ventricular, atrial, ducto arterioso patente, coartação da aorta. Às vezes, a doença cardíaca é muito grave, podendo a criança falecer ainda na infância e o diagnóstico ser anterior à doença hepática. Ecodoppler é geralmente suficiente para se diagnosticar a malformação ou arteriografia digital em alguns casos.

Anomalias esqueléticas – a freqüência dessas alterações ocorre em 33 a 87% dos casos. Pode haver acometimento das vértebras, que estão em forma de asa de borboleta, espinha bífida incompleta ou haver diminuição da distância interpendicular na espinha lombar. Outras anomalias encontradas são: encurtamento das falanges digitais e da ulna, deformidades de articulações particularmente no adulto, semelhantes a artrite reumatóide.

Anomalias oculares – variam de 56 a 90% dos casos. O achado característico é a presença de embriotoxo posterior, que é um espeçamento da linha formada na junção da membrana de Descemet, linha de Schwalbe e está presente desde o nascimento. Alguns casos apresentam deformidade de pupila, glaucoma congênito, alterações pigmentares retinianas, que não são específicas.

Fácies – a freqüência de fáceis típico varia de 70 a 90% dos casos. As anomalias encontradas são: nariz plano com a ponta bulbosa, olhos profundos e espaçados, mandíbula pequena com queixo pontiagudo, rima bucal para baixo e fronte proeminente (Fig. 1.47). A forma completa dessa síndrome é quando o paciente apresenta as cinco características descritas acima, e a incompleta pelo menos três, incluindo a colestase crônica.

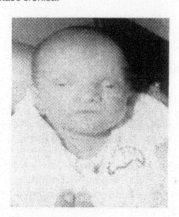

Figura 1.47 – Síndrome de Alagille.

Outras anormalidades podem ser encontradas como: voz estridente e aguda; anomalias renais como nefropatia membranosa com depósitos de lipídeos na membrana basal tubular e glomerular, duplicação da pelve renal, fibrose intersticial, nefronoftise juvenil, cistos medulares; insuficiência pancreática; baixa estatura, retardo mental; acometimento auditivo, hipogonadismo. Os achados bioquímicos não são característicos. Há elevação em graus variáveis da bilirrubina conjugada, aumentos discretos das aminotransferases, elevações significantes de gamaglutamiltransferase (GGT), fosfatase alcalina, ácidos biliares e colesterol. Os níveis de HDL-colesterol estão baixos. O exame histopatológico do fígado mostra diminuição dos ductos biliares interlobulares (rarefação) que pode não ser observado nos três primeiros meses de vida. Em alguns casos há proliferação ductal, particularmente se houver processo inflamatório, presença de células gigantes e arquitetura lobular preservada. Em cerca de 10 a 20% dos pacientes as alterações histopatológicas progridem com septos porta-porta, fibrose portal e cirrose biliar secundária. A patogênese ainda é desconhecida. Postula-se incapacidade ou anormalidade de secreção biliar, mecanismos imunológicos, alterações vasculares, infecção intra-uterina, pós-natal, anomalias cromossômicas. A evolução em muitos casos é benigna, com desaparecimento dos sintomas ainda na infância. Em outros a doença é grave com piora da colestase e progressão para cirrose hepática com indicação para transplante hepático.

Não há tratamento específico. Devem-se tratar as conseqüências da colestase crônica (ver Tratamento da colestase crônica). O transplante hepático está indicado nos casos de cirrose hepática descompensada e das conseqüências da colestase crônica como desnutrição grave, prurido intratável, baixa estatura.

Colestase familiar intra-hepática progressiva (doença de Byler)

É a segunda causa de colestase familiar intra-hepática. A incidência estimada é 1:9.000 nascidos vivos. Foi inicialmente descrita em uma família de judeus Amish descendente de Jacob Byler, e a doença foi chamada de Byler. Manifestações semelhantes ou idênticas, que não pertencem à família dos Byler, foram descritas na maioria dos povos, designando-se síndrome de Byler. Atualmente, tanto a doença de Byler como a síndrome de Byler compreendem dois subtipos da chamada colestase familiar intra-hepática progressiva (CFIP) que compreende um grupo amplo e clinicamente definido de doença hepática crônica.

Os critérios diagnósticos na CFIP são:

1. Doença hepática colestática crônica – a doença inicia nos primeiros 6 a 12 meses de idade, geralmente com icterícia de graus variados, podendo ser intermitente nos primeiros anos de vida, e depois de tornar persistente, colúria, hipocolia fecal. O prurido está quase sempre presente, podendo ser a primeira manifestação, é persistente e geralmente intenso. Hepatomegalia é um achado constante, com ou sem esplenomegalia. Em conseqüência da colestase há atraso de crescimento ainda no primeiro ano de vida. As manifestações decorrentes da colestase crônica são geralmente proeminentes como: síndrome de má absorção, deficiências de vitaminas lipossolúveis com envolvimento ósseo, neurológico e ocular. Na maioria dos casos a doença progride para insuficiência hepática, necessitando de transplante hepático ainda na infância. A evolução para carcinoma hepatocelular é rara, mas pode ocorrer ainda nos dois primeiros anos de vida. Não há anomalias em outros órgãos e anormalidades nas árvores biliares intra e extra-hepáticas. Os níveis de GGT, FA e colesterol sérico estão normais ou com elevações discretas. Os ácidos biliares séricos estão muito elevados. As alterações histológicas do fígado podem não ser específicas inicialmente, mostrando colestase em hepatócitos, transformação gigantocelular. Evolutivamente há rarefação dos ductos biliares intra-hepáticos, fibrose periportal, intralobular, formação de nódulos, ou progressão para cirrose biliar (Fig. 1.48).

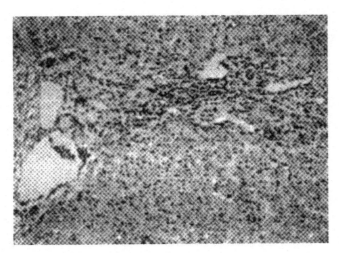

Figura 1.48 – Biopsia hepática – CFIC. Rarefação dos ductos biliares intra-hepáticos.

2. À microscopia eletrônica podem ser vistas anormalidades da bile e da estrutura canalicular com grânulos "bile de Byler" em canalículos dilatados. A patogênese é genética. Ocorre freqüentemente entre irmãos, em pais consangüíneos, com herança autossômica recessiva. Recentemente os genes para dois tipos de CFIP foram identificados e localizados na região 19-cM do cromossomo 18q21-q22, *F1C1*, e assim estes dois subtipos foram designados de CFIP-1. Nem todos as crianças com a síndrome e a doença de Byler apresentam o defeito no *locus* cromossômico acima citado.

Há um grupo de pacientes com CFIP que cursam com GGT elevado. Esses pacientes apresentam diminuição do RNAm MDR3 no fígado, gene responsável pela atividade da fosfatidilcolina que age no canalículo hepático na secreção dos ácidos biliares.

Não há tratamento específico para impedir a evolução da doença. Tratam-se as complicações da colestase crônica (ver Tratamento de colestase crônica). Recentemente Emond e Whitington publicaram uma experiência cirúrgica na tentativa de melhora dos sintomas e não progressão da doença. O procedimento consiste na divisão parcial do fluxo biliar para o exterior no qual se cria uma fístula biliocutânea usando o segmento do jejuno pró-peristáltico anastomosado com a vesícula biliar e no outro lado faz-se um estoma cutâneo para a saída da bile.

Colestase dos noruegueses

Essa doença é também conhecida como síndrome de Aagenaes. Parece ser restrita aos noruegueses e seus descendentes, afetando ambos os sexos. A característica dessa doença é a presença de colestase e linfedema. Os pacientes afetados começam com as primeiras manifestações de colestase nos primeiros 2 a 3 meses de vida acompanhada de hepatomegalia. O curso da doença é recorrente e raramente evolui para cirrose hepática. Os testes laboratoriais mostram aumento de GGT e colesterol. A análise histológica mostra colestase intra-hepatocitária, células gigantes e fibrose portal. O linfedema é benigno e começa ainda no primeiro ano de vida. O diagnóstico é clínico e a linfangiografia revela ausência dos grandes vasos linfáticos dos membros inferiores ou então os canais são tortuosos. A patogênese é desconhecida, mas parece ser de origem genética. Há ocorrência em familiares sugerindo herança autossômica recessiva.

Colestase dos índios norte-americanos

Essa doença é restrita a um grupo étnico, a tribo dos nativos norte-americanos provenientes de Abitibi do Noroeste de Quebéc, de origem genética, autossômica recessiva. A característica é o aparecimento de colestase nos primeiros 3 meses de vida, hepatoesplenomegalia, sem acometimento de outros órgãos, grande quantidade de teleangiectasias no rosto. No curso da doença há aumento proeminente do lobo esquerdo, diminuição acentuada do lobo direito, desaparecimento da icterícia porém permanece a colestase com intenso prurido, e na maioria dos casos há evolução para cirrose hepática, com hipertensão portal e insuficiência hepatocelular, necessitando de transplante hepático. Os testes laboratoriais mostram níveis normais de colesterol, elevações discretas de GGT, FA, aminotransferases. Os achados histopatológicos nos primeiros meses de vida são incaracterísticos com colestase, células gigantes. Há evolução para cirrose biliar, com ampla fibrose porta-porta e proliferação ductular. À microscopia eletrônica é visto intenso espessamento do ectoplasma pericanalicular, que são microfilamentos de actina visualizados por imunofluorescência.

Colestase dos esquimós de Greenland

Essa doença é genética, tendo sido recentemente descoberta na região de Greeland, autossômica recessiva. Apresenta características muito semelhantes à CFIP, com exceção que a colestase, muito intensa, inicia-se antes dos 3 meses de idade. A doença é muito grave desde o início do quadro com coagulopatia, atraso de crescimento e raquitismo. Não há melhora da icterícia, e é fatal antes dos dois primeiros anos de vida. Nos testes laboratoriais não há elevação da GGT, FA, colesterol. Os achados histológicos mostram intensa colestase centrolobular, formação de rosetas, células gigantes. Na evolução há fibrose central, periportal, formação de nódulos. Nos canalículos há depósito de bile semelhante ao "bile de Byler" e condensação dos microfilamentos pericanaliculares.

Colestase recorrente intra-hepática benigna (CRIB)

É uma doença colestática, benigna, rara, caracterizada por ataques recorrentes de colestase, manifestada por icterícia e/ou prurido, que podem durar semanas ou meses, sem acometimento de outros órgãos. O intervalo entre os ataques varia de meses a anos. Não progride para cirrose hepática e não ocorrem complicações decorrentes da doença hepática crônica. Representa uma variedade de defeitos da função excretora hepática. O início da doença pode ocorrer desde o primeiro ano de vida até em pacientes com mais de 55 anos. Durante os ataques, os sintomas são muito intensos, com icterícia que pode atingir níveis acima de 15mg/dl, prurido intenso, insônia, perda de peso. Os achados histológicos nesse período mostram intensa colestase localizada também nas células de Kupffer. Durante a gravidez os indivíduos afetados apresentam os sinais e os sintomas de colestase, semelhante à síndrome de colestase da gravidez. A doença é genética, e recentemente o *locus* da CRIB foi localizado no cromossomo 18q21-22, o mesmo da CFIP.

SÍNDROME DA BILE ESPESSA

O termo síndrome da bile espessa foi introduzido por Hsia em 1952, sendo utilizado para designar todos os casos de icterícia obstrutiva, excluídos os casos de AVBEH, que podiam aparecer durante a eritroblastose fetal ou ainda os de etiologia desconhecida. Com o passar do tempo, esse termo, síndrome da bile espessa, passou a ser utilizado como referência exclusiva aos quadros de colestase pós-hemólise grave, com as seguintes características histológicas: alterações predominantemente lobulares, necrose hepatocelular e transformação gigantocelular. Isso se devia, provavelmente, aos efeitos tóxicos dos produtos de degradação da bilirrubina. Como se pode verificar, as alterações hepáticas são de uma hepatite neonatal.

Atualmente, considera-se cada vez menos essa síndrome, dada a controvérsia em relação à sua etiologia e patogênese. Em alguns casos, ainda é aceita para designar colestases ligadas a um espessamento biliar, associado ou secundário a um eventual dano hepático.

Além da icterícia presente, com predomínio inicial de bilirrubina indireta, e posteriormente a passagem para bilirrubina direta, não há acolia fecal, e a hepatomegalia é discreta. A presença de espleno-megalia geralmente está associada à anemia hemolítica. A evolução é benigna, havendo cura ainda nos primeiros seis meses de vida.

INFECÇÕES BACTERIANAS

As infecções bacterianas, especialmente a sepse, podem estar associadas à hepatite neonatal. Mesmo antes de qualquer sinal de infecção, pode haver icterícia e alterações das provas hepáticas, dificultando o diagnóstico correto. O recém-nascido tem uma susce-tibilidade aumentada à sepse por germes gram-negativos, porém o real mecanismo da ocorrência de hiperbilirrubinemia nesses casos é desconhecido. O acometimento hepático pode resultar da invasão de microrganismos nos hepatócitos e nas células do sistema reticu-loendotelial, da ação de endotoxinas circulantes ou da disfunção canalicular mediada por citocinas ou por hipóxia. Além disso, sabe-se que o sistema reticuloendotelial do recém-nascido é freqüente-mente imaturo assim como a excreção biliar, favorecendo o apareci-mento de colestase diante de estímulo.

Clinicamente, a icterícia e a hepatomegalia são os sinais predomi-nantes. Pode haver anorexia, baixo ganho de peso, irritabilidade, vômitos ou diarréia. A febre é rara. No caso das infecções do trato urinário, sintomas urinários são raros, sendo mais freqüente apenas a febre. Laboratorialmente, há leucocitose, aumento de bilirrubina direta e das enzimas hepáticas (TGO, TGP, GGT, FA). Nos casos mais graves, acompanhados de coagulação intravascular, observa-se alteração dos parâmetros da coagulação. As culturas de sangue e urina podem revelar o agente responsável.

O agente infeccioso mais comum é a *Escherichia coli*, e o local mais comum é o trato urinário. Dentre os germes gram-positivos des-tacamos a *Listeria monocytogenes*, a qual é responsável por infec-ção grave, como hepatite, meningite e sepse.

A biopsia hepática é raramente indicada nos casos de infecção, pois com a melhora da infecção há desaparecimento do quadro de hepatite ou ainda nos casos acompanhados de distúrbios da coagu-lação a contra-indicação é absoluta. As alterações histológicas ob-servadas são inespecíficas com alterações difusas, estase biliar, in-filtrado inflamatório polimorfonuclear, transformação gigantocelular, hiperplasia de células de Kupffer, necrose e microabscessos.

Como a infecção bacteriana é uma causa tratável de colestase neonatal, é importante o diagnóstico e o tratamento precoces.

COLESTASE ASSOCIADA À NUTRIÇÃO PARENTERAL

Em 1971, Peden e cols. apresentaram o primeiro trabalho sobre co-lestase associada ao uso de nutrição parenteral prolongada (NPP) em recém-nascidos pré-termo. Subseqüentemente, inúmeros outros centros publicaram colestase em recém-nascidos de baixo peso, recebendo NPP por mais de duas semanas.

A síndrome consiste de aumento progressivo da concentração de bilirrubina direta sérica. É observada, na sua grande maioria, em pré-termo, particularmente naqueles com peso inferior a 1.500 gra-mas. As transaminases estão com seus níveis pouco ou moderada-mente elevados, assim como a GGT e a fosfatase alcalina. O melhor indicador de colestase seria a dosagem sérica de ácidos biliares. O exame físico mostra, além da icterícia de vários graus, hepatomega-lia, com fígado geralmente de consistência um pouco endurecida ou normal. Não existe um achado clínico, laboratorial ou patológico que defina, com certeza, colestase associada à NPP. Trata-se de um diagnóstico de exclusão. A realização da biopsia hepática serve para afastar outros diagnósticos. Os achados histopatológicos mostram: lesão extramedular, transformação gigantocelular, hematopoese extramedular, vários graus de fibrose portal e colestase.

O prognóstico na maioria das vezes é bom, havendo resolução dos testes de função hepática até seis meses após a interrupção da NPP. Algumas crianças desenvolvem (*menos de 10% dos casos*) doença hepática progressiva com cirrose, ascite, hipertensão portal e morte. Pode ocorrer colelitíase.

Várias teorias patogenéticas foram propostas, embora nenhuma delas explique adequadamente todos os casos.

Resumindo, alguns fatores parecem estar comprometidos no processo:

1. Imaturidade funcional de excreção biliar – o recém-nascido tem um período de imaturidade funcional do sistema excretor biliar, chama-do "colestase fisiológica". Esse período é mais grave no pré-termo e isso explicaria a suscetibilidade de desenvolver colestase.
2. A falta de alimentação enteral resulta em diminuição e liberação de hormônios secretores e tróficos necessários para o desenvol-vimento hepatobiliar e de excreção.
3. Recém-nascidos pré-termo têm suscetibilidade aumentada à in-fecção gastrintestinal e à sepse. As bactérias colônicas contri-buem para a colestase, produzindo hepatotoxinas.
4. A administração de aminoácidos pode ser tóxica, particularmente o triptofano ou seus produtos de degradação.

Não há tratamento específico. Aconselha-se instituir pequenas quantidades, quando possível, de alimentação oral e ingestão pro-téica menor que 3g/kg/dia, podendo-se utilizar sonda nasogástrica de infusão contínua.

TRATAMENTO DA COLESTASE CRÔNICA

O tratamento da colestase crônica envolve a prevenção e o manu-seio de suas conseqüências, quer por diminuição do fluxo biliar (re-tenção/regurgitação de ácidos biliares, bilirrubina, colesterol, oligoe-lementos) quer nas complicações decorrentes da progressão da doença.

As manifestações clínicas quando há diminuição do fluxo biliar são:

1. Retenção/regurgitação
   • Ácidos biliares – prurido.
   • Bilirrubina – icterícia.
2. Prejuízo da função excretora
   • Colesterol – xantomas.

O prurido é uma complicação séria para o paciente com colesta-se, alterando o comportamento físico-mental. Relaciona-se primaria-mente com a colestase, mas às vezes não está uniformemente pre-sente. A percepção do prurido é conseqüente dos impulsos nervo-sos aferentes transmitidos pelas fibras não mielinizadas e trato espi-notalâmico em resposta a estímulos noceptivos agindo na pele. Geralmente é persistente, localizado ou generalizado, com variações quanto à gravidade, podendo levar a lesões na pele. O tratamento é feito com drogas que promovem a colerese e portanto podem me-lhorar os sinais e sintomas acima relacionados.

Drogas que agem na fração dependente de ácidos biliares – ursodeoxidocólico (UDCA) e colestiramina. O UDCA, comercialmen-te denominado Ursacol®, é um ácido biliar hidrofílico, terciário, de pouca toxicidade. Inibe a absorção intestinal dos outros ácidos bilia-res e conseqüentemente altera a composição da bile e do soro. A administração é por via oral, cuja dose varia de 15 a 40mg/kg/dia. Os efeitos colaterais são discretos, podendo provocar diarréia. Em al-guns casos há piora do prurido, não havendo justificativa. A colesti-ramina é uma resina ligada a ânion, não absorvível, cuja ação é se-qüestrar ácidos biliares e outros ânions no lúmen intestinal, portanto age na circulação enteropática dos ácidos biliares. Administra-se por via oral, cuja dose varia de 12 a 16g/dia. O mecanismo exato ainda é desconhecido. *Os efeitos colaterais são: alcalose hipoclorêmica*, pio-ra da esteatorréia e da absorção das vitaminas lipossolúveis.

Drogas que agem na fração independente dos ácidos biliares aumentando o fluxo dessa fração na bile – fenobarbital e rifampicina. O fenobarbital age no citocromo P450, aumentando a hidroxilação dos ácidos biliares. Pode diminuir o prurido, mas não é eficiente em todos os pacientes. A rifampicina é um potente agente indutor enzimático inibe a captação dos ácidos biliares nos hepatócitos. A formação de pruritógenos da flora intestinal, por ser um antibiótico, diminuindo muito o prurido. Sua administração é por via oral, na dose de 10mg/kg/dia.

Outras drogas que podem diminuir o prurido – antagonistas opiáceos, anti-histamínicos H1, hemoperfusão e plasmaférese, fototerapia e cirurgia de divisão biliar. A naloxono, antagonista opiáceo, pode modular a percepção do prurido em alguns pacientes com colestase. Os anti-histamínicos do tipo H1 têm pouco efeito no prurido e na diminuição da colestase.

COMPLICAÇÕES DECORRENTES DA PROGRESSÃO DA DOENÇA

Distúrbios nutricionais

Os índices de peso e estatura para a idade e de peso para estatura, embora úteis para o seguimento da criança normal, são pouco valiosos em crianças com colestase crônica, pela presença de hepatoesplenomegalia. O atraso crônico do crescimento pode ser avaliado pelo índice de estatura para a idade, comparado com os padrões já publicados. Avalia-se pela prega tricipital e pela área muscular do braço. Valores abaixo do percentil 5 para a espessura de prega tricipital e da área muscular do braço traduzem desnutrição significante, embora possa ter resultados falsamente positivos quando há edema periférico.

Vários fatores levam à desnutrição e ao atraso de crescimento na colestase crônica: anorexia, vômitos, compressão das vísceras abdominais e/ou baço aumentado levam a saciedade precoce, refluxo gastroesofágico, hipercatabolismo acentuado, diminuição da oferta de ácidos biliares no intestino proximal leva a esteatorréia e má absorção de vitaminas lipossolúveis e dano hepático progressivo. A colestase, a lesão hepática e a desnutrição podem interagir e alterar o metabolismo dos hormônios, dos fatores de crescimento (exemplo, IGF_1) e outros necessários ao crescimento e levar assim a atraso de crescimento acentuado.

Em decorrência destes fatores são propostas as seguintes condutas:

Dieta hipercalórica – 100 a 150kcal/kg/dia. Deve ser enriquecida com polímeros de glicose (8 calorias/collher de chá por exemplo de oligossacarídeos) que fornecem valores maiores de calorias sem ocorrer dieta hiperglicídica. Nos casos em que os pacientes apresentam anorexia ou não conseguem ingerir a quantidade de calorias necessárias, recomenda-se sonda nasogástrica ou nasoenteral. O alimento é dado sempre após a oferta por via oral.

Suplementação de gorduras – triglicerídeos de cadeia média (TCM) por meio de fórmulas ou óleo. Na forma de óleo temos Triglicil® ou gordura de coco, e os ácidos graxos essenciais, na forma de óleo de milho ou girassol. Os pacientes em aleitamento materno devem receber suplementação de TCM-óleo se o crescimento não for adequado.

Proteínas – devem-se oferecer 3g/kg/dia. Essa dose deve ser reduzida somente quando for comprovada encefalopatia hepática.

Vitaminas lipossolúveis – as vitaminas lipossolúveis A, D, E, K são dependentes da secreção hepática dos ácidos biliares pelo lúmen intestinal. Deve-se suplementar na forma lipossolúvel por via intramuscular ou hidrossolúvel (não disponível em nosso meio).

Vitamina A – a dose preconizada na sua forma lipossolúvel por via IM é de 50.000UI/mês, produto Arovit®, na hidrossolúvel por via oral, 5.000 a 15.000UI/dia, produto Aquasol A®. Os ajustes da dose serão feitos até a obtenção de níveis séricos normais de vitamina A e/ou melhora clínica.

Vitamina E – a dose preconizada é de 1-2UI/kg/dia de acetato de alfatocoferol por via intramuscular. Atualmente há uma preparação líquida hidrossolúvel de éster de vitamina E, d-alfatocoferol polietilenoglicol-1.000 succinato (TGPS) (26,6 UI/ml; Liqui-E®, Nutr-E-Sol®), cuja dose é 15 a 25UI/kg/dia. A vitamina E deve ser dada pela manhã durante a primeira refeição (quando o fluxo biliar é maior) ou pelo menos 2 horas longe das outras medicações porque interfere com a absorção (principalmente ferro). Os ajustes da dose deverão ser feitos após a monitorização sérica.

Vitamina D – a suplementação pode ser feita sob 3 formas:

Vitamina D_3 (Calciferol®) – 1.200 a 5.000UI/dia por via IM.

25-OHD (Calderol®) – 3-7 mcg/kg/dia por via oral.

$1,25(OH)_2D$ (Rocaltrol®) – 0,05 a 0,2mcg/kg/dia por via oral.

Vitamina K – a suplementação pode ser feita por via intramuscular com Kanakion® na dose 5 a 10mg/dia; ou por via oral na forma hidrossolúvel (não disponível em nosso meio) na dose de 2,5 a 5mg/dia.

Minerais:

Cálcio e fósforo – deve-se suplementar cálcio elementar por via oral na dose de 25 a 100mg/kg/dia e fósforo 25 a 50mg/kg/dia para ajudar a reverter as anormalidades ósseas.

Zinco – preconiza-se suplementar por via oral na dose de 1mg/kg/dia de zinco elementar como solução de sulfato de zinco (10mg/zinco/ml).

Selênio – a recomendação pelo RDA em lactentes é de 10mcg/dia e em crianças maiores 15 a 50mcg/dia. Se os níveis séricos estiverem baixos, suplementa-se com 1 a 2mcg/kg/dia na forma de selenito sódico por via oral. Deve-se monitorizar antes, durante e após a suplementação, com níveis de 50 a 150mcg/litro.

Ferro – é freqüente a deficiência de ferro. Suplementa-se com 5 a 6mg/kg/dia por via oral, até melhora laboratorial.

Deficiência de vitaminas hidrossolúveis

As deficiências de vitaminas B_1, B_6, C e ácido fólico não têm sido reconhecidas clinicamente. Preconiza-se empiricamente a administração do dobro das necessidades diárias.

BIBLIOGRAFIA

1. AAGENAES, O.; VAN DER HAGEN, C.B. & REFSUM. S. – Hereditary recurrent cholestasis with lymphoedema. *Acta Paediatr. Scand.* **63**:465, 1974. 2. ALAGILLE, D.; HABIB, E.C. & THOMASIN, N. – L'atrésie des voies biliaries intrahépatiques avec voies biliaires extra-hépatiques perméables chez l'enfant: à propos de 25 observations. *J. Paris Pediatr.* 301, 1969. 3. ALAGILLE, D. et al. – Syndromic paucity of interlobular bile ducts (Alagille syndrome or arteriohepatic dysplasia): review of 80 cases. *J. Pediatr.* **110**:195, 1987. 4. BALISTRERI, W.F. – Neonatal cholestasis. *J. Pediatr.* **106**:171, 1985. 5. BALISTRERI, W.F. et al. – Biliary atresia: current concepts and research directions. Summary of a symposium. *Hepatology* **23**:1682, 1996. 6. BENHAIM, S. et al. – Utility of Tc-99m mebrofenin scintigraphy in the assessment of infantile jaundice. *Clin. Nucl. Med.* **20**:153,1995. 7. BULL, L.N. et al. – Genetic and morphological findings in progressive familial intrahepatic cholestasis (Byler disease [PFIC-1] and Byler syndrome): Evidence for heterogeneity. *Hepatology* **26**:155, 1997. 8. CARDOSO, A.L.; PORTA, G. et al. – Caracterização nutricional de criança com colestase crônica. *J. Pediatr.* **73**:43, 1997. 9. CYNAMON, H.A.; ANDRES, J.M. & IAFRATE, P.R. – Rifampicin relieves pruritus in children with cholestatic liver disease. *Gastroenterology* **98**:1013,1990. 10. CLAYTON, R.J. et al. – Byler's disease: fatal familial intrahepatic cholestasis in na Amish kindred. *J. Pediatr.* **67**:1026, 1965. 11. DELEUZE, J-F. et al. – Defect of multidrug 3 gene expression in a subtype of progressive familial intrahepatic cholestasis. *Hepatology* **23**:904, 1996. 12. DESMET, V.J. – Congenital disease of intrahepatic bile ducts: variations on the theme "ductal plate malformation". *Hepatology* **16**:1069,1992. 13. DESMET,V.J – The cholangiopathies. In Suchy, F.J. *Liver Disease in Children.* St. Louis, Mosby-Year Book, 1994, p. 145. 14. EMOND, J.C. & WHITINGTOS, P.F. – Selective surgical management of progressive familial intrahepatic cholestasis (Byler's disease). *J. Pediatr. Surg.* **30**:1635,1995. 15. GREENE, H.L. et al. – A diagnostic approach to prolonged obstructive jaundice by 24-hour collection of duodenal fluid. *J. Pediatr.* **95**:412,1979.

16. HADCHOUEL, M. – Paucity of interlobular bile ducts. *Semin. Diagn. Pathol.* **9**:24,1992. 17. HOENSCH, H.P. et al. – Effect of rifampicin treatment on hepatic drug metabolism and serum bile acids in patients with primary biliary cirrhosis. *Eur. J. Clin. Pharmacol.* **28**:475, 1985. 18. HOUWEN, R.H.J. et al. – Genome screening by genetic assoication: mapping of the gene for benign recurrent intrahepatic cholestasis. *Nature Genet.* **8**:380, 1994. 19. IKEDA,S. et al. – Effect of phenobarbital on serial ultrasonic examination in the evaluation of neonatal jaundice. *Clin. Imag.* **18**:148,1994. 20. JACQUEMIN,E. et al. – Mutations in the MDR3 gene are responsible for a subtype of progressive familial intrahepatic cholestasis (PFIC) [abstract]. *Hepatology* **26**(Suppl.):248a, 1997. 21. JONES, E.A. & BERGASA, N.V. – The pruritus of cholestasis and opioid system. *JAMA* **268**:3359, 1992. 22. MAGGIORE, G. et al. – Diagnostic value of δ glutamyl-transpeptidase activity in liver disease in children. *J. Pediatr. Gastroenterol. Nutr.* **12**:21, 1991. 23. ORNOVOLD, K.; NIELSEN, I.M. & POULSEN, H. – Fatal familial cholestatic syndrome in Greeland Eskimo children. *Virch. Arch.* **415**:275, 1989. 24. PORTA, G. – Sindrome colestática do recém-nascido e lactente. **In** Marcondes, E.M. & Manissadjian. A. *Pediatria Básica.* 8ª ed., São Paulo, Sarvier, 1991, p. 1237. 25. PUGLIESE. R.P.S.; MIURA, I.K. & PORTA, G. – Hepatopatias. **In** Telles, Jr., M. & Tannuri, U. *Suporte Nutricional em Pediatria.* São Paulo, 1994, p. 233. 26. RAMIREZ, R.O. & SOKOL, R.J. – Medical management of cholestasis. **In** Suchy, F.J. *Liver Disease in Children.* St. Louis, Mosby-Year Book, 1994, p. 356. 27. REICHEN, J. – Pharmacologic treatment of cholestasis. *Sem. Liver Dis.* **13**:302, 1993. 28. RIELY, C.A. – Familial intrahepatic cholestasis syndromes. **In** Suchy, F.J. *Liver Disease in Children.* St. Louis, Mosby-Year Book, 1994, p. 443. 29. RIELY, C.A. – Familial intrahepatic cholestatic syndromes. *Semin. Liver Dis.* 119, 1987. 30. SILVEIRA, T.R. – Icterícia na infância. **In** Mattos, A.A. & Dantas, W. *Compêndio de Hepatologia.* Fundo editorial Byk, 1995, p. 100. 31. STRAUTNIEKS, S.S. et al. – Identification of a locus for progressive familial intrahepatic cholestasis PFIC-2 on chromossome 2q24. *Am. J. Hum. Genet.* **61**:630, 1997. 32. SUCHY, F.J. – Bile formation: Mechanism and development. **In** Suchy, F.J. *Liver Disease in Children.* St. Louis, Mosby-Year Book, 1994, p. 57. 33. SUMMERSKILL, W.H.J. & WALSHE, J.M. – Benign recurrent intrahepatic "obstructive" jaundice. *Lancet* **2**:686, 1959. 34. WEBER, A.M. et al. – Severe familial cholestasis in North American Indian children: a clinical model of microfilament dysfunction? *Gastroenterology* **81**:653, 1981. 35. WHITINGTON, P.F. – Metabolic liver diseases of childhood. **In** Kaplowitz, N. *Liver and Biliary Diseases.* Baltimore, Williams and Wilkins, 1996, p. 511. 36. ZERBINI, M.C.N. – Análise semiquantitativa e quantitativa de variáveis histológicas no diagnóstico diferencial entre as formas intra e extra-hepáticas da síndrome colestática do recém-nascido. 1985 (Tese de Doutorado do Departamento de Anatomia Patológica – FMUSP).

5 | Hepatite Crônica na Infância

GILDA PORTA

INTRODUÇÃO

Hepatite crônica (HC) é um termo anatomopatológico que descreve um processo contínuo de inflamação, independente da etiologia, e que pode ser irreversível. Não se trata de uma única doença, mas uma síndrome clínica e anatomopatológica que tem uma variedade de causas. O diagnóstico definitivo é sempre anatomoclínico, não havendo isoladamente marcador clínico e/ou laboratorial que seja específico para definir a doença. Esse termo foi inicialmente utilizado na década de 1940, na época da Segunda Guerra Mundial, quando soldados com episódios agudos de icterícia desenvolviam doença hepática crônica. Já na década de 1950, o reconhecimento da hepatite auto-imune e viral deu maior ênfase nesse termo. Em 1968, um grupo internacional coordenado por De Groote estabeleceu o conceito de hepatite crônica com a finalidade de agrupar, na designação de hepatites crônicas, uma grande variedade de entidades clínicas que apresentavam comportamentos bioquímicos e padrões morfológicos semelhantes. Esse grupo dividiu as hepatites crônicas em persistente (HCP) e ativa (HCA), em que avaliaram a integridade da placa limitante. Desmet e cols. (1994) revisaram a classificação, baseados na etiologia das várias causas de hepatite crônica devido aos diferentes cursos, prognósticos e terapia. As nomenclaturas antigas como HCP, HCA e hepatite crônica lobular representavam essencialmente um sistema de graduação e não o estadiamento da doença. A graduação é uma medida de gravidade do processo necroinflamatório. Nessa nova classificação, faz-se uma graduação semiquantitativa e estadiamento, ou seja, avaliam-se os vários graus de necrose hepatocelular, a inflamação e o curso da doença, tendo um significado prognóstico na avaliação terapêutica das hepatites crônicas de qualquer etiologia. No estadiamento, avaliam-se a extensão da fibrose e o aparecimento de cirrose hepática. As colorações específicas para fibrose são essenciais para o estadiamento. Na HC, o tecido fibroso fica depositado ao redor e dentro dos espaços porta, geralmente em associação com a atividade necroinflamatória periportal. A presença de fibrose peri-hepatocelular pode levar à formação de rosetas. Necrose extensa em saca-bocados pode estender-se a outros espaços porta e à veia centrolobular, e o resultado será o desenvolvimento de septos porta-porta e porta-centro. Esses septos porta-centro são decorrentes da grande atividade lobular e colapso. Sua presença é que levará à cirrose hepática. A cirrose hepática é o estágio final e irreversível da HC. Caracteriza-se pela presença de nódulos parenquimatosos circundados por septos fibrosos. A presença de regeneração tem significado nos estágios tardios da HC. Do ponto de vista anatomopatológico, os quadros 1.36 e 1.37 mostram os estágios e as graduações das hepatites crônicas.

Quadro 1.36 – Graduação da atividade da doença na hepatite crônica.

Graduação semiquantitativa	Terminologia descritiva	Critérios	
		Necrose em saca-bocados Inflamação lobular e necrose Hepatite de interface	
0	Inflamação portal sem atividade	Nenhuma	Nenhuma
1	Mínima	Mínima	Mínima, ocasionalmente alguma necrose
2	Leve	Leve, envolvendo alguns ou todos os tratos portais	Leve, pouco dano hepatocelular
3	Moderada	Moderada, envolvendo todos os tratos portais	Moderada, com presença considerável de dano hepatocelular
4	Grave	Grave, pode ter necrose em ponte	Grave, com proeminentes danos hepatocelulares

Quadro 1.37 – Estadiamento de hepatite crônica.

Estadiamento/terminologia		
Semiquantitativa	Descritiva	Critérios
0	Sem fibrose	Tecido conjuntivo normal
1	Fibrose portal	Expansão fibrosa portal
2	Fibrose periportal	Septos porta-porta ou periportal
3	Fibrose septal	Septos fibrosos com distorção da arquitetura, sem cirrose
4	Cirrose	Cirrose

O termo cronicidade é definido como um processo contínuo que persiste por pelo menos seis meses. Esse conceito é ainda usado nas causas virais, mas não na auto-imune (HAI). Atualmente, as etiologias aceitas de hepatite crônica independente da idade são:

1. Hepatite crônica pelo vírus da hepatite B (HC-VHB).
2. Hepatite crônica pelo vírus da hepatite C (HC-VHC).
3. Hepatite crônica vírus delta (VHD).
4. Hepatite auto-imune (HAI).
5. Hepatite por drogas.
6. Hepatite crônica criptogênica.

As doenças metabólicas encontradas na infância, como deficiência de alfa-1-antitripsina, doença de Wilson, não estão classificadas dentre as etiologias das hepatites crônicas, devido ao achado anatomopatológico. Entretanto, há controvérsias na literatura, porque muitos pesquisadores encontram nessas duas doenças achados morfológicos muito semelhantes à hepatite crônica e, portanto, as consideram como hepatite crônica.

ASPECTOS CLÍNICO-LABORATORIAIS

O quadro clínico inicial é variável, podendo ter casos oligossintomáticos, ou com sintomas compatíveis a uma hepatite aguda com evolução grave ou fulminante, ou ser o primeiro episódio de hemorragia digestória alta. Há situações em que o paciente é assintomático e o achado de hepatite crônica é ocasional pela presença de hepatoesplenomegalia em exame de rotina ou de exames laboratoriais de função hepática alterados. Alguns dados podem sugerir hepatite crônica: hepatite aguda sem marcadores virais com ou sem história familiar de doenças auto-imunes na família, recaída de hepatite aguda após normalização completa dos exames laboratoriais, persistência de achados clínicos de hepatite aguda não-A, não-E por mais de três meses, história prévia de hepatite aguda B ou C, história de ingestão de drogas potencialmente hepatotóxicas e persistência de anormalidades clínicas e bioquímicas após hepatite neonatal. Ao exame: hepatomegalia, de consistência firme ou endurecida, de superfície lisa ou irregular acompanhada ou não de esplenomegalia, ascite, edema de membros inferiores, circulação colateral, dedos em baqueta de tambor, aranhas vasculares, teleangiectasia facial, quadro clínico de hepatite associado a emagrecimento, perda muscular e baixa estatura.

Achados laboratoriais que sugerem doença hepática crônica são: níveis de albumina < 3,5mg/dl, tempo de protrombina prolongado > que 3s do valor normal mesmo após o teste terapêutico com vitamina K e níveis elevados de gamaglobulina. A ultra-sonografia mostra fígado de textura heterogênea, podendo estar ou não aumentado de tamanho, com ou sem a presença de nódulos, presença de achados de hipertensão portal, ascite. Como já foi discutido previamente, a biopsia hepática é que define a hepatite crônica.

No diagnóstico diferencial, sempre deve-se suspeitar das etiologias descritas anteriormente, inclusive da doença de Wilson e deficiência de alfa-1-antitripsina (α1-AT), porque essas duas entidades podem dar um quadro compatível à nova classificação etiológica de HC.

Na suspeita de hepatite crônica, devem-se realizar os seguintes exames laboratoriais:

- hemograma completo, plaquetas e reticulócitos;
- TGO,TGP, GGT e FA;
- bilirrubinas totais e frações;
- eletroforese de proteínas;
- coagulograma (tempo de protrombina, tempo de tromboplastina parcial ativado, fator V e fibrinogênio);
- sorologias para VHA, VHB, VHC, VHD (em áreas endêmicas), citomegalovírus e vírus Epstein-Barr (estes dois últimos quando há um quadro de hepatite aguda);
- auto-anticorpos: antimúsculo liso, antimicrossômico fígado-rim, antimitocôndria, anticorpos antinucleares;
- ceruloplasmina;
- dosagem de cobre urinário de 24 horas com e sem D-penicilamina;
- lâmpada de fenda para a pesquisa de anel de Kayser-Fleischer;
- dosagem sérica e fenotipagem de alfa-1-antitripsina;
- ultra-sonografia abdominal;
- biopsia hepática com as colorações de rotina e imuno-histoquímica;
- endoscopia digestória quando o paciente teve sangramento digestório.

ASPECTOS ETIOLÓGICOS E CLÍNICOS

Hepatite crônica pelo vírus da hepatite B (HC-VHB)

O vírus da hepatite B ainda representa um grave problema de saúde pública, estimando-se em mais 300.000.000 de pessoas infectadas e cerca de 250.000 pacientes morrem anualmente. A taxa de portador crônico varia de 0,1 a 20% nas diferentes regiões do mundo. No Brasil, os dados de prevalência são incompletos, porém, algumas publicações nacionais permitem apontar maior prevalência para o Nordeste e Norte do País. Assim, a prevalência é baixa na Região Sul (0,3 a 1,7%), um pouco mais alta na Região Sudeste e Centro-Oeste (0,3 a 2,2%) e alta nas Regiões Nordeste e Norte (2,8 –10,3%). Nas áreas de alta prevalência, a transmissão perinatal é a maior fonte de contaminação, podendo ocorrer em 40 a 50% dos casos de infecção crônica. Entretanto, a transmissão horizontal nos dois primeiros anos de vida é a maior fonte de contaminação em áreas de média endemicidade e as crianças ficam com infecção crônica. Em áreas de baixa prevalência, a infecção pelo VHB é adquirida na fase de adulto jovem por meio de relações sexuais ou uso de drogas injetáveis. A idade da infecção tem impacto significante na evolução porque a infecção crônica ocorre em mais de 95% das crianças infectadas ao nascimento, em 25 a 50% das crianças infectadas entre 1 e 5 anos de idade e menos de 5% no adulto. Crianças portadoras do VHB podem apresentar um quadro de hepatite aguda, semelhante à do adulto, a qual pode ser muito grave nos primeiros meses de vida com sintomas de insuficiência hepatocelular. Entretanto, na grande maioria dos casos a HC-VHB na infância é assintomática ou oligoassintomática.

A hepatite B raramente causa colestase neonatal. Mães portadoras crônicas do AgHBs e aquelas que apresentam hepatite aguda durante a gestação podem transmitir o VHB ao recém-nascido (ver quadro 1.36). Essa transmissão ocorre geralmente durante o parto e em menos de 5% dos casos a via é a transplacentária. Na Bahia, Silva e cols. verificaram no sangue de cordão umbilical de recém-nascidos a presença do AgHBs em 27,3% e do anti-HBs em 38,4%. Na maioria dos casos, os recém-nascidos não apresentam sintomas e apenas 2% apresentam infecção aguda. A forma fulminante é muito rara e quando ocorre deve-se à passagem dos anticorpos anti-HBc e anti-HBe maternos levando a uma modulação da resposta imunocelular e conseqüentemente replicação viral no fígado. A evolução para hepatite crônica nos recém-nascidos infectados ocorre em mais de 95% dos casos se não for realizada a imunoprofilaxia. Há relatos de evolução para carcinoma hepatocelular (HCC) ainda na infância cuja transmissão foi vertical.

Pode ocorrer transmissão horizontal na infância devido a: contato com portadores crônicos ou com hepatite aguda pelo VHB, os quais são assintomáticos ou anictéricos; contato interpessoal ou contaminação pelas secreções corpóreas que contêm o agente, como urina, saliva, suor, lágrima, lesões impetiginosas, leite materno e sêmen; insetos hematófagos como mosquitos e particularmente o *Cimex hemipterus*, os quais encerram o vírus.

Em geral a infecção crônica pelo VHB consiste de três fases:

1. **Fase replicativa** – precoce, na qual os níveis de replicação viral são altos e caracterizados pela presença do AgHBe e de DNA sérico. Em geral, não há doença hepática ativa (ausência de sintomas, níveis de TGP normais e lesões mínimas no fígado). Essa fase dura 20 a 30 anos, e raramente o indivíduo negativa o AgHBe. A ausência de doença hepática nessa fase, mesmo com elevados níveis de replicação viral, deve-se à tolerância imunológica ao VHB.

2. **Fase não replicativa, mais tardia, chamada de clareamento imunológico** – essa fase ocorre após 15 a 35 anos e pode haver clareamento espontâneo do AgHBe, sendo a taxa anual de 10 a 20%. Pode ocorrer soroconversão, com ou sem exacerbação do processo, ou seja, com aumento dos níveis de DNA viral e da TGP. A maioria das exacerbações (aumento das transaminases e do DNA viral) é assintomática, mas eventualmente tem sintomas de hepatite aguda. Nessa ocasião, pode ser detectado anti-HBc IgM e aumento dos níveis de alfafetoproteína sérica.

3. **Fase de baixa ou sem replicação** – pacientes com infecção adquirida no período neonatal podem ter o vírus, sendo essa avaliada pela presença do AgHBs, porém com ausência de DNA viral e AgHBe séricos. Esses pacientes têm transaminases normais e à biopsia hepática mostram ausência de necroinflamação e fibrose. Acredita-se que se deve à tolerância imunológica secundária à exposição do VHB ou dos antígenos relacionados ao VHB precoce da infância.

Na hepatite crônica pelo VHB, vários fatores atestam claramente à base imunológica da patogênese da doença, a saber: a) persistência sérica ou tecidual de marcadores desse vírus; b) exagerada ativação dos linfócitos T e B diante desses antígenos; c) ativação linfocitária contra a lipoproteína específica do fígado (LSP); d) aspectos histológicos que definem essa forma de doença.

Na história natural do vírus da hepatite B, alguns estudos demonstram correlação entre a presença de replicação viral (os indicadores no soro seriam AgHBe, DNA-VHB e DNA polimerase) e hepatite crônica. Outros estudos evidenciam que, além da replicação viral, a resposta imunológica do hospedeiro contribui também para a patogênese da hepatite crônica. O conceito da dupla patogênese é a chave para a compreensão da história natural e a progressão clínica da HC-VHB. A infecção persistente na infância pelo VHB mostra que os títulos de AgHBs caem muito lentamente. Em cerca de 10 a 20% dos casos o AgHBe desaparece anualmente e o AgHBs em 0,5 a 2%. Moreno-Ruiz e cols., estudando prospectivamente 90 crianças portadoras de VHB, verificaram que a negativação do AgHBs foi em 14% dos casos. Um outro estudo prospectivo realizado por Hsu e cols., em Taiwan, com 420 crianças portadoras de AgHBs, com acompanhamento por 12 anos, a perda do AgHBs espontâneo ocorreu somente em 10 casos (0,6% ao ano).

Na hepatite aguda pelo VHB todos os hepatócitos infectados pelo vírus são eliminados. Em alguns casos, independente da idade, a progressão para hepatite crônica ainda não está clara. Na hepatite crônica pelo VHB, partículas virais defectivas estão sendo produzidas em excesso. A mutação espontânea no genoma poderia explicar as variações da expressão da doença.

Na infância, as crianças com hepatite crônica pelo VHB são assintomáticas ou oligossintomáticas ou apresentam hepatoesplenomegalia em consulta de rotina. Raramente a primeira manifestação é de uma hepatite aguda ou ainda não tem história de hepatite aguda prévia. Quando o quadro clínico se caracteriza por icterícia persistente, na maioria da vezes o paciente já se encontra em estágio avançado da doença. Raramente a apresentação inicial se faz por um quadro de insuficiência hepática e/ou sangramento digestório decorrente de rotura de varizes esofagianas. Outras vezes, a presença de manifestações extra-hepáticas, tais como acrodermatite papular, artrite e urticária, sinais de vasculite com hipertensão arterial e glomerulonefrite, pode nos alertar para a caracterização da entidade. Crianças do sexo masculino têm maior risco de desenvolver doença hepática crônica e mais grave que o sexo feminino. O estado de portador crônico é muito maior quando as crianças são infectadas antes dos 3 anos de idade e diminui para 5 a 10% após os 6 anos de idade. A forma de transmissão pode ser materna (vertical), intrafamiliar, transfusões sangüíneas e desconhecida. Porta, em estudo de oito famílias, cujo caso-índice (criança) apresentava HC-VHB, observou que em 37,5% dos casos a transmissão foi provavelmente vertical, em 12,5% intrafamiliar, em 12,5% através de transfusão sangüínea e em 37,5% a origem foi desconhecida.

O diagnóstico é estabelecido pela história do paciente, aumentos e persistência do AgHBs no soro durante pelo menos seis meses. Os valores das aminotransferases séricas podem variar, havendo casos em que os níveis estão normais, e em outros elevados até 20 vezes o valor normal. A gamaglutamiltransferase geralmente está um pouco elevada (duas a três vezes o valor normal). A bilirrubina total, a albumina sérica e a atividade de protrombina geralmente estão normais ou ligeiramente elevadas. Em relação à sorologia, o AgHBs é o principal marcador de infecção pelo VHB, estando na maioria das vezes presente no soro e também no tecido hepático de portadores crônicos e/ou dos pacientes com lesões hepáticas pelo VHB, e os títulos são inversamente proporcionais à gravidade da hepatite crônica. O anti-HBc está presente na quase totalidade dos casos e raramente se encontra isolado. Há duas classes de anti-HBc: IgM e IgG. A presença de anti-HBc IgM na hepatite crônica pelo VHB pode ser devido à infecção ativa ou precedendo a soroconversão. Raramente o anti-HBs é positivo, e o AgHBe pode estar presente em freqüências que variam de 60 a 85% dos casos. A freqüência do anti-HBe no soro varia de 0 a 30% em diversos estudos da literatura, e a negatividade para ambos os marcadores, de 0 a 28,5%. A presença do AgHBe significa alta replicação viral. Nessa situação o DNA-VHB no soro está positivo. Quando o paciente tem anti-HBe positivo no soro, na maioria das vezes a replicação viral é baixa e o DNA-VHB sérico pode estar positivo ou negativo. Há situações muito raras em que o paciente tem AgHBs negativo, DNA-VHB positivo, anti-HBc positivo, anti-HBe positivo. Nessa situação, a sensibilidade do método não detecta níveis muito baixos do antígeno ou o paciente apresenta mutação viral.

Os achados histopatológicos revelam quadros morfológicos com alterações estruturais e inflamatórias que variam de zero a 4. A literatura mostra que em alterações estruturais grau 1 a freqüência na infância varia de 0 a 16,4%. Já nas alterações estruturais grau 2 e inflamatórias grau 1 a freqüência varia de 20 a 73,4%, nas alterações estruturais grau 3 e inflamatórias graus 2 e 3 a freqüência varia de 17,2 a 73,3% e na cirrose hepática de zero a 40%.

A evolução da doença é muito variável, porém na maioria dos pacientes não há lesão hepática, sendo portadores do vírus. A evolução da doença para hepatite crônica pode durar de 15 a 25 anos. Há, entretanto, casos na infância que evoluem para cirrose hepática, insuficiência hepática e hepatocarcinoma. A avaliação clínica e laboratorial deve ser obrigatória a cada 6-12 meses, dependendo se o paciente é portador ou se já apresenta hepatite crônica. A monitorização é feita com exames bioquímicos de função hepática, alfafetoproteína sérica e ultra-sonografia abdominal.

O tratamento da infecção crônica pelo VHB consiste na supressão da replicação viral antes que a doença se torne irreversível. Pacientes com infecção crônica persistente pelo VHB devem ser distinguidos do portador crônico, pois estes não apresentam doença ativa. A terapêutica deve ser aplicada somente nos casos de hepatite crônica comprovada por meio de biopsia hepática. A finalidade é induzir o desaparecimento do AgHBs. O tratamento é feito, dependendo da atividade da doença, por meio de parâmetros clínicos, laboratoriais e histológicos com interferon α2-b. A dose recomendada é de 5UM/m^2 por via subcutânea três vezes por semana, durante seis meses. Esse tem efeito antiviral, imunomodulatório e antiproliferativo. O "rationale" no tratamento com interferon está baseado na persistência da infecção devido a uma resposta imunológica defectiva. Na infância, os resultados dos estudos a respeito da terapêutica são bem variados e dependem do tempo e do modo como foi administrada a droga. Há dois pontos importantes a serem considerados na infância: se o paciente adquiriu a infecção no período perinatal ou durante a infância. Os resultados são desapontadores se a infecção é perinatal. Estudos feitos com crianças asiáticas portadoras de VHB, cuja transmissão foi vertical, não responderam a nenhum esquema terapêutico antiviral. Acredita-se que a baixa resposta se deve ao desenvolvimento da tolerância imunológica. Estudos realizados na Europa mostraram resultados diferentes, já que a maioria das crianças adquiriram o vírus mais tardiamente, com resposta que variou de 27 a 50%.

Há indicação de transplante hepático nos casos de cirrose hepática descompensada. Praticamente 100% dos pacientes transplantados com AgHBe positivos e 70 a 80% com anti-HBe positivos apresentam recorrência da doença pós-transplante hepático. Atualmente, com o uso de altas doses de gamaglobulina específica para VHB durante e após o transplante hepático por mais de seis meses, a recorrência da doença diminuiu nos pacientes com anti-HBe (10-30%) e nos casos AgHBe positivos (50-90%).

Hepatite crônica pelo vírus da hepatite C (HC-VHC)

A hepatite não-A, não-B (HNANB), descrita, inicialmente, desde a década de 1970, é a responsável por 80 a 90% dos casos de hepatite pós-transfusional, levando na maioria das vezes a um quadro de hepatite crônica. O vírus da hepatite C (VHC) é o principal agente etiológico associado com a hepatite pós-transfusional HNANB, sendo também a maior causa de HNANB esporádica. A identificação do VHC foi descrita por Choo e cols. (1989), os quais, utilizando técnicas de biologia molecular, conseguiram clonar uma porção do genoma viral associado à HNANB. O genoma do vírus foi posteriormente seqüenciado, sendo suas proteínas codificadas e identificadas, tornando-se a base para os ensaios imunossorológicos para a detecção do anticorpo específico: enzima imunoensaio (ELISA), "immunoblot" recombinante (RIBA) e reação em cadeia de polimerase (PCR). As características do vírus estão descritas no capítulo Hepatite aguda viral.

Estudos a longo prazo em pacientes com hepatite crônica C mostraram altas taxas de cronificação (acima de 50% dos casos agudos) e evolução para cirrose hepática em mais de 20% dos pacientes com hepatite crônica. Apesar de a evolução ser longa para hepatite crônica, 25% dos pacientes falecem de insuficiência hepatocelular. Em pacientes pediátricos, o risco de infecção pelo VHC inclui recipientes de múltiplas transfusões de produtos de sangue, órgãos transplantados e crianças nascidas de mães infectadas pelo VHC. Além disso, em crianças com hepatite crônica NANB, infecção pelo VHC foi encontrada. Há dados do papel patogenético do VHC em doenças renais.

Nos EUA, são diagnosticados cerca de 150.000 casos novos de VHC por ano, e 50 a 70% desses se tornarão infectados cronicamente. Acredita-se que nos próximos 20 a 30 anos a evolução desse enorme contingente de indivíduos com hepatite crônica pelo VHC, cirrose hepática e carcinoma hepatocelular seja decorrente de uma epidemia silenciosa que se iniciou na década de 1960 e tenha se acelerado até o final da década de 1980, com o uso abusivo de transfusões sangüíneas.

A prevalência de anticorpos anti-VHC em crianças com HNANB é alta (74%) naqueles com história de transfusão de sangue e derivados, em diálise, crianças institucionalizadas e os nascidos em condições de alto risco. Em crianças com hemofilia, que recebem concentrados de fator, a infecção pelo VHC foi demonstrada em 50 a 98% dos casos. Em pacientes com talassemia e multitransfundidos, os marcadores sorológicos de infecção pelo VHC estão presentes em 40 a 80%.

Nos sobreviventes de doenças neoplásicas e com anormalidades dos testes de função hepática, 50% deles têm sorologias positivas para VHC. Um estudo retrospectivo, em Taiwan, de crianças submetidas a cirurgia cardíaca e que receberam sangue e/ou derivados, a taxa de infecção pelo VHC foi de 5,2%, tendo sido menor que nos adultos do mesmo hospital (9 a 12%). Atualmente, com as técnicas de biologia molecular usadas em banco de sangue, diminui muito o risco de infecção pelo VHC. Estudos em crianças submetidas a hemodiálise mostraram sorologias positivas para VHC entre 20 e 45% dos casos. Na doença hepática crônica criptogenética da infância, o VHC parece ser o maior agente causal, especialmente quando há história de exposição parenteral.

Dados a respeito de transmissão perinatal mostram taxas que variaram de 0 a 12% (média 6%). Entretanto, taxas muito elevadas foram encontradas em crianças nascidas de mães com VHC e HIV positivas (36%). Isso sugere que a infecção pelo HIV prejudica a imunidade do recém-nascido de tal modo que facilita a replicação do VHC, permitindo então a transmissão. Conclui-se, portanto, que as interações sinergísticas entre duas infecções adquiridas no perinatal podem potencializar a expressão clínica. Ohto e cols. (1993) realizaram um excelente trabalho investigando a transmissão perinatal do VHC pela técnica de PCR. Avaliaram 7.698 grávidas, das quais 53 apresentavam anti-VHC positivo pela técnica de ELISA, sendo 31 com PCR-VHC positivo. Durante o seguimento, 3 de 64 crianças (5,6%) tornaram-se PCR-VHC positivas, taxa semelhante a outros estudos. Nenhuma das crianças que nasceram ELISA positiva para VHC, PCR-VHC negativa ficaram PCR-VHC positiva. O RNA-VHC foi detectado nas mães de três crianças infectadas pelo VHC, tendo a mesma seqüência genômica em ambos. As mães das crianças com PCR-VHC positivo tinham títulos muito mais altos que aquelas sem evidência de infecção. Esse estudo mostra que o VHC é transmitido por via perinatal de mãe para filho, e que o risco de transmissão se correlaciona com os títulos do PCR-VHC da mãe. Apesar desses resultados, não se justifica fazer um estudo de VHC em todas as grávidas, já que a transmissão é extremamente baixa.

A história natural da hepatite crônica pelo VHC em crianças ainda está pouco documentada, principalmente nos casos em que não há uma doença de base. A maioria dos casos na infância é assintomática, descobertos acidentalmente, sem nenhuma evidência de doença ao exame físico. Estudos a longo prazo com crianças anti-VHC positiva mostram que somente em 10 a 20% dos casos há normalização das transaminases. A infecção crônica ocorre em 70 a 90%, porém na maioria dos casos sem evidência de progressão clínica ou histológica, sugerindo ser rara a hepatite crônica ativa e a cirrose hepática na infância e também nos adolescentes. Quando há progressão para cirrose, essa deve estar relacionada com a duração da doença, sendo geralmente um evento tardio. Estudos de seguimento em adultos mostram ser a doença menos agressiva nos jovens. Podemos inferir então que a infecção crônica pelo VHC nas crianças cursa com quadro clínico e histológico diferente do observado em adultos. Não sabemos se as lesões histológicas na infância são dependentes da curta duração da doença ou a uma resposta diferente do hospedeiro jovem à infecção. Um estudo realizado na Unidade de Hepatologia Pediátrica do Instituto da Criança da FMUSP, com 50 crianças portadoras de infecção pelo VHC, 44 (88%) casos eram assintomáticos, e as provas de função hepática foram normais em 46, com exceção de quatro pacientes que já apresentavam cirrose hepática. A análise histológica de 39 casos mostrou fígado normal/reacional em 9 (23%), hepatite crônica de baixo grau de atividade em 20/39 (51,3%), moderado em 4/39 (10,2%), cirrose hepática em 5/39 (12,8%) e provável hepatite aguda por droga em 1/39 (2,6%). É raro ocorrer remissão clínica, ou laboratorial espontânea nas crianças com infecção pelo VHC.

O comportamento dos marcadores sorológicos na infecção crônica pelo VHC mostra: presença de anti-VHC positivo, PCR-VHC positivo e níveis normais ou elevados de transaminases. As elevações das transaminases durante a infecção crônica pelo VHC são flutuantes, ou seja, ora estão normais, ora alteradas. O PCR-VHC pode ser negativo e alternar com resultados positivos na evolução da doença. O anti-VHC está sempre positivo e não é um marcador que avalia se a infecção está ativa ou é passada.

O tratamento tem a finalidade de eliminar o vírus e impedir a progressão da doença para cirrose hepática. Ele é indicado nos casos documentados de hepatite crônica pela biopsia hepática, com alteração de transaminases e com PCR-VHC positivo. As drogas utilizadas são o interferon α2-b (dose de 3UM/m^2) e a ribavirina (15mg/kg/dia em duas tomadas, até 1g/dia) por 12 meses.

O transplante hepático está indicado nos pacientes com cirrose hepática descompensada. A recidiva da doença pós-transplante é praticamente 100% dos casos e a evolução para hepatite crônica pós-transplante em geral é lenta.

Drogas

Algumas drogas exercem ação benéfica sobre o fígado, enquanto outras o fazem de forma lesiva. Várias drogas produzem manifestações clínicas, histológicas e laboratoriais, como tradução de necrose hepatocelular. Essas lesões variam desde agressões focais até necrose maciça. Entre estas, incluem-se alfa-metildopa, isoniazida, oxifenizatina, as quais podem determinar lesão hepática, histologicamente indistinguível da hepatite crônica ativa viral, cujo o uso prolongado leva ao desenvolvimento de cirrose hepática. Crianças recebendo imunoprofilaxia com isoniazida para tratamento de tuberculose podem ter elevações nos níveis séricos de AST entre 6 e 6,8%. As biopsias realizadas demonstravam infiltração linfocitária periportal, plasmócitos, neutrófilos e eosinófilos, com necrose maciça e submaciça do parênquima hepático. Fibrose portal pode ser observada em crianças tratadas com metotrexato para leucemia e histiocitose, no entanto, nenhum caso de hepatite crônica tem sido relacionado às drogas em crianças, não merecendo, portanto, considerações mais aprofundadas neste capítulo.

Hepatite crônica pelo vírus delta

A infecção pelo vírus da hepatite delta (VHD) pode resultar em hepatite aguda ou crônica. A hepatite crônica desenvolve-se em portadores crônicos do AgHBs, o qual é essencial para a replicação do VHD. A hepatite crônica pelo VHD cursa com alterações mais expressivas nos níveis séricos das aminotransferases, o que está de acordo com a maior gravidade da doença. Em crianças, a hepatite crônica pelo VHD, embora seja mais grave que aquelas provocadas pelo VHB, têm um prognóstico melhor que nos adultos. O quadro clínico da hepatite crônica delta é semelhante à HC-VHB, porém mais intenso, havendo maior tendência à evolução para a cirrose. Em geral, os pacientes apresentam à sorologia anti-HBe positivo. O diagnóstico é realizado pela presença do anticorpo contra o VHD no soro em níveis elevados e/ou antígeno delta no tecido hepático.

Hepatite auto-imune

Hepatite auto-imune (HAI) é uma doença inflamatória contínua do fígado, com início e duração variáveis, desencadeada por fatores desconhecidos. Constitui uma síndrome, caracterizada pela presença de elementos clínicos, bioquímicos, sorológicos e histológicos que sugerem reação imunológica contra antígenos do hospedeiro, levando a danos celulares irreversíveis. Caracteriza-se histologicamente pela presença de infiltrado inflamatório mononuclear nos tratos portais, hipergamaglobulinemia e presença de auto-anticorpos não órgão-específicos no soro. Em geral, respondem bem à terapia imunossupressora.

Alterações imunológicas humorais e celulares parecem ser desencadeadoras ou responsáveis pela perpetuação do dano hepático na HAI. Alguns fatores predisponentes podem contribuir para o aparecimento e a evolução da doença, como condições genéticas, sexo, idade, estado nutricional e origem étnica. A prevalência da HAI é maior no sexo feminino, podendo ser atribuída a fatores hormonais ou ligada ao cromossomo X. Os antígenos de histocompatibilidade estão estreitamente relacionados com o controle genético da resposta imunológica. A suscetibilidade está intrinsecamente relacionada a dois genes localizados no *locus* HLA-DR. Pacientes provenientes da Europa e EUA têm maior suscetibilidade para desenvolver HAI quando associada ao HLA-DR3 ou DR4. Já no Brasil, Argentina e México, o HLA que confere suscetibilidade é o DR13 ou DR52. Algumas crianças com HAI têm deficiência parcial isolada do componente complemento C4, que é geneticamente determinado e associado a um gene silencioso, C4AQ0, localizado no *locus* C4A.

Classificação

De acordo com o Grupo Internacional de Hepatite Auto-Imune, subdivide-se em dois tipos a HAI, de acordo com a presença de diferentes auto-anticorpos não órgão-específicos encontrados no soro, realizados pela técnica de imunofluorescência indireta.

Tipo I – quando há presença de anticorpos antimúsculo liso associados ou não a anticorpos antinucleares. Os títulos são considerados positivos quando acima de 1/80. Na maioria dos casos, particularmente quando os títulos são muito altos, os anticorpos encontrados são da fração F-actina polimerizada.

Tipo II – caracteriza-se pela presença de anticorpos antimicrossômico fígado–rim tipo 1 e é considerado positivo quando acima de 1/80. Às vezes, pode estar acompanhado pelo anticorpo anticitosol hepático 1. O principal alvo nesse tipo é o citocromo P450IID6 (CY2D6).

Em geral, esses dois tipos são mutuamente exclusivos, porém são descritos esses anticorpos em um mesmo paciente. Muito raramente podem ser encontrados outros auto-anticorpos que não estão classificados como antimitocôndria, que é visto na maioria dos pacientes adultos com cirrose biliar primária, entidade essa que não existe na infância. Nessa situação, considera-se a HAI como outro auto-anticorpo. Provavelmente, deverá haver outros tipos de auto-anticorpos ainda não identificados, uma vez que ainda não se sabe ao certo o real papel patogenético desses auto-anticorpos não órgão-específicos.

Quadro clínico

Na maioria das vezes, os sintomas são compatíveis a uma hepatite aguda. O curso da doença pode ser persistente ou recorrente e às vezes insidioso, com sintomas de cansaço aos mínimos esforços, astenia, emagrecimento, anorexia, febre, mialgia. Às vezes, a doença pode apresentar-se de forma fulminante. Não há diferença quanto aos sintomas entre os diferentes tipos de HAI. Entretanto, o tipo II pode ocorrer em idades mais precoces que o tipo I. Alguns pacientes podem manifestar desde o início complicações de cirrose como hipertensão portal, ascite, sangramentos gastrintestinais, insuficiência hepática, chegando a coma. Raramente os pacientes são assintomáticos com achados acidentais por alteração dos exames bioquímicos de função hepática. Hepatomegalia está presente na maioria dos casos e esplenomegalia em 60%. Pode haver manifestações clínicas associadas, que estão representadas no quadro 1.38.

Quadro 1.38 – Manifestações clínicas associadas à HAI.

Local	Manifestações
Pele	Acne, pápulas inflamatórias, estrias gravídicas
Sistema locomotor	Artralgia, artrite
Rins	Albuminúria, hematúria, glomerulonefrite, acidose tubular renal
Gastrintestinal	Colite ulcerativa
Pulmões	Pleurisia, efusões pleurais, múltiplas anastomoses arteriovenosas pulmonares, alveolite fibrosante
Endócrino	Fácies cushingóide, ginecomastia em meninos, amenorréia, tireoidite
Cardiovascular	Poliarterite nodosa
Sistema reticuloendotelial	Anemia hemolítica auto-imune, crioglobulinemia
Ocular	Iridociclite

Exames laboratoriais

Os achados laboratoriais mais característicos são elevações das transaminases, podendo chegar a níveis de uma hepatite aguda (> 1.000U/litro). Os níveis de gamaglutamiltranspeptidase (GGT) e fosfatase alcalina (FA) estão na maioria das vezes modestamente elevados. Hiperbilirrubinemia está quase sempre presente, a não ser nas formas insidiosas. Os níveis de albumina estão geralmente diminuídos, assim como está prolongado o tempo de protrombina. Um dos achados mais característicos é a hipergamaglobulinemia com níveis maiores que 2g/dl. O tipo II pode ter valores menores que o tipo I. Os valores de IgG estão quase sempre elevados, não havendo diferenças entre os tipos de HAI. Entretanto, a IgA baixa ocorre mais no tipo II. Em 15 a 20% dos casos, a IgM sérica está elevada. Níveis de C4 podem estar baixos, assim como de C3. Anemia pode ser discreta, em geral hipocrômica microcítica, a não ser quando associada a processo hemolítico. Leucopenia e trombocitopenia podem ocorrer em geral associadas ao hiperesplenismo.

A característica histopatológica é de um infiltrado inflamatório crônico nos espaços portais, periportais e intralobulares, composto por linfócitos, plasmócitos e às vezes por polimorfonucleares neutrófilos e eosinófilos; presença de necrose em saca-bocados, também chamada de hepatite interface; alargamento dos espaços porta por fibrose; desarranjo da arquitetura lobular, com lesões importantes dos hepatócitos, tais como degeneração balonizante, retração, fragmentação, desintegração e necrose. Com freqüência, há rosetas, que são agregados circulares de hepatócitos geralmente imersos em bainhas de colágeno recém-formado. Há, também, regeneração de hepatócitos e proliferação de neoductos. A associação do desarranjo da arquitetura lobular, ocasionado pelo colapso e formação de septos, com a agressão dos hepatócitos pelo processo inflamatório e posterior regeneração, leva à formação de nódulos e cirrose. Cirrose aparece em mais de 70% dos pacientes ao diagnóstico, mesmo com quadro semelhante à hepatite aguda, mostrando ser uma doença muito agressiva.

Diagnóstico diferencial

Hepatite aguda viral – exclui-se esse diagnóstico diante da negatividade de IgM-VHA e anti-HBc IgM, PCR-VHC, IgM-CMV, IgM-EB.

Doença de Wilson – em toda doença hepática de início agudo ou crônico quando os marcadores sorológicos para vírus são negativos, deve-se pesquisar a doença de Wilson. Diagnostica-se quando os níveis de ceruloplasmina estão diminuídos, e a dosagem de cobre urinário pré e pós-D-penicilamina está muito elevada.

Deficiência alfa-1-antitripsina (α1-AT) – níveis baixos sugerem deficiências α1-AT, porém o padrão-ouro é a fenotipagem por meio da focalização isoelétrica com o achado de PiZZ.

Colangite esclerosante primária (CEP) – pode ser confundida tanto clinicamente quanto pelos exames laboratoriais. Freqüentemente, há associação com doença inflamatória intestinal. Há formas mistas de HAI e CEP, cujo diagnóstico muitas vezes é difícil de ser realizado. O diagnóstico definitivo é feito pela colangiografia percutânea ou endoscópica retrógrada, mostrando estenoses de ductos biliares intra e/ou extra-hepáticos parecendo um rosário, dilatação de ductos biliares intra-hepáticos, vesícula muito grande. A colangiografia está indicada nos pacientes com quadro clínico de HAI, anticorpos positivos para fator antinúcleo (FAN) e antimúsculo liso (AML), e enzimas canaliculares (gamaglutamiltransferase e para fosfatase alcalina) muito alteradas.

Hepatite crônica VHC – a reação positiva pelo PCR-VHC define o diagnóstico de HC-VHC. Tem-se estudado muito a relação etiológica do VHC. Fatores geográficos e predisposição genética seriam condições importantes para a positividade do anti-VHC. Assim, marcadores para VHC com anticorpo antimicrossômico fígado–rim (AAMFR) positivo foram detectados em pacientes mais idosos, do sexo masculino, sem associação com outras doenças auto-imunes e com boa resposta a antivirais.

Tratamento

A terapêutica é feita com drogas imunossupressoras para induzir-se remissão completa e mantê-la após a suspensão da medicação, tendo em vista que o objetivo principal é o controle definitivo da doença. Adotamos o seguinte esquema terapêutico na Unidade de Hepatologia Pediátrica do Instituto da Criança da FMUSP:

• Prednisona – 1 a 1,5mg/kg/dia, durante seis semanas. Quando a resposta clínica e laboratorial é boa, com melhora acentuada dos sintomas e diminuição de pelo menos 50% dos exames laboratoriais (enzimas hepáticas e gamaglobulina), reduz-se a dose para 0,75mg/kg/dia, e posteriormente a cada visita médica (seis semanas) reduz-se 0,5mg/kg/vez, até atingir a dose de manutenção de 2,5 a 5mg/dia.

• Azatioprina – 1,5mg/kg/dia durante todo o tratamento. Nos casos em que não se pode utilizar esta droga, usamos somente a prednisona (2mg/kg/dia), durante seis semanas, e depois seguimos o esquema acima proposto. Aos pacientes que apresentam recaídas aumentamos a dose de prednisona para 1mg/kg/dia, até se obter boa resposta terapêutica. A monitorização é realizada nos primeiros seis meses do início do tratamento, a cada seis semanas, e posteriormente até completar dois anos de tratamento de três em três meses, e posteriormente semestral. São realizados a cada retorno avaliação clínica e os seguintes exames laboratoriais: hemograma completo, contagem de plaquetas, coagulograma (com as dosagens de TP, TTPA e fator V), determinação sérica das transaminases (AST e ALT), GGT, FA, eletroforese de proteínas e bilirrubinas totais e frações. As biopsias hepáticas são realizadas, quando possível (dependendo dos valores do coagulograma), antes do início do tratamento e dois anos após o tratamento quando a resposta é completa.

A remissão completa é alcançada em 75% dos casos quando a doença é descoberta e tratada precocemente. O índice de recaídas na Unidade de Hepatologia do Instituto da Criança varia de 50 a 80%, dependendo de vários fatores, como adesão ao tratamento, época do diagnóstico e início da terapia. Falência de terapia não é freqüente. As complicações inerentes à cirrose hepática ocorrem em aproximadamente 40% dos casos. Mesmo com o tratamento independente da época do seu início, o paciente pode evoluir para cirrose hepática e ter as complicações dessa doença. Raramente conseguimos suspender as drogas. Quando o conseguimos, são nos pacientes com HAI tipo I. Todas as crianças com HAI tipo II deverão receber drogas imunossupressoras por toda a vida. Mantemos doses muito baixas de corticosteróides, sempre que possível, em dias alternados, e azatioprina diariamente. O índice de recaídas após a suspensão das drogas na hepatite tipo I varia de 50 a 87% dos casos, o que corrobora com a impossibilidade de interrupção do tratamento, e no tipo II, 100%. Nos casos de falência terapêutica e com evolução para insuficiência hepática deve-se considerar o transplante hepático. A recorrência da doença após a cirurgia é muito rara.

DEFICIÊNCIA DE ALFA-1-ANTITRIPSINA

A deficiência de alfa-1-antitripsina (α1-AT) é uma doença genética, que predispõe à enfermidade hepática crônica, de início freqüente na infância, e ao enfisema, o qual é evidenciado na idade adulta. Essa deficiência afeta 1:1.600 a 2.000 recém-nascidos vivos em populações da América do Norte e do Norte da Europa, constituindo a doença hepática de origem genética mais freqüente na infância. Trata-se de um erro inato de metabolismo que pode afetar o fígado, o pulmão e que se manifesta na infância como colestase neonatal, hepatite crônica ou cirrose, na idade adulta com cirrose hepática, eventualmente carcinoma hepatocelular ou enfisema pulmonar ainda no adulto jovem. A maioria dos dados de literatura aponta que a doença hepática é decorrente do efeito tóxico da molécula mutante de α1-AT retida no retículo endoplasmático dos hepatócitos. Em geral, somente proteínas com conformação estrutural adequada atravessam o retículo endoplasmático e encontram seu destino apropriado dentro da célula ou sobre a superfície da célula ou fora dela no fluido extracelular.

Patogênese

A α1-AT é uma glicoproteína (alfa-1-globulina) de 52 a 55kDa, sintetizada predominantemente nos hepatócitos por influência de dois alelos co-dominantes, herdados de forma autossômica. Essa proteína é codificada por um gene de 12,2kb localizado no cromossomo 14q31-32.3. Representa 90% da alfa-1-globulina sérica, sendo o inibidor da elastase neutrofílica, da catepsina G e da proteinase 3, que são proteases liberadas por neutrófilos ativados. Cumpre, portanto, as funções de inibição de enzimas proteolíticas (tripsina, elastase), de proteases dos leucócitos polimorfonucleares e proteases ácidas dos macrófagos alveolares. Indivíduos com deficiência de α1-AT são mais suscetíveis ao desenvolvimento prematuro de enfisema pulmonar. Em situações em que há inflamação ou lesão tecidual, as concentrações séricas de α1-AT podem elevar-se três a quatro vezes. O sítio predominante da síntese de α1-AT é no fígado. Pacientes submetidos a transplante hepático terão seu fenótipo convertido após a cirurgia.

Inúmeras variantes estruturais de α1-AT foram identificadas e classificadas em humanos de acordo com o fenótipo do inibidor de proteases (Pi) e definidas por focalização isoelétrica no plasma. Até o momento, foram descritos mais de 75 diferentes alelos do sistema Pi, sendo denominados com letras de acordo com sua mobilidade eletroforética. As variantes alélicas normais, M1, M2 e M3, estão associadas com concentração sérica e atividade funcional para α1-AT normais. A variante deficiente mais comum está relacionada ao fenótipo PiZZ, no qual há diminuição plasmática de α1-AT (10 a 15% do valor normal) e está associada com enfisema e doença hepática. Na variante Z, a molécula diferencia-se na substituição do ácido glutâmico por lisina na posição 342 permitindo, portanto, alteração na conformação da proteína, impedindo sua secreção, sendo retida no retículo endoplasmático do hepatócito. Somente uma pequena porcentagem de portadores desse fenótipo desenvolve doença hepática (10 a 20%). Desconhece-se a razão pela qual alguns indivíduos, semelhantes fenotipicamente, não apresentam dano hepático, ape-

sar dos reduzidos níveis circulantes de α1-AT e dos depósitos intracelulares. Alguns autores sugeriram a existência de outro defeito genético e de fatores ambientais associados à doença hepática e pulmonar. Assim, na síndrome do enfisema do adulto, o fumo, os agentes virais e bacterianos parecem ser fatores desencadeantes, levando a uma resposta inflamatória com migração de leucócitos e liberação de enzimas proteolíticas.

A tabela 1.9 mostra os fenótipos em relação aos níveis plasmáticos de α1-AT e sua freqüência em populações européias.

Tabela 1.9 – Fenótipos de alfa-1-antitripsina em relação aos níveis plasmáticos de alfa-1-antitripsina e sua freqüência em populações européias.

Pi	Grau de deficiência de α1-AT	α-1-AT plasmática (% do normal)	Freqüência na população
MM (normal)	Não há	100	90
MS	Discreta	60-100	7
MZ	Intermediária	57	2-3
SS	Intermediária	60	Rara
SZ	Intermediária	35	0,1
M (null)	Intermediária	50	Rara
ZZ	Grave	15	0,1
Z (null)	Grave	8	Rara
(null, null)	Grave	9	Rara

Quadro clínico

Um estudo epidemiológico realizado na Suécia em 200.000 recém-nascidos demonstrou que somente 10 a 15% de indivíduos com deficiência de α1-AT desenvolveram dano hepático. A maioria dos afetados apresentou lesões mínimas no fígado, não requerendo tratamento. Os pacientes restantes que apresentaram doença hepática grave e progressiva tiveram indicação de transplante hepático (TH) ainda na infância ou na adolescência.

As manifestações clínicas são inespecíficas, podendo iniciar-se em 75% dos casos ainda nos dois primeiros meses de vida, com quadro de hepatite neonatal, ou mais tardiamente, já com sinais de doença hepática crônica avançada. Cerca de 45% das crianças afetadas são pequenas para a idade gestacional, sugerindo início do dano hepático durante a vida intra-uterina. Em alguns casos após o nascimento, além das manifestações de doença hepática, podem ocorrer anorexia, atraso de crescimento, irritabilidade. A icterícia é do tipo colestático, acompanhada de colúria e fezes hipo ou acólicas. A presença de colestase intensa com acolia fecal e persistente durante os dois primeiros meses de vida pode ser confundida com atresia de vias biliares. O exame físico mostra hepatomegalia de consistência aumentada e leve esplenomegalia. Cerca de 50% dos pacientes que iniciam o quadro nos dois primeiros meses de vida têm desaparecimento lento da icterícia até os 6 meses de idade. Entretanto, podem persistir as alterações bioquímicas e a hepatoesplenomegalia, podendo evoluir para doença hepática crônica, posteriormente cirrose hepática e muito raramente para carcinoma hepatocelular, ou permanecer com mínimas lesões. Estudo prospectivo de hepatite neonatal por deficiência de α1-AT mostrou que mais de 80% das crianças PiZZ se recuperaram sem evidências clínico-laboratoriais de doença hepática. Em 10 a 15% dos casos, as alterações bioquímicas e a hepatoesplenomegalia persistem, podendo evoluir para hepatite crônica e cirrose hepática. Alagille considera sinais de mau prognóstico, após os 4 meses de idade, a persistência de icterícia, hepatoesplenomegalia e provas de função hepática alteradas. Raramente pode estar associada a glomerulonefrite membranoproliferativa, artrite reumatóide, fibrose pancreática, úlcera péptica e doença celíaca.

Outra forma de apresentação da doença fora do período neonatal consiste na detecção em exame de rotina de hepatomegalia e atraso do crescimento. Suspeita-se de deficiência α1-AT fora do período neonatal ainda em lactentes e em crianças maiores diante de um quadro característico de doença hepática crônica, com fígado pequeno, irregular, esplenomegalia, sinais de insuficiência hepática, prurido. Em alguns casos, manifesta-se como episódio de hemorragia digestória ocasionada pela rotura de varizes esofágicas, nas quais a pesquisa do agente etiológico da doença hepática crônica, a deficiência de α1-AT, deve ser sempre investigada.

Durante a evolução de pacientes com deficiência α1-AT e exames laboratoriais de função hepática alterados, alguns fatores podem ser considerados indicadores evolutivos desfavoráveis: hiperbilirrubinemia persistente, hepatomegalia de consistência aumentada, presença precoce de esplenomegalia, níveis elevados de transaminases, tempo de protrombina prolongado e menor capacidade inibitória de tripsina. Esses sinais poderiam ser úteis para definir o momento exato do transplante hepático. Entretanto, os centros de maior experiência no seguimento desses pacientes indicam o transplante hepático quando a doença está muito avançada.

Outra característica relevante da doença é a associação evidente com o carcinoma hepatocelular, sendo mais freqüente que outras doenças metabólicas, com exceção de tirosinemia e hemocromatose. Pode estar associada com outras entidades clínicas: enfisema pulmomar, glomerulonefrite membranoproliferativa, artrite reumatóide, fibrose pancreática, paniculite, úlcera péptica e doença celíaca. Há casos descritos de crianças com comprometimento pulmonar por deficiência α1-AT.

Na deficiência de α1-AT, a doença hepática assume várias formas e o quadro 1.39 ilustra a associação dos fenótipos com diferentes formas de doenças hepáticas.

Quadro 1.39 – Associação dos fenótipos com diferentes formas de doença hepática.

Pi	Hepatite neonatal	Cirrose na infância	Doença hepática no adulto (cirrose, HCA)	Hepatoma
ZZ	+ + +	+ + +	+ + +	+ + +
MZ	+	+	+ +	+
SZ	+	+	+	–
FZ	–	–	–	–

Diagnóstico

As provas habituais da função hepática mostram resultados variáveis e inespecíficos. As transaminases estão elevadas, assim como GGT, BTF, *colesterol na* fase de hepatite. Após o desaparecimento da icterícia, podem então persistir valores elevados de transaminases e GGT. Exames fundamentais para o diagnóstico:

Eletroforese de proteínas – alfa-1-globulina está diminuída ou ausente. Nos casos heterozigotos não é uma prova sensível para diagnóstico. Serve como "screening" inicial.

Dosagem quantitativa de α1-AT – utilizando-se métodos imunes, é um ótimo teste para se detectar os pacientes com deficiência de α1-AT (homozigotos). Pode haver falsos resultados nos heterozigotos ou então quando há concomitância de outros fatores capazes de alterar o nível sérico da proteína.

Tipagem genética do sistema Pi (focalização isoelétrica) – é o "padrão-ouro" para o diagnóstico de α1-AT. Esse exame é o que define os homozigotos e os heterozigotos.

Técnica de reação em cadeia de polimerase (PCR) – é útil para detectar variantes de α1-AT e pode ser realizado tanto no soro como em tecido hepático de pacientes.

A histologia hepática, característica nos pacientes PiZZ, mostra glóbulos citoplasmáticos fracamente acidófilos, de vários diâmetros, corados intensamente pelo PAS (ácido periódico de Schiff). Esse material, localizado no retículo endoplasmático dos hepatócitos, é resistente à digestão com diástase. Distribui-se predominantemente nas zonas periportais, sendo dificultosa sua detecção nas primeiras 12 semanas de vida. A imunoperoxidase confirma a presença do material PAS positivo. Do ponto de vista morfológico, podem-se observar graus variáveis de necrose hepatocelular, infiltração de células inflamatórias, fibrose periportal e/ou cirrose. Durante o período neonatal, destaca-se a presença combinada de alterações da arquitetura lobular, células gigantes, formação pseudo-acinar dos hepatócitos etc. Pode haver intensa proliferação ductal portal, presença de cilindros biliares em ductos interlobulares, sendo às vezes confundido com obstrução dos ductos biliares. Às vezes, observa-se diminuição do número dos ductos interlobulares caracterizando hipoplasia de vias biliares intra-hepáticas. A presença de esteatose sugere o diagnóstico de doença metabólica. O padrão histológico pode antecipar o prognóstico do paciente. Quando predominam alterações da arquitetura lobular, o prognóstico é melhor e o paciente mostra desaparecimento da icterícia, regressão da hepatomegalia e raramente evolui para hipertensão portal. Quando há fibrose portal e proliferação neoductular, quadro semelhante à atresia de vias biliares, geralmente o prognóstico é desfavorável. Nesses casos, apesar de poder ocorrer o desaparecimento da icterícia entre 8 e 12 meses de idade, a evolução para cirrose hepática é freqüente. Se houver diminuição do número de ductos biliares interlobulares, prevê-se um quadro prolongado de colestase, hepatomegalia persistente e cirrose hepática precoce com hipertensão portal.

Tratamento

Não há tratamento específico para essa doença. Em adultos com enfisema dá-se plasma contendo proteína α1-AT. Não se observa resposta favorável do quadro pulmonar. Por meio de técnicas de recombinação genética, utilizando-se α1-AT sintética com polietileno glicol, os resultados foram semelhantes à administração de plasma rico em proteína.

A doença hepática deve receber o tratamento adequado à sua condição clínica. Nos casos de cirrose progressiva, é necessário manter o paciente em melhores condições clínicas possíveis, já que serão candidatos a transplante hepático (TH). Experimentos com animais têm mostrado que a terapia gênica é uma alternativa factível do ponto de vista teórico. Entretanto, existem dificuldades que devem ser superadas antes de se instituir esse tratamento em humanos.

DOENÇA DE WILSON

A doença de Wilson (DW) é conseqüência de um erro inato do metabolismo do cobre, ao qual quantidades tóxicas desse metal se acumulam no fígado, cérebro, córnea e rins. A herança é autossômica recessiva, e sua prevalência, de 1:30.000 nascidos vivos. Tem sido descrita em todas as raças, sendo particularmente mais comum em japoneses e judeus e nos povos com alto grau de consangüinidade. Geralmente, a doença manifesta-se tardiamente na infância ou na adolescência e mais de 50% dos pacientes sintomáticos, nessa faixa etária, não apresentam ainda evidências de doença neurológica.

O gene da DW está localizado no cromossomo 13q14.3, próximo do gene do retinoblastoma. O produto do gene da DW foi identificado com um cátion transportador tipo P-ATPase (ATP7A) que está envolvido no transporte de cobre em muitos tecidos, particularmente no fígado, rins e menos no cérebro e placenta. Em outros órgãos, o produto da expressão do gene da DW é baixa e assemelha-se com o produto do gene da doença de Menkes. Muitas mutações foram identificadas (mais de 60) que resultam na substituição de aminoácidos, mostrando haver um polimorfismo do gene da DW. A mutação mais freqüente é a que resulta da substituição da histidina pela glutamina (H1069Q), sendo encontrada em aproximadamente 30% dos pacientes com descendência européia. Heterozigotos com mutação para um único alelo ATP7B não desenvolvem a doença nem necessita de medicamento específico.

Grande parte do cobre da dieta é absorvido no intestino delgado, e o cobre não absorvido ou ligado aos enterócitos é eliminado pelas fezes. Uma vez absorvido, o cobre é ligado à albumina na circulação portal e avidamente extraído pelos hepatócitos. Uma parte do cobre da dieta liga-se a polipeptídeos celulares e é usada para as necessidades metabólicas, transferida a quelantes endógenos e incorporada à ceruloplasmina ou excretado para a bile. O cobre biliar não sofre o reciclo enterepático e é então excretado pela bile. Na DW há redução na excreção do cobre biliar, pois o cobre se acumula dentro dos hepatócitos, mecanismo esse ainda desconhecido. Uma vez o cobre nos hepatócitos, este se une à apotioneína formando a Cu-metalotioneína e também à ceruloplasmina. Na doença de Wilson, como seu produto do gene está anormal, a excreção biliar do cobre apresenta-se diminuída, e o cobre não se incorpora à ceruloplasmina, levando à diminuição dos níveis circulantes dessa proteína na maioria dos pacientes. A ceruloplasmina é codificada por um gene localizado no cromossomo 3 (3q23-25). Estudos mostram que a ceruloplasmina apresenta duas isoformas de pesos moleculares diferentes, e cada uma delas estaria envolvida na excreção biliar do cobre e no transporte para a circulação. Estudos recentes mostram que no fígado de pacientes com DW quantidades significantes de ceruloplasmina, nas duas isoformas, ficam retidas nos hepatócitos, sendo, portanto, um defeito da secreção dessa proteína. Em conseqüência, os estoques de cobre celulares ficam sobrecarregados levando a dano hepatocelular e a aumento de cobre na circulação. O excesso de cobre não ligado à ceruloplasmina é eliminado pela urina e parte fica como depósito extra-hepático desse metal nos rins. Na doença de Wilson o cobre não ligado à ceruloplasmina é o precursor do depósito excessivo tecidual.

Deiss e cols. descreveram quatro estágios da doença:

1. Acúmulo progressivo de cobre no fígado, começando após o nascimento, até aproximadamente 3 anos de idade. Nesse estágio, o paciente em geral é assintomático, ou então silenciosamente se instala no fígado hepatite crônica, cirrose e hipertensão portal. Desconhece-se o agente desencadeante das formas agudas. O fígado permanece em um estado neonatal, o que sugere que o produto do gene não fica expresso nesse órgão nos primeiros anos de vida.

2. Liberação e redistribuição do cobre, manifestando-se como anemia hemolítica ou com o quadro clínico de hepatite aguda, hepatite fulminante.

3. Acúmulo de cobre no cérebro.

4. Doença neurológica progressiva.

Goldfischer e Sternlieb estudaram a distribuição intracelular do cobre e a relacionaram com a progressão da doença. Caracterizaram três padrões de distribuição:

1. Pacientes jovens, assintomáticos, com elevação significante dos níveis de cobre hepático, nos quais existe uma distribuição difusa do cobre no citoplasma, sem preferência por organelas. Há, nesses casos, presença de degeneração gordurosa e alterações mitocondriais, porém sem fibrose ou necrose.

2. Adultos jovens, com sintomas neurológicos e predomínio de hepatite crônica, *cirrose e fibrose*, com menor concentração hepática de cobre e aspecto normal das mitocôndrias. O cobre está depositado nos lisossomos.

3. Um padrão intermediário com cobre distribuído no citoplasma e também no interior dos lisossomos.

A doença hepática na infância torna-se sintomática após 3 anos de idade e as manifestações conseqüentes ao comprometimento hepático são geralmente anteriores às manifestações neurológicas. O início pode variar dos 3 aos 50 anos, sendo que, em um grupo de pacientes analisados, a média foi de 11 anos e 8 meses. A forma de apresentação é muito variável, podendo assemelhar-se a muitas outras doenças hepáticas da infância (Quadro 1.40). O aparecimento da lesão hepática parece ser influenciado por fatores ambientais com a quantidade de cobre e outros ingeridos na dieta.

Quadro 1.40 – Formas de apresentação clínica da hepatopatia nos pacientes com doença de Wilson.

| Hepatomegalia assintomática |
| Hepatoesplenomegalia com sintomas gastrintestinais vagos |
| Icterícia com edema e ascite |
| Hepatite aguda |
| Hepatite fulminante |
| Hepatite crônica ativa |
| Cirrose hepática |
| Hemorragia gastrintestinal por hipertensão portal |

Ainda na infância, a primeira manifestação pode ser uma anemia hemolítica aguda cujo teste de Coombs é negativo. Doença renal pode ser diagnosticada com aminoacidúria, glicosúria, hiperfosfatúria, acidose tubular renal e nefrocalcinose.

As alterações neurológicas geralmente aparecem na adolescência ou no adulto jovem, caracterizando-se por manifestações extrapiramidais, cerebelares ou ambas. A fala e a marcha são freqüentemente afetadas, e os pacientes têm distonias com rigidez e contraturas, tremores, movimentos coreiformes. Distúrbios psíquicos são comuns, desde leves alterações de humor até quadros graves psicóticos. A maioria dos pacientes com quadro neurológico tem cirrose hepática.

Um sinal clínico importante é a presença do anel de Kayser-Fleischer, que é de cor marrom-esverdeada, de estrutura granular. É constituído por depósitos de cobre na membrana de Descemet, devido à ligação deste metal a uma proteína, provavelmente uma metalotioneína. Esse anel situa-se nas margens da córnea, sendo visualizado com o uso da lâmpada de fenda e, às vezes, a olho nu. Na maioria das vezes, o anel é incompleto, aparecendo só na metade superior ou inferior da córnea.

A doença de Wilson é uma entidade muito rara; entretanto, deve-se suspeitar do diagnóstico em todas as crianças com idade superior a 3 a 4 anos com doença hepática aguda ou crônica, cuja etiologia não foi determinada. Os procedimentos utilizados para o diagnóstico são: a determinação da concentração sérica de ceruloplasmina e da excreção de cobre pela urina com lâmpada de fenda para se detectar o anel de Kayser-Fleischer. Na infância não é freqüente a presença do anel; portanto, sua ausência não exclui o diagnóstico. A concentração sérica de ceruloplasmina está diminuída em mais de 80% dos pacientes em níveis inferiores a 20mg/dl, desde que não haja concomitância com outras doenças que podem determinar níveis baixos dessa proteína. A ceruloplasmina sérica está baixa na desnutrição, na síndrome nefrótica, nas enteropatias perdedoras de proteína e na cirrose hepática descompensada. Entre 5 e 20% dos pacientes com doença de Wilson, o nível de ceruloplasmina sérica é normal. A determinação do cobre sérico está geralmente aumentada, mas podem encontrar-se valores baixos ou normais. A excreção urinária de cobre está aumentada com valores acima de 100mcg/dia, sendo que a taxa normal em indivíduos sem a doença é menor que 40mcg/dia. Resultados falso-positivos aumentam o cobre urinário: proteinúria significante, perda de ceruloplasmina e raramente em outras doenças hepáticas que aumentam os depósitos de cobre como na atresia de vias biliares, fibrose hepática congênita e colangite esclerosante e na hepatite fulminante. Um teste provocativo é necessário, administrando-se D-penicilamina, que é um quelante de cobre, na dose de 1g/24 horas. A excreção de cobre urinário aumenta para níveis maiores de 500mg/dia. Nos estágios muito precoces da doença, a excreção pode ser normal. O estudo do metabolismo utilizando-se cobre radioativo é de grande valia para o diagnóstico, pois há pacientes com níveis de ceruloplasmina normais e exibem diminuição da incorporação dessa proteína. Atualmente, esse teste é raramente usado, particularmente em adultos, já que se utiliza a biopsia transjugular hepática para detectar a quantidade de cobre no tecido. Outros exames mais sofisticados seriam a pesquisa das isoformas da ceruloplasmina na bile e no soro pela técnica de "Western blotting". Recentemente, o teste genético permite o diagnóstico molecular dessa doença. Entretanto, há inúmeras mutações, e a forma mais comum de mutação descrita está presente somente em 15 a 30% na maioria das populações. Esse teste só é aplicável nos familiares de pacientes já com diagnóstico de DW. Na infância, esse teste torna-se particularmente importante, pois permitirá o diagnóstico já no primeiro ano de vida.

Pacientes com DW ainda assintomáticos (50%) e com doença hepática (75%) exibem alterações à tomografia computadorizada de crânio, como lesões focais nos gânglios da base. As imagens de ressonância magnética são mais sensíveis para detectar alterações precoces em pacientes com DW.

As alterações histológicas observadas no fígado de pacientes com a doença de Wilson não são muito específicas. Nos estágios iniciais, o quadro histológico é muito semelhante à esteatose hepática alcoólica. Nesse estágio, a concentração hepática do cobre está muito elevada (30 a 50 vezes o normal) e utilizando-se colorações especiais para o cobre, como a rodanina ou o ácido rubiânico, a pesquisa é negativa. Nos estágios mais avançados, as alterações estruturais exibem graus variáveis, de 1 a 4, chegando à cirrose, e as alterações inflamatórias são discretas. Na fase de cirrose hepática, a pesquisa de cobre no tecido geralmente é positiva, e a concentração do cobre é bem menor que na fase inicial.

TRATAMENTO

A doença de Wilson se não for tratada é sempre fatal. O tratamento é eficaz nos casos em que o comprometimento hepático e o neurológico não são muito graves. Em todos os casos, faz-se dieta pobre em cobre, que consiste na exclusão de chocolate, nozes, frutos do mar e feijão. O medicamento de escolha é a D-penicilamina, que diminui os depósitos de cobre. Se essa droga for administrada na fase assintomática, a doença não se desenvolve. Caso seja iniciada quando as anormalidades hepáticas ou neurológicas forem leves, os sintomas poderão regredir em três a quatro meses após o início da terapêutica. Inicia-se na dose de 10mg/kg/dia, dividido em três a quatro doses, administrando-se longe das refeições. Caso não haja efeitos colaterais como proteinúria ou leucopenia, aumenta-se a dose para 20mg/kg/dia a cada duas semanas, até atingir o máximo de 1g/dia. Concomitantemente, prescreve-se piridoxina na dose de 25mg/dia. A monitorização é feita com a melhora clínica e laboratorial: enzimas hepáticas e dosagem de cobre urinária tem que estar maior que 250mcg/24 horas. Outras drogas podem ser usadas nos casos de intolerância a D-penicilamina, triantereno, zinco, dietilditiocarbamato. O transplante hepático é a única alternativa nos casos de hepatite fulminante e naqueles em que o comprometimento hepático está muito avançado.

Nos familiares dos portadores de doença de Wilson, é obrigatória a pesquisa para iniciar o tratamento nos casos assintomáticos. Assim, realiza-se exame clínico detalhado, lâmpada de fenda, análise bioquímica para função hepática e renal, ceruloplasmina sérica, cobre urinário (com e sem D-penicilamina) e, também, biopsia hepática.

BIBLIOGRAFIA

1. ALAGILLE, D. – L'Hepatite chronique active chez l'enfant. *Arch. Fran. Pediatr.* 31:637, 1974. 2. Alvarez, F. et al. – Anti-liver-kidney microsome antibody recognizes a 50.000 molecular weight protein of the endoplasmic reticulum. *J. Exp. Med.* 161:1231, 1985. 3. ARASU, T.S. et al. – Management of chronic aggressive hepatitis in children and adolescents. *J. Pediatr.* 4: 514, 1979. 4. BAGGIO, V.L. et al. – Análise clínico-laboratorial e histológica de 50 crianças com infecção pelo VHC. XII Congresso Latino-Americano de Gastroenterologia Pediátrica e nutrição. São Paulo, Brasil, julho,1996. 5. BALISTRERI, W.F. – Liver disease in infancy and childhood. In Schiff, E.R.; Sorrell, M.F. & Maddrey, W.C. (eds.). *Schiff's Diseases of the Liver.* Philadelphia, Lippincott-Raven, 1999, p. 1357. 6. BARBOSA, E.R. – Degeneração hepatolenticular: aspectos terapêuticos em 76 casos. Tese de Doutorado. Faculdade de Medicina da Universidade de São Paulo, 1990. 7. BORTOLOTTI, F. et al. – Posttransfusion and community-acquired hepatitis C in childhood. *J. Pediatric. Gastroenterol. Nutr.* 18:279, 1994. 8. BORTOLOTTI, F.; VAJRO, P. & CADROBBI, P. – Cryptogenic chronic liver disease and hepatitis C virus infection in children. *Hepatology* 15:73, 1992. 9. BORTOLOTTI, F. et al. – IFN treatment of chronic hepatitis C in childhood. [Abstract]. *J. Pediatr.* 21(Suppl.):68, 1994. 10. BREWER, G.J. – Practical recommendation and new therapies for Wilson's disease. *Drugs* 50:240, 1995. 11. CANÇADO, E.L.R. – Anticorpos contra componentes do citoesqueleto da hepatite autoimune. Dissertação de Mestrado – Faculdade de Medicina da Universidade de São Paulo, São Paulo, 1989, p. 74. 12. CARRILHO, F.J. & SILVA, L.C. – Epidemiologia. In Silva, L.C. (ed.). *Hepatites Agudas e Crônicas.* 2ª ed., Sarvier, São Paulo, 1995, p. 73. 13. CHOO, Q.L. et al. – Isolation of cDNA clone derived from a blood borne NANB viral hepatitis genome. *Science* 244:359, 1989. 14. CODOÑER-FRANCH, P. et al. – Clinical and immunological heterogeneity of anti-liver-kidney microsome antibody-positive autoimmune hepatitis in children. *J. Pediatr. Gastroenterol. Nutr.* 9:436, 1989. 15. Da COSTA, C.M. et al. – Value of urinary copper excretion after penicillamine challenge in the diagnosis of Wilson's Disease. *Hepatology* 15:609, 1992. 16. De GROOTE, J. et al. – A classifications of chronic hepatitis. *Lancet* 2:626, 1968. 17. FAINBOIM, L. et al. – Chronic active hepatitis in children. Strong association with a particular HLA-DR6 (DRB1*1301) haplotype. *Human Immunol.* 41:146, 1994. 18. GREGORIO, G.V. et al. – Autoimmune hepatitis in childhood: a 20 year experience. *Hepatology* 25:541,1997. 19. HILL, G.M. et al. – Treatment of Wilson's disease with zinc. I. Oral therapy regimens. *Hepatology* 7:522, 1987. 20. INOUE, Y. et al. – Maternal transfer of HCV. *Nature* 353:609, 1991. 21. JOHNSON, P.J. & McFARLANE, I.G. – Meeting report: International Autoimmune Hepatitis Group. *Hepatology* 18:998, 1993. 22. LAI, C.L. et al. – Effect of recombinant alpha-2 IFN with or withouth prednisone in chineses HBsAg carrier children. *Quat. J. Med.* 78:155, 1991. 23. LAM, J.P.H. et al. – Infrequent vertical transmission of hepatitis C virus. *J. Infect. Dis.* 167:572, 1993. 24. LOK, A.S.F. – Treatment of chronic hepatitis B. *J. Viral Hepatitis.* 1:105, 1994. 25. MAGGIORE, G. et al. – Treatment of autoimmune chronic active hepatitis in childhood. *J. Pediatr.* 104:839, 1984. 26. MAGGIORE, G. et al. – Autoimmune hepatitis with initial presentation as acute hepatic failure in young children. *J. Pediatr.* 11:280, 1990. 27. MOWAT, A.P. – Viral infections of the liver. In Mowat, A.P. – *Liver Disorders in Childhood.* 3rd ed., Cambridge, Ed. Butterworth- Heinemann, 1994, p. 97. 28. ODIÈVRE, M. et al. – Seroimmunologic classification of chronic hepatitis in 57 children. *Hepatology* 3:407, 1983. 29. OHTO, H. et al. – The vertical transmission of hepatitis C virus collaborative study group. Transmission of hepatitis C virus from mothers to infants. *N. Engl. J. Med.* 330:774, 1994. 30. PERLMUTTER, D.H. – Alpha-1-antitrypsin deficiency. In Schiff, E.R.; Sorrell, M.F. & Maddrey, W.C. (eds.). *Schiff's Diseases of the Liver.* Philadelphia, Lippincott Raven, 1999, p. 1131. 31. PORTA, G. – Contribuição ao estudo das hepatites crônicas na infância. Análise de 56 casos. Tese de doutoramento apresentada à FMUSP, 1986. 32. PORTA G. – Hepatite autoimune na infância. Análise clínico-laboratorial, histológica e evolutiva. Tese de Livre-Docência apresentada à FMUSP, 1993. 33. PORTA, G. et al. – Chronic active hepatitis associated with anti-liver-kidney microsome antibody type I. *Arq. Gastroenterol.* 25:86, 1988. 34. PORTA, G.; GAYOTTO, L.C.C. & ALVAREZ, F. – Anti-liver-kidney microsome antibody-positive autoimmune hepatitis presenting as fulminant liver failure. *J. Pediatr. Gastroenterol. Nutr.* 11:138, 1990. 35. RUIZ-MORENO, M.; RUA, M.J. & MOLINA, J. – Prospective, randomized controlled trial of IFN alpha in children with chronic hepatitis B. *Hepatology,* 13:1035, 1991. 36. STERNLIEB I. – Perspectives on Wilson's disease. *Hepatology* 12:1234, 1990. 37. SVEGER, T. – Liver disease in $\alpha 1$-antitrypsin deficiency detected by screening of 200.000 infants. *N. Engl. J. Med.* 294:1316, 1976. 38. YAMAMOTO, A.M. et al. – Study of CYP2D6 gene in children with autoimmune hepatitis and P450 IID6 autoantibodies. *Clin. Exp. Immunol.* 87:251, 1992.

6 Cirrose Hepática

GILDA PORTA
RENATA PEREIRA SUSTOVICH PUGLIESE
IRENE KAZUE MIURA
LUIZ CARLOS DA COSTA GAYOTTO

A cirrose pode ser conceituada como uma lesão hepática difusa, caracterizada por substituição da arquitetura lobular do fígado por estrutura composta de nódulos circundados por fibrose. Esse conceito, por ser simplificado, é abrangente na medida em que engloba as mais variadas etiologias e formas patogênicas do processo. Embora as alterações morfológicas possam distribuir-se irregularmente por todo o parênquima, a cirrose tem necessariamente caráter difuso. Na hiperplasia nodular focal, encontra-se aspecto semelhante ao da cirrose, em pequeno tumor, que geralmente não excede 5cm de diâmetro e tem origem hamartomatosa. Nesse caso, o processo é totalmente assintomático, em geral constitui-se em achado de cirurgia ou necropsia, não leva à hipertensão portal, sendo normal o restante do parênquima hepático.

Na cirrose os nódulos são limitados por septos fibrosos, ao contrário da hiperplasia nodular regenerativa, que pode acontecer na insuficiência cardíaca compensada e na qual nódulos de tecido hepático são formados dentro do lóbulo sem nenhum envoltório colágeno. Essa condição, na maioria dos casos, não leva à hipertensão portal.

A necrose e a regeneração hepatocelular, freqüentemente incluídas no conceito de cirrose, são, sem dúvida, fundamentais na patogenia do processo, mas estão ausentes nas formas inativas da doença. De outra parte, são da maior importância na conceituação e mesmo na avaliação da gravidade do processo as alterações do leito vascular do fígado produzidas na cirrose. Como se sabe, a irrigação do nódulo cirrótico é feita quase exclusivamente pela artéria hepática. O sangue venoso portal, indispensável à integridade metabólica do hepatócito, é desviado, em grande parte, diretamente para o sistema supra-hepático, por meio de curto-circuitos portossistêmicos intra-hepáticos. Esses são devidos principalmente à necrose confluente de hepatócitos, à qual seguem colapso e formação de pontes de colágeno, em cuja espessura se formam anastomoses entre ramos venosos portais e vênulas hepáticas. De maneira análoga funcionam os curto-circuitos portossistêmicos extra-hepáticos que resultam da hipertensão portal e que levam o sangue portal para o sistema cava por meio de circulação colateral, da qual podem resultar varizes esofagianas. A importância patogênica desses curto-circuitos intra e extra-hepáticos será analisada posteriormente.

CLASSIFICAÇÃO DA CIRROSE HEPÁTICA

A classificação da cirrose baseia-se em três critérios fundamentais: a) morfologia; b) atividade histológica; e c) etiologia.

CLASSIFICAÇÃO MORFOLÓGICA

As cirroses são divididas em micronodulares, macronodulares e mistas. Embora de uso corrente, essa classificação é altamente criticável. Para o enquadramento preciso em uma das três categorias, seria necessário, preliminarmente, que se definissem os limites de tamanho entre o micro e o macronódulo. As propostas a respeito têm sido numerosas, sendo mais aceita a de 3mm de diâmetro. O conceito de cirrose mista é freqüentemente ambíguo, servindo mais para rotular os casos de dúvida para o laparoscopista ou patologista que para indicar realmente aqueles em que coexistem as formas micro e macronodular. Melhor seria classificar as cirroses em regulares e irregulares, as primeiras correspondendo à forma micronodular, na qual

a superfície do fígado é vista pelo laparoscopista e pelo patologista como uniforme e finalmente granulosa, aspecto também encontrado à superfície de corte. Já as irregulares corresponderiam as que se justapõem nódulos de tamanhos variados, freqüentemente volumosos, atingindo 2cm ou mais. O grande valor da classificação morfológica, quando proposta em meados dos anos 60, foi o de tentar uma vinculação do padrão de nodularidade à etiologia da cirrose. Dessa maneira, a cirrose micronodular geralmente sugeriria processo de origem alcoólica, enquanto a macronodular, a forma pós-hepática, então chamada "pós-necrótica". Sabemos hoje que as hepatites podem dar origem a cirroses micronodulares e que nas formas mais avançadas da cirrose alcoólica esta evolui para um padrão macronodular. Dessa maneira, a classificação morfológica é um instrumento útil na avaliação da fase evolutiva de algumas formas de cirrose, já que a macronodular, embora possa aparecer como forma inicial nas cirroses pós-hepatite, é o padrão final de todos os tipos de cirrose. Dessa maneira, esse critério serve pouco a uma visão etiológica do processo, para a qual contribuem outros meios que veremos adiante.

CLASSIFICAÇÃO HISTOLÓGICA

É um critério de grande importância do ponto de vista diagnóstico, terapêutico e prognóstico. Sua avaliação é do domínio do patologista que informará sobre o grau da atividade da doença, de acordo com os padrões já estabelecidos para as hepatites crônicas (ver capítulo anterior). Assim, como foi então apresentado, a cirrose será tanto mais ativa quanto maior for o grau de destruição hepatocelular. O melhor marcador desse tipo de agressão é a corrosão da placa limitante do nódulo cirrótico, a qual, analogamente à placa limitante lobular, é entendida como a camada de hepatócitos que se localiza na periferia do nódulo nos limites com os espaços porta e os septos fibrosos. A destruição dessa camada (hepatite de interface) acompanha-se de infiltrado inflamatório, predominantemente mononuclear, e de fibroplasia mais ou menos intensa, que vai progressivamente seqüestrando os hepatócitos degenerados.

Os fenômenos de degeneração e necrose que podem acontecer também no seio dos nódulos suscitam um processo que leva a crescimento irregular dos nódulos e que está eventualmente na base de uma futura neoplasia. É freqüente, na observação médica, o encontro de cirroses inativas, caracterizadas por septos fibrosos hialinizados, escassamente infiltrados por leucócitos e mostrando, na periferia dos nódulos, placa limitante íntegra. O grau de regeneração em tais situações é mínimo ou mesmo ausente. Esses casos são geralmente identificados em decorrência de episódios de hemorragia digestória, quando se investigam hepatoesplenomegalias inexplicadas ou ainda no curso de rastreamento epidemiológico em famílias de portadores do AgHBs.

O grau de atividade histológica varia de acordo com a etiologia do processo cirrótico, a qual também determina, ocasionalmente, diferentes marcadores, como, por exemplo, a proliferação ductal nas cirroses biliares. De qualquer maneira, é o grau de atividade histológica que colocará em perspectiva o potencial agressivo da cirrose e sua eventual evolução para a insuficiência hepática, sendo também um dos determinantes do tipo e intensidade da intervenção terapêutica de cada caso.

CLASSIFICAÇÃO ETIOLÓGICA

Na infância, uma elevada porcentagem de casos de cirrose permanece sem esclarecimento etiológico. Ainda assim, as causas são muito variadas, sendo o assunto objeto de estudos contínuos e campo fértil de novas descobertas. No quadro 1.41 encontra-se uma lista de algumas das causas mais importantes da cirrose na infância.

Quadro 1.41 – Etiologia da cirrose na infância.

Infecções	Vírus da hepatite B
	Vírus da hepatite C
	Vírus delta
Causas metabólicas	Doença de Wilson
	Galactosemia
	Tirosinemia
	Intolerância à frutose
	Glicogenose tipo IV e ocasionalmente tipo III
	Mucoviscidose
	Deficiência de alfa-1-antitripsina
	Doença de Niemann-Pick tipo C
	Doença de Gaucher
	Doença de Wolman
	Doença de depósito de éster de colesterol
	Abetalipoproteinemia
	Hemocromatose secundária à doença hemolítica crônica
	Síndrome de Zellweger
	Alterações do metabolismo dos ácidos biliares
	Acidemia coprostânica
	Cistinose
Bloqueio do efluxo venoso	Insuficiência cardíaca congestiva
	Pericardite constritiva
	Síndrome de Budd-Chiari
Doença venoclusiva	
Auto-imune	
Tóxicos	Álcool
	Drogas – actinomicina D, metotrexato
	Radiação
	Aflatoxinas
Malformação e obstrução das vias biliares	Atresia de vias biliares extra-hepática
	Hipoplasia de vias biliares intra-hepática
	Cisto de colédoco
	Compressões extrínsecas
	Estenose de ducto biliar ou obstrução
	Coledocolitíase
	Colangite por áscaris
Colangite esclerosante	Primária/secundária
Histiocitose X	
Colestase intra-hepática progressiva idiopática	
Síndrome de Alagille	
Cirrose infantil da Índia	

PATOGENIA

As respostas do fígado à necrose são estritamente limitadas, sendo as mais importantes o colapso dos lóbulos hepáticos, a formação de septos fibrosos difusos e a regeneração hiperplástica com formação de nódulos. Independentemente de etiologia, em geral o padrão histológico é semelhante e pode não estar presente na necrose.

Não se sabe ainda porque alguns pacientes recebendo o mesmo agravo responderam bem, com retorno à integridade funcional e estrutural, enquanto outros desenvolveram cirrose hepática. Vários fatores interferem: genótipo do paciente, natureza, duração, intensidade e freqüência do agente e resposta imune do hospedeiro. Na cirrose hepática, há aumento dos componentes da matriz extracelular, colágeno, fibronectina e laminina. A fibrose pericelular interfere com a nutrição dos hepatócitos. Os sinusóides persistem na periferia dos nódulos regenerativos no local das pontes porta-centro. O sangue portal é então desviado à insuficiência vascular no centro dos nódulos. Isso leva à morte de mais hepatócitos, que por sua vez estimulam mais a fibrose. Fibras de colágeno acumulam-se nos espaços de Disse, impedindo trocas metabólicas com as células hepáticas. A fibrose parece ser mais proeminente nos tratos portais, em que há também uma proliferação de ductos biliares. A fibrose (colágeno) progride para um estado irreversível, em que septos permanentes acelulares se desenvolvem nas zonas portais e no parênquima hepático. A distribuição dos septos fibrosos varia e depende da etiologia.

Os fatores que controlam a síntese e a degradação do tecido conjuntivo ainda são desconhecidos.

O fígado normal apresenta tecido conjuntivo constituído de três diferentes classes de macromoléculas: colágeno, glicoproteínas e proteinoglicanos. Cinco diferentes tipos de colágeno, foram isolados no fígado humano. Na cirrose hepática há aumento de todos os tipos de colágeno, independente da etiologia. A proporção entre os tipos I e III aumenta com a quantidade de colágeno formado. Isso pode refletir a duração da cronicidade: o tipo III é abundante no tecido fetal e o tipo I aumenta com a idade. O aumento do colágeno é prejudicial, pois desestrutura a arquitetura hepática e converte sinusóides em capilares, impedindo trocas metabólicas por meio da membrana basal entre as células hepáticas e o sangue.

Durante o processo em que ocorre necrose hepatocelular, há produção de colágeno por mecanismo ainda pouco conhecido. Durante a formação do processo fibrótico há estímulo para as células inflamatórias e imunológicas produzirem fator estimulante que atraem fibroblastos e que, por sua vez, multiplicam-se e levam à produção de tecido conjuntivo. Além disso, outras células são estimuladas e capazes de sintetizar a matriz extracelular e, conseqüentemente, colágeno e células de Ito (células armazenadoras de gordura) e miofibroblastos.

Atualmente, outros fatores são capazes de produzir fibra. São os chamados mediadores de fibrogênese, que são as linfocinas e as monocinas produzidas pelos linfócitos T e macrófagos estimulados. É possível então que a fibrose possa ser formada na ausência de necrose e inflamação.

QUADRO CLÍNICO

Apesar de a cirrose hepática ser uma doença que compromete difusamente o fígado, prejudicando as funções hepatocelulares e o suprimento sangüíneo, o paciente pode ser assintomático durante muitos anos, sem prejuízo do estado geral.

Os sintomas e os sinais podem surgir em qualquer época durante a progressão da cirrose, como resultado da exacerbação temporária do dano hepatocelular. Assim, na infância, os achados clínicos podem surgir de forma precoce ainda no primeiro ano de vida, ou não se manifestar na fase escolar ou adolescência, como em algumas doenças metabólicas, colestase intra-hepática familiar progressiva, deficiência de alfa-1-antitripsina e doença de Wilson. Os sintomas e os sinais específicos são de insuficiência hepatocelular e hipertensão portal. Nos casos em que a cirrose está compensada, os sinais encontrados estão de acordo com a etiologia.

A doença, entretanto, é muito grave, de caráter consumptivo, com deterioração progressiva das funções vitais do fígado e suas repercussões sistêmicas.

ESTADO GERAL

Comumente, há comprometimento do estado geral, anorexia, atraso pondo-estrutural, perda de peso, fraqueza, hipotonia muscular. Há alteração dos níveis séricos de proteínas, por deficiência de síntese no fígado; há ainda deficiência da degradação da insulina, conseqüentemente à dificuldade dos hepatócitos em metabolizarem o hormônio e à presença de "shunts" portossistêmicos.

ICTERÍCIA

A icterícia é comumente encontrada, particularmente no tipo biliar. Às vezes, pode haver remissões temporárias. O aparecimento de icterícia em pacientes com cirrose de tipo não-biliar deve-se à incapacidade do fígado de metabolizar a bilirrubina, sendo um sinal significante de dano hepatocelular. Às vezes, a presença de icterícia deve-se à hemólise. Nesses casos, os níveis de bilirrubina indireta estão aumentados. A presença de icterícia muitas vezes não se correlaciona com o quadro histopatológico.

FEBRE

Aparece freqüentemente nos quadros descompensados. Admite-se que seja devido a:

a) produtos de necrose hepática;

b) pirógenos liberados pelas bactérias entéricas; e

c) insuficiência do fígado de inativar pirogênicos como a etiocolanolona.

Às vezes, os pacientes podem ter hipotermia, principalmente nas fases terminais e, quando infectados com bactérias gram-negativas, com encefalopatia hepática ou com síndrome hepatorrenal.

ALTERAÇÕES CIRCULATÓRIAS

A principal anormalidade vascular associada à cirrose hepática é a hipertensão portal. Além disso, formam-se, em conseqüência da hipertensão portal, anastomoses entre a circulação venosa sistêmica e a portal. Com isso, cerca de 80% do sangue da veia porta é desviado, sendo o fígado suprido pela artéria hepática. Portanto, há redução no fluxo efetivo hepático.

É freqüente o aparecimento de "shunts" arteriovenosos no sistema musculocutâneo, nos pulmões e outros órgãos. Do mesmo modo, é comum hipercinesia cardiocirculatória, com aumento do débito cardíaco, da volemia e diminuição da resistência periférica. Há descompensação hemodinâmica com redução do gradiente arteriovenoso da pressão parcial de oxigênio. Os mecanismos responsáveis por essas alterações ainda não são bem conhecidos.

ALTERAÇÕES PULMONARES

Pode-se encontrar quadro clínico de insuficiência respiratória, presença de cianose e baqueteamento de dedos. Dispnéia geralmente surge nos casos de ascite volumosa, por diminuição da capacidade de ventilação pulmonar. Nos casos de cirrose descompensada, há freqüente hipoxemia com saturação de oxigênio arterial diminuída.

Ver em seguida síndrome hepatopulmonar.

ACHADOS ABDOMINAIS

A presença de hepatomegalia e de esplenomegalia de vários tamanhos depende da etiologia da cirrose. Muitas vezes o fígado torna-se não palpável, por seu tamanho reduzido. A palpação do fígado mostra consistência muito endurecida, com ou sem presença de nódulos de vários tamanhos. O baço em geral está palpável, de tamanhos variáveis. É comum o aparecimento de hérnias umbilicais e inguinal. A prevalência de colelitíase é freqüente, geralmente devido à hemólise que ocorre em decorrência do hiperesplenismo. É comum gastrite, teste positivo *para Helicobacter pylori*, úlceras pépticas, cujo mecanismo fisiopatológico ainda é desconhecido.

HIPERTENSÃO PORTAL

A presença de varizes de esôfago no trato gastrintestinal é conseqüência da hipertensão portal que quase sempre ocorre na cirrose hepática.

Os sinais e os sintomas decorrentes da hipertensão portal são:

a) circulação venosa colateral;

b) hemorragias gastrintestinais decorrentes de rotura de varizes esofagogástricas; e

c) esplenomegalia e hiperesplenismo.

A hipertensão portal é descrita em capítulo específico.

ALTERAÇÕES DERMATOLÓGICAS

As aranhas vasculares ("spiders") são constituídas de uma arteríola central de onde se irradiam pequenos vasos. São achados que podem ocorrer na cirrose hepática. O tamanho varia de cabeça de alfinete a 0,5cm de diâmetro. Estão geralmente no território da veia cava superior: face, pescoço, metade superior do tórax e dorso das mãos. Pode haver eritema palmar. Entretanto, é muito comum também em crianças saudáveis ou com febre prolongada. Essas duas alterações têm sido relacionadas com excesso de estrógeno decorrente da falta de inativação pela célula hepática lesada.

Pode ser encontrada ainda opacidade de unhas, cujo mecanismo é desconhecido.

ALTERAÇÕES ENDÓCRINAS

Muitas anormalidades endócrinas podem ocorrer em conseqüência da falência dos hepatócitos que dificulta a metabolização ou conjugação de hormônios. Em crianças, raramente essas alterações são observadas, o que não acontece com o adulto. Há aparecimento de atrofia testicular, alterações prostáticas, feminilização com ginecomastia, aranhas vasculares, eritema palmar e perda de pêlos. A prevalência de diabetes está aumentada devido a uma deficiência na degradação da insulina, possivelmente em conseqüência da dificuldade dos hepatócitos em metabolizarem o hormônio e à presença de "shunts" portossistêmicos.

ALTERAÇÕES HEMATOLÓGICAS

É comum a ocorrência de anemia, a qual é de natureza multifatorial. Os fatores que concorrem para tal complicação são: hemólise, deficiência de ferro e folatos, alterações nutricionais e perda de sangue por via gastrintestinal.

É freqüente haver alterações dos fatores de coagulação, e que nem sempre se manifestam clinicamente. A maioria dos fatores é sintetizada pelo fígado. Em geral, os níveis séricos dos fatores II, V e VII estão diminuídos. Pode haver aumento das fibrinolisinas plasmáticas e trombocitopenia (hiperesplenismo). É raro os pacientes desenvolverem coagulação intravascular disseminada.

EXAMES LABORATORIAIS

Os exames laboratoriais podem estar completamente normais na cirrose hepática. Entretanto, é freqüente mostrarem anormalidades. Assim, as enzimas hepáticas (TGO e TGP) e as bilirrubinas podem estar normais ou muito aumentadas. A eletroforese de proteínas mostra, em geral, diminuição da proteína total, da albumina e aumento da fração gamaglobulina. As alfaglobulinas estão diminuídas nos casos de insuficiência hepatocelular e as frações alfa-2 e beta estão geralmente aumentadas na cirrose biliar.

No estudo de coagulação sangüínea, o tempo de protrombina pode estar normal ou aumentado, assim como o tempo de tromboplastina parcial ativado e o tempo de trombina. Após a administração de vitamina K durante três dias, em geral não há melhora do tempo de protrombina nos *casos graves de cirrose hepática*. A dosagem do fator V em geral está diminuída, mostrando o grave comprometimento da função hepatocelular. Vale entretanto ressaltar que o fator V também pode estar diminuído quando há hiperesplenismo. O fibrinogênio só diminui nas fases avançadas da doença. Pode haver anemia microcítica ou macrocítica, hipocrômica ou normocrômica. Às vezes, há leucopenia e trombocitopenia decorrentes do hiperesplenismo associado. O sódio está diminuído nas fases avançadas da cirrose. O potássio pode estar dentro dos limites normais ou diminuído, se estiver na vigência de tratamento por diuréticos. O colesterol pode estar aumentado nos casos de cirrose biliar. Nas fases avançadas, seus níveis são muito baixos, sendo índice de mau prognóstico na insuficiência hepática, decorrente da falta de síntese. Pode ocorrer alcalose respiratória durante a progressão da cirrose. Em casos em que há hipopotassemia causada pelo hiperaldosteronismo, ocorre alcalose metabólica.

A ultra-sonografia auxilia na detecção de tumores, hipertensão portal, presença de cálculos biliares, hepatoesplenomegalia e anomalias do trato biliar (cisto de colédoco). A endoscopia digestiva está indicada quando o paciente apresenta hemorragia digestiva aguda decorrente da rotura de varizes de esôfago ou gastrite hemorrágica.

O diagnóstico definido da cirrose é dado pela análise de fragmento hepático retirado por punção-biopsia percutânea. Utilizam-se agulhas tipo Menghini, Tru-cut guiado pela ultra-sonografia. É necessário retirar um fragmento representativo, no mínimo de 0,5cm, para a interpretação da biopsia hepática. A laparoscopia é útil nos casos em que se suspeita de tumor, cuja biopsia é dirigida ao local suspeito. Realiza-se sob anestesia geral, e as complicações são muito raras. Às vezes, a biopsia hepática revela a etiologia do processo que ocasionou a cirrose.

DIAGNÓSTICO ETIOLÓGICO

A confirmação etiológica é fundamental e inclui a realização de exames laboratoriais e de biopsia hepática quando possível. Algumas vezes, a causa da lesão hepática já é evidente com base na história pregressa e achados clínicos. Outras vezes, há associação de doenças como retocolite ulcerativa e colangite esclerosante.

As doenças metabólicas devem ser obrigatoriamente diagnosticadas precocemente, pois podem-se impedir às vezes a progressão da doença. É o caso da galactosemia, frutosemia e doença de Wilson. Além disso, nessas doenças metabólicas, o aconselhamento genético é obrigatório.

TRATAMENTO

Com o diagnóstico etiológico determinado, procura-se afastar o agente causal da cirrose hepática. Os pacientes com doenças metabólicas, como galactosemia, frutosemia e tirosinemia, devem ser tratados do ponto de vista dietético, retirando-se, respectivamente, a galactose, a frutose e os alimentos ricos em tirosina. Os pacientes com doença de Wilson, além de dieta pobre em cobre, receberão D-penicilamina por toda a vida. Nos casos de obstruções biliares indica-se cirurgia. Em portadores de hepatite auto-imune com cirrose, a terapêutica instituída é corticóide e azatioprina (ver Capítulo Hepatite Auto-Imune). A criança com cirrose hepática compensada pode exercer atividades físicas normais. Nas fases avançadas, a capacidade física diminui e o paciente faz repouso espontaneamente.

Em relação à dieta, dependerá do estado da cirrose hepática. Em casos compensados, a dieta é livre, inclusive o teor de sal. Suplementação vitamínica é recomendada quando o paciente não se alimenta bem. Em casos de cirrose biliar, administram-se as vitaminas lipossolúveis A, D, E, K (ver capítulo Síndrome Colestática).

Há indicação de transplante hepático nos casos descompensados ou naqueles que apresentam alterações decorrentes de descompensação hepática.

ALTERAÇÕES DECORRENTES DE DESCOMPENSAÇÃO DA CIRROSE HEPÁTICA

A presença de edema de membros inferiores e a ascite são indicativas de grave disfunção hepatocelular e descompensação. Pode-se notar ainda o hálito de odor adocicado que esses pacientes desenvolvem. Isso é conseqüente a algum metabólito hepático que parece ser o metilmercaptana, derivado da metionina, que não foi detoxificado pelo fígado e é levado à circulação sangüínea, sendo eliminado com o ar expirado. O edema de membros inferiores aparece devido principalmente à hipoalbuminemia, mas também por alteração da permeabilidade capilar e compressão sobre o sistema venoso exercida pela ascite volumosa.

A presença de icterícia em pacientes que anteriormente eram anictéricos é sinal de grave lesão hepática. Presença de sangramentos espontâneos e infecções graves como peritonite bacteriana espontânea são sinais de mau prognóstico.

ASCITE

Ascite é o acúmulo de líquido na cavidade peritoneal. É uma complicação freqüente do paciente portador de hepatopatia crônica e hipertensão portal. Seu aparecimento está associado a pior prognóstico, dependendo, no entanto, da reversibilidade da doença de base e da resposta terapêutica. Alguns autores relatam que a mortalidade é de 50% em três anos para pacientes ambulatoriais após o primeiro episódio de ascite. O aparecimento da ascite, em geral, é gradual, sendo notado apenas aumento do peso, especialmente em crianças. Muitas vezes, pode ser precipitada por eventos agudos como hemorragia digestória, infecções, cirurgias abdominais ou tumores.

O exame físico revela abdome globoso; à percussão, macicez móvel; à palpação, semicírculos de Skoda e sinal de piparote. No entanto, esses dados são de valor limitado quando a ascite é de pequento volume. Nesse caso, o exame complementar de escolha é a ultra-sonografia, método simples, inócuo, seguro e de baixo custo. A presença de edema periférico associado à ascite é menos vista em crianças quando comparadas aos adultos.

A paracentese com análise do líquido retirado pode ser útil no esclarecimento da etiologia da ascite e de possível complicação, como a peritonite bacteriana espontânea.

Fisiopatologia

O acúmulo excessivo de líquido na cavidade abdominal é resultado de interações entre distúrbios mecânicos locais e sistêmicos no paciente com cirrose hepática e hipertensão portal.

O paciente cirrótico tem alteração na arquitetura hepática, resultado da morte celular, formação de fibrose e aparecimento de nódulos de regeneração. Esse distúrbio do parênquima contribui para o aumento da resistência ao fluxo sangüíneo no sinusóide e no espaço de Disse. O aumento da pressão hidrostática nos sinusóides hepáticos favorece a passagem de um líquido rico em proteínas para o interstício, pois na fase inicial da doença hepática esse endotélio é fenestrado. Como conseqüência, nesse local, há aumento da drenagem de linfa para o ducto torácico. O líquido em excesso, que não consegue atingir o ducto torácico, drena da região hepática e intestinal para a cavidade abdominal, formando ascite.

Classicamente, a fisiopatologia da formação da ascite é explicada por algumas teorias. A primeira é a teoria do "underfilling", na qual há perda do volume intravascular como conseqüência da hipertensão portal, e ativação de vias compensatórias, como o sistema nervoso simpático, sistema renina-angiotensina-aldosterona (SRAA) e hormônio antidiurético (HAD). De acordo com essa teoria, a formação da ascite está diretamente relacionada à perda do volume intravascular para dentro da cavidade abdominal. No entanto, tem sido demonstrado que o volume plasmático no cirrótico com ascite está elevado. Contrariamente ao "underfill" está a teoria do "overflow", que destaca a retenção de sódio e água como um evento primário, seguido da expansão do volume plasmático e conseqüente formação da ascite, pelo extravasamento de líquido para a cavidade abdominal. Tal fato se baseia em estudos experimentais nos quais a retenção de sódio e água é anterior ao aparecimento da ascite.

A hipótese da vasodilatação arterial (Fig. 1.49) tenta reunir essas duas teorias anteriores, associando um evento muito importante do cirrótico, a circulação hiperdinâmica. Nessa condição, observa-se vasodilatação vascular, sistêmica e principalmente esplâncnica. Como resultado, observa-se diminuição do volume sangüíneo arterial efetivo, estímulo de barorreceptores e ativação de mecanismos antinatriuréticos, como o sistema renina-angiotensina-aldosterona (SRAA), sistema nervoso simpático (SNS) e secreção não-osmótica do hormônio antidiurético (HAD). A vasodilatação parece ser o resultado da hipertensão portal e do "shunt" portossistêmico, sendo que as substâncias envolvidas nesse evento são os peptídeos vasodilatadores e o óxido nítrico. Experimentalmente, foi possível demonstrar que a normalização da produção de óxido nítrico corrige a circulação hiperdinâmica no rato cirrótico, sendo acompanhada do aumento da excreção de sódio e água com concomitante diminuição da ascite. Assim, ocorre ativação persistente dos sistemas vasoconstritores e antinatriuréticos na tentativa de manter a pressão arterial e o volume arterial efetivo normais. A saída contínua de fluido intravascular para a cavidade peritoneal pode explicar o paradoxo entre a ativação do sistema vasoconstritor e antinatriurético com volume do fluido extracelular aumentado.

Em etapas avançadas da doença, o distúrbio na circulação esplâncnica é tão intenso que a hemodinâmica sistêmica pode ser mantida apenas com a constrição de alguns territórios, incluindo a circulação renal, caracterizando a insuficiência renal funcional, ou síndrome hepatorrenal.

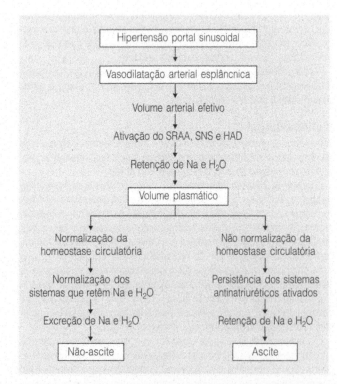

Figura 1.49 – Patogênese da ascite e edema no portador de cirrose hepática de acordo com a teoria da vasodilatação arterial.

CONDUTA TERAPÊUTICA

O tratamento da ascite deve ser instituído, uma vez que por si só ela acarreta desconforto para o paciente, inclusive desconforto respiratório, favorece a ocorrência da hemorragia digestória por roptura de varizes de esôfago e predispõe à peritonite bacteriana espontânea. Deve ser sempre considerado o paciente individualmente, incluindo o conhecimento de condições como reversibilidade da doença de base, comodidade e adesão ao tratamento, doenças coexistentes (coração, pulmão ou renal), qualidade de vida, expectativa de sobrevida e uso eficiente de recursos disponíveis.

Repouso – o repouso no leito pode facilitar a mobilização do líquido ascítico. Pacientes na posição em pé podem apresentar aumento da atividade do SRAA e retenção de sódio e água. A hospitalização está indicada na presença de grandes ascites, desconforto respiratório ou complicações metabólicas ou infecciosas.

Restrição de sódio – a quantidade de sódio retida no organismo depende do balanço entre a quantidade de sal ingerida e a excretada na urina. A restrição de 1 a 2mEq/kg/dia de sódio já desencadeia balanço negativo em alguns pacientes cirróticos com ascite. Os demais necessitam de restrição maior, o que é muito difícil de conseguir apenas com a dieta, pois os pacientes não aceitam tais dietas e podem ficar nutricionalmente comprometidos. Desse modo, utilizamos as drogas natriuréticas.

Agentes natriuréticos – são drogas que aumentam a excreção urinária de sódio por reduzir a reabsorção do sódio nos túbulos renais.
a) Espironolactona – é a droga de escolha no tratamento da ascite do cirrótico, pois liga-se a receptores mineralocorticóides das células epteliais do túbulo coletor, competindo com a aldosterona. A dose utilizada é de 2 a 6mg/kg/dia, dividido em duas tomadas. Os principais efeitos colaterais são: ginecomastia, hipercalemia, azotemia e acidose metabólica.
b) Furosemida – deve ser utilizada associada à espironolactona, quando esta, isoladamente, não for eficaz. A dose empregada é de 1 a 4mg/kg/dia. Atua inibindo a reabsorção de sódio na porção ascendente da alça de Henle. Os principais efeitos colaterais são: hipocalemia, hiponatremia, azotemia e alcalose metabólica.
c) Outros diuréticos que podem ser empregados são os tiazídicos e a torazemida.

Paracentese – em adultos, nos últimos anos, a paracentese terapêutica tem progressivamente ocupado o lugar dos diuréticos no tratamento da ascite tensa do cirrótico em muitos centros. Essa mudança no tratamento baseia-se nos resultados de estudos controlados comparativos entre paracentese total associada à expansão do volume plasmático *versus* diuréticos. Os resultados desses estudos indicam que a paracentese é mais rápida e efetiva para eliminar a ascite, e com menor número de complicações que a terapia com diurético. A paracentese sem o uso de expansor de volume plasmático pode ser seguida de uma série de alterações hemodinâmicas e neuro-humorais. Sendo assim, a administração de albumina humana tem sido considerada como o tratamento de escolha, tendo efeito superior quando comparada a outras soluções (Dextran-70 e Poligeline). A paracentese total está contra-indicada nos casos de infecções graves, encefalopatia portossistêmica, insuficiência renal e hemorragia digestiva. A disfunção circulatória pós-paracentese é observada em alguns pacientes com cirrose hepática e ascite. Laboratorialmente, pode ser definida como o aumento da atividade da renina plasmática no sexto dia após a punção em mais de 50% dos níveis pré-tratamento para níveis de 4ng/ml/h. A incidência dessa disfunção é menor com o uso da albumina quando comparada a outros expansores (Dextran-70, Poligeline). Essa disfunção é de importância, pois está associada à maior probabilidade de recorrência da ascite e da diminuição da sobrevida. Em crianças não há trabalhos que nos permitam empregar com segurança essa forma de tratamento.

"Shunt" peritoniovenoso – utilizado freqüentemente no passado, tem seu uso limitado pela presença de efeitos secundários (obstrução do cateter, trombose da veia cava, fibrose peritoneal, infecções e CIVD), por não aumentar a sobrevida e pela presença de tratamentos alternativos.

TIPS ("transjugular intrahepatic portosystemic shunt") – consiste na colocação de um "stent", geralmente transjugular, intra-hepático, estabelecendo uma ligação entre a circulação portal e sistêmica. A redução na pressão portal está associada a efeitos favoráveis na função renal com diminuição ou até eliminação da ascite. A principal vantagem em relação às cirurgias de "shunt" portossistêmico é que esse procedimento dispensa a laparotomia, diminuindo a mortalidade operatória. Entretanto, há outras complicações como obstrução, aparecimento de encefalopatia hepática e piora da função hepática pelo desvio de sangue do fígado para a circulação sistêmica. Tanto em adultos quanto em crianças há necessidade de estudos bem controlados para definir o verdadeiro papel do TIPS no tratamento da ascite refratária.

Cirurgias de derivação porto-cava – podem estar indicadas em alguns casos, no entanto, há complicações como encefalopatia hepática e aumento da mortalidade.

Considerar transplante hepático – especialmente no tratamento da doença de base.

Controle de tratamento

A resposta terapêutica pode ser avaliada por meio do exame clínico, com medida seriada da circunferência abdominal, peso corpóreo e volume urinário. Laboratorialmente, observa-se aumento na excreção urinária de sódio. Devemos lembrar que deve ser realizada a monitorização dos níveis séricos de uréia, creatinina, eletrólitos séricos e "clearance" de creatinina para a detecção precoce de complicações secundárias ao uso de diuréticos. A redução da ascite pode ser maior naqueles casos com edema periférico, pela sua mobilidade preferencial.

Aproximadamente 10% dos pacientes não respondem à restrição de sal e diuréticos. Essa condição é referida como ascite refratária. No entanto, antes de afirmarmos que estamos diante de um caso de ascite refratária, devemos fazer uma cuidadosa revisão da adesão à restrição de sal, do uso de diuréticos adequadamente e de possíveis complicações, quer infecciosas quer metabólicas. Além disso, a ascite tensa pode recorrer em muitos desses pacientes ou ainda haver dificuldade no tratamento com diuréticos, decorrente de seus efeitos colaterais. Desse modo, esses pacientes necessitam de tratamentos alternativos.

Conduta na retenção de água e hiponatremia

Em pacientes com cirrose hepática avançada, é comum a ocorrência de distúrbio da homeostase de água. Esse distúrbio é sempre associado à ascite e caracterizado pela incapacidade do organismo em ajustar a quantidade de água excretada com aquela ingerida. Esse fato leva à retenção de água e ao aumento da quantidade de água corpórea total, com aparecimento da hiponatremia diluicional (Na < 130mEq/l). Dessa forma, sendo a hiponatremia do cirrótico freqüentemente diluicional, a administração de solução salina não é recomendada, pois leva à expansão do volume extracelular e ao acúmulo de ascite e edema. No cirrótico, a hiponatremia espontânea, em geral, ocorre em paralelo com o grau da doença. A hiponatremia sintomática é pouco freqüente. A fisiopatologia é questionável, porém, tem sido explicada por diminuição da oferta distal do filtrado glomerular secundário à diminuição da perfusão renal, hipersecreção não-osmótica do hormônio antidiurético e diminuição de prostaglandina (PGE_2) renal, contribuindo assim para a capacidade deficiente de diluir a urina no cirrótico. Recentemente, dois tipos de drogas têm sido estudados, as quais aumentam seletivamente a excreção de água (drogas aquaréticas). Ainda em estudos preliminares estão: o antagonista do receptor V2 do hormônio antidiurético e os agonistas seletivos kappa-opióide.

ENCEFALOPATIA HEPÁTICA

Encefalopatia hepática (EH) é o termo aplicado para uma grande variedade de alterações neuropsiquiátricas em pacientes com disfunção hepática grave, portadores de doença hepática crônica e cirrose hepática. O espectro dessas alterações vai desde a disfunção cerebral leve até o coma. Uma característica da EH é seu potencial de reversibilidade na maioria dos pacientes.

Patogênese

O início rápido e a reversibilidade sugerem origem metabólica. A EH depende de três fatores:

1. **Desvio de sangue portossistêmico** – o sangue que vem do intestino pode ser desviado do fígado pela circulação colateral ou, em caso de insuficiência hepática aguda, pela necrose hepática. Substâncias nitrogenadas intestinais, potencialmente neurotóxicas, as quais são normalmente removidas pelo fígado, são encontradas na circulação sistêmica, tendo acesso ao SNC. A encefalopatia, no entanto, é rara naqueles com "shunt" portossistêmico e com função hepática preservada (por exemplo, crianças com transformação cavernomatosa da veia porta).

2. **Alterações da barreira hematoencefálica** – a barreira hematoencefálica serve como importante isolamento para o cérebro de substâncias tóxicas presentes na circulação sistêmica. Os capilares cerebrais têm endotélio especializado, impermeável a essas substâncias. No entanto, neurotoxinas podem mediar diretamente alterações na permeabilidade dessa barreira.

3. **Interações de substâncias tóxicas no SNC** – muitas substâncias, potencialmente tóxicas, têm sido isoladas no sangue, liquor ou tecido cerebral de animais e homens com EH. Entretanto, nenhum desses tem sido conclusivamente responsabilizado por esse distúrbio. Em geral, aceita-se que a EH ocorre quando substâncias nitrogenadas, ingeridas ou formadas no intestino, atingem o cérebro (por meio de uma barreira porosa) após remoção hepática incompleta, por diminuição da função hepática ou circulação colateral.

As principais teorias que tentam explicar a patogênese da EH são:

Amônia – a amônia sérica é gerada de fontes endógenas e exógenas. Os aminoácidos das proteínas ingeridas são metabolizados por bactérias intestinais, liberando amônia. Na ausência da proteína da dieta, o intestino ainda produz amônia usando glutamina e uréia como substratos. O restante da amônia vem da oxidação de aminoácidos endógenos. Em indivíduos saudáveis, 80% da amônia é retirada pelo fígado e transformada no ciclo da uréia ou por meio da glutamina pela transaminação da alfa-cetoglutarato para glutamato. O restante (20%) é removido pelos rins. O tecido muscular e o cérebro também podem retirar e metabolizar amônia. A implicação da amônia na patogenia da EH vem de longa data e é baseada em algumas observações. A primeira é a constatação de que a amônia está elevada em indivíduos com EH. A segunda é que a maioria dos fatores precipitantes resulta ou poderia resultar em hiperamonemia. A terceira é por meio dos estudos em humanos e animais com hiperamonemia e alterações neurológicas, e, finalmente, que a terapia com medidas que reduzem níveis de amônia melhora a encefalopatia. No entanto, existe baixa correlação entre os níveis de amônia e o grau de encefalopatia, especialmente nas fases iniciais da doença. Há evidências de que a amônia não seja o único mediador da EH e que seu aumento seja um marcador de EH. Em pacientes com doença hepática, o fígado não está apto para metabolizar a amônia (desvio de sangue para a circulação sistêmica e disfunção hepatocelular), elevando seu nível sérico. Além disso, hepatopatas freqüentemente têm perda muscular e alcalose metabólica, diminuindo a metabolização desta no músculo e rins. A neurotoxicidade da amônia tem sido estudada, mas ainda não foi definida totalmente. É possível que esteja relacionada ao aumento do potencial de membrana em repouso, ou diminuição das trocas de compostos neuroativos entre neurônio e astrócitos. Recentemente, o *Helicobacter pylori* foi indicado como um fator que poderia aumentar a produção de amônia no intestino, porém sua importância como fator de risco independente ainda não está certo.

Ácido gama-aminobutírico (GABA) – é um neurotransmissor inibitório encontrado no cérebro. É produzido pela descarboxilação do ácido glutâmico. O aumento da sua atividade resulta em diminuição da atividade motora e da consciência. Foi proposto que o GABA derivado do intestino poderia atingir o cérebro quando há insuficiência hepática e causar inibição da função neuronal e EH. Evidências a favor dessa hipótese incluem o achado de aumento da atividade GABA no plasma de humanos e no cérebro de coelhos com insuficiência hepática aguda e crônica após hemorragia gastrintestinal, um fator precipitante da EH. Apesar disso, tais fatos não foram observados em outros animais ou no homem. A hipótese GABAérgica tem sido modificada para incluir a alteração da atividade GABA por um agonista benzodiazepínico. Seu modo de ação seria nos receptores benzodiazepínicos, que são parte do complexo supramolecular do receptor GABA, estando, desse modo, intimamente associados. Já foi detectada a presença de substância benzodiazepínica-símile no SNC e plasma de pacientes com EH, embora tais substâncias possam apenas representar os metabólitos de drogas benzodiazepínicas. Essa hipótese também é apoiada pela reversão da EH após administração do antagonista benzodiazepínico, embora esse efeito não seja consistente.

Recentes investigações sugerem que a amônia poderia aumentar diretamente a transmissão GABAérgica, por interagir com receptores benzodiazepínicos naturais, inibindo a função do SNC. Essa interação entre amônia, transmissão GABAérgica e sinérgica com benzodiazepínicos endógenos poderia explicar as diferenças observadas nos níveis de amônia, resposta aos antagonistas do benzodiazepínico e efeito benéfico de medidas que diminuem a amônia em pacientes com EH.

Falsos neurotransmissores – o aumento de aminoácidos aromáticos cerebrais podem favorecer o aparecimento de falsos neurotransmissores, por exemplo, a octopamina, um neurotransmissor fracamente inibitório, produzido a partir do metabolismo da tirosina por bactérias intestinais. É normalmente removida pelo fígado e encontrada em altas concentrações na insuficiência hepática aguda. Na EH, existe uma competição entre os falsos e os verdadeiros neurotransmissores, causando diminuição da transmissão nervosa e conseqüente EH. No entanto, contradizendo essa teoria, a octopamina não foi encontrada no cérebro de indivíduos com cirrose hepática, e o coma não pôde ser induzido experimentalmente por introdução cerebral de octopamina. Além disso, a EH não é revertida pela administração de neurotransmissor excitatório, a dopamina.

Baixo nível sérico de aminoácidos de cadeia ramificada e alto de aminoácidos aromáticos foi considerado a principal anormalidade em pacientes com cirrose hepática e EH. Foi sugerido que uma alteração dos aminoácidos plasmáticos resulta em distúrbio do influxo de aminoácidos aromáticos no cérebro. Isso leva à produção de falso neurotransmissor, que toma o lugar de verdadeiros neurotransmissores, resultando em EH. No entanto, resultados de estudos de necropsia e experimentais não confirmam essa hipótese.

Outras neurotoxinas que poderiam atuar conjuntamente são os mercaptanos e ácidos graxos, fenóis e manganês, além de monoaminas como 5-hidroxitriptamina (5-HT).

Quadro clínico

Uma alteração do estado mental em pacientes com cirrose hepática deve ser considerado EH até prova em contrário. As manifestações incluem: alteração da consciência, alteração do padrão do sono, apatia, fala lenta, diminuição dos movimentos espontâneos e eventualmente coma; alterações da personalidade, irritabilidade e incapacidade de cooperar; deterioração intelectual, confusão, dificuldade da escrita. Os sinais característicos são "flapping", hiper ou hiporreflexia, hiperventilação e *fetor hepaticus*. Em crianças, encontra-se dificuldade no diagnóstico da EH, pois muitos testes normalmente empregados no adulto não são factíveis para as crianças.

O curso da encefalopatia é muito variável. Os indivíduos podem mudar o quadro clínico muito rapidamente; assim, há necessidade de avaliações constantes e repetidas.

As manifestações neurológicas podem ser divididas em vários graus, de acordo com o quadro 1.42.

A maioria dos casos de EH são precipitados por algum evento. Em alguns casos, a identificação desse fator e o tratamento podem reverter o processo de EH. Em muitos casos, no entanto, ela persiste e requer tratamento.

Exames laboratoriais

Os testes são utilizados para a documentação da disfunção cerebral e monitorização da resposta à terapia. Para o diagnóstico da EH, podem ser úteis o EEG e o potencial evocado. Relatos iniciais de pacientes com EH mostram algumas alterações no EEG, como paroxismos, *sinconus* bilateral, ondas lentas de alta voltagem, ondas trifásicas, ondas de alta voltagem e baixa freqüência. Os potenciais evocados são utilizados após estímulos visuais, somatossensório ou auditivos, sendo os dois primeiros considerados mais úteis na avaliação da EH. Exige pessoal experiente. Seu papel principal se restringe aos casos de EH leve ou latente.

Quadro 1.42 – Estágios da encefalopatia hepática.

	Estágio I	Estágio II	Estágio III	Estágio IV
Estado mental	Alerta, orientado, pensamento lento, irritável, alteração do ritmo do sono	Letargia, confusão, calado ou eufórico	Estupor, dorme a maior parte do tempo, confusão mental	Coma, responde a estímulos dolorosos
Motor	Obedece ordens, tremor, caligrafia ruim	Movimentos intencionados, podendo ser inadequados, faz caretas, tremor	Resposta local à dor, tremor intenso	Reflexos flexores e extensores anormais, sem atividade motora
"Flapping"	Incomum	Geralmente presente	Presente, se colaborar	Incapaz de realizar
Tono muscular	Normal	Aumentado	Aumentado	Aumentado ou flácido
Reflexos	Normal	Hiper-reflexia	Hiper-reflexia	Hiper-reflexia ou ausentes
Aparelho respiratório	Normal ou hiperventilação	Hiperventilação	Hiperventilação	Respiração irregular
Olhos	Normal, abertura espontânea	Normal, abertura com estímulo oral	Normal, abertura com estímulo oral	Lento ou fixo, pode abrir os olhos com estímulo doloroso
EEG	Sem grandes anormalidades	Totalmente anormal com ritmo lento	Totalmente anormal com atividade teta e ondas trifásicas	Ondas delta presentes

Alguns exames complementares, como ressonância magnética, ressonância magnética espectroscópica, tomografia com emissão de fóton ou de pósitron, têm permitido avaliação da estrutura e função cerebral, no entanto, os estudos ainda são preliminares. Algumas alterações descritas são hiperintensidade do globo pálido e perda do volume cortical. Tanto a EH como a intoxicação por manganês produzem alterações similares nas imagens da ressonância dos gânglios da base, sugerindo que esse metal pode ter um papel na patogênese da EH.

Tratamento

1. Identificar o portador de hepatopatia crônica por meio da história clínica e do exame físico.
2. Identificar e tratar o possível fator desencadeante (Quadro 1.43).

Quadro 1.43 – Fatores precipitantes da encefalopatia hepática.

Fatores precipitantes	Possíveis mecanismos envolvidos
Sangramento gastrintestinal	Carga de nitrogênio, hipoperfusão hepática, hipoxemia arterial
Sepse	Catabolismo protéico
Hipocalemia (diurético ou diarréia)	Geração de amônia
Desidratação (diurético, paracentese ou laxativo)	Hipoperfusão hepática
Azotemia	Aumento da produção de amônia
Hepatite aguda	Disfunção hepatocelular
Benzodiazepínicos	Sensibilidade aumentada do SNC

  – Avaliação clínica (ingestão protéica, febre, sangramentos, diurese, icterícia, diarréia, obstipação intestinal, convulsões, alterações do comportamento, distúrbios do sono e consciência, uso de drogas e suas dosagens).
  – Avaliação laboratorial (glicemia, hemograma com plaquetas, culturas, eletrólitos, gasometria arterial, amônia, uréia e creatinina, enzimas hepáticas, bilirrubinas totais e frações, coagulograma, proteínas totais e frações, colesterol, sorologias para hepatite, citologia e cultura do líquido ascítico e radiografia de tórax). Outros exames laboratoriais e complementares de acordo com o caso.
3. Medidas de suporte:
  Restrição no leito.
  Nutrição, jejum nos casos graves com sonda nasogástrica aberta.
  Manutenção do balanço de fluidos e eletrólitos.
  Manter a função intestinal.
  Controle da diurese.
  Cateter intravenoso (para nutrição e controle hemodinâmico).
  Prevenção de pneumonia aspirativa.
  Cuidado com sedação com benzodiazepínicos ou opiáceos.
  Monitorização seqüencial do exame neurológico.
4. Tratamento de problemas associados à doença crônica (ascite, hemorragia digestória).
5. Redução da produção e absorção da amônia:
  – Restrição de proteína da dieta: deve ser realizada com cautela, pois pode causar graves danos nutricionais. A proteína de origem vegetal é mais bem tolerada em relação à proteína animal. Recomenda-se aumentar o conteúdo de fibra da dieta, pois aumenta o trânsito intestinal e diminui o pH.
  – Lactulose (beta-galactosidofrutose) e lactitol (beta-galactosidos-sorbitol): esses dissacarídeos não são digeridos e passam para o intestino delgado e colo; têm efeito catártico. São metabolizados por bactérias colônicas, produzindo ácidos orgânicos e diminuindo o pH colônico. Atualmente, acredita-se que a lactulose atue também no metabolismo da amônia. Dose: 0,3 a 0,4ml/kg

três vezes ao dia. O lactitol tem ação semelhante à lactulose; dose 0,3 a 0,5g/kg; melhor sabor (a lactose pode ser empregada apenas nos indivíduos deficientes de lactase).
  – Enema com dissacarídeo (lactulose ou lactitol a 20%): pode ser uma alternativa naqueles pacientes em coma profundo, ou com perda da função ileal.
  – Antibióticos (não absorvíveis, com efeito na flora colônica): neomicina, dose 100mg/kg/dia, dividido a cada 6 horas, ou 1g (tempo máximo de utilização de 1 mês). Efeitos colaterais: oto e nefrotoxicidade. Outros: metronidazol e rifaximina.
6. Aumento do metabolismo da amônia: existem apenas evidências de que drogas que dão substrato para a metabolização da amônia possam ser efetivas para a EH: ornitina aspartato, benzoato sódico e zinco.
7. Redução de falsos neurotransmissores: a suplementação de aminoácidos de cadeia ramificada é muito controvertida. Apesar da heterogeneidade dos resultados dos estudos controlados, o emprego desses aminoácidos não se mostrou efetivo, exceto naqueles pacientes intolerantes à proteína.
8. Inibição de receptores GABA-benzodiazepínicos: o flumazenil é uma droga promissora, especialmente em alguns pacientes, porém de alto custo e efeito de curta duração. Os estudos controlados mostram melhora da EH em 18 a 78%, sendo que alguns deles haviam recebido benzodiazepínico.
9. O transplante hepático é a única forma de tratamento que reverte a alteração mental por corrigir a insuficiência hepática e o desvio de sangue portossistêmico.

PERITONITE BACTERIANA ESPONTÂNEA

A peritonite bacteriana espontânea (PBE) é definida pela infecção do líquido ascítico que ocorre na ausência de foco infeccioso intraabdominal. A presença da ascite é pré-requisito para a ocorrência de PBE. Sua incidência varia entre 5 e 25% dos cirróticos com ascite e tem aumentado nos últimos anos, provavelmente pelo melhor conhecimento dessa síndrome e pelo aprimoramento das técnicas laboratoriais.

Etiologia

Em adultos, a maioria dos germes cultivados no líquido ascítico faz parte da flora aeróbia normal do intestino, sendo que 60 a 80% dos patógenos identificados são bactérias gram-negativas. A *Escherichia coli* é responsável por 40 a 50% dos casos de PBE seguida pela *Klebsiella* sp. As bactérias gram-positivas, como estreptococos, menos freqüentes enterococos e estafilococos, são responsáveis pelo restante dos casos. Infecções polimicrobianas são observadas raramente e em geral sugerem peritonite secundária.

Quadro clínico

O espectro clínico da PBE é amplo, desde quadros oligossintomáticos até doença grave e fatal. A febre pode ser encontrada em 50 a 80%, dor abdominal em 60% e encefalopatia em 40%. Outros sinais podem estar presentes, como hipotensão arterial, diarréia, piora da insuficiência renal, refratariedade ao uso de diuréticos e hipotermia. Aproximadamente 10% dos casos apresentam-se com encefalopatia hepática, sem outros sinais e sintomas. Atualmente, a endoscopia digestória para pacientes com hemorragia por varizes de esôfago tem sido implicada como fator de risco para a ocorrência de PBE.

Definições

Bacterascite monomicrobiana não-neutrocítica – é uma condição na qual há crescimento de microrganismo no fluido ascítico sem aumento da contagem do número de leucócitos. A maioria desses casos, se não tratados, não evolui para PBE, exceto se já apresentarem sinais clínicos no momento da punção abdominal.

111

Bacterascite polimicrobiana não-neutrocítica – condição na qual há crescimento de mais de um organismo na ausência do aumento do número de neutrófilos. A maioria desses casos é secundária à punção traumática.

Ascite neutrocítica com cultura negativa – presença do número de neutrófilos aumentado no líquido ascítico, com cultura negativa. Em geral, esses casos parecem mais leves em relação àqueles com cultura positiva.

Ascite neutrocítica com cultura positiva – clássica peritonite bacteriana espontânea. Esse tipo tem maior mortalidade, maior freqüência de hemocultura positiva, maior taxa de recorrência. Essas diferenças, comparadas ao tipo anterior, devem, provavelmente, estar relacionadas ao grau de doença hepática, alterações de opsonização induzidas por diuréticos etc.

Patogenia

O exato mecanismo pelo qual o líquido ascítico se torna infectado ainda é incerto.

A maioria dos germes que causam PBE são de origem intestinal, sendo o restante dos tratos respiratório e urinário ou pele. Esses podem alcançar o líquido ascítico através do sangue (bacteriemia). A translocação de bactérias do lúmen intestinal para linfonodos mesentéricos é provavelmente um fenômeno importante na patogênese da PBE. Em ratos cirróticos, já foi detectada a presença de microrganismos idênticos em linfonodos mesentéricos, sangue e líquido ascítico.

Paralelamente, sabe-se que pacientes com cirrose hepática têm alguns fatores que favorecem as infecções, como supercrescimento da flora intestinal, edema da parede intestinal, defeitos de quimiotaxia, diminuição da imunidade celular, hipocomplementemia e diminuição da atividade do sistema reticuloendotelial. Além disso, o desvio de sangue do fígado conseqüente à hipertensão portal pode corroborar para a diminuição do clareamento das bactérias.

Por outro lado, o líquido ascítico pode ser um meio propício para o crescimento bacteriano, pela diminuição de sua capacidade de defesa. São mecanismos importantes o sitema complemento do líquido ascítico e os macrófagos peritoneais. Pacientes que têm diminuição da atividade de opsonização do líquido ascítico têm maior risco de ter PBE. A atividade de opsonização do líquido ascítico correlaciona-se diretamente com a concentração de complemento e de proteína local. Na prática, pacientes com nível de proteína do líquido ascítico menor ou igual a 1g/dl têm risco de ter PBE.

Reunindo todos esses fatores, poderíamos dizer que a PBE poderia instalar-se após a chegada da bactéria em um meio propício para sua proliferação (Fig. 1.50).

Diagnóstico laboratorial

Citologia do líquido ascítico – a citologia do líquido ascítico revela o número de leucócitos e de polimorfonucleares. A presença de mais de 250 neutrófilos/mm^3 tem sensibilidade de 93%, especificidade de 84% e acurácia diagnóstica de 90% para o diagnóstico de PBE. Esse é o exame de eleição para o diagnóstico e a conduta diante de um caso com suspeita de PBE.

Cultura do líquido ascítico – a positividade da cultura do líquido ascítico (LA) aumentou para 40 a 90% com a utilização de frascos de hemocultura, em relação às técnicas convencionais (tubo estéril). Deve-se injetar 10ml de líquido ascítico em cada frasco, aeróbio e anaeróbio.

Outros testes – bacterioscopia, determinação de DHL, glicose, proteínas totais e pH. O gradiente soro–ascite de albumina é útil na detecção de hipertensão portal, quando não se conhece a etiologia da ascite. A determinação da proteína do líquido ascítico auxilia no prognóstico de recorrência de PBE, pois há relação direta entre nível protéico e atividade de opsonização (proteína total < 1g/dl está associada a risco aumentado de PBE). A determinação do pH (baixo na PBE) pode ser utilizada para o diagnóstico de PBE, porém com menor sensibilidade e especificidade que a contagem de polimorfonucleares.

Hemograma – leucocitose pode estar presente em 75% dos casos, por isso, o encontro de hemograma normal não afasta o processo infeccioso.

Hemocultura – a positividade da hemocultura com o mesmo germe do líquido ascítico é de aproximadamente 40%.

Tratamento

Após, o diagnóstico de ascite neutrocítica (a partir da determinação do número de neutrófilos do LA), o tratamento deve ser instituído de imediato e de modo empírico. Devem-se empregar antibióticos eficazes para os germes mais comumente identificados, com poucos efeitos colaterais e que atingem nível adequado no LA. A adequação terapêutica deverá ser efetivada após a disponibilidade do agente infeccioso e do antibiograma. A terapêutica eficaz está associada com rápido controle da infecção e resolução da infecção em cerca de 90% dos casos. Apesar dessa alta taxa de resolução, 30% dos pacientes adultos morrem durante a hospitalização, provavelmente porque a infecção desencadeou diminuição progressiva da função hepática e renal.

O antibiótico de primeira escolha mais efetivo é a cefotaxima, na dose de 100mg/kg/dia. Outros antibióticos podem ser usados: amoxacilina-ácido clavulânico intravenoso, cefotriaxona, pefloxacina e ofloxacina.

Clinicamente, a resposta terapêutica é observada por meio da melhora dos sintomas iniciais, duirese com diminuição da ascite. Laboratorialmente, a paracentese após 24 a 48 horas de tratamento é um dos controles de tratamento, observando-se diminuição ou normalização do número de neutrófilos. O tempo de tratamento varia de 5 a 10 dias.

Evolução

A sobrevida tem aumentado durante os últimos anos, de 40 até 80%, provavelmente por vários fatores: detecção precoce da PBE, melhora das técnicas laboratoriais para diagnóstico. O óbito, em geral, é por falência de múltiplos órgãos, acompanhada de icterícia, encefalopatia e insuficiência renal.

Os fatores de mau prognóstico são: hemorragia digestiva, infecção adquirida no hospital, estágio avançado da doença hepática, hiponatremia e insuficiência renal. Pelo pobre prognóstico, um evento de PBE é geralmente considerado indicação para transplante hepático.

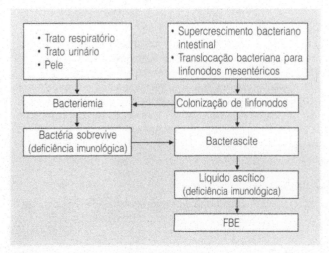

Figura 1.50 – Patogênese da peritonite bacteriana espontânea.

Profilaxia

Em vista do alto índice de recorrência e mortalidade da PBE em cirróticos, pode ser empregada a profilaxia com antibióticos por via oral. Atualmente, em adultos, são empregadas as quinolonas (norfloxacina), por via oral, que reduz significativamente a recorrência de PBE em cirróticos com ascite. Os efeitos colaterais observados com essa droga são mínimos. Outros autores utilizam o sulfametoxazol + trimetoprima com sucesso. Em crianças não há estudos.

A profilaxia primária é aquela indicada em adultos cirróticos com determinação baixa de proteína no LA, aguardando transplante hepático, pacientes com "shunt" peritoniovenoso, pacientes agudamente descompensados com hemorragia digestória e aqueles recebendo terapia com corticosteróide.

A profilaxia secundária é aquela indicada para pacientes adultos que já tiveram um episódio de PBE. Sabe-se que a maioria dos pacientes desenvolverá novo episódio de PBE e que dois terços desses ocorrem no primeiro ano. Inicialmente, o organismo não está implicado nas infecções subseqüentes. Usa-se norfloxacina, a qual reduz a recorrência de 70 para 20%, entretanto, a mortalidade e a taxa de hospitalização parecem não mudar. Os efeitos colaterais são mínimos, embora organismos resistentes já se tornam um problema. Pode estar indicada em pacientes aguardando o transplante hepático ou com "shunt" peritoniovenoso.

SÍNDROME HEPATOPULMONAR

Dados recentes sugerem que 11 a 69% dos pacientes adultos avaliados para transplante hepático apresentam distúrbio de oxigenação. Esse é geralmente leve, sendo grave em cerca de 5 a 8% dos casos. A freqüência de hipoxemia não está bem estabelecida em crianças. Barbé e cols. encontraram "shunts" intrapulmonares (SIP) em 0,5% dos casos de trombose da veia porta e em 2 a 4% na cirrose hepática.

Os distúrbios de troca gasosa incluem amplo espectro de alterações, desde aquelas que são só detectadas em investigação laboratorial em pacientes totalmente assintomáticos até hipoxemia arterial grave, incapacitante, em pacientes cianóticos e dependentes de oxigênio.

O termo síndrome hepatopulmonar (SHP) foi utilizado pela primeira vez por Kennedy e Knudson em 1977 e referia-se à presença de hipoxemia arterial potencialmente reversível associada à cirrose hepática; daí o termo SHP em analogia à síndrome hepatorrenal. Recentemente, Rodriguez-Roisin e Krowka definiram a SHP como uma tríade clínica composta por: 1. doença hepática; 2. alteração da troca gasosa pulmonar; 3. dilatação vascular pulmonar. A coexistência de anormalidades pulmonares, tais como derrame pleural ou obstrução ao fluxo expiratório, comuns em pacientes com doenças hepáticas, não exclui o diagnóstico de SHP.

A hipoxemia aparece principalmente na cirrose hepática de diversas etiologias, podendo desenvolver-se também em doenças não-cirróticas, tais como esquistossomose, fibrose hepática congênita e hipertensão portal não-cirrótica. É descrita após anastomoses porto-cava e esplenorrenal, em hepatite fulminante e em rejeição pós-transplante hepático.

Quadro clínico

Clinicamente, o distúrbio de oxigenação pode manifestar-se com o aparecimento de dispnéia, cianose de lábios e extremidades, baqueteamento de dedos, aranhas vasculares, menor tolerância aos exercícios físicos e platipnéia (dispnéia em posição supina que piora com a posição sentada ou em pé). A platipnéia pode ser explicada pela localização preferencial dos capilares intrapulmonares dilatados ou das comunicações arteriovenosas nas bases pulmonares. Cerca de 80% dos pacientes adultos com SHP procuram atendimento médico por manifestações da doença hepática e não por queixa pulmonar.

A história natural da SHP não é bem conhecida. Uma análise retrospectiva realizada na Clínica Mayo mostrou mortalidade de pelo menos 40% em um período aproximado de 2,5 anos em pacientes adultos com hipoxemia acentuada associada à SHP. Em muitos casos, a deterioração da oxigenação arterial ocorreu na presença de função hepática estável. A causa de óbito foi freqüentemente não-pulmonar: hemorragia digestória e sepse. Raramente, pode haver melhora ou reversão espontânea da SHP.

Mecanismos

Vários mecanismos podem levar à hipoxemia arterial na doença hepática:

"Shunts" intrapulmonares (SIP) – o termo "shunt" intrapulmonar refere-se ao processo no qual não há oxigenação do sangue venoso que passa pelo pulmão. Existem os SIP "fisiológicos" e os "anatômicos". O "fisiológico" resulta da ausência completa de ventilação em uma região com perfusão normal, tais como síndrome do desconforto respiratório do adulto e na insuficiência respiratória complicando falência hepática aguda. O "shunt" anatômico resulta da comunicação direta entre artérias e veias.

Defeito da difusão-perfusão – também denominado desequilíbrio alveolocapilar de oxigênio, resulta do leito vascular dilatado, tornando difícil o acesso de oxigênio ao centro do capilar dilatado para oxigenar a molécula de hemoglobina. O aumento da concentração alveolar de O_2 (> 21%) pode gerar gradiente suficiente para elevar a PaO_2 dos vasos dilatados próximos às unidades de troca gasosa.

Alteração ventilação-perfusão (VA/Q) – excluindo-se as doenças pulmonares específicas associadas, os pacientes cirróticos têm várias razões para o aparecimento de zonas de baixa VA/Q: edema intersticial pulmonar por retenção de fluidos; ascite volumosa eleva o diafragma e produz atelectasia, criando áreas de baixa VA/Q. Esse efeito pode ser amplificado na presença de derrame pleural. Diminuição da ventilação por fechamento prematuro de pequenas vias aéreas (decorrente de compressão mecânica dessas por vasos sangüíneos dilatados e/ou edema pulmonar) tem sido implicada como causa de hipoxemia em pacientes com doença hepática crônica. Diminuição ou perda da vasoconstrição diante da hipóxia ocorre em graus variáveis nos cirróticos; a perfusão capilar aumenta desproporcionalmente em relação à ventilação alveolar e há redução da relação VA/Q. Perfusão anormal ocorre também na presença de hipertensão da artéria pulmonar complicando a hipertensão portal; nesses casos, a alteração VA/Q resultante é mínima, exceto quando há embolia pulmonar.

A identificação da alteração VA/Q é importante porque a suplementação de oxigênio pode geralmente reverter a hipoxemia.

Outros – o desvio da curva de dissociação da oxiemoglobina para a direita e as anastomoses vasculares pleurais e portopulmonares contribuem pouco para o aparecimento de hipoxemia.

Devemos lembrar que algumas doenças hepáticas podem estar associadas a lesões pulmonares específicas: na deficiência de alfa-1-antitripsina pode aparecer enfisema pulmonar; na cirrose biliar primária pode haver doença pulmonar intersticial, doença obstrutiva das vias aéreas, deformidade torácica, hipertensão pulmonar, hemorragia pulmonar.

A fisiopatologia da SHP não é conhecida, sendo aventadas várias hipóteses: 1. excesso de substâncias vasodilatadoras por não metabolização e depuração pelo fígado lesado, escape dos mecanismos de depuração hepática das substâncias vasodilatadoras devido à formação de anastomoses portossistêmicas; 2. ausência ou inibição de substâncias vasoconstritoras pulmonares; 3. regulação anormal dos vasos pulmonares resultando em vasodilatação mesmo durante a hipóxia.

A associação de numerosas doenças hepáticas à SHP sugere que o fator comum relacionado à etiologia é a presença de hipertensão portal e não a um quadro histopatológico específico. A pressão portal elevada sozinha parece ser condição suficiente para o desenvolvimento da SHP porque essa tem sido descrita em doenças que cursam com hipertensão portal e função hepática preservada.

Avaliação do "shunt" intrapulmonar (SIP)

Estudo gasométrico – permite avaliar a presença ou não de hipoxemia, hipocapnia, alcalose respiratória e ortodeoxia. É importante lembrar que a saturação de O_2 pode estar falsamente diminuída nos pacientes com hiperbilirrubinemia.

Hipoxemia arterial pode ser definida como PaO_2 em ar ambiente e em posição supina menor que 70mmHg.

Pacientes com VA/Q baixo podem aumentar a PaO_2 durante a respiração de O_2 a 100%, enquanto pouco ou nenhum aumento é observado em pacientes nos quais VA/Q = 0.

Ortodeoxia pode ser definida como decréscimo maior ou igual a 10% de pressão arterial de O_2 quando se passa da posição supina para a posição sentada ou em pé. Está presente na maioria dos pacientes com SHP.

Diferença alveoloarterial de oxigênio ($P(A-a)O_2$) – como a medida somente da PaO_2 pode subestimar o verdadeiro grau de alteração da oxigenação devido à hiperventilação e débito cardíaco freqüentemente elevado em pacientes cirróticos, a ($P(A-a)O_2$) tem sido utilizada como parâmetro de avaliação da oxigenação arterial em pacientes com doença hepática crônica:

$$P(A-a)O_2 = (PB - PH_2O) \times FiO_2 - \frac{PACO_2}{R\text{-}PaO_2}$$

PB = pressão barométrica; PH_2O = pressão de vapor d'água; FiO_2 = fração inspirada de O_2; $PACO_2$ = pressão parcial alveolar de CO_2; R = coeficiente respiratório; PaO_2 = pressão parcial arterial de O_2.
$PACO_2$ pode ser considerada igual à PaO_2 e o R igual a 0,8 a 1,0.

Ecocardiograma bidimensiomal contrastado – é um método não-invasivo valioso para mostrar a presença de dilatações vasculares intrapulmonares. Consiste na administração intravenosa periférica de verde-de-indocianina ou solução fisiológica, havendo formação de microbolhas. Se houver comunicação intracardíaca anormal, aparecerá opacificação imediata das câmaras esquerdas após a chegada das microbolhas nas câmaras direitas do coração. Na presença de "shunt" intrapulmonar ocorrerá opacificação retardada das câmaras esquerdas, entre três e seis batimentos cardíacos após a chegada das microbolhas no ventrículo direito.

Pode-se semiquantificar (escala de +1 a +4) a opacificação do ventrículo esquerdo.

A ecocardiografia transesofágica permite identificar se as microbolhas se originam dos lobos superior ou inferior, do pulmão direito ou esquerdo.

Cintilografia pulmonar com macroagregados de albumina marcados com ^{99m}Tc – consiste na administração intravenosa de agregados de marcados com ^{99m}Tc com diâmetro > 20 micras, os quais não passam pelo leito capilar normal com diâmetro de 8 a 15 micras. Na presença de SIP ou intracardíaco, o radioisótopo marcado não é totalmente captado pelo leito capilar pulmonar, mas sim pelo cérebro, rins e fígado. Esse método, além de ter grande utilidade para o diagnóstico de dilatação vascular pulmonar, permite a semiquantificação do SIP. Em crianças, pode-se utilizar o índice de "shunt" (IS), conforme Grimon e cols. (1994):

IS = atividade cerebral/pulmonar x 100
IS >1,0 ou 2,0 é considerado positivo para a presença de SIP

Angiografia pulmonar – em pacientes com SIP pode ser normal, apresentar alterações difusas ou focais. Krowka e cols. dividiram as alterações angiográficas em dois tipos: tipo 1 – padrão mínimo: an-

giograma normal ou com alterações vasculares difusas vistas na fase arterial. Nesses casos, a resposta à suplementação de O_2 a 100% é boa; tipo 1 – padrão avançado: o aspecto esponjoso difuso dos vasos pulmonares corresponde à evolução do padrão acima, com resposta limitada à administração de O_2 a 100%; tipo 2 – corresponde a discretas comunicações arteriovenosas diretas, com resposta extremamente pobre à suplementação de O_2.

Técnica de eliminação de múltiplos gases inertes – essa sofisticada técnica representa um grande avanço no estudo dos mecanismos de troca gasosa pulmonar nos pacientes com cirrose hepática: permite estimar quantitativamente a distribuição da relação VA/Q nos pulmões e avaliar acuradamente a presença ou ausência de "shunt" arteriovenoso, e o papel fisiopatológico do débito cardíaco, ventilação minuto, captação de O_2 e PO_2 da mistura venosa. Utilizando essa técnica, Agusti e cols. concluíram que os pacientes na fase inicial da cirrose podem não apresentar alteração VA/Q; hipoxemia discreta e alguma alteração da relação VA/Q (provavelmente por perda da vasoconstrição em resposta à hipóxia) aparecem com a progressão da doença hepática; na fase final da cirrose, há desenvolvimento de hipoxemia grave, "shunt" intrapulmonar acentuado e alguma limitação na difusão de O_2 do ar alveolar para o capilar sangüíneo.

Estudo anatomopatológico dos vasos pulmonares – o exame microscópico convencional do tecido pulmonar freqüentemente não permite comprovar a presença de comunicações arteriovenosas diretas e de dilatação de vasos intrapulmonares em pacientes portadores de doença hepática crônica. Nesses casos, as alterações vasculares podem ser demonstradas por meio de injeção de substâncias como o acetato de vinil ou sulfato de bário nos vasos pulmonares *post-mortem*.

Provas de função pulmonar – nos pacientes com doença hepática crônica, os testes de função pulmonar mostram geralmente volume pulmonar e índice de fluxo expiratório normais, porém padrões restritivo e obstrutivo podem aparecer. O teste de função pulmonar mais comumente alterado é a capacidade de difusão do monóxido de carbono (D_{CO}).

Radiografia de tórax – na presença de SIP, pode ser normal ou mostrar infiltrado intersticial bilateral, com acentuação dos vasos pulmonares tanto na região hilar como na periferia, ou aspecto mosqueado com imagens nodulares, principalmente nas bases pulmonares.

Tratamento

Farmacológico – a estratégia terapêutica da SHP baseia-se na utilização de agentes vasoconstritores ou inibidores da vasodilatação. São potenciais mediadores envolvidos na formação de SIP: 1. substâncias vasodilatadoras – óxido nítrico, peptídeo intestinal vasoativo, prostaglandinas, substância P, glucagon, peptídeo relacionado ao gene para calcitonina, peptídeo histidina isoleucina, neurocinina A, fator natriurético atrial, fator ativador de plaquetas; 2. ausência ou inibição de vasoconstritores – endotelina, neuropeptídeo tirosina, serotonina, prostaglandina F2-alfa, angiotensina II. Dentre os inúmeros tratamentos clínicos realizados sem sucesso, na tentativa de melhorar a hipoxemia arterial, podemos citar a plasmaférese, os bloqueadores de estrógeno, os simpatomiméticos e aminofilina, o propranolol, a indometacina, análogo da somatostatina, e o inibidor da óxido nítrico sintase, o éster de L-nitrometilarginina.

Alguma melhora da oxigenação arterial foi descrita com o uso de bismesilato de almitrina (potencia a vasoconstrição diante da hipóxia em pacientes com doença pulmonar obstrutiva crônica), prostaglandina F2-alfa seguida de indometacina (inibidor de prostaglandinas), corticosteróide associado à ciclofosfamida, *Allium sativum* (alho) (intenção teórica de melhorar a perfusão pulmonar) e azul-de-metileno (inibidor da guanilato ciclase estimulada pelo óxido nítrico). O óxido nítrico por via inalatória foi utilizado com sucesso no tratamento da hipoxemia grave pós-transplante de fígado na SHP; o óxido nítrico melhoraria a perfusão de porções aeradas do pulmão sem aumentar o SIP.

Radiologia intervencionista – a embolização de comunicações arteriovenosas e o "shunt" portossistêmico intra-hepático transjugular (TIPS) podem melhorar a oxigenação arterial em casos selecionados.

Transplante hepático – até o momento, o transplante hepático é considerado o único tratamento de sucesso para a SHP. Não está claro quais os pacientes que reverterão ou não o "shunt" após a cirurgia. Lange e Stoller (1996) propuseram os seguintes fatores: a idade (a maior parte dos casos que reverteram eram crianças); o grau de hipoxemia no pré-operatório; a resposta à suplementação de O_2 a 100%; e o padrão angiográfico. Até recentemente, $PaO_2 < 50mmHg$ era considerada contra-indicação absoluta para o transplante hepático; posteriormente, tornou-se uma contra-indicação relativa, pois foram relatados casos em que houve redução gradual da fração do "shunt" e normalização dos gases sangüíneos arteriais. Atualmente, muitos consideram o aparecimento de SIP com hipoxemia progressiva uma indicação para o transplante. Cerca de 85% dos pacientes têm resolução das anormalidades de troca gasosa 2 a 65 semanas após a cirurgia.

DUAS DOENÇAS IMPORTANTES PARA SEREM RELATADAS

COLANGITE ESCLEROSANTE NA INFÂNCIA

Colangite esclerosante primária (CEP) é uma doença hepatobiliar que se caracteriza por inflamação na árvore biliar e/ou extra-hepáticas produzindo estreitamentos multifocais, dilatações ou obliterações acompanhadas de fibrose periductular local. Nas fases mais tardias, há comprometimento universal da árvore biliar. Na progressão para cirrose biliar, a hipertensão portal pode ocorrer em tempo variável. O diagnóstico é realizado pelas anormalidades observadas à colangiografia. A maioria dos trabalhos é relatada no adulto, no qual a associação com doença inflamatória intestinal (DII) pode ocorrer em até 70% dos casos, mas também com diabetes melito, pancreatite, outras doenças auto-imunes.

Os mecanismos ou os eventos que iniciam essa doença ainda são desconhecidos. Postulam-se produtos pró-inflamatórios, bactéria-derivados, alterações no sistema imunológico responsáveis pela CEP.

Na infância, as primeiras manifestações podem ocorrer no período neonatal com sintomas semelhantes à atresia de vias biliares (icterícia, colúria, acolia fecal mantida por mais de 10 dias). A evolução nesses casos é variável, podendo atingir a adolescência somente com sinais e sintomas de colestase crônica. Não há casos com início no período neonatal de associação com DII ou com anormalidades imunológicas.

Na maioria dos casos, os sintomas aparecem após um ano de idade, sendo ambos os sexos acometidos, são inespecíficos, com dor abdominal e febre. Menos de 50% dos casos iniciam com icterícia. Não é comum o prurido como sintoma inicial, ocorrendo durante a evolução da doença. A supeita diagnóstica é feita muitas vezes com achado ocasional de hepatomegalia ou hepatoesplenomegalia, atraso de crescimento e puberdade atrasada. Em outros casos, é achado ocasional, apenas com alteração dos testes laboratoriais durante a investigação de pacientes com doença inflamatória intestinal (DII).

A associação com outras doenças ocorre de modo semelhante à do adulto, sendo mais comum com doença inflamatória intestinal (até 50% dos casos). Outras doenças associadas com colangite esclerosante na infância são: pacientes com imunodeficiência humoral pura, ou combinada com a celular, ou ligado ao X; disgamaglobuli-

nemia; reticuloendoteliose, mucoviscidose, doença celíaca, anemia falciforme e reticulossarcoma.

As alterações nos testes laboratoriais variam muito. Na maioria dos pacientes pediátricos, os valores da bilirrubina estão normais, e as elevações das aminotransferases podem variar de 1,5 a 50 vezes o valor normal. A GGT pode estar com seus níveis normais, mas na maioria das vezes estão muito elevados, assim como os da fosfatase alcalina. Dependendo do estágio da doença, os níveis de albumina e do fator V podem estar muito alterados, refletindo o grau de comprometimento hepático. As provas imunológicas podem estar alteradas, com gamaglobulina e/ou IgG elevadas, presença de antimúsculo liso e FAN positivos em títulos geralmente baixos, ANCA positivo. Os haplótipos encontrados foram HLA-B e A1 B8 DR3 DQW2 DRW52a.

Na maioria dos casos, os achados colangiográficos mostram envolvimento de ductos biliares intra e extra-hepáticos. A colonoscopia é essencial na investigação de CEP, pois muitas vezes há associação de DII, e o paciente pode estar assintomático.

Os achados histopatológicos podem não ser patognomônicos, dependendo da fase de comprometimento. Assim, morfologicamente, pode ser encontrada necrose em saca-bocados, simulando hepatite auto-imune ou cirrose biliar primária (no adulto). Pode haver "pericolangite", que evolutivamente desaparece deixando cicatriz em forma de "casca de cebola". Do ponto de vista estrutural, pode atingir grau 4 (cirrose hepática). Não há casos descritos de colangiocarcinoma na infância.

A evolução na infância é muito variada, podendo ser "benigna", com mínimos sintomas e alterações laboratoriais e não evoluir para cirrose hepática. Outros pacientes descompensam ainda na primeira infância, necessitando de transplante hepático precoce. Não se sabe o porquê dessas variações de evolução na infância.

Não há tratamento específico. Coleréticos, drogas imunossupressoras, antifibróticos associados ou não podem levar à melhora dos achados laboratoriais e diminuir as alterações inflamatórias à biopsia hepática. Ainda não há estudos randomizados na infância em relação às drogas utilizadas no adulto.

SÍNDROME DE BUDD-CHIARI

Essa síndrome caracteriza-se por um bloqueio do sangue venoso no território da supra-hepática. Em geral, deve-se à obstrução por trombose de uma ou mais veias supra-hepáticas. Em conseqüência, há hipertensão das veias centrolobulares (veias hepáticas terminais do ácino de Rappaport) com dilatação sinusoidal e conseqüente atrofia de hepatócitos centrolobulares.

Dependendo do grau da hipertensão, pode haver destruição hepatocelular e fibroplasia que originam graus variáveis de fibrose no centro do lóbulo hepático e, posteriormente, distorção da arquitetura lobular do fígado e finalmente cirrose. O fígado está aumentado e de consistência firme. Em geral, a etiologia é desconhecida. Há associação com policitemia, leucemias, neoplasias (hepatomas e hipernefromas), hemoglobinúria noturna paroxística, lúpus eritematoso disseminado, infecção, traumatismos e uso de anticoncepcionais. Pode ser secundária à obstrução da veia cava inferior.

Clinicamente, há duas formas:

1. **Aguda** – em que a doença é muito grave, com dores abdominais intensas, vômitos, aumento do volume abdominal, hepatomegalia importante, icterícia leve e ascite que progride rapidamente. A doença é fatal quando há obstrução completa e a morte é por insuficiência hepática.

2. **Crônica** – o paciente apresenta aumento progressivo abdominal, com dores e vômitos. Há hepatomegalia e o fígado pode ter consistência normal e muito endurecido. Evolui com quadro clínico de hipertensão portal, e o paciente pode viver muitos anos sem descompensação hepatocelular.

Suspeita-se do diagnóstico pelos achados clínicos e também utilizando-se ultra-sonografia abdominal. Confirma-se pelo estudo venográfico hepático, caracterizando-se a veia hepática. A biopsia hepática pode ser realizada observando-se os achados histológicos já descritos anteriormente.

O diagnóstico diferencial é feito com pericardite constritiva, insuficiência cardíaca congestiva e doença venoclusiva. É raro ocorrer cirrose hepática nas duas primeiras doenças porque, geralmente, se faz o diagnóstico precocemente.

Na doença venoclusiva, a cirrose é inevitável e caracteriza-se por oclusão das veias centrobulares. A doença inicia-se no endotélio dos pequenos ramos da veia hepática, com edema, seguido de proliferação fibroblástica, levando à fleboesclerose com oclusão do lúmen do vaso. Posteriormente, há congestão sinusoidal secundária, necrose hepatocitária, fibrose progressiva e cirrose. A causa deve-se à ingestão de chás feitos com ervas de *Senecio, Crotalaria, Borrago officinales, Cordia alba* e *Helitropicum indicum*. No Brasil, em certas regiões como no Sul e Nordeste, há *Senecio* e *Crotalaria*. Alcalóides pirrolizídicos e radiações também podem levar à doença venoclusiva.

BIBLIOGRAFIA

1. ABRAMS, G.A. et al. – Diagnostic utility of contrast echocardiography and lung perfusion scan in patients with hepatopulmonary syndrome. *Gastroenterology* **109**:1283, 1995. 2. AGUSTI, A.G.N.; ROCA, J. & RODRIGUEZ-ROISIN, R. – Mechanisms of gas exchange impairment in patients with liver cirrhosis. *Clin. Chest Med.* **17**:49, 1996. 3. ANADÓN, M.N. & GARCÍA-NAVARRO, C.A. – Síndrome hepatopulmonar. **In** Cortada, M.G. et al. *Tratamiento de las Enfermedades Hepáticas*. Nilo, Indústria Gráfica, 1997, p. 91. 4. BROOK, M.G.; KARAYIANNIS P. & THOMAS, H.C. – Which patients with chronic hepatitis B vírus infection will response to alpha-interferon therapy? A statistical analysis of predictive factors. *Hepatology* **10**:761, 1989. 5. CALWELL, S.H. & BATTLE, E.H. – Ascites and spontaneous bacterial peritonitis. **In** Schiff, E.R.; Sorrell, M.F. & Maddrey, W.C. *Schiff's Diseases of the Liver*. 8th ed., Philadelphia, New York, Lippincott-Raven Publishers, 1999. 6. CASTRO, M. & KROWKA, M.J. – Hepatopulmonary syndrome. a pulmonary vascular complication of liver disease. *Clin. Chest Med.* **17**:35, 1996. 7. DESMET, V.J. et al. – Classification of chronic hepatitis: diagnosis, grading and staging. **19**:1513, 1994. 8. FALLON, M.B. & ABRAMS, G.A. – Hepatopulmonary syndrome. *Liver Transplant. Surg.* **2**:313, 1996. 9. FAUST, T.W. & SORRELL, M.F. – Budd-Chairi syndrome. **In**

Schiff, E.R.; Sorrell, M.F. & Maddrey, W.C. *Schiff's Diseases* of the Liver. 8th ed., Philadelphia, New York, Lippincott-Raven Publishers, 1999, p.1207. 10. GARCIA-TSAO, G. – Spontaneous bacterial peritonitis. *Gastrenterol. Clin. North Am.* **21**:257, 1992. 11. GEISSLER, A. et al. – Cerebral abnormalities in patients with cirrhosis detected by proton magnetic resonance spectroscopy and magnetic resonance imaging. *Hepatology* **25**:48, 1997. 12. GINÈS, P.; ARROYO, V. & RODÉS, J. – Renal complications. **In** Schiff, E.R.; Sorrell, M.F. & Maddrey, W.C. *Schiff's Diseases of the liver*. 8th ed., Philadelphia, New York, Lippincott-Raven Publishers, 1999, p.453. 13. GRIMON, G. et al. – Early radionuclide detection of intra- pulmonary shunts in children with liver disease. *J. Nucl. Med.* **35**:1328, 1994. 14. HARDY, S.C. & KLEINMAN, R.E. – Cirrhosis and chronic liver failure. **In** Suchy, F.J. *Liver Disease in Children*. 1st ed., St. Louis, Missori, Mosby-Year Book, Inc, 1994, p. 214. 15. JOHNSON, P.J. & McFARLANE, I.G. – Meeting report: International autoimmune hepatitis group. *Hepatology* **18**:998, 1993. 16. KRIEGER, D. et al. – Manganese and chronic hepatic encephalopathy. *Lancet* **346**:270, 1995. 17. KROWKA, M.J. – Hepatopulmonary syndrome: what we are learning from interventional radiology, liver transplantation and other diseases? *Gastroenterology* **109**:1009, 1995. 18. KROWKA, M.J. – Pathophysiology of arterial hypoxemia in advanced liver disease. *Liver Transplant. Surg.* **2**:308, 1996. 19. KULLMANN, F. et al. – Subclinical hepatic encephalopathy: the diagnostic value of evoked potentials. *J. Hepatol.* **22**:101, 1995. 20. LAZARIDIS, K.N. et al. – Primary sclerosing cholangitis. **In** Schiff, E.R.; Sorrell, M.F. & Maddrey, W.C. *Schiff's Diseases of the Liver*. 8th ed., Philadelphia, New York, Lippincott-Raven Publishers, 1999, p. 649. 21. MOWAT, A.P. – Cirrhosis and its complications. **In** Mowat, A.P. *Liver Disorders in Childhood*. Butterworth-Heinemann, 1994, p. 207. 22. MULLEN, K.D. & DASARATHY, S. – Hepatic encephalopathy. **In** Schiff, E.R.; Sorrell, M.F. & Maddrey, W.C. *Schiff's Diseases of the Liver*. 8th ed., Philadelphia, New York, Lippincott-Raven Publishers, 1999, p. 545. 23. POPPER, H. & SHAFFNER, F. – Progress in liver diseases. New York, Grune & Stratton. Chronic Hepatitis: Taxonomic, Etiologic and Therapeutic Problems. **5**:531, 1976. 24. PORTA G. – Hepatite autoimune na infância. Análise clínico-laboratorial, histológica e evolutiva. Tese de Livre-Docência apresentada à FMUSP, 1993. 25. RIORDAN, S.M. & WILLIAMS, R. – Treatment of hepatic encephalopathy. *N. Engl. J. Med.* **337**:473, 1997. 26. RUIZ-DEL-ARBOL, L. et al. – Paracentesis-induced circulatory dysfunction: mechanism and effect on hepatic hemodynamics in cirrhosis. *Gastroenterology* **113**:579, 1997. 27. RUNYON, B.A. – Patients with deficient ascitic fluid psonic activity are predisposed to spontaneous bacterial peritonitis. *Hepatology* **8**:632, 1988. 28. SCHRIER, R.W. et al. – Peripheral arterial vasodilatation hypothesis: a proposal for the initiation of renal sodium and water retension in cirrhosis. *Hepatology* **8**:1151, 1988. 29. VAN DER RIJT, C.C.D. et al. – Flumazenil therapy for hepatic encephalopathy. *Gastroenterol. Clin. Biol.* **19**:572, 1995.

---

7   Doenças Fibropolicísticas Hepatobiliares na Infância

IRENE KAZUE MIURA

As doenças fibropolicísticas hepatobiliares (DFPH) são caracterizadas por graus variáveis de fibrose e dilatação dos ductos biliares intra-hepáticos e estão sendo diagnosticadas mais freqüentemente devido à melhora dos métodos de investigação e à compreensão de sua história natural. O desenvolvimento de modelos experimentais e a identificação das mutações responsáveis pelas doenças císticas renais têm permitido maior conhecimento sobre a patogênese dessas doenças. Incluem a fibrose hepática congênita (FHC), a síndrome de Caroli, a doença de Caroli, a doença policística renal autossômica recessiva (DPRAR), a doença policística renal autossômica dominante (DPRAD), o fígado policístico e o micro-hamartoma ou complexos de Von Meyenburg (CVM) (Quadro 1.44). Alguns autores incluem o cisto de colédoco entre as DFPH.

Essas doenças geralmente não se apresentam como entidades isoladas, podendo haver combinações. Os cistos podem aparecer em outros órgãos, principalmente nos rins, podendo levar à insuficiência renal. Clinicamente, podem cursar com hipertensão portal,

Quadro 1.44 – Doenças fibropolicísticas hepatobiliares.

Fibrose hepática congênita
Síndrome de Caroli
Doença de Caroli
Doença policística renal autossômica recessiva
Doença policística renal autossômica dominante
Fígado policístico
Complexos de Von Meyenburg

colangite ou como lesão ocupando espaço. Transformação maligna pode ocorrer como complicação de qualquer DFPH. Geralmente são doenças de caráter hereditário, podendo ocorrer também esporadicamente.

A patogênese das alterações ductais na DFPH está ligada à formação dos ductos biliares intra-hepáticos no fígado humano.

O desenvolvimento do fígado começa durante a quarta semana de gestação com a formação de um divertículo da parede ventral do intestino. A porção cranial desse divertículo dá origem aos hepatoblastos ou células precursoras dos hepatócitos. Essas células migram entre os sinusóides em desenvolvimento e formam a arquitetura do parênquima do fígado.

Ao redor da nona semana de gestação, inicia-se a formação dos ductos biliares intra-hepáticos: a camada de hepatócitos primitivos ao redor da veia porta em contato direto com o mesênquima transforma-se em células ductais. Em seguida, uma segunda camada de hepatócitos sofre o mesmo processo, formando-se um cilindro com lúmen em fenda denominado de placa ductal.

Ao redor da 12ª semana essas estruturas tubulares sofrem um processo de remodelação, isto é, os ductos biliares começam a se incorporar no tecido conjuntivo ao redor da veia porta e da interação placa ductal-mesênquima resulta um sistema de ductos biliares anastomosados nos tratos portais. Esse processo começa nos ramos portais maiores próximos ao hilo e difunde-se em direção à periferia, isto é, os ductos biliares maiores formam-se primeiro, seguidos pelos ductos biliares segmentares septais, interlobulares e finalmente pelos dúctulos biliares.

Em 1926, Hammar descreveu a placa ductal como um elemento embriológico da árvore biliar em desenvolvimento. Após uma série de estudos morfológicos, Jorgensen propôs que os cistos biliares resultariam de anormalidades embriológicas da placa ductal e denominou essa anomalia de "malformação da placa ductal". Mais recentemente, Desmet postulou que na DFPH ocorre malformação da placa ductal, ou seja, em decorrência talvez de alguma alteração genética, há parada ou alteração da remodelação com persistência da placa ductal, e de acordo com o nível da árvore biliar em que se observa essa parada, o grau de dilatação cística e a variação na fibrose, diferentes formas de doença são encontradas, cada qual com seus sinais clínicos e associações, mas todas caracterizadas pela malformação da placa ductal. As doenças associadas com dilatação de ductos biliares incluem DPRAD, DPRAR e doença de Caroli, enquanto as doenças nas quais ocorre involução ou colangite destrutiva associada à fibrose incluem complexos de Von Meyenburg (CVM), FHC e síndrome de Caroli. A causa da involução dos ductos biliares e do epitélio renal permanece desconhecida. Os defeitos na remodelação da placa ductal freqüentemente são acompanhados por anormalidades na ramificação da veia porta, resultando em "padrão de salgueiro desfolhado" com ramificações portais menores e mais próximas.

FIBROSE HEPÁTICA CONGÊNITA

A alteração fibrótica do fígado distinta da cirrose foi primeiro descrita em 1929, porém o termo fibrose hepática congênita (FHC) foi introduzido por Kerr e cols. em 1961. Classicamente, a FHC está associada à DPRAR. Alguns autores consideram que a FHC e a DPRAR representam um distúrbio único com amplo espectro de manifestações. Outros acham que existem dois distúrbios distintos com lesões biliares fenotipicamente similares. A DPRAR seria descrita mais freqüentemente em recém-nascidos e lactentes, enquanto a FHC, em crianças e adolescentes. Desmet utiliza o termo FHC para a lesão hepática na variante juvenil da DPRAR, denominando de malformação da placa ductal a lesão hepática nas formas perinatal, neonatal e infantil da DPRAR.

A prevalência real da FHC é desconhecida. São relatadas incidência de 0,47/1.000 necropsias e três casos de FHC em 269 necropsias realizadas no período neonatal. Até 1970, havia cerca de 150 casos descritos na literatura e, até 1978, estimava-se cerca de 300 casos de FHC no Reino Unido.

Não há predominância étnica e acomete igualmente ambos os sexos. O diagnóstico pode ser feito em qualquer idade, porém mais freqüentemente nas duas primeiras décadas de vida.

A descrição de FHC em fetos, prematuros e natimortos, as alterações associadas nos sistemas biliar e vascular e anomalias em outros órgãos concomitantemente sugerem o caráter congênito da doença.

A maioria dos autores considera a FHC uma doença autossômica recessiva. A consangüinidade aumenta o risco de FHC. A FHC isolada, sem DPRAR, é rara. A informação genética é disponível somente para a forma combinada. Não se sabe se a forma isolada é determinada por um defeito genético isolado ou se representa uma variação na manifestação do(s) gene(s) da DPRAR/FHC.

A FHC pode estar associada a outras malformações e síndromes genéticas:

1. Anomalias renais – DPRAR, DPRAD, displasia renal, nefronoftise (doença medular cística).
2. Anomalias dos ductos biliares – doença de Caroli, cisto de colédoco e complexos de Von Meyenburg.
3. Síndromes:
   - Síndrome de Meckel: pode aparecer encefalocele ou anencefalia, cistos renais, polidactilia. Fibrose portal e alterações ductais compatíveis com FHC.
   - Displasia familiar de Ivermark: caracterizada por displasia do pâncreas, fígado e rins e presença de cistos pancreáticos e hepáticos em alguns casos.
   - Síndrome de Ellis-Van-Creveld ou displasia condroectodérmica.
   - Síndrome de Jeune: ocorre displasia esquelética, hipoplasia pulmonar e lesões de retina.
   - Síndrome de Joubert: pode aparecer agenesia ou hipoplasia de vérmis cerebelar, distrofia de retina, anormalidades oculomotoras, hiperpnéia episódica, ataxia, retardo mental e fibrose hepática congênita.
   - Atresia vaginal e esclerose tuberosa.
4. Outras associações – enfisema pulmonar, fístulas arteriovenosas pulmonares, retardo mental e dismorfismo facial, síndrome de Laurence-Moon-Biedl, hiperplasia adenomatosa em FHC submetida à anastomose portossistêmica, aneurisma cerebral.

Recentemente foram descritos distúrbios congênitos da glicosilação (CDG) associados à doença hepática. Na CDG-Ib ocorre deficiência da fosfomanose isomerase e caracteriza-se por desenvolvimento neuropsicomotor normal e pela presença de enteropatia perdedora de proteínas, FHC, coagulopatia, vômitos persistentes, hipoglicemia.

As características clínicas da FHC variam conforme a idade do paciente e a presença ou não de alterações renais e/ou biliares associadas. Existem quatro formas clínicas da doença, segundo Fauvert e cols.:

Com hipertensão portal – é a mais freqüente, ocorrendo em 70% dos pacientes. O sangramento digestório é a principal manifestação clínica e o primeiro episódio ocorre geralmente entre 5 e 20 anos de idade. Esplenomegalia e hiperesplenismo também são freqüentes. A maioria das crianças com FHC não apresenta nenhuma manifestação de hipertensão portal no primeiro ano de vida, predominando sintomatologia decorrente de alterações renais e/ou de infecções bacterianas.

Com colangite – é pouco freqüente. Aparece quando há dilatação segmentar de ductos biliares intra-hepáticos própria da FHC ou quando há associação com doença de Caroli. Manifesta-se com dor no quadrante superior direito associada à febre e raramente à icterícia. Pode evoluir com sepse, choque e óbito ou cursar com episódios repetidos de colangite.

Mista – aparecem manifestações clínicas tanto de hipertensão portal como de colangite.

Latente – é a forma assintomática, na qual o diagnóstico é feito por ocasião de uma cirurgia, biopsia, necropsia, investigação de hepatoesplenomegalia ou estudo familiar.

A FHC está freqüentemente associada à lesão renal e a expressão clínica dessa combinação é variável. Em geral, a lesão renal é mais importante no recém-nascido e no lactente, enquanto a lesão hepática domina o quadro em crianças maiores, adolescentes e adultos. Para tornar mais abrangente a classificação clínica acima, Lima e Silveira acrescentaram mais uma, a forma renal, dependente das malformações renais, uma vez que essa é mais freqüente que a associação com doenças biliares.

Ao exame físico, hepatomegalia e esplenomegalia são os achados mais comuns. O fígado geralmente tem consistência firme ou endurecida. Podem aparecer também rins palpáveis, anemia e circulação colateral. Sinais de descompensação hepática, tais como icterícia e ascite, geralmente ocorrem por ocasião de hemorragia digestória.

O diagnóstico definitivo é estabelecido pelo encontro de quadro histológico característico à biopsia hepática: o tecido hepático é cortado por quantidade variável de septos largos e finos que unem os espaços porta. Os septos são compostos por tecido fibroso maduro, denso, contendo ductos revestidos por epitélio biliar cuboidal, muitos deles alongados, tortuosos ou ramificados. Alguns contêm lúmen pequeno, enquanto outros são dilatados ou microcísticos. Raramente, os ductos biliares podem estar ausentes. O lúmen pode estar vazio ou conter bile ou substância mucóide. A arquitetura lobular está preservada e a placa limitante é íntegra. As áreas de parênquima entre os septos são irregulares em forma. Geralmente não há infiltrado inflamatório, exceto nos casos complicados por colangite. As artérias são normais e as veias são rarefeitas ou estão colapsadas. As alterações histológicas são geralmente difusas, podendo haver acometimento de porções isoladas do fígado (Fig. 1.51).

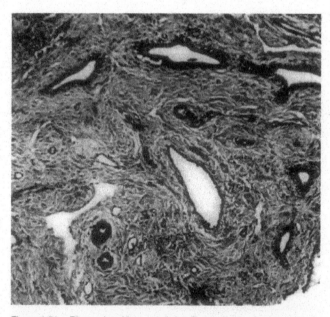

Figura 1.51 – Fibrose hepática congênita. Tecido fibroso denso contendo ductos biliares irregulares, alguns dilatados e outros com malformação da placa ductal (gentileza do Dr. Evandro Sobroza de Mello – Departamento de Patologia do Hospital das Clínicas – FMUSP).

Dados clínicos que sugerem FHC incluem bom estado geral do paciente, hepatomegalia com fígado de consistência endurecida, presença de lesão renal associada e história familiar positiva.

A função hepática, avaliada por meio da dosagem de transaminases, bilirrubina, eletroforese de proteínas séricas e tempo de protrombina, está geralmente preservada, diferentemente dos achados usuais na cirrose hepática. Pode haver aumento leve a moderado da fosfatase alcalina sérica. Anemia, leucopenia e plaquetopenia decorrentes do hiperesplenismo podem estar presentes.

A ultra-sonografia de abdome pode mostrar, além de alterações de tamanho e textura do fígado, sinais de hipertensão portal (reversão do fluxo portal, esplenomegalia) e lesão renal. Nos casos de FHC com hipertensão portal, a esplenoportografia pode mostrar duplicação dos ramos intra-hepáticos da veia porta.

O prognóstico na FHC é consideravelmente melhor que na cirrose, pois a função hepática está geralmente preservada. A morbidade e a mortalidade são decorrentes principalmente das complicações e das doenças associadas à FHC. A progressão da doença renal da DPRAR é variável. Crianças com FHC que cursam com hipertensão portal podem permanecer assintomáticas por longos períodos ou evoluir com episódios de hemorragia digestória recorrente; geralmente apresentam função hepatocelular preservada e crescimento normal. Aquelas com a forma colangítica da FHC podem evoluir para sepse ou os episódios repetidos de lesão hepática podem resultar em falência hepática. Essas crianças podem apresentar também distúrbios metabólicos e nutricionais associados à colestase crônica.

Na FHC associada ao distúrbio congênito de glicosilação, CDG-1b, a terapia com manose por via oral leva à melhora clínica acentuada e à normalização de várias anormalidades bioquímicas.

São causas de óbito: insuficiência renal, hemorragia digestória, infecções, hemorragia intracerebral e insuficiência hepática. Na FHC pode ocorrer transformação maligna para colangiocarcinoma e carcinoma hepatocelular.

O sangramento digestório pode ser controlado por tratamento clínico, endoscópico ou cirúrgico. As varizes têm sido tratadas com sucesso por escleroterapia ou ligadura dos cordões varicosos. Ocasionalmente, há necessidade de anastomose portossistêmica cirúrgica. Como a função hepatocelular é normal na forma com hipertensão portal, o desenvolvimento de encefalopatia portossistêmica é raro. A forma colangítica da FHC requer antibioticoterapia sistêmica e tratamento da colestase crônica. O transplante hepático só está indicado para a minoria dos pacientes que desenvolvem colangite crônica e/ou disfunção hepática progressiva; alguns necessitam de transplante combinado fígado–rim, realizados simultaneamente ou não, dependendo da progressão de cada distúrbio.

SÍNDROME/DOENÇA DE CAROLI

Duas formas de dilatação congênita, macroscópica, dos ductos biliares intra-hepáticos têm sido descritas. A primeira forma, mais rara, denominada de doença de Caroli, é caracterizada por ectasia ductal pura e foi descrita pela primeira vez por Caroli e cols. em 1958. Há acometimento das grandes vias biliares: ducto hepático direito e/ou esquerdo, ductos segmentares e alguns de seus ramos aferentes. A segunda forma, denominada de síndrome de Caroli, é a mais comum, e as alterações do trato portal decorrem da malformação da placa ductal e da fibrose periportal típica de FHC. Ambas as formas estão quase sempre associadas à doença renal, principalmente à DPRAR e mais raramente à DPRAD. O comprometimento hepático é difuso na maioria dos casos, podendo ser parcial em cerca de 20%, quase exclusivamente no lobo esquerdo.

Não existem dados sobre a incidência e o mapeamento genético na doença ou síndrome de Caroli. Há relatos esporádicos de famílias com doença de Caroli isolada, que parecem seguir padrão de herança autossômica dominante. Para a maioria dos autores, tanto a doença como a síndrome de Caroli seriam autossômicas recessivas. Recentemente foram descritas anormalidades cromossômicas (translocação entre os cromossomos 3 e 8) em uma paciente com doença de Caroli isolada. A doença de Caroli é rara: até 1989 havia cerca de 180 casos descritos na literatura. Aparece igualmente em ambos os sexos, segundo alguns autores, ou há predomínio do sexo masculino ou feminino, conforme os diferentes autores.

Na doença de Caroli vários mecanismos etiopatogênicos foram propostos: 1. ausência congênita das camadas muscular e subserosa do ducto biliar; 2. a doença de Caroli seria decorrente de um processo *in utero* que levaria à parada da remodelação da placa ductal atingindo grandes ductos biliares intra-hepáticos. Por outro lado, a síndrome de Caroli envolve malformação da placa ductal de ductos biliares maiores e biliares interlobulares, os quais sofrem involução, resultando na formação de lesão típica de FHC.

As manifestações clínicas podem iniciar-se em qualquer idade, ocorrendo geralmente na adolescência ou no adulto jovem. Na doença de Caroli, os segmentos dilatados comunicam-se com o sistema biliar e a infecção ascendente pode levar a colangite, formação de abscesso subfrênico ou cálculos intra-hepáticos e sepse. Clinicamente, podem aparecer hepatomegalia, dor abdominal, febre, além de sinais e sintomas de choque séptico. A icterícia é leve ou ausente, mas pode aumentar durante os episódios de colangite ou quando houver obstrução biliar por cálculos. A doença pode evoluir também com episódios febris não explicados.

A associação com FHC e cisto de colédoco já foi mencionada anteriormente. Alguns autores classificam a doença de Caroli como cisto de colédoco tipo V; entretanto, a origem biliar extra-hepática do cisto de colédoco, a ausência de padrão genético e a falta de associação com anomalias renais em pacientes com cisto de colédoco provavelmente invalidam essa classificação. A lesão renal mais comumente associada com a doença/síndrome de Caroli é a DPRAR e raramente a DPRAD. Na sua forma isolada, a doença de Caroli não leva à hipertensão portal, existindo ainda as formas assintomáticas, descobertas ocasionalmente.

As provas de função hepática são geralmente normais, exceto durante os episódios de colangite ou obstrução biliar por cálculos.

Macroscopicamente, as dilatações císticas intra-hepáticas são arredondadas ou lanceoladas, com diâmetro variável, e podem estar separadas por faixas de ductos normais. Cálculos friáveis de bilirrubina podem aparecer no lúmen.

Microscopicamente, os ductos dilatados apresentam inflamação crônica grave com ou sem inflamação aguda superajuntada e graus variáveis de fibrose. O epitélio pode estar preservado, parcial ou completamente ulcerado ou parcialmente hiperplástico, com projeções papilares. O lúmen contém mistura de bile e muco espesso, material calcáreo e pus. Focos de colangiocarcinoma são vistos ocasionalmente. O parênquima hepático pode ser normal ou apresentar inflamação e fibrose ao redor dos segmentos dilatados infectados.

Além dos dados clínicos e laboratoriais, a investigação radiológica é indispensável para o diagnóstico. A ultra-sonografia, a tomografia computadorizada (Fig. 1.52), a cintilografia hepática e a colangiografia endoscópica ou percutânea (Fig. 1.53) e, mais recentemente, a colangioressonância mostram áreas de dilatação dos ductos intra-hepáticos comunicando-se livremente com o colédoco.

A história natural depende tanto da natureza e da gravidade da doença renal como da gravidade e distribuição da doença do trato biliar. Na síndrome de Caroli, a hipertensão portal pode levar à esplenomegalia e à hemorragia digestiva.

O curso clínico da doença e da síndrome de Caroli é caracterizado pela estagnação focal de bile, formação de barro biliar e litíase intra-hepática. Esta, por sua vez, leva a episódios repetidos de colangite, freqüentemente complicada por formação de abscessos e sepse. As conseqüências a longo prazo desses processos incluem cirrose, insuficiência hepática, amiloidose e colangiocarcinoma.

Antibioticoterapia para o tratamento de colangite ou sepse segue o padrão já assinalado para a FHC.

Comprometimento unilateral pode ser tratado por ressecção do lobo hepático.

Vários tratamentos não-cirúrgicos têm sido descritos: desobstrução de cálculos com cateteres, dissolução de cálculos com administração oral de ácido quenodeoxicólico ou perfusão intraductal de

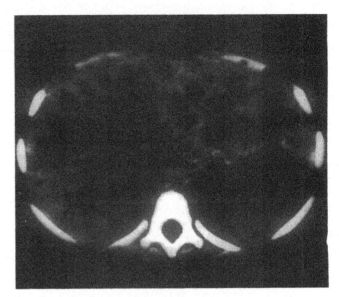

Figura 1.52 – Doença de Caroli. Tomografia de abdome mostrando dilatação de ductos biliares intra-hepáticos.

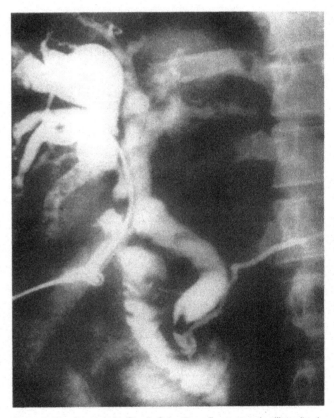

Figura 1.53 – Doença de Caroli. Colangiografia mostrando dilatação de ductos biliares intra-hepáticos.

monoactoína. Recentemente tem sido descrita a litotripsia extracorpórea por onda de choque. A derivação externa só deve ser considerada quando há dilatação do ducto hepático comum. A hepatectomia parcial tem-se mostrado eficaz se a lesão estiver restrita a uma determinada área.

O transplante hepático pode ser considerado quando houver comprometimento difuso complicado por colangite bacteriana recorrente grave e nos casos que evoluem para insuficiência hepática terminal.

DOENÇA POLICÍSTICA RENAL AUTOSSÔMICA RECESSIVA

O termo doença policística renal autossômica recessiva (DPRAR) substituiu a antiga denominação "doença policística infantil", pois pode aparecer também em adultos. É uma doença genética rara, cuja incidência varia de 1:6.000 a 1:40.000 nascidos vivos. Há considerável variação no grau de acometimento dos rins e do fígado, levando a uma ampla variação quanto à gravidade clínica. Duas características são invariáveis: alterações do trato biliar devido à malformação da placa ductal e dilatação fusiforme dos ductos coletores renais. Dilatação cística dos ductos biliares não é comum, exceto nos pacientes com doença de Caroli.

Há aumento simétrico e bilateral dos rins que apresentam superfície lisa e contornos normais. Macroscopicamente, aparecem cistos pequenos opalescentes. Microscopicamente, as lesões são restritas aos túbulos coletores que aparecem como cistos fusiformes radialmente orientados na superfície de corte. Os cistos são revestidos por epitélio cuboidal baixo. Os glomérulos e outros segmentos do néfron são normais. Com o tempo, pode ocorrer fibrose intersticial progressiva.

O quadro de apresentação da DPRAR é muito variável. Blyth e Ockenden dividiram a DPRAR em quatro tipos, perinatal, neonatal, infantil e juvenil, de acordo com a idade de apresentação e o grau de comprometimentos renal e hepático, sugerindo diferentes entidades genéticas. A forma perinatal é a mais comum e mais grave: alguns pacientes são natimortos. Os rins hiperecogênicos são aumentados bilateralmente. O oligoidrâmnio leva à hipoplasia pulmonar e ao fácies de Potter. Óbito em até 30 a 50% dos recém-nascidos logo após o nascimento por sepse e insuficiência respiratória. No período neonatal e na infância precoce, predominam as manifestações renais, e nas demais faixas etárias, as manifestações hepáticas.

Posteriormente, evidências de variabilidade fenotípica intrafamiliar e estudos de ligação genética sugeriram uma subdivisão menos rígida, pois a heterogeneidade alélica e não genética explicaria a variabilidade descrita. A variabilidade na idade de início seria, portanto, decorrente da expressão variável de mutações do mesmo gene, assim como dos efeitos dos genes modificadores e de fatores ambientais e não por mutações de diferentes genes. Os achados histológicos de ectasia do ducto coletor nos rins e a malformação da placa ductal no fígado indicam que o defeito básico na DRPAR pode ser a falência na diferenciação terminal dos sistemas do ducto coletor e biliar.

Zerres e cols., estudando 115 crianças com DPRAR que sobreviveram o período neonatal, em um período médio de observação de 4,9 anos, observaram diminuição do ritmo de filtração glomerular em 72% dos casos, infecção urinária em 30%, atraso de crescimento em 25% e sinais clínicos decorrentes da fibrose hepática (comprometimento hepático avaliado pela ultra-sonografia, presença de varizes de esôfago, esplenomegalia, alterações das enzimas hepáticas) em 46%. Roy e cols. encontraram sobrevida actuarial renal de 86% no primeiro ano de vida e de 67% aos 15 anos em 52 crianças com DPRAR.

Todos os casos típicos de DPRAR são decorrentes da mutação do gene *PKHD1* do cromossomo 6p21.1-p12. Concordante com os sítios afetados pela doença, o gene *PKHD1* é expresso em altos níveis no rim fetal e adulto e em menores níveis no fígado e no pâncreas. Estudos adicionais são necessários para determinar se há relação entre a natureza das mutações e o curso clínico da doença. A proteína codificada pelo gene *PKHD1* é denominada fibrocistina/poliductina e parece ser um receptor da superfície celular ou uma proteína secretada, talvez com atividade enzimática.

Quanto às provas de função renal, pode haver diminuição da capacidade de concentração urinária, aumento da uréia e da creatinina séricas, diminuição do "clearance" de creatinina e alteração dos testes de acidificação *urinária*.

Para avaliação da doença renal, o estudo radiológico é indispensável. A ultra-sonografia de abdome mostra rins aumentados com acentuação da ecogenicidade do córtex e da medula, e perda da delimitação corticomedular. O acometimento é bilateral e os contornos renais são normais. Em crianças maiores, o tamanho do rim e a ecogenicidade são mais variáveis e cistos macroscópicos podem ser evidentes.

A urografia excretora revela rins aumentados bilateralmente e nefrograma com estriações radiolucentes alternando com estriações radiodensas.

O diagnóstico baseia-se em dados clínicos, laboratoriais, radiológicos, histológicos e genéticos. Em algumas ocasiões, já foi necessária a realização de biopsias renal e hepática para aconselhamento genético seguro. A biopsia hepática também foi proposta para a diferenciação entre DPRAD e DPRAR. Embora o diagnóstico de DPRAR não possa ser confirmado na presença de histologia normal do fígado, a presença de fibrose hepática, por outro lado, não exclui o diagnóstico da DPRAD. Tanto a DPRAR como a DPRAD podem evoluir para doença hepática terminal, hipertensão arterial e produzir massas renais na infância. Portanto, somente os achados clínicos na ausência de história familiar clara não permite a distinção entre as duas formas.

Em alguns casos, pode ser difícil estabelecer o diagnóstico de um tipo específico de DPR por meio de métodos de imagem ou parâmetros laboratoriais. Em pacientes mais jovens, a ultra-sonografia abdominal pode mostrar rins aumentados e hiperecóicos em ambas as formas da doença. Cistos macroscópicos podem ser detectados em pacientes maiores com DPRAR.

Na avaliação de uma criança com início precoce de doença cística renal, a realização de ultra-sonografia dos pais pode ser bastante valiosa. Bear e cols. relataram taxa de detecção de resultados falsos-negativos em DPRAD de zero em pacientes com mais de 20 anos de idade. Portanto, a ultra-sonografia normal em ambos os pais reduz a probabilidade de diagnóstico de DPRAD à da ocorrência de uma mutação espontânea.

A dilatação dos ductos coletores é uma das características histológicas da DPRAR; entretanto, comprometimento significativo dos ductos coletores pode ser visto em pacientes com DPRAD, nos quais podem aparecer cistos glomerulares que ocorrem como fenômeno esporádico ou em associação com outras doenças hereditárias. Atualmente, a identificação da mutação genética pode permitir o diagnóstico de certeza.

O tratamento clínico consiste no controle da hipertensão arterial, tratamento da infecção urinária e da insuficiência renal. A diálise e o transplante renal são indicados na insuficiência renal terminal.

O tratamento das complicações hepáticas segue os padrões já assinalados para a FHC.

DOENÇA POLICÍSTICA RENAL AUTOSSÔMICA DOMINANTE

Anteriormente denominada de "doença policística do adulto", foi inicialmente descrita por Bristowe em 1856 e pode aparecer na infância precoce. É uma das doenças genéticas mais comuns, afetando todos os grupos étnicos, com incidência de 1:400 a 1:1.000 indivíduos.

É uma doença geneticamente heterogênea e decorre de mutações em dois genes, denominados *PKD1* ("polycystic kidney disease 1") e *PKD2* ("polycystic kidney disease 2"). Mutações do *PKD1* localizadas no cromossomo 16p13.3 são responsáveis por 85% dos casos, enquanto mutações do *PKD2* no cromossomo 4q21-23, pelos restantes 15%. Algumas famílias com DPRAD não apresentam aparentemente mutações dos genes *PKD1* ou *PKD2*, sugerindo a existência de outro *locus* ainda não identificado. Uma dessas famílias apresenta mutações de ambos os genes, *PKD1* e *2*, colocando em dúvida a existência de um terceiro gene mutante. Acomete igualmente ambos os sexos, segundo alguns autores, ou predomina no sexo feminino, segundo outros.

Diferentes tipos de mutações do gene *PKD1* têm sido identificados. Não foi encontrada correlação entre as mutações específicas e as manifestações clínicas, porém mutações na terminação 5' do gene parecem estar *associadas com início mais precoce da doença* que as mutações na terminação 3'.

Os genes *PKD1* e *PKD2* codificam proteínas denominadas de policistinas 1 e 2, respectivamente, que são importantes em vários processos biológicos.

A DPRAD é raramente descrita em crianças. As manifestações clínicas aparecem geralmente entre a quarta e quinta décadas de vida: aumento do volume abdominal, dor abdominal, hematúria macro ou microscópica, noctúria, hipertensão arterial. Os cistos renais, além de causarem insuficiência renal progressiva, podem complicar-se com hemorragia, rotura, infecção, nefrolitíase e dor intratável. Pode haver associação com cistos no fígado (80%), pâncreas (10%), baço (5 a 10%), cérebro, ovários e testículos; com prolapso de valva mitral (27%), insuficiência aórtica e regurgitação das valvas mitral e tricúspide; com hérnias abdominal e inguinal, divertículo de colo, aneurisma de artéria cerebral (5 a 10%). O fígado policístico associa-se raramente com FHC ou síndrome de Caroli. O comprometimento hepático é freqüentemente assintomático e sua função está preservada. Entre as mulheres é maior a prevalência de cistos no fígado e o número e o tamanho desses parecem estar relacionados com a gravidez ou ao uso de contraceptivos orais. Os cistos hepáticos não são comumente vistos em crianças, embora haja relato de diagnóstico precoce, por biopsia hepática, em criança de 8 meses de idade. Os cistos aparecem raramente antes da puberdade e sua prevalência aumenta com a idade, sendo que 80% dos pacientes com DPRAD apresentam alterações císticas ao redor de 50 anos. Pacientes com hepatomegalia acentuada podem ter dor crônica, saciedade precoce, perda de peso, desconforto respiratório e ascite. O tamanho do fígado dependerá do número e da dimensão dos cistos, que varia de menos de 1mm a mais de 12cm de diâmetro (Fig. 1.54). O comprometimento hepático pode ser difuso ou estar restrito a um lobo, geralmente o esquerdo. Os cistos, revestidos por epitélio cuboidal ou colunar, contêm líquido claro, semelhante à fração independente do sal biliar da bile humana. Não há comunicação entre os cistos e a árvore biliar, podendo ocorrer hemorragia, infecção e transformação maligna (Fig. 1.54). A arquitetura lobular e os hepatócitos são normais. Micro-hamartomas podem ser vistos.

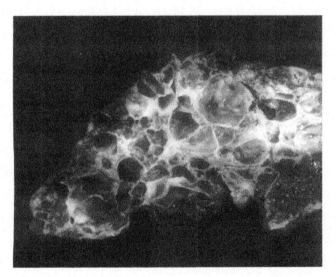

Figura 1.54 – Fígado policístico. Numerosos cistos de calibre variável em todo o fígado, envolvidos por densas faixas de fibrose (gentileza do Dr. Evandro Sobroza de Mello – Departamento de Patologia do Hospital das Clínicas – FMUSP).

Rins, baço, pâncreas, ovários e pulmões também podem apresentar lesões císticas.

A lesão renal pode ser assimétrica e assincrônica, porém é potencialmente bilateral. Macroscopicamente, aparecem cistos de tamanho variável que distorcem a superfície renal. Esses se originam de qualquer porção do néfron e aparecem no córtex e na medula renal. Cistos glomerulares são freqüentes. O fluido dentro do cisto geralmente é claro e lembra urina. Em alguns cistos, o fluido pode ser escuro e de consistência pastosa.

O diagnóstico da DPRAD pela ultra-sonografia tem sido descrito não somente em adultos como também em fetos. Crianças diagnosticadas com menos de 1 ano de idade podem ter deterioração precoce da função renal; aqueles diagnosticados na infância tardia podem ter curso benigno. O achado de um único cisto em criança de familiares com DPRAD deve ser considerado sugestivo de doença. Recentemente, os critérios diagnósticos foram ajustados para a idade para minimizar os resultados falsos-positivos e negativos. Em pacientes com idade inferior a 30 anos, a presença de dois cistos renais, uni ou bilateral, é suficiente para o diagnóstico, pois cistos simples múltiplos são incomuns nessa faixa etária. Um diagnóstico presuntivo pode ser feito em pacientes entre 30 e 59 anos de idade, apresentando pelo menos dois cistos em cada rim, e em maiores de 60 anos com quatro ou mais cistos em cada rim. Nos pacientes com DPRAD-1, a ultra-sonografia pode não descartar definitivamente a doença até cerca de 30 anos de idade; a tomografia computadorizada tem sensibilidade maior que a ultra-sonografia para a detecção de cistos. No período pré-natal, a ultra-sonografia pode detectar cistos renais em alguns fetos de pais afetados. Nesses casos, os rins podem estar aumentados e ter aumento da ecogenicidade e cistos visíveis no córtex renal. Entretanto, a ultra-sonografia pode não permitir a distinção confiável entre a DPRAD e a DPRAR.

Em pacientes com história familiar positiva para doença policística renal e sem evidência radiológica de cistos, pode ser feita a análise do DNA. Deve-se incluir o estudo do DNA de duas pessoas relacionadas afetadas para se certificar da presença dos genes para DPRAD com mais de 99% de certeza. É possível também se fazer o diagnóstico pré-natal de doença policística renal por meio da análise do DNA obtido por amniocentese ou de amostra de vilo coriônico. O aconselhamento genético de familiares nos quais o primeiro filho desenvolve DPRAD de início precoce é importante, pois a probabilidade de o irmão portador ter forma semelhante da doença é de pelo menos 45%.

A mortalidade e a morbidade estão relacionadas ao grau de comprometimento renal associado. A doença renal terminal ocorre em 45% dos indivíduos afetados ao redor de 60 anos de idade. A idade de início e da progressão da insuficiência renal é muito variável, e resulta de fatores genéticos e ambientais. Pacientes com DPRAD-1 tendem a desenvolver azotemia mais precocemente que aqueles com DPRAD-2. A rotura de aneurisma cerebral é causa significante de óbito nos pacientes com DPRAD. Transformação maligna dos cistos hepáticos é rara.

A cirurgia hepática ou renal é raramente necessária, sendo a punção aspirativa do cisto, com controle ultra-sonográfico, fácil e eficaz no alívio dos sintomas. A introdução de substância esclerosante pode retardar o preenchimento dos cistos. Os cistos maiores, se estiverem causando sintomas, podem ser tratados cirurgicamente, por meio de fenestração do cisto, por ressecção hepática ou, ainda, transplante de fígado. A fibrose portal aparece raramente na DPRAD. A nefrectomia é uma opção extrema em pacientes muito debilitados pela dor renal ou em casos de infecção renal difusa resistente ao tratamento clínico e drenagem.

O tratamento clínico do comprometimento renal visa minimizar o impacto das complicações associadas, incluindo controle da pressão arterial, tratamento agressivo das infecções, restrição protéica e controle eletrolítico. Diálise e transplante renal estão indicados quando há evolução para rim terminal. Pirson e cols. recomendam pesquisa de aneurisma intracraniano entre 18 e 40 anos de idade por angiorressonância ou por tomografia helicoidal nos pacientes com história familiar positiva para aneurisma cerebral.

Como na DPRAD há mutação com perda de função, a terapia genética poderá ser empregada no futuro.

DOENÇA POLICÍSTICA DO FÍGADO

A doença policística do fígado (DPF) pode ocorrer esporadicamente como doença isolada, isto é, sem nenhum cisto renal. A existência de forma familiar isolada dessa doença foi sugerida por Berrebi e cols. com base em história de duas famílias. Entretanto, em nenhum desses casos o comprometimento renal leve foi totalmente excluído e não foi realizado também estudo genético. Em 1996, Pirson e cols. descreveram a DPF isolada transmitida a três gerações, nas quais se excluiu a ligação da doença com os marcadores genéticos da PKD1 e 2. A apresentação clínica e as características histológicas da DPF na presença ou ausência de DPRAD são indistinguíveis, sugerindo que a DPF pode ser alélica a uma das formas da DPRAD. A natureza geneticamente distinta da DPF isolada foi reforçada por um estudo recente que identificou o locus para essa doença no cromossomo 19p13.2-13.1. A identificação do gene da DPF poderá permitir o conhecimento da patogênese da formação do cisto no fígado tanto na DPF isolada como na DPRAD. O comprometimento hepático pode provocar desconforto abdominal secundário à hepatomegalia, sendo a hipertensão portal uma complicação rara. O diagnóstico é sugerido pela ultra-sonografia ou tomografia computadorizada e pode ser confirmado pelo estudo histológico ou história familiar.

MICRO-HAMARTOMAS BILIARES OU COMPLEXOS DE VON MEYENBURG

Descritos inicialmente em 1918, os micro-hamartomas biliares ou complexos de Von Meyenburg consistem de grupos de ductos biliares arredondados ou irregulares, revestidos por epitélio cuboidal ou colunar baixo. Contêm material amorfo róseo ou bile no lúmen levemente dilatado. As estruturas biliares estão contidas em estroma de colágeno maduro localizado no espaço porta ou na região periportal. Os micro-hamartomas podem ser solitários ou múltiplos. Macroscopicamente, são pequenos (geralmente menores que 0,5cm de diâmetro), de coloração branco-acinzentada a preta (Fig. 1.55).

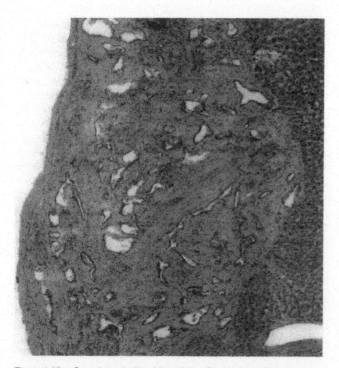

Figura 1.55 – Complexo de Von Meyenburg. Ductos hamartomatosos revestidos por células colunares baixas ou cubóides em meio a estroma de colágeno (gentileza do Dr. Evandro Sobroza de Mello – Departamento de Patologia do Hospital das Clínicas – FMUSP).

Os complexos de Von Meyenburg são considerados remanescentes fibrosados da malformação da placa ductal de pequenos ramos periféricos. Algumas vezes, estão associados a fígado policístico, FHC e doença de Caroli.

A incidência de complexos de Von Meyemburg foi de 0,6% em um estudo de biopsias hepáticas. Um recente estudo de 2.843 necropsias consecutivas mostrou incidência de 5,6% em adultos e 0,9% em crianças.

Geralmente, os micro-hamartomas são assintomáticos, diagnosticados incidentalmente por ocasião de necropsia ou biopsia. Podem sofrer transformação maligna para colangiocarcinoma.

Os métodos de imagem, tais como ultra-sonografia e tomografia computadorizada, podem mostrar diversos aspectos; algumas vezes podem simular doença hepática maligna, portanto, o diagnóstico definitivo baseia-se na análise histológica da lesão. Recentemente, a ressonância magnética e a colangiorressonância têm sido descritas como bons métodos diagnósticos.

BIBLIOGRAFIA

1. ALVAREZ, F. et al. – Congenital hepatic fibrosis in children. J. Pediatr. 99:370, 1981. 2. BENHAMOU, J.P. – Congenital hepatic fibrosis and Caroli's syndrome. In Schiff, L. & Schiff, E.R. Diseases of the Liver. 7th ed. ed. Philadelphia, Lippincott, 1993, p. 1204. 3. BLYTH, H. & OCKENDEN. B.G. – Polycystic disease of kidneys and liver presenting in childhood. J. Med. Genet. 8:257, 1971. 4. COLE, B.R. – Autosomal recessive polycystic kidney disease. In Gardner, K.D. & Bernstein, J. (eds). The Cystic Kidney. Boston, Kluwer Academic Publishers, 1990, p. 327. 5. DESMET, V.J. – Congenital diseases of intrahepatic bile ducts: variations on the theme "ductal plate malformation". Hepatology 16:1069, 1992. 6. DESMET, V.J. – What is congenital hepatic fibrosis? Histopathology 20:465, 1992. 7. FAUVERT, R.; BENHAMOU, J.P. & MEYER, P. – Fibrose hépatique congénitale. Rev. Int. Hepatol. 14:395, 1964. 8. FREEZE, H.H. – New diagnosis and treatment of congenital hepatic fibrosis. JPGN, 29:104, 1999. 9. HARRIS, P.C. – Molecular basis of polycystic kidney disease: PKD1, PKD2 e PKHD1. Curr. Opin. Nephrol. Hypertens. 11:309, 2002. 10. IGARASHI, P. & SOMLO, S. – Genetics and pathogenesis of polycystic kidney disease. J. Am. Soc. Nephrol. 13:2384, 2002. 11. JAIN, D. – Evidence for the neoplastic transformation of von Meyenburg complexes. Am. J. Surg. Pathol. 24:113, 2000, 12. JONAS, M.M. & PEREZ-ATAYDE, A.R. – Fibrocystic liver disease. In Suchy, F.J.; Sokol, R.J. & Balistreri, W.F. (eds.). Liver Disease in Children. Philadelphia, Lippincott Williams & Wilkins, 2001, p. 899. 13. KERR D.N.S. et al. – Congenital hepatic fibrosis: the long-term prognosis. Gut 19:514, 1978. 14. KRAUSÉ D. et al. – MRI for evaluating congenital bile duct abnormalities. J. Comp. Assisted. Tomography 26:541, 2002. 15. LIMA, J.P. & SILVEIRA, T.R. – Fibrose hepática congênita. In Silva, A.O. & D'Albuquerque, L.C. Hepatologia Clínica e Cirúrgica. São Paulo, Sarvier, p. 813, 1986. 16. MARTINEZ, J.R. & GRANTHAM, J.J. – Poycystic kidney disease: etiology, pathogenesis and treatment. Disease-a-Month 41:695, 1995. 17. MELNICK, P.J. et al. – Analysis of seventy cases. Arch. Pathol. 59:162, 1955. 18. PARFREY, P.S. et al. – The diagnosis and prognosis of autosomal dominant polycystic kidney disease. N. Engl. J. Med. 323:1085, 1990. 19. PERISIC, V.N. – Long-term studies on congenital hepatic fibrosis in children. Acta. Paediatr. 84:695, 1995. 20. PIRSON, Y. et al. – Isolated polycystic liver disease as a distinct genetic disease, unliked to polycystic kidney disease 1 and polycystic kid disease 2. Hepatology 23:249, 1996. 21. RAVINE, D. et al. – Evaluation of ultrasonographic diagnostic criteria for autosomal dominant polycystic kidney disease 1. Lancet 343:824, 1994. 22. REDSTON, M.S. & Wanless, I.R. – The hepatic von Meyenburg complex with hepatic and renal cysts. Mod. Pathol. 9:233, 1996. 23. REYNOLDS, D.M. et al. – Identification of a locus for autosomal dominant polycystic liver disease on chromosome 19p13.2-13.1. Am. J. Hum. Genet. 67:1598, 2000. 24. ROY, S. et al. – Autosomal recessive polycystic kidney disease: long-term autcome of neonatal survivors. Pediatr. Nephrol. 11:302, 1997. 25. SCHWARZ, K.B. & ZELLOS, A. – Congenital and structural abnormalities of the liver. In Kelly, D.A. (ed.). Diseases the Liver and Biliary System in Children. Oxford, Blackwell Science, 1994, p. 124. 26. SEDMAN, A. et al. – Autosomal dominant polycystic kidney disease in childhood: a longitudinal study. Kidney Int. 31:1000, 1987. 27. Van EYKEN, P. et al. – The development of the intrahepatic bile ducts in man: a keratin-immunohistochemical study. Hepatology 8:1586, 1988. 28. WARD, C.J. et al. – The gene mutated in autosomal recessive polycystic kidney disease encodes a large, receptor-like protein. Nature Genet. 30:259, 2002. 29. ZERRES, K. et al. – Autosomal recessive polycystic kidney disease in 115 children: clinical presentation, course and influence of gender. Acta Paediatr. 85:437, 1996.

8 O Fígado nas Doenças Sistêmicas

VERA LÚCIA BAGGIO
GILDA PORTA

O fígado está freqüentemente envolvido em doenças sistêmicas, circulatórias e inflamatórias. É um órgão de grande importância no metabolismo, em virtude do seu tamanho, suas funções e sua posição na circulação sistêmica. O fígado recebe cerca de 25% do débito cardíaco, sendo exposto a grandes concentrações de mediadores inflamatórios, hormônios, nutrientes, antígenos alimentares, drogas e microrganismos intestinais. As veias hepáticas drenam para a veia cava inferior ou diretamente para o átrio direito; uma disfunção cardíaca rapidamente leva à congestão hepática. Em adição, o fígado é composto por diferentes tipos de células como os hepatócitos, células endoteliais, células de Kupffer, células imunorreguladoras e células epiteliais biliares. Entre elas existe a produção de uma grande variedade de moléculas bioativas, incluindo glicose, mediadores inflamatórios, fatores de crescimento, hormônios, bilirrubinas, fatores de coagulação, albumina e produtos do metabolismo de drogas. Existe, portanto, um grande potencial para as doenças extra-hepáticas influenciarem a função hepática e para a diminuição da função hepática influenciar o curso das doenças sistêmicas.

As alterações nos testes de função hepática podem ser o primeiro sinal de doenças sistêmicas. A icterícia pode estar presente em condições em que aumentam a produção de bilirrubina, isquemia, hipoxemia ou má nutrição. O aumento na produção de bilirrubinas, principalmente a fração indireta, ocorre com hemólise, transfusões sangüíneas, sangramentos intestinais, reabsorção de sangue de hematomas e oxigenação por membrana extracorpórea. No paciente saudável, o fígado tem a capacidade de conjugar e excretar a bilirrubina. Entretanto, em condições adversas, pode haver comprometimento na sua habilidade de processar a bilirrubina, resultando em hiperbilirrubinemia conjugada. Com a correção do distúrbio primário, haverá melhora da função hepática, mas o tratamento inadequado pode resultar em lesão hepática progressiva.

No quadro 1.45 apresentamos as causas de icterícia no paciente criticamente enfermo.

Quadro 1.45 – Causas de icterícia no paciente criticamente enfermo.

Aumento na produção de bilirrubina
Doença hemolítica
Hemólise de sangue transfundido
Reabsorção do sangue de hematomas
Sangramento intraluminal
Diminuição do processamento intra-hepático da bilirrubina
Hepatites virais
Hepatites induzidas por drogas
Choque/diminuição da perfusão
Hipoxemia
Jejum/má nutrição
Doença hepática preexistente
Diminuição da excreção de bilirrubina
Sepse
Obstrução extra-hepática
Pancreatite

INFECÇÃO

Na sepse, as células do sistema reticuloendotelial do fígado (células de Kupffer) são expostas a endotoxinas circulantes; em resposta, elas liberam mediadores da inflamação. As citocinas (fator de necrose tumoral, interleucinas-1 e 8) e os leucotrienos estimulam a quimiotaxia, aumentam a permeabilidade vascular e causam contração da musculatura lisa vascular. O aumento da permeabilidade vascular resulta em extravasamento de plasma; esse processo ao redor dos ductos biliares pode ser parcialmente responsável pela colestase observada. A importância dos leucotrienos na lesão hepática foi observada por meio de estudos experimentais: a lesão diminui quando são administrados antagonistas dos receptores dos leucotrienos ou quando é interrompida sua liberação. O acometimento hepático freqüentemente visto na falência de múltiplos órgãos é conseqüência dessa cascata bioquímica.

A icterícia com aumento da bilirrubina conjugada ocorre mais freqüentemente em lactentes e em crianças com sepse; as transaminases e a fosfatase alcalina estão aumentadas em mais de 50% dos adultos com bacteriemia. Para todas as faixas etárias, a icterícia pode ser o único sinal de infecção. Outros sinais e sintomas de doença hepática são incomuns, sendo predominantes os achados clínicos próprios da sepse. As alterações bioquímicas são observadas de dois a quatro dias após o início da infecção sistêmica e desaparecem com a terapia apropriada. Essas anormalidades têm pouco significado prognóstico, sendo esse determinado pela doença de base. A terapia deve ser direcionada para a infecção primária. A ultra-sonografia de abdome está indicada para afastar a obstrução biliar e as doenças da vesícula.

DOENÇA CARDÍACA

Uma variedade de doenças cardiovasculares pode resultar em lesão hepática. A apresentação clínica, bioquímica e histopatológica pode variar consideravelmente, desde elevações silenciosas das transaminases até alterações mais intensas nos testes laboratoriais, com necrose centrolobular grave, icterícia e morte. A intensidade da lesão hepática e o prognóstico dependem principalmente da gravidade da doença cardíaca e da sua resposta ao tratamento.

Cerca de 25% do débito cardíaco está direcionado para o fígado. Dois terços do fluxo sangüíneo hepático vêm pela veia porta e o restante pela sua artéria hepática. Na zona periportal do lóbulo hepático, o sangue rico em oxigênio da artéria hepática mistura-se com o sangue portal menos oxigenado e rico em nutrientes e hormônios do trato gastrintestinal. Os hepatócitos da região periportal são perfundidos com sangue rico em oxigênio, hormônios e nutrientes, enquanto os hepatócitos da região pericentral são expostos a sangue depletado de oxigênio, substratos e hormônios. Esse gradiente de tensão de oxigênio no lóbulo hepático leva à maior suscetibilidade dos hepatócitos pericentrais e às situações de diminuição da liberação de oxigênio, ou seja, situações de diminuição da perfusão. A regulação local do fluxo sangüíneo hepático é ligada ao "clearance" e ao metabolismo da adenosina. A adenosina, que age nos receptores purinérgicos para gerar AMP cíclico e causar vasodilatação, é constantemente secretada nos ramos terminais das arteríolas e vênulas hepáticas. Com a diminuição do fluxo sangüíneo, os níveis locais de adenosina aumentam, resultando em vasodilatação arterial; um aumento do fluxo sangüíneo é proporcionado pela artéria hepática. O restabelecimento do fluxo sangüíneo hepático normal leva ao aumento do "clearance" da adenosina, diminuindo o estímulo para a vasodilatação arterial.

HEPATITE ISQUÊMICA

A lesão hepática devida a hipotensão ou choque, também chamada de hepatite isquêmica, fígado do choque, infarto agudo do fígado, é comum na insuficiência cardíaca esquerda moderada a grave. A etiologia da falência cardíaca é mais freqüentemente secundária a infarto agudo do miocárdio ou a arritmias cardíacas, mas também pode ser devida a disfunção de próteses valvares, cardiomiopatias ou tamponamento pericárdico. A hepatite isquêmica também ocorre em outras condições como choque, traumatismo, queimaduras, hemorragia, sepse, peritonite, embolia pulmonar e como seqüela de grandes cirurgias.

Na faixa etária pediátrica, cerca de 20% das crianças com doenças cardíacas congênitas que morrem antes de completar 1 mês de vida têm alterações hepáticas à necropsia; as síndromes hipoplásticas do coração esquerdo e a coartação da aorta são as doenças mais comuns (ver doenças cardíacas congênitas a seguir). A hepatite isquêmica pode mimetizar clinicamente a hepatite tóxica ou infecciosa, ocorrendo em associação com insuficiência cardíaca congestiva, choque, parada cardiorrespiratória, asfixia, convulsões prolongadas ou desidratação grave. O quadro pode ser tão grave quanto uma hepatite fulminante. A hepatite isquêmica está associada com diminuição do débito cardíaco, mas a hipotensão não é freqüentemente documentada. Ela também pode ser observada em crianças submetidas a "bypass" cardiopulmonar.

A hepatite isquêmica caracteriza-se por rápida elevação das transaminases em 24 a 48 horas, podendo atingir níveis de 100 a 250 vezes o limite superior da normalidade; a fosfatase alcalina está geralmente normal ou aumentada duas vezes o valor normal. Em cerca de 25 a 50% dos casos há hepatomegalia, icterícia (bilirrubinas raramente estão aumentadas além de quatro vezes o normal) e coagulopatia. A elevação da CPK (creatinafosfocinase) indica hipoperfusão global e confirma o diagnóstico. O aumento da creatinina sérica indica hipoperfusão renal. A meia-vida da TGO e da TGP é de 17 a 24 horas; as transaminases retornam ao normal em 3 a 11 dias se a perfusão e a oxigenação forem restauradas e se o débito urinário for normal. Esse rápido declínio das enzimas hepáticas na ausência de piora da hiperbilirrubinemia e da coagulopatia leva à distinção da hepatite isquêmica, viral ou tóxica. Apesar do grande aumento das transaminases, raramente há comprometimento da função hepática; freqüentemente a lesão hepática é subclínica e não diagnosticada. Doenças cardíacas crônicas também podem afetar o fígado. A insuficiência cardíaca esquerda não causa sintomas hepáticos se não houver hipotensão ou redução do débito cardíaco, quando então ocorre hepatite isquêmica. Se um episódio agudo de hipotensão ocorre em paciente com fígado lesado por insuficiência cardíaca congestiva crônica ou em portador de doença hepática crônica, pode surgir evolução para hepatite fulminante. A mortalidade pode chegar a 70% e depende principalmente da gravidade da doença cardiovascular do paciente.

A biopsia hepática mostra necrose centrolobular (zona 3) com congestão das veias centrais e dilatação sinusoidal com preservação da zona periportal. Hemorragia com extravasamento de hemácias e rotura de sinusóides também estão presentes. O prognóstico da criança com hepatite isquêmica depende da resposta da doença primária à terapia.

O FÍGADO NA INSUFICIÊNCIA CARDÍACA DIREITA

A congestão hepática é uma complicação bem conhecida da insuficiência cardíaca direita aguda ou crônica. A maioria dos pacientes com insuficiência cardíaca congestiva não apresenta nenhum sinal ou sintoma relacionado à congestão passiva do fígado. Entretanto, alguns podem apresentar dor no quadrante superior direito do abdome, secundária à distensão da cápsula hepática, principalmente nas insuficiências cardíacas agudas ou nas exacerbações de insuficiências cardíacas crônicas. Podem ocorrer anore-

xia, náuseas e vômitos, mas não está claro se são causados pela congestão hepática, congestão intestinal ou a fatores como medicações, hipóxia e choque. A hepatomegalia está habitualmente presente. A icterícia é rara, em menos de 20% dos casos. Outros achados incluem edema periférico, efusões pleurais, ascite e esplenomegalia. A pericardite constritiva pode apresentar-se de forma similar. Elevações das transaminases séricas ocorrem em 15 a 50% dos pacientes com quadros congestivos agudos e em 3 a 5% nos casos crônicos. Elevação de fosfatase alcalina pode ser vista em 10 a 20%. O tempo de protrombina está alargado em 80 a 90% dos pacientes com congestão passiva do fígado, apresentando pouca ou nenhuma correção após a administração de vitamina K. Com a resolução da insuficiência cardíaca, o tempo de protrombina retorna ao normal em duas a três semanas. A albumina está diminuída em 30 a 50% dos pacientes com insuficiência cardíaca congestiva, em geral de forma leve, e sua etiologia está relacionada à diminuição da síntese hepática, diminuição da absorção ou perda pelo intestino congesto, além da má nutrição. Com a resolução da doença cardíaca, os níveis de albumina retornam ao normal em poucos meses. A hiperglobulinemia ocorre em 37 a 60% dos pacientes, mais comumente naqueles com insuficiência cardíaca aguda, em geral em níveis discretos e que não retornam ao normal com o tratamento. Portanto, em pacientes com anormalidades inexplicáveis dos testes de função hepática, devem-se excluir distúrbios circulatórios. Raramente ocorrem complicações de doença hepática crônica, mas com episódios prolongados e recorrentes de insuficiência cardíaca congestiva podem-se formar bandas fibrosas entre zonas centrolobulares vizinhas, circundando áreas portais normais ("cirrose cardíaca"). A incidência é rara, pois muitos pacientes morrem da doença cardíaca antes que a cirrose esteja instalada. Os indivíduos mais predispostos a tal evolução incluem aqueles com doença cardíaca reumática, pericardite constritiva, insuficiência cardíaca prolongada ou recorrente ou insuficiência tricúspide.

Histopatologia – o fígado com congestão leve mostra dilatação de veias centrais e sinusóides adjacentes. Os hepatócitos nas regiões centrolobulares podem parecer comprimidos e atróficos. Com a maior gravidade da doença, pode ocorrer necrose centrolobular. Se a lesão for progressiva, pode desenvolver-se cirrose cardíaca.

É comum a disfunção hepática em lactentes e crianças com doenças cardíacas congênitas. Assim como na população adulta, a insuficiência cardíaca congestiva pode levar a redução no débito cardíaco, elevação nas pressões das câmaras direitas com subseqüente estase venosa hepática, ou hipoxemia arterial sistêmica; todos esses fatores, isolados ou em combinação, podem resultar em lesão hepática.

DOENÇAS PULMONARES E O FÍGADO

Existem muitas condições em que o fígado e o pulmão estão envolvidos. Podem ser afetados de forma concomitante ou seqüencialmente. Vamos discutir as manifestações hepáticas das doenças pulmonares. A sarcoidose e a tuberculose são as duas causas mais comuns de granulomas hepáticos.

Sarcoidose

É uma doença granulomatosa sistêmica de etiologia desconhecida, caracterizada pelo desenvolvimento de granulomas não-caseosos em vários tecidos do organismo. É uma doença multissistêmica que envolve o pulmão em 90% dos casos. O fígado está envolvido em 60 a 90% dos casos, embora freqüentemente sem significado clínico. Os pacientes são geralmente assintomáticos, podendo ter evidências de colestase com discreta elevação de fosfatase alcalina e dos níveis de bilirrubinas, ou com alteração discreta das transaminases. A hepatomegalia ocorre em 20 a 30% dos casos. Já foi relatado doença hepática mais grave, levando à cirrose hepática e à hipertensão portal. A sarcoidose hepática também pode apresentar-se como febre de origem indeterminada. São encontrados granulomas periportais ao exame histológico, podendo haver infiltrado mononuclear e fibrose.

Tuberculose

O fígado pode estar envolvido tanto na forma pulmonar quanto na miliar. A tuberculose hepática também pode manifestar-se como febre de origem indeterminada. A biopsia hepática revela granulomas epitelióides na região portal e periportal. Se ocorrem alterações nos testes bioquímicos hepáticos durante o tratamento da doença, devemos pensar na hepatotoxicidade dos agentes terapêuticos, principalmente a isoniazida e a rifampicina. A infecção por micobactérias *atípicas* como o *Mycobacterium avium* freqüentemente ocorre em imunodeprimidos; podem causar doença pulmonar e mais comumente invadem o sangue, medula óssea e fígado, com morbidade importante.

DOENÇAS ENDÓCRINAS E O FÍGADO

Existem ricas interações entre o fígado e o sistema endócrino. O fígado tem um papel de grande importância no metabolismo da tireóide e dos hormônios adrenais. Alterações nos testes de função hepática são comuns em pacientes com hipertireoidismo, ocorrendo em 15 a 75% dos casos. A elevação da fosfatase alcalina é a anormalidade mais comum; também ocorrem alterações das transaminases e da gamaglutamiltransferase-GT, porém, em níveis não muito elevados. Podem ocorrer alterações do tempo de protrombina e hipoalbuminemia nos pacientes com insuficiência cardíaca congestiva ou com doença hepática coexistente. A icterícia é rara, mas já foi relatada ocasionalmente, principalmente associada a insuficiência cardíaca. Em pacientes com doença hepática preexistente a icterícia devida ao hipertireoidismo pode levar à confusão, particularmente nos casos em avaliação para transplante hepático. Ocasionalmente, os pacientes apresentam icterícia, perda de peso, perda muscular, fraqueza e ginecomastia, simulando quadro terminal de doença hepática. O quadro histológico mais freqüente nos indivíduos com tireotoxicose é a colestase, principalmente na região centrolobular; *outros achados não específicos* incluem inflamação lobular, polimorfismo nuclear e hiperplasia das células de Kupffer. A maioria das alterações se resolve com o tratamento do hipertireoidismo. Nos casos já controlados, que persistem com alterações das aminotransferases, devemos pensar em hepatotoxicidade pelas drogas, principalmente o propiltiouracil.

No hipotireoidismo, o acometimento hepático é menos comum. Entretanto, esses pacientes podem apresentar miopatia, fadiga, mialgias e elevação da AST. Além disso, a colestase pode ser o primeiro sinal clínico de hipotireoidismo neonatal. Em cerca de 20% dos casos há icterícia prolongada e mais de um terço tem colestase como sintoma inicial. Os valores da alfafetoproteína também podem estar elevados.

Uma das formas de apresentação clínica pode ser a ascite rica em proteínas, cuja etiopatogenia é obscura; talvez seja devido ao aumento da permeabilidade do endotélio vascular, resultando em ascite e em outras efusões serosas.

Hipopituitarismo

Pode-se apresentar nas primeiras semanas de vida como hepatite neonatal, causando elevação das transaminases e hiperbilirrubinemia conjugada. A presença de hipoglicemia, deficiência de crescimento, micropênis e displasia septóptica podem ser achados de importância para o diagnóstico. A reposição hormonal está associada com melhora na função hepática e no crescimento.

Hipoparatireoidismo

A hepatite crônica está associada com a síndrome poliglandular tipo I em que o hipoparatireoidismo, a insuficiência adrenal e a candidíase mucocutânea podem ocorrer. Essa síndrome é rara e em um indivíduo apenas dois ou três achados podem estar presentes. O início é geralmente na infância, e a condição pode ser autossômica recessiva. Os pacientes com essa síndrome devem ser monitorizados para os testes de função hepática, pois a hepatite crônica pode permanecer assintomática até o início da insuficiência hepática, que é a maior causa de mortalidade.

Diabetes

Em mais de um terço dos diabéticos ocorrem disfunções hepáticas. Existem certas alterações histológicas comuns ao diabetes e a outras condições clínicas, principalmente a esteato-hepatite não-alcoólica e a obesidade. Contudo, certos achados são mais comuns no diabetes que na população geral. As lesões histopatológicas incluem depósito de glicogênio nos hepatócitos, esteatose, depósitos hialinos, fibrose perissinusoidal e possivelmente esteato-hepatite e cirrose. Essas lesões são reversíveis com o controle apropriado da doença. No diabetes tipo I mal controlado, a hiperglicemia e a diminuição da insulina resultam no aumento da liberação de ácidos graxos livres dos adipócitos. Os ácidos graxos são transportados para o fígado e estocados como triglicerídeos.

Na criança diabética, o fígado pode estar aumentado tanto pela infiltração gordurosa como pelo aumento de glicogênio. A hepatomegalia em associação com diabetes é exemplificada de forma típica pela síndrome de Mauriac (atualmente rara): diabetes com controle inadequado da glicemia, atraso de crescimento, fácies de lua cheia, depósito de gordura nos ombros e abdome e hepatomegalia. A hepatomegalia é reversível com a melhora no controle glicêmico, não ocorrendo doença hepática crônica.

Por outro lado, o excesso de insulina resulta em hepatomegalia; a razão mais comum é o efeito Somogyi. O excesso de insulina leva à hipoglicemia, surgindo então os hormônios contra-reguladores como glucagon, epinefrina, hormônio de crescimento e cortisol. A hiperglicemia resultante é mal interpretada e mais insulina é administrada. Ocorre então aumento na síntese hepática de ácidos graxos e subseqüente esteatose. Achados associados incluem baixa estatura, atraso na puberdade e limitação grave na mobilidade articular.

A cirrose pode desenvolver-se como resultado da esteatose grave e da fibrose pericentral, mas essas alterações ocorrem gradualmente, sendo raramente encontradas na infância. Os cálculos biliares são outra complicação do diabetes, podendo levar à dor abdominal e às alterações nos testes de função hepática.

Doenças adrenais

A colestase já foi relatada em lactentes com insuficiência adrenal primária. A síndrome de Cushing e a administração iatrogênica de corticóides resultam em esteatose e hepatomegalia.

O FÍGADO NAS DOENÇAS HEMATOLÓGICAS

Hemoglobinopatias

Doenças hepatobiliares são comuns em crianças com hemoglobinopatias. Quase todas as crianças com anemia falciforme têm hepatomegalia, elevação das enzimas hepáticas e algum grau de icterícia. A elevação da bilirrubina indireta reflete hemólise; o aumento da fração direta indica doença hepática. A fosfatase alcalina está freqüentemente elevada, mas principalmente de origem óssea. A colelitíase também é comum.

A doença hepática é devida a uma variedade de fatores: aumento da oferta de bilirrubina ao fígado devido à hemólise; transfusões sangüíneas repetidas resultam na exposição ao vírus hepatotrópicos e ao excesso de ferro; a anemia crônica e a hemossiderose levam à disfunção miocárdica. Os episódios de falcização intra-hepática provocam isquemia.

A doença hepática crônica ocorre com freqüência em crianças e adultos com anemia falciforme. Talvez esse fato esteja relacionado às alterações lobulares freqüentemente encontradas, pois a falcização intra-hepática, a eritrofagocitose e a hipertrofia das células de Kupffer, com conseqüente obstrução ao fluxo sangüíneo e hipóxia tecidual, provocam zonas de necrose e regeneração. A lesão hepática é agravada pela hemossiderose secundária, pois essa aumenta a fibrose e a progressão para cirrose.

Cerca de 10% dos pacientes com anemia falciforme desenvolvem uma doença aguda caracterizada por dor intensa no quadrante abdominal superior direito, febre, leucocitose, icterícia e hepatomegalia. Nessa entidade, chamada de "crise hepática" ou hepatopatia da doença falciforme, as bilirrubinas e as aminotransferases aumentam de duas a dez vezes; o tempo de protrombina é normal. A biopsia hepática revela congestão sinusoidal na zona 2 por eritrofagocitose das células de Kupffer. Exames de imagem da árvore biliar excluem colecistite; nas hepatites virais agudas, as concentrações das transaminases são mais elevadas e os achados clínicos persistem por mais tempo. A hepatopatia da doença falciforme tem um curso benigno na maioria dos casos; o tratamento é de suporte, embora sejam usadas exsangüineotransfusões em casos graves.

Insuficiência hepática aguda ocorre raramente e a etiopatogenia é obscura; a deficiência de zinco já foi implicada, pois resulta em hiperamoniemia.

Os pacientes com anemia falciforme são de grande risco para hepatite fulminante pelo vírus da hepatite A. Outras alterações pouco comuns já relatadas incluem trombose das veias hepáticas, hiperplasia nodular focal e abscessos hepáticos. A microcirculação hepática é deficitária, podendo causar áreas de infarto, que são focos para infecção. Microinfartos no epitélio gastrintestinal aumentam a permeabilidade intestinal e permitem a translocação de organismos entéricos; a disfunção esplênica impede o "clearance" da bactéria. Os abscessos hepáticos podem ocorrer, sendo o diagnóstico confirmado por estudos de imagem.

Coagulopatias

Pacientes com distúrbios da coagulação são expostos a grandes quantidades de hemoderivados. Por essa razão, a incidência de hepatites virais nessa população é extremamente alta, embora venha decaindo nos dias de hoje graças ao tratamento dado aos hemoderivados e ao uso de produtos recombinantes. A incidência de exposição ao vírus da hepatite B em hemofílicos é de cerca de 75%; cerca de 10% têm antigenemia persistente. Em relação ao vírus da hepatite C, a incidência de exposição em pacientes com coagulopatias atinge 60 a 90%; o risco é menor naqueles que usaram produtos tratados adequadamente. A incidência da infecção pelo HIV varia de 25 a 76%, dependendo da idade do indivíduo e do grau de exposição aos produtos do sangue; a infecção pelo HIV pode resultar em problemas hepáticos.

Câncer e transplante de medula óssea

É freqüente o achado de hepatomegalia, icterícia e alterações assintomáticas nos testes de função hepática em pacientes com linfoma, leucemia e neuroblastoma. Os processos responsáveis são multifatoriais, incluindo infiltração tumoral, obstrução intra e extrahepática, hepatotoxicidade pelos agentes quimioterápicos e desnutrição protéico-calórica.

O envolvimento hepático ocorre em cerca de 30% dos pacientes com doença de Hodgkin durante o curso da doença; à necropsia, 50% deles têm alterações hepáticas. A avaliação hepática é necessária para estadiar a doença e planejar o esquema terapêutico. O achado das células de Reed-Sternberg é raro, mas a presença de infiltrado inflamatório celular intenso, colangite aguda, edema portal,

e infiltrado com linfócitos atípicos pode sugerir o envolvimento hepático mesmo na ausência delas. Ocasionalmente, pode ocorrer colestase idiopática mesmo na ausência de envolvimento linfomatoso do fígado e da árvore biliar. Raramente a doença de Hodgkin pode apresentar-se como hepatite fulminante. Pode ocorrer pericardite resultando em anormalidades hepáticas secundárias. O fígado raramente está envolvido se não houver envolvimento esplênico.

No linfoma não-Hodgkin, o envolvimento hepático é a apresentação inicial mais freqüente; hepatomegalia ou icterícia podem sugerir doença hepática primária. A obstrução extra-hepática ocorre mais comumente no hilo e no ducto intrapancreático. A icterícia resultante da obstrução intra-hepática pode ser devida à infiltração do parênquima. Embora estudos de imagem da árvore biliar estejam incluídos na avaliação, a laparotomia é indicada para definir o diagnóstico e o estadiamento.

Na avaliação do paciente com linfoma e doença hepática, é de grande importância definir se as evidências clínicas ou bioquímicas de doença hepática refletem recorrência da doença primária ou se são devidas a causas não relacionadas ao tumor. Essas incluem exposição a quimioterapia hepatotóxica, radiação e infecção. A icterícia é incomum em associação com radiação ou quimioterapia.

O envolvimento hepático é comum nas leucemias; cerca de 36% dos pacientes com leucemia linfocítica aguda têm hepatoesplenomegalia. Essa também é comum em pacientes com leucemia mielóide crônica, tanto do tipo adulto quanto juvenil. Cerca de 50% das crianças com leucemia mielóide aguda apresentam hepatoesplenomegalia.

A lesão hepática é comum nas crianças submetidas a transplante de medula óssea. As possíveis causas são tumor primário, quimioterapia, infecções, bile espessa, nutrição parenteral, doença venoclusiva e reação enxerto-hospedeiro.

A doença venoclusiva ocorre em 20% dos pacientes preparados para o transplante que são submetidos à radiação corpórea total e à quimioterapia. Os fatores preditivos da doença incluem doença hepática preexistente e exposição a drogas hepatotóxicas, incluindo a radiação corpórea total. O curso clínico da doença venoclusiva é variável. No quadro típico, ele se inicia com ganho de peso insidioso duas semanas após o transplante, seguido por sinais e sintomas de obstrução ao efluxo venoso hepático. A icterícia desenvolve-se após ganho de peso e precede outros sintomas em seis a dez dias. A ascite ocorre em 50% dos pacientes, podendo surgir também dor abdominal, hepatomegalia e encefalopatia. O diagnóstico é feito com base na apresentação clínica e confirmado pela ultra-sonografia com Doppler. É de grande importância distinguir a doença venoclusiva da doença pericárdica, que pode ter o mesmo mecanismo de lesão hepática. Se os sintomas ocorrem em período maior que 20 dias após o transplante, outras causas devem ser pesquisadas, como reação enxerto-hospedeiro, hepatite tóxica ou doenças do trato biliar. O tratamento é de suporte, com manutenção do volume intravascular, minimizando o acúmulo de líquido extravascular. A mortalidade varia de 7 a 50% e é maior nos pacientes com altos níveis de bilirrubinas, grande ganho de peso, encefalopatia e altos picos de ALT. Mais de 50% dos casos apresentam recuperação em quatro semanas.

Doença enxerto-hospedeiro

Ocorre quando um hospedeiro imunodeprimido recebe um enxerto que contém células imunocompetentes. As células T do enxerto proliferam e geram uma resposta imune contra o hospedeiro, que é incapaz de gerar uma resposta imune contra o enxerto. A doença aguda tem sido descrita em pacientes após transplante de fígado ortotópico, em lactentes que receberam transfusões intra-uterinas ou exsangüineotransfusão por doença hemolítica, em pacientes imunodeprimidos que receberam produtos não irradiados do sangue e mais freqüentemente após transplante alogênico de medula óssea.

A reação enxerto-hospedeiro aguda ocorre em cerca de 70% dos pacientes após transplante; é mais comum após transplante alogênico que autólogo. Os sintomas ocorrem de três a seis semanas após o transplante e os achados predominantes incluem náuseas, vômitos, diarréia e "rash" difuso maculopapular. As manifestações hepáticas incluem icterícia e alterações bioquímicas que evidenciam colestase e lesão hepatocelular. Manifestações mais graves raramente ocorrem, e os achados histológicos característicos envolvem os pequenos ductos biliares. Na ausência de doença venoclusiva, sepse, lesões por drogas ou obstrução biliar, o diagnóstico da doença enxerto-hospedeiro aguda pode ser feito com base nas manifestações clínicas e confirmado por biopsia de pele ou retal. Apenas em casos menos típicos pode ser indicada a biopsia hepática.

A reação enxerto-hospedeiro crônica é doença multissistêmica *que mimetiza hepatite* crônica ou lesão hepática por drogas. Pode desenvolver-se em 100 a 400 dias após o transplante e ocorrer em pacientes sem história prévia da doença aguda. Os achados clínicos incluem anorexia, perda de peso e icterícia. A longo prazo, ocorre diminuição intensa dos pequenos ductos biliares, podendo, ocasionalmente, haver desenvolvimento de cirrose hepática.

Doenças linfo-histiocíticas

O fígado está envolvido em uma variedade de doenças histiocíticas. A linfo-histiocitose hemofagocítica familiar é uma doença autossômica recessiva caracterizada por febre, baixo ganho pondoestatural, hepatoesplenomegalia e anemia; hipertrigliceridemia intensa é comum. O início dos sintomas é usualmente nos 3 primeiros meses de vida, portanto o diagnóstico diferencial deve ser feito com outras causas de doença hepática neonatal. O início precoce, a história familiar, o envolvimento de múltiplos órgãos incluindo linfonodos, pulmões, sistema nervoso central, pericárdio, ossos e trato gastrintestinal confirmam o diagnóstico da doença. Podem estar presentes leucopenia e coagulopatia, sendo comum imunodeficiência. A linfo-histiocitose hemofagocítica familiar pode representar uma imunodeficiência primária que leva à síndrome hemofagocítica associada a infecção. A biopsia hepática mostra infiltração com histiócitos; eritrofagocitose e leucofagocitose são achados proeminentes. A mortalidade é alta, e o transplante de medula óssea pode ser curativo.

Raramente a infecção pelo vírus Epstein-Barr pode resultar em mononucleose fatal; hepatite fulminante é proeminente nessa situação. Essa resposta ocorre em 75% dos pacientes com gene proliferativo ligado ao X; alguns pacientes desenvolvem linfomas. A média de idade de acometimento é de 6 anos. A infecção pelo vírus Epstein-Barr resulta em febre alta, linfocitose, lesão hepática progressiva e insuficiência hepática. A necropsia revela necrose hepática maciça.

A síndrome hemofagocítica associada a vírus é caracterizada por proliferação benigna de histiócitos com hemofagocitose intensa na evolução de infecção sistêmica. Infecções virais, bacterianas e fúngicas têm sido implicadas. O quadro clínico inclui febre, mialgia, *astenia,* hepatoesplenomegalia e linfadenopatia. Não há terapia específica, devendo-se evitar imunossupressão, pois piora o prognóstico.

A histiocitose das células de Langerhans (histiocitose X) é uma doença complexa que inclui a doença de Hand-Schüller-Christian, doença de Letterer-Siwe e granuloma eosinofílico. A infiltração de órgãos por grandes células mononucleares, freqüentemente acompanhadas por histiócitos, linfócitos, eosinófilos e neutrófilos, é característica. A hepatomegalia e a adenopatia ocorrem em 50 a 60% dos casos, lesões líticas ósseas em 80%, e diabetes insípidos em 20%. Pode ocorrer hepatomegalia, elevação de transaminases, hiperbilirrubinemia, hipoproteinemia, edema e ascite.

DOENÇAS DO COLÁGENO

Hepatomegalia, esplenomegalia e anormalidades bioquímicas são comuns em pacientes com doenças do colágeno. O envolvimento hepático pode ser primário ou secundário, particularmente após terapia.

Artrite reumatóide juvenil

A hepatoesplenomegalia é comum em pacientes com artrite reumatóide juvenil (ARJ), especialmente na forma sistêmica, sendo a esplenomegalia mais comum. A hepatomegalia é freqüentemente acompanhada de elevação discreta das transaminases e tende a regredir com o controle da doença. A biopsia hepática revela células inflamatórias não específicas na região periportal e hiperplasia das células de Kupffer. A terapia para a ARJ também causa lesão hepática. As transaminases estão elevadas em 60% das *crianças recebendo* salicilatos a longo prazo, sendo mais comuns em crianças menores e naquelas com início sistêmico da doença. A aspirina causa reação hepatotóxica reversível e relacionada à dose. O quadro geralmente é assintomático, notando-se aumento discreto nas transaminases.

Os pacientes com doenças reumatológicas recebendo terapia a longo prazo com aspirina têm incidência maior da síndrome de Reye, que deve ser pesquisada nos casos que desenvolvem vômitos ou alterações neurológicas. As drogas antiinflamatórias não-hormonais, mais utilizadas atualmente, apresentam menor hepatotoxicidade.

Com relação ao uso de metotrexato, alguns estudos em adultos sugeriram que alguns pacientes em uso da droga a longo prazo poderiam desenvolver fibrose hepática. Em crianças, a droga parece ser segura, embora aumentos transitórios nas enzimas hepáticas tenham sido relatados em cerca de 15% dos casos, mas sem fibrose ou cirrose à biopsia hepática.

A hepatomegalia persistente em pacientes com ARJ pode levar a longo prazo à amiloidose secundária, que pode ocorrer em 4% dos casos. Na presença de hepatoesplenomegalia e proteinúria, o diagnóstico pode ser confirmado pela biopsia retal. A obstrução ds veias hepáticas (síndrome de Budd-Chiari) já foi relatada em pacientes com ARJ.

Lúpus eritematoso sistêmico

A doença hepática não é causa significante de morbidade ou mortalidade em pacientes com lúpus eritematoso sistêmico (LES), mas o acometimento hepático subclínico parece ser comum. A hepatomegalia está presente em 25 a 33% dos adultos e crianças. Os pacientes são freqüentemente assintomáticos; a icterícia surge apenas quando há hemólise ou reação à droga.

Parece existir correlação entre a elevação de transaminases e a atividade do lúpus, sugerindo que a doença hepática subclínica possa ser uma manifestação do LES. Matsumoto e cols. relataram incidência de hepatite crônica em 2,4%, cirrose em 1,1% e fibrose hepática em 0,8% dos casos.

O fígado pode estar envolvido no LES neonatal, que compreende bloqueio cardíaco congênito, dermatite lúpica transitória e anormalidades sistêmicas e hematológicas variáveis. O quadro é transitório e causado por anticorpos maternos anti-Ro e anti-La circulantes; tecidos fetais como pele, coração e fígado contêm antígenos Ro e La. Inicialmente, a doença hepática parecia ser decorrente da insuficiência cardíaca. Entretanto, estudos posteriores demonstraram uma síndrome colestática que lembrava a atresia de vias biliares extra-hepática. Ocorre resolução da colestase ao redor dos 6 meses de vida, embora a biopsia inicial possa revelar obstrução dos grandes ductos e fibrose portal com componente inflamatório misto. A mãe pode ser assintomática e ter os anticorpos circulantes; portanto, LES neonatal deve ser lembrado nos lactentes colestáticos com arritmias cardíacas.

DOENÇAS GASTRINTESTINAIS

O trato gastrintestinal está intimamente relacionado ao fígado, tanto pela anatomia quanto pela fisiologia. A presença de alimento no estômago e duodeno leva a uma cascata de hormônios responsáveis pela digestão, absorção e processos metabólicos dos nutrientes. Por exemplo, o esvaziamento da vesícula pode ser induzido pela colecistocinina, que é liberada pelas células neuroendócrinas no duodeno em resposta às gorduras e aos aminoácidos presentes no duodeno.

A falta de estímulo ao fluxo biliar causada pelo jejum após grandes cirurgias é considerada a razão do desenvolvimento de bile espessa e cálculos no pós-operatório. A diminuição da reabsorção de sais biliares no íleo terminal depleta o "pool" total de ácidos biliares, alterando a composição da bile, tornando-a mais litogênica. A doença de Crohn, a fibrose cística ou a ressecção cirúrgica do íleo terminal podem estar associadas com a diminuição da circulação de ácidos biliares e com a formação de cálculos. Os achados clínicos da doença do íleo terminal incluem: esteatorréia, diarréia líquida secundária à colite pelos ácidos biliares, dor abdominal intermitente, icterícia obstrutiva secundária à bile espessa, cálculos biliares, deficiência de vitaminas lipossolúveis e anemia secundária à deficiência de vitamina B_{12}.

Fibrose cística

Está associada com má absorção de sais biliares e pode haver evolução para cirrose biliar focal. Os testes de função hepática tipicamente demonstram aumento na fosfatase alcalina, gamaglutamil-transferase e transaminases. A bilirrubina plasmática é geralmente normal, a menos que haja obstrução biliar por cálculos. O uso do ácido ursodeoxicólico tem um papel importante no estímulo ao fluxo biliar, além de tornar a bile menos litogênica, e parece proteger contra futura deterioração na função hepática.

Doença de Shwachmann

É uma doença hereditária rara caracterizada por disfunção pancreática exócrina e deficiência de crescimento secundária à má absorção. Ela se apresenta no primeiro ano de vida. Pode haver envolvimento multissistêmico, particularmente da medula óssea (neutropenia cíclica), esqueleto (discondroplasia metafisária do fêmur e cabeça do úmero) e fígado. Hepatomegalia e elevação moderada das transaminases estão presentes em mais de 50% dos pacientes na apresentação inicial, embora apresentem resolução com o tempo. A histologia é inespecífica, com esteatose macrovesicular.

Doença inflamatória intestinal

Todas as formas de doença inflamatória intestinal (doença de Crohn, retocolite ulcerativa e colites inespecíficas) podem estar associadas com hepatite crônica, pericolangite ou colangite esclerosante. A patogênese do envolvimento hepático não está esclarecida, sendo provavelmente relacionada aos mecanismos imunes, como exposição a citocinas produzidas na lâmina própria do intestino e transferidas via veia porta para o fígado, à produção de auto-anticorpos e à redução nas células T supressoras. A doença intestinal geralmente precede a doença hepática, embora a hepatite crônica e a colangite esclerosante possam ocorrer isoladamente. A hepatomegalia, com ou sem icterícia e sinais de doença hepática crônica, é o achado clínico mais comum. Na colangite esclerosante, icterícia e dor abdominal são freqüentes. Os testes de função hepática demonstram elevação das transaminases e elevação da fosfatase alcalina e GGT se a colangite está presente.

Doença celíaca

A doença hepática é geralmente assintomática. Entretanto, elevação de transaminases e hepatomegalia já foram relatadas como os únicos sintomas da doença celíaca. Vajro e cols. relataram seis crianças com cirrose criptogênica que tinham doença celíaca assintomática. As alterações histológicas já relatadas incluem hepatite não específica, hepatite crônica e cirrose; colestase crônica é rara. A esteatose pode ocorrer e é mais proeminente quando há desnutrição. As alterações tendem a desaparecer com a instituição da dieta livre de glúten; a causa da doença hepática permanece desconhecida.

ALTERAÇÕES NUTRICIONAIS

Alterações da função hepática ocorrem tanto na má nutrição quanto na obesidade; deficiências de nutrientes individuais e seu excesso podem resultar em lesão hepática, assim como a terapia nutricional.

As alterações hepáticas em crianças e adolescentes obesos não foram bem avaliadas. Entretanto, vários relatos confirmam a existência de lesões hepáticas em crianças obesas, com elevação das transaminases e à biopsia hepática mostrando lesões variando de esteatose a cirrose.

Muitos obesos com disfunção hepática são assintomáticos, embora 20% possam ter queixa de desconforto ou peso no quadrante superior direito do abdome. A hepatomegalia é freqüentemente o primeiro sinal clínico; sinais de doença hepática crônica são incomuns. As transaminases e a fosfatase alcalina podem estar aumentadas, mas a bilirrubina é normal. A biopsia hepática revela esteatose macrovesicular com distribuição centrolobular, que pode progredir para a zona 3, com corpúsculos de Mallory e graus variados de inflamação e fibrose perissinusoidal. Lesões graves como fibrose portal e eventualmente cirrose são ocasionalmente notadas. A patogênese da esteatose não está totalmente esclarecida. Os fatores mais implicados parecem ser o metabolismo anormal dos ácidos graxos e a síntese hepática de lipídeos. Os obesos apresentam aumento nas concentrações de ácidos graxos livres, já que grandes quantidades são mobilizadas do tecido adiposo e apresentadas ao fígado. As concentrações séricas de insulina estão aumentadas e inibem a oxidação hepática de ácidos graxos, resultando no acúmulo de ácidos graxos livres e triglicerídeos. O tratamento consiste na perda de peso, evitando-se drogas que levem à esteatose. Já na desnutrição há aumento no conteúdo de lipídeos no fígado. Os lipídeos acumulam-se nos hepatócitos por alguns mecanismos: aumento na síntese hepática, diminuição do transporte e diminuição do metabolismo de gorduras pelo fígado. O jejum é acompanhado por falta de oferta de glicose, depleção dos estoques de glicogênio e eventual uso de cetonas como fonte de energia. A elevação dos níveis de hormônio do crescimento e o aumento da atividade do sistema nervoso simpático mobilizam os ácidos graxos livres do tecido gorduroso; conforme aumenta o fluxo de ácidos graxos, aumenta o conteúdo hepático de gorduras. No jejum prolongado, as cetonas tornam-se a principal fonte de energia e a gliconeogênese hepática diminui; nessas circunstâncias, ocorre pouco acúmulo de gorduras. Entretanto, se mesmo pequenas quantidades de carboidratos são acrescentadas à dieta, essa resposta adaptativa não ocorre e a esteatose se desenvolve, já que os ácidos graxos são mobilizados mas não oxidados. Uma condição superimposta como infecção ou traumatismo acelera o processo. A síntese protéica também está diminuída. O metabolismo de lipídeos está alterado em indivíduos com desnutrição; há evidências de alterações na beta-oxidação. As concentrações de carnitina estão diminuídas e os peroxissomos estão praticamente ausentes nos hepatócitos de crianças desnutridas.

A desnutrição causa imunodeficiência, que resulta em infecções e estresse metabólico, criando um círculo vicioso. Tanto a desnutrição quanto a infecção subseqüente afetam o fígado.

Os pacientes dependentes de nutrição parenteral prolongada (NPP) apresentam efeitos significativos na função hepática. A redução na integridade da *mucosa intestinal, o risco de sepse e a ausência* de uma circulação enteropática normal contribuem para a fibrose portal e pericelular características da doença hepática induzida pela NPP. Nas crianças que necessitam de transplante intestinal, a hepatoesplenomegalia é muito comum. As elevações da fosfatase alcalina e GGT são precoces, sendo a icterícia um sinal mais tardio. O diagnóstico diferencial inclui litíase biliar, sepse e hepatites virais.

BIBLIOGRAFIA

1. BEATH, S.V. – The liver in systemic illness. In Kelly, D.A. (ed.). *Diseases of the Liver and Biliary System in Children*. Massachusetts Blackwell Science, 1999, p. 213. 2. BEATH, S.V. – Nutritional care and candidates for small-bowel transplantation. *Arch. Dis. Child.* **73**:348, 1995. 3. CARITHERS, R.L. – Endocrine disorders and the liver. In Gitlin, N. (ed.). *The Liver and Systemic Disease*. New York, Churchill Livingstone, 1997, p. 59. 4. CHARLOTTE, F. et al. – Vascular lesions of the liver in sickle cell disease. A clinicopathological study in 26 living patients. *Arc. Pathol. Laborat. Med.* **119**:46, 1995. 5. COLOMB, et al. – Liver disease associated with long-term parenteral nutricion in children. *Transplant. Proceed.* **26**:1467, 1994. 6. FALCHUK, K.R. & CONLIN, D. – The intestinal and liver complications of diabetes mellitus. *Adv. Intern. Med.* **38**:269, 1997. 7. FARREL, M.K. & BUCUVALAS, J.C. – Systemic disease and the liver. In Suchy F.J. (ed.). *Liver Disease in Children*. St. Louis, Mosby, 1994, p. 580. 8. GARLAND, J.S.; WERLIN, S.L. & Rice, T.B. – Ischemic hepatitis in children: diagnosis and clinical course. *Crit. Care Med.* **16**:1209, 1988. 9. GITLIN, N. – Liver involvement in systemic infection. In Gitlin N. (ed.). *The Liver and Systemic Disease*. New York, Churchill Livingstone, 1997, p. 229. 10. HIRST, W.J. et al. – Haemophagocytic lymphohistiocytosis: experience at two UK centres. *Br. J. Haematol.* **88**:731, 1994. 11. HOFMAN, A.F. – Defective biliary secretion during total parenteral nutrition: probable mechanisms and possible solutions. *J. Pediat. Gastroenterol. Nutr.* **20**:376, 1995. 12. KAY, P.S. & KEEFFE, E.B. – Cardiac disease and the liver. In Gitlin N. (eds.). *The Liver and Systemic Disease*. New York, Churchill Livingstone, 1997, p. 1. 13. KAUFMAN, F.R. et al. – Neonatal cholestasis and hypopituitarism. *Arch. Dis. Child.* **59**:787, 1984. 14. KAWASAKI, T. et al. – The relationship between fatty liver and hyperinsulinemia in obese Japanese children. *J. Pediat. Gastroenterol. Nutr.* **24**:317, 1997. 15. MACK, D.R.; et al. – Shwachman syndrome: exocrine pancreatic dysfunction and variable phenotypic expression. *Gastroenterology* **111**:1593, 1996. 16. McDONALD, G.B. et al. – Liver disease after human marrow transplantation. *Sem. Liver Dis.* **7**:210, 1987. 17. MICHALOPOULOS, A.; ALIVIZATOS, P. & GEROULANOS, S. – Hepatic dysfunction following cardiac surgery: determinants and consequences. *Hepato-Gastroenterology* **44**:779, 1997.

9	Doenças Metabólicas do Fígado

IRENE KAZUE MIURA

INTRODUÇÃO

Tem ocorrido avanço acentuado no estudo e tratamento das doenças metabólicas do fígado. O desenvolvimento de novas técnicas de análise tem permitido o diagnóstico preciso de muitos pacientes e tem contribuído para a melhor compreensão das conseqüências bioquímicas e patológicas dos distúrbios metabólicos. Os progressos no campo da biologia molecular têm estendido a capacidade diagnóstica e dado luz aos aspectos genéticos e à patogênese desses distúrbios.

Até o momento existem mais de 4.000 defeitos genéticos únicos descritos, muitos dos quais envolvem processos encontrados principal ou exclusivamente no fígado. O reconhecimento do seu papel fundamental na manutenção da homeostase metabólica normal torna fácil compreender por que o fígado está tão freqüentemente envolvido nas doenças metabólicas. A homeostase metabólica, a qual consiste na manutenção de constante suprimento de substratos utilizados para fornecer energia, é alcançada por meio de três mecanismos gerais: ingestão, metabolismo e eliminação. O fígado é o maior contribuinte de todos esses processos.

O fígado é o principal provedor de energia para o resto do organismo por meio de uma complexa inter-relação entre o metabolismo da glicose, os ácidos graxos e os aminoácidos. A glicose é a principal ou única fonte de energia dos glóbulos vermelhos, músculos e cérebro. É sintetizada no fígado e, em menor extensão, no córtex renal. A glicose estocada em forma de glicogênio hepático é uma das principais reservas de energia durante o jejum; a gliconeogênese também fornece glicose. O fígado é também o principal local de conversão da frutose e da galactose da dieta em fontes de energia.

O fígado participa também do fornecimento e da estocagem de energia por meio do metabolismo dos ácidos graxos. A oxidação de ácidos graxos ocorre em três vias. Os ácidos graxos de cadeia longa são catabolizados por beta-oxidação nas mitocôndrias, enquanto a quebra dos ácidos graxos de cadeia muito longa ocorre nos peroxissomos. A acetilcoenzima A (CoA) formada pela oxidação dos ácidos graxos mitocondriais é então condensada com oxaloacetato para formar citrato ou então é convertida em corpos cetônicos. Esses podem ser formados somente no fígado e são a principal fonte de energia para o cérebro, coração e músculos durante o jejum prolongado. O fígado também é o local primário de síntese de ácidos graxos, a qual ocorre nos microssomos e nas mitocôndrias a partir da CoA. Os ácidos graxos sintetizados são então esterificados em triglicerídeos e transportados para o tecido adiposo na forma de lipoproteínas de muito baixa densidade.

Os aminoácidos não-essenciais são sintetizados no fígado a partir do piruvato, alfacetoglutarato e oxaloacetato. O catabolismo hepático de aminoácidos neoglicogênicos gera piruvato ou outros intermediários do ciclo de Krebs, os quais são convertidos em glicose. O catabolismo de aminoácidos ramificados cetogênicos é iniciado no músculo, porém só pode ser completado no fígado por meio da formação de derivados de CoA.

O fígado também é ativo nos processos excretórios necessários para manter a homeostase metabólica. Xenobióticos e substâncias endógenas potencialmente tóxicas são metabolizados pelo fígado e excretados diretamente pela bile ou são convertidos em compostos menos tóxicos hidrossolúveis que podem ser excretados pelos rins.

Finalmente, o fígado também tem papel indireto na regulação da ingestão necessária para fornecer substratos para a produção de energia. A síntese de proteínas de transporte, especialmente albumina, ocorre exclusivamente no fígado.

Defeitos em todas essas funções homeostáticas críticas do fígado têm sido descritos. Muitos desses defeitos têm a capacidade de quebrar o equilíbrio bioquímico normal, freqüentemente com conseqüências desastrosas para os pacientes.

A investigação de uma criança com doença metabólica depende da experiência do pediatra, das condições econômicas e da disponibilidade de exames, esta última representada pelos testes de triagem adequados, os quais eliminam o excesso de exames não diagnósticos.

PATOGÊNESE DAS DOENÇAS METABÓLICAS DO FÍGADO

A maioria das doenças metabólicas do fígado são causadas por falta de uma enzima específica ou por produção de uma enzima defeituosa. Isso resulta em uma das situações ilustrada na figura 1.56.

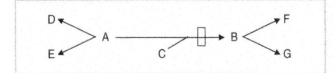

Figura 1.56 – Situações possíveis na patogênese das doenças metabólicas do fígado.

A conversão do componente A (substrato) em B (produto) pode ser bloqueada ou retardada, resultando em acúmulo de A ou de substratos proximais a A (D e E). Essas substâncias podem atuar por vias alternativas formando o componente C. As concentrações de todas esses compostos podem atingir níveis tóxicos às células. Exemplo: no caso de um defeito do ciclo da uréia, como na deficiência da ornitina transcarbamilase, a conversão de carbamilfosfato em ornitina está bloqueada. Ocorre então aumento da concentração de carbamilfosfato, o qual se difunde por meio da membrana da mitocôndria e é metabolizado pelas enzimas citosólicas, formando nucleotídeos pirimidínicos e seus precursores, principalmente ácido orótico. Esses aparecem na urina e são utilizados para o diagnóstico da doença. O bloqueio enzimático também provoca acúmulo de amônia, um precursor do carbamilfosfato, com toxicidade neurológica acentuada.

As anormalidades metabólicas também podem resultar de uma deficiência de produtos da reação bloqueada (componentes F e G). Exemplo: na glicogenose tipo I, o bloqueio enzimático resulta na incapacidade de conversão de glicose-6-fosfato em glicose, levando à hipoglicemia de jejum.

Além das alterações enzimáticas, outros mecanismos fisiopatológicos podem levar às alterações metabólicas. O defeito pode resultar na formação de uma proteína estruturalmente anômala (exemplo: deficiência de alfa-1-antitripsina), ou receptores ou proteínas de ligação anormais (exemplo: hiperlipidemia familiar). Em outras situações, a apoenzima pode ser normal, mas a ação de uma coenzima necessária para a função da apoenzima é deficiente (ex.: deficiência múltipla de carboxilase). A anormalidade genética para uma mesma enzima pode resultar de diferentes mutações. Isto é responsável pela grande variabilidade observada nas manifestações clínicas de alguns defeitos enzimáticos.

DIAGNÓSTICO

O diagnóstico de doença metabólica do fígado baseia-se em alto índice de suspeita, pois as manifestações clínicas podem mimetizar infecções, intoxicações, doenças hematológicas e imunológicas. Um erro inato do metabolismo deve ser considerado no diagnóstico diferencial de qualquer doença aguda no período neonatal. Em muitas situações, o diagnóstico rápido e preciso é essencial para a sobrevida a longo prazo do paciente. O atraso na instituição de terapêutica apropriada pode alterá-la significativamente. O diagnóstico preciso também é fundamental para o aconselhamento familiar.

As manifestações clínicas das doenças metabólicas são tão variadas quanto as próprias doenças (Quadro 1.46). De um modo geral, observa-se que a gravidade da doença e a idade de início estão relacionadas com o grau de desequilíbrio bioquímico. Os defeitos que levam ao acúmulo significativo de toxinas celulares ou que interferem com a produção de energia tendem a se apresentar no lactente como doença grave. Defeitos que levam a uma alteração mais leve dos processos celulares ou que alteram as características da membrana do hepatócito podem apresentar-se inicialmente com colestase. As doenças de depósito apresentam-se inicialmente com visceromegalias, seguidas algumas vezes por rápida deterioração neurológica. Deterioração hepática súbita e grave na infância tardia é uma apresentação típica de defeitos que são caracterizados por acúmulo lento de substâncias tóxicas. Finalmente, alguns defeitos metabólicos localizados no fígado causam disfunção de outros órgãos, sem evidências de anormalidades hepáticas (exemplo: oxalúria).

A história familiar positiva para um distúrbio genético conhecido deve direcionar a investigação do paciente. Deve-se pesquisar história de óbitos anteriores no período perinatal, abortos de repetição, consangüinidade, acometimento de meninos no lado familiar materno, atraso de desenvolvimento, episódios recorrentes de doença clínica, vômitos intermitentes. É importante detalhar a história alimentar (época de introdução dos alimentos, preferências não

Quadro 1.46 – Apresentação das doenças metabólicas do fígado.

Período neonatal
Colestase
Deficiência de alfa-1-antitripsina
Hipoplasia biliar intra-hepática
Colestase intra-hepática fibrosante progressiva
Erros inatos do metabolismo de ácidos biliares
Fibrose cística
Doença de Niemann-Pick tipo C
Defeitos de oxidação de ácidos graxos
Insuficiência hepática aguda
Galactosemia
Hemocromatose neonatal
Distúrbios do metabolismo mitocondrial
Tirosinemia tipo I
Defeitos da oxidação de ácidos graxos
Intolerância hereditária à frutose
Outros
Ascite fetal ou neonatal
Síndrome de Dubin-Johnson
Distúrbios peroxissomais
Defeitos do ciclo da uréia
Crianças maiores
Hepatomegalia
Doença do depósito de glicogênio
Deficiência da frutose-1,6-difosfatase
Hepatoesplenomegalia
Doença de Gaucher
Doença de Wolman
Doença de Niemann-Pick tipos A e B
Mucopolissacaridoses
Doença hepática crônica/hipertensão portal
Deficiência de alfa-1-antitripsina
Fibrose cística
Tirosinemia tipo I
Doença de Wilson
Doença de Gaucher
Insuficência hepática aguda
Doença de Wilson
Doença de Alpers
Síndrome de Reye
Outros
Doença do depósito de glicogênio
Intolerância hereditária à frutose
Doença de Gaucher
Mucopolissacaridoses
Erros inatos do metabolismo de ácidos biliares
Distúrbios peroxissomais
Defeitos da oxidação de ácidos graxos

usuais, aversão a doces), história de cicunstâncias provocativas consistentes (jejum levando a sintomas, por exemplo) e listar as medicações utilizadas para a interpretação correta dos resultados laboratoriais.

São características clínicas que sugerem a possibilidade de doença metabólica do fígado:

- Icterícia, hepatomegalia (mais esplenomegalia), insuficiência hepática fulminante.
- Hipoglicemia, acidose, cetose, acidemia orgânica, hiperamonemia, sangramento (coagulopatia).
- Vômitos recorrentes, atraso de crescimento/baixa estatura, características dismórficas.
- Disfunção/falência cardíaca, odores não usuais, raquitismo, catarata.
- Atraso do desenvolvimento/atraso psicomotor, hipotonia, deterioração neuromuscular progressiva, convulsões, coma.

Harvey Sharp divide as doenças metabólicas em quatro grandes grupos, de acordo com seu modo de apresentação (Quadro 1.47).

O exame físico deve incluir a pesquisa de fácies atípico, crescimento, desenvolvimento, sinais neurológicos, presença de visceromegalias e exame oftalmológico.

Quando se avalia pela primeira vez qualquer paciente com suspeita de doença metabólica, recomenda-se estocar amostras de soro e urina antes da administração de fluidos intravenosos ou medicações ou instituição de dietas específicas. O quadro 1.48 mostra os principais testes de triagem para as doenças metabólicas do fígado.

Quadro 1.47 – Doenças metabólicas do fígado.

Ascite congênita
Doenças de depósito
Doença de Wolman
Doença de Gaucher
GM2 gangliosidose tipo I
Mucopolissacaridose VII
Sialidose tipo II
Doença de depósito de ácido siálico livre
Cirrose: deficiência de alfa-1-antitripsina
Insuficiência hepática: hemocromatose neonatal
Encefalopatia aguda relacionada à hiperamonemia ou hipoglicemia
Doenças do ciclo da uréia
Acidemias orgânicas
Distúrbios do metabolismo de carboidratos
Colestase neonatal
Deficiência de alfa-1-antitripsina
Colestase familiar intra-hepática progressiva
Fibrose cística
Hiper ou hipotireoidismo
Hipopituitarismo idiopático
Linfo-histiocitose hemofagocítica
Colestase dos índios norte-americanos
Hemocromatose neonatal
Galactosemia
Frutosemia
Tirosinemia tipo I
Doença de Niemann-Pick tipos B e C
Glicogenose tipo IV
Doença de Wolman
Doença de Gaucher
Distúrbios peroxissomais
Distúrbios do metabolismo de ácidos biliares
Acidose láctica
Defeitos na oxidação de ácidos graxos
Deficiência múltipla de carboxilase
Acidúrias orgânicas

Quadro 1.48 – Testes de triagem para doenças metabólicas do fígado.

Plasma ou soro
Gases sangüíneos, eletrólitos
Glicose, amônia, ácido úrico
Lactato/piruvato (L/P)
Corpos cetônicos (ácido 3-hidroxibutírico/ácido acetoacético)
Cromatografia de aminoácidos
Urina
Ácidos orgânicos
Substâncias redutoras
Corpos cetônicos, 2-cetoácidos
pH
Esfregaço sangüíneo
Mielograma ou biopsia de medula óssea
Biopsia hepática

Embora os gases sangüíneos, eletrólitos e glicemia façam parte da avaliação rotineira das crianças com doença aguda, os níveis séricos de amônia, ácido úrico, lactato, piruvato e corpos cetônicos não são requisitados freqüentemente. Na urina, a determinação qualitativa de corpos cetônicos por meio de fita comercial e de 2-cetoácidos pelo teste de dinitrofenil-hidrazida (DNPH) são importantes no estágio precoce de avaliação. A presença de substâncias redutoras na urina pode ser indicativa de galactosemia ou de intolerância hereditária à frutose. Galactosúria maciça pode, entretanto, ocorrer em pacientes com doença hepática grave de qualquer etiologia.

Na ascite congênita ou hidropisia fetal, a doença de depósito é responsável por cerca de 1% dos casos. O teste de triagem mais fácil para doença de depósito é o exame do esfregaço periférico para pesquisar a presença de leucócitos vacuolados (Doença de Wolman, gangliosidose GM1, sialidose tipo II, mucopolissacaridose tipo VII). A análise da urina ou do líquido ascítico para oligossacarídeos ou glicosaminoglicanos pode identificar o substrato acumulado. Estudos radiológico e histológico da pele, medula óssea e fígado podem ser fundamentais para o diagnóstico. A fenotipagem do inibidor da protease, o nível sérico de alfa-1-antitripsina e o estudo histológico do fígado para a pesquisa do glóbulos de alfa-1-antitripsina (microscopias óptica e eletrônica) permitem o diagnóstico de deficiência de alfa-1-antitripsina. Níveis elevados de ferritina no cordão umbilical e acúmulo de ferro nos hepatócitos à biopsia hepática sugerem o diagnóstico de hemocromatose neonatal.

Nos casos de encefalopatia aguda, os testes de triagem incluem: níveis séricos de glicose, amônia, eletrólitos, gases sangüíneos, lactato, piruvato e aminoacidograma quantitativo. Na urina deve-se pesquisar ácidos orgânicos e ácido orótico.

Nos quadros de colestase neonatal, os testes de rotina incluem pesquisa de substâncias redutoras na urina, atividade da galactose-1-fosfato-uridiltransferase nas hemácias, hormônios tireoidianos, nível sérico e fenotipagem para alfa-1-antitripsina, cloro no suor, nível de gama-glutamiltranspeptidase.

O quadro 1.49 resume os achados laboratoriais típicos dos seis grupos mais comuns de erros inatos do metabolismo associados à doença aguda, potencialmente fatais.

Cetose acentuada é raramente observada em crianças pequenas, portanto sua presença pode indicar acidemia orgânica, doença do depósito de glicogênio ou um defeito na gliconeogênese. Hipoglicemia não-cetótica sugere defeito da beta-oxidação de ácidos graxos ou produção de cetonas. Acidose metabólica com aumento do ânion "gap" à custa do ácido láctico ou cetonas, tais como beta-hidroxibutirato ou acetoacetato, sugere a possiblidade de acidemia orgânica. Alcalose respiratória ocorre tipicamente em pacientes com distúrbio do ciclo da uréia.

131

Quadro 1.49 – Interpretação dos exames laboratoriais para o diagnóstico dos erros inatos do metabolismo (EIM).

| | Acidemias Lácticas Primárias ||||||| Distúrbios dos aminoácidos ||
	Acidúrias orgânicas	Oxidação de piruvato	Neoglicogênese	Piruvato carboxilase	Cadeia respiratória	Distúrbio da oxidação dos ácidos graxos	Defeitos do ciclo da uréia	MSUD	NKHG
Número aproximado dos EIM	> 50	7	3	3	> 100	23	8	4	I
Alteração neurológica	I	DE	DE	DE	DE	DE	I	I	I
Acidose metabólica	+++	+++	+++	+++	+++	+	–	–	–
Acidúria 3-ceto (CC)	+++	–	+	++	++	–	–	+	–
Acidúria 2-ceto (DNPH)	–	+++	–	+	–	–	–	+++	–
Hiperamonemia	+	+	+	+++	+	+	+++	–	–
Hipoglicemia	+	–	+++	+	+	+++	–	–	–
Acidemia láctica	+	+++ Permanente	+++ Intermitente (jejum)	+++ Permanente	+++ Permanente (alimentado)	+	–	–	–
Relação L:P		< 15	> 20	> 30	> 50				
Relação 3OHB/AcAc		> 2	> 2	< 1	> 3				

MSUD = doença da urina com xarope de bordo; NKHG = hiperglicemia não cetótica; I = intoxicação; DE = deficiência de energia; CC = corpos cetônicos; DNPH = dinitrofenil-hidralazina; L = lactato; P = piruvato; 3OH = 3-hidroxibutirato; AcAC = acetoacetato.
+ = possivelmente presente; +++ = tipicamente presente com alto significado diagnóstico; – = não tipicamente presente.

Os testes de triagem, embora raramente diagnósticos, geralmente permitem que o paciente seja colocado em uma das principais categorias de doença metabólica. O diagnóstico de certeza pode ser somente estabelecido após: 1. documentação da atividade enzimática diminuída ou ausente; 2. demonstração da deleção ou mutação do gene; 3. demonstração do acúmulo de substrato em amostras de tecido.

A biopsia hepática confirma a suspeita ou alerta o clínico para novas possibilidades diagnósticas e permite análise enzimática qualitativa e quantitativa.

DISTÚRBIOS NO METABOLISMO DA TIROSINA

Existem várias causas diferentes de hipertirosinemia; a maioria é decorrente de um erro inato do metabolismo da tirosina. Pode ser também adquirida, principalmente na disfunção hepatocelular grave. Os defeitos metabólicos incluem disfunção da 4-hidroxifenilpiruvato desoxigenase causando pHPPD hereditária, hawkinsinúria e tirosinemia neonatal transitória, da tirosina aminotransferase levando à tirosinemia oculocutânea e da fumarilacetoacetase hidrolase, responsável pela tirosinemia hepatorrenal.

TIROSINEMIA NEONATAL TRANSITÓRIA

É descrita em recém-nascidos prematuros e resulta da combinação de ingestão elevada de precursores (fenilalanina e tirosina da dieta), baixos níveis da enzima 4-hidroxifenilpiruvato desoxigenase por imaturidade e deficiência relativa de ácido ascórbico da dieta. Há discreta elevação do níveis séricos de tirosina; o fígado é normal histologicamente. A melhora é espontânea, podendo ser acelerada com a administração de ácido ascórbico e restrição protéica.

TIROSINEMIA HEREDITÁRIA DO TIPO I

É uma doença autossômica recessiva causada pela deficiência da fumarilacetoacetato hidrolase (FAH), a última enzima na via de degradação da tirosina (Fig. 1.57). O gene anormal está localizado no cromossomo 15. A incidência mundial é de cerca de 1:100.000 nascimentos, havendo maior prevalência na província canadense de Quebec e na Escandinávia.

Na tirosinemia há acúmulo de succinilacetona (SA) e succinilacetoacetato (SAA), os quais levam à lesão tecidual. Há duas formas de tirosinemia hereditária: aguda ou crônica. A doença hepática pode ser grave, manifestando-se logo após o nascimento como

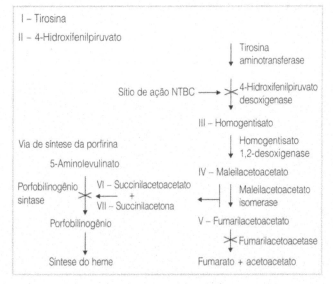

Figura 1.57 – Via de degradação da tirosina.

insuficiência hepática aguda, baixo ganho pondo-estatural, ascite, hepatoesplenomegalia e coagulopatia. Pode aparecer mais tardiamente como dor abdominal, vômitos, diarréia, baixo ganho pondo-estatural, cirrose progressiva, raquitismo resistente à vitamina D por disfunção renal tubular proximal. O grau de icterícia é variável, sendo incomum na fase precoce. O carcinoma hepatocelular é uma complicação da tirosinemia e ocorre com maior freqüência (17 a 37%) em pacientes com idade superior a 2 anos, afetando principalmente os pacientes com a forma crônica da doença. Episódios recorrentes de neuropatia periférica aguda, grave, são causa importante de morbidade (dor) e mortalidade (insuficiência respiratória); ocorrem por bloqueio da porfobilinogênio sintase, permitindo o acúmulo de ácido 5-aminolevulínico (5-ALA). Os achados laboratoriais incluem hipoalbuminemia, tempo de protrombina alargado, leve aumento das transaminases, anemia, plaquetopenia, hipofosfatemia. Ao exame histológico do fígado, inicialmente estão presentes micronódulos que progridem para cirrose macronodular. Há depósito de ferro, alterações gordurosas e transformação psudoglandular dos hepatócitos e ocasional transformação gigantocelular. Os rins estão geralmente aumentados. O diagnóstico pode ser suspeitado quando houver aumento da excreção urinária de metabólitos da tirosina que podem ser triados pela reação do nitrosonaftol (positivo, na presença desses metabólitos); pesquisa urinária de SA, SAA e δ-ALA e pesquisa de SA no sangue coletado em papel de filtro e medida da atividade de FAH. O diagnóstico pré-natal depende da demonstração da SA no fluido amniótico, medida da atividade de FAH na cultura de células do fluido amniótico ou biopsias de vilo coriônico obtidas com 10 semanas de gestação. A atividade da FAH pode ser medida também em tecido hepático ou cultura de fibroblastos de pele de pais heterozigotos. A análise do DNA para pesquisa de mutações também pode se feita. Até o momento, a única terapia eficaz que leva à reversão das disfunções hepática, renal e do SNC é o transplante hepático. A dieta restrita em fenilalanina e tirosina pode melhorar a lesão renal, mas não impede a progressão da doença hepática. Recentemente, tem sido relatado o uso de NTBC (2-(2 nitro-4-trifluorometilbenzoil)-1,3-cicloexanediona), o qual impede a formação dos precursores imediatos da SA e SAA. Nos pacientes tratados houve melhora da função hepática e da lesão renal. O NTBC também impede a ocorrência de crise neurológica. É necessário para verificar se o NTBC impedirá o desenvolvimento de hepatocarcinoma e diminuirá a indicação de transplante hepático.

DISTÚRBIOS DO METABOLISMO DE CARBOIDRATOS

A degradação e síntese de glicogênio e a interconversão de glicose, frutose e galactose são realizadas pelas enzimas dos hepatócitos da via Embden-Meyerhof-Parnas-Cori. Atividades deficientes de enzimas específicas resultam em galactosemia, intolerância à frutose e múltiplas formas de doenças do depósito de glicogênio (Fig. 1.58).

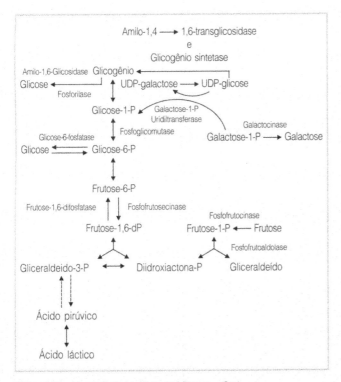

Figura 1.58 – Via de Embden-Meyerhof-Parnas – Cori.

ERROS INATOS DO METABOLISMO DA GALACTOSE

Galactosemia

É uma doença rara, autossômica recessiva caracterizada por capacidade reduzida de converter a galactose da dieta em glicose. Há três síndromes conhecidas: galactosemia por deficiência da transferase, galactosemia por deficiência da epimerase e galactosemia por deficiência da galactocinase. A deficiência de galactocinase está associada com formação de catarata e não causa doença hepática.

Galactosemia por deficiência da transferase (galactose-1-fosfato uridiltransferase) – tem incidência de 1:50.000 nascidos vivos. O quadro clínico inicia-se no período neonatal, logo após a introdução de leite, com vômitos, diarréia, baixo ganho pondo-estatural, hepatomegalia, icterícia progressiva podendo evoluir para insuficiência hepática, hipoglicemia. Catarata pode aparecer precocemente. Nos não tratados, ocorre hiperbilirrubinemia direta persistente, hipoprotrombinemia, hipoalbuminemia, ascite, retardo mental e cirrose. Ocorre maior freqüência de sepse fulminante por *E. coli* devido à inibição da atividade bactericida leucocitária. Podem ocorrer também disfunção ovariana, anemia hemolítica e disfunção tubular renal, com aminoacidúria, glicosúria e albuminúria.

A deficiência da transferase resulta em acúmulo de galactose-1-fosfato (Gal-1-P) e galactose nos tecidos, com resultante toxicidade em vários órgãos. A galactose pode ser reduzida a galactitol, e seu acúmulo no cristalino está relacionado ao desenvolvimento de catarata. As anormalidades hepáticas, renais, ovarianas e cerebrais são menos conhecidas e parecem estar relacionadas ao acúmulo de Gal-1-P ou galactosamina. A hipoglicemia está relacionada com altos níveis teciduais de Gal-1-P, o qual interfere com a fosfoglicomutase, havendo incapacidade de liberação de glicose a partir do glicogênio.

O gene para galactose-1-fosfato uridiltransferase (G-1-FUT) está localizado no cromossomo 9 (9p13). Têm sido descritas múltiplas mutações e polimorfismos no gene que codifica a G-1-FUT. Muitos pacientes são heterozigotos e a grande variação fenotípica quanto à gravidade da doença sugere a possibilidade de que a combinação de alelos, e não somente a constituição de alelos, tem participação na determinação da evolução. Alguns indivíduos com níveis intermediários da enzima não são heterozigotos para a galactosemia usual e sim homozigotos, e são denominados de variante Duarte; esses pacientes são geralmente sadios, apesar da anormalidade estrutural e funcional da atividade da G-1-FUT.

O diagnóstico de galactosemia por deficiência da transferase é sugerido pela detecção de substâncias redutoras na urina (negativa pelo teste da glicose oxidase) e deve ser confirmado pela dosagem da atividade enzimática reduzida em eritrócitos.

A função hepática melhora em dias com a exclusão de galactose da dieta, a menos que a insuficiência hepática ou cirrose já estejam estabelecidas. A catarata melhora se o tratamento for suficientemente precoce. A eliminação de galactose deve ser persistente, porém complicações como incapacidade mental, distúrbios de fala, insuficiência ovariana e síndrome neurológica são comuns apesar do tratamento dietético. Isso resulta da síntese endógena de Gal-1-P e não por não-adesão à dieta. É importante restringir a dieta em grávidas de risco, pois parece haver evolução mais favorável com o início precoce da restrição de galactose.

Galactosemia por deficiência da epimerase – inicialmente foi considerada uma condição benigna devido ao caráter assintomático e a limitação da deficiência em eritrócitos e leucócitos. Recentemente têm sido relatados casos de deficiência generalizada da epimerase e os pacientes afetados exibem sintomas idênticos aos da forma clássica da doença.

DISTÚRBIOS DO METABOLISMO DA FRUTOSE

Existem três distúrbios do metabolismo de frutose conhecidos: intolerância hereditária à frutose por deficiência de frutose-1-fosfato aldolase, deficiência de frutocinase (frutosúria essencial) e deficiência de frutose 1,6-difosfatase. Os três defeitos têm caráter autossômico recessivo. A intolerância hereditária à frutose pode levar à lesão hepática significativa.

INTOLERÂNCIA HEREDITÁRIA À FRUTOSE

É uma doença rara que ocorre por deficiência de frutose-1-fosfato aldolase B. A incidência é de 1:30.000 nascidos vivos. O gene mutante está localizado no cromossomo 9. A idade de apresentação depende da idade de introdução de frutose ou sacarose na dieta. Geralmente aparecem vômitos e hepatomegalia e a icterícia está presente em 40% das crianças. Ocasionalmente, pode-se manifestar como insuficiência hepática aguda com icterícia, encefalopatia e insuficiência renal. Acidose tubular renal e raquitismo hipofosfatêmico são comuns. Crianças maiores têm aversão a alimentos contendo frutose. São achados laboratoriais característicos: hiperbilirrubinemia direta, hipoalbuminemia, aumento das transaminases, hipoglicemia, acidose láctica, hipofosfatemia, anemia, plaquetopenia, frutosúria, proteinúria, aminoacidúria, aumento de lactato urinário, diminuição da reabsorção tubular de fósforo.

O diagnóstico é sugerido pela presença de substâncias redutoras na urina, a qual corresponde à frutose, e é confirmado pela demonstração da redução ou ausência da atividade enzimática no fígado ou na mucosa intestinal ou ainda pela análise da mutação.

A histologia hepática varia desde necrose hepática em crianças pequenas que apresentam insuficiência hepática aguda até esteatose difusa, fibrose periportal ou lobular ou cirrose. A microscopia eletrônica demonstra áreas esburacadas entre as organelas citoplasmáticas conhecidas como "buracos" de frutose.

O tratamento consiste na eliminação de frutose, sacarose e sorbitol da dieta. A eliminação de frutose melhora dramaticamente a função hepática com regressão da fibrose e prevenção de cirrose. Há melhora também da função renal. Hepatite fulminante pode desenvolver-se com a reintrodução de frutose.

DOENÇAS DO DEPÓSITO DE GLICOGÊNIO/ GLICOGENOSES

As glicogenoses são causadas por defeitos enzimáticos na degradação de glicogênio. O fígado e o músculo, que contêm maiores quantidades de glicogênio, são os tecidos mais afetados. As glicogenoses são classificadas de acordo com a enzima deficiente e por um número que reflete a seqüência histórica da elucidação (Quadro 1.50).

SÍNDROME DAS GLICOPROTEÍNAS DEFICIENTES EM CARBOIDRATOS (DISTÚRBIOS DA GLICOSILAÇÃO)

A síndrome das glicoproteínas deficientes em carboidratos (GDC) consiste de um grupo de distúrbios com comprometimento multissistêmico. É uma doença autossômica recessiva com defeito na glicosilação das glicoproteínas. A maioria dos pacientes tem deficiência de fosfomanomutase, que converte a manose-6-P em manose-1-P. Clinicamente, aparece atraso psicomotor, convulsões, ataxia e episódios tipo "ataque" (por hipercoagulabilidade), lipodistrofia e mamilos invertidos, dificuldade de alimentação, hepatomegalia moderada, retinite pigmentosa, enteropatia perdedora de proteínas, síndrome nefrótica, anormalidades do esqueleto, derrame pericárdico e/ou ascite, anormalidades em gônadas, tireóide, hormônio de crescimento, insulina. No fígado, aparece esteatose, fibrose, vacúolos intracelulares de lipídeos e glicogênio. Na microscopia eletrônica aparecem vacúolos lisossômicos com membranas concêntricas e material elétron-lucente e elétron-denso.

O diagnóstico é feito pela focalização isoelétrica de transferrina sérica ou demonstração da atividade reduzida da fosfomanomutase em leucócitos, fibroblastos ou fígado, ou pela identificação da mutação genética.

DISTÚRBIOS DO METABOLISMO DE LIPÍDEOS

DOENÇAS DE DEPÓSITO DE LIPÍDEOS
Doença de Gaucher

É uma doença autossômica recessiva, com atividade deficiente da beta-glicosidase e com conseqüente acúmulo de glicosilceramida nos lisossomos do sistema reticuloendotelial que adquirem o aspecto característico das células de Gaucher (diâmetro de 20 a 100µm com núcleo excêntrico e citoplasma fibrilar descrito como "papel amassado"). À microscopia eletrônica, aparecem lisossomos secundários preenchidos por estruturas tubulares. A sintomatologia resulta do acúmulo dessas células em órgãos acometidos. Existem três formas clínicas:

Tipo 1 – é a mais comum, também denominada de não-neuronopática crônica ou do tipo adulto. Há considerável heterogeneidade na expressão clínica. As principais manifestações são: hepatoesplenomegalia, dor abdominal por infarto hepático ou esplênico, plaquetopenia, neutropenia e anemia secundárias ao comprometimento da medula óssea, osteoporose, dor óssea, às vezes, fratura patológica, necrose avascular da cabeça do fêmur, pele amarelada a amarronzada, sem icterícia. Pode haver atraso de crescimento e a puberdade é atrasada. Pode ocorrer infiltração pulmonar levando à insuficiência respiratória. Os sintomas podem aparecer em qualquer idade e não há comprometimento neurológico.

Tipo 2 (infantil ou neuronopática aguda) – as crianças normais ao nascimento desenvolvem hepatoesplenomegalia, tosse, deterioração neurológica progressiva associada a estrabismo, convulsões, espasticidade e opistótono persistente. O óbito geralmente ocorre nos primeiros dois anos de vida.

Tipo 3 (juvenil ou forma neuronopática subaguda) – é menos definida e inclui crianças com comprometimento visceral, múltiplas anormalidades neurológicas (ataxia, paraparesia espática, convulsões, oftalmoplegia) e sobrevida maior que no tipo 2. Há forte correlação entre genótipos e fenótipos nas mutações mais comumente encontradas. Em todos os três tipos, a histologia hepática é similar. Hipertensão portal e ascite são raras; plaquetopenia e leucopenia por hiperesplenismo são comuns. O diagnóstico baseia-se no quadro clínico, dosagem da atividade da beta-glicosidase em leucócitos ou cultura de fibroblastos, estudo do genótipo, encontro das células de Gaucher na medula óssea ou tecido hepático. O tratamento inclui a reposição intravenosa da glicocerebrosidase de placenta humana ou produzida por engenharia genética, transplante de medula óssea ou de fígado, e no futuro, terapia genética.

Doença de Niemann-Pick

Pode ser dividida em dois grandes tipos: 1. tipos A e B são doenças de depósito lisossômica que resultam da atividade deficiente de esfingomielinase ácida, com acúmulo de esfingomielina no fígado, baço, rins, cérebro, cultura de fibroblastos e leucócitos. O tipo A é caracterizado por baixo ganho pondo-estatural, hepatoesplenomegalia e degeneração neurológica rapidamente progressiva, evoluindo ao óbito com 2-3 anos de idade. Ascite fetal ou neonatal pode ser o modo de apresentação. O exame oftalmológico mostra manchas vermelho-cereja em 50% dos pacientes. Xantomas e osteoporose podem desenvolver-se com o tempo. O tipo B, por sua vez, geralmente é diagnosticado na infância pela presença de hepatopesplenomegalia; a maioria tem pouco ou nenhum comprometimento neurológico e sobrevive até a idade adulta. Nos pacientes mais gravemente afetados, ocorre infiltração pulmonar progressiva. Nos dois

Quadro 1.50 – Classificação das glicogenoses.

Tipo	Enzima deficiente	Tecidos envolvidos	Sinônimos
0	Glicogênio sintase	Fígado, músculo	Aglicogenose
Ia	Glicose-6-fostatase (G6Pase)	Fígado, rins, intestino	Doença de Von Gierke
Ib	Translocase (T1)	Atividade da G6Pase normal em fígado congelado, mas não em fígado fresco	
Ic	Translocase (T2)		
Id	Translocase (T3)		
IIa infantil	α-glicosidase ácida	Generalizado	Doença de Pompe
IIb adulto	lisossômica	Músculo cardíaco normal	
III	Amilo-1,6-glicosidase	Fígado, músculo, coração	Doença de Cori e de Forbes
IIIa		Somente fígado	
IIIb		Generalizado	
IV	Amilo-1,4-1,6- transglicosidase	Generalizado (?)	Amilopectinose, doença de Andersen
V	Fosforilase muscular	Músculo esquelético	Síndrome de McArdle
VI	Fosforilase hepática	Fígado	Doença de Hers
VII	Fosfofrutocinase	Músculo esquelético hemácias	Doença de Tarui
VIII	Fosforilase cinase hepática	Glicogênio cerebral aumentado	Glicogênese hepática ligada ao X
IX	Fosforilase-b cinase hepática	Fígado	

Glicogenose tipo 0
Rara – ausência de resposta à administração de glucagon porque os estoques de glicogênio hepático estão depletados. Quadro de hipoglicemia idiopática ou cetótica.

Glicogenose tipo Ia
É uma doença autossômica recessiva com gene mutante localizado no cromossomo 17. Decorre de disfunção em qualquer uma das etapas do sistema microssômica da glicose-6-fosfatase (G6Pase). Ocorre acúmulo da glicogênio no fígado, rins e intestino.

Quadro clínico-laboratorial – abdome volumoso por hepatomegalia acentuada, obesidade truncal, fácies de boneca, convulsões por hipoglicemia, vômitos, diarréia, musculatura hipotrófica, baixa estatura, nefromegalia, hipoglicemia grave recorrente, acidemia láctica, hipercolesterolemia, hipertrigliceridemia, hiperuricemia. As transaminases estão geralmente pouco elevadas e a bilirrubina, albumina e o coagulograma são geralmente normais. São complicações da doença: adenoma hepático que pode evoluir para carcinoma, cálculos renais, proteinúria e insuficiência renal progressiva, gota, xantomas, pancreatite, anemia, osteoporose e cistos ovarianos.

Quadro histológico – as alterações são inespecíficas; esteatose, aumento irregular dos hepatócitos, hiperglicogenose nuclear proeminente. A microscopia eletrônica mostra acúmulo de glicogênio no núcleo e no citosol e presença de lipídeos.

Diagnóstico – pode ser feito por meio da dosagem da atividade da G6Pase no tecido hepático. O teste de glucagon mostra uma curva de glicose achatada ou descendente e a curva de lactato ascendente.

Tratamento – consiste na prevenção de hipoglicemia, suprimir as alterações metabólicas secundárias e melhorar os sintomas. Isso pode ser conseguido mantendo-se a glicemia maior que 70mg/dl por meio de alimentação intragástrica noturna com uma fórmula rica em glicose ou por administração freqüente de maisena crua (1,75 a 3g/kg a cada 6 horas) após um ano de idade. A fórmula deve ser láctea, pobre em lactose e sem sacarose, enriquecida com dextrino-maltose. Esse açúcar é gradualmente substituído por amido pré-cozido (arroz, milho) para prolongar o tempo de esvaziamento gástrico. A maisena crua permite a liberação lenta de glicose, de tal modo que a normoglicemia pode ser mantida por 6 a 8 horas em vez de 3 horas após ingestão equivalente de glicose em água. A quantidade total de carboidratos deve ser de 60 a 65% da energia total, proteína 10 a 15% e gordura 20-30%. O transplante hepático está indicado quando houver malignização do adenoma hepático ou nos não-respondedores ao tratamento dietético.

Glicogenose tipo Ib
Tem características clínico-laboratoriais idênticas ao tipo Ia. Esses pacientes são freqüentemente neutropênicos e têm função diminuída dos neutrófilos, com maior predisposição a infecções bacterianas recorrentes, ulcerações de mucosa oral e intestinal e sangramentos.

Glicogenose tipo II
Associada à atividade deficiente da enzima lisossômica alfa-glicosidase ácida. Na forma mais freqüente, IIa, aparece hipotonia, cardiomegalia e óbito na infância. No tipo IIb ocorre distrofia muscular hipotônica progressiva, e a sobrevida é prolongada.

Glicogenose tipo III
Ocorre deficiência da enzima desramificadora amilo-1,6-glicosidase: há alteração da liberação de glicose a partir do glicogênio mas não afeta a liberação de glicose a partir da gliconeogênese. A administração de glucagon em pacientes alimentados leva ao aumento da glicemia, o que já não ocorre após de 12 horas de jejum, pois já houve degradação de glicogênio até os pontos de ramificação. O fígado, o músculo e o coração podem estar envolvidos em várias combinações. Algumas

crianças têm macroglossia e hipotonia. O gene mutante está localizado no cromossomo 1p21 e o diagnóstico pode ser confirmado pela identificação da enzima deficiente em leucócitos ou tecido hepático. Durante a infância, a glicogenose tipo III pode ser indistinguível do tipo I, pois hepatomegalia, hipoglicemia, hiperlipidemia e atraso de crescimento são características proeminentes. No tipo III, entretanto, os níveis séricos de ácido úrico são geralmente normais e a elevação das aminotransferases é comum. O lactato sérico é normal em jejum e aumenta anormalmente após sobrecarga de glicose oral. Os sintomas hepáticos melhoram com a idade e desaparecem após a puberdade. Fibrose septal e cirrose podem ocorrer raramente. Pode haver desenvolvimento de hepatocarcinoma. No tipo IIIb, a fraqueza muscular discreta na infância pode tornar-se predominante em adultos. Hipertrofia ventricular também é um achado freqüente. O tratamento da glicogenose tipo III é sintomático: na presença de hipoglicemia, instituir alimentação freqüente com dieta rica em carboidratos ou amido cru. Como não há comprometimento da gliconeogênese, uma dieta rica em proteínas reduz a probabilidade de hipoglicemia pós-prandial. O transplante hepático está indicado para cirrose e insuficiência hepática terminal. Não há tratamento eficaz para miopatia ou miocardiopatia progressiva.

Glicogenose tipo IV
Está associada com deficiência de amilo1,4-1,6-transglicosidase, ou enzima ramificadora, resultando em acúmulo de glicogênio anormal. Tem herança autossômica recessiva. O quadro clínico é variável, com apresentações distintas: 1. insuficência hepática progressiva/cirrose (forma clássica); 2. doença hepática sem progressão; 3. doença neuromuscular neonatal fatal. Todas as formas são resultantes de mutações no mesmo gene da enzima ramificadora. A maioria dos pacientes morre nos primeiros quatro anos de vida. Como os sintomas hepáticos são inespecíficos, o diagnóstico é suspeitado ao exame histológico do fígado. Os hepatócitos contêm depósitos grandes PAS positivos, mas parcialmente resistentes à digestão pela diástase. O fígado é cirrótico com bandas largas de tecido fibroso estendendo-se ao redor e no interior dos lóbulos. A microscopia eletrônica mostra agregados fibrilares típicos de amilopectina. O diagnóstico é confirmado pela dosagem da atividade enzimática em fígado, fibroblastos ou leucócitos. O tratamento consiste em tratamento nutricional para controlar hipoglicemia e transplante hepático na cirrose progressiva. O transplante hepático pode não impedir a progressão da doença extra-hepática, particularmente insuficiência cardíaca; quando houver falência cardíaca, pode estar indicado o transplante combinado fígado-coração.

Glicogenoses tipos V, VI, VII, VIII e IX
Estão relacionados a defeitos no sistema fosforilase.

Glicogenose tipo V – a fosforilase muscular é inativa, e a hepática, normal. Sintomas que geralmente aparecem no adulto: intolerância aos exercícios com cãimbras que podem ser acompanhadas por ataques de mioglobinúria.

Glicogenose tipo VI – ocorre inatividade do sistema da fosforilase hepática. Os pacientes apresentam na infância precoce hepatomegalia, atraso de crescimento, hipoglicemia variável e hiperlipidemia. São em geral formas benignas e a maioria não requer tratamento. Ao contrário das outras formas de glicogenose, tem herança ligada ao X.

Glicogenose tipo VII – há deficiência da fosfofrutocinase muscular, com sintomas similares ao tipo V.

Glicogenose tipo VIII – cursa com deterioração neurológica progressiva e hepatomegalia. A atividade da fosforilase hepática é baixa e pode normalizar-se com a adição de ATP e MgCl2. Ocorre controle defeituoso da ativação da fosforilase, embora o sistema fosforilase esteja intacto.

Glicogenose tipo IX – caracteriza-se por hepatomegalia assintomática, baixa atividade da fosforilase hepática, com atividade normal no músculo.

tipos aparecem histologicamente as características células xantomatosas, conhecidas como células de Niemann-Pick. Esses histiócitos resultam do acúmulo de esfingomielina e outros lipídeos no sistema monócito-macrófago. Ambas as doenças são autossômicas recessivas e 12 mutações foram identificadas. O diagnóstico é feito por meio da dosagem da atividade da esfingomielinase ácida na célula e/ou extratos de tecidos. A detecção de heterozigoto requer estudos moleculares. No momento não há tratamento específico. O transplante de medula óssea pode reduzir o tamanho do fígado e do baço, mas não impede a progressão neurológica no tipo A. O transplante hepático pode ser eficaz no tipo B. 2. tipo C – nessa doença autossômica recessiva ocorre alteração no tráfico celular de colesterol exógeno, com acúmulo de colesterol não-esterificado. As manifestações clínicas são heterogêneas: na forma clássica ocorre hepatoesplenomegalia variável, oftalmoplegia, ataxia progressiva, distonia e demência. As manifestações ocorrem na infância tardia e os acometidos morrem na segunda década de vida. Outros fenótipos incluem hepatite neonatal fatal, início na infância precoce com hipotonia e atraso no desenvolvimento motor e adultos com psicose e demência. Células xantomatosas e histiócitos azul-marinho podem ser encontrados em muitos tecidos. O diagnóstico requer a medida da esterificação do colesterol e a documentação do padrão característico de coloração do colesterol não-esterificado pela filipina em fibroblastos cultivados com LDL.

Doença de Wolman
É a forma infantil grave decorrente da deficiência de lipase ácida lisossômica. Os lipídeos anormais acumulam-se dentro da mucosa intestinal, endotélio vascular, linfonodos, baço, fígado, medula óssea e cérebro. É uma doença autossômica recessiva e o gene foi clonado no cromossomo 10q23.3. Os pacientes apresentam vômitos, diarréia e hepatoesplenomegalia. O indício diagnóstico é dado pela presença de calcificação adrenal bilateral. Aparecem linfócitos ou leucócitos vacuolados no sangue periférico. O colesterol plasmático é normal ou baixo; os triglicerídeos podem estar elevados. Os testes de função hepática geralmente estão alterados. O aspirado de medula óssea mostra histiócitos contendo lipídeos. A microscopia eletrônica mostra vacúolos e inclusões granulares em granulócitos circulantes. Infiltração de mucosa intestinal por histiócitos xantomatosos pode ser extensa levando à má absorção de gorduras. A histologia hepática mostra histiócitos xantomatosos no parênquima e ao redor da área portal. Há aumento na fibrose portal e a cirrose pode desenvolver-se. O diagnóstico é confirmado pela identificação da deficiência de lipase ácida lisossômica em leucócitos. Tratamento com inibidores de HMG CoA redutase pode diminuir a biossíntese de colesterol. O transplante de medula óssea é paliativo; o curso clínico é geralmente progressivo, com óbito em cerca de seis meses.

Doença de depósito do éster de colesterol
É a forma leve de deficiência de lipase ácida. Ocorre o mesmo defeito genético da doença de Wolman. Manifesta-se tipicamente na adolescência ou na idade adulta, com hepatoesplenomegalia e dor abdominal recorrente. O acúmulo de ésteres de colesterol dentro dos hepatócitos ocasionalmente leva à fibrose progressiva e a hipertensão portal.

Mucopolissacaridoses
São distúrbios autossômicos recessivos, nos quais as enzimas lisossômicas necessárias para degradar mucopolissacarídeos (glicosamiglicans) são deficientes, levando ao acúmulo excessivo nos tecidos e à excreção urinária.

As crianças apresentam fácies dismórficos, hepatoesplenomegalia, baixa estatura, deterioração mental progressiva e alteração das funções cardíaca, visual e auditiva. O diagnóstico é feito pela identificação da excreção urinária de mucopolissacarídeo e confirmado

pela dosagem da atividade enzimática em cultura de fibroblastos ou leucócitos. A doença tem curso crônico sem disfunção hepática. O transplante de medula óssea pode prevenir a progressão da doença, com melhora clínica e bioquímica.

ERROS INATOS DO METABOLISMO DE ÁCIDOS BILIARES
Uma nova categoria de doença metabólica do fígado, os erros inatos da biossíntese de ácidos biliares (AB), tem sido descrita recentemente. O reconhecimento dessas doenças não somente permite o conhecimento da fisiologia hepatobiliar, mas também oferece ao clínico uma forma de lesão hepática passível de tratamento.

Os ácidos biliares primários, ácidos cólico e quenodeoxicólico são sintetizados no fígado a partir do colesterol por meio de uma cascata seqüencial envolvendo múltiplas reações enzimáticas dentro de várias frações subcelulares do hepatócito. Até o momento, vários erros inatos da biossíntese de ácidos biliares têm sido reconhecidos; a deficiência enzimática pode ser primária ou secundária à disfunção específica de organelas (Quadro 1.51).

Defeitos primários
Os ácidos biliares (AB) tem papel central na geração do fluxo biliar e servem como fatores tróficos no desenvolvimento do sistema hepatobiliar, portanto, defeitos na biossíntese, metabolismo ou seu transporte podem iniciar ou perpetuar distúrbios colestáticos neonatais. Os erros inatos primários na biossíntese de AB, resultantes de uma defi-

Quadro 1.51 – Erros inatos da biossíntese e do metabolismo de ácidos biliares.

Defeitos primários (enzimopatias)
Defeito da transformação do núcleo esteróide
- Deficiência de Δ^4-3-oxosteróide-5β-redutase
- Deficiência de 3β-hidroxi-Δ^5-C_{27} esteróide desidrogenase/isomerase
- Deficiência de 7-deidrocolesterol 7-redutase (síndrome de Smith-Lemli-Opitz)

Defeito da degradação/transformação da cadeia lateral do colesterol
- Xantomatose cerebrotendínea (colesterol 27-hidroxilase)
- Deficiência da enzima clivadora 24,25-diidroxicolanóico (via 25-hidroxilase)

Defeitos secundários (por lesão de organelas)
Distúrbios peroxissômicos
Distúrbios da biogênese dos peroxissomos com perda geral da função peroxissômica
- Síndrome de Zellweger (cérebro-hepatorrenal)
- Adrenoleucodistrofia neonatal
- Doença infantil de Refsum (doença do depósito de ácido fitânico)
- Acidemia hiperpipecólica
- Amaurose congênita de Leber

Distúrbios com perda limitada de número de funções peroxissomais (estrutura intacta do peroxissomo)
- Condrodisplasia punctata rizomélica
- Síndromes Zellweger-"like"

Distúrbios com perda de uma única função peroxissomal (estrutura intacta do peroxissomo)
- Adrenoleucodistrofia ligada ao X
- Deficiência de tiolase (pseudo-Zellweger)
- Deficiência de proteína bifuncional
- Deficiência de acil-CoA oxidase (adrenoleucodistrofia pseudoneonatal)
- Hiperoxalúria tipo I
- Acatalasemia
- Doença de Refsum forma adulta

Disfunção sintética hepática generalizada
- Tirosinemia
- Insuficiência hepática fulminante
- Doença do depósito de ferro neonatal

ciência enzimática inerente, podem levar à subprodução de AB primário normal (ácido cólico) trófico e colerético e superprodução de metabólitos de AB primitivos potencialmente hepatotóxicos (AB monoidroxilados). O distúrbio enzimático pode ocorrer em qualquer ponto da complexa série de conversões enzimáticas e a heterogeneidade das manifestações clínicas pode estar relacionada à quantidade de enzima funcional produzida. A terapia de reposição dependerá das enzimas envolvidas na biossíntese e no metabolismo de AB.

A aplicação de avanços tecnológicos, tais como bombardeamento atômico rápido-espectrometria de massa (FAB-MS) e cromatografia gasosa-espectrometria de massa (GC-MS), tem permitido a delineação específica de distúrbios da síntese de AB. FAB-MS, a qual permite análise rápida de compostos não voláteis em pequenos volumes de amostras biológicas ou extratos simples, tem sido utilizada como triagem e GC-MS na identificação precisa de defeitos específicos.

Até o momento, dois distúrbios tratáveis relacionados ao defeito na transformação do núcleo esteróide têm sido descritos: 1. deficiência de Δ^4-3-oxosteróide-5β-redutase; e 2. deficiência de 3β-hidroxi-Δ^5-C_{27} esteróide desidrogenase/isomerase. Esses defeitos, anteriormente denominados de hepatite neonatal "idiopática" ou colestase intra-hepática, devem corresponder a cerca de 5% dos pacientes com colestase intra-hepática idiopática; sua verdadeira incidência é desconhecida.

Deficiência de Δ^4-3-oxosteróide-5β-redutase – esse distúrbio foi descrito em gêmeos monocoriônicos masculinos que nasceram com colestase acentuada. Os pais não eram consangüíneos. Caracteriza-se por aumento das transaminases, hiperbilirrubinemia acentuada direta e coagulopatia grave. As biopsias de fígado mostravam padrão típico de "hepatite neonatal idiopática". A microscopia eletrônica demonstrou anormalidades nos canalículos biliares: divertículos, lumes não conectados e malformações em forma de treliça cheios de material elétron-denso, granular, fino. O diagnóstico é sugerido pela presença de baixos níveis séricos de AB por triagem convencional e confirmada por triagem urinária por FAB-MS, a qual detectará aumento da excreção de AB totais, com predominância de conjugados cujos pesos moleculares são consistentes com ácidos oxo-hidroxicolenóico e oxo-diidroxicolenóico insaturados. A identidade desses compostos pode ser verificada por GC-MS. A bile vesicular tinha somente traços (menos que 2μM) de AB, e os AB D^4-3-oxo representavam a maioria dos AB urinários. A taxa de síntese de AB, estimada pela excreção urinária diária, indicava acentuada redução da taxa de síntese total dos AB (menor que 3mg/dia). Estes achados indicam um defeito primário na síntese de AB que afeta a conversão dos intermediários 3-oxo para estruturas 3α-hidroxi-5β (H) correspondentes. A terapia combinada de ácido cólico e ácido ursodeoxicólico por via oral resolve a colestase hepatocelular e a transformação gigantocelular em paralelo com a recuperação clínica e bioquímica.

Deficiência de 3β-hidroxi-Δ^5-C_{27} esteróide desidrogenase (3β-HSD)/isomerase – Clayton e cols. descreveram o primeiro erro inato do metabolismo afetando a transformação do núcleo esteróide em um menino de 3 meses de idade com colestase neonatal. Este era um dos 3 irmãos com hepatite de células gigantes familiar, excretava monossulfatos de ácidos 3β, a 7α-diidroxi e 3β,7α,12a-trihidroxi-5-colenóico e seus conjugados glicina na urina; ácidos cólico e quenodeoxicólico eram indetectáveis. O perfil bioquímico e a história familiar sugeriam a presença de um erro inato do metabolismo afetando 3β-HSD, o segundo passo na síntese de AB a partir do colesterol. Havia elevação acentuada de 7α-hidroxicolesterol não-esterificado no soro. O defeito enzimático foi confirmado em cultura de fibroblastos de um paciente que apresentava ausência completa da atividade de 3β-HSD. Clinicamente, aparece icterícia; hepatomegalia e transaminases elevadas podem aparecer de modo bimodal, tanto como hepatite neonatal como hepatite crônica em crianças

maiores. O prurido é incomum. Os níveis de gamaglutamiltranspeptidase e ácidos biliares séricos são normais apesar dos níveis elevados de bilirrubina conjugada, o que contrasta com a maioria das formas de colestase neonatal. Os níveis de colesterol também podem estar baixos. Os achados histológicos são heterogêneos, variando de hepatite de células gigantes a cirrose micronodular. Esse distúrbio pode ser transmitido de modo autossômico recessivo. O diagnóstico de deficiência de 3β-HSD é iniciado pela triagem urinária por FAB-MS, que mostrará aumento quantitativo na excreção total de AB; qualitativamente, há ausência de AB primários normais conjugados a taurina e glicina. Há acúmulo de ácidos di e triidroxicolenóicos conjugados a sulfato e glicossulfato (insaturados); esses compostos são AB formados de precursores nos quais não ocorreu a conversão normal da estrutura 3β-hidroxi-Δ^5 para 3α-hidroxi-5β (H). O diagnóstico bioquímico pode ser confirmado pela análise urinária por GC-MS, que mostrará ácidos 3β,7α-diidroxi e 3β,7α,12α-trihidroxi-5-colenóico e no soro demonstrará acúmulo de 7α-diidroxicolesterol. Como a atividade da enzima 3β-HSD é expressa em cultura de fibroblastos de pele, a 7α-diidroxicolesterol pode ser utilizada como substrato de sonda para a presença da enzima. Em homozigotos não haverá enzima detectável.

Tratamento – os AB primários por via oral entrarão na circulação enteroepática e irão regular a atividade da 7α-hidroxilase, reduzindo a produção de AB 3β-hidroxi-Δ^5 hepatotóxicos. Além disso, os AB primários dirigem o fluxo biliar e facilitam a absorção de gorduras. Pode-se utilizar ácido quenodeoxicólico associado ou não ao ácido ursodeoxicólico.

Via da 25-hidroxilase – ocorre erro inato na via da 25-hidroxilase para síntese de AB, especialmente de uma das enzimas responsáveis pela conversão de 5β-colestano-3α,7α,12α,24S,25-pentol a ácido cólico e acetona. Aparece quadro de hepatite familiar de células gigantes e colestase intra-hepática grave. Tratamento com quenodeoxicolato tem sido tentado; apesar da normalização dos testes de função hepática, a biopsia hepática aos 16 meses de idade mostrou cirrose. Uma criança está viva aos 3 anos e meio de idade, enquanto um irmão afetado morreu com 13 meses.

Deficiência de 7-dehidrocolesterol 7-redutase (síndrome de Smith-Lemli-Opitz) – é caracterizada por microcefalia, atraso de crescimento, anormalidades urogenitais e de membros, disfunção endócrina e retardo mental. Os níveis de colesterol são extremamente baixos e há excesso de seu precursor 7-deidrocolesterol. O defeito da biossíntese de colesterol decorrente da deficiência de 7-deidrocolesterol-7-redutase depriva o feto de colesterol e impede o desenvolvimento embriônico normal. Tratamento com colesterol e AB ou exsangüíneotransfusões repetidas combinadas com inibidor da HMG CoA tem sido tentado.

Xantomatose cerebrotendínea (deficiência de esterol 27-hidroxilase) – é uma rara doença adquirida de depósito de lipídeos, caracterizada por disfunção neurológica progressiva; a formação de AB está diminuída. A função e a histologia hepáticas são normais. Há pontos de mutação no gene esterol 27-hidroxilase. A terapia de reposição com administração oral de quenodeoxicolato tem sido tentada na esperança de reduzir os níveis séricos de colesterol.

Defeitos secundários

Distúrbios peroxissomais – os peroxissomos são organelas indispensáveis para a biologia celular normal, incluindo beta-oxidação de AB; portanto, defeito no metabolismo de AB tem sido descrito como uma característica secundária nos distúrbios peroxissomais. Esses são classificados de acordo com a integridade do peroxissomo e o grau de deficiência enzimática (disfunção enzimática única ou múltipla). O encontro de intermediários de AB no sangue, bile e urina, derivados do ácido colestanóico poliidroxilado, reflete deficiência dos passos finais na via de biossíntese de AB.

Síndrome cérebro-hepatorrenal de Zellweger – está associada a defeitos da biossíntese/metabolismo de AB que está relacionado à deficiência seletiva ou generalizada de enzimas peroxissomais envolvidas na modificação da cadeia lateral. Há acúmulo de AB C27, principalmente ácidos tri e diidroxicoprostânico. Esses sofreriam modificação da cadeia lateral nos peroxissomos para ácidos quenodeoxicólico e cólico. As manifestações clínicas incluem profundo atraso neuropsicomotor, hipotonia, fácies característico (crânio estreito, fronte proeminente, hipertelorismo e pregas no epicanto), cistos corticais renais, malformações císticas cerebrais e colestase intra-hepática. A hepatomegalia está geralmente presente ao nascimento e a icterícia aparece com 2 a 3 semanas de vida. A morte ocorre na maioria dos pacientes aos 6 meses de idade. O diagnóstico é confirmado pela demonstração de AB anormais por FAB-MS ou detecção de ácidos graxos de cadeia muito longa no soro. A histologia hepática pode ser normal ou mostrar fibrose ou cirrose. A microscopia eletrônica mostra ausência de peroxissomos nos hepatócitos.

AVANÇOS NO TRATAMENTO DAS DOENÇAS METABÓLICAS DO FÍGADO

Até a última década, o progresso na doença metabólica do fígado estava limitado ao melhor reconhecimento dos distúrbios, maior caracterização dos efeitos bioquímicos associados, avanços nos cuidados pediátricos gerais, apoio aos familiares e melhor compreensão dos padrões de herança, permitindo o aconselhamento genético apropriado. Infelizmente, terapêutica eficaz era disponível somente para algumas dessas doenças. Restrição dietética, suplementação vitamínica e/ou remoção de toxinas acumuladas eram eficazes no controle de poucas doenças metabólicas. A observação no início da década de 1980 de que vias alternativas de remoção de amônia poderiam ser estimuladas permitiram certa melhora no controle de doenças que cursam com hiperamonemia. Entretanto, em muitos casos essas terapias têm eficácia marginal e requerem adesão rígida durante toda a vida. Algumas restrições dietéticas precisam ser tão intensas a ponto de comprometer o crescimento e o desenvolvimento do paciente.

Uma série de estratégias para o tratamento das doenças metabólicas do fígado pode ser vista no quadro 1.52. Certas opções terapêuticas, que não o transplante hepático, são atualmente consideradas de escolha para algumas doenças, outras são utilizadas somente para pacientes selecionados e algumas são meramente conceituais ou esperanças teóricas para o futuro. Em crianças com distúrbio do metabolismo de ácidos biliares, que podem apresentar doença hepática aguda ou crônica, a administração oral de ácidos biliares primários para substituir o produto final deficiente tem sido eficaz. Em pacientes com tirosinemia aguda ou crônica, a inibição enzimática com o NTBC impede o acúmulo de metabólitos tóxicos e reverte a lesão hepática. Na doença de depósito de ferro neonatal, que cursa com quadro de hepatite fulminante geralmente fatal, o uso de quelação agressiva e terapia antioxidante (alfatocoferol, n-acetilcisteína, selênio, desferrioxamina, e prostaglandina E_1) levou a reversão da coagulopatia, redução dos níveis plasmáticos de amônia e bilirrubina, com recuperação completa de três recém-nascidos. Nos três distúrbios referidos anteriormente, medidas diretas e decisivas, embora não definitivas, podem evitar o transplante de fígado.

No futuro, a terapia definitiva por meio de manipulação molecular, substituição enzimática ou terapia genética poderão ser possíveis para algumas doenças metabólicas.

ADMINISTRAÇÃO DE ENZIMAS ESPECÍFICAS

A identificação de muitos defeitos enzimáticos responsáveis pelas doenças metabólicas levou à observação óbvia de que vários poderiam ser curados se as enzimas deficientes fossem substituídas pela enzima normal. Esse procedimento, aparentemente simples, é com-

---

Quadro 1.52 – Estratégias para o tratamento das doenças metabólicas.

1. Reposição do produto final/substrato deficiente
   - administração oral de ácidos biliares primários nos erros inatos do metabolismo de ácidos biliares
   - administração oral de amido cru na glicogenose tipo I
   - administração oral de colesterol na síndrome de Smith-Lemli-Opitz
2. Inibição enzimática
   - Tratamento da tirosinemia tipo 1 pela inibição da 4-hidroxifenilpiruvato desooxigenase com NTBC
   - Tratamento da porfiria hepática aguda pela inibição da ALA sintetase com heme
3. Indução enzimática
   - Fenobarbital na síndrome de Criggler-Najjar tipo II
4. Remoção do produto tóxico
   - Quelação de ferro com terapia antioxidante na doença de depósito de ferro neonatal
   - Quelação de cobre na doença de Wilson
   - Estimulação de vias alternativas para a excreção de nitrogênio nos defeitos do ciclo da uréia com benzoato e fenilacetato
   - Cisteamina para reduzir depósito de cistina na cistinose
5. Restrição do substrato da dieta
   - Galactose na deficiência de galactose-1-fosfato uridiltransferase
   - Frutose na deficiência de frutose-1-fosfato aldolase
6. "Manipulação molecular":
   - Inibição da polimerização da alfa-1-antitripsina (PiZZ)
7. Reposição enzimática
   - Glicocerobrosideo na doença de Gaucher
8. Terapia genética (modelos animais)
   - Transferência genética para os hepatócitos na hipercolesterolemia em coelhos deficientes em receptor para lipoproteínas de baixa densidade
   - Transferência genética mediada por receptor para a correção parcial de analbuminemia genética em ratos Nagase
   - Transferência de gene somático na doença hepatobiliar associada à fibrose cística
9. Transplante hepático

---

plicado pelo fato de que na maioria dos casos não é possível fornecer a enzima no local onde deveria, ou seja, dentro de tipos celulares específicos. A melhor compreensão dos mecanismos de transporte transmembrana e da função dos receptores tem permitido a criação de moléculas de enzimas que favorecem seu transporte através das membranas celulares, permitindo sua internalização. Esta técnica tem sido utilizada com sucesso na doença de Gaucher e provavelmente no futuro próximo será utilizada em outros defeitos enzimáticos. As vantagens dessa terapia são primariamente sua natureza não-invasiva e a facilidade de administração. Ela não é curativa e os pacientes necessitarão provavelmente de doses repetidas durante toda a vida.

TERAPIA GENÉTICA SOMÁTICA

A terapia genética possibilita a reposição da enzima deficiente ou a produção de proteínas por meio da substituição do gene codificador do respectivo produto. Essa técnica permitirá provavelmente a cura permanente pela correção da anormalidade nas próprias células do paciente, sem a necessidade de imunossupressão requerida pelo transplante de tecidos. As estratégias para a terapia genética somática incluem a substituição genética (o gene defeituoso é substituído por um gene funcional em local apropriado por recombinação homóloga) ou a adição genética (inserção de um gene normal em sítios não específicos do genoma, com reconstituição da função metabólica). Essa última técnica é especialmente aplicável em distúrbios recessivos, com alteração de um único gene, tais como nas doenças metabólicas do fígado, nas quais mesmo pequenos níveis de atividade enzimática podem ser capazes de impedir o fenótipo patológico associado com a ausência do produto codificado por esse gene.

138

TRANSPLANTE HEPÁTICO

Os erros inatos do metabolismo são causas de doença hepática aguda ou crônica, podendo manifestar-se como hepatite fulminante, cirrose ou hepatocarcinoma. O transplante ortotópico de fígado é aceito como tratamento de doenças metabólicas, nas quais o defeito genético está expresso exclusivamente no fígado ou naqueles em que as principais manifestações clínicas são decorrentes do comprometimento hepático. Estudo recente realizado em 37 centros de transplante mostrou que 5,3% de 5.180 transplantes de fígado realizados eram por doenças metabólicas. O enxerto hepático não somente substitui o órgão lesado, mas também corrige o fenótipo anormal, resultando na cura permanente da doença. Em muitos centros de transplante, a deficiência de alfa-1-antitripsina é a segunda indicação desse procedimento em crianças. O transplante de fígado (para reposição enzimática) em associação ao transplante de outros órgãos sólidos também têm sido realizados com sucesso em algumas doenças metabólicas, nas quais as manifestações extra-hepáticas podem ser graves: transplante de fígado e rim na deficiência de alfa-1-antitripsina, oxalúria primária, glicogenose e tirosinemia; e transplante de fígado e coração na hiperlipidemia.

O transplante de fígado tem sido realizado nos seguintes distúrbios do metabolismo:

Com lesão hepática – deficiência de alfa-1-antitripsina, doença de Wilson, tirosinemia tipo I, glicogenose tipos I e IV, protoporfiria, galactosemia, hemocromatose, doença de Byler.

Sem lesão hepática – síndrome de Criggler-Najjar tipo I, hiperoxalúria tipo I, doença de Niemann-Pick, síndrome do histiócito azul-marinho, hipercolesterolemia familiar tipo II, doenças do ciclo da uréia, deficiência de proteína C, hemofilia, cistinose.

TRANSPLANTE DE HEPATÓCITOS ISOLADOS

Estaria indicado nas doenças metabólicas nas quais as manifestações clínicas não são tão graves a ponto de necessitar de uma substituição do órgão. Nesse procedimento, o fígado do doador é digerido e os hepatócitos isolados implantados pela infusão no baço, veia porta ou peritônio. Estudos em animais têm mostrado que essa técnica pode corrigir com sucesso a hiperbilirrubinemia em ratos Gunn ou aumentar os níveis de albumina sérica em ratos analbuminêmicos. Trata-se de um procedimento muito menos invasivo e as conseqüências da sua falha serão muito menos devastadoras, já que o fígado nativo permanece no local. Há, no entanto, vários problemas que fazem com que essa técnica possa ser utilizada em somente alguns distúrbios selecionados. Primeiro, permanece a necessidade de imunossupressão por toda a vida e é muito mais difícil monitorizar a rejeição. Segundo, não é uma alternativa apropriada quando há alterações estruturais do fígado como cirrose nem quando há persistência da produção de toxinas ou risco de transformação maligna do fígado nativo. Terceiro, até o momento, limitações técnicas e mecânicas sobre o número de células que devem ser injetado limitam seu uso para aquelas doenças nas quais uma pequena quantidade de enzima ou produto normal é suficiente para corrigir a maioria das manifestações clínicas.

BIBLIOGRAFIA

1. BALISTRERI, W.F. – Inherited metabolic diseases of the liver. *Aspen Semin. Pediatr. Dis.* 1, 1987. 2. BALISTRERI, W.F. – Liver disease in infancy and childhood. In Schiff, E.R., Sorrell, M.F. & Maddrey. W.C. (eds.). *Diseases of the Liver*. Philadelphia, Lippincott-Raven Publishers, 1999, p. 1357. 3. BALISTRERI, W.F. & SCHUBERT, W.K. – Liver disease in infancy and childhood. In Schiff, L. & Schiff, E.R. (eds.). *Diseases of the Liver*. Philadelphia, Lippincott Company, 1993, p. 1099. 4. BALISTRERI, W.F. – Nontransplant options for the treatment of metabolic liver disease: saving livers while saving lives. *Hepatology* 19:782, 1994. 5. BEUTLER, E. – Modern diagnosis and treatment of Gaucher's disease. *Am. J. Dis. Child.* 147:1175, 1993. 6. DAUGHERTY, C.C. et al. – Resolution of liver biopsy alterations in three siblings with bile acid treatment of an inborn error of bile acid metabolism (delta 4-3-oxosteroid 5 beta-reductase deficiency). *Hepatology* 18:1096, 1993. 7. FERNANDES, J.; SAUDUBRAY, J.M. & VAN DEN BERGHE, G. – *Inborn Metabolic Diseases. Diagnosis and Treatment*. 2nd ed., Berlin, Springer-Verlag, 1996. 8. FREESE, D. – Metabolic liver disease: an overview and what's new. In Balistreri, W.F. & Ryckman, F.C. *Aspen Conference on Pediatrics*, 1992. 9. GOODMAN, S.I. – Screning for metabolic liver disease. In Balistreri, W.F. & Stocker, J.T. (eds.). *Pediatric Hepatology*. New York, Hemisphere Publishing Corporation, 1990, p. 177. 10. GREEN A. & Kelly, D.A. – Metabolic liver disease in older children. In Kelly, D.A. (ed.). *Diseases of the Liver and Biliary System in Children*. Great Britain, Blackwell Science Ltd, 1999, p. 157. 11. LINDSTEDT, S. et al. – Treatment of hereditary tyrosinaemia type I by inhibition of 4-hydroxyphenylpyruvate dioxygenase. *Lancet* 340:813, 1992. 12. McKIERNAN, P.J.; ROBERTS, E.A. & KELLY, D.A. – The acutely ill baby. In Kelly, D.A. (ed.). *Diseases of the Liver and Biliary System in Children*. Great Britain, Blackwell Science, 1999, p. 46. 13. NIEDERAU, C. et al. – Glucocerebrosidase for treatment of Gaucher's disease: first German long-term results. *J. Hepatol.* 21:610, 1994. 14. ODIÈVRE, M. – Liver transplantation for inborn errors of metabolism. In Schaub, J.; Van Hoof, F. & Vis, H.L. (eds.). *Inborn Errors of Metabolism*. New York, Nestec/ Raven Press, 1991, p. 249. 15. ODIEVRE, M. – Clinical presentation of metabolic liver disease. *J. Inher. Metab. Dis.* 14:526, 1991. 16. RINALDO, P. – Laboratory diagnosis of inborn errors of metabolism. In Suchy, F.J. (ed.). *Liver Disease in Children*. St. Louis, Mosby, 1994, p. 294. 17. SHAMIEH, I. et al. – Antioxidant therapy for neonatal iron storage disease (Abstract). *Pediatr. Res.* 33:109A, 1993. 18. SHARP, H.L. – Approach to the child with metabolic liver disease. In Suchy, F.J. (ed.). *Liver Disease in Children*. St. Louis, Mosby, 1994, p. 672. 19. VAN DER ZEE, D.C. et al. – Indications and timing of liver transplantation in metabolic disorders. In Schaub, J.; Van Hoof, F. & Vis, H.L., (eds.). *Inborn Errors of Metabolism*. New York, Nestec/Raven Press, 1991, p. 263.

140

Segunda Parte

Sistema Respiratório

coordenadoras

Cleyde Myriam Aversa Nakaie
Joselina Magalhães Andrade Cardieri

colaboradores

Albert Bousso

Alberto Cukier

Alfio Rossi Jr.

Ângelo Fernandez

Antonio Carlos Pastorino

Bernardo Ejzenberg

Cleyde Myriam Aversa Nakaie

Clovis Artur Almeida da Silva

Cristina Miuki Abe Jacob

Erasmo Barbante Casella

Erica Santos

Fabíola Villac Adde

Hany Simon Jr.

Iracema C.O.F. Fernandes

Jaqueline Wagenführ

João Paulo Becker Lotufo

Joaquim Carlos Rodrigues

Jorge David Aivazoglou Carneiro

José Carlos Fernandes

José Ribas Milanez de Campos

Joselina Magalhães Andrade Cardieri

Luiz Antonio Nunes de Oliveira

Luiz Tarcísio Brito Filomeno

Luiz Vicente R. Ferreira da Silva Filho

Manoel Carlos Prieto Velhote

Manoel Ernesto P. Gonçalves

Maria Helena Bittencourt Kiss

Maria Helena de Carvalho Ferreira Bussamra

Rafael Stelmach

Regina Lúcia Moysés

Ricardo Borges Magaldi

Roger Shoji Miyake

Sandra Elisabete Vieira

Sílvia Regina Cardoso

Uenis Tannuri

Vicente Odone Filho

SEÇÃO I **Patologia Respiratória em Geral**

coordenadoras CLEYDE MYRIAM AVERSA NAKAIE
JOSELINA MAGALHÃES ANDRADE CARDIERI

1 Mecanismos de Defesa Pulmonar

ANTONIO CARLOS PASTORINO

O pulmão humano possui uma estrutura complexa para a troca gasosa adequada entre o ar e o sangue. Para manter essa delicada anatomia, suas defesas devem estar sempre prontas para eliminar materiais *inalados nocivos de maneira* eficiente e sem lesar sua estrutura. Há muitos anos eram conhecidos os mecanismos de defesa anatômicos do pulmão e das vias respiratórias, e nos últimos anos ficou evidente que o pulmão possui um mecanismo sofisticado de defesa imunológica que pode, em muitos casos, ser parte relevante no mecanismo inflamatório de diferentes doenças pulmonares, como da própria asma, doenças pulmonares intersticiais, doenças do colágeno que atingem o pulmão, fibrose, enfisema e bronquiectasia, entre outras.

O trato respiratório expõe-se ao meio ambiente em uma superfície de trocas calculada em 500m^2 e com um volume aproximado de 7.000 litros de ar inalado em 24 horas. Nesse ar estão presentes partículas orgânicas e inorgânicas, vivas ou não, que estimulam o sistema de defesa local para sua metabolização, expulsão, degradação ou isolamento.

De maneira didática, os mecanismos de defesa pulmonar podem ser divididos em:

1. Mecanismos de defesa não-imunológicos ou anatômicos e mecânicos.
2. Mecanismos de defesa imunológicos.

Esses mecanismos atuam síncrona e simultaneamente e podem ser considerados de grande eficiência, já que o trato respiratório é praticamente estéril abaixo das cordas vocais.

MECANISMOS DE DEFESA ANATÔMICOS E MECÂNICOS

Os mecanismos de defesa anatômicos e mecânicos estão listados no quadro 2.1 e são os primeiros a serem desencadeados.

Quadro 2.1 – Mecanismos de defesa anatômicos e mecânicos.

Fatores aerodinâmicos
Barreira epitelial
Muco
Cílios
Tosse e espirros

Na via aérea superior, compreendida entre o nariz e os seios paranasais até a cartilagem cricóide, o ar é filtrado de suas partículas maiores pela impactação inercial e pelo fluxo turbulento que é submetido durante sua passagem por diferentes áreas de resistência. Nas regiões de baixo fluxo, as partículas maiores podem depositar-se por sedimentação gravitacional.

O nariz tem diferentes funções além da respiração e olfação, tais como umidificação e aquecimento do ar inspirado, filtração de partículas maiores, transporte mucociliar e ressonância da voz.

O aquecimento do ar inspirado é realizado pela alta capilarização e por uma vasta rede de sinusóides venosos localizados na mucosa do trato respiratório superior.

A estrutura tubuloalveolar bifurcada de toda a árvore pulmonar favorece o depósito de partículas pelo próprio turbilhonamento do ar, especialmente nas bifurcações dos brônquios. O tamanho das partículas inaladas também interfere na sua penetração nas vias aéreas, sendo que as partículas maiores que 5 micra já podem ser removidas no nariz e as menores que 2-2,5 micra podem atingir os ácinos pulmonares.

A criança possui uma desvantagem anatômica pelo menor calibre de suas vias aéreas, o que promove maior resistência, maior acúmulo de muco e facilidade de impactação e obstrução, reduzindo todo o "clearance" de partículas e muco.

O epitélio das vias aéreas é inicialmente colunar pseudo-estratificado ciliado até a região dos bronquíolos (16ª geração de brônquios) e depois se transforma em epitélio cubóide. O epitélio também contém outras células, em especial as células mucosas de "goblet", na proporção de quatro células epiteliais para cada célula de "goblet".

A permeabilidade do epitélio cubóide alveolar está alterada em várias doenças e pela fumaça de cigarro, causando uma tendência ao extravasamento de proteínas em direção à luz alveolar.

Outro mecanismo importante na fisiologia do trato respiratório é a presença de muco e cílios, que formam uma verdadeira camada de revestimento. O muco é a primeira linha de defesa e também o melhor aparato contra a penetração de microrganismos e partículas estranhas. É composto de duas camadas: a externa (gel) que se localiza no topo dos cílios e é constituída de material espesso e viscoso, e outra mais interna (sol), mais fina e aquosa. O muco presente nas vias aéreas é uma mistura de vários componentes, em especial água (95% de sua composição), glicoproteínas (4%), proteínas e lipídeos (1%), produzidas localmente ou por transudação dos fluidos teciduais.

Várias são as funções do muco, destacando-se a lubrificação e a umidificação das superfícies epiteliais, aprisionamento para partículas e microrganismos e sítio de ação de várias moléculas de defesa e dos cílios. É produzido em uma quantidade aproximada de 0,5ml/kg/dia pelo transudato de fluidos teciduais e especialmente pelas células mucosas de "goblet", células claras e glândulas submucosas. O controle de sua produção se faz por agentes farmacológicos endógenos ou exógenos, em especial simpaticomiméticos, histamina, metabólitos do ácido araquidônico, leucotrienos e neuropeptídeos.

Cada célula ciliada contém cerca de 200 cílios cuja membrana é uma extensão da membrana celular, sendo constituída por um par de microtúbulos centrais, circundados por nove pares de microtúbulos periféricos.

A interação entre o batimento ciliar ritmado e a presença de muco faz com que as partículas nele aderidas sejam transportadas em direção à faringe e posteriormente deglutidas ou expelidas através do reflexo da tosse.

Vários são os exemplos de drogas ou situações em que ocorre alteração do "clearance" mucociliar: os beta-adrenérgicos aumentam a secreção de muco e podem estimular diretamente o batimento ciliar; as metilxantinas podem estimular o batimento ciliar; os opiáceos e o álcool deprimem o transporte mucociliar; os leucotrienos estimulam o batimento ciliar e a secreção de muco, mas com resultado final de depressão do transporte mucociliar, entre outros.

Dois dos mecanismos de defesa pulmonar mais importantes são os espirros e a tosse, sendo que esta última também pode ser um dos principais indicadores de doença. O reflexo da tosse é iniciado pelo estímulo de vários nervos, incluindo vago, trigêmeo, glossofaríngeo ou frênico, sendo os receptores mais importantes da tosse concentrados nas áreas de impactação de partículas: laringe, carina e bifurcação de grandes brônquios. Qualquer interferência nesse mecanismo, seja a tenra idade, seja o uso inadequado de medicamentos sedativos da tosse, mudanças na composição do muco ou, em casos extremos, pelo uso de tubos endotraqueais, pode interferir em suas principais funções: defesa contra aspirações e eliminação de partículas ou gases das vias aéreas.

MECANISMOS DE DEFESA IMUNOLÓGICOS

O trato respiratório possui todos os componentes do sistema imunológico, que muitas vezes atuam em íntima relação com os outros componentes da defesa pulmonar. A origem dos mecanismos imunológicos, local ou sistêmica, também pode ser indistinguível por sua íntima relação, mas sua magnitude pode ser evidenciada quando da presença de imaturidade ou deficiência em qualquer um dos setores da resposta imune, acarretando doenças pulmonares, especialmente os processos infecciosos.

O primeiro mecanismo imunológico que parece ser ativado, quando os mecanismos de defesa mecânica são ultrapassados, é o sistema fagocitário, representado pelos macrófagos alveolares. Os macrófagos pulmonares aparecem após 48 horas de vida, mas no período neonatal parecem ser mais imaturos e com menor capacidade bactericida. São derivados da medula óssea, mas algumas características os tornam especiais e com maior atividade: maior tamanho, capacidade fagocitária, número de receptores (para IgG_1, IgG_3, IgG_4 e complemento) e resposta às linfocinas.

Dentre as células pulmonares recuperadas no lavado broncoalveolar (LBA) de adultos normais não-fumantes, os macrófagos representam 85 a 90%, seguidos pelos linfócitos (7 a 12 %), células ciliadas (1 a 5%), neutrófilos (1 a 2%), eritrócitos (< 5%) e eosinófilos e basófilos (< 1%). Nos fumantes ocorre aumento de quatro a cinco vezes no número de células presentes no LBA, especialmente de macrófagos e neutrófilos. Nas faixas etárias pediátricas, as amostras de LBA mostraram um número aumentado de células totais em crianças com idade inferior a 3 anos, quando comparadas às de crianças maiores e adultos. No que se refere ao tipo celular recuperado no LBA de crianças, o percentual é praticamente semelhante ao dos adultos, já citado anteriormente, com alguns autores demonstrando um número maior de neutrófilos em crianças com idade inferior a 3 anos (5,5%), especialmente em menores de 1 ano (7,6%), quando comparados aos adultos e às crianças maiores (1 a 2%).

Os macrófagos alveolares possuem três grandes funções:

1. células apresentadoras de antígenos pela ingestão, degradação e apresentação de antígenos ao linfócito T;
2. célula efetora na fagocitose e morte intracelular após ativação pelo gama-interferon; e
3. célula reguladora pela secreção de inúmeros mediadores inflamatórios, alguns deles, como as prostaglandinas, que podem suprimir a função linfocitária.

Um grande número de substâncias é secretado pelos macrófagos alveolares, entre elas: enzimas (lisozima, hidrolases, glicuronidases, elastase, colagenase, catalase, lipases e superóxido desmutase), fatores de coagulação (fatores V, VII, IX, X, protrombina, ativador de plasminogênio), mediadores imunológicos (fatores quimiotáxicos, fator ativador de neutrófilos, complemento, leucotrienos, prostaglandinas, interleucina-1, fator de necrose tumoral, interferon alfa, fator estimulador de colônias de granulócitos, metabólitos de oxigênio,

inibidores de proteases), fatores de adesão (fibronectina, proteoglicanos, transferrina), entre outros. Esse conjunto de substâncias secretadas pode evidenciar o papel crucial dos macrófagos no conjunto de respostas imunológicas inespecíficas e específicas que ocorrem no pulmão, quando essas células são ativadas ou quando seu número ou função estão reduzidos.

Os linfócitos pulmonares estão organizados em tecidos linfóides desde a nasofaringe até os alvéolos e interstício pulmonar, mas também estão presentes no LBA (7 a 12% das células). Os linfócitos traqueobrônquicos e hilares atuam como monitores da drenagem linfática do parênquima, enquanto os submucosos estão organizados em pequenos nódulos dentro e abaixo do epitélio brônquico e recebem o nome de BALT ("bronchus-associated lymphoid tissue"). Ainda temos linfócitos difusos no tecido pulmonar, próximos ao local de origem dos linfáticos e os raros linfócitos alveolares. O estudo dos marcadores de superfície do linfócito presente no LBA tanto em crianças como em adultos foi capaz de diferenciar os linfócitos presentes no LBA em linfócitos T (70%), linfócitos B (5-10%), linfócitos "natural-killer" (7%) e linfócitos não tipados (5%). Nos adultos ocorre predomínio dos linfócitos T do tipo CD4 (cerca de 50% dos linfócitos do LBA) e nas crianças ocorre aumento relativo de linfócitos T do tipo CD8, acarretando menor relação CD4/CD8 nas crianças.

As principais funções dos linfócitos são: ativação de macrófagos, liberação de linfocinas para a ampliação da resposta imune e função efetora pela sua citotoxicidade contra vírus, fungos e protozoários.

Vários mediadores solúveis inespecíficos estão presentes no LBA e representam parte da resposta inicial das defesas pulmonares. Entre eles destacam-se:

Lisozima – sintetizada pelos macrófagos alveolares e células epiteliais. Possui capacidade bactericida direta ou associada à IgA secretora e complemento, apesar de serem detectados apenas traços no LBA.

Lactoferrina – produzida pelas células epiteliais e neutrófilos, também só detectada em traços no LBA, e com função de quelar o ferro e, dessa forma, inibir o crescimento bacteriano.

Fibronectina – produzida pelos macrófagos alveolares e outras células, com ação de opsonização.

Alfa-1-antitripsina – presente em 0,7% do total das proteínas do LBA e com ação inibitória da atividade proteolítica tanto do hospedeiro como bacteriana.

A resposta imunológica mediada por anticorpos (imunidade humoral) está representada pela presença de imunoglobulinas difundidas pelo plasma, mas principalmente por sua produção local. As maiores concentrações de proteínas no lavado broncoalveolar (LBA) correspondem à albumina (30% do total), seguida pela IgG (14%), IgA dimérica (5%), IgM (< 0,1%) e IgE (estimada em 0,00001%).

A imunoglobulina A (IgA) presente nas vias aéreas é originada nos plasmócitos submucosos e apresenta-se na forma dimérica. Essa apresentação ocorre pela ligação de dois monômeros de IgA através de uma proteína J (IgA-J). De maneira sincronizada, o retículo endoplasmático rugoso das células endoteliais produz um componente secretor (CS) que se une por pontes de dissulfito com a IgA-J, conferindo à IgA suas características secretórias. Uma vez formado, esse complexo IgA-J-CS é transportado para a superfície apical da célula endotelial e liberado para se concentrar no muco.

Ao longo das vias aéreas, as imunoglobulinas apresentam concentrações relativas variáveis, com predomínio de IgA nas vias aéreas superiores e brônquios (concentração de três a seis vezes maior de IgA nas secreções nasais que IgG), enquanto as secreções em bronquíolos e alvéolos apresentam maior concentração de IgG.

A imunoglobulina A possui duas subclasses (IgA_1 e IgA_2), atingindo concentrações de IgA_1 no plasma de até 90%, e nas secreções, de 70%. A maior concentração relativa de IgA_2 nas secreções, atingindo 50% da IgA na região da submucosa, reveste-se de importância nas defesas pulmonares, pois a subclasse IgA_2 é mais resistente à ação das proteases bacterianas.

A função fisiológica primária da IgA é a exclusão imune, que se faz pela ação antiadesiva que essa imunoglobulina possui ao neutralizar e aglutinar as partículas virais, os patógenos bacterianos e os antígenos de macromoléculas presentes na mucosa. Sua incapacidade em ativar complemento com conseqüente redução na quimioatração ou opsonização pelos fagócitos transforma a IgA em uma substância anti-séptica e antiinflamatória das superfícies mucosas.

A importância da IgA na defesa das vias aéreas contra infecções mostra-se claramente nos pacientes portadores de deficiência de IgA, que sofrem infecções virais e bacterianas de repetição, quando não ocorre mecanismo compensatório pela outras classes de imunoglobulinas, como IgM e IgG.

Podemos dizer que os mecanismos de defesa das vias aéreas podem ser eficientes apenas com a atuação inicial dos mecanismos protetores anatômicos e mecânicos e a IgA secretora, a lisozima e a lactoferrina presentes no muco. Uma vez ultrapassados esses mecanismos, uma segunda linha de defesa pode ser ativada e inclui os diferentes mecanismos inflamatórios modulados por outras imunoglobulinas e o complemento, mastócitos e IgE, neutrófilos e linfócitos T.

A presença da IgG no trato respiratório inferior tem papel protetor ao mesmo tempo que participa das respostas inflamatórias adversas, por suas funções de opsonização, formação de imunocomplexos, ativação de complemento, aglutinação e neutralização. A distribuição das diferentes subclasses de IgG nas vias aéreas difere um pouco em relação às suas concentrações do plasma, pois no LBA ocorre aumento relativo de IgG_4, cujo significado fisopatológico ainda é desconhecido.

Quanto ao complemento, são produzidas quantidades pequenas pelos macrófagos alveolares (C3a e C5a) que iniciam a quimioatração de neutrófilos, monócitos e eosinófilos. A maior parte do complemento presente nas vias aéreas deriva do plasma durante a inflamação. Outras frações do complemento também auxiliam no processo inflamatório: o componente C3b estimula a produção de anticorpos, de citocinas e a citotoxicidade mediada por anticorpos e o componente C5a é opsonizante.

Outras substâncias presentes no pulmão estão sendo estudadas do ponto de vista de ação de defesa, em especial a ação do surfactante. Essa lipoproteína possui proteínas conhecidas com o nome de colectinas que podem estimular a fagocitose, a quimiotaxia, a produção de radicais de oxigênio e regular a liberação de citocinas. O componente lipídico do surfactante pode suprimir a proliferação de linfócitos e atuar como imunossupressor.

Dessa forma, o melhor entendimento dos mecanismos de proteção das superfícies mucosas, especialmente os imunológicos, poderá originar perspectivas para a prevenção das doenças respiratórias ou para o seu tratamento precoce, sem que ocorram seqüelas decorrentes do processo natural de homeostase das vias aéreas.

BIBLIOGRAFIA

1. BELLANTI, J.A. & KADLEC, J.V. – Host defense mechanisms. In Kendig, E.L. & Chernick, V. *Disorders of the Respiratory Tract in Children.* 5th ed., Philadelphia, Saunders, 1990, p. 182. 2. MIDULLA, F. et al. – Bronchoalveolar lavage studies in children without parenchymal lung disease: cellular constituents and protein levels. *Pediatr. Pulmonol.* **20**:112, 1995. 3. MOSS, R.B. – Pulmonary defenses. In Hilman, B.C. *Pediatric Respiratory Disease: Diagnosis and Treatment.* 1st ed., Philadelphia, Saunders, 1993, p. 12. 4. RATJEN, F. et al. – Differential cytology of bronchoalveolar lavage fluid in normal children. *Eur. Respir. J.* **7**:1865, 1994. 5. TAYLOR, A.N.; COLE, P.J. & DU BOIS, R. – Lung disease. In Lachmann, P.J., ed. *Clinical Aspects of immunology.* 5th ed., Boston, Blackwell Scientific Publications, 1993, p. 1899.

SEÇÃO II Abordagem do Diagnóstico nas Doenças Respiratórias

coordenadoras CLEYDE MYRIAM AVERSA NAKAIE
JOSELINA MAGALHÃES ANDRADE CARDIERI

1 Avaliação Clínica da Doença Pulmonar em Pediatria

JOSELINA MAGALHÃES ANDRADE CARDIERI

A anamnese e o exame físico são os itens fundamentais para permitir um diagnóstico e um tratamento adequados ao paciente. A despeito dos constantes avanços tecnológicos, especialmente no que se refere à abordagem laboratorial, o médico deve orientar seu raciocínio com base nos dados obtidos no contato com o paciente e com seus familiares e em uma propedêutica completa e detalhada. Isso se aplica não só aos grandes centros, onde se tem acesso aos mais modernos avanços científicos, mas principalmente aos locais onde os recursos são escassos e o médico só pode contar com sua própria avaliação.

ANAMNESE

Para salientar os aspectos mais importantes da anamnese, segue um roteiro prático para o pediatra, visando principalmente à abordagem das doenças respiratórias na infância.

1. A consulta pediátrica deverá ser realizada em local tranqüilo, voltado aos interesses da criança, e cercado de uma privacidade tal que a família fique à vontade ao relatar os problemas relativos ao paciente. O médico deve usar termos compreensíveis, facilitando o diálogo e estabelecendo um pacto de confiança mútua, que é fundamental na relação médico-paciente.

2. A partir de certa idade e dependendo da desenvoltura do paciente, a anamnese poderá ser realizada inicialmente com a própria criança e depois complementada com seus acompanhantes. Pacientes adolescentes poderão realizar sua consulta sozinhos, desde que isso seja sua vontade e de sua família.

3. Todas as queixas deverão ser valorizadas, mesmo que pareçam insignificantes para o caso, pois isso não só permite um melhor conhecimento do paciente, como também poderá ser um subsídio para a elaboração do raciocínio clínico.

4. A partir da queixa principal, devem ser detalhados todos os sintomas, sua intensidade, freqüência e duração, os fatores desencadeantes e/ou agravantes e os de melhora. A doença deverá ser definida, quanto à sua freqüência, em aguda, subaguda e crônica ou recorrente, segundo os diversos critérios que serão abordados nos capítulos subseqüentes. Em geral, a doença aguda tem duração inferior a três semanas; a subaguda, três semanas a três meses; a crônica, superior a três meses; e a recorrente apresenta mais que

três episódios de recidiva no período de um ano. Além disso, é de fundamental importância a avaliação dos sintomas no período compreendido entre as agudizações da doença, caso ela seja recorrente, habitualmente denominado período intercrítico. Na asma, por exemplo, o período intercrítico pode ser assintomático ou apresentar alguma sintomatologia como tosse noturna, cansaço aos esforços, crises de tosse ou sibilância logo após o início de exercícios físicos, sintomas alérgicos cutâneos, nasais, oculares etc.

5. Todos os exames realizados na criança, com relação à doença em questão, deverão ser relacionados, levando-se em conta inclusive os métodos e os laboratórios onde foram realizados, para que possam ser valorizados adequadamente. É comum, por exemplo, a solicitação da dosagem de cloro no suor em crianças com processos respiratórios crônicos ou de repetição, mas, se o método de coleta do suor não for o padronizado internacionalmente (iontoforese por pilocarpina), o resultado do exame não poderá ser considerado.

6. O tratamento prévio e o atual também deverão ser pesquisados, solicitando-se informações quanto aos medicamentos utilizados, suas doses, freqüência e duração, seus efeitos colaterais e a resposta do paciente.

7. No interrogatório sobre os diferentes aparelhos, mesmo que a queixa principal seja preponderantemente respiratória, é importante a pesquisa de todos os sistemas detalhadamente. Doenças sistêmicas, como a fibrose cística, apresentam sintomas diversos, como intestinais, hepáticos, metabólicos, endocrinológicos, e não somente respiratórios. Na síndrome aspirativa por exemplo, os sintomas digestivos são muito importantes para a suspeita diagnóstica, embora nem sempre façam parte da preocupação inicial da família e só serão relatados se o médico estiver consciente da sua importância no momento da anamnese.

8. No que se refere aos antecedentes, deve ser dada especial atenção à história obstétrica da mãe (realização e condições do pré-natal, presença de doenças, uso de medicamentos, de drogas psicoativas, de fumo), às condições de nascimento do paciente, à necessidade de manobras de reanimação na sala de parto, à sua evolução no berçário (uso de O_2, de aparelhos de ventilação mecânica, de drogas etc.) e às condições de alta. Deverão ser enfatizadas também as características da alimentação, principalmente quanto ao aleitamento materno e à introdução de aleitamento artificial, as técnicas de amamentação, a presença de sintomas como engasgos, dificuldade ao mamar, regurgitação e vômitos, pois muitas vezes têm relação com a doença respiratória atual. Ainda com relação à alimentação, deve ser lembrada a possibilidade de alergia alimentar na história. Outro item importante é a história vacinal da criança e a presença de doenças infectocontagiosas, sejam domiciliares ou não, com especial ênfase na tuberculose, pela sua alta prevalência em nosso meio. As condições de vida devem ser levantadas, assim como a rotina da criança, a prática de esportes e sua eventual relação com algum sintoma, as condições socioeconômicas da família e as condições de habitação. Nesse aspecto, principalmente no que se refere à doença respiratória, deve ser realizado um levantamento pormenorizado da moradia do paciente e dos locais onde ele passa o seu dia (casa de parentes, escola, creche etc.). As questões devem abordar condições de ventilação e aquecimento da residência, presença de umidade, de mofo, métodos de iluminação, de aquecimento dos alimentos, uso de produtos de limpeza, presença de animais e de plantas, e relação desses fatores com a doença da criança. O quarto do paciente também deve ser avaliado com relação à limpeza, à presença de objetos que acumulem poeira, às condições de ventilação etc. Quanto ao bairro, deve-se interrogar sobre asfaltamento, arborização e presença de indústrias e de construções.

9. Nos antecedentes familiares, além das questões habituais, deve-se perguntar sobre consangüinidade e presença de doenças semelhantes em pelo menos duas gerações de ambas as famílias, pela possibilidade de tratar-se de doença genética, como, por exemplo, a fibrose cística. Além disso, a presença de fumantes no domicílio ou nos lo-

cais onde a criança costuma permanecer tem grande importância na doença respiratória. Finalmente, devem-se solicitar informações sobre os irmãos, suas doenças e causas de óbito, se for o caso, para se avaliar a possibilidade de doenças familiares ou infectocontagiosas.

EXAME FÍSICO

O exame físico deverá obedecer a uma seqüência lógica, para evitar que qualquer dado passe despercebido. Entretanto, de acordo com a idade e com a colaboração do paciente, essa seqüência poderá ser alterada e, eventualmente, alguns aspectos serem avaliados em outra consulta em que a criança esteja mais tranqüila.

Tendo-se em vista o exame físico completo, serão enfatizados a seguir os dados de maior relevância para o pneumologista.

Inspeção

À inspeção, observa-se o padrão respiratório que se compõe de freqüência, ritmo e esforço respiratório. A freqüência deverá ser computada em 1 minuto, anotando-se o estado de alerta da criança e a presença de febre no momento do exame. Sabe-se que esse valor varia com a idade, como se segue:

De acordo com a tabela 2.1, identifica-se taquipnéia ou bradipnéia. Há ainda a diferenciação quanto à profundidade dos movimentos respiratórios, hiper ou hipopnéia, que é de difícil quantificação e padronização, principalmente na criança. A hiperpnéia ocorre em processos que levam a um aumento do espaço morto fisiológico associado a febre, anemia grave, acidose metabólica, alcalose respiratória e intoxicação por drogas, como os salicilatos. A hipopnéia, por sua vez, é decorrente de alcalose metabólica ou de acidose respiratória associada à depressão do sistema nervoso central.

Tabela 2.1 – Identificação de taquipnéia e bradipnéia.

Idade	< 2 meses	2 meses a < 1 ano	1 ano a < 4 anos	> 4 anos
FR (mov/min)	< 60	< 50	< 40	< 25

Com relação ao ritmo respiratório, é importante lembrar que até os 3 meses de idade as pausas respiratórias de até 10 segundos são consideradas normais. A respiração periódica, composta de três ou mais pausas respiratórias, separadas por um intervalo inferior a 20 segundos, é comum nos recém-nascidos pré-termo após os primeiros dias de vida. Nos recém-nascidos de termo, esse ritmo é comum entre a primeira e a segunda semana, e está ausente após os 6 meses. A apnéia é uma condição rara, definida pela presença de pausas respiratórias superiores a 15 segundos, levando à cianose e à bradicardia.

A observação do ritmo respiratório ainda permite o reconhecimento dos seguintes padrões:

Respiração de Cheyne-Stokes – composta por ciclos crescentes e decrescentes de variação da amplitude do volume corrente, separados por períodos de apnéia. Ocorre em insuficiência cardíaca congestiva, traumatismo craniano e processos com aumento da pressão intracraniana.

Respiração de Kussmaul – caracterizada por movimentos profundos, lentos e regulares, com prolongamento da fase expiratória. Ocorre em crianças portadoras de cetoacidose diabética.

Respiração de Biot – definida pela presença de ciclos irregulares de movimentos respiratórios, com volumes correntes variáveis, associados a períodos de apnéia de duração também variável. É encontrada em crianças com lesão cerebral grave.

Finalmente, avalia-se o esforço respiratório para se detectar a presença de dispnéia, que se caracteriza por ser uma respiração difícil, com aumento do trabalho dos músculos respiratórios, e freqüentemente com o auxílio dos músculos acessórios, na tentativa de manter uma ventilação alveolar adequada. A dispnéia é um sinal e um sintoma e, como tal, às vezes é de difícil quantificação. Entretanto, alguns aspectos auxiliam na sua caracterização, como retração torácica, utilização da musculatura acessória, batimentos de asas do nariz, gemido expiratório, ortopnéia e incremento do pulso paradoxal, que reflete a diferença da pressão arterial sistólica entre a ins e a expiração (normal < 10mmHg), presente em situações caracterizadas por obstrução brônquica.

O exame físico do pneumologista deve incluir a avaliação das vias aéreas superiores, para caracterizar principalmente doenças obstrutivas e alérgicas, além de malformações. A presença de "eyeshadows" (ou olheiras, caracterizadas por coloração arroxeada na região infra-orbitária), de prega nasal transversa e de obstrução nasal, associada a aumento e palidez dos cornetos anteriores é fortemente sugestiva de doença alérgica. A obstrução de vias aéreas costuma levar a um padrão de respiração bucal, com protrusão dos dentes incisivos superiores e palato em "ogiva". Por meio da compressão da base da língua com espátula, avaliam-se a existência e as características do escarro e da secreção de nasofaringe, assim como sua *coloração, viscosidade* e volume.

Ainda na inspeção, observa-se a presença de baqueteamento digital, de fisiopatologia ainda não definida, que pode ser idiopático, hereditário ou adquirido. Nesse caso, as causas mais freqüentes são bronquiectasias, malformações arteriovenosas pulmonares, abscessos pulmonares, empiema, doenças intersticiais, neoplasias pulmonares, doenças cardíacas e, menos freqüentemente, algumas doenças hepáticas, endocrinológicas e gastrintestinais.

O aspecto do tórax deve ser considerado, observando-se a presença de deformidades como *pectus excavatum, pectus carinatum* e assimetrias torácicas. Além disso, é importante a observação do aumento do diâmetro ântero-posterior do tórax, característico de doenças obstrutivas crônicas, que também pode ser definido pelo índice torácico (relação entre o diâmetro ântero-posterior e o diâmetro transverso próximo de 1 em doenças obstrutivas).

Palpação

A palpação, na região da face, da projeção dos seios maxilares e frontais pode detectar a presença de dor, sugestiva de sinusopatia. Palpa-se também a região da traquéia, mantendo-se a cabeça do paciente em posição neutra e o pescoço ligeiramente estendido. Dessa forma, com o dedo indicador, ou o indicador e o médio, observa-se a posição da traquéia na altura da região supra-esternal em relação à linha média, detectando-se desvios laterais que refletem diferenças de volume ou pressão entre os dois lados do tórax, ou a presença de compressão extrínseca no mediastino superior.

Percussão

Deve ser realizada por técnica correta, em que o indicador ou dedo médio da mão dominante percute a falange distal do dedo médio da outra mão, evitando o contato dos outros dedos com o tórax do paciente. Devem ser examinadas todas as regiões do tórax, comparando-se os sons obtidos entre os dois lados do tórax.

É importante realizar a percussão de toda a área de cada hemitórax, estabelecendo seus limites inferiores, tanto anterior como posteriormente. Utilizam-se os mesmos pontos de referência que serão descritos no item posterior. Na projeção da área cardíaca normalmente ocorre redução do timpanismo pulmonar. A ausência dessa característica sugere desvio da área cardíaca, ar pré-cardíaco ou pneumotórax.

A percussão dos espaços intervertebrais habitualmente é timpânica até o limite pulmonar inferior (diafragma). Em pequenos derrames pleurais, ocorre submacicez à percussão desses espaços acima do nível correspondente ao diafragma, o que configura o sinal de Signorelli.

Ausculta

Deve ser orientada de acordo com a anatomia do pulmão, observando-se a projeção dos diversos segmentos e facilitando o diagnóstico anatômico da doença. Entretanto, devido às distorções e aos desvios decorrentes das diversas doenças pulmonares, nem sempre a ausculta corresponde ao segmento esperado, devendo-se, portanto, utilizar alguns pontos de referência no tórax, para a descrição das alterações encontradas (Quadro 2.2).

Quadro 2.2 – Pontos de referência no tórax para a ausculta.

	Referência vertical	– Fúrcula esternal – Esterno – Linhas hemiclaviculares
Face anterior do tórax		
	Referência horizontal	– Fossas supra e infraclaviculares – Junção do esterno com segunda costela (ângulo de Ludwig) – Mamilos (quarta costela)
	Referência vertical	– Processos espinhosos vertebrais – Linhas escapulares – Linhas paravertebrais
Face posterior do tórax		
	Referência horizontal	– Processo espinhoso da sétima vértebra cervical – Fossas supra e infra-espinhosas da escápula
Face lateral do tórax		– Linha axilar média

É importante manter-se o mesmo estetoscópio, aquecê-lo com a mão antes do exame e comparar a ausculta nas mesmas posições nos dois lados do tórax. A criança deve permanecer o mais tranqüila possível, seja na posição dorsal, seja sentada ou no colo do acompanhante, e devem ser auscultados alguns movimentos respiratórios em cada posição, principalmente para se obter uma respiração profunda.

Os ruídos adventícios, padronizados em 1985 no "Symposium on lung sounds" em Tóquio, são divididos em contínuos, musicais e de longa duração, denominados sibilos e descontínuos, não-musicais e de curta duração, que são os estertores. Os sons musicais dividem-se, em relação à freqüência (timbre), em sons de alta freqüência (sibilos propriamente ditos) e de baixa freqüência (roncos). São observados tanto na ins como na expiração. Os sibilos, como decorrem de obstrução brônquica, podem ser fixos e localizados (monofônicos), sugerindo presença de corpo estranho, ou variáveis e difusos (polifônicos), como ocorre na hiper-responsividade de vias aéreas. Os roncos decorrem da presença de secreções na árvore brônquica.

Os estertores são divididos em finos e grossos, de acordo com o timbre que reflete o calibre da via aérea em que se encontra a interface ar-líquido. Outros ruídos também são observados à ausculta, como:

Atrito pleural – ins e expiratório, é característico dos processos patológicos da pleura, em que ainda não ocorreu derrame pleural.

Gemido expiratório – origina-se na laringe pela adução das cordas vocais, para criar uma pressão positiva no final da expiração, como ocorre em recém-nascidos pré-termo com imaturidade pulmonar e deficiência de surfactante.

Estridor laríngeo – observado na inspiração, decorre de oscilações no calibre da laringe já acometida por doenças que reduzem o seu diâmetro.

Respiração ruidosa ou ronco – ocorre na ins e na expiração, devido à vibração das partes moles da orofaringe.

A ausculta da voz é também de grande importância, especialmente nos casos de consolidação do parênquima pulmonar, em que há exacerbação e maior nitidez da voz normal (pectoriloquia) ou da voz sussurrada (pectoriloquia afônica).

Finalmente, seguem os protocolos de atendimento ambulatorial (anamnese e exame físico) utilizados na Unidade de Pneumologia do Instituto da Criança, elaborados para as doenças mais freqüentemente atendidas: broncopneumopatias crônicas e de repetição, síndrome aspirativa, asma e fibrose cística.

BIBLIOGRAFIA

1. HILMAN, B.C. – *Pediatric Respiratory Disease: Diagnosis and Treatment.* Philadelphia, Saunders, 1993, p. 57. 2. PASTERKAMP, H. – The history and physical examination. In Chernick, V. & Kendig, E. *Kendig's Disorders of the Respiratory Tract in Children.* 5th ed., Philadelphia, Saunders, 1990, p. 56.

**HOSPITAL DAS CLÍNICAS
DA FACULDADE DE MEDICINA DA USP**

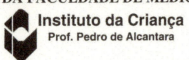

UNIDADE DE PNEUMOLOGIA PEDIÁTRICA

DATA ATUAL ____/____/____
Data última consulta ____/____/____

SÍNDROME ASPIRATIVA

DADOS DE INTERESSE

EVOLUÇÃO

PULMONAR	MELHOR	PIOR	INALT.	AUS.
TOSSE				
CHIADO				
RONQUEIRA				
DISPNÉIA				
CIANOSE				
EXPECTORAÇÃO				
APNÉIA				

DIGESTIVA	MELHOR	PIOR	INALT.	AUS.
VÔMITOS				
REGURGITAÇÃO				
ENGASGOS				
DIFICULDADE PARA MAMAR				
LEITE NAS NARINAS				

ESCARRO
1- SIM ❑
2- COR............
3- NÃO ❑

OBSTR. NASAL
1- SIM ❑
2- NÃO ❑

FEBRE
1- SIM ❑
2- NÃO ❑

APETITE
1- NL ❑
2- ↓ ❑

ATIVIDADE
1- NL ❑
2- ↓ ❑

SONO
1- NL ❑
2- ALTER. ❑

DNPM
1- NL ❑
2- RETARDO ❑

IMUNIZAÇÃO
1- COMPLETA ❑
2- INCOMPLETA ❑
3- ESPECIAL

HÁBITO INTESTINAL

CONSULTAS PS
1- Nº / MÊS ____/____
2- NÃO ❑

INTERNAÇÃO
1- NÃO ❑
2- SIM ❑
3- DATA ____/____/____

CIRURGIA
1- NÃO ❑
2- SIM ❑
3- DATA ____/____/____

TRATAMENTO E INTERNAÇÕES

DIETA
1- P/ RGE ☐
2- NÃO ☐

DECÚBITO
1- ELEVADO ☐
2- NÃO ☐

FISIOT. RESP.
1- Nº / DIA /
2- ÀS VEZES ☐
3- NÃO ☐

ADERÊNCIA AO TRATAMENTO
1- SIM ☐
2- NÃO ☐

MEDICAÇÃO	NOME	DOSE	VIA	FREQ.	DURAÇÃO
ANTIEMÉTICO					
PROCINÉTICO					
ANTIÁCIDO					
BLOQUEADOR H_2					
BRONCODILATADOR					
CORTICOSTERÓIDE					
ANTIMICROBIANO					
OUTROS					

EXAME FÍSICO

PESO / PERC.
_____ / _____

ALTURA / PERC.
_____ / _____

TEMP.
_____

FR
_____

FC
_____

PA
_____

CIANOSE
1- SIM ☐
2- NÃO ☐

BAQUETEAMENTO
1- SIM ☐
2- NÃO ☐

DISPNÉIA
1- SIM ☐
2- NÃO ☐

TOSSE
1- SIM ☐
2- NÃO ☐

SECREÇÃO:

RETRONASAL
SIM ☐
NÃO ☐
ASPECTO _____

BRÔNQUICA
SIM ☐
NÃO ☐

RINITE:
OLHEIRAS ☐
OBSTRUÇÃO NASAL ☐
CORNETOS PALIDEZ ☐
HIPEREMIA ☐

DERMATITE ATÓPICA SIM ☐
NÃO ☐

CORIZA HIALINA ☐
MUCOPURULENTA ☐

OROFARINGE.. **OTOSCOPIA**..

TÓRAX | CONFORMAÇÃO..
| PERCUSSÃO.. **CORAÇÃO**..
| AUSCULTA..

ABDOME .... FÍGADO.................. BAÇO..................

ESTÁGIO DE PUBERDADE Masc: P..........G.......... Fem.: M ....P..........

OUTROS..
....
....
....
....
....
....
....

DIAGNÓSTICOS

1- NUTRICIONAL_____ **2-** ESTATURA_____

3- RGE ❑   IMCF ❑   FÍSTULA T-E ❑   **DIAGNÓSTICO ATRAVÉS DE:**

4- ALIM. _____   EED   ❑

5- DNPM _____   Cintilografia   ❑

6- IMUNIZ. _____   pHmetria   ❑

7- OUTROS _____   ENDOSCOPIA ❑

                                      BIOPSIA   ❑

IMPRESSÃO CLÍNICA E CONDUTA

DIETA ....

POSIÇÃO...**MACACÃO ANTI-RGE** ❑

EXAMES PEDIDOS:

MEDICAÇÃO

TIPO	NOME	DOSE	VIA	FREQ.	DURAÇÃO
PROCINÉTICO					
BLOQUEADOR H$_2$					
ANTIÁCIDO					
β_2-AGONISTA					
CETOTIFENO					
CORTICOSTERÓIDE					
CROMONA					
ANTIBIÓTICOS					
OUTROS					

data _____/_____/_____   carimbo e ass. médico   carimbo e ass. assistente

HOSPITAL DAS CLÍNICAS
DA FACULDADE DE MEDICINA DA USP

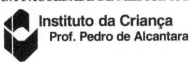

Instituto da Criança
Prof. Pedro de Alcantara

UNIDADE DE PNEUMOLOGIA PEDIÁTRICA

Data última consulta ___/___/___
Data atual ___/___/___

FIBROSE CÍSTICA

EVOLUÇÃO

AVALIAÇÃO GERAL

LIMITAÇÃO FÍSICA
1- NÃO ☐
2- SIM ☐

TOLERÂNCIA FÍSICA
1- POUCA ☐
2- MOD. ☐
3- NL ☐

APETITE
1- DIMINUÍDO ☐
2- AUMENTADO ☐
3- NL ☐

PERDA ESCOLAR
........../..........
DIAS / MÊS

FEBRE
1- NÃO ☐
2- SIM ☐

SONO
1- AGITADO ☐
(DISPNÉIA)
2- NORMAL ☐

IMUNIZAÇÃO
1- COMPLETA ☐
2- INCOMPLETA ☐
3- ESPECIAL...............

DIETA
1- GERAL ☐
2- P/ RGE ☐
3- C/ SUPLEMENTO
(TIPO)..........................

AVALIAÇÃO RESPIRATÓRIA

TOSSE
1- AUSENTE ☐
2- MOD. ☐
3- INTENSA ☐

ESCARRO
1- AUSENTE ☐
2- MODERADO ☐
3- ABUNDANTE ☐
4- COR........................

HEMOPTISE
1- NÃO ☐
2- SIM ☐

OBSTR. NASAL
1- NÃO ☐
2- SIM ☐

IVAS
........../..........
Nº/MÊS

CHIADO
1- NÃO ☐
2- SIM ☐

DOR TORÁCICA
1- NÃO ☐
2- SIM ☐

EVOL. PULMONAR
1- MELHOR ☐
2- PIOR ☐
3- INALT. ☐

AVALIAÇÃO GI

EVACUAÇÕES
........../..........
Nº / DIA

ASPECTO
1- PASTOSO ☐
2- SEMI ☐
3- LÍQUIDO ☐

ESTEATORRÉIA
1- NÃO ☐
2- SIM ☐

SANGUE
1- NÃO ☐
2- SIM ☐

DOR ABDOMINAL
1- NÃO ☐
2- SIM ☐

OBSTIPAÇÃO
1- NÃO ☐
2- SIM ☐

EVOLUÇÃO
1- MELHOR ☐
2- PIOR ☐
3- INALT. ☐

RGE
1- SIM ☐
2- NÃO ☐
3- N/ PESQ. ☐

EXAME
_____

TRATAMENTO E INTERNAÇÕES

ENZIMAS PANCR.
NOME..................................
DOSE..................................
TOTAL / DIA..........................
BLOQ. H₂..............................

SORO VO
1-SEMPRE ☐
2-ÀS VEZES ☐
3-NÃO ☐

VITAMINA
1-NOME..................................
2-DOSE..................................
3-NÃO ☐

ANTIMICROBIANO
1-NOME
2-DOSE VIA...............
3-DURAÇÃO
4-NÃO ☐

INALAÇÃO
1-Nº / DIA
2-MEDICAÇÃO
3-APARELHO
4-NÃO ☐

N-ACETILCISTEÍNA
1- VIA..................
2-NÃO ☐

DORNASE α
1-NÃO ☐
2-SIM ☐

CONS. PS / MÊS
_____

RGE/COR PULMONALE
....

FISIO RESPIR.
1-Nº/DIA...............
2-ÀS VEZES ☐
3-NÃO ☐

OXIGENOTERAPIA
1- NOTURNO ☐
2- CONTÍNUO ☐
3- FLUXO......... l/min
4- NÃO ADERE ☐

ÚLTIMA INTERN. / PERÍODO ....
1-PROGRAMADA ☐ ....
2-EMERGÊNCIA ☐ ....

EXAME FÍSICO

PESO / PERC.	ALTURA / PERC.	TEMP.	FR	FC	PA	CIANOSE
_____ / _____	_____ / _____	_____	____	____	_____	1-NÃO ☐ 2-SIM ☐

BAQUETEAMENTO
1-NÃO ☐
2-SIM ☐

DISPNÉIA
1-NÃO ☐
2-SIM ☐

TOSSE
1-NÃO ☐
2-SIM ☐
3-QUANTIDADE...............

EXPECTORAÇÃO
1-VISCOSIDADE..............
2-COR............................

SATURAÇÃO INSTANTÂNEA
.... ☐ Ar ambiente
☐ O₂ .... l/min

TÓRAX CONFORMAÇÃO..
PERCUSSÃO..
AUSCULTA...

CORAÇÃO..

ABDOME ....

FÍGADO..................... BAÇO....................

ESTÁGIO DE PUBERDADE Masc: P.........G.........   Fem.: M ....P.........
OUTROS..
....

DIAGNÓSTICOS

1-NUTRICIONAL _____   2-ESTATURA_____

3-FIBROSE CÍSTICA
| PULM. | CONTROLADA ☐ |
| | AGUDIZADA ☐ |

| DIGEST. | PS ☐ |
| | PI ☐   CONTROLADA SIM ☐ NÃO ☐ |

4-ESCORE SHWACHMAN
AF _____   EF _____   TOTAL: _____
N _____   RX _____   DATA: ____ / ____ / ____

5-ALIMENTAÇÃO_____ 6-IMUNIZAÇÃO_____ 7-DNPM _____

8-COLONIZAÇÃO: INDETERMINADA ☐   ÚLTIMA CULTURA: _____ / _____ / _____

P. AERUGINOSA
| ATUAL ☐ |
| 1ª COLONIZ. ☐ |
| CRÔNICA ☐ |
| INTERM. ☐ |

S. AUREUS
| ATUAL ☐ |
| CRÔNICA ☐ |
| INTERM. ☐ |

OUTROS PATÓGENOS:
....
....
....

9- GENÉTICA: MUTAÇÃO _____ / _____   NÃO PESQUISADA ☐
10-PAIS CIENTES ☐ ENTREVISTA _____ / ____ / _____   11-PESQ. FAMILIAR ☐
12-OUTROS DIAGNÓSTICOS: ....
....
....

IMPRESSÃO CLÍNICA E CONDUTA

EXAMES PEDIDOS:

Data: _____/_____/_____

_____
carimbo e ass. Médico

_____
carimbo e ass. assistente

**HOSPITAL DAS CLÍNICAS
DA FACULDADE DE MEDICINA DA USP**

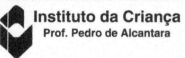
Instituto da Criança
Prof. Pedro de Alcantara

UNIDADE DE PNEUMOLOGIA PEDIÁTRICA

DATA ATUAL ___/___/___
Data última consulta ___/___/___

BRONCOPNEUMOPATIAS CRÔNICAS E DE REPETIÇÃO

---- DADOS DE INTERESSE ----

---- EVOLUÇÃO ----

SINTOMAS RESP.
1. EM CRISE ❑
2. CONTÍNUOS ❑
3. VAS ❑
4. VAI ❑

CRISE
1. LEVE ❑
2. MOD. ❑
3. GRAVE ❑
4. CURTA ❑
5. LONGA ❑

SUPURAÇÃO
1. VAS ❑
2. VAI ❑
3. AUS. ❑

SINAIS OBSTR.
1. VAS ❑
2. VAI ❑
3. AUS. ❑

CEFALÉIA
1. NÃO ❑
2. SIM ❑

BCP NO PERÍODO
1. NÃO ❑
2. SIM ❑
DATA: ....
LOCAL ....

INTERCRISE
1. NL ❑
2. VAS ❑
3. VAI ❑

DESENCADEANTES
1. PÓ ❑
2. PÊLOS ❑
3. PENA ❑
4. MOFO ❑
5. TEMP. ❑
6. ALIM/ ❑
7. CORANTE ❑
8. AAS ❑
9. EXERCÍCIO ❑
10. RISADA ❑
11. EMOÇÃO ❑

PESQUISA TB FAM.
1- ❑
2- ❑
3- NÃO FEZ ❑
FOCO.............

CONSULTAS PS / MÊS
....
INTERNAÇÕES
1- NÃO ❑
2- DATA / /
3- DURAÇÃO ....

FISIOTERAPIA RESP.
1- No........../...........
2- ÀS VEZES ❑
3- NÃO ❑

ALIMENTAÇÃO
1. NL ❑
2. NÃO ❑

DNPM
1. NL ❑
2. RETARDO ❑

IMUNIZAÇÃO
1. COMPLETA ❑
2. INCOMPLETA ❑
3. ESPECIAL............

OBSERVAÇÕES
....
....
....

---- TRATAMENTO ATUAL ----

MEDICAÇÃO	NOME	DOSE	VIA	FREQ.	DURAÇÃO
β_2					
CORTICOSTERÓIDE					
TEOFILINA					
ANTIMICROBIANO					
OUTROS					

EXAME FÍSICO

PESO / PERC. _____ / _____   **ALTURA / PERC.** _____ / _____   **TEMP.** _____   **FR** ___   **FC** ___   **PA** _____   **CIANOSE**
1- NÃO ❑
2- SIM ❑

BAQUETEAMENTO
1- NÃO ❑
2- SIM ❑

DISPNÉIA
1- NÃO ❑
2- SIM ❑

TOSSE
1- NÃO ❑
2- SIM ❑
3- QUANTIDADE.............................

EXPECTORAÇÃO
1- VISCOSIDADE...............
2- COR.............................

SATURAÇÃO INSTANTÂNEA
.... ❑ Ar ambiente
❑ O$_2$ .... l/min

TÓRAX CONFORMAÇÃO..
PERCUSSÃO..   CORAÇÃO...
AUSCULTA..

ABDOME ....   **FÍGADO** .... **BAÇO**......................

ESTÁGIO DE PUBERDADE   Masc: P..........G..........   Fem.: M ....P..........
OUTROS...
....
....

DIAGNÓSTICOS

1 - NUTRICIONAL _____ **2** - ESTATURA_____

3 - ALIMENTAÇÃO_____ **4** - IMUNIZAÇÃO_____ **5** - DNPM _____

6 -: PNEUMOPA TIA – HIPÓTESES...
....
....

7 -: OUTROS DIAGNÓSTICOS...
....

CONDUTA

1. DIETA
2. CONTROLE AMBIENTAL
3. FISIOTERAPIA RESPIRATÓRIA
4. MEDICAÇÃO (NOME / DOSE / VIA / DURAÇÃO)

5. EXAMES PEDIDOS

data ____/____/_____

----
carimbo e ass. médico

----
carimbo e ass. assistente

HOSPITAL DAS CLÍNICAS
DA FACULDADE DE MEDICINA DA USP

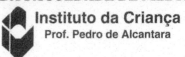

UNIDADE DE PNEUMOLOGIA PEDIÁTRICA

DATA ATUAL ___/___/___
Data última consulta ___/___/___

ASMA

— QUEIXA ATUAL E EVOLUÇÃO —

Nº CRISES / MÊS

| J | F | M | A | M | J | J | A | S | O | N | D | ANO |
| J | F | M | A | M | J | J | A | S | O | N | D | ANO |

DESENCADEANTES

1- POEIRA ❑	7- EXERCÍCIO ❑	12- ANIMAIS ❑
2- CLIMA ❑	8- RISADA ❑	13- AAS ❑
3- INFECÇÃO ❑	9- ALIMENTO ❑	14- EMOÇÃO ❑
5- MOFO ❑	10- CORANTE ❑	15- OUTROS_____
6- FUMAÇA ❑	11- PERFUME ❑	16- **INALTERADOS** ❑

IMUNIZAÇÃO: 1- COMPLETA ❑   **APETITE:** 1- NORMAL ❑   **DNPM:** 1- NORMAL ❑
                2- INCOMPLETA ❑   2- REDUZIDO ❑   2- RETARDO ❑
                3- ESPECIAL...................

SINTOMAS DESDE A ÚLTIMA CONSULTA

	MELHOR	PIOR	INALTERADO	AUSENTE
VAS:				
OBSTRUÇÃO NASAL				
PRURIDO E/OU ESPIRROS				
RINORRÉIA				
VAI:				
TOSSE				
CHIADO				
RONQUEIRA				
EXPECTORAÇÃO				
DISPNÉIA				

INTERNAÇÕES ❑ SIM   Nº VEZES: _____   **UTI** ❑ SIM
                ❑ NÃO   ❑ NÃO

CONSULTAS PS/ PERÍODO   Nº / PERÍODO ..../.......   **FREQ. ESCOLAR**
                              NÃO ❑   1- SEM FALTAS ❑
                                                             2- FALTAS / MÊS......./.........

TRATAMENTO ATUAL

TIPO	NOME	DOSE	VIA	FREQ.	DURAÇÃO
β_2					
CORTICOSTERÓIDE					
TEOFILINA					
CROMONA					
CETOTIFENO					
ANTI-HISTAMÍNICO					
OUTROS					

FISIO. RESP.
1- SIM ❏
2- FREQ/ DIA ..../........
3- NÃO ❏

IMUNOTERAPIA
1- SIM ❏
2- NÃO ❏

CONTROLE AMBIENTAL
1- SIM ❏
2- NÃO ❏

USO DE ESPAÇADOR
1- NÃO ❏
2- SIM ❏
QUAL:_____

EXAME FÍSICO

PESO / PERC.
_____ / _____

ALTURA / PERC.
_____ / _____

TEMP.
_____

FR
___

FC
___

PA
_____

	CIANOSE	BAQUETEAMENTO	DISPNÉIA	TOSSE
	1- SIM ❏	1- SIM ❏	1- SIM ❏	1- SIM ❏
	2- NÃO ❏	2- NÃO ❏	2- NÃO ❏	2- NÃO ❏

SECREÇÃO:

RETRONASAL
SIM ❏
NÃO ❏
ASPECTO _____

BRÔNQUICA
SIM ❏
NÃO ❏

RINITE:
OLHEIRAS ❏
OBSTRUÇÃO NASAL ❏
CORNETOS   PALIDEZ ❏
            HIPEREMIA ❏
CORIZA   HIALINA ❏
            MUCOPURULENTA ❏

DERMATITE ATÓPICA   SIM ❏
                         NÃO ❏

OROFARINGE...

OTOSCOPIA..

TÓRAX | CONFORMAÇÃO..
          | PERCUSSÃO..   **CORAÇÃO**...
          | AUSCULTA..

ABDOME ....   **FÍGADO**................... **BAÇO**.....................

ESTÁGIO DE PUBERDADE   Masc: P..........G..........   Fem.:   M ....P..........

OUTROS..
....

DIAGNÓSTICOS

1- NUTRICIONAL _____   **2-** ESTATURA_____

3- ASMA   **LEVE INTERMIT.** ❏   **LEVE PERSIST.** ❏   **MODERADA** ❏   **GRAVE** ❏

5- ALIMENTAÇÃO_____ **6-** IMUNIZAÇÃO_____ **7-** DNPM _____

8- OUTROS DIAGNÓSTICOS: ....
....
....
....
....

IMPRESSÃO CLÍNICA CONDUTA

MEDICAÇÃO

TIPO	NOME	DOSE	VIA	FREQ.	DURAÇÃO
β_2 AGONISTA					
CORTICOSTERÓIDE					
CROMONA					
CETOTIFENO					
TEOFILINA					
ANTI-HISTAMÍNICO					
ANTIBIÓTICOS					
OUTROS					

2- CONTROLE AMBIENTAL

3- FISIOTERAPIA RESPIRATÓRIA

4- NATAÇÃO/GINÁSTICA RESPIRATÓRIA

5- PSICOTERAPIA

6- OUTROS

7- EXAMES PEDIDOS

data _____/_____/_____   carimbo e ass. médico   carimbo e ass. assistente

2 Tosse Crônica ou Recorrente

CLEYDE MYRIAM AVERSA NAKAIE

INTRODUÇÃO

A tosse é um dos motivos mais freqüentes para a procura de orientação médica. Estima-se que, anualmente, cerca de 16 milhões de consultas médicas são realizadas devido à queixa de tosse. A maioria dos casos, entretanto, refere-se a processos agudos cuja causa é de fácil reconhecimento.

Quando a tosse persiste por mais de três semanas é conceituada como *tosse crônica*. O diagnóstico etiológico da tosse crônica é complexo e freqüentemente multifatorial, trazendo situações de dilema para o tratamento.

FISIOLOGIA

A tosse é sintoma de inúmeras doenças, porém, por meio de má avaliação criteriosa, sua causa pode ser identificada em mais de 80% dos casos e, uma vez conhecida, o tratamento será eficaz em 90 a 95% desses pacientes. Em 25% dos casos, aproximadamente, encontra-se mais de uma causa na pesquisa etiológica de um quadro de tosse crônica.

Reflexo da tosse

O reflexo da tosse é um importante mecanismo no clareamento e defesa da árvore respiratória, ao lado do "clearance mucociliar", da drenagem linfática, das células fagocitárias e do reflexo de fechamento da glote. Está presente em apenas 25% dos recém-nascidos, mas, aos 30 dias de idade, a maioria dos bebês já consegue tossir.

A via aferente do reflexo da tosse consiste de receptores e de neurônios aferentes, modulados pelo sistema nervoso central. Os receptores da tosse podem ser estimulados por ação química, tátil ou mecânica. Os alérgenos atuam sobre os receptores químicos e táteis e sobre a produção de muco, enquanto o fumo causa irritação química direta das vias aéreas superiores e inferiores.

O ramo aferente do reflexo da tosse é mediado pelos IX e X pares cranianos (faringe, laringe, traquéia, canal auditivo) e por receptores localizados em cavidades nasais e seios paranasais (V) e em pleura, diafragma, pericárdio, esôfago e estômago (C2 e C3). Estímulos corticais podem, também, deflagrar ou suprimir a tosse em alguns pacientes.

A via eferente do reflexo da tosse é representada pelo X par craniano e pelos nervos motores da medula cervical, incluindo o nervo frênico (C3, C4 e C5).

Fases da tosse

A tosse ocorre em quatro fases: 1. inspiratória – inicia-se com a inspiração e termina com o fechamento da glote; 2. constritiva – em que há contração dos músculos respiratórios contra a glote; 3. compressiva – em que a contração muscular aumenta a pressão nos bronquíolos e alvéolos; e 4. expulsiva – em que há uma expulsão rápida de ar e secreções. Quanto maior a velocidade da expulsão do ar e das secreções (quarta fase), maior o clareamento das vias aéreas.

Todas as alterações sobre os mecanismos aferentes e eferentes do reflexo da tosse e as situações que interferem nas suas fases podem ser responsáveis pela sua cronificação, inclusive por diminuírem sua eficácia.

ETIOLOGIA

As causas de tosse crônica em pacientes pediátricos variam em freqüência de acordo com a faixa etária do paciente. Hollinger (1991), estudando 72 pacientes menores de 16 anos, com tosse por mais de quatro semanas, dividiu os pacientes em grupos etários e determinou as principais etiologias em ordem decrescente de freqüência em cada grupo:

a) **0 a 18 meses** – refluxo gastroesofágico, malformações vasculares, asma, malformações de vias aéreas, sinusite, estenose subglótica, infecção viral, fibrose cística e corpo estranho (Fig. 2.1).
b) **18 meses a 6 anos** – sinusite, asma, estenose subglótica e refluxo gastroesofágico.
c) **Adolescentes** – asma, tosse psicogênica, sinusite, refluxo gastroesofágico e estenose subglótica.

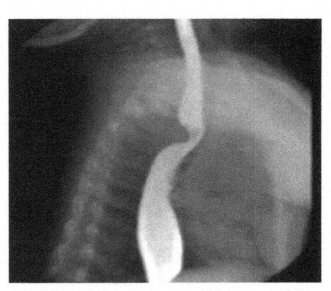

Figura 2.1 – M.S.L., criança com 18 meses de idade, tosse e chiado desde o segundo mês de vida. Diagnóstico: anel vascular.

Irwin (1990) estudou 102 pacientes adultos com tosse crônica e identificou como causas mais freqüentes: gotejamento pós-nasal alérgico ou infeccioso (41%), asma (24%), refluxo gastroesofágico (21%), bronquite crônica (5%), bronquiectasias (4%) e outras (5%).

O quadro 2.3 resume o diagnóstico diferencial de tosse crônica.

DIAGNÓSTICO

O diagnóstico deve basear-se em uma avaliação racional e sistemática, para se determinar da forma mais rápida possível a etiologia da tosse crônica. No estudo de Hollinger (1991), em crianças, a demora no diagnóstico etiológico da tosse crônica foi em média igual a 19,4 meses.

A avaliação inicial deve incluir história detalhada, exame físico completo e radiografia de tórax.

A história deve conter informações sobre a idade do paciente, o tipo de tosse, a história médica pregressa, os medicamentos e a exposição ao fumo e a outros poluentes. Devem ser pesquisados também sintomas de refluxo gastroesofágico, sinusite e história familiar de atopia, asma e fibrose cística.

Quadro 2.3 – Diagnóstico da tosse crônica.

Origem	Diagnóstico
Alérgica/atópica	Asma, rinite alérgica, atopia, hiper-responsividade brônquica, alergia a leite de vaca
Aspirativa	Refluxo gastroesofágico, incoordenação motora da deglutição, "cleft" laringotraqueal, fístula traqueoesofágica, doenças neurológicas, acalasia Corpo estranho em brônquios, traquéia, laringe, nariz, ouvidos ou esôfago Síndrome adenossinusotraqueobrônquica
Pulmonar	Fibrose cística, doença pulmonar crônica do recém-nascido (displasia broncopulmonar), discinesia ciliar, deficiência de alfa-1-antitripsina
Otorrinolaringológica	Infecção, cerúmen, pólipo Sinusite, adenoidite, tonsilite, faringite, laringite, epiglotite
Ambiental	Exposição à fumaça de cigarro, umidade baixa do ar, poluição externa e domiciliar
Infecciosa	Tuberculose, viral, bacteriana, parasitária, pertussis, *Chlamydia, Mycoplasma, Legionella*, HIV, fungos
Psicogênica	Tosse psicogênica
Congênita	Anomalias vasculares, traqueomalacia, duplicação de esôfago ou traquéia, estenose subglótica ou brônquica, cisto broncogênico
Traumática	Hematoma em trato respiratório, lesões transudativas ou erosivas, pós-traumáticas
Cardiovascular	Insuficiência cardíaca, hipertensão pulmonar primária ou secundária, estenose de válvula mitral
Neoplásica	Hemangiomas, papilomatose, neoplasias de trato respiratório, neoplasias de mediastino ou cervicais com compressão de traquéia

Quanto às características da tosse, deve-se especificar seu tipo, a duração, a presença de secreção, em qual posição o paciente tosse mais e a época em que ocorre, pois esses dados podem auxiliar o diagnóstico (Quadro 2.4).

O exame físico deve ser completo, verificando sempre a presença de cianose, gotejamento pós-nasal, sinais de doenças infecciosas e/ou alérgicas, baqueteamento digital e deformidades da caixa torácica.

A radiografia de tórax deve ser realizada em ins e expiração, na maioria dos pacientes. Pode identificar aspiração de corpo estranho, doença pulmonar ou cardíaca ao revelar hiperinsuflação, desvio de mediastino, sinais de bronquiectasias ou cardiomegalia. Lembrar que 30% dos pacientes com aspiração de corpo estranho podem ter uma radiografia normal (Figs. 2.2 e 2.3).

Se a avaliação inicial não confirmou o diagnóstico, a investigação deve prosseguir seqüencialmente e de acordo com a idade do paciente, com a realização dos exames descritos a seguir e esquematizados no quadro 2.5.

– broncoscopia (incluir coleta de material para cultura e citologia);
– tomografia computadorizada de seios da face;
– hemograma completo com eosinófilos;
– testes de função pulmonar (espirometria e teste de broncoprovocação);
– exame do escarro (bacterioscopia, cultura e citologia);
– testes para refluxo gastroesofágico (deglutograma + radiografia contrastada de esôfago; estômago e duodeno EED, pHmetria e endoscopia);
– dosagem de cloro no suor;
– tomografia computadorizada de tórax (TCT);
– sorologia para pertussis, vírus, fungos e *Mycoplasma*;
– dosagem de imunoglobulinas séricas; e
– dosagem de alfa-1-antitripsina com fenotipagem.

Quadro 2.4 – Características da tosse.

	Características	Hipóteses de diagnóstico
Tipo	Rouca	Laringotraqueíte
	Estridente	Psicogênica
	Paroxística	Pertussis, corpo estranho
	Em crises	*Chlamydia, Mycoplasma, Legionella*
	Com respiração ruidosa, roncos, rinorréia, fungação	Obstrução de vias aéreas superiores
Período	Noturna, pós-prandial	Doença do refluxo gastroesofágico
	Durante alimentação	Incoordenação motora da deglutição, fístula traqueoesofágica, compressão esofágica, anomalias vasculares, "clefts"
	Com exercício, risadas, exposição ao frio, no fim da madrugada	Asma
	Principalmente pela manhã	Bronquiectasias
Duração	Persistente	Asma, bronquite
	Recorrente	Infecção de vias aéreas superiores
Posição	Ao deitar, em posição supina	Gotejamento pós-nasal, hipertrofia de adenóides e tonsilas
	Ao deitar, respiração oral e ruidosa	Obstrução de vias aéreas superiores
	Em decúbito lateral esquerdo ou direito	Abscesso pulmonar, bronquiectasias
Produtividade	Produtiva	Traqueobronquites, infecção de vias aéreas inferiores
	Não-produtiva	Asma, vias aéreas superiores, corpo estranho, psicogênica
	Com vômica	Abscesso pulmonar
	Com hemoptises	Tuberculose, bronquiectasias, fibrose cística, corpo estranho, hemossiderose

Quadro 2.5 – Roteiro de diagnóstico e conduta em pacientes com tosse crônica.

História + Exame físico + Radiografia	Remover alérgenos e irritantes Tratar sinusite e drenagem pós-natal Tratar infecção pulmonar → reavaliar
Broncoscopia	Avaliar malformações, remover corpo estranho e secreções, obter material para bacterioscopia, micológico, cultura e anatomopatológico
Testes de função pulmonar	Espirometria → tratar asma Broncoprovocação → tratar asma
Testes para RGE	pHmetria → tratar RGE EED → corrigir anomalias anatômicas Endoscopia → avaliar biopsia esofágica
Outros exames	Exames hematológicos, sorologias Tomografia computadorizada de seios de face

RGE = refluxo gastroesofágico

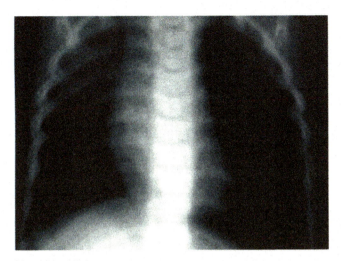

Figura 2.2 – R.S.S., criança com 3 anos de idade, tosse há dois meses, sem antecedentes respiratórios. Radiografia de tórax: hiperinsuflação localizada. Broncoscopia (ver Fig. 2.3).

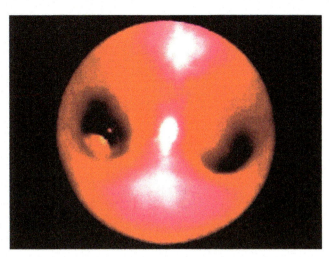

Figura 2.3 – Corpo estranho em brônquio direito à broncoscopia do paciente relatado na figura 2.2.

CONSIDERAÇÕES TERAPÊUTICAS

A conduta terapêutica será orientada conforme o diagnóstico obtido.

Após o tratamento específico, o paciente deverá ser reavaliado com a finalidade de se confirmar se a causa da tosse crônica foi adequadamente diagnosticada e tratada ou se existe a possibilidade de etiologia múltipla. Com freqüência, crianças com asma apresentam também sinusite e refluxo gastroesofágico.

Pacientes com sinusite devem ser tratados no momento do diagnóstico e reavaliados radiologicamente somente quando a tosse persistir apesar do tratamento. Lembrar que, após infecções respiratórias virais, a hiper-responsividade das vias aéreas pode persistir por seis semanas e ser causa de tosse crônica.

BIBLIOGRAFIA

1. IRWIN, R.S.; CURLEY, F.J. & FRENCH, C.L. – Chronic cough. *Am. Rev. Respir. Dis.* **141**:640, 1990. 2. MELLO, C.J.; IRWIN, R.S. & CURLEY, F.J. – Predictive values of the character, timing and complications of chronic cough in diagnosing its cause. *Arch. Intern. Med.* **156**:997, 1996.

3 Abordagem do Diagnóstico das Alterações do Mediastino

VICENTE ODONE FILHO

O mediastino é sede de inúmeros tipos de tumores benignos, incluindo malformações e hipertrofias orgânicas, inespecíficas e secundárias a processos infecciosos e malignos e representa o território intratorácico mais freqüente dessas neoplasias. A expressividade das lesões benignas e malignas, nas séries apresentadas na literatura especializada, depende não apenas do interesse particular e da faixa etária atendida pelo investigador que a descreve (Bower e cols., 1977: 41% de neoplasias malignas em 173 pacientes descritos; e Woods e cols., 1979: 85% de lesões malignas em 68 massas mediastinais anteriores e médias analisadas) como de características regionais (Woods e cols., 1979: 9% de casos de histoplasmose em 68 massas mediastinais anteriores e médias).

Dividindo-se o em compartimentos anterior, posterior e médio, são as seguintes as neoplasias mais comuns, discriminadas por territórios (Fig. 2.4 e Quadro 2.6).

Em um sentido mais amplo, os tumores mediastinais, discriminados conforme idade, são, predominantemente, os descritos no quadro 2.7.

Diferentemente de outros territórios anatômicos, como o retroperitônio, nos quais a investigação imagenológica freqüentemente é imprecisa, apesar da sofisticação dos recursos utilizados, a análise mediastinal é viável e pode ser até suficiente com métodos corriqueiros, como a radiografia simples de tórax. Um exemplo claro dessa possibilidade está no estudo do potencial envolvimento do mediastino em leucemias e linfomas e sua resposta pós-quimioterapia, passível de ser adequadamente realizada apenas com esse método (Fig. 2.5).

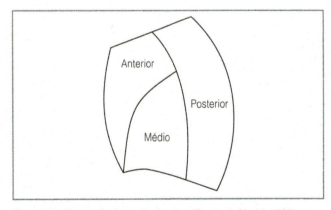

Figura 2.4 – Topografia do mediastino (modificado de Nesbit, 1989).

Quadro 2.6 – Massas mediastinais – neoplasias mais comuns conforme a topografia do mediastino.

Anterior	Médio	Posterior
Hiperplasia tímica Teratomas Linfangiomas Cistos broncogênicos Higroma cístico	Leucemias/linfomas Teratomas Cistos pericárdicos	Tumores neuroectodérmicos Meningoceles

Quadro 2.7 – Massas mediastinais – Tumores mediastinais mais freqüentes discriminados por idade:

< 1 ano	≥ 1 < 3 anos	≥ 3 < 11 anos	≥ 11 < 21 anos
Neuroblastomas Teratomas	Neuroblastomas Teratomas	Linfomas Neuroblastomas Rabdomiossarcomas	Linfomas Sarcomas de Ewing Rabdomiossarcomas

Quadro 2.8 – Comparação entre recursos de imagem na definição de alterações torácicas.

Recurso	Radiografia simples	Cintilografia	Ultra-sonografia	Tomografia	Ressonância
Sensibilidade	+++	0	0	++++	+++/++++
Definição	+++	0	0	+++++	++++
Complicações	0	0	0	+	0
Custo	+	++	++	++++	+++++

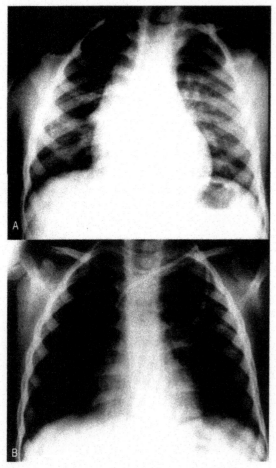

Figura 2.5 – Massa mediastinal pré (**A**) e pós-quimioterapia (**B**) indutória por meio de radiografia simples de tórax em criança portadora de leucemia linfóide aguda T derivada.

No quadro 2.8 são apresentados, comparativamente, os vários recursos imagenológicos utilizados para o estudo de massas na região torácica. Cabe destacar a obrigatoriedade do uso de ressonância magnética quando da investigação de doença intra-espinhal extradural, particularmente importante em doenças de localização paraespinhal com extensão através dos forames de conjugação (principais exemplos: neuroblastomas nas crianças com menos de 5 anos e sarcomas de Ewing nas maiores, em 7,9% e 17,9%, respectivamente, determinando compressão de medula espinhal).

As massas mediastinais podem representar situações de risco imediato em duas condições em particular: na assim chamada síndrome da cava superior e síndrome do mediastino superior, respectivamente, relacionadas a sinais e sintomas de compressão de estruturas vasculares e da traquéia, as duas freqüentemente coexistindo em idade pediátrica, e na compressão medular espinhal, à qual anteriormente nos referimos. O manuseio dessas condições está na dependência direta de suas causas, em geral de natureza maligna. A atuação rápida e eficaz promovida pelas combinações quimioterápicas, na maioria das neoplasias malignas incidentes em idade pediátrica, torna esse recurso habitualmente empregado em primeira instância, exceto na eventualidade de lesões graves iminentes, como, por exemplo, na antecipação de síndromes de secção medular, obrigando à conduta cirúrgica.

Finalmente, resta analisar as massas mediastinais de natureza maligna como elementos de prognóstico. Qualquer fator de prognóstico tem sua relevância associada à eficiência dos esquemas de tratamento da doença básica. Então, as duas situações mais representativas em idade pediátrica, as leucemias linfocíticas agudas e os neuroblastomas, mostraram evolução histórica que suporta esse conceito. As massas mediastinais, os primeiros fatores de mau prognóstico reconhecidos nas leucemias linfocíticas da infância, deixaram de representá-lo à medida que esquemas de maior eficiência puderam ser empregados, a ponto de hoje em dia serem excluídas dos elementos de risco obrigatório. Já nos neuroblastomas, o que se verificou com relação a sua situação mais favorável quando primários de território mediastinal, deve-se ao fato de que, nessas circunstâncias, são, na maioria das vezes, de estágio de disseminação mais limitado. Uma vez que comparemos neuroblastomas avançados, em crianças da mesma idade, o território primário, quer mediastinal, quer abdominal, não interfere com o resultado terapêutico final.

BIBLIOGRAFIA

1. BRANDALISI, S. et al. – Treatment results of three consecutive Brazilian cooperative childhood ALL protocols. *Leukemia* **7** (Suppl. 2):S142, 1993. 2. D'ANGIO, G.J.; MITUS, A. & EVANS, A.E. – The superior mediastinal syndrome in children with cancer. *Am. J. Roentgenol. Radium Ther. Nucl. Med.*, **93**:537, 1965. 3. KLEIN, S.L.; SANFORD, R.A. & MUHLBAUER, M.S. – Pediatric spinal epidural metastases. *J. Neurosurg.* **74**:70, 1991. 4. NESBIT Jr., M.E. – Clinical assesment and differential diagnosis of the child with suspected cancer. In Pizzo, P.A. & Poplack, D.G. *Principles and Practice of Pediatric* Oncology. 1st ed., Philadelphia, Lippincott, 1989. 5. ODONE FILHO, V. et al. – Dois tumores sólidos freqüentes na infância: neuroblastoma e tumor de Wilms – revisão e atualização. *Pediatr. (S. Paulo)*, **5**:155, 1983. 6. PIZZO, P.A. & POPLACK, D.G. – *Principles and Practice of Pediatric Oncology*. 3rd ed., Philadelphia, Lippincott-Raven, 1997, 129 and 187.

4 Testes da Função Pulmonar e sua Aplicação Clínica

JOSELINA MAGALHÃES ANDRADE CARDIERI

Apesar de constituírem uma das causas mais importantes de morbimortalidade na infância, as doenças respiratórias ainda não são rotineiramente avaliadas por medidas objetivas da função pulmonar na prática clínica. Isso se deve a falta de padronização de muitos testes para a faixa pediátrica, dificuldade de compreensão e de cooperação dos pequenos pacientes, alto custo do equipamento e, principalmente, falta de divulgação dos exames entre os pediatras como parte fundamental da avaliação de muitas doenças pulmonares.

A medida da função pulmonar deve ser realizada na confirmação ou elucidação de hipóteses diagnósticas, no acompanhamento de doenças pulmonares, na determinação do envolvimento pulmonar em determinadas doenças, na monitorização da resposta à terapêutica, na avaliação pulmonar antes de grandes cirurgias e em estudos populacionais.

Os testes mais importantes no estudo da função pulmonar em nosso meio são:

- Espirometria.
- Medida dos volumes pulmonares e da resistência/condutância das vias aéreas.
- Testes de broncoprovocação.
- Medidas seriadas do pico de fluxo expiratório (PFE).
- Oximetria transcutânea.

ESPIROMETRIA

Mede os volumes, capacidades e fluxos pulmonares a partir de manobras respiratórias padronizadas e os compara com padrões de referência para altura, sexo e idade.

Os aparelhos utilizados são os espirômetros, que podem ser de dois tipos: os que medem o volume e os que medem o fluxo de gás. Podem ainda ser abertos, quando o paciente inspira fora do sistema antes de iniciar o teste, e fechados, quando a manobra é realizada totalmente dentro do circuito do aparelho. Os equipamentos de volume padronizados são os selados em água do tipo Stead-Wells, pela sua simplicidade, exatidão e precisão. Entretanto, são aparelhos de difícil transporte e, portanto, úteis somente em laboratórios de função pulmonar. Já os sensores de fluxo, também chamados de pneumotacômetros, têm como vantagem sua praticidade, são portáteis e muito utilizados em consultórios médicos e trabalhos de campo. O pneumotacômetro-padrão é o de Fleish, mas, como metade dos equipamentos que utilizam esse princípio é imprecisa, é necessária a avaliação de sua precisão antes de o aparelho ser adquirido.

As manobras da espirometria devem ser orientadas por técnico capacitado, pois a realização correta das curvas é fundamental na sua avaliação. Crianças maiores de 6 anos de idade costumam ter capacidade de compreensão suficiente para o exame, desde que sejam estimuladas e orientadas pelo examinador.

Algumas orientações devem ser dadas à família no momento da marcação do teste, para que se obtenham melhores resultados:

- a criança deve vir alimentada, mas não em excesso;
- não deve realizar esforço físico antes do teste;
- não deve apresentar infecção aguda de vias aéreas nas últimas três semanas;
- não deve receber bebidas cafeinadas nas últimas 6 horas;
- deve suspender os medicamentos beta-2-adrenérgicos de curta duração por 8 a 12 horas (se não for possível, anotar o horário da última dose);
- suspender os beta-2-adrenérgicos de longa duração por 12 horas;
- suspender as metilxantinas por 12 horas;
- suspender as metilxantinas de liberação lenta por 24 horas;
- suspender os medicamentos atropínicos por 8 horas;
- suspender os anti-histamínicos por 48 horas;
- não utilizar medicamento na forma de "spray" antes do teste;
- manter o corticosteróide oral que estiver recebendo.

A criança deve realizar a prova em pé, com a cabeça em posição neutra e fixa e com clipe nasal. As manobras realizadas produzem curvas volume-tempo e fluxo-volume que, para sua utilização no laudo, deverão passar por critérios já padronizados para aceitabilidade e reprodutibilidade, além dos critérios de seleção dos melhores valores.

As manobras obtidas (Fig. 2.6) são:

Capacidade vital (CV) – consiste em expiração máxima, sem esforço (até o volume residual) após inspiração profunda (até a CPT).

Capacidade vital forçada (CVF) – é a CV realizada com esforço expiratório máximo. Normalmente é igual ou discretamente menor que a CV, mas em indivíduos obstruídos essa diferença costuma ser maior que 200ml. Pode estar reduzida em processos obstrutivos com alçapoamento de ar, restritivos ou lesões com perda de volume pulmonar.

Volume expiratório forçado no primeiro segundo (VEF_1) – é o volume expirado no primeiro segundo da expiração forçada. Reflete obstrução de grandes ou pequenas vias aéreas, é esforço dependente e correlaciona-se com a gravidade dos sintomas e com o prognóstico da doença. Pode estar reduzido em doenças restritivas secundário à redução da CV.

Fluxo expiratório forçado entre 25 e 75% da CVF – também chamado FEF_{25-75}, é calculado diretamente da curva volume-tempo, é esforço independente e reflete a obstrução, principalmente de vias aéreas pequenas e médias. Tem grande variabilidade e alta sensibilidade no diagnóstico de doenças obstrutivas.

Índice de Tiffeneau – reflete percentualmente a relação entre o VEF_1 e a CVF. Mede com alta sensibilidade o grau de obstrução de vias aéreas e tende a se reduzir com a idade avançada por mudanças nas propriedades elásticas dos pulmões.

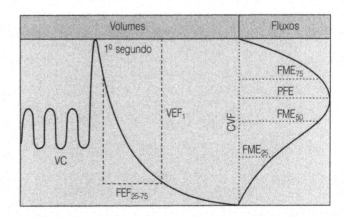

Figura 2.6 – Diagrama representando as principais medidas de volumes e fluxos pulmonares. FEF_{25-75} = fluxo expiratório forçado entre 25 e 75%, VC = volume corrente; VEF_1 = volume expiratório no primeiro segundo; CVF = capacidade vital forçada; PFE = pico de fluxo expiratório; FME = fluxo máximo expiratório 25, 50 e 75% (Jornal de Pediatria, vol. 73, nº 3, 1997).

Pico de fluxo expiratório (PFE) – mede o fluxo máximo obtido na expiração, depende de esforço voluntário, da resistência das vias aéreas proximais e do recolhimento elástico dos pulmões. Pode subestimar a obstrução. Esse parâmetro pode também ser obtido por meio de aparelhos específicos, portáteis e muito simples para uso domiciliar.

Ventilação voluntária máxima (MVV) – é o volume total expirado em um intervalo fixo de tempo (geralmente 12 segundos) por meio de movimentos respiratórios rápidos e forçados. É esforço dependente e apresenta-se reduzida em: doenças obstrutivas, fraqueza muscular, falta de cooperação etc. Pode estar normal em doenças restritivas, nas quais o volume corrente reduzido é compensado pelo aumento da freqüência respiratória. Tem pouca utilidade em Pediatria, principalmente pela dependência de compreensão e de colaboração do paciente.

As medidas acima devem ser corrigidas para BTPS (temperatura corpórea e pressão atmosférica saturada com vapor d'água).

A espirometria simples não mede o volume residual (VR), volume de ar que permanece nos pulmões após uma expiração completa e, conseqüentemente, nem a capacidade residual funcional (CRF), volume de ar nos pulmões após uma expiração basal. Com os dados obtidos no exame, pode-se avaliar o tipo de distúrbio ventilatório e seu grau em relação aos padrões de referência (Quadro 2.8).

Os distúrbios ventilatórios mistos são de difícil caracterização na espirometria simples e necessitam de medidas de volumes pulmonares para sua melhor definição.

O formato das curvas varia com o tipo de distúrbio, como pode ser observado na figura 2.7.

Como padrão, utiliza-se a alça expiratória da curva fluxo-volume para avaliação. Entretanto, nos últimos anos, vem-se demonstrando a utilidade da alça inspiratória para análise principalmente do fluxo inspiratório forçado em 50% da CVF inspiratória (FIF$_{50}$), na avaliação da hiper-responsividade de vias aéreas superiores.

A intensidade do distúrbio é medida pela porcentagem em relação aos valores previstos (limite inferior da normalidade obtido por equações que levam em consideração a altura do indivíduo, a idade e o sexo), de acordo com a tabela adotada em cada laboratório. A classificação de gravidade adotada pelo I Consenso Brasileiro sobre Espirometria (1966) está apresentada na tabela 2.2.

A espirometria deve ser complementada com a administração de medicação broncodilatadora (BD) por via inalatória (nebulização ou jato) do tipo e dose padronizados para cada laboratório, seguida de repetição das manobras após 15 minutos para se avaliar a presença e o grau de alteração. Essa variação pode ser expressa em três formas diferente:

• Variação percentual em relação ao basal.
• Variação percentual em relação ao previsto.
• Variação absoluta.

Os valores aceitos, segundo o Consenso citado acima, estão citados na tabela 2.3.

Segundo a recomendação da American Thoracic Society (1991), os valores aceitos estão apresentados na tabela 2.4.

Quadro 2.8 – Classificação dos distúrbios ventilatórios conforme o tipo.

	CVF	VEF$_1$	VEF$_1$/CVF	FEF$_{25-75\%}$	PFE
Distúrbio ventilatório obstrutivo	Normal ou ↓	↓	↓	↓	↓
Distúrbio ventilatório restritivo	↓	Normal ou ↓	Normal ou ↑	Normal, ↓ ou ↑	Normal

Tabela 2.2 – Classificação dos distúrbios ventilatórios conforme a gravidade.

Grau	VEF$_1$ (% do previsto)	CVF (% do previsto)	VEF$_1$/CVF% (% do previsto)
Leve	60-LI	60-LI	60-LI
Moderado	41-59	51-59	41-59
Grave	≤ 40	≤ 50	≤ 40

Obs.: 1. os limites de referência (LI) são variáveis e devem ser estabelecidos individualmente; 2. na presença de discordância, classificar pelo grau mais acentuado.

Tabela 2.3 – Critérios de resposta à medicação BD para CVF e VEF$_1$ baseados nos dados obtidos em normais e portadores de distúrbios obstrutivos.

Variação	Distúrbio obstrutivo Ausente VEF$_1$	Distúrbio obstrutivo Presente VEF$_1$	Distúrbio obstrutivo Presente CVF
Variação absoluta (ml, pós-pré-BD)	≥ 300 em geral *	≥ 200 e	≥ 350
Variação percentual em relação ao previsto (pós-pré-BD/previsto · 100)	≥ 10	> 7	

* A resposta absoluta, na ausência de obstrução, varia com o tamanho do indivíduo. O critério percentual deve ser usado isoladamente nesse caso.

Tabela 2.4 – Critérios de resposta à medicação BD para VEF$_1$ e CVF.

	VEF$_1$	CVF
Variação percentual em relação ao basal (ATS) (pós-pré/pré · 100)	≥12 e	≥12 e
Variação absoluta	200ml	200ml

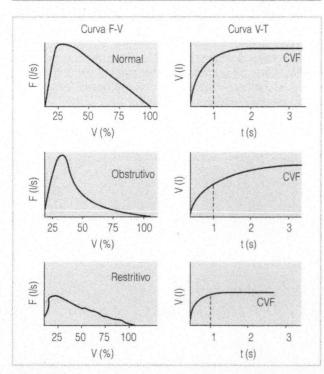

Figura 2.7 – Comparação das curvas F-V e V-T apresentando padrões normal, obstrutivo e restrito. F = fluxo; V = volume; t = tempo.

MEDIDA DOS VOLUMES E DA RESISTÊNCIA/ CONDUTÂNCIA DAS VIAS AÉREAS

Pletismografia corpórea e técnica de diluição com hélio

Como a espirometria mede a combinação de resistência aérea e recolhimento elástico do pulmão, em algumas situações é necessária a diferenciação dessas duas variáveis e a medida objetiva da resistência e da condutância das vias aéreas para a avaliação correta do distúrbio funcional. Além disso, os volumes pulmonares (CPT, VR e CRF) são úteis na definição diagnóstica de algumas doenças, como, por exemplo, distúrbios obstrutivos que levam a grande alçapoamento de ar e redução da CVF simulando doença restritiva. Nesses casos, a pletismografia corpórea tem grande utilidade, mostrando aumento do VR e da CRF e CV normal ou aumentada, afastando restrição. Entretanto, o equipamento é oneroso e somente alguns laboratórios estão aptos para realizar o exame.

Os volumes pulmonares também podem ser medidos pela técnica de diluição com hélio, embora os valores possam ser subestimados na presença de obstrução aérea, devido ao equilíbrio lento da concentração de hélio em áreas de maior obstrução. No entanto, na grande maioria dos casos pediátricos, a espirometria é suficiente para o diagnóstico e o acompanhamento dos pacientes.

TESTES DE BRONCOPROVOCAÇÃO (BP)

Nos casos em que a espirometria é normal e não há resposta significativa ao BD, os testes de BP têm utilidade na definição diagnóstica de tosse, cansaço, dispnéia e dor torácica, para diagnosticar a hiper-responsividade das vias aéreas. São realizados somente em alguns laboratórios especializados e utilizam como desencadeantes metacolina, histamina, carbacol, soluções hipertônicas, antígenos específicos etc. A dose da substância-teste suficiente para reduzir o VEF_1 em 20% em relação ao valor obtido com a inalação de solução salina é padronizada para definir um teste positivo.

Broncoprovocação por exercício

A broncoprovocação também pode ser avaliada por meio do exercício com esteira ou bicicleta ergométrica em crianças com queixa de cansaço, tosse ou chiado no peito após exercícios físicos ou mau rendimento nos esportes sem causa aparente. O teste é realizado com esforço vigoroso durante 6 a 8 minutos, com monitorização contínua da freqüência cardíaca (FC). A positividade do teste é dada quando há queda de 15 a 20% nos valores espirométricos de repouso, 5 a 10 minutos após o exercício-padrão, com normalização espontânea após 20 minutos ou após a medicação com BD.

MEDIDA SERIADA DO PICO DE FLUXO EXPIRATÓRIO (PFE)

Tem grande utilidade no diagnóstico de obstrução aérea quando os outros testes estão normais, no seguimento ambulatorial de pacientes asmáticos para a detecção precoce de uma crise incipiente ou para a caracterização da variabilidade diária do PFE, além de poder relacionar uma queda aguda com fatores desencadeantes específicos.

Os aparelhos são de fácil manejo e devem ser realizadas três medidas pela manhã (quando o valor é geralmente o menor do dia) e três ao final da tarde (quando as medidas são as melhores do dia) antes do BD. O paciente deve realizar as medidas por um tempo longo (pelo menos duas semanas) para estabelecer seu melhor valor ("personal best"), que é mais importante que os valores encontrados em tabelas para idade/altura/sexo. O melhor valor pode ser obtido após a utilização de corticoterapia nos casos mais graves. A queda do PFE abaixo de 60% do melhor valor ou a variabilidade acima de 20% são considerados significativos de crise iminente ou de asma mal controlada.

OXIMETRIA TRANSCUTÂNEA

É um exame simples, não-invasivo, realizado com *instrumento leve e portátil*, apresenta razoável correlação com a tensão parcial de O_2 arterial na avaliação da ventilação alveolar (diferença menor que 2% quando SaO_2 maior que 90%). Tem utilidade no diagnóstico e seguimento de doenças pulmonares crônicas, na avaliação da necessidade de O_2 suplementar, no estudo do sono, na avaliação da resposta terapêutica em doenças intersticiais ou de vias aéreas, na monitorização durante procedimentos como a broncoscopia ou durante o uso de aparelhos de ventilação, no transporte de pacientes e no diagnóstico da hipoxemia durante o exercício físico. Mede a porcentagem de saturação da hemoglobina disponível e, portanto, altera-se quando a carboxiemoglobina está acima de 3% ou a metemoglobina está acima de 5%. Pode não se correlacionar bem com a PaO_2 em portadores de anemia.

Valores acima de 95% são considerados normais. Abaixo de 92% há necessidade de uma avaliação mais acurada da função pulmonar, com estudo do sono e gasometria arterial. O estudo do sono consiste na monitorização da SaO_2 durante o período noturno de sono (8 a 12 horas), para se detectar a presença de dessaturação significativa ($SaO_2 < 92\%$ por um período > 10% do total ou dessaturações instantâneas a valores < 10% do valor basal), justificando a suplementação noturna de O_2. Níveis de SaO_2 inferiores a 85% sempre indicam a necessidade de suplementação de O_2.

Em portadores de doença intersticial ou de vias aéreas, com suspeita de dessaturação durante esforços físicos, está indicada a oximetria transcutânea durante exercício físico de 5 minutos, com bicicleta ergométrica ou esteira, com monitorização contínua da FC e da SaO_2 durante todo o teste. Este será considerado positivo e interrompido quando a SaO_2 se reduzir mais que 5% em relação ao valor basal ou a FC superar o nível de 180bat/min.

BIBLIOGRAFIA

1. ATS. Lung function testing: selection of reference values and inerpretative strategies. *Am. Rev. Respir. Dis.* **144**:1202, 1991. 2. ATS. Standardization of spirometry 1994 update. *Am. J. Respir. Crit. Care Med.* **152**:1107, 1995. 3. PEREIRA, C.A.C. et al. – I Consenso Brasileiro sobre Espirometria. *J. Pneumol.* **22**:105, 1996. 4. PFAFF, J.K. & MORGAN, W.J. – Pulmonary function in infants and children. *Pediatr. Clin. North Am.* **41**:401, 1994. 5. RUPPEL, G. – *Manual of Pulmonary Function Testing.* St Louis, Mosby, 1998, p. 1.

5 Radiologia Pediátrica: Diagnóstico por Imagem das Pneumopatias do Sistema Respiratório

LUIZ ANTONIO NUNES DE OLIVEIRA

TÉCNICAS DE IMAGEM

Com a evolução dos vários métodos de estudo por imagem do tórax, a radiologia convencional foi enriquecida pelas técnicas de tomografia computadorizada (TC), ressonância magnética (RM), ultra-sonografia (US) e medicina nuclear (MN).

RADIOLOGIA CONVENCIONAL

Técnicas, métodos de imagem e principais indicações.

Radiografia de Tórax

Introdução

O exame radiográfico simples do tórax é responsável por quase um terço dos exames realizados na infância. Entretanto, a imagem radiológica perde muito do seu significado se não for associada à história clínica e ao exame físico.

Técnica

A boa técnica de execução radiográfica é necessária para que se possa analisar corretamente a imagem e obter uma interpretação adequada. Nos pacientes de pequena estatura, a colimação torácica deve ser cuidadosa para que se evitem doses desnecessárias de radiação gonadal.

As incidências mais freqüentemente utilizadas são:

1. Incidência frontal e lateral: as incidências frontais, tanto a ântero-posterior (AP) quanto a póstero-anterior (PA), e a lateral devem ser realizadas em inspiração profunda, sempre que possível. (Figs. 2.8 e 2.9).
2. Incidências e técnicas adicionais: algumas incidências podem ser utilizadas em ocasiões específicas:
   a) oblíquas, para avaliação de partes moles, costelas e câmaras cardíacas;
   b) em inspiração e expiração, em suspeita de aspiração de corpo estranho;
   c) decúbito lateral, para avaliação de derrame pleural, pneumotórax, corpo estranho com retenção de ar e estudo de densificações parenquimatosas duvidosas (Figs. 2.10 a 2.12).

Fatores técnicos

Penetração – a qualidade que permite avaliar o máximo de estruturas anatômicas em uma incidência única é a penetração radiográfica. Para a identificação correta das estruturas intratorácicas é necessário que sejam visualizados os espaços discais intervertebrais posteriores ao coração e os vasos pulmonares nas regiões para-hilares.

Posicionamento e rotação – para saber se a incidência AP ou PA está adequada, a distância entre a linha média e o arco lateral das costelas deve ser igual bilateralmente (espaço simétrico).

Inspiração – para avaliar a inspiração, as cúpulas diafragmáticas devem estar ao nível da extremidade do sexto arco costal anterior ou oitava costela posterior.

Exposição – o tempo de exposição deve ser o mais curto possível.

Análise – é aconselhável seguir sempre uma mesma seqüência quando se analisam radiografias torácicas. O roteiro sugerido inicia-se pelas estruturas extratorácicas, a porção superior do abdome, a base do pescoço, tubos e cateteres, partes moles, esqueleto torácico, mediastino (timo, traquéia, grandes vasos e coração), diafragma e finalmente os campos pulmonares. Para se obter um diagnóstico radiográfico torácico adequado, a fluoroscopia, a broncografia e a planigrafia linear, além da radiografia convencional, podem ser utilizadas.

Radiografia das vias aéreas superiores

Técnica – incidência lateral do pescoço em inspiração: permite a identificação das estruturas mais importantes da via aérea da nasofaringe (adenóides, epiglote, pregas ariepiglóticas e tonsilas palatinas) (Fig. 2.13).

A incidência ântero-posterior (AP) permite a avaliação da região subglótica e de partes moles do pescoço.

TOMOGRAFIA COMPUTADORIZADA DO TÓRAX

Preferencialmente, deve ser realizada pela técnica helicoidal, utilizando cortes finos (alta resolução).

As principais indicações são: avaliação das vias aéreas, doença metastática, estudo do mediastino e das lesões subpleurais (Fig. 2.14).

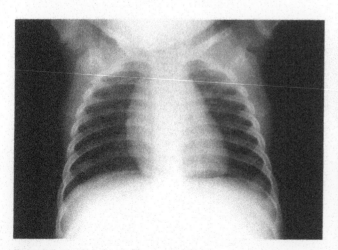

Figura 2.8 – Radiografia de tórax normal. Frente.

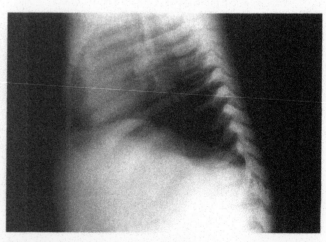

Figura 2.9 – Radiografia de tórax normal. Perfil.

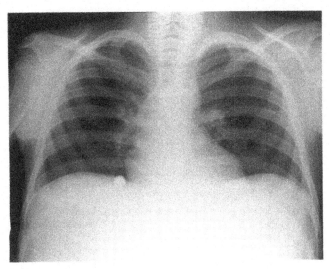

Figura 2.10 – Elevação de cúpula frênica esquerda (derrame subpulmonar).

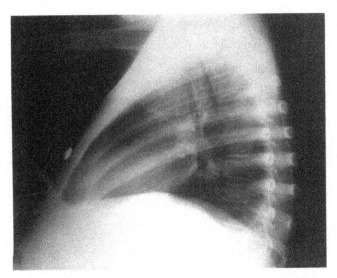

Figura 2.11 – Derrame subpulmonar à esquerda: observar aumento de densidade posterior e inferior.

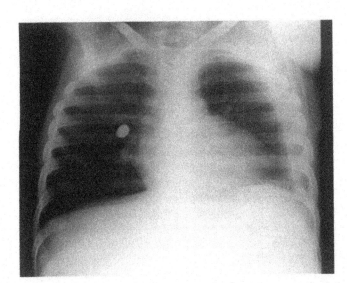

Figura 2.12 – Paciente das figuras 2.10 e 2.11 em decúbito lateral esquerdo: derrame da região subpulmonar mobilizado para a região lateral.

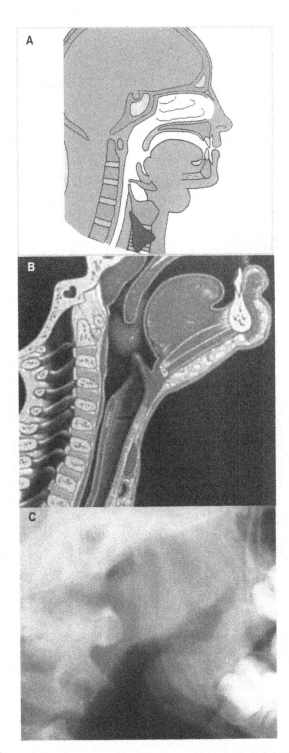

Figura 2.13 – *Cavum perfil*. **A**) Esquema da coluna aérea pérvia de morfologia e amplitude habitual. **B**) Esquema da redução da amplitude da coluna aérea do *cavum*. **C**) Radiografia de aumento volumétrico das tonsilas faríngea e palatinas.

RESSONÂNCIA MAGNÉTICA DO TÓRAX

Essa técnica, realizada por meio das seqüências convencionais e/ou de seqüências especiais para estudo vascular, pode ser útil na avaliação do tórax. É indicada em doenças vasculares do mediastino, extensão de massas para o canal raquidiano, avaliação do suprimento vascular de malformações broncopulmonares (exemplo: seqüestro), avaliação de lesões congênitas cardíacas e dos grandes vasos (Fig. 2.15).

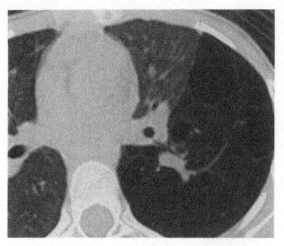

Figura 2.14 – Malformação adenomatóide cística. Tomografia computadorizada em alta resolução. Lesão hipodensa com múltiplos cistos, exercendo compressão do parênquima pulmonar adjacente.

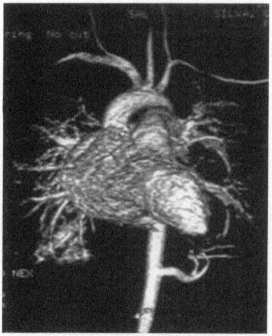

Figura 2-15 – Angiorressonância da aorta: vaso anômalo drenando para seqüestro pulmonar no lobo inferior esquerdo.

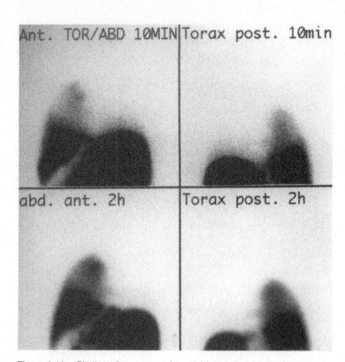

Figura 2.16 – Cintilografia com enxofre coloidal: após injeção do contraste na cavidade peritoneal, houve passagem para o espaço pleural determinando derrame pleural por líquor.

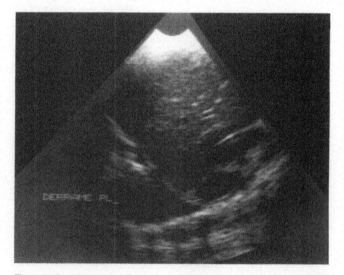

Figura 2.17 – Ultra-sonografia de tórax: derrame pleural (imagem anecóide).

MEDICINA NUCLEAR NO ESTUDO DO TÓRAX

Com a utilização de radioisótopos podemos avaliar: perfusão pulmonar, tromboembolismos e infartos pulmonares, refluxo gastroesofágico, pneumonias aspirativas e doenças pulmonares inflamatórias.

Tem indicação especial em cardiologia e oncologia pediátrica (Fig. 2.16).

ULTRA-SONOGRAFIA DE TÓRAX

Método auxiliar prático e cada vez mais utilizado. É indicado para:
- Avaliação da mobilidade diafragmática.
- Diagnóstico de derrame pleural.
- Avaliação do timo e diagnóstico diferencial de suas afecções.
- Ultra-som com Doppler (técnica que avalia fluxo) permitem a avaliação de acesso vascular para cateteres, da permeabilidade de vasos e/ou formação de coágulos (Fig. 2.17).

EXAME DO TÓRAX

ESQUELETO TORÁCICO

Aspectos do desenvolvimento – o desenvolvimento normal da caixa torácica é influenciado pelas alterações de ventilação pulmonar. As causas mais freqüentes de alterações no crescimento do arcabouço ósseo são todas as doenças que impliquem a redução do volume respiratório. Na hipoventilação por atelectasia pulmonar e hipoplasias há assimetria da caixa torácica e aproximação dos espaços intercostais. Podemos observar aumento volumétrico simétrico nas hiperinsuflações, pois o diafragma desce, retifica-se, o espaço claro retroesternal aumenta, as costelas horizontalizam-se e há protrusão intercostal. É fenômeno passageiro nas bronquiolites e permanente nas distensões crônicas. São comuns variações morfológicas de costelas, com bifidez ou soldaduras.

Lesões traumáticas – fraturas costais em crianças são raras, devido à elasticidade da caixa torácica. Fraturas dos arcos posteriores sugerem fratura não acidental (abuso ou síndrome de Caffey).

Comprometimento sistêmico – envolvimento do arcabouço e de partes moles do tórax pode ocorrer em doenças metabólicas e sistêmicas, como hiperparatireoidismo, raquitismo, doença de Cushing, anemias, doenças do colágeno etc. (Figs. 8.18 a 8.22). Infecções de parede podem ser vistas à radiografia e à TC como aumento de partes moles (Fig. 2.23). Erosões costais podem ocorrer na neurofibromatose e coartação da aorta. Lesões expansivas em costelas são notadas na histiocitose por células de Langerhans. Neoplasias benignas são raras. As mais freqüentes são as exostoses (osteocondroma), condromas e displasia fibrosa (Fig. 2.24). As neoplasias malignas mais freqüentes são: sarcoma de Ewing, tumor neuroectodérmico primitivo (Askin) e metástases de neuroblastoma.

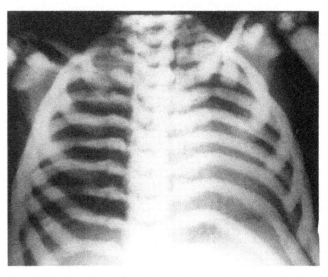

Figura 2.19 – Ossos do arcabouço torácico densos e alargados: osteopetrose.

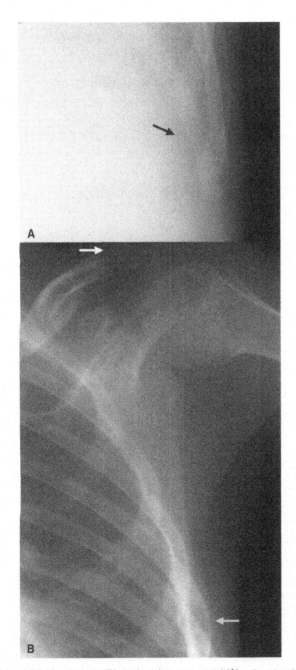

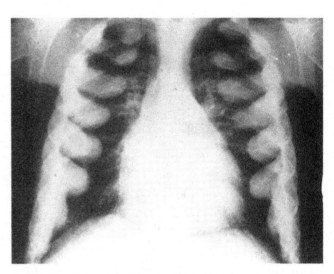

Figura 2.20 – Alargamento dos ossos da caixa torácica, especialmente do compartimento medular: anemia hemolítica.

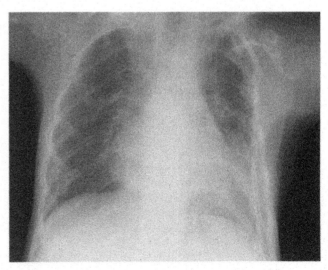

Figura 2.18 – Lesões osteolíticas do quinto arco costal (**A**) e da extremidade acromial da clavícula esquerda (**B**) blastomicose.

Figura 2.21 – Osteopenia difusa, fraturas em costelas e nas diáfises umerais: osteogênese imperfeita.

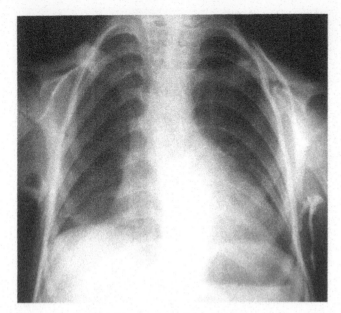

Figura 2.22 – Calcificação em partes moles: região axilar esquerda (miosite ossificante).

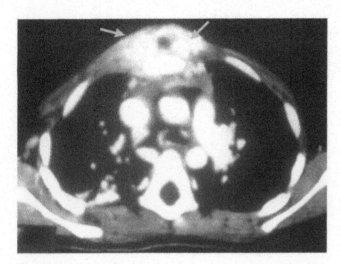

Figura 2.23 – Tomografia computadorizada de tórax: aumento de partes moles pré-esternal (abscesso de parede torácica).

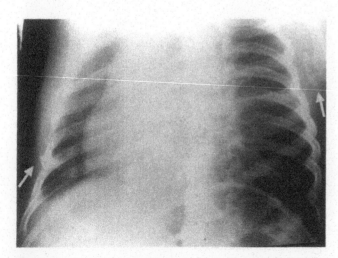

Figura 2.24 – Exostoses ósseas em arco costal direito e escápula esquerda.

Coluna vertebral – aspecto em "degrau" dos planaltos vertebrais dorsais é sinal radiológico patognomônico de anemia falciforme. Epifisites em núcleos vertebrais anteriores associadas a nódulos de Schmorl configuram a cifose juvenil ou doença de Scheuermann. Deformidades de corpos vertebrais podem ser secundárias a doenças displásicas, tumorais ou infecciosas como a tuberculose (mal de Pott) (Fig. 2.25).

PULMÃO

Assim como as doenças pulmonares influenciam o desenvolvimento esquelético, as doenças ósseas interferem nas condições respiratórias.

Na análise do tórax devem ser consideradas as alterações volumétricas, de transparência e de vascularização.

Interpretação – pelo fato de a radiologia se basear principalmente na avaliação do branco (opacidade) e do preto (transparência), alguns parâmetros devem ser rigorosamente observados. Serão analisados, a seguir, os aspectos radiográficos específicos das várias síndromes clínicas e as doenças em especial.

Hipertransparência ou hipotransparência

A densidade radiográfica do hemitórax pode apresentar-se na forma de hiper ou hipotransparência, uni ou bilateralmente.

Hemitórax hipertransparente unilateral

É importante analisar o aumento da transparência, que pode ser difusa ou localizada.

Causas de hemitórax hipertransparente unilateral:

a) Rotação:
- Escoliose.
- Erro de posicionamento técnico.

b) Parede torácica:
- Poliomielite.
- Atrofia muscular associada a desuso.
- Síndrome de Poland.

c) Pleura:
- Pneumotórax (Fig. 4.26).

d) Pulmão
- Enfisema compensatório: pós-lobectomia ou pós-atelectasia.
- Enfisema obstrutivo: deve-se à estenose ou à oclusão parcial brônquica. Há retenção aérea na expiração, aumento do volume pulmonar e desvio do mediastino para o lado contralateral (Fig. 4.27).
- Síndrome de Swyer-James-MacLeod: há hipoplasia da artéria pulmonar com redução da perfusão e do volume pulmonar. Pode ser seqüela de agressão infecciosa, como bronquiolite (usualmente adenovírus).
- Pós-radioterapia.
- Enfisema lobar congênito (Fig.2.28).

e) Vasculatura pulmonar: embolia pulmonar.

Hemitórax hipertransparente bilateral

1. Com hiperinsuflação pulmonar (Fig. 2.29):

a) Asma brônquica: observa-se hiperinsuflação pulmonar, retificação das cúpulas frênicas e acentuação das marcas brônquicas.

b) Bronquiolite aguda: infecção viral da árvore traqueobrônquica. O quadro radiológico é de broncopatia com infiltrados peri-hilares, espessamento e edema peribrônquico.

c) Estenose traqueal, laríngea ou brônquica bilateral.

d) Enfisema.

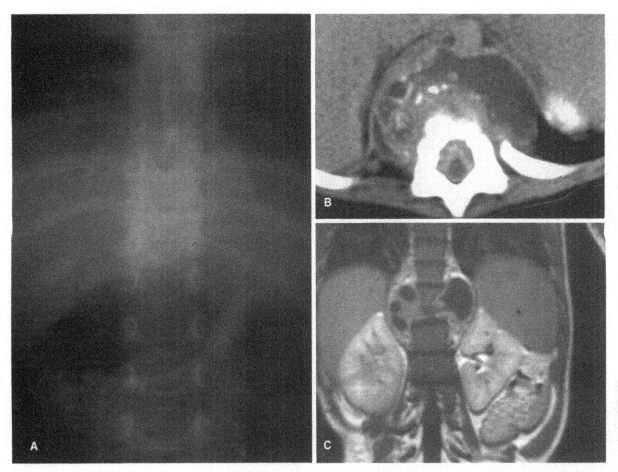

Figura 2.25 – Espondilodiscite (mal de Pott). **A)** Radiologia simples demonstrando alargamento da linha paravertebral inferior. **B)** Tomografia computadorizada com contraste: lesão osteolítica, abscesso peridural e calcificações em partes moles. **C)** Ressonância magnética: abscesso paravertebral e colapso de vértebras.

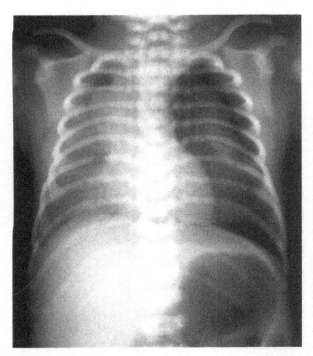

Figura 2.26 – Pneumotórax à esquerda.

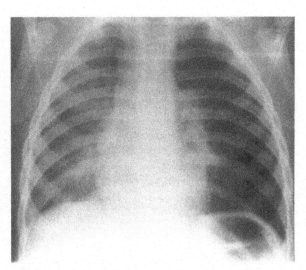

Figura 2.27 – Radiografia de tórax em expiração: enfisema obstrutivo à esquerda por corpo estranho. Observar a diferença de transparência e de volume pulmonar (maior à esquerda).

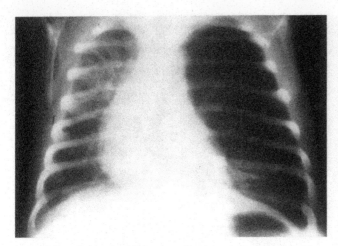

Figura 2.28 – Hipertransparência do hemitórax esquerdo sem marcas broncovasculares evidenciáveis. Desvio mediastinal contralateral. Enfisema lobar congênito.

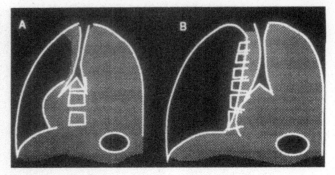

Figura 2.30 – **A**) Hemitórax esquerdo opaco. Desvio mediastinal contralateral. Borda cardíaca nítida à direita. Processos expansivos: tumores, efusões. **B**) Hemitórax esquerdo opaco. Desvio mediastinal ipsilateral. Imagem cardíaca não visível. Coluna vertebral desnuda. Processos com diminuição de volume torácico: atelectasia, agenesia, hipoplasia.

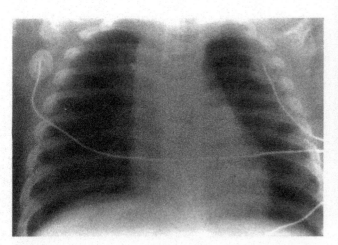

Figura 2.29 – Hipertransparência bilateral difusa: hiperinsuflação pulmonar (bronquiolite).

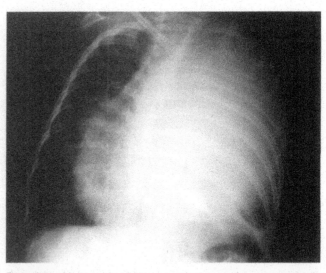

Figura 2.31 – Massa em hemitórax esquerdo com envolvimento costal e da parede. Desvio mediastinal contralateral. Tumor de Askin.

2. Com menor volume pulmonar ou pulmões de tamanho normal:
   a) Estenose da artéria pulmonar.
   b) Hipertensão pulmonar primária.
   c) Embolia pulmonar múltipla.
   d) Cardiopatia congênita com oligoemia.

Aumento da densidade de um hemitórax (Fig. 2.30)
1. Com mediastino centrado:
   a) Consolidação alveolar: caracteriza-se por opacidade de limites imprecisos, não-uniforme, freqüentemente com broncograma aéreo e focal. Inclui pneumonia infecciosa ou aspirativa, edema unilateral e hemorragia.
   b) Efusão pleural: em paciente na posição supina o líquido localiza-se posteriormente e em quantidade pequena ou moderada, pode não desviar o mediastino.
2. Com desvio mediastinal contralateral (Fig. 2.31):
   a) Derrame pleural, em maior volume.
   b) Hérnia diafragmática.
   c) Hemotórax.
3. Com desvio mediastinal homolateral:
   a) Atelectasia; (Fig. 2.32).
   b) Pós-pneumectomia.
   c) Agenesia ou hipoplasia pulmonar (Fig. 2.33).
   d) Pneumopatia crônica (Fig. 2.34).

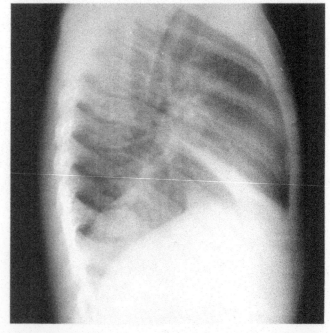

Figura 2.32 – Radiografia de tórax, perfil: faixa atelectásica em lobo médio.

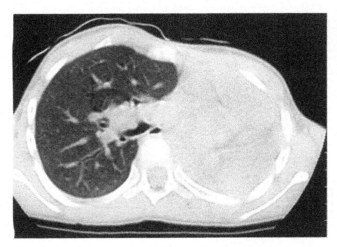

Figura 2.33 – Tomografia computadorizada de tórax: hemitórax esquerdo opaco com redução volumétrica. À direita, vicariância e hiperfluxo. Agenesia pulmonar à esquerda.

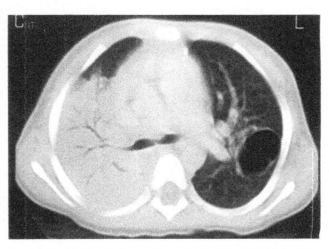

Figura 2.35 – Padrão alveolar com broncograma aéreo à direita (pneumonia lobar estafilocócica). Pneumatocele à esquerda.

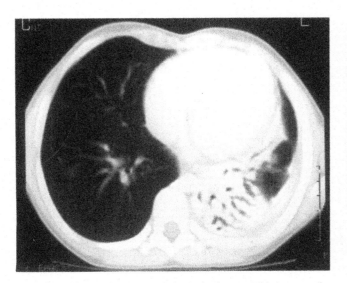

Figura 2.34 – Tomografia computadorizada de tórax: opacidade com redução volumétrica, brônquios pérvios e dilatados. Reação pleural adjacente.

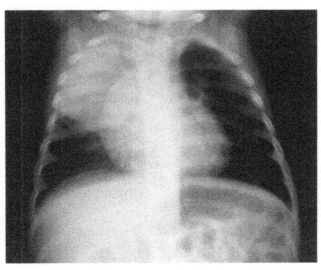

Figura 2.36 – Pneumonia em lobo superior. Aumento de volume e abaulamento fissural (*Klebsiella*).

Lesões parenquimatosas – padrões

Padrão acinar: opacidades com broncograma aéreo

As opacidades com padrão alveolar (algodonoso) podem ser uni ou bilaterais. As imagens são de nódulos acinares, de 4 a 10mm de diâmetro, margens mal definidas, coalescentes, geralmente não-segmentares. O broncograma aéreo surge pelo contraste entre densidades nos espaços aéreos e ar na luz dos brônquios e bronquíolos.

Edema pulmonar – surge por meio de três mecanismos básicos:
1. Aumento da pressão hidrostática: edema cardiogênico e sobrecarga hídrica.
2. Redução da pressão oncótica: hipoproteinemia e doença hepática.
3. Lesão capilar e extravasamento: agressão por inalação, reação a drogas e SARA.

Imagem – três possíveis aparências:
1. Redistribuição do fluxo para os ápices.
2. Edema intersticial: aparecimento das linhas de Kerley – espessamento dos septos interlobulares por dilatação dos linfáticos. Espessura menor que 1mm e extensão de 1 a 3cm, perpendicular à superfície pleural, visto no seio costofrênico. Surge na hipertensão venosa pulmonar passiva e nas obstruções linfáticas.
3. Edema alveolar com padrão em "asa de borboleta".

Pneumonia lobar – consolidação que envolve o espaço aéreo. Padrão alveolar (Fig. 2.35).

Pneumonia de evolução lenta ou recorrente:
1. Obstrução brônquica: especialmente corpo estranho (ver Fig. 2.28).
2. Terapia inadequada: por exemplo, para tuberculose, micoses e *Klebsiella* sp. (Fig. 2.36).
3. Aspirativa: refluxo gastroesofágico, fístula, distúrbio neuromuscular ou paralisia e sinusite crônica (Fig. 2.37).
4. Doença pulmonar de base: abscesso, bronquiectasia, fibrose cística (Fig. 2.38).
5. Incompetência imunológica: desnutrição, quimio e corticoterapia, diabetes, deficiências de glóbulos brancos e imunoglobulinas.
6. Síndrome da imunodeficiência adquirida (AIDS).
7. Pneumonias que se curam com fibrose: tuberculose e fungos.
8. Hemossiderose.

Pneumonia com hilo ampliado – é importante diferenciar os aspectos radiográficos apresentados por uma massa hilar que usualmente exerce efeito de compressão local sobre os brônquios com conseqüente colapso e/ou pneumonia secundária, dos presentes em pneumonias com adenomegalia. São sinais sugestivos de pneumonia secundária: consolidação de resolução lenta, recorrente, associada a colapso e melhor definição dos contornos que em pneumonia primária.

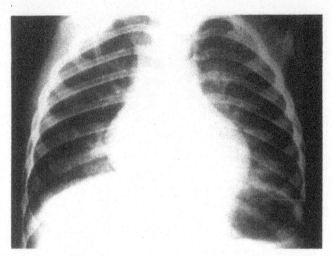

Figura 2.37 – Opacidades alveolares nas bases pulmonares (em áreas dependentes). Ingestão de hidrocarbonetos.

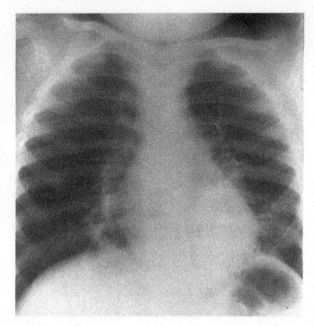

Figura 2.39 – Atelectasias segmentares e infiltrados peribroncovasculares. Infecção viral.

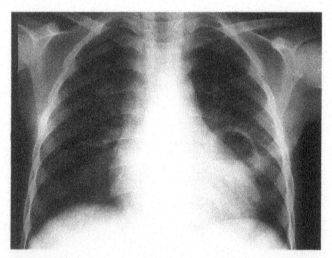

Figura 2.38 – Imagem escavada de parede espessa e irregular. Abscesso pulmonar.

1. Pneumonias primárias que podem apresentar-se com adenite hilar:
   a) tuberculose primária;
   b) pneumonia viral (Fig. 2.39);
   c) pneumonia por *Mycoplasma* (Fig. 2.40).
2. Pneumonias secundárias acompanham estenose ou oclusão brônquica. A obstrução pode ser:
   a) intraluminar: corpo estranho, impactação mucóide (asma ou fibrose cística), mau posicionamento de tubo endotraqueal e aspergilose;
   b) parede brônquica: adenoma, fibroses, atresia e fratura;
   c) causas extrínsecas: adenomegalias, tumor mediastinal, aumento atrial esquerdo, anomalias vasculares.

Bronquiectasias – os sinais radiológicos são espessamento e dilatações brônquicas, com retenção variável de secreções. Pode haver espaços císticos com ou sem nível líquido, perda de volume em segmentos pulmonares e enfisema compensatório. O padrão em "favo de mel" é tardio (Fig. 2.41). As bronquiectasias podem ser secundárias a:

1. Infecções: sarampo e pertussis.
2. Obstruções brônquicas: corpo estranho, impactações mucóides (fibrose cística, asma) e aspergilose.
3. Aspiração crônica.
4. Defeitos congênitos.
5. Estados de imunodeficiência: hipogamaglobulinemia, doença granulomatosa crônica e síndrome de Chédiak-Higashi.

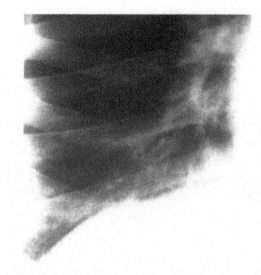

Figura 2.40 – Infiltrado parenquimatoso basal direito (*Mycoplasma pneumoniae*).

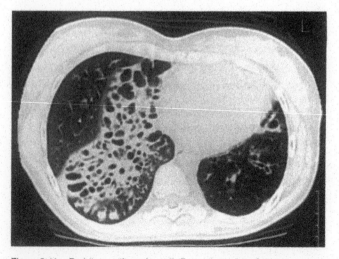

Figura 2.41 – Padrão em "favo de mel". Bronquiectasias císticas.

Ampliação hilar unilateral – suas causas principais são:
1. Infecciosas: tuberculose primária, *Mycoplasma*, pertussis.
2. Sarcoidose: rara na infância.
3. Artéria pulmonar: dilatação pós-estenose, embolia pulmonar e aneurisma.

Ampliação hilar bilateral – pode ocorrer por adenomegalias ou aumento vascular.
1. Adenomegalia infecciosa: viral e tuberculose.
2. Adenomegalia neoplásica: linfoma (Fig. 2.42).
3. Vascular: hipertensão arterial pulmonar.

Padrão intersticial
O interstício pulmonar é o espaço de sustentação pulmonar entre o feixe broncovascular e os alvéolos. Divide-se em axial, periférico ou septal e parenquimatoso.

Os aspectos radiográficos encontrados são:
1. Espessamento do interstício axial, com obliteração dos contornos peribroncovasculares (Fig. 2.43).
2. Espessamento do septo interlobular: finas linhas periféricas, em estrias, com extensão pleural (linhas de Kerley).
3. Alterações no lóbulo pulmonar (Fig. 2.44):
   a) pequenos nódulos: menores que 10mm (Fig. 2.45);
   b) espessamento intersticial intralobular: aspecto reticulado ou em "teia de aranha";
   c) vidro fosco (despolido): aumento da densidade pulmonar, porém, sem comprometer a nitidez dos vasos (Fig. 2.46);
   d) enfisema: aumento anormal de ar reduzindo a densidade do parênquima (Fig. 2.47);
   e) desorganização do lóbulo: nos casos de fibrose em que há espessamento septal, aumento da densidade, bronquiolopatia de tração e faveolamento (pequenas formações císticas);
   f) bronquioloectasia: pode ser secundária a doença da vias aéreas ou a presença de fibrose (tração). Se ela estiver preenchida por muco tem-se a impactação bronquiolar – aspecto de árvore em florescência (Fig. 2.48).

Padrão em "favo de mel"
O aspecto faveolar caracteriza-se por estriação intersticial difusa entremeada por espaços aéreos (ver Fig. 2.41). Há obliteração das marcas vasculares. É a via final comum de várias entidades. Pneumotórax é a complicação freqüente, podendo ocorrer *cor pulmonale* em estágio final.

Padrão "em mosaico"
Áreas de distúrbio ventilação/perfusão, visível principalmente nos estudos tomográficos, freqüente em asma, enfisema, bronquiolite e bronquiolite obliterante (Fig. 2.49).

Mineralização pulmonar
Caracteriza-se radiograficamente por depósitos de cálcio.

Aspectos principais:
1. Calcificações localizadas:
   a) tuberculose: geralmente residual. Pode haver calcificação ganglionar e pleural concomitantemente (Fig. 2.50);
   b) histoplasmose: calcificação pulmonar e esplênica;
   c) neoplásica: calcificação em um nódulo sugere benignidade. A exceção é metástase solitária de osteossarcoma, carcinoma papilífero da tireóide, cistoadenocarcinoma de ovário e carcinóide.
2. Calcificações difusas ou múltiplas:
   a) infecciosas: tuberculose, varicela, histoplasmose;
   b) metástases: como acima;
   c) microlitíase alveolar.
3. Calcificação de linfonodo ("casca de ovo"): linfoma pós-radioterapia.

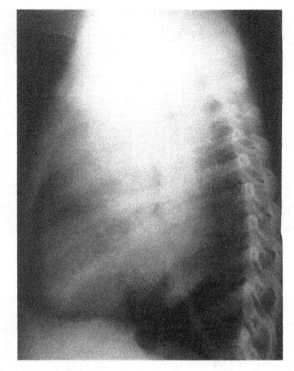

Figura 2.42 – Alargamento mediastinal. Linfoma.

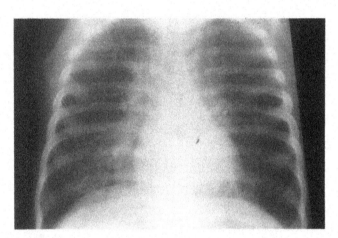

Figura 2.43 – Infiltrados peribroncovasculares. Adenopatia hilar (vírus sincicial respiratório).

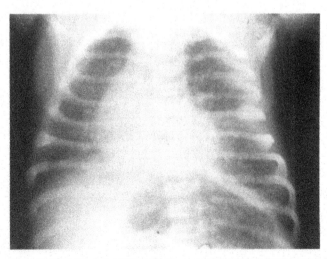

Figura 2.44 – Infiltrado intersticial difuso e micronodularidade (*Chlamydia*).

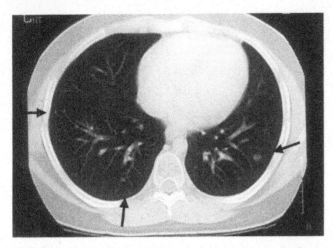

Figura 2.45 – Tomografia computadorizada de tórax: presença de três pequenos nódulos pulmonares metastáticos (setas).

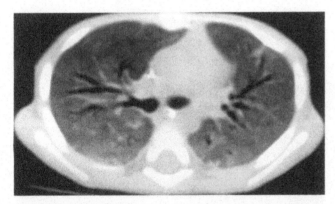

Figura 2.46 – Tomografia computadorizada de tórax de alta resolução (2mm): imagem de hiperatenuação pulmonar com padrão "em vidro despolido" e broncograma aéreo central (*Pneumocystis*).

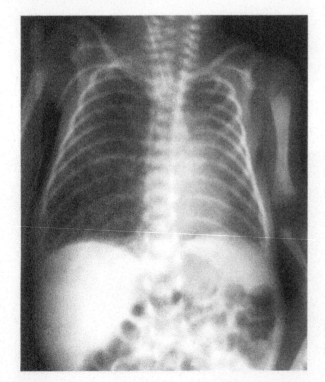

Figura 2.47 – Enfisema intersticial à direita: membrana hialina com barotrauma.

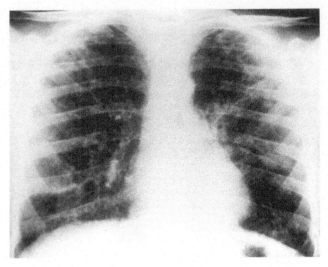

Figura 2.48 – Padrão intersticial – "honey comb": múltiplas estrias, traves e imagens areolares de permeio distribuídas bilateralmente pelos campos pulmonares. Histiocitose de células de Langerhans.

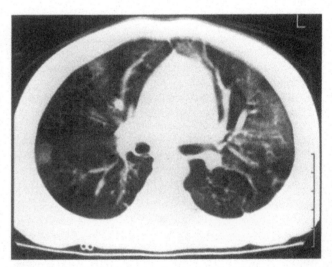

Figura 2.49 – Tomografia computadorizada de tórax: espessamento de paredes brônquicas. Padrão em mosaico (distúrbio ventilação/perfusão).

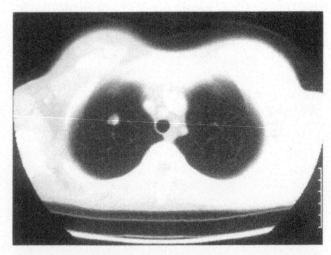

Figura 2.50 – Tomografia computadorizada de tórax: nódulo pulmonar calcificado residual em ápice direito (osteossarcoma).

Nódulos pulmonares

Podem ser únicos ou múltiplos:

1. Únicos:
   a) congênitos: cisto broncogênico, malformação arteriovenosa e seqüestro;
   b) inflamatórios: pneumonia redonda, abscesso, granuloma (tuberculose e fungos), granuloma de células plasmáticas (pseudotumor inflamatório) (Figs. 2.51 e 2.52);
   c) neoplásicos: metástase (tumor de Wilms e osteossarcoma), adenoma brônquico, hamartoma, blastoma pulmonar.

2. Múltiplos:
   a) congênitos: linfangiectasia e malformação arteriovenosa;
   b) neoplásicos: metastáticos (tumor de Wilms, osteossarcoma, sarcoma de Ewing), neuroblastoma, carcinoma papilífero da tireóide e papilomatose laríngea (Fig. 2.53);
   c) inflamatórios: viral (varicela), pneumonia intersticial linfocítica e granulomas (tuberculose, fungos e sarcoidose) (Figs. 2.54 e 2.55);
   d) doenças de depósito (Fig. 2.56).

As lesões metastáticas têm predileção pelas bases dos pulmões, pela periferia, pelos trajetos vasculares e apresentam contornos bem definidos.

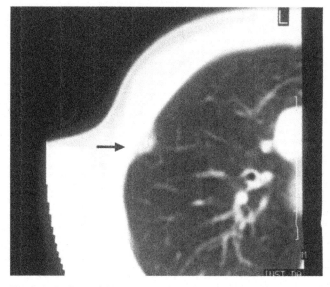

Figura 2.53 – Tomografia computadorizada de tórax: imagem em "calota" extrapulmonar. Observar ângulos obtusos de reflexão pleural. Metástase pleural. Tumor de Wilms.

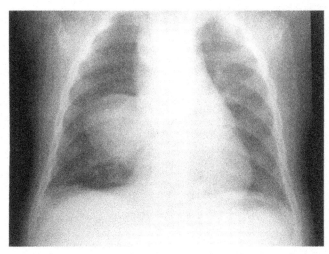

Figura 2.51 – Opacificação arredondada à direita. Pneumonia redonda (pneumococo).

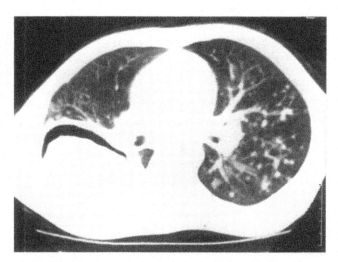

Figura 2.54 – Tomografia computadorizada de tórax (janela pulmonar): padrão granuloma; nódulos múltiplos grosseiros à direita e lesão abscedada com sinal do menisco à direita (Aspergillus).

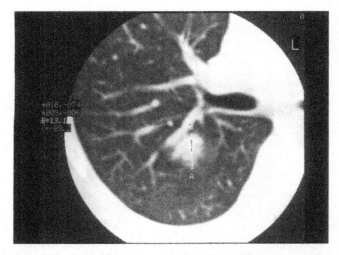

Figura 2.52 – Tomografia computadorizada de tórax: nódulo pulmonar adjacente a ramo arterial descendente. Risco de hemorragia fatal.

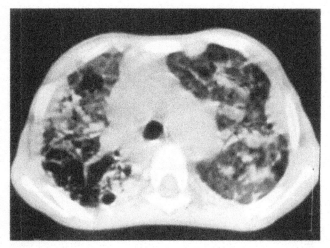

Figura 2.55 – Tomografia computadorizada de tórax: múltiplas opacidades heterogêneas parenquimatosas com imagens areolares de permeio. Espessamento pleural. Doença granulomatosa crônica.

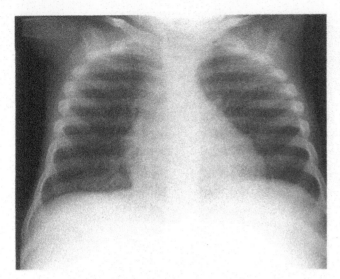

Figura 2.56 – Micronodularidade pulmonar difusa. Doença de depósito. Aumento do volume abdominal (hepatoesplenomegalia).

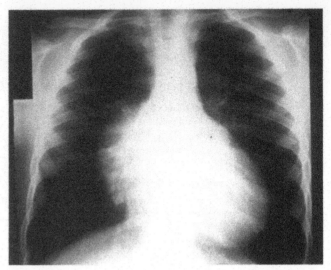

Figura 2.58 – Massa pulmonar em mediastino anterior, à direita observar ângulos de reflexão obtusos e sinal da silhueta com a borda cardíaca.

Os nódulos múltiplos ainda podem ser classificados de acordo com suas dimensões e densidade radiográfica:

- Múltiplas opacidades nodulares de 0,5 a 2mm
  - Com densidades de partes moles; tuberculose miliar (micronódulos disseminados de dimensões uniformes); doenças fúngicas; sarcoidose e alveolites mais raramente.
  - Com densidade maior que das partes moles: hemossiderose.
- Múltiplas opacidades nodulares de 2 a 5mm.
  - Carcinoma metastático, sarcomas e tireóide (Fig. 2.57).
  - Linfoma: quase sempre também com adenomegalias associadas.

Massas pulmonares

São opacidades de partes moles maiores de 3cm (Fig. 2.58).

Lesões sólidas:

1. Inflamatórias: são mais comuns, especialmente o granuloma.
2. Neoplásicas (Figs. 2.59 e 2.60):
   a) benignas: a mais comum é o hamartoma;
   b) maligna: primária (raras: sarcomas, blastoma pulmonar), secundárias (metástases: neuroblastoma, tumor de células germinativas, linfoma e leucemia).

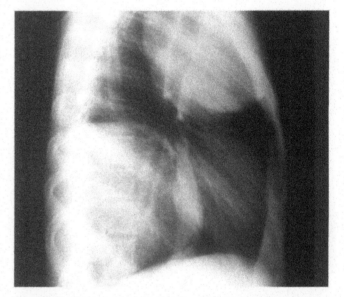

Figura 2.59 – Massas pulmonares à radiografia de tórax, perfil. Fibro-histiocitoma.

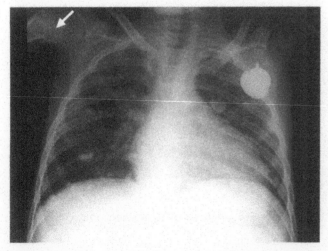

Figura 2.57 – Fratura patológica no colo do úmero direito. Nódulos pulmonares bilaterais de alta densidade radiográfica: metástases de osteossarcoma.

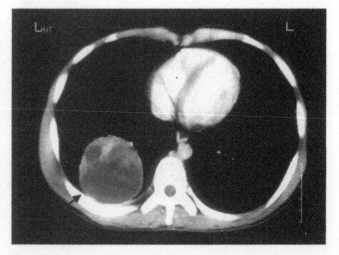

Figura 2.60 – Massa pulmonar sólida com áreas de necrose tecidual. Fibro-histiocitoma.

Pseudomassas

São imagens projetadas no campo pulmonar, mas de outra natureza e que mimetizam neoplasias.

A radiografia lateral do tórax, especialmente com esôfago contrastado, auxilia no diagnóstico diferencial de lesão intra e extrapulmonar.

Entre elas citam-se:

1. Artefatos externos: cabelo, nódulos cutâneos, mama adolescente e lesões ósseas (calo de fratura).
2. Lesões ou distopias de órgãos adjacentes: hérnia ou eventração diafragmática e hérnia esofágica.
3. Lesões vasculares: aneurismas, malformação vascular, varizes e cardiopatia.
4. Infecção intrapulmonar (pneumonia redonda), atelectasia e derrame pleural loculado.
5. Outras causas: timo assimétrico, hiperplasia e ectopia tímica, manúbrio esternal saliente para o mediastino.
6. Massas de origem óssea:
   a) benignas: osteocondroma, cisto ósseo aneurismático, displasia fibrosa;
   b) malignas: sarcoma de Ewing.

Cavitações

São cavidades aéreas delimitadas, distribuídas no parênquima. Podem ter dimensões variadas, isoladas ou confluentes, paredes finas ou espessas, regulares ou irregulares, com conteúdo ou, às vezes, com nível hidroaéreo.

1. Infecções: pneumatoceles (Fig. 2.61), abscessos, lesões escavadas (tuberculose) (Fig. 2.62).
2. Neoplasias: metástases.
3. Vascular: embolia séptica.
4. Cavitações associadas com pulmão anormal:
   a) bronquiectasias císticas;
   b) seqüestro pulmonar;
   c) cisto broncogênico;
   d) malformação adenomatóide cística (Fig. 2.63).

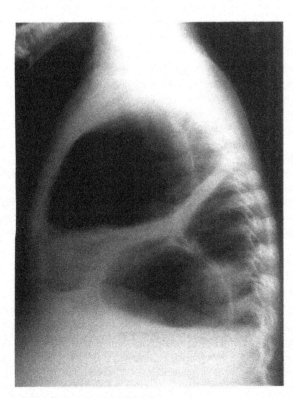

Figura 2.61 – Pneumatoceles bilaterais.

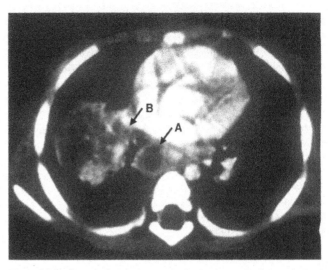

Figura 2.62 – Tomografia computadorizada de tórax: gânglio mediastinal (**A**) e área de condensação escavada (**B**): tuberculose.

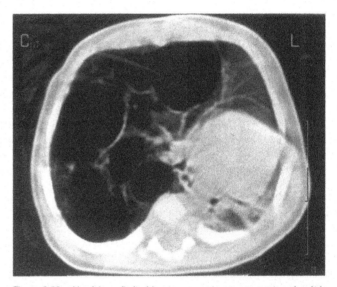

Figura 2.63 – Hemitórax direito hipertransparente com aumento volumétrico. Imagens de bolhas aéreas. Malformação adenomatóide cística.

5. Granulomas:
   a) granulomatose de Wegener;
   b) nódulos reumatóides.
6. Traumatismo: cisto pulmonar traumático.

Cúpula diafragmática

Apresenta-se bocelada, elevada, rebaixada uni ou bilateralmente.

Boceladura diafragmática do lado direito em qualquer local

1. Causas supradiafragmáticas: colapso ou consolidação do pulmão adjacente, efusão pleural localizada.
2. Causas diafragmáticas: eventração localizada, neoplasias do músculo diafragmático.
3. Causas infradiafragmáticas: abscesso subfrênico, abscesso hepático, massa hepática de qualquer natureza.

Boceladura diafragmática do lado direito medial

1. Coxim gorduroso pericárdico.
2. Aneurisma.
3. Cisto pleuropericárdico.
4. Seqüestro pulmonar.

Boceladura diafragmática do lado direito anterior
Hérnia de Morgagni.

Boceladura diafragmática do lado direito posterior
Hérnia de Bochdalek.

Cúpulas diafragmáticas elevadas bilateralmente
1. Causas supradiafragmáticas: hipoexpansibilidade pulmonar, obesidade, atelectasias e fibrose pulmonar.
2. Causas infradiafragmáticas: ascite, hepatoesplenomegalia, grandes tumores abdominais.

Elevação diafragmática unilateral
Causas supradiafragmáticas:
1. Paralisia do nervo frênico.
2. Seqüelas de cirurgia pulmonar e paquipleuris.
3. Atelectasia pulmonar.
4. Hemiplegia.
   Causa diafragmática: eventração.

Causas infradiafragmáticas:
1. Doenças inflamatórias: abscessos e pancreatite.
2. Distensões aéreas do estômago ou colo.
3. O lado côncavo de uma curva escoliótica.
4. O lado dependente de um filme em decúbito lateral.

Nota: o diagnóstico diferencial deve ser feito com derrame subpulmonar e rotura diafragmática.

Lesões pleurais

Efusão pleural
É a presença de líquido no espaço pleural. Tipos:
1. Transudato.
2. Exsudato.
3. Hemorrágico.
4. Quiloso.
5. Líquor.

Efusão pleural secundária a doença extratorácica – apresenta-se com pulmão radiograficamente normal (Fig. 2.64).

Causas:
1. Pancreatite.
2. Abscesso subfrênico.
3. Pós-operatório.
4. Síndrome nefrótica.
5. Cirrose.
6. Sobrecarga hídrica.
7. Síndrome de Meigs.

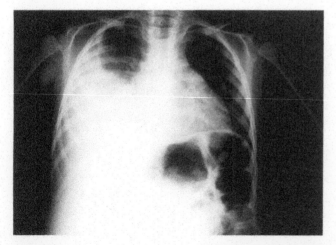

Figura 2.64 – Presença de cateter de derivação liquórica ventriculoperitoneal. Hidrotórax-liquor.

Efusão pleural isolada com as demais estruturas torácicas normais – acompanham doenças intratorácicas.
1. Causas infecciosas:
   a) tuberculose primária (geralmente unilateral);
   b) viral e micoplasma (pequenos derrames).
2. Causas neoplásicas:
   a) linfoma;
   b) metástases;
   c) mesotelioma.
3. Causas imunológicas:
   a) lúpus eritematoso sistêmico;
   b) doença reumatóide.

Calcificação pleural
Placas de calcificações pleurais ocorrem em empiemas e em hemotórax crônicos.

Massas pleurais
Massas pleurais ocorrem em metástases de tumor de Wilms e derrame loculado.
O diagnóstico diferencial é feito com massa extrapleural.

Mediastino – Generalidades

O mediastino é tido como o espaço anatômico situado no segmento mediano do tórax, separando ambos os pulmões e suas pleuras viscerais. Estende-se do estreito superior ao diafragma e do esterno à coluna vertebral. Nele estão contidas todas as vísceras torácicas, exceto os pulmões e a pleura visceral.

É importante avaliar o posicionamento do mediastino: centralizado, deslocado homo ou contralateralmente à lesão, refletindo as diferenças de pressão em um hemitórax.

As **afecções do mediastino** podem caracterizar-se pelos componentes de diversos tecidos sólidos, conteúdo cístico, presença de calcificações e de ar.

Pneumomediastino
É a presença de gás no compartimento mediastinal. A individualização do timo é o sinal mais fidedigno.

Tumores e outras afecções mediastinais
Para uma análise mais prática dos tumores mediastinais, costuma-se dividir o mediastino em três compartimentos: anterior, médio e posterior. As imagens com cortes seccionais por TC, RM e US são essenciais para o diagnóstico.

Segmentos do mediastino
Mediastino anterior (Figs. 2.65 e 2.66) – localizado anteriormente a uma linha imaginária traçada desde a porção mais cefálica do manúbrio esternal até o diafragma paralelamente aos corpos vertebrais. Nesse compartimento anatômico estão contidos timo, linfonodos, porção anterior do coração, artéria pulmonar comum, aorta ascendente proximal, nervos frênicos e extensão subesternal da tireóide. Nessa localização estão 30% dos tumores, sendo os mais comuns os linfomas e os de células germinativas.

a) Timo – o timo normal é mais proeminente radiologicamente entre os 3 e os 5 anos de idade, podendo permanecer até a adolescência. É um órgão maleável, mole, sem infiltração ou efeito de massa em estruturas adjacentes. Sua apresentação é homogênea em relação à ecogenicidade, atenuação e intensidade de sinal. Tecido tímico normal pode ser encontrado em localização ectópica, com extensão para o pescoço, paratraqueal, posterior à veia cava e até no mediastino médio e posterior.

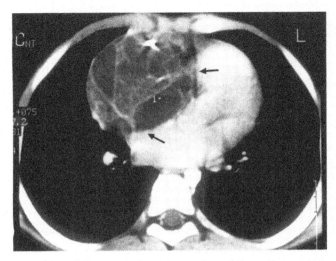

Figura 2.65 – Massa mediastinal anterior com coeficientes de atenuação de líquido, gordura e calcificação. Lesão de contornos lisos e bem definidos. Teratoma (setas).

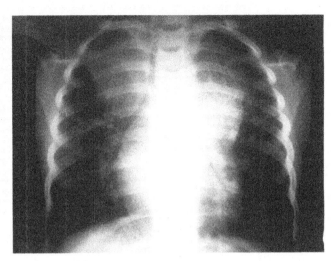

Figura 2.67 – Alargamento do mediastino por linfonodomegalias, compressão e desvio da traquéia. Linfoma.

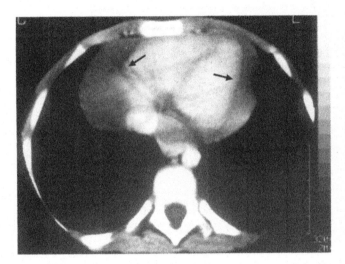

Figura 2.66 – Tomografia computadorizada de tórax: presença de líquido no saco pericárdico. Derrame pericárdico (setas).

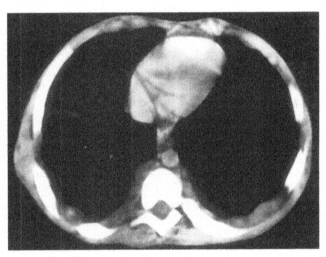

Figura 2.68 – Aumento bocelado de partes moles ao nível das goteiras costovertebrais. Neurofibromatose.

As doenças tímicas mais comuns são:
Hiperplasia tímica: aumento de volume com manutenção do sinal. Pode, ocasionalmente, deslocar estruturas vizinhas como a traquéia.
Cisto tímico: mais comum em localizações ectópicas do timo.
Timoma: muito raro.
b) Linfoma não-Hodgkin.
c) Doença de Hodgkin.
d) Tumores de células germinativas.

Mediastino médio (Fig. 2.67) – contido entre as duas outras subdivisões do mediastino. Nele estão contidos a porção posterior do coração, o arco aórtico, a origem dos vasos braquiocefálicos, as artérias pulmonares, os brônquios, os linfonodos, os nervos vagos, a veia cava, a veia ázigos e o esôfago. Nesse compartimento desenvolvem-se 30% dos tumores. Sua doença é dividida classicamente em adenopatias e malformações broncopulmonares.

a) Adenopatias – massas linfonodais no mediastino médio são compatíveis com linfomas e leucemias; metástases de tumor de Wilms, neuroblastoma, sarcoma de Ewing, osteossarcoma, neoplasia testicular e, menos comumente, com processos inflamatórios granulomatosos bacterianos.

b) Malformações broncopulmonares e outras afecções – cistos de duplicação, linfangiomas, cistos pericárdicos, além de todo o espectro de malformações broncopulmonares e do intestino superior como cistos broncogênico, neurentérico, seqüestro pulmonar e fístulas.

Mediastino posterior (Fig. 2.68) – localizado posteriormente a uma linha traçada tangencialmente às margens ventrais dos corpos vertebrais. Estão contidas nessa região anatômica as seguintes estruturas: ducto torácico, aorta descendente, veia ázigos, hemiázigos, coluna vertebral, nervos e cadeia simpática. Estão correlacionados a essas estruturas e portanto apresentam-se nesse espaço anatômico 40% dos tumores mediastinais, sendo 95% deles neurogênicos: neuroblastoma, ganglioneuroma e ganglioneuroblastoma.

BIBLIOGRAFIA

1. BLICKMAN, H. – *Pediatric Radiology: The Requisites*. 2nd ed., St. Louis, Mosby, 1997, p. 5. 2. CAFFEY, J. – *Pediatric X-ray Diagnosis*. 7th ed., Chicago, Year Book Medical Publishers, 1978, p. 298. 3. CHAPMAN, S. & NAKIELNY, R. – *Aids to Radiological Differential Diagnosis*. 2nd ed., London, England, Baillière Tindall, 1990, p. 87. 4. STRIFE, J.L. – Airway obstruction in infants and children. In Poznanski, A.K. & Kirkpatrick Jr., J.A., eds. *A Categorical Course in Diagnostic Radiology: Pediatric Radiology*. Oak Brook: RSNA Publications, 1989, p. 135.

6 Broncoscopia e Lavado Broncoalveolar

MANOEL ERNESTO P. GONÇALVES
SÍLVIA REGINA CARDOSO

BRONCOSCOPIA

INTRODUÇÃO

A broncoscopia consiste no exame interno das vias aéreas (laringe, traquéia e brônquios), com a finalidade de diagnóstico e/ou terapêutica.

Esse procedimento foi realizado inicialmente no final do século XIX por várias pessoas em diferentes países, sendo que Gustav Killian, na Alemanha, foi considerado o pai da broncoscopia por conseguir realizar o exame e descrever com exatidão a morfologia interna da traquéia distal e brônquios.

Na década de 1920, Chevalier-Jackson desenvolveu aparelhos, pinças e padronização desse exame em crianças, permanecendo seus conceitos atuais e ainda usados atualmente, sendo considerado o pai da endoscopia moderna.

Em crianças, esse procedimento resumia-se à remoção endoscópica de corpos estranhos de vias aéreas e atualmente houve ampliação das indicações.

TIPOS DE APARELHOS

Rígidos ou abertos – são aparelhos metálicos, com calibres e comprimentos variáveis, podendo ser o sistema de iluminação realizado por meio de ópticas ou fibra de vidro.

Flexíveis ou fechados – são aparelhos geralmente compostos por fibras de vidro para iluminação e para visão; medem aproximadamente entre 3 e 7mm de diâmetro e possuem um canal de aspiração. Recentemente surgiram aparelhos flexíveis, com microcâmera em sua extremidade distal que transmitem a imagem endoscópica para aparelhos de vídeo, melhorando a qualidade do exame.

Acessórios – existe uma enorme variedade de pinças para a remoção de corpos estranhos usadas em broncoscópios rígidos, como, por exemplo, as pinças fenestradas para remoção de sementes.

As pinças dos broncoscópios flexíveis para a remoção de corpos estranhos não são tão eficientes quanto as rígidas, devido às suas pequenas dimensões e ao pequeno número de tipos, porém, são úteis na realização de biopsias (Figs. 2.69 e 2.70).

INDICAÇÕES

As indicações para a realização de broncoscopias em crianças podem ser classificadas em: para diagnóstico e para terapêutica, sendo que na maioria das vezes ambas são simultâneas. Esta separação, porém, mantém-se para fins didáticos.

Para diagnóstico

A broncoscopia é utilizada para a definição da anatomia da via aérea e/ou sua dinâmica e para a obtenção de amostras para exames laboratoriais.

O estridor é a indicação mais comum da endoscopia de vias aéreas em crianças no primeiro ano de vida, geralmente ocasionado por laringomalacia. Existem, porém, outras doenças que se manifestam dessa maneira, como por exemplo os cistos laríngeos e a estenose de traquéia.

A obstrução de vias aéreas é uma das indicações mais comuns de broncoscopia, visando às vias aéreas superiores, inferiores ou ambas.

Clinicamente não é possível determinar com certeza o local da obstrução de vias aéreas, pois o quadro clínico é o mesmo em obstruções laríngeas e traqueobrônquicas (Fig. 2.71).

As principais causas de obstrução de vias aéreas em crianças, as indicações para broncoscopia diagnóstica e as indicações para broncoscopia diagnóstica estão nos quadros 2.9, 2.10, 2.11.

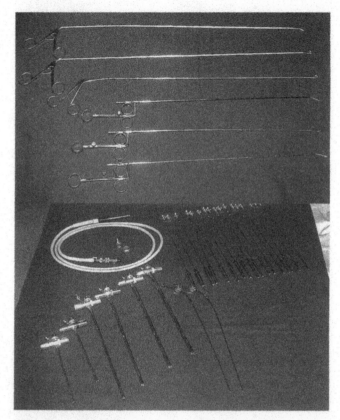

Figura 2.69 – Broncoscópios (abertos) e pinças para a retirada de corpos estranhos.

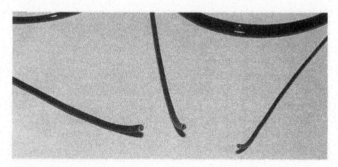

Figura 2.70 – Broncofibroscópios (fechados) de diferentes calibres.

LAVADO BRONCOALVEOLAR

INTRODUÇÃO

O lavado broncoalveolar (LBA) consiste na instilação de solução salina nas vias aéreas periféricas com sua posterior recuperação. A solução recuperada contém componentes celulares e não-celulares presentes na superfície alveolar e de pequenas vias aéreas, as quais são representativas do sistema imune e do estado inflamatório do trato respiratório baixo.

É realizado durante a broncoscopia rígida ou flexível, com injeção de solução salina à temperatura ambiente no segmento doente ou no lobo médio e língula em casos de doenças difusas.

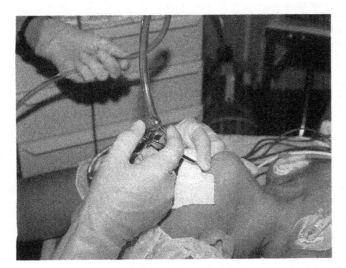

Figura 2.71 – Paciente sendo submetido a broncoscopia.

Quadro 2.9 – Principais causas de obstrução de vias aéreas em crianças.

Congênitas		
	Laringe:	Laringomalacia
		Paralisia de cordas vocais
		Hemangioma
		Estenose congênita subglótica
		Membranas
		Cistos
	Traquéia:	Traqueomalacia
		Estenoses
		Compressões: vasculares
		cistos do intestino primitivo
	Brônquios:	Broncomalacia
		Estenoses
Adquiridas		
	Laringe:	Paralisia de cordas vocais
		Estenose subglótica
		Infecciosas: virais (papilomatose, laringite subglótica)
		bacterianas (epiglotite, laringite diftérica)
	Traquéia:	Laringotraqueobronquite
		Estenoses
		Corpos estranhos
		Traumatismos internos e externos
	Brônquios:	Corpos estranhos

Quadro 2.10 – Indicações para broncoscopia diagnóstica.

Tosse ou sibilos persistentes
Estridor ou dispnéia inexplicada
Suspeita de anomalias congênitas
Infecções recorrentes de vias aéreas
Hemoptise
Anormalidade persistente à radiografia de tórax
Atelectasias persistentes
Tumores do mediastino
Queimaduras térmicas ou químicas da árvore traqueobrônquica
Estenoses traqueobrônquicas
Abscesso pulmonar
Localização de sondas endotraqueais
Pré-broncografias
Traumatismos torácicos

Quadro 2.11 – Indicações para broncoscopia terapêutica.

Remoção de corpos estranhos
Broncoaspiração de secreções, rolhas etc.
Hemoptise
Dilatação de estenoses
Colocação de sondas, endopróteses
Drenagem de cistos broncogênicos e abscessos
Remoção de tumores endobrônquicos
Lesões mediastinais

INDICAÇÕES

A partir da década de 1970 vem tendo importância na investigação de várias doenças pulmonares.

Em processos infecciosos de difícil controle, principalmente em doentes imunocomprometidos, o isolamento do agente etiológico pode direcionar o tratamento, com resposta clínica mais favorável. Nas diversas doenças pulmonares intersticiais, em que há aumento do número de células inflamatórias e células efetoras do sistema imune, o LBA é útil para a avaliação do grau de alveolite e da resposta à terapêutica.

Principais indicações do LBA em crianças:

1. Diagnóstico de doenças infecciosas pulmonares:
   – Síndrome da imunodeficiência adquirida.
   – Tuberculose.
   – Imunossupressão farmacológica pós-transplante.
   – Imunodeficiência primária.
   – Bronquiolite.
2. Diagnóstico de doenças intersticiais:
   – Fibrose pulmonar idiopática.
   – Sarcoidose.
   – Pneumonite secundária a hiper-reatividade brônquica.
   – Bronquiolite obliterante com pneumonia em organização
3. Outros:
   – Síndrome aspirativa.
   – Hemossiderose.
   – Mucoviscidose.
   – Pneumonia eosinofílica.
   – Proteinose alveolar.

INTERPRETAÇÃO DOS RESULTADOS

A investigação básica deve incluir os exames microbiológico (dosagem semiquantitativa ou quantitativa de colônias bacterianas) e citológico para a avaliação da proporção entre os diferentes tipos de células. Podem ainda ser realizadas culturas, pesquisas de vírus, micobactérias e fungos, assim como dosagem de mediadores inflamatórios e constituintes solúveis como a albumina. Reação em cadeia de polimerase também pode ser indicada em algumas situações.

Em pacientes com suspeita de síndrome aspirativa, a presença de macrófagos com lipídeos em seu interior no exame citológico pode elucidar o diagnóstico. A presença de macrófagos com hemossiderina nesse exame é indicativa de hemossiderose pulmonar ou de sangramento pulmonar recente.

O diagnóstico de doenças infecciosas, particularmente em pacientes imunocomprometidos, é a indicação atualmente mais reconhecida. A presença de patógenos não usuais à flora do hospedeiro, como por exemplo *Pneumocystis carinii*, citomegalovírus, vírus sincicial respiratório ou *Mycobacterium tuberculosis*, é indicativa de etiologia. Quando é evidenciada a presença de bactérias comuns à flora do hospedeiro, deve-se diferenciar entre patógeno contaminante ou causador da doença, que evidencie a necessidade de exames quantitativos. No geral, aceita-se que a presença de mais que 100.000 organismos por 1ml de LBA, em associação com o aumento significativo do número de neutrófilos, seja indicativo de doença.

A resposta inflamatória pulmonar a processos infecciosos também pode ser avaliada, sendo importante em paciente com pneumopatia crônica, como por exemplo fibrose cística.

Em um indivíduo adulto normal, as células não-epiteliais do LBA são constituídas por macrófagos (92 ± 5%), linfócitos (7 ± 1%), sendo o restante representado por neutrófilos, eosinófilos e basófilos. Os valores em pacientes pediátricos não estão bem estabelecidos e parece que em crianças normais há maior número de neutrófilos. Em pacientes com pneumonia eosinofílica há um grande aumento do número de eosinófilos, os quais também estão proporcionalmente aumentados, embora em menor grau, em estados alérgicos e na presença de corpo estranho. Em pacientes com sarcoidose e tuberculose há um número aumentado de linfócitos.

BIBLIOGRAFIA

1. BRYARLY, R. & HIROKAWA, R. – Pediatric rigid bronchoscopy. In Hilman, B.C. *Pediatric Respiratory Disease, Diagnosis and Treatment.* Philadelphia, Saunders, 1993, p. 111, 1993. 2. WOOD, R.E. – Bronchoscopy. In Chernick & Kendig. *Disorders of the Respiratory Tract in Children.* Philadelphia, Saunders, 1998, p. 129. 3. WOOD, R.E. – Flexible bronchoscopy in children. In Hilman, B.C. *Pediatric Respiratory Disease, Diagnosis and Treatment.* Philadelphia, Saunders, 1993, p. 111. 4. YAGODA, M.R. – Bronchoalveolar lavage in hospitalized pediatric patients. *Ann. Otol. Rhinol. Laryngol.* 863, 1996.

7 Monitorização Não-Invasiva de Gases Sangüíneos

LUIZ VICENTE R. FERREIRA DA SILVA FILHO

INTRODUÇÃO

O oxigênio (O_2) é o principal nutriente dos seres vivos do planeta, fundamental para a sobrevivência de inúmeras espécies. Na espécie humana, deve ser continuamente suprido para todos os tecidos e para as unidades básicas de vida, as células, de forma contínua. Esse fornecimento contínuo é fundamental para satisfazer as demandas metabólicas teciduais, já que não existe um sistema eficiente de armazenamento dessa substância. O sistema respiratório é responsável pelas trocas gasosas com o ambiente, captando o oxigênio e eliminando o gás carbônico pela ventilação das unidades de troca gasosa, os alvéolos. No sangue, o oxigênio é transportado em sua maior parte pela hemoglobina presente nos eritrócitos, além de uma pequena porção dissolvida no plasma. O gás carbônico (CO_2), outro produto fundamental no metabolismo dos seres humanos, é o produto resultante do metabolismo celular aeróbio que precisa ser eliminado constantemente do organismo através da respiração. Os níveis de CO_2 no sangue correlacionam-se diretamente com a ventilação alveolar, podendo ser utilizados como parâmetro de monitorização. Já a oferta de O_2 para o tecido depende de outros fatores, como débito cardíaco e perfusão sangüínea, conteúdo de hemoglobina, temperatura e pH sangüíneo. Resumidamente, a oferta tecidual de O_2 pode ser calculada pela fórmula:

$$DO_2 = DC \times CaO_2$$

Onde:

DO_2 = oferta de oxigênio
DC = débito cardíaco
CaO_2 = conteúdo arterial de O_2.

O conteúdo arterial de O_2 (CaO_2), por sua vez, pode ser calculado pela seguinte fórmula:

$$CaO_2 = (HB \times SaO_2 \times 1,39) + (0,0031 \times PaO_2)$$

Onde:

CaO_2 = conteúdo arterial de O_2
Hb = hemoglobina
SaO_2 = saturação de oxigênio
PaO_2 = pressão arterial do oxigênio.

É fácil perceber que o oxigênio ligado à hemoglobina representa a maior parte do conteúdo arterial de oxigênio; portanto, a saturação de oxigênio da hemoglobina pode ser utilizada como uma medida indireta da oxigenação na maioria dos casos.

A monitorização dos gases sangüíneos pode ser feita diretamente por meio de sua determinação na gasometria arterial ou de monitorização não-invasiva com oxímetros de pulso, medidores transcutâneos e capnógrafos.

OXIMETRIA DE PULSO

A oximetria foi descrita inicialmente por Glenn Milikan em 1941, mas somente em 1972 um engenheiro japonês, chamado Takuo Aoyagi, construiu o primeiro oxímetro de pulso, capaz de determinar a saturação de oxigênio no sangue arterial. A oximetria de pulso está baseada nos princípios de absorção da luz, já que a transmissão de luz através de uma solução é uma função logarítmica da densidade ou da concentração das moléculas absorvidas na solução (lei de Lambert-Beer). Os oxímetros utilizam habitualmente dois comprimentos de ondas luminosas, um na faixa vermelha (660nm) e outro na faixa infravermelha (940nm). A luz é emitida por diodos emissores de luz, transmitida através do tecido e captada do outro lado pelos sensores fotônicos. A absorção de luz ocorre no tecido e no sangue arterial pulsátil (Fig. 2.72), e será proporcionalmente menor quanto maior o volume de sangue arterial perfundindo o tecido. A diferença nas absorções de luz nos comprimentos de onda de 660 e 940nm permite a diferenciação entre a oxiemoglobina e a hemoglobina reduzida, podendo-se estabelecer uma relação entre absorvância de luz com a saturação percentual do oxigênio arterial (SaO_2). O componente pulsátil gera um sinal de corrente alternada, que é captado pelo oxímetro e comparado aos dados das curvas de calibração, de tal forma que se obtém também a medida do pulso arterial. Os oxímetros de pulso são mais confiáveis para a detecção de hipoxemia, não necessitam de calibração nem produzem aquecimento da pele no local de colocação do sensor; podem, entretanto, sofrer influência da perfusão pe-

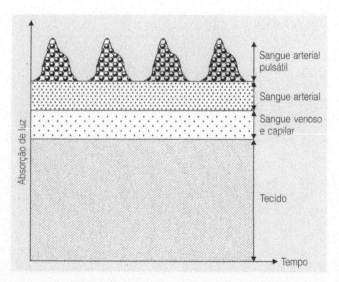

Figura 2.72 – Mecanismo de funcionamento dos oxímetros de pulso.

riférica (nesse caso observa-se queda ou ausência da onda de pulso). Outros fatores que podem influenciar as medidas pelo oxímetro são o uso de esmaltes nas unhas e os artefatos de movimentação, já que os sensores são freqüentemente colocados em extremidades. O uso dos sensores em recém-nascidos prematuros pode ainda ocasionar traumatismo ou necrose no local, quando a pressão aplicada for grande ou o uso prolongado. Os oxímetros de pulso apresentam ainda a incapacidade de definir hiperóxia com precisão; como a curva de dissociação da hemoglobina tem um platô em sua parte superior, saturações acima de 95% não têm boa correlação com a PaO_2.

MEDIDA TRANSCUTÂNEA DA TENSÃO DE O_2

A medida transcutânea da tensão de O_2 baseia-se na utilização dos eletrodos de Clark, de caráter eletroquímico (Fig. 2.73). Os sensores transcutâneos devem promover o aquecimento da pele onde são colocados, para que a PO_2 da pele se aproxime da PO_2 arterial (PaO_2). Somente com o aquecimento pode-se obter um fluxo sangüíneo acima das necessidades metabólicas da pele, garantindo a disponibilidade do O_2 para a mensuração no sensor. A faixa de saturação da hemoglobina em que há melhor correlação entre a medida no sensor transcutâneo e a PaO_2 real é entre 50 e 100% de saturação de O_2. O maior problema dos sensores transcutâneos de O_2 refere-se à confiabilidade dos valores observados, já que qualquer fator que afete a perfusão cutânea pode alterar seu funcionamento, incluindo choque, edema, acidose, anemia intensa, uso de anestésicos inalatórios ou tolazolina. Outro problema é o risco de queimaduras no local da colocação do eletrodo, especialmente em prematuros. Os sensores transcutâneos, por outro lado, apresentam as vantagens de medição concomitante da $PaCO_2$ (eletrodos combinados), boa correlação com a PaO_2 em recém-nascidos e possibilidade de detecção precoce de hipotensão.

CAPNOGRAFIA

Os capnógrafos medem a concentração do CO_2 em uma mistura gasosa, geralmente no ar exalado de pacientes em ventilação mecânica. A medição é realizada pela técnica de absorção luminosa, já que o CO_2 absorve fortemente a luz infravermelha com comprimento de onda de 4,28µm. Utilizando-se uma câmara de amostragem conectada ao tubo endotraqueal do paciente, uma fonte de emissão e um detector de luz infravermelha, determina-se a quantidade de radiação infravermelha filtrada pela câmara contendo o ar expirado – a quantidade de CO_2 na câmara é diretamente proporcional à quantidade de luz infravermelha absorvida. Podem ser utilizados para estimar a pressão parcial arterial de CO_2 ($PaCO_2$) ou como instrumento para avaliação da ventilação (para assegurar a posição da cânula orotraqueal, por exemplo). De modo geral, a pressão de CO_2 observada no final da expiração ($PeCO_2$) correlaciona-se bem com a $PaCO_2$. Isso ocorre porque a difusibilidade do gás é grande, permitindo um equilíbrio rápido entre os níveis de CO_2 presentes no capilar pulmonar e nos alvéolos. É importante ressaltar, entretanto, que a $PeCO_2$ pode subestimar a $PaCO_2$ em diversas situações clínicas, já que as áreas em que os alvéolos são ventilados mas não perfundidos (efeito espaço morto) geram pressões alveolares de CO_2 próximas de zero, o que faz cair a $PeCO_2$ mensurada. Apesar de essa situação representar uma dificuldade adicional no seguimento dos pacientes em que se deseja acompanhar a $PaCO_2$, existe uma vantagem potencial, que é o acompanhamento do efeito espaço morto ao longo do tempo e com as várias terapêuticas empregadas por meio da comparação entre a $PeCO_2$ e a $PaCO_2$.

MEDIDA TRANSCUTÂNEA DA TENSÃO DE CO_2

Assim como a medida transcutânea da saturação de O_2, os sensores para medição de CO_2 também utilizam mecanismos eletroquímicos, mas com soluções eletrolíticas diferentes, contendo bicarbonato. O aquecimento da pele também é necessário, mas, devido à grande solubilidade do gás carbônico, a produção local das células epidérmicas não interfere de forma significativa com as medições, pois o CO_2 produzido rapidamente se difunde e entra em equilíbrio com a concentração do sangue. A principal vantagem dessa técnica é a medição concomitante da PO_2. As desvantagens são as mesmas apresentadas para os eletrodos de medição transcutânea da tensão de O_2.

BIBLIOGRAFIA

1. FAN, L.L. & LANGSTON, C. – Interstitial lung disease. In Chernick, V. & Boat, T.F. *Kendig's Disorders of the Respiratory Tract in Children*. Philadelphia, Saunders, 1998, p. 607. 2. HILMAN, BC. – *Pediatric Respiratory Disease – Diagnosis and Treatment*. Philadelphia, Saunders, 1993, p. 353.

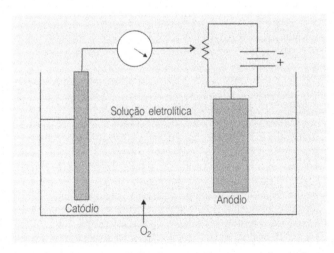

Figura 4.73 – Mecanismo de funcionamento dos sensores transcutâneos da tensão de O_2.

---

8 Biopsia Pulmonar a Céu Aberto na Avaliação de Crianças com Pneumopatias Agudas e Graves, sem Etiologia Definida

ALBERT BOUSSO

As pneumopatias agudas associadas à insuficiência respiratória constituem uma condição clínica muito freqüente na faixa etária pediátrica, trazendo consigo uma morbimortalidade significativa e representando a principal causa de admissão em unidades de terapia intensiva pediátricas. As afecções pulmonares, quer alveolares, quer intersticiais, ainda representam um enorme desafio para o pediatra, uma vez que são decorrentes de um grande número de possibilidades diagnósticas, que o diagnóstico etiológico definitivo é de difícil confirmação e que a via respiratória baixa é de difícil acesso à investigação clínica. Habitualmente, o quadro clínico desses pacientes é raramente elucidativo, assim como são pouco esclarecedores os métodos de diagnóstico não-invasivos, quais sejam a avaliação radiográfica, a hematimetria, as culturas de sangue e secreções respiratórias e os estudos sorológicos. Os pacientes imunodeprimidos constituem um grupo especial. Nessas crianças, é imperativo que se faça um diagnóstico rápido, seguro e específico, para instituir o mais precocemente possível a terapêutica mais apropriada e conseqüentemente obter um prognóstico melhor. Nesses casos, a pesquisa diagnóstica deve ser a mais completa e precoce possível, mesmo que os sintomas possam parecer pouco intensos.

Diante desse dilema, o clínico geralmente se depara com duas linhas de raciocínio possíveis. A primeira alternativa é fazer um diagnóstico etiológico presuntivo. Essa escolha geralmente significa dirigir a terapêutica para uma abordagem empírica, que inclui antibioticoterapia de largo espectro, além de ignorar os diagnósticos não-infecciosos. De forma geral, essa estratégia também implica inicialmente excluir os germes oportunistas como possibilidade etiológica e obviamente incorre nos riscos dos efeitos colaterais de uma poliantibioticoterapia inespecífica. A segunda opção baseia-se, também de início, em pesquisa etiológica não-invasiva, com a instituição de tratamento empírico, mas com a proposta de rapidamente caminhar para a realização de um procedimento invasivo com vistas a formular um diagnóstico mais preciso e, conseqüentemente, determinar a terapêutica mais adequada.

Atualmente, vários métodos diagnósticos invasivos utilizados em adultos apresentam uso potencial para pacientes pediátricos, entre eles a punção pulmonar transtorácica, a biopsia transbrônquica, o lavado broncoalveolar e a biopsia pulmonar a céu aberto. A punção pulmonar transtorácica e a biopsia transbrônquica trazem consigo uma incidência de complicações muito alta, além de serem capazes de elucidar o diagnóstico em apenas 50 a 60% dos pacientes. O lavado broncoalveolar, embora tenha uma perspectiva de uso mais amplo, aguarda melhor padronização da análise citológica em crianças. Com isso, a biopsia pulmonar a céu aberto, considerada procedimento "padrão-ouro", com o qual se compara a eficácia de todos os outros métodos diagnósticos, é o método invasivo mais aceito na pesquisa de doenças pulmonares graves em crianças.

A primeira descrição dessa técnica foi feita por Klassen e cols. (1949) em pacientes adultos. Em seguida, Klassen & Andrews (1967) relataram uma experiência de 17 anos em que realizaram 270 biopsias, definindo os objetivos e a técnica do procedimento. Para tais autores, a biopsia pulmonar a céu aberto tem como propósito obter uma amostra do parênquima pulmonar para análises microbiológica, histopatológica e imuno-histoquímica, tendo as seguintes indicações: pneumopatias agudas difusas e graves sem diagnóstico etiológico e sem resposta à terapêutica empírica prévia, quadros de pneumopatias crônicas sem causa definida e casos de imunodepressão com infiltrado pulmonar difuso.

Klassen e Andrews (1967), complementados por outros autores, descreveram que em adultos a biopsia é realizada por meio de toracotomia de 10 a 12cm no quarto espaço intercostal, preferencialmente na face ântero-lateral do hemitórax mais afetado e se possível no pulmão direito. Com o tórax aberto, o pulmão é pinçado com fórcipe delicado. Em seguida, realiza-se sutura em bolsa, com fio absorvível, em torno do fragmento que se pretende retirar, seccionando-o e fechando a sutura. Na escolha da área a ser biopsiada, existe alguma controvérsia se é aceitável retirar material da língula, isso porque alguns autores sugerem que essa parte do pulmão pode mostrar alterações inflamatórias inespecíficas, comprometendo a interpretação dos resultados. A incisão é, na seqüência, suturada por planos. O tórax é drenado com um dreno tubular inserido no próprio orifício da incisão e deixado sob selo d'água por 12 a 24 horas. A técnica utilizada em crianças segue as mesmas características.

A amostra de tecido pulmonar é subdividida em fragmentos a serem enviados para análise histopatológica por microscopia óptica, eletrônica e eventualmente por imunofluorescência. Realiza-se também a análise microbiológica com a bacterioscopia geral, incluindo a pesquisa de bacilos álcool-ácido resistentes e culturas para os mais diversos agentes etiológicos, inclusive bactérias aeróbias e anaeróbias, fungos e vírus.

Uma dificuldade constante quando se considera a biopsia pulmonar é quando realizá-la. Muitos autores têm insistido no seu valor como instrumento de avaliação do desenvolvimento da fibrose pulmonar, por meio da análise histopatológica. Uma vez que o processo de fibrose é fator essencial no prognóstico final de pacientes com dano pulmonar difuso e que esse processo se instala definitivamente em 7 a 21 dias, o procedimento deve ser realizado preferencialmente nesse intervalo de tempo. A justificativa mais concreta para tal recomendação é que, com o resultado do exame, é possível estabelecer a proporção entre o colágeno imaturo (tipo III) e o colágeno maduro e irreversível (tipo I) e assim tomar medidas terapêuticas específicas, como a corticoterapia, para bloquear a transformação do colágeno tipo III em colágeno tipo I.

Em adultos, a experiência clínica com o uso da biopsia pulmonar a céu aberto é bastante vasta. Ray e cols. (1976) descreveram os resultados de uma casuística de 19 anos com 416 pacientes acometidos de doença pulmonar difusa, sem etiologia estabelecida. Encontraram positividade de diagnóstico de 98,5% (410 casos) e taxa de complicações significativas de 7,2%, compreendendo 24 pneumotórax com drenagem, hemotórax em dois pacientes e infecção da ferida cirúrgica em três outros. A mortalidade geral desse grupo foi de 19 pacientes, sendo que dois deles faleceram em decorrência do procedimento propriamente dito (0,4%). Com base nesses dados, enfatizaram que a biopsia pulmonar é o método diagnóstico de escolha para casos de doença pulmonar difusa sem etiologia definida.

Ellis e cols. (1995) investigaram a eficácia comparativa entre a biopsia a céu aberto e o lavado broncoalveolar em 13 adultos imunocomprometidos. A biopsia elucidou o diagnóstico em 12 dos 13 pacientes, enquanto o lavado só conseguiu definir a doença em apenas quatro casos. Demonstraram também que a biopsia induziu a uma mudança de terapêutica em 8 dos 13 pacientes.

Walker e cols. (1989), por sua vez, decidiram comparar os resultados da biopsia correlacionando-os com o estado imunitário dos pacientes. Reviram os resultados de 61 biopsias, sendo 22 delas realizadas em pacientes imunocomprometidos. Todas as biopsias determinaram um diagnóstico específico e permitiram um redirecionamento terapêutico em 33 pacientes, ou seja, 54% do total. Nessa casuística não houve diferenças quanto à eficácia da biopsia em fornecer um diagnóstico ou na capacidade do resultado em mudar a conduta clínica nos grupos de pacientes imunocomprometidos e imunocompetentes. A morbimortalidade também foi comparável nos dois grupos, o que levou os autores a afirmarem que a biopsia pulmonar é um recurso útil tanto para pacientes imunodeficientes quanto para aqueles com imunidade normal.

No Brasil, Ruiz e cols. (1997) também avaliaram o benefício da biopsia pulmonar conforme o estado imunitário de pacientes adultos e correlacionaram esses dados com as condições mórbidas prévias e o padrão respiratório. Para tanto, estudaram 34 pacientes com idade média de 34 anos. Independente dos fatores testados, puderam obter um diagnóstico definitivo em 33 (97,1%). Quanto às complicações, encontraram maior taxa de intercorrências nos casos em que havia doenças prévias de maior gravidade. Diante desses resultados, preconizaram que a indicação da biopsia pulmonar a céu aberto seja individualizada, porém não retardada, para que se possa obter o benefício máximo desse procedimento.

O primeiro relato do uso desse recurso diagnóstico em crianças foi feito por Stringer e cols. (1968), que avaliaram 16 crianças de 4 meses a 16 anos de idade. Atualmente, já há relatos do uso da biopsia pulmonar a céu aberto no período neonatal, mesmo para prematuros de muito baixo peso. Evidentemente, a experiência pediátrica é bem menor que a experiência em adultos, mas os dados disponíveis na literatura já permitem uma apreciação da aplicabilidade do método em crianças.

Vários autores têm confirmado que a técnica é exeqüível em crianças, demonstrado sua utilidade no elucidamento diagnóstico nas pneumopatias difusas e comprovado uma incidência de complicações comparável às casuísticas de adultos. Entretanto, esses mesmos autores não têm conseguido determinar, até o momento, se a biopsia realmente altera as elevadas taxas de mortalidade encontradas nesses pacientes.

Fan e cols. (1997) estudaram a eficácia da biopsia pulmonar a céu aberto em comparação com a transbrônquica e com a realizada pela toracoscopia em crianças imunocompetentes. Com esse propósito, estudaram 30 crianças e realizaram 36 biopsias no total. Concluíram que tanto a biopsia pulmonar a céu aberto quanto a por toracoscopia são importantes ferramentas para o diagnóstico de quadros pulmonares sem etiologia estabelecida. Demonstraram, contudo, que o diagnóstico foi mais difícil nas crianças com idade inferior a 2 anos.

Também no Brasil, Sakane e cols. (1987) descreveram a primeira casuística pediátrica do uso da biopsia pulmonar. Relataram os resultados de sete biopsias em seis crianças portadoras de insuficiência respiratória grave. O método revelou-se útil e permitiu uma mudança na conduta terapêutica em seis ocasiões. Houve apenas uma complicação relacionada ao procedimento, que constou de pneumotórax hipertensivo resolvido após drenagem pleural. Concluíram que a biopsia a céu aberto é um procedimento seguro, que deve ser utilizado quando outros métodos menos invasivos falham no esclarecimento diagnóstico.

O estudo da biopsia pulmonar a céu aberto tem sido uma das principais linhas de pesquisa da unidade de terapia intensiva pediátrica do Hospital Universitário da USP nos últimos anos. Nossa experiência com 29 biopsias pulmonares a céu aberto, realizadas em crianças com pneumopatias difusas sem etiologia, em insuficiência respiratória aguda, e sem resposta à terapêutica empírica prévia

mostrou que a biopsia estabeleceu um diagnóstico histopatológico em todas as crianças estudadas (100%) e em 20 crianças (68,9%) obteve-se um diagnóstico etiológico. Os resultados obtidos geraram mudanças no tratamento em 20 casos (68,9%). Sete casos (24,1%) apresentaram complicações que foram resolvidas e nenhum óbito foi relacionado ao procedimento.

Com base nos dados, até o momento disponíveis, consideramos a biopsia pulmonar a céu aberto um procedimento que, mesmo invasivo, deve ser considerado na avaliação de crianças com pneumopatias difusas graves, sem etiologia definida e sem resposta à terapêutica previamente instituída. É inegável que a biopsia é um marco na evolução satisfatória de alguns pacientes. Entretanto, não é possível demonstrar, até o momento, uma associação significativa entre a biopsia pulmonar e a queda na mortalidade em pacientes com quadros pulmonares difusos e graves. Outros estudos se fazem necessários para analisar esta questão.

BIBLIOGRAFIA

1. ELLIS, M.E. et al. – Open lung biopsy provides a higher and more specific diagnostic yield compared to broncho-alveolar lavage in immunocompromised patients. *Scand. J. Infect. Dis.* **27**:157, 1995. 2. FAN, L.L. et al. – Diagnostic value of transbronchial, thoracoscopic, and open lung biopsy in immunocompetent children with chronic intersticial lung disease. *J. Pediatr.* **131**:565, 1997. 3. KLASSEN, K.P. & ANDREWS, N.C. – Biopsy of diffuse pulmonary lesions: a 17-year experience. *Ann. Thorac. Surg.* **4**:117, 1967. 4. RAY, J.F. III. et al. – Open pulmonary biopsy. Nineteen – year experience with 416 consecutive operations. *Chest* **69**:43, 1976. 5. RUIZ Jr., R.L. et al. – Biopsia pulmonar a céu aberto – quando indicar? *JBM.* **73**:97, 1997. 6. SAKANE, P.T. et al. – Biópsia pulmonar a céu aberto em crianças para diagnóstico histopatológico de doença pulmonar difusa de evolução grave. *Rev. Ass. Med. Brasil.* **33**:7, 1987. 7. WALKER, W.A. et al. – Does open lung biopsy affect treatment in patients with diffuse pulmonary infiltrates? *J. Thorac. Cardiovasc. Surg.* **97**:534, 1989.

SEÇÃO III — Doenças Infecciosas do Sistema Respiratório

coordenadoras CLEYDE MYRIAM AVERSA NAKAIE
JOSELINA MAGALHÃES ANDRADE CARDIERI

1 Abscesso Pulmonar

CLEYDE MYRIAM AVERSA NAKAIE

CONCEITO

Denomina-se abscesso pulmonar (AP) a um processo supurativo e necrótico que se desenvolve em uma região circunscrita do parênquima pulmonar e resulta da interação entre o sistema imunológico do hospedeiro e os organismos patogênicos.

INCIDÊNCIA

A incidência e a prevalência verdadeiras dos abscessos pulmonares na faixa etária pediátrica não estão bem determinadas, porém são menores que nos adultos e têm diminuído devido principalmente à maior disponibilidade de antimicrobianos, o que permite um tratamento mais rápido, de maior especificidade e eficácia nos processos pulmonares infecciosos agudos. O conhecimento de procedimentos profiláticos, como a entubação de rotina nos pacientes com

alterações de consciência, durante anestesia e intervenções cirúrgicas, contribuiu também para reduzir a freqüência de processos aspirativos e conseqüentemente de AP. Asher e cols. identificaram 31 AP em 19 anos, em um total de 232.570 atendimentos em seu hospital, o que correspondeu a uma taxa de 1,3/10.000 admissões hospitalares.

CLASSIFICAÇÃO

Diversas classificações foram propostas, como, por exemplo, quanto a número, duração ou origem do abscessos pulmonares.

Quanto ao número – *único*: em processos infecciosos pulmonares agudos, aspiração de corpo estranho ou material infectado e processos infecciosos secundários em malformações pulmonares; *múltiplos*: na evolução de sepses ou de broncopneumopatias crônicas.

Quanto à duração – *agudos*: instalação rápida e evolução para cura clínica em três a quatro semanas; *subagudos*: evolução com cura clínica em até seis semanas; *crônicos*: evolução com duração superior a seis semanas.

Quanto à origem – *primários*: geralmente únicos, raros na infância e desenvolvem-se em indivíduos previamente sadios; *secundários*: ocorrem em crianças com fatores predisponentes.

As classificações, entretanto, não são utilizadas de modo uniforme pelos autores e na última década foram praticamente abandonadas.

ETIOLOGIA

A bacteriologia dos AP na infância não está bem determinada e poucos estudos foram realizados nessa faixa etária. São geralmente polimicrobianos, sendo muitas vezes difícil determinar quais os germes de maior patogenicidade e quais os saprófitas dentre os isolados no mesmo abscesso.

A relação dos microrganismos que causam pneumonia e que podem evoluir com lesões pulmonares abscedadas abrange praticamente todos os tipos de patógenos, como bactérias, vírus, fungos e protozoários. Em todas as casuísticas, entretanto, o *S. aureus* é o mais freqüente, isolado ou associado a outros agentes etiológicos, tanto em abscessos primários como em secundários. Outros patógenos freqüentemente isolados são: estreptococo alfa-hemolítico, *E. coli, S. pyogenes, S. pneumoniae, K. pneumoniae* e *P. aeruginosa;* e no período neonatal: estreptococo do grupo B, *K. pneumoniae* e *E. coli.*

A freqüência dos germes anaeróbios, apesar de não estar perfeitamente definida nos AP na infância, tem importância quando se consideram as possíveis condutas terapêuticas. Quando as culturas são realizadas adequadamente, os anaeróbios estão presentes em grande porcentagem dos AP. Dentre os anaeróbios, os mais freqüentes são os que colonizam a cavidade bucal: *Peptostreptococcus, Bacteroides* e *Fusobacterium*. A etiologia fúngica é rara mas deve ser considerada nos pacientes com fatores predisponentes, como naqueles em uso de cateter venoso central, antibioticoterapia e nos imunodeprimidos.

PATOGÊNESE

O material infectado atinge o parênquima pulmonar e origina uma reação inflamatória aguda, evoluindo com obstrução brônquica, processo supurativo com necrose e liquefação central e trombose vascular. O material liquefeito da região central do abscesso tende a se dirigir para as zonas de menor resistência, extravasando o conteúdo necrótico para pleura, vasos ou mediastino. Em conseqüência, podem surgir algumas complicações, como outras lesões abscedadas, derrame pleural, fístula broncopleural, embolias sépticas e mediastinite. Quando o processo se localiza próximo aos brônquios pode drenar o material supurativo para a luz brônquica, caracterizando-se o sinal clínico patognomônico do AP que se denomina *vômica* e que representa um risco de aspiração do material para outras regiões do mesmo pulmão ou para o lado oposto.

As principais vias de acesso dos patógenos ao tecido pulmonar são a broncogênica, a hematogênica, por contigüidade e por traumatismo. A figura 2.74 resume as vias de acesso, a patogênese do abscesso pulmonar e algumas complicações.

Via broncogênica – responsável pela maioria dos abscessos pulmonares em adultos e crianças, tem como principais fatores predisponentes:
• condições que levam à diminuição do nível de consciência e do reflexo da tosse, favorecendo aspiração de corpo estranho, de conteúdo gástrico ou secreção;

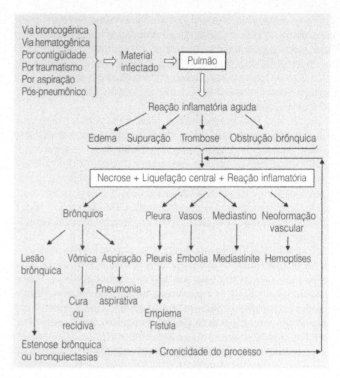

Figura 2.74 – Patogênese do abscesso pulmonar.

• condições que levam à hipersecreção ou maior viscosidade das secreções;
• processos infecciosos pulmonares graves;
• diminuição do calibre dos brônquios por compressão ou estenose;
• processo infeccioso em alterações pulmonares preexistentes: lesões congênitas, cistos, pneumatoceles, tumores, seqüestro pulmonar e lesões bronquiectásicas.

Via hematogênica – por essa via os abscessos pulmonares geralmente são múltiplos e localizados nas regiões subpleurais em:
• condições de deficiência de imunidade e alteração dos mecanismos de defesa do pulmão;
• traumatismos cutâneos sem solução de continuidade com subseqüente sepse;
• embolização séptica por flebite, cateter venoso central ou por endocardite.

Por contigüidade ou contaminação:
• em presença de processos supurativos em regiões vizinhas (subfrênicos e hepáticos);
• disseminação pelos vasos linfáticos;
• cirurgia pulmonar ou torácica.

Por traumatismo – os abscessos pulmonares podem ter origem em:
• ferimentos penetrantes com formação de coleções de sangue e material infectado;
• traumatismos fechados seguidos por disseminação hematogênica.

Dentre as causas mais importantes dos AP por via broncogênica, a aspiração de material de orofaringe é a mais comum. Pacientes que aspiram têm risco maior de desenvolver AP e os agentes envolvidos freqüentemente são os que colonizam a orofaringe. Apesar de a maioria das pessoas aspirarem, às vezes, pequena quantidade de secreção de orofaringe, as defesas do trato respiratório são geralmente eficazes no clareamento dos patógenos aspirados, porém, em um pequeno número de crianças, a carga bacteriana suplanta os mecanismos de defesa e resulta em infecção e subseqüente abscesso pulmonar.

LOCALIZAÇÃO

A localização do abscesso pulmonar depende principalmente do mecanismo etiopatogênico envolvido. Sendo a aspiração um dos mecanismos mais freqüentes, os segmentos pulmonares mais comprometidos são os que mais facilmente recebem o material aspirado, de acordo com o decúbito do paciente no momento da aspiração. Assim, se o paciente estiver em posição dorsal, os segmentos mais atingidos são os posteriores dos lobos superiores e os apicais dos lobos inferiores.

Os abscessos pulmonares são comuns no pulmão direito provavelmente porque o brônquio principal direito tem ângulo menos agudo que o esquerdo, facilitando a penetração do material infectado. Conforme a patogenia, a localização dos abscessos é diferente, assim os que se difundem por via hematogênica se localizam em lobos *inferiores e quando* há compressão brônquica se situam em lobo médio ou língula.

PATOLOGIA

Devido aos aspectos morfológicos do pulmão, o processo supurativo no tecido pulmonar apresenta características patológicas especiais, pois, devido à complacência e à porosidade do parênquima, o processo necrosante pode progredir com facilidade por meio dos limites intersegmentares.

Inicialmente, ocorre importante reação inflamatória aguda, porém localizada, com acúmulo de polimorfonucleares, congestão vascular e edema. Com a evolução, ocorre formação de exsudato purulento e necrose da região central. O processo difunde-se centrifugamente e a região inicial torna-se liquefeita com restos necróticos celulares, aumenta o infiltrado inflamatório e a congestão vascular. O tecido conjuntivo circundante, altamente vascularizado, funciona como uma barreira limitante ao processo, mas também estimula a resposta inflamatória e a disseminação de êmbolos sépticos. Na evolução, o infiltrado inflamatório é substituído por proliferação fibroblástica.

Se houver drenagem, a remoção do material purulento acelera a regressão do processo inflamatório. Se a drenagem for insuficiente, o abscesso pode cronificar-se e ocorrer epitelização das paredes a partir do brônquio de drenagem. No início, as paredes que delimitam o abscesso e que o diferenciam das pneumatoceles são pouco evidentes, tornando-se mais delimitadas e espessas durante a evolução do quadro. Na maioria dos casos, a resolução é lenta e uma região cicatricial fibrosa permanente pode delimitar o local em que se desenvolveu o abscesso pulmonar mesmo após a cura completa.

MANIFESTAÇÕES CLÍNICAS

Na fase inicial da doença geralmente não se encontram sinais clínicos característicos, assemelhando-se a outros processos infecciosos respiratórios. Pode ter início agudo, durante uma infecção sistêmica, ou quadro aspirativo ou desenvolvimento insidioso com sintomas persistentes e imagem radiológica inalterada.

As manifestações clínicas do AP em crianças são principalmente febre, tosse e prostração. Raramente não há queixas respiratórias e, na maioria dos casos, os sintomas são os de uma pneumonia aguda com febre de até 40°C, tosse produtiva e com menor freqüência dor torácica, dispnéia e hemoptises.

A febre é do tipo supurativo e pode permanecer prolongada; por outro lado, pode estar ausente nos abscessos crônicos, nos recém-nascidos e nos imunodeprimidos. O aparecimento da febre em evolução crônica pode representar complicações, como empiema e embolia.

A tosse, que inicialmente é seca, torna-se produtiva com secreção purulenta e depende do decúbito do paciente. O volume da expectoração é variável, mas geralmente está presente durante o dia inteiro. Nos abscessos de etiologia anaeróbia, o escarro é extremamente fétido e escuro. Às vezes, não há eliminação de secreção por obstrução completa do brônquio, fase inicial do processo ou falta de comunicação com brônquios. Como o material liquefeito do centro do abscesso tende a se dirigir para locais de menor resistência, algumas vezes o abscesso pode drenar para o brônquio próximo, eliminando grande quantidade de secreção purulenta sem quadro de tosse precedente: é o que se denomina **vômica** e quando presente é sinal patognomônico. Pode ser um único episódio e favorecer a cura do processo ou vários episódios com eliminação de pequenas quantidades de secreção. Quando o volume do material eliminado é grande ou quando o paciente se encontra em posição desfavorável para a drenagem, pode ocorrer aspiração para o lado oposto ou mesmo bilateral e o paciente poderá morrer por asfixia. As hemoptises verdadeiras são raras nas crianças e, quando ocorrem, devidas às lesões de vasos neoformados no intenso processo inflamatório das paredes do abscesso.

A dor torácica é uma queixa difícil de reconhecer em crianças pequenas e freqüente em crianças maiores. Quando súbita e intensa, principalmente se acompanhada de dispnéia, alerta para a possibilidade de drenagem do processo para a cavidade pleural. O quadro 2.12 resume as características clínicas de 46 pacientes com AP atendidos no Instituto da Criança entre 1975 e 1995.

A evolução pode ser aguda, subaguda ou crônica. Quando insidiosa, é freqüente a perda de peso e a tosse produtiva com escarro purulento e sangue. Raramente se observa baqueteamento digital. Nos quadros agudos, o grau de toxemia pode indicar a conduta cirúrgica mesmo nos abscessos de instalação recente.

A semiologia pulmonar é variável de acordo com a localização e o grau de acometimento pulmonar, encontrando-se desde uma ausculta normal até sinais de consolidação extensa do parênquima pulmonar ou de comprometimento pleural. Em lactentes ou recém-nascidos, os sinais clínicos do AP podem ser ausentes ou semelhantes a outros distúrbios respiratórios.

Quadro 2.12 – Principais manifestações clínicas em 46 pacientes com abscesso pulmonar atendidos no Instituto da Criança entre 1975 e 1995.

Sintomas	Nº pacientes	%
Febre	44	96
Tosse	39	85
Anorexia	30	65
Dor torácica	29	63
Prostração	28	61
Perda de peso	25	54
Duração dos sintomas:		
< 1 semana	20	43
> 1 semana	26	57
Tipo de abscesso:		
primário	17	37
secundário	29	63

QUADRO RADIOLÓGICO

As imagens radiológicas iniciais podem não ser características. Pode aparecer velamento da área pulmonar de forma arredondada ou com o aspecto dos segmentos comprometidos. A imagem radiológica é determinada pela quantidade relativa de necrose e pelo conteúdo de ar na cavidade necrótica. O nível ar-líquido depende da existência de uma comunicação com vias brônquicas e da liquefação central e corresponde ao quadro radiológico mais característico do AP: uma cavidade com diâmetro maior que 2cm, com paredes espessas e nível líquido no seu interior.

No início, a cavidade necrótica é pequena e a zona de condensação que a envolve é densa, podendo esconder as características radiográficas do AP. Quando não houver ar no interior do AP, a imagem radiológica será semelhante à de uma condensação. Se houver apenas ar, observa-se uma imagem cavitária no interior de uma zona de condensação.

A tomografia computadorizada de tórax com contraste e a ressonância magnética podem auxiliar na localização do abscesso. As principais características do AP à tomografia são:
– uma massa de contornos bem definidos, com ângulo agudo com a pleura;
– densidade maior que a da água ou do líquido pleural;
– aumento da densidade do contraste nos tecidos em torno da massa.

Nos abscessos pulmonares próximos à pleura pode ser difícil a diferenciação com o empiema loculado, que pode conter ar e conseqüentemente apresentar nível ar-líquido no seu interior. Nesses casos, a ultra-sonografia pode auxiliar no diagnóstico diferencial. Abscessos múltiplos de origem hematogênica podem mostrar imagens pequenas, de densidade elevada que se assemelham à disseminação hematogênica da tuberculose ou imagens do tipo nodular semelhantes às de metástases neoplásicas.

AVALIAÇÃO LABORATORIAL

HEMOGRAMA
Geralmente mostra discreta anemia e leucocitose moderada com predomínio de polimorfonucleares. A taxa de hemossedimentação pode ser normal ou levemente aumentada.

HEMOCULTURA
É um procedimento laboratorial de extrema importância, pois, apesar de o grau de positividade depender do agente etiológico, quando positiva, identificando o patógeno responsável, tem o valor de orientar corretamente o esquema terapêutico. Portanto, embora não muito sensível, deve ser colhida de rotina em todos os casos de abscesso.

BACTERIOSCOPIA E CULTURA DO ESCARRO
A bacterioscopia mostra se há predominância de gram-positivos ou negativos e, por meio do micológico direto e pesquisa de BAAR, pode identificar a presença de fungos ou micobactérias.

A cultura do escarro ou da secreção de orofaringe pode não apresentar correlação com o agente etiológico do abscesso por contaminação com os germes de orofaringe ou pela ausência de comunicação do abscesso com os brônquios, entretanto, às vezes, pode fornecer informações úteis.

Os aspirados endotraqueais apresentam a mesma possibilidade de contaminação que o material de orofaringe, enquanto a aspiração transtraqueal percutânea, realizada por profissionais com experiência, traz resultados mais confiáveis, apesar de que os riscos devem sempre ser cuidadosamente avaliados.

CULTURA DO MATERIAL DO ABSCESSO
A obtenção de material para a identificação etiológica é muito importante para a escolha do tratamento antimicrobiano a ser instituído, principalmente em processos aspirativos, quando a infecção pode ser polimicrobiana, e nos imunodeprimidos pela possibilidade de agentes não-usuais. Para a identificação de anaeróbios, podem ser realizadas culturas em sangue, aspirado transtraqueal percutâneo, líquido pleural e material do abscesso. Nos pacientes que concomitantemente apresentam empiema, o líquido pleural é um material fidedigno para a recuperação do agente etiológico.

A punção pulmonar transtorácica é um dos métodos confiáveis para a obtenção do agente causal. Entretanto, apresenta complicações como hemorragia e pneumotórax, podendo ser reservada para os casos que não respondem ao tratamento convencional.

Quando o abscesso se situa próximo a um brônquio, a broncofibroscopia flexível pode fornecer material para a identificação etiológica. Pode, também, facilitar a resolução do processo por aspiração direta e, quando essa abordagem ainda não for satisfatória, pode-se introduzir na cavidade um cateter fino que permite a drenagem e, se necessário, a irrigação com solução salina para obter material para cultura. Ao se realizar a broncoscopia, em pacientes com supuração pulmonar observar os seguintes cuidados: 1. mínima sedação; 2. anestesia tópica em quantidade mínima, evitando abolir o reflexo da tosse; 3. evitar a manipulação do abscesso para realizar biopsia, o que poderia disseminar o processo; 4. observar o paciente por período de 6 horas após o procedimento; 5. manter o paciente em decúbito lateral com o pulmão doente para baixo até o retorno completo do reflexo da tosse, como profilaxia de quadro aspirativo.

DIAGNÓSTICO

O diagnóstico fundamenta-se na história, no exame físico, nos exames por imagem e laboratoriais. Antecedentes e fatores que podem predispor à instalação do abscesso são importantes, como cirurgias, convulsões e processos aspirativos. Raramente se encontra o relato de vômica, mas quando presente é sinal patognomônico de abscesso pulmonar.

A broncoscopia ou a punção transcutânea podem ser indicadas com fins diagnósticos, terapêuticos e para verificar a existência de fatores predisponentes como corpo estranho, tumores e alterações brônquicas.

O diagnóstico diferencial deve ser realizado com todas as lesões císticas pulmonares, principalmente quando associadas com processo inflamatório ou com nível ar-líquido no seu interior, situação em que muitas vezes é impossível chegar-se ao diagnóstico.

TRATAMENTO

O tratamento do abscesso pulmonar deve ser essencialmente clínico, reservando-se a abordagem cirúrgica para os casos de falha da terapêutica ou quando surgem complicações como toxemia acentuada, febre alta persistente, hemorragia pulmonar e em pacientes de alto risco como recém-nascidos e imunodeprimidos.

A antibioticoterapia deve ser prolongada por um mínimo de três a quatro semanas e de acordo com a sensibilidade do microrganismo isolado. O antibiótico deve ter boa difusão no tecido pulmonar, ser bactericida e administrado por via parenteral nas doses máximas recomendadas até melhora clínica e regressão pelo menos parcial do quadro radiográfico. O tratamento deve ser direcionado inicialmente a uma possível etiologia estafilocócica ou anaeróbia, associando-se por exemplo oxacilina e metronidazol ou uma única droga como a clindamicina, que é eficaz contra estafilococo, estreptococo e germes anaeróbios. Em recém-nascidos ou lactentes pequenos, pode ser usada a amicacina, devido à maior sensibilidade desses pacientes aos germes gram-negativos.

A drenagem postural, quando há comunicação com a árvore brônquica, é um dos itens mais importantes do tratamento. Consiste em posicionar o paciente de acordo com a topografia do lobo ou segmento acometido e seu respectivo brônquio, de modo a facilitar a saída de secreção para os brônquios e traquéia. O paciente deve ser estimulado a tossir e ensinado a dormir em posição que permita a drenagem.

Na fase aguda não há indicação para conduta cirúrgica, pois, devido à grande quantidade de secreção purulenta presente, existe a possibilidade de inundação pulmonar e asfixia com óbito intra-operatório.

A melhora clínica do AP com diminuição da febre e toxemia, melhora do estado geral e da ausculta pulmonar ocorre em 10 a 14 dias de tratamento e, em geral, a resolução radiológica verifica-se em seis a oito semanas, mas pode demorar até seis meses.

Quando a resolução é demorada ou a drenagem é insuficiente, pode-se recorrer à broncoscopia com aspiração do material e instilação local de antibióticos. Nos casos em que a secreção é muito espessa e há dificuldade para eliminá-la, são indicados os mucolíticos como a N-acetilcisteína. Quando houver obstrução brônquica quase completa ou quando a lesão for periférica, com impossibilidade de realizar o cateterismo intracavitário por via brônquica, deve-se recorrer à punção transtorácica.

O tratamento cirúrgico deve ser indicado, portanto, na fase crônica, em pacientes sem melhora apesar de terem recebido o melhor tratamento clínico ou quando aparecerem complicações.

No tratamento de pacientes com processos pulmonares supurativos e também nos cuidados pré-operatórios é muito importante reduzir a quantidade de secreção na árvore brônquica. Prescreve-se, então, antibioticoterapia, hidratação adequada e fisioterapia respiratória, *estimulando-se* o paciente a tossir. Quando não se consegue eliminar a secreção satisfatoriamente, pode-se fazer o cateterismo da cavidade ou a drenagem cirúrgica externa. Em crianças com muita secreção pode-se adotar, durante o ato cirúrgico, a posição de Overholt (decúbito ventral) ou o tamponamento do brônquio ipsilateral para profilaxia de processo aspirativo.

Os abscessos múltiplos apresentam difícil abordagem cirúrgica, mas pode ser realizada uma limpeza de cada cavidade ou das cavidades com pior evolução.

PROGNÓSTICO

O prognóstico depende de diversos fatores, como o estado geral do paciente, a extensão do processo, as complicações e uma drenagem eficaz, de preferência espontânea, por via brônquica. A maioria das crianças fica assintomática em algumas semanas e apesar de a resolução radiológica ser lenta, com tratamento adequado, a cavidade desaparece na maioria dos casos. Cavidades maiores e as que se localizam no lobo superior direito têm evolução mais arrastada. Quando o diâmetro do abscesso é maior que 4cm, a possibilidade de complicações é de até 80% e há grande possibilidade de evolução para cirurgia quando o diâmetro for igual ou maior que 6cm.

A maioria dos autores refere que pacientes com abscesso pulmonar evoluem favoravelmente com tratamento clínico, principalmente nos abscessos primários. Atualmente a taxa de mortalidade é de 3%, 10 vezes menor que no início do desenvolvimento dos antibióticos, quando a probabilidade de resolução satisfatória desses processos era de apenas 20% dos casos.

O prognóstico dos abscessos secundários é variável, apresentando maior morbimortalidade que os primários, devido à própria etiopatogenia e às doenças predisponentes.

No tratamento cirúrgico, as complicações são relevantes, com tendência decrescente graças ao aprimoramento dos cuidados perioperatórios. A alta morbidade se deve ao fato de que apresentavam evolução desfavorável, o que levou à indicação de tratamento cirúrgico. As principais complicações descritas são: fístula broncopleural, empiema, supuração recorrente, hemotórax, pneumonia e deiscência do coto brônquico.

BIBLIOGRAFIA

1. ASHER, M.I. & LEVERSHA, A.M. – Lung abscess. **In** Chernick & Boat. *Kendig's – Disorders of the Respiratory Tract in Children.* 6th ed., Philadelphia, Saunders, 1998, p. 552. 2. MARK, P.H. & TURNER, J.A. – Lung abscess in childhood. *Thorax* **23**:216, 1968. 3. MORI, T.; EBE, T. & TAKAHASHI, M. – Lung abscess: analysis of 66 cases from 1979 to 1991. *Intern. Med.* **32**:278, 1993. 4. SPENCER H. – Lung abscess. **In** Spencer, H., ed. *Pathology of the Lung*, Philadelphia, Saunders, 1986, p. 317.

---

2 Bronquite

JOÃO PAULO BECKER LOTUFO
SANDRA ELISABETE VIEIRA

Bronquite é o termo utilizado para designar o processo inflamatório que acomete os brônquios. A bronquite na criança é freqüente, podendo ser tanto um processo primário agudo devido a diversos estímulos, como as infecções virais, como pode ser o principal componente de uma condição clínica estabelecida como a asma e a fibrose cística.

O termo bronquite catarral tem sido utilizado para o quadro caracterizado por tosse e broncorréia marcantes, acompanhadas ou não de febre.

A bronquite pode ser classificada nas formas aguda, crônica e recorrente, sendo que, na prática clínica, essa diferenciação nem sempre é possível.

BRONQUITE AGUDA

Bronquite aguda é definida como um processo inflamatório agudo, transitório, que envolve os brônquios principais. A tosse é o sintoma predominante, podendo ser seca ou produtiva e, ainda, rouca quando há acometimento da traquéia e das cordas vocais. A febre é freqüente, sendo que sua presença e intensidade podem variar de acordo com o agente etiológico. Na maioria dos casos, não há comprometimento relevante do estado geral. É freqüente o acometimento de vias aéreas superiores como ouvido médio, seios paranasais e faringe. Quando a laringe, os brônquios de menor calibre e os bronquíolos são atingidos, o paciente pode apresentar quadro de obstrução de vias aéreas inferiores com chiado e dispnéia com diferentes graus de intensidade.

A resolução ocorre freqüentemente em duas semanas, sem a necessidade de terapêutica específica.

ETIOLOGIA

Estudos epidemiológicos demonstram que os vírus são os principais agentes etiológicos das bronquites agudas. Embora possam ocorrer durante todo o ano, são mais freqüentes nos meses de outono e no inverno, com as epidemias de vírus respiratórios. A bronquite aguda parece ser mais comum nos primeiros anos de vida e em meninos. O agente mais freqüentemente isolado é o rinovírus. Também têm sido identificados adenovírus, vírus sincicial respiratório, influenza, parainfluenza e paramixovírus. O vírus do sarampo é fortemente relacionado à bronquite, e o quadro respiratório precede caracteristicamente as manifestações clássicas da infecção.

Os quadros de traqueobronquite bacteriana, em geral, são devidos a infecções secundárias da árvore traqueobrônquica previamente lesada por uma infecção viral ou por algum agente irritante. Os agentes bacterianos mais freqüentemente envolvidos são: *Streptococcus pneumoniae, Staphyilococcus aureus, Haemophilus influenzae* e *Branhamella catarrhalis*. Esses agentes são colonizadores habituais de nasofaringe, dificultando a análise da correlação entre o isolamento do agente nas secreções e sua implicação na etiologia da doença. Os métodos quantitativos, indicando a predominância de determinado agente, podem ser úteis.

O papel do *Mycoplasma pneumoniae* na etiologia das bronquites permanece pouco esclarecido, especialmente em nosso meio. Esse agente causa quadros respiratórios de evolução arrastada em crianças geralmente com idade superior a 4 anos.

Em crianças não-imunizadas, a *Bordetella pertussis* e o *Corynebacterium diphtheriae* devem ser lembrados como possíveis etiologias para os quadros de bronquite.

Em lactentes, a *Chlamydia trachomatis* adquirida durante o trabalho de parto pode causar manifestações respiratórias de bronquite após várias semanas do nascimento.

O *Mycobacterium tuberculosis* é um agente que merece especial atenção em determinadas regiões do Brasil, onde a prevalência da infecção é alta.

A maioria dos quadros de bronquite aguda é causada por agentes infecciosos. Exposição a irritantes como fumaça de cigarro, poluentes ambientais e conteúdo gástrico pode causar quadros agudos, no entanto, é mais relacionada aos casos crônicos ou recorrentes. Esses agentes podem atuar como irritantes inespecíficos, levando a alterações da mucosa respiratória que predispõem às infecções ou ainda podem atuar como agentes específicos, desencadeando crises de bronquite em crianças alérgicas.

O diagnóstico é feito na maioria dos casos sem a necessidade de exames subsidiários. Quando há febre persistente e algum grau de desconforto respiratório, a radiografia simples de tórax em incidências póstero-anterior e perfil pode ser de ajuda na detecção de sinais de hiperinsuflação e/ou de condensação pulmonar, indicando acometimento de parênquima.

TRATAMENTO

A bronquite aguda viral é, em geral, uma doença autolimitada e sua terapêutica é, basicamente, sintomática.

Cuidados gerais como umidificação do ambiente, inalações com vapor d'água ou solução fisiológica contribuem para a diminuição do ressecamento de mucosa e a fluidificação de secreções, cuja mobilização é estimulada pela fisioterapia respiratória. Independente do estímulo causal, devem ser evitados agentes irritantes da árvore respiratória como fumaça de cigarro.

Não há indicação rotineira de antibioticoterapia. A presença de secreção purulenta não implica necessariamente etiologia bacteriana primária ou secundária. Em uma metanálise, Smucny (1998) analisou a eficácia dos antibióticos para o tratamento da bronquite aguda. Nos pacientes que receberam antibióticos, houve tendência menor à presença de tosse e consideração de ausência de melhora

nas consultas de acompanhamento. No entanto, não houve menor tendência a apresentar tosse produtiva, limitação de atividades ou doença grave nesses pacientes. Dessa forma, o autor concluiu que o uso de antibiótico foi modestamente eficiente para uma minoria de pacientes. A introdução desses medicamentos ficaria reservada para situações nas quais os achados clínicos, como mudança do padrão da secreção de clara para purulenta e abundante, febre persistente e as alterações do estado geral, e/ou achados laboratoriais, como leucograma, ou alterações no estudo radiológico de tórax forem sugestivos de etiologia bacteriana.

Nas bronquites infecciosas de etiologia específica, aplicam-se os tratamentos habituais para os diferentes agentes. Na bronquite bacteriana aguda, o uso de antibióticos pode ser orientado pela idade da criança e pelos agentes etiológicos mais freqüentemente isolados.

Os antitussígenos e mucolíticos não devem ser indicados rotineiramente, a tosse produtiva é comum e a expectoração é importante, evitando infecções secundárias.

Quando ocorre acometimento de vias aéreas inferiores com quadro obstrutivo, os broncodilatadores devem ser utilizados, preferencialmente, por via inalatória.

O uso de corticosteróides, em geral, não tem aplicação nos casos agudos.

BRONQUITE CRÔNICA OU RECORRENTE

A definição de bronquite crônica é menos simples que a do quadro agudo.

A persistência do quadro por mais de três semanas ou as recorrências com freqüência de quatro ou mais episódios por ano são bons parâmetros para se considerar a existência de fatores predisponentes, como os alérgicos e os infecciosos, ou de doença primária.

Várias questões permanecem em aberto no que diz respeito à relação entre o número de recorrências ou o intervalo entre as crises e a doença ou a lesão estabelecida de vias aéreas, assim como em relação à evolução e ao prognóstico. Dessa forma, orienta-se que a criança com crises recorrentes seja investigada e acompanhada a princípio como portadora de um quadro persistente.

Os sintomas crônicos ou recorrentes sugerem que o estímulo para a inflamação ainda persista, como nos quadros alérgicos e irritativos, ou que tenha ocorrido complicação de um quadro de bronquite aguda, que tenha havido uma lesão permanente de vias aéreas ou ainda que exista uma condição patológica de base, como a asma, ou um comprometimento imunológico, como a deficiência de IgA.

O diagnóstico e o tratamento dos quadros de bronquite crônica e recorrente são analisados no capítulo Bebê Chiador.

BIBLIOGRAFIA

1. LOUGHLIN, G.M. – Bronchitis **In** Hillmam, B.C. ed. *Pediatric Respiratory Disease – Diagnosis and Treatment.* 1993, p. 764. 2. SMUCNY, J.J. et al. – Are antibiotics effective treatment for acute bronchitis? A meta-analysis. *J. Farm. Pract.* **47**:453, 1998.

3 Bronquiolite

ALBERT BOUSSO
JOÃO PAULO BECKER LOTUFO

INTRODUÇÃO E CONCEITO

A inflamação aguda do bronquíolo terminal decorre de infecção geralmente viral que acomete, preferencialmente, os lactentes nos primeiros meses de vida. Essa doença é responsável por parcela significativa das admissões hospitalares de causa respiratória no primeiro ano de vida.

Apesar de o pediatra estar bem familiarizado com o termo bronquiolite, até recentemente a literatura médica era extremamente confusa quanto à sua definição e, em particular, quanto à sua diferenciação da asma. Existem descrições dessa síndrome clínica desde 1901, e há mais de 40 anos a bronquiolite é aceita como entidade distinta das outras infecções de vias aéreas inferiores. Trata-se de infecção respiratória aguda, predominantemente em crianças com idade inferior a 2 anos, precedida ou acompanhada de episódio gripal, manifestando-se por quadro obstrutivo respiratório. Alguns aspectos ainda não estão completamente elucidados em relação à bronquiolite, como o conhecimento dos fatores fisiopatogênicos que determinam seqüelas, além do enfoque terapêutico dos casos graves.

ETIOLOGIA E EPIDEMIOLOGIA

Desde a década de 1940 já se considerava a bronquiolite como de origem provavelmente viral. O principal vírus envolvido foi inicialmente denominado "agente da coriza do chimpanzé", isolado de crianças com infecção das vias aéreas inferiores, e que apresentava a capacidade de produzir quadros respiratórios em macacos. Em 1957, Chanock e Finberg estabeleceram o isolamento definitivo desse agente, denominado vírus sincicial respiratório (VSR) pela sua característica de crescimento em culturas de tecido. Atualmente, o VSR é reconhecido como o principal agente causal da bronquiolite e virtualmente o único com característica epidêmica. Outros agentes causais da bronquiolite também estão bem determinados, destacam-se vírus influenza, rinovírus, parainfluenza tipos 1 e 3 e adenovírus tipos 7 e 21. Estes últimos são os mais implicados em formas graves de bronquiolite, com evolução para doença respiratória crônica.

Verificamos que o VSR foi o responsável por 50% dos casos, sendo que esse percentual se refere a situações não-epidêmicas. Durante surtos epidêmicos de VSR, 80% das bronquiolites são causadas por esse vírus. Agentes não-virais são incomuns, e o *Mycoplasma pneumoniae* foi isolado em 5% dos casos de bronquiolite, principalmente em crianças com idade inferior a 3 meses.

Surtos ocorrem no outono-inverno e, por vezes, na primavera. A transmissão viral, causadora do quadro, faz-se por via aérea através de gotículas de saliva ou por contato com secreções contaminadas.

A incidência de bronquiolite no primeiro ano de vida é de 11%, caindo para cerca de 6% durante o segundo ano de vida. O pico de incidência ocorre entre os 2 e 5 meses de idade. Nas crianças menores de 1 ano, o risco de hospitalização pela doença é de aproximadamente 2%. A distribuição por sexo é praticamente a mesma para os casos leves, havendo, entretanto, predomínio dos meninos (2:1) nos casos que necessitam de internação.

As seqüelas crônicas, com manutenção do processo inflamatório da mucosa tornando-a hiperreativa, aparecem em crianças que muitas vezes são atendidas nas unidades de pronto atendimento, como crianças "bronquíticas" ou "chiadoras". A identificação de tais pacientes é importante para o esclarecimento da família e elaboração de esquema terapêutico adequado.

A mortalidade é relativamente baixa, entre 1 e 2% dos casos internados, mas nas crianças com doenças prévias, como cardiopatias congênitas, broncodisplasia e imunodeficiências, a letalidade pode chegar a 37%.

PATOGÊNESE

As infecções virais são freqüentes em crianças de *todas as faixas* etárias, porém, a ocorrência de bronquiolites é quase restrita aos dois primeiros anos de vida. Vários estudos têm buscado clarificar a ação viral na patogênese da bronquiolite em lactentes. A identificação da doença em outras faixas etárias superiores aos 2 anos de idade evita o uso desnecessário de antibióticos. A identificação do agente viral confirma o diagnóstico.

A transmissão elevada e a patogenicidade do VSR fazem com que, no primeiro ou segundo ano de vida, o lactente já seja exposto ao agente, com reação inflamatória intensa em toda a via aérea. No aspecto da anatomia respiratória do lactente, é grave o impacto da obstrução inflamatória nos primeiros meses de vida, dado o calibre reduzido dos bronquíolos. É importante ressaltar que a resistência ao fluxo de ar é inversamente proporcional à quarta potência do diâmetro da via respiratória. Adicionalmente, nos lactentes há ausência de ventilação colateral efetiva pelos poros de Kohn. Na vigência de infecção viral, a composição físico-química das secreções respiratórias altera-se desfavoravelmente, como também pode ocorrer espasmo da musculatura lisa bronquiolar (em resposta a mediadores celulares liberados), o que contribui para a ocorrência e o aumento da gravidade do quadro nessa faixa etária.

A imaturidade imunológica do lactente e, especificamente, a atividade reduzida da IgA secretora têm sido responsabilizadas pelo maior tempo de excreção viral e pela intensidade do acometimento bronquiolar. O efeito protetor do leite materno e o do colostro em relação à ocorrência de bronquiolite, indicam, indiretamente, a importância dos aspectos imunológicos na fisiopatogenia da doença.

Outros estudos enfocam o possível papel da reação alérgica de tipo I, mediada por anticorpos IgE. Gardner aceita essa hipótese como causa de bronquiolite, baseado na escassez de antígenos virais nos brônquios acometidos, em comparação às pneumonias causadas pelo VSR. Também considerou indicativos os níveis elevados de anticorpos VSR-específicos e de histamina encontrados nas secreções nasofaríngeas de crianças com bronquiolite. Adicionalmente, níveis séricos de IgE e histamina apresentam boa correlação com a intensidade da doença. Parece provável também que os episódios recorrentes de dificuldade respiratória à expiração, observados em alguns desses pacientes, sejam mediados por IgE. Essa hipótese estabelece um elo fisiopatogênico entre a bronquiolite e os episódios subseqüentes de broncoespasmo verificados em um quinto das crianças.

HISTOFISIOPATOLOGIA

A alteração histológica mais precoce na bronquiolite é a necrose do epitélio com destruição das células ciliadas, seguida por infiltração linfocitária. Restos celulares e fibrina formam rolhas que obstruem parcial ou totalmente a luz bronquiolar. A submucosa torna-se edematosa mas sem destruição do colágeno ou do tecido elástico. Em sua evolução normal, a regeneração da mucosa inicia-se em três a quatro dias, a partir das camadas basais, com reaparecimento dos cílios em cerca de 15 dias. Mais raramente pode ocorrer, na presença de adenovírus e ocasionalmente de parainfluenza, destruição maciça do epitélio, substituição cuboidal, com destruição da arquitetura bronquiolar. Esse quadro evolui com fibrose e oclusão progressiva da luz bronquiolar e é denominado bronquiolite obliterante.

No processo fisiopatológico habitual da doença há acúmulo de muco e restos celulares, edema da submucosa e um grau variado de espasmo da musculatura lisa, que levam à obstrução não-homogênea das pequenas vias aéreas. Em conseqüência, ocorre hiperinsuflação nos alvéolos pulmonares, servidos por bronquíolos parcialmente ocluídos, e atelectasia nos grupamentos alveolares conectados a bronquíolos totalmente obstruídos. O mecanismo valvular ocasiona aumento da capacidade residual funcional, até duas vezes o normal, e propicia aumento desigual da resistência nas vias aéreas. Esses aspectos fisiopatológicos determinam a redução da complacência dinâmica e acréscimo substancial no trabalho respiratório, até seis vezes superior ao normal. A hipoxemia está geralmente presente e resulta do desequilíbrio da relação ventilação/perfusão, com perfusão de áreas não ventiladas e hiperventilação de áreas pouco perfundidas. A retenção de dióxido de carbono pode ocorrer nos casos mais graves e o nível gasométrico apresenta correlação com o grau de falência respiratória e de acometimento bronquiolar.

QUADRO CLÍNICO

Os sinais e os sintomas são de infecção de vias aéreas superiores: coriza, febre, tosse, irritabilidade e anorexia. A febre está presente em dois terços dos casos. O estado geral da criança é bom, diferenciando-se das infecções bacterianas, na qual a prostração é significativa. Mesmo dispnéica, a criança com bronquiolite tem sua atividade conservada nos casos de insuficiência respiratória leve e moderada, ficando bem em tenda de acrílico com oxigenoterapia.

O quadro costuma progredir em intensidade e, após três a sete dias, são observadas manifestações clínicas de acometimento respiratório do tipo obstrutivo: taquipnéia, tosse seca inicial, expiração prolongada, sibilância e posteriormente estertoração pulmonar. A cianose ocorre em 25% dos casos. Devido ao rebaixamento diafragmático, é freqüente a constatação de fígado e baço palpáveis.

A apresentação inicial da bronquiolite por VSR pode-se dar de forma dramática de apnéia em algumas crianças com idade inferior a 1 ano. Nesses casos, observam-se alguns fatores de risco relativamente bem estabelecidos: prematuridade, história pregressa de apnéia no período neonatal e faixa etária reduzida (poucos meses de idade). O mecanismo pelo qual a infecção pelo VSR leva à apnéia não está ainda totalmente esclarecido, mas especula-se que seja devido à atuação do vírus no centro respiratório, pois o quadro bronquiolítico pode ser pouco intenso.

Em crianças com cardiopatias congênitas, displasia broncopulmonar e outros pneumopatas crônicos, a hospitalização foi mais freqüente (63% dos casos) e prolongada. Uma fração significativa dos pacientes necessitou de assistência em terapia intensiva (22%) e ventilação mecânica (37%). A mortalidade nesse grupo de cardiopatas atingiu 37% dos casos, em comparação a 1,5% de crianças sem doença de base com bronquiolite grave.

DIAGNÓSTICO

O diagnóstico da bronquiolite baseia-se fundamentalmente no quadro clínico, já descrito, e no exame radiográfico do tórax. Os achados radiológicos incluem: hiperinsuflação pulmonar (60% dos casos), espessamento peribrônquico (45%), opacificações segmentares (25%) e atelectasias (12% dos casos). Os resultados do hemograma são inespecíficos, e a análise dos gases arteriais revela algum grau de hipoxemia e ocasionalmente hipercapnia nos casos graves.

O diagnóstico etiológico pode ser feito por meio de técnicas de cultivo viral, pesquisa de antígenos virais em material aspirado das vias aéreas e, evolutivamente, de exames sorológicos comparativos.

TRATAMENTO

Cuidados gerais
A posição da criança no leito visa facilitar sua respiração. A inclinação do pescoço sobre os ombros diminui a ventilação. Devem-se elevar os ombros, ficando o pescoço apoiado em um coxim ligeiramente mais alto. Diminui-se o peso das vísceras sobre o diafragma e obtém-se uma discreta retificação da via aérea. A criança deve permanecer aquecida e ser pouco manuseada. A presença da mãe é da maior importância para acalmar a criança, bem como para ajudar em sua observação e cuidados, mesmo nos quadros graves, dentro das unidades de terapia intensiva.

A alimentação deve ser suspensa apenas se a taquipnéia for muito intensa, devendo ser estabelecida o mais breve possível, de forma lenta e cuidadosa, respeitando a aceitação da criança.

Por enquanto, o tratamento da bronquiolite baseou-se no bom senso do médico e equipe, o qual é eficaz em 90% da medicina.

Suporte respiratório
O oxigênio úmido deve ser ministrado aos pacientes hospitalizados, visto que estão hipoxêmicos. A fração de oxigênio (O_2) a ser fornecida no ar inspirado (FiO_2) pode ser determinada pelo exame gasométrico, individualmente, caso a clínica não seja suficiente para estabelecer esse critério. O uso da nebulização ou vaporização auxilia na umidificação das secreções, não atingindo as vias aéreas mais periféricas. A nebulização de soluções salinas (soro fisiológico diluído ao meio) tem utilidade na desobstrução das vias aéreas superiores, habitualmente também comprometidas nos casos de bronquiolite. A nebulização com água destilada é contra-indicada devido à possibilidade de broncoconstrição.

A assistência ventilatória mecânica está indicada em alguns casos de bronquiolite na presença de falência respiratória, cianose, apnéia e depressão sensorial, corroborada por exame gasométrico de sangue arterial. A indicação gasométrica é determinante nos casos com PaO_2 inferior a 60mmHg em FiO_2 de 60% ou pressão parcial de gás carbônico ($PaCO_2$) superior a 60mmHg. Não é necessário sedar crianças com insuficiência respiratória leve ou moderada.

Fluidoterapia
A criança com bronquiolite tem perdas hídricas elevadas por taquipnéia, febre e vômitos. Além disso, a inapetência e a dificuldade de ingestão dificultam a reposição das perdas. É essencial uma oferta hídrica apropriada que hidrata a secreção das vias respiratórias e reduz sua viscosidade, otimizando a função respiratória. A fluidoterapia é determinada habitualmente pelo exame físico, equilíbrio hídrico e peso diário. Em alguns casos muito graves pode ocorrer o oposto, o acúmulo de água no organismo. Nesses pacientes há aumento da pressão negativa no espaço pleural e secreção inadequada de hormônio antidiurético, o que propicia retenção hídrica e ocorrência de edema pulmonar. Nessa situação incomum, é realizada restrição criteriosa de fluidos e prescrição de diuréticos.

Monitorização
A monitorização é obrigatória e abrange nível de consciência, padrão e freqüência respiratória, ritmo e freqüência cardíacos, cor e perfusão cutâneo-mucosa, temperatura corpórea, além de rigoroso equilíbrio hídrico. A oximetria de pulso e a capnografia vieram facilitar consideravelmente a assistência respiratória a essas crianças, porém, é recomendável a medida periódica dos gases arteriais por punção percutânea apenas nos casos de insuficiência respiratória grave.

Suporte nutricional
O jejum por curto período de tempo deve ser prescrito nos lactentes que apresentam náuseas ou vômitos e também naqueles com desconforto respiratório intenso (freqüência respiratória superior a 60 movimentos/minuto). O tempo de jejum deve ser o mínimo necessário, pois, muitas vezes, em bronquiolites leves, a possibilidade de

ingestão de líquidos evita a necessidade de acesso venoso, geralmente traumático para a família e o paciente. A internação do paciente pode ser apenas para fluidificar a secreção, não sendo obrigatória hidratação intravenosa nos casos leves.

A finalidade principal da pausa alimentar é a prevenção de aspiração pulmonar de alimentos ingeridos. Uma criança com freqüência respiratória superior a 60 movimentos/minuto tem meio segundo para inspirar e meio para expirar, tornando-se inviável a deglutição. Muitas vezes, o paciente taquidispnéico apresenta incoordenação à deglutição secundária ao quadro respiratório original.

Farmacoterapia

Beta-adrenérgicos – a eficácia dos beta-adrenérgicos no tratamento da bronquiolite tem sido muito questionada. Atualmente o uso de beta-adrenérgicos em casos de bronquiolite causados por VSR parece ser bem aceito nos Estados Unidos. LaVia e cols. mostraram que os beta-agonistas fizeram parte da prescrição de 89% de 246 pacientes hospitalizados com infecção pelo VSR na Califórnia. Outro estudo, de origem canadense, mostrou que o emprego de beta-agonistas em casos de bronquiolite é realizado em 21 a 88% dos pacientes de 12 centros médicos pesquisados.

Com base nos dados disponíveis até o momento, há indicações para a utilização de beta-adrenérgicos na abordagem da criança hospitalizada por bronquiolite. Considerada a diversidade da resposta clínica individual, os pacientes com bronquiolite podem ser submetidos a uma inalação de prova com beta-adrenérgico ou adrenalina racêmica. A determinação da eficácia do fármaco em cada criança orienta a continuidade dessa terapêutica. É importante salientar, entretanto, que a resposta ao tratamento deve ser monitorizada cuidadosamente, pois alguns doentes podem apresentar piora clínica com queda na saturação de oxigênio. Em nossa prática diária, os beta-adrenérgicos são dispensáveis nos quadros de bronquiolite com insuficiência respiratória leve, os quais evoluem bem apenas com fluidificação e oxigenoterapia, quando necessário. Passam a ser indicados nos quadros de insuficiência respiratória moderada e grave em doses habituais.

Anticolinérgicos (brometo de ipratrópio) – não há, atualmente, nenhuma recomendação para a prescrição rotineira do brometo de *ipratrópio* em bronquiolite, mesmo naquelas crianças que necessitam de hospitalização.

Aminofilina – o uso da aminofilina em bronquiolite é controverso. Brooks e cols., em estudo retrospectivo, não puderam comprovar nenhuma vantagem com o uso dessa droga. De forma diversa, Outwater e cols., avaliando crianças com bronquiolite que necessitaram de ventilação mecânica, tiveram resposta satisfatória, e propõem que a aminofilina faça parte integrante do protocolo apenas para o tratamento de casos com insuficiência respiratória grave. A possibilidade de intoxicação em crianças com idade inferior a 2 anos e de relaxamento do esfíncter esofágico distal, aumentando o risco de aspiração, inviabiliza seu uso rotineiro. A utilização da aminofilina pode ser justificada, adicionalmente, por sua ação sobre a musculatura respiratória, evitando e contribuindo para a recuperação da fadiga muscular nos pacientes com quadros graves. Outros estudos bem controlados que comprovem sua eficácia são ainda necessários.

Corticoterapia – os estudos de Leer e cols. e de Dabbous e cols. não indicam a utilização sistemática de corticóides em bronquiolite. Nos casos graves, entretanto, principalmente naqueles pacientes com diagnóstico de bronquiolite necrosante por adenovírus, a corticoterapia parece ter indicação. A evolução para bronquiolite obliterante, nesses casos, poderia eventualmente ser evitada com a terapêutica. É interessante observar que, embora não esteja estabelecida a indicação para a utilização de corticosteróides na bronquiolite, Navas e cols. relataram sua utilização em 4 a 44% dos casos em centros médicos canadenses. Da mesma forma, Nocolai e cols. também verificaram que 17% dos pacientes com bronquiolite usaram dessas medicações em Munique, Alemanha.

Terapia antiviral – a ribavirina (Virazole®) é uma droga sintética, análoga aos nucleosídeos, desenvolvida em 1972. Tem grande espectro de atividade *in vitro*, agindo tanto em DNA vírus (adenovírus) quanto em RNA vírus (VSR, influenza e parainfluenza). Clinicamente, sua ação se restringe basicamente ao VSR e, talvez, para os influenza A e B. É uma droga virostática cujo mecanismo de ação parece incluir interferência na síntese de RNA mensageiro e redução da atividade da RNA polimerase. Adicionalmente, nos casos de bronquiolite causados por VSR, a ribavirina aparentemente diminui a liberação celular de mediadores do processo inflamatório.

O metabolismo da droga ainda não está completamente esclarecido, mas sabe-se que parte é eliminada na urina na forma de um metabólito inativo.

A ribavirina é relativamente difícil de ser utilizada. A terapêutica proposta para a bronquiolite causada por VSR exige a administração por via inalatória por meio de um nebulizador especial, gerador de pequenas partículas (SPAG-2 – "small particle aerosol generator"). A nebulização deve carrear a droga a um fluxo de 0,8mg/kg/h por 18 a 20h/dia, em concentração de 20mg/ml de água destilada, por três a seis dias. Pode-se utilizar a medicação em casos hospitalizados tanto para crianças em oxitenda quanto para aquelas submetidas a ventilação mecânica. A droga tem poucos efeitos adversos, sendo considerada segura mesmo em pequenos lactentes. Outro aspecto a ser considerado é o custo da terapêutica, extremamente elevado, calculando-se que o tratamento por cinco dias totaliza aproximadamente U$ 3000. A utilização clínica da ribavirina em infecções causadas pelo VSR foi avaliada em vários estudos nos últimos 10 anos, mas, apesar disso, é ainda objeto de grande debate. Apesar de controvérsias, a Academia Americana de Pediatria estabeleceu em 1993 as recomendações para o uso da ribavirina em pacientes com infecção pelo VSR. Essas indicações estão contidas no quadro 2.13.

O que se pode concluir com as informações disponíveis até o momento é que a ribavirina é terapêutica onerosa, ainda em avaliação quanto à eficácia e a alguns efeitos colaterais. É recomendável apenas em bronquiolites graves ou que ocorram em crianças com outras doenças cardiopulmonares concomitantes.

Antibióticos – são reservados única e exclusivamente para as infecções secundárias, em geral, incialmente, tratáveis com penicilina cristalina.

Imunoterapia

A imunoterapia é uma área em que há um grande número de estudos em relação às infecções causadas pelo VSR. Em crianças doentes os resultados da infusão intravenosa de imunoglobulinas anti-VSR foram alentadores em relação à eficácia e à tolerância, porém o

Quadro 2.13 – Recomendações para o uso da ribavirina em pacientes com infecções pelo VSR segundo a Academia Americana de Pediatria.

Cardiopatias congênitas
Displasia broncopulmonar
Outras pneumopatias crônicas
Prematuridade
Imunodeficiências
AIDS
Imunodeficiências combinadas
Transplantes
Neoplasias
Pressão parcial de oxigênio no sangue arterial < 65mmHg
Pressão parcial de gás carbônico no sangue arterial > 40mmHg
Todos os pacientes submetidos a ventilação mecânica
Idade inferior a 6 semanas
Anomalias congênitas, doenças neurológicas ou metabólicas

número de casos avaliados é ainda incipiente. No momento, o número reduzido de estudos não permite recomendar a utilização de imunoglobulinas por via intravenosa em crianças com bronquiolite.

CONCLUSÃO

A bronquiolite, como quase todas as doenças de natureza viral, conta com arsenal terapêutico reduzido para os agentes causais. Mesmo para os casos mais graves, internados em nosso hospital, a terapia de suporte é fundamental e suficiente para a obtenção de resultado clínico favorável. O prognóstico desses casos de bronquiolite a longo prazo inclui, com razoável freqüência, episódios repetidos de inflamação da via aérea e broncoconstrição. Devido às complicações imediatas e tardias da bronquiolite, estudos para utilização de melhores drogas antivirais e imunoterapia devem ser realizados. Um anseio maior da comunidade pediátrica é a possibilidade de prevenção para infecções virais e em particular as causadas pelo VSR. O malogro da vacina anti-VSR testada nos últimos anos nos coloca um pouco mais distantes desse objetivo final a ser alcançado.

RESUMO DO ESQUEMA TERAPÊUTICO PARA BRONQUIOLITE

Bronquiolite com insuficiência respiratória leve (internação em pronto-socorro com alta precoce)
• Nebulização contínua com soro fisiológico.
• Tenda úmida de O_2.
• Controle térmico.

• Dieta normal, de preferência engrossada, ofertada com cuidado.
• Fisioterapia respiratória, se possível.
• Não há necessidade de medicação ou colheita de gasometria.

Bronquiolite com insuficiência moderada (internação em enfermaria)
• Tenda úmida com oxigênio e ar comprimido.
• Jejum para evitar aspiração (suspender a pausa alimentar o mais breve possível).
• Hidratação parenteral.
• Considerar radiografia e hemograma.
• Verificar eficácia no uso de beta-adrenérgico.
• Sedação deve ser evitada; considerar fatores como hipóxia e fome como causadores da agitação.

Bronquiolite com insuficiência respiratória grave (internação em UTI)
• Associar brometo de ipatrópio e aminofilina por via intravenosa.
• Monitorização clínica e saturometria contínua.
• Entubação e ventilação mecânica em caso de estafa ($PaCO_2$ > 60mmHg).

BIBLIOGRAFIA

1. KORPPI, M. et al. – A 2 to 3 years outcome after bronchiolitis. *AJDC*, **147**:628, 1993. 2. MÄKELÄ, W.J. et al. – Respiratory syncytial virus infection in children. *Curr. Opin. Pediatr.* **6**:17, 1994. 3. NICOLAI, T. & POHL, A. – Acute viral bronchiolitis in infancy: epidemiology and management. *Lung* **6**(Suppl.):396, 1990.

| 4 | **Bronquiolite Obliterante** |

MARIA HELENA DE CARVALHO FERREIRA BUSSAMRA

Bronquiolite obliterante (BO) é uma doença rara, cuja prevalência ainda não é precisamente conhecida. Hardy e cols. (1988) descreveram 19 casos da doença avaliando necropsias e biopsias pulmonares de 3.150 casos seguidos em ambulatório de pneumologia. A BO representa uma resposta histopatológica inespecífica e estereotipada a uma agressão pulmonar. É usualmente descrita como uma doença grave, porém pode passar despercebida quando ocorre de forma localizada, quando evolui para resolução ou ainda por estar mascarada por outra doença pulmonar em evolução.

ETIOLOGIA

A BO inicia-se com a lesão do epitélio da via aérea e conseqüente tentativa de reparação tecidual, que se faz de forma anormal, causando estreitamento e/ou obliteração da luz. É possível estabelecer uma classificação clínica baseada na etiologia do processo (Quadro 2.14). A causa mais freqüente em pacientes pediátricos é sem dúvida a infecção viral, por adenovírus, rinovírus, vírus sincicial respiratório, influenza, parainfluenza, vírus do sarampo e varicela. Também pode estar associada a infecções respiratórias por outros agentes como pneumococo, *Haemophilus infuenzae*, *B. pertussis* e *P. carinii*. O refluxo gastroesofágico é outra possível causa de BO, demonstrado em modelos experimentais por meio da instilação de ácido clorídrico na traquéia. Cerca de 50% dos adultos com transplante pulmonar desenvolvem BO, provavelmente resultante de um processo prolongado de rejeição associado a infecções repetidas.

Quadro 2.14 – Classificação etiológica da bronquiolite obliterante.

Inalação de gases tóxicos
Pós-infecciosa
Associada a doenças reumatológicas
    Artrite reumatóide, dermatomiosite, esclerodermia, síndrome de Sjögren
Pós-transplante
    Medula óssea, coração-pulmão, pulmão
Aspiração
    Corpo estranho, refluxo gastroesofágico
Idiopática
Outras
    Proteinose alveolar, doença pulmonar crônica neonatal
    Terapia com sulfassalazina ou penicilamina

ACHADOS HISTOPATOLÓGICOS

Por definição, bronquíolos são vias aéreas que não possuem cartilagem, podem ser de condução ou respiratórios. Na BO as alterações são focais e estão presentes nos bronquíolos, que se apresentam parcial ou completamente obstruídos. Foi proposta uma classificação histológica baseada nos dois principais tipos morfológicos descritos:

Bronquiolite obliterante proliferativa – caracteriza-se pelo preenchimento da luz bronquiolar por tecido conectivo, fibroblastos e células inflamatórias, especialmente macrófagos. As alterações são mais distais, envolvendo bronquíolos respiratórios. Quando alcança os ductos alveolares e os alvéolos, constitui uma pneumonia em organização e passamos a chamá-la de bronquiolite obliterante com pneumonia em organização (BOOP).

Bronquiolite obliterante constritiva – caracteriza-se pelo estreitamento da luz de bronquíolos de condução devido à presença de tecido fibrótico na submucosa e adventícia. Podem estar presentes ainda a hipertrofia da musculatura lisa e a necrose epitelial. Nesse tipo histológico, pode haver um espectro de alterações, desde uma inflamação bronquiolar com mínimas seqüelas até uma intensa fibrose da submucosa, talvez representando estágios evolutivos da doença.

Parece existir uma correlação anatomoclínica. Na bronquiolite constritiva, a obstrução ao fluxo aéreo é mais proeminente, ocorrem complicações com mais freqüência e a resposta à corticoterapia é pobre quando comparada com a BOOP. A BO pós-infecciosa, a mais comum na infância, geralmente é do tipo constritivo.

DIAGNÓSTICO

A suspeita clínica em crianças deve ser feita diante de:

- Tosse ou chiado persistente por no mínimo seis semanas após episódio de pneumonia aguda.
- Estertoração ou sibilância localizada após episódio de infecção respiratória.
- Sintomas respiratórios desproporcionalmente graves em relação aos achados radiológicos.
- Síndrome aspirativa com sintomas pulmonares persistentes.
- Não resolução dos sintomas respiratórios apesar da terapêutica adequada.
- Sibilância persistente, com pouca resposta ao uso de broncodilatadores.

O exame físico pode ser normal, mas costuma revelar sinais variáveis e inespecíficos como dispnéia, diminuição do murmúrio vesicular, estertoração e sibilos. Nos casos mais graves, surgem a deformidade torácica, conseqüência do fenômeno obstrutivo, a cianose e o baqueteamento digital.

Infecções respiratórias recorrentes são muito comuns e costumam agravar a dispnéia e a sibilância persistentes.

Os achados radiológicos, da mesma forma, são variáveis. A radiografia de tórax pode ser normal ou mostrar infiltrados nodulares, reticulonodulares ou sinais de hiperinsuflação pulmonar. Ocasionalmente, pode apresentar-se como a síndrome de Swyer-James-MacLeod, caracterizada pela existência de um pulmão ou segmento pulmonar hiperlucente e pequeno. Há uma explicação fisiopatológica para o surgimento dessas alterações: a obstrução brônquica leva ao aprisionamento de ar, a hiperdistensão alveolar resultante compromete o fluxo sangüíneo e gradualmente o segmento pulmonar envolvido sofre atrofia.

A tomografia computadorizada (TC) de tórax tem-se mostrado útil na avaliação de casos suspeitos de bronquiolites em geral, especialmente os estudos de cortes finos. Em pacientes com BOOP, as imagens são compatíveis com padrão em vidro fosco e consolidação. A bronquiolite constritiva costuma apresentar alternâncias de áreas com menor atenuação e perfusão, constituindo o padrão em mosaico, indicativo de distúrbios ventilatórios e perfusionais. O aspecto tomográfico, apesar de auxiliar o diagnóstico, é considerado inespecífico e deve ser interpretado com base nos dados clínicos. Esse exame ainda pode identificar a presença de bronquiectasias, complicação possível da doença.

Exames adicionais incluem a cintilografia de ventilação-perfusão, que revela áreas focais de diminuição ou ausência de ventilação e perfusão, e provas funcionais pulmonares, normalmente compatíveis com distúrbios ventilatórios obstrutivos ou combinados.

O padrão-ouro para o diagnóstico continua sendo a biopsia pulmonar a céu aberto; entretanto, devido à distribuição focal do processo, o resultado pode ser inconclusivo. Sugere-se que a TC de tórax é útil para guiar a melhor localização de retirada de material nas biopsias.

TRATAMENTO

O tratamento é basicamente sintomático, com uso de broncodilatadores, antibióticos e oxigenoterapia. A eficácia da corticoterapia sistêmica é controversa, dificilmente presumida se não é conhecido o tipo histológico. A corticoterapia mostrou-se valiosa em casos de BOOP, ao passo que a bronquiolite constritiva costuma responder pouco ao tratamento, evoluindo para doença pulmonar obstrutiva crônica grave com indicação de transplante pulmonar em casos selecionados.

Habitualmente, utiliza-se a prednisona (1mg/kg/dia) por um a três meses e a seguir tenta-se a redução da dose, mantendo-se o tratamento por 6 a 12 meses. A corticoterapia sistêmica em doses elevadas e por tempo prolongado pode causar aparecimento de vários efeitos indesejáveis, como inibição da função adrenal, comprometimento do crescimento, hipertensão arterial sistêmica, desmineralização óssea e catarata. O tratamento em crianças só deve ser mantido em casos graves e quando houver melhora funcional objetiva. O uso de outros imunossupressores parece ineficaz.

Na tentativa de minimizar os efeitos colaterais e potencializar os terapêuticos, pode-se ponderar a indicação de pulsoterapia com metilprednisolona. Não há um esquema padronizado de administração da medicação e sua real eficácia também ainda é desconhecida.

A bronquiolite obliterante ainda é uma doença pouco conhecida em seus diversos aspectos fisiopatológicos. O número crescente de casos, particularmente em pacientes transplantados, permitirá um melhor entendimento dessa entidade e possivelmente novos esquemas terapêuticos surgirão com essa experiência.

BIBLIOGRAFIA

1. EZRI, T. et al. – Bronchiolitis obliterans – current concepts. *Q. J. Med.* **87**:1, 1994. 2. HARDY, K.A.; SCHIDLOW, D.V. & ZAERI, N. – Obliterative bronchiolitis in children. *Chest* **93**:460, 1988. 3. KING, T.E. – Bronchiolitis. *Clin. Chest. Med.* **14**, 1993. 4. MÜLLER, N. & MILLER, R. – Diseases of the bronchioles: CT and histopathologic findings. *Radiology* **96**:3 1995.

5 Bronquiectasias

CLEYDE MYRIAM AVERSA NAKAIE

CONCEITO

Bronquiectasias (BQ) são dilatações da árvore brônquica, de caráter anatômico ou funcional, em conseqüência de alterações estruturais da parede brônquica. Considerada uma das doenças de maior prevalência e morbidade no início do século XX, quando pacientes com BQ apresentavam a mesma expectativa de sobrevivência que os portadores de tumores malignos, tem hoje incidência reduzida e prognóstico mais favorável. Tais fatos se relacionam ao surgimento dos antimicrobianos, desenvolvimento das vacinas e aprimoramento de técnicas cirúrgicas que permitiram um menor número de casos e de complicações, uma terapêutica conservadora com melhor resultado e uma melhor evolução pós-operatória.

CLASSIFICAÇÃO

As BQ podem ser classificadas quanto a:

Morfologia

Cilíndricas – brônquios uniformemente dilatados.

Saculares – dilatações isoladas e com diâmetro inferior a 4cm.

Fusiformes – dilatações com características intermediárias entre cilíndricas e saculares.

Moniliformes – dilatações que se alternam com segmentos normais; é uma variante da forma sacular.

Evolução

Reversíveis – nos processos pneumônicos e nas suas fases de resolução, os brônquios podem estar dilatados, com edema, infiltrado peribrônquico e obstruídos pelo acúmulo de secreções; tais dilatações são compensatórias às regiões do parênquima que se apresentam colapsadas e hipofuncionantes ou conseqüentes a alterações inflamatórias locais; são dilatações geralmente cilíndricas, também denominadas pseudobronquiectasias, e podem ter sua resolução em cerca de três meses; o conceito de reversibilidade da lesão brônquica é extremamente importante, enfatizando a necessidade de acompanhamento criterioso, com duração adequada e avaliação da gravidade, sempre precedendo a indicação cirúrgica.

Irreversíveis – são dilatações brônquicas associadas a lesões de maior gravidade, quando há acometimento inclusive da camada cartilaginosa da parede brônquica; é uma característica freqüentemente associada às BQ saculares, apesar de que se demonstrou por broncografias seriadas (Bachman, 1989), em sessenta casos de pneumonia, que algumas dilatações saculares podem ser reversíveis, com terapêutica conservadora, após um período de 6 a 12 meses.

Origem

Adquiridas – representam a maioria dos casos e são resultantes de diversos fatores predisponentes, cujas características comuns são a obstrução brônquica, a estase e a infecção. Dentre os antecedentes infecciosos, são citados como principais a coqueluche, o sarampo, a pneumonia, a tuberculose e a infecção pulmonar por adenovírus.

Congênitas – são dilatações brônquicas que, provavelmente, resultam de uma interrupção no desenvolvimento normal da árvore brônquica. Nas regiões comprometidas, originam-se formações císticas que podem reter ar e secreções, favorecendo a instalação de processos infecciosos. Correspondem a uma pequena porcentagem dos casos de BQ. Os sinais e os sintomas podem ser precoces, com início até no primeiro mês de vida, dependendo principalmente da freqüência das infecções respiratórias. Podem associar-se a outras malformações, configurando algumas síndromes, como as relacionadas a seguir:

Síndrome de Mounier-Khun tipo 1 – bronquiectasias congênitas e etmoidite.

Síndrome de Mounier-Khun tipo 2 (traqueobronquiomegalia) – caracteriza-se por dilatação difusa da traquéia e brônquios principais e talvez seja o resultado de anormalidades no desenvolvimento dos tecidos traqueobrônquicos, elástico e muscular. O quadro clínico é variável, desde a ausência de sintomas até infecções respiratórias recorrentes e graves. Caracteriza-se por um aumento acentuado do diâmetro da traquéia e brônquios, diagnosticado à radiografia simples de tórax ou, às vezes, somente em estudos radiológicos contrastados ou por tomografia computadorizada. À broncoscopia, evidencia-se a dilatação traqueobrônquica, e as paredes das vias aéreas aparecem amolecidas e redundantes e, às vezes, com formação de divertículos.

Síndrome de Williams-Campbell – são BQ congênitas generalizadas, descritas pela primeira vez em 1960, cuja característica anatomopatológica é uma deficiência quantitativa da cartilagem dos brônquios segmentares e subsegmentares. Essas alterações estruturais têm distribuição uniforme e, preferencialmente, proximal e não podem ser explicadas simplesmente por processos inflamatórios crônicos. Entretanto, a sintomatologia e a gravidade, muitas vezes, parecem proporcionais à duração dos processos infecciosos. Isso sugere que, apesar de a causa primária ser a ausência congênita da cartilagem de sustentação, o processo infeccioso tem papel importante na progressão da moléstia.

Síndrome de Kartagener – descrita por Kartagener, em 1933, representa classicamente a tríade: *situs inversus*, sinusite e bronquiectasias. Posteriormente, descreveu-se também a associação com rinite, pólipos nasais, otite recorrente ou crônica, anormalidades dos seios paranasais e alterações funcionais dos cílios do trato respiratório. Foi relatada em 1,5% dos pacientes com BQ (Peny e King), enquanto a incidência de *situs inversus* na população é de 1:10.000 e 15 a 20% dos indivíduos com dextrocardia apresentam sinusites e BQ.

Discinesia ciliar primária (ou síndrome dos cílios imóveis) – doença hereditária que se caracteriza pela presença de alterações ultra-estruturais e/ou funcionais específicas nos cílios do epitélio colunar pseudo-estratificado que reveste a árvore respiratória. Essas alterações prejudicam o movimento e a função ciliar e originam, conseqüentemente, um clareamento ineficaz das secreções e das partículas inaladas.

A presença de síndromes (com BQ congênitas) em gêmeos idênticos e sua maior freqüência em determinadas famílias reforçam a hipótese de herança genética no desenvolvimento desse tipo de anormalidade brônquica. O tipo de herança e a localização da alteração genética devem ser pesquisados e determinados especificamente nas diversas síndromes.

INCIDÊNCIA

A incidência das BQ é de difícil avaliação, pois os exames universalmente utilizados para o diagnóstico não são realizados nos quadros assintomáticos ou de *menor gravidade. Ruberman encontrou* BQ em 1,7% dos pacientes que, após completar tratamento de quadro pneumônico, não apresentavam resolução das alterações radiológicas. Clark relatou incidência de 1,06/10.000 crianças na Escócia, e Khana (Índia) descreveu incidência de 7/10.000 adultos.

A diminuição do número de casos de BQ, descrita na literatura mundial, deve-se à diminuição da incidência do sarampo e coqueluche, por meio da imunização das populações, e ao melhor tratamento das infecções respiratórias, pelo emprego dos antibióticos e das técnicas fisioterápicas. Embora a incidência geral das BQ tenha diminuído, ainda é importante nos países em desenvolvimento, nos pacientes imunocomprometidos e, particularmente, em crianças.

PATOGÊNESE

Diversas teorias foram propostas para explicar quais os mecanismos que *poderiam* levar à perda da estrutura brônquica normal, entretanto, o processo exato ainda é desconhecido. A patogênese das BQ parece multifatorial e os diferentes fatores contribuem, em graus diferentes, em cada paciente, para o desenvolvimento da doença.

A obstrução brônquica com retenção de secreções, o processo infeccioso e a resposta inflamatória à infecção constituem, provavelmente, os principais fatores na gênese das BQ.

ETIOLOGIA

Os fatores predisponentes ao desenvolvimento de BQ são os que se relacionam aos mecanismos descritos na patogênese, isto é, à infecção e à obstrução brônquica.

INFECÇÃO

Os processos infeccciosos pulmonares representam certamente um dos fatores de maior responsabilidade no desenvolvimento de BQ e os mais freqüentemente implicados são a pneumonia bacteriana, a coqueluche, o sarampo, a tuberculose e as adenoviroses (principalmente por adenovírus 3, 7 e 21). Outros agentes infecciosos, também relacionados, são o *M. pneumoniae*, o *A. fumigatus* e o *H. capsulatum*, assim como os microrganismos responsáveis por pneumonias necrosantes e por pneumonias intersticiais linfocíticas, como o vírus da imunodeficiência humana.

OBSTRUÇÃO BRÔNQUICA

Os fatores associados à obstrução brônquica intrínseca ou extrínseca, como aspiração de corpo estranho e processos aspirativos habituais, adenomegalias, tumores e malformações, predispõem a retenção das secreções, reação inflamatória local, infecção e, evolutivamente, BQ.

OUTRAS SITUAÇÕES PREDISPONENTES

Imunodeficiências

A deficiência de imunoglobulina G, total ou de uma ou mais subclasses (mais freqüentemente a IgG_2), a de complemento e as alterações funcionais dos neutrófilos são causas de infecções respiratórias recorrentes e do desenvolvimento de BQ.

Síndrome do lobo médio

A *síndrome* do lobo médio, condição clínica freqüente na pneumologia pediátrica, que se caracteriza por atelectasia persistente ou recorrente do lobo médio, pode ser uma situação predisponente à formação de lesões bronquiectásicas.

Doenças genéticas ou congênitas

A fibrose cística é a doença genética que mais freqüentemente pode evoluir com BQ, como conseqüência da obstrução brônquica crônica, infecção e processo inflamatório acentuado.

A deficiência de alfa-1-antitripsina é também responsável pelo aparecimento de lesões bronquiectásicas. Apesar de que, nessa doença, as principais alterações são as lesões enfisematosas, em alguns pacientes as BQ podem preceder os sintomas clássicos do enfisema.

Malformações congênitas do pulmão

As malformações congênitas do pulmão, tais como o cisto broncogênico e o seqüestro pulmonar, podem associar-se ao aparecimento de BQ, como resultado de compressão extrínseca da árvore respiratória.

Asma

A presença de hiper-responsividade brônquica, hipersecreção e suscetibilidade a processos infecciosos pode ser responsabilizada pela maior freqüência de processos bronquiectásicos nos pacientes com asma. Entretanto, essa associação ainda é controversa, *sabendose* com certeza que, em pacientes com BQ, a presença de asma é um fator de mau prognóstico. Por outro lado, a asma de difícil controle sugere a investigação de BQ.

Sinusite crônica

A sinusite crônica, freqüente em crianças com BQ, é causa de persistência de sintomas e de supuração brônquica. Por outro lado, na presença de BQ, pode ocorrer disseminação do material infectado para nasofaringe e seios paranasais, devido à continuidade do epitélio de revestimento do trato respiratório inferior e superior. O controle e, se possível, a resolução da sinusopatia em pacientes com BQ são particularmente importantes nos casos de evolução desfavorável e como parte dos cuidados pré-operatórios em cirurgias com anestesia geral.

LOCALIZAÇÃO

A localização do processo bronquiectásico depende da sua etiologia.

A incidência é maior nos lobos menos aerados e que drenam contra a gravidade, o que predispõe à estase de secreções. Ambos os lobos inferiores são os mais freqüentemente comprometidos, mas a maior incidência se verifica no lobo inferior esquerdo, provavelmente, devido às suas características: 1. maior dificuldade de drenagem em posição ortostática; 2. o brônquio principal esquerdo é igual a dois terços do tamanho do direito e tem diâmetro menor pelo cavalgamento da artéria pulmonar e aorta, o que favorece sua compressão; 3. o ângulo entre a traquéia e o brônquio é mais agudo que o formado com o brônquio direito.

O diagnóstico de BQ no lobo médio sugere a pesquisa de aspiração de corpo estranho e de compressão brônquica extrínseca, por exemplo, por adenomegalia. Quando as lesões se localizam nos lobos superiores devem realçar a possibilidade de tuberculose, fibrose cística ou quadros aspirativos em pacientes que permanecem em decúbito dorsal.

PATOLOGIA

As alterações macroscópicas, observadas nas fases iniciais, são dilatações brônquicas cilíndricas ou fusiformes e, nos estágios mais tardios, dilatações saculares. Os brônquios apresentam-se tortuosos e preenchidos por material mucopurulento e hemorrágico que, se removido, expõe uma mucosa edemaciada, necrótica e, freqüentemente, ulcerada. Pode ocorrer também atelectasia parcial ou completa da região envolvida.

Os brônquios e os bronquíolos apresentam paredes espessadas e estão dilatados, às vezes o suficiente para se tornarem visíveis à inspeção externa da superfície pulmonar, enquanto no pulmão normal os bronquíolos só podem ser vistos a uma distância de 2 a 3cm da pleura.

As dilatações podem progredir, nos casos mais graves, para um padrão cístico, visível na superfície de corte do pulmão, criado pela alternância de bronquíolos muito dilatados e parênquima pulmonar colapsado (faixas atelectásicas). Menos freqüentemente, encontram-se grandes brônquios ectásicos, com parênquima adjacente também infectado, originando verdadeiras formações abscedadas. As pequenas vias aéreas podem encontrar-se obliteradas por material necrótico e são progressivamente substituídas por tecido fibroso.

Microscopicamente, nos estágios mais precoces, há destruição focal do tecido elástico e exsudação inflamatória intensa, aguda e crônica, nas paredes dos brônquios e bronquíolos. Com o progredir da lesão, há descamação do epitélio de revestimento e extensas áreas de ulceração necrosante. Pode ocorrer pseudo-estratificação das células colunares ou metaplasia do epitélio remanescente. Cronologicamente, ocorre, portanto, a destruição do tecido elástico, a seguir, da camada muscular e, finalmente, da cartilagem brônquica. A destruição da cartilagem de sustentação das vias aéreas é a responsável pela progressão das lesões para a variedade sacular. Quando há necrose completa da camada cartilaginosa, com destruição da parede brônquica, o processo infeccioso pode progredir para o parênquima e originar as formações abscedadas. As alterações vasculares, descritas nos processos bronquiectásicos, demonstram o aumento das artérias brônquicas e pulmonares e as anastomoses entre si, em regiões distais ao local comprometido, provavelmente pelo ingurgitamento do leito capilar brônquico. Essas alterações importantes, com neoformações vasculares e aumento de pressão da circulação brônquica, formam estruturas aneurismáticas, muito sensíveis a novas agressões, podendo evoluir com erosão do endotélio dos capilares e conseqüente hemorragia pulmonar.

Nas BQ saculares encontram-se as maiores alterações anatomo-patológicas, em que, devido à destruição, a cartilagem brônquica pode estar praticamente ausente, enquanto nas cilíndricas e fusiformes pode estar quase normal.

Após a fase de necrose, as áreas cruentas são recobertas por epitélio cubóide não-ciliado, ou com cílios escassos, sem as funções próprias do epitélio colunar ciliado. Há hipertrofia das glândulas brônquicas e das glândulas mucosas e hiperplasia linfóide. Com a cronificação, desenvolve-se fibrose das paredes brônquicas e bronquiolares e do tecido peribrônquico. O processo inflamatório pode, então, estender-se aos alvéolos circunjacentes e, na fase de cicatrização, determinar deformidades importantes no parênquima. Quando o processo necrótico não foi muito extenso e não houve desestruturação do parênquima pulmonar, pode-se observar regeneração completa do epitélio de revestimento. Entretanto, geralmente as alterações são importantes e o processo cicatricial se estabelece.

QUADRO CLÍNICO

O quadro clínico é variável, desde ausência de sintomas até infecções recorrentes e graves, com importante insuficiência respiratória. A maioria das crianças com diagnóstico de BQ está na faixa etária pré-escolar ou escolar e, segundo a literatura, 50 a 70% delas têm idade inferior a 6 anos.

O estabelecimento da doença pode ser agudo, como após um processo infeccioso, como pneumonia, coqueluche e sarampo. Em tais doenças, quando a evolução do quadro respiratório é desfavorável, ou quando não há resolução radiológica, deve ser estudada a possibilidade de BQ. Com maior freqüência, a doença estabelece-se insidiosamente, com sintomas de intensidade progressiva, em alguns casos associada a outras pneumopatias crônicas, cujos sintomas freqüentemente são compartilhados, o que pode, por vezes, retardar o diagnóstico. Nessas situações, deve-se recordar que o sinal de alerta para o desenvolvimento de BQ pode ser a piora do quadro clínico.

Os principais sintomas são tosse crônica ou recorrente, seca ou com expectoração, geralmente mais intensa pela manhã, episódios febris intermitentes, anorexia, hipoatividade física, desânimo e, nos casos mais avançados, dispnéia e hemoptises.

A semiologia pulmonar varia conforme a extensão e a gravidade do acometimento, podendo-se observar desde estertores raros e localizados até abolição do murmúrio vesicular e sinais de condensação ou de colapso do parênquima, devido à formação de regiões atelectásicas. Ao exame físico, podem-se encontrar interrupção do desenvolvimento pondo-estatural, deformidades da parede torácica, alterações posturais, cianose, unhas em vidro de relógio e baqueteamento digital. Os dois últimos relacionam-se à duração dos sintomas e à recorrência de infecções, mais do que à extensão do processo, e são reversíveis após tratamento adequado, clínico ou cirúrgico.

DIAGNÓSTICO

O diagnóstico de BQ baseia-se em uma história de tosse crônica, expectoração purulenta, geralmente maior no período matutino, pneumonias de repetição e/ou persistência de alterações radiológicas após infecções respiratórias. Quando existem relatos de hemoptises, as BQ situam-se dentre os principais diagnósticos, porém, apenas 30% dos pacientes apresentam sangramento. Ao lado da história, exame físico e exames anteriores, o diagnóstico é fundamentado nos exames por imagem.

CULTURA DE ESCARRO

A flora bacteriana isolada é variável e, muitas vezes, não tem relação causal com os sintomas ou com as exacerbações. Em 65% das culturas, há crescimento de flora bacteriana habitual de orofaringe. Os principais microrganismos encontrados na cultura de escarro dos pacientes são *H. influenzae*, *S. viridans* e *S. aureus* e, menos freqüentemente, *P. aeruginosa* e *P. vulgaris*.

EXAMES POR IMAGEM

Radiografia simples de tórax

Nos casos mais leves, a radiografia pode parecer normal, não revelando, à primeira vista, sinais de dilatação brônquica. Entretanto, estudos recentes (Woodring,1994) revelaram que, em quase 100% dos casos, algumas das seguintes alterações são encontradas: dilatação brônquica, perda de volume pulmonar, espessamento da parede brônquica e "sinal do anel" (brônquio com parede espessa e diâmetro aumentado em relação à artéria correspondente). Nos casos mais avançados, a radiografia pode mostrar lesões cavitárias, com ou sem nível líquido, e o pulmão denominado em "favo de mel", que traduz a sobreposição de imagens de grandes dilatações brônquicas às de condensação do parênquima (Fig. 2.75).

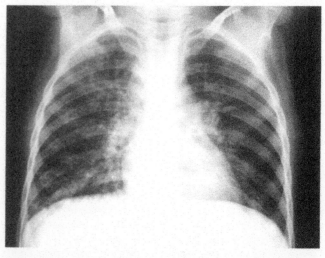

Figura 2.75 – Radiografia de tórax de paciente com BQ em hemitórax direito.

Broncografia

Diante da hipótese de BQ, a broncografia permanece, como o meio de diagnóstico e de estudo mais completo, quando comparada a todos os outros métodos. Com o aprimoramento da técnica e a utilização do broncoscópio flexível, pode-se realizar uma broncoscopia seletiva, sem anestesia geral e injetando-se apenas uma pequena quantidade de contraste (2ml para pré-escolares). Entretanto, como em alguns pacientes pode ser um procedimento de risco (insuficiência respiratória, alergia ao contraste, hiper-responsividade brônquica), sua principal indicação se restringe, atualmente, aos casos que necessitam de uma avaliação criteriosa e uma definição precisa da extensão das lesões.

Após a instilação do contraste, as BQ evidenciam-se como dilatações dos ramos brônquicos com perda da disposição normal da árvore respiratória, cujo calibre diminui progressivamente do hilo para a periferia. A broncografia não deve ser realizada nos três meses seguintes a um processo pneumônico, devido à ectasia brônquica transitória observada nesse período. Em casos duvidosos, pode-se realizar um estudo radioscópico durante a injeção do contraste e demonstrar que, durante a expiração, ocorre diminuição do calibre dos brônquios ectásicos, devido à perda do tônus muscular normal, auxiliando a confirmação do diagnóstico (Fig. 2.76).

Tomografia computadorizada

Tornou-se o melhor método para o diagnóstico de BQ, elucidando os achados da radiografia de tórax. Os achados característicos de BQ são: 1. brônquios dilatados, com diâmetro igual a 1,5 vez o do vaso sangüíneo mais próximo; 2. falta de afilamento do brônquio em direção à periferia; 3. constrições varicosas ao longo das vias aéreas; 4. nível ar-líquido em brônquios dilatados; e 5) cistos em balão, no fim dos brônquios. Os achados não característicos são: consolidação ou infiltração de um lobo com dilatação de vias aéreas, espessamento de paredes brônquicas, rolhas mucosas e redução das marcas vasculares, provavelmente devido à destruição inflamatória das pequenas vias aéreas e vasos.

A sensibilidade e a especificidade da tomografia computadorizada (TC) para o diagnóstico de BQ variam de acordo com a casuística estudada, mas são mais elevadas nos casos de maior gravidade. Assim, Munro (1990) encontrou sensibilidade e especificidade de 84 e 82%, respectivamente, para a TC de cortes finos (3mm) e um valor preditivo positivo de 38% que aumentou para 75% quando considerou somente os quadros moderados e graves. Deve-se considerar, em crianças, que imagens tomográficas devidas a artefatos por movimento podem simular BQ.

Existem estudos demonstrando que o número de vias aéreas anormais encontrado à TC se correlaciona com a gravidade do distúrbio diagnosticado na prova de função pulmonar (Fig. 2.77).

Ressonância magnética

Apesar de identificar com facilidade os brônquios ectásicos e preenchidos por secreção, assim como os processos inflamatórios, deve ser considerada quando o diagnóstico não foi elucidado pela TC e a broncografia está contra-indicada.

Cintilografia pulmonar

O estudo cintilográfico da ventilação e perfusão pulmonar, associado à radiografia simples de tórax, pode ser útil na avaliação dos casos de BQ e apresenta sensibilidade de 89 a 92%. Permite a identificação de áreas bronquiectásicas com perfusão normal e que, geralmente, respondem bem ao tratamento clínico e de áreas nas quais há retardo no clareamento do contraste, indicando uma doença pulmonar obstrutiva crônica que se associa a um prognóstico pior e à persistência de sintomas, inclusive após tratamento cirúrgico.

Após a confirmação do diagnóstico, devem ser procurados as possibilidades etiológicas e os fatores predisponentes, pesquisando-se aspiração de corpo estranho, doenças congênitas, imunodeficiências, fibrose cística, doença tuberculosa e fúngica e síndrome aspirativa.

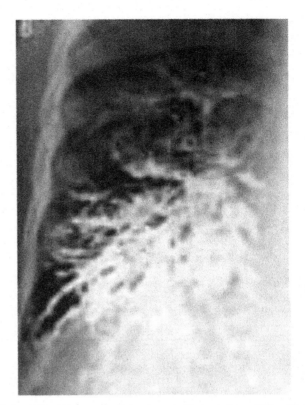

Figura 2.76 – Broncografia realizada no paciente da figura 2.75, evidenciando BQ.

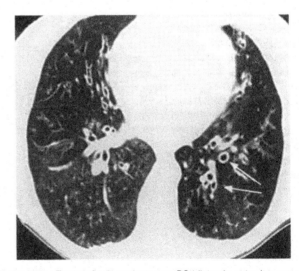

Figura 2.77 – Tomografia de paciente com BQ bilaterais, setas brancas em brônquios dilatados.

TRATAMENTO CLÍNICO

Diante de um paciente com diagnóstico de BQ, em primeiro lugar, deve ser avaliada a possibilidade de serem reversíveis, lembrando a tendência de a árvore brônquica dilatar-se no período imediato após um processo infeccioso e normalizar-se após alguns meses.

O tratamento clínico enfatiza fundamentalmente a remoção das secreções, normalização do estado nutricional e prevenção e tratamento dos processos infecciosos.

A fisioterapia é essencial para a limpeza da árvore brônquica, por meio da percussão torácica e da drenagem postural. A drenagem autogênica (realizada pelo próprio paciente) pode ser ensinada aos que apresentam idade e autonomia para realizá-la. Podem ser empregados também os dispositivos para clareamento das secreções, como a válvula de pressão expiratória e o "flutter".

Agentes mucolíticos devem ser analisados em cada paciente, avaliando-se o benefício dos resultados obtidos. De modo semelhante, o uso de inalações com broncodilatadores deve ser estudado individualmente, pois, apesar de, aparentemente, melhorar o clareamento das secreções, existe a possibilidade de reduzir o tono brônquico e deprimir o reflexo da tosse, agravando a obstrução pelo acúmulo de secreções e aumento de flacidez das paredes brônquicas.

As reagudizações devem sempre ser tratadas com intensificação da limpeza brônquica e antibióticos, se possível, de acordo com a cultura e o antibiograma. A antibioticoterapia contínua, de difícil adesão pelo paciente, deve ser reservada para os casos em que as reagudizações se tornarem muito freqüentes.

TRATAMENTO CIRÚRGICO

O paciente deve receber tratamento clínico adequado e por tempo prolongado, para se determinar com segurança a irreversibilidade do quadro e, se necessário, indicar a ressecção cirúrgica. A maioria dos autores sugere que esse período seja de um a dois anos e, se for possível, aguardar até os 8 anos de idade para indicar uma cirurgia eletiva. Por outro lado, alguns serviços de Pneumologia advogam que a ressecção seja precoce, diminuindo assim a possibilidade de disseminação do processo infeccioso e de limitação da capacidade respiratória, pois, pelo crescimento, ocorre certo grau de regeneração da estrutura pulmonar. Então, o resto do parênquima passa a ocupar praticamente o mesmo volume do pulmão original. Além disso, os resultados pós-operatórios são satisfatórios e tanto melhores quanto mais localizado o processo. O tratamento cirúrgico é contra-indicado nos casos de bronquiectasias difusas ou em que a etiologia seja uma doença sistêmica ou progressiva.

As indicações para o tratamento cirúrgico são:

– bronquiectasias saculares ou fusiformes localizadas, com sintomas importantes;
– falha no tratamento clínico;
– hemoptises repetidas ou intensas;
– história de aspiração de corpo estranho não removido;
– lesões graves e ressecáveis associadas a atraso do desenvolvimento pondo-estatural;
– bronquiectasias com pneumonias recorrentes ou bronquites;
– paciente com bronquiectasias bilaterais ou difusas, porém, com uma parte localizada com comprometimento mais acentuado, cuja remoção pode favorecer o controle clínico das lesões restantes.

As principais complicações pós-operatórias são: atelectasia, fístula, empiema e pneumonia. Antes de 1960, a incidência era de 16% e, em 1974, Stolf descreve 4,6% de complicações não-fatais. Em pacientes pediátricos, Wilson e Decker (1982) relataram uma taxa de 9,8% de complicações.

PROGNÓSTICO

O prognóstico dos pacientes com BQ melhorou acentuadamente devido aos mesmos avanços científicos responsáveis pela diminuição da sua incidência. Embora dependente dos fatores causais, o prognóstico de crianças com BQ, sem doenças de base, é relativamente bom. Os dados mais importantes para uma evolução favorável são: doença localizada, ausência de rinossinusopatia e de sinais de doença pulmonar obstrutiva. Os pacientes geralmente melhoram na puberdade, tornando-se, às vezes, assintomáticos e, então, a maioria se mantém estável. Alguns pacientes podem apresentar maior suscetibilidade a infecções do trato respiratório e episódios de tosse prolongada após infecções virais. Pacientes com doença grave desde o início e os com asma concomitante mostram geralmente persistência de sintomas ou mesmo piora.

Estudos a longo prazo revelam que os pacientes podem manter-se estáveis e até assintomáticos apenas com tratamento clínico. Portanto, apesar de a cura completa das BQ irreversíveis ser obtida apenas com a ressecção cirúrgica, esta pode ser adiada, enquanto a doença se mantiver controlada.

Os exames por imagem e o estudo da função pulmonar são métodos úteis para o seguimento de pacientes tratados clínica ou cirurgicamente. A obstrução de pequenas vias aéreas é freqüente em pacientes cujas lesões bronquiectásicas se iniciaram precocemente na infância, independentemente do tipo de tratamento instituído. A curva expiratória fluxo-volume é um dos métodos mais sensíveis para detectar essa obstrução.

De modo geral, os pacientes com bronquiectasias podem levar uma vida relativamente normal com cuidados médicos e fisioterápicos adequados.

BIBLIOGRAFIA

1. BROWN, M.A. & LEMEN, R.J. – Bronchiectasis. In Chernick & Boat. *Kendig's- Disorders of Respiratory Tract in Children.* 6th ed., Philadelphia, Saunders, 1998, p. 538. 2. MUNRO, N.C. et al. – Comparison of thin section computed tomography with bronchography for identifying bronchiectatic segments in patients with chronic sputum production. *Thorax* **45**:145, 1990. 3. WOODRING, J.H. – Improved plain film criteria for the diagnosis of bronchiectasis. *Kansas Med. Assoc. J.* **92**:8, 1994.

---

6 Infecções Respiratórias por *Mycoplasma Pneumoniae*

LUIZ VICENTE R. FERREIRA DA SILVA FILHO

INTRODUÇÃO

As infecções respiratórias por *Mycoplasma pneumoniae* representam uma das principais causas de doença respiratória aguda em adolescentes e adultos jovens. Desde os estudos de Eaton na década de 1940, quando se identificou um agente filtrável, causador de doença pulmonar em humanos e animais, muito se avançou no conhecimento do *Mycoplasma pneumoniae*, um dos menores organismos vivos não-virais causador de doença em humanos. Conhecido

historicamente como um causador de doença em escolares e adolescentes, atualmente vem sendo identificado também nos quadros de infecção respiratória em crianças na faixa etária pré-escolar. Apesar de, habitualmente, causar quadros leves e benignos, o *M. pneumoniae* pode provocar quadros de evolução arrastada e, às vezes, grave. O microrganismo possui algumas características peculiares importantes, cujo conhecimento é fundamental para orientar o diagnóstico e a terapêutica.

202

MICROBIOLOGIA

O *Mycoplasma pneumoniae* pertence ao gênero *Mycoplasma*, composto também por outras espécies como *M. genitalium*, *M. hominis* e *Ureaplasma urealyticum*, entre outras. São organismos pequenos, pleomórficos, desprovidos de parede celular, outrora conhecidos por PPLO ("pleuropneumonia like organisms"). Apresentam formato filamentoso e possuem um core em uma das extremidades, que aparentemente é um fator de adesão do agente. O *Mycoplasma pneumoniae* cresce em meios acelulares contendo ágar, mas apresenta crescimento lento (8 a 15 dias). O crescimento ocorre em condições aeróbias ou anaeróbias, mas é mais consistente na presença de 5 a 10% de CO_2 e nitrogênio. Pode causar infecção em humanos, roedores, suínos e bovinos.

FISIOPATOLOGIA

As infecções por *Mycoplasma pneumoniae* são adquiridas por via respiratória, por meio da inalação de pequenas partículas em aerossol. Como o microrganismo é móvel e filamentoso, consegue facilmente atravessar a barreira de secreção e encontrar um cílio para adesão, passo fundamental para o início ou estabelecimento da infecção. As células de *Mycoplasma pneumoniae* aderem aos cílios do epitélio respiratório das vias aéreas por meio de uma estrutura especializada (core), uma estrutura protéica com peso molecular de cerca de 190.000 dáltons localizada em uma das extremidades da célula que adere a glicoproteínas ou glicolipídeos da membrana do epitélio respiratório. Após a adesão, o organismo permanece extracelular e libera produtos tóxicos que induzem a ciliostase, lise e descamação celular do epitélio, além de produzir irritação das terminações nervosas das vias aéreas. Esse conjunto de alterações acarreta o aparecimento da tosse irritativa, intensa, característica da doença, com componente secretório variável. A resposta imune caracteriza-se por um infiltrado inflamatório peribrônquico com linfócitos T e B, além de infiltrado luminal de predomínio de polimorfonucleares, que fagocitam organismos opsonizados com IgG e IgA. Um aspecto interessante das infecções por *Mycoplasma pneumoniae* é o estado de anergia que os pacientes costumam apresentar no curso das infecções, especialmente no que se refere às funções do linfócito T, que pode perdurar por algumas semanas. Após a infecção aguda, entretanto, costuma ocorrer aumento dos níveis circulantes de IgG, IgM e IgA, assim como dos níveis de IgA secretora, que confere imunidade local. Infecções recorrentes, entretanto, podem ocorrer e não são raras na faixa etária pediátrica.

EPIDEMIOLOGIA

As infecções por *Mycoplasma pneumoniae* ocorrem em todo o mundo, tanto em áreas urbanas como rurais e nas regiões de clima tropical e temperado. Historicamente, as infecções por *Mycoplasma pneumoniae* são consideradas características da faixa etária pediátrica mais avançada, acometendo escolares e adolescentes (5 a 14 anos). Estudos epidemiológicos mais recentes, entretanto, demonstraram alta prevalência das infecções por *Mycoplasma pneumoniae* na faixa etária dos 3 a 5 anos, o que vem sendo atribuído a um ingresso mais precoce nas creches e escolas, e poderia estar contribuindo para um comportamento mais endêmico das infecções pelo agente. Esse comportamento endêmico ocorre principalmente nas áreas urbanas, com surtos epidêmicos, a cada quatro a sete anos. Um estudo epidemiológico recente realizado nos Estados Unidos envolvendo 260 crianças entre 3 e 12 anos de idade com pneumonias adquiridas na comunidade evidenciou prevalência do *Mycoplasma pneumoniae* em cerca de 15 a 20% delas, com uma quantidade considerável de casos entre os menores de 6 anos de idade.

A transmissão do patógeno faz-se por via inalatória e por contato interpessoal entre contatantes íntimos. O intervalo entre exposição e aparecimento de sintomas é de duas e três semanas e surtos epidêmicos de longa duração são freqüentes em famílias, creches, escolas e quartéis. Durante esses surtos epidêmicos, a proporção de pneumonias causadas por *M. pneumoniae* pode atingir até 50%.

QUADRO CLÍNICO

As infecções por *M. pneumoniae* apresentam evolução lenta, com período de incubação de duas a três semanas e sintomatologia insidiosa. Os sintomas iniciais são de infecção comum das vias aéreas superiores, com coriza, dor de garganta, cefaléia, mal-estar e febre baixa. Otalgia pode estar presente nos casos em que há miringite bolhosa. Erupção cutânea maculopapular ou eritema multiforme também podem ocorrer. A infecção pode limitar-se a esses sintomas ou progredir para o acometimento das vias aéreas inferiores, com aparecimento de tosse paroxística, irritativa, com quantidade crescente de secreção, de aspecto mucóide ou mucopurulento. A tosse pode persistir por semanas ou evoluir com aparecimento de sinais clínicos de pneumonia, como falta de ar e dor torácica. Derrames pleurais podem ocorrer em até 10 a 20% dos casos confirmados e são aparentemente mais comuns em crianças. O exame físico habitualmente mostra sinais de infecção das vias aéreas superiores e a ausculta pulmonar freqüentemente se encontra alterada, com estertores finos e grossos e, às vezes, sibilância discreta.

As manifestações radiológicas mais comuns são os infiltrados localizados característicos de broncopneumonia, freqüentemente associados a pequenas áreas de atelectasia (Fig. 2.78). As infecções por *Mycoplasma pneumoniae*, entretanto, podem causar também infiltrados difusos e bilaterais, adenopatia hilar ou ainda condensações lobares, com ou sem efusões pleurais (geralmente pequenas).

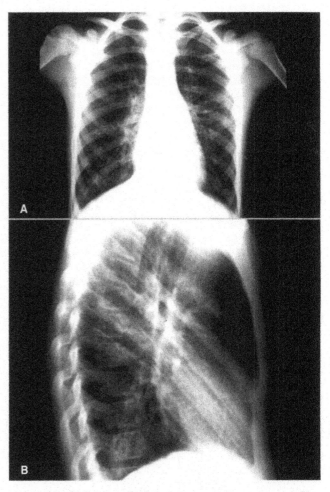

Figura 2.78 – R.B.F., 7 anos de idade, infecção por *M. pneumoniae*: infiltrado intersticial e espessamento de paredes brônquicas.

O hemograma usualmente não mostra leucocitose importante, mas a velocidade de hemossedimentação pode estar aumentada na fase aguda da doença.

Outros sintomas menos freqüentes incluem: artrite, miosite, derrame pericárdico e miocardite, neuropatias periféricas, encefalite e ataxia, anemia hemolítica. Casos de infecção pulmonar grave com evolução para SARA são pouco freqüentes, mas também podem ocorrer.

O Mycoplasma pneumoniae é ainda uma causa importante de síndrome torácica aguda em pacientes com anemia falciforme; nesses casos, costuma causar quadros graves com grande comprometimento do estado geral, febre alta e leucocitose importante, além de derrames pleurais com maior freqüência. Sua prevalência crescente nesses pacientes deve estar relacionada à vacinação contra pneumococos e Haemophilus influenzae, além da profilaxia com penicilina.

DIAGNÓSTICO

CULTURA

O diagnóstico das infecções por Mycoplasma pneumoniae pode ser feito por meio do isolamento do agente, já que ele pode ser isolado a partir de secreção de nasofaringe ou da garganta de indivíduos com pneumonia. O crescimento em meios de cultura acelulares contendo ágar é satisfatório porém lento; o tempo médio para o resultado de uma cultura para Mycoplasma pneumoniae é de duas a três semanas, o que torna esse método pouco útil na prática clínica.

DETECÇÃO DIRETA

Outra possibilidade para o diagnóstico é o emprego de testes de detecção do Mycoplasma pneumoniae que não sejam baseados em cultura. O teste de hibridização direta, que utiliza uma sonda de DNA complementar à seqüência do RNA ribossômico do M. pneumoniae, é um dos exames para a detecção do agente que não depende de cultura. A positividade é maior em escarro que em esfregaços de garganta ou nasofaringe, o que limita sua utilização em crianças. Esse teste oferece a possibilidade de um diagnóstico rápido, mas sua sensibilidade é inferior aos métodos sorológicos. A reação em cadeia de polimerase representa outra alternativa para a detecção do Mycoplasma pneumoniae. Essa técnica, que se baseia na amplificação de fragmentos do DNA do agente em estudo e posterior detecção do produto amplificado, já foi aplicada para a identificação de Mycoplasma pneumoniae utilizando como alvo seqüências do gene ribossômico 16S, do gene de virulência P1 ou do gene do fator de elongamento (EF-1). Teoricamente, a sensibilidade dessa técnica deveria ser próxima de 100%, o que não ocorre devido à presença de inibidores da enzima DNA polimerase nas amostras clínicas. Em estudo recente realizado em um pequeno número de crianças, a PCR foi positiva em 11 de 13 pacientes com infecção confirmada por sorologia. A especificidade do teste, entretanto, foi de 100%. Em suma, são necessários estudos com maior número de pacientes para verificar a real utilidade do teste de PCR no diagnóstico das infecções por Mycoplasma pneumoniae.

SOROLOGIA

Os métodos sorológicos são a forma mais utilizada para o diagnóstico das infecções pelo Mycoplasma pneumoniae. Um dos métodos sorológicos indiretos é a determinação das crioaglutininas, que são auto-anticorpos que aglutinam hemácias a 4°C. As crioaglutininas, entretanto, podem estar presentes em outras situações, como doenças reumatológicas e em algumas infecções virais. Cerca de 50 a 75% dos pacientes com infecção pelo Mycoplasma pneumoniae apresentam positividade para crioaglutininas ($\geq$ 1/32), habitualmente a partir da segunda semana de doença.

Entre os testes sorológicos específicos, a fixação de complemento é o teste mais utilizado para o diagnóstico das infecções por Myco-

plasma pneumoniae. O teste detecta IgG contra um antígeno glicolipídeo do agente, apresentando habitualmente um pico entre a primeira e terceira semana da infecção. É preciso coletar uma segunda amostra de soro duas a três semanas após a primeira amostra para demonstrar soroconversão (aumento do título de anticorpos em pelo menos quatro vezes). Isso ocorre porque o período de incubação longo acarreta freqüentemente níveis significativos de IgG já na primeira amostra; além disso, os níveis de anticorpos podem permanecer elevados por longos períodos após o episódio infeccioso. Os níveis de anticorpos fixadores de complemento em crianças são inferiores aos exibidos pelos adultos, o que é ainda mais evidente nos pacientes com idade inferior a 4 anos. Outro problema em relação a esse exame é a possibilidade de reação cruzada do teste com outros antígenos glicolipídeos de plantas, animais e outros microrganismos, como a Legionella pneumophila. Deve-se ter em mente a possibilidade dessas reações cruzadas ao se interpretar o exame, principalmente com relação à possibilidade de infecção pela Legionella pneumophila.

Outro teste sorológico específico é o ELISA, que habitualmente usa como antígeno-alvo a proteína de superfície P1 de M. pneumoniae. Esse teste parece apresentar maior sensibilidade e especificidade que a fixação de complemento, oferecendo ainda a vantagem adicional de quantificar também os anticorpos IgM anti-M. pneumoniae, de grande utilidade para o diagnóstico mais rápido da infecção. O ELISA deve ser empregado, se disponível, como o método sorológico de escolha para o diagnóstico das infecções pelo M. pneumoniae.

TRATAMENTO

O tratamento das infecções por Mycoplasma pneumoniae, a despeito da opinião contrária de alguns autores, aparentemente reduz de forma significativa a morbidade das infecções pelo agente. Diversos estudos em adultos e crianças, realizados desde a década de 1960, mostram resposta clínica e bacteriológica nos indivíduos tratados. Entretanto, o tratamento das infecções pelo M. pneumoniae ainda é quase que exclusivamente empírico, dadas as dificuldades e a demora no diagnóstico.

As tetraciclinas e os macrolídeos são eficazes contra o M. pneumoniae in vitro (Tabela 2.5). Os estudos clínicos com esses antimicrobianos, entretanto, basearam-se em sua maioria na resposta clínica e no diagnóstico sorológico. A eritromicina e seus derivados representam a principal alternativa terapêutica para o pediatra, já que as tetraciclinas não devem ser utilizadas em crianças com idade inferior a 12 anos e a eritromicina apresenta atividade in vitro bastante superior, cerca de 300 vezes (Tabela 2.5). Os novos macrolídeos representam também excelentes alternativas terapêuticas; a azitromicina (na verdade um azalídeo) mostrou-se eficaz em estudos em adultos, apresentando a vantagem da meia-vida prolongada (68 horas no soro) e meia-vida tecidual de cinco dias, podendo ser utilizada em dose única diária por cinco dias. A claritromicina também apresenta algumas vantagens em relação à eritromicina, entre elas a meia-vida mais longa (pode ser utilizada de 12/12 horas) e menor incidência de efeitos

Tabela 2.5 – Atividades in vitro de antibióticos contra Mycoplasma pneumoniae (modificado de Hammerschlag, 1995).

Droga	Concentração inibitória mínima para Mycoplasma pneumoniae (mcg/ml)
Tetraciclina	0,25
Doxiciclina	0,25
Eritromicina	< 0,002-0,004
Azitromicina	< 0,001-0,004
Claritromicina	$\leq$ 0,004-0,125

colaterais gastrintestinais, mas o custo é muito superior. O tempo de tratamento deve ser de 10 a 14 dias, exceto no caso da azitromicina. As doses preconizadas estão relacionadas na tabela 2.6.

Tabela 2.6 – Doses dos antimicrobianos de escolha para o tratamento das infecções por *Mycoplasma pneumoniae*.

Droga	Dose
Eritromicina	30-50mg/kg/dia, 6/6h
Claritromicina	15mg/kg/dia, 12/12h
Azitromicina	10mg/kg/dia, 1 vez/dia

BIBLIOGRAFIA

1. BROUGHTON, R.A. – Infections due to Mycoplasma pneumoniae in childhood. *Pediatr. Infect. Dis. J.* **5**:71, 1986. 2. FERNALD, G.W.; COLLIER, A.M. & CLYDE, W.A. – Respiratory infections due to Mycoplasma pneumoniae in infants and children. *Pediatrics* **55**:327, 1975. 3. FOY, H.M. et al. – Mycoplasma pneumoniae pneumoniae in na urban area. *JAMA* **214**:1666, 1970. 4. HAMMERSCHLAG, M.R. – Atypical pneumonia in children. *Adv. Pediatr. Infect. Dis.* **10**:1, 1995. 5. HAMMERSCHLAG, M.R. et al. – Role of infection with Chlamydia pneumoniae among children with community-acquired pneumonia in the USA (abstract 1377). 32nd Interscience Conference on Antimicrobial Agents and Chemotherapy, New Orleans, 1993. 6. NAGAYAMA, Y. et al. – Isolation of Mycoplasma pneumoniae from children with lower respiratory tract infections. *J. Infect. Dis.* **157**:911, 1988.

---

7 Laringites, Laringotraqueobronquite e Epiglotite

JOAQUIM CARLOS RODRIGUES
ERICA SANTOS
HANY SIMON JR.

INTRODUÇÃO

Várias doenças respiratórias agudas e outras condições podem causar um quadro de obstrução das vias aéreas superiores, que se caracteriza por graus variáveis de estridor inspiratório, tosse, rouquidão e retrações torácicas. A obstrução aguda das vias aéreas superiores é, portanto, uma condição clínica que exige o reconhecimento precoce da causa que a determinou, uma vez que no diagnóstico diferencial várias doenças podem estar envolvidas e a conduta terapêutica correta deve ser particularizada com o objetivo de evitar o óbito, prevenir seqüelas a curto e a longo prazo e melhorar o prognóstico.

O pediatra deve estar habilitado a reconhecer clinicamente o nível de estabelecimento da obstrução, a gravidade do desconforto respiratório e a necessidade de intervenção imediata para a permeabilização das vias aéreas. As principais doenças que levam à obstrução das vias aéreas superiores são: crupe (laringite, laringotraqueíte e laringotraqueobronquite), laringite espasmódica, epiglotite, aspiração de corpo estranho, angioedema, difteria, tonsilite grave e abscessos tonsiliano e de retrofaringe.

O objetivo inicial imediato é caracterizar o quadro sindrômico de obstrução das vias aéreas superiores. Nessa condição, todos os pacientes manifestam estridor, retrações supra-esternal, intercostais e subdiafragmática, desconforto respiratório e aumento na freqüência cardíaca e respiratória.

Do ponto de vista prático e didático, os processos que determinam a obstrução das vias aéreas superiores podem ser discriminados em duas categorias: 1. os supraglóticos (tonsilite grave, abscesso tonsiliano e de retrofaringe e epiglotite); 2. os subglóticos (crupe, aspiração de corpo estranho, angioedema). O quadro 2.15 é um guia para a caracterização topográfica da obstrução baseada em dados clínicos.

Com relação ao diagnóstico diferencial das várias doenças que determinam obstruções subglóticas e supraglóticas, é importante caracterizar a faixa etária do paciente e o modo de início do desconforto respiratório, tal como esquematizado no quadro 2.16.

Neste capítulo serão abordadas as principais e mais freqüentes doenças que causam obstrução aguda das vias aéreas superiores: laringite, laringotraqueobronquite e epiglotite. O termo crupe é utilizado para designar várias doenças respiratórias agudas que se caracterizam por graus variados de obstrução laríngea, causada por edema subglótico. Nessa condição, estão incluídos a laringite aguda, a laringotraqueíte, o crupe espasmódico, o crupe pseudomembranoso ou traqueíte bacteriana e a laringotraqueobronquite aguda (LTB). O

Quadro 2.15 – Aspectos clínicos dos distúrbios agudos de vias aéreas superiores.

Características clínicas	Supraglóticos	Subglóticos
Estridor	Menos intenso e seco	Seco e intenso
Alteração da voz	Anasalada	Rouca
Disfagia	+	–
Preferência postural	+	–
Tosse ladrante	–	+
Toxemia	+	–
Trismo	No abscesso peritonsilar	–
Edema de face	–	No angioedema

(+) presente, (–) ausente.

crupe espasmódico e a LTB são difíceis de ser distinguidos clinicamente, exceto pelo fato de o crupe espasmódico ter melhora mais rápida, porém a abordagem terapêutica é habitualmente a mesma.

LARINGOTRAQUEOBRONQUITE AGUDA

A laringotraqueobronquite é causa comum de obstrução aguda de vias aéreas superiores na infância, com incidência aproximada de três casos para cada 100 crianças menores de 6 anos de idade. O pico de incidência ocorre ao redor de 2 anos de idade. Cerca de 1,3% das crianças são hospitalizadas.

ETIOLOGIA

Os agentes etiológicos mais comuns são os vírus parainfluenza tipos 1, 2 e 3, seguidos pelos vírus influenza A e B, vírus sincicial respiratório e adenovírus. Outros agentes implicados em menor proporção são *Mycoplasma pneumoniae*, enterovírus e rinovírus.

FISIOPATOLOGIA

A infecção viral causa inflamação da nasofaringe e, subseqüentemente, ocorre envolvimento de toda a via respiratória. O edema de laringe e traquéia determina os sinais clínicos clássicos: estridor, rouquidão e tosse ladrante. O achado anatomopatológico mais comum é o edema de mucosa que envolve a região subglótica e que causa obstrução na cartilagem cricóide. O edema associado à hipervisco-

Quadro 2.16 – Caracterização dos distúrbios que levam à obstrução das vias aéreas superiores de acordo com a faixa etária e o modo de início do desconforto respiratório.

Doenças	Faixa etária	Modo de início do desconforto respiratório
Epiglotite	2 a 7 anos	Início súbito de elevação de temperatura com progressão rápida do desconforto respiratório
Crupe	3 meses a 3 anos	Início súbito de estridor intenso, geralmente de aparecimento noturno e tosse ladrante após IVAS
Aspiração de corpo estranho	1 a 4 anos	Episódio súbito de sufocação durante a ingestão de pequenos alimentos ou a colocação de pequenos objetos na boca, seguido de dispnéia imediata ou após um período de latência silencioso de poucas horas
Edema angioneurótico	Idade escolar e acima	Início súbito após contato com substâncias alergênicas: alimentos, picadas de insetos, medicamentos etc.
Abscesso de retrofaringe	Geralmente 3 anos de idade	Elevação súbita de temperatura, toxemia e dispnéia após IVAS ou faringite
Abscesso tonsiliano	Geralmente após 10 anos	Elevação súbita de temperatura, toxemia e dispnéia após dor de garganta unilateral seguida de tonsilite aguda
Tonsilite grave	Pré-escolar e escolar	Desconforto respiratório gradual
Difteria	2 a 6 anos (não vacinados com a tríplice)	Início súbito do desconforto respiratório, toxemia intensa e progressiva, adenomegalia cervical e visualização da membrana diftérica

Quadro 2.17 – Escore para avaliação da gravidade do crupe.

Sinais	Critérios	Valor
Estridor inspiratório	Ausente	0
	Repouso com estetoscópio	1
	Repouso sem estetoscópio	2
Retrações	Ausentes	0
	Leves	1
	Moderadas	2
	Graves	3
Entrada de ar	Normal	0
	Reduzida	1
	Muito reduzida	2
Oximetria	$\geq$ 95% em ar ambiente	0
	$\geq$ 95% em FiO_2 de 40%	4
	< 95% em FiO_2 de 40%	5
Nível de consciência	Normal	0
	Alterado	5

Classificação da gravidade
Leve: escore < 4.
Moderado: 4 -7.
Grave > 7.

sidade e à hipersecreção traqueobrônquica resulta em estreitamento significativo da via aérea. Estima-se que, em lactentes, cada 1mm de edema produza 50% de redução no diâmetro interno da traquéia.

QUADRO CLÍNICO

A transmissão do agente ocorre por contato direto e exposição às secreções da nasofaringe. Após exposição, o período de incubação varia de dois a seis dias. A duração da doença varia de três a sete dias. A criança com LTB tem história típica de infecção de vias aéreas superiores por um a três dias, caracterizada por coriza e obstrução nasal, seguida de rouquidão e tosse ladrante. Os pacientes raramente estão toxemiados e a febre pode ou não estar presente. Ao exame físico, observam-se taquipnéia, retrações torácicas, cornagem, estridor inspiratório (que nos casos mais graves pode ser ouvido a distância) e tosse ladrante. À semiologia pulmonar, podem-se auscultar sibilos, estertores e fase expiratória prolongada.

DIAGNÓSTICO

O diagnóstico é eminentemente clínico. Se houver dúvida, o exame radiológico pode auxiliar no diagnóstico. A radiografia em posição póstero-anterior e lateral do pescoço mostra estreitamento simétrico subglótico (sinal da "torre de igreja" ou "ponta de lápis"). A hipoxemia ocorre nos casos moderados e graves, em decorrência de alterações na relação ventilação-perfusão, podendo ser detectada por oximetria de pulso.

TRATAMENTO

Na abordagem inicial da criança com LTB, é muito importante a caracterização da gravidade da doença por meio de critérios clínicos (Quadro 2.17). Após essa avaliação, sugere-se a seguinte seqüência de procedimentos terapêuticos:

• Umidificação das vias aéreas por meio da nebulização com soro fisiológico. Essa medida visa fluidificar as secreções das vias aéreas superiores tornando-as menos espessas e facilitar sua eliminação pela tosse, porém não tem efeito no edema subglótico. Durante o atendimento, a criança deve permanecer em posição confortável, com monitorização, quando possível, da saturação de O_2 por oximetria de pulso. As crianças não-toxemiadas, hidratadas, capazes de ingerir líquidos, com estridor leve e ausência de sinais de insuficiência respiratória podem, após a nebulização, dar continuidade ao tratamento no domicílio.

• Se existir piora ou manutenção da taquipnéia, aumento do trabalho respiratório com retrações torácicas e estridor ou se houver necessidade de oxigenoterapia (saturometria $\leq$ 92%), o tratamento deverá ser mais ostensivo. As crianças nessa condição, com crupe moderado ou grave, devem ser tratadas com adrenalina por via inalatória.

• A adrenalina racêmica contém os isômeros L e D em quantidades iguais, sendo que o isômero L é o componente mais ativo. A adrenalina comum contém apenas o L isômero, sendo tão efetiva quanto a adrenalina racêmica no tratamento do crupe. A adrenalina age promovendo a constrição alfa-adrenérgica na mucosa subglótica e nos capilares da submucosa e ação beta-adrenérgica no músculo liso do trato respiratório inferior. A dose recomendada é de 5ml de adrenalina comum 1:1.000, não diluída. A duração da ação é de aproximadamente 2 horas e os efeitos colaterais são raros. A utilização da adrenalina por via inalatória não altera o curso natural do crupe, porém reduz a necessidade do estabelecimento de uma via aérea artificial. As crianças que recebem esse tipo de terapêutica devem permanecer em observação por 2 a 4 horas antes de serem liberadas para o domicílio.

Em todos os casos moderados e graves devem-se também utilizar corticosteróides. A análise dos estudos controlados demonstrou que a utilização de corticosteróides resolve mais rapidamente o estridor e reduz o número de hospitalizações e o número de casos que requerem entubação endotraqueal e necessitam de ventilação mecânica. A dexametasona é o corticosteróide mais freqüentemente utilizado em crianças com crupe. Sua potência antiinflamatória é 25 vezes maior que a hidrocortisona e sua meia-vida varia de 36 a 72 horas.

A utilização de corticosteróides por via inalatória, como a budesonida na dose de 2mg, mostrou efcácia semelhante à utilização de dexametasona, podendo constituir uma terapêutica promissora.

LARINGITE AGUDA

A laringite é uma infecção respiratória relativamente comum e, tal como na LTB, a maioria dos casos é causada por vírus. A doença inicia-se com quadro de infecção da via aérea superior e posteriormente ocorre tosse ladrante, dor de garganta e estridor. Nos casos mais graves ocorrem retrações torácicas, dispnéia, agitação, cornagem e estridor inspiratório audível a distância. O exame físico, tal como na LTB, mostra sinais de obstrução respiratória alta e dificuldade inspiratória. A laringoscopia direta mostra edema inflamatório das cordas vocais e do tecido subglótico. O tratamento é igual ao descrito para a LTB.

LARINGITE ESTRIDULOSA AGUDA (CRUPE ESPASMÓDICO)

Essa doença acomete crianças na faixa etária dos 3 meses a 3 anos, sendo mais comum nos lactentes. O quadro clínico é semelhante à LTB viral. No entanto, sua etiologia é incerta, questionando-se a causa viral, imunológica ou mesmo psicológica. A dificuldade respiratória é geralmente de início súbito e no período vespertino ou noturno, não havendo pródromos de infecção das vias aéreas superiores. A criança acorda com tosse ladrante, dificuldade respiratória, com inspiração ruidosa, agitada e assustada. O episódio é, geralmente, de curso afebril e de evolução espontânea com regressão dos sintomas em algumas horas e manutenção de tosse e discreta rouquidão nos dias posteriores. Pode haver recorrência das crises no mesmo dia ou por noites consecutivas, porém de menor intensidade. Em alguns casos é possível identificar uma predisposição familiar. O diagnóstico é fundamentalmente clínico, não havendo necessidade de avaliação laboratorial.

O tratamento baseia-se na umidificação das vias aéreas por inalação com soro fisiológico ou vapor d'água do chuveiro, com melhora rápida e acentuada dos sintomas. É comum o relato pelos pais de melhora dos sintomas durante o transporte da criança para o hospital durante o período noturno, pela inalação de ar frio. Nos casos rebeldes à terapêutica inalatória simples, pode-se optar pelo esquema terapêutico proposto para a LTB.

EPIGLOTITE

A epiglotite (ou supraglotite) é uma infecção grave causada pelo *Haemophilus influenzae* tipo b e, mais raramente, pelo estreptococo beta-hemolítico, *Staphylococcus aureus* e *Haemophilus parainfluenzae*. É uma doença menos freqüente que a LTB, sendo que a maioria dos pacientes está na faixa etária dos 2 aos 6 anos de idade. A incidência é maior no inverno e na primavera.

O início é, geralmente, súbito sem pródromo de infecção de vias aéreas superiores, podendo ser precedido por um período de 6 a 12 horas de febre alta, dor de garganta, disfagia e irritabilidade. O paciente tem piora rápida e progressiva, apresentando-se, no atendimento de urgência, febril, intensamente toxemiado e com graus variados de insuficiência respiratória aguda. A criança assume uma postura característica ("posição de fome de ar"), mantendo-se sentada, com posicionamento anteriorizado do tórax, hiperextensão do pescoço, boca aberta e sialorréia. Podem ocorrer estridor inspiratório e rouquidão, resultantes do edema da mucosa supraglótica e seu prolapso para o interior da glote.

Na suspeita diagnóstica de epiglotite, o manejo terapêutico é emergencial. Deve-se evitar a manipulação da orofaringe, a qual pode precipitar a obstrução completa da via aérea ou parada cardiorrespiratória por manobra vagal. A laringoscopia direta somente poderá ser realizada por profissional com habilidade para estabelecer uma via aérea artificial. Pode-se observar epiglote vermelha, inflamada e edemaciada (aspecto de cereja). A permeabilização da via aérea deve ser feita preferencialmente por entubação endotraqueal e, quando essa não for possível, por traqueostomia. A radiografia lateral do pescoço pode evidenciar epiglote aumentada de volume (sinal do polegar).

O paciente deve ser mantido em posição confortável, em ambiente calmo, e, após permeabilização adequada da via aérea, deve-se colher hemocultura cuja positividade para *Haemophilus influenzae* tipo b ocorre em 50 a 75% dos casos. Portanto, a terapêutica antimicrobiana visa atingir esse agente, podendo-se optar pela introdução de cloranfenicol (100mg/kg/dia) ou de uma cefalosporina de terceira geração por 7 a 10 dias. Se o agente for sensível à ampicilina, esta poderá substituir o cloranfenicol na dose de 200mg/kg/dia. A extubação deve ser realizada após melhora do edema da epiglote, o que ocorre 24 a 72 horas após o início da terapêutica adequada.

Os contatantes domiciliares menores de 5 anos devem ser tratados profilaticamente com rifampicina, na dose de 20mg/kg/dia em dose única diária por quatro dias.

BIBLIOGRAFIA

1. BANK, D.E. & KRUG, S.E. – New approaches to upper airway disease. *Emerg. Med. Clin. North Am.*, **113**:473, 1995. 2. CRESSMAN, W.R. & MYER, C.R. – Diagnosis and management of croup and epiglottitis. *Pediatr. Clin. North Am.* **41**:265, 1994.

---

8 Pneumonias Bacterianas

JOSÉ CARLOS FERNANDES
IRACEMA C.O.F. FERNANDES
BERNARDO EJZENBERG

As pneumonias são quadros infecciosos do trato respiratório inferior, geralmente agudos, que comprometem os alvéolos, os bronquíolos e o espaço intersticial. As pneumonias agudas são responsáveis por aproximadamente 1% de todas as doenças respiratórias na faixa etária pediátrica, apresentando maior incidência nos meses do outono e inverno. A freqüência do quadro varia de acordo com o grupo estudado. São fatores importantes de risco: estado imunitário dos pacientes (idade reduzida, desnutrição), baixo padrão socioeconômico, prévio contato interpessoal (freqüência a creches e escolas) e condição do ar respirado, como poluição ambiental e intradomiciliar (bolor, cigarro e insolação). São também fatores de risco significativos a exposição ao fumo (pais fumantes), prematuridade, aleitamento artificial, residência urbana, hospitalização prévia, uso de imunossupressor ou doença imunossupressora, defeito anatômico congênito (via aérea, sistema nervoso central, coração), aspiração de corpo estranho, fibrose cística e doenças crônicas.

Nos países desenvolvidos estima-se que, anualmente, 2 a 3% das crianças com idade inferior a 1 ano apresentem pneumonia. Dessas, 25% são hospitalizadas com mortalidade entre 1 e 10%; na adolescência a incidência anual diminui para 0,2%. No Brasil, as pneumonias constituem a terceira causa de mortalidade infantil.

As infecções bacterianas originam de 10 a 70% das infecções pulmonares, dependendo da população estudada. Em populações de baixo nível socioeconômico que apresentam freqüentes e extensas pneumonias, os índices de infecções bacterianas são os mais elevados. Ao contrário, populações desenvolvidas, com imunização adequada, que apresentam pneumonias em menor freqüência e gravidade, têm as menores taxas de infecções bacterianas. No Brasil, verifica-se a redução das pneumonias bacterianas em relação aos quadros virais, em consonância com o desenvolvimento do país.

FISIOPATOLOGIA
MECANISMOS DE DEFESA DA VIA AÉREA
As vias aéreas apresentam-se normalmente estéreis no espaço que vai desde a região sublaríngea até o alvéolo pulmonar. Em circunstâncias normais, os pulmões são protegidos de infecções bacterianas por mecanismos que incluem:

– Filtração de partículas nas narinas.
– Prevenção de aspiração pelo reflexo da epiglote.
– Expulsão de material aspirado pelo reflexo da tosse.
– Adesão e expulsão de bactérias pelo muco secretado e pelas células ciliadas.
– Fagocitose de bactérias pelos macrófagos e pelos neutrófilos alveolares.
– Neutralização de bactérias por substâncias locais imunes (complemento, antiproteases, lisozima e fibronectina).
– Presença de imunoglobulinas A e G que facilitam a opsonização e a fagocitose por meio do sistema imune (principalmente de Streptococcus pneumoniae e Haemophilus influenzae).
– Transporte de partículas do pulmão por drenagem linfática.

As alterações adquiridas ou congênitas do sistema de defesa são fundamentais para a ocorrência de pneumonias bacterianas. A infecção pulmonar pode ocorrer quando um ou mais desses mecanismos estão alterados ou são superados pela virulência e pela carga bacteriana. As infecções virais de vias aéreas têm papel importante nas alterações dos mecanismos de defesa pulmonar. Na maior parte das pneumonias bacterianas esse é o mecanismo fisiopatológico envolvido. Concomitante ou posteriormente a uma infecção viral das vias aéreas ocorre:

– Aumento da quantidade de secreção, possibilitando a multiplicação de bactérias na via aérea inferior.
– Diminuição da atividade ciliar com redução do transporte de bactérias.
– Alteração na produção de anticorpos locais e na atividade bactericida dos macrófagos alveolares.

Esse mecanismo fisiopatológico permite que algumas bactérias presentes nas vias aéreas superiores atinjam o alvéolo pulmonar. Por sua vez, a flora da orofaringe é variada, dependendo de vários fatores como uso prévio de antibiótico, faixa etária e hospitalização. De modo geral, o S. pneumoniae e o H. influenzae são os patógenos potencialmente mais significativos, porém, o S. aureus e as enterobactérias podem ser predominantes em situações específicas. Constituem esta última condição a antibioticoterapia, a hospitalização prolongada e o uso de imunossupressor.

Em algumas outras situações clínicas, os agentes infecciosos bacterianos atingem o pulmão por via hematogênica, a partir da pele, tubo digestivo e via urinária ou, excepcionalmente, a partir de endocardite das câmaras direitas ou de tromboflebites sépticas. Nesses casos predominam as bactérias dos focos originais, preferencialmente enterobactérias e S. aureus.

Um terceiro mecanismo fisiopatogênico, raro, é a aquisição de pneumonia por contigüidade, a partir de infecções parietais torácicas, ou de infecções intra-abdominais. As primeiras são geralmente causadas pelo S. aureus e as últimas por enterobactérias e bactérias anaeróbias.

ETIOLOGIA

Os estudos epidemiológicos indicam o Streptococcus pneumoniae e o Haemophilus influenzae como responsáveis pela maior parte dos quadros de pneumonia bacteriana. Constituem exceções os recém-nascidos e os pacientes com imunodeficiências sistêmica ou pulmonar (S. aureus e enterobactérias). Os principais agentes bacterianos, correlacionados com a etiologia das pneumonias de acordo com a faixa etária, estão apresentados no quadro 2.18.

Em algumas situações clínicas particulares, os principais agentes bacterianos associados à pneumonia podem sofrer alterações. Várias dessas situações estão descritas no quadro 2.19. Veja também em fisiopatologia.

Quadro 2.18 – Relação dos principais agentes bacterianos de pneumonia por faixa etária e sugestões para antibioticoterapia inicial.

Idade	Bactéria	Tratamento
Recém-nascidos	Estreptococo do grupo B Staphylococcus aureus Bacilos entéricos gram-negativos	Penicilina cristalina Oxacilina Aminoglicosídeos
1 a 5 anos	Streptococcus pneumoniae Haemophilus influenzae Staphylococcus aureus	Penicilina cristalina Ampicilina*/amoxicilina Oxacilina
5 a 10 anos	Streptococcus pneumoniae	Penicilina cristalina
Maior que 10 anos	Streptococcus pneumoniae Mycoplasma Chlamydia pneumoniae Legionella	Penicilina cristalina Eritromicina Eritromicina Eritromicina

* Considerar a possibilidade de resistência – utilizar cefuroxima ou amoxicilina/clavulanato.

Quadro 2.19 – Relação de situações clínicas particulares e agentes bacterianos de pneumonia envolvidos, assim como sugestão para antibioticoterapia inicial.

Situação clínica	Bactéria	Terapêutica
Pneumonia aspirativa	Bacilos entéricos gram-negativos ou anaeróbios ou Staphylococcus aureus	Aminoglicosídeos + penicilina cristalina ou oxacilina
Pneumonia intra-hospitalar	Bacilos gram-negativos ou Staphylococcus aureus	Aminoglicosídeos + oxacilina
Fibrose cística	Pseudomonas aeruginosa Staphylococcus aureus	Ceftazidima + aminoglicosídeos Oxacilina
Hipogamaglobulinemia	Streptococcus pneumoniae Haemophilus influenzae	Penicilina cristalina Cloranfenicol
Leucopenia ou disfunção dos glóbulos brancos	Streptococcus pneumoniae Staphylococcus aureus Bacilos gram-negativos	Penicilina cristalina Oxacilina Aminoglicosídeos

QUADRO CLÍNICO/DIAGNÓSTICO CLÍNICO

Os sinais e os sintomas da pneumonia bacteriana são dependentes de fatores como idade, estado imunológico do paciente, microrganismo responsável pela infecção e gravidade da doença. As manifestações clínicas são variadas, especialmente em recém-nascidos e imunodeficientes.

Os sinais e os sintomas de pneumonia podem ser classificados como gerais ou não-específicos, pulmonares, pleurais e extrapulmonares. As manifestações clínicas inespecíficas são determinadas pelo agente infeccioso e incluem: febre, calafrios, cefaléia, irritabilidade ou letargia e queixas gastrintestinais (vômitos, diarréia, distensão e dor abdominal).

Os sinais pulmonares são mais elucidativos para o diagnóstico de pneumonia, mas eventualmente podem não estar presentes ou também surgirem com outras doenças. Batimento de asas de nariz, taquipnéia, dispnéia e apnéia, utilização de musculatura acessória intercostal e abdominal são os sinais proeminentes.

A tosse pode estar ausente em lactentes, mas é comum em crianças maiores; pode inicialmente ser seca mas na evolução torna-se produtiva com secreção esbranquiçada, purulenta ou sanguinolenta. A freqüência respiratória pode ser utilizada como parâmetro para sugerir o diagnóstico e definir a gravidade. Em lactentes com idade inferior a 1 ano, a freqüência respiratória superior a 50 incursões por minuto é sugestiva do diagnóstico de pneumonia, acima dessa idade, 40 incursões por minuto.

Os sons pulmonares podem estar aumentados pela presença de secreção pulmonar. Diminuição ou ausência de sons pulmonares pode sugerir derrame pleural. A presença de estertores crepitantes caracteriza pneumonia em crianças maiores, mas pode estar ausente em lactentes.

Sinais pleurais como dor torácica no local da inflamação ou irradiada para o pescoço ou abdome, limitação dos movimentos torácicos durante a inspiração e respiração entrecortada estão presentes nos casos de derrame pleural, variando a intensidade das manifestações de acordo com a intensidade do derrame.

Infecções extrapulmonares estão associadas a determinados agentes, como: abscessos de pele ou outros tecidos (*S. aureus*), otite média, sinusite e conjuntivite (*S. pneumoniae* ou *H. influenzae*), epiglotite e meningite (*H. influenzae*), rinofaringite ou conjuntivite em lactentes afebris (*Chlamydia trachomatis*), exantema, hemólise e distúrbios neurológicos (*Mycoplasma pneumoniae*), exantema petequial e artrite (*Neisseria meningitidis*) e petéquias no palato (*Streptococcus pyogenes*).

É interessante lembrar que em lactentes jovens os sinais podem estar ausentes ou que o exame pode ser dificultado pela falta de cooperação, pelo fato de o tórax apresentar diâmetro diminuído e pela alta transmissibilidade de ruídos da via aérea superior.

Nesse aspecto clínico, as pneumonias bacterianas agudas apresentam-se na forma de quadro broncopneumônico ou pneumônico. A broncopneumonia é mais comum em pacientes com capacidade imunitária reduzida: recém-nascidos, pequenos lactentes, pneumopatas e nas infecções de origem hematogênica. O quadro geralmente ocorre na vigência de infecção viral das vias aéreas superiores, tornando o diagnóstico clínico geralmente mais difícil. A dispnéia/taquipnéia é aspecto a ser observado, além da febre e tosse (eventuais), sendo a ausculta pulmonar por vezes indistinguível das inflamações brônquicas gerais. A imagem radiológica pode ter várias apresentações, não respeita a segmentação pulmonar, pode ser única ou múltipla, uni ou bilateral e tem limites irregulares. A trama vasobrônquica está aumentada.

As pneumonias lobares ou segmentares são mais freqüentes em escolares e adolescentes, podendo apresentar-se a partir dos 6 meses de idade. Comprometem homogeneamente um ou mais lobos ou segmentos pulmonares. É comum seu aparecimento após uma infecção de vias aéreas superiores. Os sinais clínicos gerais são exuberantes, a ausculta pulmonar é elucidativa, com diminuição local da ausculta, ocorrendo, por vezes, estertores no local comprometido e broncofonia. Ao exame radiológico, existe a delimitação nítida das cisuras interlobares com comprometimento de lobos ou segmentos.

DIAGNÓSTICO RADIOLÓGICO

O diagnóstico de pneumonia pode ser feito geralmente a partir da história e do exame físico, porém a radiografia de tórax na posição de frente (póstero-anterior) e perfil deve sempre ser realizada. Ela é útil para definir o diagnóstico, sendo que eventualmente casos de pneumonia podem apresentar radiografia de tórax normal no início do processo e a repetição do exame um ou dois dias após poderá mostrar alterações.

O exame radiográfico permite:

Avaliar a extensão do acometimento pulmonar – quadros extensos, bilaterais, multifocais sugerem gravidade e necessidade de internação hospitalar com utilização de medicação intravenosa.

Sugerir a etiologia do processo – a presença de pneumatocele e/ou abscesso indica *S. aureus*, quadro pseudotumoral está associado à *Klebsiella* sp.

Diagnosticar outras doenças – corpo estranho, atelectasia, bronquite infecciosa, asma, mucoviscidose.

Verificar a presença de complicações que demandem terapêutica específica – derrame pleural, atelectasia, abscesso, pneumatocele, pneumotórax.

Na evolução, após três a quatro semanas, 80% dos casos apresentam radiografia de tórax normal e o restante permanecerá alterado por até três a quatro meses. As radiografias não devem ser repetidas freqüentemente durante o período de tratamento, exceto quando do ocorrerem mudanças clínicas.

DIAGNÓSTICO LABORATORIAL

A pesquisa laboratorial é dirigida para a investigação etiológica e realizada apenas em poucos casos, particularmente nos complicados e internados. Os exames laboratoriais oferecem pequena ajuda na condução da doença.

O hemograma completo é de pequena valia mesmo para diferenciar quadros virais e bacterianos. Leucocitose com neutrofilia e desvio à esquerda podem aparecer tanto em processos bacterianos quanto nos de etiologia viral, apesar de mais freqüentes nos primeiros. Anemia e plaquetopenia podem estar presentes. A velocidade de hemossedimentação e a proteína C reativa podem ser usadas durante o tratamento das pneumonias bacterianas com a função de seguimento e resolução da doença, como também para ajudar a distinguir exacerbações agudas em pacientes crônicos.

A detecção de bactéria no pulmão é considerada evidência de pneumonia bacteriana. A dificuldade está em obter amostras não contaminadas pela flora da via aérea superior, assim com não realizar exames invasivos em crianças com pequenas pneumonias. Dessa forma, a maior parte dos quadros é tratada ambulatorialmente, sem a realização de exames subsidiários.

HEMOCULTURA

A hemocultura para bactérias aeróbias, colhidas pela técnica asséptica, é positiva em apenas 10 a 20% dos pacientes com pneumonia bacteriana e o resultado tarda 24 a 72 horas, não estando disponível no início do tratamento. Por essas razões, não é utilizada em pneumonias simples, mas está indicada no início do tratamento dos casos internados. Alguns agentes específicos originam porcentagens diferentes de positividade nas hemoculturas, como o *H. influenzae* (até 70%).

PESQUISA NO MATERIAL DO TRATO RESPIRATÓRIO

Bacterioscopia do escarro

Pode evidenciar o predomínio de germes gram-positivos e gram-negativos, mas necessita de confirmação por meio de outros exames mais específicos, pois apresenta alto grau de contaminação e tem utilização restrita (escolares e adolescentes), principalmente na pesquisa de tuberculose.

Material da orofaringe, nasofaringe ou traquéia

Há somente 10 a 20% de correspondência entre a flora predominante na via aérea superior ou na traquéia e a causadora da pneumonia bacteriana concomitante. A presença de bactérias potencialmente patogênicas na via aérea superior é freqüente em crianças: 30 a 70% da população sadia é portadora de *S. pneumoniae*, 20 a 70% alberga *S. aureus*, 60 a 90% tem *H. influenzae* não b e 3 a 7% *H. influenzae* tipo b. Isso coloca a cultura de via aérea superior e traquéia como exames não totalmente recomendados. Entretanto, o isolamento da mesma bactéria em grande número de colônias na secreção de vias aéreas superiores e no material traqueal pode sugerir, mas não confirmar, o diagnóstico.

ESTUDO DO LÍQUIDO PLEURAL

A suspeita radiológica da existência de derrame pleural deve geralmente indicar a punção e aspiração desse material, procedimento esse diagnóstico e terapêutico. A pesquisa etiológica nos casos potencialmente graves independe das manifestações clínicas ou do tamanho do derrame pleural. O aspecto macroscópico do líquido, principalmente quando purulento, indica o diagnóstico de pneumonia bacteriana e orienta a conduta terapêutica para a drenagem pleural (exceto nos derrames com volume muito reduzido).

A bacterioscopia do líquido pleural pelo método de Gram é de fácil e rápida execução, tendo grande valia na orientação terapêutica inicial. A cultura do material pleural em meio adequado apresenta 50 a 60% de resultados positivos, permitindo uma adequação do tratamento antimicrobiano, sendo método diagnóstico dos mais eficientes. A duração das culturas (dois a três dias) constitui aspecto desfavorável.

Além de submeter o líquido pleural aos exames habituais de Gram e cultura, devem ser realizados outros testes cujos resultados podem sugerir etiologia bacteriana: dosagem de proteínas (maior que 3g/dl), glicose (menor que 40mg/dl), desidrogenase láctica (maior que 1.000 UI/l) e pH menor que 7,2.

DETECÇÃO DE ANTÍGENOS BACTERIANOS

Líquidos orgânicos como urina, sangue, líquido pleural, líquido cefalorraquidiano e lavados respiratórios podem ser testados para a presença de antígenos bacterianos por meio de técnicas como contraimunoeletroforese (CIE), aglutinação pelo látex e ELISA ("enzyme linked immunosorbent assay"), fornecendo diagnósticos rápidos (minutos a horas).

A CIE é utilizada para a identificação de vários agentes bacterianos (*S. pneumoniae*, *H. influenzae* tipo b, *S. aureus*, *N. meningitidis*, *Streptococcus* sp. do grupo B, *K. pneumoniae* e *P. aeruginosa*). O processo consiste em colocar em contato o material a ser testado obtido do paciente com um antígeno bacteriano específico, submetido a uma corrente de eletroforese. Quando há reação antígeno/anticorpo formam-se linhas de precipitação, demonstrando indiretamente a presença de material antagênico do agente etiológico específico. Esse processo dura aproximadamente 20 a 30 minutos.

O resultado negativo da CIE não exclui a possibilidade de infecção bacteriana, pois os antígenos capsulares podem estar presentes e apresentar-se em concentrações abaixo da capacidade de detecção do anti-soro utilizado. Os antígenos capsulares bacterianos persistem no líquido pleural por um período médio de 10 dias, mesmo na vigência de antibioticoterapia.

Nas pneumonias com bacteriemia comprovada, a pesquisa de antígenos é positiva no sangue em mais de 90% dos casos de infecção por *H. influenzae*, mas somente em 30 a 35% dos casos de *S. pneumoniae*, *N. meningitidis* e *Streptococcus* sp. do grupo B. A especificidade é muito elevada. Portanto, a maior utilidade desse exame diante das culturas de sangue e líquido pleural resulta do menor tempo de realização e de sua maior positividade nas crianças que já estão em uso de antimicrobianos.

A aglutinação pelo látex utiliza partículas uniformes de látex geralmente de 0,8 micra recobertas com anticorpos específicos. Quando essas partículas são colocadas em contato com uma amostra de soro ou líquido pleural ou ainda urina, ocorre aglutinação visível. O exame é efetivo na detecção de antígenos bacterianos de *H. influenzae* tipo b, *S. pneumoniae*, *N. meningitidis* e *Streptococcus* sp. do grupo B.

Também o desenvolvimento de testes baseados na reação em cadeia da polimerase (PCR) é promissor, mas ainda necessita de estudo para utilização clínica. Os métodos de detecção de partículas bacterianas têm limitações quanto à sensibilidade e mesmo especificidade, particularmente quando realizados com material não pertencente ao aparelho respiratório.

EXAMES INVASIVOS

Devido à gravidade ou complexidade de alguns casos, exames invasivos podem ser indicados quando os testes anteriores forem negativos e houver necessidade de identificação etiológica.

A cultura de aspirado traqueal por meio de sonda estéril tem resultado pouco confiável, à semelhança das culturas do material de oro e nasofaringe. Entretanto, a utilização de culturas quantitativas, particularmente quando acompanhadas de exame citológico, pode levar a um aumento da confiabilidade do exame em pacientes graves internados. A punção aspirativa de traquéia, utilizada no passado, não deve mais ser indicada devido às possíveis complicações como hemoptise, formação de hematoma, arritmia cardíaca e morte.

Em algumas pneumonias graves, particularmente em imunodeprimidos, o material broncoalveolar deve ser coletado e analisado. Isso objetiva a detecção de agentes bacterianos e outros: *P. carinii*, fungos, vírus etc. O material broncoalveolar pode ser obtido por meio de lavado com broncoscópio rígido ou com o broncofibroscópio, ambos coletados por endoscopista especializado. A introdução de técnicas um pouco mais simples, como o lavado broncoalveolar sem a utilização do broncoscópio, pode agilizar a obtenção de material broncoalveolar, porém, há necessidade de utilização de sondas especiais, protegidas, para evitar a contaminação na via aérea superior.

O material obtido por lavado brônquico têm uma positividade entre 60 e 70% no isolamento de agentes etiológicos, bacterianos ou não, e como vantagens adicionais o estudo citológico do trato respiratório e a pesquisa de substâncias não-celulares.

A punção pulmonar aspirativa é procedimento de uso muito restrito nas pneumonias agudas. Embora permita o esclarecimento etiológico da maior parte dos casos bacterianos (50 a 70%), não deve ser realizada rotineiramente, mesmo nas pneumonias extensas. Quando o paciente foi submetido à antibioticoterapia, a positividade do exame diminui acentuadamente, o que invalida sua realização. Esse procedimento tem sido substituído nos casos graves pela biopsia pulmonar a céu aberto.

A biopsia pulmonar a céu aberto deve ser considerada nos pacientes com pneumonias graves, internados, não responsivos à antibioticoterapia. Nesses casos, pode-se esclarecer o diagnóstico anatomopatológico (100%) e etiológico (70%), com baixo índice de complicações. Esse exame deve ser cogitado após a tentativa de esclarecimento pelo lavado broncoalveolar.

DIAGNÓSTICO DIFERENCIAL

O diagnóstico diferencial é bastante amplo, abrangendo outras doenças das vias aéreas superior e inferior, e mesmo doenças infecciosas não-respiratórias. Todo quadro com tosse e, principalmente, com febre é suspeito de pneumonia, até que uma propedêutica física adequada e eventualmente radiográfica exclua o diagnóstico. Dessa forma, otites, faringites, sinusites, traqueobronquites freqüentemente se confundem com pneumonias. Também, asmáticos com infecção viral de vias aéreas superiores freqüentemente constituem um difícil diagnóstico diferencial com pneumonia. Doenças pulmonares crônicas, quando acompanhadas de episódio febril de qualquer natureza, podem ser de difícil distinção da pneumonia bacteriana aguda. Esse diferencial ocorre principalmente com a displasia broncopulmonar, mucoviscidose, atelectasia, aspiração de corpo estranho, cisto pulmonar e hérnia diafragmática congênitos, assim como a tuberculose pulmonar, pela sua alta incidência.

A realização cuidadosa da propedêutica torácica e a de radiografias permitem diminuir a dúvida diagnóstica na maioria dos casos agudos. Algumas vezes, a repetição do exame físico e radiográfico com intervalo de um dia também se mostra útil. Nos casos de pneumopatias crônicas, uma história cuidadosa e a comparação das radiografias anteriores e atuais são fundamentais.

As pneumonias bacterianas muitas vezes originam manifestações gastrintestinais exacerbadas similares às de infecção gastrintestinal aguda, apendicite aguda, abscesso subfrênico e hepático. O exame ultra-sonográfico é bastante útil no esclarecimento desses diferenciais. O meningismo, a prostração e as crises convulsivas podem estar presentes nas pneumonias de lobos superiores e nesses casos a realização da punção liquórica torna-se imperativa, diminuindo a dúvida quanto ao acometimento do sistema nervoso central.

PRINCIPAIS PNEUMONIAS BACTERIANAS

STREPTOCOCCUS PNEUMONIAE

O pneumococo é um diplococo gram-positivo com quase uma centena de sorotipos reconhecidos imunologicamente, sendo 80% das infecções pneumocóccicas graves causadas por 12 sorotipos (1, 4, 6, 8, 9, 12, 14, 19, 23, 25, 51 e 56). Em crianças, os tipos 1, 3, 6A, 14, 18C, 19F e 23F são responsáveis por 60 a 70% das infecções pelo *S. pneumoniae.*

Epidemiologia

O pneumococo é o agente bacteriano mais freqüente nas pneumonias, sinusites e otite média aguda em lactentes e crianças maiores. A incidência é maior em lactentes com idade inferior a 2 anos. Existe relação sazonal, com maior incidência no inverno e na primavera. A doença pneumocóccica é mais comum em populações com baixo nível socioeconômico, nefróticos e com anemia falciforme. Pacientes com asplenia, hipoesplenia funcional, cardiopatias e pneumopatias crônicas, doenças malignas ou recebendo drogas imunossupressivas também têm maior risco de desenvolver doença pneumocóccica invasiva, incluindo pneumonias.

Aspectos radiológicos

Broncopneumonia é o aspecto radiológico mais comum, principalmente em lactentes. Consolidação lobar ou segmentar são mais observadas em escolares e adolescentes. O aparecimento de derrame pleural e pneumatoceles não é comum, porém a elevada freqüência de pneumonias pneumocóccicas implica que esse agente seja o mais freqüente causador de derrames pleurais em crianças.

Tratamento

A penicilina é a droga de escolha no tratamento da pneumonia pneumocócica. A resistência parcial à penicilina é freqüente, em torno de 10 a 20% das cepas testadas, mas a resistência absoluta é muito rara. Quando existem culturas positivas para *S. pneumoniae,* o disco teste de antibiograma para oxacilina deve ser utilizado para detectar cepas resistentes à penicilina. Na maioria dos casos, a penicilina procaína (50.000U/kg/dia) aplicada por via intramuscular (IM) em uma ou duas vezes é a escolha adequada. Dosagens superiores (100.000 a 200.000U/kg/dia) podem ser utilizadas eficazmente para o tratamento das cepas parcialmente resistentes. A utilização de penicilina benzatina (IM) ou penicilina V (VO) não é segura e re-

comendável. Em lactentes, a utilização de penicilina intramuscular tem sido preterida devido à dor, optando-se então pela amoxicilina (50mg/kg/dia) em três tomadas diárias. Devido à resistência de parte das cepas de pneumococos (10 a 20%) à eritromicina, essa droga não deve ser utilizada, assim como o sulfametoxazol-trimetoprima. Deve ser indicada a hospitalização de pacientes com quadro clínico de toxemia, desconforto respiratório, abscessos ou empiema. A terapia deve ser por via intravenosa, com penicilina G cristalina (100.000 a 200.000U/kg/dia dividida a cada 4-6 horas). Infecções por *S. pneumoniae* efetivamente resistentes à penicilina devem ser tratadas com cloranfenicol, vancomicina ou ceftriaxona.

Em pacientes alérgicos à penicilina, a lincomicina, a clindamicina ou o cloranfenicol podem ser utilizados. As cefalosporinas podem ter, eventualmente, reação cruzada em pacientes alérgicos à penicilina e não devem ser prescritas.

A antibioticoterapia deve ser mantida por dois ou três dias além do período febril; em um total de 7 a 10 dias de tratamento. Nos casos complicados, devemos utilizá-la por 10 a 14 dias, ou mais, quando existirem locais persistentemente infectados.

Prevenção

Parte das crianças com alto risco de desenvolver infecções pneumocócicas é beneficiada com a utilização de vacina antipneumocócica. Esse grupo abrange os falciformes, os talassêmicos, os pneumopatas e os cardiopatas. Essas vacinas incluem antígenos capsulares dos principais sorotipos causadores (80 a 90%) de doenças invasivas em crianças. Lamentavelmente, a eficácia da vacina só é constatável após os 2 anos de idade, quando as crianças devem recebê-la, administrada por via intramuscular ou subcutânea. A vacina é usualmente bem tolerada, apresentando induração local em um terço dos casos e febre ocasional.

HAEMOPHILUS INFLUENZAE

Bactérias do gênero *Haemophilus* são cocobacilos gram-negativos, que ocorrem em formas encapsuladas e não-encapsuladas. As formas encapsuladas são classificadas conforme o polissacarídeo em 6 tipos (A até F), sendo que o sorotipo B causa a ampla maioria das infecções invasivas, inclusive as pneumonias. As formas não-encapsuladas são raramente causadoras de doença bacteriêmica ou de pneumonia em crianças. Aproximadamente 20 a 30% das cepas produzem betalactamase, o que tem implicação terapêutica.

Epidemiologia

A incidência de pneumonia é maior nas crianças com idade inferior a 5 anos, com pico de incidência entre 4 e 7 meses. Doenças crônicas podem estar associadas com aumento do risco: anemia falciforme, *talassemia major*, deficiências de anticorpos, doenças cardiopulmonares e malignas, principalmente durante quimioterapia. A incidência das infecções invasivas causadas pelo *H. influenzae* tem sofrido redução nos grupos vacinados com esquema precoce (2, 4, 6 e 18 meses). Lamentavelmente, a maior parte da nossa população não é vacinada.

Aspectos radiológicos

Na pneumonia por *H. influenzae* não existem achados radiológicos característicos. Infiltrado segmentar pouco denso envolvendo um único lobo, sem predileção por localização anatômica específica, é o achado mais comum, mas o envolvimento de dois ou mais lobos pode ocorrer. Adenopatia hilar pode estar presente no curso da doença. Derrame pleural, quando presente, é usualmente pequeno. A presença de pneumatoceles pode ocorrer.

Tratamento

Os casos de pequena e moderada extensão podem ter a terapêutica iniciada com amoxacilina, 50mg/kg/dia, dividida em três tomadas diárias. As cepas resistentes à amoxacilina podem ser tratadas com a associação de clavulanato e amoxacilina por (via oral) ou cefalosporinas de segunda geração (cefuroxima 30mg/kg/dia) ou ainda de terceira geração (cefotriaxona 50mg/kg/dia por via IM).

Em casos graves, os pacientes são hospitalizados e pode ser utilizada a combinação de ampicilina e cloranfenicol ou uma cefalosporina de segunda ou terceira geração, todos por via intravenosa. Quando o agente isolado é sensível à ampicilina, esta deve ser mantida (100mg/kg/dia), se o agente for betalactamase positivo, a ampicilina é suspensa e o cloranfenicol é mantido. Quando existem contra-indicações para o uso de cloranfenicol (discrasias sangüíneas, recém-nascidos e hepatotopatas), a cefotriaxona, na dosagem de 50mg/kg/dia, é utilizada.

O tratamento é mantido por 7 a 10 dias nos casos com boa evolução, enquanto nos pacientes complicados mantém-se por 10 a 14 dias.

Prevenção

Imunização para *H. influenzae* tipo b, com vacinas de polissacarídeos capsulares (PRP), existe desde abril de 1985. Reações locais como dor, edema e hiperemia ocorrem em 10 a 12%, e febre em 1%. Convulsão e trombocitopenia raramente têm sido relatadas.

Crianças menores de 4 anos, contatantes de pacientes com infecção por *H. influenzae* tipo b são aproximadamente 500 vezes mais suscetíveis que a população geral para desenvolver infecções por esse agente. A Academia Americana de Pediatria sugere profilaxia com rifampicina para: 1. todas as crianças do domicílio não vacinadas e com menos de 4 anos; 2. funcionários de instituições e outros adultos, quando existir um contato de 4 horas ou mais por dia com doente grave; 3. paciente não tratado com ceftriaxona, após a alta hospitalar, se tiver contato com crianças suscetíveis com idade inferior a 4 anos. A dose de rifampicina é de 20mg/kg, uma vez ao dia, dose máxima de 600mg/dia, por quatro dias, o que resulta em erradicação superior a 90%. Efeitos colaterais como náuseas e diarréia ocorrem em menos de 5% dos indivíduos.

STAPHYLOCOCCUS AUREUS

Bactéria gram-positiva, presente na pele e mucosas, que se caracteriza pela produção de coagulase. Produtos extracelulares dessa bactéria incluem hemolisinas, enterotoxinas, hialuronidase, substâncias leucocitotóxicas, penicilinase e, muitas vezes, outras betalactamases (particularmente nas cepas hospitalares).

Epidemiologia

O *S. aureus* está presente na região anterior da narina em 20 a 30% dos indivíduos normais. A transmissão ocorre pelo contato direto ou pela difusão de partículas pesadas. O desenvolvimento de infecção depende da suscetibilidade do hospedeiro. Condições que reduzem a imunidade e predispõem à infecção incluem: infecções virais, ferimentos, doenças de pele, uso de drogas intravenosas, corticosteróides e diabetes melito.

Aspectos radiológicos

Os aspectos radiológicos no paciente com pneumonia por *S. aureus* variam de acordo com o estágio da doença: durante a fase aguda, a consolidação é o aspecto mais comum, muitas vezes associado com derrame pleural (55%) ou pneumotórax (21%). Caracteristicamente, as mudanças radiológicas são rápidas, evoluindo de alterações mínimas para grandes consolidações, com derrame pleural e/ou pneumotórax em horas. Pneumatoceles (20%) usualmente aparecem durante a fase de convalescença e podem persistir por meses ou mesmo anos, sem maiores repercussões clínicas.

Tratamento

A pneumonia por *S. aureus* é sempre grave e pode ser fulminante. Portanto, se houver suspeita clínica desse agente etiológico o trata-

mento deve ser hospitalar. Hemoculturas e culturas de locais suspeitos (abscessos de pele ou outras lesões) devem ser colhidas e o tratamento iniciado imediatamente.

A terapêutica inicial deve incluir uma droga resistente à ação de penicilinase: oxacilina (200mg/kg/dia, IV, a cada 6 horas), ou cefalotina (100mg/kg/dia, IV, a cada 6 horas) ou clindamicina (10 a 40mg/kg/dia, IV, a cada 6 horas). *S. aureus* resistentes à oxacilina constituem 10% das cepas domiciliares e a maior parte das hospitalares. Nesse caso, a opção é a vancomicina (40 a 60mg/kg/dia, IV, a cada 6 horas). A duração total da terapia é usualmente de 21 dias, podendo ser maior. Após o final do quadro febril (7 a 10 dias), a terapêutica pode ter continuidade com antibioticoterapia por via oral. Nessa circunstância, utilizamos cefalexina (100mg/kg/dia, em quatro tomadas). Durante o tratamento, deve ser realizada a pesquisa de infecções extrapulmonares (coração, osso e rim).

ESTREPTOCOCO DO GRUPO B

Os estreptococos do grupo B são cocos gram-positivos que podem ser subdivididos em cinco sorotipos (Ia, Ib, Ic, II e III). Os sorotipos I e II são usualmente associados com doença pulmonar e o sorotipo III com envolvimento meníngeo.

Epidemiologia

Os estreptococos do grupo B são associados com infecções em todas as idades, entretanto, são mais comuns em lactentes com idade inferior a 3 meses. Os recém-nascidos podem adquirir a bactéria durante a passagem pelo canal de parto ou ainda intra-útero. A freqüência de colonização do canal de parto situa-se entre 25 e 30%. A freqüência de infecção neonatal é de 3 a 4,2 por 1.000 nascidos vivos.

Constituem fatores de risco para infecção pelo estreptococo do grupo B: febre materna durante o trabalho de parto, rotura prolongada de membranas, amnionite, prematuridade e baixo peso ao nascer.

Aspectos clínicos

A infecção neonatal apresenta sinais clínicos nas primeiras 6 a 12 horas de vida: febre, desconforto respiratório, apnéia ou taquipnéia e sinais de hipoxemia. Sem tratamento, o quadro freqüentemente evolui para sepse e entre 12 e 24 horas de vida ocorrem distúrbios perfusionais e do ritmo cardíaco. Persiste o padrão de circulação fetal e ocorre hipertensão pulmonar secundária. Hemorragias pulmonares e intracranianas são eventos terminais comuns.

O diagnóstico diferencial entre pneumonias por estreptococos do grupo B e síndrome do desconforto respiratório é extremamente difícil. A história de complicações obstétricas, colapso cardiovascular nas primeiras 24 horas de vida, leucopenia ou leucocitose com desvio à esquerda podem sugerir infecção.

Diagnóstico

O diagnóstico definitivo da infecção somente ocorre com o isolamento da bactéria. Culturas de sangue e liquor (alterado em um terço dos casos) devem ser obtidas de todos os recém-nascidos com suspeita de pneumonia por estreptococos do grupo B. Culturas positivas de secreção gástrica, cordão umbilical e pregas cutâneas, na vigência de suspeita clínica, sugerem infecção por esse agente. Várias técnicas de detecção de antígenos de estreptococos do grupo B nos fluidos corpóreos podem ajudar no rápido diagnóstico etiológico. Aglutinação pelo látex, contra-imunoeletroforese e ensaios imunoenzimáticos são os principais testes. A aglutinação pelo látex é o mais rápido e simples; sua sensibilidade em urina e liquor é elevada, enquanto a sérica é reduzida (25 a 30%). Resultados falso-positivos são raros (0 a 3%) se for utilizada a urina.

Leucopenia ou leucocitose com desvio à esquerda, elevação na proteína C reativa e na velocidade de hemossedimentação são comuns mas não específicas dessa infecção.

No aspecto radiológico, a consolidação lobar está presente em 40% dos pacientes, enquanto nos restantes o aspecto é de infiltrado reticulonodular difuso com broncograma aéreo indistinguível da síndrome do desconforto respiratório.

Tratamento

Suportes ventilatório e cardiovascular geralmente são necessários. A antibioticoterapia deve incluir ampicilina ou penicilina G. Geralmente o quadro clínico é de sepse sem etiologia reconhecida. Dessa forma, nos quadros suspeitos é associada gentamicina ou amicacina. A utilização inicial de um aminoglicosídeo é indicada porque os organismos gram-negativos fazem parte do diagnóstico diferencial e podem, inclusive, ser concomitantes. A freqüência de morte em infecções pelos estreptococo do grupo B tratados somente com penicilinas é maior, quando comparada com a das crianças que utilizam a associação com aminoglicosídeos. As drogas devem ser mantidas por 10 a 14 dias.

Prognóstico

A mortalidade da pneumonia por estreptococo do grupo B é alta (50 a 60%), mas estudos sugerem que a introdução precoce de antibioticoterapia diminui esses percentuais. Alguns pacientes podem apresentar recaída clínica sete dias ou mais após o final da antibioticoterapia. Essa recidiva provém de cepas que persistem nas mucosas mesmo após a terapêutica com penicilina. A recuperação pulmonar é favorável, mas, nos casos com infecção de sistema nervoso central, podem ocorrer seqüelas.

BACILOS ENTÉRICOS GRAM-NEGATIVOS

As pneumonias por *Pseudomonas aeruginosa*, *Escherichia coli*, *Klebsiella pneumoniae* e *Proteus mirabilis* são raras na população geral, mas vêm adquirindo importância nas infecções intra-hospitalares e nos pacientes imunodeficientes e oncológicos.

Epidemiologia

Os pacientes mais suscetíveis à infecção por gram-negativos são os recém-nascidos e os lactentes jovens, em uso de antibioticoterapia prévia, queimados, recém-operados, portadores de deficiência neurológica, hipo ou agamaglobulinêmicos, e portadores de fibrose cística ou malformação cardiopulmonar. A contaminação pode ocorrer através de materiais hospitalares como cateteres de punção arterial e venosa, sondas de aspiração, equipamentos de inaloterapia e respiração assistida. Processos de aspiração endógena são mais freqüentemente relatados após a mudança de colonização da flora orofaríngea, pelo uso de antibioticoterapia de amplo espectro.

Aspectos radiológicos

O comprometimento é freqüentemente broncopneumônico bilateral, sendo raramente lobar. O derrame pleural assim como a ocorrência de pneumatoceles são infreqüentes. A presença de abscesso pulmonar único ou múltiplo sugere infecção por *Klebsiella pneumoniae*.

Tratamento

A utilização inicial de aminoglicosídeos deve ser considerada para os quadros de orígem domiciliar. Gentamicina (7mg/kg/dia, IV) ou amicacina (20mg/kg/dia, IV) podem ser utilizadas no paciente sempre hospitalizado. Podem também ser utilizadas cefalosporinas de terceira geração por via parenteral.

Drogas mais específicas, como imipenema e ceftazidima, podem ser utilizadas contra *P. aeruginosa*. De modo geral, é importante tentar o isolamento dessas bactérias e adequar o tratamento pelo antibiograma.

TRATAMENTO DAS PNEUMONIAS BACTERIANAS

O tratamento das pneumonias bacterianas didaticamente será dividido em medidas terapêuticas gerais e terapêutica antibiótica.

TERAPÊUTICAS GERAIS

Medidas gerais no tratamento das pneumonias bacterianas devem ser tomadas de acordo com a faixa etária e as manifestações clínicas presentes no momento do exame físico e diagnóstico. Devem ser iniciadas o mais precocemente possível.

Medidas domiciliares

Permeabilidade das vias aéreas superiores

Deve ser feita a desobstrução com a utilização de soro fisiológico morno ou em temperatura ambiente por meio de instilação nasal ou vaporizações sempre que necessária a limpeza local, visto que não existem complicações devido a essas medidas.

Hidratação

É recomendada a administração constante de líquidos por via oral, desde que não estejam ocorrendo vários episódios de vômitos. Isso facilita a fluidificação das secreções, desobstrução das vias aéreas, assim como diminui a possibilidade de desidratação.

Medicamentos

Na presença de febre, a utilização de antitérmicos é recomendada. Isso leva à melhora do estado geral e reduz a perda de água pela transpiração e taquipnéia. Mucolíticos e expectorantes não são indicados.

Manobras físicas

A manutenção do decúbito elevado, mesmo em domicílio, além de facilitar a liberação das vias aéreas superiores também diminui os riscos de aspiração de secreções e vômitos. A mudança de decúbito freqüente e a realização de tapotagem promovem a eliminação das secreções.

Necessidade de hospitalização

A decisão quanto à hospitalização deve sempre ser baseada nas características clínico-radiológicas do caso, idade, provável agente etiológico, tratamento prévio, evolução clínica com piora, doenças de base e estado imunitário do paciente. Por outro lado, existem riscos a serem considerados na hospitalização, como a infecção secundária intra-hospitalar, o agravo psíquico à criança, para a família, e o ônus financeiro. Portanto, alguns critérios de internação podem ser definidos:

– falha terapêutica após utilização de antibioticoterapia adequada: penicilina ou amoxicilina. Se o paciente estiver em boas condições, podem ser tentadas ainda no domicílio amoxicilina-clavulanato ou cefuroxima;
– ocorrência de complicações pulmonares como derrame pleural, pneumotórax, piopneumotórax e abscesso;
– toxemia, piora clínica importante e insuficiência respiratória grave;
– diagnóstico prévio de sarampo, varicela e coqueluche;
– pneumonia de aquisição intra-hospitalar;
– pacientes imunodeprimidos: desnutridos graves, em uso de droga imunossupressora, pacientes oncológicos, com anemia falciforme e síndrome nefrótica.

Medidas hospitalares

Além das medidas gerais citadas anteriormente, podem ser adaptadas algumas outras de acordo com a idade e o estado clínico do paciente.

Jejum

Principalmente em pacientes com desconforto respiratório moderado ou grave. Evita a possibilidade de vômitos e aspiração pulmonar, devendo ser mantido pelo mínimo de tempo possível. A realimentação deverá ocorrer progressivamente em pequenas alíquotas.

213

Hidratação intravenosa

Deve ser feita com as soluções e volumes basais padronizados para a manutenção. De acordo com a gravidade e a persistência do quadro, poderá ser necessária reparação e reposição. A reparação inicial pode ser necessária devido à quantidade de água perdida no ar expirado, perspiração cutânea e eventualmente agravada pela ocorrência de vômitos, diarréia e anorexia. A reposição pode ser necessária nos casos em que esses eventos se mantêm durante a hospitalização.

Outros distúrbios eletrolíticos, hiponatremia por secreção inadequada do hormônio antidiurético e acidose metabólica, podem ocorrer. No primeiro é feita restrição de fluidos, e no segundo, correção de bicarbonato (quando não houver retenção de CO_2).

Oxigenoterapia

O oxigênio umidificado deve sempre ser fornecido na fase aguda da doença ou quando houver agudização de quadro crônico. Deve ser oferecido pelo menor tempo, sendo retirado assim que possível visando diminuir ou evitar os efeitos pela sua toxicidade. O percentual do ar inspirado é determinado pelos níveis oximétricos arteriais, que devem ser monitorizados, objetivando-se manter uma saturação arterial próxima de 95%.

O uso prolongado de oxigênio deve ser evitado principalmente em pacientes recém-nascidos de termo ou prematuros pelo risco de desenvolvimento de fibroplasia retrolenticular ou displasia broncopulmonar. Essas complicações estão associadas ao longo tempo e à elevada concentração do oxigênio administrado.

Utilização de sondas gástricas

A distensão gástrica pode ocorrer tanto pela associação de doença gastrintestinal quanto pela aerofagia intensa que ocorre nas crianças menores. A descompressão gástrica por meio de sondas está indicada nas grandes distensões. Nas crianças com grande taquipnéia, as sondas podem ser colocadas para prevenir os vômitos e a aspiração pulmonar.

Recém-nascidos e lactentes jovens devem ter a sonda instalada pela via oral, devido à maior importância da respiração nasal e ao pequeno calibre das narinas, o que pode ocasionar obstrução e traumatismos. Em crianças maiores, a sonda instalada pela via nasal não leva a comprometimento da respiração e também alivia os sintomas de náuseas desencadeadas pela presença da sonda na via oral.

Sedação

A utilização da sedação deve ser considerada de acordo com a gravidade da insuficiência respiratória. Agitação que comprometa a terapêutica, como ventilação, sondas, inalações e oxigenoterapia, deve ser controlada com hidrato de cloral na dose de 30 a 50mg/kg, repetido até de 6/6 horas.

Em quadros de maior gravidade, com necessidade de ventilação pulmonar mecânica, além do hidrato de cloral, pode-se associar os benzodiazepínicos. A maior preferência é pelo midazolam (0,1 a 0,2mg/kg/dose) e posterior infusão contínua nos pacientes entubados. Essa preferência deve-se ao menor tempo de ação dessa droga, possibilidade de se utilizar um antagonista, a não aumentar a quantidade de secreção pulmonar e ter reduzidos efeitos cardiovasculares.

Outros medicamentos

Outras drogas podem ser utilizadas como coadjuvantes no tratamento, dependendo das doenças associadas, da gravidade e da evolução do quadro clínico.

Quando a pneumonia bacteriana estiver associada a quadros de broncoespasmos, a utilização de broncodilatadores e corticóides pode ser avaliada. Particularmente, o uso de beta-adrenérgicos inalatórios tem sido indicado com resultados limitados. A obstrução brônquica decorrente do quadro infeccioso não responde bem à terapêutica. O uso de corticóides em crianças infectadas é limitado a casos extremos. A progressão da insuficiência respiratória pode cursar com quadro de insuficiência cardíaca congestiva e choque, em que a utilização de drogas inotrópicas, diuréticos e vasodilatadores pode ser necessária.

TERAPÊUTICA ANTIBIÓTICA

A identificação do agente etiológico depende do isolamento por meio de culturas ou da detecção de antígenos em exames rápidos. Como isso somente ocorre em menos de 25% dos casos hospitalizados e em porcentagem ainda muito menor dos pacientes ambulatoriais, a terapêutica antibiótica empírica geralmente é requerida. Os fatores considerados para a escolha da antibioticoterapia inicial estão principalmente relacionados com a faixa etária do paciente, doenças associadas e estado geral.

Recém-nascidos

Os recém-nascidos devem ser considerados imunologicamente comprometidos, portanto o tratamento deve ser rápido e vigoroso. Nessa faixa etária, a ocorrência de infecções por estreptococos do grupo B e bactérias gram-negativas (*E. coli, K. pneumoniae* e *P. aeruginosa*) indicam a necessidade de terapia antimicrobiana inicial ampla. A ampicilina ou penicilina cristalina é prescrita associada a um aminoglicosídeo ou cefalosporina de terceira geração. Nas infecções neonatais tardias, a possibilidade de etiologia por *S. aureus* recomenda a introdução de oxacilina (domiciliar) ou vancomicina (cepa hospitalar).

Lactentes

Pneumonias bacterianas são usualmente causadas por *S. pneumoniae* e *H. influenzae*. Podem ocorrer, mais raramente, infecções por *S. aureus* e *Chlamydia*.

Inicialmente, a penicilina cristalina deve ser prescrita devido à maior incidência de *S. pneumoniae*. Empiricamente, de acordo com a evolução clínica e a ausência de diagnóstico etiológico, a substituição da penicilina pela ampicilina pode ser realizada. A utilização de cloranfenicol ou cefuroxima pode ser necessária na seqüência (objetivando *H. influenzae* resistente). A utilização de cefalosporina de terceira geração é uma opção. A eritromicina (de acordo com a história e a imagem radiológica) é opção também a ser considerada em *Chlamydia*.

Casos suspeitos de infecção estafilocócica devem ser internados e tratados com oxacilina. Nesse grupo, a possibilidade de *H. influenzae* já é reduzida.

Pré-escolares

Não existem alterações específicas em relação à terapêutica do grupo anterior.

Escolares

O *S. pneumoniae* permanece como o agente bacteriano de maior incidência, entretanto, o envolvimento pelo *Mycoplasma* deve ser considerado. Muitos autores preconizam o tratamento inicial com eritromicina, que não abrange todos os pneumococos. Dessa forma, optamos pelo uso preferencial de penicilina.

Situações especiais

Eventualmente, quando a flora bacteriana do paciente está alterada, ou as defesas do hospedeiro estão deprimidas, a seleção de antibióticos será afetada. Essas situações incluem as pneumonias aspirativas (convulsões, paralisia cerebral, retardo mental profundo, miopatias e neuromiopatias, anestesia geral, anomalias esofágicas como fístula traqueoesofágica e acalasia, presença de sonda gástrica) quando a ocorrência de bactérias anaeróbias deve ser considerada, utilizando-se penicilina cristalina ou clindamicina. Outra situações são mostradas no quadro 2.19.

EVOLUÇÃO E COMPLICAÇÕES

As complicações secundárias às pneumonias bacterianas estão relacionadas a menor idade do paciente, diagnóstico tardio, utilização inadequada de antibioticoterapia, agentes etiológicos mais agressivos e estado imunológico.

A mortalidade relacionada a pneumonias não-complicadas é menor que 1%, sendo que a função pulmonar geralmente retorna ao normal. A mortalidade das pneumonias em países em desenvolvimento é maior, podendo aproximar-se de 10%.

As complicações mecânicas como a pneumatocele e o paquipleuris têm evolução lenta e geralmente favorável. A pneumatocele leva de um a quatro meses para desaparecer e o paquipleuris também é reabsorvido após meses de seguimento. Quando houver persistência da sintomatologia, o diagnóstico de bronquiectasia deve ser lembrado apesar da sua raridade.

As complicações relacionadas aos agentes etiológicos referem-se comumente ao *S. aureus*, principalmente em pacientes com idade inferior a 2 anos. Empiema, pneumotórax e abscesso pulmonar são complicações da fase aguda da doença.

A pneumonia por *H. influenzae* geralmente tem um curso benigno, e apenas alguns pacientes podem evoluir com meningite, epiglotite e envolvimento articular. O *S. pneumoniae* tem baixa mortalidade (< 1%) e morbidade, sendo que complicações locais como empiema e abscesso pulmonar são incomuns.

BIBLIOGRAFIA

1. AMBROSE, P.G. et al. – Antibiotic use in the critical care unit. *Crit. Care Clin.* **14**:283, 1998. 2. CUNHA, B.A. – Antibiotic resistence – control strategies. *Crit. Care Clin.* **14**:309, 1998. 3. CUNHA, B.A. – Severe community-acquired pneumonia. *Crit Care Clin.* **14**:105, 1998. 4. LODE, H.M. et al. – Nosocomial pneumonia in the critical care unit. *Critical Care Clin.* **14**:119, 1998. 5. MIDHA, N.K. & STRATTON, C.W. – Laboratory tests in critical care. *Crit. Care Clin.* **14**:15, 1998. 6. NELSON, W.E. et al. – Bacterial pneumonia. In *Nelson Textbook of Pediatrics.* 15th ed., Philadelphia, Saunders, 1996, p. 716.

---

9 Pneumonias Virais

JOAQUIM CARLOS RODRIGUES

Os vírus são agentes importantes de infecção do trato respiratório inferior em crianças, particularmente na faixa etária inferior a 3 anos. As infecções virais são mais graves e mais freqüentes nos lactentes jovens, sendo responsáveis por alta mortalidade nessa faixa etária. A morbimortalidade é maior nos países em desenvolvimento onde predominam diversos fatores de risco como aglomerados urbanos, poluição, infecção bacteriana associada e desnutrição.

ETIOLOGIA

Os principais agentes virais responsáveis por pneumonias agudas em crianças são vírus sincicial respiratório (VSR), parainfluenza, influenza A e B, adenovírus, citomegalovírus e, eventualmente, vírus do sarampo. O rinovírus, o vírus do herpes simples e os enterovírus são agentes incomuns.

O vírus sincicial respiratório é o agente patogênico mais comum em crianças de tenra idade. Cerca de dois terços das crianças estarão infectadas por esse vírus durante o primeiro ano de vida, aproximadamente um terço desenvolve doença do trato respiratório inferior, 2,5% é hospitalizada e a mortalidade é de cerca de 1%.

O quadro 2.20 resume as principais características estruturais e as manifestações clínicas relacionadas aos principais vírus respiratórios que acometem crianças.

PATOGENIA

A transmissão dos vírus respiratórios ocorre por disseminação através de gotículas emitidas pelos indivíduos infectados. Os adultos e as crianças em idade escolar portadores de infecções de vias aéreas superiores também são responsáveis pela contaminação de crianças mais jovens e de familiares suscetíveis.

Após inoculação e implantação na orofaringe, nariz ou olhos, os vírus proliferam e disseminam por contigüidade, atingindo o epitélio do trato respiratório inferior (TRI). A maioria das infecções virais do TRI em crianças desenvolve-se por disseminação direta do trato respiratório superior, havendo pouca importância no papel da viremia, exceto quando a infecção é pelo adenovírus.

Quadro 2.20 – Principais características estruturais e as manifestações clínicas relacionadas aos principais vírus respiratórios que acometem crianças.

Vírus	Família	Ácido nucléico	Número de tipos	Doenças respiratórias
VSR	Paramyxoviridae	RNA	2	IVAS, bronquiolite, pneumonia
Parainfluenza	Paramyxoviridae	RNA	4	IVAS, crupe, bronquiolite, pneumonia
Influenza	Orthoyxoviridae	RNA	2 (muitos subtipos)	IVAS, crupe, pneumonia
Adenovírus	Adenoviridae	DNA	45	IVAS, faringite, pneumonia
Citomegalovírus	Herpesvirus	DNA	1	Pneumonia
Rinovírus	Picornaviridae	RNA	100	IVAS
Coronavírus	Coronaviridae	RNA	4	IVAS
Sarampo	Paramyxoviridae	RNA	1	Sarampo, crupe, pneumonia

IVAS= infecção de vias aéreas superiores; VSR = vírus sincicial respiratório.

Os principais mecanismos imunológicos de defesa contra as infecções virais do TRI são a IgA secretora, os anticorpos séricos e a imunidade celular. A IgA secretora previne a reinfecção por vírus homotípicos durante um mesmo período sazonal, porém não é importante para prevenir infecções com vírus heterotípicos ou proteger contra a disseminação para o TRI. Os anticorpos neutralizantes e os linfócitos T citotóxicos são muito importantes na proteção contra as infecções virais do TRI. A ativação de complemento parece ter algum papel no clareamento dos vírus do TRI.

O VSR e os vírus parainfluenza podem reinfectar o mesmo indivíduo por várias vezes, contudo, a infecção do TRI ocorre geralmente no primeiro contato com o vírus. As reinfecções normalmente ficam limitadas às vias aéreas superiores. Pode ocorrer infecção persistente por VSR e parainfluenza em crianças com doenças crônicas ou em imunodeprimidas. O adenovírus pode permanecer latente por muitos anos e contribuir para o desenvolvimento de doença pulmonar crônica.

MANIFESTAÇÕES CLÍNICAS

As pneumonias virais geralmente são precedidas por sintomas de coriza, tosse, obstrução nasal e febre baixa de duração variável. O início do quadro é geralmente insidioso com acentuação gradual dos sintomas iniciais. É muito comum a concomitância de outros familiares com os mesmos sintomas respiratórios.

Ao exame físico observam-se dispnéia com retrações torácicas e batimento de asa de nariz, taquipnéia, taquicardia, gemência e cianose nos quadros mais graves. A semiologia pulmonar pode ser pobre, mas freqüentemente se observam estertores e sibilos difusos ou localizados. Podem ocorrer desidratação como conseqüência do aumento das perdas insensíveis, dificuldade de ingestão, febre, vômitos e hiperpnéia.

Vários fatores de risco podem estar associados à gravidade da doença: tenra idade, prematuridade, cardiopatia congênita, principalmente aquelas que cursam com hipertensão pulmonar, doença pulmonar crônica (displasia broncopulmonar, fibrose cística, síndrome aspirativa recorrente e hipertensão pulmonar primária), imunodeficiências primárias ou secundárias e anomalias congênitas pulmonares.

DIAGNÓSTICO

A distinção entre pneumonia viral e bacteriana é particularmente difícil, uma vez que não existem dados clínicos, laboratoriais ou radiológicos patognomônicos.

Os achados radiológicos mais comuns nas pneumonias virais são o infiltrado difuso peri-hilar e a hiperinsuflação pulmonar. Podem-se observar focos de consolidação pulmonar de limites imprecisos ou ainda comprometimento lobar ou segmentar. Pode ocorrer derrame pleural parapneumônico, geralmente pequeno. O hemograma é inespecífico e a contagem de leucócitos é variável, geralmente inferior a $20.000/mm^3$.

O diagnóstico etiológico pode ser efetuado por meio de métodos sorológicos ou pela demonstração da presença do agente na secreção de nasofaringe pela cultura, imunofluorescência direta ou indireta e testes imunoenzimáticos (ELISA). Mais recentemente, têm-se empregado as reações em cadeia com polimerase (PCR – "polymerase chain reaction").

Os testes sorológicos permitem apenas um diagnóstico retrospectivo e são poucos sensíveis nos primeiros meses de vida. Geralmente são coletadas duas amostras de sangue: na fase aguda e na de convalescença, valorizando-se como positivo um aumento no título de anticorpos de quatro vezes entre as duas fases.

Admite-se que em um grande número de casos a infecção viral preceda a infecção bacteriana, e que a ação imunodepressora da infecção viral no hospedeiro seja um fator fundamental no desencadeamento de infecção pulmonar bacteriana secundária. Portanto, a conversão sorológica ou a demonstração da presença do vírus na nasofaringe não são suficientes para configurar esses agentes como responsáveis específicos pelo processo pneumônico e não afastam a possibilidade de concomitância com infecção bacteriana.

TRATAMENTO E PREVENÇÃO

Como na prática é muito difícil a diferenciação clínica, radiológica e laboratorial entre pneumonias virais e bacterianas, em todas as crianças portadoras de condensação pneumônica, particularmente nos países em desenvolvimento, deve-se considerar a introdução de antibioticoterapia baseada nos princípios expostos anteriormente (ver capítulo Pneumonias Bacterianas). Quando ocorre a identifi-

cação de um vírus por meio dos métodos laboratoriais disponíveis, não há indicação de terapêutica antiviral específica, uma vez que a evolução da infecção é espontânea na maioria dos casos. As infecções graves, particularmente nos pacientes imunodeprimidos, principalmente as causadas por citomegalovírus, devem receber terapêutica antiviral. Na pneumonite grave causada pelo citomegalovírus recomenda-se a utilização de ganciclovir.

De maneira geral, a terapêutica das pneumonias virais é de suporte com manutenção do equilíbrio hidroeletrolítico, oxigenoterapia, fluidificação das secreções e fisioterapia respiratória. Nos casos mais graves, pode ocorrer a necessidade de ventilação mecânica.

A ribavirina, um análogo da guanosina, foi aprovada para uso nos Estados Unidos em 1985 para a nebulização em crianças com infecção grave pelo VSR. Desde então, numerosos estudos foram realizados com essa droga, porém tiveram resultados muito conflitantes, não sendo possível até o momento concluir sobre sua eficácia clínica. Atualmente, sua utilização se restringe a casos selecionados.

A imunoglobulina intravenosa para o vírus sincicial respiratório (IGIV-VSR) foi aprovada pela "Food and Drug Administration" para utilização na prevenção de infecções graves pelo VSR em recém-nascidos e crianças com menos de 24 meses de idade e com displasia broncopulmonar. A administração mensal de IGIV-VSR durante a prevalência sazonal de VSR mostrou redução significativa da taxa de internação em dois estudos clínicos. No entanto, a IGIV-VSR é bastante onerosa e sua administração por via intravenosa nem sempre é de fácil execução. Sua utilização deverá ser considerada em crianças com displasia broncopulmonar que estão recebendo ou já receberam oxigenoterapia nos últimos seis meses. Récem-nascidos com idades getacionais de 32 semanas ou menos também podem beneficiar-se clinicamente da profilaxia com IGIV-VSR. Os dados existentes indicam que, por razões de segurança, a IGIV-VSR não deverá ser administrada às crianças com cardiopatias congênitas cianóticas.

O progresso nas vacinas anti-VSR tem sido prejudicado pelos graves efeitos secundários que ocorreram em crianças que receberam a vacina com formalina inativada. As novas vacinas que estão sendo avaliadas parecem ser seguras e imunogênicas. Porém, ainda subsistem obstáculos, uma vez que a própria imunidade natural não é duradoura, pois sabe-se que pode ocorrer reinfecções pelo VSR em adultos e crianças.

A amantadina e, um outro análogo, a rimantadina são drogas antivirais aprovadas nos Estados Unidos para o tratamento das infecções por influenza A em crianças e adultos. Elas agem interrompendo o ciclo viral interagindo com a matriz protéica do vírus, especificamente o componente protéico M2. Ambas demonstraram eficácia no tratamento de crianças, reduzindo os sintomas e a duração da infecção pelo vírus da influenza A.

PROGNÓSTICO

As pneumonias virais geralmente têm curso benigno, havendo recuperação completa da lesão pulmonar sem deixar seqüelas. No entanto, alguns pacientes, particularmente os lactentes jovens, podem desenvolver um quadro de hiper-reatividade brônquica caracterizado por crises recorrentes de sibilância. As complicações mais graves, como bronquiectasias, bronquiolite obliterante e síndrome de Swyer-James-MacLeod (pulmão pequeno hiperlucente) são causadas pelos adenovírus.

BIBLIOGRAFIA

1. BOYER, K.M. – Nonbacterial pneumonia. In Feigin, R.D., ed. *Textbook of Pediatric Infectious Diseases.* 4th ed., Philadelphia, Saunders, 1998, p. 260. 2. HENRICKSON, K.L. – Lower respiratory viral infections in immunocompetent children. *Adv. Pediatr. Infect. Dis.* 9:59, 1994. 3. SIMÕES, E.A.F. – Respiratory syncytial virus infection: pathogenesis, treatment and prevention. *Curr. Opin. Infect. Dis.* 10:213, 1997.

10 Pneumonias Atípicas*

BERNARDO EJZENBERG
ROGER SHOJI MIYAKE

As pneumonias atípicas compreendem um grupo de pneumopatias agudas, geralmente de etiologia infecciosa, que não são causadas pelos agentes bacterianos usuais, discutidos em outro capítulo deste livro. Existe uma grande sinonímia para designar esse grupo de pneumonias baseada em suas causas, apresentações clínicas e características histológicas, de forma que denominações como pneumonia viral, pneumonia atípica, pneumonite infantil e pneumonia intersticial são freqüentemente encontradas.

Desde a descrição, no final do século XIX, da influenza e da ornitose como as primeiras pneumonias atípicas, passando pela observação de Gallagher (1934) de 16 adolescentes que apresentavam pneumonias não relacionadas com infecções por estreptococos ou micobactérias, até a descoberta da doença dos legionários e de seu agente etiológico na década de 1970, o número de agentes infecciosos relacionados com as pneumonias atípicas vem aumentando em função do desenvolvimento das técnicas microbiológicas, sobretudo no que diz respeito ao isolamento e à identificação viral e pela sistematização dos estudos epidemiológicos.

De maneira geral, as pneumonias atípicas acometem todas as faixas etárias indistintamente, causando um quadro clínico variado, normalmente insidioso, mas de bom prognóstico. No entanto, podem ser responsáveis por quadros graves, sobretudo entre os recém-nascidos (RN), imunocomprometidos e portadores de doenças crônicas, principalmente pulmonares, cardíacas e neuromusculares.

PNEUMONIAS POR *MYCOPLASMA PNEUMONIAE*, *UREAPLASMA UREALYTICUM* E *CHLAMYDIA* SPP.

A família Mycoplasmataceae é constituída por agentes procariotas, incapazes de constituir parede celular, dos quais três espécies têm relevância patogênica para os seres humanos: *Mycoplasma pneumoniae*, *Mycoplasma hominis* e *Ureaplasma urealyticum*.

MYCOPLASMA PNEUMONIAE

O *Mycoplasma pneumoniae*, denominado até a década de 1960 como PPLO ("*pleuro pneumonia-like organism*"), foi o primeiro agente etiológico identificado como causador de pneumonias atípicas. Esse agente tem sido relatado como responsável por cerca de 5 a 10% das pneumonias em pacientes hospitalizados. Foy e cols., em um estudo epidemiológico com pacientes ambulatoriais, constataram 15% de infecções pelo *Mycoplasma pneumoniae*. A maioria dos casos ocorre em pré-escolares (acima de 4 anos), escolares e adolescentes.

A infecção ocorre por meio da inalação de material infectado, gotículas de saliva ou de secreção nasal, proveniente de um indivíduo com a doença aguda. Tendo em vista a baixa contagiosidade do agente, é necessário um contato próximo entre o indivíduo infectado e a criança suscetível. Dessa forma, são freqüentes os relatos de epidemias em locais fechados e de aglomeração, como, por exemplo, em dormitórios de estudantes, alojamentos militares, passageiros de um mesmo vôo e membros da mesma família.

O período de incubação é de duas a três semanas, após o qual o paciente passa a apresentar os sintomas da infecção que se inicia com cefaléia, mal-estar, febre, dor de garganta, rouquidão e tosse, seguidos de acometimento do trato respiratório inferior. Coriza é pouco freqüente. A intensidade do quadro varia com o tamanho do inóculo e a resistência específica da criança. Ao menos parte do quadro causado pelo *Mycoplasma pneumoniae* parece ter um componente imunológico, mediado por reação antígeno-anticorpo.

A pneumonia é a principal manifestação clínica, sendo incomum em crianças com idade inferior a 2 anos e rara em lactentes menores de 6 meses. A ausculta pulmonar por vezes é pobre, sendo incompatível com a riqueza de achados radiológicos que podem variar desde um infiltrado intersticial até um acometimento lobar, inclusive com derrame pleural. Outros achados incluem otalgia e miringite bolhosa (observada em até 15 a 20% dos pacientes), linfadenopatia cervical, sinusopatia, conjuntivite, exantema cutâneo, dissociação pulso/temperatura e queixas gastrintestinais. As manifestações extrapulmonares podem ser vistas no quadro 2.21 e serão discutidas mais detalhadamente em outro capítulo.

O diagnóstico pode ser realizado por meio do isolamento do agente em cultura. Porém, o *Mycoplasma pneumoniae* tem crescimento lento e a cultura em tecidos celulares é onerosa e de difícil acesso para o uso clínico. As culturas podem ser realizadas em situações específicas, como na investigação de líquido sinovial, derrame pericárdico, liquor e material de biopsia.

A dosagem de crioaglutininas pode ser útil no diagnóstico de infecção pelo *Mycoplasma pneumoniae*. A maioria dos pacientes com infecções por *Mycoplasma pneumoniae* desenvolve crioaglutininas, sobretudo os mais gravemente acometidos, sendo que títulos maiores ou iguais a 1:64 são considerados positivos. Deve ser recordado porém que o exame não é específico e que outras infecções também podem cursar com a presença de crioaglutininas, como as causadas por adenovírus, influenza, vírus sencicial respiratório (VSR), doença de Epstein-Barr (BR), *Legionella pneumophila* e *Chlamydia psitacci*.

A dosagem de anticorpos específicos no sangue por meio da reação de fixação de complemento, imunofluorescência, ensaios imunoenzimáticos ou hemaglutinação indireta tem sido considerada o método de escolha para o diagnóstico da infecção pelo *Mycoplasma pneumoniae*. Os títulos começam a aumentar após uma semana do início do quadro clínico e atingem o pico em três a quatro semanas. A elevação de quatro vezes nos títulos de anticorpos da classe IgG em duas dosagens seriadas é diagnóstica. A constatação de um título elevado de anticorpos na fase de convalescença é altamente sugestiva de infecção recente pelo *Mycoplasma pneumoniae*.

Quadro 2.21 – Manifestações extrapulmonares da infecção pelo *Mycoplasma pneumoniae*.

Hematológico	Anemia hemolítica auto-imune, trombocitopenia e coagulação intravascular disseminada
Gastrintestinal	Gastroenterite, hepatite anictérica, pancreatite
Dermatológico	Exantemas variados, eritema nodoso e multiforme, síndrome de Stevens-Johnson
Musculoesquelético	Artralgias, mialgias e poliartrites
Neurológico	Meningites, meningoencefalites, mielite transversa, neuropatia periférica, ataxia cerebelar
Cardíaco	Pericardite, miocardite, derrame pericárdico e defeitos de condução
Miscelânea	Linfadenopatia, esplenomegalia, glomerulonefrite, febre de origem indeterminada

---

* As pneumonias virais são apresentadas no capítulo anterior.

A droga de escolha para o tratamento da pneumonia pelo *Mycoplasma pneumoniae* é a eritromicina, na dose de 40mg/kg/dia em quatro tomadas, durante 10 a 14 dias. Em adolescentes, uma alternativa é a tetraciclina, na dosagem de 500mg/dose quatro vezes ao dia, durante 14 dias. Os novos macrolídeos (azitromicina, roxitromicina e claritromicina) também podem ser utilizados, com a possível vantagem de menores efeitos colaterais e menor número de doses diárias. Porém, a eficácia dessas novas drogas foi ainda pouco testada em relação à longa experiência com a eritromicina. Não está indicada quimioprofilaxia para os contatantes.

UREAPLASMA UREALYTICUM

O *Ureaplasma urealyticum* distingue-se das outras espécies de micoplasmas pela produção de urease e, conseqüentemente, pela sua capacidade de hidrolisar a uréia. Geralmente é um comensal/patógeno do trato geniturinário de adultos.

Infecções fetais pelo *Ureaplasma urealyticum* parecem originar prematuridade e baixo peso ao nascimento. Braun e cols. (1971) verificaram, em estudo prospectivo, que 28% dos RN com peso inferior a 2.500g ao nascimento apresentavam *Ureaplasma urealyticum* nas vias aéreas, o que ocorreu em apenas 5% dos RN com peso superior a 2.500g. Existem também alguns relatos de pneumonia neonatal grave pela infecção congênita pelo *Ureaplasma urealyticum*. Outro aspecto associado ao papel do *Ureaplasma urealyticum* no período neonatal, sobretudo em RN com baixo peso ao nascimento, foi observado por Wang e cols. (1997), que constataram correlação positiva entre a colonização por *Ureaplasma urealyticum* e o posterior desenvolvimento de doença pulmonar crônica. Cassel e cols. também sugeriram que o *Ureaplasma urealyticum* poderia levar à doença pulmonar crônica, por meio de uma pneumonia neonatal subclínica, e portanto não diagnosticada e não tratada. Adicionalmente, o uso de oxigênio poderia facilitar o desenvolvimento de doença pulmonar crônica. Sob essa hipótese, vem sendo discutido o uso de eritromicina em recém-nascidos com baixo peso ao nascimento colonizados pelo *Ureaplasma urealyticum*. Bowman e cols. (1998) não conseguiram demonstrar em sua casuística esse possível efeito benéfico da eritromicina, porém os autores sugerem a realização de outros estudos multicêntricos e randomizados para melhor avaliação desse regime terapêutico.

Os RN que adquirem o *Ureaplasma urealyticum* durante o nascimento por meio da infecção no canal de parto podem apresentar pneumonite após 2 a 12 semanas. Em algumas séries, esse processo fisiopatológico representa uma parcela significativa das pneumonias atípicas dessa faixa etária. O quadro pulmonar é subagudo, insidioso, pouco febril ou afebril, com tosse seca e taquidispnéia progressiva. O quadro radiológico apresenta infiltrado intersticial difuso e bilateral com hiperinsuflação. O diagnóstico pode ser feito por cultura de secreção de vias aéreas superiores. O tratamento é feito com eritromicina, na dose de 40mg/kg/dia em quatro tomadas, por 10 dias. Alternativas a esse tratamento abrangem os novos macrolídeos, que ainda não foram avaliados quanto à eficácia nessa circunstância clínica.

MYCOPLASMA HOMINIS

O *Mycoplasma hominis* é um agente esporadicamente relacionado a infecções do trato respiratório e do sistema nervoso central em RN, podendo originar quadros graves (Brunell e cols., 1969). A aquisição faz-se no canal de parto, onde o agente é comensal, mas pode ser responsável por doenças. O aspecto clínico-radiológico é pouco específico. O diagnóstico é feito por isolamento do agente em urina, liquor, sangue, líquido pleural, conteúdos de abscessos e aspirado traqueal. Em contraste com as outras espécies de micoplasmas, o *Mycoplasma hominis* é marcadamente resistente à eritromicina, sendo sugerido o uso de tetraclina, clindamicina, rifampicina ou cloranfenicol para seu tratamento.

CHLAMYDIA

O gênero *Chlamydia* é composto por bactérias intracelulares obrigatórias que têm sido implicadas com infecções respiratórias em quase todas as faixas etárias. São três as espécies que apresentam maior relevância clínica: *Chlamydia trachomatis*, *Chlamydia pneumoniae* e *Chlamydia psittaci*.

A *Chlamydia trachomatis* habita o trato geniturinário de adultos, com prevalência entre 10 e 30% nos indivíduos hígidos. É responsável por mais de 4 milhões de infecções genitais nos Estados Unidos, sendo a doença sexualmente transmissível mais freqüente em todo o mundo. Na faixa etária pediátrica, a contaminação pela *Chlamydia trachomatis* ocorre no momento do parto, quando metade dos RN adquire a bactéria ao passar pelo trato genital materno contaminado. Das crianças colonizadas, cerca de 50% apresentarão conjuntivite e 20% desenvolverão pneumonia. Portanto, estima-se que 10% dos RN nascidos de mães portadoras da bactéria, por parto vaginal, terão pneumonia por *Chlamydia trachomatis*. Segundo Stagno e cols., em um estudo com 104 lactentes com pneumonia atípica, a *Chlamydia trachomatis* foi isolada em 25% dos pacientes pesquisados.

O quadro clínico inicia-se entre a 4^a e 12ª semana de vida, de modo insidioso, com manifestações de acometimento das vias aéreas superiores como obstrução nasal, coriza e tosse. A febre é pouco intensa ou mesmo ausente. O exame físico geralmente revela um lactente taquidispnéico mas em bom estado geral, sem sinais importantes de acometimento sistêmico. A ausculta é pobre com alguns estertores finos e poucos sibilos. Radiologicamente, o padrão preferencial é de acometimento intersticial bilateral e difuso, com sinais de hiperinsuflação pulmonar. Podem ocorrer quadros unilaterais e/ou alveolares.

A história prévia de leucorréia durante o período gestacional, o parto normal e o relato de conjuntivite no RN podem sugerir o diagnóstico. Este pode ser confirmado por meio de isolamento em culturas celulares a partir de material coletado de aspirado de nasofaringe ou "swab" de conjuntiva. A contagem de leucócitos do hemograma pode mostrar eosinofilia (> 300 células/mm^3) e também pode haver aumento inespecífico das imunoglobulinas. Os exames sorológicos – imunofluorescência e ensaio imunoenzimático – são os mais utilizados no diagnóstico, por meio da constatação de títulos de IgG maiores que 1:32 ou da detecção de anticorpos específicos da classe IgM.

O tratamento consiste em eritromicina, na dosagem de 40mg/kg/dia em quatro tomadas, durante 14 dias. Pode ser também utilizada a associação sulfametoxazol-trimetoprima, na dosagem de 40mg/kg/dia de sulfametoxazol em duas tomadas, durante 14 dias.

A *Chlamydia pneumoniae*, anteriormente designada como variedade TWAR (proveniente das cepas TW-183 e AR-39), é responsável por até 10% das pneumonias de adolescentes e adultos tratados em ambulatório (Grayston e cols., 1990). Estudos sorológicos sugerem que a infecção em pacientes com idade inferior a 5 anos é incomum (Wang e Graystone, 1990). Epidemias em grupos de adolescentes e militares têm sido descritas, de modo similar ao que ocorre com o *Mycoplasma pneumoniae*. O modo de transmissão provavelmente ocorre por meio da inalação de secreções respiratórias ou gotículas de saliva de indivíduos infectados. O período de incubação parece ser longo (vários dias a semanas), ao final do qual o paciente apresenta odinofagia, rouquidão, febre, laringite e tosse que pode ser muito intensa e prolongada. O acometimento do trato respiratório inferior geralmente é de bronquite com ou sem pneumonia atípica, indistinguível do causado por outros agentes. O quadro radiológico tem padrão intersticial bilateral e/ou alveolointersticial e eventualmente com presença de derrame pleural. Pode haver acometimento sistêmico com dor abdominal, diarréia e manifestações clínicas de pancardite. *Quadros graves e letais já foram descritos* sobretudo em pacientes idosos ou imunocomprometidos.

Há vários métodos de detecção da *Chlamydia pneumoniae*: isolamento por meio de cultura, detecção de antígenos e PCR. A pesquisa sorológica pela técnica de microimunofluorescência é a mais utilizada clinicamente. A droga de escolha para o tratamento é a eritromicina na dose de 40mg/kg/dia, em quatro tomadas, por 10 a 14 dias. Os novos macrolídeos são alternativas para o tratamento, embora seu uso não esteja completamente estabelecido. A tetraciclina pode ser utilizada em adolescentes.

A *Chlamydia psittaci* é parasita de diversas aves domésticas e silvestres, como também de mamíferos. Os humanos são hospedeiros acidentais que adquirem a infecção através do contato com essas aves (ou seus dejetos) infectadas. Portanto, a psitacose ou ornitose está intimamente relacionada com fatores ambientais e ocupacionais bem definidos, sendo incomum na faixa etária pediátrica. Adolescentes podem apresentar maior exposição ocupacional às *aves*.

O período de incubação é de uma a duas semanas, quando abruptamente há manifestações de febre alta e intensa cefaléia, seguida de tosse persistente e não-produtiva. Dor de garganta, mal-estar, mialgia e artralgias também são comuns. A ausculta pulmonar é escassa e a dispnéia está presente somente nos quadros de extenso acometimento pulmonar. Outros locais extrapulmonares também podem estar comprometidos, como está relacionado no quadro 2.22. Os achados radiológicos podem ser do tipo intersticial ou alveolointersticial, geralmente difuso e bilateral.

Quadro 2.22 – Manifestações extrapulmonares da infecção pela *Chlamydia psittaci*.

Hematológico	Anemia grave, anemia hemolítica, teste de Coombs positivo, coagulação intravascular disseminada
Gastrintestinal	Hepatite, pancreatite, diarréia e náuseas
Renal	Proteinúria, oligúria, insuficiência renal aguda e nefrite
Neurológico	Cefaléia, delírios, meningoencefalite, convulsões, sinais neurológicos focais, meningite linfocítica
Cardíaco	Miocardite, pericardite e endocardite
Miscelânea	Esplenomegalia, tonsilite, tireoidite, febre de origem indeterminada, exantemas e artrites

Para a realização do diagnóstico, a história prévia de contato com aves é muito sugestiva, embora a falta aparente desse dado epidemiológico não descarte o diagnóstico. O isolamento do agente pode ser realizado por meio de cultura de escarro e, ocasionalmente, em material de biopsia. O método é poucas vezes utilizado na clínica pediátrica. A realização de sorologia pela fixação de complemento é o método de escolha para o diagnóstico da psitacose, sendo que um aumento de quatro vezes no título de duas amostras pareadas ou um título acima de 1/32 durante a fase aguda são sugestivos da doença.

O tratamento recomendado para adultos e crianças com idade superior a 8 anos é a tetraciclina na dose de 500mg/dose em quatro tomadas, por 7 a 10 dias. Em crianças menores, a alternativa consiste em eritromicina, na dose de 40mg/kg/dia, em quatro tomadas, também por 7 a 10 dias.

PNEUMONIA POR *PNEUMOCYSTIS CARINII*

O *Pneumocystis carinii* foi descrito no início do século por Chagas (1909) e Carini (1911) em tecidos pulmonares de animais de experimentação e de humanos infectados pelo *Trypanosoma cruzi*, sendo nomeado por Delanoe em 1912. No entanto, sua patogenicidade só foi verificada na década de 1940 durante a Segunda Guerra Mundial, após epidemias de pneumonites intersticiais em orfanatos na Europa, em crianças prematuras e desnutridas. Na América, casos esporádicos de pneumocistose foram relatados a partir da década de 1950 em pacientes imunocomprometidos, sobretudo entre os portadores de doenças malignas ou em quimioterapia.

A partir da década de 1980, com a epidemia da síndrome da imunodeficiência adquirida (AIDS), houve um aumento explosivo na incidência da pneumonia pelo *Pneumocystis carinii*, inclusive em pacientes pediátricos. Dados do *Center for Disease Control and Prevention* demonstram que, em 1990, a pneumocistose foi diagnosticada em 39% dos pacientes pediátricos, acometendo mais as crianças entre 3 e 6 meses de idade.

Apesar dessa estreita relação entre a pneumonia por *Pneumocystis carinii* e AIDS, esse agente pode ser a causa de pneumonite em lactentes normais. Stagno e cols. (1981) encontraram 18% de infecção por *Pneumocystis carinii* nas crianças de 2 a 12 semanas com quadro de pneumonite intersticial sem evidências de imunodepressão. Outros autores obtiveram resultados semelhantes. De qualquer forma, uma vez feito o diagnóstico de pneumocistose, é mandatória a investigação da infecção pelo HIV ou de outras imunodeficiências.

As infecções por *Pneumocystis carinii* têm alta incidência em crianças. Estudos epidemiológicos, por meio da análise sorológica, demonstraram que mais de 90% dos adultos apresentam anticorpos contra *Pneumocystis carinii* e que cerca de 75% desses adquiriram essa imunidade antes dos 4 anos de idade, em sua ampla maioria sem manifestações clínicas.

Existe ainda hoje uma certa controvérsia com relação à classificação taxonômica do *Pneumocystis carinii*. Inicialmente classificado como um protozoário, tendo em vista suas características morfológicas e enzimáticas, foi posteriormente incluído entre os fungos após estudos genéticos. Entretanto, as medicações antifúngicas não demonstram atividade contra o *Pneumocystis carinii*, enquanto as drogas com ação antiprotozoário são as de escolha para o tratamento da pneumocistose.

O modo de transmissão ainda não foi completamente elucidado. Tendo em vista a ocorrência de epidemias entre os lactentes em orfanatos, a transmissão por via respiratória é a mais aceita atualmente. Existem também relatos de transmissão vertical, porém não foi demonstrado contágio por meio de alimentos, água e fezes.

O principal mecanismo de defesa imunitária contra o *Pneumocystis carinii* é o celular, mediado pelos linfócitos CD4+, cujos níveis servem de preditores para avaliar o risco de infecção em pacientes com AIDS. Em adultos doentes, contagens de CD4+ inferiores a 200/mm^3 têm um alto valor preditivo para pneumocistose. Em crianças esse valor de corte é maior, sendo que em lactentes menores de 1 ano muitos episódios de pneumonia por *Pneumocystis carinii* podem ocorrer com níveis de até 1.500/mm^3. Após a infecção pelo agente, ocorre um extenso processo inflamatório no espaço intersticial cuja espessura pode atingir até cerca de 20 vezes o normal. Há pouco exsudato intra-alveolar, embora em fases finais do processo uma alveolite descamativa possa ser notada. Geralmente a doença, mesmo nos pacientes imunocomprometidos, restringe-se aos pulmões, embora existam relatos de identificação do agente em linfonodos mediastinais, retroperitoneais e no baço.

O quadro clínico na pneumonia por *Pneumocystis carinii* depende do estado imunológico do hospedeiro e basicamente pode ser dividido em dois grupos. Entre os lactentes jovens, sem comprometimento imunitário, mas com algum fator de risco como prematuridade ou desnutrição, o quadro manifesta-se de maneira mais insidiosa, apresentando tosse, taquipnéia e insuficiência respiratória progressiva, ao longo de uma a quatro semanas. A febre normalmente está ausente ou é baixa, com pouco acometimento sistêmico. Já nos pacientes imunocomprometidos, os sintomas podem ter início mais abrupto. A febre é mais alta, acompanhada de tosse, taquipnéia e intensa dispnéia, progredindo rapidamente para grave insuficiência respiratória, com maior comprometimento sistêmico. A ausculta pulmonar por vezes é incompatível com o grau de dispnéia, embora crepitações, roncos e sibilos possam estar presentes.

O quadro radiológico mostra um padrão intersticial fino, difuso e bilateral, embora em processos mais graves possam ocorrer condensações alveolares, com broncogramas aéreos, cavitações, pneumatoceles e até abscessos.

Dos exames auxiliares, a contagem de leucócitos mostra aumento variado do número, sendo inespecífica, mas a eosinofilia pode estar presente, sobretudo entre as crianças. Zaman e Kagawa (1988) verificaram que em cerca de 90% dos pacientes com *Pneumocystis carinii* ocorre aumento nos níveis séricos de desidrogenase láctica (DHL), os quais parecem estar relacionados com a atividade da doença. Com a resolução da pneumonite por meio do tratamento, os níveis de DHL decrescem. Dessa forma, esse exame, apesar da sua baixa especificidade, pode sugerir infecção pelo *Pneumocystis carinii* em pacientes com AIDS que apresentem quadros de pneumonite.

Um outro exame laboratorial que pode sugerir indiretamente uma possível pneumonite por *Pneumocystis carinii* é a gasometria arterial. A constatação de intensa hipóxia e "shunt" arteriovenoso está mais correlacionada com essa possibilidade etiológica.

O diagnóstico etiológico é realizado pela visualização do *Pneumocystis carinii* em diferentes materiais biológicos, utilizando-se colorações especiais ou técnicas de imunofluorescência com anticorpos monoclonais, além da pesquisa dos antígenos por meio de contra-imunoeletroforese e reação em cadeia de polimerase. Podem ser avaliados escarro, aspirados faríngeo, traqueal ou gástrico. Porém, a positividade nesses materiais é limitada. Dessa forma, amostras obtidas por procedimentos mais invasivos devem ser realizadas. O lavado broncoalveolar, obtido por broncoscopia ou às cegas por cânula de entubação traqueal, vem sendo utilizado com segurança e eficácia em pacientes pediátricos, constituindo a técnica de escolha. A biopsia endobrônquica, transbrônquica ou pulmonar a céu aberto vem sendo realizada com sucesso em adultos com pneumocistose e indicada eventualmente em crianças.

Estudos sorológicos, incluindo métodos de fixação de complemento, imunofluorescência, ensaio imunoenzimático e aglutinação em látex podem ser realizados com finalidade de avaliação epidemiológica, tendo reduzida utilidade clínica. Isso decorre da baixa especificidade e sensibilidade desses métodos em discriminar infecções subclínicas prévias de quadros de atividade atual da doença.

A primeira droga utilizada para o tratamento do *Pneumocystis carinii* foi a pentamidina que causou importante redução na taxa de mortalidade de 50 para 3,5% (Ivady e Paldy, 1967). Porém, o elevado número de efeitos colaterais dessa droga como reações no local de infusão, deterioração da função renal, toxicidade hepática, hipoglicemia, anormalidades hematológicas, hipotensão e hipocalcemia tornou necessária a procura de alternativas terapêuticas.

Em meados da década de 1970, a associação sulfametoxazol-trimetoprima foi estudada, com sucesso, como alternativa para o tratamento do *Pneumocystis carinii*. Hughes e cols. (1978) compararam a eficácia entre o esquema com pentamidina e a associação de sulfametoxazol-trimetoprima por meio de um estudo controlado e randomizado. Verificaram que, em crianças com leucemia, ambos os esquemas terapêuticos têm eficácia semelhante, porém o tratamento com sulfametoxazol-trimetoprima apresentou poucas complicações. Esses resultados orientaram o tratamento de pneumocistose em pacientes com AIDS que, porém, apresentaram maior incidência de efeitos colaterais.

Dessa forma, a droga de escolha para o tratamento da pneumocistose consiste na utilização da associação sulfametoxazol-trimetoprima na dose diária de 20mg/kg de trimetoprima e 100mg/kg de sulfametoxazol, em quatro doses, por via intravenosa, durante 21 dias. A pentamidina pode ser utilizada como alternativa, na dose de 4mg/kg/dia em dose única diária por via intramuscular ou intraveno-

sa, também por 21 dias. Outras drogas possíveis de utilização, como alternativa em crianças que apresentam efeitos colaterais, são a associação trimetoprima-dapsona, pirimetamina, sulfadoxina, trimetrexato, clindamicina e primaquina.

Estudos em adultos aidéticos com pneumonia por *Pneumocystis carinii* sugerem que a administração concomitante e precoce de corticosteróide reduz a ocorrência de insuficiência respiratória e a mortalidade do quadro. O esquema recomendado em adultos é de prednisona ou prednisolona, na dose de 40mg duas vezes ao dia ou 60mg diariamente nos primeiros cinco a sete dias do tratamento, seguido de redução até zero no 21º dia de tratamento. Porém, estudos em crianças ainda são restritos e seu uso não é indicado de rotina.

Com relação à profilaxia, o risco de pneumonia por *Pneumocystis carinii* em pacientes com AIDS é diretamente proporcional ao grau de imunodepressão celular. A droga de escolha também é a sulfametoxazol-trimetoprima na dose de 150mg/m^2/dia de trimetoprima, ou 750mg/m^2/dia de sulfametoxazol por via oral, duas vezes ao dia, por três dias, alternados ou consecutivos, por semana. As recomendações do CDC para a profilaxia da pneumocistose em pacientes pediátricos podem ser vistas no quadro 2.23.

Quadro 2.23 – Indicações para a profilaxia para pneumocistose.

Idade/estado da infecção pelo HIV	Profilaxia da pneumocistose	Monitorização de CD4+
Nascimento até 4-6 semanas, crianças expostas ao HIV	Sem profilaxia	1 mês
4-6 semanas até 4 meses, crianças expostas ao HIV	Profilaxia	3 meses
4-12 meses, crianças com infecção pelo HIV ou estado indeterminado	Profilaxia	6, 9 e 12 meses
4-12 meses, crianças sem infecção pelo HIV	Sem profilaxia	Nenhuma
1-5 anos, crianças infectadas pelo HIV	Profilaxia se CD4+ < 500 ou < 15%	A cada 3-4 meses
6-12 anos, crianças infectadas pelo HIV	Profilaxia se CD4+ < 200 ou < 15%	A cada 3-4 meses

Outros esquemas alternativos para a profilaxia do *Pneumocystis carinii* são a dapsona na dose de 2mg/kg (máximo de 100mg), por via oral em dose única diária, ou em crianças com idade superior a 5 anos pentamidina na dose de 300mg por via inalatória (Inalador Respiragard II®) uma vez ao mês.

O prognóstico da pneumocistose depende da presença de doença associada (AIDS, leucoses, imunossupressão medicamentosa), assim como da terapêutica. Entre as crianças com doenças de base, sobretudo aquelas com infecção pelo HIV, o prognóstico é reservado, sendo fatal, na maioria dos casos, se não tratada adequadamente. Mesmo entre os pacientes tratados com sucesso, cerca de um terço apresenta recorrência da infecção. Entre os pequenos lactentes sem doença de base com infecção por *Pneumocystis carinii*, a evolução espontânea para cura não é incomum e os casos tratados evoluem clinicamente de maneira satisfatória.

SÍNDROME DE LOEFFLER

Em 1932, Loeffler descreveu uma síndrome caracterizada por manifestações respiratórias reduzidas, alterações radiológicas migratórias (condensações reticulonodulares), associadas a eosinofilia sangüínea, sem evidências de doença de base.

Posteriormente, estudos anatomopatológicos em pacientes com síndrome de Loeffler e estudos experimentais relacionaram a síndrome com infecções por parasitas que apresentaram ciclo larvário pulmonar.

Os principais agentes causadores dessa síndrome são *Ascaris lumbricoides*, *Ancylostoma duodenale*, *Necator americanus*, *Strongyloides stercoralis* e *Toxocara* spp.

As infecções por *Ascaris lumbricoides* e *Toxocara* spp. ocorrem pela ingestão de seus ovos em água ou alimentos contaminados (*Ascaris lumbricoides*) ou pelo contato com fezes de animais domésticos (*Toxocara* spp.). Após a ingestão, os ovos produzem larvas que penetram através da parede intestinal, atingindo vasos sangüíneos e alcançando os pulmões. O *Ancylostoma duodenale*, *Necator americanus* e *Strongyloides stercoralis* infectam as crianças por meio de suas larvas que penetram através da pele, geralmente dos pés, alcançando os pulmões por via hematogênica.

Outros parasitas também relacionados com quadros pulmonares, porém de ocorrência mais rara, são a *Wulchereria bancrofti* (causadora da filariose cujo quadro pulmonar se denomina eosinofilia pulmonar tropical), o *Echinococcus granulosus* (causador dos cistos hidáticos que podem acometer os pulmões) e o *Schistosoma* spp.

Em áreas não-endêmicas, nota-se um período de cerca de duas a três semanas entre o contato com o material infectante (água, alimentos ou solos contaminados) e as manifestações pulmonares.

A patogênese do processo pulmonar parece estar relacionada tanto com a presença das larvas quanto por um processo alérgico desencadeado por essas e/ou seus produtos biológicos. Essa última hipótese justificaria a presença de infiltrado eosinofílico nos pulmões de pacientes acometidos e a ausência das larvas nas necropsias de pacientes que apresentavam a síndrome de Loeffler (Von Meyenburg, 1942).

O quadro clínico geralmente é leve, caracterizado por uma evolução insidiosa, com tosse seca irritativa, cansaço, febre baixa e mal-estar. As manifestações pulmonares podem ser duradouras, mas geralmente ocorre regressão e desaparecimento espontâneo após cerca de uma a duas semanas. As manifestações sistêmicas variam de acordo com o agente etiológico envolvido, podendo ocorrer anemia, dor abdominal, hepatomegalia e exantema cutâneo como na toxocaríase.

Um quadro mais grave é a estrongiloidíase disseminada que pode ocorrer em pacientes com doenças malignas ou em terapia imunossupressora. Nessas crianças, pode ocorrer uma superinfestação sistêmica do parasita, inclusive nos pulmões, com alta taxa de mortalidade.

O quadro radiológico mostra um padrão de infiltrado predominantemente alveolar, cuja principal característica é o caráter migratório, notado por meio de exames radiológicos seriados. O exame hematológico pode demonstrar eosinofilia acentuada (10 a 20% dos leucócitos circulantes), podendo alcançar até valores muito elevados que levantam a hipótese de leucemia eosinofílica. Na prática pediátrica, freqüentemente é a observação da eosinofilia que sugere a hipótese de síndrome de Loeffler. O diagnóstico etiológico é feito por meio da pesquisa direta nas secreções de vias aéreas, exame pouco sensível, embora muito específico. O exame parasitológico das fezes apresenta baixa especificidade, uma vez que a presença de verminose é bastante freqüente em nosso meio. No caso da toxocaríase, a realização de sorologia por meio de ensaios imunoenzimáticos firma o diagnóstico.

A terapia anti-helmíntica é inefetiva para as larvas durante a fase pulmonar, exceto para o *Strongyloides stercoralis*. A instituição dessa terapêutica objetiva eliminar as formas maduras presentes no trato gastrintestinal. Dessa forma, as drogas de escolha são o mebendazol na dose de 100mg/dose, em duas tomadas, durante três dias. O tiabendazol é a droga de escolha na dosagem de 50mg/kg/dia em duas tomadas, durante dois dias na estrongiloidíase e 14 dias na toxocaríase.

O tratamento do quadro pulmonar é sintomático, por meio de drogas broncodilatadoras quando ocorre broncoespasmo. A correção da hipoxemia por meio de oxigênio umidificado é poucas vezes necessária. O uso de corticóides pode ser tentado nos casos graves ou quando ocorrer broncoespasmo intenso, não responsivo às drogas broncodilatadoras. A escolha nessas circunstâncias é a prednisona na dose de 1mg/kg/dia em dose única, por vial oral, durante 7 a 10 dias.

A profilaxia deve ser feita em todos os casos por meio de orientação em relação aos fatores de risco e às medidas de higiene.

PNEUMONIAS POR OUTROS AGENTES INFECCIOSOS

As pneumonias atípicas também podem ser causadas por outros agentes infecciosos, como, por exemplo, micobactérias, *Legionella* spp., *Coxiella burnetii* e fungos.

As micobacterioses são responsáveis pela tuberculose, doença de acometimento predominantemente pulmonar, cuja apresentação clínico-radiológica pode ser muito variada, fazendo parte do diagnóstico diferencial das pneumonias atípicas. Porém, tendo em vista a importância epidemiológica e clínica, a tuberculose será discutida em capítulo a parte.

A doença dos legionários é causada por bactérias gram-negativas do gênero *Legionella*. Das 21 espécies descritas, 12 foram associadas à doença, sendo a mais importante a *Legionella pneumophila*. A doença foi decoberta em 1976 após uma epidemia de pneumonia na Filadélfia, Estados Unidos, desenvolvida durante uma convenção dos legionários americanos.

Essas bactérias são normalmente encontradas em reservatórios de água, como lagos, poças d'água de chuva, colunas de resfriamento de aparelhos de ar condicionado, umidificadores e nebulizadores, sendo esses últimos responsáveis por infecções nosocomiais, sobretudo em pacientes em imunossupressão.

A transmissão ocorre por meio do ar, acometendo sobretudo adultos, sendo incomum na faixa etária pediátrica. Pacientes de risco para doença mais grave são os idosos, os portadores de doenças crônicas (nefropatias, endocrinopatias, pneumopatias e doenças oncológicas) e os fumantes. O período de incubação é de 2 a 10 dias, após o qual os pacientes passam a apresentar mal-estar, febre, cefaléia, fraqueza, mialgia e anorexia. O acometimento respiratório alto é incomum. Cerca de um a dois dias após o início do quadro, surge tosse não produtiva, acompanhada de sinais de insuficiência respiratória e de dor pleurítica (25 a 33% dos pacientes). Náuseas, vômitos e diarréia também podem ocorrer.

Radiologicamente, o padrão é de condensação alveolar, freqüentemente com acometimento lobar bem definido. Derrame pleural também pode ocorrer, embora seja rara a presença de empiema e de outras complicações supurativas.

O diagnóstico é realizado por meio da cultura do agente a partir de secreções colhidas da via respiratória. A pesquisa do agente pode ser realizada também por meio de técnicas de imunofluorescência, que são mais rápidas que as culturas, porém menos sensíveis. Estudos sorológicos são pouco utilizados na prática clínica, porém são úteis em estudos epidemiológicos.

O tratamento é realizado com eritromicina na dose de 40mg/kg/dia em quatro tomadas por, no mínimo, três semanas. A associação com rifampicina na dose de 20mg/kg/dia, em duas tomadas, pode ser considerada eventualmente em pacientes com doença grave, imunocomprometidos ou com evidência de cavitações pulmonares. Outras drogas alternativas utilizadas são a associação sulfametoxazol-trimetoprima e tetraciclina, doxiciclina e quinolonas, nos adolescentes.

A evolução e a mortalidade da doença dos legionários adquirida na comunidade dependem da gravidade da doença e da capacidade imunológica do hospedeiro. Os imunocomprometidos podem falecer em até 15% dos episódios.

A febre Q foi descrita em 1935 em trabalhadores de matadouros, quando foi isolada uma bactéria a partir da urina e do sangue dos indivíduos acometidos. Esse organismo, denominado *Coxiella burnetii*, possui características semelhantes às outras bactérias do gênero *Rickettsia*, sendo um parasita intracelular obrigatório.

A *Coxiella burnetii* é muito resistente aos agentes físicos e químicos e infecta uma grande variedade de insetos, roedores, animais domésticos e selvagens. A transmissão para humanos ocorre pelo contato com leite, fezes, urina, placenta e outros tecidos de animais infectados. A via inalatória parece ser a mais comum, embora contato direto com conjuntiva ou lesões de pele também possa ocorrer. Dessa forma, a doença é associada à zona rural ou a fatores ocupacionais como trabalhadores de matadouros e veterinários, sendo incomum o acometimento na faixa etária pediátrica.

O período de incubação pode variar de duas a cinco semanas (média de 20 dias). A síndrome clínica mais comum associada à infecção pela *Coxiella burnetii* é caracterizada por febre alta, cefaléia intensa e mialgia que se resolve espontaneamente em cerca de uma a duas semanas, com ou sem tratamento. O envolvimento pulmonar é altamente variável, aparentemente relacionado com a virulência das cepas e o tamanho do inóculo inalado, sendo caracterizado por tosse não-produtiva e dor torácica. Acometimento extrapulmonar também pode ocorrer, como hepatite, pancardite, meningoencefalite, uveíte e artrite.

O quadro radiológico é inespecífico, sendo o padrão alveolar o mais comum. Atelectasias e derrames pleurais também podem ocorrer. O diagnóstico é realizado por meio do isolamento em cultura da bactéria recuperada a partir do sangue, escarro, urina, liquor, líquido pleural e nos tecidos provenientes de material de biopsia. A identificação direta também pode ser realizada por meio do método de imunofluorescência ou da microscopia eletrônica, com visualização dos organismos em macrófagos. A avaliação sorológica é a mais utilizada para o diagnóstico, por meio de ensaio imunoenzimático, fixação de complemento, microaglutinação e microimunofluorescência. Títulos acima de 1:200 na fase aguda ou aumentos de quatro vezes no título entre amostras da fase aguda e da fase de convalescença são considerados diagnósticos.

A *Coxiella burnetii* é sensível *in vitro* à tetraciclina e ao cloranfenicol, sendo este último recomendado para infecções em crianças. O impacto sobre a evolução da doença parece limitado. Muitos pacientes com doença leve ou moderada recuperam-se completamente e sem seqüelas mesmo na ausência de tratamento antimicrobiano. É possível que o uso de antibióticos tenha maior impacto nas formas graves ou para prevenir possíveis complicações, particularmente quando prescritos precocemente. A tetraciclina e a doxiciclina são as drogas de escolha para adolescentes. A eficácia da eritromicina é pequena, sendo as quinolonas e a associação sulfametoxazol-trimetoprima alternativas do tratamento.

As micoses profundas também podem acometer os pulmões na forma de uma pneumonia atípica, geralmente de evolução subaguda ou crônica, com tosse e febre persistentes. Anteriormente, esses casos eram muito raros devido à pequena capacidade invasiva dos fungos, exceto como doenças ocupacionais ou em crianças expostas a aves. Porém, as doenças fúngicas vêm crescendo em importância como agentes de infecções intra-hospitalares, sobretudo entre os pacientes com doença pulmonar prévia ou com comprometimento imunológico, como os portadores de AIDS e neoplasias. Nesses casos predominam as infecções por *Candida* sp. e *Aspergillus* sp.

Os fungos do gênero *Candida*, dos quais o mais importante é a *Candida albicans*, são agentes comensais, habitantes da flora das vias aéreas superiores, do trato gastrintestinal e da cavidade genital. Outros fungos também patogênicos são a *C. tropicalis*, a *C. pa-*

rapsilosis e a *C. glabrata*. Esses, causadores habituais de infecções de pele e do trato genital feminino, vêm sendo cada vez mais responsáveis por infecções intra-hospitalares, em pacientes desnutridos, imunocomprometidos, submetidos a cateterizações e sondagens, sob córtico e/ou antibioticoterapia. A porta de entrada pode ser cutânea ou mucosa a partir do trato gastrintestinal e da via respiratória superior.

O quadro clínico é insidioso, com febre baixa e comprometimento progressivo do estado geral. Nos casos de acometimento pulmonar, o padrão é reticulonodular difuso e bilateral.

O diagnóstico é realizado por meio do isolamento do fungo em hemocultura e/ou urina em pacientes suspeitos. A pesquisa direta e cultura de material das vias aéreas é pouco específica, uma vez que a colonização fúngica nas secreções respiratórias é freqüente. A visualização de infiltração fúngica no fundo de olho é indicação indireta do diagnóstico.

A droga de escolha para a candidíase sistêmica é a anfotericina B, na dose de 1mg/kg/dia, em dose única diária, por via intravenosa. A duração do tratamento depende da resolução dos sintomas e da negatividade dos exames de hemocultura, sendo sugerida uma dose total acumulada de cerca de 20 a 30mg/kg.

A aspergilose é causada por um grupo de fungos do gênero *Aspergillus*, dos quais o maior responsável por infecções na faixa etária pediátrica é o *Aspergillus fumigatus*. Esse fungo acomete principalmente pacientes imunocomprometidos, sobretudo portadores de doenças oncológicas e eventualmente crianças com asma brônquica ou em contato com aves. A transmissão é por via aérea e a principal manifestação clínica é pulmonar, cujo acometimento é variado, na forma de broncopneumonia, inclusive com a presença de massa pseudotumoral (aspergiloma), com ou sem cavitação, ou quadros intersticiais reticulonodulares. Pode haver disseminação sistêmica, com acometimento oftálmico, cardíaco, renal e cerebral. O diagnóstico é confirmado pela cultura de escarro ou pela visualização direta do fungo em lavado broncoalveolar ou em material de biopsia pulmonar. O tratamento é realizado com anfotericina B, na dose de 1mg/kg/dia, em infusão intravenosa única diária, durante quatro a seis semanas.

O *Histoplasma capsulatum* origina doença pulmonar de aquisição inalatória a partir dos esporos presentes nas fezes e dejetos de aves e morcegos. Esses esporos estão presentes no solo e nas cavernas próximas aos contaminantes. O quadro clínico predominante é constituído de tosse e dispnéia, acompanhado de manifestações de acometimento sistêmico como febre, mal-estar, perda de peso e fadiga. O padrão radiológico é de condensação alveolar e/ou intersticial, com adenopatia hilar bilateral. O diagnóstico por meio de cultura de escarro é pouco positivo, sendo a cultura do lavado broncoalveolar mais efetiva. A pesquisa direta nas secreções aspiradas de via aérea inferior ou escarro costuma ser positiva. Nos quadros sistêmicos, a pesquisa de antígenos por meio de ensaio imunoenzimático no sangue ou urina é o melhor método diagnóstico para o uso clínico. A pesquisa sorológica e os testes cutâneos são mais utilizados em estudos epidemiológicos. O tratamento é feito com anfotericina B, na dose de 1mg/kg/dia por via intravenosa, até dose total de 35 a 40mg/kg.

A blastomicose determinada pelo *Blastomyces dermatidis* é adquirida por via aérea a partir de poeira ou material agrícola contaminados. O quadro clínico é insidioso e inespecífico com tosse, febre baixa, mal-estar e perda de peso. Radiologicamente, o padrão é broncopneumônico, geralmente peri-hilar, com adenopatia hilar bilateral, semelhante a uma "asa de borboleta". O quadro pulmonar pode estar acompanhado de acometimento das vias aéreas superiores, da pele e hepatoesplenomegalia. O diagnóstico é feito por meio da avaliação sorológica pela reação de fixação de complemento ou pelo encontro do fungo nas lesões cutâneo-mucosas ou secreções respiratórias. O tratamento consiste em itraconazol (200 a 400mg/dia) ou cetoconazol (400 a 800mg/dia) por via oral, durante seis meses. A anfotericina B intravenosa também pode ser utilizada nos quadros pulmonares graves ou nos acometimentos sistêmicos.

A criptococose é causada pelo *Cryptococcus neoformans*, adquirida por meio da inalação dos esporos a partir de dejetos provenientes de aves, principalmente pombos e pássaros domésticos. A doença é incomum, porém a incidência vem aumentando entre os pacientes com AIDS, nos quais o acometimento pode ser sistêmico. O quadro pulmonar é semelhante ao das outras micoses pulmonares, com tosse, dor torácica, dispnéia, febre, perda de apetite e queda do estado geral. Pode haver disseminação sistêmica, com acometimento ganglionar, coriorretinite, doença cutânea e meningite. O diagnóstico é realizado com a pesquisa do fungo na secreção das vias respiratórias por meio da coloração da tinta-da-china e cultura. O tratamento é realizado com anfotericina B (dose total acumulada de 15mg/kg) *associada ou não à fluorcitosina na dose de 50 a 150mg/kg/dia*. A resposta terapêutica depende do estado imunitário do paciente.

PNEUMONIA POR AGENTES NÃO-INFECCIOSOS

Dentro do diagnóstico diferencial das pneumonias atípicas, podemos citar inúmeras causas não-infecciosas ou doenças sistêmicas com acometimento pulmonar que causam quadro clínico e radiológico muitas vezes indistinguível das pneumonias causadas por agentes infecciosos.

Entre essas causas podemos citar:

1. Doenças do colágeno: artrite reumatóide, lúpus eritematoso sistêmico, esclerodermia, doença mista do colágeno.
2. Doenças de depósito.
3. Vasculites pulmonares.
4. Doenças onco-hematológicas: leucemias, linfomas, histiocitose, pneumonite eosinofílica.
5. Hipersensibilidade pulmonar.
6. Aspiração de partículas: sílica, asbesto, derivados de petróleo, óleos.
7. Doenças sistêmicas que cursam com edema pulmonar: pancardites, cardiopatias congênitas com hiperfluxo pulmonar, síndrome nefrítica, síndrome nefrótica, síndromes hipoproteinêmicas.

BIBLIOGRAFIA

1. CASSEL, G.H. et al. – *Ureaplasma urealyticum* intrauterine infection: role in prematurity and disease in newborns. *Clin. Microbiol. Rev.* **6**:69, 1993. 2. GRAYSTONE, J.T. et al. – A new respiratory tract pathogen: Chlamydia pneumoniae strain TWAR. *J. Infect. Dis.* **161**:618, 1990. 3. HEIN, N. – Aspectos epidemiológicos da infecção por vírus respiratórios em crianças internadas. São Paulo, 1997. Dissertação de Mestrado, Faculdade de Medicina da Universidade de São Paulo. 4. STAGNO, S. et al. – Infant pneumonitis associated with cytomegalovirus, Chlamydia, Pneumocystis and Ureaplasma: a prospective study. *Pediatric* **68**:322, 1981. 5. WANG, E.L.E. et al. – Ureaplasma urealyticum infections in the perinatal period. *Clin. Perinatol.* **24**:91, 1992.

---

11   Infecções Pulmonares Causadas por Fungos

ALFIO ROSSI JR.

As infecções causadas por fungos estão descritas em outros capítulos deste livro, em especial na parte de moléstias infecciosas, de forma que as informações referentes aos microrganismos, interação com o hospedeiro, patogênese, patologia e infecção em outros órgãos e sistemas devem ser procuradas nestes capítulos. Abordaremos aqui os aspectos referentes à doença respiratória especificamente.

Os fungos podem causar um amplo espectro de doenças no ser humano, sendo que, das 100.000 espécies de fungos descritas, cerca de 150 são consideradas patogênicas para o homem. A primeira descrição de doença pulmonar humana causada por fungo foi feita por Sluyter, em 1847. Desde então, os fungos assumiram importância progressiva como agentes causadores de pneumopatias. A entrada do homem em matas e florestas em busca de recursos naturais que pudessem ser comercializados proporcionou amplo contato humano com o habitat natural de inúmeras espécies de fungos potencialmente patogênicos. Por outro lado, nos últimos anos a evolução da ciência médica permitiu que se mantivessem pacientes *criticamente enfermos* vivos por longos períodos, dentro do ambiente hospitalar, submetidos a diferentes procedimentos invasivos. Como conseqüência direta, as infecções de origem hospitalar vêm apresentando uma mudança no perfil dos agentes causadores, com participação significativa dos fungos, em especial das leveduras.

A fonte mais freqüentemente envolvida como foco de infecções fúngicas pulmonares é o ambiente, no qual os fungos estão presentes como saprófitas. Dentre as doenças causadas por fungos provenientes da natureza, em especial de materiais em decomposição no solo, que têm como porta de entrada no organismo humano o trato respiratório, podemos citar: histoplasmose, aspergilose, blastomicose, coccidioidomicose, paracoccidioidomicose, criptococose, mucormicose, pseudalescheríase, esporotricose, adiaspiromicose, hialohifomicose e *Phaeohyphomicose*. Neste capítulo abordaremos em detalhe aquelas com maior impacto em nosso meio, na faixa etária pediátrica.

HISTOPLASMOSE

O fungo dimórfico *Histoplasma capsulatum* é o responsável por grande parte das infecções pulmonares em todo o mundo. Apesar de poder ser encontrado no solo de qualquer composição, tem predileção por locais onde existam excrementos de pássaros ou morcegos, como galinheiros, viveiros, construções antigas, grutas e cavernas, a partir de onde os esporos são inalados. O período de incubação a partir de então varia entre 3 e 24 dias, dependendo do tamanho do inóculo, da faixa etária (maior nas crianças) e do estado imunitário do hospedeiro (menor no imunocompetente).

A evolução das lesões pulmonares varia conforme a imunidade do paciente, mas as disseminações são raras e habitualmente as lesões evoluem com necrose central e resolução com formação de calcificações em períodos que podem variar de 2 meses (em crianças) a 10 anos (em adultos).

A maior parte das infecções em crianças é assintomática, sendo que a forma pulmonar da histoplasmose responde pela maioria dos casos sintomáticos. A doença aguda pode variar conforme a gravidade dos sintomas entre leve, moderada e grave. A maioria dos indivíduos apresenta a forma leve, com um a cinco dias de duração de febre, calafrios, cefaléia, tosse e dor torácica. A forma moderada, de duração maior (5 a 15 dias), pode envolver algum grau de dispnéia,

223

além dos sintomas já descritos, e a forma grave, com duração de 10 a 21 dias, freqüentemente inclui ainda perda de peso, sudorese noturna e febre alta.

As complicações da doença pulmonar freqüentemente estão relacionadas ao comprometimento de linfonodos regionais, que podem comprimir estruturas adjacentes como traquéia e brônquios, bem como precipitar o desenvolvimento de fístulas esofágicas. A adenopatia mediastinal assintomática pode ser a única forma de apresentação da doença, cuja etiologia só será definida por meio de exames histopatológicos. A formação de cavitações pulmonares é uma complicação freqüentemente observada em adultos, nas formas crônicas da doença.

DIAGNÓSTICO

A maioria das crianças infectadas não apresenta alterações perceptíveis à radiografia simples de tórax, embora possam ser visualizadas calcificações de diversos tamanhos no parênquima pulmonar ou linfonodos hilares.

As características tintoriais do agente dificultam sua identificação direta em espécimes clínicos, sendo que o exame direto de esfregaços de sangue e medula óssea pode revelar a presença do fungo em pacientes imunocomprometidos com a forma disseminada da doença. A cultura de material obtido do trato respiratório confirma o diagnóstico etiológico da doença e pode estar positiva em até 70% dos casos de doença cavitária. A coleta de material através da broncoscopia e do lavado broncoalveolar aumenta a possibilidade de recuperação do agente para cerca de 88% desses pacientes.

Os testes sorológicos têm resultados variáveis conforme a gravidade e o grau de disseminação da doença, sendo úteis especialmente para pacientes imunocompetentes. O teste cutâneo com histoplasmina apresenta pouca utilidade diagnóstica, já que a maioria dos habitantes de regiões endêmicas apresenta teste positivo, mesmo sem doença ativa.

TRATAMENTO

Os pacientes que requerem terapêutica antifúngica específica são aqueles que apresentam as formas crônicas, disseminadas ou complicadas da doença. Nessas situações, a anfotericina B é a droga de escolha, administrada em doses de 0,5 a 1,0mg/kg/dia, até a dose total de 30 a 35mg/kg. Outros esquemas terapêuticos adequados incluem o uso inicial de anfotericina B por uma a duas semanas, seguido pelo uso de um derivado azólico como o cetoconazol ou o itraconazol. Os pacientes imunocomprometidos, em especial pelo HIV, devem ser mantidos indefinidamente em terapêutica de manutenção com anfotericina B em doses semanais ou derivados azólicos.

ASPERGILOSE

As espécies de *Aspergillus* estão presentes em uma grande variedade de substratos naturais, bem como em áreas urbanas, especialmente em construções, reformas, ou veiculados por excremento de pássaros. Por apresentarem esporos muito leves e resistentes à dissecação, podem ser facilmente dispersados e posteriormente inalados.

A primeira linha de defesa contra o agente inalado é constituída por macrófagos, com o envolvimento dos neutrófilos ocorrendo apenas quando houver crescimento miceliano, escapando à ação do sistema reticuloendotelial. As reações alérgicas ao fungo, especialmente nos pneumopatas crônicos (como os asmáticos e os portadores de fibrose cística), desempenham um papel importante na exacerbação dos sintomas respiratórios, evidenciada na aspergilose broncopulmonar alérgica.

A aspergilose disseminada, definida como o acometimento de dois ou mais órgãos não contíguos, é rara em pacientes imunocompetentes, estando a invasividade do agente relacionada a fatores genéticos e imunitários intrínsecos do hospedeiro, bem como à intensi-

dade e ao tempo de exposição aos esporos. Em recém-nascidos, a doença é pouco freqüente, sendo mais comum a forma disseminada, relacionada a prematuridade, uso de corticosteróides, antibióticos de largo espectro e enterocolite necrosante.

Os pacientes com maior risco de adquirir aspergilose no ambiente hospitalar são os imunocomprometidos graves e aqueles internados em unidades de terapia intensiva.

O espectro de doenças causadas por esse agente em crianças vai desde a otite externa e a aspergilose cutânea primária até a endocardite e a doença disseminada, porém os pulmões são os órgãos envolvidos em aproximadamente 90% dos casos, sendo que em 70% os pulmões são o único local de infecção.

DOENÇA PULMONAR NÃO-INVASIVA

A inalação de grandes quantidades de fungo, em indivíduos imunocompetentes, é causa de doença não-invasiva, a aspergilose pulmonar primária, que evolui de forma crônica na maioria das vezes, com o aparecimento de infiltrados difusos ou cavitações localizadas. Eventualmente pode ter evolução fulminante e fatal.

Portadores de lesões do parênquima pulmonar congênitas (como bronquiectasias ou cistos pulmonares) ou adquiridas (como cavernas tuberculosas ou abscessos pulmonares) apresentam risco de desenvolver aspergiloma, cujo agente mais freqüentemente implicado é o *Aspergillus fumigatus*. A doença caracteriza-se por uma massa miceliana crescendo em uma região pouco irrigada do pulmão, em comunicação com a árvore brônquica. Os pacientes podem apresentar febre, tosse produtiva e hemoptise. O achado radiológico clássico é o de uma cavidade preenchida por massa radiopaca, com uma camada de ar em forma de meia-lua em sua parte superior (sinal do menisco). O diagnóstico é confirmado pela histologia e cultura de material de biopsia. A presença de sorologia positiva em associação com resultados microbiológicos reforça a hipótese clínica, porém não tem valor diagnóstico quando dissociada desses achados. A ressecção cirúrgica deve ser indicada para os pacientes com hemoptise significativa.

Portadores de asma ou fibrose cística, ao desenvolverem resposta imune a fungos presentes em secreções bronquiais espessas, apresentam a síndrome chamada de aspergilose broncopulmonar alérgica.

DOENÇA PULMONAR INVASIVA

A aspergilose pulmonar invasiva é causa importante de morbimortalidade por doença pulmonar em um grupo específico de pacientes, que são os neutropênicos (principalmente quando têm contagem de neutrófilos menor que 500/mm^3), em especial nos que estão recebendo antibioticoterapia de largo espectro. As apresentações clínicas mais freqüentes são a broncopneumonia, os abscessos pulmonares e a pneumonia lobar, embora em crianças tenham sido descritas traqueíte invasiva, bronquite pseudomembranosa, fístula traqueoesofágica e aspergilose pleural. Os pacientes apresentam febre, dispnéia e tosse seca, podendo ainda ser observadas dor pleurítica e hemoptise. O achado do fungo invadindo tecidos em espécimes obtidos de biopsia pulmonar define a doença e deve ser obtido sempre que possível; porém, o isolamento de *Aspergillus* sp. em amostras de escarro de pacientes neutropênicos com doença pulmonar sugestiva de aspergilose constitui evidência suficiente para que seja iniciada a terapêutica específica.

O tratamento de escolha para doença invasiva causada por *Aspergillus* sp. é a anfotericina B administrada por via intravenosa, na dose de 1 a 1,5mg/kg/dia. O tempo de tratamento deve ser individualizado, principalmente levando-se em conta a recuperação da contagem de neutrófilos periféricos do paciente e de forma geral deve ser mantido pelo menos por 14 dias. O itraconazol pode ser uma alternativa em pacientes com intolerância à anfotericina B, especialmente em pacientes com doença granulomatosa crônica. Os pacientes que apresentarem recidiva ou intolerância ao tratamento com anfotericina B podem ser tratados com preparações lipídicas de anfotericina (anfotericina lipossômica ou dispersão coloidal), as quais oferecem a possibilidade de utilização de doses de 3 a 5mg/kg/dia, com menor incidência de efeitos adversos que a anfotericina B convencional.

O tratamento da doença de base, causadora da deficiência imunológica, é outra abordagem importante, especialmente visando à recuperação da contagem de neutrófilos, o que pode ser conseguido por meio do uso de fatores de crescimento de linhagens hematopoéticas. Os casos de aspergiloma ou outras formas de infecção pulmonar localizada podem ser abordados cirurgicamente, com retirada das áreas afetadas, associados ou não à terapêutica antifúngica sistêmica.

PREVENÇÃO DE INFECÇÃO HOSPITALAR POR ASPERGILLUS SPP.

O risco de adquirir aspergilose por via inalatória no ambiente hospitalar raramente excede o risco de contágio por via inalatória na comunidade. Entretanto, quando se trata da proteção de pacientes intensamente imunocomprometidos, deve-se evitar o contato com poeira proveniente de construções e reformas utilizando quartos com sistemas de filtração de alta eficiência (HEPA) e fluxo de ar laminar, além de evitar a presença de vasos de plantas nessas áreas e manter limpos os ductos de ventilação.

Em relação a medicações profiláticas, a alternativa mais adequada é o uso de fatores hematopoéticos de crescimento. O uso de derivados azólicos pode ser uma alternativa em pacientes selecionados, como os portadores de doença granulomatosa crônica.

BLASTOMICOSE

Os primeiros relatos de blastomicose datam do final do século XIX. O fungo causador da doença é o *Blastomyces dermatitidis*, cujos esporos são inalados e no tecido pulmonar sofrem transformação para a forma invasiva de levedura. A partir desse momento, a infecção pode ser debelada ou progredir para doença pulmonar com ou sem disseminação para outros tecidos e órgãos. A doença tem distribuição universal, com o fungo crescendo na sua forma miceliana em materiais em decomposição depositados no solo. Com a dissecação desses materiais ocorre a produção de aerossóis infectantes contendo fragmentos micelianos e conídios. As crianças representam um pequeno percentual entre os doentes com blastomicose (3 a 11%), embora em surtos possam representar a maioria dos casos.

Embora tenham sido descritas cinco formas de transmissão da doença, a via inalatória é a mais freqüentemente observada. Recém-nascidos podem adquirir a infecção por inalação de secreções vaginais contaminadas pelo fungo. Após a inalação dos conídios, ocorre resposta inflamatória local, mediada por neutrófilos e macrófagos, com fagocitose na maioria, porém aqueles que atingem a forma de levedura, por serem maiores e mais resistentes à queima oxidativa dos fagócitos, vão proliferar e o paciente pode apresentar febre, artralgia, mialgia, dor torácica (tipo pleurítica), tosse produtiva. Na maior parte dos pacientes a infecção resolve-se a partir desse ponto, sendo que muitos apresentam doença subclínica ou assintomática.

As crianças infectadas apresentam sintomas em cerca de 50% dos casos, sendo que a maioria desenvolve comprometimento pulmonar agudo ou crônico. A doença aguda pode simular pneumonia bacteriana, com febre, tosse, toxemia e dor torácica. Quando não tratado adequadamente, o processo pulmonar volta a manifestar-se em um período geralmente menor que seis meses. A imagem radiológica mais freqüentemente observada em crianças é a de condensação lobar, porém, podem-se também encontrar abscessos e adenopatia paratraqueal. Em pacientes imunodeprimidos, a doença pulmonar também é a localização mais freqüente e a mortalidade é elevada (30 a 54%).

A disseminação da doença (com comprometimento de órgãos a distância) não é rara em crianças, podendo haver comprometimento dos ossos (em especial os ossos longos, costelas e vértebras), além da pele, fígado, baço, linfonodos, rins e sistema nervoso central em cerca de 80% dos pacientes.

DIAGNÓSTICO

O isolamento do fungo obtido de material por lavado broncoalveolar ou biopsias pulmonares continua sendo o padrão-ouro para o diagnóstico, já que não há quadro clínico patognomônico da doença e os exames sorológicos são de utilidade epidemiológica, mas não diagnóstica.

TRATAMENTO

Uma vez feito o diagnóstico de blastomicose pulmonar em crianças, o tratamento deve ser instituído diante do grande potencial de disseminação da doença nesse grupo de pacientes.

O antifúngico de escolha para crianças é a anfotericina B, em dose total de 25 a 30mg/kg. Os antifúngicos azólicos são uma opção terapêutica, sendo que o itraconazol é considerado a terapêutica de escolha em adultos. Os poucos dados disponíveis em pediatria permitem o uso dessa droga em situações especiais e bem monitorizadas, quando da impossibilidade do uso de anfotericina B.

Os portadores de blastomicose pulmonar ou disseminada que estiverem hospitalizados não precisam ser colocados em precauções respiratórias ou outras precauções especiais.

PARACOCCIDIOIDOMICOSE

O *Paracoccidioides brasiliensis* causa a doença, também conhecida como blastomicose sul-americana, que foi descrita inicialmente por Lutz, em 1908. A doença é restrita à América Latina e o Brasil responde pela maior parte da casuística mundial. O habitat do fungo não é bem conhecido, mas existe forte evidência de que a doença está relacionada ao contato com o solo em áreas de florestas tropicais. As crianças residentes em áreas endêmicas são freqüentemente afetadas e apresentam as formas mais graves da doença.

Os pulmões são afetados nos adultos em grande porcentagem dos casos, mas raramente (14%) comprometidos em crianças, nas quais a doença disseminada e o comprometimento do sistema reticuloendotelial são mais observados.

As manifestações clínicas da doença em crianças são inespecíficas e incluem febre, perda de peso, diarréia, vômitos.

Os achados radiológicos pulmonares, quando presentes, podem estar restritos ao aumento dos linfonodos hilares ou incluir comprometimento do parênquima, com lesões pneumônicas, intersticiais ou cavitárias, que podem ser confundidas com tuberculose, histoplasmose e neoplasias.

DIAGNÓSTICO

A partir da suspeita clínica, endossada pela pista epidemiológica, devem-se buscar ativamente as leveduras características em amostras de escarro ou outros materiais obtidos de biopsia dos pulmões e demais órgãos envolvidos. O mapeamento com gálio pode revelar lesões incipientes, não visíveis por meio dos métodos de imagem habituais.

Os métodos sorológicos são de grande utilidade (em especial a fixação de complemento e a imunodifusão), tanto para o diagnóstico quanto para o seguimento dos pacientes. A obtenção de dois exames negativos, com intervalo de três meses, aliado à boa resposta clínica, dá subsídio para que se suspenda o tratamento. O teste cutâneo com paracoccidioidina indica contato prévio com o fungo, mas não tem valor diagnóstico de doença.

TRATAMENTO

O *Paracoccidioides brasiliensis* é o único fungo que pode ser tratado com sulfonamidas, além de apresentar boa resposta aos derivados azólicos e à anfotericina B.

Os pacientes criticamente enfermos e aqueles que apresentarem insucesso terapêutico com outras drogas devem ser tratados com anfotericina B, até uma dose total entre 15 e 45mg/kg. Em casos de intolerância ou reações adversas que impossibilitem o uso da forma convencional, pode ser utilizada alguma das preparações lipídicas da anfotericina, com menor incidência de eventos adversos.

A experiência clínica com o uso de derivados azólicos para tratamento de paracoccidioidomicose em crianças é restrita. Foram obtidos bons resultados com o uso de cetoconazol na dose de 5 a 8mg/kg/dia com remissões obtidas em cerca de seis meses de tratamento, devendo-se atentar para a possibilidade de interações com outras drogas, além da toxicidade hepática do produto. O itraconazol representa uma alternativa menos tóxica e mais potente, com potencial para tornar-se a terapêutica de escolha em crianças, desde que se obtenha maior experiência clínica nessa faixa etária.

CANDIDÍASE

As espécies de *Candida* podem causar colonização da mucosa respiratória ou invadir profundamente o parênquima pulmonar. A colonização da mucosa de vias respiratórias altas pode causar leves sintomas locais ou levar a uma laringite fúngica, com sério comprometimento de cordas vocais, estridor e disfonia. O envolvimento pulmonar pode estar representado por pneumonia lobar, broncopneumonia, abscessos ou empiema. Os achados clínicos são inespecíficos e incluem febre e taquipnéia. A propedêutica pulmonar é indistinguível da doença causada por outros microrganismos, e o diagnóstico depende do isolamento do agente em material obtido de forma estéril por meio de lavado broncoalveolar ou biopsia pulmonar.

Em casos de candidíase disseminada, os pulmões são freqüentemente afetados, e o achado de infiltrados pulmonares em um paciente com isolamento de *Candida* sp. em outros locais habitualmente estéreis é fortemente indicativo de pneumopatia fúngica secundária.

TRATAMENTO

Embora muitas drogas antifúngicas apresentem boa atividade contra as espécies de *Candida*, a anfotericina B é a droga de escolha para o tratamento de crianças com doença pulmonar ou disseminada. As doses habitualmente utilizadas são de 0,8 a 1mg/kg/dia, embora espécies de *Candida* que precisam ser tratadas com doses maiores venham sendo isoladas, em especial de pacientes imunodeprimidos. O tempo de tratamento (em geral quatro semanas) pode variar conforme o grau de comprometimento pulmonar e a resposta clínica. Quando houver suspeita clínica de resposta inadequada à anfotericina B, devem ser indicados os testes de suscetibilidade específicos para a determinação das concentrações inibitórias mínimas (MIC) da cepa em questão.

CRIPTOCOCOSE

As infecções sistêmicas causadas pela levedura monomórfica *Cryptococcus neoformans* ocorrem de forma esporádica em todo o mundo, a partir da inalação da levedura presente no solo. Os pacientes imunocompetentes podem adquirir a infecção, porém o maior contingente de pacientes acometidos está entre os imunocomprometidos, em especial aqueles com a síndrome da imunodeficiência adquirida, responsabilizados pelo aumento na prevalência de criptococose a partir de 1980.

Com a inalação do fungo ocorre uma infecção pulmonar localizada, com reação inflamatória e formação de granulomas. A partir de então, pode ocorrer disseminação da doença, com acometimento de órgãos a distância, em especial o sistema nervoso central.

Em crianças, o acometimento pulmonar primário e exclusivo raramente é observado, já que a maior parte dos pacientes apresenta a forma disseminada da doença no momento do diagnóstico, em especial quando são imunocomprometidos. Os sintomas apresentados são gerais e incluem tosse produtiva, dor torácica, perda de peso, febre e hemoptise.

DIAGNÓSTICO

O diagnóstico etiológico da doença pulmonar por *Cryptococcus neoformans* pode ser estabelecido pela visualização direta do agente em culturas de escarro ou material de biopsia pulmonar ou material obtido pela broncoscopia ou lavado broncoalveolar utilizando-se técnicas de coloração com tinta-da-china ou corantes à base de prata. Pode-se ainda isolar o agente em culturas dos mesmos materiais ou demonstrar a presença de antígeno criptocócico por meio de ensaio imunoenzimático, aglutinação de partículas de látex ou utilizando-se anticorpos monoclonais.

TRATAMENTO

Os pacientes com infecção disseminada e aqueles com envolvimento do sistema nervoso central em infecções por essa levedura têm piores respostas aos esquemas terapêuticos habituais, da mesma forma que os pacientes com comprometimento da resposta imune mantida por longos períodos, em especial aqueles infectados pelo HIV, apresentam altos índices de recidiva após a suspensão da terapêutica. Pacientes imunocompetentes com doença pulmonar primária têm maiores chances de recuperação, com ou sem tratamento específico.

A droga de escolha para o tratamento inicial de crianças com infecção disseminada é a anfotericina B, já que até este momento virtualmente todas as cepas têm sido suscetíveis a esse agente, na dose de 1mg/kg/dia. Quando houver comprometimento do sistema nervoso central, pode-se associar a 5-fluorocitosina à anfotericina B, como detalhado no respectivo capítulo de Doenças Infecciosas. Outras drogas antifúngicas, em especial o fluconazol e o itraconazol, vêm sendo estudadas para a manutenção do tratamento em crianças que apresentaram boa resposta clínica inicial. Os pacientes imunocomprometidos, em especial os HIV positivos, devem ser mantidos em terapêutica de manutenção indefinidamente, que pode ser realizada com fluconazol ou doses semanais de anfotericina B.

BIBLIOGRAFIA

1. BENARD, G. et al. – Severe acute paracoccidioidomycosis in children. *Pediatr. Infect. Dis. J.* **13**:510, 1994. 2. BOULOS, M. – Tratamento pelo fluconazol de pacientes imuno-comprometidos com graves infecções fúngicas. *Rev. Inst. Med. Trop. S. Paulo*, **35**:1, 1993. 3. FEIGIN, R.D. & CHERRY, J.D. – Textbook of pediatric infectious diseases. Philadelphia, Saunders, 1998. 4. KASSNER, E.G. et al. – Pulmonary candidiasis in infants. *Am. J. Radiol.* **137**:707, 1981. 5. MCGINNIS, M.R. Histoplasmosis. Disponível na internet. http://fungus.utmb.edu/f-atlas/histo.htm. 6. MCGINNIS, M.R. Aspergillosis. Disponível na internet. http://fungus.utmb.edu/f-atlas/aspergil.htm.

SEÇÃO IV Doenças Não-Infecciosas do Sistema Respiratório

coordenadora CLEYDE MYRIAM AVERSA NAKAE
JOSELINA MAGALHÃES ANDRADE CARDIERI

1 Atelectasia

RICARDO BORGES MAGALDI
RAFAEL STELMACH
ALBERTO CUKIER

Atelectasia é definida como uma redução de ar dentro do pulmão, associada à redução de seu volume.

Essa situação não é incomum em crianças e está associada a uma série de condições clínicas que provocam a redução de volume pulmonar, secundária à diminuição do seu conteúdo aéreo.

Vários mecanismos estão associados ao desenvolvimento de atelectasias, com fisiopatologias diferentes:

Atelectasia passiva ou de relaxamento – os pulmões têm uma tendência natural para colapsar, fato que é contrabalançado pela tendência da caixa torácica de se expandir. Na situação de repouso (capacidade residual funcional), essas tendências se equilibram. Na presença de pneumotórax ou derrame pleural, a força de expansão da caixa torácica é retirada, e o pulmão tende a retrair e reduzir seu volume.

Atelectasia de compressão – quando alguma lesão ou estrutura (massa, cisto, bolha, hérnia diafragmática), ocupando espaço no interior da cavidade torácica, comprime o parênquima pulmonar adjacente, com diminuição de seu volume.

Atelectasia de reabsorção – é a causa mais comum de atelectasia, ocorrendo quando há alguma obstrução da comunicação entre a traquéia e os alvéolos. A pressão parcial de gases no sangue venoso misto é menor que a pressão parcial do gás alveolar. Dessa forma, à medida que o sangue passa pelos capilares alveolares, ocorre um equilíbrio entre as pressões do gás alveolar e do sangue, e os alvéolos diminuem de tamanho de acordo com a quantidade de oxigênio absorvida. Isso faz com que as pressões parciais de gás carbônico e de nitrogênio tornem-se mais elevadas no alvéolo em relação ao capilar, gerando difusão desses gases para o sangue, a fim de manter o equilíbrio. Esse ciclo é repetido até que todo o ar alveolar seja absorvido.

Alguns fatores influenciam o efeito da obstrução de vias aéreas sobre o parênquima pulmonar, como o local e a extensão da obstrução brônquica ou bronquiolar, a velocidade de progressão do processo obstrutivo, a condição preexistente do tecido pulmonar e a extensão da ventilação colateral. Quando ocorre agudamente obstrução de um brônquio de um lobo pulmonar sadio em ar ambiente, todo o ar alveolar tende a ser absorvido em torno de 24 horas. Porém, se o alvéolo estiver com seu conteúdo rico em oxigênio, como acontece em situações de anestesia, por exemplo, a velocidade de desenvolvimento de atelectasia será muito maior, uma vez que o oxigênio é absorvido muito mais rapidamente que o nitrogênio. A ventilação colateral que se faz por meio dos poros de Kohn (interalveolares) e/ou dos canais de Lambert (bronquioloalveolares) pode prevenir o colabamento de áreas alveolares.

A obstrução de vias aéreas pode ser intral ou extraluminal. As principais causas de obstrução intraluminal de vias aéreas são corpo estranho, reação granulomatosa (como na tuberculose), secreção espessa com formação de "plugs" de muco (como na asma, fibrose cística, bronquiectasias, abscesso pulmonar, bronquite crônica ou laringotraqueobronquite aguda) ou neoplasia.

Quanto à obstrução extraluminal, a causa mais comum é o aumento de gânglios hilares e mediastinais, levando à compressão da parede da via aérea, especialmente causada por tuberculose. Alguns tumores de mediastino podem também acarretar compressão brônquica e conseqüentemente atelectasia. O brônquio do lobo médio, por ser mais longo e de menor calibre em relação aos outros brônquios lobares, e por ser envolto por linfonodos, é mais propenso a sofrer compressão extrínseca e subseqüente obstrução de sua luz, podendo evoluir com atelectasias de repetição, caracterizando a síndrome de lobo médio. O fato de o lobo médio ter menor volume e ser separado dos outros lobos pelas cisuras faz com que haja menor ventilação colateral, aumentando a tendência de colapso secundário decorrente de obstrução de uma via aérea.

Atelectasia de adesão – é um processo controverso e pouco esclarecido, no qual ocorre colapso alveolar sem obstrução de vias aéreas, como na síndrome do desconforto respiratório do recém-nascido, pneumonite actínica aguda e em pneumonias virais. Possivelmente uma inativação ou ausência do surfactante esteja relacionada ao seu desenvolvimento. Esse tipo de atelectasia também pode ser visto em situações de pós-operatório.

Atelectasia de cicatrização – o aumento de colágeno produz redução do ar por unidade alveolar e, conseqüentemente, do volume pulmonar. Uma infecção crônica pode levar a esse tipo de processo, cursando não só com atelectasia, mas especialmente com bronquiectasias.

MANIFESTAÇÕES CLÍNICAS

Muito mais que as manifestações clínicas de atelectasia *per se*, o paciente que desenvolveu essa alteração pulmonar apresenta sinais e sintomas do processo que levou ao desenvolvimento da atelectasia. Desse modo, os pacientes com fibrose cística e bronquiectasias apresentam quadro de tosse e expectoração abundantes e recorrentes, com períodos de exacerbação, podendo, nessas situações, ocorrer obstrução de vias aéreas devido à impactação de muco espesso. Em crianças e idosos, a aspiração de corpo estranho deve sempre ser lembrada como causa de atelectasia localizada, bem como a aspiração de conteúdo gástrico. Nessas situações, história de engasgo, desconforto torácico, episódios de chiado ou tosse esparsos, durante ou após uma refeição, podem estar presentes. Nesses casos, pode ocorrer também dispnéia súbita e intensa quando há obstrução aguda de um brônquio de grande calibre. A ocorrência de pneumotórax espontâneo geralmente produz dor torácica e desconforto respiratório.

A maioria das crianças com atelectasia apresenta-se com tosse, taquipnéia, roncos, história de dor torácica e, esporadicamente, febre, dispnéia e cianose (dependendo da extensão da atelectasia e de sua causa).

A atelectasia leva à hipóxia alveolar, fazendo com que ocorra vasoconstrição nessa área, como um mecanismo de defesa pulmonar tentando preservar da melhor forma possível a relação ventilação-perfusão. Quanto maior a área de atelectasia, menos eficiente será esse mecanismo, levando então a formação de "shunt" intrapulmonar e, conseqüentemente, hipoxemia e dispnéia.

MANIFESTAÇÕES RADIOLÓGICAS

Uma vez que a atelectasia é definida como uma diminuição do volume pulmonar, o desvio das cisuras interlobares é o sinal radiológico direto que demonstra que houve alteração do posicionamento dos lobos pulmonares. Aumento da densidade local é o sinal indireto mais importante associado à atelectasia, mas não é essencial para seu diagnóstico. Outros sinais indiretos que ajudam no diagnóstico da atelectasia são elevação diafragmática, desvio do mediastino para opacidade e das estruturas hilares, aproximação dos arcos costais, hiperinsuflação do restante do parênquima e não-visualização da artéria interlobar.

A elevação diafragmática geralmente acontece associada a colapso, principalmente dos lobos inferiores, e de maneira menos importante no colapso do lobo médio ou da língula. A hiperinsuflação pulmonar ocorre associada a um colapso de maior duração, enquanto o

desvio das estruturas mediastinais e a elevação diafragmática são encontradas com maior freqüência na fase aguda da atelectasia.

TRATAMENTO

O tratamento da atelectasia depende da causa que levou ao seu desenvolvimento. Manobras fisioterápicas como drenagem postural, percussão, estímulo da tosse e uso de respiração com pressão positiva intermitente podem ser úteis nos casos associados à grande quantidade de secreção espessa. O uso de broncodilatadores é indicado nos pacientes com asma, bem como antibióticos nos casos associados à infecção respiratória.

A broncoscopia deve ser realizada imediatamente na suspeita de aspiração de corpo estranho. Está indicada também quando as manobras fisioterápicas não forem suficientes para a remoção satisfatória da secreção das vias aéreas, mantendo o quadro de colapso pulmonar.

BIBLIOGRAFIA

1. BARBATO, A. et al. – Use of the paediatric bronchoscope, flexible and rigid, in 51 European centres. *Eur. Respir. J.* **10**:1761, 1997. 2. REDDING, G.J. – Atelectasis in childhood. *Pediatr. Clin. North Am.* **31**:891, 1984. 3. Synopsis of Diseases of the Chest. Parenchymal Atelectasis. In Fraser and Paré. Saunders, 1994, p. 169.

---

2 Corpos Estranhos em Vias Aéreas

MANOEL ERNESTO P. GONÇALVES
SÍLVIA REGINA CARDOSO

A aspiração de corpos estranhos é um acidente grave que acomete principalmente crianças com idade entre 6 meses e 4 anos, pois nessa faixa etária os molares ainda não apareceram, a mastigação é precária e a tendência de levar tudo à boca é mais intensa.

Em nosso meio, os corpos estranhos de origem vegetal são os mais freqüentes, principalmente amendoim e feijão.

Apesar de ser uma afecção conhecida há muitos anos, ainda hoje existem dificuldades no seu diagnóstico e terapêutica, a despeito do avanço tecnológica da radiologia, anestesia com drogas mais seguras e simplificação da monitorização dos sinais vitais dos pacientes.

A saída espontânea dos corpos estranhos de vias aéreas sem a realização de endoscopia ocorre raramente, ou seja, em menos de 10% dos casos.

A manifestação de aspiração do corpo estranho depende de seu tamanho e forma, sua composição, localização, grau e duração da obstrução.

Felizmente, são muito raros os casos de asfixia por corpos estranhos obstruindo a laringe, de tal forma que há tempo para realizar uma anamnese cuidadosa, exame físico e radiografias de tórax.

HISTÓRIA CLÍNICA

É de suma importância no diagnóstico de aspiração de corpos estranhos, pois o exame físico e as radiografias de tórax podem estar dentro dos limites da normalidade após passar a fase aguda do acidente, com a acomodação do corpo estranho.

A história característica no momento da aspiração consiste em engasgo, acesso de tosse, crises de cianose e perda dos sentidos. Esses sintomas estão sempre presentes, devendo ser exaustivamente pesquisados, associados à análise da situação em que a criança se encontrava no momento do acidente (por exemplo, comendo amendoim, brincando na cozinha com grãos de feijão etc.).

Após a acomodação do corpo estranho no brônquio, existe uma fase assintomática ou pouco sintomática que pode variar de algumas horas até vários anos, sendo extremamente difícil a suspeita diagnóstica.

Quando não existem antecedentes de aspiração, essa hipótese deve ser levantada em crianças com doença pulmonar não característica, de difícil resolução.

LOCALIZAÇÃO

Os corpos estranhos tendem a impactar-se distalmente na árvore traqueobrônquica. Porém, podem alojar-se em qualquer região, como laringe, traquéia e brônquios.

Existem algumas particularidades quanto à região em que se alojam os corpos estranhos de vias aéreas:

LARINGE

Os corpos estranhos laríngeos causam sintomas variáveis, dependendo do tamanho do corpo estranho em relação ao tamanho da laringe (Fig. 2.79).

Os corpos estranhos glóticos causam disfonia e obstrução variável, desde pouco sintomáticos até asfixia com morte imediata, sendo os corpos estranhos inorgânicos (por exemplo, brinquedos) os mais freqüentes.

Os corpos estranhos subióticos, por serem de localização pouco freqüente, têm seu quadro clínico geralmente confundido com o de laringite, inclusive com melhora da sintomatologia com o uso dos medicamentos usuais para o tratamento da laringite.

Deve ser aventada a hipótese diagnóstica de corpo estranho nos casos de "laringites" com evolução prolongada, atípica e com característica recidivante.

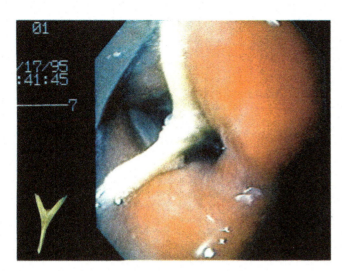

Figura 2.79 – Corpo estranho de laringe.

Os espinhos de peixe são os corpos estranhos que mais freqüentemente se alojam em região subglótica de crianças com idade inferior a 1 ano.

Em situações de emergência, em que ocorre risco de morte por quadro obstrutivo, não havendo um especialista presente, deve-se permeabilizar a via aérea por meio de traqueostomia ou entubação, com deslocamento do corpo estranho, sem a tentativa de remoção.

TRAQUÉIA

O corpo estranho na traquéia é extremamente raro, permanecendo, na grande maioria das vezes, solto, batendo nas cordas vocais no final da expiração e na carina principal durante a inspiração.

Essa mobilidade de corpo estranho leva a um sinal patognomônico importante, a saber: ruído audível, chamado "ruflar de bandeira", produzido pelo impacto do corpo estranho nas cordas vocais ou região subglótica.

A criança geralmente está clinicamente bem, com ausculta pulmonar normal, radiografia de tórax normal, o que leva a uma falsa impressão de quadro benigno. Existe, porém, grave risco de impactação do corpo estranho na glote, levando à morte súbita.

Trata-se de uma emergência endoscópica que deve ser realizada a despeito da ausência do jejum.

BRÔNQUIOS

Os corpos estranhos alojam-se preferencialmente nos brônquios quando aspirados e nesses, principalmente em brônquio principal direito, devido ao seu maior calibre, continuidade com a traquéia e maior poder de aspiração do pulmão direito em relação ao esquerdo. Por esses motivos, os corpos estranhos alojam-se preferencialmente no brônquio principal direito quando aspirados (Fig. 2.80).

Para a interpretação dos sintomas objetivos de corpo estranho em brônquios é necessário entender sua fisiopatologia, do ponto de vista mecânico, entre o corpo estranho e o brônquio comprometido.

Os sintomas variam desde a ausência de sintomas após a acomodação do corpo estranho até pneumonias graves de difícil tratamento, com evolução para bronquiectasias, nos casos de corpos estranhos de longa duração.

Com relação ao diagnóstico, não existem dificuldades nos casos de corpos estranhos radiopacos que aparecem nas radiografias simples de tórax e são facilmente diagnosticados. Porém, a grande maioria deles é de origem vegetal e não radiopaca, devendo seu diagnóstico ser realizado por meio da história clínica do acidente de aspiração, do exame físico e dos achados radiológicos indiretos da presença do corpo estranho. Esses fatores são essenciais no diagnóstico correto de corpo estranho endobrônquico.

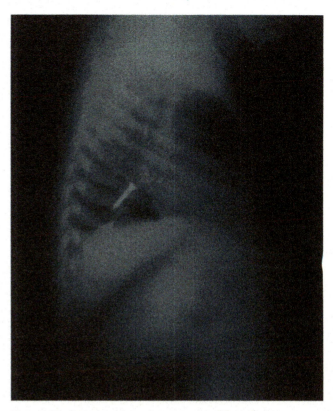

Figura 2.80 – Corpo estranho radiopaco em lobo inferior direito.

Obstrução brônquica parcial

Nesses casos, o corpo estranho obstrui apenas parcialmente a luz brônquica, permitindo a ventilação pulmonar total ou parcial. Geralmente, os corpos estranhos são pequenos ou ocos.

A ausculta pulmonar é normal ou com discreta diminuição difusa do murmúrio vesicular no lado comprometido.

A radiografia de tórax em póstero-anterior é normal ou com discreta diminuição difusa do parênquima pulmonar no lado comprometido nas radiografias de tórax em inspiração e expiração (Figs. 2.81 e 2.82).

Obstrução brônquica parcial do tipo valvular ou enfisematoso

É o tipo mais freqüentemente encontrado em aspiração de corpos estranhos em que ocorre obstrução total do brônquio na fase expiratória e parcial na fase inspiratória do lado comprometido (Figs. 2.83 e 2.84).

Ao exame físico, notamos acentuada diminuição do murmúrio vesicular no lado comprometido.

A radiografia de tórax em inspiração pode sugerir uma radiografia normal ou com discreta hiperinsuflação pulmonar do lado comprometido; porém, na radiografia de tórax na fase expiratória, o pulmão do brônquio onde está alojado o corpo estranho permanece hiperinsuflado e o pulmão contralateral normal diminui sua expansibilidade.

Obstrução brônquica total ou atelectasia

Nos casos em que ocorre obstrução total do brônquio, o pulmão evolui para atelectasia, por não haver passagem de ar distal ao local em que se encontra o corpo estranho (Figs. 2.85 e 2.86).

Ao exame físico notamos diminuição da expansibilidade do hemitórax comprometido, com ausência de murmúrio vesicular no lado comprometido.

A radiografia de tórax apresenta atelectasia pulmonar total ou parcial, dependendo do brônquio em que se encontra alojado o corpo estranho.

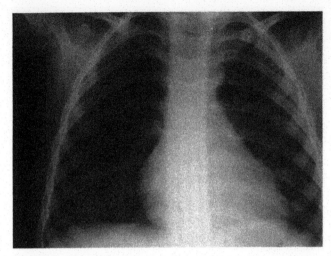

Figura 2.81 – Radiografia de tórax normal em obstrução brônquica parcial.

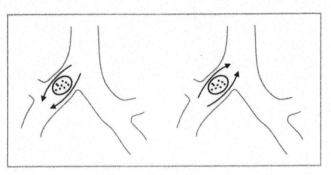

Figura 2.82 – Esquema de obstrução brônquica parcial em inspiração e expiração.

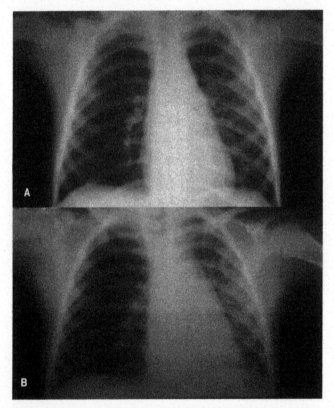

Figura 2.83 – **A**) Radiografia de tórax em inspiração. **B**) Radiografia de tórax em expiração.

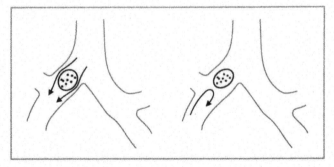

Figura 2.84 – Esquema de obstrução parcial do tipo valvular em inspiração e em expiração.

Vale a pena ressaltar que esses mecanismos são dinâmicos e podem alterar-se com o passar do tempo.

Os achados de ausculta pulmonar descritos acima são os mais importantes, porém, deve-se ressaltar que outros sinais podem estar presentes, tais como ronco e sibilos nos casos de corpos estranhos de origem vegetal, como o amendoim, que tem grande quantidade de substâncias alergênicas.

COMPLICAÇÕES

Atualmente, as complicações dos corpos estranhos em vias aéreas devem-se resumir ao retardo de seu diagnóstico, com tempo de permanência prolongado (Figs. 2.87 e 2.88).

Não se justificam complicações secundárias à anestesia e/ou ao procedimento endoscópico para sua remoção.

TRATAMENTO

O melhor tratamento de qualquer acidente pediátrico é sua prevenção, com orientação dos pais, avós e pessoas diretamente ligadas às crianças, inclusive em escolas e creches.

Após o diagnóstico de corpo estranho em vias aéreas, o tratamento preconizado é o de remoção endoscópica. A manobra de Heimlich, que consiste no aumento abrupto da pressão do tórax por compressão externa, na tentativa de remoção do corpo estranho, só deve ser usada em casos de emergência, pois complicações graves têm sido relatadas, tais como rotura hepática, de válvulas tricúspide e de baço.

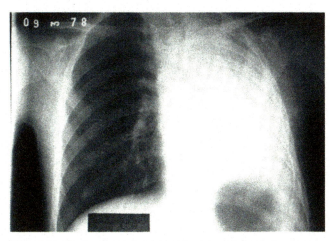

Figura 2.85 – Radiografia de tórax com atelectasia total de pulmão esquerdo.

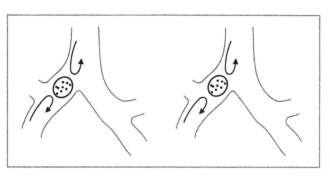

Figura 2.86 – Esquema de obstrução total de brônquio por corpo estranho.

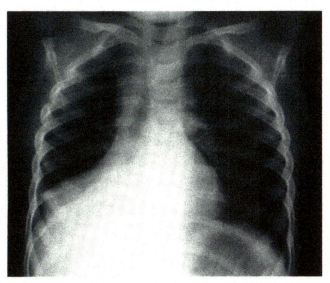

Figura 2.87 – Radiografia de tórax com pneumonia em base direita.

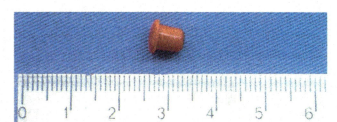

Figura 2.88 – Corpo estranho removido endoscopicamente.

BIBLIOGRAFIA

1. ARAUZ, J.C. – Cuerpos extraños em las vias aéreas. In *Tratados de otorinolaringologia y bronco-esofagologia*. Madrid, Editorial Paz Montalvo, 1975. 2. BOUSSUGES, S. & MAITREROBERT, P. – Pratique de la manouvre de Heimlich sur les enfants dans la région Rhône-Alpes. *Arch. Fr. Pediatr.* **42**:733, 1985. 3. COTTON, E. & YASUDA, K. – Foreign body aspiration. *Pediatr. Clin. North Am.* **31**:937, 1984. 4. GONÇALVES, M.E.P. & MARIONI, A.L.S. – Corpos estranhos em vias aéreas. In Schvartsman, S. *Pronto-Socorro de Pediatria*. São Paulo, Sarvier, 1989, p. 79. 5. KOSLOSKI, A.M. – Bronchoscopic extraction of aspirated foreing bodies in children. *Am. J. Dis. Child.* **136**:924, 1982.

3 Deficiência de Alfa-1-Antitripsina

CLEYDE MYRIAM AVERSA NAKAIE

INTRODUÇÃO

A deficiência de alfa-1-antitripsina (α_1-AT) é a causa genética mais freqüente de comprometimento hepático na infância e de enfisema pulmonar em adultos.

O quadro pulmonar característico da deficiência de α_1-AT pode ocorrer no fim da terceira década da vida, com grave limitação ao fluxo expiratório e colapso das vias aéreas. Entretanto, nem todos os pacientes desenvolvem alterações hepáticas ou pulmonares.

INCIDÊNCIA

A incidência é de 1/1.600 a 1/3.500 nos Estados Unidos e na Europa e existem mais de 100.000 indivíduos afetados com a doença nos EUA.

FISIOLOGIA

A α_1-AT é uma glicoproteína plasmática, sintetizada principalmente no fígado, inibidora das proteases séricas nos seus locais ativos, inibindo a tripsina, quimiotripsina, catepsina G, plasmina, trombina, calicreína tecidual, elastase pancreática, fator Xa, renina, plasminogênio e elastase de neutrófilos. Também é conhecida como inibidora das alfa-1-proteases ou serpinas ("serine protease inhibitors"). Entretanto, sua principal ação fisiológica é a inibição da elastase dos neutrófilos (EN), protease armazenada nos grânulos primários dos neutrófilos e capaz de clivar diversos componentes da matriz dos ácinos pulmonares, inclusive a elastina, responsável pelo recolhimento elástico das paredes alveolares. Durante a interação das duas moléculas, a α_1-AT e a EN, ocorre uma ligação irreversível e ambas são inativadas; por isso, é denominada a "proteína suicida", pois após a ligação não há possibilidade de dissociação, sendo eliminada pelo sistema reticuloendotelial e excretada pelo metabolismo hepático.

FISIOPATOLOGIA

No pulmão normal, a α_1-AT é um dos principais fatores de defesa contra as substâncias liberadas pelas células inflamatórias, representando cerca de 90% da proteção antielastase dos neutrófilos. Na deficiência de α_1-AT, ocorre desequilíbrio na relação protease/antiprotease, levando à destruição da elastina alveolar e, evolutivamente, ao enfisema. O fumo estimula a liberação de proteases, além de causar uma inibição funcional de inibidores das proteases, favorecendo a destruição alveolar.

A fisiopatologia da doença hepática é ainda pouco conhecida, aceitando-se que, por exemplo, nos pacientes homozigotos, PiZZ, a α_1-AT anormal seja depositada no sistema reticuloendotelial e sua excreção prejudicada conduza à lesão hepática. Entretanto, o motivo pelo qual somente uma pequena porcentagem dos pacientes homozigotos desenvolve doença hepática é ainda uma incógnita.

GENÉTICA

A herança é autossômica co-dominante, isto é, cada gene dos pais contribui com sua própria proteína ativa e cada fenótipo é determinado por dois alelos desse gene.

O gene responsável pela síntese da α_1-AT é um gene longo (12,2kb), formado por sete éxons e localiza-se no cromossomo 14, *locus* q31-32.2. A α_1-AT apresenta polimorfismo na seqüência de aminoácidos, o que é determinado geneticamente por alelos co-dominantes e independentes. Atualmente, são conhecidos mais de 75 alelos diferentes, que codificam os tipos de variantes da α_1-AT. Essas variantes são caracterizadas pela velocidade de migração na eletroforese em placa de gel: as que migram até próximo do anódio recebem as primeiras letras do alfabeto, enquanto as de menor mobilidade e catódicas são denominadas S e Z. Estabeleceu-se um sistema de classificação, denominado sistema Pi, isto é, inibidor de proteases, devido ao grande número de variantes.

O genótipo mais comum é o PiM, com níveis séricos normais, encontrado em aproximadamente 90% da população dos EUA. Heterozigotos com deficiência parcial, como, por exemplo, PiMZ e PiSZ, ocorrem de 2% a 5% e 0,2%, respectivamente, e, nos exemplos citados, o nível sérico é de 60 e 35% da concentração normal.

Os níveis séricos normais de α_1-AT variam de 150 a 350mg/dl. Suas variantes são classificadas em quatro grupos, de acordo com a concentração sérica da α_1-AT: *alelos normais* (níveis séricos de 150 a 350mg/dl), *deficientes* (níveis séricos de 15 a 200mg/dl), *disfuncionais* (nível sérico normal mas não funcionante) e *ausentes*.

O alelo predominante, PiM, tem cinco subtipos diferentes e produz concentrações normais de α_1-AT (150 a 350mg/dl) com função também normal. A variante normal mais comum é a M1; outras variantes normais: M2, M3 e Chrischurch.

As variantes deficientes mais freqüentes são: a **Z**, que é funcionante, porém, em quantidade insuficiente para inibir a elastase e, portanto, com baixos níveis séricos de α_1-AT (15 a 50mg/dl), e a **S**, associada a níveis séricos de 100 a 200mg/dl de α_1-AT, com função normal, mas provavelmente mais sensível à proteólise. A variante *ausente* é rara, apresenta alterações por deleção ou mutação em regiões importantes do gene e os níveis séricos de α_1-AT não são detectáveis. A única variante disfuncional conhecida é a *Pittsburgh*, inibidora da trombina e caracterizada por uma grave diátese hemorrágica.

DIAGNÓSTICO

O diagnóstico preciso é de extrema importância para a avaliação e o tratamento adequados dos indivíduos com a deficiência de α_1-AT.

A deficiência de α_1-AT pode ser diagnosticada pela eletroforese de proteína sérica, que mostra uma redução ou ausência de alfa-1-globulina. Esse teste, entretanto, pode não detectar algumas variantes deficientes, como SZ, MZ, MS, M_{Malton} e $M_{Procida}$ e, nesses casos, o diagnóstico deve ser realizado pela dosagem sérica quantitativa da α_1-AT. Os níveis séricos normais de α_1-AT variam de 150 a 350mg/dl, enquanto o heterozigoto PiMZ, por exemplo, apresenta níveis séricos de 80 a 150mg/dl, e o homozigoto PiZZ, de 18 a 36mg/dl.

Atualmente, o diagnóstico de maior acurácia e sensibilidade é obtido pelo emprego da dosagem do nível sérico associada à técnica de amplificação para alelos específicos, o que permite a identificação direta da fenotipagem e a respectiva produção de α_1-AT.

A deficiência de α_1-AT deve ser considerada no diagnóstico diferencial de pacientes com asma, enfisema, doença hepática e paniculite.

MANIFESTAÇÕES CLÍNICAS

O quadro pulmonar característico da deficiência de α_1-AT é semelhante ao de pacientes enfisematosos sem a deficiência de α_1-AT, exceto pelo início mais precoce dos sintomas. A maioria dos pacientes deficientes permanece assintomática até a quarta década de vida, entretanto, os sintomas podem ocorrer precocemente, no fim da terceira década de vida, com limitação importante ao fluxo expiratório e colabamento de vias aéreas, dependendo da exposição a fatores agravantes, como fumo e alguns poluentes. Existem evidências de que níveis séricos inferiores a 80-100mg/dl de α_1-AT, ou 35% abaixo das concentrações normais, apresentam correlação com maior risco de desenvolvimento de enfisema. Um fumante com deficiência de α_1-AT desenvolve sintomas pulmonares entre 30 e 45 anos de vida e freqüentemente morre aos 60.

Na criança, a doença hepática é a principal manifestação clínica, com sintomas que podem ter início nos primeiros meses de vida e progressão para cirrose aos 8 anos de idade. Apesar de raros, foram descritos alguns casos de asma, bronquiectasias e enfisema em crianças. Sabe-se que crianças com fenótipos heterozigotos apresentam mais freqüentemente hiper-responsividade de vias aéreas e aqueles que desenvolvem asma podem ter um início mais precoce e uma doença mais grave.

As principais manifestações pulmonares são dispnéia, chiado, infecções pulmonares de repetição, cianose, aumento do diâmetro ântero-posterior do tórax e baqueteamento digital. O quadro radiológico evidencia hiperinsuflação, principalmente nos terços inferiores dos pulmões, diminuição das linhas vasculares e formações bolhosas. A cintilografia ventilação-perfusão e a tomografia de cortes finos são úteis na detecção dos quadros iniciais ou de diagnóstico não confirmado.

A obstrução reflete-se por redução no volume expiratório forçado no primeiro segundo, na condutância específica e na relação volume expiratório forçado no primeiro segundo/capacidade vital forçada. Encontram-se aumentados o volume residual, a capacidade pulmonar total e a capacidade residual funcional. A capacidade de difusão diminui em função da redução da superfície de troca pela destruição pulmonar.

Associada ao quadro clínico e aos resultados laboratoriais, uma história familiar de doença hepática ou pulmonar deve imediatamente sugerir a pesquisa da deficiência de α_1-AT.

Recentemente, a deficiência de α_1-AT tem sido descrita associada a doenças imunológicas como asma, artrite reumatóide, uveítes, paniculite (doença de Weber-Christian) e lúpus eritematoso sistêmico.

CONSIDERAÇÕES TERAPÊUTICAS

As medidas terapêuticas para a doença pulmonar na deficiência de α_1-AT objetivam o aumento do seu nível sérico e medidas preventivas para reduzir a ação da elastase, como evitar o contato com fumo e as infecções de repetição.

O médico deve estar alerta para identificar e tratar precocemente as infecções pulmonares, orientar esquema de vacinação completo, inclusive antipneumococo e influenza, e proibir rigorosamente o fumo para o paciente ou familiares.

Infusões semanais de concentrado plasmático de α_1-AT (60mg/kg) pode manter o nível sérico e alveolar acima do limite necessário para impedir a destruição pulmonar. Estudos mais recentes indicam que uma dose mensal de 250mg/kg pode ser suficiente. Outras possibilidades terapêuticas são o emprego de α_1-AT aerossol e, futuramente, inibidores das proteinases e da elastase dos neutrófilos.

Progressos recentes, na terapêutica gênica, foram obtidos para se conseguir vetores virais que podem ser utilizados para transferir o gene α_1-AT normal para os indivíduos deficientes. O transplante de um pulmão ou combinado coração-pulmão pode ser indicado nos pacientes na fase final da doença pulmonar.

O transplante de fígado é o único tratamento para os pacientes com acometimento hepático e deve ser considerado nos casos em que se observam: tempo de protrombina prolongado sem resposta à vitamina K, atividade do fator V < 65% e hiperbilirrubinemia persistente ou recorrente.

BIBLIOGRAFIA

1. CRYSTAL, R.G. – Alpha1-antitrypsin deficiency: pathogenesis and treatment. *Hospital Practice* **15**:81, 1991. 2. MacDONALD, J.L. & JOHNSON, C.E. – Pathophysiology and treatment of alpha1-antitrypsin deficiency. *Am. J. Health-Syst. Pharm.* **52**:481, 1995. 3. VAN STEENBERGEN, W. – Alpha1-antitrypsin deficiency: an overview. *Acta. Clin. Belg.* **48**:171, 1993.

4 Discinesia Ciliar Primária

FABÍOLA VILLAC ADDE

INTRODUÇÃO

Discinesia ciliar primária (DCP) é uma doença de herança autossômica recessiva, caracterizada por defeitos ultra-estruturais e/ou da função ciliar. Isso leva a uma alteração do transporte mucociliar, que é o responsável pelo transporte normal do muco e pela eliminação de partículas inaladas da cavidade nasal e pulmões. Sua incidência aproximada é de 1:15.000-1:30.000 indivíduos. Afeta todos os locais onde há presença de epitélio ciliado, ou seja, fossas nasais, seios paranasais, ouvido médio, árvore traqueobrônquica, epêndima, condutos eferentes, tuba uterina, endométrio do cérvix e prolongamentos das células retinianas.

É importante uma revisão da estrutura ciliar para uma melhor compreensão dessa doença. Cada cílio é composto por uma haste ciliar e pelo aparelho basal. A haste ciliar é constituída por um conjunto de microtúbulos longitudinais, dispostos como nove pares periféricos e um par central, mergulhados na matriz citoplasmática e envoltos por uma extensão da membrana celular. Os microtúbulos periféricos apresentam duas projeções, que são os braços de dineína. Possuem ainda outras estruturas, tais como as espículas radiais, a bainha central e o capuz ciliar (Fig. 2.89).

O aparelho basal é constituído pelo corpúsculo basal, estrutura semelhante ao centríolo envolvida na formação dos microtúbulos, e pelo pé basal, uma estrutura cônica, curta, densa e estriada, que se projeta lateralmente da região média do corpúsculo basal e que parece atuar como base de sustentação durante a fase efetiva do batimento ciliar. As raízes ciliares proporcionam a ancoragem do axonema. A zona de transição é a região compreendida entre o término do corpúsculo basal e o início dos microtúbulos centrais (Fig. 2.90).

O defeito mais comum ocorre nos braços de dineína. Outras alterações descritas são: defeitos nas espículas radiais, transposição dos microtúbulos periféricos para uma posição central, ausência das estruturas do axonema, microtúbulos duplos supranumerários, defeitos no aparelho basal, cílio respiratório curto e outros.

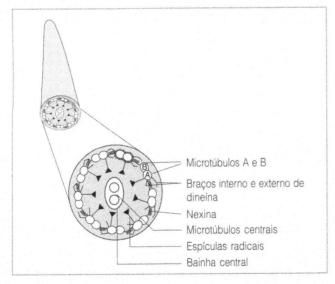

Figura 2.89 – Representação esquemática do cílio eucariótico: relações espaciais e posições dos principais elementos (adaptado de Carson e Collier).

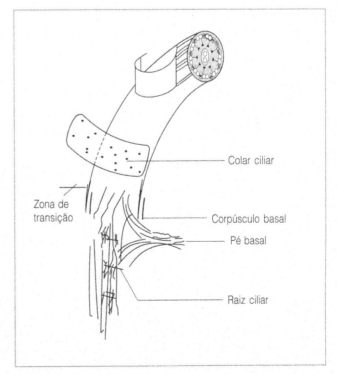

Figura 2.90 – Representação esquemática do aparelho basal (adaptado de Carson e Collier).

QUADRO CLÍNICO

As manifestações clínicas da DCP são decorrentes da estase das secreções nos tratos respiratórios superior e inferior, resultante do transporte mucociliar defeituoso. Os sintomas geralmente se iniciam nos primeiros anos de vida. A gravidade do quadro é variável. O quadro clínico será dividido didaticamente, de acordo com os principais sistemas acometidos.

TRATO RESPIRATÓRIO SUPERIOR

O envolvimento do nariz, seios paranasais e ouvido ocorre na maioria dos pacientes. Congestão nasal, coriza, sinusite e otite média recorrente ou crônica são freqüentes. Polipose nasal ocorre em cerca de um terço dos casos. Pode haver perfuração permanente da membrana timpânica, com perda auditiva de graus variados.

TRATO RESPIRATÓRIO INFERIOR

Ambos os pulmões são envolvidos de maneira semelhante, com alterações principalmente nos lobos inferiores, pela maior dificuldade na drenagem das secreções. O sintoma principal é a tosse produtiva, de caráter crônico. Pneumonia de repetição e presença de atelectasias também podem ser as manifestações iniciais. O exame físico pode ser pouco alterado ou mostrar aumento do diâmetro ântero-posterior do tórax e baqueteamento digital nos casos com maior acometimento pulmonar. Na evolução aparecem bronquiectasias decorrentes do dano pulmonar progressivo.

APARELHO CARDIOVASCULAR

Situs inversus ocorre em aproximadamente 50% dos casos, caracterizando então a síndrome de Kartagener (*situs inversus totalis*, sinusite crônica, bronquiectasias). A relação entre DCP e dextrocardia não foi elucidada, mas há especulações que possam resultar da ineficiência dos cílios das células embrionárias em executar a rotação das vísceras para a posição anatômica apropriada. Algumas cardiopatias congênitas também foram relatadas em associação à DCP.

APARELHO REPRODUTOR

Há ausência ou diminuição na motilidade dos espermatozóides, que pode ser acompanhada de oligospermia, resultando em esterilidade masculina. Algumas pacientes do sexo feminino também apresentam infertilidade.

DIAGNÓSTICO

Deve ser sugerido pelo quadro clínico.

EXAMES SUBSIDIÁRIOS

Inespecíficos

• Radiografia simples de tórax: revela graus variados de envolvimento pulmonar, com espessamento de paredes brônquicas, hiperinsuflação pulmonar, bronquiectasias, atelectasias, condensações.
• Radiografia de seios da face: revela opacificação dos seios paranasais.
• Tomografia computadorizada de tórax: para melhor avaliar a presença de bronquiectasias.

• Prova de função pulmonar: avalia o grau e o tipo de distúrbio ventilatório, sendo mais freqüente o padrão obstrutivo.
• Audiometria: para verificar se há comprometimento auditivo.

Específicos

São realizados por meio da biopsia nasal, traqueal ou brônquica, para estudo ultra-estrutural dos cílios pela microscopia eletrônica de transmissão, com a identificação do tipo de defeito ciliar. Nesse material, quando possível, deve-se avaliar também a função ciliar, medindo-se a freqüência do batimento ciliar e analisando-se a forma da onda ciliar. Porém, esses métodos são sofisticados, requerendo aparelhagem complexa e treinamento do pesquisador, não sendo disponíveis de maneira rotineira.

Há testes de triagem que avaliam a função ciliar, como o teste de sacarina e os métodos radioisotópicos.

DIAGNÓSTICO DIFERENCIAL

Deve ser realizado com outras causas de pneumopatias crônicas: fibrose cística, asma, imunodeficiências, síndromes aspirativas e bronquiectasias de outras etiologias.

TRATAMENTO

Não existe até o momento tratamento específico que corrija a disfunção ciliar.

O tratamento é de suporte, sendo constituído de fisioterapia respiratória diária, com uso de técnicas que estimulem a tosse, para a remoção das secreções. Precedendo a fisioterapia pode ser feita inalação com solução salina ou com broncodilatadores. Antitussígenos estão absolutamente contra-indicados. Imunizações contra hemófilo, pneumococo e influenza são recomendadas. Antibioticoterapia está indicada ao primeiro sinal de infecção, devendo-se visar aos agentes mais comumente isolados, isto é, hemófilo, pneumococo e estafilococo, devendo ser mantida por cerca de duas semanas. Em alguns casos pode ser necessária a antibioticoterapia profilática a longo prazo. A ressecção de segmentos pulmonares pode ser indicada nos casos de bronquiectasias ou atelectasia localizadas, ou hemoptise persistente.

Em alguns casos de otite recorrente, há necessidade de timpanostomia e colocação de tubo de ventilação. Polipectomia nasal e drenagem sinusal podem auxiliar pacientes com sinusite grave, não responsiva à antibioticoterapia.

Apesar de se tratar de uma doença crônica e progressiva, a expectativa de sobrevida da maioria dos pacientes é normal.

BIBLIOGRAFIA

1. LEIGH, M.W. – Primary ciliary dyskinesia. In Chernik, V.; Kendig, E.L. & Boat, T.F. *Disorders of the Respiratory Tract in Children*. 6th ed., Philadelphia, Saunders, 1998, p. 819. 2. ROSSMAN, C.M. & NEWHOUSE, M.T. – Primary ciliary dyskinesia: evaluation and management. *Pediatr. Pulmonol.* 5:36, 1988. 3. SCHIDLOW, D.V.; PANITCH, H. & KATZ, S.M. – The immotile cilia syndrome. In Hilman, B.C. *Pediatric Respiratory Disease: Diagnosis and Treatment*. Philadelphia, Saunders, 1993, p. 550.

5 Displasia Broncopulmonar – Doença Pulmonar Crônica Neonatal

LUIZ VICENTE R. FERREIRA DA SILVA FILHO

INTRODUÇÃO

A doença pulmonar crônica neonatal é uma patologia relacionada à terapêutica empregada para o tratamento de recém-nascidos prematuros ou portadores de doenças pulmonares que se caracteriza por alterações clínicas e radiológicas em pacientes submetidos à oxigenoterapia e/ou ventilação mecânica nos primeiros dias de vida. Foi descrita inicialmente por Northway em 1967 e denominada displasia broncopulmonar (DBP). Os casos descritos pelo autor naquela ocasião relatavam casos graves, com insuficiência respiratória crônica freqüentemente acompanhada de cor pulmonale. Atualmente, essa forma grave de doença pulmonar é cada vez menos comum, e vem sendo substituída por quadros mais leves de doença pulmonar crônica, que ocorre em recém-nascidos prematuros que sobrevivem após longos períodos de ventilação mecânica. O aumento da incidência dessa doença, diretamente relacionado aos avanços tecnológicos da medicina e ao conseqüente aumento da sobrevida de recém-nascidos prematuros, tem motivado extensas pesquisas na área de ventilação mecânica e terapêutica antiinflamatória precoce desses pacientes, ainda sem resultados definitivos ou de consenso. Trata-se de uma doença de amplo espectro clínico que necessita de abordagem individualizada.

DEFINIÇÃO

A maioria dos centros de atendimento neonatal adota a definição que caracteriza recém-nascidos aos 28 dias de vida com taquipnéia e dificuldade respiratória caracterizada por retrações torácicas, necessidade de oxigênio suplementar para manter a pressão parcial de oxigênio no sangue arterial (PaO_2) acima de 50mmHg (ou oximetria de pulso com saturação de O_2 acima de 90%) e anormalidades à radiografia de tórax. Essa definição, entretanto, não leva em consideração diferenças clínicas extremamente relevantes como idade gestacional ou aparecimento precoce de alterações fisiológicas. Outra definição proposta utiliza a idade gestacional corrigida de 36 semanas como parâmetro de referência, mas, mesmo assim, ainda não corresponde à situação clínica observada na prática, que muitas vezes permite o reconhecimento de sinais precoces de evolução para doença pulmonar crônica, muito antes dos 28 dias de vida.

PATOGENIA

Vários fatores estão envolvidos na patogênese dessa doença (Fig. 2.91) que, na verdade, representa a resposta de pulmões imaturos à lesão pulmonar aguda, por meio de mecanismos alterados de reparação que conduzem à fibrose de segmentos acometidos.

Prematuridade – a prevalência da doença pulmonar crônica neonatal é inversamente proporcional à idade gestacional de nascimento, de tal forma que a imaturidade pulmonar é aparentemente um dos fatores mais importantes na fisiopatologia da doença. Entretanto, até o momento não se sabe exatamente de que modo a imaturidade pulmonar interfere no processo inflamatório e de reparação do tecido pulmonar, produzindo lesões irreversíveis após estímulos lesivos às vias aéreas e parênquima pulmonar.

Barotrauma/volutrauma – apesar de existirem relatos de recém-nascidos com doença pulmonar crônica que não foram submetidos à ventilação mecânica, a grande maioria dos afetados recebeu ventilação mecânica prolongada. Esse dado, associado ao fato de se observar com freqüência a presença de enfisema intersticial nos estágios iniciais da doença, sugere fortemente a participação da ventilação mecânica como um dos mecanismos fundamentais no seu desenvolvimento. O mecanismo de lesão correlaciona-se à distorção das vias aéreas distais quando submetidas à pressão positiva, o que altera a aeração do parênquima pulmonar e leva a um aumento na necessidade de ventilação, amplificando a lesão das vias aéreas. Mais recentemente, o volutrauma vem recebendo maior destaque que induz reação inflamatória na unidade alveolocapilar.

Toxicidade do oxigênio – altas frações de oxigênio no ar inspirado podem causar diretamente lesão do epitélio e do endotélio do trato respiratório, levando a edema pulmonar. À medida que o edema pulmonar progride, o extravasamento de proteínas leva a uma redução das propriedades do surfactante, diminuindo a tensão superficial dos alvéolos e contribuindo para o colapso alveolar. A base celular da lesão induzida pelo oxigênio está na produção de metabólitos ativos como superóxido (O_2^-), peróxido de hidrogênio (H_2O_2), radical hidroxila (OH^-) e oxigênio "singlet" ($^1O_2$), que reagem com componentes de membrana e outros constituintes intracelulares, levando à morte celular e à lesão tecidual. Este tipo de agressão é de importância fundamental nos recém-nascidos prematuros, que apresentam uma deficiência nos mecanismos enzimáticos antioxidantes que inativam os metabólitos tóxicos do oxigênio, como o da superóxido dismutase, catalase e glutation peroxidase.

Infecção – existem evidências apontando para a participação de infecções pulmonares no desenvolvimento da doença doença crônica neonatal, especialmente daqueles prematuros em ventilação mecânica prolongada, de suporte, sem doença pulmonar de base. Nesses indivíduos, o advento de infecções pulmonares nosocomiais aumenta muito o risco de desenvolvimento de doença pulmonar crônica. Infecções de aquisição pré-natal, como as infecções por *Ureaplasma urealyticum* e citomegalovírus, também podem ter participação no desenvolvimento da doença pulmonar.

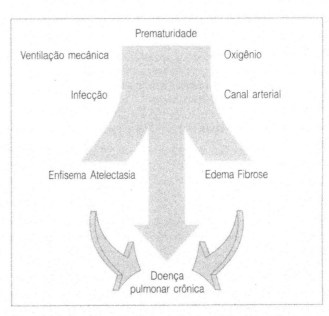

Figura 2.91 – Patogênese da doença pulmonar crônica neonatal.

Persistência do canal arterial – o aumento do fluxo sangüíneo pulmonar resulta em aumento da quantidade de líquido no interstício, o que contribui para a diminuição da complacência pulmonar. A redução da complacência pulmonar, associada ao aumento de resistência das vias aéreas, acaba por prolongar o tempo de ventilação mecânica com pressões inspiratórias mais elevadas e maiores frações inspiradas de oxigênio, aumentando o risco de doença pulmonar crônica.

Edema pulmonar – recém-nascidos com doença pulmonar crônica têm predisposição ao acúmulo de líquido nos pulmões por razões ainda desconhecidas, provavelmente relacionadas ao aumento da resistência vascular pulmonar e da permeabilidade do leito capilar pulmonar. Em alguns casos mais avançados da doença, o acúmulo de líquido pode ser secundário a uma disfunção de ventrículo esquerdo, ou ainda a uma disfunção da reabsorção linfática, por compressão extrínseca ocasionada por fibrose ou acúmulo de líquido no espaço intersticial.

Resposta inflamatória – representa um dos principais aspectos na fisiopatologia da doença pulmonar crônica neonatal, podendo ser desencadeada por estímulos como infecção, oxigênio em altas concentrações e ventilação com pressão positiva. O processo inflamatório inicia-se com a agressão ao epitélio respiratório e ao endotélio vascular dos alvéolos, que liberam citocinas com conseqüente afluxo de células inflamatórias como neutrófilos, monócitos, linfócitos e eosinófilos. Essas células contribuem para a amplificação da resposta inflamatória, liberando diversos mediadores inflamatórios e produzindo lesão diretamente por meio de enzimas como a elastase dos neutrófilos. O aumento da concentração de mediadores inflamatórios causa broncoconstrição, vasoconstrição e aumento da permeabilidade vascular na vasculatura pulmonar, provocando edema pulmonar e aumento do infiltrado inflamatório pulmonar.

Cicatrização – apesar do extenso dano pulmonar causado pelas agressões e processo inflamatório, a fibrose resultante parece ser a principal causa da evolução desses pacientes para doença pulmonar crônica. O conhecimento acerca dos mecanismos de reparação pulmonar, entretanto, é muito inferior ao que se conhece sobre o processo inflamatório. Na verdade, a reparação pulmonar poderia ser encarada como uma competição entre os processos de reepitelização com restauração da função pulmonar e proliferação de fibroblastos no interstício levando à fibrose e ao prejuízo da função pulmonar. Aparentemente, os recém-nascidos submetidos a ventilação mecânica e altas frações de oxigênio no ar inspirado teriam maior resolução do processo inflamatório por meio de fibrose, por motivos ainda não esclarecidos.

Outros fatores – alguns autores consideram a possibilidade de predisposição genética como um dos fatores envolvidos, já que relataram maior incidência de doença pulmonar crônica em recém-nascidos de famílias com antecedentes de asma quando comparados a controles. Existem também evidências que associam maior risco às crianças com deficiência de vitaminas A e E.

QUADRO CLÍNICO

O quadro clínico inicial é de um recém-nascido geralmente prematuro com antecedente de afecção pulmonar e ventilação mecânica, que evolui com dependência de oxigênio e alterações radiológicas compatíveis, tais como hiperinsuflação pulmonar, presença de lesões de aspecto cístico e traves densas de fibrose (Fig. 2.92). Os sinais de doença respiratória crônica incluem taquidispnéia com respiração curta, retrações torácicas e tosse. A ausculta pulmonar na fase de instalação da doença habitualmente é pobre, mas em fases mais avançadas está freqüentemente alterada, podendo-se evidenciar diminuição generalizada do murmúrio vesicular, sibilância, roncos e estertores difusos. A hipoxemia com ou sem cianose em ar ambiente é outro aspecto sempre presente, podendo estar acompanhada de hipercapnia nos casos mais graves.

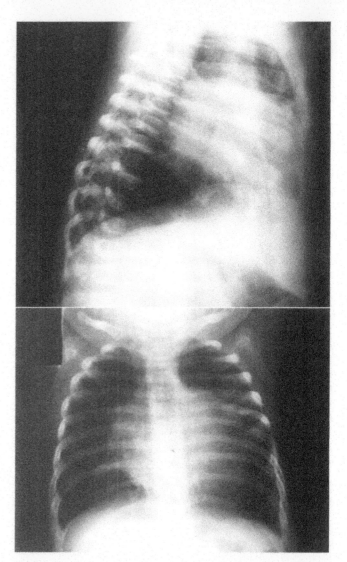

Figura 2.92 – C.Y.S., 7 meses, com quadro grave de doença pulmonar crônica neonatal.

TRATAMENTO

O tratamento desses indivíduos é extremamente complexo e envolve diversas especialidades médicas, uma vez que esses recém-nascidos prematuros habitualmente apresentam problemas neurológicos, cardiovasculares, nutricionais etc. O tratamento deve ainda ser individualizado, já que existe uma grande variação no espectro clínico da doença e na freqüência de outras complicações da prematuridade.

Condições para tratamento domiciliar – inicialmente, o paciente deve estar realmente em condições clínicas estáveis, com ganho de peso satisfatório, sem alterações recentes na prescrição médica e sem episódios recentes de piora do quadro respiratório, apnéia ou bradicardia. Além disso, a família ou responsáveis pelos cuidados em casa devem estar instruídos sobre como cuidar do paciente, como reconhecer sinais de piora e como proceder em emergências. Outro aspecto fundamental refere-se às condições socioeconômicas da família, quanto às condições da moradia, acesso a telefone, transporte próprio e proximidade de hospitais, além da possibilidade de arcar com os custos do tratamento.

Suplementação de oxigênio – um dos aspectos fundamentais da doença pulmonar crônica neonatal é a hipoxemia, a principal causa das alterações cardiovasculares (*cor pulmonale*) e nutricionais que os pacientes apresentam. A correção da hipoxemia por meio da suplementação de oxigênio (O_2) pode ser feita de várias maneiras, como máscaras, tendas, ou cânulas nasais, sendo esta última o modo mais indicado de suplementação, já que pode ser utilizado sem grande incômodo para o paciente. Os objetivos da suplementação de O_2 são corrigir a hipoxemia, contribuir para a recuperação de pacientes com hipertensão pulmonar e/ou *cor pulmonale* e propiciar crescimento pondo-estatural adequado. A monitorização da oxigenoterapia deve ser feita por meio de oxímetro de pulso, objetivando-se manter a saturação de O_2 entre 92 e 96%. É fundamental a manutenção desses níveis de saturação de O_2 durante a alimentação, banho e sono, daí a importância da utilização de cânulas nasais, de utilização muito mais prática.

Suplementação nutricional – vários fatores contribuem para a desnutrição dos portadores da doença pulmonar crônica neonatal. O gasto energético aumentado devido ao maior esforço respiratório, as alterações no metabolismo energético secundárias à hipoxemia crônica e a diminuição da ingestão alimentar são os principais fatores envolvidos, e a correção da hipoxemia isoladamente não é capaz de garantir um crescimento adequado em alguns casos. Outro fator que pode interferir é a baixa tolerância ao volume hídrico oferecido, quando há comprometimento cardíaco ou edema pulmonar. A abordagem nutricional desses pacientes tem por objetivo conduzi-los a uma situação de crescimento normal, o que pode ser feito com o uso de fórmulas mais calóricas e suplementos especiais, ricos em triglicerídeos de cadeia média (TCM). Alguns pacientes não conseguem atingir um crescimento adequado com a alimentação por via oral, nesses casos pode-se indicar a gastrostomia, tendo-se em mente as dificuldades técnicas e as freqüentes complicações.

O aleitamento materno dificilmente consegue ser mantido nesses pacientes, após meses de internação na UTI neonatal, mas quando presente deve ser estimulado, mesmo que haja necessidade de complementação com outros nutrientes.

Os pacientes devem ainda receber a suplementação vitamínica habitual além de sulfato ferroso na dose de 2 a 4mg/kg/dia. Deve-se estar atento para deficiências de vitamina D e anemia ferropriva, que devem ser prontamente corrigidas.

Broncodilatadores – o uso de drogas beta-2-agonistas por via inalatória é benéfico para grande parte dos pacientes com a doença pulmonar crônica neonatal. Sua indicação baseia-se na presença de hipertrofia de musculatura lisa dos brônquios e na hiper-responsividade brônquica que esses pacientes apresentam. Vários estudos demonstraram diminuição da resistência ao fluxo aéreo e melhora da complacência pulmonar após o uso de beta-2-agonistas. Entretanto, o uso dessa classe de drogas nesses pacientes deve ser individualizado, já que eventualmente se pode observar agravamento inicial do distúrbio V/Q e piora da hipoxemia, com aumento paradoxal da obstrução brônquica. Os broncodilatadores devem ser administrados preferencialmente por via inalatória, por meio de nebulizadores ou "sprays" com o uso de máscara facial, com resultados semelhantes.

O uso de anticolinérgicos como o brometo de ipratrópio também pode ser tentado, procurando antagonizar o tono parassimpático elevado que esses pacientes apresentam, mas parece produzir broncodilatação preferencialmente das grandes vias aéreas.

O uso de teofilina nestes pacientes foi defendido por especialistas de diversos centros de atendimento, por um longo tempo. Entre os aspectos positivos de seu emprego, podemos citar o aumento do tono muscular do diafragma, o efeito broncodilatador e suas propriedades diuréticas. A teofilina apresenta, entretanto, diversos efeitos colaterais como vômitos, diarréia, piora do refluxo gastroesofágico, irritabilidade, taquicardia, hipertensão, arritmias, convulsões. Outro problema é o metabolismo extremamente variável da droga, que sofre interferência de infecções virais, e o uso de outras drogas, o que aumenta o risco de intoxicações. Atualmente, o uso de teofilina

deve ser restrito a casos específicos, com monitorização freqüente do nível sérico da droga.

Diuréticos – muitos pacientes apresentam edema pulmonar recorrente ou função cardíaca comprometida, necessitando de uso prolongado de diuréticos. Vários estudos tem demonstrado melhora da função pulmonar desses pacientes com o uso de diuréticos, especialmente da furosemida. O efeito dessas drogas provavelmente se relaciona com diurético e a alguma provável reação pulmonar direta, especialmente no caso da furosemida, ainda não esclarecido. A furosemida é a droga mais utilizada, mas sua utilização pode ter diversos efeitos colaterais, como alterações graves no equilíbrio hidroeletrolítico, alcalose metabólica e nefrocalcinose.

Terapia antiinflamatória – os corticosteróides representam uma das maiores controvérsias e o principal recurso na terapêutica da doença pulmonar crônica neonatal. Sua utilização baseia-se em *sua capacidade* de modulação da resposta inflamatória e reparação tecidual e nos efeitos benéficos no tratamento da hiper-responsividade brônquica. Apesar dos diversos estudos envolvendo sua utilização, ainda não existe consenso sobre sua indicação e em que momento empregá-lo. Existe consenso, entretanto, quanto aos efeitos benéficos da corticoterapia por curtos períodos de tempo em pacientes dependentes da ventilação mecânica, favorecendo o desmame e a extubação. Quanto ao tratamento prolongado de indivíduos com lesão pulmonar já estabelecida, até o momento não existe evidência de sua eficácia. Os mecanismos de ação dos corticosteróides incluem: estabilização de membranas lisossômicas e celulares, aumento da síntese de surfactante, inibição da produção e liberação de prostaglandinas, leucotrienos e outros mediadores inflamatórios, diminuição da migração de neutrófilos para os pulmões, aumento da atividade beta-adrenérgica e diminuição do edema pulmonar. O grande questionamento quanto ao uso dessa droga, entretanto, refere-se à sua segurança. O uso de corticosteróides está associado a um aumento do risco infeccioso, hipertensão e hipertrofia bi-ventricular, intolerância à glicose e hiperglicemia, úlceras gástricas e perfuração intestinal, agravamento da retinopatia da prematuridade, além de supressão adrenal. Essa vasta relação de efeitos colaterais torna sua utilização problemática, especialmente por períodos de tempo prolongado. Outro aspecto controverso de sua utilização é o momento em que ele deve ser indicado. O esquema mais aceito e utilizado atualmente emprega dexametasona em recém-nascidos dependentes da ventilação mecânica, entre o 7º e o 14º dia de vida. Entretanto, a impressão clínica mostra freqüentemente alterações sugestivas de evolução para doença pulmonar crônica muito antes disso, e estudos experimentais demonstram lesão pulmonar já nas primeiras horas de ventilação mecânica e exposição ao oxigênio em altas concentrações. Mais recentemente, alguns autores têm estudado o uso precoce de dexametasona parenteral em recém-nascidos prematuros com peso de nascimento inferior a 1.500g, submetidos a ventilação mecânica agressiva e altas concentrações de oxigênio por doença de membrana hialina. Segundo os autores, esse tipo de abordagem "profilática" parece reduzir significativamente a incidência de doença pulmonar crônica neonatal com efeitos colaterais mínimos, mas não existe consenso quanto a esse tipo de abordagem. Outros autores relatam o uso de corticoterapia por via inalatória nesses pacientes, na tentativa de reduzir o risco de complicações terapêuticas, mas ainda não existe comprovação de sua eficácia. Esse tipo de abordagem, porém, parece bastante promissor e tem-se mostrado seguro e de simples execução, mesmo para pacientes em ventilação mecânica.

Os corticosteróides podem ainda ser utilizados para o tratamento da hiper-responsividade brônquica, fenômeno que persiste por anos ou décadas nos recém-nascidos com doença pulmonar crônica. Nesse caso, deve-se optar pelo tratamento com corticosteróides por via inalatória, como budesonida, beclometasona, flunisolida ou fluticasona, com o objetivo de minimizar os efeitos colaterais.

Uma alternativa para o tratamento da hiper-responsividade brônquica é o cromoglicato dissódico, cuja principal vantagem é a ausência de efeitos colaterais importantes, podendo ser utilizado naqueles pacientes com doença pulmonar mais leve.

COMPLICAÇÕES

Refluxo gastroesofágico – a incidência dessa doença nos recém-nascidos com doença pulmonar crônica é expressiva, com alto risco de aspiração decorrente do desconforto respiratório que eles apresentam. Os episódios de aspiração representam mais um fator de risco para o agravamento da doença pulmonar, além de causa freqüente de óbito nesses pacientes.

Infecções – recém-nascidos com doença pulmonar crônica são vítimas de infecções recorrentes do trato respiratório inferior, de etiologias diversas. Entre os vírus, o vírus sincicial respiratório é uma das causas mais freqüentes de hospitalização dessas crianças, produzindo casos graves e com alta morbiletalidade. A gravidade dos quadros é variável, mas o índice de hospitalização é alto, já que esses pacientes têm uma reserva funcional muito pequena e evoluem com insuficiência respiratória com facilidade. Infecções bacterianas também são comuns, secundárias aos quadros virais ou à aspiração de conteúdo gástrico, e devem ser investigadas e prontamente tratadas.

Quanto à profilaxia, todos os recém-nascidos portadores de doença pulmonar crônica devem receber o esquema completo de vacinação, inclusive a vacina para *Haemophilus influenzae* e vacinas para influenza (após 6 meses de idade). Parentes próximos e contatantes intradomiciliares também devem receber a vacinação antiinfluenza. Alguns centros têm recomendado o uso da gamaglobulina antivírus sincicial respiratório nesses pacientes, administrada mensalmente por via intravenosa nos meses do outono e inverno, o que parece reduzir o número de hospitalizações e a gravidade das infecções pelo vírus. Existe, entretanto, bastante controvérsia quanto ao assunto, especialmente pela sua difícil execução e alto custo.

Alguns pacientes com infecções bacterianas de repetição devem ser investigados quanto à possibilidade de hipogamaglobulinemia, que pode estar presente devido a prematuridade, desnutrição e uso prolongado de corticoterapia. Nesses indivíduos, recomenda-se o uso de antibioticoterapia profilática e, quando necessário, reposição de gamaglobulina a intervalos periódicos, até a normalização da situação.

Alterações cardiovasculares – entre as alterações cardiovasculares em recém-nascidos com doença pulmonar crônica podemos citar: hipertensão arterial sistêmica, hipertrofia de ventrículo esquerdo ou biventricular, hipertensão pulmonar e *cor pulmonale*. A hipertensão arterial sistêmica pode ocorrer como conseqüência de fenômenos tromboembólicos, altos níveis circulantes de catecolaminas e uso prolongado de corticosteróides, podendo ocorrer em até 40%

dos pacientes em oxigenoterapia domiciliar. Já a hipertrofia ventricular (ou biventricular) pode estar relacionada à hipertensão arterial sistêmica e ao uso da dexametasona, podendo *também se apresentar* como fenômeno transitório. Quanto à hipertensão pulmonar, o principal recurso terapêutico é o uso de oxigênio, um dos mais potentes vasodilatadores da circulação pulmonar. Nos casos mais graves, podem-se associar drogas como a nifedipina e o captopril, com resultados variáveis.

PROFILAXIA

Além dos estudos em andamento sobre o uso precoce de terapias antiinflamatórias em recém-nascidos prematuros, as medidas mais eficientes de prevenção da doença pulmonar crônica neonatal são a prevenção da prematuridade e o uso de corticosteróides no período antenatal, para diminuir a incidência da doença de membrana hialina nos recém-nascidos. Alguns centros recomendam o uso de vitamina A como profilaxia da doença pulmonar crônica, o que é feito por meio de injeções intramusculares e com controle rigoroso dos níveis séricos.

PROGNÓSTICO

O prognóstico desses pacientes, da mesma forma que o espectro da doença, é extremamente variável. Relaciona-se à gravidade da doença e à presença ou não de *cor pulmonale*, além de complicações em outros órgãos e sistemas, como as seqüelas neurológicas. A mortalidade é maior no primeiro ano de vida. O crescimento pulmonar com a formação de novas unidades de troca gasosa até os 8 anos de idade (e até a adolescência segundo alguns autores) pode reverter a dependência de oxigênio em grande parte dos pacientes, tornando recém-nascidos doentes em crianças e adolescentes sadios. O seguimento adequado desses casos, com monitorização rigorosa e pronta intervenção nas complicações, é fundamental para que se possa atingir esse objetivo.

BIBLIOGRAFIA

1. ABMAN, S.H. & GROOTHIUS, J.R. – Pathophysiology and treatment of bronchopulmonary dysplasia. *Pediatr. Clin. North Am.* **41**:277, 1994. 2. BANCALARI, E. – Neonatal chronic lung disease. In Fanaroff, A.A. & Martin, R.J., ed. *Neonatal – Perinatal Medicine. Diseases of the Fetus and Infant.* 6th ed., St. Louis, Mosby-Yearbook, 1997, p. 1074. 3. KOOPS, B.L.; ABMAN, S.H. & ACCURSO, F.J. – Outpatient management and follow-up of bronchopulmonary dysplasia. *Clin. Perinatol.* **11**:101, 1984. 4. NORTHWAY, W.H.J.; ROSAN, R.C. & PORTER, D.Y. – Pulmonary disease following respirator therapy of hyaline-membrane disease. Bronchopulmonary dysplasia. *N. Engl. J. Med.* **276**:357, 1967. 5. RUSH, M.G. & HAZINSKI, T.A. – Current therapy of bronchopulmonary dysplasia. *Clin. Perinatol.* **19**:563, 1992.

6   Enfisema e Hiperinsuflação

RAFAEL STELMACH
ALBERTO CUKIER

Enfisema pulmonar é a distensão ou dilatação irreversível dos espaços aéreos distais – bronquíolos terminais e alvéolos – com destruição dos septos alveolares. Pode ser generalizado, envolvendo ambos os pulmões, ou localizado. Pode ainda ser homogêneo, com grau de destruição uniforme do parênquima pulmonar, ou heterogêneo. *Hiperinsuflação* é a distensão ou dilatação reversível dos espaços aéreos distais sem que haja rotura alveolar.

Na literatura pediátrica, o termo enfisema tem sido usado, genérica e indistintamente, tanto para designar lesões irreversíveis quanto lesões reversíveis (hiperinsuflação ou hiperaeração). Seu significado difere daquele dado ao "enfisema do adulto" (tabágico, por exemplo), sendo considerado mais um complexo de sintomas e sinais clínico-radiológicos do que uma descrição fiel das alterações anatomopatológicas subjacentes. O enfisema pulmonar típico é muito raro em crianças e é mais comum encontrarmos hiperinsuflação que, dependendo da causa básica que a originou, da intensidade e da duração do processo inflamatório existente e do tempo decorrido até o tratamento, pode evoluir para enfisema pulmonar.

É importante também fazermos uma diferenciação entre os termos hiperinsuflação (ou hiperaeração) e *hipertransparência* ou *hiperlucência*. Hipertransparência refere-se a uma situação vista à radiografia de tórax. A área que sofreu a hiperinsuflação aparece na radiografia mais transparente, "queima" menos o filme – por conter mais ar – e é, portanto, mais escura. Na verdade, tanto a área enfisematosa quanto a área hiperinsuflada são hipertransparentes ou hiperlucentes e vistas radiologicamente da mesma forma. O achado radiológico por si só não permite o diagnóstico diferencial entre enfisema e hiperinsuflação.

A *hiperinsuflação compensatória* pode ser aguda ou crônica e *ocorre normalmente* em parênquima pulmonar normal, quando parte adjacente do pulmão torna-se total ou parcialmente menos aerada em conseqüência de pneumonia, atelectasia, empiema ou pneumotórax. Trata-se de mecanismo vicariante pós-colapso pulmonar. A hiperinsuflação resultante costuma cessar quando desaparece a causa que originou o processo, mas ocasionalmente pode persistir e aumentar se a lesão se disseminar e os brônquios da região vicariante forem acometidos. Nessa eventualidade, o enfisema compensatório poderá ser confundido com outros tipos de enfisema, criando dificuldades de diagnóstico diferencial.

A *hiperinsuflação obstrutiva* é conseqüência de uma obstrução parcial de um brônquio ou bronquíolo. O ar inspirado entra mas tem dificuldade para sair à expiração. Existe, portanto, um acúmulo de ar gradual e progressivo dos espaços aéreos distais à obstrução. Ocorre um mecanismo valvular unidirecional já que no processo de inspiração existe uma dilatação mecânica por tração da via aérea que, em sentido inverso, sofre colapso à expiração, impedindo que o ar saia livremente.

HIPERINSUFLAÇÃO OBSTRUTIVA LOCALIZADA

A extensão da hiperinsuflação depende do local em que ocorre a obstrução. Se essa obstrução ocorre no brônquio-fonte direito ou esquerdo, todo o pulmão pode tornar-se hiperinsuflado. Por outro lado, quando essa obstrução ocorre nos brônquios lobares ou segmentares, a hiperinsuflação ocorrerá no lobo ou no segmento imediatamente posterior.

As causas de obstruções localizadas mais comuns são os corpos estranhos localizados em lugares específicos dos brônquios lobares ou segmentares. O corpo estranho aspirado tem maior probabilidade de parar no brônquio intermediário direito ou no brônquio lobar inferior direito pela sua disposição anatômica, praticamente em linha reta com o brônquio-fonte – esse menos angulado que o esquerdo. Normalmente, o corpo estranho está circundado por processo inflamatório crônico intenso que aumenta a área de oclusão do brônquio.

Tampões mucosos ou "plugs" mucosos são causas de obstruções que ocorrem, por exemplo, nos pacientes com asma ou fibrose cística. Podem ocorrer ainda obstruções secundárias a tuberculose intrabrônquica ou principalmente tuberculose dos linfonodos traqueobrônquicos. A hipertrofia inflamatória do linfonodo comprime de fora para dentro esses brônquios lobares ou segmentares, repetindo o mecanismo valvular. Quando ocorre a compressão dessa natureza no brônquio do lobo médio, temos a chamada síndrome do lobo médio.

Tumores intrabrônquicos ou mediastinais causam também obstrução brônquica. Os tumores intrabrônquicos obstruem a própria luz do brônquio lobar ou segmentar, impedindo sua aeração, e os tumores mediastinais, da mesma forma que os linfonodos mediastinais aumentados, provocam compressão extrínseca do brônquio.

Em recém-nascidos e lactentes pequenos (até 4 meses de idade), a natureza congênita das lesões é freqüentemente evocada, e a estenose brônquica ou deficiências cartilaginosas, assim como as anomalias de vascularização cardiopulmonar, são exaustivamente pesquisadas. Entretanto, aproximadamente em metade dos casos a causa não é conhecida e, na outra metade, o enfisema encontrado é conseqüência de uma série de doenças, tanto congênitas como adquiridas.

Quando todo o pulmão ou um lobo inteiro está hiperinsuflado, encontramos ao exame clínico uma área hipersonante, mais timpânica à percussão e normalmente o murmúrio vesicular está diminuído nessa região. A hiperdistensão do pulmão pode estender-se por meio do mediastino e comprometer o hemitórax contralateral. O coração e o mediastino estarão empurrados para o lado contrário da hiperinsuflação. É o que chamamos de hiperinsuflação vicariante ou hiperdistensão vicariante. Como a caixa torácica limita a capacidade pulmonar, existe equilíbrio entre hiperinsuflação e colapso pulmonar.

Algumas moléstias que acometem as crianças determinam quadros pulmonares específicos. É o caso, por exemplo, do chamado *pulmão unilateral hiperlucente* ou *hipertransparente* que costuma associar-se a uma variedade de moléstias pulmonares e cardíacas em crianças. Mais da metade dos casos é secundária ou se segue a um ou mais episódios de pneumonia, mas em alguns pacientes podem ser encontrados na ausência de uma doença de base definida. Em muitos desses pacientes encontraram-se títulos elevados de adenovírus associados a esse achado radiológico. Uma condição clínica muito comum que determina o chamado pulmão hiperlucente é a bronquiolite difusa obliterativa que pode acometer não só o brônquio ou bronquíolo propriamente dito, mas também os vasos pulmonares. Existe obstrução bronquiolar com hiperinsuflação secundária e diminuição da perfusão pulmonar. A evolução é para a destruição progressiva do parênquima pulmonar unilateral, com fibrose, áreas de enfisema, alterações bronquiectásicas periféricas e, eventualmente, obstrução do leito capilar. Essa síndrome foi chamada ou rotulada de *síndrome de Swyer-James* ou *de MacLeod*.

O diagnóstico de pulmão hiperlucente unilateral normalmente é feito por ocasião dos sintomas e sinais que acompanham uma pneumonia, porém alguns deles são descobertos somente quando a radiografia de tórax é feita por outras causas. Alguns pacientes apresentam hemoptise.

A radiografia de tórax revela hipertransparência unilateral e pequena porção de pulmão normal funcionante. O mediastino pode estar empurrado para o lado em que se encontra o pulmão normal. Atualmente, podemos realizar tomografia computadorizada de alta resolução – com cortes de 1 a 2mm – e, habitualmente, na área hiperinsuflada encontramos bronquiectasias e diminuição da vascularização. O exame permite diferenciar a hiperinsuflação do enfisema, uma vez que mostra detalhes da estrutura anatômica lobular. O advento da tomografia computadorizada helicoidal permite uma rápida abordagem do paciente e, ultimamente, tem-se preconizado realizar a tomografia com uma fase inspiratória e outra expiratória. A diferença de transparência entre as duas fases permitiria diferenciar distensão secundária à obstrução (parcialmente reversível à manobra) da hiperinsuflação.

Em alguns pacientes, as radiografias prévias de tórax podem ser normais ou mostrar pneumonia aguda, sugerindo que o pulmão hiperlucente unilateral tenha sido uma lesão adquirida. Não existe tratamento específico para essa doença e muitas vezes pode acontecer de o paciente tornar-se pouco sintomático com o tempo.

O *enfisema lobar congênito*, também chamado por autores brasileiros de enfisema lobar infantil, pode ser uma causa de insuficiência respiratória aguda na infância, principalmente nas crianças pequenas. Pode ser causado por obstrução localizada, mas existem relatos de ocorrência familiar. Os sintomas tornam-se evidentes no período neonatal, porém em 5% dos pacientes os sinais clínicos só aparecem aos 5 ou 6 meses de idade. Alguns pacientes podem ficar sem diagnóstico até a idade escolar ou, às vezes, até mais tarde.

O lobo inteiro pode estar envolvido ou eventualmente somente parte dele. Normalmente, o lobo superior esquerdo é o mais afetado e, em muitos casos, a obstrução não é demonstrada, mas assume-se que foi causada por um mecanismo valvular unidirecional, como descrito anteriormente. Esse tipo de obstrução é atribuído a vários mecanismos: diminuição ou alteração da complacência da cartilagem do brônquio, protrusão ou alterações da mucosa brônquica, estenose brônquica ou ainda compressão extrínseca por tumores ou vasos aberrantes.

O quadro clínico de **enfisema obstrutivo localizado** depende da sua extensão e da causa que o produz. O início, a gravidade dos sintomas, assim como a idade da criança por ocasião do diagnóstico podem variar amplamente. Casos mais graves, os que têm prováveis malformações congênitas, costumam ser diagnosticados no período neonatal; casos leves ou assintomáticos são detectados tardiamente durante a infância ou adolescência, por ocasião de exames radiológicos de rotina. Pacientes com quadro enfisematoso secundário a infecção tuberculosa ou corpo estranho são descobertos por ocasião de uma história clínica sugestiva, antecedentes epidemiológicos, testes laboratoriais e outros dados pertinentes.

A intensidade dos sintomas clínicos é invariavelmente ligada ao grau de hiperinsuflação pulmonar da região acometida e aos fenômenos compressivos sobre o parênquima normal, produzindo atelectasias ipso e contralaterais. Se a distensão for leve, pouco extensa e não progressiva, o paciente tem poucos ou nenhum sintoma. A disfunção da área comprometida terá pequena repercussão sobre a eficiência respiratória total da criança; um exame físico cuidadoso eventualmente revelará freqüência respiratória um pouco aumentada e murmúrio vesicular discretamente diminuído em uma região de hipertimpanismo localizado; todas essas alterações são freqüentemente interpretadas como variação do normal.

Os achados de ausculta pulmonar (sibilo unilateral, hipertimpanismo e diminuição do murmúrio vesicular localizado) poderão agravar-se, isto é, tornar-se mais evidentes durante uma afecção aguda ou fazer com que o "enfisema" seja notado no decurso de infecções recorrentes ou "surtos de bronquites". Se a distensão parenquimatosa for moderada ou muito grande, aparecerão tosse, sibilo unilateral ou bilateral, dispnéia, taquicardia, estridor expiratório e cianose intermitente, agravados com a alimentação. Ao exame físico, a criança mostra um hemitórax que não se desinsufla durante a expiração, há desvio da traquéia para o lado contralateral com hipertimpanismo e murmúrio vesicular diminuído na região correspondente ao enfisema.

Nos casos de insuficiência respiratória causada pelo enfisema lobar congênito hiperdistendido, quando há cianose ou alteração respiratória muito importante, a indicação cirúrgica após diagnóstico é precisa e a excisão do lobo comprometido reverte o quadro. Alguns pacientes podem responder a tratamento medicamentoso, dependendo da elucidação da causa. Nota-se que alguns pacientes com enfisema lobar congênito aparente possuem, na verdade, hiperinsuflação reversível sem a clássica rotura de alvéolos. Outra vez o exame radiológico só revela hiperdistensão, porém não mostra exatamente a causa.

A hiperdistensão dos três lobos pulmonares direitos é comumente decorrente de algumas doenças cardiovasculares. Alguns exemplos são a localização anômala da artéria pulmonar esquerda cavalgando o brônquio-fonte, a tetralogia de Fallot com ausência de válvula pulmonar ou ainda o aneurisma de artéria pulmonar que, dilatado, comprime o brônquio-fonte ou os três brônquios secundários do lobo superior direito. Alguns recém-nascidos desenvolvem

o enfisema lobar durante o tratamento da síndrome da membrana hialina com ventilação assistida, sugerindo uma causa adquirida para esta hiperdistensão. A abordagem terapêutica, às vezes com entubação seletiva do brônquio contralateral não afetado e ventilação mecânica com alta freqüência, ocasionalmente previne o desenvolvimento da hiperdistensão e evita uma lobectomia, que seria o tratamento de escolha quando a hiperdistensão é extremamente sintomática.

HIPERINSUFLAÇÃO OBSTRUTIVA GENERALIZADA

A hipersinfulação ou distensão generalizada dos pulmões é decorrente do acometimento difuso e reversível de brônquios e bronquíolos. É muito comum esse tipo de lesão em crianças pequenas e normalmente é secundário a um número muito grande de condições clínicas.

É muito freqüente na prática pediátrica. As infecções respiratórias agudas, em geral virais, são a principal causa desse tipo de doença, e a bronquiolite, a doença mais representativa do complexo sintomático desse processo. Além dessa, outras etiologias para o processo são a asma, as bronquites inespecíficas repetitivas, a coqueluche, a fibrose cística, as aspirações ou inalações acidentais de pós, gases ou líquidos, a malformação brônquica difusa (broncomalacia, estenoses, hipoplasias) ou ainda secundária a cardiopatia congênita com congestão passiva crônica e em casos de tuberculose miliar.

As manifestações clínicas da hiperinsuflação generalizada são a dispnéia e a dificuldade de expirar, soltar o ar dos pulmões. Os pulmões tornam-se muito hiperinsuflados, hiperdistendidos e o tórax mantém-se armado ou expandido durante toda a expiração. O aumento da freqüência respiratória e a diminuição da excursão na respiração são resultantes da hiperdistensão dos próprios alvéolos e sua incapacidade de esvaziar-se pelos bronquíolos patologicamente estreitados. A falta de ar é tão intensa que a criança tem "fome de ar", tenta absorver a maior quantidade de ar possível. Existe uma superutilização da musculatura acessória e há retração da fúrcula esternal, dos espaços supraclaviculares, subdiafragmáticos e intercostais. Apesar desse esforço, o tórax movimenta-se pouco durante o ciclo respiratório, como se estivesse "congelado". A criança mostra-se agitada ou prostrada (conforme o grau de anoxia), às vezes gemente. Nos pacientes crônicos, a dispnéia basal torna-se mais acentuada, a criança se cansa mais facilmente, tem fala entrecortada e apresenta dificuldade na locomoção ou realização de pequenos esforços. O esforço respiratório pode estar acompanhado de roncos e cornagem. Nos casos muito graves aparece cianose.

Ao exame físico o tórax apresenta-se insuflado com aspecto cilíndrico, com esterno protruso e o diâmetro ântero-posterior aumentado (mais pronunciado nos pacientes crônicos); encontramos hipertimpanismo à percussão e, à ausculta, a fase inspiratória é menos proeminente que a fase expiratória, que se encontra alongada e com murmúrio vesicular rude. Estertores crepitantes, finos ou médios, podem, eventualmente, ser ouvidos.

Radiografia simples e radioscopia do tórax são de grande valor no estabelecimento do diagnóstico, pois mostram o diafragma rebaixado e retificado, o alargamento dos espaços intercostais, os arcos costais mais horizontalizados e os campos pulmonares mais escuros, hiperlucentes.

Os movimentos do diafragma estão diminuídos, o que é demonstrado mais claramente à radioscopia. A ultra-sonografia de diafragma também revela pequena excursão desse diafragma. O diâmetro ântero-posterior do tórax está aumentado e o esterno pode estar posicionado mais anteriormente.

Quando a hiperinsuflação se torna crônica ou se mantém por muito tempo, muitos dos alvéolos submetidos a ela podem romper-se e acometer o tecido intersticial, determinando enfisema intersticial, que acaba resultando em complicações como o pneumomediastino e o pneumotórax.

CISTO ENFISEMATOSO/BOLHA ENFISEMATOSA/PNEUMATOCELE

Bolhas ou cistos enfisematosos, também conhecidos como pneumatoceles, são alterações patológicas resultantes de hiperdistensão e rotura ou necrose das paredes de pequenas vias aéreas de um ou mais alvéolos. Ocorrem normalmente durante o parto ou alguns minutos após o nascimento. Podem ainda ser seqüelares a uma pneumonia ou a outros processos infecciosos. São freqüentes em infecção estafilocócica, porém também são secundários a infecções por germes gram-positivos, pneumococos, estreptococos, sarampo, pneumonias intersticiais e tuberculose.

Podem ainda permanecer como seqüelas de tratamentos antituberculosos e, nessa situação, são chamados de enfisema paracicatricial.

Após rotura e distensão dos alvéolos, forma-se uma única cavidade simples, sem paredes próprias, que pode apresentar-se radiologicamente na forma de uma grande bolha. Sua característica radiológica consiste em mudanças súbitas de forma e tamanho em exames sucessivos e, freqüentemente, contém líquido no seu interior, dando origem a um nível hidroaéreo, verificado pela radiografia de tórax. O diagnóstico diferencial deve ser feito com abscesso pulmonar, mas esse apresenta paredes espessas por processo inflamatório local.

Essas lesões desaparecem espontaneamente alguns meses após o nascimento, apesar de poderem persistir por alguns anos. A aspiração do cisto ou a sua retirada cirúrgica não está indicada, exceto no aparecimento de complicações como crescimento acentuado com alteração da função pulmonar ou cardíaca, acúmulo de líquido ou infecção secundária.

ENFISEMA INTERSTICIAL/ENFISEMA SUBCUTÂNEO

É secundário ao acúmulo de ar no tecido intersticial, após a rotura dos alvéolos hiperinsuflados. Esse ar pode penetrar na bainha de vasos e brônquios e progredir em sentido retrógrado até o mediastino, formando múltiplas bolhas entre o coração e a parede anterior do tórax. O ar pode também lesar o estroma pulmonar determinando múltiplas bolhas (enfisema bolhoso). Ao atingir o espaço subpleural, determina pneumotórax com ou sem pneumomediastino. Habitualmente se acumula no subcutâneo do pescoço e cabeça por meio do mediastino. É comum ocorrer após o uso de inalação com pressões positivas prolongadas ou com o emprego de pressões muito altas. Seu diagnóstico deve ser lembrado como complicação iatrogênica do uso de aparelhos de respiração assistida.

O enfisema subcutâneo ocorre ainda como complicação da fratura de órbita ocular onde o ar livre escapa dos seios nasais e paranasais e acaba dissecando o subcutâneo, causando um enfisema subcutâneo da região cervical. Na região do pescoço e do tórax, o enfisema subcutâneo costuma ser secundário a uma traqueostomia, a ulcerações na região faríngea, lesões de esôfago ou ainda qualquer lesão perfurativa da laringe ou da traquéia.

Qualquer lesão da traquéia, faringe ou esôfago que provoque uma solução de continuidade e escape do ar leva ao pneumomediastino e, depois, à ocorrência de enfisema subcutâneo. Muitas vezes esse enfisema subcutâneo é complicação, por exemplo, de uma toracocentese ou cirurgia abdominal, mas pode também ser conseqüente a uma crise asmática grave com rotura de pequenas bolhas pulmonares subpleurais, pneumotórax e dissecção do subcutâneo. Raramente o ar no subcutâneo é determinado por bactérias produtoras de gás.

Quando existe perda de ar do sistema respiratório, por exemplo, por rotura de pequenas bolhas, normalmente o problema é autolimitado e não requer tratamento específico. Após eliminar a fonte, ocorre reabsorção espontânea desse ar que está no subcutâneo. Raramente existe compressão perigosa da traquéia pelo ar localizado nas partes moles que necessite de intervenção cirúrgica.

FALSO ENFISEMA UNILATERAL OU "APARENTE" ENFISEMA

Algumas anormalidades cardiovasculares, tais como coartação de artéria pulmonar e, às vezes, ducto arterioso patente, podem causar fluxo sangüíneo desigual nos pulmões. O hemitórax com fluxo diminuído tem aparência radiológica de enfisematoso (hipertransparente mas não hiperinsuflado) devido à atenuação da trama vascular. Poderia ser confundido com enfisema obstrutivo localizado. Entretanto, a dificuldade em visibilizar o hilo do lado comprometido pode alertar para a doença em questão, além de o mediastino ter tendência a desviar para o pulmão doente, ao contrário do enfisema obstrutivo, quando desvia para o lado são. O cateterismo cardíaco e a angiografia podem elucidar a natureza da lesão vascular, tornando possível a correção cirúrgica.

DEFICIÊNCIA DE ALFA-1-ANTITRIPSINA E ENFISEMA

A deficiência homozigótica de alfa-1-antitripsina é causa importante de desenvolvimento precoce de enfisema panacinar grave em adultos entre a terceira e a quarta décadas de vida, e uma causa igualmente importante de doença hepática em crianças, porém raramente ocorre doença pulmonar em crianças. A alfa-1-antitripsina e outras antiproteases séricas são importantes, pois provocam a inativação das enzimas proteolíticas eliminadas por lise de bactérias mortas ou de leucócitos pulmonares. Na deficiência de alfa-1-antitripsina, ocorre acúmulo dessas enzimas proteolíticas e destruição do tecido pulmonar, com o desenvolvimento de enfisema secundário.

A concentração de proteases, especialmente elastase de leucócitos de pacientes, pode ser um fator importante para determinar a gravidade da doença pulmonar em determinado nível de alfa-1-tripsina. Quanto maior a quantidade de proteases eliminadas pelos leucócitos do paciente e maior a deficiência de alfa-1-antiproteases, maior será o grau de lesão pulmonar.

O tipo e a concentração de alfa-1-antiproteína são resultados de herança genética determinada por uma série de alelos co-dominantes. O genótipo-padrão definido como inibidor de protease é conhecido como PI. Os indivíduos normais possuem PI do tipo MM. Os tipos NN (null/null) e ZZ e, de menor importância, outros tipos anormais como SZ estão associados com o desenvolvimento de enfisema de início precoce. Alguns tipos de fenótipos estão associados a uma forma muito característica de cirrose infantil, que é muito mais comum na criança que a doença pulmonar propriamente dita.

A grande maioria dos pacientes que têm o tipo ZZ é assintomática durante a infância. Uma pequena parte apresenta doença pulmonar frusta, evoluindo com sintomas pulmonares de início precoce como dispnéia, chiado ou tosse que podem cronificar-se. Biopsias pulmonares de alguns desses casos mostraram áreas esparsas de enfisema panacinar. O hábito de fumar aumenta consideravelmente o risco de desenvolver enfisema nos pacientes que têm algum tipo anormal de alelos PI.

O exame físico revela atraso de crescimento acompanhado de aumento ântero-posterior do diâmetro do tórax com hipertimpanismo à percussão e, se houver infecção associada, que é bastante comum, presença de estertores crepitantes. Podemos ainda encontrar baqueteamento digital e facilidade de palpação do fígado e do baço em conseqüência do abaixamento do diafragma. A radiografia de tórax mostra hipertransparência e retificação do diafragma. A dosagem sérica de alfa-1-antitripsina encontra-se diminuída.

A reposição da enzima parece ser a forma de tratamento mais promissora. A administração intravenosa de alfa-1 aumenta o nível sérico de antiprotease e resulta no seu reaparecimento no lavado bronquioalveolar. Não há toxicidade relatada a essa reposição. No mercado americano está disponível a enzima purificada derivada de sangue humano para pacientes ZZ e NN. A alfa-1-antitripsina pura produzida por tecnologia de DNA recombinante também está disponível para utilização. É apresentada na forma de aerossol, parece ser bastante efetiva apesar de extremamente cara – por volta de 30 mil dólares por ano – e existem controvérsias sobre sua real aplicação clínica.

A terapia não específica inclui o tratamento agressivo da infecção pulmonar, o uso rotineiro de vacinas antipneumocócicas e antivírus da influenza, de broncodilatadores e evitar o tabagismo ou locais onde exista fumaça de cigarro. O tratamento está indicado também para outros membros da família que tenham o fenótipo do tipo ZZ ou NN, mesmo que sejam assintomáticos. Pessoas heterozigóticas com tipo MZ não apresentam risco aumentado de desenvolver doença pulmonar. O significado clínico do fenótipo SZ ainda é desconhecido; portanto, não existe tratamento clínico sugerido. Todas as pessoas com níveis baixos de antiprotease devem ser avisadas, alertadas da possibilidade de desenvolvimento de enfisema se expostas a determinados fatores ambientais como poluição industrial e particularmente ao ato de fumar.

BIBLIOGRAFIA

1. BOGLINO, C. et al. – Interstitial pulmonary emphysema. Combined therapeutic approach in a retrospective multidisciplinary study. *Minerva Pediatr.* **43**:675, 1991. 2. CANALS-RIAZUELO, J. et al. – Congenital lobar emphysema: report of 39 cases. *Cir. Pediatr.* **7**:97, 1994. 3. JOHNSON, J.L.; KRAMER, S.S. & MAHBOUBI, S. – Air trapping in children: evaluation with dynamic lung densitometry with spiral computer tomography. *Radiology* **206**:95, 1998. 4. NUCTERN, J.G. & HARBERG, F.J. – Congenital lung cists. *Pediatr. Surg.* **3**:233, 1994. 5. ORESTEIN, D. – Emphysema and overinflation. In Nelson, W.E.; Behrman, R.E.; Kliegman, R.M. & Arvim, A.N. *Nelson Textbook of Pediatrics.* Philadelphia, Saunders, 1996, p. 1227. 6. RAU, B.; BRANSCHIED, D. & VOGT-MOYKOPF, I. – Lobar emphysema. Important differential diagnosis of obstrutive lung diseases in childhood. *Klin. Padiatr.* **203**:119, 1991.

| 7 | Edema Pulmonar |

JAQUELINE WAGENFÜHR
REGINA LÚCIA MOYSÉS

DEFINIÇÃO

A primeira definição de edema pulmonar foi dada por Laënnec em 1819, que o descreveu como uma infiltração de soro no tecido pulmonar chegando a um grau no qual isso diminuiria significantemente a permeabilidade pulmonar ao ar. Em 1956, Visscher e cols. definiram o edema pulmonar como um estado patológico no qual havia acúmulo anormal de líquido extravascular no pulmão. Entretanto, o primeiro estudo quantitativo do processo de edema nos pulmões foi feito em 1959 por Guyton e Lindsey.

O edema pulmonar é definido como o acúmulo anormal de líquido no interstício pulmonar que ocorre quando há desequilíbrio entre as forças de retenção e o extravasamento de líquidos.

FISIOPATOLOGIA

A função pulmonar mais importante é a troca gasosa: transportar o oxigênio da atmosfera para o sangue e o dióxido de carbono do sangue para a atmosfera. Essa função necessita de uma grande área de superfície para trocas, a membrana alveolar capilar. Os alvéolos são separados por septos formados por células alveolares epiteliais e células capilares endoteliais com suas respectivas membranas basais. Os capilares nesse septo alveolar são arranjados de modo a maximizar a área de superfície para trocas e são suspensos dentro dos alvéolos por um corpo central constituído de colágeno e fibras elásticas. A espessura septal é variável, ocorrendo a troca gasosa na parte mais delgada, enquanto na parte mais espessa o espaço intersticial é o local onde se inicia o acúmulo de líquidos em excesso.

Normalmente, existe a passagem de pequena quantidade de líquido do capilar pulmonar para o espaço extravascular. Esse líquido é drenado do espaço alveolar pelos linfáticos e sua quantidade depende da relação entre o líquido extravasado e o drenado.

O fluxo (Qf) através do septo obedece à lei de Starling de difusão de líquidos:

$$Qf = Kf\,[(PHcap - PHin) - (POp - POin)]$$

Onde:

Qf = fluxo
Kf = coeficiente de filtração capilar (dependente de permeabilidade)
$PHcap$ = pressão hidrostática no capilar
$PHin$ = pressão hidrostática no espaço intersticial
$POin$ = pressão oncótica no espaço intersticial
POp = pressão oncótica no plasma

Sob condições normais, o fluido é removido do pulmão pelos vasos linfáticos. Se aumenta a filtração, a habilidade dos vasos linfáticos para essa remoção pode ser insuficiente, e água e proteína se acumulam no interstício extra-alveolar. Esse interstício tem uma grande capacidade de armazenamento e só existe extravasamento para os alvéolos e vias aéreas se a quantidade de líquidos for 50% acima do normal.

CLASSIFICAÇÃO

As duas formas mais comuns de edema pulmonar são as que se iniciam por um desequilíbrio nas forças de Starling e as iniciadas por roptura de um ou mais componentes da membrana alveolocapilar (Quadro 2.24).

Quadro 2.24 – Classificação do edema pulmonar.

I – Desequilíbrio nas forças de Starling
a) Aumento de pressão capilar pulmonar
1. Aumento da pressão venosa sem falência do ventrículo esquerdo (por exemplo, estenose mitral)
2. Aumento da pressão venosa pulmonar secundária à falência do ventrículo esquerdo (por exemplo, miocardiopatia dilatada)
3. Aumento da pressão capilar pulmonar secundária a um aumento da pressão arterial pulmonar
b) Diminuição da pressão oncótica plasmática
Hipoalbuminemia (secundária a causas renais, hepáticas, enteropatia perdedora de proteínas, doenças nutricionais, dermatológicas e outras causas)
c) Aumento de pressão negativa intersticial
1. Remoção rápida de pneumotórax (unilateral)
2. Grandes pressões pleurais negativas (por exemplo, asma)
d) Aumento na pressão oncótica intersticial

II – Alteração na permeabilidade de membrana alveolocapilar
a) Processos infecciosos (pneumonias)
b) Inalantes tóxicos (provocando reação inflamatória com exsudação para o espaço alveolar como o fosfógeno, dióxido de enxofre, amônia e outros)
c) Toxinas circulantes (por exemplo, veneno de cobra, gorduras, álcool, barbitúricos e outros)
d) Coagulação intravascular disseminada
e) Insuficiência renal por uremia, devido a ocorrência de hipervolemia, diminuição da pressão oncótica e alterações da permeabilidade vascular
f) Reações imunoalérgicas
g) Pancreatite aguda hemorrágica e outras como afogamento

III – Insuficiência linfática
a) Pós-transplante pulmonar
b) Carcinomatose linfangítica
c) Linfangite fibrosante (situação rara na infância pode ocorrer na silicose)

IV – Causas diversas
a) Edema de altas altitudes
b) Edema pulmonar neurogênico
c) Embolia pulmonar
d) Eclâmpsia
e) Pós-cardioversão
f) Pós-anestesia

QUADRO CLÍNICO E LABORATORIAL

O início dos sintomas é geralmente súbito, com a criança extremamente angustiada, dispnéica, pálida, taquicárdica, com tosse e expectoração às vezes rósea e espumosa. Pode apresentar-se cianótica e com ausculta pulmonar com estertores crepitantes e subcrepitantes principalmente nas bases. Hepatomegalia está quase sempre presente, assim como retenção hídrica. Em alguns casos, apesar de o paciente encontrar-se em franca hipoxemia, pode não se apresentar com estertores pulmonares, nem expectoração rósea, devido à capacidade do espaço intersticial em absorver líquidos.

À radiografia típica, há opacidade generalizada com derrame pleural principalmente à direita, porém, nos estágios iniciais, apresenta reforço da árvore vasculobrônquica peri-hilar e quase sempre existe cardiomegalia.

Laboratório: quadro inicial de hipoxemia, queda da $PaCO_2$ e alcalose respiratória. Com o progredir do quadro, ocorrem piora na hipoxemia, alterações na relação ventilação/perfusão, acidose metabólica e retenção de $Pa\,CO_2$.

O eletrocardiograma é útil principalmente nos casos de arritmia e de infarto como causas de edema agudo de pulmão.

PULMÃO DE CHOQUE

Outros sinônimos são: síndrome do pulmão úmido, síndrome do pulmão branco e pulmão do respirador, entre outros. A fisiopatologia é o aumento na permeabilidade da membrana alveolocapilar, resultando em edema pulmonar. As causas mais comuns em criança são: infecções, aspiração de vômitos ou mecônio, toxicidade pelo oxigênio, infusões exageradas de líquidos, choque de qualquer etiologia, microatelectasias, coagulação intravascular disseminada, inalação de gases tóxicos, uremia, diminuição de surfactante pulmonar com formação de membrana hialina.

O pulmão de choque evolui em quatro estágios: fase aguda, fase latente, fase de insuficiência respiratória aguda e fase final. Na anatomia patológica observa-se, **na fase aguda**, congestão pulmonar com acúmulo de fluido no espaço alveolar, ficando o pulmão com peso três a quatro vezes o normal e com teor de água superior a 80%. Observam-se alvéolos reduzidos e áreas focais de hemorragia. Tromboêmbolos são freqüentes nos vasos capilares.

Na **fase crônica**, nas crianças sobreviventes, existe uma proliferação de células epiteliais do tipo II, proliferação de fibroblastos que pode levar à fibrose pulmonar, e observa-se também edema intersticial.

TRATAMENTO DO EDEMA PULMONAR

Os objetivos básicos são melhorar a oxigenação tecidual e reduzir o excesso de líquidos.

O tratamento em caso de edema agudo de pulmão deve ser instituído imediatamente com monitorização das funções vitais. Entretanto, é primordial o tratamento da causa básica, como, por exemplo, das arritmias cardíacas como causa de edema agudo de pulmão.

Nos casos de edema agudo de pulmão de causas cardíacas, deve-se iniciar imediatamente o tratamento com diuréticos de ação rápida como a furosemida, na dose de 1 a 5mg/kg, por via intravenosa, e agentes inotrópicos positivos como a dopamina, dobutamina e digitálicos, e nos casos mais graves associar vasodilatadores periféricos. Pode-se usar morfina por via intravenosa ou intramuscular na dose de 0,1 a 0,2mg/kg sedar o paciente.

Deve-se usar oxigênio com cateter nasal e a criança em posição sentada ou semi-sentada. Torniquetes devem ser rotatórios e usados em último caso. Se a criança estiver piorando e apresentar PaO_2 inferior a 50mmHg em FiO_2 a 80-100%, realizar entubação, usando-se respiradores com pressão inspiratória positiva intermitente e pressão expiratória final positiva (PEEP) de mais ou menos 5 a 10cm de água. A PEEP evita o colapso alveolar, aumenta a capacidade residual funcional, contribui para a manutenção de uma pressão positiva dentro do alvéolo, enquanto a pressão inspiratória positiva intermitente aumenta o teor de O_2 inspirado e a pressão hidrostática intra-alveolar, em oposição à pressão de saída do líquido intravascular.

O edema pulmonar é uma síndrome e a remoção das causas de base é fundamental para o tratamento.

243

8 Hemossiderose Pulmonar

FABÍOLA VILLAC ADDE

INTRODUÇÃO

Doença caracterizada por hemorragia alveolar e acúmulo de ferro como hemossiderina nos macrófagos alveolares. É bastante rara na criança, sendo mais comum como conseqüência de hemorragia alveolar difusa que de sangramento de grandes artérias ou arteríolas. Pode ser primária, quando é de etiologia desconhecida, estando em alguns casos relacionada à hipersensibilidade ao leite de vaca (síndrome de Heiner). Existe também o tipo primário associado à glomerulonefrite, caracterizando a síndrome de Goodpasture. A secundária decorre de doença cardíaca, com aumento da pressão em átrio esquerdo, ou doenças sistêmicas como colagenoses, vasculites e distúrbios da coagulação. Neste capítulo, o enfoque será dado apenas à hemossiderose pulmonar primária, com ou sem sensibilidade ao leite de vaca, pois é a mais freqüente na infância.

QUADRO CLÍNICO

A tríade clássica é caracterizada por hemoptise, anemia ferropriva inexplicada e infiltrados pulmonares à radiografia de tórax. Porém, é rara na criança, pois muitas vezes o escarro com sangue é deglutido. Outros sintomas pulmonares, de caráter crônico ou recorrente, são tosse, dispnéia, chiado, cianose. Hematêmese pode ocorrer ocasionalmente, refletindo deglutição de sangue proveniente dos pulmões. Baixo ganho de peso pode estar presente em casos mais graves. Rinite crônica, otite média recorrente, dermatite atópica, vômitos e diarréia sugerem alergia ao leite de vaca. Nos episódios de sangramento pulmonar há febre, taquicardia, taquipnéia, leucocitose e dor abdominal, simulando uma pneumonia bacteriana. O sangramento pode ser desencadeado por exercício físico intenso, ingestão freqüente de bebidas geladas, gravidez, exposição a inalantes químicos e drogas. Os achados de exame físico são variáveis, podendo haver palidez, dispnéia, aumento do diâmetro ântero-posterior de tórax, presença de roncos, sibilos e estertores à ausculta pulmonar. Hepatoesplenomegalia transitória pode ser observada. Sinais de hipertensão pulmonar aparecem nos casos mais graves.

DIAGNÓSTICO

É feito baseado no quadro clínico e nas alterações observadas nos seguintes exames complementares:

- Hemograma: mostra anemia microcítica e hipocrômica; pode ocorrer reticulocitose durante períodos de sangramento ativo em alguns casos.
- Ferro sérico diminuído.
- Pesquisa de sangue oculto nas fezes geralmente positiva, pela deglutição de sangue da árvore traqueobrônquica.
- Presença de siderófagos (macrófagos com hemossiderina) no suco gástrico, escarro, lavado broncoalveolar e em biopsia pulmonar. Eles são identificados pela coloração com azul-da-prússia. Isso, associado a quadro clínico típico, faz o diagnóstico de hemossiderose pulmonar.
- Biopsia pulmonar: ocasionalmente é necessária para o diagnóstico, mostrando hiperplasia epitelial alveolar e degeneração com descamação excessiva das células, grande número de siderófagos, fibrose intersticial em grau variável, acúmulo de mastócitos, degeneração de fibras elásticas e alterações vasculares escleróticas. Não deve ser realizada com agulha aspirativa, pelo risco de hemorragia pulmonar maciça.

- Radiografia de tórax: pode apresentar-se com infiltrados peri-hilares difusos, enfisema, adenopatia hilar, padrão reticular, reticulonodular fino, reticuloalveolar, até envolvimento parenquimatoso maciço.
- Prova de função pulmonar: revela alterações na difusão, diminuição na complacência pulmonar e obstrução das vias aéreas.
- Saturação de oxigênio: costuma cair durante sangramento agudo, devido a "shunt" intrapulmonar.

Podem também ser observados: teste de Coombs direto positivo, presença de crioaglutininas, aumento dos níveis séricos de imunoglobulinas, altos títulos de precipitinas séricas a múltiplos constituintes do leite de vaca e testes intradérmicos positivos a várias proteínas do leite de vaca. Cerca de 15% dos casos têm deficiência isolada de IgA e/ou IgG$_4$ e/ou C4. A IgE sérica específica para o leite de vaca costuma ser negativa.

TRATAMENTO

- Oxigenoterapia: nas crises agudas e a longo prazo se houver hipoxemia persistente.
- Transfusões de concentrado de hemácias: para corrigir anemia grave ou choque.
- Corticosteróides: prednisona ou metilprednisolona (1 a 2mg/kg/dia). Quando houver remissão clínica, pode-se diminuir sua dose gradualmente até suspensão. Muitos casos necessitam de corticoterapia a longo prazo, devido à recorrência da doença, devendo-se usar a dose mínima que suprima os sintomas, se possível em dias alternados. Deve ser feita tentativa de retirar todas as drogas, após um período assintomático de um ano. A terapia deve ser reinstituída se a doença se tornar novamente ativa.
- Exclusão do leite de vaca da dieta: pode ser benéfica em alguns casos, principalmente em lactentes. Por ser uma medida inócua, deve sempre ser considerada, principalmente se houver dados sugestivos de sensibilização ao leite de vaca. Deve ser mantida por dois a três meses. Se não houver alteração no quadro clínico, o leite pode ser reintroduzido. Se houver remissão dos sintomas, a exclusão do leite de vaca deve ser mantida, por vezes indefinidamente.
- Imunossupressores: azatioprina, ciclofosfamida, clorambucil, cloroquina. Indicados em casos não-responsivos ao corticosteróide, devendo ser usados em associação com ele.
- Gamaglobulina intravenosa: há relatos de boa resposta em alguns casos com seu uso.
- Plasmaférese: pode auxiliar no manejo da fase aguda.
- Quelantes de ferro (desferoxamina): é uma medida que visa à remoção do acúmulo excessivo de ferro tecidual; porém, tem valor limitado na hemossiderose pulmonar.

O prognóstico da hemossiderose pulmonar é difícil de ser estabelecido, pela sua raridade e curso variável. Alguns casos evoluem para fibrose pulmonar com hipertensão pulmonar.

BIBLIOGRAFIA

1. BUSH, A.; SHEPPARD, M.N. & WARNER J.O. – Chloroquine in idiopathic pulmonary hemosiderosis. *Arch. Dis. Child.* **67**:625, 1992. 2. HEINER, D.C. – Pulmonary hemosiderosis. In Chernik, V. & Kendig, E.L. *Disorders of the Respiratory Tract in Children.* 5th ed., Philadelphia, Saunders, 1990, p. 498. 3. ROSSI, G.A. et al. – Long-term prednisone and azathioprine treatment of a patient with idiopathic pulmonary hemosiderosis. *Pediatr. Pulmonol.*, **13**:176, 1992.

9 Refluxo Gastroesofágico e Alterações Respiratórias

MARIA HELENA DE CARVALHO FERREIRA BUSSAMRA

INTRODUÇÃO

O refluxo gastroesofágico (RGE) pode ser considerado um evento fisiológico. Indivíduos saudáveis e doentes diferem apenas quanto à freqüência de episódios, sua intensidade e presença de sintomas associados. A prevalência dessa afecção em adultos pode chegar a 10%; entretanto, a freqüência exata em crianças não é bem conhecida.

Há consenso quanto à interação entre RGE e alterações do sistema respiratório, porém, muitas controvérsias existem sobre qual o exato mecanismo de causa e efeito: é o RGE que induz ao aparecimento de sintomas respiratórios ou vice-versa?

FISIOPATOLOGIA

Algumas características anatômicas e funcionais do esôfago, da transição esofagogástrica e do próprio estômago são fatores que normalmente inibem o RGE e suas complicações. A saliva e a peristalse esofágica devem promover um "clearance" adequado do material deglutido, bem como daquele que eventualmente reflui do estômago. O esfíncter esofágico inferior (EEI), zona de maior pressão intraluminal não reconhecida como estrutura anatômica, deve apresentar relaxamentos coordenados com a deglutição. O EEI deve ter uma posição intra-abdominal, de forma que elevações da pressão abdominal sejam também transmitidas ao esfíncter. O ângulo de His, normalmente agudo, e o tempo de esvaziamento gástrico também parecem influenciar a ocorrência de episódios anormais de refluxo.

O RGE pode ser apenas um evento fisiológico; sabe-se que no período de até 2 horas após a refeição pode ocorrer em número de até seis por hora. Passado esse período, os episódios tornam-se raros, principalmente durante o sono. Nas situações em que o RGE é patológico (doença do refluxo gastroesofágico), nota-se o aparecimento de sintomas, aparentemente relacionados à ação do ácido sobre a mucosa esofágica. O RGE favorece sua manutenção, criando um círculo vicioso:

– o ácido refluído induz à inflamação da mucosa esofágica;
– há liberação de PGE_2 que aumenta a permeabilidade da mucosa ao ácido;
– a inflamação relaxa ainda mais o EEI;
– a irritação vagal também contribui para o relaxamento do EEI e causa ainda espasmo do piloro.

O surgimento dos sintomas respiratórios parece estar relacionado a vários fatores:

Aspiração – acreditava-se que a aspiração do material refluído fosse o principal mecanismo patogênico relacionado ao RGE. Certamente, a aspiração pode causar pneumonia, abscessos pulmonares e hiper-responsividade brônquica, entretanto, raramente se observa radioatividade em alvéolos nos estudos cintilográficos para pesquisa de RGE. A aspiração é mais bem documentada em situações de incoordenação motora à deglutição e fístulas traqueoesofágicas. Em situações extremas, felizmente bastante raras, pode-se desenvolver pneumonite intersticial.

Reação mediada pelo nervo vago – as terminações vagais localizadas em alvéolos e brônquios têm a mesma origem embrionária daquelas presentes no esôfago. A irritação causada pelo ácido na mucosa esofágica produz, de forma reflexa, obstrução brônquica. Harding e cols. (1995) demonstraram que a infusão de ácido no esôfago de indivíduos asmáticos resultava em obstrução brônquica,

objetivamente mensurada por meio de testes de função pulmonar. A estimulação de neurorreceptores na faringe e esôfago pode ainda desencadear laringoespasmo e até apnéia e bradicardia.

A existência de doença pulmonar crônica parece favorecer o surgimento e a manutenção do RGE. Alteração da mecânica ventilatória, deformidade torácica, hiperinsuflação pulmonar, tosse, chiado e drenagem postural de secreções são alguns exemplos de situações em que os mecanismos naturais de clareamento e prevenção do RGE podem ser comprometidos. A teofilina e os beta-adrenérgicos, comumente utilizados nas diversas doenças pulmonares, causam diminuição do tono do EEI. Particularmente em pacientes com fibrose cística, a desnutrição e as medidas de reabilitação nutricional como gastrostomia ou sondagem nasogástrica também facilitam o surgimento do RGE.

QUADRO CLÍNICO

Durante a anamnese de qualquer paciente com doença respiratória é mandatória a investigação de sintomas relacionados ao RGE como regurgitações, vômitos, azia, dor abdominal, disfagia, ruminação, sangramento digestivo, piora dos sintomas respiratórios no período de sono ou durante e após mamadas. Por outro lado, a ausência de sintomas digestivos não exclui o diagnóstico de RGE. Outros dados clínicos inespecíficos podem estar presentes, como dificuldade de ganho de peso, anemia, irritabilidade, posição anormal da cabeça e pescoço.

O quadro 2.25 resume os principais problemas respiratórios causados pelo RGE.

Existe ainda a possibilidade de alergia alimentar associada, particularmente a alergia ao leite de vaca. Essa hipótese diagnóstica deve ser considerada em casos mais graves, de difícil controle, mesmo após terapêutica adequada e principalmente quando estão presentes diarréia, rinite, dermatite e história de desmame precoce.

Quadro 2.25 – Principais sintomas e complicações respiratórias relacionados ao RGE.

Pneumonia aspirativa	Estridor laríngeo
Abscessos pulmonares	Tosse crônica
Chiado, asma noturna	Apnéia
Hiper-responsividade brônquica	Soluços
Laringoespasmo	Otite média aguda de repetição

DIAGNÓSTICO

O diagnóstico de RGE pode ser de difícil confirmação e muitas vezes é questionada sua participação na gênese dos sintomas respiratórios. Por outro lado, em pacientes graves, é muito arriscado não valorizar o RGE, ao menos como agravante da doença respiratória.

A história clínica é tão importante que a Sociedade Européia de Gastroenterologia e Nutrição recomenda que, nos casos sem complicações, pode ser iniciado tratamento sem que se faça nenhuma avaliação laboratorial. Da mesma forma, qualquer dado de anamnese que sugira presença de esofagite indica a realização de endoscopia digestória.

Sempre que se proceder à realização de exames subsidiários, é preciso ter em mente a sensibilidade e a especificidade de cada método, bem como o que se pretende avaliar com cada um dos testes. Os exames disponíveis para diagnóstico são:

EED – radiografia contrastada do esôfago, estômago e duodeno (Fig. 2.93). Quando há suspeita de incoordenação à deglutição, o deglutograma permite estudá-la adequadamente. A maior vantagem desse exame é a possibilidade de se observar a anatomia do esôfago, da transição gastroesofágica e do próprio estômago e identificar outros problemas que podem simular um RGE, como, por exemplo, um anel vascular ou obstrução intestinal alta. O tempo de observação durante o exame é curto, o que pode resultar em resultados falso-positivos e negativos. É recomendável que o procedimento seja realizado por equipe experiente e não são necessárias as mesmas manobras de evidenciação realizadas em adultos.

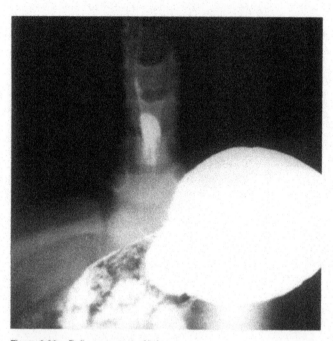

Figura 2.93 – Refluxo gastroesofágico.

Cintilografia esofágica – é sem dúvida o exame mais sensível na detecção do refluxo, entretanto tem pouca especificidade. Pode-se detectar aspiração em avaliações mais tardias, cerca de 4 a 6 horas após a ingestão do tecnécio radioativo, porém, como já foi comentado, esse achado é raro.

Endoscopia digestória e biopsia esofágica – são os procedimentos de escolha no diagnóstico das complicações do refluxo. Os achados histológicos compatíveis com refluxo são hiperplasia da membrana basal, papila estromal alongada e crescimento vascular. Infiltrado inflamatório, ulceração ou epitélio aberrante fazem parte do quadro de esofagite. Esse tipo de procedimento requer a sedação do paciente e, em crianças de tenra idade e lactentes, muitas vezes é necessária a anestesia geral.

pHmetria – é o padrão-ouro no diagnóstico de RGE. Faz-se a monitorização contínua do pH esofágico por 24 horas. É possível reconhecer o número de episódios em que o pH foi inferior a 4,0, sua duração, bem como sua relação com a posição, períodos de sono e até sintomas respiratórios.

Manometria esofágica – é útil na detecção de dismotilidades. Alguns autores sugerem que manometrias alteradas são preditivas de má resposta ao tratamento clínico e provável indicação cirúrgica.

Na dependência do quadro clínico, outros exames mais inespecíficos podem ser úteis na avaliação global desses pacientes, como hemograma, ferro sérico, pesquisa de sangue oculto nas fezes, RAST para leite de vaca, polissonografia.

TRATAMENTO

Medidas posturais – a posição recomendada é o decúbito ventral com a cabeça elevada a 30 graus. Orenstein demonstrou que o refluxo é quatro vezes mais freqüente com o paciente no bebê-conforto que em decúbito ventral.

Medidas dietéticas – recomenda-se o fracionamento da dieta e a exclusão de ácidos, cítricos, café e chocolate. Acredita-se que uma dieta mais viscosa reduz o número de episódios de RGE. Objetivamente, crianças que recebem leite engrossado apresentam melhora dos vômitos e regurgitações. Em pacientes com desconforto respiratório, orienta-se a dieta engrossada para evitar engasgos e conseqüentes aspirações. Alguns autores questionam essa medida, uma vez que, apesar de diminuir os episódios de RGE, esses podem ser mais duradouros. Os cereais e os extratos de arroz, comumente utilizados com esse objetivo, não são adequados, pois suas propriedades são rapidamente alteradas no estômago.

Antiácidos – são drogas úteis, particularmente para alívio da dor retroesternal.

Agentes procinéticos – são sem dúvida um passo fundamental na terapêutica. A cisaprida é a droga de primeira escolha; estudos em adultos revelaram que ela foi efetiva para tratar a esofagite e prevenir recaídas. Atualmente, verificou-se o risco de aparecimento de arritmias cardíacas com uso de cisaprida, mais especificamente quando associada a antibióticos do grupo dos macrolídeos.

Bloqueadores H_2 – são particularmente utilizados quando predominam sintomas esofágicos. Não há benefício no uso combinado com antiácidos.

Inibidores da bomba de próton – a experiência do uso de omeprazol em crianças ainda é limitada. Sabemos tratar-se de droga eficaz no tratamento da esofagite grave refratária do adulto. Hassal e cols. (1997), em estudo multicêntrico, demonstraram tratar-se de droga altamente eficaz, mesmo em esofagites graves, em pacientes de 1 a 16 anos de idade. As doses utilizadas foram de 0,7 a 1,4mg/kg/dia, aparentemente maiores que as utilizadas em adultos. Alguns autores sugerem que sempre deve ser feita uma tentativa de tratamento com omeprazol antes de se indicar cirurgia nos casos de esofagite grave.

Cirurgia – a fundoplicatura de Nissen é o procedimento de rotina em muitos centros. A cirurgia deve ser proposta apenas após exaustivo tratamento clínico ou quando há risco de morte. Quando há esofagite, o tempo mínimo de tratamento clínico é de 12 semanas.

BIBLIOGRAFIA

1. HARDING, S.M. et al. – Gastroesophageal reflux-induced bronchoconstriction – is microaspiration a factor? *Chest* **108**:1220, 1995. 2. IACONO, G. et al. – Gastroesophageal reflux and cow's milk allergy in infants: a prospective study. *J. Allergy Clin. Immunol.* **97**:822, 1996. 3. MARCON, M.A. – Advances in diagnosis and treatment of gastroesophageal reflux disease. *Curr. Opin. Pediatr.*, **19**:490, 1997. 4. ORENSTEIN, S.R. – Controversies in pediatric gastroesophageal reflux. *J. Pediatr. Gastroenterol. Nutr.* **14**:338, 1992. 5. VANDENPLAS, Y. – Gastroesophageal reflux in children. *Scand. J. Gastroenterol.* **30**(Suppl 213):31, 1995.

10 Derrames Pleurais

JOAQUIM CARLOS RODRIGUES

CONCEITO

Os derrames pleurais são caracterizados pelo acúmulo anormal de líquido no espaço pleural, resultante de um desequilíbrio fisiológico das forças que regulam a formação e a reabsorção do líquido pleural ou de eventos fisiopatológicos decorrentes de processos inflamatórios ou infiltrativos dos folhetos pleurais.

FISIOPATOLOGIA

As membranas pleurais derivam embriologicamente da cavidade celomática primitiva e são formadas por uma camada de tecido conjuntivo com fibras colágenas e elásticas, revestida por um fino folheto de células mesoteliais ciliadas. A pleura visceral cobre a superfície externa dos pulmões e a parietal reveste a parede interna da caixa torácica, mediastino e diafragma. O espaço pleural delimitado por essas duas membranas é aparentemente virtual e contém uma fina camada de líquido que facilita seu deslizamento durante os movimentos respiratórios.

Em condições fisiológicas, há um perfeito equilíbrio dinâmico na formação e reabsorção do líquido pleural. O movimento de líquidos através dos capilares pleurais obedece à lei de Starling e, portanto, é regido por variáveis de pressões hidrostáticas e coloidosmóticas que atuam nas circulações sistêmica e pulmonar e no interstício.

Estima-se que 90% do líquido filtrado pela pleura parietal é reabsorvido pela pleura visceral, e os 10% restantes são drenados por via linfática. No espaço pleural permanece normalmente uma pequena quantidade de líquido claro e estéril contendo cerca de 1,7g/100dl de proteínas que extravasam dos capilares pleurais e que determinam a pressão coloidosmótica intrapleural. As proteínas, os eritrócitos e os leucócitos contidos no líquido pleural são reabsorvidos por vasos linfáticos da pleura parietal por meio de pequenos poros que comunicam diretamente as células endoteliais dos vasos linfáticos com as células mesoteliais da pleura.

Portanto, considerando-se os dados fisiológicos apresentados, torna-se evidente que qualquer alteração nas pressões que controlam a dinâmica do líquido pleural, na permeabilidade dos capilares pleurais ou na integridade dos vasos linfáticos poderá acarretar excesso de formação ou deficiência de reabsorção e provocar acúmulo anormal de líquido, caracterizando a formação do derrame pleural.

CARACTERIZAÇÃO DOS DERRAMES PLEURAIS

De acordo com seu mecanismo de formação, os derrames pleurais são classificados em transudatos e exsudatos. Nas doenças que determinam *transudatos*, não há envolvimento inflamatório das pleuras e o acúmulo de líquido é resultante do aumento da pressão hidrostática sistêmica ou pulmonar ou da diminuição da pressão coloidosmótica do plasma.

Os *exsudatos* resultam de doenças que determinam reação inflamatória pleural, com conseqüente aumento da permeabilidade capilar e extravasamento de proteínas para o espaço pleural. Em adição, admite-se que ocorra um incremento de pressão hidrostática devido ao aumento do fluxo sangüíneo local secundário ao processo inflamatório. Esses fatores determinam o excesso de formação de um líquido rico em proteínas, dito exsudato. Os exsudatos podem também ocorrer por impedimento ou redução da drenagem linfática, o que pode ocorrer nas doenças que determinam aumento da pressão venosa sistêmica, linfoadenopatia mediastinal (por exemplo, linfomas), espessamento da pleura parietal (por exemplo, tuberculose), obstrução do ducto torácico (por exemplo, quilotórax) ou hipoplasia dos canais linfáticos (por exemplo, linfedema hereditário).

Os derrames pleurais podem ainda ser classificados em quilosos (quilotórax) e hemorrágicos (hemotórax). O quilotórax é o tipo de derrame mais comum no período neonatal, sendo que o aspecto do líquido obtido por punção ou drenagem é leitoso em virtude do seu alto conteúdo em gorduras. O hemotórax pode ocorrer por traumatismos de caixa torácica, erosão vascular por neoplasias, rotura espontânea de vasos subpleurais ou de grandes vasos, hérnia diafragmática estrangulada ou ainda por lesão vascular iatrogênica durante a toracocentese ou drenagem pleural. O hemotórax pode ocorrer da mesma forma, traumática ou iatrogenicamente, em portadores de diáteses hemorrágicas.

O quadro 2.26 resume os principais mecanismos que levam à formação dos derrames pleurais associado as principais doenças que os determinam.

Quadro 2.26 – Principais mecanismos fisiopatológicos de formação de derrames pleurais e correlação com as principais doenças que os determinam.

Tipo de derrame	Mecanismo fisiopatológico básico de formação	Principais doenças
Transudatos	Aumento da pressão hidrostática capilar sistêmica	Glomerulonefrite difusa aguda
	Aumento da pressão hidrostática capilar pulmonar	Insuficiência cardíaca congestiva Pericardite Hipertensão pulmonar
	Diminuição da pressão coloidosmótica por hipoalbuminemia	Síndrome nefrótica Cirrose hepática Desnutrição grave
Exsudatos	Aumento da permeabilidade capilar por processo inflamatório pleural	Pneumonia com comprometimento pleural Tuberculose Colagenoses (LES, AR, sarcoidose) Pleurite por ação de toxina circulante (ex.: febre tifóide) Infecções pulmonares virais, fúngicas e parasitárias Embolia pulmonar
Exsudatos e/ou quilosos	Diminuição ou obstrução na drenagem linfática	Síndrome da veia cava superior Tuberculose Pericardite Pancreatite Abscesso subfrênico Tumores mediastinais Linfedema hereditário Quilotórax congênito
Hemorrágicos	Lesão vascular ou coagulopatias	Traumatismos torácicos Lesão vascular por tumores ou iatrogênica Discrasias sangüíneas

LES = lúpus eritematoso sistêmico; AR = artrite reumatóide.

DIFERENCIAÇÃO ENTRE TRANSUDATOS E EXSUDATOS

Em algumas situações clínicas bem definidas, como, por exemplo, nas síndromes nefrótica e nefrítica, o tipo de derrame pode ser inferido por raciocínio fisiopatológico. No entanto, nas situações de dúvida diagnóstica ou de sobreposição de doenças, como, por exemplo, síndrome nefrótica associada à pneumonia, é muito importante a análise do aspecto do líquido pleural, bem como sua caracterização bioquímica e investigação microbiológica.

Para estudo bioquímico do derrame pleural com o objetivo de diferenciação entre transudato e exsudato, basicamente, a dosagem concomitante de proteínas totais e desidrogenase láctica (DHL) no sangue e no líquido pleural é útil. O DHL é uma enzima que participa da fase intermediária do metabolismo dos glicídeos e está elevada nas doenças que determinam inflamação das serosas. Verificou-se que a dosagem isolada da proteína total ou do DHL no líquido pleural leva a uma alta porcentagem de falso diagnóstico; no entanto, a relação com a dosagem plasmática reduz consideravelmente essa possibilidade.

Assim, Ligtht e cols., avaliando esses parâmetros bioquímicos do líquido pleural, concluíram que os exsudatos serosos se diferenciam dos transudatos, com uma mínima porcentagem de erro, por apresentar:

1. quantidade de proteína pleural maior que 3g/100dl;
2. relação proteína pleural/plasmática maior que 0,5;
3. valor do DHL pleural maior que 200UI/ml;
4. relação DHL pleural/plasmática maior que 0,6.

A tabela 2.7 resume as principais diferenças bioquímicas entre transudatos e exsudatos serosos.

Tabela 2.7 – Características bioquímicas dos transudatos e exsudatos.

	Transudatos	Exsudatos
Proteína	< 3g/100dl	> 3g/100dl
Relação proteína pleural/plasmática	< 0,5	> 0,5
DHL	< 200UI	> 200UI
Relação DHL pleural/plasmática	< 0,6	> 0,6

DERRAMES PARAPNEUMÔNICOS

O termo derrame parapneumônico é comumente utilizado para designar as coleções pleurais associadas às pneumonias agudas e, eventualmente, aos abscessos pulmonares e bronquiectasias. Empiema, por definição, é o derrame que se caracteriza pelo acúmulo de líquido purulento na cavidade pleural com grande quantidade de leucócitos polimorfonucleares e de fibrina. O empiema é usualmente uma complicação das pneumonias agudas, no entanto pode também resultar de infecções originárias de outros locais e ocorrer após traumatismo, cirurgia torácica ou perfuração intratorácica do esôfago (Quadro 2.27).

Quadro 2.27 – Mecanismos fisiopatológicos dos derrames parapneumônicos.

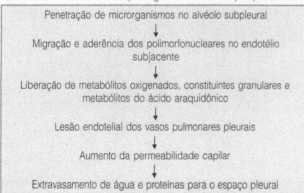

Os derrames parapneumônicos ocorrem, conforme relatos de diferentes autores em países e períodos diferentes, em cerca de 1,5 a 7% das crianças com pneumonias agudas bacterianas. A mortalidade por derrames parapneumônicos é relativamente elevada, mesmo na vigência de terapêutica adequada, ocorrendo em 6 a 12% dos casos. Essa mortalidade é significantemente maior nas crianças com idade inferior a 2 anos, naquelas cujo agente etiológico é o *Staphylococcus aureus* e nas crianças com empiemas de aquisição intra-hospitalar.

ANATOMIA PATOLÓGICA

Nos derrames parapneumônicos, o agente etiológico atinge o espaço pleural por via hematogênica, linfática ou por contiguidade e determina alterações locais em conseqüência dos mecanismos de resposta imune do hospedeiro à infecção. A American Thoracic Society classificou arbitrariamente a reação das pleuras ao processo infeccioso em três estágios consecutivos sem demarcações nítidas.

Fase inicial ou exsudativa – é caracterizada pela formação de líquido seroso rico em proteínas e com baixo conteúdo celular. Nessa fase, o derrame pode ainda não estar contaminado e tem duração média de 48 horas.

Fase fibrinopurulenta – é denominada de empiema e caracteriza-se pelo acúmulo de pus com grande quantidade de polimorfonucleares, bactérias e fibrina. O exsudato purulento tende a acumular-se no tórax lateral e posteriormente, e as camadas de fibrina depositam-se sobre as pleuras visceral e parietal. Nessa fase, existe tendência à formação de lojas pleurais e, em conseqüência, os pulmões tendem a diminuir sua expansibilidade. As regiões pleurais podem estar isoladas ou intercomunicantes.

Fase de organização – ocorre proliferação fibroblástica nas superfícies pleurais, com formação de uma membrana espessa e inelástica que restringe consideravelmente a expansibilidade pulmonar. Se não adequadamente tratado, o aumento da fibrose resulta em paquipleuris e o líquido espesso pode drenar espontaneamente, produzindo abaulamento na parede torácica (empiema de necessidade) ou resultar em fístula broncopleural.

Portanto, a seqüência das alterações anatomopatológicas e o período de evolução do processo podem modificar-se ou estacionar, dependendo da fase do diagnóstico, da introdução precoce de terapêutica antimicrobiana adequada e do estado imunitário do hospedeiro.

ETIOLOGIA

Ficou demonstrado, por meio da análise seqüencial dos principais estudos retrospectivos dos derrames parapneumônicos desde a era pré-antibiótica, que houve mudanças significativas na proporção e na predominância dos vários agentes etiológicos através do tempo. Demonstrou-se também que agentes anteriormente raros emergiram como germes predominantes em conseqüência da ação seletiva exercida pelos vários antimicrobianos introduzidos em épocas diferentes. Assim, na era pré-antibiótica houve predomínio do pneumococo e dos estreptococos do grupo hemolítico; esses agentes diminuíram em freqüência na era da sulfa e da penicilina, com aumento concomitante e gradual na freqüência de empiemas por *Staphylococcus aureus*, que foi o germe predominante dos empiemas da infância na década de 1960.

Nas duas últimas décadas, após a disponibilidade de drogas anti-estafilocócicas efetivas, os dados de revisão da literatura americana mostram um declínio relativo na freqüência de casos por *Staphylococcus aureus* e um aumento concomitante de casos por *Haemophilus influenzae*, permanecendo a freqüência do *Streptococcus pneumoniae* alta e estável.

Na revisão dos estudos etiológicos de derrames parapneumônicos da literatura brasileira e latino-americana observou-se, nas últimas duas décadas, maior freqüência de isolamento do *Streptococcus pneumoniae*, seguido pelo *Haemophilus influenzae* e em menor freqüência pelo *Staphylococcus aureus*. O percentual de isolamento do pneumococo variou, nos diferentes estudos, de 31 a 46,2% dos casos. Observou-se também que o *Streptococcus pneumoniae* foi o agente predominante em todas as faixas etárias, exceto em crianças com idade inferior a 1 ano, nas quais ocorreu maior proporção de casos por *Staphylococcus aureus* e *Haemophilus influenzae*. Os derrames por *Haemophilus influenzae* são mais freqüentes nos menores de 3 anos de idade. Os derrames estafilocócicos acometem principalmente as crianças com idade inferior a 1 ano.

As bactérias anaeróbias raramente foram isoladas na maioria das casuísticas de derrames parapneumônicos. No entanto, esses agentes têm sido recuperados em crianças e adolescentes portadores de derrames pleurais associados às pneumonias aspirativas, abscessos pulmonares, subdiafragmáticos e de origem dentária e orofaríngea.

As enterobactérias geralmente ocorrem em um pequeno número de casos e estão associadas à infecção concomitante do trato gastrintestinal, de onde atingem o parênquima pulmonar por bacteriemia.

Outros agentes etiológicos como adenovírus, *Micoplasma pneumoniae* e *Chlamydia trachomatis* estão implicados em menor proporção de casos.

DIAGNÓSTICO

ANAMNESE E EXAME FÍSICO

O quadro clínico dos derrames parapneumônicos sobrepõe-se ao das pneumonias, podendo ocorrer acentuação de sintomas com febre diária persistente, queda do estado geral, toxemia e dispnéia. Os sintomas adicionais estão relacionados diretamente ao acometimento pleural e incluem dor torácica que piora com a tosse e a inspiração profunda, que pode ser modificada com mudança de posição e decúbito do paciente e que, por irradiação, pode ser referida no ombro ou abdome. Pode ocorrer distensão abdominal em conseqüência de íleo infeccioso.

Em toda criança com derrame parapneumônico, deve-se avaliar cuidadosamente o estado nutricional, a presença de doenças agudas e crônicas de base e de infecções associadas: otite, sinusite, meningite, pericardite, sepse etc. Observou-se que cerca de um terço das crianças portadoras de empiema por *Haemophilus influenzae* pode apresentar meningite associada, mesmo na ausência de sinais de irritação meníngea, sugerindo-se nesses casos a punção liquórica.

Na semiologia torácica dos pequenos derrames, inicialmente pode-se observar a presença de atrito pleural audível na inspiração ou expiração. À medida que aumenta o derrame, o atrito pleural desaparece e surgem sinais que caracterizam os derrames moderados e graves: diminuição de frêmito toracovocal, diminuição ou abolição do murmúrio vesicular e estertores crepitantes, diminuição das pectorilóquias áfona e fônica e eventualmente abaulamento dos espaços intercostais. Pode-se observar escoliose côncava no lado do hemitórax acometido por atitude antálgica.

EXAME RADIOLÓGICO

Na radiografia de tórax em projeção póstero-anterior dos pequenos derrames, observa-se obliteração do ângulo costofrênico. Os derrames moderados ascendem ao longo da parede torácica e apagam a imagem diafragmática formando uma imagem triangular radiopaca com base no diafragma. O apagamento da cúpula diafragmática também pode ser observado na radiografia em perfil.

Na suspeita de derrame parapneumônico, deve ser realizado adicionalmente uma radiografia de tórax com raios horizontais com o paciente em decúbito lateral do lado acometido. Nessa situação pode-se demonstrar o deslocamento do líquido (desde que o derrame não esteja loculado) e dos derrames subpulmonares, localizados no segmento diafragmático do espaço entre a base do pulmão e o diafragma.

Nos grandes derrames, observa-se opacidade homogênea em todo o hemitórax, deslocamento da imagem cardíaca e do mediastino para o lado oposto, preenchimento isolateral dos espaços intercostais e rebaixamento diafragmático.

O piopneumotórax pode ser documentado radiologicamente quando existe imagem com nível de separação entre ar e líquido e que se estende na porção lateral do hemitórax.

A tomografia computadorizada pode ser realizada nos casos em que houver dúvida no diagnóstico diferencial com abscesso pulmonar.

ULTRA-SONOGRAFIA

A ultra-sonografia de tórax pode detectar derrames pleurais muito pequenos, impossíveis de serem visualizados radiologicamente. É possível, por meio da ultra-sonografia, fazer uma estimativa do volume de líquido acumulado, seu aspecto e conteúdo fibroso, determinar sua localização e a presença de septações com formação de lojas, bem como orientar o local ideal para a toracocentese. A ultra-sonografia pode ainda fornecer informações importantes com relação à evolução clínica, eficiência da drenagem e avaliação do espessamento pleural.

ANÁLISE DO LÍQUIDO PLEURAL

A toracocentese, para a obtenção do líquido pleural, é medida fundamental para a caracterização do estágio em que se encontra o derrame pleural e para investigação diagnóstica etiológica, com finalidade terapêutica. É um procedimento aceito universalmente quando se cotejam os benefícios e suas possíveis complicações (pneumotórax e enfisema subcutâneo), o que ocorre em um pequeno número de casos. A punção pleural deve ser realizada após anestesia local, no quinto ou sexto espaço intercostal, na linha axilar média ou posterior, na borda superior da costela inferior para preservar o feixe vasculonervoso, e aspirada a maior quantidade de líquido possível. Nos derrames loculados, a punção pode ser realizada com orientação ultra-sonográfica. Após a toracocentese, deve-se realizar controle radiológico com o objetivo de detectar possíveis complicações. O líquido pleural assim obtido deve ser dividido em amostras destinadas ao estudo bacteriológico e bioquímico.

A análise do líquido pleural é de importância fundamental para orientação terapêutica. Se o líquido pleural aspirado for de aspecto purulento, o diagnóstico é de empiema e o material deverá ser enviado apenas para análise microbiológica. Se o líquido pleural for de aspecto seroso (amarelo-citrino), deve-se enviar o material para a determinação do pH, glicose e desidrogenase láctica (DHL). A colheita do material para a medida do pH deve ser realizada de forma anaeróbia, em seringa heparinizada, conservada em gelo, semelhante á técnica utilizada para a determinação dos gases arteriais.

Os derrames parapneumônicos infectados podem mostrar-se inicialmente com aspecto seroso e, posteriormente, com a progressão da doença, tornar-se purulentos. A análise do líquido pleural de derrames parapneumônicos serosos infectados com evolução para empiema geralmente tem pH < 7,1, glicose < 40mg/dl e DHL > 1.000 UI/litro.

Independentemente do aspecto do líquido pleural obtido por punção, o material deve ser encaminhado para análise microbiológica, que deve consistir em: bacterioscopia pelo método de Gram, cultura para bactérias aeróbias e anaeróbias e, quando possível, contra-imunoeletroforese e/ou aglutinação pelo látex, utilizando-se anti-soro polivalente para os 83 tipos de pneumococos existentes e anti-soro para *Haemophilus influenzae* tipo b. Esses testes imunológicos são úteis como método auxiliar no diagnóstico etiológico, particularmente na situação em que ocorra utilização de antibioticoterapia prévia, quando freqüentemente os resultados das culturas são estéreis. Os antígenos capsulares bacterianos podem persistir por vários dias no líquido pleural e ser detectados por anti-soros específicos, mesmo na vigência de antibioticoterapia adequada.

A positividade das hemoculturas nos derrames parapneumônicos é relativamente baixa, em média em cerca de 20% dos casos. No entanto, constitui um método complementar no diagnóstico etiológico, particularmente nos derrames parapneumônicos em fase exsudativa ainda não contaminados e para a caracterização de eventual disseminação hematogênica e sepse associada.

Conforme os vários relatos, a positividade média da cultura para aeróbios no líquido pleural é de 50% dos casos. As menores taxas de isolamento bacteriano ocorreram nos estudos em que houve referência ao uso prévio de antimicrobianos. A presença de antimicrobianos no líquido pleural pode interferir no crescimento bacteriano ou determinar sua esterilização prévia. Descreve-se também menor positividade da cultura nos derrames parapneumônicos serosos, o que pode ser explicado pelo estágio inicial em que se encontra o derrame (fase exsudativa não contaminada) e pela possibilidade de etiologia não-bacteriana.

Os métodos bacteriológicos e imunológicos têm papel complementar na identificação dos vários agentes bacterianos dos derrames parapneumônicos e, sempre que possível, devem ser realizados simultaneamente. A positividade dos métodos isoladamente ou em conjunto é maior nos empiemas que nos exsudatos serosos. Utilizando-se os vários métodos, é possível estabelecer o diagnóstico etiológico em cerca de 80% dos empiemas.

O quadro 2.28 apresenta os métodos para a identificação dos agentes etiológicos nos derrames parapneumônicos.

Quadro 2.28 – Métodos para identificação dos agentes etiológicos nos derrames parapneumônicos.

Bacterioscopia pelo método de Gram
Cultura para bactérias aeróbias e anaeróbias
Testes imunológicos para pesquisa de antígenos bacterianos:
• contra-imunoeletroforese (CIE)
• aglutinação pelo látex

TRATAMENTO

Diante da criança portadora de derrame parapneumônico, duas decisões são importantes: a introdução de uma terapêutica antimicrobiana empírica adequada e a necessidade de drenagem pleural.

TERAPÊUTICA ANTIMICROBIANA

A escolha da antibioticoterapia inicial deve levar em conta o resultado do exame bacterioscópico do líquido pleural, faixa etária, estado geral do geral do paciente, presença de toxemia, doenças de base, outras infecções prévias recentes e concomitantes e condições imunológicas do hospedeiro.

Em termos ideais, a terapêutica antimicrobiana deve levar em conta o agente etiológico isolado e seu antibiograma. No entanto, em virtude da demora nos resultados das culturas e do grande percentual de culturas estéreis, decorrentes principalmente do uso prévio de antibióticos, a conduta inicial é geralmente empírica e orientada pelos dados clínico-radiológicos e epidemiológicos.

Assim, fundamentado nos dados da literatura, recomendamos a utilização do seguinte esquema terapêutico inicial, até o reconhecimento do agente etiológico e sua sensibilidade antimicrobiana (Fig. 2.97).

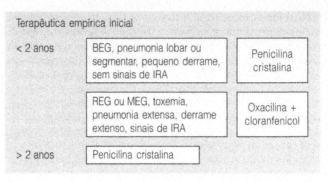

Figura 2.97 – Dos Derrames parapneumônicos na infância. BEG = bom estado geral; REG = regular estado geral; MEG = mau estado geral.

Crianças com idade inferior a 2 anos

Nessa faixa etária, o S. pneumoniae e o H. influenzae são os agentes mais freqüentes, seguidos pelo S. aureus, que ocorre em menor proporção de casos. Portanto, quando o paciente se encontra em bom estado geral, não toxemiado, sem sinais de insuficiência respiratória, com padrão radiológico de pneumonia lobar, segmentar ou broncopneumonia acompanhada de derrame pleural de pequena monta, recomendamos o uso de penicilina G cristalina. Em crianças desse grupo etário, tratadas com penicilina em doses adequadas, sem melhora dos parâmetros clínicos após 72 horas, recomenda-se a verificação dos resultados microbiológicos e, caso eles não forneçam a informação adicional, deve-se considerar a possibilidade da etiologia por Haemophilus influenzae e recomenda-se a administração de cloranfenicol. Nos pacientes inicialmente mais graves, com comprometimento de estado geral, toxemiados e/ou com outras complicações visualizadas radiologicamente (pneumatoceles, abscessos, piopneumotórax), faz-se a associação de cloranfenicol e oxacilina até que os resultados bacteriólogicos sejam conhecidos.

Crianças com idade superior a 2 anos

Nessa faixa etária, o pneumococo é o agente predominante e a penicilina G cristalina é a droga de escolha. Nas pneumonias graves com derrame pleural, acompanhadas de insuficiência respiratória, de focos múltiplos de condensação e/ou pneumatoceles e de comprometimento do estado geral, deve-se suspeitar de etiologia por S. aureus e introduzir a oxacilina. O mesmo raciocínio é válido nos casos em que houve traumatismo com ou sem solução de continuidade.

O esquema terapêutico inicial pode ser modificado assim que os resultados da cultura e do antibiograma estiverem disponíveis ou quando a bacterioscopia ou a contra-imunoeletroforese sugerirem fortemente um determinado agente. Nos derrames pleurais por S. aureus, a droga habitualmente utilizada é a oxacilina. Outras opções são as cefalosporinas de primeira ou de segunda geração e a amicacina. Na hipótese de se isolar um S. aureus, resistente à oxacilina, pode-se optar preferencialmente pela vancomicina. Na possibilidade do Haemophilus influenzae, inicia-se a terapêutica com cloranfenicol e, se houver sensibilidade à ampicilina, esta deve ser preferida por seus menores efeitos colaterais. Na eventualidade de derrame pleural por bactérias gram-negativas (infecção intra-hospitalar, pacientes imunodeprimidos), pode-se optar pela administração de amicacina ou de uma cefalosporina de segunda ou de terceira geração.

A duração da antibioticoterapia é variável e depende fundamentalmente do patógeno isolado, da resposta inicial à terapêutica empregada, da presença de outros focos infecciosos concomitantes (meningite, pericardite, diarréia, sepse) e da ocorrência de complicações. Geralmente, os derrames estafilocócicos devem ser tratados por um período mínimo de três a quatro semanas, enquanto aqueles causados pelo H. influenzae, S. pneumoniae e outros estreptococos, por 10 a 14 dias.

DRENAGEM PLEURAL

Os objetivos da drenagem pleural são: permitir a reexpansão pulmonar completa, reduzir o desconforto respiratório e prevenir a formação de uma camada pleural que restringe a expansibilidade pulmonar. Várias técnicas propostas na literatura podem ser efetivas para promover uma drenagem adequada ao líquido pleural. O método específico a ser utilizado depende principalmente do estágio da infecção e da resposta clínica à terapêutica prévia.

Os derrames parapneumônicos de aspecto seroso devem ser completamente esvaziados durante a punção pleural e analisados pela determinação do pH, taxa de glicose e DHL. Se pH > 7,1, glicose > 60mg/dl e DHL < 1.000UI/litro, trata-se de derrame benigno em fase exsudativa, não havendo necessidade inicial de drenagem. Se pH < 7,1, glicose < 40mg/dl e DHL > 1.000 UI/litro, com bacterioscopia e/ou cultura e/ou testes imunológicos positivos (contra-imunoeletroforese, aglutinação pelo látex), trata-se de derrame infectado em evolução para empiema, devendo-se, nesse caso, proceder-se à drenagem pleural.

As crianças portadoras de derrames parapneumônicos serosos, cujo pH se situe entre 7,1 e 7,3, podem ser submetidas à técnica de punções seriadas com acompanhamento ultra-sonográfico. Se durante a evolução houver reacúmulo de líquido pleural, a punção esvaziadora pode ser repetida a cada 48 a 72 horas por duas a três vezes consecutivas. Se não houver melhora clínica e radiológica ou se a re-análise seriada dos parâmetros bioquímicos demonstrar evolução para empiema, deve-se indicar a drenagem pleural.

Nos derrames purulentos, exceto quando forem muito pequenos, o método de escolha é a drenagem fechada contínua em selo d'água com dreno preferencialmente tubular, siliconizado e multiperfurado de tamanho adequado para cada idade. A drenagem pleural deve ser mantida até que a quantidade de material drenado seja mínima, a coluna líquida pare de oscilar na sua posição mais distal e não existam evidências de fístula broncopleural. A suspeita de fístula broncopleural ocorre quando existe borbulhamento espontâneo no frasco de drenagem na fase expiratória ou durante a tosse voluntária.

Alguns autores utilizaram substâncias fibrinolíticas na abordagem de derrames loculados e de empiemas em adultos, com a finalidade de prevenir a formação de fibrose intrapleural, que freqüentemente requer manipulação cirúrgica. A estreptoquinase e a estreptodornase foram utilizadas inicialmente, no entanto os estudos mostraram reação antigênica e pirogênica que mimetizavam persistência do empiema. Estudos mais recentes utilizaram a instilação intrapleural de uroquinase, que não causa reações febris ou alérgicas. Cada dose contém 100.000 unidades de uroquinase diluída em 100ml de solução salina estéril 0,9%. A solução é instilada pelo dreno e mantida no espaço pleural por clampeamento do dreno por pelo menos 2 horas. O procedimento pode ser repetido se houver necessidade.

Recentemente, tem-se utilizado a videotoracoscopia assistida como método alternativo para a drenagem pleural por tempo prolongado nos empiemas e nos derrames multiloculados. Segundo a opinião de alguns autores, sua indicação poderia ser considerada na segunda semana de doença, quando houver falha na terapêutica convencional. Por meio desse procedimento é possível romper aderências intrapleurais e loculações refratárias à drenagem e/ou terapêutica fibrinolítica.

A fístula broncopleural apesar de rara, ocorre com maior freqüência nos empiemas cuja drenagem e terapêutica antimicrobiana foram inadequadas. Não há consenso na literatura com relação à sua abordagem; alguns autores preconizam drenagem com aspiração contínua com o objetivo de evitar o colapso pulmonar e outros sugerem, após longo período de drenagem, a conversão da drenagem fechada em aberta seccionando o tubo 1 a 2cm de distância da parede torácica. Nessa condição, a criança poderá ser avaliada ambulatorialmente e o tubo deverá permanecer no local até o fechamento da fístula. Uma das complicações mais freqüentes desse tipo de procedimento é a osteomielite do arco costal adjacente ao local de drenagem.

A decorticação consiste da remoção por toracotomia da camada de tecido fibroso que restringe a expansibilidade pulmonar e que se forma na superfície pulmonar após semanas ou meses da fase aguda do empiema, geralmente em conseqüência de terapêutica antimicrobiana e/ou drenagem inadequada. Essa camada freqüentemente é reabsorvida no pulmão em desenvolvimento, sendo que esse procedimento é raramente necessário em crianças.

BIBLIOGRAFIA

1. BRYANT, R.E. & SALMON, C. J. – Pleural empyema. *Clin. Infect. Dis.* **22**:747, 1996. 2. CHONMAITREE, T. & POWELL, K.R. – Parapneumonic pleural effusion and empyema in children: review of a 19-year experience. 1962-1980. *Clin. Pediatr. (Phila)* **22**:414, 1983. 3. FREIJ, B.J. et al. – Parapneumonic effusions and empyema in hospitalized children: a retrospective review of 227 cases. *Pediatr. Infect. Dis.* **3**:578, 1984. 4. NELSON, J.D. – Pleural empyema. *Pediatr. Infect. Dis.* **4**:31, 1985. 5. RODRIGUES, J.C. et al. – Derrames pleurais parapneumônicos na infância: análise da importância dos métodos laboratoriais no diagnóstico etiológico. **In** Benguigui, Y. *Investigações Operacionais sobre o Controle das Infecções Respiratórias Agudas (IRA)*. Washington, OPAS/OMS, 1997, p. 143.

---

11 Doenças Pulmonares Intersticiais

LUIZ VICENTE R. FERREIRA DA SILVA FILHO

INTRODUÇÃO

As doenças pulmonares intersticiais incluem um vasto grupo de patologias caracterizadas por alterações do interstício pulmonar, ou seja, das paredes alveolares e dos tecidos perialveolares, com perda de unidades funcionais alveolocapilares. Apesar de o acometimento ser primariamente alveolar, freqüentemente há comprometimento concomitante das vias aéreas distais. São doenças pouco comuns na faixa etária pediátrica, cuja prevalência não é bem conhecida. O conhecimento acerca da fisiopatologia e das manifestações clínicas das doenças pulmonares intersticiais vem principalmente de estudos em adultos, mas existe dúvida quanto à aplicabilidade desses conceitos para pacientes pediátricos, que muitas vezes estão em fase de crescimento do parênquima pulmonar. Em pediatria, o conhecimento desse grupo de patologias vem de pequenas séries de casos e de relatos de casos isolados, o que dificulta o estabelecimento de uma normatização sobre o diagnóstico, terapêutica e prognóstico dos pacientes.

CLASSIFICAÇÃO

As doenças pulmonares intersticiais podem ser classificadas de acordo com o tempo de evolução, etiologia, evolução clínica, presença de doenças de base ou tipo histológico (Quadro 2.29). A classificação pelo tempo de evolução define como doença crônica aquela com evolução superior a seis meses. O tipo histológico é importante para o diagnóstico etiológico e tem implicações clínicas, terapêuticas e prognósticas. Mesmo assim, não existe uma classificação histológica voltada para crianças, de tal forma que a classificação mais utilizada é aquela descrita por Liebow (1974). Outras classificações histológicas têm sido propostas, mas ainda não há consenso quanto à sua utilização. Existe ainda uma classificação de gravidade, proposta por Fan e Langston, que utiliza basicamente parâmetros relacionados aos sintomas e à medida da saturação de oxigênio (Quadro 2.30).

Quadro 2.29 – Classificação das doenças pulmonares intersticiais.

Tempo de evolução	Aguda Crônica
Etiologia	Conhecida Desconhecida Associada a outras doenças
Evolução clínica	Sintomática Assintomática
Presença de doenças de base	Primária Secundária
Tipo histológico (Liebow)	Pneumonite intersticial de células gigantes (GIP) Pneumonite intersticial de células plasmáticas (PIP) Pneumonite intersticial linfóide (LIP) Pneumonite intersticial descamativa (DIP) Bronquiolite obliterante com pneumonite intersticial (BIP)

Quadro 2.30 – Escore de gravidade da doença pulmonar intersticial (Fan e Langston, 1998).

Escore	Sintomas	Saturação de O_2 < 90%		Hipertensão pulmonar
		Exercício/sono	Repouso	
1	Não	Não	Não	Não
2	Sim	Não	Não	Não
3	Sim	Sim	Não	Não
4	Sim	Sim	Sim	Não
5	Sim	Sim	Sim	Sim

ETIOLOGIA

Existe mais de uma centena de causas possíveis para as doenças pulmonares intersticiais na infância, de tal forma que a investigação diagnóstica deve ser organizada para poupar o paciente e racionalizar os recursos empregados. As principais etiologias, incluindo causas conhecidas e desconhecidas, estão relacionadas nos quadros 2.31 e 2.32. Entre os quadros agudos, a etiologia infecciosa é a mais provável, qualquer que seja o agente infeccioso envolvido; outra possibilidade é a pneumonite de hipersensibilidade, que na infância é mais comumente relacionada à exposição a antígenos de aves como pombos, canários, periquitos e galinhas. Nos quadros crônicos, a etiologia infecciosa também deve ser lembrada, principalmente os agentes virais e fúngicos, que podem cursar com quadros arrastados. Nem sempre existe relato do episódio agudo infeccioso que deu origem ao problema, o que não exclui a possibilidade da etiologia infecciosa. Outras causas conhecidas de doença pulmonar intersticial crônica incluem as síndromes aspirativas (refluxo gastroesofágico, fístulas traqueoesofágicas, incoordenação à deglutição), doenças de depósito ou infiltrativas, doenças induzidas por drogas (drogas antineoplásicas, penicilamida etc.), colagenoses e vasculites com acometimento pulmonar. Existe ainda um grupo de doenças de causa desconhecida (idiopáticas), caracterizado pelo tipo histológico (Quadro 2.32). Algumas dessas doenças de causa desconhecida serão discutidas com mais detalhes.

Quadro 2.31 – Causas conhecidas de doença pulmonar intersticial na infância.

Doenças infecciosas	Virais (adenovírus, sarampo, citomegalovirus, herpes, HIV etc.) Bacterianas (*Legionella pneumophila, B. pertussis,* micobactérias) Fúngicas (*Pneumocystis carinii, Aspergillus* sp.)
Síndromes aspirativas	Refluxo gastroesofágico, fístulas traqueoesofágicas, incoordenação à deglutição
Agentes inalantes	Antígenos orgânicos (pneumonites de hipersensibilidade) Gases tóxicos Poeiras inorgânicas (asbesto, sílica, talco)
Drogas	Antineoplásicas (metotrexato, azatioprina, ciclofosfamida etc.) Outras (penicilamida, sais de ouro, nitrofurantoína)
Doenças de depósito ou infiltrativas	Doença de Gaucher, Neumann-Pick Histiocitose X, doença de Hodgkin, leucemias
Colagenoses e vasculites	Artrite reumatóide juvenil, esclerodermia, e dermatomiosite, esclerose sistêmica progressiva, espondilite anquilosante etc. Poliarterite nodosa, doença de Wegener, Churg-Strauss, vasculite de hipersensibilidade etc.
Miscelânea	Microlitíase alveolar idiopática Doença de Crohn, retocolite ulcerativa, hepatite crônica ativa Neurofibromatose, esclerose tuberosa Reações enxerto-hospedeiro Síndrome hipereosinofílica

Quadro 2.32 – Causas desconhecidas de doença pulmonar intersticial na infância.

Pneumonite intersticial usual (UIP)
Pneumonite intersticial descamativa (DIP)
Pneumonite intersticial linfocítica (LIP)
Hemossiderose pulmonar
Sarcoidose
Proteinose alveolar

PNEUMONITE INTERSTICIAL USUAL

Trata-se de uma doença de caráter progressivo que leva à fibrose pulmonar difusa e graves alterações funcionais. A principal característica da pneumonite intersticial usual (UIP) refere-se ao seu aspecto histológico, de heterogeneidade das lesões pulmonares. Observam-se áreas com predomínio inflamatório, caracterizadas por alveolite com infiltrado inflamatório, espessamento das paredes alveolares e formação de membranas hialinas na luz alveolar, entremeadas com áreas de predomínio cicatricial, com infiltração de fibroblastos, células musculares lisas e grande depósito de colágeno. Pode haver progressão para a fase mais avançada da fibrose pulmonar, conhecida por "favo de mel", quando aparecem grandes formações císticas revestidas por pneumócitos tipos I e II e separadas por tecido conectivo espesso. Outros nomes utilizados para essa doença incluem fibrose intersticial idiopática, alveolite criptogênica fibrosante, pneumonite intersticial crônica, alveolite esclerosante crônica difusa. A síndrome de Hamman-Rich, descrita em 1935, aparentemente também representa o mesmo processo, apesar de alguns autores acreditarem que se trata de um quadro de evolução mais rápida que deve ser diferenciado da UIP. Cerca de 5% dos casos de UIP têm origem familiar, aparentemente através de herança autossômica dominante.

PNEUMONITE INTERSTICIAL DESCAMATIVA

Representa uma das formas mais comuns de doença pulmonar intersticial na infância e existem relatos de acometimento de crianças de até 20 dias de idade. Existem também casos familiares de pneumonite intersticial descamativa (DIP), habitualmente fatais. Quando se descreveu a doença, acreditava-se em melhor prognóstico da DIP em relação à UIP, atribuído à melhor resposta à corticoterapia. Esse dado não se confirmou, já que a evolução da DIP é variável e pode haver desde resolução expontânea sem terapêutica até progressão para fibrose terminal, mesmo em uso de corticosteróides. Alguns autores consideram que a DIP pode ser uma fase evolutiva da UIP, razão pela qual tem sido proposta a unificação das duas entidades com a denominação de pneumonias intersticiais crônicas. A característica histológica mais marcante da DIP é a uniformidade das lesões, caracterizadas por um grande número de macrófagos preenchendo a luz alveolar, proliferação de pneumócitos tipo II e espessamento menos proeminente da parede alveolar. Os macrófagos são PAS positivos, indicando a presença de glicogênio e mucopolissacarídeos em seu interior, e alguns podem fundir-se formando células gigantes. O nome de doença descamativa veio da impressão de que as células na luz alveolar eram pneumócitos descamados, o que posteriormente se verificou ser um engano.

PNEUMONITE INTERSTICIAL LINFOCÍTICA

Trata-se de uma doença extremamente freqüente nos pacientes pediátricos com AIDS, acometendo cerca de 30% dos pacientes com exposição perinatal ao HIV. Do ponto de vista histológico, ocorre infiltração das paredes alveolares por linfócitos, plasmócitos e histiócitos, podendo haver progressão para proliferação de fibroblastos e fibrose intersticial, levando inclusive a casos graves com padrão em "favo de mel". Em alguns casos, existe também hiperplasia dos nódulos linfóides peribronquiolares, conhecida por hiperplasia nodular linfóide; essa entidade pode ocorrer também isoladamente, mas é considerada uma doença associada à pneumonite intersticial linfocítica (LIP). Além dos casos de AIDS, a LIP pode acometer também portadores de outras imunodeficiências ou doenças como artrite reumatóide juvenil. Com o aumento da incidência da AIDS, entretanto, a LIP vem transformando-se em uma das doenças intersticiais da infância mais prevalentes. A etiologia do processo é desconhecida, mas alguns autores apontam a possibilidade de associação da doença com infecção pregressa pelo vírus Epstein-Barr. A evolução clínica da LIP em pacientes com AIDS é extremamente variável; alguns pacientes podem permanecer estáveis por longos períodos, outros podem evoluir progressivamente com deterioração da função respiratória. Em casos de evolução longa, pode haver formação de bronquiectasias e supuração pulmonar.

PATOGÊNESE

O processo patogênico das doenças pulmonares intersticiais tem aspectos evolutivos comuns às diversas etiologias desencadeantes. A agressão à unidade alveolocapilar leva a uma inflamação do interstício pulmonar e estruturas perialveolares, em um processo denominado alveolite. A resolução desse processo inflamatório ocorre por meio de restauração estrutural e reparação da função ou depósito de tecido conectivo com conseqüente fibrose e perda funcional da unidade alveolocapilar.

A parede alveolar é composta por células epiteliais em contato íntimo com o endotélio capilar alveolar. As células epiteliais são representadas em sua maior parte pelos pneumócitos tipo I, que recobrem cerca de 95% da superfície alveolar, e pelos pneumócitos tipo II, em maior número mas ocupando menor área (5%). Após a agressão e lesão do pneumócito tipo I, a regeneração do revestimento alveolar ocorre a partir da proliferação e diferenciação dos pneumócitos tipo II, que repõem as células lesadas.

O interstício pulmonar situa-se entre as células epiteliais alveolares e o endotélio capilar e é composto por fibroblastos, colágeno e fibras elásticas, entremeados por glicoproteínas estruturais e proteoglicanos. Existem diversos tipos de colágeno, mas os tipos I e III são os mais abundantes no interstício pulmonar e sintetizados pelos fibroblastos. O colágeno tipo IV está presente na membrana basal do epitélio, atuando no ancoramento de elementos estruturais a ela.

O processo inflamatório envolve diversas células inflamatórias como os macrófagos alveolares, linfócitos e neutrófilos, além do endotélio capilar pulmonar. Os macrófagos e os linfócitos têm um papel regulador da resposta inflamatória, secretando citocinas como interleucinas-1 e 2 (IL-1 e IL-2), fator de necrose tumoral (TNF-α), interleucinas-6 e 8 (IL-6 e IL-8) e fator transformador de fibroblastos (TGF-β). As células endoteliais também têm um papel nesse processo, atuando no recrutamento de células imunorreguladoras por meio da expressão de moléculas de adesão como ICAM ("intercellular leukocyte adhesion molecules") e ELAM ("endothelial-leukocyte adhesion molecules"). O endotélio também sintetiza citocinas que contribuem para a quimiotaxia e a migração de neutrófilos, como IL-1, IL-8 e leucotrieno B4 (LTB-4). Os neutrófilos, por sua vez, têm um papel efetor na promoção de lesão do revestimento alveolar e do interstício, por meio da liberação de enzimas como a elastase, radicais tóxicos de O_2, proteases, fator de ativação plaquetária (PAF) e substâncias vasoativas.

A resolução do processo inflamatório é um ponto crucial na evolução da doença pulmonar intersticial, de grande importância no prognóstico. Os mecanismos de progressão para fibrose ainda não são completamente conhecidos. Os macrófagos alveolares parecem desempenhar um papel importante na coordenação da reparação, possivelmente por meio da síntese do fator transformador de fibroblastos (TGF-β). A proliferação excessiva de fibroblastos leva a um aumento da síntese de colágeno tipo I, mais rígido, que substitui a arquitetura normal das paredes alveolares. Uma hipótese para justificar as possíveis evoluções das doenças pulmonares intersticiais baseia-se na gravidade da lesão imposta à unidade alveolocapilar: nos casos mais leves, o interstício seria totalmente reparado, sem acúmulo ou extravasamento de matriz intersticial. Nos casos moderados, haveria um acúmulo de matriz extracelular no espaço intersticial, e nos casos graves, quebra da barreira epitelial com extravasamento de exsudato para o interior dos alvéolos, que serviria de base para posterior migração de fibroblastos e obliteração da luz alveolar.

QUADRO CLÍNICO

As manifestações clínicas podem ser agudas ou insidiosas, de maior ou menor intensidade, freqüentemente dificultando o diagnóstico. Os sintomas respiratórios mais comuns incluem dispnéia, tosse seca, febre e dor torácica, perda de peso ou dificuldade de ganho ponderal. A dispnéia pode ser referida como taquipnéia, cansaço fácil aos esforços, dificuldade de exercer as brincadeiras habituais ou, em lactentes, dificuldade durante a alimentação. A tosse habitualmente é seca e pode ser persistente e irritativa; muitos casos relatam tratamento prévio com broncodilatadores. Ao exame físico, os achados mais comuns são taquipnéia, com ou sem retrações torácicas, cianose e/ou baqueteamento digital, ausculta pulmonar com estertores finos (semelhantes ao ruído de um "velcro"), sibilos ou ainda normal. Pode-se observar ainda baixo peso (< 5º percentil) e hiperfonese de segunda bulha à ausculta cardíaca.

DIAGNÓSTICO

A grande quantidade de etiologias possíveis demanda uma racionalização e abordagem sistemática na solicitação de exames para o diagnóstico das doenças pulmonares intersticiais. Os exames podem ser divididos em categorias (Quadro 2.33), buscando facilitar à investigação.

Quadro 2.33 – Exames para o diagnóstico de doenças pulmonares intersticiais na infância. (modificado de Fan e Langston, 1998).

Avaliação funcional/anatômica
Radiografia, tomografia de tórax de alta resolução, mapeamento pulmonar com gálio-67
Espirometria basal ou pletismografia, oximetria de pulso em repouso e durante o sono e exercício em esteira, gasometria arterial, medida da difusão (D_LCO)
Eletrocardiograma, ecocardiograma
Avaliação de doenças desencadeantes
Sorologia e/ou pesquisa de HIV
EED + deglutograma, pHmetria, endoscopia digestiva com pesquisa de fístula T-E
Avaliação imunológica: dosagem de imunoglobulinas incluindo IgE, CD4/CD8, testes cutâneos de imunidade tardia, dosagem de complemento, etc.
Avaliação da doença pulmonar intersticial primária
Painel de hipersensibilidade (antígenos de pássaros)
Fator antinúcleo, fator reumatóide, ANCA etc.
Pesquisa de doenças infecciosas: culturas, pesquisas diretas, sorologias
Lavado broncoalveolar e biopsia transbrônquica
Biopsia pulmonar transtorácica

D_LCO = difusão de monóxido de carbono; EED = radiografia contrastada de esôfago, estômago e duodeno; ANCA = anticorpos anticitoplasma de neutrófilos.

EXAMES RADIOLÓGICOS

A radiografia de tórax pode ser normal (Fig. 2.94), mas costuma estar alterada na maioria dos casos de doença pulmonar intersticial. As alterações mais comuns são os infiltrados pulmonares difusos (Fig. 2.95), com aspecto reticular ou reticulonodular, podendo ainda se observar um padrão multicístico característico da fase avançada, em "favo de mel" (Figs. 2.96 e 2.97). Nem sempre existe correlação entre as alterações funcionais e as imagens presentes na radiografia simples. A tomografia de tórax de alta resolução é de grande utilidade na avaliação das doenças pulmonares intersticiais. Sua indicação refere-se mais à avaliação da extensão das lesões que para a diferenciação dos tipos de acometimento (Figs. 2.98 e 2.99). O desenvolvimento de aparelhos com aquisição rápida de imagem tem melhorado e ampliado muito seu uso em pediatria, minimizando o uso da anestesia geral para a realização do exame. A cintilografia pulmonar com gálio-67, um isótopo radioativo que marca a atividade de neutrófilos e cuja captação aumenta em áreas de inflamação, pode ser utilizada no seguimento da terapêutica em alguns casos, mas seu uso é controverso, dada a baixa sensibilidade do exame.

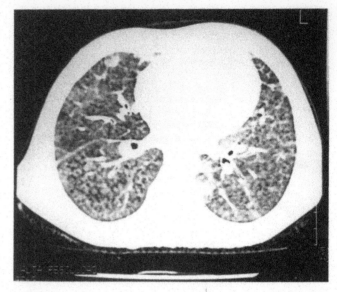

Figura 2.95 – A.V., 7 anos, hemossiderose pulmonar. Tomografia computadorizada evidenciando extenso acometimento, com múltiplas imagens micronodulares, inclusive na periferia dos campos pulmonares.

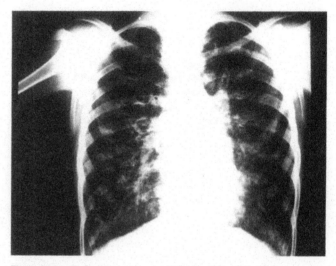

Figura 2.96 – M.L.S., 1 ano e 4 meses, histiocitose de células de Langerhans: hiperinsuflação e infiltrado intersticial com imagens císticas com predomínio em LSD.

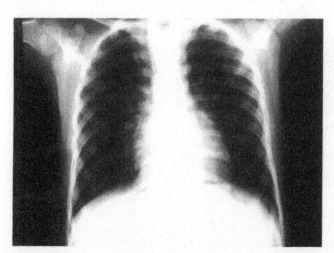

Figura 2.94 – C.L.F., 17 anos, pneumopatia intersticial pós-quimioterapia: radiografia de tórax com hiperinsuflação, sem infiltrado visível.

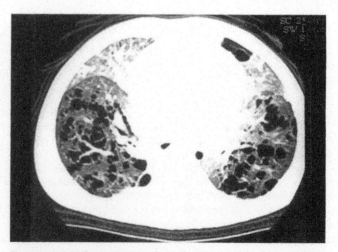

Figura 2.97 – M.L.S., 1 ano e 4 meses, histiocitose de células de Langerhans: presença de lesões císticas e aspecto em "favo de mel".

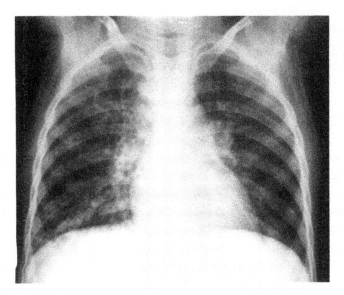

Figura 2.98 – M.A.R., 9 anos, alveolite alérgica: radiografia de tórax mostrando infiltrado intersticial bilateral.

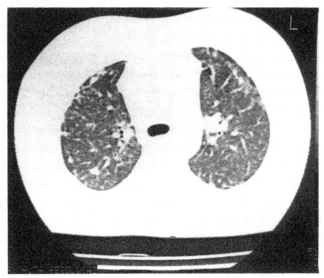

Figura 2.99 – M.A.R., 9 anos, alveolite alérgica. Tomografia computadorizada de tórax de cortes finos identificando infiltrado intersticial com densificações periféricas subpleurais.

TESTES DE FUNÇÃO PULMONAR

O achado típico nos casos de doença pulmonar intersticial é de doença pulmonar restritiva, caracterizada por diminuição na capacidade vital forçada (CVF) e no volume expiratório forçado no primeiro segundo (VEF_1), com índice de Tiffeneau (relação VEF_1/CVF) normal, indicando diminuição do volume expirado secundária à redução do volume pulmonar total. Em estudos por meio de pletismografia é possível avaliar ainda o volume residual e a capacidade residual funcional, que podem ter valores variáveis. Não é incomum, entretanto, a observação de um aumento da relação entre volume residual e capacidade pulmonar total, que pode refletir algum grau de aprisionamento de ar, secundário ao acometimento de vias aéreas distais. A complacência pulmonar normalmente está reduzida e a curva pressão-volume achatada, indicando a necessidade de grandes variações pressóricas para se obter pequenas variações volumétricas. A medida da difusão com monóxido de carbono (D_LCO) pode estar reduzida em termos absolutos, mas normal quando corrigida para o volume pulmonar total. Hipoxemia é um achado freqüente nas crianças com doença pulmonar intersticial, podendo ser observada em repouso ou, nos casos mais leves, somente quando o paciente realiza exercício em esteira. Outro achado indicativo de hipoxemia é a presença de hipertensão pulmonar ao ecocardiograma. Hipercapnia não é habitual e geralmente existe tendência contrária de hipocapnia; nos casos em que há hipercapnia, entretanto, deve-se suspeitar de acometimento concomitante de vias aéreas.

LAVADO BRONCOALVEOLAR

Essa técnica vem sendo cada vez mais utilizada em pediatria e pode ser realizada por meio de broncoscopia, sob visão direta da árvore brônquica, ou de um cateter colocado no tubo orotraqueal. Trata-se de uma técnica de grande valor para o diagnóstico de infecções em pacientes imunodeprimidos ou imunocompetentes, podendo ainda ser utilizada para pesquisa de macrófagos com lipídeos (aspiração) ou com hemossiderina (hemossiderose, hemorragias). Pode ser usada também no diagnóstico da proteinose alveolar (presença de material leitoso, PAS positivo). A análise da citologia do lavado broncoalveolar pode ser útil na diferenciação de algumas doenças, mas não permite um diagnóstico definitivo na maioria dos casos.

BIOPSIA PULMONAR

É o exame considerado "padrão-ouro" no diagnóstico das doenças pulmonares intersticiais, mas para a obtenção de um diagnóstico definitivo e confiável é fundamental que o fragmento seja analisado por patologista com experiência em doença pulmonar, especialmente no caso das doenças intersticiais de causa desconhecida. A biopsia pode ser realizada por meio de minitoracotomia (biopsia a céu aberto) ou de toracoscopia, preferencialmente procurando retirar fragmentos de bom tamanho e de mais de uma região. A biopsia transbrônquica não é utilizada rotineiramente em pediatria e sua utilidade é maior para o diagnóstico de doenças infecciosas e para a monitorização de rejeição de transplantes pulmonares. Outro dado de importância fundamental refere-se ao processamento dos fragmentos de biopsia, que devem ser divididos em partes e encaminhados para microbiologia, imunofluorescência, microscopia óptica e eletrônica.

TRATAMENTO

O tratamento para as doenças pulmonares intersticiais visa diminuir a inflamação, já que não existe atualmente a possibilidade de interferir diretamente no processo de cicatrização do parênquima. Quanto maior o grau de fibrose e maior o depósito de colágeno tipo I, menor a probabilidade de resposta à terapia antiinflamatória. Diversos agentes já foram utilizados para atuar na inflamação, mas sem dúvida os corticosteróides são as drogas mais utilizadas. O esquema terapêutico mais utilizado é o de prednisona oral, 1 a 2mg/kg/dia, por seis a oito semanas. Um esquema alternativo seria a pulsoterapia com metilprednisolona, 10 a 30mg/kg por via intravenosa, a cada semana ou mensalmente, por seis a oito semanas. Outras drogas utilizadas, porém sem eficácia comprovada, são ciclofosfamida, hidroxicloroquina, azatioprina, ciclosporina, metotrexato e gamaglobulina intravenosa. A hidroxicloroquina é a mais utilizada em pediatria, na dose de 10mg/kg/dia, em associação aos corticosteróides e para reduzir sua dose ou potencializar seu efeito quando não houve resposta satisfatória.

Além do tratamento específico, o tratamento de suporte deve ser instituído com oxigenoterapia para manter a saturação de $O_2 > 92\%$, intervenção nutricional, tratamento das infecções, vacinação contra o vírus influenza e uso criterioso de broncodilatadores, se possível com controle da saturação de oxigênio e da evolução da espirometria. Nos pacientes com doenças de base, o tratamento específico deve ser instituído. Em casos de alveolite alérgica, é fundamental o controle da exposição aos antígenos.

Em pacientes com doença pulmonar muito grave, o transplante pulmonar é uma alternativa terapêutica e tem sido realizado em alguns centros especializados com resultados favoráveis, sem recorrência da doença pulmonar primária.

BIBLIOGRAFIA

1. BOKULIC, R.E. & HILMAN, B.C. – Interstitial lung disease in children. *Pediatr. Clin. North Am.* **41**:543, 1994. 2. FAN, L.L. & LANGSTON, C. – Chronic interstitial lung disease in children. *Pediatr. Pulmonol.* **16**:184, 1993. 3. FAN, L.L. & LANGSTON, C. – Interstitial lung disease. **In** Chernick, V. & Boat, T.F. *Kendig's Disorders of the Respiratory Tract in Children.* Philadelphia, Saunders, 1998, p. 607. 4. HILMAN, B.C. – Interstitial lung disease in children. **In** Hilman, B.C. *Pediatric Respiratory Disease: Diagnosis and Treatment.* Philadelphia, Saunders, 1993, p. 353.

---

12 Fibrose Cística (Mucoviscidose)

FABÍOLA VILLAC ADDE

INTRODUÇÃO

É uma doença de herança autossômica recessiva que atinge as glândulas exócrinas, envolvendo múltiplos órgãos e evoluindo de forma crônica e progressiva. É a doença genética letal mais comum na raça branca.

GENÉTICA

O gene da fibrose cística foi clonado em 1989. Ele se situa no braço longo do cromossomo 7. Atualmente são conhecidas mais de 800 mutações que levam à fibrose cística, sendo a mais freqüente a chamada ΔF508. Provavelmente, esse grande número de mutações reflete a variação no espectro clínico da doença, apresentando casos com manifestações muito graves já precocemente, e outros mais leves, por vezes com diagnóstico apenas na vida adulta. A freqüência estimada dos portadores do gene da fibrose cística é de 5% na população branca.

INCIDÊNCIA

É de aproximadamente 1/2.000-2.500 nascimentos na raça branca, sendo bem mais rara entre negros e orientais (respectivamente, 1/17.000 e 1/90.000 nascidos). Em nosso meio, a incidência não é bem conhecida, mas aparentemente é um pouco menor pela miscigenação existente. Há, porém, subdiagnóstico de muitos casos no Brasil.

PATOGÊNESE

O produto do gene da fibrose cística é chamado CFTR ("cystic fibrosis transmembrane conductance regulator"), que hoje se sabe ser um canal de cloro, regulado pelo AMP cíclico, presente na superfície apical dos epitélios. Esse canal apresenta uma impermeabilidade relativa ao cloro. Nas glândulas mucosas, isso faz com que não haja transporte adequado de cloro da célula para o lúmen glandular, impedindo a reidratação adequada do fluido luminal e levando à formação de secreções mais viscosas. Isso ocasiona a obstrução dos ductos dessas glândulas e perda de sua função. Nas glândulas serosas, como nas sudoríparas, pela impermeabilidade das células epiteliais ao cloro, não ocorre sua reabsorção, aumentando seus níveis no suor. Existe também uma grande suscetibilidade à colonização e à infecção endobrônquica por bactérias específicas, sendo a infecção broncopulmonar crônica a maior causa do dano pulmonar progressivo na fibrose cística. Nos primeiros anos de vida, os pacientes costumam colonizar seu trato respiratório pelo *Staphylococcus aureus*. Ao redor da primeira década de vida, mas em alguns casos já bem precocemente, aparece a colonização pela *Pseudomonas aeruginosa*, que é a característica marcante da doença, e relacionada à progressão da doença pulmonar. Uma vez presente, ela é raramente erradicada. Outros agentes que podem colonizar o trato respiratório desses doentes são: *Haemophilus influenzae, Escherichia coli, Klebsiella, Serratia, Burkholderia cepacia* e *Stenotrophomonas maltophilia.* Os agentes virais são responsáveis por 20 a 30 % das exacerbações respiratórias.

PATOLOGIA PULMONAR

Ao nascimento, os pulmões são normais. A lesão inicial é caracterizada pela dilatação e hipertrofia das glândulas mucosas, seguida de metaplasia escamosa do epitélio brônquico, presença de rolhas de muco nas vias aéreas periféricas, alterações ciliares secundárias e infiltrados linfocitários na submucosa. A evolução é para bronquiectasias, principalmente em lobos superiores, e mais tardiamente difusas.

QUADRO CLÍNICO

Será dividido, de forma didática, pelos diversos sistemas acometidos.

VIAS AÉREAS SUPERIORES

A pansinusite crônica é universal nos pacientes. Polipose nasal crônica e recorrente ocorre em freqüência variável. Também pode haver otite média crônica, anosmia, defeitos da audição.

VIAS AÉREAS INFERIORES

A tosse é o sintoma principal, a qual geralmente é produtiva, com presença de escarro que varia no seu aspecto de mucóide a purulento. O paciente pode apresentar-se com pneumonias de repetição, bronquiolite persistente, atelectasias, bronquiectasias. A evolução é para insuficiência respiratória crônica. O exame físico pode ser completamente normal em casos leves e mostrar taquipnéia, aumento do diâmetro ântero-posterior de tórax, crepitações difusas à ausculta, baqueteamento digital e cianose nos casos com maior acometimento pulmonar.

PÂNCREAS

Insuficiência pancreática ocorre em cerca de 85% dos pacientes, levando à formação de suco pancreático de pequeno volume, baixa concentração enzimática e de bicarbonato. Isso leva à má digestão e à má absorção dos nutrientes, que clinicamente é observada com esteatorréia (fezes volumosas, oleosas, muito fétidas e várias vezes ao dia). A conseqüência disso é a desnutrição protéico-calórica e a deficiência das vitaminas lipossolúveis.

NUTRIÇÃO
Em decorrência das altas necessidades calóricas (pela má absorção, alto gasto metabólico basal, infecção, crescimento) e muitas vezes de baixa ingestão alimentar por anorexia, esses pacientes são grandes candidatos a se desnutrir.

APARELHO GASTRINTESTINAL
Íleo meconial ocorre em 10 a 15% dos pacientes, manifestando-se com obstrução intestinal nas primeiras 48 horas de vida. Síndrome da obstrução intestinal distal e prolapso retal são outras apresentações às vezes presentes.

APARELHO HEPATOBILIAR
As possíveis manifestações hepáticas da fibrose cística são: icterícia obstrutiva no período neonatal, esteatose hepática, cirrose biliar focal, hipertensão portal, cálculos vesiculares.

FERTILIDADE
É comum ocorrer atraso na puberdade, relacionado principalmente ao comprometimento nutricional do paciente e aos efeitos de uma doença crônica. A esterilidade está presente em 98% dos pacientes do sexo masculino, decorrente de obstrução dos canais deferentes. A fertilidade feminina está reduzida em 20 a 30% do normal.

GLÂNDULAS SUDORÍPARAS
Pela presença de suor salgado, em épocas de muito calor pode haver depleção de sódio e cloro com desidratação hiponatrêmica. Às vezes, é referida pelos pais da criança a presença de cristais de sal na pele ou a sensação de "beijo salgado".

DIAGNÓSTICO
É baseado na presença de doença pulmonar obstrutiva crônica supurativa e/ou insuficiência pancreática e/ou história familiar de fibrose cística associada a aumento dos níveis de sódio e cloro no suor. O teste do suor deve ser feito por meio da iontoforese por pilocarpina. *Deve-se* coletar no mínimo 50mg de suor, e o diagnóstico é feito quando os níveis de cloro são maiores que 60mEq/l em duas dosagens independentes. Atualmente, o diagnóstico também pode ser feito pelo estudo genético, no qual são pesquisadas as mutações mais freqüentes. Há também testes de triagem diagnóstica, que podem ser feitos ao nascimento. O diagnóstico pré-natal já é possível, por meio de estudo genético, em famílias de alto risco.

ALTERAÇÕES LABORATORIAIS
Radiografia de tórax – inicialmente mostra hiperinsuflação pulmonar, espessamento de paredes brônquicas, evoluindo para bronquiectasias, atelectasias, microabscessos, sinais de *cor pulmonale* (Fig. 2.100).

Prova de função pulmonar – mostra um padrão obstrutivo.

Gases sangüíneos – com o progredir da doença ocorre hipoxemia; hipercapnia só é vista em doença avançada.

Imunoglobulinas séricas – freqüentemente estão aumentadas, refletindo a resposta imununológica à infecção respiratória crônica.

Avaliação da gordura fecal – qualitativa, por meio do método do Sudan, e quantitativa pelo equilíbrio de gordura de três dias.

TRATAMENTO E COMPLICAÇÕES
O tratamento é de suporte, pois ainda não existe cura para a fibrose cística. Aconselhamento genético à família deve sempre ser realizado.

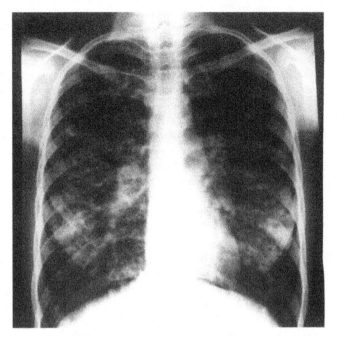

Figura 2.100 – Radiografia de tórax de paciente com fibrose cística mostrando hiperinsuflação pulmonar acentuada e bronquiectasias difusas.

DOENÇA PULMONAR
É muito importante uma boa fluidificação das secreções, uma vez que são muito espessas. Isso é feito reforçando-se a hidratação adequada, o uso eventual de drogas mucolíticas como a N-acetilcisteína e por meio das inalações. Essas podem ser feitas apenas com solução fisiológica e, em alguns, casos com broncodilatadores e N-acetil-cisteína. Atualmente temos disponível em nosso meio a droga dornase alfa (DNase), que é usada por via inalatória, na dose de 2,5mg uma vez ao dia, com excelente função mucolítica, levando a benefício clínico e de função pulmonar em muitos pacientes. Porém, seu custo é elevado e necessita ser usada de forma contínua para sustentar seus benefícios.

A fisioterapia respiratória, após as inalações, é um ponto muito importante do tratamento, pois auxilia na eliminação das secreções respiratórias. É feita por meio de tapotagem, drenagem postural e de técnicas e aparelhos coadjuvantes como a técnica de expiração forçada, uso de máscara com pressão expiratória positiva e do "flutter". A tosse deve ser sempre estimulada, pois ela é o melhor mecanismo de clareamento das secreções. Atividade física regular deve ser incentivada, pois também é um estimulante da tosse.

A antibioticoterapia foi um dos fatores que melhoraram a sobrevida desses pacientes no decorrer das décadas. Deve basear-se em alguns princípios: seguir o diagnóstico microbiológico; utilizar altas doses de antibióticos, preferentemente bactericidas, por 14 dias; associar mais de um antimicrobiano para o tratamento da infecção por pseudomonas, para evitar o aparecimento de resistência; usar antibioticoterapia inalatória; e monitorizar os efeitos colaterais das drogas usadas. Os esquemas antibioticoterápicos usados variam muito nos diversos centros mundiais que cuidam de pacientes com fibrose cística. A maioria dos centros norte-americanos preconiza que se faça um curso de antibiótico quando existe exacerbação da doença pulmonar (aumento da tosse, do catarro, mal-estar, anorexia, perda de peso, às vezes febre). Alguns centros europeus orientam antibioticoterapia por via intravenosa regular (a cada três meses) em todos os pacientes que apresentam colonização brônquica crônica por pseudomonas, independente do quadro clínico. Os antibióticos mais usados no combate ao estafilococo são as cefalosporinas de primeira e segunda gerações, macrolídeos, sulfametoxazol-trimetoprima, oxacilina, vancomicina e teicoplanina. Para a infecção por pseudomonas, só temos disponível a ciprofloxacina para uso oral, a qual pode ser usada em crianças, com muito critério. Dentre as drogas de uso parenteral, a associação mais usada é a de uma cefalosporina de terceira geração, como a ceftazidima, com um aminoglicosídeo, geralmente amicacina ou tobramicina. Os antibióticos inalatórios são grandes coadjuvantes no tratamento da infecção pulmonar, pois seu depósito local é alto, com baixa absorção e baixa toxicidade sistêmica. Os mais usados são a tobramicina, a gentamicina e a colistina.

A oxigenoterapia far-se-á necessária quando já houver hipoxemia.

A vacinação deve ser normal, recomendando-se a vacina antiinfluenza anualmente.

DOENÇA PANCREÁTICA E NUTRIÇÃO

A dieta desses pacientes deve ser hipercalórica, hiperprotéica, normo ou hipergordurosa, para suprir suas necessidades aumentadas. Devem-se repor as vitaminas lipossolúveis (A, D, E, K) diariamente. A suplementação de enzima pancreática deve ser feita junto a cada refeição. Atualmente são usadas formulações de origem porcina, constituídas por microesferas encapsuladas, recobertas por resina ácido resistente, para evitar sua inativação no pH ácido do estômago. O potencial de crescimento dessas crianças é normal, e deve-se procurar atingi-lo, pois um bom estado nutricional significa melhor prognóstico da doença pulmonar.

SEGUIMENTO AMBULATORIAL

Esses pacientes devem ser acompanhados em um serviço com equipe multiprofissional constituída de médico, nutricionista, fisioterapeuta, enfermeira, assistente social e, se possível, psicólogo. As consultas de rotina devem ser feitas a cada dois ou três meses, quando é feito um controle rigoroso de peso e altura, para monitorizar o estado nutricional e avaliar a evolução pulmonar no período.

Anualmente devem ser realizados radiografia de tórax, dosagem de enzimas hepáticas, coagulograma, hemograma e ultra-sonografia de abdome. A prova de função pulmonar é feita pelo menos a cada seis meses. Cultura de escarro, ou orofaringe nas crianças menores, para se monitorizar a bacteriologia das vias respiratórias, deve ser feita ao menos a cada consulta.

NOVAS PERSPECTIVAS TERAPÊUTICAS

Há muita pesquisa na tentativa de se chegar à cura da fibrose cística. Algumas das novas terapias, muitas já em fase de ensaios clínicos, são amilorida, antiproteases, solução salina hipertônica, nucleotídeos trifosfatos via inalatória, antiinflamatórios sistêmicos, terapia genética, drogas que melhoram o processamento e o transporte do CFTR na célula, drogas que bloqueiam a colonização bacteriana e o transplante pulmonar. Este está indicado quando houver doença pulmonar avançada, devendo ser realizado em pacientes selecionados e em centros especializados. A fibrose cística não reincide no pulmão transplantado, e os índices de sobrevida em dois anos são de aproximadamente 70% nos países de Primeiro Mundo.

COMPLICAÇÕES

Geralmente acontecem nos pacientes mais idosos, pela progressão da doença. São elas: atelectasias, pneumotórax, hemoptise, diabetes melito, pancreatite, osteoartropatia hipertrófica, aspergilose broncopulmonar alérgica, refluxo gastroesofágico, *cor pulmonale*. O óbito desses pacientes ocorre por combinação de falência respiratória e cardíaca. A mediana de sobrevida em países de Primeiro Mundo se situa ao redor dos 30 anos.

BIBLIOGRAFIA

1. HILMAN, B.C. & LEWISTON, N.J. – Clinical manifestations of cystic fibrosis. In Hilman, B.C. *Pediatric Respiratory Disease: Diagnosis and Treatment.* Philadelphia, Saunders, 1993, p. 661. 2. KLINGER, K.W. – Genetic aspects of cystic fibrosis. In Hilman, B.C. *Pediatric Respiratory Disease: Diagnosis and Treatment.* Philadelphia, Saunders, 1993, p. 652. 3. MacLUSKY, I. & LEVISON, H. – Cystic fibrosis. In Chernik, V.; Kendig, E.L. & Boat, T.F. *Disorders of the Respiratory Tract in Children.* 6th ed., Philadelphia, Saunders, 1998, p. 838. 4. RAMSEY, B.W. – Management of pulmonary disease in patients with cystic fibrosis. *NEJM,* **335**:179, 1996.

---

13 Bebê Chiador

JOÃO PAULO BECKER LOTUFO
SANDRA ELISABETE VIEIRA

O chiado no peito é uma manifestação freqüente de doenças respiratórias na criança, especialmente nos primeiros anos de vida, sendo causa comum de consultas pediátricas em serviços ambulatoriais e de emergência. É um sinal clínico inespecífico, decorrente do estreitamento das vias aéreas, de forma que a passagem dificultada do ar causa vibração das paredes das vias aéreas e emissão de ruídos contínuos e musicais denominados roncos e sibilos. Esse estreitamento é, em geral, devido à associação de três mecanismos fisiopatológicos: edema de mucosa, secreção e contração de musculatura lisa peribrônquica.

Várias doenças podem manifestar-se com chiado no peito, tornando freqüentemente difícil o estabelecimento de um diagnóstico mais preciso no início do quadro. Dessa forma, o chiado no peito passa a ser, além de um sinal clínico, também um diagnóstico sindrômico. O diagnóstico etiológico precipitado pode retardar o reconhecimento de doenças que necessitem de abordagem mais direcionada.

Segundo dados americanos, cerca de 20% das crianças apresentam pelo menos um episódio de chiado no peito no primeiro ano de vida, a maioria durante infecções virais. As crianças que apresentam os primeiros sintomas antes de 3 anos de idade têm bom prognóstico. Cerca de 35% de todas as crianças que iniciam o quadro durante os primeiros anos ainda serão sintomáticas aos 6 anos, acreditando-se que façam parte de um grupo com predisposição para asma.

A investigação do diagnóstico de pacientes com chiado recorrente inicia-se com os dados da história clínica. A anamnese e o exame físico são importantes para a seleção dos exames subsidiários necessários na investigação de cada caso.

Por meio da anamnese devem-se investigar o primeiro episódio de chiado, os fatores a ele associados, a intensidade do quadro, a idade em que ocorreu e a evolução das crises. Nesse sentido, são dados importantes: a intensidade, a duração e a freqüência das crises, os fatores desencadeantes e de piora, a resposta à medicação usada, o período intercrítico se sintomático ou não, tosse noturna ou crônica, limitações da atividade física, distúrbios do sono, queixas de dispnéia e "peito cheio".

O exame físico deve ser completo. O exame geral deve salientar sinais de comprometimento pondo-estatural, de raquitismo e de insuficiência respiratória como palidez, cianose e alterações sensoriais. Ao exame específico, devem-se salientar em tegumento: sinais de atopia; cabeça e pescoço: obstrução nasal, sinais de hipertrofia de adenóides, otites e sinusites; tórax: alterações do formato do tórax, aumento do diâmetro ântero-posterior pela hiperinsuflação pulmonar, tiragens, expiração prolongada, presença de ruídos adventícios como roncos e sibilos ou crepitações e avaliação cardíaca cuidadosa; abdome: pode haver rebaixamento de fígado e baço pela hiperinsuflação.

Para a análise dos achados de anamnese e exame físico, devem-se salientar algumas peculiaridades do aparelho respiratório na faixa etária pediátrica. O pulmão está em desenvolvimento até aproximadamente os 8 anos de idade, no entanto, as principais alterações estruturais e anatômicas ocorrem principalmente nos primeiros 4 anos de vida. Nessa fase de desenvolvimento, o pulmão apresenta desvantagens fisiológicas reagindo às agressões de forma incaracterística, generalizada e geralmente mais grave que o pulmão do adulto. Além disso, a criança mais jovem apresenta imaturidade do sistema imunológico e, portanto, maior tendência à aquisição de processos infecciosos. Além da deficiência de imunidade que as crianças apresentam nos primeiros anos de vida, a poluição ambiental e a aglomeração de pessoas possibilitam o aumento do número de infecções virais. As creches ou escolas em idade precoce são fatores importantes relacionados às infecções em crianças.

Os quadros de vias aéreas superiores podem ser confundidos com os de vias aéreas inferiores. Os primeiros são obstruções altas, predominantemente inspiratórias, e melhoram parcialmente com lavagens nasais periódicas com soro fisiológico. Os quadros inferiores são obstruções predominantemente expiratórias, com expiração prolongada.

Os quadros de infecções virais de vias aéreas superiores nas crianças mais jovens podem evoluir para vias aéreas inferiores, gerando fenômenos inflamatórios generalizados com produção de grande quantidade de secreção e comprometimento da função pulmonar. Fatores agravantes ou mantenedores de crises de chiado, como sinusites, hipertrofia de adenóides, também devem ser pesquisados.

Nos asmáticos, as histórias pessoal e familiar de atopia podem alertar para o quadro alérgico. A rinite alérgica é um diagnóstico diferencial de infecções de vias aéreas superiores de repetição. A presença de dermatite atópica em pré-escolares está associada ao maior risco de desenvolvimento de chiado persistente no peito. O diagnóstico de asma na criança é primariamente clínico, com base nas evidências de atopia, nas crises desencadeadas por IVAS e mudanças de temperatura, na boa resposta à terapêutica (ver capítulo Asma) e na ausência de evidências clínicas de outras doenças. Exames laboratoriais como a dosagem de IgE elevada, a eosinofilia periférica e a citologia da secreção nasal com eosinófilos acima de 10% auxiliam no diagnóstico. As provas de função pulmonar não são realizadas rotineiramente em nosso meio, pelas dificuldades técnicas em crianças menores de 6 anos de idade, mas são muito importantes em crianças maiores, complementando e conferindo o diagnóstico clínico. Atualmente, a tendência é estabelecer o diagnóstico diferencial de asma após os 5 anos de idade, já que muitas crianças apresentam sibilância por outras causas até essa idade, sendo, no entanto, possível concretizar o diagnóstico antes dessa idade nos casos típicos. A asma persistente pode aparecer como causa de chiado crônico.

Das imunodeficiências, a deficiência seletiva de IgA é de especial importância, uma vez que sua ausência nas secreções do trato respiratório confere maior suscetibilidade às infecções virais e aos alérgenos que levam a quadros asmatiformes. As pneumonias de repetição estão associadas a deficiências de outras imunoglobulinas, principalmente IgG (subclasses 2 e 4). A detecção de deficiência de imunoglobulinas pode ser realizada por meio da sua dosagem sérica.

O refluxo gastroesofágico (RGE) pode estar relacionado com as doenças respiratórias como causa e conseqüência. Na presença de hiperinsuflação pulmonar, a relação é explicada basicamente por dois mecanismos fisiopatológicos: o rebaixamento diafragmático causado pela hiperinsuflação prejudica seu papel em evitar o refluxo do conteúdo gástrico ao esôfago, assim como a maior pressão negativa intratorácica, facilitando o refluxo. O RGE é também considerado causa de uma gama de problemas clínicos na criança, entre eles o chiado recorrente, especialmente em lactentes. A presença de conteúdo ácido no esôfago pode desencadear broncoespasmo reflexo. O RGE em lactentes está, em geral, associado à incoordenação motora faríngea (IMF), que por estimulação reflexa vagal pode gerar quadros de obstrução de vias aéreas inferiores, além dos quadros aspirativos. As aspirações e as microaspirações devidas ao RGE e à IMF também podem levar a quadros respiratórios recorrentes no lactente.

O RGE e a IMF devem ser sempre considerados no lactente com chiado recorrente, lembrando que outros diagnósticos já estabelecidos (como quadros alérgicos, síndrome de Loeffler e outros) não afastam a possibilidade de RGE associado. A investigação específica para RGE pode ser realizada por meio da radiografia contrastada para esôfago-estômago-duodeno, da cintilografia, sendo o exame ideal a medida do pH e a manometria esofágicas durante 24 horas. Entretanto, a maior parte dos pacientes dispensa esses exames, podendo-se confirmar o diagnóstico com a melhora clínica após teste terapêutico.

A bronquiolite é uma doença que acomete, em geral, crianças menores de 2 anos de idade, sendo o agente etiológico mais freqüente o vírus sincicial respiratório (VSR). Outros vírus também podem estar implicados. O diagnóstico pode ser realizado pela sorologia para vírus e a identificação do VSR obtida por meio da imunofluorescência indireta e da cultura de células da secreção de nasofaringe. Pode ser realizada também a sorologia para VSR e outros. Ao exame anatomopatológico observa-se necrose de epitélio bronquiolar com oclusão da luz do brônquio. Pode haver metaplasia escamosa e de células globosas, áreas de atelectasia e hiperinsuflação pulmonar. Necrose grave ocorre nos casos de bronquiolite obliterante. Clinicamente, a criança apresenta-se com sinais de infecção, a princípio, de vias aéreas superiores e, a seguir, sintomas de obstrução de vias aéreas inferiores com piora no segundo ou terceiro dia de evolução. A gravidade e a evolução são variáveis de acordo com o agente causal e as condições do hospedeiro. A relação causal entre bronquiolite e asma ainda não está bem esclarecida. Acredita-se que cerca de metade das crianças com bronquiolite evolua com chiado recorrente.

As alterações pulmonares anatômicas e funcionais causadas por quadros infecciosos podem levar a uma condição de maior responsividade brônquica a estímulos diversos, inclusive IVAS, predispondo a quadros de chiado recorrente. É a bronquiolopatia pós-viral. Nos casos graves, a biopsia pulmonar a céu aberto auxilia o diagnóstico de doenças mais raras, como a bronquiolite obliterante e a discinesia ciliar, e pode orientar a conduta, como na alergia a leite de vaca ou em quadros aspirativos.

Outros quadros infecciosos como tuberculose, pertussis e síndromes coqueluchóides (Bordetella parapertussis, adenovírus, Haemophilus influenzae e outros) podem apresentar chiado recorrente. A tuberculose ganglionar aparece nessa faixa etária, com adenomegalias comprimindo os brônquios, acarretando atelectasias do lobo médio. Até que seja estabelecido o diagnóstico de tuberculose, essas crianças enquadram-se na síndrome do bebê chiador. A persistência prolongada de imagem pulmonar após tratamento de infecção bacteriana associada a dados epidemiológicos indicam a investigação da tuberculose.

Os quadros de aspiração de corpo estranho podem ser graves tanto agudamente quanto a médio e a longo prazo. Quando o corpo estranho for obstrutivo, especialmente em vias aéreas mais centrais, a apresentação é, em geral, mais dramática com tosse intensa, cianose, vômitos e crises de apnéia. Quando o corpo estranho atua como mecanismo de válvula (permitindo maior entrada que saída de ar), pode evoluir, dependendo da sua localização e composição, com quadro respiratório menos intenso. Esses casos podem cursar com infecções secundárias de repetição e formação de bronquiectasias.

Os quadros de aspiração de corpo estranho podem cursar com chiado recorrente, devido à obstrução causada pelo próprio corpo estranho e pelo processo inflamatório local. No entanto, a presença do corpo estranho pode agir como estímulo para hiper-responsividade, levando ao estreitamento difuso das vias aéreas inferiores e chiado bilateralmente.

Radiologicamente, as aspirações de corpo estranho podem levar à hiperinsuflação pulmonar (localizada ou difusa) e/ou à atelectasia obstrutiva, além de condensação pulmonar nos casos de infecção. Sempre que houver suspeita de aspiração de corpo estranho, está indicada a broncoscopia para o diagnóstico e sua retirada.

Os parasitas intestinais, como *Ascaris lumbricoides*, *Ancilostoma duodenalis*, *Strongiloides stercoralis* e outros agentes que cursam com ciclo pulmonar, podem levar a quadros de chiado recorrente, caracterizando a síndrome de Loeffler que, em geral, apresenta-se com padrão radiológico intersticial e eosinofilia periférica. A toxocaríase (causada pelo *Toxocara canis* ou *Toxocara catis*) também se enquadra no diagnóstico diferencial, caracterizando-se por eosinofilia, hepatomegalia e pneumonite devidas à migração larvária. O chiado pode ser recorrente, nesses casos, devido às reinfestações.

A alergia à proteína do leite de vaca é mais freqüente em lactentes jovens, com incidência inversamente proporcional à idade. O diagnóstico pode ser difícil e é confirmado clinicamente com a retirada e a reintrodução do leite de vaca e conseqüentemente relacionadas ao desaparecimento e ao retorno dos sintomas. O chiado pode ser a manifestação inicial em lactentes, com ou sem sintomas gastrintestinais e urticariformes associados.

As cardiopatias fazem parte do diagnóstico diferencial, especialmente no lactente, geralmente suspeitadas na presença de alterações da semiologia cardíaca e da imagem cardíaca ao exame radiológico de tórax. Sempre que suspeitadas, devem ser devidamente investigadas e acompanhadas por serviço especializado.

A fibrose cística ou mucoviscidose deve ser descartada nos quadros graves, com comprometimento do desenvolvimento pondo-estatural, ou nos quadros asmatiformes que não melhoram com o tratamento habitual. A mucoviscidose incide em aproximadamente 1/2.000 nascidos vivos, de origem caucasiana. O chiado, nesses casos, é devido à obstrução de vias aéreas inferiores pelo muco espesso. O diagnóstico pode ser feito desde o período neonatal pela dosagem de sódio e cloro no suor. A mucoviscidose pode ocorrer sem sintomas gastrintestinais associados. Outros sinais e sintomas devem ser procurados como tosse crônica, infecções respiratórias recorrentes, alterações radiológicas persistentes, atraso do crescimento e desenvolvimento e história de íleo meconial.

O raquitismo grave apresenta deficiência funcional de caixa torácica com sintomas respiratórios presentes. Quanto ao raquitismo leve ou subclínico, é controversa sua relação com chiado recorrente.

São causas menos freqüentes de chiado recorrente na criança: obstruções respiratórias congênitas, anel vascular, deficiência de alfa-1-antitripsina, tumores, fístula traqueoesofágica, vasculite, hemossiderose e broncodisplasia pulmonares.

ORIENTAÇÃO TERAPÊUTICA GERAL

As principais causas desencadeantes de sibilância na criança são as infecções virais, a asma, as bronquiolopatias e os quadros aspirativos. Assim, os cuidados gerais para essa síndrome são descritas a seguir:

HIGIENE AMBIENTAL

Preparação do ambiente evitando-se fatores irritativos da mucosa respiratória. O quarto do paciente deve ser sem umidade, bem ventilado, sem acúmulo de poeira doméstica. Os ácaros alimentam-se de restos de pele existente em roupas RG de cama, travesseiros e colchões, sendo que a troca de roupa de cama periódica deve fazer parte da rotina doméstica. Há incidência significativa de problemas pulmonares em crianças que coabitam com fumantes. Há relação direta entre pneumonias e fumantes domiciliares, principalmente se a mãe for fumante, devido ao seu contato mais íntimo com a criança. O hábito de fumar, principalmente durante a gestação, tem sido relacionado à deficiência de função pulmonar na criança e à maior freqüência de infecções do trato respiratório inferior no primeiro ano de vida. A poluição ambiental parece ser um fator importante na estimulação da hiper-responsividade brônquica. Quando há associação de causas desencadeantes, as complicações são mais graves.

POSICIONAMENTO ADEQUADO

A posição em decúbito ventral elevado a 45° mantém o esfíncter esofágico distal acima do conteúdo líquido do estômago. Isso não ocorre em posição sentada ou decúbito dorsal. No lactente com sibilância, é importante a orientação para não posicioná-lo em decúbito horizontal, principalmente após as mamadas ou às trocas de fraldas, mesmo sem o diagnóstico confirmado de processo aspirativo.

FISIOTERAPIA RESPIRATÓRIA

A utilização de tapotagem e drenagem postural, associadas a inalações com solução fisiológica, deve fazer parte da rotina de um bebê com doença respiratória. Evitar atelectasias e infecções bacterianas secundárias implica evoluções menos traumáticas.

A falta de entendimento da família sobre a causa da doença responsável pelo chiado prejudica o cumprimento das orientações, podendo levar à melhora apenas parcial da sintomatologia. Caso o paciente não apresente melhora significativa e tenha cumprido adequadamente as orientações, devem-se aprofundar as investigações.

Em serviços de emergência, a investigação laboratorial deve incluir exames que colaborem na terapêutica inicial para identificar agravantes do chiado como sinusite e pneumonia, caracterizar a intensidade da crise e identificar agravantes da insuficiência respiratória como anemia. Assim, recomenda-se que seja realizada radiografia de tórax por ocasião do primeiro episódio de chiado e quando houver suspeita de pneumonia ou complicações como pneumotórax ou atelectasias. Na criança com idade inferior a 5 anos, o diagnóstico de sinusopatia é predominantemente clínico, mas a radiografia de seios da face pode revelar nível líquido e, no caso de persistência de sintomas, falha terapêutica. Hemograma, gasometria/saturometria devem ser realizados nos pacientes com insuficiência respiratória moderada a grave. Além dos níveis de hemoglobina e hematócrito, o hemograma pode apresentar eosinofilia relacionada a quadros de verminose ou alérgicos e leucocitose nos quadros infecciosos.

A investigação ambulatorial ou durante a internação deve ser instituída a seguir. As crianças com quadros recorrentes e radiografias de tórax normais, com crises associadas a IVAS e mudanças climáticas, com antecedentes individuais ou familiares para atopia devem ser investigadas com exames iniciais de pronto atendimento, protoparasitológico e orientação quanto a higiene ambiental, fisioterapia respiratória, exercícios respiratórios e uso de medicação profilática se necessário. Se não houver melhora, considerar as outras possibilidades de diagnóstico. As crianças que não apresentam história sugestiva de atopia nem crises que não são desencadeadas por IVAS e mudanças climáticas, assim como aquelas com quadros pulmonares graves e com seqüelas à radiografia de tórax e comprometimento do desenvolvimento pondo-estatural devem já de início seguir investigação completa.

Os lactentes com quadro sugestivo de RGE e IMF sem sintomatologia pulmonar grave podem iniciar tratamento com dieta anti-refluxo e posicionamento. Grande parte desses lactentes sem quadro grave melhora com essas medidas. Se necessário, na evolução deve ser realizada investigação específica para RGE (radiografia contrastada para esôfago-estômago-duodeno, cintilografia, pHmetria e manometria esofágicas) e indicada a introdução de drogas como bromoprida, cisaprida e antiácidos. A dieta engrossada e o posicionamento adequado são tão ou mais importantes quanto a medicação.

Em lactentes e pacientes neuropatas e prematuros, deve ser sempre valorizada a possibilidade não só de RGE, que pode ou não se apresentar com vômitos e regurgitações, como também a IMF com engasgos e tosse ao mamar.

A dieta de exclusão de leite de vaca deve ser instituída nos casos com diagnóstico de alergia à proteína do leite de vaca e pode ser iniciada, como teste terapêutico, em casos graves em que há suspeita do diagnóstico.

ABORDAGEM FARMACOLÓGICA

BETA-2-AGONISTAS

Crianças maiores de 1 ano de idade com chiado recorrente geralmente apresentam boa resposta broncodilatadora aos beta-2-agonistas inalatórios ou orais e o grau de resposta aumenta com a idade. Entre as crianças menores de 1 ano, o número de lactentes responsivos aos beta-2 é menor e mais variável. Acredita-se que a resposta varie em diferentes grupos de lactentes chiadores. Os prematuros parecem responder favoravelmente aos beta-2. A maioria dos estudos em lactentes com bronquiolite causada pelo vírus sincicial respiratório não conseguiu demonstrar efeito benéfico do uso dos beta-2 nesses casos. No entanto, chiadores por bronquiolopatia pós-viral, em geral, beneficiam-se do tratamento com beta-2-agonistas.

Em adultos, alguns estudos sugerem piora da responsividade brônquica com o uso regular de beta-2 por via inalatória. Os beta-2 reduzem a secreção noturna de hormônio do crescimento, assim como a resposta a esse hormônio. Não há dados de efeitos a longo prazo do uso regular de beta-2 em pré-escolares.

O tratamento com associação de beta-2-agonista por via oral e inalatória é amplamente usado em pré-escolares. Apesar de não ter havido aumento de mortalidade por asma nessa faixa etária, sugerimos utilizar a medicação apenas por via inalatória (menor efeito colateral).

No quadro agudo de chiado recorrente, a droga de primeira escolha é o beta-2-agonista inalatório. A dose utilizada na crise é de 0,15mg/kg de salbutamol em 3ml de solução fisiológica. As inalações devem ser feitas de acordo com a intensidade do quadro. Inicialmente, pode ser repetida a cada 15 minutos por três ou mais vezes, desde que haja boa resposta clínica. Nos casos de desconforto mais intenso, a criança deve ser mantida em observação no hospital, onde as inalações podem ser realizadas até de hora em hora. A nebulização contínua com beta-2 em oxitenda ou máscara facial em pré-escolares e escolares tem demonstrado bons efeitos, com diminuição do tempo de hospitalização e ausência de efeitos colaterais significativos. A inalação de 1 em 1 hora parece ter os mesmos efeitos da inalação contínua, porém confere maior mobilização da equipe de enfermagem.

O uso de beta-agonistas por via intravenosa é reservado a pacientes graves, internados em terapia intensiva e devidamente monitorizados.

ANTICOLINÉRGICOS

Tem sido sugerido que a associação dos anticolinérgicos com os beta-2-agonistas confere maior efeito broncodilatador que o uso de beta-agonistas isoladamente em pré-escolares com asma grave aguda. Esse dado ainda não está bem esclarecido, necessitando de mais estudos a respeito. Não foi demonstrada maior eficácia dos anticolinérgicos em relação aos beta-agonistas, portanto seu uso isolado não é indicado. Alguns autores sugerem que lactentes possam ter ação vagal mais importante nos quadros de chiado pela freqüente associação com RGE e IMF, levando à obstrução de vias aéreas inferiores por mecanismo vagal. Crianças asmáticas com crises desencadeadas por fatores emocionais também parecem ter boa resposta aos anticolinérgicos. Efeitos colaterais são raramente vistos em crianças usando brometo de ipratrópio. Assim sendo, não há indicação precisa para o uso rotineiro de anticolinérgicos em quadros com desconforto respiratório leve e moderado. Por outro lado, em quadros mais graves a insuficiência respiratória justifica a tentativa da associação de beta-agonistas aos anticolinérgicos.

CORTICOSTERÓIDES

Atualmente, é consenso o efeito benéfico da adição de corticóides nas crises de chiado recorrente. Dose única diária de corticóide nas primeiras horas do quadro ou mesmo após dias de sua instalação, tanto em adultos como em crianças, acarreta melhora mais rápida no que diz respeito à obstrução ao fluxo aéreo, aos sintomas e à hipoxemia. Dose única diária de corticosteróide pode ser suficiente e deve ser considerada em todas as crianças com chiado recorrente, com crise de intensidade moderada a grave. O uso por via intravenosa de corticosteróide está indicado em quadros graves que cursam com insuficiência respiratória grave ou nos casos de vômitos ou intolerância gástrica. Não há evidências de maior rapidez e magnitude da resposta com o uso por via intravenosa comparativamente à via enteral, portanto, exceto nesses casos, o corticosteróide pode ser administrado por via oral.

O uso a curto prazo de corticosteróide não altera a resposta imune. No entanto, crianças que recebem várias cursos de corticosteróide devem ter esse ponto levado em consideração.

Na bronquiolite viral, não existem dados comprovando nenhum efeito benéfico do uso de corticosteróide, apesar da possibilidade teórica em vista da resposta inflamatória presente. Dessa forma, atualmente não está indicado o uso de corticosteróide na bronquiolite, exceto nos casos com insuficiência respiratória grave que podem evoluir com seqüelas de árvore respiratória. Nos casos graves de bronquiolopatia pós-viral que evoluem com chiado recorrente indica-se o uso de corticosteróide por via inalatória como droga profilática.

TEOFILINA

Seu uso pode piorar quadros de refluxo gastroesofágico e o nível sérico terapêutico está muito próximo do tóxico. Estudos in vitro sugerem sinergismo potencial entre beta-2 e teofilina, entretanto, não há consenso sobre a adição de teofilina por via intravenosa a altas doses de beta-2 no tratamento de asma grave aguda em pré-escolares. Dois estudos recentes não acharam vantagens na associação de aminofilina por via intravenosa a beta-2 por via inalatória e corticosteróide intravenoso em crianças hospitalizadas com asma aguda grave.

Devido à toxicidade da droga, com necessidade de monitorização de níveis séricos e à controvérsia atual quanto ao seu benefício na fase aguda, a teofilina não é indicada rotineiramente, no pronto-socorro, sendo reservada para casos mais graves que têm necessidade de internação e que não apresentam resposta satisfatória ao uso de beta-agonistas e corticosteróide.

ADRENALINA

O uso de adrenalina ou de terbutalina subcutânea, como primeira droga, antes do uso de beta-agonista por via inalatória, é consagrado em crianças asmáticas com obstrução grave de vias aéreas inferiores, que impeça o efeito tópico do beta-agonista por via inalatória. Entretanto, sua indicação é pouco freqüente, dando-se preferência ao uso de beta-2-agonistas por via inalatória. Os tratamentos para doenças com etiologias específicas são discutidos nos respectivos capítulos.

BIBLIOGRAFIA

1. CHRISTIE, G. & HELMS, P. – Childhood asthma: What is it and where is it going? *Thorax* **50**:1027, 1995. 2. MARTINEZ, F. – Childhood asthma – definitons, risk factors and early natural history. *Am. J. Respir. Crit. Care Med.* **152**:S2, 1995. 3. PRICE, J. & PERDENSEN, S. – Bronchodilator therapy. *Am. J. Respir. Crit. Care Med.* **151**:S26, 1995. 4. WEISS, S. – Childhood asthma – long term outcome. *Am. J. Respir. Crit. Care Med.* **152**:S6, 1995.

14 Hipertensão Pulmonar

JAQUELINE WAGENFÜHR
REGINA LÚCIA MOYSÉS

INTRODUÇÃO

A hipertensão pulmonar é o resultado de várias entidades que produzem aumento da pressão na artéria pulmonar. A resposta do leito vascular pulmonar a uma variedade de condições e estados de doenças é o principal determinante da evolução clínica.

O diagnóstico da hipertensão pulmonar é considerado quando a pressão média da artéria pulmonar (PMAP) é superior a 20mmHg ao nível do mar e maior que 25mmHg a 4.500 metros acima do nível do mar. Estudos relatam a interação entre o endotélio e a musculatura lisa, a degradação e a síntese de proteínas do tecido conectivo, a diferenciação do músculo liso, a hipertrofia, a hiperplasia e a angiogênese que podem explicar e ajudar o controle da doença vascular pulmonar.

ETIOLOGIA

A hipertensão pulmonar apresenta múltiplas etiologias, porém a patogênese e o tratamento diferem para cada situação. As causas de hipertensão pulmonar são divididas em quatro grupos:

1. **Hipertensão pulmonar hipercinética**
   * Cardiopatias com "shunt" esquerdo-direito (CIV, PCA, DSAV, CIA).

2. **Hipertensão pulmonar por hipoxemia (obstrutiva)**
   * Doença parenquimatosa pulmonar – pneumonia extensa, hipoplasia pulmonar (primária ou secundária como na hérnia diafragmática), displasia broncopulmonar, doença pulmonar intersticial (síndrome de Hamman-Rich), síndrome de Wilson-Mikity.
   * Obstrução das vias aéreas – superiores (hipertrofia de tonsilas e adenóides, macroglossia, laringotraqueomalacia) e inferiores (asma brônquica, fibrose cística).
   * Comando ventilatório inadequado (doença do sistema nervoso central).
   * Alterações da parede torácica ou dos músculos respiratórios – cifoescoliose e fraqueza ou paralisia da musculatura esquelética.
   * Altas altitudes.

3. **Hipertensão pulmonar venosa**
   * Estenose mitral.
   * *Cor triatriatum*.
   * Drenagem anômala total das veias pulmonares obstrutivas.
   * Insuficiência cardíaca esquerda crônica.
   * Lesões obstrutivas do coração esquerdo (estenose aórtica, coartação da aorta).

4. **Hipertensão vascular pulmonar**
   * Hipertensão pulmonar por persistência do padrão fetal.
   * Hipertensão pulmonar primária.
   * Tromboembolismo.
   * Doença do colágeno (artrite reumatóide, esclerodermia, doenças do tecido conectivo).
   * Esquistossomose.

PATOGÊNESE

O aumento no fluxo sangüíneo, a resistência vascular ou ambos podem resultar na hipertensão pulmonar. Na hipertensão pulmonar, a vasoconstrição das arteríolas pulmonares resulta no aumento da resistência vascular pulmonar (RVP) e na hipertrofia do ventrículo direito. O ventrículo direito normal não suporta sobrecargas pressóricas acima de 40 a 50mmHg. Em qualquer condição em que ocorra aumento abrupto da resistência vascular pulmonar, haverá falência ventricular direita. Na presença de hipertrofia ventricular direita associada a hipertensão pulmonar discreta sem manifestações clínicas, as doenças pulmonares, a hipoxemia alveolar ou a acidose geram pressões supra-sistêmicas à direita, produzindo falência do coração direito.

HIPERTENSÃO PULMONAR HIPERCINÉTICA

A hipertensão pulmonar hipercinética é secundária ao aumento do fluxo pulmonar, com transmissão direta da pressão sistêmica para a artéria pulmonar e conseqüente aumento da resistência vascular pulmonar por vasoconstrição pulmonar compensatória. Ocorre em todas as cardiopatias com grande "shunt" esquerdo-direito, como, por exemplo, na comunicação interventricular (CIV) e persistência do canal arterial (PCA), sendo reversível se a causa for eliminada antes das alterações permanentes nas arteríolas pulmonares. Se não ocorrer vasoconstrição pulmonar, haverá insuficiência cardíaca congestiva de difícil controle. A síndrome de Eisenmenger (doença vascular pulmonar obstrutiva) ocorre em lesões com grande "shunt" esquerdo-direito que não foram tratadas, tais como CIV, PCA, defeito do septo atrioventricular (DSAV). A instalação da doença vascular pulmonar obstrutiva geralmente ocorre na infância tardia ou na adolescência precoce. Pacientes portadores de comunicação interatrial (CIA) desenvolvem doença vascular pulmonar obstrutiva a partir da terceira década de vida e os pacientes com transposição das grandes artérias (TGA) desenvolvem a doença no primeiro ano de vida. Crianças com síndrome de Down e cardiopatia congênita com hiperfluxo pulmonar tendem a desenvolver a doença vascular pulmonar obstrutiva mais precocemente.

HIPÓXIA ALVEOLAR

A redução aguda ou crônica da PaO_2 na região capilar alveolar provoca vasoconstrição pulmonar importante, podendo piorar devido à acidose. A hipoxemia alveolar tem um efeito vasoconstritor muito mais potente que a PaO_2 baixa na artéria pulmonar. O grau de resposta à hipoxemia alveolar varia muito entre os indivíduos, sendo reversível quando removida a causa da hipoxemia. Os mecanismos exatos da resposta vasoconstritora pulmonar à hipoxemia alveolar não são completamente conhecidos. Os pulmões ativam certos hormônios vasoativos como a angiotensina I e inativam outros como as bradicininas, a serotonina e algumas prostaglandinas. Agentes vasoativos implicados na vasoconstrição pulmonar induzida pela hipóxia incluem histamina, prostaglandinas e compostos relacionados (como, prostaglandina F, tromboxano e endoperóxidos), angiotensinas, catecolaminas e substâncias de reação lenta da anafilaxia. A síntese diminuída de óxido nítrico (fator relaxante) pelo endotélio, na presença de hipoxemia transitória ou prolongada, resulta na vasoconstrição pulmonar. Recentemente, o endotélio vascular foi reconhecido pelo seu importante papel na manutenção do tono vascular pulmonar normal e nas doenças da circulação pulmonar, além de contribuir para a coagulação dos vasos sangüíneos, bem como para a produção de citocinas e fatores de crescimento que influenciam a migração e a proliferação das *células musculares lisas* situadas abaixo.

HIPERTENSÃO VENOSA PULMONAR

A hipertensão venosa pulmonar resulta da dificuldade de drenagem venosa pulmonar, com pressões aumentadas nas veias pulmonares produzindo vasoconstrição reflexa das arteríolas pulmonares. Estenose mitral, drenagem anômala total das veias pulmonares com obstrução ao retorno venoso pulmonar e insuficiência ventricular esquerda crônica são exemplos de doenças que causam hipertensão atrial esquerda. Eliminada a causa, a hipertensão venosa pulmonar é reversível.

DOENÇA VASCULAR PULMONAR PRIMÁRIA

As diversas condições chamadas de doença vascular pulmonar primária são caracterizadas pela redução na área de corte transversal do leito vascular pulmonar, causada por mudanças patológicas no próprio tecido vascular, tromboembolismo, agregação plaquetária e outras alterações. A hipertensão pulmonar primária é caracterizada por mudanças vasculares progressivas e irreversíveis similares àquelas observadas na síndrome de Eisenmenger, mas sem lesões intracardíacas. Essa condição é extremamente rara em pacientes pediátricos. Tem um prognóstico ruim, sua etiologia não é totalmente conhecida, porém a disfunção endotelial do leito vascular pulmonar é um fator importante na modulação do tono da musculatura lisa vascular, sintetizando prostaciclina e fator relaxante derivado do endotélio (óxido nítrico), que são vasodilatadores. As células endoteliais controlam o potencial de proliferação das células musculares lisas na hipertrofia da camada média, liberando fatores de crescimento e citocinas, além de interagir com as plaquetas na liberação de fatores anticoagulantes, mantendo um estado não trombótico. A disfunção endotelial, resultante de um estímulo externo ou de um processo de doença próprio, é importante no desenvolvimento e na progressão da hipertensão pulmonar. Alguns padrões histológicos observados nessas condições, como angiopatia plexiforme e trombótica, resultam da lesão da célula endotelial que leva à proliferação do músculo liso, produção prejudicada do fator relaxante derivado do endotélio e trombose *in situ*. Recentemente, a produção local de endotelina 1 (potente vasoconstritor) pelos pulmões pode contribuir para as anormalidades vasculares associadas a essa doença.

PATOLOGIA

A pressão elevada na artéria pulmonar induz a mudanças anatômicas nos vasos pulmonares. Heath e Edwards apresentaram seis graus evolutivos de alterações anatômicas e das pequenas arteríolas musculares do pulmão como conseqüência da hipertensão pulmonar: o grau I apresenta hipertrofia das pequenas artérias pulmonares; o grau II é manifesto pela hipertrofia da média e hiperplasia da íntima, variando desde um mínimo espessamento até quase oclusão do vaso; no grau III há fibrose da íntima, substituição da hipercelularidade da íntima por elementos acelulares assemelhando-se ao "bulbo da cebola" ("onion-skin"), e fragmentação da lâmina elástica interna; o grau IV é caracterizado por lesões plexiformes, angiomatóides, aparecendo próximas à origem dos ramos arteriais; no grau V existe fibrose extensa da camada média e da íntima das pequenas artérias pulmonares que parecem tubos rígidos dilatados; e o grau VI apresenta necrose fibrinóide da média com arterite pulmonar generalizada. Quando a causa da hipertensão pulmonar é eliminada, as lesões até o grau III são consideradas reversíveis. As lesões de graus IV a VI parecem se sobrepor e representar estágios avançados das lesões patológicas da hipertensão pulmonar.

FISIOPATOLOGIA

Em pacientes com obstrução aguda das vias aéreas superiores ou com tromboembolismo pulmonar maciço, a hipertensão pulmonar grave se instala subitamente no ventrículo direito despreparado para essa situação (sem hipertrofia), evoluindo com insuficiência do coração direito. Na hipertensão pulmonar crônica já existe hipertrofia e dilatação da câmara ventricular direita, podendo a pressão ventricular direita exceder a pressão sistêmica. O ventrículo direito hipertrófico e dilatado pela sobrecarga volumétrica e pressórica compromete sua perfusão coronariana e diminui a função ventricular esquerda pelo deslocamento acentuado do septo interventricular para a esquerda. Na evolução, o ventrículo esquerdo diminui sua complacência resultando no aumento da pressão diastólica final e da pressão de átrio esquerdo. O aumento súbito da resistência vascular pulmonar pode diminuir o retorno venoso para o átrio esquerdo, resultando em hipotensão e choque circulatório, na ausência de "shunt" intracardíaco. Alterações ultra-estruturais são representadas por edema das células endoteliais dos capilares pulmonares, espessamento da sua lâmina basal e separação ampla de grupos de fibras de tecido conectivo indicativos de edema intersticial. A permeabilidade das junções interendoteliais é dependente da pressão capilar pulmonar, com extravasamento de moléculas grandes, ocorrendo quando a pressão pulmonar excede 30mmHg.

QUADRO CLÍNICO

Os sinais e os sintomas mais comuns associados à hipertensão pulmonar primária, na ausência de doença parenquimatosa e de vias aéreas, têm início insidioso e progressivo. O intervalo entre o início dos sintomas e o óbito varia desde poucos meses até cinco anos. É incomum a sobrevida acima dos cinco anos. Dispnéia, fraqueza e cansaço provavelmente estão relacionados ao débito cardíaco limitado. Dor torácica subesternal, similar à *angina pectoris*, pode resultar da perfusão coronariana inadequada ou da distensão da artéria pulmonar secundária ao aumento pressórico. Síncope é um sinal de mau prognóstico que ocorre como conseqüência de um aumento abrupto da resistência vascular pulmonar, resultando na diminuição do débito cardíaco. Ansiedade, agitação e outros sintomas psicológicos também são descritos. A presença de insuficiência cardíaca é indicativa de mau prognóstico. A cianose ocorre com o "shunt" atrial da direita para a esquerda, mesclada com alterações da ventilação-perfusão. A hemoptise é um sinal tardio e por vezes fatal.

Ao exame físico, o componente pulmonar da segunda bulha está extremamente acentuado, podendo ser único ou curtamente desdobrado. Um sopro de regurgitação valvar pulmonar audível na diástole, ao longo da borda esternal esquerda, aspirativo, ocorre quando a pressão da artéria pulmonar se aproxima da pressão sistêmica. Um estalido sistólico precoce seguido de um sopro de ejeção pulmonar estão correlacionados ao endurecimento da artéria pulmonar e à sua dilatação. Pode haver um galope protodiastólico de ventrículo direito e um sopro sistólico de insuficiência tricúspide, que aumenta com a inspiração. Observa-se impulsão paraesternal esquerda que se deve à hipertrofia ventricular direita. O exame do pescoço mostra ondas A gigantes no pulso venoso jugular, evidenciando pressões elevadas no átrio direito. Na fase mais avançada surge insuficiência ventricular direita, o pulso é rápido e irregular pela ocorrência de arritmias, hepatomegalia e edema de membros inferiores. A cianose pode ocorrer com ou sem baqueteamento digital.

EXAMES COMPLEMENTARES

ELETROCARDIOGRAMA

O eletrocardiograma mostra desvio do eixo elétrico para a direita e sinais de hipertrofia ventricular direita (Fig. 2.101). Freqüentemente, a onda P está apiculada, refletindo o aumento atrial direito. Alterações não específicas de onda T são freqüentes e sugerem isquemia miocárdica. O "strain" ventricular direito, indicado pelas ondas T profundamente invertidas, e a depressão dos segmentos ST nas derivações precordiais direitas refletem um prognóstico ruim. O ritmo sinusal é a regra, exceto nas fases terminais, quando ocorre fibrilação ou "flutter" atrial.

RADIOLOGIA

A radiografia de tórax mostra uma área cardíaca normal ou com discreto aumento à custa do ventrículo direito (Fig. 2.102). O tronco pulmonar e seus ramos estão dilatados. As imagens vasculares do pulmão podem ser normais ou pode haver um afilamento rápido das artérias pulmonares do centro para a periferia. Em geral, os campos pleuropulmonares estão claros, exceto na doença venopulmonar oclusiva, na qual um padrão de condensações interticiais focais, com linhas B de Kerley, com aumento das imagens vasculares do pulmão e mesmo hemossiderose podem existir. Na estenose mitral existe aumento do átrio esquerdo que diferencia a radiografia de tórax das demais causas de hipertensão pulmonar. Em pacientes com comunicação interventricular e insuficiência cardíaca, a radiografia de tórax mostra aumento da área cardíaca com aumento da trama vascular pulmonar.

ECOCARDIOGRAMA

O ecocardiograma é importante para avaliar a presença e a gravidade da hipertensão pulmonar. O diagnóstico ecocardiográfico de hipertensão pulmonar depende principalmente da quantificação da pressão em artéria pulmonar e da análise do fluxo sistólico na via de saída do ventrículo direito (VSVD), salientando-se o tempo de aceleração (TA) do fluxo pulmonar. Os achados ecocardiográficos no modo bidimensional de hipertensão pulmonar incluem: hipertrofia ventricular direita, septo interventricular achatado e deslocamento do septo interventricular em direção ao ventrículo esquerdo durante a sístole (Fig. 2.103). O modo-M fornece dados sugestivos de hipertensão pulmonar, como a diminuição ou a ausência da onda A da valva pulmonar. O ecocardiograma com Doppler do fluxo da VSVD mostra mudanças nos intervalos de tempo de ejeção ventricular direita, identificando a presença de hipertensão na artéria pulmonar. Na hipertensão pulmonar, a velocidade de aceleração sistólica na artéria pulmonar está aumentada e o tempo de aceleração está diminuído (Fig. 2.104). O TA é um parâmetro dependente da freqüência cardíaca, logo, em pacientes taquicárdicos, há redução do TA e do tempo de ejeção (TE), mas a relação entre ambos (TA/TE) não é alterada, mantendo-se superior a 0,30 (normal = 0,35 ± 0,02) se não houver hipertensão pulmonar. Na pressão sistólica de ventrículo direito (e da AP) é avaliada pelo jato retrógrado da valva tricúspide, considera-se indicativa de hipertensão pulmonar a velocidade de pico > 2,5m/s, que equivale ao gradiente de 25mmHg pela equação de Bernoulli. Ao gradiente obtido acrescenta-se a pressão do átrio

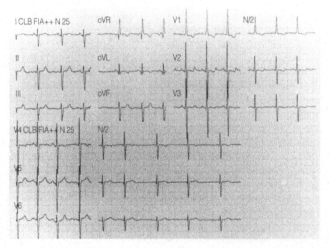

Figura 2.101 – Defeito do septo atrioventricular total não corrigido com hipertensão pulmonar em paciente com 9 anos de idade; sobrecarga ventricular direita importante.

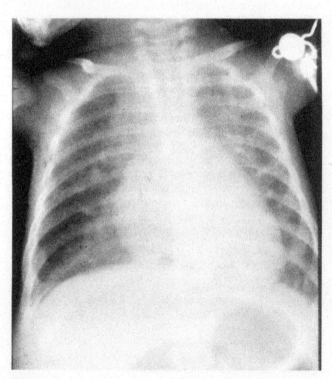

Figura 2.102 – Drenagem anômala total de veias pulmonares na veia cava superior direita em paciente de 5 meses de idade. Notar congestão pulmonar importante com aumento das câmaras direitas.

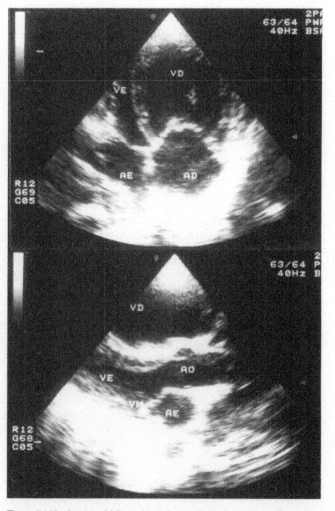

Figura 2.103 – Imagem bidimensional do ventrículo direito hipertrófico e dilatado, deslocando o septo interventricular em direção ao ventrículo esquerdo em paciente com 5 anos de idade portador de pneumonia intersticial crônica.

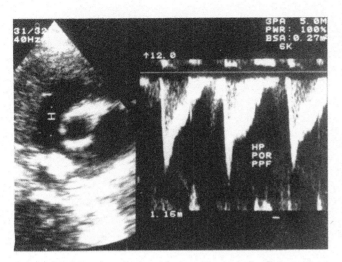

Figura 2.104 – Doppler pulsado na via de saída ventricular direita mostrando tempo de aceleração diminuído. Recém-nascido portador de hipertensão pulmonar por persistência do padrão fetal.

direito que é substituída por uma constante (10 ou 14), obtendo-se a pressão sistólica de ventrículo direito. O Doppler contínuo de jato regurgitante pulmonar permite aferir as pressões média e diastólica da artéria pulmonar.

CATETERISMO CARDÍACO E ANGIOGRAFIA PULMONAR

A avaliação dos pacientes pediátricos com hipertensão pulmonar avançada freqüentemente requer investigação mais minuciosa. O cateterismo cardíaco, a angiografia pulmonar e a biopsia pulmonar são utilizados para determinar o grau da hipertensão pulmonar, a resposta a vasodilatadores e a extensão da remodelação estrutural da vasculatura pulmonar. Essas avaliações promovem informações sobre a operabilidade e a reversibilidade da hipertensão pulmonar.

As funções do estudo hemodinâmico são para quantificar e comparar os fluxos pulmonares e sistêmicos e suas resistências e determinar a reatividade pulmonar no leito vascular pulmonar em pacientes com hipertensão pulmonar. Devido à resistência ao fluxo pulmonar sangüíneo, este não pode ser medido diretamente, e é calculado pela razão do gradiente pressórico do fluxo no leito pulmonar, de acordo com a lei de Poiseuille. Uma redução da resistência vascular pulmonar calculada em resposta à inalação de oxigênio ou à administração de drogas (tolazolina, isoproterenol, nifedipina, prostaciclina, amrinona) não exclui a existência concomitante de doença anatômica vascular pulmonar, mas implica um componente potencial de vasoconstrição reversível, contribuindo para a alta resistência. O óxido nítrico causa uma potente vasodilatação pulmonar sem hipotensão sistêmica, pelo aumento dos níveis de GMP cíclico. Kieler-Jensen fundamentam que o óxido nítrico é um vasodilatador de leito pulmonar mais seletivo que o nitroprussiato ou a prostaciclina. O óxido nítrico também é efetivo no tratamento pós-operatório de hipertensão pulmonar após transplante cardíaco. O cateterismo cardíaco em pacientes com hipertensão pulmonar grave é um procedimento que apresenta alto risco de óbito. A angiografia pulmonar determina a extensão das alterações das obstruções vasculares pulmonares. Achados angiográficos característicos do avanço da hipertensão pulmonar secundária a cardiopatia congênita incluem escassez da arborização pulmonar, diminuição abrupta das pequenas arteríolas e redução do enchimento capilar terminal.

A biopsia pulmonar traz importantes informações pré-operatórias sobre as mudanças da estrutura vascular pulmonar em pacientes com hipertensão pulmonar. A classificação de Heath-Edwards quanto às mudanças vasculares pulmonares descreve um padrão progressivo visto em pacientes com hipertensão pulmonar. Os seis graus dessa classificação estão descritos no item Patologia deste capítulo.

DIAGNÓSTICO

A história clínica e o exame físico são sugestivos de hipertensão pulmonar. A investigação não-invasiva por meio do eletrocardiograma, radiografia de tórax e ecocardiograma é utilizada para detectar e determinar a gravidade da hipertensão pulmonar. O cateterismo cardíaco, a angiografia pulmonar e a biopsia pulmonar determinam o grau da hipertensão pulmonar, a operabilidade da doença cardíaca de base e a revesibilidade da hipertensão pulmonar.

TRATAMENTO

O tratamento de pacientes com hipertensão pulmonar é importante para prevenir sua progressão se essa condição não for completamente reversível. Pacientes com hipertensão pulmonar secundária à obstrução de vias aéreas superiores por hipertrofia de tonsilas ou adenóides deverão ser submetidos à ressecção cirúrgica. Nas cardiopatias congênitas com hiperfluxo pulmonar tipo CIV, PCA, e DSAV há necessidade de correção cirúrgica precoce em casos de grande "shunt" esquerdo-direito. Crianças com bronquiectasias, fibrose cística e asma devem ser tratadas.

Nas situações em que a hipertensão pulmonar se instala de forma aguda, o manejo terapêutico inicial seria: a) melhorar a PaO_2 arterial por meio da entubação e suporte ventilatório com oxigênio, e induzir a alcalose respiratória por meio da hiperventilação para produzir vasodilatação pulmonar; b) utilização de agentes inotrópicos. O agente inotrópico ideal não deveria aumentar a resistência vascular pulmonar, mas sim reduzir a pressão sangüínea sistêmica, mantendo assim a perfusão coronariana para o ventrículo direito. O digital e a dopamina são freqüentemente utilizados, porém podem aumentar a resistência vascular pulmonar. Os agentes beta-adrenérgicos (dobutamina, isoproterenol) podem diminuir a pressão sistêmica e prejudicar a perfusão coronariana do ventrículo direito. Para manter a pressão sistêmica, pode ser necessário um suporte de volume intravascular adicional. Ocasionalmente, a noradrenalina ou a fenilefrina são utilizadas para manter a perfusão coronarina adequada; c) uso de diuréticos para o edema pulmonar; d) evitar e eliminar fatores que aumentam a vasoconstrição (hipoxemia alveolar, acidose, hipercapnia, drogas vasoconstritoras, emulsões gordurosas, hipotermia, pressão positiva expiratória final alta); e) drogas vasodilatadoras nem sempre têm o efeito desejado, pois podem diminuir mais a resistência vascular sistêmica que a resistência vascular pulmonar. Tolazolina, prazosina, nitroprussiato, hidralazina, captopril e corticosteróides têm sido utilizados com efeitos benéficos e deletérios. A droga mais freqüentemente utilizada é o captopril na dose de 0,5 a 1,5mg/kg/dia com melhor resposta terapêutica; f) para adultos são recomendadas altas doses de agentes bloqueadores dos canais de cálcio (nifedipina, diltiazem) associados à anticoagulação oral; g) o óxido nítrico inalado é efetivo na diminuição da resistência vascular pulmonar em hipertensão pulmonar por persistência do padrão fetal (5 para 10ppm) e na síndrome do "distress" respiratório adulto (40 para 80ppm).

O tratamento da hipertensão pulmonar para as formas crônicas e irreversíveis é sintomático: plasmaférese para policitemia e cefaléias graves; administração de digital, diurético e dieta hipossódica em pacientes com insuficiência cardíaca; tratamento das arritmias cardíacas; medicação antitussígena e repouso no leito quando ocorre hemoptise; evitar exercícios extenuantes, viagens para grandes altitudes e vôos em aviões; se necessário suplementar oxigênio.

PROGNÓSTICO

A hipertensão pulmonar secundária à obstrução de vias aéreas geralmente é reversível quando a etiologia é eliminada. Condições crônicas que produzem hipoxemia alveolar têm um prognóstico relativamente pior. Hipertensão pulmonar de vários graus persiste, evoluindo com falência do coração direito. Infecções pulmonares superpostas são um fator agravante.

Hipertensão pulmonar hipercinética, com grande "shunt" esquerdo-direito, ou associada à hipertensão venosa pulmonar, melhora ou desaparece após a correção cirúrgica do defeito cardíaco se o tratamento for realizado precocemente.

A hipertensão pulmonar primária é progressiva e de evolução fatal, entre dois e três anos após o início dos sintomas.

A hipertensão pulmonar associada à síndrome de Eisenmenger, à doença do colágeno e ao tromboembolismo crônico é freqüentemente irreversível e tem um prognóstico ruim, podendo estabilizar-se por duas a três décadas.

| 15 | *Cor Pulmonale* |

JAQUELINE WAGENFÜHR
REGINA LÚCIA MOYSÉS

DEFINIÇÃO

De acordo com a Organização Mundial de Saúde, o termo *cor pulmonale* pode ser definido como uma hipertrofia do ventrículo direito resultante de doenças que afetam a função e/ou a estrutura do pulmão, exceto quando as alterações pulmonares resultam de doenças que primariamente lesam o lado esquerdo do coração (por exemplo, estenose mitral) ou de doenças cardíacas congênitas. Deve ser ressaltado que o termo *cor pulmonale* não necessariamente implica falência cardíaca. Ele foi originalmente descrito por White & Brenner em 1933, e Wiglesworth foi o primeiro a associá-lo como conseqüência de fibrose cística em 1946. Royce, em 1951, afirmou que *cor pulmonale* crônico pode ser esperado em aproximadamente 70% de todas as crianças que morrem com fibrose cística, dados esses observados de necropsias e de dados hemodinâmicos.

FISIOPATOLOGIA

Múltiplos mecanismos contribuem para o aumento da pressão arterial pulmonar em doenças pulmonares crônicas, incluindo remodelação vascular, vasoconstrição, oclusão vascular (de tromboembolismo), ou compressão de pequenas artérias pulmonares. Hiperviscosidade e pressão intratorácica também influenciam a resistência vascular pulmonar na presença de policitemia acentuada associada com hipóxia crônica ou durante ventilação mecânica, respectivamente. A pressão final positiva expiratória influencia o volume pulmonar, dependendo de seus efeitos no volume pulmonar e pressão intratorácica.

Os sinais mais precoces de hipertensão pulmonar aparecem durante o exercício mesmo em presença de pressão arterial pulmonar normal ou discretamente aumentada. Com doença pulmonar vascular inicial, um aumento no débito cardíaco durante o exercício eleva importantemente a pressão arterial pulmonar por causa do grande fluxo sangüíneo através de um leito vascular restrito e sua inabilidade em distender ou dilatar devido à estrutura vascular alterada e sua reatividade. Com hipertensão pulmonar grave o exercício é extremamente limitado, o débito cardíaco não aumenta suficientemente e os pacientes apresentam-se com fadiga, dispnéia, síncope e até morte súbita.

Com o desenvolvimento gradual de hipertensão pulmonar e doenças pulmonares crônicas, o ventrículo direito desenvolve hipertrofia muscular. A hipertensão pulmonar aguda não se desenvolve até que ocorra redução de 60% na área funcional. Com hipertensão pulmonar crônica, pequenos graus de obstrução ou perda de leito vascular aumentam a pressão arterial pulmonar e causam hipertrofia ventricular direita. A hipertrofia é uma resposta adaptativa, porém reduz a complacência ventricular e aumenta a pressão diastólica final do ventrículo direito, assim como aumenta a pressão atrial direita.

A função ventricular esquerda é geralmente bem preservada nos pacientes com doença pulmonar crônica, a despeito da hipertensão pulmonar e da função ventricular esquerda subótima. A grande resistência vascular pulmonar causa disfunção ventricular esquerda por diminuição da pré-carga e deslocamento do septo interventricular para a esquerda. A dilatação ventricular mecanicamente distorce o ventrículo esquerdo, impedindo o enchimento ventricular, e diminui o débito cardíaco em proporção com a falência do ventrículo direito.

Em muitas condições que levam ao *cor pulmonale*, o efeito aditivo de hipoxemia e hipercapnia contribui para a diminuição de eficiência do ventrículo direito.

Em algumas circunstâncias, como obstrução pulmonar aguda (por exemplo, tromboembolismo) ou obstrução aguda das vias aéreas superiores, o *cor pulmonale* pode desenvolver-se rapidamente e, nessas circunstâncias, a dilatação do ventrículo direito e a subseqüente falência ocorrem sem hipertrofia e mudanças estruturais. Esse quadro é mais facilmente reversível assim que a causa de base seja removida.

A hipóxia crônica é o principal fator patogênico do *cor pulmonale* em crianças, especialmente porque a hipertensão pulmonar primária é rara nessa faixa etária. Então a hipertensão pulmonar secundária à vasoconstrição pulmonar que ocorre como resposta à hipóxia é de maior importância.

O papel das células endoteliais vasculares do pulmão e o efeito do remodelamento que ocorre nessas células com mudanças crônicas na pressão pulmonar apresentam-se mais significativos. Uma variedade de reguladores metabólicos locais da reatividade vascular pulmonar, especialmente relatada à hipóxia, é envolvida no tono vasomotor pulmonar. Vários estímulos levam à disfunção endotelial com conseqüente anormalidades no metabolismo.

Os reguladores metabólicos de vasorreatividade pulmonar são apresentados no quadro 2.34.

ETIOLOGIA

As doenças parenquimatosas pulmonares são os fatores etiológicos mais comuns. Doenças pulmonares crônicas afetam crianças de todas as idades. Em crianças maiores, a fibrose cística é a princi-

Quadro 2.34 – Reguladores metabólicos de vasorreatividade pulmonar.

Oxigênio
Prostaglandinas
    Prostaciclina
    PGE_1, PGE_2, PGD
    Tromboxano A_2
Leucotrienos (C_4, D_4, E_4)
Endotelina
Óxido nítrico
Aminas
    Catecolaminas
    Serotaminas
    Histamina
    Bradicinina
ATP-ADP
Arginina-vasopressina
Trombina
Fator atrial natriurético
Angiotensina II
Radicais livres
Fator ativador de plaquetas
Peptídeo intestinal vasoativo
Fator hiperpolarizante derivado do endotélio

pal causa, enquanto em recém-nascidos a causa mais importante é a broncodisplasia pulmonar. As causas da *cor pulmonale* são apresentadas no quadro 2.35.

DIAGNÓSTICO

O *cor pulmonale* pode ocorre de forma aguda ou crônica. O cor pulmonale agudo é conseqüência de qualquer condição que súbita e intensamente comprometa a ventilação. Ocorre dilatação mas não hipertrofia cardíaca devido ao curto período de duração do processo. A falência cardíaca pode ou não existir na dependência da gravidade e duração da hipoventilação. Nas formas crônicas existe um período progressivo de dilatação e hipertrofia do ventrículo direito.

Os sintomas principais de *cor pulmonale* incluem aqueles que resultam de um débito cardíaco inadequado: dispnéia, fadiga e algumas vezes instabilidade neurológica com síncope e tonturas. Outros sintomas incluem desconforto torácico, palpitações, hemoptise. O reconhecimento do *cor pulmonale* é difícil: cianose, taquipnéia e taquicardia são achados comuns nos processos pulmonares e não necessariamente implicam o coração. O que parece ser hepatomegalia pode ser o rebaixamento do fígado, e o edema pode ser conseqüência de hipoalbuminemia. Geralmente, hepatomegalia e/ou edema de membros inferiores são fortes evidências de falência cardíaca. O aumento súbito de peso também pode ser sinal de insuficiência cardíaca.

A ausculta pulmonar pode ser dificultada em pacientes com tórax hiperinsuflado, porém ouve-se freqüentemente hiperfonese da segunda bulha cardíaca.

ACHADOS CLÍNICOS

- Impulsão de ventrículo direito.
- P_2 palpável.
- Hiperfonese de P_2.
- Sopro sistólico de regurgitação tricúspide.
- Sopro diastólico de insuficiência pulmonar.
- Terceira ou quarta bulha.
- Distensão venosa.
- Hepatomegalia.
- Edema periférico.

TESTES LABORATORIAIS

Existem muitas dificuldades em se avaliar o sistema cardiovascular em doenças associadas a *cor pulmonale* e os exames não são totalmente satisfatórios, exceto o cateterismo cardíaco. Entretanto, o uso apropriado desses exames pode levar à detecção do cor pulmonale em estágios mais precoces (Quadro 2.36).

Quadro 2.35 – Causas de *cor pulmonale*.

Doenças parenquimatosas pulmonares

a) Doenças obstrutivas crônicas
- Fibrose cística
- Asma

b) Doenças pulmonares restritivas
- Doenças vasculares do colégeno
- Sarcoidose
- Hemossiderose
- Tuberculose
- Histiocitose
- Fibrose pulmonar
- Toxinas inalatórias: talco, asbesto
- Drogas: amiodarona
- Pneumonites intersticiais

c) Doenças mistas (obstrutivas e restritivas)
- Broncodisplasia pulmonar
- Síndrome de Wilson-Mikity
- Aspiração crônica
- Linfangiectasia pulmonar

Doenças das vias aéreas superiores

a) Hipertrofia
- Hipertrofia de adenóides
- Hipertrofia de tonsilas

b) Laringotraqueomalacia

c) Alterações craniofaciais
- Síndrome de Crouzon
- Anormalidade de Pierre Robin
- Síndrome de Treacher Collins

d) Síndrome de Down: macroglossia, obstrução de vias aéreas alta e baixa

e) Lesões anatômicas nas vias aéreas
- Atresia de coanas
- Paralisia de cordas vocais
- Estenose subglótica
- Anel vascular

Anormalidades na caixa torácica
- Cifoescoliose grave
- Paralisia do diafragma

Doenças neuromusculares
- Distrofia muscular (doença de Duchenne, poliomielite)
- Síndrome de Guillain-Barré
- Alteração da coluna espinhal (traumatismo, doença de Werdning-Hoffmann)

Disfunção do controle respiratório
- Síndrome de Pickwick
- Hipoventilação central
- Síndrome de apnéia do sono

Doenças vasculares pulmonares
- Hipertensão pulmonar primária
- Tromboembolismo pulmonar
- Doença pulmonar venoclusiva

Outras causas
- Hipertensão pulmonar de grandes altitudes
- Tumores pulmonares
- AIDS

Quadro 2.36 – Utilidade para o diagnóstico de *cor pulmonale* de diversos procedimentos.

Exame	Utilidade para diagnóstico
Eletrocardiograma	Limitada
Radiografia de tórax	Moderada
Ecocardiograma	Moderada
Ecodoppler	Moderada
Medidas modo-M	Moderada
Ecocardiograma com exercício	Boa
Angiografia com radionuclídeos	Moderada
Com exercício	Boa
Testes de função pulmonar	Limitada
Com exercício	Moderada
Ressonância magnética	Limitada
Cateterismo cardíaco	Diagnóstica

Quadro 2.37 – Tratamento do *cor pulmonale*.

Tratamento cardiorrespiratório geral
- Oxigênio
- Diuréticos
- Drogas cardíacas inotrópicas
- Broncodilatadores

Vasodilatadores
- Prostaciclina, PGE_1
- Bloqueadores dos canais de cálcio
- Inibidores da enzima de conversão
- Nitratos
- Outros (hidralazina, isoproterenol)

Outras formas de terapia
- Esteróides
- Transplante pulmonar
- Transplante de coração e pulmão

A radiografia de tórax pode ser muito usada para documentar o tamanho cardíaco e indicar a dilatação do ventrículo direito. Para a avaliação no *cor pulmonale*, tem que ser seriado (para detectar aumento da área cardíaca). A radiografia pode ser de grande valor ao demonstrar obstrução de vias aéreas e a angiografia com radionuclídeos é particularmente boa nesses casos. Estudos com Doppler também são importantes na medida da pressão média da artéria pulmonar e pressão sistólica do ventrículo direito.

O testes de função pulmonar não são adequados para pacientes com *cor pulmonale*. O eletrocardiograma também é de difícil avaliação, porém é importante nos casos de arritmias. O ecodopplercardiograma transesofágico é indicado nos casos de difícil acesso pelas janelas transtorácicas.

O cateterismo é o método de diagnóstico, aferindo as pressões e mostrando a vasculatura pulmonar.

TRATAMENTO

O elo comum de todas as doenças que levam ao *cor pulmonale* é a hipertensão pulmonar. Então a terapia inicial é a melhora da doença com redução do tono vascular pulmonar. O quadro 2.37 lista os métodos de tratamento.

A suplementação de O_2 é freqüentemente prescrita para pacientes com *cor pulmonale*, pois aumenta o transporte de oxigênio, atua como vasodilatador e melhora o efeito da pós-carga no ventrículo direito.

O uso de diuréticos tem que ser cuidadoso para não exacerbar a alcalose metabólica e diminuir o fluxo ventilatório em crianças com doença pulmonar obstrutiva crônica.

A terapia com vasodilatadores é de grande importância para o *cor pulmonale*, independente da causa. A prostaciclina, que é um metabólito do ácido araquidônico, tem efeitos profundos na vasculatura pulmonar.

A nifedipina, bloqueador dos canais de cálcio, tem importante efeito na dilatação pulmonar, porém apresenta efeitos deletérios como hipotensão sistêmica e depressão miocárdica direta.

As drogas mais recentes para diminuir a hipertensão pulmonar são as derivadas do endotélio, pois são os mais poderosos agentes dilatadores pulmonares, principalmente o óxido nítrico.

Outras terapias não específicas incluem anticoagulação (para diminuir as tromboses que podem acelerar o curso da hipertensão pulmonar) e/ou tratamento das doenças das vias aéreas. Broncodilatadores associados à melhora na ventilação têm efeito direto na função cardíaca.

16 Traumatismo Torácico

UENIS TANNURI

INTRODUÇÃO

Os traumatismos torácicos constituem situações de risco de morte, particularmente quando associados a lesões em outras regiões do organismo, principalmente os traumatismos cranioencefálicos. Na maioria dos casos, são do tipo fechado, em que não há solução de continuidade na parede torácica. No período neonatal, em geral, são conseqüência de partos traumáticos ou devidos à iatrogenia. Após o quinto ano, especialmente no fim da primeira década, os traumatismos torácicos são decorrentes de atropelamentos, acidentes automobilísticos e violência urbana. Entre essas duas faixas etárias, é importante lembrar o aumento da incidência de lesões pulmonares provocadas pela aspiração de corpos estranhos.

Didaticamente, as lesões pulmonares conseqüentes aos traumatismos podem ser divididas em três categorias:

1. traumatismos específicos do período neonatal;
2. ferimentos torácicos penetrantes em que há solução de continuidade na parede torácica;
3. lesões decorrentes de traumatismos fechados.

AVALIAÇÃO CLÍNICA E MEDIDAS TERAPÊUTICAS GERAIS

A avaliação clínica inicial permite o diagnóstico de insuficiência respiratória, obstrução de vias aéreas superiores, pneumotórax, derrame pleural ou tamponamento cardíaco.

Nas crianças com respiração ruidosa, se necessário, realiza-se laringoscopia direta seguida de entubação endotraqueal. Nos casos mais extremos, a juízo clínico, indica-se traqueostomia ou cricotirostomia.

Se o exame clínico revelar diminuição do murmúrio vesicular em um dos lados, com insuficiência respiratória grave, indica-se punção diagnóstica antes da radiografia de tórax. A presença de ar ou sangue na cavidade pleural revelada pela punção é indicativa da necessidade de drenagem pleural em caráter de urgência, conforme técnica clássica.

TRAUMATISMOS TORÁCICOS NO RECÉM-NASCIDO

Esforços respiratórios exagerados, manobras bruscas para ressuscitação e insuflação pulmonar logo após o nascimento, fisioterapia vigorosa ou manipulações obstétricas podem levar a traumatismos torácicos no recém-nascido. Outras lesões são aquelas provocadas pelo barotrauma durante respiração mecânica assistida: pneumotórax (Fig. 2.105), pneumomediastino (Fig. 2.106), pneumopericárdio, enfisema pulmonar intersticial e displasia broncopulmonar.

A conseqüência mais comum dos traumatismos torácicos no recém-nascido é o pneumotórax de proporções variadas. Pode ser pequeno, laminar, ou pouco maior, comprometendo parte da área pulmonar, com pouca ou nenhuma manifestação clínica. Nesses casos, o tratamento é conservador, pois a resolução espontânea ocorre em 24 a 72 horas. Classicamente, recomenda-se utilizar a hiperoxia para acelerar a reabsorção do ar coletado no espaço pleural, por aumento de reabsorção do nitrogênio em decorrência da elevação do gradiente de oxigênio. No entanto, a criança sofre os riscos inerentes à própria oxigenoterapia: fibroplasia retrolental e displasia broncopulmonar. Assim sendo, não recomendamos a hiperoxia, pois a reabsorção mais acelerada do pneumotórax não traz nenhuma vantagem sobre o tratamento convencional. Nos casos de pneumotórax hipertensivo, de maiores proporções, em que há repercussão respiratória, ou em crianças em respiração assistida, indica-se drenagem pleural em selo d'água.

Existem situações em que as condições clínicas são críticas, particularmente quando se tratar de grave pneumotórax hipertensivo. A realização do exame radiográfico para a confirmação diagnóstica pode representar demora inaceitável. Nesses casos, está indicada a punção diagnóstica que também leva a alívio temporário. Trata-se de procedimento simples e rápido. A punção é realizada com a utilização de uma agulha (calibre 8) acoplada a uma seringa parcialmente preenchida com água destilada. O local da punção é o segundo espaço intercostal na linha hemiclavicular, ou na linha axilar média no quinto espaço intercostal, do lado suspeito. Após assepsia local, introduz-se a agulha em ângulo reto com a pele, procurando sempre passar junto da borda superior da costela inferior (evitando lesar o feixe vasculonervoso). Quando a agulha atingir o espaço pleural aspira-se a seringa. Se houver presença de bolhas de ar, a prova é considerada positiva, indicando a necessidade de esvaziamento do pneumotórax. Um método rápido consiste em se acoplar essa agulha a um equipo de soro com a extremidade distal em selo d'água. No entanto, com os movimentos respiratórios e a expansão pulmonar, a agulha pode lesar a pleura visceral e o parênquima pulmonar. Assim sendo, é preferível trocar essa agulha por um cateter menos traumático, do tipo intravenoso. Após atingir o espaço pleural, introduz-se o cateter em uma extensão de 2 a 3cm e conecta-se ele ao sistema de drenagem.

Com o alívio do pneumotórax, as condições da criança tendem a melhorar drasticamente, permitindo agora, mais tranqüilamente, a realização do exame radiográfico. Em alguns casos, esse tipo de

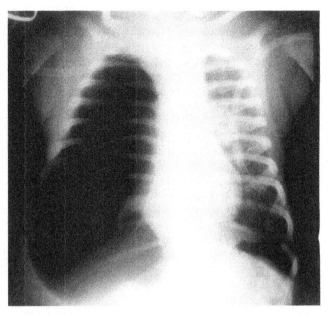

Figura 2.105 – Pneumotórax hipertensivo à direita. Notar o desvio do mediastino para a esquerda.

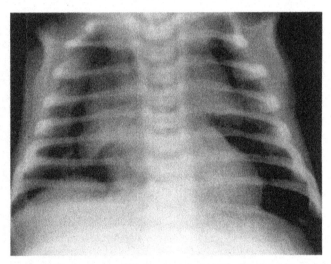

Figura 2.106 – Imagem radiológica do pneumomediastino. A presença do ar em torno do timo no terço superior do mediastino determina sua contrastação, formando imagem típica semelhante a uma "nau invertida".

drenagem é suficiente para o tratamento, podendo permanecer no local por alguns dias. No entanto, habitualmente, torna-se necessária a drenagem cirúrgica.

A técnica cirúrgica classicamente recomendada para a drenagem do pneumotórax é a colocação do dreno tubular de Pezzer ou Malecot na linha hemiclavicular ao nível do segundo espaço intercostal. Esse local é adequado para crianças maiores e adultos, pois assumem a posição ortostática na maior parte do tempo. No entanto, para recém-nascidos que permanecem deitados no leito, o melhor local de drenagem é o quinto espaço intercostal, ao nível da linha axilar média. Ese local tem a vantagem de permitir também a drenagem eficiente de líquidos que porventura tenham se acumulado na cavidade pleural. Após a anestesia local no ponto escolhido para drenagem, faz-se incisão de 0,5 a 1cm na pele, com bisturi. Os planos mais profundos (subcutâneo e músculos intercostais) são afastados com pinça hemostática tipo Kelly curvo ou tesoura curva. Detalhe técnico importante refere-se à penetração da pinça do espaço intercostal junto à borda superior da costela inferior, com o objetivo de se evitar a lesão do feixe vasculonervoso, o qual passa junto à borda inferior da costela superior. O dreno é conectado a um sistema semifechado, valvulado, em selo d'água.

Após a drenagem pleural, habitualmente se obtém expansão pulmonar quase imediata. No entanto, quando há comprometimento parenquimatoso concomitante, a expansão completa do pulmão só é obtida com a resolução do processo de base. Devem-se evitar exames radiográficos muito freqüentes, pois a avaliação clínica diária e a ausculta pulmonar permitem um bom controle. Na criança, diferentemente do adulto, não é necessário instalar aspiração contínua no frasco de drenagem, mesmo se houver fístula broncopleural.

O dreno deverá ser retirado após ter ocorrido a expansão completa do pulmão e ao se verificar que a oscilação da coluna de líquido no frasco de drenagem é mínima. Esse fenômeno ocorre entre o quinto e o sétimo dia e traduz acolamento das pleuras e bloqueio total do pulmão em torno do dreno. No entanto, em casos de comprometimento pulmonar mais grave, o desaparecimento do pneumotórax pode ser mais demorado.

É importante frisar que pequenos pneumotórax, em crianças sob respiração assistida com pressão positiva, tendem a se tornar hipertensivos. Por esse motivo devem sempre ser tratados com drenagem pleural, sendo que o dreno não poderá ser retirado enquanto persistir a assistência respiratória, devido ao risco de recidiva do pneumotórax.

Outra seqüela comum do traumatismo torácico no recém-nascido é a fratura de clavícula, facilmente tratável por imobilização com enfaixamento toracobraquial.

FERIMENTOS TORÁCICOS PENETRANTES

Ocorre em crianças em idade escolar ou adolescentes, nos quais a incidência tem aumentado em virtude dos crescentes índices de violência urbana. Freqüentemente ocorre apenas lesão no parênquima pulmonar, que traz como conseqüência pneumotórax, hemotórax ou associação de ambos. A expansão do pulmão obtém-se com a drenagem pleural. No entanto, às vezes o dreno não é eficiente em decorrência da presença de coágulos de sangue e a radiografia de tórax mostra persistência da opacificação pleural. Nesses casos, deve-se indicar pequena toracotomia para se conseguir a limpeza adequada da cavidade pleural. Lembrar que, após ferimentos torácicos penetrantes, podem-se observar à radiografia simples imagens de opacificação nos campos pulmonares, resultantes de hematomas no parênquima pulmonar. O tratamento dessa condição é expectante, com a introdução precoce de antimicrobianos pela alta probabilidade de broncopneumonia secundária.

O perigo dos ferimentos penetrantes é, de fato, a lesão de estruturas mediastinais (coração, grandes vasos, esôfago e traquéia) ou mesmo a penetração no abdome superior. Se a direção do ferimento penetrante indicar que houve lesão de estruturas do mediastino, lembrar que é vital o controle dos parâmetros hemodinâmicos para a detecção de eventual sangramento por lesão de grandes vasos ou tamponamento cardíaco. A presença de enfisema de mediastino ou subcutâneo pode ser decorrente de lesão de traquéia, brônquios ou esôfago.

Os sinais de tamponamento cardíaco (ingurgitamento de veias do pescoço, abafamento de bulhas, pulso paradoxal e choque) são indicativos da pronta necessidade de punção pericárdica para diagnóstico, seguida de drenagem no ponto de Marfan. Se houver persistência do sangramento pleural ou pericárdico após drenagem, recomenda-se toracotomia para acesso à cavidade pleural ou pericárdica com o objetivo de visualizar o ponto de sangramento (parênquima pulmonar, grande vaso ou coração).

Nos casos de ferimento penetrante em que há suspeita de lesão diafragmática, a laparotomia é obrigatória para a exploração dos órgãos intraperitoneais. Nesses casos, é também fundamental a sutura do diafragma, para evitar qualquer herniação do conteúdo abdominal para a cavidade pleural, em decorrência da pressão negativa.

TRAUMATISMO FECHADO

Em adultos e em crianças maiores, os traumatismos fechados habitualmente causam múltiplas fraturas de costelas. O resultado é a perda da estabilidade da caixa torácica e a respiração paradoxal. Entretanto, na criança menor, em virtude da maior elasticidade das estruturas da parede torácica, essas complicações são menos freqüentes.

A respiração paradoxal decorrente do traumatismo torácico é situação de relativa gravidade. Em geral, é resultado de fraturas de arcos costais anteriores e pode levar à insuficiência respiratória. Assim, os traumatismos da parede torácica anterior são de maior gravidade que os da parede posterior. As espículas ósseas resultantes das fraturas podem lesar a pleura visceral causando pneumotórax, ou lesar os vasos da parede torácica e o parênquima pulmonar causando hemotórax. O pneumotórax é particularmente mais grave, pois evolui rapidamente para a forma hipertensiva, levando ao óbito em pouco tempo se não adequadamente drenado.

A "asfixia traumática" é uma síndrome que pode ocorrer como resultado de traumatismo sobre o tórax, no momento exato em que a glote se encontra fechada. O aumento da pressão venosa pulmonar e sistêmica, como conseqüência do fechamento da glote, produz extravasamento de sangue no parênquima pulmonar e petéquias na face e tórax. Habitualmente, nas primeiras horas não há manifestação clínica e a radiografia de tórax mostra parênquima pulmonar normal. Progressivamente, surge infiltrado pulmonar difuso, bilateral, resultante da hemorragia perivascular e peribrônquica (Fig. 2.107). Clinicamente, essa situação traduz-se por dificuldade respiratória progressiva, a ponto de se tornar necessária, rapidamente, assistência respiratória mecânica. Do ponto de vista laboratorial, ocorre inicialmente queda da PCO_2 arterial com posterior queda da PO_2 e finalmente elevação da PCO_2. O tratamento baseia-se em assistência ventilatória até a resolução do processo.

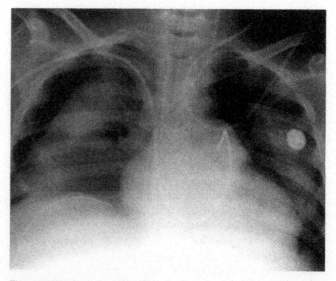

Figura 2.107 – Aspecto radiográfico de criança com asfixia traumática. Notar o infiltrado pulmonar difuso bilateral e o pneumotórax à direita, em decorrência da respiração mecânica e pressão intratraqueal elevada.

A complicação mais comum do traumatismo torácico é a contusão pulmonar, o que resulta em hemorragia e edema do parênquima. A intensidade da insuficiência respiratória resultante é proporcional à extensão do parênquima acometido. Na evolução do processo pode surgir derrame pleural hemorrágico que deverá ser prontamente drenado.

Nos casos de pneumotórax persistente após traumatismo torácico, em que não há resposta adequada às medidas terapêuticas (drenagem e assistência ventilatória), deve-se suspeitar de rotura de brônquio ou traquéia. O ar extravasado pode produzir também pneumopericárdio ou pneumoperitônio. No entanto, grande parte das roturas de brônquios é pequena e autolimitada, já que os tecidos peribrônquicos podem bloquear a perda de ar e manter a permeabilidade do brônquio, a despeito de um pequeno sangramento traduzido clinicamente por hemoptise. No entanto, em alguns casos mais graves, pode haver secção total do brônquio-fonte, seguida de atelectasia de todo o pulmão distal à rotura (Fig. 2.108).

O exame mais importante para se confirmar o diagnóstico de rotura de brônquio ou traquéia é a endoscopia. Nos casos de lesão parcial, o tratamento é conservador. Nas secções totais de brônquio-fonte, o tratamento é cirúrgico. Deve ser indicado tão logo as condições da criança permitam. Não há limite de tempo para se obter a expansão pulmonar. Existe caso de correção cirúrgica bem-sucedida oito anos após o traumatismo. A cirurgia consta de toracotomia póstero-lateral, identificação e dissecção dos cotos brônquicos, seguida de anastomose término-terminal entre ambos. Detalhe importante refere-se à anestesia, que deve ser feita com entubação seletiva no brônquio contralateral. A assistência pós-operatória consiste em broncoscopias para a visualização do local da anastomose e dilatações se necessário. A expansão do pulmão atelectasiado não é imediata e ocorre após alguns meses.

A rotura do diafragma é outra eventualidade que pode ocorrer em traumatismos toracoabdominais. Em geral, associa-se à lesão de outros órgãos do abdome superior: estômago, fígado, baço ou intestino. Nessa situação, em geral, o paciente apresenta desconforto respiratório em conseqüência da hérnia de vísceras abdominais para a cavidade pleural. No exame clínico, nota-se ausência de murmúrio vesicular no lado acometido e a radiografia simples de tórax revela a presença de alças intestinais ou fígado no tórax. O tratamento consiste em laparotomia exploradora, em caráter de urgência, com o objetivo de se corrigir a hérnia, suturar a abertura do diafragma e reparar os ferimentos das vísceras abdominais. A parte torácica deve ser tratada com drenagem pleural.

BIBLIOGRAFIA

1. EICHELBERGER, M.R. & RANDOLPH, J.G. – Thoracic trauma in children. *Surg. Clin. North Am.* **61**:1181, 1981. 2. LOGEAIS, Y. et al. – Traumatic rupture of the right main bronchus in an eight-year-old child successfully repaired eight years after injury. *Ann. Surg.* **172**:1039, 1970. 3. WESSON, D.E. – Toracic injuries. In O'Neil Jr., J.A. et al. *Pediatric Surgery*. 4th ed., St. Louis, Mosby, 1998, p. 245.

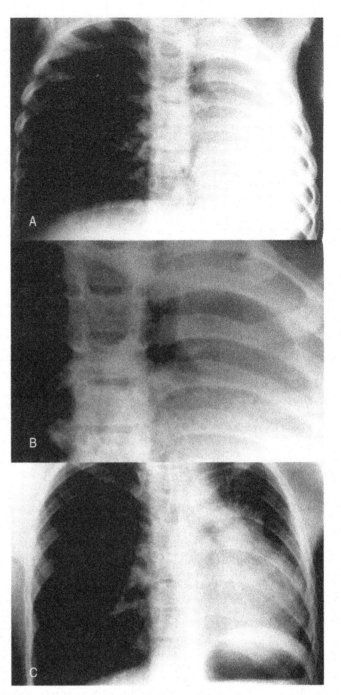

Figura 2.108 – **A**) Radiografia simples de criança cinco anos após traumatismo torácico. Observar atelectasia total do pulmão esquerdo. **B**) Detalhe mostrando a amputação do brônquio-fonte esquerdo. O exame endoscópico confirmou o diagnóstico de secção total desse brônquio. **C**) Radiografia da mesma criança dois meses após a cirurgia para anastomose brônquica. Notar a expansão do pulmão esquerdo.

17 Pneumopatias Crônicas ou Recorrentes

CLEYDE MYRIAM AVERSA NAKAIE

CONCEITO

Pneumopatias crônicas são processos pulmonares recorrentes ou de evolução prolongada ou crônica, com persistência de sintomas e/ou de alterações radiológicas sugestivas de doença brônquica ou parenquimatosa.

Os processos pulmonares podem ser definidos de acordo com a evolução cronológica em:

Agudos – curso rápido e evolução para cura clínica e radiológica em até quatro semanas.

Subagudos – evolução com períodos de exacerbação dos sintomas e resolução completa em tempo médio de até seis semanas.

Prolongados – processos com duração média de três meses e que evoluem para cura.

Crônicos – acometimento pulmonar com duração superior a três meses, de caráter persistente ou recorrente e geralmente irreversível.

Algumas classificações se baseiam no tipo de estrutura do aparelho respiratório comprometida e, então, definem os processos como broncopatias, pneumopatias e broncopneumopatias. Entretanto, como na maioria dos casos é difícil a distinção entre os processos que agridem apenas a estrutura alveolar e a parenquimatosa e os que comprometem a árvore respiratória, adotamos o termo broncopneumopatia crônica (BPC) ou apenas pneumopatia crônica (PC) para designar tais processos.

INCIDÊNCIA

A incidência das pneumopatias crônicas na faixa etária pediátrica, no Brasil, não está bem determinada. Representa uma pequena porcentagem de todos os processos respiratórios e em pesquisa realizada em serviço de puericultura em Moscou, entre 34.000 crianças (1 a 15 anos) em seguimento, 1,2% apresentava processos respiratórios e, desses, 10% receberam o diagnóstico de pneumopatia crônica.

FISIOPATOLOGIA

Os principais fatores envolvidos na gênese da BPC são a hipersecreção, a alteração dos mecanismos de defesa do trato respiratório e a instalação e progressão do processo inflamatório. Diante de um agravo, a primeira resposta do sistema respiratório é o aumento da produção de secreção, na tentativa de intensificar o "clearance" mucociliar e remover os agentes agressores. Ao mesmo tempo em que há aumento da secreção, o batimento dos cílios se acelera, fazendo com que as partículas estranhas sejam removidas mais rapidamente.

Simultaneamente à depuração mecânica, a mucosa brônquica aumenta a produção de substâncias dos mecanismos de depuração biológica e ativa os mecanismos imunológicos de defesa das vias aéreas. Dentre os mediadores inespecíficos nas fases iniciais, salientam-se as lisozimas, a lactoferrina, a fibronectina e a alfa-1-antitripsina.

Os mecanismos imunológicos envolvidos na defesa das vias aéreas são o *celular*, representado principalmente pelos macrófagos alveolares e linfócitos, e o *humoral*.

Os macrófagos alveolares atuam como células apresentadoras de antígenos ao linfócito T, são responsáveis pela fagocitose e pela morte intracelular e regulam a secreção de grande número de mediadores inflamatórios como *enzimas* (lisozimas, hidrolases, elastases), *fatores de coagulação, de adesão* e *imunológicos* (complemento, prostaglandinas, interleucina-1, fatores quimiotáticos, fator ativador de neutrófilos, leucotrienos, fator de necrose tumoral, interferon alfa, derivados de oxigênio e antiproteases). Os linfócitos estão presentes em todo o trato respiratório e suas principais funções são a ativação de macrófagos e a liberação de linfocinas.

A imunidade humoral está representada pelas imunoglobulinas de origem local e plasmática. As imunoglobulinas têm concentrações diferentes ao longo do trato respiratório, com predomínio de imunoglobulina A (IgA) nas vias aéreas superiores e brônquios e de IgG em bronquíolos e alvéolos. A IgA presente nas vias aéreas é originada nos plasmócitos, tem importância nas defesas pulmonares e possui também propriedades antiadesiva e antiinflamatória, podendo neutralizar partículas virais, bacterianas e macromoléculas. A IgG atua na opsonização, formação de imunocomplexos, ativação de complemento, aglutinação e neutralização. O complemento, produzido pelos macrófagos alveolares, desencadeia a quimioatração de neutrófilos, monócitos e eosinófilos e estimula a produção de anticorpos.

Quando os mecanismos de defesa são ativados e o processo inflamatório se prolonga, mantém-se a hipersecreção, o que pode acarretar grandes alterações nas estruturas produtoras de muco: aumenta o número de células caliciformes, há hipertrofia das glândulas tubuloacinonares e ocorre metaplasia das células ciliadas. Tais alterações perpetuam o processo e prejudicam a própria função secretora da mucosa, modificando as propriedades viscoelásticas do muco, com aumento ou redução da viscosidade, prejudicando a depuração mucociliar e intensificando a formação de mediadores do processo inflamatório. Em resumo, instalado o processo, todas as estruturas da árvore respiratória são envolvidas e progressivamente evidencia-se, clínica e laboratorialmente, a persistência do quadro inflamatório. A progressão desse quadro depende da participação conjunta das condições específicas e inespecíficas do hospedeiro, das características do agente agressor e dos fatores ambientais. Dentre os fatores responsabilizados pela perpetuação das pneumopatias, os mecanismos auto-imunes são ressaltados em alguns estudos que demonstraram a presença de auto-anticorpos antipulmão circulantes em crianças com BPC e reações do tipo tardio, com linfócitos sensibilizados ao tecido pulmonar.

ETIOPATOGENIA

Todos os processos que evoluem com hipersecreção, obstrução da árvore respiratória, déficit do "clearance" mucociliar, hiper-responsividade e recorrência de infecções favorecem a instalação de broncopneumopatias crônicas ou de evolução prolongada.

O diagnóstico de BPC sempre sugere uma certa deficiência das defesas locais ou sistêmicas do hospedeiro ou a presença de fatores predisponentes importantes. Portanto, ao avaliar um paciente com BPC, o médico deve analisar cuidadosamente o estado imunológico e se existe doença subjacente que pode contribuir para a instalação de pneumopatia persistente.

Os principais *processos etiopatogênicos associados a pneumopatias crônicas ou recorrentes* são relatados no quadro 2.38.

Quadro 2.38 – Principais fatores etiológicos das broncopneumopatias crônicas.

Infecciosos	Virais (adenovírus, influenza, parainfluenza)	Anomalias congênitas	Vias aéreas – síndrome de Pierre Robin
	Tuberculose		Broncopulmonares
	Coqueluche, sarampo		Cistos broncogênicos
	M. pneumoniae, Chlamydia, Legionella sp., fungos		Atresia, estenose e agenesia brônquicas
	HIV		Bronquiectasias congênitas (Williams-Campbell, Mounier-Khun 1 e 2)
	Toxocaríase, síndrome de Loeffler		Pulmonares
	Abscesso pulmonar subagudo e crônico		Agenesia e hipoplasia pulmonares
Obstrutivos	Asma		Seqüestro pulmonar
	Alergia ao leite de vaca		Malformação adenomatóide cística
	Compressão das vias aéreas		Hérnia diafragmática, eventração
	Síndrome do lobo médio		Cistos
	Adenomegalia		Cardiopatias congênitas
	Tumores		Vasculares
	Secreção intraluminal		Microfístulas arteriovenosas pulmonares
	Granulomas		Angiomatose pulmonar
	Aspergilose broncopulmonar alérgica		Anéis vasculares
	Estenose brônquica		Gastrintestinais: cistos e duplicação
	Pseudotumor inflamatório pulmonar (miofibroblástico)	Restritivos	Raquitismo
	Déficit do "clearance" das vias aéreas		Distúrbios neuromusculares
	Fibrose cística		Osteopatias deformantes
	Displasia broncopulmonar		Malformações de caixa torácica
	Alterações ciliares – discinesia ciliar primária, síndrome de Kartagener e de Young		Mal de Pott
	Alterações congênitas – traqueobroncomalacia		Osteogênese imperfeita
			Pneumopatias intersticiais
	Seqüela de processos infecciosos – *Mycoplasma pneumoniae*, bronquiectasias		Fibrose pulmonar
	Condições ambientais – poluentes, irritantes; exposição a antígenos orgânicos: pneumonite por hipersensibilidade; exposição a infecções: creches, poluição domiciliar	Mistos	Hemossiderose pulmonar
		Distúrbios da imunidade sistêmica e local	Específica
			Primária – imunodeficiência mediada por anticorpos, imunodeficiência celular
Aspirativos	Corpo estranho		Adquirida – desnutrição, prematuridade, gemelaridade, HIV, neoplasias
	Refluxo gastroesofágico		Não-específica
	Síndrome adenotonsilossinusobronquial		Fagócitos
	Distúrbios anatômicos e funcionais da deglutição		Número: neutropenia cíclica, neutropenia auto-imune, síndrome de Shwachman-Diamond e de Kostmann
	Incoordenação motora de cricofaringe		
	Fenda palatina		Função: distúrbios de motilidade e da função fagocítica
	"Cleft" laringotraqueoesofágico		
	Anomalias anatômicas e funcionais do esôfago		Doença granulomatosa crônica da infância
	Estenose congênita do esôfago		Deficiência de adesão (autossômica recessiva)
	· "webs"		
	· hipertrofia muscular idiopática		Doença de Chédiak-Higashi
	Fístula traqueoesofágica		Síndrome de Down
	Distúrbios neurológicos e neuromusculares		Complemento – deficiência C3, C3a, C5a, C3b
	Técnica alimentar incorreta		Deficiência de alfa-1-antitripsina
			Síndrome de hiper-IgE
			AIDS
			Hipoesplenismo funcional e pós-esplenectomia
			Anemia falciforme
			Neoplasias
			Medicamentos – antineoplásicos, corticoterapia

AVALIAÇÃO CLÍNICA

A avaliação inicial das pneumopatias crônicas ou de repetição tem como objetivo principal identificar os possíveis fatores etiológicos e a presença de uma doença de base predisponente.

História

A história deve buscar os principais fatos que orientem a determinação da etiologia do processo. É importante obter os dados do período pré-natal, especialmente infecções maternas (vírus, *Chlamydia*, HIV) e do período neo e perinatal (prematuridade, gemelaridade, anoxia, ventilação mecânica, uso de oxigênio, hepatite neonatal, íleo meconial, aleitamento materno, dificuldade para se alimentar, engasgos, regurgitações freqüentes e vômitos).

A **história ambiental** pode mostrar o risco de exposição a poluentes, irritantes, animais, fumo e infecções respiratórias (creche, irmãos em idade escolar, condições inadequadas de habitação) e a possibilidade de alergia a inalantes em crianças com história de atopia.

A **história alimentar** e do desenvolvimento psicomotor pode detectar sinais de processos aspirativos, de alergia alimentar ou de má absorção, assim como a presença de alterações neuromusculares.

273

É muito importante determinar se existe história familiar de asma, pneumonias de repetição, diarréia crônica, doenças alérgicas, anomalias congênitas, enfisema, cirrose hepática, transfusões sangüíneas ou infecções de repetição.

Na avaliação dos possíveis fatores etiológicos, a idade do paciente no início da doença é um dos pontos importantes, pois, quanto mais precoce a instalação do quadro, maior a possibilidade de uma anomalia congênita ou hereditária.

Em relação ao primeiro episódio de "pneumopatia", os dados devem ser extremamente detalhados, especificando os sintomas e sua duração, revelando principalmente as características da febre e da tosse, o diagnóstico médico e os exames laboratoriais. Devem ser anotados também os recursos terapêuticos empregados e a resposta obtida, a necessidade de hospitalização e o uso de oxigênio. Nas pneumopatias de repetição, os mesmos dados devem ser descritos para todos os episódios, cronologicamente, assim como a presença ou não de sintomas nos períodos intercríticos.

Um questionário especial sobre a natureza da tosse pode auxiliar muito o diagnóstico: por exemplo, a tosse paroxística é freqüente em infecções virais ou corpo estranho; a tosse de tonalidade baixa é mais indicativa de comprometimento traqueal e a relacionada com a alimentação sugere processos aspirativos.

É importante determinar se os episódios são desencadeados por infecções respiratórias, exercícios, risadas, mudanças de clima e se apresentam associação com crises de chiado ou se pioram à noite, sugerindo o diagnóstico de asma.

Exame físico

Ao exame físico são sinais importantes: tosse, dispnéia, cianose, batimento de asas do nariz, retrações, uso de músculos respiratórios acessórios, aumento do diâmetro ântero-posterior do tórax, deformidades de caixa torácica e baqueteamento digital.

O atraso no desenvolvimento pondo-estatural e a desnutrição associam-se a anomalias congênitas, fibrose cística e imunodeficiências. O diagnóstico de outros quadros infecciosos revela a possibilidade de alterações no sistema imunológico, e a presença de sinais de atopia, como a saudação alérgica, as pregas nasais transversas e a mucosa nasal pálida, alerta o médico para o fato de que, em muitas crianças com pneumopatias de repetição, o diagnóstico é de asma.

AVALIAÇÃO RADIOLÓGICA

A avaliação das pneumopatias crônicas ou recorrentes é complexa e, em muitos casos, a identificação dos processos etiopatogênicos pode ser muito difícil.

Nos processos localizados devem ser consideradas a causas locais que facilitem a manutenção do quadro inflamatório. A recorrência de infiltrados no mesmo local é altamente sugestiva de processos obstrutivos e anomalias congênitas, sendo que, em nosso meio, a tuberculose é uma das primeiras etiologias a ser pesquisada devido à alta prevalência.

Por outro lado, quando os processos recorrentes são infiltrados mais difusos, as hipóteses mais prováveis se situam dentre os processos aspirativos, principalmente se o comprometimento é de lobo superior em lactentes ou em lobo médio direito (LMD), língula ou lobos inferiores em crianças maiores. Nos lactentes, uma história negativa para vômitos e regurgitações não afasta a possibilidade de quadro aspirativo, que deve sempre ser investigado nessa faixa etária, especialmente se os sintomas se iniciaram nos primeiros meses de vida.

Os quadros alérgicos representam uma das causas de maior freqüência das pneumopatias crônicas não localizadas e, por tal motivo, devem ser intensamente pesquisados e sempre indicada sua profilaxia.

Infiltrados recorrentes em diferentes lobos ou segmentos são associados provavelmente com a presença de doenças sistêmicas predisponentes, como fibrose cística e imunodeficiências. Nesse grupo devem também ser incluídos os processos de origem parasitária, como a toxocaríase e a síndrome de Loeffler.

Quando o acometimento é restrito ao LMD, deve-se pensar em doença respiratória alérgica e asma. Pneumopatias em LMD apresentam freqüentemente uma resolução lenta e associam-se com atelectasias. Nessas situações, o diagnóstico de pneumonia crônica pode ser realizado incorretamente, quando os sintomas resultam mais de inflamação de vias aéreas que de envolvimento parenquimatoso.

As BPC localizam-se menos freqüentemente nos lobos superiores, pois nessa posição há drenagem natural das secreções e, quando essa localização é diagnosticada, as principais hipóteses são os processos aspirativos, a tuberculose e a fibrose cística.

O uso de outras técnicas de imagem, ao lado da radiográfica, como a tomografia computadorizada, a ressonância magnética, a cintilografia ventilação-perfusão e a broncografia, podem ser úteis na avaliação e compreensão de processos pulmonares recorrentes ou crônicos.

AVALIAÇÃO LABORATORIAL

Nos processos pulmonares crônicos ou recorrentes da criança, por meio da avaliação laboratorial procura-se determinar o fator etiopatogênico, as doenças subjacentes, as complicações e as possíveis seqüelas.

Uma anamnese detalhada e um exame físico completo geralmente indicam quais as hipóteses mais prováveis no diagnóstico diferencial da pneumopatia crônica, orientam os exames laboratoriais mais importantes e em qual seqüência devem ser solicitados. É importante que, diante de dados do paciente, estabeleça-se uma normatização da pesquisa com base na freqüência das diversas doenças para que o diagnóstico seja preciso, rápido e obtido por meio do menor número de exames laboratoriais possíveis.

O quadro 2.39 resume os principais exames que podem ser solicitados quando se investiga o diagnóstico etiológico em paciente com pneumopatia crônica ou recorrente. Lembrar, entretanto, que a história e o exame físico sempre devem mostrar quais os exames pertinentes.

TRATAMENTO

O tratamento visa atuar sobre os mecanismos etiopatogênicos envolvidos e a doença de base. Portanto, a terapêutica é definida após o diagnóstico etiológico. Alguns itens são considerados básicos e importantes, devendo ser instituídos precocemente.

FLUIDIFICAÇÃO DAS SECREÇÕES

Uma hidratação oral adequada previne o aumento da viscosidade das secreções que ocorre nos processos respiratórios crônicos e que prejudica o "clearance" mucociliar. O grau de hidratação deve ser balanceado, evitando-se uma hiper-hidratação que também pode ser prejudicial ao paciente. As crianças com processos pulmonares crônicos podem apresentar secreção inadequada de hormônio antidiurético e a evolução pode agravar-se diante de um estado de hiper-hidratação.

A inaloterapia é um recurso terapêutico importante e deve ser prescrita observando-se que: o ar inspirado deve ser aquecido e com 70% de umidade, para não ressecar a mucosa; a solução utilizada deve ter osmolaridade semelhante aos líquidos corpóreos para não ser irritante para a mucosa; o aparelho utilizado deve produzir partículas pequenas, pois apenas as menores que $0,2\mu$ chegam aos alvéolos; durante a inalação, o paciente deve inspirar lenta e prolongadamente e no final da inspiração deve realizar uma pausa antes

Quadro 2.39 – Avaliação laboratorial das broncopneumopatias crônicas ou recorrentes.

Geral	Testes para imunodeficiência

Geral
- Radiografia de tórax – frente e perfil
- Hemograma completo
- Radiografia dos seios paranasais
- Protoparasitológico de fezes

Testes para tuberculose
- PPD
- Teste de BCG
- BK no lavado gástrico ou escarro (mínimo três amostras)
- Pesquisa epidemiológica

Testes para asma e doença respiratória alérgica
- Estudos hematológicos – hemograma, contagem de eosinófilos, IgE, RAST
- Radiografia de seios paranasais e de cavo
- Citologia de secreção nasal – pesquisa de eosinófilos
- Testes cutâneos alérgicos
- Prova de função pulmonar – espirometria pré e pós-broncodilatador, pletismografia
- Testes para hiper-responsividade brônquica broncoprovocação, exercício

Testes para fibrose cística
- Dosagem de cloro no suor (iontoforese por pilocarpina)
- Coprologia funcional
- Pesquisa de DNA para mutações
- Cultura de secreção de orofaringe e/ou escarro

Testes para síndrome aspirativa
- Deglutograma ou cinedeglutograma
- Estudo contrastado do esôfago, estômago e duodeno
- pHmetria em 24h
- Cintilografia pulmonar durante e até 24h após ingestão de ^{99m}Tc
- Pesquisa de sangue oculto nas fezes
- Manometria esofágica
- Endoscopia digestória e pesquisa de fístula T-E, com instilação de azul-de-metileno no esôfago e visualização do corante na traquéia
- Biopsia esofágica

Testes para imunodeficiência
- Imunoglobulinas séricas quantitativas – IgG, IgA, IgM, IgE
- Subclasses de IgG e IgA
- Estudo da função dos neutrófilos – NBT, DNCB, quimiotaxia, motilidade
- Dosagem quantitativa de linfócitos T e B (CD4, CD8)
- Estudos sorológicos – detecção de anticorpos pré e pós-vacinação: pólio, tétano, pneumococo, hemófilo, difteria
- Sorologia para HIV
- Testes intradérmicos tardios
- Dosagem de complemento – CH_{50} ou C3, C4

Testes para discinesia ciliar
- Teste da sacarina
- Biopsia de mucosa nasal ou brônquica

Testes para deficiência de alfa-1-antitripsina
- Eletroforese de proteínas
- Dosagem de alfa-1-antitripsina
- Fenotipagem

Outros exames
- Sorologia para adenovírus, vírus sincicial respiratório, influenza, parainfluenza, *Mycoplasma*, *Chlamydia*, fungos, *Aspergillus* etc.
- Oximetria transcutânea
- Gasometria arterial
- Eletro e ecocardiograma
- Broncoscopia – observação direta, pesquisa de fístula traqueoesofágica; bacterioscopia, cultura, citologia, pesquisa de hemossiderófagos
- Lavado broncoalveolar
- Cintilografia ventilação-perfusão com ^{99m}Tc
- Cintilografia pulmonar com gálio
- Tomografia computadorizada de tórax
- Biopsia pulmonar
- Ressonância magnética
- Arteriografia digital

de expirar lentamente, permitindo assim melhor difusão das partículas ao nível das pequenas vias aéreas; utilizar broncodilatadores quando houver broncoespasmo; os antibióticos por via inalatória são indicados nos processos infecciosos crônicos, bronquiectasias e fibrose cística; obtendo-se boa concentração local e ausência de efeitos colaterais importantes (os mais utilizados são a gentamicina, a tobramicina e a polimixina); os mucolíticos podem ser prescritos por via inalatória, associados à fisioterapia para a remoção do muco que se torna mais fluido com seu emprego; a N-acetilcisteína é uma das substâncias usadas, porém, pode desencadear broncoespasmo em indivíduos sensíveis quando utilizada em concentrações altas; em fibrose cística, pode ser utilizada a dornase-alfa para fluidificar as secreções.

Os principais fluidificantes usados são os mucolíticos e os expectorantes.

Expectorantes – não há indicação para seu uso nos casos de hipersecreção; são irritantes da mucosa respiratória e podem conter iodetos que interferem com a função tieoidiana.

Mucolíticos – diminuem a viscosidade e fluidificam as secreções, principalmente pela ação sobre o sistema fibrilar de glicoproteínas do muco. O principais agentes mucolíticos são a N-acetilcisteína e a dornase-alfa.

ELIMINAÇÃO DAS SECREÇÕES

O mecanismo da tosse é geralmente eficiente na eliminação de secreções, dependendo da sua quantidade e viscosidade. Deve ser incentivada, explicando-se ao paciente sua função de defesa, de eliminação do muco e de partículas estranhas e conseqüente melhora da ventilação. Todos os sedativos da tosse são formalmente contra-indicados. A fisioterapia respiratória é um dos principais itens do tratamento do paciente com BPC. Compreende a drenagem postural, a tapotagem, as manobras vibratórias, a reeducação respiratória e a ginástica respiratória. Nos pacientes maiores de 10 anos, podem ser ensinadas manobras de autofisioterapia. Ao lado do tratamento feito por especialista, é importante que a família seja orientada a respeito das técnicas fisioterápicas e aprenda a realizá-las, pois haverá necessidade da sua colaboração para o sucesso completo do tratamento. Todos os exercícios devem ser realizados antes da alimentação, para evitar aspiração de material gástrico e após a inaloterapia prescrita. De acordo com a etiologia e a gravidade do quadro, a fisioterapia deve ser indicada de duas a quatro vezes por dia e 20 e 30 minutos por sessão.

A drenagem das secreções deve ser realizada em ambos os campos pulmonares, mas, nos processos localizados, deve ser feita principalmente em posições especiais, de acordo com a orientação espacial dos brônquios dos lobos comprometidos.

TRATAMENTO E PROFILAXIA DE INFECÇÕES

Nos pacientes com BPC, afastada a hipótese de deficiência do sistema imunológico e se não estiverem em corticoterapia, deve-se dar ênfase a um esquema completo de imunização para prevenir novos quadros infecciosos e agravamento do processo existente.

Nos processos inflamatórios crônicos, a eficácia terapêutica dos antibióticos pode ser restrita, devido a presença de necrose, organização do processo inflamatório e dificuldade de difusão do medicamento nos tecidos lesados. Por tais motivos, a antibioticoterapia deve ser prolongada e indicada no início do tratamento dos processos de etiologia infecciosa, nas reagudizações, em pacientes com fibrose cística ou imunodeficiência. Os antibióticos devem ser bactericidas, com boa difusão em tecido pulmonar e, sempre que possível, conforme as culturas e os antibiogramas obtidos. Em pacientes com fibrose cística ou bronquiectasias, podem-se administrar antibióticos por via inalatória associados a antibioticoterapia por via sistêmica. Pacientes com BPC que realizarão broncoscopia com finalidade de diagnóstico ou tratamento podem beneficiar-se da instilação de antibióticos locais, com bons resultados.

ANTIINFLAMATÓRIOS

Quando a resposta dos mecanismos de defesa é ineficaz para curar a pneumopatia e clarear possíveis processos infecciosos, a ativação dos mecanismos inflamatórios, em vez de aumentar a proteção, pode resultar em lesão progressiva aos tecidos afetados. Essa possibilidade foi demonstrada em diversos estudos realizados com corticosteróides, cloroquina, imunossupressores e antiinflamatórios não-hormonais, que confirmaram a ação terapêutica desses medicamentos.

A corticoterapia pode ser benéfica nos pacientes com processo inflamatório em atividade, pela redução da hipersecreção e hiper-responsividade e pela diminuição do edema e da obstrução das vias aéreas. Nas BPC, a corticoterapia tem prescrições variáveis conforme a etiopatogenia do processo, mas geralmente é prolongada, com prednisolona, inicialmente por via intravenosa e, após a estabilização do processo, mantida por via oral. Nos pacientes em que há persistência de sintomas em vigência da corticoterapia, pode-se prescrever a pulsoterapia, com o cuidado de controlar eletrólitos, pressão arterial, glicemia e função renal. Em tais pacientes, a evolução clínico-radiológica indicará o número de ciclos de pulsoterapia que será prescrito. A corticoterapia sistêmica em doses elevadas e por tempo prolongado pode apresentar efeitos colaterais importantes e o tratamento só deve ser mantido em casos graves e quando houver melhora funcional objetiva. O uso de outros antiinflamatórios e imunossupressores ainda é controverso e são necessários estudos para avaliar sua real eficácia nos diferentes processos pulmonares crônicos.

BIBLIOGRAFIA

1. BUSH, A. & DU BOIS, R.M. – Congenital and pediatric interstitial disease. *Pediatr. Pulmonol.* **22**:81, 1996. 2. HILLMAN, B.C. – How to work up recurrent or persistent pediatric pneumonia. *J. Resp. Dis.* **12**:315, 1991. 3. ORENSTEIN, S.R. & ORENSTEIN, D.M. – Gastroesophageal reflux in children. *J. Pediatr.* **112**:847, 1988. 4. STIEHM, E.R. – They're back: recurrent infections in pediatric practice. *Contemporary Pediatr.* **7**:20, 1990.

SEÇÃO V **Malformações do Trato Respiratório**

coordenadoras CLEYDE MYRIAM AVERSA NAKAIE
JOSELINA MAGALHÃES ANDRADE CARDIERI

---

1 Deformidades Congênitas da Parede Torácica

JOSÉ RIBAS MILANEZ DE CAMPOS
LUIZ TARCÍSIO BRITO FILOMENO
ÂNGELO FERNANDEZ

INTRODUÇÃO

As deformidades congênitas da parede torácica envolvem vários defeitos musculoesqueléticos que alteram o contorno simétrico do tórax. Didaticamente, podem ser classificadas como se segue.

Deformidades provocadas pelo crescimento anormal de estruturas esqueléticas:

- Deformidades de retração, quando há crescimento irregular (para dentro) das cartilagens costais, aproximam o esterno da coluna vertebral (*pectus excavatum*).
- Deformidades de protrusão, quando há crescimento irregular (para fora) das cartilagens costais, afastam o esterno do eixo do corpo (*pectus carinatum*).
- Deformidades mistas, que apresentam componentes de ambas.

Deformidades secundárias à fusão incompleta das lâminas do esterno – fendas esternais: podem ser completas ou incompletas, superiores ou inferiores (manifestações de gravidade variável como a *ectopia cordis* e a pentalogia de Cantrell).

Síndrome de Poland – conjunto de alterações unilaterais de gravidade variável, que envolve agenesia ou hipogenesia de arcos costais superiores, de grupos musculares (peitorais maior e menor), hipogenesia ou agenesia mamária e defeitos nas extremidades, principalmente dos membros superiores.

Lesões mistas e complexas – nas quais podem-se encontrar características de todas as situações anteriormente descritas, inclusive acompanhadas de anormalidades da coluna vertebral.

A título de ilustração e para dar uma idéia da freqüência com que esses pacientes procuram um serviço especializado, no período de 1978 a 1999, foram atendidos e avaliados no Ambulatório do Serviço de Cirurgia Torácica do Hospital das Clínicas da Universidade de São Paulo mais de 1.000 portadores de deformidades congênitas da parede torácica. Desses, 217 foram internados e operados com a seguinte distribuição: 135 pacientes para correção do *pectus excavatum*; 64 do *pectus carinatum*; 10 com fendas esternais (8 superiores e 2 pentalogias de Cantrell); 5 com síndrome de Poland e 3 de deformidades esqueléticas mistas.

PECTUS EXCAVATUM

Pectus excavatum (Fig. 2.109), também conhecido como tórax em funil ou de sapateiro, é a mais freqüente deformidade da parede torácica anterior e caracteriza-se pela depressão do esterno e das cartilagens costais inferiores. O manúbrio, primeiro e segundo arcos costais geralmente são normais, enquanto as cartilagens costais inferiores apresentam um crescimento anormal, curvando-se em sentido posterior, levando o esterno em direção à coluna vertebral, o que provoca uma depressão acentuada na parede anterior do tórax. Existem pacientes nos quais a face dorsal (interna) do esterno fica mais próxima e quase toca a coluna vertebral. Nos casos mais graves, essa deformidade reduz de forma significativa o volume do tórax, deslocando o coração para cima e lateralmente para a esquerda. As conseqüências fisiológicas são difíceis de ser mensuradas, já que as provas das funções pulmonar e cardíaca realizadas nestes *pacientes em repouso* ou durante esforço físico não mostram alterações significativas, mesmo nos casos com extensa deformidade.

A deformidade costuma ser detectada na primeira infância e torna-se cada vez mais evidente com o crescimento. Não existe um índice ou qualquer indicativo de prognóstico que sirva de base para a evolução ou o grau de desenvolvimento da deformidade. Vários índices de medidas dos diâmetros torácicos foram propostos baseados em radiografias, e mais recentemente em tomografias computadorizadas, mas nenhum deles até o momento demonstrou utilidade clínica significativa.

Ravitch relatou incidência dessa deformidade em 1/400 nascidos vivos, com predominância de 3:1 para o sexo masculino. Curiosamente é muito rara na raça negra. A maioria dos casos é isolada, embora alguns autores busquem uma tendência familiar. Gêmeos univitelinos desenvolvem deformidades semelhantes e quando se investigam as famílias de portadores de *pectus excavatum*, usando métodos de imagem sofisticados, como a reconstrução tridimensional do esqueleto por meio da tomografia computadorizada, são encontradas deformidades mínimas, não perceptíveis ao exame clínico.

A etiologia desses processos já foi muito discutida e estudada, mas a única evidência comprovada foi a de que existe um crescimento anormal das cartilagens costais. Embora o aspecto histológico seja normal, exames específicos demonstram alterações dos núcleos de crescimento e da matriz da cartilagem hialina. Essas alterações ainda estão mal caracterizadas e estudos mais profundos deverão elucidar melhor o problema.

Tradicionalmente, considera-se o *pectus excavatum* como uma deformidade cuja importância cosmética é maior que a funcional. Dor torácica no local da deformidade, dores precordiais, palpitações, arritmias transitórias e principalmente dificuldade para realizar exercícios intensos são relatadas por alguns pacientes. Avaliações clínicas e propedêutica armada raramente demonstram alterações significativas dos índices fisiológicos. Muitos desses pacientes apresentam graves alterações psicológicas devido ao contorno irregular do tórax. Tendem a se retrair, não se expõem em público, evitam atividades esportivas, relacionamentos, convivência entre os colegas e todas ou quaisquer situações que exijam exposição da sua deformidade. Alterações psicológicas podem ser identificadas inclusive nos pais que passam inclusive a considerar os filhos incapacitados para exercerem uma atividade física normal. Todas essas alterações associadas acabam provocando deformidades posturais profundas e progressivas, muitas vezes difíceis de serem corrigidas.

As primeiras técnicas de correção cirúrgica foram descritas no começo do século XIX por Meyer, mas devemos a Ravitch, 40 anos depois, a descrição das técnicas de correção mais difundidas até hoje. Ele propôs a ressecção extrapericondrial das cartilagens deformadas, ressecção do apêndice xifóide, secção dos músculos intercostais do esterno, osteotomias transversas e fixação do esterno com fios de aço em sua nova posição.

Complicações do procedimento cirúrgico como pneumotórax, coleções líquidas no subcutâneo, hematomas ou infecção da ferida cirúrgica são muito raras e geralmente de fácil solução. A recorrência do defeito está associada a ressecções incompletas das cartilagens ou do reposicionamento inadequado do esterno.

O momento ideal para se indicar a correção cirúrgica é muito discutido, embora a maioria dos autores concorde que essa não deva ser feita em pacientes com menos de 5 anos de idade, principalmente nas grandes deformidades, pois isso provocaria anomalias no crescimento do arcabouço torácico. É mais prudente indicar o tratamento antes da puberdade, dos 11 ou 12 anos, quando então ocorre o maior desenvolvimento físico e começam a se estabelecer as principais alterações psicológicas.

PECTUS CARINATUM

Pectus carinatum (Fig. 2.110) é definido como protrusão anterior do esterno, sendo uma enfermidade menos comum que o *pectus excavatum* e na maioria das séries publicadas a proporção varia de 1:6 até 1:10. Nota-se também incidência quatro a cinco vezes maior no sexo masculino. Como no *pectus* excavatum, essa deformidade pode ser explicada devido ao crescimento anormal das cartilagens costais, só que aqui, forçando o esterno anteriormente, distanciando-o do eixo do corpo. Pode ser classificado em três tipos:

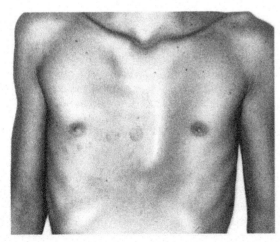

Figura 2.109 – *Pectus excavatum.*

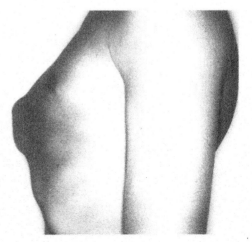

Figura 2.110 – *Pectus carinatum.*

1. **Condrogladiolar** – quando a protrusão é simétrica e há maior comprometimento dos arcos costais.
2. **Condromanubrial** – quando envolve o manúbrio e a porção superior do corpo do esterno.
3. **Assimétrico ou lateral** – quando ocorre protrusão unilateral e algumas vezes depressão contralateral.

As alterações da matriz condral e dos núcleos de crescimento, características das deformidades torácicas, também são encontradas nessas situações. As alterações típicas do *pectus* carinatum podem aparecer na infância, mas com freqüência se manifestam durante o crescimento na fase da puberdade, acima dos 11 anos de idade. O desenvolvimento físico desses pacientes é praticamente normal, sem redução da função pulmonar ou cardíaca. Dentre as outras deformidades associadas, a escoliose é a mais freqüente. São raras as queixas de dispnéia, palpitações, dores torácicas, limitações para exercícios físicos intensos ou qualquer outro tipo de sintomas. Não existem índices que possam prever a gravidade ou a rapidez com que a deformidade vai se desenvolver.

A incisão, a dissecção dos músculos peitorais e a dissecção extrapericondrial das cartilagens deformadas seguem praticamente os mesmos princípios da correção indicados anteriormente para o *pectus excavatum*. Nas deformidades assimétricas, a dissecção deve ser sempre bilateral, mesmo que um dos lados pareça normal. O apêndice xifóide deve ser ressecado se estiver deformado. O esterno deve ser tratado com uma ou duas osteotomias anteriores, fraturado e corrigido com fios de aço passados na parede ventral (externa), fixando-o na posição mais próxima do normal.

Complicações são raras. Pneumotórax, coleções serosas no subcutâneo, hematomas ou infecção de parede geralmente são de fácil resolução. A recorrência está associada a ressecções incompletas dos arcos costais deformados ou posicionamento inadequado do esterno.

FENDA ESTERNAL

As fendas esternais são defeitos raros, provocados por uma falha total ou parcial na fusão das placas mesenquimais que vão formar o esterno durante o desenvolvimento embrionário. Podem ser divididas em três grupos: fenda esternal superior; fenda esternal distal e fenda esternal completa com *ectopia cordis*.

Fenda esternal superior – fissura no terço superior do esterno, com o coração normalmente posicionado (Fig. 2.111). Resulta da fusão incompleta das barras esternais durante a oitava semana de gestação. O defeito pode assumir a forma de "V ou U" envolvendo todo o manúbrio, parte ou todo o esterno, chegando até o apêndice xifóide. Essa condição não causa anormalidades funcionais; entretanto, a visão dos batimentos cardíacos abaixo da pele, exacerbados durante a tosse ou expiração forçada, constitui-se em uma situação alarmante pela aparente falta de proteção dessas estruturas. Raramente se encontram defeitos cardíacos intrínsecos associados a essa alteração.

No intervalo das quatro primeiras semanas após o nascimento, devido à flexibilidade do tórax, é possível aproximar primariamente as barras esternais com sucesso. Durante o crescimento, com o aumento da rigidez da parede torácica e a acomodação fisiológica dos órgãos à circunferência do tórax, torna-se progressivamente mais difícil a aproximação direta sem determinar uma compressão cardíaca ou pulmonar. Sabiston, em 1958, descreveu a técnica de condrotomias oblíquas, permitindo uma aproximação mais fácil, sem aumento significativo da pressão intratorácica. Outros tipos de reconstrução usando enxerto de cartilagens, arcos costais ou fáscias musculares também já foram descritos, pensando nas crianças maiores, com o arcabouço torácico já formado e rígido.

O reparo com próteses não deve ser indicado devido à impossibilidade de esses materiais acompanharem o crescimento dos pacientes, além do risco aumentado de infecções.

Fenda esternal distal – algumas vezes, também é denominada como pentalogia de Cantrell (Fig. 2.112). As anormalidades cardíacas presentes nessa modalidade são menos freqüentes e, quando se manifestam (defeito no septo interventricular ou tretralogia de Fallot), permitem uma correção cirúrgica satisfatória.

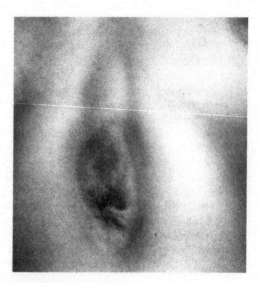

Figura 2.112 – Pentalogia de Cantrell.

Os cinco achados catalogados e descritos originalmente por Cantrell são: fenda esternal inferior, defeito anterior do diafragma, ausência de pericárdio parietal anterior, comunicação pericárdio-peritoneal e onfalocele epigástrica com diástase de retos abdominais. Pode haver um divertículo do ventrículo esquerdo que se insinua pelo defeito do pericárdio e diafragma em direção ao abdome superior. Quando existe cardiopatia associada, deve ser estimulada a indicação da correção simultânea de todos os defeitos.

Ectopia cordis – o tratamento cirúrgico da verdadeira *ectopia cordis* (Fig. 2.113) tem elevada mortalidade devido aos graves defeitos cardíacos intrínsecos, praticamente incompatíveis com a vida. Welch em 1990, revendo 75 casos publicados da *ectopia cordis*, encontrou graves cardiopatias em 71 (94,6%). As lesões são secundárias à alteração no desenvolvimento do coração entre a terceira ou quarta semana de gestação. Essa precocidade justifica os graves defeitos das câmaras cardíacas e da parede anterior do tórax e abdome. A grande

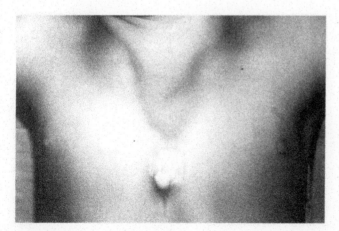

Figura 2.111 – Fenda esternal superior.

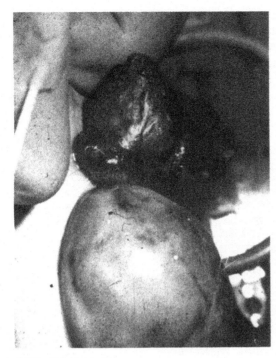

Figura 2.113 – Ectopia cordis.

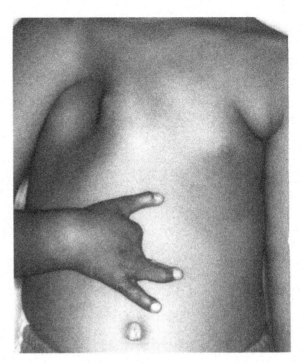

Figura 2.114 – Síndrome de Poland.

falha no desenvolvimento dos tecidos somáticos presentes normalmente nessa área dificulta muito a reconstrução primária do defeito.

Existem apenas relatos isolados de correções cirúrgicas com sucesso, mas, nesses, o coração não apresentava graves defeitos associados. O espaço intratorácico que será ocupado pelo coração é geralmente exíguo, conseqüentemente a compressão cardíaca, a torção dos vasos da base, a dificuldade de relaxamento diastólico e o tamponamento cardíaco são complicações comuns nesses casos. Outros defeitos abdominais como onfalocele, diástase dos retos abdominais e eventrações também são achados freqüentes nesses pacientes. Existe uma tendência atual, com os novos métodos de diagnóstico intra-uterino, de aconselhar a interrupção da gravidez, caso os sinais ultra-sonográficos apontarem para esses graves defeitos. Não há relatos de tentativas de correção intra-uterina.

SÍNDROME DE POLAND

Em 1841, Poland descreveu a ausência congênita dos músculos peitorais maior e menor associados à sindactilia em alguns pacientes (Fig. 2.114). Essa alteração compromete o desenvolvimento unilateral da parede torácica, da mama e do membro superior. Seus componentes podem manifestar-se em graus variáveis, desde uma discreta hipoplasia até a completa ausência. A redução do subcutâneo e as falhas na distribuição dos pêlos axilares também são encontradas no lado afetado. A etiologia é desconhecida, mas fatores genéticos podem estar associados. Não foi demonstrada predileção para um dos lados ou predominância entre os sexos. Casos na mesma família são raros e podem vir associados à síndrome de Möbius, que envolve, além da deformidade da parede torácica, paralisia facial unilateral ou bilateral e paralisia do nervo ocular abducente.

O tratamento cirúrgico é de indicação estética, principalmente nos casos mais acentuados. Aproximadamente 25% dos pacientes necessitam de enxertos autólogos (costelas e/ou cartilagens) para a reconstrução da parede torácica, previamente à correção das falhas musculares e da mama. Esse fator quase sempre determina que a correção seja retardada até a adolescência, quando o uso de próteses ou enxertos esqueléticos é mais bem tolerado.

A extensão das anormalidades das costelas e cartilagens costais nessa síndrome pode ser por: 1. desenvolvimento normal com hipoplasia ou ausência das camadas musculares (mais freqüente); 2. depressão do lado envolvido com rotação do esterno e conseqüente protrusão contralateral; 3. hipoplasia das cartilagens e arcos costais no lado envolvido, mas sem depressão significante e/ou protrusão contralateral; 4. aplasia de uma ou mais cartilagens e costelas envolvidas (2, 3 e 4 são as mais freqüentes) com rotação do esterno para o lado envolvido.

DEFORMIDADES ESQUELÉTICAS DIFUSAS

Nas últimas décadas foram identificadas algumas raras deformidades, as quais se apresentam de modo absolutamente bizarro, complexo e inadequado no desenvolvimento da parede torácica (Fig. 2.115). A função respiratória desses pacientes pode estar tão comprometida que acaba se tornando incompatível com a vida, devido ao grau acentuado de compressão pulmonar.

SÍNDROME DE JEUNE

Também conhecida como "distrofia torácica asfixiante", é descrita em recém-nascidos com o tórax estreito, rígido e com múltiplas anomalias das cartilagens. O paciente geralmente morre precocemente no período perinatal devido à insuficiência respiratória. O achado mais característico é o tórax estreito, em forma de sino, com abdome protuberante e os diâmetros torácicos (transverso e sagital) diminuídos. As costelas são curtas, alargadas e com direção horizontal. As cartilagens são alongadas, irregulares e deformadas como no rosário raquítico. Todas essas alterações acabam determinando uma pequena mobilização da caixa torácica durante os movimentos respiratórios.

A análise microscópica da junção condrocostal mostra uma pobreza de ossificação endocondral, resultando em redução significativa do comprimento das costelas. Herdada como gene autossômico recessivo, pode vir acompanhada de outras anormalidades orto-

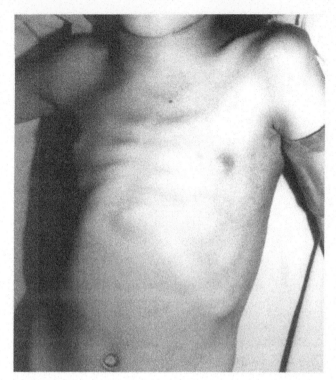

Figura 2.115 – Deformidade esquelética complexa com grau acentuado de escoliose.

DEFORMIDADES DAS CARTILAGENS

Individuais – proeminências ou falhas no arcabouço ósseo ou nas junções condrocostais, são deformidades localizadas em um único ponto, sendo diagnóstico diferencial com neoplasias, principalmente condromas ou, mais raramente, condrossarcomas (Fig. 2.116).

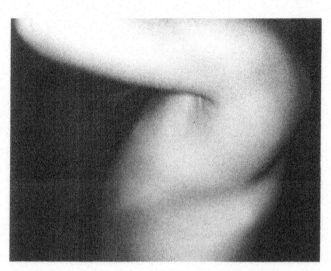

Figura 2.116 – Deformidade isolada dos arcos costais.

pédicas como: extremidades curtas (ossos curtos e alargados), clavículas fixas e horizontais, associadas também a ossos pélvicos pequenos e hipoplásticos.

Essa síndrome tem expressão variável com vários graus de comprometimento pulmonar, na maioria dos casos com desenvolvimento normal da árvore traqueobrônquica mas com número reduzido de divisões alveolares. Além da compressão pulmonar, essas crianças apresentam crises freqüentes de infecções respiratórias, complicando ainda mais o quadro clínico. Algumas tentativas cirúrgicas foram feitas para aumentar o diâmetro torácico, valendo-se de osteotomias oblíquas e/ou esternotomia mediana com interposição de enxerto ósseo, mas, mesmo assim, a maioria dos pacientes acabou falecendo devido aos graves problemas respiratórios.

SÍNDROME DE JARCO-LEVIN

Também chamada de "displasia espondilotorácica". É doença autossômica recessiva, na qual existe a associação de múltiplas anormalidades vertebrais e de arcos costais. As deformidades das hemivértebras na coluna torácica e lombar, combinadas com fusões posteriores dos arcos costais, reduzem os diâmetros torácicos e assumem o aspecto radiológico característico de um caranguejo. Mais de um terço dos pacientes também apresentam defeitos cardíacos congênitos e anomalias renais, e a grande maioria acaba falecendo por insuficiência respiratória ou pneumonias recorrentes nos primeiros 15 meses de vida.

Em grupo (unilaterais ou bilaterais) – ocorrem principalmente nas porções inferiores e laterais dos hemitórax, provocando defeitos estéticos mais exuberantes, e que podem até determinar graves alterações psicológicas em alguns pacientes. Pode-se indicar a correção cirúrgica dependendo das características individuais da deformidade.

Ausência, separação ou malformações costais combinadas com deformidades vertebrais – existe uma grande variedade de apresentações dessas deformidades, desde o envolvimento de apenas uma ou duas costelas, até quase todo o arcabouço ósseo torácico, associado às mais diversas alterações da coluna dorsal. A correção cirúrgica deve ser considerada principalmente baseada nas alterações vertebrais, que podem levar a graus acentuados de escoliose, acarretando inclusive insuficiência respiratória.

BIBLIOGRAFIA

1. HERON, D.; LYONET, L.I.; MUNNICH, A. & PADOVANI, J.P. – Sternal cleft: case report and review of a series of nine patients. *Am. J. Med. Gen.* **59**:154, 1995. 2. RAVITCH, M.M. – *Congenital Deformities of the Chest Wall and their Operative Correction.* Philadelphia, Saunders, 1977. 3. ROBICSEK, F. et al. – Pectus carinatum. *J. Thorac. Cardiol. Surg.* **78**:52, 1979. 4. SEYFER, A.E.; ICOCHEA, R. & GRAEBER, G.M. – Poland's anomaly. Natural history and long-term results of chest wall reconstruction in 33 patients. *Ann. Surg.* **208**:776, 1988. 5. SHAMBERGER, R.C. – Chest wall deformities. In Shields, T.W. *General Toracic Surgery.* Baltimore, Williams & Wilkins, 1994. 6. SHAMBERGER, R.C. & HENDREN III, W.H. – Congenital deformities. In Pearson, F.G. *Thoracic Surgery.* New York, Churchill Livingstone, 1995.

2 Malformações Diafragmáticas

MANOEL CARLOS PRIETO VELHOTE

INTRODUÇÃO

O músculo diafragma é sede de uma série de anomalias e disfunções de grande importância para o cirurgião e para o pediatra.

Consiste em um tabique musculoaponevrótico que separa completamente as cavidades pleuropericárdica e peritoneal. Está constituído de uma porção central membranosa e uma periférica muscular, inervado por ramos do plexo cervical, principalmente C5, por meio do nervo frênico. É atravessado pela aorta, veia cava e esôfago, este na região do hiato esofágico.

Seu desenvolvimento embriológico é complexo, ocorrendo entre a quarta e a sexta semanas de vida intra-uterina, simultaneamente com o aparecimento dos brotos pulmonares primários evaginados do tubo digestivo primitivo e com o retorno das alças intestinais do intestino médio dentro da cavidade celomática. Acredita-se que o desenvolvimento incompleto ou as alterações no sincronismo dos eventos embriológicos sejam as causas das diferentes anomalias congênitas que acometem o diafragma.

Na quarta semana inicia-se a formação de brotos laterais e medianos, com crescimento em direção central, que começa a separar a cavidade pericárdica do resto da cavidade celomática. O crescimento subseqüente e a fusão provocam a divisão dos canais pleuroperitoneais em cavidades pleural e peritoneal. Além da presença do fígado à direita, o fato de a separação do lado esquerdo ocorrer mais tardiamente que o direito talvez explique serem mais freqüentes as malformações do hemidiafragma esquerdo.

A falta de fusão completa entre os brotos lateral e posterior acarreta a comunicação entre as cavidades pleural e peritoneal caracterizando a hérnia diafragmática póstero-lateral de Bochdalek (embriologista que, em 1848, descreveu o processo de formação do forame que leva seu nome) (Fig. 2.117).

A falta de fusão entre os brotos anteriores acarretaria o aparecimento da hérnia de Morgagni. Lesões do plexo cervical (estiramento durante o parto, traumatismo direto ou lesão cirúrgica do nervo frênico) levariam à paralisia com conseqüente elevação diafragmática. A falta de migração do mesênquima entre os folhetos pleuroperitoneais acarretaria a ausência de musculatura no diafragma e a formação da eventração diafragmática.

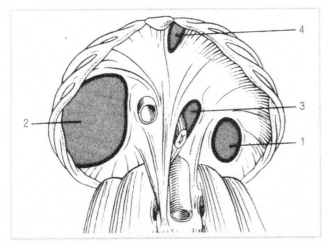

Figura 2.117 – Diafragma, visão inferior. 1 = Forame de Bochdalek pequeno esquerdo; 2 = forame de Bochdalek grande direito; 3 = hiato esofágico; 4 = forame de Morgagni.

A hérnia hiatal de deslizamento seria decorrente do alargamento dos pilares do diafragma que formam o hiato esofágico, propiciando, pela pressão negativa intratorácica, a subida do estômago para o tórax. A hérnia de rolamento decorre de uma falha no diafragma, à esquerda da cárdia, que permite a ascensão do estômago ao tórax.

HÉRNIA DIAFRAGMÁTICA

A hérnia diafragmática é a malformação do diafragma que consiste na presença de conteúdo da cavidade abdominal no tórax por meio de uma comunicação entre essas duas cavidades. Embora possa ser de origem traumática na criança maior, neste capítulo nossa atenção se restringirá à hérnia diafragmática congênita.

Apesar de descrita em 1679 por Bonet e definida por Bochdalek em 1848, teve sua primeira correção cirúrgica com sucesso por Auê em 1920.

Acomete preferencialmente o lado esquerdo (85%) e a maioria delas (80%) não apresenta saco herniário verdadeiro, estando as alças intestinais em contato direto com o pulmão.

Os índices gerais de sobrevida, infelizmente, estão, ainda hoje, em torno de 50%. A melhoria desses índices é hoje o maior desafio do cirurgião pediatra na área da patologia neonatal e é o setor onde se concentra um grande esforço de pesquisa, engenhosidade e alternativas terapêuticas.

Existem modelos experimentais para o estudo da hérnia diafragmática com a produção cirúrgica ou induzida por drogas, tipo nitrofeno.

A associação intra-útero com outras malformações, principalmente cardíacas, piora muito o prognóstico, sendo alta a incidência de natimortos (20%). Nas crianças que sobrevivem, as malformações associadas são raras, sendo a principal o seqüestro pulmonar.

DIAGNÓSTICO

A hérnia diafragmática é hoje uma afecção de fácil diagnóstico antenatal por meio da ultra-sonografia. Por ser de tratamento potencialmente tormentoso, implica que o parto seja, obrigatoriamente, referenciado para maternidades de alto risco perfeitamente aparelhadas (Fig. 2.118).

Antes do ultra-som não eram de todo raro relatos isolados de diagnóstico em crianças maiores e, até mesmo, em adultos com período neonatal assintomático.

O diagnóstico pós-natal é feito (ou confirmado) pela realização de radiografia simples de tórax, que evidencia, sem muita dificuldade, após a entrada de ar deglutido no tubo digestivo, a presença de conteúdo de vísceras abdominais no tórax, principalmente a presença de imagens hidroaéreas na base do campo pulmonar esquerdo (Fig. 2.119).

O principal diagnóstico diferencial se faz com a doença adenomatóide cística, que também pode apresentar, nos campos pulmonares inferiores, imagens císticas arredondadas e sólidas. Em caso de dúvida diagnóstica, a radiografia contrastada do tubo digestivo, evidenciando a presença intratorácica do estômago, delgado ou colo, sela o diagnóstico. Grandes hérnias hiatais, com distensão gástrica intratorácica, também podem entrar no diagnóstico diferencial.

As hérnias do lado direito, tendo como conteúdo somente o fígado, podem ser confundidas com a eventração diafragmática, pela regularidade de seu limite superior e ausência de alças intestinais (Figs. 2.120 e 2.121).

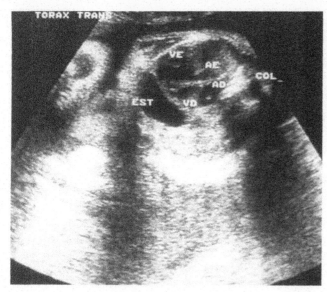

Figura 2.118 – Ultra-sonografia antenatal. EST = estômago; VE, VD, AD e AE = câmaras cardíacas; COL = coluna vertebral.

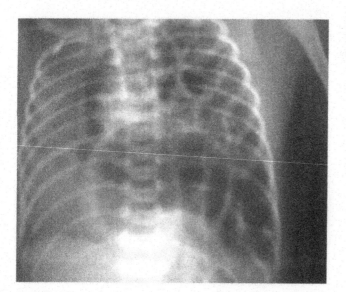

Figura 2.119 – Radiografia de tórax com grande hérnia diafragmática esquerda.

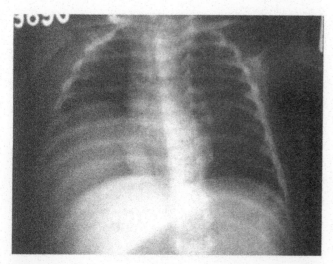

Figura 2.120 – Hérnia diafragmática direita, radiografia de tórax em ânteroposterior.

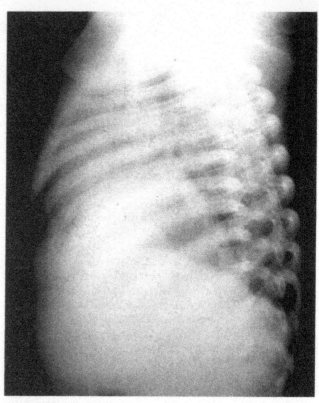

Figura 2.121 – Hérnia diafragmática esquerda, radiografia de tórax em perfil.

FATORES PROGNÓSTICOS

A hérnia diafragmática é, paradoxalmente, dentre as malformações habituais cirúrgicas do recém-nascido, a de correção anatômica mais fácil e de pior sobrevida. Os maus resultados decorrem da hipoplasia pulmonar que sempre acompanha, em diferentes intensidades, a hérnia diafragmática. A hipoplasia, geralmente bilateral, é decorrente do espaço que o conteúdo abdominal ocupa dentro do tórax na vida fetal, impedindo o crescimento normal do parênquima pulmonar. A hipertensão pulmonar, decorrente da hipoplasia, mantém o padrão de circulação fetal com grande "shunt" e conseqüente anoxia.

Alguns sinais de mau prognóstico foram descritos no período prénatal, embora não universalmente aceitos, como o diagnóstico em fases muito precoces da gestação, e a presença de grandes porções do fígado dentro do tórax. Os indícios progressivos de insuficiência cardíaca fetal com hidropisia estão associados à alta mortalidade, embora possam ser reversíveis.

A agenesia completa do diafragma comporta-se como uma entidade estatisticamente diferente da hérnia diafragmática habitual, com anel completo, por apresentar pior prognóstico.

No período pós-natal é de mau prognóstico também a presença do chamado "honey noon period". Trata-se de crianças que nascem bem e, após algumas horas, desenvolvem insuficiência respiratória grave, com cianose e elevada e persistente hipertensão pulmonar (estimada pela ecocardiografia). Esta evolução demonstra que, em determinadas circunstâncias, a quantidade de parênquima pulmonar presente permite troca gasosa satisfatória, mas que o agravamento da hipertensão pulmonar, piorando o "shunt" sangüíneo direito-esquerdo, leva o paciente à anoxia grave, de difícil reversão e, não raro, fatal.

TRATAMENTO CLÍNICO

A hérnia diafragmática é mais uma urgência fisiológica que uma urgência cirúrgica.

O tratamento clínico é a parte mais importante e trabalhosa da condução da hérnia diafragmática.

O tratamento inicia-se já com a programação do parto, que deve ser realizado em centros referenciados, com condições e recursos adequados às diferentes fases do tratamento da doença. Não se deve antecipar o parto, a não ser por razões de deterioração fetal por insuficiência cardíaca franca.

Sabe-se hoje que, além da hipoplasia pulmonar, a deficiência de surfactante pulmonar agrava ainda mais as trocas gasosas pulmonares do recém-nascido. Sempre que possível, utilizar corticosteróides na mãe, quando houver tempo hábil, para auxiliar na maturação pulmonar fetal. Trabalhos modernos sugerem que o uso de surfactante e de corticóides por via intra-uterina também são de utilidade.

Na sala de parto, a reanimação da criança deve prescindir da ventilação com máscara ou AMBU pelo risco de hiperinsuflação gástrica. Reanimações mais vigorosas devem ser realizadas com entubação intratraqueal. Deve ser gentilmente passada sonda orogástrica para a descompressão do estômago.

A criança deve ser encaminhada à unidade de terapia intensiva para observação. Deve ser idealmente monitorizada com linha arterial e venosa transumbilical e saturação de hemoglobina pré-ductal (membro superior) para avaliação do "shunt".

Pacientes que nascem com insuficiência respiratória grave que entubados em oxigênio com FiO_2 de 100% não atingem PaO_2 de 80-100mmHg, são de mau prognóstico, sugerindo grau de hipoplasia pulmonar incompatível com a manutenção de oxigenação mínima para a manutenção vital.

Sempre deve ser lembrada a necessidade de se evitar, a todo custo, parâmetros de ventilação elevados (FiO_2 e pico de pressão intratraqueal) pelo risco de agravamento posterior da condição pulmonar, devendo-se aceitar graus pequenos de hipóxia e hipercapnia.

Não devem ser esquecidas, por serem muito importantes, as correções dos desvios do equilíbrio acidobásico, principalmente a acidose metabólica, que influencia o grau de vasoconstrição pulmonar. Devem-se manter os pacientes em relativa restrição hídrica para evitar maior sobrecarga cardíaca.

Crianças que nascem bem não devem ser imediatamente levadas à cirurgia, pois ainda apresentam risco de entrar em insuficiência respiratória tardia pela hipertensão pulmonar ("honey moon period"), acarretando um pós-operatório catastrófico. Nunca é demais repetir que não há nenhuma urgência em se realizar o procedimento cirúrgico, que pode ser protelado por semanas. Não há nenhum benefício importante imediato quanto à melhoria da ventilação pela redução do conteúdo visceral do tórax para o abdome.

Na UTI, crianças que não se mantêm estáveis no ventilador podem beneficiar-se do uso de drogas vasoativas (dopamina, dobutamina) que melhoram a contratilidade do coração, que luta contra o gradiente de pressão pulmonar elevado. O uso de drogas alfa-bloqueadoras, de ação vasodilatadora mais seletiva para a musculatura das arteríolas pulmonares (tolazolina), é de ação temporária ou nula, mas podem ser tentadas.

Para casos ainda refratários, pode ser tentado o uso de óxido nítrico (NO) no circuito do ventilador. O NO é um potente vasodilatador, com ação comprovada nas arteríolas pulmonares. É de uso cada vez mais freqüente na doença da membrana hialina, que também cursa com hipertensão pulmonar, que acarreta melhora da hipoxemia. Os resultados teóricos esperados do NO na hérnia diafragmática não foram comprovados na prática, sendo apenas mais um recurso terapêutico a ser tentado.

Ventilação de alta freqüência também pode ser útil principalmente pelo baixo barotrauma que acarreta.

O grande recurso final a ser utilizado, para casos resistentes a todas essas modalidades terapêuticas, é a circulação extracorpórea com oxigenação por membrana (ECMO). A ECMO consiste em suporte cardiopulmonar pela oxigenação do sangue que passa por uma máquina tipo coração-pulmão de cirurgia cardíaca, desenhada para essa finalidade adequada, inclusive, ao uso no período neonatal.

O sangue é coletado por cateter posicionado, por meio da jugular interna, na veia cava superior e propulsionado (por bomba de rolete ou centrífuga) para um recipiente onde entra em contato (através de uma membrana semipermeável de silicone) com uma mistura gasosa rica em oxigênio. Nessa membrana são efetuadas as trocas gasosas, perdendo o sangue venoso o CO_2 e ganhando O_2, arterializando-se como no alvéolo pulmonar. O sangue oxigenado, reaquecido com um trocador térmico, volta ao corpo do paciente. Na variedade de ECMO venoarterial, a via de entrada é através da carótida comum ipsilateral à jugular dissecada. Pelo risco de lesões cerebrais (pouco freqüentes) da ligadura da carótida, cada vez mais se difunde a variedade venovenosa da ECMO, com a reintrodução do sangue arterializado na própria jugular interna em cateter posicionado junto à entrada do átrio direito (ou mesmo pelo uso de cateter de dupla luz). Um dos múltiplos riscos a que o paciente se expõe durante a ECMO é o sangramento, especialmente intracraniano, pela necessidade de anticoagulação.

Registros da ELSO ("extracorporeal life suport organization") mostram resultados muito variáveis de instituição para instituição, porém com aumento da sobrevida geral para cerca de 60%. Nos países desenvolvidos, a ECMO é recurso habitual utilizado no tratamento de hérnia diafragmática. Em nosso meio, pelos elevados custos e necessidade de pessoal altamente treinado 24 horas por dia, ao lado do paciente, seu uso ainda não está difundido e poucas instituições têm programa de implantação do método e relatos isolados de casos.

TRATAMENTO CIRÚRGICO

O tratamento cirúrgico costuma ser a parte mais simples da solução da hérnia diafragmática congênita. Somente deve ser realizado com a criança estável, sem urgência, de preferência com a normalização da pressão da artéria pulmonar. De acordo com a literatura, pode ser realizado mesmo com o paciente na vigência da ECMO.

A cirurgia, realizada por um acesso abdominal subcostal transverso, consiste no fechamento da falha diafragmática, após a redução das vísceras para o abdome. Normalmente se consegue a aproximação borda a borda do defeito muscular. Em casos de falha diafragmática muito grande, utilizam-se materiais protéticos, como as telas de polipropileno ou ácido poliglicólico. Uma outra possibilidade, que evitaria as deformidades torácicas que aparecem no decorrer dos anos com a utilização de material protético, seria a utilização de retalhos musculares pediculados (Fig. 2.122).

Costuma-se drenar o tórax, sem grandes pressões de aspiração, pelo selo d'água, pois a expansibilidade do pulmão hipoplástico é limitada, sendo sempre tolerados pequenos pneumotórax residuais. A drenagem torácica não é utilizada por alguns serviços, com resultados idênticos aos que a utilizam.

A hérnia diafragmática costuma estar associada a anomalias de rotação intestinal, que, se não obstrutivas, não devem ser corrigidas. Às vezes, associa-se com volvo gástrico obstrutivo que pode evoluir para necrose.

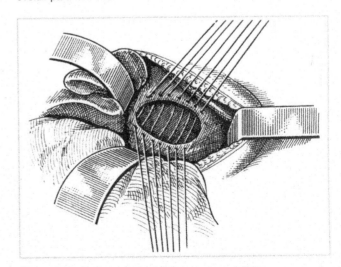

Figura 2.122 – Fechamento do defeito por sutura primária.

São raros os casos de aumento exagerado da pressão intra-abdominal pela redução das vísceras torácicas para o abdome, prejudicando a ventilação pulmonar por ocasião do fechamento da parede abdominal. Nesse casos, pode-se somente fechar a pele (com ou sem o uso de material protético) aproximando a musculatura, ou utilizar-se tela de silicone, como usado nas grandes onfaloceles.

Os pacientes com hérnia diafragmática traumática são de fácil abordagem cirúrgica e seu prognóstico depende das lesões associadas. Pode ser corrigida por via videolaparoscópica.

As crianças que sobrevivem ao período neonatal tormentoso apresentam perspectiva de vida normal, tendo em vista que o pulmão apresenta crescimento pós-natal que compensa a hipoplasia que apresenta ao nascer.

PERSPECTIVAS FUTURAS

Como as estatísticas de sobrevida uniformemente mostram ainda resultados insatisfatórios, novas modalidades de tratamento estão sendo buscadas.

Os trabalhos de cirurgia fetal desenvolvidos experimental e clinicamente por Harrison, em São Francisco, demonstram a viabilidade de se operar o feto, de mau prognóstico, ainda na vida intra-uterina, corrigindo-se o defeito diafragmático. Os bons resultados anatômicos dessa correção contrapõem-se aos maus resultados finais pelo elevado risco materno, desencadeamento de trabalhos de parto prematuro, perda fetal e nascimento de crianças ainda com grau elevado de hipoplasia pulmonar. Do ponto de vista prático, a correção intra-útero está, no momento, abandonada.

Como o maior problema da hérnia diafragmática não é o defeito anatômico mas a hipoplasia pulmonar, é para sua correção que se volta a atenção dos pesquisadores. Trabalhos recentes demonstraram que a ligadura temporária da traquéia fetal acelera o crescimento pulmonar, pelo acúmulo de secreções e pelo aumento mantido de pressão dentro da árvore respiratória.

Após extensos trabalhos experimentais em animais, a técnica foi transposta com sucesso a fetos, inicialmente por meio do acesso cervical com histerotomia materna e, em seguida, de maneira mais simples, com a utilização de técnicas miniaturizadas de videocirurgia. O clipe metálico aplicado na traquéia do feto era removido logo após a cesárea materna, antes do clampeamento dos vasos umbilicais, o que dá ao cirurgião alguns minutos para realizar o procedimento com o feto oxigenado por via placentária.

Esse mesmo resultado pode ser obtido mediante a colocação de um "plug" intratraqueal por fetoscopia, com menos risco de ter estenose como no método anterior.

Os resultados iniciais dessa técnica, que acarreta grandes custos e complexidade de recursos envolvidos, são promissores.

Para crianças que apresentam hipóxia grave de difícil reversão após o nascimento, pode-se tentar o uso do óxido nítrico, a ventilação de alta freqüência, a "jet ventilation" ou a ventilação líquida com perfluorocarbono.

HÉRNIA HIATAL

O refluxo gastroesofágico na criança é bastante freqüente, não raro necessitando de correção cirúrgica. Entretanto, uma minoria é conseqüência de anomalias anatômicas da região da transição esofagogástrica.

A hérnia hiatal consiste na subida à cavidade torácica por meio do hiato esofágico do diafragma, de porções do estômago. Existem duas variantes de apresentação: a hérnia de rolamento e a de deslizamento.

A de *deslizamento* é a mais comum e consiste na subida para o tórax da cárdia e parte do estômago. Pode ser congênita ou adquirida. A congênita é decorrente de anomalia do hiato diafragmático que, alargado, permite a subida do estômago do abdome para o tórax, facilitada pela pressão negativa intratorácica. A adquirida geralmente é secundária ao refluxo de longa duração, decorrente do encurtamento do esôfago pelo processo inflamatório intenso secundário à esofagite crônica. A sintomatologia é igual à do refluxo gastroesofágico, porém seu tratamento é sempre e desde o início cirúrgico (Fig. 2.123).

Na de *rolamento*, mais rara, a cárdia mantém-se em posição abdominal, enquanto o fundo gástrico "rola" para dentro do tórax pela vertente esofágica esquerda por meio do hiato alargado. Sua sintomatologia é predominantemente respiratória, pelo grande volume que pode atingir. Pode ser diagnosticada, nesses casos, pela radiografia simples de tórax. Quando os sintomas decorrem do refluxo, o diagnóstico é realizado pela radiografia contrastada de esôfago e estômago ou pela endoscopia (Fig. 2.124).

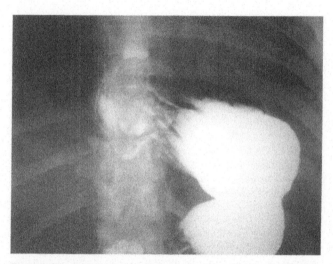

Figura 2.123 – Radiografia de esôfago e estômago evidenciando hérnia de deslizamento.

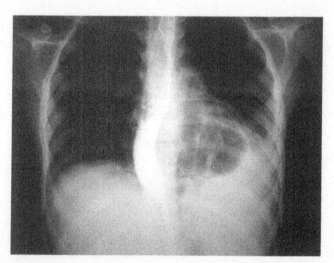

Figura 2.124 – Radiografia de esôfago e estômago evidenciando hérnia de rolamento.

Na hérnia hiatal de qualquer tipo, o tratamento é cirúrgico e consiste no reposicionamento intra-abdominal do estômago e esôfago distal, fechamento parcial do hiato alargado, reconstrução do ângulo de His e construção de uma válvula de fundo gástrico envolvendo o esôfago abdominal.

Há vários anos a via de abordagem "gold standard" é por videolaparoscopia, que permite a realização de cirurgia semelhante à abordagem por laparotomia, *com a vantagem de menos dor, melhor estética, alta mais precoce e bons resultados.*

Os resultados cirúrgicos a longo e a curto prazo são bons. No seguimento a longo prazo, em cerca de 10% dos casos a válvula torna-se ineficiente por desfazer-se parcialmente ou por migração torácica. No caso de recidiva grave dos sintomas está indicada a reoperação.

HÉRNIA DE MORGAGNI

A hérnia de Morgagni consiste na passagem de conteúdo abdominal, geralmente colo transverso ou estômago para o tórax pelo forame de Morgagni, na porção mais anterior do diafragma. É malformação rara e isolada, embora tenha sido descrita como também associada à trissomia do 21.

Sua sintomatologia é leve, geralmente respiratória. O diagnóstico, não raro, é feito durante radiografia de tórax realizada por outras razões não relacionadas à hérnia. A radiografia de perfil permite melhor visualização que a ântero-posterior (Fig. 2.125).

Em caso de dúvida diagnóstica, a radiografia contrastada do tubo digestório permite evidenciar a herniação.

O tratamento é cirúrgico, hoje em dia eletivamente realizado por via videolaparoscópica, e consiste na redução para o abdome das vísceras herniadas e fechamento da brecha diafragmática, o que costuma ser facilmente realizado.

É muito rara a recidiva pós-operatória da hérnia.

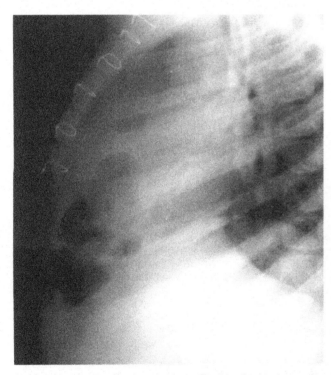

Figura 2.125 – Radiografia de tórax em perfil evidenciando gás em alça intestinal retroesternal, diagnóstica de hérnia de Morgagni.

EVENTRAÇÃO E PARALISIA DIAFRAGMÁTICA

A eventração e a paralisia diafragmática são duas doenças que igualmente se manifestam por quadros de insuficiência respiratória ou infeções de repetição no parênquima pulmonar, decorrentes de hipoventilação de um dos pulmões.

A hipoventilação decorre da elevação da cúpula do diafragma, que não se contrai e determina menores trocas gasosas do lado acometido.

Na *paralisia do diafragma,* a lesão decorre geralmente de lesões do nervo frênico relacionadas a parto, traumatismo ou iatrogenia cirúrgica. São relativamente freqüentes casos descritos associados a cirurgias cardíacas ou cateteres intravenosos. A lesão do nervo frênico provoca a falta de movimentação da cúpula frênica com a perda do seu tono muscular e subseqüente relaxamento. A elevação decorre da pressão negativa do tórax exercida sobre o músculo paralisado.

Na eventração diafragmática, a elevação do diafragma dá-se por ausência de tono muscular decorrente da falta de musculatura entre os folhetos mesoteliais do diafragma. Essa falta de musculatura corresponderia à ausência de migração de mioblastos na formação do diafragma. A conseqüência dessa ausência da musculatura é igual à da paralisia, com subseqüente hipoventilação.

Os sintomas são precoces. Na elevação, não raro, manifestam-se no período neonatal, com tiragem intercostal, batimento de asa do nariz e infecções pulmonares. Não costuma haver necessidade de cirurgia de urgência, devendo-se aguardar a estabilização do paciente.

O diagnóstico é feito por meio de radiografia de tórax que evidencia a elevação do diafragma do lado acometido, quando comparado ao contralateral, e a diminuição do parênquima pulmonar efetivo desse lado. O diagnóstico diferencial faz-se com a hérnia diafragmática com saco e grande falha, por simular um defeito em toda a extensão do diafragma. A radiografia de perfil geralmente demonstra o entalhe característico da hérnia diafragmática (Fig. 2.126).

A radioscopia ou ultra-sonografia são capazes de mostrar não só a falta de movimentação ativa do hemidiafragma acometido, mas também seu movimento paradoxal durante o ciclo respiratório, elevando-se simultaneamente com a contração do hemidiafragma contralateral.

A cirurgia consiste na plicatura do diafragma, reduzindo sua elevação, transformando-o em tenda inelástica retificada, aumentando assim a insuflação pulmonar, embora permaneça sem contratilidade. Esse procedimento reduz o movimento paradoxal. O procedimento geralmente é realizado por via torácica e perfeitamente factível por abordagem videotoracoscópica. Deixa-se por curto período de tempo uma drenagem aberta no pós-operatório nem sempre necessária.

Clinicamente, as crianças beneficiam-se muito desse procedimento paliativo pela melhora dos parâmetros de sua respiração.

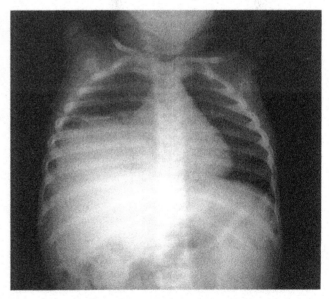

Figura 2.126 – Radiografia de tórax com elevação diafragmática direita.

BIBLIOGRAFIA

1. FAUZA, D.O. & WILSON, J.M. – Hérnia diafragmática congênita. In Maksoud J.G. *Cirurgia Pediátrica.* 2ª ed., vol. 1, Rio de Janeiro, Revinter, 2003, p. 469. 2. KARAMANOUKIAN, H.L. – Pathophisiology of congenital diaphragmatic hernia. *J. Pediatr. Surg.* **30**:5, 1995. 3. STOLAR, C.J.H. & DILLON, P.W. – Congenital diaphragmatic hernia and eventratio. In O'Neil, J.A. et al. *Pediatric Surgery.* 5th ed., St. Louis, Mosby, 1998, p. 813.

3 Malformações Laringotraqueais e Esofágicas

MANOEL ERNESTO P. GONÇALVES
SÍLVIA REGINA CARDOSO

INTRODUÇÃO

As malformações de laringe, traquéia e esôfago são secundárias a alterações que ocorrem durante o período embrionário (primeiras oito semanas após a ovulação), quando o intestino anterior primitivo irá se diferenciar nos diversos órgãos. A formação da árvore traqueobrônquica inicia-se aproximadamente no 20º dia de vida intra-uterina, quando ocorre invaginação do assoalho do intestino anterior primitivo. Com 25 dias diferencia-se uma porção cranial que formará a laringe, e uma porção caudal, que irá formar a traquéia, esôfago e pulmões. Ao redor do 28º dia, a traquéia e o esôfago separam-se por um septo, com posterior fusão de suas paredes no sentido caudocraniano. As cartilagens e a musculatura começam a se diferenciar por volta da quinta semana. Aproximadamente na oitava semana já se identificam as cordas vocais.

O desenvolvimento desses órgãos está intimamente relacionado com os arcos branquiais. O tecido endodérmico originará a língua, faringe, laringe, traquéia, alvéolos, paratireóides, tireóide e timo; o mesodérmico, os vasos sangüíneos, musculatura, vasos linfáticos e sistema esquelético; e o ectodérmico, os nervos cranianos e espinhais de todos os arcos branquiais.

As anomalias congênitas decorrentes de falhas no processo de diferenciação formam um espectro de doenças que se manifestam com sinais e sintomas de diferentes níveis de gravidade, ou seja, desde sintomas leves como dificuldade para a deglutição, até formas graves de insuficiência respiratória, ocasionalmente incompatíveis com a vida. A seguir descreveremos as principais doenças.

LARINGOMALACIA

É a anomalia congênita mais comum da laringe e a causa mais freqüente de estridor na infância, representando 50 a 75% das anormalidades laríngeas em diversos estudos.

É decorrente de deformidades ou flacidez das cartilagens laríngeas, principalmente epiglote e aritenóides, que provocam obstrução da fenda glótica durante a inspiração, com conseqüente diminuição da entrada de ar para as vias aéreas inferiores.

A manifestação clínica característica é o estridor inspiratório intermitente, que é exacerbado pelo choro, agitação, exercício, alimentação, posição supina, infecções de vias aéreas superiores e durante o sono, melhorando com a extensão do pescoço. O estridor geralmente aparece nas duas primeiras semanas de vida, podendo raramente iniciar-se vários meses após o nascimento. Alguns pacientes apresentam complicações maiores decorrentes de obstrução grave de vias aéreas, como crises de cianose, dificuldade para alimentação, desnutrição e *cor pulmonale*. Nos casos mais graves podem-se observar retrações supraclaviculares, intercostais e esternal e até deformidade torácica. Pode haver associação com outras doenças, principalmente de vias aéreas.

O diagnóstico baseia-se na história clínica, no exame físico e no exame endoscópico, que proporcionam o diagnóstico definitivo.

Para as crianças que apresentam comprometimento clínico evidente é necessário correção cirúrgica endoscópica (laringoplastias) e raramente pode haver indicação de traqueostomia.

Em geral, os sintomas pioram até aproximadamente 6 meses de vida e a partir de então melhoram progressivamente, estando a maioria dos pacientes assintomáticos com 18 a 24 meses.

ESTENOSE, MEMBRANA E ATRESIA CONGÊNITA DE LARINGE

Durante a sexta semana de vida fetal o lúmen laríngeo é obliterado pela proliferação do epitélio, que é reabsorvido na décima semana para que o lúmen seja novamente restabelecido. A falência desse processo pode ocasionar uma série de doenças, incluindo a formação de membranas, atresias e estenoses. A associação com outras malformações, incluindo atresia de esôfago, fístula traqueoesofágica, anomalias de trato urinário e hidrocefalia, tem sido descrita.

ESTENOSE CONGÊNITA DE LARINGE

É uma das doenças mais freqüentes da laringe, sendo a região subglótica a mais acometida, com ponto de maior estreitamento 2 a 3mm abaixo das cordas vocais, que corresponde à cartilagem cricóide. Entende-se por estenose subglótica o estreitamento da região laríngea situada entre as cordas vocais verdadeiras e a margem inferior da cartilagem cricóide, sendo que no recém-nascido o diagnóstico é realizado quando esse estreitamento é menor que 4mm. Raramente podem ocorrer anéis glóticos ou supraglóticos.

A criança apresenta-se com estridor inspiratório e expiratório que em geral surge logo após o nascimento, podendo ocorrer insuficiência respiratória de diferentes graus, de acordo com a gravidade da obstrução. Laringites de repetição são freqüentes e deve-se sempre suspeitar do diagnóstico em lactentes menores de 6 meses com esse sintoma. Traqueobronquites e pneumonias de repetição podem ocorrer mais raramente.

O diagnóstico é realizado por laringotraqueobroncoscopia.

Para que a criança mantenha níveis de saturação de oxigênio adequados, algumas vezes a oxigenoterapia está indicada.

Alguns pacientes respondem ao tratamento endoscópico dilatador, porém muitos necessitam de laringoplastias (em geral com interposição de cartilagem costal) ou uso de próteses; traqueostomias são necessárias em até 50% dos pacientes até que o tratamento definitivo possa ser realizado.

MEMBRANAS LARÍNGEAS

Acometem principalmente a comissura anterior, obstruindo a fenda glótica em graus variáveis. A principal manifestação clínica é o choro baixo, e os sintomas decorrentes de obstrução de vias aéreas dependem da extensão da membrana. O diagnóstico é realizado por endoscopia, sendo o tratamento endoscópico ou cirúrgico.

ATRESIA DE LARINGE

É uma doença muito rara, tendo sido primeiramente descrita por Rossi em 1826.

Três tipos de atresia laríngea têm sido relatados. O tipo I é a atresia da porção supraglótica, o tipo II da porção infraglótica e o tipo III da porção glótica.

O recém-nascido apresenta-se com insuficiência respiratória grave, notando-se dificuldade inspiratória e expiratória, retração retroesternal, ausência de estridor e choro sem voz.

A atresia laríngea completa é incompatível com a vida extra-uterina, a menos que haja uma fístula traqueoesofágica ampla.

A laringoscopia direta mostra uma massa fibrosa que pode ou não apresentar orifício para a entrada de ar e geralmente não é possível a progressão do endoscópio através da obstrução. A tomografia computadorizada pode mostrar o local exato e a extensão dos segmentos acometidos.

A traqueostomia de emergência com agulha, seguida de ventilação com alta pressão, geralmente é necessária ao nascimento, até que uma traqueostomia definitiva possa ser realizada.

A cirurgia corretiva com reconstrução laríngea é feita mais tardiamente.

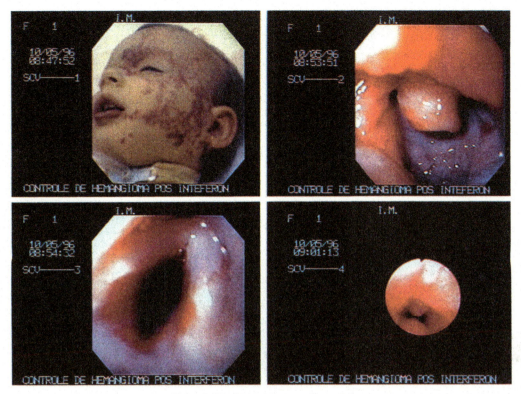

Figura 2.127 – Hemangioma de face e laringe.

HEMANGIOMAS E LINFANGIOMAS

Constituem um grupo de doenças decorrentes da proliferação anormal das células presentes em tecidos normais, durante sua formação no período embrionário.

Ao redor da quarta semana de vida intra-uterina, o tecido mesodérmico inicia sua diferenciação para formar o sistema vascular. Inicialmente, os angioblastos formam uma rede capilar única, apresentando os espaços vasculares conteúdo misto. Nas quatro semanas seguintes, a diferenciação se completa, havendo separação entre o sistema arterial, venoso e linfático. Distúrbios nessa fase podem levar à formação de hemangiomas, linfangiomas ou linfo-hemangiomas.

Podem acometer a região glótica ou subglótica, sendo únicos ou múltiplos. Comumente são associados com lesões em outras localizações, principalmente em cabeça e pescoço.

A criança apresenta-se com dificuldade respiratória que se inicia semanas após o nascimento e piora durante infecções de vias aéreas superiores e após manipulações laríngeas.

O tratamento dos hemangiomas é baseado na corticoterapia, podendo em alguns casos ser necessário o uso de interferon. Tratamento com laser de argônio também tem sido proposto. Quando há insuficiência respiratória grave, a traqueostomia pode estar indicada. Nos linfangiomas, os quimioterápicos locais (bleomicina) têm sido utilizados. Após os 2 anos de idade há tendência à regressão espontânea das lesões (Fig. 2.127).

"CLEFT" LARINGOTRAQUEOESOFÁGICO

É uma doença muito rara, decorrente de um defeito do fechamento do septo que separa a laringe da traquéia no sentido caudocraniano durante o período embrionário, ou defeitos de condrificação e fusão da cartilagem cricóide e músculo interaritenóide.

Existem várias classificações baseadas no desenvolvimento embrionário e extensão da comunicação laringotraqueal.

A classificação inicial proposta por Petterson divide os "clefts" em três tipos: o tipo I – envolve somente a laringe; tipo II – envolve os seis primeiros anéis traqueais; e o tipo III – estende-se até a carina.

A maioria dos pacientes apresenta sintomas secundários à aspiração logo após o nascimento, sendo que aqueles com "clefts" extensos podem apresentar aspiração maciça e óbito.

Podem ocorrer acúmulo de secreções orais, desconforto respiratório, tosse, cianose durante as mamadas, pneumonias aspirativas de repetição, atelectasias, choro rouco e estridor inspiratório. História de poliidrâmnio no período neonatal é freqüente.

Há alta associação com anomalias do trato gastrintestinal (atresia de esôfago, fístula traqueoesofágica, refluxo gastroesofágico, defeitos anais, má rotação intestinal) e associação menos freqüente com anomalias do trato geniturinário e cardiovascular.

O diagnóstico definitivo é feito por laringotraqueobroncoscopia.

O tipo I pode ou não necessitar de tratamento corretivo, de acordo com o quadro clínico e, quando necessário, pode ser realizado por via endoscópica. Os tipos II e III necessitam de correção cirúrgica, que deverá ser realizada quando o paciente apresentar boas condições nutricionais e pulmonares. Traqueostomia e gastrostomia podem estar indicadas em uma primeira fase do tratamento (Fig. 2.128).

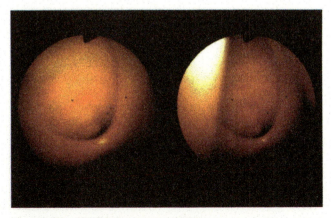

Figura 2.128 – "Cleft" laringotraqueoesofágico.

TRAQUEOMALACIA

É definida como o colapso da traquéia devido a uma anormalidade estrutural de sua parede, provocando diminuição da luz e graus variáveis de obstrução respiratória.

Na traqueomalacia congênita há desproporção entre a parte cartilaginosa e membranácea da traquéia (reduzida e aumentada, respectivamente), com conseqüente redução do seu diâmetro ântero-posterior.

É freqüente em recém-nascidos prematuros e pode estar associada a outras doenças congênitas, como broncomalacia, atresia de esôfago (aproximadamente 30% das crianças com atresia de esôfago e fístula traqueoesofágica apresentam traqueomalacia), mucopolissacaridoses, anormalidades cardiovasculares, entre outras.

As manifestações clínicas iniciam-se geralmente logo após o nascimento, podendo, porém, ser mais tardias. Quanto mais grave, mais precocemente ocorrem as manifestações clínicas. Estas variam de acordo com a extensão e a localização do defeito, sendo o estridor expiratório o principal sinal clínico. Pode haver sibilos, tosse, infecções respiratórias de repetição, cianose intensa e apnéia de origem reflexa.

O diagnóstico é baseado no quadro clínico e no exame endoscópico, quando pode-se definir a localização e a intensidade da traqueomalacia.

O tratamento é dependente do grau de obstrução das vias aéreas. Nos casos leves somente fisioterapia e umidificação do ar inspirado geralmente são suficientes. Nos casos mais graves, podem ser necessários oxigenoterapia e intervenções cirúrgicas (aortopexia, ressecção do segmento traqueal afetado, próteses), estando a traqueostomia indicada para casos isolados.

OUTRAS DOENÇAS LARINGOTRAQUEAIS

A paralisia congênita das cordas vocais representa 10% das anomalias congênitas de laringe, sendo a paralisia unilateral mais freqüente que a bilateral; a paralisia unilateral esquerda é mais comum que a direita e pode estar associada a malformações cardiopulmonares e compressão do nervo laríngeo recorrente por tumores e cistos do mediastino anterior. A paralisia unilateral provoca sintomas leves e geralmente não requer tratamento. Na paralisia bilateral, entretanto, há dificuldade respiratória grave, com estridor bifásico e pneumonias aspirativas de repetição, sendo a traqueostomia necessária na maioria das vezes, até que a cirurgia definitiva possa ser realizada.

Cistos saculares de laringe podem ser únicos ou múltiplos e causam obstrução de vias aéreas em 90% dos pacientes acometidos. A sintomatologia aparece nos primeiros três anos de vida, sendo comum estridor inspiratório e expiratório, disfonia (ocasionalmente com choro sem voz), tosse e disfagia. O tratamento é a exérese do cisto ou punções endoscópicas esvaziadoras. Raramente há necessidade de traqueostomia.

As laringoceles são raras na infância e podem causar estridor intermitente e distúrbios da voz. A aspiração endoscópica é o tratamento definitivo.

Na estenose traqueal existem várias formas e graus de intensidade, dependendo da parte membranácea traqueal; é uma doença rara. A criança apresenta-se com estridor bifásico, retrações, dispnéia e disfagia.

A agenesia traqueal é outra doença extremamente rara. Em geral, acomete um dos segmentos traqueais e pode estar associada a fístula traqueoesofágica, que permite que os pulmões sejam aerados até que possa ser realizada cirurgia corretiva.

Traqueobronquiomegalia é uma doença transmitida por herança autossômica recessiva, na qual o diâmetro dos brônquios principais e a traquéia estão muito aumentados, dificultando o clareamento das secreções e ocasionando tosse crônica, bronquite e pneumonites recorrentes (Fig. 2.129).

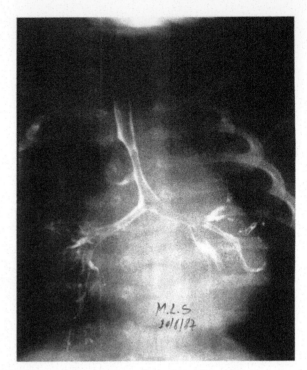

Figura 2.129 – Estenose de traquéia.

ATRESIA DE ESÔFAGO E FÍSTULA TRAQUEOESOFÁGICA

É um grupo de anomalias que ocorrem ao redor da sexta semana de vida intra-uterina. Distúrbios da formação e de movimento das pregas craniana e caudal do intestino anterior primitivo explicam a formação da fístula. O septo entre o esôfago embrionário e a traquéia normalmente inicia a sua formação ao nível da carina e progride de forma cefálica. Há várias teorias sobre os mecanismos que ocasionam a formação da atresia esofágica e das fístulas. Muitos autores têm proposto que a típica fístula traqueoesofágica seja decorrente de uma falência primária do desenvolvimento do septo ao nível da carina. Outros acreditam que há desenvolvimento normal do septo, seguido de necrose secundária à insuficiência vascular localizada, levando à formação de fístulas.

Estudo multicêntrico europeu mostrou prevalência de fístula traqueoesofágica e atresia de esôfago de 2,86 por 10.000 nascidos vivos (entre 1980 e 1988), com 10% dos casos associados a anomalias cromossômicas e aproximadamente metade dos casos associados com múltiplas malformações.

Nesse estudo houve maior incidência do sexo masculino (62% homens, 38% mulheres), embora alguns estudos não mostrem diferença significativa entre os sexos.

A atresia de esôfago com fístula traqueoesofágica distal é a apresentação mais freqüente (85 a 87%), podendo haver atresia de esôfago ou fístula traqueoesofágica isoladamente em um pequeno número de casos. Mais raramente ocorre atresia de esôfago com fístula traqueoesofágica proximal ou atresia com fístula proximal e distal. Pode ainda haver associação com atresia traqueal.

Vários estudos têm mostrado associação entre fístula traqueoesofágica e atresia de esôfago com outras anomalias congênitas, que acometem 50 a 70% dos pacientes. Assim, o complexo de VATER é a associação entre malformação vertebral, anal, traqueoesofágica, renal e anomalias do rádio; complexo de VACTEL é quando se associam ainda malformações cardíacas, havendo ainda outros termos que denominam a *associação entre malformações* (Figs. 2.130, 2.131 e 2.132).

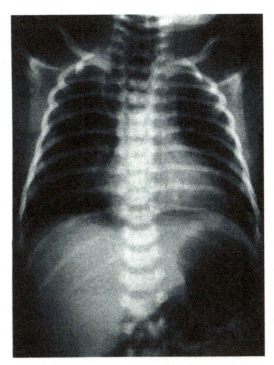

Figura 2.130 – Radiografia de recém-nascido com atresia de esôfago com fístula distal. Observar a imagem do coto superior do esôfago preenchida com ar (cedida pelo Prof. Dr. Uenis Tannuri).

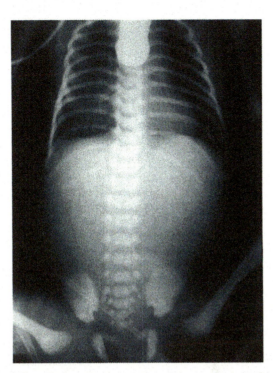

Figura 2.131 – Radiografia de atresia de esôfago sem fístula (cedida pelo Prof. Dr Uenis Tannuri).

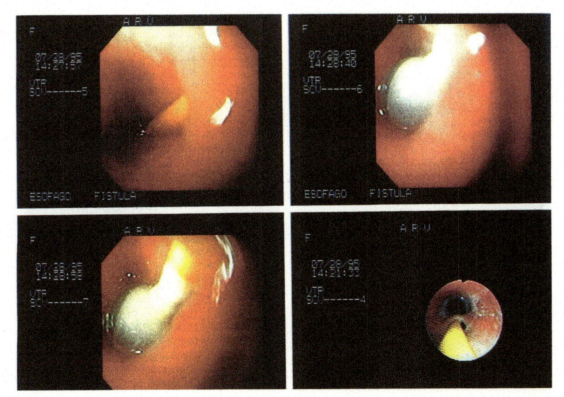

Figura 2.132 – Fístula traqueoesofágica.

MANIFESTAÇÕES CLÍNICAS E DIAGNÓSTICO

Deve-se suspeitar de atresia de esôfago quando há poliidrâmnio materno (provavelmente pela presença do poliidrâmnio, muitas crianças acometidas são prematuras). O diagnóstico deve ser confirmado na sala de parto, pela não progressão da sonda orogástrica até o estômago, podendo ser realizada radiografia contrastada, com injeção de 0,5 a 1ml de contraste hidrossolúvel (que deverá ser aspirado posteriormente para evitar lesões pulmonares), que mostrará bolsa esofágica terminando em fundo cego. À radiografia simples, a presença de ar no estômago e/ou intestino demonstra fístula entre a traquéia e o esôfago distal.

Quando não há fístula ou há fístula proximal, o abdome do recém-nascido é escavado (sem ar), sendo que no último caso pode haver aspiração pulmonar maciça.

Na rara associação entre atresia de esôfago e de traquéia, o recém-nascido apresenta dificuldade respiratória grave logo após o clampeamento do cordão umbilical e choro sem voz, evoluindo para óbito, a menos que seja realizada traqueostomia de emergência. Quando há atresia ou aplasia traqueal com fístula traqueoesofágica distal, os pulmões são ventilados pelo esôfago, havendo aspiração pulmonar maciça na tentativa de alimentação.

Quando o diagnóstico não é realizado na sala de parto, a criança apresenta secreção oral excessiva, com engasgos, cianose e tosse na tentativa de alimentação, podendo, infelizmente, o diagnóstico ser realizado quando há pneumonia secundária à aspiração.

Nos casos de fístula traqueoesofágica (fístula em H), o diagnóstico em geral é mais tardio, com pneumonias aspirativas de repetição e crises de cianose às mamadas. Como a fístula tem sentido caudocraniano do esôfago para a traquéia, a aspiração não ocorre em todas as mamadas, e é mais freqüente durante a deglutição de alimentos líquidos, quando comparados aos sólidos e pastosos.

O diagnóstico geralmente é feito com estudo radiológico (cinedeglutograma) e/ou broncoscopia para detectar o óstio da fístula traqueal.

TRATAMENTO

Os recém-nascidos com atresia de esôfago devem ser mantidos em decúbito ventral elevado, com aspiração contínua das secreções orais e em jejum, até que a cirurgia corretiva possa ser realizada.

A cirurgia proposta deve ser a anastomose esofágica primária. Quando essa não é possível, por condições clínicas desfavoráveis dos recém-nascidos ou pela presença de grande distância entre os cotos, tem sido preconizada a ligadura da fístula e a gastrostomia para alimentação. Posteriormente, realiza-se anastomose do coto ou cirurgias de substituição esofágica.

Os cuidados pós-operatórios devem ser intensos pelos riscos de deiscência da anastomose, refluxo gastroesofágico, recorrência da fístula.

Mais tardiamente pode ocorrer estenose de anastomose com necessidade de dilatação.

Traqueomalacia no local da fístula é comum, podendo haver necessidade de cirurgias corretivas quando há sintomas intensos. Cerca de 95% dos recém-nascidos de termo e 70% dos prematuros sobrevivem.

O prognóstico e a sobrevida nessa doença estão relacionados ao peso de nascimento, condições pulmonares e malformações associadas (Quadro 2.40).

Quadro 2.40 – Grupos de risco, segundo Waterson e cols., na atresia de esôfago.

Grupo	Especificação	Expectativa de sobrevida
A	Peso superior a 2.500g Ausência de complicações pulmonares Ausência de malformações associadas	95-100%
B	Peso entre 1.900 e 2.500g Complicação pulmonar discreta Malformação associada de gravidade moderada	50-65%
C	Peso inferior a 1.800g Complicação pulmonar grave Malformação congênita grave	10-20%

DUPLICAÇÃO ESOFÁGICA

É uma doença rara, decorrente de um defeito da embriogênese que leva à formação de esôfago extranumerário. Há várias teorias que explicam essas alterações, sendo que as formas mais graves devem ocorrer entre o 15º e 20º dias de vida intra-uterina, por um defeito na separação entre a notocorda e o endoderma que formarão o intestino anterior primitivo.

Segundo Brener, na 6ª ou 7ª semana, inicia-se um processo de vacuolização no tubo digestivo primitivo. A fusão dos vacúolos formará a luz dos órgãos. Quando não ocorre fusão total, poderá haver duplicações.

O esôfago é o segundo local do trato gastrintestinal mais acometido por esse tipo de malformação (10 a 20%).

Outras malformações como anomalias vertebrais, meningoceles, atresia de esôfago, pericardiopatias e fístulas broncoesofágicas podem estar presentes.

Os sintomas podem aparecer na infância e ocasionalmente até na fase adulta, podendo alguns pacientes manter-se assintomáticos por toda a vida.

Disfagia, microaspirações com pneumonias de repetição, tosse e cianose durante a alimentação são as manifestações clínicas mais freqüentes. As formas podem ser completas ou incompletas, císticas ou tubulares. As formas císticas apresentam-se como uma massa cística no mediastino posterior, sendo o diagnóstico realizado pela radiografia simples de tórax e ultra-sonografia. As formas tubulares têm em geral comunicação com o esôfago normal, sendo o diagnóstico realizado pelo exame contrastado de esôfago e endoscopia. A ultra-sonografia endoscópica tem sido útil para estabelecer o diagnóstico diferencial com lesões submucosas de esôfago. A tomografia computadorizada e a ressonância magnética podem auxiliar no diagnóstico.

O tratamento das formas incompletas pode ser realizado por endoscopia (secção do septo que separa as duas estruturas) ou cirurgia e nas formas completas está indicada a exérese do órgão duplicado.

OUTRAS DOENÇAS ESOFÁGICAS

As estenoses e as membranas esofágicas congênitas são distúrbios que ocorrem durante o período embrionário, provavelmente por mecanismo semelhante ao que acontece na atresia de esôfago. A principal sintomatologia é a disfagia, que é mais intensa e tem aparecimento mais precoce quanto maior o grau de obstrução. O diagnóstico é realizado por exame contrastado de esôfago e por endoscopia. As estenoses fibromusculares e membranas respondem ao tratamento endoscópico dilatador. Nos casos em que há remanescentes traqueobrônquicos (coristomas), está indicada a ressecção cirúrgica.

COMPRESSÃO VASCULAR DAS VIAS AÉREAS

Apesar de os anéis vasculares não representarem malformações traqueoesofágicas propriamente ditas, julgamos ser sua exposição necessária no presente capítulo, uma vez que sua origem, quadro clínico e diagnóstico estão intimamente relacionados com as doenças desse grupo.

A localização anômala ou dilatações de estruturas vasculares no mediastino podem resultar em compressão das vias aéreas e/ou do esôfago, uma vez que essas estruturas se apresentam justapostas nessa região.

O desenvolvimento do sistema vascular inicia-se no período embrionário, sendo nessa ocasião simétrico, com pares aórticos ventrais e dorsais conectados por arcos branquiais. Alguns elementos desse sistema primitivo regridem e outros diferenciam-se nas estruturas vasculares do mediastino. Alterações nessa diferenciação acarretam malformações vasculares.

O termo anel vascular é freqüentemente usado como referência para as síndromes de compressão vascular, embora nem todas as anomalias representem um anel vascular completo envolvendo a traquéia e o esôfago.

As doenças que mais comumente acarretam sintomas são: duplo arco aórtico, "sling" da artéria pulmonar (artéria pulmonar esquerda aberrante), arco aórtico direito com ducto arterioso originando-se da aorta descendente, arco aórtico esquerdo com ducto arterioso direito originando-se da aorta descendente. Menos freqüentemente, apresentam sintomas pacientes com arco aórtico direito, artéria subclávia esquerda e ducto arterioso esquerdo aberrantes, e aqueles com artéria subclávia direita e ducto arterioso direito aberrantes. Já as crianças com artéria inominada anômala, artéria subclávia anômala e dilatações da artéria pulmonar raramente apresentam sintomas.

Todas essas anomalias resultam em algum grau de compressão traqueal e/ou esofágica. A compressão traqueal ocasiona obstrução ao fluxo aéreo e ao clareamento do muco. Geralmente a compressão é intratorácica, com obstrução ao fluxo aéreo predominantemente expiratória, levando a uma retenção de ar, hiperinsuflação pulmonar e sibilos expiratórios. Em casos de compressão grave pode haver desconforto respiratório intenso, com aparecimento de retrações e estridor. Compressão brônquica secundária a "sling" da artéria pulmonar ou artérias pulmonares dilatadas resultam em hiperinsuflação distal, podendo haver sibilos localizados e atelectasias. Broncopneumonias de repetição são comuns.

Quando há obstrução esofágica pode ocorrer disfagia, regurgitação, tosse e desconforto respiratório durante a alimentação, além de pneumonias aspirativas de repetição.

Crianças com compressão traqueal secundária a duplo arco aórtico e artéria inominada anômala podem apresentar apnéia por mecanismo reflexo, que se inicia durante a alimentação. Acredita-se que o mecanismo seja reflexo, pois não há correlação entre o grau de obstrução e a gravidade da apnéia.

Em geral, quanto maior o grau de obstrução, mais precoces são as manifestações clínicas. Assim, crianças com duplo arco aórtico e "sling" da artéria pulmonar geralmente são sintomáticas ao nascimento e praticamente todas apresentam sintomas significativos aos 3 meses. Aquelas com artéria inominada anômala apresentam sintomatologia mais tardiamente na infância. Pacientes com artéria subclávia anômala, quando sintomáticos, apresentam disfagia após a introdução de alimentos sólidos ou somente na idade adulta.

A criança pode ainda se apresentar com estridor respiratório bifásico, retrações, tosse e cianose principalmente durante as refeições.

O diagnóstico complementar pode ser realizado com estudo radiológico contrastado do esôfago, que mostra falhas de enchimento típicas secundárias à compressão vascular, exceto nos pacientes com artéria inominada anômala, nos quais o exame é normal.

À radiografia simples de tórax há hiperinsuflação pulmonar. No "sling" da artéria pulmonar, o pulmão direito pode estar seletivamente hiperinsuflado. Nos casos em que há arco aórtico à direita, ele pode ser visto à radiografia (Figs. 2.133 e 2.134).

A traqueobroncoscopia mostra compressão extrínseca pulsátil das vias aéreas, sendo útil também para demonstrar outras doenças associadas.

A angiografia está indicada para o estudo da aorta e de seus ramos principais. A tomografia computadorizada demonstra o local onde se encontra o arco aórtico e as áreas de compressão traqueal.

O tratamento é clínico em pacientes com sintomas leves a moderados, baseado em medidas para facilitar a drenagem de muco e no tratamento das infecções respiratórias. Orientação alimentar com dietas pastosas deve ser prescrita para pacientes que apresentam disfagia significativa.

Para as crianças com apnéia reflexa, insuficiência respiratória grave, pneumonias de repetição e disfagia grave, com desnutrição secundária, há indicação de tratamento cirúrgico.

Após a cirurgia, aproximadamente metade dos pacientes apresenta obstrução de vias aéreas superiores, que pode ser secundária à traqueomalacia e, praticamente, todos têm hiper-responsividade brônquica.

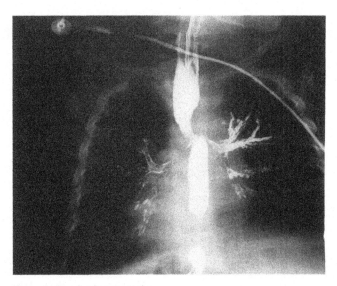

Figura 2.133 – Duplo arco aórtico.

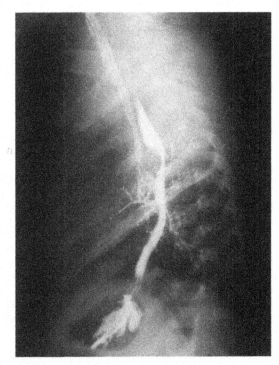

Figura 2.134 – "Sling" da artéria pulmonar.

BIBLIOGRAFIA

1. FILLER, R.M. – Tracheomalacia. In Fallis, J.C.; Filler, R.M.; Lemoine, G. Pediatric Thoracic Surgery. New York, Elsevier Science Publishing Company, 1991, p. 163. 2. DUBOIS, J.J.; POKORNY, W.J.; HARBERG, F.J. & SMITH, R.J.H. – Current management of laryngeal and laryngotracheoesophageal cleft. J. Pediatr. Surg. 25:885, 1990. 3. MAKSOUD, J.G. & GONÇALVES, M.E.P. – Fenda laringo-esôfago-traqueal. In Cirurgia Pediátrica. Vol. I, 1ª ed., São Paulo, Editora Revinter, 1997. 4. Mac MULLEN, P.; KARNES, S.; MOIR, R. & MICHELS, U. – Familial recurrence of tracheoesophageal fistula and associated malformations. Am. J. Med. Gen. 63:525, 1996. 5. WANER, M.; SUEN, Y. & DIRE HART, S. – Treatment of hemangiomas of the head and neck. Laryngoscope 102:1123, 1993.

4 Malformações Broncopulmonares

MANOEL ERNESTO P. GONÇALVES
SÍLVIA REGINA CARDOSO

INTRODUÇÃO: MORFOGÊNESE

São decorrentes de alterações durante a formação do sistema respiratório.

A endoderme originará o epitélio de revestimento, desde a traquéia até os alvéolos, e a mesoderme, os elementos de sustentação, vasos e pleuras.

A morfogênese inicia-se ao redor da quarta semana de vida intra-uterina, a partir de uma ramificação ventral do epitélio endodérmico do intestino anterior primitivo, podendo ser dividida em cinco períodos:

1. **Fase embrionária** – entre a quarta e a sexta semana de vida intra-uterina, quando ocorre a formação das vias aéreas maiores; a partir da ramificação acima descrita forma-se um broto que se alonga caudalmente e se divide em direito e esquerdo, os quais, ao se ramificarem, diferenciam-se em lobos e segmentos.

A árvore broncopulmonar começa a ser coberta por plexos arteriais mesenquimais, que se originam da aorta e drenam para as veias somáticas principais. Ao conectar-se com a artéria e as veias pulmonares, completam a circulação pulmonar (sétima semana), conservando algumas conexões aórticas, que constituem as artérias brônquicas.

Variações em brônquios segmentares e subsegmentares e anormalidades vasculares podem ser secundárias a alterações ocorridas durante esse período.

2. **Fase pseudoglandular** – entre a 7ª e a 16ª semana de gestação, caracteriza-se pela formação dos condutos aéreos e ácinos.

Nessa fase, o pulmão assemelha-se histologicamente a uma glândula exócrina; com o contínuo alongamento e crescimento, há múltiplas divisões, com formação de ramificações revestidas por epitélio cuboidal (células altas que preenchem quase toda a luz). As cartilagens começam a aparecer nas vias aéreas maiores. Até o final da 16ª semana os bronquíolos terminais estarão formados e as glândulas mucosas, as cartilagens e o músculo liso são facilmente distinguidos.

Nesse período ocorre ainda a formação do diafragma, a partir de uma lâmina de tecido mesodérmico (situada entre o pericárdio e o pedículo do saco vitelínico) e pregas pleuroperitoneais, que posteriormente se fundem. Alterações nessa fusão podem resultar na hérnia diafragmática congênita de Bochdalek.

3. **Fase canalicular** – entre a 16ª e a 28ª semana, caracteriza-se pelo desenvolvimento dos ácinos e vascularização progressiva. Os bronquíolos respiratórios são revestidos parcialmente por epitélio colunar (similar ao epitélio das vias aéreas terminais) e parcialmente por epitélio cubóide.

4. **Fase sacular** – entre a 29ª e a 36ª semana, caracteriza-se por uma diminuição do tecido intersticial e alargamento progressivo das vias aéreas terminais, que formam estruturas cilíndricas denominadas sáculos (precursores dos alvéolos) e produção de surfactante pelos pneumócitos tipo II a partir da 30ª semana de gestação.

5. **Fase alveolar** – da 37ª semana ao nascimento, a septação dos sáculos inicia-se com o aparecimento de cristas secundárias, que são pregas do epitélio e mesênquima peribrônquico que contêm uma dupla camada capilar.

A formação dos alvéolos antes do nascimento não é uma exigência, e o índice de desenvolvimento alveolar é variável (em média 50 milhões de alvéolos).

Após o nascimento, os alvéolos crescem rapidamente, apresentando uma criança no oitavo ano de vida aproximadamente 280 milhões de alvéolos (número proporcional à estatura).

As malformações broncopulmonares, apesar de não muito freqüentes, fazem parte da prática médica, devendo ser do conhecimento de todos os profissionais que tratam de pacientes do grupo etário infantil.

MALFORMAÇÕES BRÔNQUICAS

BRONCOMALACIA

Caracteriza-se pela tendência ao colabamento brônquico durante a respiração, decorrente de uma desproporção entre a parte membranácea e cartilaginosa do brônquio, podendo ser segmentar ou difusa e geralmente associada à traqueomalacia.

O grau de manifestação clínica é variável e em geral ocorre precocemente na infância.

Pode haver dificuldade respiratória com estridor e infecções de repetição, decorrentes do acúmulo de secreção. Atelectasia ou hiperinsuflação dos segmentos distais à região acometida não são raras. A radiografia de tórax é inespecífica e o diagnóstico é realizado pela broncoscopia. O tratamento fisioterápico deve ser intenso para evitar-se infecções recorrentes, estando raramente indicadas próteses endobrônquicas ou cirurgias – ver item Traqueomalacia, no Capítulo Malformações Laringotraqueais e Esofágicas (Figs. 2.135 e 2.136).

TRAQUEBRÔNQUIO

É um brônquio anômalo que se origina na extremidade distal da parede traqueal direita. Não ocasiona repercussão clínica, exceto quando desemboca em tecido pulmonar degenerativo, podendo então haver expectoração hemoptóica ou supuração recidivante.

ATRESIA E ESTENOSES BRÔNQUICAS

São malformações raras e possivelmente relacionadas a constrições do diafragma.

As manifestações clínicas estão diretamente relacionadas ao grau de estenose e em geral aparecem no período neonatal, pela dificuldade de clareamento das secreções.

Atelectasias ou hiperinsuflação do segmento envolvido podem estar presentes à radiografia de tórax. Ocasionalmente, esses pacientes podem ser assintomáticos ou oligossintomáticos.

Na atresia brônquica há obliteração completa da luz do brônquio, sendo o local mais acometido o seguimento ápico-posterior do lobo superior esquerdo. No parênquima distal, a obstrução recebe ar por ventilação colateral, mostrando hiperinsuflação. Hipoperfusão da área afetada e hipoplasia da artéria regional local têm sido relatadas.

O diagnóstico diferencial das estenoses brônquicas deve ser realizado com compressões extrínsecas vasculares, cardiomegalia (principalmente aumento de átrio esquerdo) ou dilatação da artéria pulmonar, que ocasionam os mesmos sinais e sintomas respiratórios das estenoses.

ISOMERISMO BRONCOPULMONAR

É uma malformação caracterizada por simetria broncopulmonar (bilateralidade broncopulmonar direita ou esquerda). Isoladamente, não ocasiona sintomatologia, porém, na maioria das vezes, está associada a outras síndromes malformativas, sendo uma das mais freqüentes a asplenia.

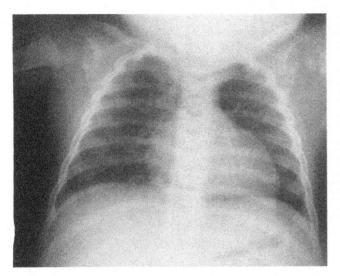

Figura 2.135 – Broncomalacia (radiografia de tórax em póstero-anterior).

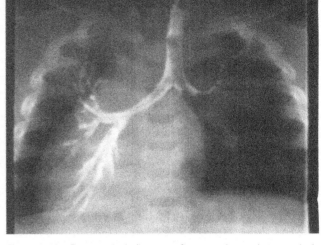

Figura 2.136 – Broncomalacia (broncografia esquerda com broncomalacia de brônquio principal esquerdo).

MALFORMAÇÕES PULMONARES

ENFISEMA LOBAR CONGÊNITO

É caracterizado por hiperinsuflação progressiva e extrema de um lobo pulmonar, com compressão secundária do pulmão remanescente e estruturas do mediastino; geralmente determina comprometimento respiratório grave.

O lobo mais acometido é o superior esquerdo, seguido pelo médio e superior direito. Raramente os lobos inferiores são comprometidos. Na maioria dos casos, um só lobo pulmonar apresenta a doença.

Os mecanismos patogênicos que tentam explicar essa afecção são múltiplos, embora na maioria das vezes não definidos. Uma anormalidade obstrutiva brônquica intrínseca (pregas mucosas anormais, estenoses brônquicas, rotação brônquica) ou extrínseca (compressão vascular por gânglios mediastinais ou cistos broncogênicos) podem ocorrer.

Broncomalacia é a anormalidade mais comumente associada, havendo descrições de alterações de cartilagens brônquicas localizadas, que também provocam um colapso brônquico expiratório. Casos raros em que o lobo afetado apresenta um número exagerado de alvéolos também são descritos.

Histologicamente, os achados são variáveis, havendo descrições de alvéolos normais, porém distendidos ou com destruição dos septos alveolares.

Há autores que sugerem a possibilidade de alargamento dos poros de Kohn ou presença de fenestrações intra-alveolares.

Manifestações clínicas e diagnóstico

Apresentam-se como uma insuficiência respiratória progressiva e grave no período neonatal, na maioria dos pacientes. Em crianças de mais idade pode haver sibilos, tosse e infecções pulmonares de repetição. A maioria dos pacientes apresenta sintomas nos primeiros meses de vida, podendo haver crises de cianose, sibilos, taquipnéia e tosse, precipitados por alimentação, choro ou excitação. Os sintomas pioram progressivamente.

Ao exame físico podemos notar taquipnéia e cianose, com diminuição do murmúrio vesicular, e timpanismo à percussão do segmento afetado.

Radiologicamente, observa-se hiperinsuflação pulmonar localizada, com desaparecimento das estruturas vizinhas, que se exacerba na expiração (Figs. 2.137 e 2.138).

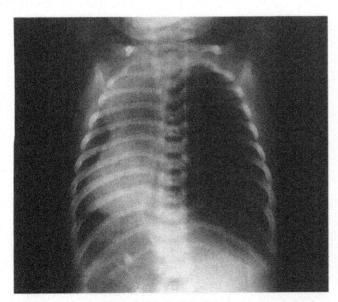

Figura 2.137 – Enfisema lobar congênito (radiografia de tórax em pósteroanterior com hiperinsuflação do lobo superior esquerdo).

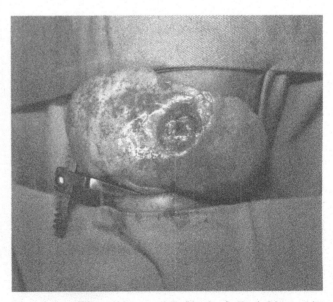

Figura 2.138 – Enfisema lobar congênito (hiperinsuflação de lobo superior direito em ato cirúrgico).

A broncoscopia está indicada para o diagnóstico diferencial com hiperinsuflação secundária a obstruções brônquicas adquiridas ou congênitas, devendo-se lembrar que a hiperinsuflação de ar durante o exame ou durante a ventilação mecânica pode aumentar subitamente a área enfisematosa.

O diagnóstico diferencial deve ser feito com enfisema compensatório ou secundário a lesões obstrutivas reversíveis, grandes lesões císticas, hérnia diafragmática e pneumotórax.

Tratamento

A cirurgia com retirada do lobo afetado é o tratamento definitivo e está indicada quando há insuficiência respiratória progressiva e/ou infecções de repetição. Em alguns casos, nos quais a sintomatologia não é grande e aparece tardiamente na infância, pode ser tentado o tratamento conservador.

CISTOS BRONCOGÊNICOS

São remanescentes brônquicos que, durante o processo de ramificação (período embrionário e pseudoglandular), desprenderam-se da árvore brônquica e permaneceram ilhados, formando uma cavidade esférica revestida por epitélio respiratório e preenchida com material mucóide. Podem ser simples, multiloculados ou múltiplos, e correspondem de 14% a 22% das doenças pulmonares císticas.

Os cistos contêm glândulas mucosas, músculos lisos, tecido elástico e usualmente cartilagem, sendo revestidos por epitélio colunar ciliado.

Podem ser intrapulmonares (peri-hilares), mediastínicos (em geral do lado direito e abaixo da carina) ou ainda extratorácicos (abdominais, subcutâneos e cervicais). Alguns cistos permanecem ligados à árvore traqueobrônquica por tecido fibroso ou estão envolvidos pela parede da traquéia ou brônquios, ocasionalmente apresentando comunicação.

Casos de degeneração maligna, incluindo rabdomiossarcoma embrionário, leiomiossarcoma e carcinoma anaplásico podem desenvolver-se a partir dos cistos.

Manifestações clínicas e diagnóstico

Aproximadamente 10% dos portadores de cistos broncogênicos são assintomáticos e a sintomatologia varia de acordo com o tamanho e a localização do cisto. Na maioria dos casos, a manifestação clínica inicia-se na infância, podendo, no entanto, aparecer mais tardiamente, quando ocorre aumento do cisto (embora cistos pequenos, de 1,5 a 3cm, possam causar sintomas).

A criança apresenta-se com desconforto respiratório e infecções de repetição secundários à compressão, podendo haver tosse, estridor e sibilos, que pioram durante o choro e a alimentação. Na compressão de um brônquio principal ou lobar, pode-se desenvolver enfisema no pulmão ou lobo adjacente ao brônquio afetado, que por sua vez comprime as estruturas vizinhas, levando à dificuldade respiratória grave. Raramente ocorrem atelectasias recorrentes.

Um dos sintomas mais freqüentes em pacientes adultos é a dor torácica, podendo ocorrer também hemoptise. Dependendo da localização do cisto, pode haver disfagia, tosse, dispnéia, compressões vasculares e arritmias cardíacas.

A comunicação com a árvore brônquica raramente forma um mecanismo de válvula que acaba por "encher" o cisto. O cisto pode ainda drenar para o espaço pleural.

A radiografia usualmente mostra uma imagem esférica, de densidade homogênea, com contornos e limites bem definidos, na maioria das vezes localizada em mediastino ou região peri-hilar, porém, muitas vezes, o cisto não é visto na radiografia simples. Quando ocorre infecção, podem drenar para a árvore brônquica e o material mucóide é substituído por ar, pus ou ambos e a imagem radiológica transforma-se em imagem aérea com paredes finas e nível hidroaéreo.

A tomografia e a ressonância magnética podem ser realizadas para determinar a exata localização da lesão e, sobretudo, para investigar a existência de outras anomalias associadas, como, por exemplo, seqüestro pulmonar.

O esofagograma diagnostica cistos paraesofágicos ou cervicais, nos quais pode-se identificar uma compressão extrínseca anterior ou ântero-lateral que se desloca para cima com a deglutição.

A broncoscopia pode demonstrar compressão extrínseca das vias aéreas.

O diagnóstico diferencial deve ser realizado com todas as massas mediastínicas, enfisema lobar congênito, pneumatoceles, abscesso cavitário residual, cavidade tuberculosa, seqüestro pulmonar com componente cístico, entre outros.

Tratamento

A exérese cirúrgica é o tratamento de escolha, mesmo para pacientes assintomáticos, com o objetivo de prevenir complicações tardias como obstrução, infecções de repetição e degeneração maligna. Quando possível, a exérese do cisto deve ser realizada, porém, em alguns casos, a lobectomia pode ser necessária. Como os cistos podem estar infectados, devem-se prescrever antibióticos na ocasião de cirurgia.

CISTOS PULMONARES CONGÊNITOS

São anomalias congênitas secundárias a alterações na fase final da formação bronquiolar ou na fase inicial da formação dos alvéolos.

Diferem dos cistos broncogênicos somente pela localização, uma vez que esses se localizam dentro do parênquima pulmonar. São geralmente únicos, ocupam um único lobo pulmonar e possuem comunicação brônquica.

O diagnóstico diferencial mais relevante é com as pneumatoceles.

O tratamento é sempre cirúrgico (lobectomia), pois evolui para infecção e formação de abscesso pulmonar, podendo ainda ocorrer pneumotórax.

Os aspectos radiológicos são apresentados nas figuras 2.139 e 2.140.

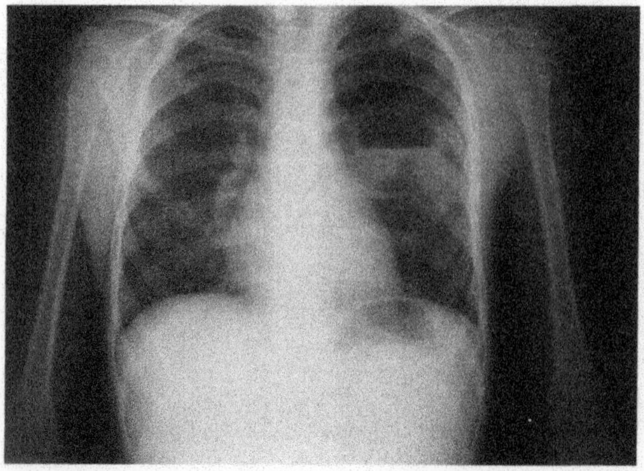

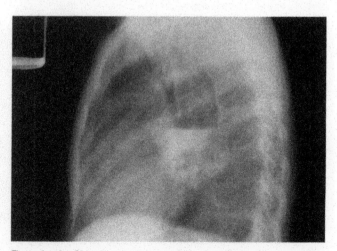

Figura 2.139 – Cisto de pulmão esquerdo (radiografia de tórax em PA).

Figura 2.140 – Cisto de pulmão esquerdo (radiografia de tórax em perfil).

MALFORMAÇÃO ADENOMATÓIDE CÍSTICA

É uma doença infreqüente e decorre de proliferação anormal dos elementos do mesênquima e falência da maturação das estruturas bronquiolares. Não há associação com raça, sexo ou predisposição familiar.

É geralmente unilateral e afeta um só lobo, embora um pulmão inteiro possa estar acometido. Raramente está presente no lobo médio.

Pode ser dividido em três tipos:

Tipo I – pequeno número de cistos (em geral de 1 a 4) de grande tamanho (de 3 a 10cm), com pouco ou nenhum componente adenomatoso. Compreende aproximadamente 50% dos casos e é de melhor prognóstico.

Tipo II – cistos de pequeno e médio volume (de 0,5 a 3cm), mais numerosos, com componentes císticos e adenomatosos. Compreendem 40% dos casos.

Tipo III – múltiplos cistos pequenos (menores que 2mm) com componente essencialmente adenomatoso, sendo o de pior prognóstico.

Manifestações clínicas e diagnóstico

Aproximadamente 50% dos pacientes apresentam-se no período neonatal com desconforto respiratório progressivo, sendo comum a associação com outras malformações, principalmente do trato urinário, cardíacas e gastrintestinais. Nesses casos, os sintomas decorrentes dessas malformações podem ser os mais proeminentes. A presença de poliidrâmnio e hidropisia fetal é freqüente e associada à prematuridade e ao pior prognóstico.

Quando a sintomatologia aparece mais tardiamente, é em geral associada a infecções pulmonares recorrentes, secundárias à má drenagem de secreção e à presença de tecido pulmonar anômalo, podendo ocorrer atelectasias.

O diagnóstico deve ser suspeitado no período pré-natal pela presença de poliidrâmnio, podendo ser detectada a anomalia pela ultra-sonografia, devendo-se programar cirurgia para logo após o nascimento.

A radiografia de tórax realizada no período neonatal imediato mostra uma massa sólida da localização lobar nos tipos I e II, que vai sendo ocupada por conteúdo aéreo no decorrer de horas ou dias. O pulmão normal ao redor pode tornar-se atelectasiado à medida que os cistos se expandem.

No período pós-natal, a radiografia característica mostra uma imagem multicística, intercalada com áreas sólidas. Raramente pode haver lesão cística isolada.

A ultra-sonografia e a tomografia computadorizada podem ser úteis para diferenciar lesões císticas e sólidas. Em crianças de mais idade, a broncografia pode ser realizada para o diagnóstico diferencial com bronquiectasia.

O diagnóstico diferencial deve ainda ser realizado com hérnia diafragmática congênita (principalmente quando a doença é do lado esquerdo), seqüestro pulmonar (na doença adenomatóide cística, o suprimento sangüíneo em geral vem da circulação pulmonar, ao contrário do que acontece no seqüestro, podendo ser diferenciada pela angiografia) e lesões císticas em geral, devendo-se ressaltar que na doença adenomatóide cística histologicamente não há cartilagem ou glândulas mucosas revestindo os cistos.

Tratamento

O tratamento de escolha é a ressecção cirúrgica do tecido anômalo, que deve ser realizada imediatamente em pacientes sintomáticos, uma vez que a lesão progressivamente se expande após o nascimento. O prognóstico após a cirurgia é bom, embora relacionado à associação com as outras possíveis anomalias congênitas.

SEQÜESTRO PULMONAR

É definido como uma porção de parênquima pulmonar anormal, separada do pulmão normal (não se comunica com a árvore traqueobrônquica por meio de um brônquio normal), sendo irrigada por uma artéria proveniente da circulação sistêmica (mais comumente da aorta torácica, seguida da aorta abdominal e das artérias intercostais).

Várias teorias têm sido descritas na tentativa de se explicar a formação do seqüestro, acreditando-se que ele se origina de um broto acessório, que se forma a partir do intestino anterior primitivo, na porção caudal ao broto pulmonar primário normal.

O broto pulmonar anômalo posteriormente mantém o suprimento arterial sistêmico primitivo e não forma o sistema vascular normal. Após esse período, pode haver um rápido crescimento de tecido pulmonar normal ao redor do tecido anômalo.

Seqüestro intralobar

Representa a maioria dos casos de seqüestro (aproximadamente 70%). Localiza-se dentro da pleura visceral, em continuidade com o tecido pulmonar normal, sendo mais comum no segmento basal posterior do lobo inferior (aproximadamente 60% à esquerda).

Histologicamente, notam-se bronquiectasias e graus variáveis de degenerações císticas; os cistos são preenchidos por muco ou secreção mucopurulenta e revestidos por epitélio cuboidal ou colunar ciliado. A parede pode conter cartilagem, músculos e glândulas brônquicas, podendo haver estruturas alveolares. O suprimento arterial é proveniente da circulação sistêmica e a drenagem sangüínea ocorre através das veias pulmonares, embora casos raros de drenagem pela circulação sistêmica tenham sido descritos.

O diagnóstico raramente é feito na infância, sendo que cerca de 15% dos casos são detectados ocasionalmente em exames de rotina.

Os principais sintomas são decorrentes de infecções pulmonares de repetição (febre, tosse produtiva, hemoptise, pneumonia, dor torácica).

Raramente podem ocorrer sinais de insuficiência cardíaca congestiva pela existência de "shunt" arteriovenoso por meio do seqüestro. À ausculta pulmonar algumas vezes notamos diminuição do murmúrio vesicular no local afetado.

Quando não há comunicação com a árvore brônquica, nota-se na radiografia de tórax uma massa sólida, localizada preferencialmente em região póstero-medial basal de um lobo inferior e, na presença de comunicação, a sintomatologia é mais proeminente e a radiografia tem imagens císticas, com ou sem nível hidroaéreo.

O diagnóstico definitivo é a demonstração do suprimento arterial sistêmico na cintilografia ou arterioangiografia, sendo o último de maior acurácia.

O tratamento cirúrgico está sempre indicado, mesmo para pacientes assintomáticos.

Seqüestro extralobar

O tecido pulmonar anômalo localiza-se fora da pleura visceral, geralmente entre o diafragma e o lobo inferior esquerdo.

Acredita-se que a alteração ocorra em uma fase mais tardia do desenvolvimento fetal, sendo menos freqüente que o seqüestro intralobar.

O suprimento arterial, na grande maioria das vezes, tem origem sistêmica (4% pode ter suprimento pela artéria pulmonar) e a drenagem se faz por veias sistêmicas.

A associação com outras malformações é bastante freqüente (mais que 50% dos casos), sendo as mais comuns a atresia do brônquio do lobo superior direito, com drenagem pulmonar anômala, duplicação do cólon e íleo terminal, comunicação com o esôfago, anomalias de vértebras cervicais, hipoplasia pulmonar e defeitos do diafragma (30% associado à hérnia diafragmática congênita), sendo 60% do lado ipsilateral.

O diagnóstico, quando realizado no primeiro ano de vida, deve-se principalmente à sintomatologia provocada pelas doenças associadas. Geralmente o diagnóstico ocorre em uma fase tardia da infância, na vigência de um processo infeccioso.

Na radiografia, nota-se uma lesão densa, ovalada na maioria dos casos, em geral localizada na região póstero-medial do lobo inferior.

A broncoscopia é inespecífica, podendo mostrar secreção proveniente dos lobos inferiores; a broncografia demonstra um brônquio normal, curvando-se ao redor do seqüestro.

O diagnóstico definitivo é feito por angioarteriografia e o tratamento cirúrgico está sempre indicado.

AGENESIA, APLASIA E HIPOPLASIA PULMONAR

São malformações raras, decorrentes de falhas no desenvolvimento fetal em diferentes períodos.

Na agenesia não há brônquios, vasos ou tecido pulmonar no lado afetado.

A traquéia continua-se com o brônquio principal existente. O lado doente está ocupado por tecido conjuntivo embrionário denso, pelo pulmão contralateral, diafragma e estruturas do mediastino.

Na aplasia há um pequeno esboço bronquial que termina em fundo cego, não havendo vasos ou parênquima pulmonar.

Na hipoplasia há diminuição no tamanho e número de brônquios, vasos e alvéolos pulmonares, com aspecto rudimentar. Dentro do hemitórax hipoplástico pode haver parênquima pulmonar anômalo, em geral de aspecto policístico, e vasos malformados.

Esses defeitos freqüentemente acometem um só pulmão ou um só lobo, com incidência semelhante entre os lados afetados.

Mais da metade dos casos está acompanhada de outras malformações, principalmente cardíacas, do trato gastrintestinal, geniturinárias e musculoesqueléticas, sendo bastante elevada a ocorrência de hérnia diafragmática.

Agenesia e aplasia pulmonar

São decorrentes de uma alteração na morfogênese durante o período embrionário e, quanto mais precoce, mais graves são os defeitos provocados.

Os pacientes são geralmente sintomáticos, sendo os principais sintomas dispnéia, taquipnéia, tosse e cianose, com infecções pulmonares de repetição.

Ao exame físico, inicialmente não há deformidade torácica, pois o hemitórax afetado está ocupado pelas estruturas do hemitórax contralateral, assim como à ausculta pulmonar podemos ouvir os sons do pulmão contralateral herniado. Quando a doença acomete o lado direito, pode ocorrer desvio do coração para o lado afetado, com a falsa impressão de dextrocardia.

Na radiografia de tórax nota-se um velamento do hemotórax doente, com desvio da traquéia e mediastino para esse lado, sendo a herniação mais bem visualizada à radiografia de perfil. Pode-se ainda notar diminuição dos espaços intercostais no lado afetado. A broncoscopia confirma o diagnóstico.

O tratamento é clínico e voltado para o controle das infecções recorrentes com fisioterapia e antibioticoterapia quando necessário, estando a cirurgia indicada para casos isolados de agenesia lobar.

O prognóstico é variável, sendo que mais da metade dos pacientes evolui para óbito antes dos 10 anos, em decorrência das malformações associadas.

Sinais de mau prognóstico incluem tosse crônica e infecções recorrentes; pacientes com acometimento do lado direito têm pior prognóstico.

As figuras 2.141 e 2.142 referem-se à agenesia de lobo direito e à agenesia de pulmão direito, respectivamente.

Hipoplasia pulmonar

Pode ocorrer em qualquer período da gestação, sendo a maioria dos casos secundária a outras malformações (50%). A hipoplasia primária isolada é rara.

As principais causas que acarretam a hipoplasia são:

a) diminuição do volume do hemitórax afetado por lesões que ocupam o espaço pulmonar (hérnia diafragmática, malformação adenomatóide cística), por aumento da efusão pleural (hidropisia fetal) ou pela diminuição do volume da caixa torácica (presente em algumas síndromes genéticas);

b) presença de oligoidrâmnio;

c) diminuição da perfusão pulmonar, associada a cardiopatias;

d) diminuição dos movimentos respiratórios fetais necessários para a expansão da caixa torácica;

e) alterações genéticas.

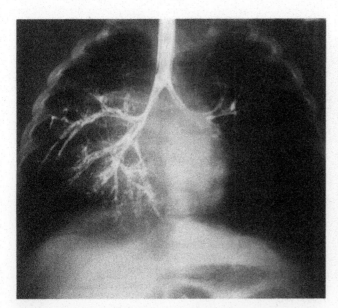

Figura 2.141 – Agenesia de lobo superior direito.

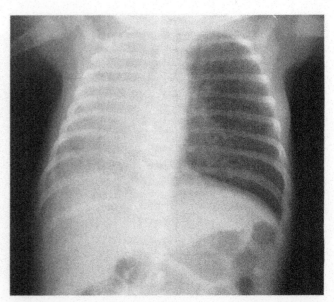

Figura 2.142 – Atresia de pulmão direito.

As malformações mais freqüentemente associadas são as cardiovasculares, pulmonares, genitourinárias e musculoesqueléticas.

Os sinais e sintomas mais comuns são taquipnéia, cianose, hipercapnia e algumas vezes acidose, que em geral aparecem no período neonatal. É também descrita a ocorrência de pneumotórax espontâneo.

Esses sintomas aparecem em graus variados, dependendo da quantidade de tecido pulmonar funcionante.

À radiografia, nota-se o pulmão pobremente aerado e elevação da cúpula diafragmática no lado afetado, assim como diminuição dos espaços intercostais, devendo-se sempre ficar atento para a possibilidade de outras malformações associadas (Fig. 2.143).

O tratamento é clínico e de suporte, e o prognóstico depende da existência de outras doenças concomitantes.

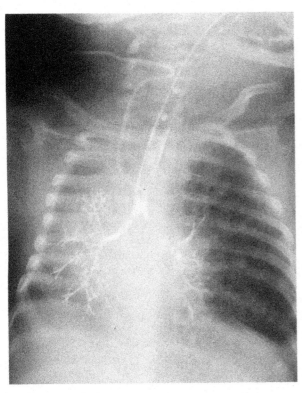

Figura 2.143 - Hipoplasia pulmonar.

FÍSTULA ARTERIOVENOSA PULMONAR

Representa uma comunicação anormal entre a artéria e as veias pulmonares, sem a interposição do leito capilar. Há um defeito na formação dos vasos capilares terminais, que leva à formação de um conglomerado de sacos vasculares de paredes delgadas (cavernoma), no qual desemboca uma artéria aferente (em geral artéria pulmonar e mais raramente artéria brônquica) e é drenado por várias veias pulmonares. Isso determina um desvio do sangue da direita para a esquerda, sem que ocorra oxigenação adequada. É mais freqüente nos lobos inferiores e em geral é múltiplo.

Ao exame podem-se notar teleangiectasias em pele e mucosas, sendo essa doença freqüente na síndrome de Osler-Weber-Rendu, além de cianose, dispnéia, rubor, baqueteamento digital, hemoptise, epistaxe, intolerância a exercícios e hemorragia de conjuntivas. Pode haver frêmito toracovocal e sopro à ausculta pulmonar no local da lesão.

Policitemia está sempre presente, com saturação de oxigênio baixa, e piora com o exercício, melhora com a oferta de oxigênio, porém sem alcançar níveis normais.

A radiografia de tórax mostra uma ou mais regiões de densidade homogênea em lobo inferior, confluente ao hilo, e a angiografia faz o diagnóstico definitivo.

O tratamento cirúrgico deve ser realizado em pacientes sintomáticos e com doença localizada, especialmente na teleangiectasia hereditária.

LINFANGIECTASIA PULMONAR CONGÊNITA

É uma doença muito rara, caracterizada por dilatação marcada e hipertrofia dos vasos linfáticos pulmonares.

No feto normal, entre 12 e 16 semanas de gestação, o tecido conectivo subpleural e interlobular possui grandes canais que diminuem entre 16 e 20 semanas de gestação; na linfangiectasia pulmonar congênita, parece não haver essa diminuição, mantendo-se os canais em grandes proporções.

Na grande maioria das vezes, os recém-nascidos são prematuros e apresentam-se com aspiração de mecônio e desconforto respiratório que piora com o decorrer das primeiras semanas. Outras anomalias associadas são comuns, principalmente cardiovasculares, do trato urinário e cutâneas. A imagem radiológica é variável, com condensações, atelectasias e hiperinsuflação em um mesmo paciente.

Não há tratamento específico e a doença é freqüentemente fatal.

BIBLIOGRAFIA

1. CACCIARI, A. et al. – A series of 17 cases of congenital cystic ademonatoide malformation of the lung: management and outcome. Eur. J. Pediatr. Surg. 7:84, 1997. 2. CASTELLA, J. & PUZO, M.C. – Bronconeumopatias congenitas. In Broncology. Barcelona, Salvat Editores, 1982, p. 81. 3. CORAN, A.G. & DRONGOWSKI, R. – Congenital cystic disease of the tracheo-bronchial tree in infants and children. Experience with 44 consecutive cases. Arch. Surg. 129:521, 1994. 4. EIGEN, H.; LEMEN, R.J. & WARING, W.W. – Congenital lobar emphysema: long-term evaluation of surgically an conservatively treated children. Am. Rev. Resp. Dis. 113:823, 1976. 5. HERNANS-SCHULMAN, M. – Cysts and cyslike lesions of the lung. Radiol. Clin. North Am. 31:631, 1993. 6. KRAVITZ, R.M. – Congenital malformations of the lung. Pediatr. Clin. North Am. 41:453, 1994. 7. LANDIN, B.H. – Congenital malformations and genetic disorders of respiratory tract. Am. Rev. Resp. Dis. 20:151, 1979. 8. LANGSTON, C. et al. – Human lung growth in late gestation and in the neonate. Am. Rev. Resp. Dis. 129:607, 1989. 9. LIERL, M.D. – Congenital abnormalities. In Hilman, B.W.B. Pediatric Respiratory Disease, Diagnoses and Treatment. Philadelphia, Saunders 1993, p. 457. 10. SCHWARTZ, M.Z. & RAMACHANDRAN, P. – Congenital malformations of the lung and mediastinum – a quarter century of experience from a single institution. J. Pediatr. Surg. 32:44, 1997. 11. SHANJI, F.M.; SANCHES, J.H. & PERKINS, D.G. – Cystic disease of the lungs. Surg. Clin. North Am. 68:581, 1988. 12. SHERER, D.M.; DAVIS, J.M. & WOODS J.R. – Pulmonary hypoplasia: a review. Obstet. Gynecol. Surg. 45:792, 1990. 13. STOCKER, J.T.; MEDWELL, J.E. & DRAKE, R.M. – Congenital cystic adenomatoid malformation of the lung. Hum. Pathol. 8:155, 1977. 14. WESLEY, J.R. et al. – Diagnosis and management of congenital cystic disease of the lung in children. J. Pediatr. Surg. 21:202, 1986.

5 Compressões Vasculares da Traquéia
Anomalias do Arco Aórtico

UENIS TANNURI

INTRODUÇÃO

As anomalias do desenvolvimento dos grandes vasos podem provocar compressão extrínseca da traquéia e do esôfago, com conseqüentes manifestações respiratórias e digestórias. O termo "anel vascular" foi inicialmente utilizado por Gross que, em 1945, fez a primeira secção de um duplo arco aórtico.

A incidência real destas anomalias é desconhecida, pois em muitos casos não há sintomatologia clínica e o problema não é detectado.

CLASSIFICAÇÃO

A classificação mais prática e didática é aquela que divide os anéis vasculares em completos e incompletos.

ANÉIS VASCULARES COMPLETOS

Duplo arco aórtico – é o tipo mais comum de anel vascular completo e compreende quase a metade desses casos. Decorre da persistência de ambos os arcos aórticos, direito e esquerdo, em que não ocorreu o desaparecimento natural do arco direito. Como conseqüência, o esôfago e a traquéia ficam comprimidos dentro desse anel, assim formado. Em geral, um arco é de maior calibre, dominante, e corresponde ao arco direito, que se situa posteriormente ao esôfago. O arco esquerdo é o não-dominante, situa-se anteriormente à traquéia e em alguns casos pode ser representado por um simples resquício fibroso. Os arcos unem-se em plano posterior ao esôfago, continuando com a aorta descendente e formando um anel vascular em torno da traquéia e do esôfago (Fig. 2.144). As artérias carótidas e subclávia de cada lado originam-se de seu arco homolateral.

O duplo arco aórtico pode estar associado a outras cardiopatias, como tetralogia de Fallot ou transposição de grandes vasos da base.

Arco aórtico à direita com persistência do ducto arterioso – constitui a segunda forma mais comum de anel vascular completo. Forma-se um anel constituído pela aorta ascendente e artéria pulmonar anteriormente, o arco da aorta à direita, e finalmente a artéria subclávia esquerda e o ducto arterioso situados posteriormente e à esquerda (Fig. 2.145). Pode apresentar componente retroesofágico, com a porção proximal do arco aórtico passando sobre o brônquio direito e à direita da traquéia, cruzando o esôfago posteriormente.

ANÉIS VASCULARES INCOMPLETOS

Artéria subclávia direita anômala – é a mais freqüente de todas as anomalias do arco aórtico e tem origem embrionária pelo desaparecimento precoce do quarto arco aórtico, o qual normalmente forma a parte inicial da artéria subclávia direita. A artéria subclávia direita passa a ter origem na aorta descendente, atravessa obliquamente o mediastino posterior da esquerda para a direita, em trajeto ascendente, atrás do esôfago (Fig. 2.146). A anomalia foi descrita pela primeira vez por Bayford em 1789 e, em virtude de causar compressão esofágica posterior e disfagia, deu origem ao termo "disfagia lusória" (em latim *luso naturae* significa acaso da natureza; lusório significa referente ao jogo). Nos lactentes, pode provocar sintomas respiratórios graves em virtude da flacidez da parede posterior da traquéia, porém na maioria dos casos não há sintomas relevantes.

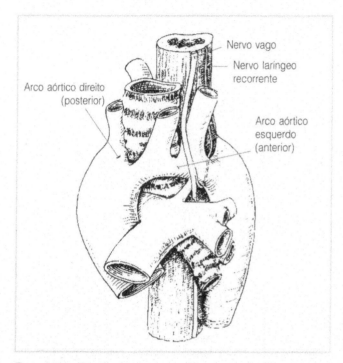

Figura 2.144 – Desenho do duplo arco aórtico com predominância do arco direito (posterior).

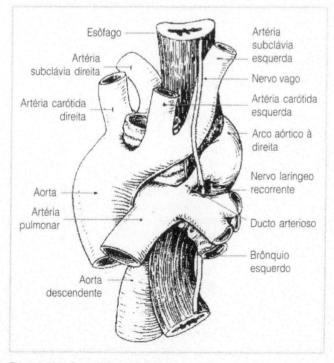

Figura 2.145 – Arco aórtico à direita e ducto arterioso. Observar o anel completo formado pela aorta ascendente, artéria pulmonar, ducto arterioso e artéria subclávia esquerda.

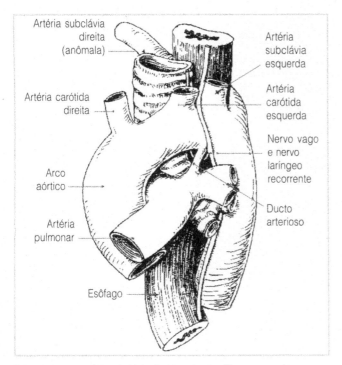

Figura 2.146 – Artéria subclávia direita anômala. Observar o trajeto ascendente, retroesofágico.

Anel da artéria pulmonar – a artéria pulmonar esquerda origina-se da artéria direita e atinge o pulmão esquerdo passando entre a traquéia e o esôfago. Forma-se assim um anel vascular que comprime o brônquio direito e o terço inferior da traquéia (Fig. 2.147). Essa anomalia freqüentemente está associada a defeitos cardíacos e à traqueomalacia ou estenoses de brônquio ou traquéia.

Artéria inominada direita anômala – esse defeito consiste em anel formado pela artéria inominada anormalmente curta e que, ao se originar de forma anômala, produz compressão na face anterior da traquéia (Fig. 2.148).

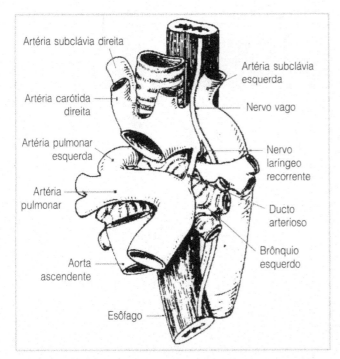

Figura 2.147 – Anel formado pela origem anômala da artéria pulmonar esquerda.

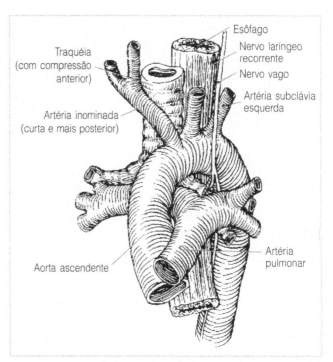

Figura 2.149 – Artéria inominada direita passando na frente da traquéia.

DIAGNÓSTICO

As crianças com anel vascular apresentam quadro clínico muito variável, desde a ausência total de sintomas até manifestações respiratórias extremamente graves, com necessidade de entubação endotraqueal. A experiência prática demonstra que, de modo geral, os sintomas são mais graves quanto mais precocemente surgirem. Os sintomas respiratórios oriundos da compressão traqueal são estridor, chiado, respiração ruidosa, dispnéia e cianose às mamadas, tosse e secreção pulmonar. Algumas crianças podem apresentar sintomas respiratórios menos intensos, caracterizados por quadros respiratórios ocasionais, que simulam crises agudas de bronquite asmatiforme ou pneumonia. A compressão esofágica traduz-se clinicamente por disfagia, a qual pode não ser notada ou valorizada pelo fato de o lactente receber apenas dieta líquida ou pela exuberância dos sintomas respiratórios.

Por vezes, a compressão pode determinar compressão traqueal e hiperinsuflação pulmonar bilateral. Infecções respiratórias e pneumonias podem ocorrer devido à compressão traqueal ou pela aspiração de alimentos para a árvore traqueobrônquica, em conseqüência da compressão esofágica.

A radiografia contrastada do esôfago, em incidência ântero-posterior e perfil, é o exame auxiliar mais importante, pois fornece dados que praticamente selam o diagnóstico final. Lembrar que o contraste baritado deve ser administrado por mamadeira ou através de sonda introduzida logo abaixo da faringe, pois a imagem de compressão da luz esofágica localiza-se no terço superior da víscera.

O duplo arco aórtico produz típica imagem de dupla compressão na radiografia contrastada do esôfago em incidência ântero-posterior (Fig. 2.149). O arco direito produz compressão superior à direita, e o arco esquerdo, compressão inferior à esquerda. O arco aórtico à direita com persistência de ducto arterioso produz compressão à direita do esôfago (Fig. 2.150). A artéria subclávia direita anômala provoca compressão posterior no esôfago à radiografia em incidência lateral (Fig. 2.151), e imagem de compressão oblíqua ascendente em incidência ântero-posterior (Fig. 2.152). A imagem de compressão entre o esôfago e a traquéia faz a suposição diagnóstica de anel da artéria pulmonar.

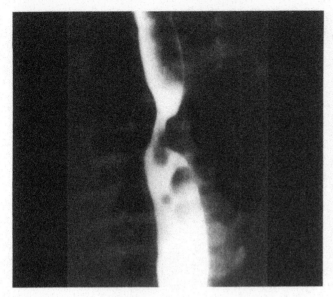

Figura 2.149 – Radiografia contrastada do esôfago em incidência ântero-posterior de criança com duplo arco aórtico. Notar a dupla compressão do esôfago.

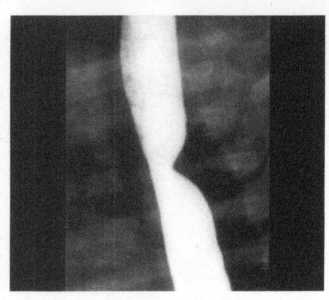

Figura 2.151 – Radiografia contrastada do esôfago em incidência lateral de criança com artéria subclávia direita anômala. Notar a compressão posterior do esôfago.

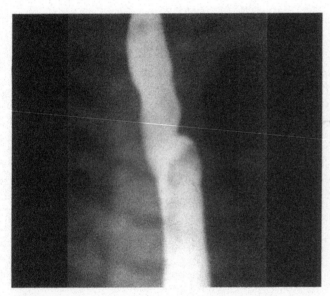

Figura 2.150 – Radiografia contrastada do esôfago em incidência lateral de criança com arco aórtico à direita e persistência do ducto arterioso. Notar a compressão posterior do esôfago produzida pela artéria subclávia esquerda.

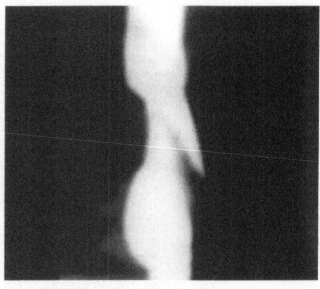

Figura 2.152 – Radiografia contrastada do esôfago em incidência ântero-posterior de criança com artéria subclávia direita anômala. Notar a compressão do esôfago oblíqua e ascendente.

A endoscopia das vias aéreas é exame útil, pois revela compressão posterior da traquéia e, no caso de artéria inominada direita anômala, compressão na parede anterior. Nos casos de dúvida diagnóstica, ou quando houver suspeita de malformação cardíaca associada, a investigação pode ser complementada pela ecocardiografia com Doppler colorido. Exames angiográficos são, em geral, dispensáveis para a conclusão diagnóstica.

TRATAMENTO

Nos casos sintomáticos o tratamento cirúrgico se impõe. A via de acesso é a toracotomia póstero-lateral esquerda. Nos casos de duplo arco aórtico, realiza-se a ligadura e a secção do arco não-dominante, em geral o esquerdo, entre a saída das artérias carótidas comuns. Nos casos de artéria subclávia direita anômala, procede-se também à ligadura e à secção dessa artéria por meio de toracotomia esquerda, sem nenhum comprometimento vascular para o membro superior, devido à circulação colateral.

Em alguns casos não se obtém o alívio imediato dos sintomas, devido à traqueomalacia no local da compressão ou mesmo à deformidade de cartilagens traqueais.

BIBLIOGRAFIA

1. GAYNOR, J.W. & SPRAY, T.L. – Congenital heart disease and anomalies of the great vessels. In O'Neil Jr., J.A. et al. Pediatric Surgery. 4th ed., St. Louis, Mosby, 1998, p. 1835. 2. IDRISS, F.S. – Vascular ring. In Raffensperger, J.G. Swenson's Pediatric Surgery. 5th ed., Norwalk, Appleton Lange, 1998, p. 689. 3. MAKSOUD-FILHO, J.G.; TANNURI, U.; GONÇALVES, M.E.P. & MAKSOUD, J.G. – Compressões do esôfago e da traquéia por anomalias do arco aórtico na infância. Rev. Ass. Med. Bras. 39:165, 1993.

SEÇÃO VI Alterações Respiratórias em Outras Doenças

coordenadoras CLEYDE MYRIAM AVERSA NAKAIE
JOSELINA MAGALHÃES ANDRADE CARDIERI

1 Manifestações Pulmonares das Doenças Neurológicas

ERASMO BARBANTE CASELLA

INTRODUÇÃO

As alterações na função ventilatória marcam os extremos da vida, com o "gasping" inaugurando as primeiras respirações após o nascimento e a respiração agônica estando freqüentemente associada à proximidade do óbito. A participação do sistema nervoso central (SNC) e periférico no controle da respiração é fundamental, sendo evidente a associação de manifestações de distúrbios respiratórios em pacientes com doenças neurológicas primárias. Após a revisão da neuroanatomia da respiração, relatamos as principais doenças neurológicas que possam apresentar manifestações pulmonares, de acordo com a topografia lesional, abordando separadamente as situações com comprometimento do parênquima encefálico, dos nervos cranianos, da medula espinhal e dos nervos periféricos.

NEUROANATOMIA DA RESPIRAÇÃO

O controle neurológico da função respiratória está baseado em um complexo sistema de grupamentos neuronais, com múltiplas conexões, localizados principalmente nas regiões inferiores do tronco encefálico. Algumas dessas estruturas estão bem definidas, enquanto outras são ainda consideradas hipoteticamente como parte desse sistema (Fig. 2.153).

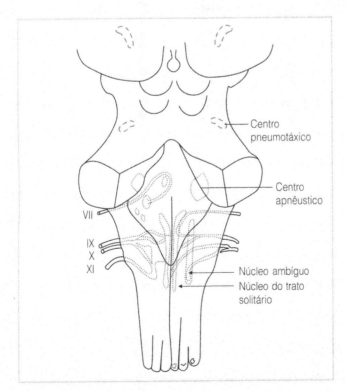

Figura 2.153 – Vista dorsal esquematizada do tronco encefálico mostrando as localizações dos centros respiratórios.

As eferências desses centros, que exercem o controle respiratório final, ocorrem principalmente pelo trato reticuloespinhal e também pelo sistema piramidal. As aferências existem em maior número, participando no controle do ritmo e da amplitude respiratória. Apesar de o controle respiratório ser extremamente complexo, com funções inter-relacionadas dos diferentes grupamentos neuronais e das suas aferências, com objetivos didáticos, procuramos enumerar isoladamente a seguir os principais setores participantes.

1. **Vias supra-segmentares** – o córtex motor e o pré-motor têm um certo controle sobre a função respiratória, sendo possível alterações voluntárias do ritmo e amplitude respiratória. Vários estudos experimentais demonstraram também que estimulações em certas regiões como o córtex límbico, tonsilas e lobo cerebelar anterior determinam efeitos inibitórios sobre a respiração.

2. **Ascendentes periféricos**:
   a) Quimorreceptores do seio carotídeo, sensíveis à diminuição sérica do CO_2 e do O_2, enviando impulsos pelo nervo glossofaríngeo (IX) ao núcleo do trato solitário.
   b) Mecanorreceptores em estruturas broncopulmonares, que assinalam sua distensão, emitindo impulsos pelo nervo vago (X) ao núcleo do trato solitário, bloqueando a inspiração.
   c) Aferentes das mucosas dos seios cranianos e do trato respiratório, com impulsos pelos nervos trigêmeos (V), IX e X.

3. **Quimorreceptores bulbares** – neurônios na superfície ventral do bulbo, sensíveis ao CO_2 e que estimulam a respiração ao ocorrer elevação do bicarbonato liquórico e da concentração tecidual de hidrogênio.

4. **Centros respiratórios pontobulbares**:
   a) Núcleo do trato solitário – localizado mais dorsalmente, juntamente com outros grupamentos de neurônios vizinhos, apresenta função predominantemente inspiratória. Esse núcleo recebe aferências dos nervos faciais (VII), IX e X (com projeções dos barorreceptores e dos receptores pulmonares) e emite eferências para os motoneurônios do frênico e dos nervos intercostais.
   b) Núcleo ambíguo, de função principalmente expiratória, localizado mais ventralmente. Recebe aferências dos nervos IX e X, gerando descargas para motoneurônios que inervam a musculatura intercostal e abdominal, com funções expiratórias, quando o CO_2 e o O_2 estão em quantidades maiores que as necessárias. Normalmente, esses neurônios permanecem silenciosos, com a expiração realizada pela força da gravidade associada à elasticidade dos tecidos pulmonares. Esse grupamento neuronal atua reforçando essa função em situações específicas e, além disso, também pode bloquear a inspiração.
   c) Centro pneumotáxico, localizado em áreas superiores da ponte, responsável pelo término da inspiração, controlando assim a duração da inspiração.
   d) Centro apnêustico, localizado mais inferiormente na ponte e que inibe a ação do centro pneumotáxico (o qual inibe a inspiração). É responsável pelo espasmo inspiratório, sendo modulado pelo centro pneumotáxico, bulbo e aferentes vagais, por meio de mecanismos de retroalimentação.

DISTÚRBIOS DO SNC
(CÉREBRO E TRONCO ENCEFÁLICO)

De acordo com as explicações anteriores, fica evidente que alterações no SNC podem causar distúrbios respiratórios geralmente como resultado de efeitos diretos ou indiretos sobre os centros respiratórios, localizados na ponte ou no bulbo. A seguir discutimos as principais alterações no SNC que podem alterar esses mecanismos fisiológicos, produzindo distúrbios respiratórios. Como essas doenças são abordadas mais detalhadamente em outros capítulos deste livro, procuramos centralizar neste capítulo as alterações de ordem respiratória.

DEPRESSÃO DA CONSCIÊNCIA

O paciente com depressão da consciência deve ser atentamente monitorizado quanto à alteração simultânea da função respiratória, normalmente estando indicada a entubação traqueal nos pacientes que apresentam menos de 8 pontos na escala de Glasgow. Além disso, a análise do padrão respiratório pode ajudar na localização de uma lesão estrutural do SNC, havendo uma certa associação dos diferentes padrões com distúrbios em locais específicos do tronco (Fig. 2.154).

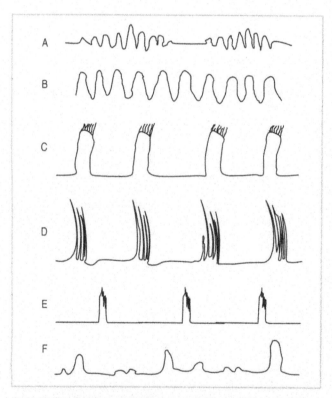

Figura 2.154 – Padrões respiratórios anormais associados com lesões patológicas em vários níveis do cérebro. **A)** Respiração de Cheyne-Stokes. **B)** Hiperventilação neurogênica central. **C)** Respiração apnêustica. **D)** Respiração de Biot. **E)** "Gasping". **F)** Respiração atáxica.

Respiração de Cheyne-Stokes – caracteriza-se por apresentar fases de hiperpnéia alternadas com outras mais curtas de apnéia. Seu aparecimento sugere a localização de lesão em estruturas diencefálicas ou mesencefálicas superiores. A patogênese está associada a uma resposta aumentada à elevação do CO_2, com hiperpnéia e resposta diminuída do prosencéfalo à diminuição do CO_2. Deve ficar claro que esse padrão respiratório pode também ocorrer em situações outras como na hipoxemia grave, no sono, na encefalopatia hipertensiva e na uremia.

Hiperventilação neurogênica central – hiperpnéia mantida, rápida e profunda, sugerindo uma localização de lesão em nível do mesencéfalo inferior e ponte superior (embora existam controvérsias). É necessário afastar a presença de hipóxia ou de acidose, que possam estar provocando a hiperventilação. Deve permanecer no sono, para afastarmos hiperventilação psicogênica e devemos excluir a presença de salicilatos ou de encefalopatia hepática.

Respiração apnêustica – caracterizada por pausas no final da inspiração, sendo um sinal de grande valor localizatório, refletindo dano no nível pontino médio ou caudal. Também pode ocorrer em hipoglicemia, anoxia ou meningite grave.

Respiração de Biot – ocorrem surtos de respirações entremeados por períodos de apnéia, que ocorrem após a expiração. Não apresenta a forma em fuso característica do Cheyne-Stokes, sendo caracterizada por uma grande regularidade nas fases de inspiração e de expiração. O aparecimento desse padrão respiratório está associado com lesões na junção pontobulbar.

"Gasping" – é um padrão freqüente ao nascimento e próximo ao óbito. Parece estar associado a lesões nas regiões laterais do bulbo e caracteriza-se por inspiração rápida, seguida de expiração e pausa expiratória.

Respiração atáxica – padrão respiratório irregular, anárquico, com pausas; traduz um sofrimento bulbar e significa a iminência de uma parada respiratória.

CRISES EPILÉPTICAS

A ventilação também pode sofrer alterações durante as crises epilépticas, principalmente nas tônico-clônicas generalizadas. Na fase tônica (inicial), ocorre contração muscular generalizada e, após cerca de 20-40 segundos em média, é intercalada com períodos de relaxamento (fase clônica). A função respiratória está alterada durante as duas fases. Durante a fase tônica não existe nenhum esforço respiratório e na fase clônica ocorre uma certa taquipnéia, mas com padrão superficial, ineficaz. Ainda na fase inicial, pode ocorrer, por hiperatividade do sistema nervoso autônomo, quadro excessivo de sialorréia e isso associado aos vômitos, freqüentes no período pós-ictal, implica riscos de aspiração.

A conduta perante as crises generalizadas consiste em se manter atenção e cuidados iniciais com as alterações respiratórias, por meio do posicionamento do paciente em decúbito dorsal horizontal, com a lateralização da cabeça e eventual sucção de conteúdos na orofaringe. Ao mesmo tempo, pode-se efetuar oferta de oxigênio, com cateter nasal ou se necessário máscara ou até, em alguns casos de estado de mal epiléptico, por meio da entubação traqueal.

APNÉIA CENTRAL

Consiste na ausência de esforço respiratório secundário a alterações do SNC, por um período maior que 15 a 20 segundos. No período neonatal, é vista com certa freqüência no prematuro, na presença de refluxo gastroesofágico ou em distúrbios cardiológicos ou infecciosos. Nas crianças maiores, pode ocorrer apnéia do tipo central em casos de encefalite, traumatismo cranioencefálico, alterações metabólicas, intoxicações etc.

O exame de eleição para a confirmação diagnóstica é a polissonografia, que monitoriza ao mesmo tempo o eletroencefalograma, o eletrocardiograma, os níveis de oxigenação, o fluxo de ar em vias aéreas superiores e os movimentos da parede torácica.

A avaliação diagnóstica e a conduta na apnéia central dependerão dos dados de história e de exame físico. A **apnéia da prematuridade** é freqüente, estando relacionada à imaturidade dos centros respiratórios, desaparecendo até as 35 semanas de idade gestacional. Normalmente, ocorrem pausas respiratórias breves durante o sono. As apnéias são consideradas patológicas quando apresentam duração maior que 20 segundos ou mesmo as mais curtas, porém com sintomas associados como bradicardia, cianose, hipotonia ou dessaturação. Para se efetuar o diagnóstico de apnéia da prematuridade, é necessário afastar outras possibilidades como cardiopatias, refluxo gastroesofágico (RGE) ou crises epilépticas. Como pista para esse último diagnóstico, vale lembrar que, apesar de um episódio de apnéia poder corresponder a um episódio convulsivo no período neonatal, nesses casos geralmente ocorre associadamente taquicardia (diferentemente da apnéia do prematuro), assim como outros tipos de convulsões associadas.

Nos casos de confirmação diagnóstica, pode ser utilizada estimulação tátil ou drogas como aminofilina, teofilina, cafeína ou eventualmente doxapram, até o desaparecimento dos sintomas. Quando as medidas citadas não impedem a ocorrência de crises muito próximas, pode-se indicar a ventilação mecânica.

A **síndrome de Ondine** consiste na depressão respiratória durante as fases mais profundas do sono não-REM (fases 3 e 4), estando preservado o controle voluntário da ventilação. A forma congênita, sem etiologia definida, manifesta-se logo após o nascimento. O diagnóstico é realizado após a exclusão de outras entidades, como a própria apnéia da prematuridade, além dos seus outros diagnósticos diferenciais citados.

Os estudos anatomopatológicos não sugerem lesão localizada no SNC. Existem diferentes hipóteses, não confirmadas, para sua gênese, como distúrbios nos quimiorreceptores localizados no bulbo ou alterações do sistema nervoso autônomo, já que é relativamente freqüente a associação com a doença de Hirschsprung, neuroblastoma ou ganglioblastoma.

Geralmente é necessária a realização de traqueostomia, utilizando-se ventilação mecânica durante a noite, com monitorização por meio de sistemas de alarme, para eventuais falhas. Ultimamente tem sido preconizada a colocação de "marca-passos" nos dois nervos frênicos, com estímulos de baixa voltagem, ou ainda a utilização de sistemas de ventilação com pressão negativa, análogos aos denominados "pulmões de aço", utilizados antigamente nos casos de poliomielite com grave comprometimento respiratório.

A **malformação de Arnold-Chiari**, que consiste na invasão do bulbo e do cerebelo pelo forame magno, indo de encontro à medula espinhal, também pode manifestar-se com quadros de hipoventilação, apnéia e eventualmente episódios prolongados de perda de fôlego. Esses sinais têm sido atribuídos por vários autores a distúrbios estruturais nos centros respiratórios pontobulbares e nas suas eferências e aferências. Outros acreditam que ocorra a compressão dos centros respiratórios ou deslocamento dos vasos que irrigam o tronco encefálico, podendo gerar isquemia.

O médico deve, nesses casos, efetuar a descompressão cirúrgica do tronco encefálico, ao nível da fossa posterior ou, nos casos com hipertensão intracraniana associada à hidrocefalia (que é uma malformação freqüentemente presente nos pacientes com malformação de Arnold-Chiari), efetuar a derivação ventriculoperitoneal. Os raros casos associados a episódios freqüentes e graves de perda de fôlego, que se acreditam estar associados a distúrbios vagais, podem ser abordados com anticolinérgicos, como a atropina.

Os pacientes com **paralisia cerebral** (PC), decorrente de lesão cerebral, não-progressiva nos primeiros tempos da vida, nas formas mais graves e com comprometimento difuso cerebral, evoluem freqüentemente com distúrbios respiratórios. Essas crianças apresentam quadros do tipo pseudobulbar, com dificuldades para o manejo da alimentação, incluindo a deglutição das próprias secreções, além de freqüentes aspirações. Paralelamente, é comum ocorrerem episódios de RGE relacionados à espasticidade e à incoordenação muscular generalizada, que dificultam a motricidade esofágica e o esvaziamento gástrico adequado. O RGE também pode estar associado às dificuldades de posicionamento do paciente com PC, que permanece deitado a maior parte do tempo.

Os quadros mais intensos de escolioses acentuam as complicações pulmonares, facilitando o aparecimento de atelectasias e comprometendo a ventilação. Essas crianças devem ser submetidas precocemente a cuidados respiratórios, com posicionamentos adequados, procurando-se evitar as freqüentes deformidades torácicas que acabam surgindo.

A terapia especializada da musculatura da orofaringe também não pode ser postergada, incluindo cuidados com a inibição dos reflexos arcaicos, que persistem por tempo prolongado nessas crianças, além da estimulação dos mecanismos normais de sucção e deglutição.

Freqüentemente, após as medidas físicas habituais, são necessários medicamentos, com o objetivo de se evitar o RGE (bromoprida, cisaprida) ou para diminuir secreções orais, que não são adequadamente deglutidas (atropina). Nos casos mais rebeldes, podem estar indicados procedimentos cirúrgicos. Em relação a casos mais graves de RGE, está indicada a gastrostomia, com válvula anti-refluxo. Com o objetivo de diminuir a freqüência de aspirações das secreções orais, após se esgotarem as outras medidas, pode ser realizada a separação da traquéia, ao nível do quarto e quinto anéis, com anastomose do segmento proximal ao esôfago, efetuando-se traqueostomia, a partir do segmento distal.

DISTÚRBIOS DOS NERVOS CRANIANOS

Os nervos envolvidos na deglutição e coordenação com as funções respiratórias são os seguintes: V (trigêmeo), VII (facial), IX (glossofaríngeo), X (vago), XI (acessório) e XII (hipoglosso). Alterações localizadas no tronco encefálico ou na emergência desses nervos podem causar distúrbios na deglutição dos alimentos ou da própria saliva, facilitando broncoaspirações. Além disso, podem ocorrer episódios de apnéia obstrutiva durante o sono, relacionados ao colabamento das paredes da faringe, devido à hipotonia de sua musculatura.

A alteração isolada desse segmento, poupando os hemisférios cerebrais, não é freqüente na faixa etária infantil, podendo ocorrer em pacientes com tumores do tronco encefálico ou com seqüelas de poliomielite bulbar. Nos últimos anos, associado ao uso indiscriminado do misoprostol, com finalidade abortiva e sem orientação médica, tem ocorrido maior incidência de pacientes com síndrome de Möebius. Nessa doença, ocorre lesão ou ausência de desenvolvimento de alguns nervos cranianos, que podem estar envolvidos no processo da deglutição. Os nervos mais comumente acometidos são o facial e o abducente, mas outros como V, IX, X, XI e XII também são comumente lesados. Os cuidados desses pacientes são semelhantes aos apontados para as crianças com paralisia cerebral.

DISTÚRBIOS DA MEDULA ESPINHAL

A função ventilatória pode estar alterada por lesões da medula espinhal nos níveis associados à inervação da musculatura respiratória (C1 a T6). O acometimento dos níveis medulares mais elevados está associado a alterações mais graves. Os primeiros cinco segmentos são responsáveis pela inervação dos músculos abdominais, intercostais, escaleno e do diafragma, e a lesão nessa localização quase sempre implica assistência respiratória definitiva. Os pacientes com acometimento dos segmentos C-6 a T-6 apresentam paralisia da musculatura intercostal e abdominal, estando intacta a inervação do diafragma e da musculatura cervical. Desse modo, apesar de ocorrer diminuição na capacidade pulmonar total, geralmente não é necessária a utilização de ventilação mecânica.

A terapia desses pacientes consiste principalmente em determinar a etiologia do distúrbio, efetuando se possível o tratamento mais adequado. As situações mais comumente associadas são os traumatismos cervicais, as neoplasias e os mielites.

Além dos cuidados fisioterápicos, eventualmente pode ser efetuado o treinamento das crianças maiores, com lesões altas, para que essas utilizem os músculos esternocleidomastóideo, trapézio e platisma, com o objetivo de poderem ter autonomia respiratória por algumas horas. Os pacientes com lesões altas, mas que poupam o frênico, podem ser submetidos à colocação de marca-passos, como citado para a síndrome de Ondine. Da mesma maneira, podem ser utilizados aparelhos de ventilação com pressão negativa.

DISTÚRBIOS DOS NERVOS PERIFÉRICOS

As lesões dos nervos periféricos responsáveis pela inervação da musculatura respiratória apresentam os mesmos problemas das lesões medulares e, dependendo da irreversibilidade da doença, também são submetidos a medidas semelhantes.

No parto ou em traumatismos em outras faixas etárias, a lesão do plexo braquial pode eventualmente estar associada à avulsão das raízes anteriores de C3, C4 e C5, que compõem o nervo frênico, causando paralisia e atrofia do diafragma.

Nos primeiros meses de vida, mesmo a lesão unilateral determina a necessidade de assistência respiratória, devido às características da parede torácica e à deficiência na musculatura respiratória acessória.

As crianças maiores, com lesão unilateral, podem apresentar apenas taquipnéia, acentuando-se uma deficiência respiratória durante os processos infecciosos. A lesão bilateral pode ser compatível com respiração espontânea (por meio dos músculos intercostais e acessórios), na vigília, com alguma dificuldade. Todavia, durante o sono, esses músculos não são eficientes o suficiente, ocorrendo insuficiência respiratória.

Nas crianças maiores, a doença neurológica que mais comumente determina um quadro de insuficiência respiratória aguda, relacionada ao acometimento radicular, é a síndrome de Guillain-Barré (polirradiculoneurite aguda). Durante uma a duas semanas ocorre um processo predominante de desmielinização axonal, geralmente ascendente, resultante de um quadro auto-imune, freqüentemente associado a eventos pregressos, como infecções virais, vacinações, procedimentos cirúrgicos etc. O acometimento eventual das raízes responsáveis pela inervação da musculatura intercostal e diafragmática implica quadro de insuficiência respiratória, necessitando de ventilação por um tempo variável. Esses pacientes devem ser rigorosamente monitorizados no início do quadro de paralisia, indicando-se a entubação traqueal, de preferência eletivamente, antes de ocorrer a fadiga respiratória. Os pacientes maiores são mais facilmente monitorizados, podendo-se indicar a assistência ventilatória baseada em provas, como a capacidade vital, previamente à descompensação respiratória. De qualquer modo, o prognóstico desses pacientes geralmente é bom, com recuperação das funções. Atualmente, a maioria dos óbitos associados à síndrome de Guillain-Barré está relacionada a distúrbios autonômicos, com arritmias cardíacas ou alterações da pressão arterial.

SÍNDROME DA HIPERVENTILAÇÃO

Essa entidade, apesar de rara em crianças, pode ser observada em adolescentes. Caracteriza-se pelo súbito aparecimento de desconforto, tonturas, sensação de sufocamento, cefaléia, alteração da memória, parestesias, respiração rápida e superficial e eventualmente tetania da musculatura facial e/ou dos membros. Esses episódios ocorrem em surtos, com duração de 1 a 60 minutos, podendo ser reprodutíveis pela hiperventilação voluntária e desaparecendo ao se respirar em sacos plásticos. Essas crises geram muita ansiedade nos pacientes e eventualmente ocorrem episódios de perda de consciência, muitas vezes confundidos com crises epilépticas. Acredita-se que esteja relacionada a uma alteração funcional do sistema nervoso autônomo e que os sintomas relacionados ao SNC estejam associados à diminuição do fluxo sangüíneo cerebral pela hiperpnéia.

Episódios de hiperpnéia também podem ocorrer em algumas doenças neurológicas como as síndromes de Rett e de Joubert ou as deficiências da piruvato desidrogenase ou da biotinidase, as quais geralmente se manifestam mais precocemente e apresentam outros sinais que sugerem o diagnóstico. Esses dois erros inatos, citados por último, apresentam episódios de acidemia láctica, explicando a hiperpnéia.

Síndrome de Rett – ocorre em meninas, com incidência de cerca de 1:4.000 nascimentos, com início das manifestações entre 9 e 22 meses de idade. Consiste em um declínio cognitivo progressivo, ataxia, movimentos estereotipados das mãos, convulsões e uma série de sintomas que lembram o autismo, além dos episódios de hiperventilação. Não se conhece sua etiologia e também não existe tratamento, além do fisioterápico.

Síndrome de Joubert – esta entidade apresenta herança do tipo autossômica recessiva, ocorrendo, além dos episódios de hiperpnéia, um quadro de deficiência mental, ataxia, hipotonia e deficiência visual. Diferentemente do quadro anterior, não existe uma piora progressiva dos sintomas nessa doença. Observa-se no exame de imagem uma hipoplasia da porção caudal do vérmis cerebelar, podendo existir associadamente outras malformações cerebrais.

BIBLIOGRAFIA

1. BACH, J.R. et al. – Noinvasive options for ventilatory support of the traumatic high level quadriplegic patient. *Chest* **98**:613, 1990. 2. COLICE, G.L. & BERNAT, J.L. – Neurologic disorders and respiration. *Clin. Chest. Med.* **10**:521, 1989. 3. GUYTON, A.C. – *Textbook of Medical Physiology*. 8th ed., Philadelphia, Saunders, 1991, p. 444. 4. VOLPE, J.J. – Injuries of extracranial, cranial, intracranial, spinal cord, and peripheral nervous system structures. In Volpe, J.J. *Neurology of the Newborn*. 3rd ed., Philadelphia, Saunders, 1995, p. 769. 5. VOLPE, J.J. – Neuromuscular disorders: muscle involvement and restricted disorders. In Volpe, J.J. *Neurology of the Newborn*. 3rd ed., Philadelphia, Saunders, 1995, p. 634.

---

2 Comprometimento Pulmonar nas Doenças do Colágeno

CLOVIS ARTUR ALMEIDA DA SILVA
MARIA HELENA BITTENCOURT KISS

O comprometimento pulmonar pode ocorrer em praticamente todas as doenças do tecido conectivo, ressaltando febre reumática, artrite reumatóide juvenil, lúpus eritematoso sistêmico, dermatomiosite, esclerodermia sistêmica *progressiva* e vasculites.

O acometimento pulmonar, nas doenças do colágeno, assume grande importância devido às implicações terapêuticas e prognósticas, com altas taxas de morbi/mortalidade.

FEBRE REUMÁTICA

O envolvimento pulmonar na febre reumática (FR) é raro, existindo dúvidas se a pneumonite reumática constitui verdadeiramente uma manifestação ou é resultante da insuficiência cardíaca, uma vez que sua presença é observada em pacientes com cardite grave.

Os achados *clínicos e radiológicos* da pneumonite reumática não são característicos, podendo simular edema pulmonar, atelectasia e tromboses pulmonares resultantes de vasculites. À necropsia, os pulmões têm aparência hemorrágica e os alvéolos contêm hemácias, fibrina, hemossiderina e membrana hialina. A maioria dos casos de pneumonite reumática apresenta curso fulminante e altas taxas de mortalidade.

A pleurite acompanhada de derrame pleural seroso ou serofibrinoso podem ser excepcionalmente observados na FR.

ARTRITE REUMATÓIDE JUVENIL

Os comprometimentos pulmonares mais freqüentes associados com artrite reumatóide juvenil (ARJ) são pleurite e pneumonite intersticial.

A pleurite ocorre em cerca de 6 a 30% dos pacientes com artrite reumatóide juvenil, sendo clinicamente evidente em 3%. Os sintomas, em geral, são devidos às dimensões do derrame e não à intensidade do processo inflamatório. Habitualmente, sua presença está associada a outros sinais de atividade da doença, principalmente a pericardite.

O envolvimento pleural ocorre habitualmente na forma sistêmica da ARJ, no primeiro ano da doença. Raramente, o comprometimento pleural pode preceder o início da doença articular. A localização é unilateral em 80%, com excelente resposta à corticoterapia e sem seqüelas evolutivas.

O líquido pleural na ARJ tem características de exsudato, com altas concentrações de proteínas e desidrogenase láctica. A celularidade é baixa (1.000 a 3.500mm³), com predomínio de linfócitos. Níveis baixos de glicose (menor que 25mg/100ml) são bastante sugestivos de ARJ, devendo-se excluir processos infecciosos e neoplásicos. Medidas do fator reumatóide, níveis de complemento ou imunocomplexos, em geral, não apresentam utilidade diagnóstica.

A biopsia pleural revela inflamação crônica com fibrose e presença de lesões granulomatosas, semelhantes aos nódulos reumatóides.

A doença intersticial pulmonar é idêntica à observada em outras conectivopatias. Os sintomas e os sinais incluem dispnéia, tosse seca, baqueteamento de dedos, estertores em bases pulmonares e raramente hemoptise.

A radiografia do tórax em pacientes com pneumopatia intersticial revela alterações mais importantes em bases e o aspecto em "favo de mel" é evidenciado em fases mais avançadas. A tomografia computadorizada de cortes finos é sensível para detectar espessamento alveolar precoce e avaliar o parênquima detalhadamente. A cintilografia com citrato de gálio-67 ou tecnécio-99 é útil para a detecção de alveolite e inflamações da membrana epitelial. As provas de função pulmonar por espirometria mostram redução da capacidade vital forçada (CVF), com volume expiratório forçado no primeiro segundo (VEF1) normal, caracterizando um distúrbio tipo restritivo. A capacidade de difusão está geralmente diminuída e a biopsia pulmonar confirma o diagnóstico.

Na ARJ, a doença intersticial pode ocorrer como complicação da terapêutica, como o uso do metotrexato, mesmo em doses baixas de 5 a 15mg/m²/semana. A apresentação típica é uma pneumonite subaguda, com sintomas que se iniciam após um a cinco meses de tratamento e que geralmente estacionam ou regridem com a suspensão da droga e com o uso de corticosteróides.

A fibrose pulmonar intersticial é rara, sendo relatada em menos de 5% dos casos associada à forma sistêmica da ARJ.

O acometimento laríngeo traduzido clinicamente por dores de garganta (não associados a infecções de vias aéreas superiores) persistentes ou intermitentes, disfonia e dificuldade à inspiração pode ser o resultado da inflamação das articulações cricoaritenóides.

A hemossiderose pulmonar idiopática, como primeira manifestação da ARJ, a bronquiolite obliterante e os nódulos reumatóides pulmonares podem, excepcionalmente, ocorrer.

LÚPUS ERITEMATOSO SISTÊMICO JUVENIL

O comprometimento pulmonar do lúpus eritematoso sistêmico (LES) juvenil geralmente é inicial, ocorrendo entre 10 e 63% dos pacientes. As manifestações da doença pulmonar lúpica são pleurite com ou sem derrame pleural, pneumonite intersticial, hipertensão pulmonar, disfunção diafragmática e hemorragia pulmonar.

A pleurite e o derrame pleural são as manifestações mais comuns do LES na infância, com freqüência entre 10 e 37%. O comprometimento pleural pode ser sintomático ou simplesmente um achado radiológico. A manifestação clínica mais comum é a dor pleurítica recorrente.

O derrame pleural é usualmente bilateral e pequeno, devendo ser excluídas causas infecciosas. O líquido pleural é claro, com conteúdo protéico elevado (exsudato) e níveis normais de glicose, em contraste com os níveis baixo na ARJ. Os leucócitos são encontrados em níveis de 3.000 a 5.000mm³, podendo ser observado predomínio de linfócitos e neutrófilos. A presença de fator antinúcleo (FAN) em títulos superiores a 1/160 e a diminuição das frações de complemento (C3 e C4) no líquido pleural são sugestivos de LES juvenil.

A biopsia pleural evidencia um infiltrado inflamatório linfocitário e plasmocitário com áreas de fibrose.

A presença de infiltrado pulmonar em pacientes lúpicos indica, com freqüência, pneumonite bacteriana, habitualmente por *Streptococcus pneumoniae, Haemophilus influenzae, Staphylococcus aureus* ou germes gram-negativos.

A pneumonite lúpica aguda é caracterizada por início abrupto de dispnéia, febre, tosse e eventualmente hemoptise. Radiologicamente, observam-se infiltrados uni ou bilaterais mais acentuados em bases pulmonares. Elevação da cúpula diafragmática uni ou bilateral pode ser evidenciada. O termo pneumonite lúpica aguda deve ser empregado quando outras causas de doenças pulmonares, especialmente infecções, foram afastadas.

A pneumonite intersticial é rara no paciente com LES. Os sinais e os sintomas são semelhantes às outras pneumonias intersticiais, ressaltando a associação de outras formas de comprometimento pulmonar lúpico, como pleurite, elevação de cúpula diafragmática, atelectasia e infiltrado pulmonar localizado.

A hemorragia pulmonar aguda é caracterizada por hemoptise, anemia e insuficiência respiratória grave, sendo atualmente uma causa importante de mortalidade. Os achados histopatológicos sugerem lesão vasculítica aguda, acometendo a unidade alveolocapilar com depósito de imunocomplexos.

A elevação das cúpulas diafragmáticas é um achado radiológico freqüentemente associado com LES, podendo estar relacionado com atelectasia e condensações acima do diafragma. A presença de dor pleurítica, febre, derrame pleural discreto e dispnéia costumam ocorrer, caracerizando a síndrome de retração pulmonar.

A hipertensão pulmonar no LES é excepcional e os mecanismos fisiopatológicos incluem: pneumonite intersticial, vasculite de artérias pulmonares e hipertensão pulmonar primária.

Outras manifestações associadas ao LES incluem: tromboembolismo, pneumotórax espontâneo e obstrução de vias aéreas superiores por inflamação laríngea.

DERMATOMIOSITE

O comprometimento pulmonar ocorre em 35% dos pacientes com dermatomiosite (DM) juvenil, sendo três tipos mais freqüentemente observados: pneumonite intersticial, pneumonia aspirativa e insuficiência respiratória.

A pneumonite intersticial ocorre em 5 a 10% dos pacientes, podendo preceder as outras manifestações da doença. Os pacientes podem apresentar-se, conforme a clínica e a radiologia, em três padrões: 1. início agudo de febre, tosse seca, dispnéia e infiltrados pulmonares; 2. início insidioso de dispnéia e fibrose intersticial difusa (síndrome de Hamman-Rich); e 3. assintomático com radiografia pulmonar com padrão intersticial.

Na pneumonite intersticial, os testes de função pulmonar mostram restrição da ventilação com redução da capacidade pulmonar total e da capacidade vital. A hipoxemia pode ser caracterizada pela redução moderada da capacidade de difusão.

A histologia pulmonar, em pacientes com doença intersticial, evidencia infiltrado intersticial linfoplasmocitário, hiperplasia de pneumócitos I, edema e espessamento das paredes de artérias e arteríolas.

A fibrose pulmonar está freqüentemente associada à presença do anticorpo anti-Jo-1 e à ocorrência de síndrome de superposição.

A pneumonia aspirativa está, freqüentemente, associada à DM. Sua presença é secundária a alguns fatores: fraqueza muscular generalizada, insuficiência da tosse como mecanismo protetor e disfunção faríngea, devido a fraqueza dos músculos estriados do palato mole, faringe e esôfago superior. Todos os pacientes que aspiram apresentam queixa prévia de disfagia.

A insuficiência respiratória ocorre também pela hipotonia, com fraqueza de todos os músculos envolvidos na respiração, de intercostais, abdominais e diafragmático.

O uso de medicamentos para o tratamento da DM, como na ARJ, pode estar relacionado ao aparecimento de pneumonite, como a associada ao metotrexato.

Outras raras manifestações associadas com DM incluem: pleurites, hipertensão pulmonar, pneumotórax espontâneo, infecções oportunistas e proteinose alveolar pulmonar.

ESCLEROSE SISTÊMICA PROGRESSIVA (ESCLERODERMIA)

As manifestações pulmonares mais freqüentemente asssociadas à esclerodermia sistêmica progressiva são fibrose intersticial e hipertensão pulmonar.

Os pacientes com fibrose intersticial apresentam dispnéia progressiva, tosse seca e estertores finos em bases pulmonares, que posteriormente se estendem para os ápices. Na evolução pode aparecer manifestações de *cor pulmonale*. As provas de função pulmonar evidenciam o padrão restritivo. À radiografia pulmonar, verificam-se alterações em bases, as quais, evolutivamente, podem comprometer as regiões apicais, adquirindo um aspecto nodular.

A hipertensão pulmonar é o resultado da hipertrofia das camadas média e íntima, acometendo artérias pulmonares de todos os tamanhos, com estreitamento e oclusão do lúmen vascular. Os pacientes apresentam sinais de hipertensão pulmonar como: desdobramento de segunda bulha, ritmo de galope, sopros de insuficiência pulmonar e tricúspide, estase de jugulares e edema. A presença de anticentrômero é considerada um fator de risco para o desenvolvimento de hipertensão pulmonar na ausência de fibrose intersticial.

Outros acometimentos pulmonares podem estar associados com a estenose sistêmica progressiva como: pleurite, pneumotórax espontâneo, bronquiolite obliterante e pneumonia aspirativa. Há maior risco de desenvolvimento de neoplasias pulmonares em pacientes com esclerodermia.

VASCULITES

No grupo das vasculites, destacam-se o comprometimento pulmonar na púrpura de Henoch-Schönlein, granulomatose de Wegener e na síndrome de Churg-Strauss.

As manifestações pulmonares na púrpura de Henoch-Schönlein são raras, como a hemorragia pulmonar e a doença intersticial. As manifestações clínicas e as alterações radiográficas da hemorragia pulmonar são similares aos pacientes com LES. A hemorragia pulmonar na púrpura de Henoch-Schönlein é grave, com mortalidade variando de 25 a 75% dos casos, sendo indicado o uso precoce de terapêuticas agressivas com corticosteróides, imunossupressores e/ ou plasmaférese.

A granulomatose de Wegener e a angeíte alérgica granulomatosa (síndrome de Churg-Strauss) apresentam, em comum, vasculite pulmonar granulomatosa necrosante e, algumas vezes, vasculite sistêmica.

A granulomatose de Wegener acomete os seios da face, narinas, ouvido médio, faringe e pulmão. As manifestações clínicas mais freqüentes são epistaxe, rinorréia crônica, tosse e febre. A radiografia do tórax pode apresentar múltiplos nódulos bilaterais, com ou sem cavitações, que podem aparecer e desaparecer espontaneamente. Infiltrados focais, derrames pleurais e atelectasias podem ocorrer. A presença do anticorpo anticitoplasma de neutrófilo padrão citoplasmático (C-ANCA) ocorre em 50% dos pacientes. O diagnóstico, em geral, é confirmado pela biopsia pulmonar.

A síndrome de Churg-Strauss é rara na criança e no adolescente. É caracterizada pela presença de asma perene com longo tempo de duração, febre intermitente, eosinofilia importante e vasculite sistêmica. O diagnóstico é confirmado pela biopsia pulmonar, com vasculite granulomatosa necrosante e infiltrado eosinofílico.

BIBLIOGRAFIA

1. ARAÚJO, L.M. et al. – Comprometimento pulmonar em crianças com lúpus eritematoso sistêmico. Rheuma, Suplemento XIII Jornada Paulista de Reumatologia: 6, 1995. 2. CASSIDY, J.T. & PETTY, R.E. – The sclerodermas and related disorders. In Cassidy, J.T. & Petty, R.E. *Textbook of Pediatric Rheumatology.* 2nd ed., Philadelphia, Saunders, 1995, p. 423. 3. CASSIDY, J.T. & PETTY, R.E. – Vasculitis. In Cassidy, J.T. & Petty, R.E. *Textbook of Pediatric Rheumatology.* 2nd ed., Philadelphia, Saunders, 1995, p. 365. 4. DICHEY, B.F. & MYERS, A.R. – Pulmonary diseases in polyomiositis/dermatomyositis. *Semin. Arthritis Rheum.* **14**:60, 1984. 5. LEHMAN, T.J.A. – Systemic and localized scleroderma in children. *Curr. Opin. Rheumatol.* **8**:576, 1996. 6. OLSON, J.C. et al. – Pulmonary disease with hemorrhage in Henoch-Schönlein purpura. *Pediatrics* **89**:1177, 1992. 7. MALLOZI, M.C. & ROZOV, T.O. – Laboratório nas doenças pulmonares. *J. Pediatr.* **74**:125, 1998. 8. QUISMORO Jr., F.P. – Pulmonary manifestations of systemic lupus erythematosus. In Wallace, D.J. & Hann, B.H. *Dubois Lupus Erythematosus.* 5th ed., Baltimore, Williams e Wilkins, 1997, p. 937. 9. SACCHETTI, S.B. – Lúpus eritematoso sistêmico na infância: estudo clínico-laboratorial e histopatológico de 40 casos. São Paulo, 1991. 114p. Dissertação (Mestrado). Faculdade de Medicina, Universidade de São Paulo. 10. SEIBELD, J.R. – Scleroderma. In Kelley, W.N. et al. *Textbook of Rheumatology.* 5th ed., Philadelphia, Saunders, 1997, p. 1137. 11. SILVA, C.A.A. & KISS, M.H.B. – Manifestações extra-articulares iniciais em 80 pacientes com artrite reumatóide juvenil forma sistêmica. *Pediatr. (São Paulo).* **20**:83, 1998. 12. SILVA, C.A.A. – Caracterização da forma sistêmica da artrite reumatóide juvenil (ARJ) em 80 pacientes. São Paulo, 1997. 195p. Dissertação (Mestrado). Faculdade de Medicina, Universidade de São Paulo. 13. SOGABE, T.; SILVA, C.A.A. & KISS, M.H.B. – Clinical and laboratory characteristics of 50 children with dermato/polymyositis. *Rev. Bras. Reumatol.* **36**:351, 1996. 14. STOLERMAN, G.H. – Clinical manifestations of acute rheumatic fever. In *Rheumatic Fever and Streptococcal Infection.* New York, Grune & Sratton, 1975, p. 147. 15. VICENTINO, S.A. et al. – Comprometimento pulmonar das doenças do colágeno. Rheuma, Suplemento XIV Jornada Paulista de Reumatologia: 8, 1997. 16. WIEDMANN, H.P. & MATTHAY, R.A. – Pulmonary manifestations of the collagen vascular diseases. *Clin. Chest. Med.* 677, 1989. 17. ZITNIK, R.J. & COOPER, A.D. – Pulmonary disease due to antirheumatic agents. *Clin. Chest. Med.* **11**:139, 1990.

3 Alterações Pulmonares na Doença Falciforme

JORGE DAVID AIVAZOGLOU CARNEIRO

INTRODUÇÃO

A curva de mortalidade da doença falciforme possui uma distribuição bimodal, com índices mais elevados ocorrendo dentro dos primeiros cinco anos de vida e na segunda década. As principais causas de morte nos primeiros cinco anos de vida são seqüestro esplênico, sepse (usualmente por *Streptococcus pneumoniae*) e meningite. Após essa faixa etária, as complicações pulmonares constituem a causa mais comum de morbimortalidade.

Os pulmões são acometidos de vários modos pelo processo *patológico da doença falciforme*. Limitações mecânicas são impostas ao movimento e ao volume pulmonar pelas diferenças na forma torácica e pela presença de cardiomegalia. O conteúdo total de um débito cardíaco intensamente elevado deve passar através da circulação pulmonar, expandindo os grandes vasos e preenchendo a maioria dos ramos periféricos, diminuindo a complacência pulmonar e perturbando o equilíbrio ventilação/perfusão. A grande suscetibilidade à infecção pulmonar e ao tromboembolismo pulmonar pode prejudicar ainda mais o equilíbrio ventilação/perfusão e a troca de gases.

FISIOPATOLOGIA DAS ALTERAÇÕES PULMONARES NA DOENÇA FALCIFORME

Os aspectos mais estudados que contribuem para a doença pulmonar, na doença falciforme, são as alterações imunológicas que aumentam a suscetibilidade às infecções por bactérias capsuladas e a oclusão dos vasos de pequeno calibre durante o processo de falcização. Dentre as alterações imunológicas temos a opsonização e a fagocitose ineficazes, a asplenia funcional e a ausência de anticorpos específicos contra o antígeno polissacarídeo do pneumococo. Quanto à *oclusão* vascular, vários fatores estão envolvidos, e a polimerização da hemoglobina S (HbS) é um mecanismo crucial. Além disso, os eritrócitos densos e falcizados elevam a viscosidade sangüínea contribuindo para o processo oclusivo. Outros fatores que também podem contribuir incluem a embolia gordurosa pós-necrose de medula óssea, o aumento da adesão do eritrócito falciforme ao endotélio vascular, a hiperplasia da camada íntima vascular e a trombose.

CLASSIFICAÇÃO DAS ALTERAÇÕES PULMONARES NA DOENÇA FALCIFORME

As alterações pulmonares mais comuns da doença falciforme podem ser divididas em agudas ou crônicas e ocorrem em todas as hemoglobinopatias envolvendo a HbS: anemia falciforme homozigótica (SS), associação de HbS com β-talassemia (Sβ-tal) e associação de HbS com hemoglobina C (SC). As complicações pulmonares agudas incluem síndrome torácica aguda (STA), edema pulmonar e embolia gordurosa pós-necrose medular. As complicações pulmonares crônicas incluem doença pulmonar crônica falciforme, hipertensão pulmonar com *cor pulmonale* e possibilidade de trombose das grandes artérias pulmonares.

SÍNDROMES CLÍNICAS

SÍNDROME TORÁCICA AGUDA

Definição e etiologia

A síndrome torácica aguda é a segunda causa de admissão hospitalar em pacientes com doença falciforme e, em muitos casos, representa uma emergência médica. É uma doença aguda caracterizada pela evidência de infiltrado pulmonar recente visualizado na radiografia de tórax e graus variáveis de dor torácica, dispnéia, hipoxemia, febre e prostração. Uma vez que as alterações radiológicas podem demorar alguns dias para surgir, o diagnóstico geralmente é feito à medida que o quadro evolui, e não imediatamente na apresentação. Nos adultos, a STA usualmente resulta de infartos pulmonares de etiologias variadas, como infecções virais ou bacterianas, embolia gordurosa, falcização intrapulmonar e embolia de hemácias falcizadas. Em crianças, a etiologia infecciosa é a mais freqüente e, desse modo, culturas apropriadas e exames sorológicos devem ser sempre realizados. Embora a doença seja freqüentemente autolimitada, particularmente quando ela envolve uma pequena área do parênquima pulmonar, pode progredir rapidamente e ser fatal. Episódios freqüentes de STA indicam doença falciforme grave e são indício de mortalidade precoce em adultos.

Quadro clínico

A STA pode desenvolver-se como evento isolado ou durante o curso de uma crise dolorosa. Dor torácica tipo pleurítica é o sintoma dominante nos adultos. Febre, tosse e taquipnéia são os únicos achados em lactentes e crianças jovens. O envolvimento da pleura diafragmática pode resultar em dor abdominal e a doença pulmonar deve ser diferenciada de infartos ósseos de costelas e esterno ou colecistite. Embora a dor da STA possa mimetizar a angina ou infarto do miocárdio, a doença coronariana é rara em crianças e nos adultos jovens. Dependendo da extensão do envolvimento pulmonar, o exame físico mostra taquipnéia e pode haver sinais de consolidação pulmonar, derrame ou atrito pleural. Alterações do comportamento e do nível de consciência podem refletir hipoxemia e/ou efeito narcótico pelo uso de opióides ou, ainda, embolia gordurosa sistêmica.

Diagnóstico laboratorial

A radiografia de tórax dos pacientes com STA mostra infiltrados em um ou mais lobos, e sinais de derrame pleural são visualizados em 15% dos casos. O estudo radiológico pode ser normal ou não elucidativo durante os primeiros dois a três dias, especialmente se o paciente estiver desidratado. As culturas de sangue ou do líquido pleural ocasionalmente revelam um patógeno bacteriano. A gasometria arterial, obtida enquanto o paciente está respirando em ar ambiente, é fundamental para a avaliação inicial da gravidade da doença e para o tratamento clínico. A presença de hipoxemia grave ($PaO_2 < 60mmHg$ em adulto ou $< 70mmHg$ na criança) indica doença com potencial risco de morte, particularmente se não ocorrer melhora com a administração de oxigênio. O hemograma completo, incluindo contagens de reticulócitos e diferencial dos leucócitos, deve ser realizado periodicamente. Um aumento da contagem de neutrófilos acima dos níveis basais do paciente e um desvio à esquerda sugerem infecção bacteriana. Queda do hematócrito, com ou sem reticulocitose, comumente é observada à medida que a síndrome evolui e pode contribuir para a hipóxia tecidual. Se amostras de escarro ou de lavado broncoalveolar forem colhidas, essas devem ser coradas para a pesquisa de gordura e um resultado positivo é indicativo de embolia gordurosa. Devido à hipertonicidade da maioria dos meios de contraste, a angiografia pulmonar tem o risco teórico de piorar a falcização; assim, o procedimento é raramente indicado.

Tratamento

Todos pacientes com STA devem ser admitidos no hospital e, de acordo com a extensão do envolvimento pulmonar e o grau de insuficiência respiratória, a internação em unidade de terapia intensiva é necessária. Analgésicos devem ser administrados buscando-se promover alívio da dor e eliminar o desconforto, sem causar hipoventilação. Os cuidados com a hidratação devem ser rigorosos e a oxigenoterapia é indicada para situações com hipoxemia, taquicardia e taquipnéia, com monitorização freqüente dos gases arteriais.

Freqüentemente é impossível a diferenciação *a priori* entre infarto pulmonar e pneumonia bacteriana. Em 2 a 5% dos casos, a STA está associada a hemoculturas positivas e os agentes mais comumente isolados são o *S. pneumoniae* e o *H. influenzae*. Dependendo do padrão de sensibilidade desses organismos e do uso de antibioterapia profilática com penicilina, o uso de um derivado de penicilina ou de uma cefalosporina de terceira geração está indicado. Eritromicina oral deve ser adicionada se houver suspeita de pneumonia por *Mycoplasma pneumoniae*. A exsangüineotransfusão deve ser indicada se o paciente desenvolver acometimento de múltiplos lobos, doença rapidamente progressiva ou sinais de falência respiratória ($PaO_2 < 60mmHg$ em adulto ou $< 70mmHg$ na criança). Pacientes com hipoxemia crônica devem ser considerados para exsangüineotransfusão quando houver queda maior que 25% na PaO_2 de base. Se ocorrer anemia progressiva em paciente com função pulmonar no limite inferior da normalidade, a transfusão simples de concentrado de hemácias pode ser necessária. A menos que seja documentado um tromboembolismo, não há indicação para anticoagulação.

SÍNDROME DE EMBOLIZAÇÃO GORDUROSA SISTÊMICA

A síndrome de embolização gordurosa sistêmica é rara, porém freqüentemente fatal. Essa complicação ocorre devido à embolização difusa de gordura da medula óssea necrótica dentro dos vasos pulmonares e dentro da circulação sistêmica. Os pacientes com doença falciforme podem desenvolver a síndrome durante um episódio vasoclusivo grave e os sintomas incluem dor óssea, febre, dor torácica, dispnéia, confusão, agitação e coma, com ou sem insuficiência renal aguda. Em alguns casos, pode ocorrer coagulação intravascular disseminada com anemia hemolítica microangiopática grave e falência de múltiplos órgãos.

Um alto índice de suspeita é essencial para o diagnóstico precoce e a instituição de exsangüineotransfusão associada a medidas de suporte intensivo. O achado de lipídeos intracelulares nas secreções obtidas de lavado broncoalveolar, a demonstração de necrose nos aspirados medulares e de glóbulos gordurosos na urina podem ser úteis no diagnóstico.

ASMA

A asma constitui um problema terapêutico nos pacientes com doença falciforme, uma vez que o uso de agonistas beta-adrenérgicos está associado com aumento da freqüência cardíaca e pode comprometer o débito cardíaco. Por outro lado, a ação diurética de muitos broncodilatadores pode desidratar o paciente predispondo à falcização. A hidratação é essencial e o uso de fluidos intravenosos deve ser precoce durante uma crise de asma que não se resolve rapidamente. O manuseio a longo prazo é semelhante ao de outros indivíduos sem doença falciforme.

DOENÇA PULMONAR RESTRITIVA CRÔNICA

A doença pulmonar restritiva crônica, com hipertensão pulmonar e *cor pulmonale* nos estágios avançados, é conseqüência dos episódios vasoclusivos prévios e tem um prognóstico ruim. O diagnóstico antes do surgimento de evidências clínicas de *cor pulmonale* é baseado nos testes de função pulmonar anormais, radiografia de tórax com aumento da trama vasobrônquica e sinais de fibrose pulmonar e hipóxia crônica. Episódios repetidos de dor torácica grave, localizados na linha média, em aperto, são sinais de isquemia miocárdica (sem doença coronariana). Com os episódios recorrentes de STA, o paciente desenvolve hipertensão pulmonar e falência cardíaca. Um programa de transfusões crônicas periódicas pode reduzir a freqüência dos episódios de STA e o uso noturno de terapia com oxigênio pode ser útil em pacientes selecionados.

CUIDADOS PROFILÁTICOS

Quando as complicações pulmonares crônicas estão estabelecidas, a vacinação para vírus influenza é recomendada anualmente. Na população pediátrica, a vacina para *Haemophilus influenzae B* deve ser iniciada aos 2 meses de idade e o uso profilático de penicilina a partir de, no máximo, 4 meses de idade e mantido até os 5 anos. A vacina polivalente antipneumococo é recomendada na população pediátrica (≥ 2 anos) e adulta e deve ser repetida a cada três a cinco anos. Existem observações anedóticas de queda significativa de saturação de oxigênio à noite nos pacientes com doença falciforme. Isso deve ser considerado se o paciente queixar de dor noturna. Esse problema requer estudos para definir sua incidência e abordagem clínica.

BIBLIOGRAFIA

1. HAYNES, J.; ELIZABETH, M. & NORBERT, V. – Pulmonary complications. In Embury, S.H. et al. *Sickle Cell Disease Basic Principles and Clinical Practice*. Chapter 41, 1994, p. 623. 2. MANAGEMENT AND TERAPY OF SICKLE CELL DISEASE. NIH Publication Nº 95-2117. Revised december 1995 (Third Edition). National Institute of Health and National Heart, Lung and Blood Institute, chapter 8. 3. SERJEANT, G.R. – Pulmonary system. In *Sickle Cell Disease*. 1992, p. 184.

---

4 Distúrbios Cardiovasculares

JAQUELINE WAGENFÜHR
REGINA LÚCIA MOYSÉS

INTRODUÇÃO

O sistema respiratório e o cardiocirculatório estão intimamente relacionados; assim sendo, qualquer doença que acometa o coração irá refletir, em maior ou menor grau, sobre o pulmão. É importante salientar que o comprometimento pulmonar também poderá levar a alterações cardíacas. As infecções respiratórias das vias aéreas inferiores freqüentemente complicam a evolução clínica das crianças com cardiopatia congênita. Por vezes é extremamente difícil separar as manifestações decorrentes da pneumopatia daquelas relacionadas às cardiopatias. Pacientes com cardiopatia com "shunt" esquerdo-direito e com cardiopatia cianogênica associada a hiperfluxo pulmonar apresentam infecções pulmonares freqüentes, principalmente no primeiro ano de vida. Pode haver um quadro de insuficiência cardíaca associado à infecção pulmonar e, em outras situações, a própria infecção pulmonar pode desencadear falência cardíaca em paciente cardiopata previamente compensado. Crianças com cardiopatia e infecções pulmonares podem apresentar sibilos expiratórios, sendo a bronquiolite um diagnóstico diferencial. Na persistência e recorrência do quadro clínico deve-se afastar a presença de cardiopatia de base.

ALTERAÇÕES PULMONARES NAS CARDIOPATIAS
COM "SHUNT" ESQUERDO-DIREITO

Freqüentemente, crianças com grande "shunt" esquerdo-direito desenvolvem dificuldade respiratória. Os problemas podem decorrer da insuficiência cardíaca, porém existem outros fatores importantes, como por exemplo: compressão brônquica externa pela dilatação das artérias pulmonares hipertensas ou pelo átrio esquerdo aumentado e compressão do parênquima pulmonar por aumento maciço *do coração*. *Esses* fatores determinam atelectasias crônicas ou recorrentes, pneumonias, bronquiectasias e enfisema lobar infantil. Os locais mais comuns de compressão são o brônquio-fonte esquerdo, o do lobo superior esquerdo e o do lobo médio. O átrio esquerdo situa-se subjacente à bifurcação da traquéia. Nas cardiopatias com "shunt" esquerdo-direito (CIV, PCA, DSAV) que evoluem com hipertensão pulmonar e dilatação do átrio esquerdo, a probabilidade de compressão brônquica aumenta.

A obstrução brônquica intraluminal pode ser causada por infecção, por ingurgitamento dos vasos brônquicos resultando no excesso de secreção e edema de mucosa, além de secreções mais viscosas secundárias à desidratação. Essas situações isoladas ou combinadas com compressão externa levam à obstrução das vias aéreas.

As complicações pulmonares associadas a "shunt" esquerdo-direito ocorrem mais freqüentemente entre os 2 e os 9 meses de idade. Inicialmente, as artérias pulmonares são pequenas e a magnitude do "shunt" esquerdo-direito é limitada pela resistência vascular pulmonar alta. Nos meses subseqüentes, a resistência vascular pulmonar diminui, favorecendo o aumento do "shunt" com distensão das artérias pulmonares. No final do primeiro ano de vida, existe *uma melhora espontânea*, pois as vias aéreas estão consideravelmente maiores e mais cartilaginosas, resultando em menor compressão. Enquanto ocorrem as mudanças anatômicas nas vias aéreas, um defeito cardíaco pode sofrer alterações, reduzindo seu tamanho e diminuindo, assim, o "shunt" esquerdo-direito. Por exemplo, uma comunicação interventricular pode diminuir de tamanho ou fechar-se espontaneamente. Crianças com agenesia da valva pulmonar são particularmente propensas a complicações pulmonares. Nas crianças com "shunt" esquerdo-direito importante, observa-se sibilância e hiperinsuflação pulmonar generalizada. Essa obstrução das vias aéreas inferiores é correlacionada com o grau de hipertensão pulmonar.

Exame morfológico de biopsias pulmonares e necropsias mostram hipertrofia da musculatura lisa dos ductos alveolares e bronquíolos respiratórios, bem como compressão dos bronquíolos pela hipertrofia da camada média das arteríolas. Esses achados sugerem *que a obstrução das vias aéreas baixas vista em crianças com* "shunt" esquerdo-direito importante e hipertensão da artéria pulmonar é primariamente o resultado das alterações morfológicas e funcionais das vias aéreas periféricas e não da congestão venosa pulmonar ou do edema intersticial pulmonar. Essa obstrução parece ser reversível após a correção do defeito cardíaco. A obstrução das vias aéreas baixas pode ser complicada pela reatividade brônquica que responde a broncodilatadores. O manejo das complicações pulmonares de "shunt" esquerdo-direito importante inclui o tratamento das complicações, bem como o da causa. Complicações resultantes da compressão das vias aéreas, tais como atelectasias crônicas e recorrentes, pneumonias, bronquiectasias e enfisema lobar infantil necessitam de manejo agressivo do "shunt" esquerdo-direito. As complicações infecciosas pulmonares são tratadas com antibióticos apropriados. A obstrução das vias aéreas reversível pode ser diagnosticada por testes da função pulmonar realizados antes e após a administração de broncodilatadores. Quando a reversibilidade está presente, podemos utilizar agentes beta-adenérgicos. A vantagem dos broncodilatadores em forma de aerossóis é a menor absorção sistêmica, sendo importante para pacientes propensos a arritmias. A fisioterapia respiratória é importante na liberação das secreções retidas nas vias aéreas. Ocasionalmente, a broncoscopia é necessária para remover essas secreções. Segundo Hiatt e cols., a dessaturação de oxigênio durante o sono em pacientes com cardiopatia congênita cianogênica e acianogênica não está relacionada à apnéia central ou obstrutiva. O mecanismo dessa dessaturação de oxigênio não é claramente entendido, porém há relação com o grau inicial da hipoxemia e a presença da *função pulmonar anormal*. Em pacientes com hipertensão pulmonar e grande fluxo sangüíneo, como, por exemplo grande defeito septal ventricular e persistência do canal arterial, pode ocorrer uma seqüência de lesões histológicas que estreitam ou ocluem as pequenas artérias pulmonares, levando a um aumento na resistência vascular pulmonar.

Síndrome de Eisenmenger

A síndrome de Eisenmenger é usada para descrever qualquer comunicação entre a circulação sistêmica e pulmonar que produza doença vascular pulmonar de gravidade tal que leve à ocorrência de "shunt" direito-esquerdo. A maioria desses pacientes torna-se cianótica na adolescência ou início da idade adulta, sendo a cianose e a incapacidade física geralmente progressivas. Esses pacientes apresentam baqueteamento digital significante e policitemia. A intervenção cirúrgica está contra-indicada porque a resistência vascular pulmonar persiste elevada ou piora após o fechamento cirúrgico do defeito. Na evolução, apresentam falência ventricular direita grave. A longo prazo, os pacientes com a síndrome de Eisenmenger não operados têm um prognóstico reservado, porém eles podem permanecer razoavelmente ativos e produtivos até a idade adulta. A morte ocorre, com freqüência, subitamente nesses pacientes. A insuficiência cardíaca é uma complicação comum em pacientes com a síndrome de Eisenmenger, que geralmente é controlada com a terapia de rotina. A melhor conduta é a prevenção desta síndrome, indicando-se a correção cirúrgica precoce dos portadores de cardiopatia com "shunt" esquerdo-direito significativo, antes que haja a instalação da doença vascular pulmonar secundária.

COM "SHUNT" DIREITO-ESQUERDO

A presença de "shunt" cardíaco direito-esquerdo faz com que o sangue não passe pelo pulmão e, portanto, o sangue não oxigenado entra na circulação sistêmica. As lesões desse grupo são geralmente as mais complexas de todas as cardiopatias congênitas e freqüentemente múltiplas anomalias ocorrem associadas. A saturação arterial do oxigênio depende principalmente do fluxo sangüíneo e não do tamanho do "shunt", logo a saturação arterial é determinada pelo quanto de sangue pulmonar venoso totalmente saturado é diluído com sangue venoso sistêmico não-saturado. Como o fluxo de sangue pulmonar varia muito mais que a magnitude do "shunt" direito-esquerdo, é o fluxo sangüíneo o principal determinante da saturação arterial. Apesar da grande variação nas alterações anatômicas que caracterizam essas síndromes, podemos classificá-las em quatro grupos:

1. **Fluxo pulmonar maciço** – encontrado na transposição dos grandes vasos com comunicação interventricular, atresia tricúspide com transposição e outros. Esses pacientes não apresentam saturação arterial muito baixa e podem mesmo não parecer cianóticos: as dificuldades encontradas por esses cardiopatas são prin-

cipalmente devidas à sobrecarga de volume de ventrículo esquerdo, podendo levar à falência ventricular esquerda, não sendo a hipoxemia o fator mais importante.

2. **Fluxo pulmonar moderado** – a insaturação é maior que no grupo anterior e usualmente esses são moderadamente cianóticos. No entanto, a insaturação não é tão importante a ponto de a hipoxemia produzir sintomas ou fluxo pulmonar bastante alto para causar falência ventricular esquerda.

3. **Fluxo pulmonar bastante baixo** – a causa geralmente é a presença de obstrução ao retorno venoso pulmonar. Esses pacientes são intensamente cianóticos por causa do baixo fluxo sangüíneo e do "shunt" direito-esquerdo. Além disso, a pressão venosa pulmonar aumentada pode levar a edema pulmonar.

4. **Fluxo pulmonar drasticamente reduzido** – como na tetralogia de Fallot, na transposição dos grandes vasos sem comunicação intracardíaca adequada, na atresia tricúspide sem defeito septal ventricular grande, na estenose pulmonar grave ou na atresia pulmonar com septo ventricular íntegro. Esses pacientes apresentam cianose muito importante e os sintomas estão relacionados à hipoxemia.

LESÃO CARDÍACA OBSTRUTIVA

Uma obstrução congênita ao fluxo de sangue pode ocorrer em qualquer segmento do sistema cardiovascular. *Cor triatriatum*, estenose mitral congênita e obstrução das veias pulmonares têm apresentação clínica em comum com a doença venoclusiva intrapulmonar, incluindo sinais e sintomas de edema pulmonar e hipertensão pulmonar. Quando a pressão atrial esquerda está aumentada ou há obstrução anatômica à drenagem venosa pulmonar, a pressão venosa pulmonar aumenta com conseqüente transudação de fluido através dos capilares pulmonares para o interstício e daí eventualmente para os alvéolos, se os mecanismos que atuam para remover esse tran-

sudato não forem eficientes. Com a congestão das veias pulmonares e o aumento da água total do pulmão, este torna-se pouco complacente, dificultando a ventilação que se torna mais rápida e superficial, caracterizando a taquipnéia. À medida que o esforço se torna mais acentuado, nota-se retração intercostal, subcostal e supra-esternal, batimento de asas de nariz, cianose e crepitação pulmonar. Dispnéia aos esforços, fadiga, ortopnéia e dispnéia paroxística noturna também podem ocorrer. Hemorragia alveolar difusa é uma das causas de óbito na doença venoclusiva pulmonar. Alguns pacientes apresentam broncoespasmo difuso associado e, se houver aumento de secreção bronquial, o quadro será compatível com bronquiolite. A radiografia de tórax mostra trama vascular e intersticial aumentadas, freqüentemente associadas a linhas B de Kerley e possível dilatação ventricular direita. Os achados radiológicos da doença venoclusiva pulmonar podem ser distinguidos da distensão venosa pulmonar secundária à doença cardíaca esquerda pela ausência de um padrão de perfusão aumentado no terço superior dos campos pulmonares e à falta da dilatação das veias pulmonares superiores, atrial ou ventricular esquerda. O diagnóstico dessas lesões é realizado pelo ecocardiograma, pelo cateterismo cardíaco e pela angiocardiografia. A biopsia a céu aberto poderá confirmar o diagnóstico da doença venoclusiva pulmonar.

BIBLIOGRAFIA

1. DIN-XUAN, A. – Disorders of endothelium-dependent relation in pulmonary disease. *Circulation* **38**(Suppl. V):V-81, 1993. 2. CONTIJO, E. – Hipertensão pulmonar – contribuição da ecocardiografia Doppler ao diagnóstico e à avaliação terapêutica. *Rev. Bras. Eco.* **24**:16, 1996. 3. HIATT, P.W.; MAHONY, L. & TEPPER, R.S. – Oxygen desaturation during sleepin infants and young children with congenital heart disease. *J. Pediatr.* **121**:226, 1992. 4. MACNE, W. – Pathophysiology of cor pulmonale chronic obstructive pulmonary disease. *Am. J. Resp. Crit. Care Med.* **150**:833, 1994. 5. TUDER, R.M. et al. – Exuberant endothelial cell growth and elements of inflammation are present in plexiform lesions of pulmonary hypertension. *Am. J. Pathol.* **144**:275, 1994.

---

5   Comprometimento Pulmonar na Toxocaríase Visceral

CRISTINA MIUKI ABE JACOB

INTRODUÇÃO

A síndrome da larva migrans visceral (SLMV) foi inicialmente descrita por Beaver em 1952, para caracterizar uma entidade clínica que acometia crianças com sintomas pulmonares, hepatomegalia e eosinofilia crônica. Desde sua descrição, vários conceitos foram estabelecidos, até que, em 1969, Beaver definiu a SLMV como a migração e persistência de larvas vivas, por períodos prolongados, em tecidos de hospedeiros não-habituais. De acordo com esse conceito, ficam excluídos da SLMV agentes como: *Dirofilaria* e outros filarídeos, *Angiostrongylus*, *Capillaria*, *Lagochilascaris*, além de outros nematódeos nos quais o homem se caracteriza mais como hospedeiro final que hospedeiro intermediário ou paratênico.

Vários agentes têm sido propostos como causadores da SLMV em humanos, sendo os mais citados: espécies do gênero *Toxocara*, *Gnathostoma spiningerum* e *Ancylostoma caninum*. Mais recentemente, também o *Toxocara pteropodis*, um parasita de morcegos frugívoros, tem sido apontado como agente da SLMV em humanos.

Entre as espécies do gênero *Toxocara*, o *Toxocara canis* (*T. canis*) é sem dúvida o agente que mais comumente se relaciona à

SLMV, tendo sido detectado em várias ocasiões em tecidos de pacientes com manifestações clínicas compatíveis com SLMV.

GÊNERO *TOXOCARA*

O gênero *Toxocara* pertence ao filo *Nemathelmintes*, classe *Nematoda*, ordem *Ascaroidea*, família Ascaridae e subfamília Ascarinae. Esse gênero compõe-se de 21 espécies, sendo as mais relacionadas à SLMV: *Toxocara canis*, *Toxocara cati* e *Toxascaris leonina*. Entre essas espécies, o *T. canis* destaca-se pelas peculiaridades do ciclo biológico e padrão de migração larvária, características essas que conferem ao parasita a capacidade de ser o agente mais freqüentemente implicado na etiologia da SLMV.

O principal reservatório do *T. canis* é o cão, porém outros animais já foram descritos albergando esse parasita, entre eles: gato, raposa, guepardo, tigre e roedores. O homem também já foi descrito como portador do verme adulto no intestino.

O reservatório típico do *T. canis* é o cãozinho menor de 10 semanas de idade, pois praticamente todos os filhotes são infectados por transmissão larvária transplacentária.

A forma de aquisição de infecção pelo cão pode ocorrer de várias maneiras:

- ingestão do ovo infectante;
- ingestão da larva em tecidos de hospedeiros paratênicos;
- migração transplacentária;
- passagem da larva pelo colostro;
- ingestão de L5 (larva de quinto estágio) pela cadela, quando da higienização dos filhotes.

A idade dos cães parece interferir na via de migração preferencial das larvas, sendo que nos cães menores de 5 semanas de idade desenvolve-se a via traqueal, e em animais mais velhos, a somática.

A mobilização de larvas dos tecidos pode ocorrer, por ocasião da prenhez da cadela, por provável ação hormonal. A transmissão transplacentária é de extrema importância epidemiológica, já que grande parte dos filhotes nasce infectada, com alta capacidade de *contaminação ambiental* e disseminação da infecção.

A aquisição de infecção pelo homem pode ocorrer de várias formas: ingestão do ovo infectante, da larva em tecidos de hospedeiros paratênicos e de L5.

O contato do homem, principalmente crianças, com solo contaminado é um dado relevante. Um fator de risco claramente associado à aquisição da infecção por *T. canis* é a geofagia, que possibilita a ingestão de material contaminado com ovos infectantes.

Beaver, em 1956, já sugeria outra forma de aquisição da infecção pela possível transferência da larva do *T. canis* entre hospedeiros paratênicos. Esse fato foi confirmado posteriormente, pelos relatos de manifestações clínicas da SLMV em pacientes que ingeriram fígado cru para tratamento de anemia perniciosa e também pela identificação de larva do *T. canis* em tecidos de vários animais ingeridos pelo homem. A descrição de achados de vermes adultos em humanos pode ser explicada pela ingestão da larva L5, que completaria sua maturação no homem.

Após a ingestão do ovo embrionado, esse libera a larva no estômago e intestino delgado, que penetra a mucosa intestinal, invade as correntes linfática e sangüínea, alcançando todos os tecidos. Essa larva pode permanecer quiescente por períodos prolongados ou produzir manifestações clínicas variadas, dependendo de sua *localização*.

EPIDEMIOLOGIA

O tamanho da população canina de uma região e a contaminação do solo por ovos infectantes são fatores preponderantes para a aquisição da infecção por *T. canis*.

O hábito de geofagia, bastante comum em crianças com idade inferior a 5 anos, é um fator epidemiológico importante, sendo esse um achado freqüente em nossa população.

A presença de cães, principalmente filhotes, no domicílio e o contato profissional com cães foram considerados como fatores de risco para toxocaríase por vários autores. Após o aperfeiçoamento de técnicas sorológicas para o diagnóstico de infecção por *Toxocara*, em especial pela metodologia de ELISA, foi possível a comparação entre inquéritos epidemiológicos para melhor conhecimento da toxocaríase.

O índice de positividade da sorologia para Toxocara (ELISA), segundo vários autores, varia de 2,6 a 13,65%. Em nosso meio, em inquérito epidemiológico realizado por Chieffi e cols. foi encontrada positividade de 3,6%.

MANIFESTAÇÕES CLÍNICAS

As manifestações clínicas da toxocaríase são extremamente variadas, desde casos assintomáticos até aqueles com evolução fatal, e parecem depender de vários fatores, tais como quantidade da carga parasitária, distribuição das larvas, padrão de migração larvária e resposta imune do hospedeiro. A ocorrência de reinfecções, com estímulos constantes da imunidade do hospedeiro, também pode ser um fator modulador da sintomatologia clínica.

Provavelmente grande número de casos permanece não diagnosticado, já que infecções com número reduzido de larvas podem ser assintomáticas.

As manifestações clínicas são conseqüentes à presença do parasita nos tecidos do hospedeiro, produzindo reações inflamatórias e de hipersensibilidade no órgão acometido. Atualmente, são descritas várias formas de apresentação clínica da doença, tais como toxocaríases visceral, ocular, oculta ("covert toxocariasis") e outras formas atípicas.

TOXOCARÍASE VISCERAL (TV)

Essa forma de apresentação da toxocaríase acomete principalmente crianças entre 1 e 5 anos de idade, embora haja descrição da doença acometendo adultos. A associação com dados epidemiológicos característicos é bastante significativa, embora sua ausência não exclua a síndrome.

As manifestações clínicas mais freqüentes são: anemia, febre, hepatomegalia e manifestações pulmonares, porém são também relatados outros achados clínicos, como manifestações neurológicas, edema, artrite, eritemas fugazes e nódulos subcutâneos (Tabela 2.8). Casos graves ou fatais geralmente são decorrentes de extenso envolvimento miocárdico e do sistema nervoso central e/ou resposta exacerbada do hospedeiro.

Na análise da tabela 2.8, pode-se verificar a importância do acometimento pulmonar em várias séries clínicas, atribuindo ao sistema respiratório um papel de destaque nas manifestações clínicas da SLMV.

Tabela 2.8 – Achados de exame físico em pacientes com toxocaríase visceral.

Achado de exame físico	Snyder (1961) (n = 20)	Huntley e cols. (1965) (n = 51)	Ehrhard e Kernbaum (1979) (n = 350)	Jacob e cols. (1994) (n = 40)
Febre	55%	80%	69,3	15%
Hepatomegalia	85%	65%	74,6%	50%
Palidez	40%	NR	26,2%	70%
Ausculta pulmonar anormal	20%	43%	66,7%	60%
Esplenomegalia	45%	NR	32,9%	20%
Adenomegalia	NR	8%	21,2%	15%

NR = não referido.

MANIFESTAÇÕES PULMONARES DA TOXOCARÍASE

O envolvimento pulmonar é um dado clínico clássico da toxocaríase visceral, desde a descrição orginal realizada por Beaver e cols. em 1952. Vários tipos de manifestações pulmonares são relatados, como tosse crônica, broncoespasmo recidivante e, mais raramente, insuficiência respiratória.

Huntley e cols. encontraram queixas respiratórias em 86% dos casos, sendo a tosse crônica associada ao broncoespasmo o dado mais freqüente. Nessa casuística, 43% dos casos apresentavam ausculta pulmonar alterada ao exame físico.

Snyder encontrou 20% de acometimento pulmonar, sendo que, destes, 42% apresentavam alterações radiológicas. Um dos casos citados por esse autor apresentou insuficiência respiratória grave, assim como o caso relatado por Beshear e Hendley, que necessitou de corticoterapia.

Em 350 casos avaliados por Ehrhard e Kernbaum, o acometimento respiratório esteve presente em 66,7% dos casos, sendo que 70,5% de 133 pacientes apresentavam alterações radiológicas.

Em nosso meio, Jacob e cols., avaliando 40 crianças portadoras de toxocaríase visceral, relataram que o acometimento pulmonar foi um dos principais motivos do encaminhamento dos pacientes, sendo que as manifestações clínicas referidas em 13 desses foram: broncoespasmo recidivante, pneumonia de repetição e insuficiência respiratória grave. Nessa casuística, 60% dos pacientes apresentavam ausculta pulmonar anormal associada à hepatomegalia e à palidez, sendo esses dados os achados mais freqüentes. Alterações radiológicas foram detectadas em 12 pacientes (30%), encontrando-se vários padrões radiológicos.

Glickman e Shofer referem que 50% dos pacientes com manifestações pulmonares apresentam infiltrado pulmonar transitório ao exame radiológico de tórax.

Além da descrição clássica da síndrome de Loeffler, outras manifestações respiratórias têm sido descritas associadas à TV. Relatos recentes de literatura atribuem a essa doença quadros de pneumopatia crônica e mesmo síndrome do bebê chiador em crianças de pouca idade, que apresentavam antecedentes epidemiológicos de geofagia e contato com cães. Outra forma recentemente associada à TV é a pneumonia eosinofílica aguda. Essa entidade foi descrita por Allen e cols. em 1989 e caracteriza-se por manifestações respiratórias agudas associadas a infiltrado pulmonar difuso à avaliação radiológica. Badesh e cols. sugerem que esse fenômeno possa ser conseqüente à reação de hipersensibilidade a uma série de agentes. Os relatos de literatura que propõem associação de TV com pneumonia eosinofílica aguda descrevem pacientes adultos com insuficiência respiratória, elevação do número de eosinófilos no sangue e lavado broncoalveolar e sorologia para *Toxocara* (ELISA) em níveis indicativos de infecção por esse parasita.

A associação de asma e toxocaríase tem sido relatada por vários autores, porém sua verdadeira correlação ainda necessita de maior número de estudos. A detecção de elevação dos níveis de IgE e do número de eosinófilos nos pacientes com toxocaríase são também encontrados nas doenças alérgicas IgE mediadas.

Woodruff encontrou, mais freqüentemente, anticorpos para *Toxocara* em pacientes asmáticos quando comparados àqueles não-asmáticos, enquanto Desowitz e cols. encontraram 29% de pacientes asmáticos com IgE específica para *Toxocara* contra 6,4% em não-asmáticos.

Além dessas evidências epidemiológicas, há relato clínico de Feldman e Parker, que observaram estado de mal asmático em paciente adulto com toxocaríase.

O achado anatomopatológico pulmonar clássico da TV é a presença de granulomas eosinofílicos com ou sem a larva, conforme descrito por Koberle e Artigas. Na lesão pulmonar da toxocaríase, além do processo inflamatório pela presença da larva, também produtos derivados de eosinófilos (proteína básica maior e proteína catiônica) parecem desempenhar papel importante no acometimento pulmonar que ocorre nessa doença. É bem conhecido o potencial lesivo dessas proteínas ao epitélio respiratório em situações associadas à eosinofilia. Buijs e cols. encontraram, em trabalhos experimentais de infecção por *T. canis*, alterações teciduais semelhantes àquelas que ocorrem na asma alérgica. Uma possibilidade para esse achado é que antígenos secretados durante migração larvária estimulem uma reação inflamatória, desencadeando lesão no tecido pulmonar com conseqüentes manifestações clínicas.

DADOS LABORATORIAIS

As alterações *laboratoriais características* da TV são: leucocitose, eosinofilia maior ou igual a 20%, hipergamaglobulinemia e elevações dos títulos de iso-hemaglutininas anti-A e anti-B. Jacob e cols.

relatam que a utilização de um índice percentual pode ser menos sensível que o valor absoluto de 2.000 eosinófilos/mm^3 para o critério diagnóstico da TV. Deve ser salientado que formas atípicas podem cursar sem aumento do número de eosinófilos, o que não exclui o diagnóstico.

Elevações dos níveis de imunoglobulinas (IgG, IgM e IgE) são encontradas em até 77% dos pacientes com TV e representam uma estimulação policlonal causada pela presença do parasita. Anticorpos anti-IgG humano (fator reumatóide), quando avaliados pela técnica de látex, podem ser positivos em até 44% dos casos.

O protoparasitológico é caracteristicamente negativo, já que o parasita não completa seu ciclo no homem. Apenas em raras ocasiões se detectou a presença de verme adulto em humanos.

O nível de hemoglobina nos pacientes com TV é baixo, com valores inferiores a 11g/dl em 65% dos pacientes referidos por Jacob e cols.

As enzimas hepáticas estão raramente alteradas na toxocaríase, com elevações discretas das transaminases e, em algumas apresentações atípicas, níveis elevados de gamaglutamiltranspeptidase.

DIAGNÓSTICO

O diagnóstico definitivo da toxocaríase é realizado pelo encontro da larva em tecidos do hospedeiro, porém mesmo em biopsia hepática esse achado é raro, necessitando assim de outros meios laboratoriais para o diagnóstico da doença.

Testes cutâneos e vários métodos sorológicos foram anteriormente utilizados, porém, apenas após a padronização da sorologia pelo teste imunoenzimático (ELISA) utilizando antígeno de excreção e secreção (ES) de larva de *T. canis*, foi possível a realização de inquéritos soroepidemiológicos comparativos.

Glickman e cols. encontraram sensibilidade de 78,3% e especificidade de 92,3% para o teste de ELISA com antígeno ES, evidenciando a importância dessa técnica para o diagnóstico de toxocaríase. A absorção prévia do soro a ser testado, com antígeno de *Ascaris suum*, tem contribuído para reduzir o número de reações cruzadas nessa técnica.

A sorologia pelo método de ELISA com antígeno ES evidencia principalmente anticorpos da classe IgG. A pesquisa de anticorpos da classe IgE também tem sido relatada por vários autores e pode ser de auxílio no diagnóstico de toxocaríase.

O desenvolvimento de técnicas para pesquisa de antígenos de *Toxocara* em tecido hepático, utilizando imunofluorescência para antígeno ES e imuno-histoquímica com soro policlonal para antígeno ES, permite o diagnóstico da toxocaríase mesmo na ausência da larva, o que pode ser de grande auxílio na pesquisa da doença.

Anticorpos monoclonais para o diagnóstico da toxocaríase foram utilizados por vários pesquisadores e representam um avanço no diagnóstico, permitindo a detecção da espécie de *Toxocara* envolvida.

Magnaval e cols., avaliando a técnica de Western-blotting com antígeno ES, encontraram padrão de reatividade característico, sugerindo que esse teste seja utilizado para a confirmação da positividade da sorologia por ELISA-ES.

Outros testes têm sido avaliados: dot-ELISA e teste de ELISA por método de captura, sendo que esse último apresenta muitas reações falso-positivas, não sendo indicado para uso rotineiro.

TRATAMENTO

Os casos assintomáticos não devem ser tratados, independente dos níveis sorológicos, já que não têm importância do ponto de vista epidemiológico.

Os pacientes com manifestações clínicas da doença e/ou eosinofilia persistente têm indicação de tratamento, já que o número elevado de eosinófilos pode causar efeitos deletérios ao paciente.

Quando indicado, o tratamento pode ser dividido em sintomático e anti-helmíntico. O tratamento sintomático visa atenuar os sintomas decorrentes da resposta inflamatória à presença da larva ou seus metabólitos. Corticosteróides, anti-histamínicos e broncodilatadores têm sido utilizados e podem ser extremamente úteis na fase aguda da toxocaríase visceral.

O tratamento anti-helmíntico utiliza várias drogas com o objetivo de reduzir a carga parasitária tecidual, mas sua eficácia é duvidosa e o real benefício do seu emprego ainda permanece em discussão. Entre as drogas mais utilizadas estão: tiabendazol, dietilcarbamazina, mebendazol, albendazol, fenbendazol, flubendazol, oxfendazol e ivermectim. Em nosso meio, tem sido utilizado o tiabendazol na dose de 25mg/kg/dia em dois ciclos semanais. Efeitos colaterais devem ser monitorizados, como dor abdominal, icterícia e dosagem de enzimas hepáticas.

Medidas preventivas são de especial importância e devem sempre complementar o tratamento medicamentoso. Assim, o tratamento de cães parasitados e a orientação quanto ao hábito de geofagia são medidas imprescindíveis do tratamento eficaz da toxocaríase.

BIBLIOGRAFIA

1. ALLEN, J.N. et al. – Acute eosinophilic pneumonia as a reversible cause of non infectious respiratory failure. *N. Engl. J. Med.* **321**:569,1989. 2. BADESCH, D.B.; KING, Jr. T.E. & SCHWARZ, M.I. – Acute eosinophilic pneumonia as a hipersensitivity phenomenon? *Am. Rev. Respir. Dis.* **139**:249, 1989. 3. BEAVER, P.C. et al. – Chronic eosinophilia due to visceral larva migrans: report of three cases. *Pediatrics* **9**:7, 1952. 4. BESHEAR, J.R. & HENDLEY, J.O. – Severe pulmonary involvement in visceral larva migrans. *Am. J. Dis. Child.* **125**:599, 1973. 5. BOUCHARD, O. et al. – Pneumopathie éosinophilique aiguë et syndrome larva migrans. *Rev. Mal. Resp.* **11**:593, 1994. 6. EHRHARD, T. & KERNBAUM, S. – *Toxocara canis* et toxocarose humaine. *Bull. Inst. Pasteur,* **77**:225, 1979. 7. HUNTLEY, C.C. et al. – Visceral larva migrans syndrome: clinical characteristics and immunologic studies in 51 patients. *Pediatrics,* **36**:523, 1965. 8. JACOB, C.M.A. et al. – Clinical and laboratorial features of visceral toxocariasis in infancy. *Rev. Inst. Med. Trop. S. Paulo,* **36**:19, 1994. 9. JACOB, C.M.A. – Análise evolutiva dos parâmetros clínicos laboratoriais da toxocaríase visceral na infância. Tese de Doutorado apresentada à Faculdade de Medicina da USP – Departamento de Pediatria, 1995. 10. JACOB, C.M.A. et al. – Síndrome da larva migrans visceral por *Toxocara canis. Pediatr. (S. Paulo)* **9**:9, 1987.

314

Terceira Parte

Sistema Urinário

coordenadores

Yassuhiko Okay
Sami Arap

colaboradores

Amilcar Martins Giron

Anuar Ibrahim Mitre

Benita G. S. Schvartsman

Carlos A. Buchpiguel

Eduardo Mazzuchi

Elias David Neto

Erika A. Furusawa

Francisco Tibor Dénes

Frederico A. de Queiroz e Silva

Márcia Melo Campos Pahl

Maria Danisi Fujimura

Maria Fernanda C. Camargo

Maria Fernanda Ramos

Maria Helena Vaisbich

Martha Alexandrino

Renata Blancato da Rocha

Ricardo Jordão Duarte

Sami Arap

Vera H. Koch

William Carlos Nahas

Yassuhiko Okay

SEÇÃO I Nefrologia Clínica

coordenador YASSUHIKO OKAY

1 Laboratório em Nefrologia Pediátrica

MARIA HELENA VAISBICH

A Nefrologia é uma especialidade que necessita da realização de múltiplos exames subsidiários para que possa ser plenamente exercida. Ao médico, entretanto, não basta apenas requisitar exames, é necessário que saiba como interpretá-los, diferenciar entre as diferentes metodologias e os resultados precisam ser confiáveis.

EXAME DA URINA

Uma amostra de urina é, geralmente, fácil de ser obtida e o estudo deste material pode ser feito em consultórios e ambulatórios; por meio do exame da urina pode-se suspeitar de doenças parenquimatosas, infecção urinária e acometimento tubular; entretanto, não revela o grau de função renal.

FATORES QUE INTERFEREM NA REALIZAÇÃO E INTERPRETAÇÃO DO EXAME DE URINA

Método de coleta – deve ser adequado ao tipo de exame que desejamos realizar. Assim, para:

• Exame de urina e do sedimento: devemos evitar métodos invasivos e, pode, preferencialmente, ser coletada por:
 – jato intermediário: quando a criança tem controle esfincteriano;
 – saco coletor ou urina recém-emitida da fralda: quando não há controle da micção.

• Urocultura:
 – sondagem vesical (em meninas)*[a];
 – punção suprapúbica (em meninos)*[b];
 – jato intermediário: quando a criança tem controle esfincteriano[c].
 – saco coletor[c].

Tipo de assepsia – a limpeza da região deve ser sempre realizada previamente à coleta do material, preferencialmente com água e sabão. No caso de coleta por saco coletor, nova assepsia deve ser feita a cada 20 ou, no máximo, 30 minutos, até o paciente urinar, para evitar contaminação bacteriana do material.

Tempo de espera até a realização do exame – a análise deve ser feita em urina recém-emitida; o atraso na sua realização pode afetar muitos dos elementos a serem analisados, como mudanças no pH urinário, contaminação bacteriana do material ou desestruturação de certos elementos como os cilindros hemáticos.

FORMAS DE AVALIAR O EXAME DE URINA

Uma opção bastante prática para a análise da urina é a utilização de fitas-teste. São fitas de papel tratadas para originar mudanças de cor na presença de sangue, bilirrubina, cetonas, glicose, proteínas, nitrito e diferentes valores de pH. Por meio dessa simples avaliação

podemos ter uma idéia dos elementos presentes anormalmente na urina e de suas quantidades, porém as medidas não são exatas, freqüentemente necessitando de uma avaliação menos *grosseira* para sua real quantificação.

Inspeção – podemos avaliar seu aspecto, coloração e presença de elementos.

Aspecto – pode ser límpido ou turvo; este último freqüentemente encontrado quando da presença de pus.

Coloração – a cor varia com sua concentração, mas também pela presença de elementos anômalos ou em quantidades anômalas. No quadro 3.1 podemos identificar algumas das substâncias que alteram a cor da urina.

Presença de elementos – podemos identificar partículas submersas no material.

Quadro 3.1 – Algumas das substâncias e condições que podem alterar a cor da urina.

Aspecto	Substâncias ou condições
Vermelho	Adriamicina, hemoglobina, fenazoripidina, fenolftaleína, fenotiazinas, fenitoínas, porfirinas Síndrome da fralda vermelha (*Serratia marcescens* não-patogênica) Síndrome do pó de tijolo (uratos)
Marrom-amarelado	Antimaláricos, vitaminas do complexo B, caroteno, bilirrubina, metronidazol, nitrofurantoína, sulfonamidas
Preto-amarronzado	Hemossiderina, melanina, mioglobina, quinino, sangue antigo Urina homogentísica (alcaptonúria)
Amarelo forte	Riboflavinas
Alaranjado	Fenazoripidina, rifampicina, uratos, warfarina
Azul-esverdeado	Adriamicina, amitriptilina, indometacina, azul-de-metileno, riboflavina Biliverdina (icterícia obstrutiva) Síndrome da fralda azul (doença familiar caracterizada por hipercalcemia, nefrocalcinose e indicanúria)
Urina turva	Pode ser normal Ocorre mais freqüentemente pela formação de cristais de ácido úrico em urina ácida ou cristais de fosfato em urina alcalina Presença de material celular e/ou bactérias

ANÁLISE BIOQUÍMICA DA URINA

pH urinário – esta medida deve ser realizada em urina recém-emitida; pode ser feita por fita reagente ou por potenciometria, este último método é mais fidedigno. Essa medida é usada para avaliar a capacidade de acidificação da urina, deve ser feita na primeira urina

---

* Indicados preferencialmente quando existe dúvida em urocultura positiva coletada por saco coletor.
[a]Positiva acima de 10^2 colônias/ml.
[b]Positiva para qualquer número de bactérias.
[c]Positiva acima de 10^5 colônias/ml.

da manhã em jejum, em que o pH urinário deve ser inferior a 5,5. Em recém-nascidos é comum o pH alcalino (entre 6,0 e 7,0) nas duas primeiras semanas de vida. Quando o pH urinário for menor ou igual a 5,5 podemos certamente dizer que os mecanismos distais de acidificação renal estão íntegros.

Densidade urinária – pode ser avaliada por meio do refratômetro; baseando-se no princípio do índice de refração de uma solução, relacionado ao conteúdo de sólidos dissolvidos, necessita de 1 gota de urina, coletada da fralda ou por saco coletor. Esse método é simples e prático e pode ser feito na própria unidade de atendimento; entretanto, é bom lembrar que na presença de glicosúria, excesso de proteínas ou contraste iodado esse índice pode ser alterado, fornecendo resultados acima dos verdadeiros.

A forma mais apropriada de avaliar a capacidade de concentração urinária é por meio da medida da osmolalidade urinária por osmômetro. Na falta desse aparelho, pode-se inferir a osmolalidade a partir da densidade urinária por meio da seguinte fórmula:

$$\text{Osmolalidade} = (\text{densidade urinária} - 1000) \cdot 40$$

Esse método serve para amostras de urina sem glicosúria, proteinúria ou manitol. Alguns autores propõem o uso de 35 em vez de 40 como fator multiplicador.

Na urina normal, a densidade urinária pode variar de 1.002 a 1.035 e a osmolalidade de 50 a 1.300mOsm/kg. A interpretação dos resultados deve ser feita de acordo com as condições de hidratação e do conteúdo de sódio corpóreo do indivíduo.

Nitrito – pode ser empregado como "screening test" para a infecção do trato urinário, desde que nessa situação o nitrato provindo da dieta pode ser convertido a nitrito. Mais de 90% dos patógenos urinários são bactérias produtoras de nitrito. Essa análise pode ser feita pela fita reagente contendo ácido p-arsanílico, o qual reage com o nitrito formando um composto de cor rósea.

Falso-positivo – ocorre quando há contaminação bacteriana do material, sendo que o atraso na realização do exame e coleta sem assepsia adequada são as causas mais freqüentes.

Falso-negativo – pode ocorrer na presença de ácido ascórbico ou em casos de micções freqüentes de urina diluída, com tempo insuficiente para a formação de nitrito.

Avaliação de glicosúria e proteinúria – serão abordadas mais adiante neste capítulo, quando tratarmos da análise das funções glomerulares e tubulares, especificamente.

ANÁLISE MICROSCÓPICA DA URINA

Deve ser preferencialmente realizada em urina recém-emitida, cuidadosamente coletada e não centrifugada para evitar degradação e desestruturação de certos elementos, especialmente os cilindros urinários. Pode revelar células, cilindros, microrganismos, ovos de parasitas e cristais. Para sua interpretação, é importante sabermos que cada campo de grande aumento corresponde a 0,3μl de urina.

A análise pode ser feita por citometria de fluxo, a qual propicia avaliação de maior quantidade de material.

Elementos a serem observados na análise microscópica:

Eritrócitos – para sua análise, deve-se evitar coleta de material por métodos invasivos. O limite superior normal de hemácias em amostra isolada de urina é bastante variável na literatura. Mais freqüentemente são considerados anormais valores acima de 5 por campo de grande aumento (400x).

Exame de microscopia por contraste de fase – analisa a morfologia do eritrócito presente na urina. Para maior confiabilidade dos resultados deve ser feita quando existem pelo menos mais de 10 eritrócitos por campo de grande aumento. Interpretação desse exame:

Hematúria eumórfica – quando 80% ou mais dos eritrócitos na urina são semelhantes aos eritrócitos circulantes. Associa-se a hematúria de origem extraglomerular.
Hematúria dismórfica – quando os eritrócitos na urina apresentam morfologias diferentes dos eritrócitos circulantes. Pode ser quantificada ou apenas graduada em leve, moderado ou acentuado dismorfismo eritrocitário. Correlaciona-se com hematúria de origem glomerular. Esse é um exame simples que deve ser realizado sempre que houver hematúria. Entretanto, é um exame subjetivo que depende muito da experiência do observador.

Coloração das hemácias com corante de Wright – por meio desse procedimento coramos os eritrócitos em rosa, delineando suas estruturas e observando se existem alterações na sua morfologia. É assim menos subjetivo.

Leucócitos – o limite superior normal de leucócitos na urina para crianças varia de 5 a 10 por campo de grande aumento ou 2.000 a 10.000 por ml de urina. Em recém-nascidos é de 25 para meninos e 50 para meninas. Neutrófilos são o tipo predominante; entretanto, um aumento de eosinófilos pode acompanhar nefrite intersticial.

Interpretação – a presença de leucocitúria indica que há resposta inflamatória do trato urinário, mas não é patognomônica de infecção do trato urinário, a qual deve ser descartada pela urocultura. Se há aumento persistente de leucócitos na urina e ausência de bactérias, pode-se pensar em calculose, ingestão excessiva de analgésicos ou tuberculose das vias urinárias. Leucocitúria pode, ainda, ocorrer acompanhando febre de origem extra-renal ou diarréia sem significado patológico para o sistema urinário; nesse caso, desaparece após a conclusão do quadro.

Células – em geral, presentes em pequeninas quantidades na urina normal. A presença de células epiteliais, originárias dos túbulos renais, sistema coletor e bexiga, em número aumentado na urina, sugere lesão tubular, embora possam ser encontradas em doenças parenquimatosas e após exercício intenso. Em mulheres, a presença de células escamosas, derivadas da uretra distal e região periuretral, indica que houve contaminação da amostra de urina.

Cilindros – estruturas sólidas formadas pela precipitação de debris nos túbulos renais e parecem ser constituídos por células degenerativas da matriz da proteína de Tamm-Horsfall (uromucóide). São mais bem visualizados pela microscopia de contraste de fase. São classificados de acordo com seu principal constituinte em:
Hialinos – estes correlacionam-se com grande proteinúria; quando em pequenas quantidades raramente têm significado patológico.
Granulares – formam-se quando células tubulares são estocadas dentro do cilindro; podem ser observados quando há morte de células tubulares como na necrose tubular aguda e na nefrite aguda.
Leucocitários – observados principalmente na pielonefrite aguda.
Hemáticos – indicam hematúria de origem glomerular.
O aumento do tempo de exposição até a realização do exame pode determinar desestruturação dos cilindros e, portanto, a avaliação deve ser feita o mais rápido possível após a coleta.

Cristais – formas amorfas ou cristalinas de fosfato de cálcio podem ser encontradas na urina normal, mas cristais tendem a ser mais numerosos nos pacientes formadores de cálculos, os quais apresentam freqüentemente cristais de oxalato. Assim, dependendo da quantidade observada, deve-se proceder uma investigação mais minuciosa. Cristais de uratos são elípticos e podem ocorrer na urina normal, porém são mais freqüentes nos pacientes com cálculos de ácido úrico. Cristais de cistina são hexagonais e ocorrem em pacientes com cistinúria.

Outros achados – na urina não corada podemos ainda detectar a presença de microrganismos que, quando presentes em grande número e em associação com piúria, sugerem infecção do trato urinário. É importante não confundir uromucóide com microrganismo; nesse caso, pode-se diferenciar pelo método de Gram.

Técnicas especiais devem, eventualmente, ser empregadas como para a identificação do bacilo da tuberculose (técnica de Ziehl-Neelsen) ou o uso de corante tinta-da-índia na leptospirose.

Por meio da microscopia podemos, ainda, identificar a presença de células malignas em tumores uroteliais, papila renal na nefropatia por analgésico, ovos de parasitas ou fungos.

AVALIAÇÃO DA FUNÇÃO GLOMERULAR

A simples análise da composição da urina é bastante útil; entretanto, não se correlaciona com a função renal. Por exemplo, a excreção urinária de uréia é igual ao seu ritmo de produção metabólica, para qualquer nível de função renal, mesmo que seja a custo do seu aumento no espaço extracelular, quando há queda no ritmo de filtração glomerular.

A avaliação da função glomerular pode ser feita por meio da medida dos fatores que a determinam, quais sejam: o fluxo plasmático renal (FPR), o fluxo plasmático renal efetivo (FPRE), a fração de filtração (FF), o fluxo sangüíneo renal (FSR) e o ritmo de filtração glomerular (RFG).

Medida do FPR – pode ser estimada a partir do "clearance" renal de qualquer substância que seja excretada na urina, a partir do conhecimento de sua concentração plasmática renal, desde que ela não seja produzida ou metabolizada dentro do rim, devendo ser totalmente depurada, podendo incluir filtração glomerular e secreção tubular. A concentração plasmática renal deriva das medidas da concentração no plasma arterial renal (a) e no plasma venoso (v). Assim, a medida do FPR pode derivar da seguinte fórmula:

$$FPR = \frac{U \cdot V}{a - v}$$

Desde que v não pode ser rotineiramente medido em humanos, a substância ideal é aquela completamente depurada do plasma arterial renal e, conseqüentemente, v corresponde a zero.

Esse marcador ideal não existe, os que mais se aproximam são os ânions orgânicos paramino-hipurato (PAH) e ortoamino-hipurato (Hippuran).

Medida do FPRE – o FPRE corresponde à fração do FPR total que passa através de tecido excretor funcionante e equivale a aproximadamente 92% do FPR total. É medido, geralmente, pelo "clearance" do PAH pela seguinte técnica:

• manter acesso venoso e coleta de urina confiável, para evitar perdas;
• administrar por via intravenosa a dose inicial de 2ml/m^2 de superfície corpórea de PAH a 20% em solução salina ("priming");
• manter infusão constante de 7,5ml de PAH a 20% em 500ml de solução de cloreto de sódio a 0,9% (concentração final: 0,3% de PAH), em velocidade de infusão de 85ml/m^2/hora;
• após, aproximadamente, 30 minutos iniciar coletas seriadas de urina: 1 amostra a cada 1 hora, em um total de 2 ou 3;
• coletar uma amostra de sangüe em cada coleta de urina;
• encorajar a ingestão de líquidos durante todo o procedimento;
• dosar o PAH no plasma e urina e, empregar a seguinte fórmula:

```
FPRE = PAHu . V/PAHp
Onde:
PAHu = a concentração urinária de PAH
PAHp = a concentração plasmática
    V = volume de urina
```

Indicações do exame – raramente indicado na prática clínica, sendo que nesta é, em geral, suficiente a medida do RFG, pois, na maioria das situações, o FPRE muda em paralelo com o RFG. É eleito em

propostas de pesquisas para conhecimento da real condição de depuração renal. Por fazer parte do cálculo da FF, deverá ser medido quando for importante o cálculo da FF.

Lembramos que a extração do PAH em crianças pequenas é incompleta; portanto, o "clearance" do PAH pode subestimar o FPR, porém mede com eficácia o FPRE.

Avaliação da FF – pode ser derivada da seguinte fórmula:

$$FF = \frac{RFG}{FPRE}$$

Indicações – na insuficiência cardíaca congestiva e nas fases iniciais do diabetes melito, no qual a FF pode estar elevada.

Avaliação do FSR – pode ser derivado da seguinte fórmula:

$$FSR = FPRE \cdot 100/(100 - hematócrito)$$

Avaliação do RFG – o RFG é aceito como o melhor índice para avaliação da função renal em indivíduos sadios ou doentes.

Medida do RFG – o marcador ideal para avaliar o RFG deve ser totalmente filtrado pelos rins, totalmente permeável à barreira glomerular, não deve ser sintetizado ou degradado no organismo, nem secretado ou reabsorvido pelos túbulos renais. As substâncias que mais preenchem esses requisitos são a inulina e o polifructosan, cujos "clearances" são considerados como padrão-ouro para a medida de RFG.

"Clearance" da inulina:

• manter acesso venoso e coleta de urina confiável;
• administrar inicialmente 20ml/m^2 de inulina a 10% em solução salina normal ("priming");
• manter infusão intravenosa constante de 50ml de inulina a 10% diluída em 500ml de soro fisiológico a 0,9% (concentração final de inulina a 1%), em uma velocidade de infusão de 85ml/m^2/hora;
• após cerca de 30 minutos (período de equilíbrio), iniciar coletas de urina: 1 amostra a cada 1 hora, em um total de duas a três amostras;
• coletar uma amostra de sangue a cada coleta de urina;
• dosar inulina nas amostras de sangue e urina;
• calcular o "clearance" pela fórmula.

Observação – estas substâncias consideradas padrão-ouro são onerosas, de difícil aquisição e manipulação. Portanto, em nosso meio, podemos nos servir de alguns métodos alternativos para medir o RFG. Além disso, atualmente estão disponíveis outros métodos de avaliação do RFG que foram comparados com o "clearance" de inulina e podem ser considerados, também, como padrão-ouro, os quais veremos adiante.

OUTROS MÉTODOS PARA AVALIAÇÃO DO RFG

Estimativa pela creatinina sérica

A medida da creatinina sérica tem sido o método mais simples e mais amplamente utilizado para estimar a função renal. Entretanto, existem vários fatores que interferem na sua valorização, quais sejam:

Comportamento na infância – no recém-nascido (RN) a creatinina sérica durante os primeiros dias de vida é simplesmente um reflexo dos níveis maternos. No RN de termo (RNT) cai aproximadamente 40 a 50% durante a primeira semana de vida extra-uterina, paralelamente a um rápido aumento no RFG. Fica estável cerca de um mês a dois anos, com níveis entre 0,35 e 0,40mg/dl. Posteriormente, começa a aumentar até a adolescência, quando atinge níveis do adulto.

No RN pré-termo (RNPT), geralmente cai em relação inversa ao aumento do RFG. Naqueles muito prematuros, estudos seriados mostraram uma diminuição leve e gradual da creatinina sérica até 33 a 34 semanas de idade conceptual (soma das idades gestacio-

319

nal e pós-natal) e uma queda mais rápida posteriormente. Não foi possível, ainda, estabelecer valores de referência absolutos para diferentes idades conceptuais, pelo grande número de variáveis envolvidas como níveis maternos de creatinina, equilíbrio hidroeletrolítico, produção e excreção de creatinina. Contudo, dosagens seriadas podem fornecer informações sobre essa função.

Em lactentes e crianças, a creatinina sérica é levemente mais alta no sexo masculino para qualquer faixa etária e podemos deduzir valores normais por meio da seguinte relação:

Para meninos: creatinina sérica (mg/dl) = 0,35 + 0,025 idade (anos).
Para meninas: creatinina sérica (mg/dl) = 0,37 + 0,018 idade (anos).

Confiabilidade das dosagens – mais rotineiramente a creatinina é dosada no soro por meio da reação de Jaffé, método colorimétrico, o qual pode sofrer a interferência de outros cromógenos que não a creatinina e, portanto, por meio desse método podemos detectar valores superiores aos verdadeiros. Existem métodos descritos e estabelecidos de remoção desses cromógenos aumentando sua confiabilidade e métodos enzimáticos de dosagens que não sofrem essa interferência. Porém, esses métodos são menos utilizados na prática.

Produção de creatinina – depende da massa muscular do indivíduo e, portanto, da superfície corpórea; varia, também, com o sexo e a idade. Todos esses fatores dificultam o estabelecimento de valores de referência fidedignos e abrangentes. Em crianças muito pequenas, mesmo com metodologia para diminuir a interferência de outros cromógenos, a quantidade de creatinina produzida é muito pequena e muito do que se mede não é creatinina.

Estimativa pela recíproca da creatinina $\frac{1}{Pcr}$

A excreção de creatinina depende da sua produção pela massa muscular, a qual é relativamente constante, não depende da função renal nem da dieta ou de outros fatores metabólicos. Partindo-se da seguinte fórmula:

Clcr = Ucr . V/Pcr
Onde:
Clcr = "clearance" de creatinina
Ucr = creatinina urinária
Pcr = creatinina plasmática
V = volume de urina
(Ucr . V) = excreção de ceatinina (aproximadamente a produção), a qual, sendo relativamente constante, pode ser substituída por uma constante K, podemos dizer que: Clcr = $\frac{K}{Pcr}$

Assim, podemos observar que o Clcr e a Pcr são reciprocamente relacionados, e trabalhos, especialmente em adultos, têm demonstrado que a concentração plasmática de creatinina varia inversamente com o RFG. A recíproca da creatinina vem sendo empregada, particularmente para detectar mudanças no RFG em função do tempo (avaliação longitudinal).

Inconveniente do método para crianças – em crianças saudáveis, com idade superior a 2 anos, o RFG mantém-se constante quando corrigido para a superfície corpórea, enquanto a creatinina plasmática aumenta. Esse fato é decorrente dos aumentos da massa muscular, da produção de creatinina, da superfície corpórea e do RFG. Portanto, para crianças, essa fórmula não parece ser adequada.

Estimativa do RFG pela creatinina e estatura (E/Pcr)

Sabendo-se que a produção e excreção de creatinina são relativamente constantes e dependem da superfície corpórea, pode-se inferir que (Ucr . V) pode ser substituído por uma constante K, a qual pode derivar de medidas da superfície corpórea. Alguns autores utilizaram a estatura como uma dessas medidas e estudaram a seguinte fórmula:

$$Clcr = \frac{E}{Pcr}$$

Onde:
Clcr = o "clearance" de creatinina
E = estatura do indivíduo em cm
Pcr = concentração plasmática de creatinina.

Em crianças, um estudo demonstrou certa confiabilidade para esse parâmetro, especialmente em casos de deficiência da função renal (RFG < 80ml/minuto/1,73m^2), provavelmente por haver maior concentração plasmática de cretinina. Assim, esse parâmetro mostrou ser bastante útil para distinguir entre crianças com RFG normal daquelas com RFG reduzido, pela seguinte relação:

E/Pcr < 1,5 → RFG diminuído.
E/Pcr > 2,1 → RFG normal.

Valores entre 1,5 e 2,1 traduzem que o paciente deva ser submetido a técnicas mais confiáveis para medir o RFG.

Inconvenientes desse parâmetro:

• Deve ser confirmada sua confiabilidade no período neonatal e na puberdade.
• Depende do método empregado para a dosagem de creatinina.
• Não é confiável quando aplicado em pacientes com problemas musculares específicos.

Depuração estimada pela creatinina e estatura

Fórmula de Schwartz – proposta por Schwartz e cols. a partir de correlações entre o RFG obtido pelo "clearance" de inulina e creatinina de acordo com a seguinte fórmula:

RFG (ml/minuto/1,73m^2) = K . estatura/Pcr,
Onde:
K = uma constante de proporcionalidade sexo e idade dependente e é estabelecida de acordo com a tabela 3.1.

Tabela 3.1 – Valor de K na fórmula de Schwartz.

Grupo	Idade (anos)	K (média)	K (faixa)
RNPT (peso < 1.500g)	< 1	0,29	0,19-0,45
RNPT (peso 1.500-2.500g)	< 1	0,33	0,20-0,50
RNT	< 1	0,45	0,30-0,70
Crianças	1-12	0,55	0,40-0,70
Meninas	13-21	0,55	0,40-0,70
Meninos	13-21	0,70	0,50-0,90

RNPT = recém-nascido pré-termo; RNT = recém-nascido de termo.

Essa é uma medida alternativa prática, útil em crianças, pois não há necessidade de coleta cronometrada de urina; entretanto, tem-se mostrado pouco confiável especialmente em casos de deficiência da função renal, situação que merece uma avaliação do RFG por métodos mais fidedignos. Um estudo comparando essa fórmula com o "clearance" do ^{125}I-iodotalamato mostrou que até de RFG > 50ml/minuto/1,73m^2 podemos esperar alguma informação de valor pela fórmula de Schwartz, abaixo deste nível há grande superestimação pela fórmula das reais condições de filtração glomerular.

Inconveniente do método:

• Pacientes desnutridos, nos quais K corrigido pela idade não se aplicaria.
• Pacientes com deformidades ósseas, nos quais a medida da estatura não é confiável.
• Variações da creatinina sérica na insuficiência renal aguda, pois nesse caso há supressão da produção de creatinina pela azotemia e aumento da degradação extra-renal, como por exemplo gastrintestinal.
• Interferência do método de dosagem da creatinina.

Fórmula de Counahan-Barrat – estabelecida a partir de valores de creatinina plasmática dosada com metodologia que retira a interferência de outros cromógenos que não a creatinina. Esses autores determinaram a seguinte relação para crianças entre 2 meses e 14 anos:

$$RFG/1,73 \ m^2 \ SC = 0,43 \ . \ estatura \ (cm)/Pcr$$

"Clearance" de creatinina endógena

Amplamente empregada na prática como medida do RFG.

Vantagens:
• Varia pouco de um dia para outro.
• Não necessita de administração de substância marcadora.
• Em condições de equilíbrio, a excreção de creatinina corresponde à sua produção.

Desvantagens:
• Depende da massa muscular do indivíduo e, portanto, será profundamente alterado por desnutrição de qualquer origem.
• Necessita de coleta cronometrada de urina para maior confiabilidade, a qual se torna um grande obstáculo em crianças sem controle esfincteriano, com derivações do fluxo urinário e naquelas portadoras de uropatias obstrutivas.
• A creatinina não é apenas filtrada, mas também secretada pelos túbulos renais; esse fato pode levar a uma superestimação da função renal medida pelo "clearance" de creatinina.
• Os métodos mais rotineiros de dosagem da creatinina são colorimétricos e, portanto, na dosagem de creatinina podemos ter a medida de outros agentes cromógenos não-creatinina que falseiam o resultado.

Por fim, essas duas últimas fontes de erro se contrabalançam minimizando o erro de dosagem e valorizando o "clearance" de creatinina como medida do RFG.

$$Assim, \ RFG = Clcr = \frac{Ucr \ . \ V}{Pcr}$$

Onde:
Clcr = "clearance" de creatinina
Ucr = creatinina urinária
V = volume de urina
Pcr = creatinina plasmática

Essa proposição é válida para pacientes de 1 mês a 20 anos, com função renal normal ou com discreta deficiência e, nessas condições, a relação Clcr/Cl inulina ~1.

• Situações nas quais o Clcr superestima o RFG:
  – adultos com síndrome nefrótica;
  – receptores de transplante renal;
  – na deficiência de função renal com RFG < 20ml/minuto/1,73m² em que o Clcr superestima o RFG em cerca de 20 a 30%.
• Situações onde o Clcr subestima o RFG – certos tipos de lesões tubulares, nas quais ocorre difusão retrógrada e reabsorção de creatinina. Nessas situações, a inulina pode também ser reabsorvida e uma avaliação mais fidedigna pode ser obtida a partir da monitorização da creatinina sérica.

Variações do "clearance" de creatinina

O tempo ideal da realização é o mais prolongado possível; de forma geral, consideramos a coleta de urina de 24 horas. Entretanto, podemos realizar a coleta em um tempo menor. O "clearance" de creatinina endógena é bastante providencial, com duração de 2 horas, sensibilizado pela administração de cimetidina (droga que inibe a secreção tubular de creatinina). Já estudada em adultos, foi recentemente avaliada em crianças comparando-a com o "clearance" de inulina e de creatinina com duração de 24 horas. Ambos os métodos de avaliação do "clearance" de creatinina foram altamente próximos do "clearance" de inulina e, portanto, o "clearance" de creatinina de 2 horas após a administração de cimetidina pode ser considerado uma excelente alternativa para a medida do RFG em crianças. Nesse protocolo, a cimetidina foi administrada por via oral da seguinte forma:

• Pacientes com Clcr > 75ml/minuto/1,73m² (medido ou calculado a partir da Pcr) receberam 20mg/kg de peso até a dose máxima de 1.600mg/dia.
• Pacientes com Clcr entre 50 e 75ml/minuto/1,73m² receberam 80% da dose.
• Pacientes com Clcr entre 30 e 50ml/minuto/1,73m² receberam 70%.
• Pacientes com Clcr entre 20 e 30ml/minuto/1,73m² receberam 60%.
• Pacientes com Clcr < 20ml/minuto/1,73m² receberam 50%.

Metade da dose total diária foi administrada em intervalos de 12 horas, em um total de cinco vezes, sendo que a última dose já pode ser administrada imediatamente antes do início do teste.

Durante a realização deve ser encorajada a ingestão de líquidos, que pode ser iniciada com cerca de 7 a 8ml/kg de peso e, posteriormente, de acordo com o volume urinário.

"Clearance" plasmático de uma substância

Para avaliar o RFG podemos utilizar substâncias que, quando administradas ao organismo em uma concentração e ritmo de infusão conhecidos, sejam avaliadas quanto ao seu ritmo de eliminação.

Infusão intravenosa contínua de um marcador – nesse método há necessidade de utilizar elementos marcados com substâncias radioativas. Inicia-se o procedimento com a infusão da substância marcada que, após o tempo de equilíbrio, apresenta excreção urinária (U . V) semelhante à quantidade que foi infundida por unidade de tempo e à quantidade filtrada. Sabendo-se a quantidade infundida (I) e o tempo que o equilíbrio foi atingido, podemos avaliar o RFG pela seguinte fórmula:

U . V = I e o RFG = U . V/P, portanto, RFG = I/P

Onde:
P = concentração plasmática do marcador no tempo de equilíbrio
I = quantidade infundida

As substâncias mais freqüentemente empregadas nesse tipo de "clearance" são inulina, polifructosan, iodotalamato e EDTA.

Para sua realização, é preciso ter acesso venoso contínuo para a infusão, a coleta de sangue (pelo menos duas amostras para constatar o equilíbrio) e o conhecimento completo das condições de infusão (ritmo de infusão e concentração do marcador).

Infusão subcutânea contínua de uma marcador – outro método disponível que pode ser empregado sem o uso de substâncias radioativas. Apresenta a vantagem de não necessitar de acesso venoso, porém necessita de coleta de sangue (pelo menos duas amostras para constatar o equilíbrio) e do conhecimento completo das condições de infusão, a qual é feita por bomba de infusão, como as de insulina. Um dos trabalhos mais recentes e promissores envolve o iodotalamato, realizado somo se segue:

• Inicia-se o procedimento administrando-se uma dose de ataque por via subcutânea, suficiente para atingir uma concentração plasmática de 0,02mg/m.
• Estima-se o RFG pela fórmula de Schwartz para calcular a vida média, o ritmo de infusão e o tempo de infusão mínimo para alcançar o estado de equilíbrio, o qual corresponde a aproximadamente a 2,5 vidas-médias seguindo a dose de ataque.
• Iodotalamato não marcado é infundido continuamente por via subcutânea através de bomba de infusão, durante a noite, para evitar quebra na rotina de vida do paciente.
• No final do período de infusão colhem-se duas amostras de sangue em intervalos de um quarto da vida média, a qual equivale a 1-2 horas, para verificar se o estado de equilíbrio foi atingido; este é definido quando o coeficiente de variação entre as duas amostras for menor que 7%.
• Mede-se o iodotalamato no soro por HPLC.
• Calcula-se o RFG pela seguinte fórmula:

$$\frac{Concentração \ no \ líquido \ de \ infusão \ (mg/dl) \ . \ velocidade \ da \ bomba \ de \ infusão \ (ml/hora)}{Concentração \ de \ iodotalamato \ no \ soro \ . \ 60 \ (minutos/hora)}$$

Esse protocolo, aqui resumido, foi empregado em comparação com um método padrão empregando ^{125}I-iodotalamato e o coeficiente de regressão obtido foi 0,99 (p < 0,001).

Injeção intravenosa única de um marcador – após a injeção intravenosa do marcador procede-se à análise do seu ritmo de desaparecimento por meio de dosagens repetidas em amostras de sangue. É útil para evitar coletas cronometradas de urina e acesso venoso contínuo. Pode-se usar a inulina ou o polifructosan (0,5ml/kg de peso de uma solução a 25%), administrados por via intravenosa, e, colhendo-se sete ou oito amostras de sangue seqüencialmente em 5, 10, 15 e 20 minutos e a partir daí em intervalos de 10 a 15 minutos, calcula-se o "clearance" por um modelo matemático.

Injeção subcutânea única de um marcador – é um método simples, não necessita de manutenção de acesso venoso, a criança pode deambular e movimentar-se durante o procedimento; também pode ser dispensada a coleta de urina e sangue, caso a medição de radiação seja realizada no corpo total. Entretanto, essa metodologia requer aferições complexas da superfície corpórea e, quase sempre, é passível de erros. Alternativamente podemos realizar a medida da radiação em amostras de sangue e urina diminuindo a probabilidade de erro.

Após a injeção, aguarda-se o tempo de equilíbrio e conta-se a radioatividade em um contador de raios gama, disponível em muitos centros. Já é bastante utilizado em adultos por ser simples e confiável como medida do RFG. Em crianças já existem trabalhos que confirmam sua eficácia. Tem o inconveniente de empregar substâncias radioativas; apesar de que, atualmente, as substâncias empregadas têm baixa radioatividade.

O uso de ^{51}Cr-EDTA em infusão subcutânea única, já estudado e comprovado em adultos, não foi testado em crianças.

Assim, descreveremos sumariamente uma metodologia já testada e comprovada em crianças empregando o ^{125}I-iodotalamato em injeção subcutânea única para medir o RFG. Inicialmente, pesa-se e mede-se o paciente e mede-se sua pressão arterial. Administra-se uma solução saturada de iodeto de potássio por via oral, 5 e 10 gotas diluídas em 20ml de água, para crianças com peso menor ou maior que 40kg, respectivamente. Após 30 minutos, administra-se a injeção subcutânea de ^{125}I-iodotalamato. A dose foi calculada a partir da dose de adulto (0,06ml) multiplicada por um fator de correção para o peso corpóreo, de acordo com a tabela 3.2.

Tabela 3.2 – Fatores de correção ajustados para o peso corpóreo no cálculo da dose de ^{125}I-iodotalamato.

Peso corpóreo (kg)	Fator multiplicador	Dose calculada (ml)
4	0,14	0,0084
5	0,17	0,0102
6	0,19	0,0114
7	0,21	0,0126
8	0,23	0,0138
9	0,25	0,0150
10	0,27	0,0162
15	0,36	0,0216
20	0,44	0,0264
25	0,51	0,0306
30	0,58	0,0348
35	0,65	0,0390
40	0,71	0,0426
45	0,77	0,0462
50	0,83	0,0498
55	0,89	0,0534
60	0,95	0,0570
65	1,00	0,0600

O cálculo baseado no volume pareceu ser mais simples, mais confiável e ainda fornece quantidade adequada de radioisótopo para gerar mais que suficiente contagens por minuto por cerca de 30 a 45 dias.

Técnica – os pacientes devem ser hidratados para assegurar diurese de pelo menos 2ml/kg/hora; devem, portanto, ingerir cerca de 5ml/kg/hora de líquidos por via oral durante 5 a 10 minutos após a ingestão da solução saturada de iodeto de potássio. Após 30 minutos (tempo de equilíbrio), deve ser feito o esvaziamento vesical, e 1,5ml de urina e 3ml de sangue coletados para verificar a radioatividade. No final desse período de 30 minutos, o ^{125}I-iodotalamato é injetado através de um botão subcutâneo (sem a necessidade de injetar epinefrina, já que os resultados com ou sem são semelhantes). Nesse período, procede-se à ingestão de 10ml/kg de líquidos. Aguarda-se novo período de equilíbrio de 60 minutos; no final desse período e após cada coleta de urina, repõem-se líquidos por via oral de acordo com o débito urinário. Se o fluxo urinário for menor que 2ml/kg/hora, recomenda-se a administração por via oral de 50ml se a criança pesar 15kg ou menos ou de 100ml para crianças com peso acima deste. Amostras de sangue são obtidas em seringa heparinizada imediatamente após cada coleta de urina, em um total de quatro amostras a cada 30 minutos.

Os pacientes podem alimentar-se durante o procedimento e receber suas medicações habituais. Todas as amostras de urina e sangue coletadas podem ser mantidas à temperatura ambiente. Amostras de urina de 1,5ml e de soro após centrifugação de 1,5ml são contadas em um contador gama, e o "clearance" do iodotalamato é calculado pela seguinte fórmula:

$$\text{"Clearance"} = \frac{[cpm\,(u) - cpm\,(u0)] \cdot V}{[cpm\,(s) - cpm\,(s0)]}$$

Onde:

cpm = contagem por minuto

cpm (u) = urina

u0 = cpm na urina inicial

cpm (s) = cpm no ponto médio das coletas, obtido de extrapolações da cpm no início e no final de cada coleta de urina

cpm (s0) = cpm no soro inicial

V = volume urinário em ml/minuto

Corrige-se o "clearance" para superfície corpórea.

Os marcadores como o DTPA e o DMSA, apesar de não serem absolutamente fidedignos em todas as situações, são de grande valia quando queremos avaliar a função de cada rim individualmente.

Obviamente, não citamos todos os testes e substâncias que têm sido empregados mundialmente, mas sim aqueles métodos que nos parecem mais factíveis em nosso meio.

AVALIAÇÃO DA PERMEABILIDADE GLOMERULAR

Pode ser avaliada pela dosagem de proteínas na urina ou pelo índice de seletividade da membrana glomerular.

Proteinúria

O glomérulo funciona como um ultrafiltro, carga e tamanho dependentes, para proteínas plasmáticas, sendo quase impermeável à albumina (PM de 66.000 dáltons) e às proteínas de maior peso molecular.

Albuminúria – pela alta concentração plasmática da albumina no sangue, quantidade significante pode aparecer no filtrado glomerular; contudo, em condições normais, a quantidade de albumina na urina final é irrisória, pois há reabsorção pelas células epiteliais do túbulo proximal, por endocitose. Assim, o aumento na albuminúria pode ser por incremento da filtração glomerular ou por diminuição da reabsorção tubular. Grandes aumentos, no entanto, parecem refletir um incremento na permeabilidade da membrana glomerular. Pequenos, mas significantes aumentos, denominados microalbuminúria, podem refletir tanto um aumento, ainda nem tão pronunciado na permeabilidade glomerular, quanto uma diminuição na reabsorção tubular. Para ajudar a diferenciar, podemos empregar outros testes de função tubular, como veremos adiante.

A medida da excreção de albumina é, portanto, um bom método para avaliar a integridade da membrana glomerular. Pode ser feita em amostra isolada de urina e, nesse caso, melhor se corrigida pela excreção urinária de creatinina (Ualb/Ucr). Entretanto, mesmo a relação Ualb/Ucr varia muito pela albuminúria induzida pelo exercício e postura. Para minimizar esse erro, é melhor avaliar a excreção em em volume urinário de 12 horas noturnas ou, ainda melhor, de 24 horas. Na avaliação da albuminúria podemos empregar testes práticos como o do ácido sulfossalicílico a 10% ou do ácido tricloroacético a 10%, estes podem ser feitos no próprio consultório ou ambulatório e consta de observar a turvação quando adicionamos 8 gotas a cada 5ml de urina. Podemos empregar o método de Ponceau, o qual mede a albuminúria, lembrando que as proteínas que não precipitam podem até interferir na precipitação da própria albumina, tornando-o um método com confiabilidade restrita. Fitas reagentes são bastante úteis na prática, entretanto, apresentam algumas ressalvas, medem quase que exclusivamente albumina; sofrem interferências do pH urinário; assim em pH > 8,0 podemos ter um teste falso-positivo para proteína pela fita-teste.

Dosagem de proteínas totais na urina – o método de eleição para medir todas as proteínas presentes na urina é o do biureto, pois este precipita todas as proteínas urinárias.

Detecção de cadeias leves de imunoglobulinas (proteína de Bence Jones) – podem ser identificadas quando aquecemos a urina, quando primeiro precipita e depois, com mais calor, redissolve.

Os valores que definem proteinúria na infância são:

- Microalbuminúria: entre 20 e 200mcg/minuto.
- Relação microalbuminúria/creatinina na primeira urina da manhã: 2,5 a 25mg/mmol ou 30 a 300mg/g.
- Proteinúria: 20-50mg/24 horas.
- Proteinúria nefrótica: > 50mg/24 horas.
- Relação proteína/creatinina: > 0,2 (ambas medidas em mg/dl) – proteinúria significativa.
- Alguns autores encontraram uma variação negativa significativa na excreção de albumina de acordo com a idade, na qual detectaram os resultados apresentados na tabela 3.3.

Tabela 3.3 – Relação microalbuminúria/creatinina em diferentes idades.

Idade	Microalbuminúria/creatinina (mg/mmol)
4 dias-1 ano	4,07 ± 0,11
1-7 anos	1,16 ± 0,10
7-15 anos	0,88 ± 0,11

Índice de seletividade glomerular

Empregado para avaliar a gravidade da lesão glomerular. Avalia a ultrafiltração de proteínas com peso molecular maior que a albumina, como a IgG. Medido pela seguinte relação:

$$IS = \frac{UIgG . Palb}{PIgG . Ualb}$$

Onde:
UIgG = concentração urinária de IgG
Palb = concentração plasmática de albumina
Ualb = concentração urinária de albumina
PIgG = concentração plasmática de IgG

Interpretação – quando menor que 0,1 significa que a lesão glomerular não é tão grave e correlaciona-se com boa resposta à corticoterapia para glomerulonefrites; quando maior que 0,2 se correlaciona com lesão glomerular grave e resistência à corticoterapia.

AVALIAÇÃO DAS FUNÇÕES TUBULARES

A investigação da integridade funcional de um ou mais de um segmento dos túbulos renais está indicada quando os achados clínico-laboratoriais revelem que pode haver disfunção ou para detectar uma alteração, quando essa possa potencialmente ocorrer, mesmo que não existam, ainda, manifestações clínicas ou anormalidades nos exames subsidiários de rotina. Para um melhor entendimento dos métodos de investigação das diferentes funções tubulares, recomendamos uma breve leitura das funções fisiológicas dos vários segmentos.

GLICOSÚRIA

Com o comprometimento do transporte de glicose no túbulo proximal, observa-se aumento dos seus níveis urinários, sem alteração do seu nível plasmático (glicemia e teste de tolerância à glicose normais). Pode ser avaliada pela dosagem de glicose em amostra cronometrada ou, se não for possível, isolada de urina. O método aconselhável é quantitativo, pois o limite de detecção pelo "dipstick" (fita-teste) está entre 50 e 100mg/dl e considera-se como glicosúria significativa valores iguais ou acima de 50mg/l, portanto muitos casos seriam falso-negativos. A maioria dos laboratórios utiliza o método da peroxidase/oxidase para a dosagem de glicose no sangue e urina; entretanto, na urina existem muitos inibidores da peroxidase que falseiam a leitura visual, detectando-se valores inferiores aos verdadeiros. Assim, o método aconselhável é o da hexoquinase, cujo limite de detecção é de 50mg/l.

Lembramos que o "clinitest" se baseia na geração de calor pela reação do hidróxido de sódio e do ácido cítrico e detecta substâncias redutoras, enquanto a fita-teste depende da reação glicose oxidase e detecta somente glicose.

HIPERAMINOACIDÚRIA

Com a alteração no transporte tubular proximal de um ou de um grupo de aminoácidos, observa-se aumento dos seus níveis urinários. Pode ser detectada pela medida do nitrogênio α-amínico urinário (método mais simples e factível, realizado em urina de 24 horas coletada em frasco contendo timol, ou pela correção da excreção em amostra isolada de urina pela excreção de creatinina urinária) ou por meio de cromatografia (em papel, camada fina ou troca iônica), pela qual pode ser identificado o aminoácido perdido na urina.

Na literatura não existe um estudo para a normatização de nitrogênio α-amínico urinário para crianças; entretanto, em estudo recente, no qual foi dosado nitrogênio α-amínico, os autores fizeram dosagens em 19 crianças normais e obtiveram os seguintes resultados:

$$Uaa/Ucr (mg/mg) = 0,13 ± 0,03$$

Onde:
Uaa = nitrogênio α-amínico urinário
Ucr = creatinina urinária

ALTERAÇÃO NO MANUSEIO RENAL DE FÓSFORO

Com o acometimento do transporte tubular proximal de fosfato observa-se alteração no manuseio renal de fosfato. Hiperfosfatúria, no entanto, só é observada nas fases iniciais do processo; quando o equilíbrio é atingido, a excreção urinária será reflexo da ingestão. Para avaliação do manuseio renal de fosfato sugerimos a análise de três fatores:

1. Nível sérico de fosfato.
2. Reabsorção tubular de fosfato (RTP)
   RTP = 1 – [(Up/Pp) . (Pc/Uc)]
   Onde:
   Up = concentração urinária de fosfato
   Pp = concentração plasmática de fosfato
   Pc = concentração plasmática de creatinina
   Uc = concentração urinária de creatinina

Esta relação é bastante útil em crianças, pois não há necessidade de coleta cronometrada de urina. Os resultados são expressos em porcentagem, sendo que os valores de referência para crianças normais são de reabsorção entre 80 e 95%. No entanto, a RTP pode ser variável com a carga filtrada de fósforo, desde que poderia ser máxima em condições de fósforo sérico diminuído, mesmo que haja comprometimento do mecanismo de transporte de fosfato e não seja atingido o limiar renal de fosfato. Portanto, um paciente que tenha fósforo sérico diminuído poderia ter RTP normal mesmo sendo portador de disfunção do transporte de fosfato.

3. Transporte máximo corrigido pelo ritmo de filtração glomerular ($TmPO_4$/RFG) – é o método mais confiável para avaliação do manuseio renal de fosfato, porém sua realização é trabalhosa, pois necessita de coleta de urina de 24 horas e de sangue, após sobrecarga matinal de fosfato. Bjövet e Walton estabeleceram um nomograma para o cálculo da $TmPO_4$/RFG, baseado no fósforo sérico e RTP, eliminando a necessidade de sobrecarga de fósforo e coleta de urina de 24 horas. Entretanto, sua aplicabilidade na infância é prejudicada, pois o nomograma foi estabelecido para adultos após sobrecarga de fósforo e não apresentou boa correlação com medidas diretas da $TmPO_4$/RFG em situações de hipofosfatemia e RFG diminuído; além disso, ele se aplica bem para uma faixa de nível sérico de fósforo, quando há hipo ou hiperfosfatemia não há boa correlação, sendo esta última situação comum na infância. Brodehl e cols. estabeleceram, para crianças, que os valores obtidos após sobrecarga matinal com fosfato correspondem àqueles obtidos em jejum, que corresponderiam aos esperados para determinar o transporte máximo, e recomendam para uso clínico a seguinte fórmula:

$$TmPO_4/RFG = Pp - \frac{Pu \cdot Pc}{Uc}$$

Valores de referência em lactentes estão indicados na tabela 3.4.

Tabela 3.4 – Valores de referência do $TmPO_4$/RFG de acordo com a faixa etária.

Grupo	Média (mg/dl)	Faixa (mg/dl)
Recém-nascidos	7,378	4,588-10,633
3 meses	6,575	4,588-10,23
6 meses	5,58	3,56-8,06

Para crianças pré-escolares e escolares até cerca de 14 anos o valor de referência está entre 4,0 e 5,9mg/dl.

Importante lembrarmos a conversão do SI para unidades clássicas: 3,1mg/dl ~ 1mmol/l.

A avaliação desses índices (nível sérico de fósforo, RTP e $TmPO_4$/RFG) é bastante apropriada em crianças, desde que não necessita de coleta cronometrada de urina nem de sobrecarga de fósforo. Esses índices devem ser avaliados conjuntamente, pois a análise isolada pode induzir a uma interpretação errônea do manuseio tubular de fosfato, especialmente em casos de hiper e hipofosfatemia.

ALTERAÇÃO DO MECANISMO ÁCIDO-BASE

Como o rim é um dos principais tampões de carga ácida do organismo, o comprometimento funcional de qualquer um dos segmentos responsáveis pela homeostase ácido-base determinará uma rotura nesse mecanismo e, conseqüentemente, um quadro de acidose metabólica. Pode ocorrer por diminuição na reabsorção de bicarbonato (alteração do túbulo proximal) e/ou distúrbio de excreção de carga ácida (anormalidade dos túbulos coletores). Em paciente com

acidose metabólica, no qual suspeitamos que haja acometimento tubular, devemos proceder à seguinte investigação.

Caracterização da acidose metabólica – na acidose tubular renal há deficiência na secreção da carga ácida normalmente produzida no organismo, perda de bicarbonato, sódio e potássio no néfron distal e aumento compensatório na reabsorção proximal de cloreto de sódio, determinando hipercloremia. Assim, suspeita-se de acidose de origem renal quando ocorre acidose metabólica hiperclorêmica.

"Anion gap" plasmático (AGp) – na acidose de origem tubular renal, o AGp é normal (8-16mEq/l). O cálculo do AG baseia-se no fato de que a soma dos cátions extracelulares é normalmente superior à dos ânions extracelulares e corresponde aos ânions não-mensuráveis como fosfato, sulfato, ânions de ácidos orgânicos e proteínas plasmáticas polianiônicas. Assim, em situação normal:

$(Na^+ + K^+)$ + cátions não-mensuráveis = $(HCO_3^- + Cl^-)$ + ânions não-mensuráveis

Em geral, a concentração de K^+ é relativamente constante e, portanto:

Na^+ + cátions não-mensuráveis = $(HCO_3^- + Cl^-)$ + ânions não-mensuráveis

Sabendo-se que o AGp = cátions não-mensuráveis – ânions não-mensuráveis

$AGp = Na^+ - (HCO_3^- + Cl^-)$

Causas de acidose metabólica hiperclorêmica:

Com AGp aumentado – ocorre quando há adição de carga ácida ao organismo, como ácidos orgânicos, no caso da cetoacidose, acidose láctica e na uremia.

Com AGp diminuído – ocorre sobretudo na hipoalbuminemia, já que a albumina contribui em grande parte para o AGp; também ocorre na presença de outros cátions não-mensuráveis, como o aumento de proteínas catiônicas em certos tipos de mieloma múltiplo, ou problemas de dosagens laboratoriais como resultados falsos, como ocorre na hiperlipidemia, na qual se superestima a concentração de cloro.

Com AGp normal – além da acidose tubular renal (ATR), outras situações incluem as perdas de bicarbonato sem perda concomitante de cloro, como ocorre nas diarréias e nas fístulas.

Portanto, o cálculo do AGp ajuda-nos a suspeitar de ATR, mas não diferencia entre acidose proximal ou distal.

AG urinário (AGu)

Empregado como medida indireta da excreção de amônio, objetiva avaliar a integridade do mecanismo de secreção distal de hidrogênio. Baseado na premissa de que a soma dos ânions e cátions na urina deve ser igual, pode ser calculado pela seguinte fórmula:

$Na^+ + K^+ + 2Ca^{++} + 2Mg^{++} + NH_4^+ = Cl^- + H_2PO_4^- + SO_4^- +$ ânions orgânicos

Com uma dieta regular, as quantidades de cálcio e magnésio são pequenas e as excreções de fosfato, sulfato e ânions orgânicos são quase constantes. A diferença no ritmo de excreção desses ânions e cátions divalentes é próximo de 80mEq de ânions por dia, portanto:

$Na^+ + K^+ + NH_4^+ = Cl^- + 80$
$AGu = Na^+ + K^+ - Cl^-$, e reflete a excreção urinária de NH_4^+

Assim, se o AGu é negativo, significa que a quantidade de Cl^- supera a de $Na^+ + K^+$ e, portanto, a excreção de amônio excede 80mmol/dia e, certamente, os mecanismos renais envolvidos na excreção de amônio estão preservados. Essa situação ocorre, por exemplo, quando há perda gastrintestinal de bicarbonato e acidose metabólica hiperclorêmica com AGp normal.

Caso o AGu seja positivo, podemos pressupor que haja deficiência na excreção de amônio; essa situação é observada na acidose tubular distal. Para uma avaliação mais precisa pode ser calculado em urina de 24 horas, por meio da seguinte fórmula:

$NH_4^+ = 0,8[Cl^- - (Na^+ + K^+)]$. volume de urina + 80

Portanto, o AGu consegue separar indivíduos com acidose tubular renal distal daqueles com perda gastrintestinal de bicarbonato. Sugerimos, entretanto, que em indivíduos com pH urinário maior que 6,5 seja incluído o bicarbonato urinário no cálculo do AGu.

pH urinário

O pH urinário tem sido tradicionalmente usado para estimar a excreção de carga ácida. Todavia, o maior componente de excreção de uma carga ácida faz-se na forma de NH_4^+, já que a acidez titulável, cujo maior tampão é o HPO_4^-, está presente em quantidades relativamente pequenas e não apresenta aumento significativo na sua excreção durante a acidose; paralelamente, a excreção de íons H^+ livres na urina é pequena. A medida do pH urinário não reflete a concentração de NH_4^+ e, se analisada de forma isolada, não pode retratar as condições distais de excreção da carga ácida. Para valorizá-lo é necessário o conhecimento:

1. **Da duração da acidose** – em indivíduos normais após sobrecarga aguda não há tempo de aumentar a produção de NH_4^+. Estudos demonstraram que nessas condições pode-se observar a excreção de NH_4^+ menor que 100mmol/dia e pH urinário próximo de 6,0. Na sobrecarga crônica, foi demonstrado que pode haver aumento na produção de NH_4^+ e, portanto, na excreção de NH_4^+ (até 300mmol/dia), sem haver, contudo, um aumento nos H^+ livres na urina. Assim, pode ocorrer excreção de NH_4^+ três vezes maior na sobrecarga ácida crônica que na aguda, com pH urinário também próximo de 6,0.

2. **Da presença de outros estimuladores da produção renal de NH_4^+** – como ocorre na hipopotassemia.

3. **Das condições de liberação distal de sódio** – foi demonstrado que indivíduos com perda gastrintestinal de bicarbonato (com capacidade de acidificação distal preservada) apresentavam pH urinário maior que 5,3, enquanto em indivíduos normais após sobrecarga ácida o pH urinário estava abaixo de 5,1. Tal fato é decorrente da contração de volume e da diminuição da liberação distal de sódio para o néfron distal. Lembramos que o maior estímulo para a secreção distal de H^+ é a reabsorção de sódio.

Trabalhos clínicos, no entanto, têm demonstrado um bom valor preditivo do pH da primeira urina da manhã maior que 6,1, para diagnosticar falência renal para acidificar a urina.

Caso o comprometimento seja de reabsorção proximal de bicarbonato, o pH urinário durante a acidose metabólica significativa pode estar abaixo de 5,5, desde que não haja comprometimento concomitante de acidificação distal, pois há diminuição da carga filtrada de bicarbonato, conseqüente à contração de volume. Com a correção da acidose, observa-se aumento do pH urinário acima de 6,0.

A avaliação do pH urinário deve ser feita, preferencialmente, por potenciometria em amostra de urina (5 a 10ml) coletada em frasco contendo vaselina, em quantidade suficiente para formar uma película protetora que impede perdas gasosas, imediatamente após a coleta. Em resumo, seu grande significado é que se estiver abaixo de 5,5 retrata integridade dos mecanismos distais de acidificação urinária.

Os menos utilizados na prática são:

AGp corrigido – para todos os ânions conhecidos: AGpc = AGp – (lactato) – (urato) – (fosfato) – (proteína)

"Strong ion gap" (SIG) – mais preciso do que o AGP, pois baseia-se em variáveis independentes e, portanto, não é afetado por condições como alcalose, hipoalbuminemia ou desidratação. Pode ser calculado pela seguinte fórmula:

SIG = SIG aparente (SIGa) – SIG efetivo (SIGe)
SIGa = $(Na^+) + (K^+) + (Mg^{++}) + (Ca^{++}) - (Cl^-) - (lactato) - (urato)$
SIGe (medida dos ânions remanescentes) = $1000 . 2,46E-11 . pCO_2/(10^{-pH})$ + (albumina) . $(0,123 . pH - 0,631) + (PO_4) . (0,309 . pH - 0,469)$, sendo a albumina expressa em g/dl, pCO_2 em mmHg e PO_4 em mmol/l
Normalmente, o SIGa e o SIGe são 40 mEq/l e, portanto, o SIG é zero

Esse índice é mais sensível que o AGp, mas ainda pouco testado e de mais difícil realização.

Fração de excreção de bicarbonato (FEH_{CO3}) – calculada pela seguinte fórmula:

$FEH_{CO3} = U_{HCO3}/P_{HCO3} . Pc/Uc,$
Onde:
U_{HCO3} = bicarbonato urinário
P_{HCO3} = bicarbonato plasmático
Pc = creatinina plasmática
Uc = creatinina urinária

É calculada a partir de dosagens em amostra isolada de urina, a qual deve ser coletada em frasco contendo vaselina, para evitar perdas gasosas.

Em situação normal, a FEH_{CO3} é irrisória; para pacientes com ATR distal, fica abaixo de 5%; para pacientes com ATR proximal, acima de 15%; e para crianças com ATR distal com comprometimento proximal, entre 5 e 15%.

Nos pacientes com comprometimento da reabsorção proximal de bicarbonato espera-se que haja bicarbonatúria elevada; entretanto, quando na presença de acidose metabólica importante ocorre contração de volume plasmático e diminuição da carga filtrada de bicarbonato, a FEH_{CO3} pode estar inferior ao esperado. Assim, a avaliação da FEH_{CO3} deve ser realizada após correção da acidose pela suplementação com álcali. O bicarbonato urinário pode ser avaliado pela medida indireta da pCO_2 urinária, a qual pode ser realizada em aparelho volumétrico de Van Slyke ou por aparelho de gasometria (nesse caso, tomando-se o cuidado de efetuar uma limpeza cuidadosa após o exame).

Diferença de pCO_2 (urina-sangue) – nas células intercaladas do túbulo coletor ocorre a secreção de íons hidrogênio, o qual, no lúmen tubular, reage com o bicarbonato, gerando água e CO_2. Nessa porção, não há anidrase carbônica e, portanto, a degradação do CO_2 gerado é lenta. Assim, outro teste para avaliação da integridade dos mecanismos de acidificação distal é a avaliação da diferença de pCO_2 urina-sangue após sobrecarga de bicarbonato; normalmente, seria superior a 20mmHg, e em pacientes com acidose tubular distal fica inferior a esse valor.

A confirmação da deficiência de acidificação distal pode ser concluída a partir das dosagens de amônio e da medida da acidez titulável. Devem ser realizadas em amostra de urina cronometrada na vigência de acidose metabólica. Para tal, é proposta a chamada prova de acidificação. Entretanto, em pacientes espontaneamente acidóticos não é necessária a sobrecarga ácida.

Prova de acidificação de curto tempo

- Administrar 100mg/kg de peso de cloreto de amônio (NH_4Cl) por via oral, gradualmente, em um período de aproximadamente 1 hora, preferencialmente em cápsulas gelatinosas e com um pequeno lanche, já que o NH_4Cl provoca intolerância gástrica. Durante toda a prova estimular a ingestão de líquidos.

- Após um período de aproximadamente 1 ou 2 horas (tempo zero), iniciar a coleta de urina cronometrada em recipiente contendo vaselina; caso o paciente não necessite ser submetido a sondagem vesical, devem-se colher três amostras consecutivas de urina em intervalos de 1 hora.

- A coleta de urina deve ser feita por um período mínimo de 3 horas, sendo que eventualmente o tempo deva ser estendido.

- Avaliar os gases arteriais para confirmar se realmente houve eficácia na indução da acidose.

- Colher uma mostra de sangue no tempo médio da prova, e preferencialmente de sangue arterializado.

- Lembrar que hipo ou hiperventilação podem alterar os resultados da gasometria sangüínea.

- Na urina coletada, dosar amônio, medir a acidez titulável e o pH.

• A acidez titulável pode ser definida como a quantidade de NaOH (em mEq) necessária para elevar para 7,4 o pH de 10ml de urina. O amônio urinário (nitrogênio) pode ser dosado pelo método da neslerização direta.

Em indivíduos normais, espera-se que haja um aumento na excreção de amônio e acidez titulável. Os valores de referência indicados na infância são os mostrados na tabela 3.5.

Tabela 3.5 – Excreção de acidez titulável e amônio.

Idade	pH urinário	Acidez titulável μEq/minuto/1,73m^2	Amônio μEq/minuto/1,73m^2
RNPT (1-3 semanas)	6,0 ± 0,05	25 ± 13	29 ± 6
RNT (1-3 semanas)	5,0 ± 0,15	32 ± 8	56 ± 9
1-12 meses	< 5,0	62 (43-111)	57 (42-79)
3-15 anos	< 5,5	52 (33-71)	73 (46-100)

Em adultos, tem sido empregado cloreto de cálcio com grande eficácia, o qual parece promissor para evitar os inconvenientes do NH$_4$Cl.

PROTEINÚRIA

Como relatamos no item Avaliação da permeabilidade glomerular, a proteinúria pode ter três origens: pré-glomerular, glomerular e tubular. Assim, para avaliação da excreção urinária de proteínas, especialmente quando a suspeita é de proteinúria tubular, devemos analisar a excreção de proteínas totais, a excreção de albumina (inclusive microalbuminúria), de proteínas de baixo peso molecular e outras, desde que tenhamos métodos fidedignos disponíveis.

Dosagem de proteínas totais – a composição da urina é complexa e variável, sendo que muitas das glico ou mucoproteínas não são precipitáveis com alguns ácidos usados em determinados métodos, como o ácido sulfossalicílico ou o tricloroacético. Geralmente, na rotina, são empregados métodos simples, como o que utiliza o corante Ponceau vermelho, o qual não precipita todas as proteínas da urina, e estas podem até interferir, se aumentadas, com a precipitação da própria albumina. Entretanto, o método de dosagem utilizando agentes precipitantes fortes, como o biureto, apesar de mais trabalhoso, propicia a precipitação de todas as proteínas urinárias, determinando maior confiabilidade. Assim, na interpretação dos resultados de proteinúria, devemos considerar o método aplicado. Entretanto, muito prática é a utilização de testes qualitativos empregando o ácido sulfossalicílico a 10% ou o ácido tricloroacético em amostra de urina recém-emitida, os quais podem ser realizados pelo próprio clínico e são indicativos da presença de proteinúria. Para avaliação mais precisa, sugerimos uma metodologia mais adequada e realizada, se possível, em urina coletada por 24 horas. Caso não seja possível, sugerimos o estudo da relação proteína/creatinina em amostra isolada de urina.

Albuminúria – o aumento da excreção urinária de albumina pode ser decorrente de alterações na permeabilidade da membrana basal glomerular e/ou da diminuição da reabsorção tubular proximal da albumina filtrada. Consideram-se como proteinúria nefrótica dosagens superiores a 50mg/kg de peso/24 horas e microalbuminúria valores entre 20 e 200mg/minuto. Em portadores de tubulopatias proximais sem deficiência de função renal relevante, supomos que a presença de microalbuminúria reflita a diminuição da reabsorção tubular.

Enzimúria – o aumento de enzimas na urina pode ser decorrente da diminuição na reabsorção tubular proximal das enzimas filtradas

pelos glomérulos ou por lesão propriamente dita da célula epitelial do túbulo contornado proximal (TCP) com liberação de enzimas lisossômicas para a urina. Ressaltamos entre elas a N-acetil-β-D-glicosaminidase (NAG), a enzima de conversão da angiotensina (ECA), a lisozima e outras. A metodologia empregada para a dosagem de enzimas na urina é trabalhosa, pois elas não apresentam boa estabilidade urinária, sendo rapidamente degradadas e, portanto, as condições de coleta, armazenamento e dosagem são bastante complicadas, o que dificulta sua utilização prática. Têm sido empregadas mais freqüentemente em trabalhos científicos.

Proteinúria de baixo peso molecular – proteínas com peso molecular inferior a 40kD são filtradas pelos glomérulos e normalmente reabsorvidas pelo TCP; portanto, espera-se aumento dos seus níveis urinários quando há disfunção dessa porção tubular. Essas perdas não têm repercussões clínicas, pois os níveis séricos são normais, servem, no entanto, como testes diagnósticos. Nesse grupo lembramos a β-2-microglobulina, α-1-microglobulina, cadeias leves de imunoglobulinas, proteína transportadora de retinol (RBP), entre outras.

β-2-microglobulina urinária (β2Mur) – esta tem sido a proteína de baixo peso molecular mais freqüentemente empregada como marcador de disfunção tubular proximal, tanto para fins de pesquisa como na prática médica. A dosagem pode ser feita por ensaio imunoenzimático com valor de referência até cerca de 0,4mg/l, em amostra isolada de urina. Entretanto, essa proteína pode encontrar-se aumentada em doenças linfoproliferativas, que, portanto, devem ser sempre afastadas. Também não apresenta boa estabilidade em pH ácido, influenciada pela temperatura e pelo tempo de exposição do material, provavelmente pela ação de enzimas proteolíticas que aumentam ainda mais na urina quando há lesão da célula do túbulo proximal (TP). Assim, para maior confiabilidade dos resultados de ß2Mur é necessária a alcalinização da urina, ou, ainda melhor, do paciente, porém essa metodologia é trabalhosa e desconfortável. Assim, a ß2Mur deixa a desejar como marcador de disfunção do TCP.

Proteína transportadora de retinol urinária (RBPur) – esta microproteína pode ser empregada como marcador de funcionamento do TCP, apresentando vantagens sobre a ß2Mur, como a estabilidade em urina ácida. Várias metodologias de dosagem têm sido publicadas na literatura. Em nosso meio, atualmente, dispomos de um ensaio imunoenzimométrico com anticorpo monoclonal, para o qual já estudamos o comportamento na infância e estabelecemos o intervalo de referência, facilitando seu uso nessa faixa etária. No primeiro mês de vida, a RBPur é bastante variável, dificultando o estabelecimento de um valor padrão; no final do primeiro mês, tanto para recém-nascidos de termo como pré-termo, a excreção de RBPur é semelhante à encontrada em adultos normais, e foi possível estabelecer um intervalo de referência, a saber:

0,003 a 0,269mg/l, com média geométrica de 0,027mg/l

Contudo, em situações febris foi observado aumento transitório de microproteínas na urina e, portanto, nessas situações a avaliação deve ser adiada. Ressaltamos ainda que só foi observado aumento dos níveis de RBPur quando a depuração renal estimada pela creatinina cai abaixo de 30ml/minuto/1,73m^2; assim, até esse grau de função renal podemos considerar o aumento de RBPur como marcador de disfunção do TCP.

AVALIAÇÃO DO MANUSEIO DE SÓDIO

Os níveis plasmáticos de sódio situam-se entre 135 e 145mEq/l ou mmol/l. A análise isolada do nível plasmático fornece pouca informação sobre o conteúdo de sódio corpóreo, desde que o sódio plasmático reduzido pode ser conseqüência de aumento do volume extracelular ou perda de sódio corpórea, enquanto sódio plasmático aumentado pode ser conseqüência de diminuição do volume extracelular ou de adição de sódio. Assim, deve-se proceder a uma análise mais precisa do equilíbrio de sódio. Para avaliação do manuseio renal de sódio, sugerimos a análise da sua excreção fracionada (FENa), a qual pode ser determinada sem coleta cronometrada de urina pela seguinte fórmula:

$$FENa\ (\%) = \frac{\text{Quantidade de sódio excretada por minuto . 100}}{\text{Quantidade de sódio filtrada por minuto}}$$

$$FENa\ (\%) = \frac{\text{“Clearance” do sódio . 100}}{\text{“Clearance” da creatinina}}$$

$$FENa\ (\%) = \frac{\text{U/P Na . 100}}{\text{U/P creatinina}}$$

Onde:
U = concentração urinária
P = concentração plasmática

Esse índice serve bem para diferenciar entre hipovolemia (insuficiência pré-renal) e insuficiência renal propriamente dita (perda de sódio por lesão tubular), da seguinte forma:

FENa > 2,5% é indicativa de insuficiência renal parenquimatosa
FENa < 1,0 % é indicativa de insuficiência pré-renal

A análise desse índice deve ser realizada previamente à administração de diuréticos.

AVALIAÇÃO DO MANUSEIO DO POTÁSSIO

Normalmente, a concentração plasmática de potássio gira em torno de 3,5 a 4,5mEq/l (ou mmol/l), exceto no período neonatal, especialmente em prematuros, nos quais pode alcançar níveis de 6,0 sem repercussões. Para avaliação grosseira do manuseio renal de potássio, podemos empregar a medida do U_K (concentração urinária de potássio) em amostra isolada de urina; se for maior que 20mmol/l na vigência de hipocalemia, podemos inferir que há perda de potássio. No entanto, testes mais precisos, para avaliar o efeito tubular renal da aldosterona, podem ser realizados quando disponíveis:

$$\frac{U_K}{U_{Na}}$$

Onde:
U_K = concentração urinária de potássio
U_{Na} = concentração urinária de sódio

A relação $\frac{U_K}{U_{Na}}$ em condições normais é maior que 1,0 (exceto na primeira semana de vida).

• Fração de excreção de potássio (FEK) (%): calculada pela seguinte fórmula:

$$FEK\ (\%) = \frac{U_K \cdot Pc \cdot 100}{P_K \cdot Uc}$$

Varia de acordo com a faixa etária da seguinte forma:

Idade	0-4 meses	4-12 meses	3-10 anos	11-20 anos
FEK (%)	8,5 ± 3,8	14,6 ± 5,0	14,5 ± 8,9	16,2 ± 8,2

• TTKG (gradiente transtubular de potássio), determinado pela seguinte relação:

TTKG = $[U_K/(U/P\ osmolalidade)]/P_K$
Onde:
    U_K = potássio urinário
    U/P = osmolalidade urinária sobre a plasmática
    P_K = potássio plasmático

Quando a ação da aldosterona está sendo eficaz, o resultado é superior a 5; em recém-nascidos, entretanto, valores maiores têm sido encontrados, ficando em torno de 7,5. Valores inferiores a esses devem ser interpretados como deficiência de ação mineralocorticóide.

AVALIAÇÃO DO MANUSEIO DE CLORO

O cloro plasmático situa-se normalmente entre 100 e 107mEq/l aproximadamente. Níveis inferiores a esses (hipocloremia) podem ocorrer por deficiência dietética, perda por vômitos ou na mucoviscidose; entretanto, quando acompanhados de cloro urinário acima de 10mEq/l, pressupõem alteração no manuseio de cloro, como ocorre na síndrome de Bartter ou no uso de furosemida.

AVALIAÇÃO DO MANUSEIO DE CÁLCIO

Em relação ao cálcio plasmático, é importante lembrar que cerca de 50% circula ligado a uma proteína (albumina ou globulina) ou está complexado. Assim, a fração realmente importante é a não-ligada, cálcio iônico, cujo valor normal se situa entre 1,15 e 1,30mmol/l. Existem situações clínicas em que a medida do cálcio plasmático total não se correlaciona com a do cálcio iônico, como ocorre na hipoalbuminemia, em que deve ser feita uma correção dos valores medidos de cálcio plasmático da seguinte forma:

Cada 0,1 g/dl de albumina corresponde a 0,09mg/dl de cálcio, a relação é, assim, aproximadamente 1; portanto, estabelecendo como albumina sérica ideal 4,6, podemos detectar a diferença com a albumina medida: 4,6g/dl – albumina medida = x, e da medida do cálcio plasmático acrescentar x para estimar o cálcio plasmático real.

O cálcio urinário pode estar alterado em diversas situações renais patológicas. Pode ser mais bem avaliado pela dosagem em urina de 24 horas, na qual o valor de referência estabelecido é normalmente inferior a 4mg/kg de peso/dia. No entanto, quando não for possível a coleta de urina cronometrada, podemos analisar a relação cálcio/creatinina de preferência em jejum, cujos valores de referência são expostos na tabela 3.6. A urina deve ser coletada com ácido clorídrico para evitar a precipitação de sais de cálcio.

Tabela 3.6 – Valores de referência da relação cálcio/creatinina.

Idade	Ca/cr (mg/mg) %95 para a idade
< 7 meses	0,86
7-18 meses	0,6
19 meses-6 anos	0,42
Adultos	0,22

AVALIAÇÃO DA EXCREÇÃO DE ÁCIDO ÚRICO

Essa pode estar aumentada em doenças do túbulo proximal ou por aumento da sua carga filtrada. Na infância, podemos empregar o nomograma de Stapleton, estabelecido correlacionando faixa etária e excreção total em 24 horas de acordo com o peso, ou, ainda melhor, calculando-se a excreção corrigida pelo RFG, da seguinte forma:

$$\text{uricosúria (mg/100ml de filtrado glomerular)} = \frac{\text{Uác. úrico (mg/dl) . Pcr (mg/dl)}}{\text{Ucr (mg/dl)}}$$

Os valores de referência são:
Para recém-nascidos de termo < 3,3 e para crianças maiores que 3 anos < 0,56.

AVALIAÇÃO DO CITRATO URINÁRIO

Atualmente, dispomos de metodologia mais fidedigna (citrato liase) para sua dosagem; encontramos aumento da excreção em doenças do túbulo proximal, como na síndrome de Fanconi, hipocitratúria que acompanha a ATR distal, além de ser atualmente importante na investigação de litíase das vias urinárias. Valores de referência na infância foram estabelecidos em nosso meio e variam de 387 ± 77mg/ 24 horas/1,73m², ou 0,51 ± 0,2mg de citrato por mg de creatinina em amostra de urina em jejum.

AVALIAÇÃO DA CAPACIDADE DE CONCENTRAÇÃO URINÁRIA

A capacidade de concentrar a urina, em relação às condições plasmáticas, depende da integridade do mecanismo contracorrente e da habilidade do túbulo distal para alterar sua permeabilidade à água, de acordo com as concentrações séricas de hormônio antidiurético (HAD). A suspeita de que uma criança possa ter um defeito de concentração urinária advém dos seguintes dados: presença de poliúria e polidipsia em uma criança desidratada e com hipernatremia. Tal situação pode ser decorrente de um defeito renal primário (diabetes insípido nefrogênico idiopático), de um comprometimento na secreção de HAD (diabetes insípido central), ou de acometimento tubulo-intersticial secundário por uropatias obstrutivas ou por tubulopatias complexas, como na síndrome de Fanconi, ou de doenças extra-renais. Assim, devemos inicialmente estabelecer se o RFG é normal, excluir doenças secundárias e examinar pelo menos duas ou três amostras de primeira urina da manhã, após jejum completo durante a noite, para avaliar a densidade urinária e a osmolalidade urinária (a qual reflete o número de partículas na solução). Urina concentrada associada à concentração de sódio e osmolalidade plasmáticas normais afastam a possibilidade de defeito de concentração. Densidade urinária maior ou igual a 1.023 indica capacidade de concentração urinária intacta.

Caso persista a suspeita de defeito de concentração urinária, o passo seguinte é a realização da prova de restrição hídrica ou infusão de solução salina ou manitol. O teste deve ser feito em ambiente hospitalar, com supervisão rigorosa, desde que possa desencadear um quadro de desequilíbrio hidroeletrolítico grave.

O paciente é inicialmente pesado e submetido a coleta de sangue e urina para avaliação de eletrólitos e osmolalidade. Durante a prova mantém-se um acesso venoso. O paciente é, então, impedido de beber líquidos por 7 horas, para indução de desidratação. Deve-se pesar o paciente, medir o volume urinário e densidade urinária a cada hora e avaliar o sódio sérico, osmolalidade plasmática e urinária a cada 2 horas. O teste deve ser finalizado quando for atingido o estímulo osmolar máximo para a liberação de HAD, quando a perda de peso alcançar 3 a 5% do peso inicial ou quando uma urina concentrada for detectada.

O valor de osmolalidade plasmática na qual a secreção de HAD começa a aumentar é em torno de:

– 291mOsm/kg em recém-nascidos pré-termo;
– 282mOsm/kg em recém-nascidos de termo;
– 285 a 290mOsm/kg para adultos.

Para termos uma idéia desse processo, uma osmolalidade plasmática maior ou igual a 290mOsm/kg ou sódio plasmático igual ou acima de 145mEq/l normalmente geram urina com osmolalidade maior ou igual a 900mOsm/kg. Em urina sem proteinúria, podemos dizer que:

• Densidade urinária maior ou igual a 1.027 corresponde a uma osmolalidade maior que 873, enquanto densidade urinária menor que 1.016 indica osmolalidade menor que 873.
• Indivíduos normais submetidos a restrição hídrica apresentam osmolalidade urinária entre 500 e 1.400mosm/l e osmolalidade plasmática entre 288 e 291mOsm/l.
• Em crianças normais, a densidade urinária aumenta para pelo menos 1.010 e a relação entre osmolalidade urina-plasma é maior que 2. Se a osmolalidade apropriada para a idade é alcançada, ambas as capacidades de concentrar a urina e liberação de HAD são normais em resposta à estimulação osmolar.

No entanto, se a densidade urinária permanecer abaixo de 1.005, a osmolalidade urinária permanecer abaixo de 150mOsm/l e não houver redução do volume urinário, podemos pressupor que haja deficiência de concentração. Entretanto, tais achados podem ser decorrentes de deficiência de HAD (diabetes insípido central) ou falta de resposta renal ao HAD circulante (diabetes insípido nefrogênico). Para diferenciar entre essas duas situações, podemos realizar o teste da vasopressina.

Teste da vasopressina – o teste é feito com a 1-desamino-8-D-arginina vasopressina (DDAVP), um análogo sintético da vasopressina natural, o qual produz alto e prolongado efeito antidiurético. O procedimento deve ser feito a seguir da prova de restrição hídrica e consta de instilar DDAVP intranasal na dose de 10 a 40mcg, de acordo com o peso corpóreo, em geral, 10mcg para lactentes, 20mcg para crianças com peso entre 20 e 20,9kg, 30mcg para aqueles com peso entre 30 e 50kg e 40mcg para aqueles com peso acima de 50kg. Deve ser feita pelo menos mais uma coleta de urina após cerca de 1 hora. Pacientes com diabetes insípido central apresentam densidade urinária igual ou maior que 1.010 e redução do volume urinário, enquanto naqueles com diabetes insípido nefrogênico não ocorre nenhuma reversão do quadro.

Na literatura encontramos estudos sobre diferentes vias de administração do DDAVP, pois a biodisponibilidade do DDAVP instilado intranasal é de cerca de 10% e sua absorção é prejudicada por processos inflamatórios ou obstrutivos da mucosa nasal. Entretanto, revisando-se vários desses estudos, observamos que não houve diferença significativa entre administração intranasal por via subcutânea ou intravenosa, sendo que a primeira é sem dúvida menos invasiva e dolorosa. Concluímos, portanto, que a instilação intranasal permanece como método de escolha; entretanto, sugerimos adiar os testes se observadas as condições acima que podem alterar a absorção do DDAVP.

PARTICULARIDADES DO RECÉM-NASCIDO

Durante as descrições dos exames para avaliação das funções tubulares, citamos muitas dessas particularidades. Contudo, existem mais alguns dados que pretendemos ressaltar.

Assim, no recém-nascido a densidade urinária varia de 1.001 a 1.021, a osmolalidade urinária de 50 a 780mOsm/l. Imediatamente após o nascimento, o pH urinário está entre 6,0 e 7,0, e após a segunda semana, entretanto, diminui para 5,0 ou menos. A excreção de ácido úrico é aumentada na primeira semana de vida e pode falsear resultados positivos para proteinúria, a qual pode estar presente em 76% dos recém-nascidos e em 36% desses pode alcançar 2+ ou mais pela fita-teste. A excreção urinária protéica média é em torno de 0,86mg/m²/h com idade gestacional de 28 semanas, aumenta para 2,48mg/m²/h com 34 semanas e diminui para 1,29mg/m²/h com 40 semanas. Proteinúria transitória pode ser observada nas três primeiras semanas de vida, sem significado patológico. Entretanto, quando superior a 30mg/dl, em urina com densidade menor que 1.020 além do sexto dia de vida, implica investigação mais detalhada; o mesmo valendo quando da presença de proteinúria em níveis nefróticos.

Glicosúria está presente em 20% dos recém-nascidos de termo ou pré-termo na primeira semana de vida, sendo maior naqueles com idade gestacional inferior a 34 semanas.

Na avaliação do recém-nascido, é importante sabermos que as concentrações urinárias de cálcio permanecem constantes; entretanto, o ritmo de excreção de muitas substâncias varia com a idade gestacional e pós-natal. Além disso, a coleta cronometrada de urina nessa fase é problemática e, portanto, a avaliação mais prática pode ser feita dos valores obtidos corrigidos pelo índice de excreção (correção de concentração urinária de um elemento em relação à concentração de creatinina na mesma amostra de urina).

Na tabela 3.7 podemos ver os valores de referência para o RFG na infância.

Tabela 3.7 – Valores de referência para o RFG na infância.

Idade		RFG (ml/min/1,73m²)	Variação (mlmin/1,73m²)
Recém-nascidos com IG < 34 semanas	2-8 dias	11	11-15
	4-28 dias	20	15-28
	30-90 dias	50	40-65
Recém-nascidos com IG > 34 semanas	2-8 dias	39	17-60
	4-28 dias	47	26-68
	30-90 dias	58	30-86
1-6 meses		77	39-114
6-12 meses		103	49-157
12-19 meses		127	62-191
2-12 meses		127	89-165

IG = idade gestacional

Seguramente, muitos aspectos não foram abordados, porém esperamos ter abrangido os dados mais relevantes relacionados ao uso do laboratório em Nefrologia Pediátrica.

BIBLIOGRAFIA

1. BAJAJ, G. et al. – 125 Iodine-iothalamate clearance in children. A simple method to measure glomerular filtration. *Pediatr. Nephrol.* **10**:25, 1996. 2. BERNARD, A.M. & LAUWERYS, R.R. – Retinol-binding protein in urine: a more practical index than urinary β2-microglobulin for the routine screening of renal tubular function. *Clin. Chem.* **27**:1781, 1981. 3. BISTARAKIS, L. et al. – Renal handling of phosphate in the first six months of life. *Arch. Dis. Child.* **61**:677, 1986. 4. BIJVÖET, O.L.M. & WALTON, R.J. – Nomogram for derivation of renal threshold phosphate concentration. *Lancet* **2**:309, 1975. 5. BRODEHL, J.; KRAUSE, A. & HOYER, P.F. – Assessment of maximal tubular phosphate reabsorption: comparison of direct measurement with the nomogram of Bjvöet. *Pediatr. Nephrol.* **2**:183, 1988. 6. CHAFE, L. & GAULT, M.H. – First morning urine pH in the diagnosis of renal tubular acidosis with nephrolithiasis. *Clin. Nephrol.* **41**:159, 1994. 7. CHIARELLI, F. – The importance

of microalbuminuria as na indicator of incipient diabetic nephropathy: therapeutic implications. *Ann. Med.* **29**:439, 1997. 8. COUNAHAN, R. et al. – Estimation of glomerular filtration rate from plasma creatinine concentration in children. *Arch. Dis. Child.* **51**:875, 1976. 9. DAVEY, P.G. & GOSLING, P. – β2-microglobulin, instability in pathological urine. *Clin. Chem.* **28**:1330, 1982. 10. DONALDSON, M.D.C. – Alpha-1-microglobulin, beta-2-microglobulin and retinol-binding protein in childhood febrile illness and renal disease. *Pediatr. Nephrol.* **4**:314, 1990. 11. EDELMAN Jr., C.M. et al. – A standardized test of renal concentrating capacity in children. *Am. J. Dis. Child.* **114**:639, 1967. 12. GOLDSTEIN, M.B.; BEAR, R. & RICHARDSON, R.M.A. – The urine anion gap: a clinically useful index of ammonium excretion. *Am. J. Med. Sci.* **292**:198, 1986. 13. HALPERIN, M.L. et al. – Urine ammonium: the key to the diagnosis of distal renal tubular acidosis. *Nephron* **50**:1, 1988. 14. HELLERSTEIN, S. et al. – Creatinine clearance following cimetidine for estimation of glomerular filtration rate. *Pediatr. Nephrol.* **12**:49, 1998. 15. KRUSE, K.; KRACHT, U. & GOPFERT, G. – Renal threshold phosphate concentration (TmPO4/RFG). *Arch. Dis. Child.* **57**:217, 1982. 16. MENEZES, E.A.M. – Comportamento urinário da proteína transportadora do retinol (RBP) em pacientes portadores de insuficiência renal crônica de diversas etiologias. *São Paulo, 1995.* (Tese de Mestrado, Escola Paulista de Medicina – UNIFESP). 17. MOXEY-MIMS, M. & STAPLETON, F.B. – Renal tubular disorders in the neonate. *Clin. Perinatol.* **19**:159, 1992. 18. PEREIRA, A.B. et al. – Monoclonal antibody-based immunoenzymometric assays of retinol-binding protein. *Clin. Chem.* **39**:472, 1993. 19. PERRONE, H.C. et al. – Normatização da excreção de cálcio e ácido úrico em crianças. *J. Bras. Nefrol.* **12**:23, 1990. 20. PERRONE, H.C.; TOPOROVSKI, J. & SCHOR, N. – Urinary inhibitors of crystallization in hypercalciuric children with hematuria and nephrolithiasis. *Pediatr. Nephrol.* **10**:435, 1996. 21. RICE, E.W. – Improved biuret procedure for routine determination of urinary total proteins on clinical proteinuria. *Clin. Chem.* **21**:398, 1975. 22. ROTH, S.; RENNER, E. & RATHERT, P. – Microscopic hematuria: advances in identification of glomerular dysmorphic erythocytes. *J. Urol.* **146**:680, 1991. 23. SCHWARTZ, G.J.; BRION, L.P. & SPITZER, A. – The use of plasma creatinin and urea concentration for estimating glomerular filtration rate in infants, children and adolescents. *Pediatr. Clin. North Am.* **34**:571, 1987. 24. SHARMA, A.K. et al. – Infusion clearance of subcutaneous iothalamate versus standard renal clearance. *Pediatr. Nephrol.* **11**:711, 1997. 25. VAISBICH, M.H. et al. – Níveis urinários da proteína transportadora de retinol urinária (RBP) em recém-nascidos pretermo, a termo, lactentes e crianças: Evolução através da idade. *Jornal de Pediatria* (submetido a avaliação). **75**:105, 1999.

2 Avaliação Radioisotópica em Nefrologia

CARLOS A. BUCHPIGUEL

PRINCÍPIOS GERAIS

A cintilografia pode complementar com informações funcionais quantitativas o estudo das doenças renais. Isso é conseguido de forma não-invasiva e com baixa exposição à radiação, por meio da administração de diferentes compostos químicos marcados com radioisótopos e assim denominados radiofármacos. Dentre os radioisótopos utilizados destaca-se o *tecnécio-99m*, emissor de radiação gama com grande disponibilidade e características físicas ideais para uso *in vivo* (meia-vida de 6 horas e energia de 140keV). A biodistribuição e o comportamento dinâmico desses traçadores são representados nas imagens obtidas em câmara de cintilação. Os principais exames com seus respectivos radiofármacos serão abordados a seguir.

CINTILOGRAFIA RENAL DINÂMICA

A cintilografia renal dinâmica baseia-se na administração intravenosa de radiofármacos que se caracterizem por rápida concentração e eliminação renal. O parâmetro funcional avaliado dependerá do tipo de composto utilizado:

DTPA-Tc⁹⁹ᵐ (ácido dietilenotriaminopentacético marcado com tecnécio-99m) – radiofármaco mais utilizado em nosso meio, eliminado por filtração glomerular, sem secreção ou reabsorção tubular.

MAG3-Tc⁹⁹ᵐ (mercaptoacetiltriglicina marcado com tecnécio-99m) – esse radiofármaco é eliminado basicamente por secreção em túbulos proximais. Sua extração renal é maior que a do DTPA, levando a um acúmulo e eliminação mais rápidos, motivo pelo qual é recomendado seu uso em crianças com idade inferior a 2 anos (por apresentarem usualmente certo grau de imaturidade funcional do rim) ou em pacientes com insuficiência renal.

OIH-I¹³¹ ou OIH¹²³ (hippuran ou orto-iodo-hippurato marcado com iodo-131) – é um traçador misto, eliminado por filtração glomerular e secreção tubular. Como quase todo o radiofármaco que chega aos rins é excretado, esse agente é também utilizado para cálculo do fluxo plasmático renal efetivo. O uso clínico do hippuran é prejudicado pelas altas doses de radiação e baixa qualidade de imagens, decorrentes das propriedades físicas do iodo-131. O iodo-123 é uma alternativa de marcação do composto, porém com elevado custo e baixa disponibilidade.

Antes do estudo, o paciente deve ser hidratado e orientado a esvaziar a bexiga, e a seguir posicionado em decúbito dorsal com a câmara em projeção posterior. O paciente deve manter-se imóvel durante o período do estudo, por meio de restrição mecânica ou, quando necessário, de sedação anestésica. O estudo inicia-se com uma seqüência de imagens de 1 a 4 segundos no primeiro minuto após a administração intravenosa do radiofármaco, na qual se avalia a progressão vascular do traçador. A seguir são obtidas imagens com 1 a 5 minutos de duração por aproximadamente 30 minutos, observando-se o acúmulo e a eliminação renal, bem como a progressão para vias excretoras. A definição de áreas de interesse sobre os rins permite a construção de curva representativa da variação de atividade em relação ao tempo, denominada renograma. A porcentagem de atividades em cada rim nos primeiros minutos, na fase parenquimatosa antes da chegada às vias excretoras, permite estimar a função renal em separado.

CINTILOGRAFIA RENAL ESTÁTICA

A cintilografia renal estática emprega o DMSA-Tc^{99m} (ácido dimercaptossuccínico marcado com tecnécio-99m), radiofármaco retido nos túbulos contorcidos proximais, com baixa eliminação urinária. É o método cintilográfico com melhor resolução do córtex renal, além de permitir uma quantificação de função com mínima interferência de atividade extra-renal ou das vias excretoras.

Devido a sua extração renal lenta, as imagens são realizadas apenas de 3 a 6 horas após a injeção intravenosa, com o paciente em decúbito dorsal ou ventral e a câmara posicionada nas incidências anterior, posterior e oblíquas posteriores. Recentemente, com o advento de técnicas tomográficas (SPECT) é possível obter-se cortes tomográficos de ambos os rins nos planos transversal, coronal e sagital.

CISTOCINTILOGRAFIA DIRETA E INDIRETA

O esvaziamento vesical e a presença de refluxo vesicoureteral podem ser investigados por meio da cistocintilografia direta ou indireta.

Na cistocintilografia direta o paciente é sondado e instilam-se volumes crescentes de solução salina contendo tecnécio-99m, livre ou ligado a compostos como DTPA ou enxofre coloidal, até a repleção ou micção. Imagens seqüenciais, com duração de 1 a 5 segundos, são adquiridas na fase de enchimento vesical (fase passiva) e durante a micção (fase ativa), permitindo definir a ascensão anômala do radiofármaco em ureteres e pelve. Também podem ser obtidos curvas de atividade/tempo dos rins, ureteres e bexiga ou estimado o volume residual.

A cistocintilografia indireta consiste na avaliação apenas da fase da micção em pacientes que receberam DTPA ou MAG3 por via intravenosa. O estudo é iniciado após a eliminação renal do radiofármaco e preenchimento da bexiga, orientando-se o paciente a urinar durante a aquisição das imagens. Apesar de menos invasivo, o método depende de boa função renal e esvaziamento completo das vias excretoras altas, além de controle miccional e colaboração do paciente (difícil em crianças com idade inferior a 4 anos).

CINTILOGRAFIA ESCROTAL OU TESTICULAR

A cintilografia escrotal ou testicular é realizada após a administração intravenosa do tecnécio-99m não-complexado (pertecnetato de sódio). A criança é posicionada em decúbito dorsal, com leve abdução das coxas, e fixação do pênis no abdome. Em crianças com idade mais avançada pode ser necessário apoiar a bolsa inferiormente para aproximá-la da câmara e manter a posição simétrica dos testículos. Pode ser efetuado um bloqueio prévio para reduzir a radiação na tireóide com perclorato na dose de 6mg/kg. No primeiro minuto após a injeção é realizada uma seqüência de imagens rápidas (por exemplo 1 imagem/5 segundos), demonstrando a progressão vascular do traçador, seguida de imagens estáticas que mostram a distribuição tecidual do radiofármaco. Nas imagens estáticas, pode-se utilizar blindagem para reduzir a interferência da coxa e as marcas de chumbo para melhor identificação dos testículos.

QUANTIFICAÇÃO DA FUNÇÃO RENAL

A quantificação relativa da função renal – cada rim em relação ao total – é realizada pela determinação da atividade em regiões de interesse definidas sobre a parênquima renal, subtraindo-se a interferência de estruturas extra-renais (radiação de fundo). A quanti-

ficação deve ser realizada quando a atividade renal se encontra no parênquima, não tendo chegado às vias excretoras. Na cintilografia renal dinâmica com DTPA, sugere-se a avaliação do segundo ao terceiro minuto após injeção. Na cintilografia renal estática com DMSA, a quantificação pode ser realizada a partir de 4 horas, porém se houver retenção pielocalicinal deverá ser aumentado o intervalo para até 24 horas.

A quantificação absoluta da filtração glomerular ou fluxo plasmático renal pode ser realizada in vitro ou in vivo. A velocidade de clareamento do traçador injetado pode ser estimada in vitro pela atividade em uma ou duas amostras plasmáticas. Na medida de filtração glomerular podem ser empregados o DTPA-Tc^{99m} ou, de preferência, o EDTA-Cr^{51}; entretanto, esse não pode ser usado na obtenção de imagens in vivo devido a características físicas inadequadas do cromo-51. O fluxo plasmático renal efetivo pode ser medido após administração de Hippuran-I^{131}, podendo ainda ser estimado pela eliminação tubular do MAG3-Tc^{99m}.

A função absoluta pode ser estimada in vivo pelo cálculo da porcentagem de captação do radiofármaco em relação à atividade administrada ou pela taxa de acúmulo do radiofármaco observada na curva atividade x tempo. Destacam-se os cálculos da filtração glomerular pelo método de Gates (porcentagem de captação do segundo ao terceiro minuto) e Piepsz (taxa de acúmulo entre 80 e 180s correlacionada à concentração sangüínea do radiofármaco) (Blaufox, 1996).

APLICAÇÕES CLÍNICAS

HIDRONEFROSE E DILATAÇÃO DE VIAS EXCRETORAS

Com o advento da ultra-sonografia, a dilatação de vias excretoras tem sido um achado cada vez mais freqüente em crianças, muitas vezes detectada ainda no período pré-natal. A possibilidade de uma boa recuperação ou interrupção da perda de função renal após correção da obstrução, mesmo em rins quase exclusos, torna ainda mais importante o diagnóstico precoce nesses pacientes (King, 1984). Entretanto, a dilatação pode ter oùtras causas não obstrutivas como: megaureter idiopático, pelve extra-renal, bexiga neurogênica, refluxo vesicoureteral ou mesmo representar seqüela de obstrução já corrigida.

A cintilografia renal dinâmica permite avaliar a excreção do radiofármaco e sua variação após o uso de diuréticos, além do acompanhamento mais objetivo da função renal. O parênquima renal habitualmente apresenta concentração do radiofármaco, eventualmente atrasada e reduzida, com preenchimento tardio das vias excretoras dilatadas. O nível da obstrução pode ser estimado conforme o padrão de dilatação observado. Dilatação apenas do sistema pielocalicinal sugere estenose de junção ureteropiélica, e dilatação de ureter acompanhada de dilatação calicinal, preferencialmente estenose distal (junção ureterovesical, ureterocele, válvula de uretra posterior). A redução volumétrica de bexiga também é sugestiva e válvula de uretra posterior (Fig. 3.1).

Mesmo em casos sem obstrução pode haver retenção do radiofármaco na área de dilatação, pelo simples de aumento da capacidade volumétrica e conseqüente estado hipotônico do sistema uroexcretor. Por esse motivo, é empregado o diurético, que diferencia a estase funcional, com bom clareamento após o aumento do fluxo urinário (Fig. 3.2), de processo obstrutivo, no qual se mantém a retenção do radiofármaco (Fig. 3.3). Apesar da variação nos protocolos para a aquisição dos estudos, é importante observar que o paciente se encontre bem hidratado e não haja interferência da bexiga no esvaziamento ureteral. Recomenda-se a hidratação oral com 300 a 500ml de 30 minutos a 2 horas antes do estudo, podendo também ser empregada a hidratação intravenosa. Apesar de estabelecida no consenso do Conselho de Medicina Nuclear Pediátrica e Sociedade para Urologia Fetal (WTDR, 1992), o uso de 10-15 ml/kg de soro fisiológico a 0,9% diluído ao meio ou um terço em soro glicosado a 5% entre 15 minutos antes até 15 minutos após o início da aquisição, a necessidade da hidratação parenteral vem sendo questionada (O'Reilly, 1996).

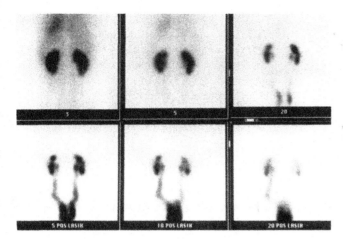

Figura 3.1 – Cintilografia renal dinâmica com DTPA-Tc^{99m} de paciente com válvula de uretra posterior, apresentando dilatação e estase transitória do radiofármaco em ureteres e sistema pielocalicinal.

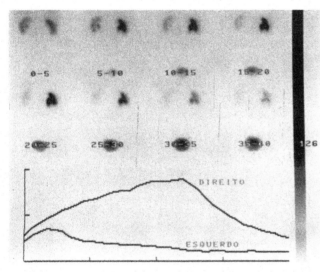

Figura 3.2 – Cintilografia renal dinâmica com DTPA-Tc^{99m} e renograma: estase funcional piélica à direita, com bom esvaziamento após o uso do diurético.

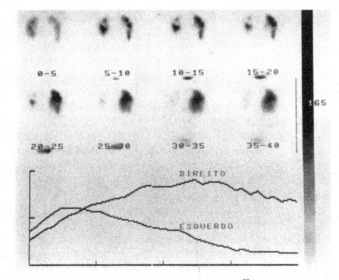

Figura 3.3 – Cintilografia renal dinâmica com DTPA-Tc^{99m} e renograma: estenose de junção ureteropiélica, com dilatação e estase pielocalicinal à direita, sem resposta ao uso do diurético.

Antes da administração do radiofármaco, a bexiga deve ser esvaziada por micção espontânea ou sonda vesical. A sondagem deve ser considerada em especial nos pacientes sem micção espontânea e com história de refluxo, doença vesicouretal, necessitando de melhor avaliação de ureter distal ou quando o grau de repleção vesical dificultar a drenagem. Além de remover a interferência da bexiga, a sonda vesical permite a monitorização da diurese.

A aquisição do estudo é feita da forma habitual, com o paciente em decúbito dorsal e a câmara posicionada posteriormente. Apesar de ser possível o posicionamento em decúbito ventral ou na posição sentada para reduzir a estase, essas manobras são em geral realizadas antes da administração do diurético ou ao final do estudo, em conjunto com imagem pós-miccional. O efeito da gravidade associada à micção é muitas vezes suficiente para que ocorra um esvaziamento de estase em vias excretoras.

A indicação do diurético é feita após constatar-se estase significativa nas vias excretoras. Tem sido padronizada a administração de furosemida aos 20 minutos de estudo (F + 20), havendo variações de protocolo com a administração 15 minutos antes do início do estudo (F – 15) ou apenas quando a atividade nas vias excretoras estiver estabilizada. A dose recomendada é de 0,5 a 1mg/kg de furosemida, até o máximo de 40mg. Após a administração do diurético, prossegue-se a aquisição dinâmica por 15 a 30 minutos, podendo ainda ser realizada imagem após micção e variação para posição ortostática (O'Reilly, 1996; WTDR, 1992).

A excreção do radiofármaco após o estímulo diurético é analisada nas imagens obtidas, levando em conta a morfologia, o grau de captação na fase parenquimatosa e retenção aos 20 minutos, o tempo de trânsito cortical e os tempos de aparecimento e clareamento das vias excretoras. Também são construídas curvas que representam a variação de atividade x tempo nas áreas de estase. Um critério freqüentemente adotado para a avaliação das curvas de esvaziamento pós-diurético é o tempo estimado para que ocorra a eliminação de 50% de atividade inicial (T1/2), considerando-se sugestivo de obstrução valores acima de 20 minutos e não-obstrutivos valores inferiores a 10 minutos. Entretanto, esse critério não deve ser considerado isoladamente, sendo importante a avaliação conjunta das imagens. É também descrito o padrão de boa resposta inicial ao diurético seguida de novo enchimento após 10 a 15 minutos, sugestivo de hidronefrose intermitente, o que justifica a aquisição por pelo menos 15 minutos mesmo quando há esvaziamento mais precoce (O'Relly, 1996).

Entre as causas mais freqüentes de resultado falso-positivo na avaliação da resposta ao diurético estão a dilatação acentuada e com grande complacência das vias excretoras e a deficiência importante de função renal (RFG inferior a 15ml/min ou < 20% da função global), que retardam a resposta ao diurético. O MAG3 tem maior fração de extração que o DTPA, levando a variações da curva e resposta ao diurético mais rápida, facilitando a avaliação de pacientes com alguma deficiência funcional. Também pode ser observada a manutenção do padrão obstrutivo imediatamente após a cirurgia corretiva, sendo conveniente aguardar seis meses para a nova cintilografia de controle. Estudos falso-negativos são bem menos freqüentes, podendo estar associados a obstrução em vias excretoras de pequeno diâmetro (sistema de baixa capacidade), obstrução parcial ou intermitente. Nos casos duvidosos, é importante excluir as causas citadas de falso-positivo, bem como avaliar a presença de deficiência de função e sintomas clínicos.

Devido à imaturidade renal, a avaliação do clareamento após diurético é prejudicada em recém-nascidos, assim como em pacientes com insuficiência renal. Se disponível, o MAG3 tem como vantagem em relação ao DTPA a sua maior fração de extração, estando indicado nesse grupo de pacientes. Sugere-se aguardar um mês de vida, além de medir a concentração sérica de creatinina antes do estudo, entretanto, mesmo nessa faixa etária, o método tem elevado valor de predição negativo. O atraso do clareamento após diurético não tem tanto valor, sendo importante nesses casos valorizar a quantificação da função renal diferencial. Na suspeita de acometimento unilateral, se a função se encontra acima de 40% do total, a conduta pode ser expectante, devendo-se considerar a possibilidade de intervenção nos pacientes com função reduzida ou que pioram nos estudos de seguimento (Heyman, 1994).

A cintilografia renal estática com DMSA tem indicação na identificação e localização de tecido funcionante no rim hidronefrótico, tendo em geral boa acurácia na quantificação da função renal diferencial. Quando ainda é observada estase nas vias excretoras, a quantificação deve ser postergada para imagens de 24 horas.

REFLUXO

A investigação inicial de refluxo vesicoureteral em crianças com antecedentes de infecção urinária, bexiga neurogênica ou dilatação de vias excretoras é habitualmente realizada pela uretrocistografia miccional (UCM). A UCM pode, além do refluxo, detectar alterações anatômicas na bexiga e ureteres. Porém o refluxo apresenta regressão espontânea em até dois terços dos pacientes, tornando-se importante o seguimento desses pacientes, nos quais podem ser empregadas cistocintilografia direta ou indireta. Outras indicações da cistocintilografia seriam o rastreamento de gêmeos idênticos de crianças com refluxo e o controle pós-correção cirúrgica.

A cistocintilografia direta tem menor dose de radiação que a indireta, podendo ainda detectar refluxo na fase de enchimento vesical (Fig. 3.4). O refluxo é observado apenas no enchimento vesical em 25% dos casos, apenas na micção em 35% e em ambas as fases em 40% (Heyman, 1994; Willi, 1985). A cistocintilografia indireta é menos invasiva, porém só pode ser realizada em crianças maiores de 3-4 anos de idade, com bom controle esfincteriano e capazes de seguir as instruções, sendo ainda necessário que não haja retenção pielocalicinal do radiofármaco.

Apesar de ser difícil a comparação de resultados da UCM e cistocintilografia devido à falta de um padrão-ouro, parece que a UCM tem maior sensibilidade para episódios de baixo grau (sendo difícil identificar o ureter distal na cintilografia) e a cintilografia para episódios de alto grau. A dose de radiação absorvida no método cintilográfico é de 0,001 a 0,005rad, 40 vezes inferior à da UCM (Conway, 1972).

A cistocintilografia direta pode ser classificada em três graus: no primeiro é visualizado apenas o ureter; no segundo, apenas a pelve renal com pouca ou sem atividade ureteral; e no terceiro são identificados a pelve e o ureter, indicando refluxo de grande atividade ou dilatação ureteral (Fig. 3.5). Os três graus equivalem respectivamente aos graus I, II/III e IV/V da classificação internacional de refluxo (Treves, 1995). Após a micção, pode ser medido o volume de urina coletado e comparado à atividade na bexiga, estimando-se o enchimento máximo e o volume residual. A definição de uma área de interesse sobre a bexiga, com a construção de curva de atividade x tempo, permite avaliar a dinâmica de esvaziamento vesical. A derivada dessa curva equivale ao fluxo urinário, observando-se de um a dois picos de fluxo no padrão normal de esvaziamento (Van der Vis-Melsen, 1988).

A cintilografia renal dinâmica tem papel no diagnóstico diferencial na dilatação das vias excretoras (como já visto) e, assim como a cintilografia renal estática, auxilia na definição de alterações funcionais secundárias ao refluxo ou infecção.

INFECÇÃO

A cintilografia renal estática com DMSA, ou cintilografia cortical, é considerada método de eleição no diagnóstico de infecção urinária alta, com maior sensibilidade que a ultra-sonografia ou urografia excretora para pielonefrite aguda. O padrão mais encontrado na pie-

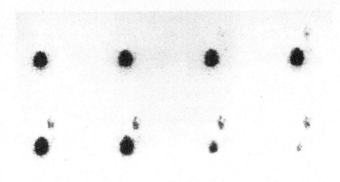

Figura 3.4 – Cistocintilografia direta: refluxo vesicoureteral atingindo a pelve renal direita.

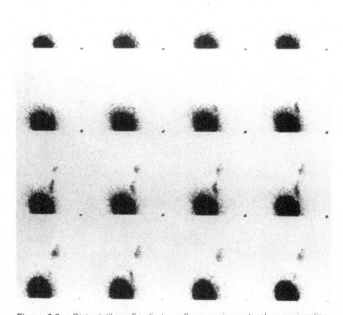

Figura 3.5 – Cistocintilografia direta: refluxo vesicoureteral com visualização do ureter e pelve renal direita.

lonefrite aguda é o de áreas de hipocaptação focal, mais freqüentemente nos pólos, ou irradiando-se da pelve para a periferia, podendo, entretanto, haver deficiência difusa de concentração do radiofármaco (Fig. 3.6). No acompanhamento, a hipocaptação pode ou não regredir, considerando-se que alterações persistentes por mais de seis a oito semanas já representem seqüela cicatricial. A hipocaptação de DMSA na inflamação aguda ocorre possivelmente por associação de isquemia e alteração dos mecanismos de transporte tubular (Goldraich, 1989; Handmaker, 1982; Sity, 1987).

As imagens devem ser interpretadas em conjunto com os dados clínicos, em geral na vigência de infecção urinária baixa, pois a hipocaptação focal não e diferenciável cintilograficamente de outras causas de substituição do parênquima (tumor, cisto, hematoma, infarto, cicatriz, nefrite intersticial focal).

Além do diagnóstico da pielonefrite aguda, a cintilografia renal estática é empregada de forma seriada em pacientes com episódios prévios de pietonefrite ou refluxo vesicoureteral. O acompanhamento permite detectar novas alterações cicatriciais e a variação de função renal, auxiliando a conduta clínica em crianças com pielonefrite crônica. Na pielonefrite crônica, observa-se rim de dimensões reduzidas ou atrófico, com irregularidades de contornos por retrações corticais, além da redução de função (Fig. 3.7).

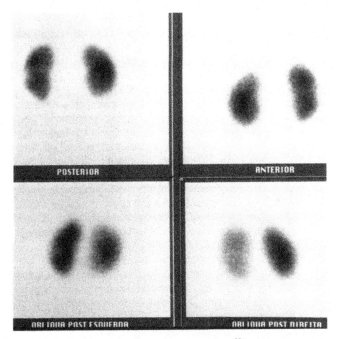

Figura 3.6 – Cintilografia renal estática com DMSA-Tc^{99m}: pielonefrite aguda com hipocaptação focal no terço médio do rim esquerdo.

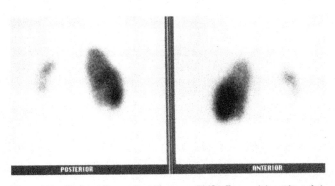

Figura 3.7 – Cintilografia renal estática com DMSA-Tc$_{99m}$: pielonefrite crônica bilateral, com acentuada redução volumétrica e da função tubular à esquerda (função diferencial: rim esquerdo – 10% e rim direito = 90%).

A cistocintilografia direta ou indireta pode ser indicada devido à freqüente associação com refluxo vesicoureteral; entretanto, em crianças do sexo masculino a uretrocistografia miccional é sem dúvida a primeira escolha devido às informações anatômicas resultantes. A infecção pode também estar associada a estase e/ou obstrução por outras doenças (por exemplo, rim em ferradura, ectopia renal cruzada, estenose de junção ureteropiélica), sendo nesses casos indicada a cintilografia renal dinâmica.

Apesar de ser menos sensível que a cintilografia estática, a fase inicial ou parenquimatosa da cintilografia renal dinâmica também pode permitir a detecção de áreas focais hipofuncionantes. O gálio-67 também é ocasionalmente empregado na detecção de pielonefrite aguda, entretanto, com maior dose de radiação absorvida e eliminação fisiológica renal que pode dificultar a interpretação do estudo, principalmente nas primeiras 24 horas após sua administração. Outras causas de hipercaptação de gálio-67 são: nefrite intersticial, vasculites, síndrome nefrótica, toxicidade a drogas, alguns tumores.

HIPERTENSÃO

A hipertensão antes da adolescência tem em sua grande maioria causa secundária, destacando-se as doenças renais como pielonefrite, glomerulonefrite, doença cística, tumores, traumatismo. A etiologia renovascular responde por cerca de 12% das hipertensões secundárias, causada principalmente por neurofibromatose e hiperplasia fibromuscular, seguida por lesão traumática e vasculites. Em recém-nascidos, a trombose arterial pode estar associada a sepse ou cateterização umbilical, a qual também pode levar à hipertensão arterial sistêmica pela formação de pequenos êmbolos renais (Heyman, 1994).

A cintilografia renal dinâmica permite a avaliação da fase de perfusão e alterações da função global ou segmentar. A cintilografia renal estática com DMSA tem também importante papel na avaliação da função renal diferencial, bem como na detecção de alterações segmentares, as quais devem ser correlacionadas à história prévia de infecção ou suspeita de acometimento vascular.

Entretanto, a cintilografia renal pode ser normal nos pacientes com hipertensão renovascular, com o aumento dos níveis de angiotensina levando à vasoconstrição da arteríola eferente e manutenção da pressão de filtração e função glomerular. Para a sensibilização do estudo associa-se o uso de inibidores da enzima de conversão da angiotensina, levando à queda da filtração glomerular. O captopril é empregado em adultos por via oral na dose de 25 a 50mg, seguido de monitorização da pressão arterial por 1 hora antes de iniciar a cintilografia renal dinâmica. No estudo dinâmico com DTPA (excretado por filtração glomerular), observa-se redução acentuada da captação, com queda acima de 10% na função diferencial em relação a um estudo basal, além do retardo nos tempos de concentração e eliminação. Apesar da eliminação predominantemente tubular do MAG3 e hippuran, a redução da filtração também leva à retenção cortical e ao retardo dos tempos de acúmulo e eliminação desses traçadores. A sensibilidade e a especificidade desses achados para hipertensão renovascular são próximas de 90% na população geral (Taylor, 1996). Em crianças, o método é menos padronizado, havendo relato de queda significativa da função em 11 rins com acometimento vascular após administração prolongada de captopril, além de relatos esporádicos após dose única (Majd, 1986).

O feocromocitoma, em casos com suspeita clínica e laboratorial significativa, pode ser investigado pela cintilografia com MIBG. O MIBG (metaiodobenzilguanidina) é um análogo da noradrenalina, marcado com iodo-123 ou iodo-131, captado por tumores de linhagem neuroectodérmica como o feocromocitoma e o neuroblastoma. A avaliação cintilográfica torna-se mais importante pela localização extra-adrenal da doença em até 30% das crianças.

MALFORMAÇÃO

A cintilografia está indicada para a identificação, avaliação morfológica e funcional dos rins e vias excretoras na suspeita de alterações congênitas do trato geniturinário.

A cintilografia renal estática com DMSA permite boa caracterização da agenesia ou hipoplasia renal, rim pélvico, ectopia renal cruzada e rim em ferradura (Fig. 3.8), bem como eventual complicação dessas doenças por pielonefrite ou de outras. Também pode ser avaliada a função do istmo nos rins em ferradura.

A repercussão das malformações na filtração glomerular e excreção urinária pode ser avaliada pela cintilografia renal dinâmica com DTPA, associada ao uso de diurético se houver dilatação de vias excretoras ou suspeita de obstrução associada (por exemplo, rim em ferradura, unidade superior de rim com duplicidade, síndrome de

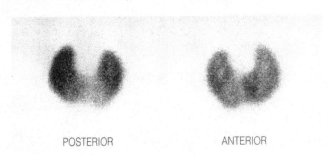

Figura 3.8 – Cintilografia renal estática DMSA-Tc^{99m}: rim em ferradura com função tubular preservada.

"prune-belly"). Na duplicidade ureteropiélica, além da obstrução da unidade superior, pode também ser investigada a presença de refluxo vesicoureteral na unidade inferior.

MASSAS/TUMORES

A complementação da avaliação de massas no flanco abdominal, detectadas clinicamente ou por meio de ultra-sonografia, é uma das principais indicações do estudo cintilográfico em recém-nascidos. A urografia excretora, mesmo empregando contrastes não-iônicos, tem papel limitado nesses pacientes pela menor capacidade de concentração renal e presença de gás nas alças que dificultam a interpretação.

Entre as principais causas de massa abdominal estão: hidronefrose, rim multicístico ou policístico, trombose da veia renal e tumores (Treves, 1995). A hidronefrose e a dilatação de vias excretoras já foram abordadas anteriormente, sendo em geral observada captação na cortical afilada, com área central hipocaptante que se preenche ao longo do estudo dinâmico. O rim multicístico habitualmente não apresenta captação, enquanto os rins policísticos caracterizam-se por múltiplas áreas de hipocaptação focal na cintilografia renal estática ou dinâmica (Fig. 3.9), sendo mais observado o acometcimento bilateral e menos associado a envolvimento hepático nos recém-nascidos que em crianças de mais idade.

A trombose da veia renal associada aparece em crianças de alto risco (choque, sepse, desidratação), com freqüência bilateral. Na cintilografia renal dinâmica, observa-se aumento do volume renal, com redução da perfusão e função, sendo que o grau de função residual tem valor prognóstico. A injeção pode ser realizada nos membros inferiores para avaliação de progressão pela veia cava (Heyman, 1994).

Dentre os tumores renais, o nefroma mesoblástico caracteriza-se por ter boa perfusão e função normal ou pouco reduzida, tendo os demais tumores geralmente redução de fluxo e captação dos radiofármacos. Apesar de a cintilografia renal estática com DMSA ser a mais indicada para a detecção da hipocaptação focal causada pelos tumores, esse padrão não permite excluir outras causas de substituição do parênquima (por exemplo: abscesso, hematoma, cistos). Em casos de linfoma ou abscessos, em geral com hipocaptação focal do DMSA, a avaliação com gálio-67 pode mostrar área de hipercaptação.

A hipertrofia de tecido cortical ns colunas de Bertin é evidenciada pela cintilografia estática com área de captação normal ou aumentada do DMSA, permitindo o diferencial com tumores.

A hemorragia adrenal, possivelmente relacionada a traumatismo ou estresse, leva à hipocaptação acima do rim, podendo deslocá-lo inferiormente. A função renal encontra-se preservada, exceto nos casos complicados por trombose de veia renal. O diferencial de área hipocaptante acima do rim também inclui neuroblastoma ou duplicidade com hidronefrose da unidade superior.

INSUFICIÊNCIA RENAL/TRANSPLANTES

Além da avaliação da função renal global e em separado, a cintilografia renal é útil para o diagnóstico diferencial da causa da insuficiência renal. Nos quadros pré-renais, nota-se redução da perfusão e função bilateral e de forma difusa, com retardo importante nos tempos de acúmulo e eliminação. Conforme descrito anteriormente, a cintilografia renal dinâmica é útil no diagnóstico e acompanhamento de quadros obstrutivos, porém com menor valor prognóstico devido à possibilidade de recuperação da função após resolução da obstrução. As doenças renais cursam com padrões cintilográficos diversos quanto a localização, grau de deficiência funcional e acompanhamento glomerular ou tubular.

A cintilografia renal dinâmica pode ser empregada para confirmar a função normal e simétrica dos doadores de transplantes renais. Também é utilizada para estudos seqüenciais nas primeiras duas semanas após o transplante, em geral na incidência anterior da pelve, podendo as alterações cintilográficas preceder de 24 a 48 horas as alterações bioquímicas. Complicações cirúrgicas com oclusão total dos vasos levam à exclusão renal, ocorrendo o mesmo na rejeição hiperaguda. São também observados quadros de obstrução, levando à retenção em vias excretoras, bem como fístulas ou urinomas (acúmulo difuso ou localizado fora do trato urinário). Deve-se lembrar que, além da obstrução, a estase em porção distal pode ser causada por compressão extrínseca (hematoma, urinoma, linfocele) ou pelo próprio edema pós-cirúrgico, sendo útil nesses casos o uso de diuréticos. Pequenos infartos renais podem ser mais bem observados na cintilografia renal estática com DMSA. Entre as complicações precoces do transplante salientam-se ainda a necrose tubular aguda (NTA), que cursa com fluxo sangüíneo preservado apesar da redução de acúmulo e eliminação, e a rejeição aguda, na qual há redução do fluxo e da função, com aumento do tempo de trânsito cortical. A redução de função por toxicidade da ciclosporina tem padrão semelhante à da NTA, devendo ser considerado o tempo de evolução pós-transplante, sendo a reação à ciclosporina mais tardia (em geral acima de duas semanas) que à da NTA. A rejeição crônica reduz a perfusão e função renal, mantendo-se o tempo de trânsito cortical normal (Dubovsky, 1988).

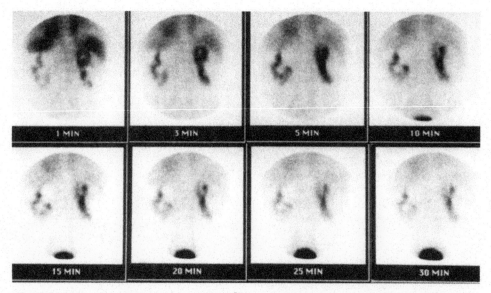

Figura 3.9 – Cintilografia renal dinâmica com DTPA-Tc^{99m}: rins policísticos com não preenchimento das áreas de hipocaptação ao longo do estudo.

TRAUMATISMO

O papel da cintilografia não está bem estabelecido para lesões traumáticas. Apesar de a cintilografia renal estática com DMSA ter boa acurácia na detecção de alterações renais e avaliação da função renal relativa, ela não é capaz de identificar lesões nas estruturas vizinhas ou mesmo hematomas subcapsulares. A cintilografia renal dinâmica pode ser empregada na avaliação da perfusão e função, além de demonstrar extravasamento urinário em casos de fístula/urinomas ou estase nos casos de obstrução. Assim como a exclusão renal a urografia excretora, a redução de perfusão e função no estudo cintilográfico associada à ultra-sonografia normal é altamente sugestiva de lesão do pedículo, triando o paciente para arteriografia (Berg, 1982).

AVALIAÇÃO DE DOR TESTICULAR

A cintilografia testicular permite um diferencial seguro entre torção e doenças inflamatórias no diferencial da dor aguda. Esse diagnóstico é importante pela necessidade de intervenção cirúrgica precoce para a manutenção da viabilidade testicular, que cai de 100 para 80% em 5 horas e menos de 20% em 10 a 12 horas após a interrupção do fluxo pela artéria testicular. O principal fator predisponente da torção é o revestimento completo do testículo pela túnica vaginal, que perde sua fixação póstero-lateral.

É difícil se falar em hipofluxo nos casos de torção, pois mesmo nos estudos normais os vasos testiculares são mal caracterizados. Ocasionalmente, observa-se área com acúmulo proximal à obstrução, porém o sinal mais característico é a hipocaptação em projeção testicular nas imagens estáticas. Entre 5 e 7 horas da torção pode ocorrer leve hiperemia do darto, irrigado pela artéria pudenda. Esse halo de hipercaptação torna-se mais acentuado após 24 horas na torção tardia ou perdida. Pacientes com torção incompleta ou destorção espontânea podem apresentar quadro cintilográfico normal ou hiperemia leve na destorção espontânea (Chen, 1983; Eshghi, 1987).

A hipocaptação em bolsa escrotal nas imagens tardias pode ocorrer em traumatismos com hematomas (geralmente associados a hiperfluxo discreto), hérnia inguinal, hidrocele, espermatocele e alguns tumores. A torção do apêndice testicular, geralmente com dor menos acentuada e mais localizada, cursa com discreto hiperfluxo e hipercaptação focal no pólo superior do testículo, podendo ainda apresentar cintilografia normal.

O mais importante diagnóstico diferencial da torção testicular são os processos inflamatórios, caracterizados na epididimite pelo aumento do fluxo e hipercaptação lateral aos testículos, estendendo-se medialmente nos casos de epidídimo-orquite (Chen, 1983; Eshghi, 1987). Os abscessos podem apresentar área central de hipocaptação, em geral com hiperfluxo e hipercaptação periférica mais acentuada e menos delimitada que na torção tardia. Pacientes com púrpura de Henoch-Schönlein podem apresentar dor testicular associada a hiperfluxo e hipercaptação nas imagens estáticas.

Na varicocele, a dilatação do plexo pampiniforme é constatada por aumento de fluxo e hipercaptação estendendo-se inferiormente ao testículo, relatando-se o emprego de hemácias marcadas com tecnécio-99m para melhor identificação do compartimento vascular.

BIBLIOGRAFIA

1. BERG, B.C. – Nuclear medicine and complementary modalities in renal trauma. *Semin. Nucl. Med.* **12**: 280, 1982. 2. BLAUFOX, M.D. et al. – Report of the radionuclides in nephrourology committee on renal clearance. *J. Nucl. Med.* **37**:1883, 1996. 3. CHEN, D.C.P.; HOLDER, I.E. & MELLOUL, M. – Radionuclide scrotal imaging: further experience with 210 patients. *J. Nucl. Med.* **24**:735 and 841, 1983. 4. CONWAY, J.J. et al. – Detection of vesicoureteral reflux with radionuclide cystography: a comparison study with roentgenographie cystography. *Am. J. Roentgenol.* **115**:720, 1972. 5. DUBOVSKY, E.V. & RUSSELL, C.D. – Radionuclide evaluation of renal transplants. *Semin. Nucl. Med.* **18**:181, 1988. 6. ESHGHI, M.; SILVER, L. & SMITH, A.D. – Technetium-99m scan in acute scrotal lesions. *Urology* **30**:586, 1987. 7. GOLDRAICH, N.P.; RAMOS, O.I. & GOLDRAICH, I.H. – Urography versus DMSA sean in children with vesico-ureterie reflux. *Pediatr. Nephrol.* **3**:1, 1989. 8. HANDMAKER, H. – Nuclear renal imaging in acute pyelonephritis. *Semin. Nucl. Med.* **12**:246, 1982. 9. HEYMAN, S. – Radionuclide studies of the genitourinary tract. **In** Miller, J.H. & Gelfand, M.J. *Pediatric Nuclear Imaging.* Philadelphia, Saunders, 1994, p. 195. 10. KING, L.R. et al. – The case for immediate pyeloplasty in the neonate with ureteropelvic obstruction. *J. Urol.* **132**:725, 1984. 11. MAJD, M. et al. – Captopril enhanced renal scintigraphy for detection of renal artery stenosis: an update (abstract). *J. Nucl. Med.* **27**:962, 1986. 12. O'REILLY, P. et al. – Consensus on diuresis renography for investigating the dilated ipper urinary tract. *J. Nucl. Med.* **37**:1872, 1996. 13. STY, J.R. et al. – Imaging in acute renal infection in children. *AJR* **148**:471, 1987. 14. TAYLOR, A. et al. – Consensus report on ACE inhibitor renography for detecting renovascular hypertension. *J. Nucl. Med.* **37**:1876, 1996. 15. TREVES, S.T. et al. – Pediatrics. **In** Wagner, H.N. *Principles of Nuclear Medicine.* Philadelphia, Saunders, 1995, p. 1137. 16. WILLI, U.V. & TREVES, S.T. – Radionuclide volding cystography. **In** Treves, S.T. *Paediatric Nuclear Medicine.* New York, Springer, 1985, p. 105. 17. WTDR – The "well tempered" diuretic renogram: a standart method to examine the assymptomatic neonate with hydronephrosis or hydroureteronephrosis. *J. Nucl. Med.* **33**:2047, 1992.

---

3 Biopsia Renal Percutânea

VERA H. KOCH
RENATA BLANCATO DA ROCHA

INTRODUÇÃO

A biopsia renal percutânea é o método mais utilizado para a obtenção de tecido renal para estudo histológico. Esse procedimento, descrito inicialmente por Ball, em 1934, tornou-se posteriormente de execução rotineira, permitindo a recuperação de material para análise em 93 a 95% dos casos. Para estudo completo do material obtido, este deve ser examinado por patologista experiente, por meio de microscopia óptica, imunofluorescência e microscopia eletrônica.

As complicações decorrentes da punção renal são relativamente infreqüentes e podem ser divididas em maiores e menores. Dentre as *complicações menores* podemos citar: hematúria macroscópica e/ou hematomas pericapsulares de resolução espontânea. São denominadas *complicações maiores* perfuração de vísceras ocas, punção de tecido não-renal, infecção local ou generalizada, necessidade de transfusão sangüínea, exploração cirúrgica do rim biopsiado ou óbito. O desenvolvimento de hematúria microscópica transitória é praticamente universal, enquanto a hematúria macroscópica ocorre em até 5% dos casos biopsiados, e a necessidade de transfusão sangüínea após o procedimento afeta 2,3% dos pacientes. A formação de hematoma perirrenal é em geral clinicamente silenciosa, podendo desenvolver-se em até 85% dos pacientes avaliados por tomografia computadorizada. O desenvolvimento de hematoma renal sintomático é de ocorrência mais rara, afetando menos de 2% dos pacientes. A formação de fístulas arteriovenosas assintomáticas, cuja resolução é, em geral, espontânea, tem sido descrita em até 75% dos pacientes. Por outro lado, fistulas sintomáticas manifestas por hematúria macroscópica, hipertensão arterial e, eventualmente, insuficiência cardíaca ocorrem em menos de 0,5% dos pacientes. Outras complicações menos freqüentes do procedimento relacionam-se à punção inadvertida de vasos sangüíneos ou vísceras e ao desenvolvimento de infecção renal ou sepse. A mortalidade associada à biopsia renal percutânea é inferior a 0,1%. O desenvolvimento de métodos de imagem para a localização renal como fluoroscopia, ultra-sonografia e tomografia computadorizada, entre outros métodos de imagem, tem sido fator determinante na redução da morbidade associada ao procedimento, permitindo punções mais orientadas com atenuação do risco de complicações mais graves.

A utilização de um instrumento automático para punção de partes moles foi descrita inicialmente por Reinish. A facilidade e a eficiência do método motivaram Lindgren e cols. a adaptá-lo, posteriormente, à biopsia percutânea de órgãos com orientação ultra-sonográfica.

As situações clínicas mais freqüentemente associadas à indicação de biopsia renal são:

– hematúria macroscópica recorrente ou persistente, hematúria microscópica persistente em cuja investigação a etiologia glomerular esteja sendo considerada;
– proteinúria isolada;
– síndrome nefrótica congênita;
– síndrome nefrótica idiopática de comportamento corticodependente ou corticorresistente;
– síndrome nefrótica com componente nefrítico ou associada à hipocomplementemia;
– síndrome nefrítica de evolução atípica;
– insuficiência renal aguda de etiologia desconhecida, associada à síndrome nefrótica ou a evidências clínicas de doença sistêmica;
– insuficiência renal crônica de origem desconhecida;
– acometimento renal em doenças sistêmicas;
– biopsias iterativas para avaliação terapêutica;
– alterações funcionais do rim transplantado.

As contra-indicações absolutas à realização da biopsia renal *percutânea* são presença de rim solitário, ectópico ou em ferradura, presença de tumores, cistos ou abscessos renais, pielonefrite aguda, diátese hemorrágica, hipertensão arterial não controlada. As contra-indicações relativas incluem obesidade, hidronefrose, presença de ascite, biopsia em rim contraído, uréia sérica > 100mg/dl. Nessas circunstâncias, a biopsia renal percutânea associa-se a risco maior para complicações, sendo indicada a biopsia a céu aberto.

ASPECTOS TÉCNICOS RELACIONADOS À BIOPSIA RENAL PERCUTÂNEA

Recomenda-se que os pacientes sejam internados no dia da biopsia, em jejum de pelo menos 6 horas. Utilizamos, em nosso Serviço, localização renal por ultra-sonografia, realizada na Unidade de Radiologia do Instituto da Criança, com o paciente em decúbito ventral. Com base na avaliação ultra-sonográfica de tamanho e posição renais e da distância do pólo inferior renal à pele, procede-se à escolha do rim a ser puncionado e o local mais adequado à punção. A biopsia renal no Instituto da Criança é realizada em uma sala de procedimentos da Unidade de Radiologia com acompanhamento ultra-sonográfico em tempo real. A sedação é realizada com midazolam na dose de 0,1-0,2mg/kg, por via intravenosa. O paciente é mantido em decúbito *ventral e seus* parâmetros vitais são controlados durante todo o procedimento por um dos membros da equipe médica. Anestesia geral pode ser necessária em pacientes de tenra idade, para aqueles reconhecidamente temerosos de procedimentos como coleta de sangue e para casos que manifestem grande ansiedade e/ou temor em relação à biopsia.

Após assepsia local com iodopovidina e álcool a 70%, procede-se à colocação de campos cirúrgicos e à anestesia do local a ser puncionado, por meio de injeção subcutânea de xilocaína estéril a 2% sem vasoconstritor, em todo o trajeto de introdução da agulha de biopsia, procedimento esse desnecessário nos pacientes submeti-

dos a anestesia geral. Posteriormente, realiza-se pequena incisão na pele, utilizando-se uma lâmina de bisturi, para facilitar a introdução e a progressão da agulha de biopsia em direção ao pólo inferior renal. Utiliza-se uma agulha tipo Tru-Cut, que possui um componente interior cortante e sulcado e uma bainha exterior lisa, acoplada a uma pistola automática. Para a manutenção da assepsia do procedimento, o acompanhamento ultra-sonográfico, em tempo real, de todos os movimentos é realizado por um transdutor ultra-sonográfico recoberto por um invólucro de plástico estéril com uma pequena quantidade de gel de ultra-som em seu interior e o "contato" ultra-sonográfico entre o transdutor e a pele é mantido por meio da aplicação de xilocaína gel estéril na pele do paciente. Quando da aproximação da agulha do local considerado ideal para biopsia, deflagra-se a pistola automática provocando um avanço inicial da parte interior sulcada da agulha de Tru-Cut por 2,2cm, seguido imediatamente pelo avanço da bainha exterior. A progressão da agulha dentro do parênquima renal pode ser acompanhada na tela do aparelho de ultra-sonografia. O procedimento é repetido no mínimo duas vezes, sendo o primeiro fragmento renal reservado para microscopia óptica (MO) e o material do segundo dividido para exame de imunofluorescência (IF) e microscopia eletrônica (ME). O tamanho máximo de fragmento obtido por esse sistema é de 1,7cm. Macroscopicamente, o fragmento renal revela uma porção avermelhada que corresponde ao córtex renal e outra de aspecto pálido correspondente à medular renal. Por meio do uso de uma lupa, nota-se a presença no córtex de pontos de cor vermelha (glomérulos), enquanto a medular renal apresenta aspecto estriado.

O material de biopsia tem sido encaminhado ao Departamento de Anatomia Patológica do Hospital das Clínicas da Universidade de São Paulo nos seguintes meios de fixação: Dubosq- Brasil (Microscopia Óptica), nitrogênio líquido (Imunofluorescência) e glutaraldeído (Microscopia Eletrônica), para análise pelo mesmo patologista.

Após a biopsia, recomenda-se que cada paciente seja encaminhado à enfermaria, com orientação de manutenção de decúbito dorsal horizontal, estímulo à ingestão hídrica e controle de parâmetros hemodinâmicos e diurese por 24 horas. A alta do paciente em nosso Serviço é precedida de nova avaliação ultra-sonográfica.

DISTRIBUIÇÃO E ANÁLISE DO MATERIAL OBTIDO

O material de biopsia deve ser manipulado com cuidado, sobre uma superfície lisa e limpa, utilizando-se uma pipeta ou estilete de madeira, e separado para análise por microscopia óptica, imunofluorescência e por microscopia eletrônica. O fixador utilizado para microscopia óptica pode ser o líquido de Zenker, líquido de Bouin, a formalina ou o paraformaldeído. O material para imunofluorescência pode ser congelado imediatamente a –20°C, utilizando-se nitrogênio líquido ou gelo seco; caso o congelamento imediato não seja possível, pode-se manter o material em meio de Michel por até uma semana antes do congelamento. A amostra para microscopia eletrônica deve ser colocada preferencialmente em glutaraldeído ou em formaldeído.

A amostra encaminhada para microscopia óptica deve ser incluída em parafina, cortada em lâminas de 2-3μ de espessura e corada por hematoxilina-eosina, prata modificada (corante de Jones), tricrômico de Masson e ácido periódico–Schiff (PAS). A coloração por hematoxilina-eosina fornece dados globais sobre a arquitetura e a celularidade da amostra, assim como uma boa avaliação sobre a presença de fibrina. A coloração de PAS acentua a membrana basal glomerular, a matriz mesangial e favorece o estudo de áreas de hialinose, precipitação protéica e depósito de crioglobulinas. O estudo da membrana basal e de áreas de depósito é também facilitado pela coloração pela prata. O tricrômico de Masson acentua áreas de fibrose e de depósito de colágeno. Outras colorações podem ser indicadas em casos selecionados, como a coloração de vermelho-congo, para a pesquisa de amiloidose, ou ainda colorações especiais para investigação de *bactérias, organismos álcool-ácido resistentes* ou fungos no tecido em estudo. A avaliação do material por meio de luz polarizada é indicada para pesquisa de cristais ou corpos estranhos. A avaliação de depósitos de determinadas substâncias pode requerer técnicas diferenciadas de preparo do material para microscopia óptica, é o caso da pesquisa de gorduras que deve ser feita em material congelado, pois o processamento por xileno, necessário à inclusão em parafina, dissolve a gordura, da mesma forma a pesquisa de substâncias hidrossolúveis, como urato e ácido úrico, requer a utilização de etanol para fixação do tecido renal. O número de glomérulos necessários para possibilitar um diagnóstico preciso por microscopia óptica depende da doença de base. Processos difusos podem ser identificados em amostras com um único glomérulo; por outro lado, em processos de natureza focal, quanto maior a amostra glomerular obtida, maior a chance de se obter um diagnóstico histológico de certeza.

A avaliação da amostra por imunofluorescência é, em geral, realizada por metodologia direta, com aplicação de anticorpos antiimunoglobulinas (IgG, IgA, IgM), anticomponentes do complemento e antifibrinogênio, conjugados à fluoresceína. Podem ser aplicados, em casos selecionados, anti-soros contra antígenos virais, cadeias leves de imunoglobulinas, tireoglobulina, entre outros. Essa metodologia possibilita o estudo da presença de complexos imunes em glomérulos, vasos, túbulos e interstício renal, utilizando-se um microscópio de imunofluorescência. Alguns antígenos mantêm-se íntegros para o reconhecimento por anti-soros específicos mesmo após fixação do tecido por fixadores convencionais como líquido de Bouin ou formaldeído; nesses casos, técnicas imuno-histoquímicas (por exemplo: imunoperoxidase) podem ser utilizadas em substituição à imunofluorescência, e o material pode ser analisado por microscopia óptica convencional.

O material para microscopia eletrônica deve ser processado com tetróxido de ósmio a 1% e depois incluído em bloco de material polimerizado. O estudo por microscopia eletrônica oferece informação adicional em 6 a 11% das biopsias analisadas, é considerado *essencial e insubstituível* para o estudo morfométrico da membrana basal glomerular.

EXPERIÊNCIA DO INSTITUTO DA CRIANÇA

As Unidades de Nefrologia Pediátrica e Radiologia do Instituto da Criança do Hospital das Clínicas da Faculdade de Medicina da Universidade de São Paulo têm realizado, desde 1992, biopsia renal percutânea, utilizando pistola automática e agulha descartável, com visão ultra-sonográfica. Tendo em vista que a biopsia renal em crianças é considerada tecnicamente mais difícil que em adultos, a utilização dessa nova metodologia em nossa instituição foi baseada em protocolo prospectivo de investigação, com ênfase nos aspectos de eficácia e segurança do procedimento.

Foram incluídos pacientes com doença renal, com indicação de biopsia renal para fins diagnósticos ou de controle terapêutico, com as seguintes características: peso igual ou superior a 10kg, pressão arterial dentro dos limites de normalidade (Task Force, 1996) com ou sem medicação anti-hipertensiva, com provas de coagulação normais, como tempo de sangramento de Ivy, tempo de protrombina, tempo de tromboplastina ativada, tempo de trombina e hemograma com plaquetas normais. Pacientes com níveis séricos de uréia acima de 100mg/dl e portadores de rim único foram excluídos do estudo.

De dezembro de 1992 a junho de 1998, foram biopsiadas 185 crianças (95 do sexo masculino) com idade de $9,6 \pm 3,8$ anos e peso de $33,8 \pm 14,6$kg. A biopsia renal foi indicada para avaliação de hematúria em 18/185 casos (9,7%), lúpus eritematoso sistêmico em 42/185 casos (22,7%), síndrome nefrótica em 93/185 casos (50,8%), púrpura de Henoch-Schönlein em 10/185 (5,4%), vasculites em 12/185 casos (6,4%), hipertensão arterial em 4/185 (2,1%), outros em 6/185 (3,2%).

Os pacientes e seus familiares foram previamente esclarecidos sobre os motivos da indicação da biopsia renal e da técnica a ser utilizada. Foram preparados psicologicamente para o evento, após o que se obteve o consentimento informado dos pais.

A biopsia renal foi realizada no rim direito em 181 pacientes e no esquerdo em 4. Nos 57 primeiros casos da série, utilizou-se agulha de biopsia com calibre 16G; nos demais pacientes, julgou-se que a diminuição do calibre da agulha para 18G seria possível sem prejuízo da qualidade do material de biopsia, o que foi feito com sucesso. O número de punções realizadas para obtenção de material foi de $3,3 \pm 1,3$, em um caso o exame foi suspenso após a primeira punção por formação de hematoma pericapsular e desenvolvimento de choque neurogênico. O número de glomérulos presentes no fragmento para análise por MO foi de $13,4 \pm 8,9$ e por IF de $7,2 \pm 5,5$. A conclusão do diagnóstico histológico dos casos com ausência de glomérulos à IF foi possível em três casos, por meio da reação de imunoperoxidase realizada com o material de MO, a critério do patologista. O diagnóstico histológico não pôde ser firmado em 16 casos por inadequação do material obtido à biopsia. Não ocorreu, nessa série de pacientes, biopsia de tecido não-renal. A ultra-sonografia pós-biopsia mostrou-se normal em 91,9% dos casos; houve formação de pequeno hematoma pericapsular em 8,1% dos casos. A evolução clínica pós-biopsia não apresentou intercorrências em 173 pacientes; houve desenvolvimento de hematúria macroscópica em 11/185 (5,9%) pacientes e 1/185 (0,54%) paciente apresentou choque neurogênico relacionado à distensão da cápsula renal por sangramento perirrenal acontecido imediatamente após a primeira tentativa de punção renal; esse paciente estabilizou-se hemodinamicamente após expansão plasmática com o uso de cristalóide e sedação com meperidina, mantendo os parâmetros hematimétricos no hemograma controle, não desenvolvendo hematúria macroscópica posteriormente. Não foram verificadas complicações maiores nessa série de pacientes. Não houve significância estatística entre o número de punções realizadas e o desenvolvimento de hematoma pericapsular renal (teste bicaudado de t, intervalo de confiança 5%, $t = 0,49$, p = 0,62), o mesmo ocorreu em relação ao desenvolvimento de hematúria macroscópica ($t = 1,41$, p = 0,15).

Em conclusão, nossa experiência confirma a eficácia e a segurança dessa metodologia de biopsia em pacientes pediátricos. Trata-se de técnica simples, reprodutível e de fácil aprendizado, permitindo que nefrologistas pediátricos assessorados por ultra-sonografistas capacitados e equipamento adequado possam executar em conjunto esse procedimento tão importante para o esclarecimento diagnóstico e o controle terapêutico da doença renal na criança.

BIBLIOGRAFIA

1. BALL, D.P. – Needle (aspiration) biopsy. *J. Tenn. Med. Assoc.* **27**:203, 1967. 2. BOUISSOU, F. – Technique de la ponction biopsie rénale chez l'énfant. *Pédiatrie* **48**:649, 1993. 3. CORWIN, H.L.; SCHWARTZ, M.M. & LEWIS, E.J. – The importance of the sample size in the interpretation of the renal biopsy. *Am. J. Nephrol.* **8**:85, 1988. 4. DONOVAN, K.L. et al. – An audit of appropriate tests in renal biopsy coagulation screens. *Am. J. Kidney Dis.* **19**:335, 1992. 5. EDELMANN, C.M. & GREIFER, I . – A modified technique for percutaneous needle biopsy of the kidney. *J. Pediatr.* **70**:81, 1967. 6. KUMAR, A. et al. – Ultrasonography-directed native renal biopsy: comparison of an automated biopsy device with a needle system. *Can. Assoc. Radiol. J.* **43**:359, 1992. 7. LINDGREN, P.G. – Percutaneous needle biopsy: a new technique. *Acta Radiol [Diagn] (Stockh).* **23**:653, 1982. 8. NYBONDE, T. & MORTENSSON, W. – Ultrasonography of the kidney following renal biopsy in children. *Acta Radiol.* **29**:151, 1988. 9. PARKER, S.H. et al. – Image directed percutaneous biopsies with a biopsy gun. *Radiology* **171**:663, 1989. 10. PENNA, D.O. – Biópsia renal percutânea. Análise da experiência colhida em 3030 biópsias. Tese Doutorado – FMUSP, Departamento de Clínica Médica, São Paulo, 1973. 11. PENNA, D.O. – Biópsia renal. In Cruz, J.; Praxedes, J.N.; Cruz, H.M.M. eds. *Nefrologia.* São Paulo, Sarvier, 1995, p. 85. 12. REINISCH, H. – Ein neues biopsie- entnamegerat. *Arch. Geschwulstforsch* **47**:611, 1977. 13. SYNHAVSKY, A. & BROWN, D.C. – Percutaneous renal biopsy using CT guidance. *Minn. Med.* **71**:543, 1988. 14. ZEIS, P.M. et al. – Ultrasound localization for percutaneous renal biopsy in children. *J. Pediatr.* **89**:263, 1976.

4 Infecção Urinária

MÁRCIA MELO CAMPOS PAHL

Infecções urinárias são eventos freqüentes durante a infância, estando entre as principais causas de morbidade em crianças. Vários estudos confirmam essa afirmação. Em estudo realizado por Winberg e cols. em 1974, em Gotemburgo, Suécia, o risco de uma menina apresentar infecção urinária (IU) até os 11 anos de idade foi estimado em aproximadamente 5%, e para os meninos em 1,1%.

Em 1991, um novo estudo, feito também em Gotemburgo, relatou que até os 7 anos de idade 1,6% dos meninos e 7,8% das meninas tinham tido pelo menos um episódio de IU sintomática. Esses dados confirmaram os achados de Märild, que, em 1989, havia descrito pielonefrite aguda em 3,1% das meninas e em 1% dos meninos até os 6 anos de idade. Essas taxas, mais altas, refletem, provavelmente, o aumento do conhecimento sobre IU na criança, tanto na população quanto entre os médicos e o hábito, comum atualmente, de se proceder à coleta de urina, rotineiramente, em lactentes com febre. Em nosso meio, estudo realizado, de março de 1991 a agosto de 1992 no Hospital Universitário da Universidade de São Paulo, demonstrou infecção urinária como causa de febre isolada em 18,3% das crianças até os 2 meses de idade.

Na década passada, os novos conhecimentos quanto à etiopatogenia das infecções urinárias em crianças, o papel da virulência bacteriana e dos fatores que determinam sua aderência ao uroepitélio humano, bem como a multiplicidade de fatores operando a cada nível das vias urinárias (do períneo ao parênquima renal), vieram renovar o interesse no estudo dessa doença. Essas interações complexas entre hospedeiro e parasita vão determinar a suscetibilidade individual à infecção urinária, definindo assim o tipo de manifestação clínica.

Mais recentemente, estudos experimentais combinados a observações clínicas têm demonstrado claramente o papel crítico que essa infecção, quando localizada no parênquima renal, desempenha no desenvolvimento de lesões irreversíveis, as cicatrizes renais. Essas lesões são a seqüela mais grave da IU em crianças e, por serem progressivas, representam risco de desenvolvimento de hipertensão arterial, deficiência de crescimento renal e insuficiência renal crônica, a médio e a longo prazo.

Esses riscos potenciais justificam a ênfase dada atualmente ao diagnóstico precoce e preciso dessa infecção na faixa etária pediátrica, bem como ao seu manuseio adequado. É, portanto, dever do pediatra reconhecer essa doença, estabelecer criteriosamente seu diagnóstico e tratá-la, objetivando fundamentalmente a prevenção de lesões renais.

DEFINIÇÕES E CLASSIFICAÇÃO

A IU é definida como o conjunto de alterações patológicas conseqüentes à multiplicação de microrganismos patogênicos nas vias urinárias, demonstrado pela presença desses microrganismos em número significativo na urina.

As infecções urinárias compreendem, entretanto, um espectro diverso de condições clínicas e patológicas envolvendo várias partes das vias urinárias. Varia desde bacteriúria assintomática até pielonefrite, abscessos perirrenais e sepse. Cada uma dessas condições apresenta epidemiologia, história natural e considerações diagnósticas únicas, com implicações importantes no tratamento e prognóstico.

Dessa forma, é importante que sejam estabelecidas definições e classificações quanto à terminologia empregada em relação à IU.

TERMINOLOGIA MICROBIOLÓGICA

A maioria das infecções urinárias é causada por bactérias. Embora os microrganismos infectantes possam estar ausentes na urina (casos por exemplo de abscessos perinéfricos ou infecções localizadas no parênquima de rins obstruídos), na grande maioria dos casos infecções urinárias são acompanhadas por bacteriúria.

Bacteriúria – pode ocorrer como resultado de infecção ou contaminação da amostra urinária na hora da coleta.

Bacteriúria significativa – esse termo foi introduzido por Kass e cols. para diferenciar as duas condições acima mencionadas e leva em conta a técnica empregada para a obtenção da amostra urinária examinada (Tabela 3.8).

Tabela 3.8 – Bacteriúria significativa.

Técnica de coleta	Número de bactérias
Punção suprapúbica	Qualquer nº de bactérias gram-negativas (1.000UFC/ml no caso de gram-positivas)
Sondagem vesical	10.000UFC/ml ou mais
Jato médio	100.000 UFC/ml ou mais
Saco coletor	100.000UFC/ml ou mais

UFC = unidades formadoras de colônias bacterianas.

A bacteriúria significativa é resultante, na maioria das vezes, de verdadeira infecção. A presença de mais de uma espécie bacteriana sugere fortemente contaminação e deve ser confirmada por meio de novos exames. Sua interpretação, como comentaremos adiante, deve levar em conta sintomatologia, idade e sexo do paciente.

Bacteriúria assintomática – é a que ocorre no paciente sem nenhuma sintomatologia atribuível às vias urinárias.

TERMINOLOGIA E CLASSIFICAÇÃO CLÍNICA DA IU

A infecção pode acometer várias partes das vias urinárias, isoladamente ou não. A terminologia aqui empregada procura distinguir as áreas acometidas, caracterizando as diferentes formas clínicas de apresentação da IU.

Cistite (IU simples ou IU baixa)

É definida como infecção limitada à bexiga. Geralmente não há febre, e os sintomas variam desde simples dor no hipogástrio, até disúria, polaciúria e urgência miccional. Esses sintomas, entretanto, podem estar presentes tanto na ausência de bacteriúria significativa (como por exemplo na síndrome uretral aguda), quanto na infecção do parênquima renal.

Em meninas, vulvovaginites são causas comuns de disúria e podem ocorrer na ausência de IU.

Síndrome uretral aguda

Os pacientes que se apresentam com queixas de disúria, polaciúria e urgência miccional, na ausência de bacteriúria significativa, são descritos como portadores da síndrome uretral aguda. Em alguns pacientes, especialmente do sexo feminino, têm sido identificados outros agentes patológicos na urina, como *Chlamydia*, *Mycoplasma* e *Ureaplasma*.

Alguns autores têm descrito essa síndrome em crianças, com o nome de síndrome da simulação ("sham syndrome"), nas quais os sintomas parecem ter base psicogênica e podem ser manifestação de ansiedade, angústia ou medo. Walter e Richwood descreveram 17 crianças, meninos na sua maioria, de 2 a 7 anos, com essa síndrome, cuja resolução espontânea ocorreu em 3 a 12 semanas.

Em algumas crianças, os sintomas têm sido associados com ingestão de sucos cítricos, irritação uretral por agentes químicos como sabões, medicamentos (diuréticos e anti-histamínicos) e traumatismos locais.

Pielonefrite aguda (IU complicada ou IU alta)

Nessa condição, existe infecção do parênquima renal e há, geralmente, dor localizada na região lombar ou abdominal, disúria (especialmente nas crianças maiores) e sintomas gerais como febre, prostração, náuseas e vômitos.

Nos lactentes, especialmente no primeiro ano de vida, sintomas e sinais localizatórios de IU em geral não estão presentes. Portanto, alguns fatores são importantes para a caracterização da IU complicada: acometimento de recém-nascidos e lactentes, de crianças do sexo masculino em qualquer idade, comprometimento importante do estado geral, febre e dor lombar nas crianças maiores, presença de hipertensão arterial ou insuficiência renal de qualquer grau, história anterior de distúrbios miccionais, pacientes com alterações morfofuncionais das vias urinárias e má reposta à terapêutica inicialmente empregada.

O termo "complicada" é utilizado porque, nos casos acima descritos, o risco de acometimento renal é alto, e a possibilidade de desenvolvimento de cicatrizes renais, maior. Além disso, há com freqüência bacteriemia, que pode tornar-se sintomática, levando a calafrios, febre ou hipotermia, hipotensão e até choque, caracterizando o diagnóstico de **urossepse**.

Pielonefrite crônica

É um termo relativamente confuso que não pode ser caracterizado apenas com base em sintomatologia clínica. Refere-se a uma condição patológica específica do rim, resultante de inflamação progressiva dos túbulos e interstício renal. Pode haver excreção contínua de bactérias (geralmente em número baixo) ou não. O rim acometido mostra-se contraído e com várias cicatrizes, o que sugere que essa aparência seja resultante de infecções agudas recorrentes.

Recorrência

É definida como um segundo episódio de IU, não importando se devido a *recidiva* (recrudescência de IU não curada) ou a *reinfecção*. A maior parte das recorrências se deve a reinfecções. Para se definir reinfecção é necessário que seja demonstrada nova espécie bacteriana ou outro sorotipo da mesma bactéria na urina. Clinicamente, duas ou mais uroculturas negativas entre duas infecções causadas por patógenos idênticos podem indicar reinfecção.

EPIDEMIOLOGIA

A epidemiologia da IU na população infantil é altamente influenciada pela variabilidade e não especificidade dos sinais dessa infecção *nos lactentes*, e pela ocorrência de bacteriúria assintomática ou infecção sintomática. A incidência varia ainda com o sexo e a idade dos pacientes.

O sexo feminino é o mais acometido em todas as faixas etárias pediátricas, exceto nos primeiros meses de vida, quando predomina o acometimento do sexo masculino (Fig. 3.10).

IU SINTOMÁTICA

No período neonatal, a incidência de IU sintomática varia de 1,4 a 5 para cada 1.000 nascidos vivos, com proporção de 2,8 a 5,4 meninos para cada menina. Os estudos de Ring e Zobel e Ginsburg e McCracken mostraram que os meninos predominaram entre os lactentes infectados até os 3 meses de idade, sendo que as meninas foram mais freqüentemente infectadas após o terceiro mês de vida. Na Divisão de Pediatria do Hospital Universitário da Universidade de São Paulo (HU-USP), em estudo prospectivo realizado com 420 crianças com IU sintomática, de 1988 a 1995, houve predominância do sexo masculino até os 6 meses de idade (Fig. 3.10).

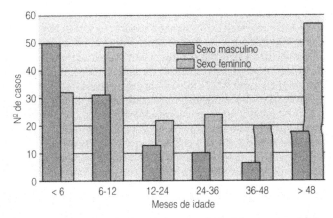

Figura 3.10 – Infecção urinária em crianças – distribuição por sexo e idade.

Wettergreen e cols., em estudo realizado com lactentes, observaram que 1,2% dos meninos e 1,1% das meninas desenvolveram IU antes dos 12 meses de vida.

A IU sintomática é mais comum durante os primeiros anos de vida. Winberg e cols. mostraram que, entre as crianças que desenvolveram IU até os 16 anos de idade, a primoinfecção ocorreu no primeiro ano de vida em três quartos dos meninos e em um terço das meninas. Após essa idade, a IU sintomática é muito mais freqüentemente observada em meninas que em meninos.

BACTERIÚRIA ASSINTOMÁTICA

A bacteriúria assintomática é condição freqüente em todas as faixas etárias, entretanto, sua verdadeira prevalência é difícil de ser avaliada devido à grande diversidade de condições dos vários estudos publicados. Edelman e cols. encontraram bacteriúria em 0,7% de 836 recém-nascidos de termo e 2,9% de 206 prematuros. Assim como na IU sintomática, nessa faixa etária predominam as crianças do sexo masculino.

Entre 3.581 lactentes (recém-nascidos até 1 ano de idade) acompanhados prospectivamente por Jodal, foi constatada bacteriúria assintomática (confirmada em urina obtida por punção suprapúbica) em 2,5% dos meninos e 0,9% das meninas. Já entre pré-escolares e escolares, essa relação entre os sexos se inverte, variando de 0,8 até 3% entre as meninas e de 0,04 a 0,02% entre os meninos.

De maneira geral, a prevalência de bacteriúria assintomática é de aproximadamente 1 a 1,7% em crianças dos 5 aos 10 anos de idade; essa taxa aumenta cerca de 1% para cada década de vida.

IU E POSTECTOMIA

A predominância de meninos entre os lactentes (especialmente no período neonatal) com infecção urinária sintomática ou não traz à tona a discussão sobre o papel controverso da postectomia na epidemiologia da IU na infância. Wiswell e Roscelli, acompanhando durante 10 anos lactentes hospitalizados com IU, encontraram alta taxa de infecção em meninos não-postectomizados (1,12%), quando comparados a meninas (0,57%) e meninos postectomizados (0,11%). Em outro estudo retrospectivo, esses mesmo autores demonstraram que, embora só 21% dos meninos não fossem postectomizados, 72% das infecções em meninos ocorreram entre essas crianças. Esses estudos sugerem que meninos não postectomizados são mais suscetíveis a desenvolver IU. Entretanto, a questão sobre a indicação rotineira de postectomia neonatal permanece controversa, pois é fato estabelecido que a maior colonização do prepúcio entre meninos não-postectomizados, em relação aos postectomizados, deixa de ocorrer a partir dos 6 meses de idade.

IU E RECORRÊNCIA

Cerca da metade das crianças com IU apresentam novo episódio infeccioso nos dois anos que se seguem à primoinfecção. As taxas de recorrência variam de 20 a 70% entre os vários estudos publicados, que consideram diferentes tempos de seguimento. As taxas são mais altas entre os pacientes que apresentaram mais de um episódio de IU. Meninas têm maior probabilidade de apresentar recorrências que meninos (40% *versus* 32%, respectivamente). O risco de recorrência é maior no primeiro ano que se segue ao episódio agudo de IU e decresce progressivamente durante os anos seguintes. Aproximadamente um terço dessas recorrências pode ser assintomático.

Em trabalho realizado no HU-USP, a taxa de recorrência de IU ficou em torno de 35% (tempo médio de seguimento de 30 meses), sendo que as recorrências foram mais freqüentes no sexo feminino e manifestaram-se principalmente no ano seguinte à primoinfecção (Figs. 3.11 e 3.12). Nesse mesmo estudo, o risco de recorrência foi maior quando a primeira infecção ocorreu até os 3 anos de idade (Fig. 3.13).

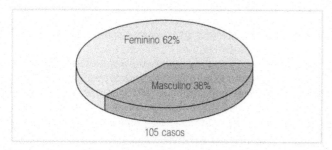

Figura 3.11 – Infecção urinária em crianças – recorrência de acordo com o sexo.

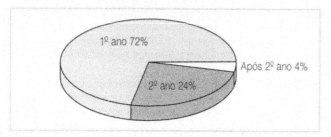

Figura 3.12 – Infecção urinária em crianças – recorrência após a primoinfecção.

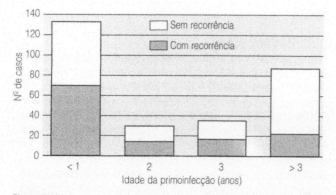

Figura 3.13 – Infecção urinária em crianças – recorrência quanto à idade da primoinfecção.

ETIOLOGIA

A grande maioria das infecções urinárias é causada por agentes que se originam da flora intestinal, em especial **bactérias** gram-negativas ou bacilos aeróbios conhecidos como Enterobacteriaceae. A essa família pertencem: *Escherichia coli, Enterobacter* sp., *Citrobacter* sp., *Morganella* sp., *Salmonella* sp., *Proteus* sp., *Klebsiella* sp., *Providencia* sp. *e Serratia* sp.

Dessas, a *E. coli* é sem dúvida a mais freqüente (Fig. 3.14), sendo responsável por 85% das infecções não-hospitalares e aproximadamente 50% das hospitalares. É geralmente o único agente infectante encontrado em IU não complicada.

A *Pseudomonas* sp. é também um gram-negativo causador de IU, porém não relacionado à família Enterobacteriaceae. A maioria das bactérias dessa espécie que causam IU é de virulência relativamente baixa, tendendo a ser invasiva somente quando o paciente tem seus mecanismos de defesa comprometidos. Sua freqüência é maior após manipulação das vias urinárias.

Entre os *gram-positivos* causadores de IU estão os *Staphylococcus* e o *Enterococcus* sp. Este agente está altamente relacionado a infecções nosocomiais, especialmente em pacientes cateterizados ou com bexiga neurogênica.

A flora fecal *anaeróbia* raramente leva à IU, especialmente na faixa etária pediátrica, embora seja 100 a 1.000 vezes mais abundante que a *E. coli* nas fezes.

A prevalência de todas essas bactérias como agentes causadores de IU apresenta uma certa *variação com o sexo e com a faixa etária*. No período neonatal, *Klebsiella* e *Enterobacter* sp. são responsáveis por 11 a 15% das IU, tanto no sexo masculino quanto no feminino. As infecções por *Staphylococcus saprophyticus* são em geral limitadas às faixas etárias puberal e pré-puberal, causando um terço das IU em meninas com idade superior a 10 anos. Em meninos, após o primeiro ano de vida, aumenta a freqüência de infecções por bactérias do grupo *Proteus* (Fig. 3.14). Esses agentes, especialmente em infecções crônicas, levam à alcalinização da urina (devido à sua capacidade de degradação da uréia), favorecendo o depósito de alguns elementos e formação de cálculos de estruvita.

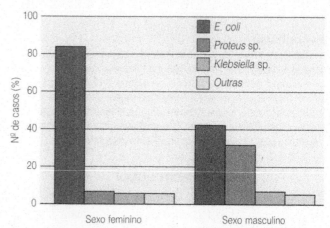

Figura 3.14 – Infecção urinária em crianças – etiologia de acordo com o sexo.

As *infecções fúngicas* das vias urinárias são raras, porém sua freqüência tem aumentado nos últimos anos. Acometem principalmente pacientes que tenham sido submetidos a sondagens vesicais prolongadas ou antibioticoterapia de amplo espectro, além de diabéticos e imunodeprimidos. Crianças com anormalidades anatômicas congênitas complexas das vias urinárias também podem ser acometidas por infecções fúngicas. A *candidíase sistêmica* tem sido notada em freqüência crescente, especialmente no período neonatal, entre recém-nascidos de muito baixo peso. A *Candida*, particularmente *Candida albicans* ou *Candida tropicalis*, é o fungo mais comumente encontrado nesses pacientes. A candidúria, excluída a possibilidade de contaminação da amostra urinária, pode refletir candidíase sistêmica, acometimento do parênquima renal ou das vias urinárias baixas.

Vários *outros patógenos* podem invadir as vias urinárias. Entre eles, mais freqüentemente, a *Chlamydia trachomatis*, os micoplasmas genitais e certos vírus. A *Chlamydia trachomatis*, *Ureaplasma urealyticum* e *Mycoplasma hominis* são mais freqüentes na puberdade, e na maioria das vezes levam a uretrite ou cistite, entretanto, os dois últimos agentes já foram implicados até mesmo em pielonefrite.

Dois grupos de vírus podem levar à IU, os adenovírus e os poliomavírus. Os adenovírus tipos 11 e 12, especialmente o 11, podem causar cistite hemorrágica em crianças escolares.

O bacilo da tuberculose pode alcançar os rins por via hematogênica e instalar-se no parênquima ou pelve renal; é, entretanto, causa rara de doença renal em nosso meio, apesar da alta prevalência de tuberculose pulmonar.

PATOGÊNESE

Os microrganismos causadores de IU, especialmente bactérias, atingem as vias urinárias, e em particular os rins, através de duas vias, a hematogênica e a ascendente. Na primeira, o acometimento do parênquima renal ocorre durante a bacteriemia. Na via ascendente, a mais freqüente, a infecção instala-se a partir de colonização bacteriana da região periuretral, bexiga, ureteres e rins.

VIA HEMATOGÊNICA

No homem, a infecção por via hematogênica das vias urinárias contribui com menos de 3% dos casos de IU e pielonefrite. O desenvolvimento de processo infeccioso renal por essa via parece depender da suscetibilidade do hospedeiro e da virulência do agente infectante.

O rim intacto é em geral resistente ao desenvolvimento de infecção por via hematogênica. Estudos experimentais demonstraram que o parênquima renal é extremamente resistente, sendo capaz de eliminar grandes quantidades de colônias de *E. coli* injetadas por via intravenosa. Entretanto, em situações de isquemia renal, como nas uropatias obstrutivas ou malformações da arquitetura renal (cistos, displasias etc.), as mesmas quantidades de bactérias na circulação são capazes de causar infecção.

Por outro lado, pequenos inócuos de *S. aureus*, *Salmonella* sp., *Pseudomonas aeruginosa* e *Candida* sp. geram pronta formação de abscessos renais, mesmo em rins intactos, comprovando a importância da virulência do organismo infectante na instalação de infecção por essa via.

Vários autores acreditam que essa seja a principal via de aquisição de IU em recém-nascidos, baseados principalmente no achado de bacteriemia associada à IU nesse grupo de pacientes (30 a 35%). Entretanto, quando comparados a outros grupos etários com IU febril, as taxas de bacteriemia têm sido semelhantes. Esse fato, aliado ao maior risco de IU entre recém-nascidos não-postectomizados, em relação aos postectomizados, leva a crer que a via ascendente desempenha papel importante também nesse grupo de pacientes.

VIA ASCENDENTE

Existem consideráveis evidências clínicas e experimentais que sugerem claramente que a maioria das infecções urinárias resulta de microrganismos que colonizam a região periuretral, e, por meio da via ascendente ou retrógrada, alcançam a bexiga, a pelve e o parênquima renal, em qualquer faixa etária.

A colonização da uretra distal por agentes patogênicos é o primeiro passo para que a infecção se estabeleça por essa via. No sexo feminino, a uretra curta e a proximidade da região perianal é a explicação mais óbvia para a maior prevalência de IU nas meninas. Além disso, o vestíbulo vaginal é também um local suscetível à colonização bacteriana. Nos meninos, a pele prepucial também apresenta essa característica, daí a maior freqüência de IU nos pacientes não-postectomizados nos primeiros 6 meses de vida.

A colonização da uretra é, portanto, um fator facilitador para a instalação de infecção, mas não suficiente, pois cerca de 10 a 20% de escolares são colonizados por bactérias uropatogênicas. Como muito menos que 10% das crianças nessa faixa etária apresentam IU, o desenvolvimento de infecção depende certamente do somatório de fatores bacterianos e da resistência ou suscetibilidade do hospedeiro. Dessa interação, resultará o estabelecimento ou não de infecção e suas características (localização e gravidade).

FATORES BACTERIANOS

As bactérias gram-negativas são as principais causadoras de IU, entre elas a mais bem estudada quanto à virulência é a *E. coli*.

O termo **virulência** refere-se à capacidade de um microrganismo ser patogênico. O conceito de **uropatogenicidade** refere-se à presença de certos fatores que permitem a algumas bactérias, selecionadas da flora fecal, colonizar o uroepitélio e/ou causar inflamação na uretra, na bexiga ou no parênquima renal. No caso da *E. coli* uropatogênica, a maioria dos seus fatores de virulência foram determinados comparando-se propriedades de cepas produtoras de pielonefrite aguda a outras causadoras de bacteriúria assintomática. Os fatores específicos de virulência, reconhecidos nas cepas de *E. coli*, incluem, entre outros, a capacidade de aderência a células uroepiteliais, alta quantidade de antígeno K capsular, produção de hemolisina e aerobactina, além da produção de endotoxina (lipídeo A), comum às bactérias gram-negativas.

Aderência – bactérias uropatogênicas podem ligar-se a receptores específicos do uroepitélio e, dessa forma, ascender às vias urinárias, mesmo na ausência de anormalidades estruturais. Essa ligação se dá por meio da interação de estruturas da superfície bacteriana, as adesinas, com moléculas presentes na superfície da célula epitelial do hospedeiro. Essas moléculas são, em geral, porções de carboidrato de um glicolipídeo ou glicoproteína da membrana celular epitelial. Entre essas porções, a mais comumente reconhecida pela maioria das *E. coli* uropatogênicas, como receptor uroepitelial, é denominada Gal alfa 1-4 Gal beta.

As adesinas estão geralmente localizadas nos *pili* ou fímbrias das bactérias; entretanto, bactérias não-fimbriadas também podem possuir adesinas. As *E. coli* fimbriadas (com adesinas) são encontradas em 76 a 94% das amostras isoladas em casos de pielonefrite aguda, comparadas com 19 a 23% das bactérias causadoras de cistite e 14 a 18% das amostras isoladas em pacientes com bacteriúria assintomática. Esse fato leva a crer que o processo inflamatório parece ser também influenciado, pelo menos em parte, pelas adesinas bacterianas.

Hemolisina – proteína citotóxica que leva à lise de hemácias e também de células tubulares renais. Essa toxina parece exercer papel direto no mecanismo de infecção do hospedeiro, pois as cepas hemolíticas de *E. coli* são responsáveis por 50% das infecções sintomáticas e pela maioria dos episódios de primoinfecção em lactentes. Esses lactentes, infectados com cepas hemolíticas, apresentam níveis de hemoglobina significativamente mais baixos que os infectados por cepas não-hemolíticas.

Aerobactina – essa proteína faz parte de um dos processos enzimáticos bacterianos responsáveis pela captação de ferro, necessário ao metabolismo e multiplicação da *E. coli*. Cepas produtoras de pielonefrite aguda produzem, com maior freqüência, aerobactina que as cepas causadoras de bacteriúria assintomática.

Antígeno K – é um polissacarídeo capsular que protege a bactéria da fagocitose e lise pelo complemento e aumenta a persistência da bactéria nos rins, como demonstrado em trabalhos experimentais. Tem sido mais comumente isolado em cepas que causam pielonefrite em crianças que nas que levam à cistite.

FATORES DE RESISTÊNCIA DO HOSPEDEIRO

Interagindo com a virulência bacteriana está igualmente um número grande de importantes e complexos fatores do hospedeiro que afetam a suscetibilidade às infecções urinárias. Esses fatores, mecânicos, hidrodinâmicos, receptores-dependentes, imunológicos e antiaderentes, estão intimamente relacionados à patogênese da IU.

Fatores de resistência natural – a normalidade do *fluxo* urinário tem importância indiscutível na proteção contra a IU. Portadores de alterações estruturais ou funcionais das vias urinárias têm maior tendência ao desenvolvimento de processos infecciosos.

A eliminação de bactérias que eventualmente alcancem a bexiga, por meio de micções freqüentes e completas, desempenha papel significante na prevenção de infecções. Qualquer tipo de disfunção que provoque esvaziamento vesical inadequado facilita a instalação de bactérias a esse nível. A obstipação intestinal está associada, em crianças, à disfunção vesical, com resíduo urinário, em grande parte dos pacientes. Esse grupo apresenta com freqüência infecções de repetição, que melhoram após controle do quadro de obstipação.

A mucosa vesical também contém elementos bactericidas, como imunoglobulinas, em particular a IgA secretora urinária, que participam do processo de defesa local contra infecções. Estudos prospectivos demonstraram que em algumas crianças com IU de repetição os níveis de IgA secretora urinária estavam diminuídos. Outros autores, entretanto, ao analisarem esses pacientes no momento da IU, perceberam que os níveis de IgA estavam acima dos controles normais. Dessa forma, os baixos níveis dessa imunoglobulina refletem apenas uma incapacidade de produção local no período intercrítico, sendo mais um fator marcador e não determinante de IU de repetição nesses pacientes.

As bactérias que estão na bexiga podem alcançar o parênquima renal por meio de refluxo vesicoureteral (RVU), encontrado em 20 a 50% dos pacientes que apresentam IU. Sem dúvida, o RVU e, em particular, o refluxo intra-renal (RIR) estão entre os fatores de maior risco para o desenvolvimento de pielonefrite e instalação de lesão renal. O RIR é determinado pela presença de papilas renais anômalas (formato plano ou côncavo, ao contrário das normais, convexas), que permitem que a urina reflua da pelve para o parênquima renal. Essas papilas podem ocorrer de forma congênita ou ser secundárias a alterações adquiridas. Localizam-se mais freqüentemente nos pólos renais.

A presença de refluxo parece compensar a virulência da *E. coli* em certos grupos de pacientes com IU de repetição. Em estudo feito em meninas com pielonefrite de repetição, demonstraram-se *E. coli* fimbriadas em somente 36% das pacientes com RVU, comparadas a 71% daquelas sem refluxo. Portanto, quando há refluxo de urina infectada para os rins, as bactérias não requerem propriedades virulentas específicas, tais como as adesinas.

Entre as alterações estruturais têm ainda especial importância as *uropatias obstrutivas*, que aumentam a suscetibilidade do parênquima renal a infecções e conseqüentemente favorecem a formação de cicatrizes renais na vigência de processo infeccioso.

Densidade e disponibilidade de receptores uroepiteliais – os pacientes suscetíveis a infecções urinárias por *E. coli* fimbriadas apresentam maior disponibilidade de receptores específicos para as adesinas dessas bactérias. Esses indivíduos, com receptores uroepiteliais tipo Gal alfa 1-4 Gal beta possuem também antígenos P na superfície de suas hemácias. Essa característica fez com que bactérias que possuem adesinas específicas para esses receptores fossem denominadas P-fimbriadas.

São três os fenótipos do grupo sangüíneo P no ser humano. O fenótipo P, muito raro, caracterizado por sua incapacidade em formar glicolipídeos que possuam a porção Gal alfa 1-4 Gal beta e por isso suas células epiteliais não permitem aderência bacteriana. Os outros dois fenótipos, P1 e P2, têm maior e menor densidade de receptores uroepiteliais específicos, respectivamente.

A disponibilidade dos receptores uroepiteliais também é influenciada pelo estado secretor de grupos sangüíneos do indivíduo. O gene secretor Se determina a capacidade de secreção de parte das substâncias características dos grupos sangüíneos em várias secreções, inclusive na urina. Os indivíduos secretores incorporam os antígenos determinantes de seus grupos sangüíneos aos glicolipídeos das células epiteliais. Dessa forma, seus receptores uroepiteliais estão protegidos, impedindo a aderência bacteriana. Os não-secretores são, portanto, mais suscetíveis à ligação bacteriana.

Resposta imune – o processo inflamatório infeccioso, no parênquima renal, induz a uma resposta imune local e sistêmica contra os agentes infectantes. Há aumento da produção de IgA e IgG urinárias e séricas. A resposta imune celular envolve linfócitos T e B. Essas alterações não são encontradas em pacientes com cistite. Sabe-se que a ligação da bactéria ao receptor, por meio das adesinas, é necessária para estimular uma resposta do tecido infectado. A resposta imune local é de curta duração, e a contribuição dessa resposta à resistência natural contra a IU não está ainda bem definida. Estudos mais recentes, experimentais e clínicos, utilizando vacinas contendo antígenos, fímbrias ou bactérias, têm conseguido alguma proteção contra a IU, especialmente nos pacientes que desenvolvem cistites de repetição.

Resposta à endotoxina bacteriana – o lipídeo A ou endotoxina encontra-se na porção externa da membrana celular das bactérias gram-negativas e é reconhecido como um componente altamente tóxico e potente ativador da resposta inflamatória. A aderência bacteriana favorece sua exposição e facilita sua ação. Na colonização bacteriana do ureter, essa endotoxina induz diminuição da peristalse ureteral, levando à estase urinária, o que facilita a multiplicação bacteriana e a ascensão ao parênquima renal. O tipo de reação do hospedeiro ao lipídeo A é um dos fatores determinantes do desencadeamento do processo inflamatório. No parênquima renal, induz resposta humoral específica, aumento de linfocinas, além de ativação direta de polimorfonucleares, contribuindo para os eventos que levam à instalação de lesão renal.

MECANISMOS DE LESÃO RENAL

As cicatrizes renais ocorrem em cerca de 10 a 15% das crianças que desenvolvem pielonefrite e são responsáveis por seqüelas a médio e a longo prazo nesse grupo de pacientes, como hipertensão arterial, complicações durante a gestação e até insuficiência renal crônica, dependendo da extensão da lesão. Os mecanismos envolvidos na instalação de lesão renal são complexos e dependem da interação dos fatores acima discutidos, que determinarão a intensidade da resposta do indivíduo à infecção.

O processo inflamatório resultante da infecção do parênquima renal leva a *fenômenos isquêmicos* em maior ou menor grau. A isquemia por si só já é lesiva; entretanto, durante o período de reperfusão tecidual é que parece ocorrer o maior prejuízo. Durante a isquemia há acúmulo de várias substâncias que deixam de ser metabolizadas. Após a *reperfusão*, a ação de enzimas oxidativas sobre essas substâncias leva à produção de alguns radicais (por exemplo, superóxido), em quantidade capaz de lesar membranas celulares, com conseqüente necrose e fibrose. Além disso, muitos agentes mediadores da resposta inflamatória, como complemento, fator de necrose tumoral e linfocinas (especialmente interleucinas-1 e 6), podem levar diretamente a dano tecidual.

A duração da resposta inflamatória depende da persistência da bactéria no parênquima renal e influencia a extensão da lesão tecidual. Dessa forma, fica evidente que o tratamento rápido e efetivo, visando à erradicação da bactéria, é decisivo para a interrupção da resposta inflamatória destrutiva.

Uma vez estabelecida a lesão renal, essa tem caráter progressivo, resultante de alterações vasculares e circulatórias, secundárias à hiperfiltração nos glomérulos remanescentes, e não de origem inflamatória.

FATORES DE RISCO NO DESENVOLVIMENTO DE CICATRIZES RENAIS

A presença de fatores de risco para o desenvolvimento de lesão renal deve ser buscada ativamente para prevenir a instalação de lesões renais. Entre esses fatores, os mais conhecidos até o momento são em ordem de importância:

Uropatias obstrutivas – aumentam em muito a suscetibilidade do parênquima renal à formação de cicatrizes na vigência de processo pielonefrítico. Entre as mais freqüentes encontram-se a válvula de uretra posterior e a estenose de junção ureteropiélica. As uropatias obstrutivas na vigência de pielonefrite levam a cicatrizes renais em 67% dos casos.

Idade – a cicatriz renal é mais freqüente entre crianças cuja primeira infecção urinária tenha ocorrido durante os primeiros anos de vida, em particular até 1 ano de idade. Alguns estudos prospectivos detectaram formação de novas cicatrizes renais em crianças até com 9 anos de idade, porém portadoras de RVU, com controle clínico inadequado. O desenvolvimento de lesões renais secundárias a pielonefrite é, entretanto, infreqüente após os 5 anos de idade.

Refluxo vesicoureteral e refluxo intra-renal – como já referido, são fatores facilitadores que permitem que a urina refluída da bexiga ou pelve alcance o parênquima renal. Em crianças portadoras de pielonefrites recorrentes, a presença de RVU e RIR aumenta o risco de cicatriz renal, cuja prevalência em crianças com refluxo é de 50 a 60%, contra 20% em crianças sem refluxo. É importante lembrar que o RVU tem distribuição familiar, sendo encontrado em 30 a 50% de irmãos assintomáticos de pacientes afetados. A possibilidade de formação de cicatrizes renais na vigência de refluxo de urina estéril é remota, tornando evidente a importância do sinergismo entre infecção e alterações estruturais para a instalação de lesão renal.

Tratamento tardio – quanto maior o intervalo de tempo entre o início da infecção e o tratamento antimicrobiano adequado, maior a extensão da lesão renal.

Fatores de virulência bacteriana – já comentados.

Fatores de suscetibilidade do hospedeiro – já comentados.

Interação bactéria-hospedeiro – alguns estudos apontam na direção de que os mecanismos responsáveis pelo desenvolvimento da pielonefrite e da cicatriz renal não sejam os mesmos. A elucidação completa dos fatores determinantes desses dois processos trará mais informações para se compreender melhor a complexa interação entre agente patológico e hospedeiro e suas conseqüências.

QUADRO CLÍNICO

Os sinais e os sintomas clássicos de IU freqüentemente não estão presentes nas crianças, particularmente nos lactentes. Pelo contrário, sintomas não específicos, como irritabilidade, má aceitação alimentar, ganho de peso inadequado, vômitos e diarréia, podem ser os únicos sinais sugestivos de um problema subjacente. A febre como manifestação isolada de IU é achado freqüente, especialmente até os 6 meses de idade. Sinais localizatórios de infecção no aparelho urinário são infreqüentes antes da idade pré-escolar.

No período neonatal, a pesquisa de IU é parte obrigatória no diagnóstico diferencial de sepse. É freqüente a associação de IU gestacional ou puerperal nas mães de recém-nascidos acometidos, fato ainda pouco explicado. As vias urinárias podem ser foco primário de infecção neonatal, especialmente nos casos de uropatias obstrutivas. Os principais achados clínicos encontrados no período neonatal encontram-se na tabela 3.9.

Na criança de 1 mês a 2 anos de idade ainda predominam sintomas inespecíficos como febre, anorexia, e alterações gastrintestinais como náuseas, vômitos, diarréias e cólicas abdominais (Fig. 3.15). Devem ser lembrados ainda quadros de retenção urinária acompanhados de febre como manifestação clínica de IU. O ganho ponderal inadequado, isoladamente, após os 3 meses de idade não é sinal indicativo de IU. Outros achados como choro às micções e alterações na cor da urina estão freqüentemente associados à infecção urinária. São freqüentemente omitidos, porém surgem como dado afirmativo quando há questionamento direto. Esses relatos isoladamente são, entretanto, insuficientes para confirmar ou afastar a presença de IU. A possibilidade de desenvolvimento de quadro septicêmico a partir de IU no lactente é mais rara.

Com o crescimento, o quadro clínico da IU na criança adquire maior especificidade de apresentação. Nos pré-escolares e escolares, a IU manifesta-se mais freqüentemente por disúria, polaciúria e alterações na cor ou odor urinário (Fig. 3.15). Nessa faixa etária, é também comum o relato associado de dor abdominal. A presença de febre isoladamente é manifestação menos freqüente de IU nessa idade; no entanto, sua presença, associada ou não a dores lombares, sugere acometimento pielonefrítico.

Na adolescência, a IU caracteriza-se em geral por disúria, urgência miccional e dor em baixo-ventre. Também, aqui, associação de febre e dor lombar aos sintomas mencionados sugere pielonefrite.

Tabela 3.9 – Achados clínicos na IU no período neonatal (Bergström e cols., 1984).

Achados clínicos	%
Ganho ponderal inadequado	46
Hipertermia (idade superior a 10 dias)	68
Hipotermia (idade inferior a 10 dias)	26
Cianose	40
Distensão abdominal	16
Icterícia prolongada	6
Hipotonia/irritabilidade/irregularidade respiratória	16
Convulsões	6
Meningite purulenta	8

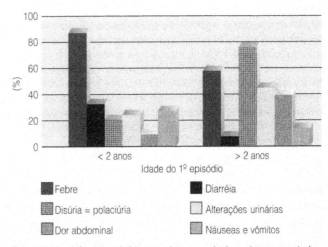

Figura 3.15 – Infecção urinária em crianças – sinais e sintomas mais freqüentes.

É importante ressaltar que, após os 2 ou 3 anos de idade, as manifestações clínicas sugestivas de acometimento das vias urinárias, especialmente na ausência de febre, podem estar presentes em outras situações que não a IU, como, por exemplo a síndrome uretral aguda (já mencionada), vulvovaginite e balanopostite. A anamnese e o exame físico adequados podem, nessas situações, evitar a realização de exames laboratoriais desnecessários e o uso de medicações que não trarão nenhum benefício.

DIAGNÓSTICO

O diagnóstico definitivo e inequívoco de IU na criança depende da demonstração de bactérias na urina, pois na faixa etária pediátrica há correlação incompleta entre os sintomas clínicos de inflamação das vias urinárias e a presença de uma verdadeira infecção.

A urina da bexiga é estéril, porém a contaminação durante a micção é extremamente comum, em especial quando não há controle volitivo do esfíncter vesical. Portanto, as técnicas empregadas na obtenção da urina a ser examinada têm por objetivo refletir da melhor maneira possível a urina que está na bexiga. Dessa forma, a análise dos resultados dos exames utilizados no diagnóstico da IU deve levar em conta a técnica empregada na obtenção e conservação da amostra urinária examinada, além de aspectos clínicos e microbiológicos.

TÉCNICA DE COLETA DE URINA

Punção supra-púbica – é, sem dúvida, a técnica mais confiável para a obtenção de urina na criança sem controle vesical. É o método de escolha nas crianças até 1 ano de idade, especialmente quando o comprometimento importante do estado geral do paciente impõe o uso de antimicrobianos de imediato. Está contra-indicada quando há distúrbios de coagulação, abdome agudo ou íleo paralítico.

A criança deve ser colocada em decúbito dorsal, com os membros inferiores em extensão, estando sem urinar há pelo menos 40 minutos, para garantir que haja urina na bexiga. Após rigorosa assepsia da região suprapúbica, deve ser introduzida agulha (30/7 ou 40/8 conectada à seringa) cerca de 2cm acima da sínfise púbica, na linha média, inicialmente perpendicular à parede abdominal e a seguir com inclinação de 10 a 20° caudalmente. Esse movimento deve ser rápido e uniforme para evitar a micção e atingir a profundidade de 2 a 3cm. Após a passagem da parede vesical, aspira-se lentamente a urina.

Sondagem vesical (cateterização uretral) – técnica também bastante confiável que, quando realizada em circunstâncias ideais, leva a baixos riscos de infecção. Deve ser evitada quando há vulvovaginite ou balanopostite ou ainda se o anel prepucial não permitir a exposição do meato uretral. Está indicada em crianças que não têm controle volitivo da micção. A criança deve ser colocada em decúbito dorsal, com os joelhos dobrados e separados, de maneira a expor bem a região perineal, que deve ser submetida à assepsia rigorosa com água e sabão, como já descrito. O examinador, após colocação de luvas esterilizadas, deve proceder à cateterização da uretra com sonda vesical de alívio, no tamanho adequado à criança. A urina deve ser colocada diretamente em frasco estéril.

Jato médio – confiável apenas em crianças que urinam com comando. No sexo masculino, o prepúcio deve ser retraído o máximo possível, de maneira a obter exposição da glande e meato uretral, e lavado com água e sabão glicerinado, enxaguando abundantemente a região com água ou soro fisiológico e secando-a com gaze esterilizada. Em seguida, pedir à criança que urine dentro de frasco estéril, recolhendo de preferência o jato médio ou final. Caso não se obtenha micção, a assepsia deve ser repetida a cada meia hora. No sexo feminino, lavar o orifício vaginal externo, o períneo circundante e o meato uretral, afastando os grandes e pequenos lábios, usando em seguida a mesma conduta acima.

Saco coletor – é o método mais utilizado, entretanto, o menos confiável. Mesmo quando realizado adequadamente, os índices de contaminação ficam em torno de 25%. Indicado quando a punção suprapúbica ou sondagem vesical não são passíveis de realização. Vulvovaginite, balanopostite ou dermatite amoniacal aumentam muito o risco de contaminação. Após utilizar, por duas vezes, a técnica de assepsia descrita para coleta de urina por jato médio, instalar saco coletor estéril no períneo. Observar o coletor a cada 15 minutos, retirando-o logo que haja urina em quantidade suficiente. Caso isso não ocorra em 45 minutos, a assepsia deve ser repetida e o coletor substituído.

A urina, obtida por qualquer das técnicas descritas, deve ser encaminhada para exame imediatamente ou conservada em geladeira por um período máximo de 4 horas. Sempre que possível, além da urocultura, devem ser realizados exames que auxiliam no diagnóstico da IU, cujo valor será comentado a seguir.

UROCULTURA QUANTITATIVA

A interpretação do resultado da urocultura quantitativa é o passo principal no estabelecimento do diagnóstico da IU e deve levar em conta alguns aspectos:

• O agente isolado varia com o sexo e a faixa etária, porém em 95% das vezes é único, podendo, no entanto, em crianças com alterações estruturais ou funcionais complexas, ser múltiplo. Esse achado deve ser confirmado em mais de um exame.

• O agente deve estar presente em número significativo na urina cultivada, o que depende da técnica empregada na obtenção da amostra examinada (Tabela 3.8).

• O achado de bacteriúria significativa em urina obtida por saco coletor deve ser valorizado, levando-se em conta a presença de sinais clínicos de infecção (inespecíficos no lactente) e de outras evidências de acometimento das vias urinárias, como leucocitúria (presente em 89% dos lactentes com IU febril) e cilindrúria.

• No paciente assintomático, se a urina foi obtida por saco coletor, são necessárias duas amostras com o mesmo agente em número significativo.

A urocultura pode ser falso-negativa nas seguintes situações:

– resíduo de anti-séptico utilizado na assepsia;

– uso de antimicrobianos nas últimas 72 horas;

– excreção urinária rápida, não havendo tempo suficiente para a multiplicação do agente na urina, o que se traduz em contagens bacterianas reduzidas em urina com baixa concentração;

– infecção unilateral em rim gravemente obstruído;

– agentes patológicos muito virulentos (causam sintomatologia antes de alcançar número significativo na urina) ou com baixa capacidade de multiplicação; e

– infecção por outros agentes (*Chlamydia, Mycoplasma, Haemophilus* e fungos, entre outros) que exigem meios especiais para crescimento e maior tempo de incubação que o habitual.

CULTURA DE URINA EM LÂMINAS

Esse método é muito útil no diagnóstico da IU, por ser rápido, de baixo custo e de manejo acessível ao pediatra em consultas ambulatoriais. Trata-se de lâmina revestida com ágar em suas superfícies (de um lado ágar de MacConkey – seletivo para gram-negativos), que deve ser mergulhada em urina obtida de maneira adequada e incubada a 37°C (estufa comum) ou deixada em ar ambiente. Após 18 horas, pode ser feita a primeira leitura (comparação com padrões fotográficos), a ser confirmada depois de 6 horas. Quando o resultado for positivo, a lâmina deve ser enviada a *laboratório* para a identificação do agente infectante e antibiograma.

BACTERIOSCOPIA

A análise microscópica de uma gota de urina, recentemente eliminada e não centrifugada, coletada por meio de técnica adequada, submetida ou não à coloração pelo método de Gram, pode sugerir o diagnóstico de IU.

O achado de cinco ou mais bactérias por mm^3 tem um alto valor preditivo para infecção urinária, especialmente se associado ao achado de piúria na mesma amostra (90% de correlação positiva com urocultura). A bacterioscopia negativa dispensa a coleta de urocultura (especificidade de 100%).

A simplicidade, a rapidez e o alto grau de positividade e especificidade desse método o qualificam como método diagnóstico inicial e de triagem muito útil na IU, desde que o exame da urina seja feito por pessoa treinada no reconhecimento de bactérias.

EXAMES AUXILIARES NO DIAGNÓSTICO DA IU

Na suspeita de IU, a urina e os exames descritos a seguir podem ser úteis, desde que realizados em urina colhida com técnica de assepsia adequada.

Urina não-centrifugada – a contagem de 20 a 50 leucócitos/mm^3 em meninos e de 50 a 100 leucócitos/mm^3 em meninas sugere fortemente IU. A leucocitúria nessas proporções está presente em 80 a 90% das IU.

Sedimento urinário – esse exame deve ser analisado e valorizado cuidadosamente quanto à presença de leucócitos, hemácias e cilindros. O achado de 50 a 100.000 leucócitos/ml é altamente sugestivo de IU. Em trabalho recente, Hoberman demonstrou a presença de 100.000 leucócitos ou mais/ml em 100% dos casos de IU febril. O achado de cilindros leucocitários ou granulosos é fortemente sugestivo de pielonefrite. A leucocitúria pode estar ausente em até 30 a 50% dos pacientes com bacteriúria significativa, principalmente se a urina demora a ser examinada, ou nos casos de pielonefrite crônica. É importante lembrar que urinas muito alcalinas (pH maior ou igual a 6,5) ou muito diluídas podem promover a destruição de leucócitos e cilindros. A hematúria, geralmente inferior a 100.000/ml, pode ser encontrada na IU, entretanto, isoladamente não é indicativa de IU.

Testes enzimáticos – no momento, existem vários testes enzimáticos para a detecção de piúria ou bacteriúria na urina. São de fácil realização, porém com valores preditivos altamente variáveis. A fita reagente para leucócito-esterase mostrou sensibilidade de 53 a 80% na detecção de piúria em pacientes com urocultura positiva, devendo ser empregada com reservas. A detecção de bactérias por meio da demonstração da presença de nitrito em fita reagente, mergulhada em urina recentemente eliminada, é um dos testes mais utilizados. O nitrito é resultante da redução do nitrato urinário por bactérias. É razoavelmente sensível na detecção de enterobactérias, podendo, no entanto, ser negativo quando o agente infectante for um gram-positivo ou *Pseudomonas*, ou ainda se a urina não ficou tempo suficiente na bexiga para que houvesse ação das bactérias sobre o nitrato.

EXAMES AUXILIARES NA LOCALIZAÇÃO DA IU

A definição da localização da IU é importante tanto para a terapêutica como para o prognóstico dos pacientes acometidos, especialmente crianças. Dessa forma, há grande interesse no desenvolvimento de métodos que consigam estabelecer com segurança o local da infecção. A biopsia renal para a demonstração de bactérias no tecido renal é prova irrefutável de pielonefrite; entretanto, é técnica obviamente não utilizada de rotina.

Métodos diretos, como *cultura da urina ureteral e teste do "washout"* (irrigação da bexiga com solução antibiótica não-absorvível e coletas de culturas seriadas), são também invasivos e só devem ser realizados em situações excepcionais.

Os métodos indiretos, como avaliação da *capacidade de concentração urinária* (geralmente diminuída na pielonefrite), detecção de *enzimas urinárias* (beta-2-microglobulina, beta-glicuronidase, aumentadas em pacientes com IU alta), pesquisa de *anticorpos séricos específicos* aos organismos infectantes e detecção de *bactérias recobertas por anticorpos*, têm sensibilidades variáveis e uso limitado em crianças, sendo muitas vezes de difícil realização e dispendiosos.

Exames inespecíficos, que medem a resposta do indivíduo à inflamação, como *VHS* e *proteína C reativa*, estão geralmente alterados nos casos de pielonefrite. Entretanto, esses exames, especialmente a VHS, podem estar aumentados também nos casos de cistite. A proteína C reativa, avaliada quantitativamente por medição nefelométrica, parece ser mais sensível e segura que a VHS. Aumenta rapidamente, poucas horas após o início da infecção, porém diminui também rapidamente.

A cintilografia renal, feita com ácido dimercaptossuccínico marcado com tecnécio (^{99m}Tc-DMSA), tem mostrado, em vários estudos recentes, excelente especificidade para o diagnóstico de pielonefrite aguda em crianças com IU. Esses achados têm sido validados em estudos experimentais. É particularmente útil para estabelecer o diagnóstico correto de pielonefrite aguda, quando esse foi baseado em achados clínicos e laboratoriais duvidosos. Com essa finalidade, deve ser realizado logo no início do quadro clínico. Exige infusão intravenosa do radiofármaco, é relativamente dispendioso e não está disponível em todos os serviços em nosso meio.

Concluindo, infelizmente não existe método seguro, não-invasivo e de fácil aplicação para a localização da IU em crianças. Do ponto de vista prático, a avaliação clínica cuidadosa do paciente, a presença de febre alta (em geral acima de 38°C) e um exame não específico alterado (nível sérico de proteína C reativa) indicam com certa segurança a presença de pielonefrite. Quando possível, a realização adequada de cintilografia renal com ^{99m}Tc-DMSA confirmará com segurança o diagnóstico de IU alta.

TRATAMENTO

A IU tem características benignas para a maioria dos pacientes. É entretanto entidade heterogênea, com amplo espectro de manifestações, desde a forma mais grave, a pielonefrite aguda, até a forma leve – bacteriúria assintomática. Devem ser consideradas ainda duas outras condições: a presença de uropatias e pacientes que desenvolvem IU recorrente. Cada uma dessas situações tem suas particularidades e exige abordagem diferenciada.

A terapêutica da IU tem como objetivos fundamentais evitar a instalação ou progressão de lesões renais e prevenir recorrências que trazem preocupações, porém, em geral, não oferecem riscos. Além disso, o objetivo é promover o alívio dos sintomas e impedir que a infecção se dissemine. Para cumprir esses objetivos, as bases do tratamento são o diagnóstico correto, a terapêutica antibiótica precoce e o seguimento adequado.

PIELONEFRITE OU IU COMPLICADA

Quando há suspeita de IU, alguns aspectos, já referidos anteriormente, indicam a possibilidade de pielonefrite: acometimento de recém-nascidos e lactentes, crianças do sexo masculino, comprometimento do estado geral, febre acima de 38°C, crianças com distúrbios anteriores à micção, achados ao exame físico que levem à suspeita de alterações estruturais das vias urinárias, presença de hipertensão arterial ou insuficiência renal de qualquer grau. Nesses casos, o antimicrobiano deve ser iniciado logo após a coleta de urina para a realização de urocultura e outros exames. A escolha deve privilegiar drogas bactericidas e sabidamente eficazes contra os agentes habituais de IU, considerando-se o sexo e a faixa etária do paciente. Esses medicamentos devem ainda apresentar excreção renal total ou parcial na sua forma ativa.

O tratamento hospitalar está sempre indicado no período neonatal e nos casos graves até controle do quadro clínico e comprovação da eficácia do medicamento utilizado.

A via de administração deve ser parenteral (mesmo ambulatorialmente) nas primeiras 48 ou 72 horas, particularmente nos lactentes e nos pacientes que apresentem dificuldade de ingestão por via oral. A seguir, o medicamento pode ser administrado por via oral, com escolha orientada pelo antibiograma.

Os antibióticos mais utilizados por via parenteral são as cefalosporinas. Entre as de terceira geração, a ceftriaxona é a mais usada por sua eficácia e facilidade de administração, no entanto, devido à alta ligação protéica, não deve ser indicada no período neonatal. Em estudo realizado por Pahl e cols., em 1996, no HU-USP, essa droga mostrou-se eficaz em 95% de crianças com IU complicada (idade variando de 15 dias a 8 anos), tendo sido utilizada ambulatorialmente, em dose única diária, durante 8 a 10 dias.

Os aminoglicosídeos são excelentes drogas, bactericidas e com espectro antibacteriano adequado aos agentes causadores de IU, porém são nefrotóxicos e extremamente ototóxicos, especialmente até os 6 meses de idade. É imprescindível a avaliação da função renal antes do início da terapêutica com essas drogas. Quando utilizados por via intravenosa (situações de exceção), deve haver controle do nível sérico.

As drogas utilizadas por via oral, quando o quadro clínico permite, são as aminopenicilinas, as cefalosporinas de primeira e segunda gerações e a associação sulfametoxazol-trimetoprima. As doses, os intervalos e os principais efeitos colaterais encontram-se na tabela 3.10.

O tempo preconizado de tratamento é de 10 dias, devendo ser prolongado por 14 dias quando há hemocultura positiva.

Recomenda-se coleta de urocultura no terceiro dia de tratamento (após 48 horas de utilização da droga). Se negativa, indica resposta terapêutica adequada; entretanto, se positiva, há necessidade de troca por outro agente antimicrobiano.

CISTITE OU IU SIMPLES

Os antimicrobianos habitualmente utilizados no tratamento da IU não complicada incluem as sulfonamidas, a associação sulfametoxazol-trimetoprima, a nitrofurantoína, as cefalosporinas orais e as aminopenicilinas. Essas últimas têm sido muito utilizadas e a resistência dos microrganismos causadores de IU é infelizmente freqüente. O ácido nalidíxico, droga de ação bacteriostática, tem o inconveniente do rápido desenvolvimento de resistência bacteriana, além de ser contra-indicado no primeiro ano de vida, o qual tem sido associado ao desenvolvimento de sintomas sugestivos de hipertensão intracraniana. Em nosso meio, grande número de agentes causadores de IU apresentam resistência, detectada ao antibiograma, à associação sufametoxazol-trimetoprima, provavelmente em razão do seu uso indiscriminado. Entretanto, a sensibilidade *in vivo* a essa medicação é maior, devido às altas concentrações que esse fármaco alcança na urina (Fig. 3.16)

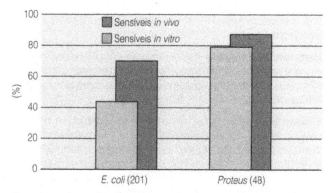

Figura 3.16 – Sensibilidade da *E. coli* e *Proteus* sp. ao sulfametoxazol-trimetoprima.

Tabela 3.10 – Drogas mais utilizadas no tratamento da infecção urinária.

	Dose (mg/kg/dia)	Nº de doses e via administração	Alteração da flora fecal	Efeitos colaterais mais freqüentes e recomendações
Ácido nalidíxico	50	4 doses, VO	+	Fotossensibilização Hipertensão intracraniana Resistência bacteriana alta Usar excepcionalmente
Amicacina	15	2 doses, IM	–	Ototoxicidade, febre e nefrotoxicidade
Amoxacilina	30-40	3 doses, VO	+++	Reações alérgicas cutâneas ou sistêmicas
Ampicilina	50-100	4 doses, VO/IM	+++	Reações alérgicas cutâneas ou sistêmicas
Cefaclor	30-40	3 doses, VO	++	Reações alérgicas cutâneas ou sistêmicas
Cefadroxil	30	2 doses, VO	++	Reações alérgicas cutâneas ou sistêmicas
Cefalexina	50-100	4 doses, VO	++	Reações alérgicas cutâneas ou sistêmicas
Cefalotina	50-100	4 doses, IV	++	Reações alérgicas cutâneas ou sistêmicas
Cefetamet	20	2 doses, VO	++	Reações alérgicas cutâneas ou sistêmicas
Cefxima	10	1 dose, VO	++	Reações alérgicas cutâneas ou sistêmicas
Cefoxetina	100	4 doses, IM/IV	++	Reações alérgicas cutâneas ou sistêmicas
Ceftaxima	100	4 doses, IV	++	Reações alérgicas cutâneas ou sistêmicas
Ceftriaxona	50-70	1 dose, IM/IV	++	Reações alérgicas cutâneas ou sistêmicas Não utilizar até 15 dias de idade
Gentamicina	5-7	3 doses, IM	–	Ototoxicidade Nefrotoxicidade
Nitrofurantoína	5-7	3 a 4 doses, VO	+	Náuseas, vômitos Contra-indicada em recém-nascidos e em insuficiência renal
Sulfametoxazol-trimetoprima	40 (sulfa) 8 (trimetroprima)	2 doses, VO	+	Depressão de medula óssea Síndromes mucocutâneas

Alteração da flora fecal: +++ intensa; ++ média intensidade; + pouco intensa; – sem alteração.

O tempo de tratamento é de pelo menos sete dias. Nas IU simples recorrentes, de crianças com vias urinárias normais, alguns autores preconizam tratamentos curtos, durante três a cinco dias.

A realização de urocultura de controle no terceiro dia de tratamento está indicada quando não houve melhora clínica ou quando o agente isolado é resistente ao antimicrobiano utilizado. Caso tenha havido melhora clínica, recomenda-se a realização de urocultura no primeiro mês após suspensão do tratamento. Nos casos de tratamento de curta duração, é obrigatória a realização de urocultura 72 horas após seu término.

BACTERIÚRIA ASSINTOMÁTICA

A terapêutica medicamentosa da bacteriúria assintomática não é comprovadamente necessária nas crianças com vias e hábitos urinários normais. Vários estudos prospectivos e controlados comprovam que não há nenhum benefício no tratamento desses pacientes, pois o número de IU sintomáticas é o mesmo nos grupos tratados ou não. Essas crianças também não apresentaram maior risco de cicatriz renal. Mais recentemente, demonstrou-se que crianças submetidas a tratamento apresentaram IU sintomáticas por microrganismos mais patogênicos, sugerindo o papel protetor que a colonização das vias urinárias poderia ter nos pacientes assintomáticos.

Pacientes com bacteriúria assintomática persistente, especialmente se já apresentaram IU sintomática, devem ser submetidos a estudos de imagens das vias urinárias, para a detecção de possíveis alterações morfofuncionais.

TRATAMENTO PROFILÁTICO

O objetivo do tratamento profilático na criança com IU é prevenir a colonização bacteriana, visando principalmente evitar novos episódios infecciosos que possam levar ao desenvolvimento de cicatrizes renais ou progressão de lesões já existentes.

Dessa forma, o tratamento profilático contínuo é recomendado até exploração radiológica das vias urinárias em todos os pacientes de risco, ou seja, os que apresentaram episódio infeccioso suspeito de pielonefrite, no sexo masculino e nas crianças com IU recorrente. Além disso, há indicação absoluta do seu uso nos portadores de alterações estruturais das vias urinárias, até sua resolução. Entretanto, à medida que o paciente fica com mais idade a profilaxia deve ser reavaliada, pois o risco de recorrências diminui.

As drogas mais utilizadas são a associação sulfametoxazol-trimetoprima e a nitrofurantoína, em baixas doses (um quarto a um terço da dose terapêutica), com a finalidade de alterar o menos possível a flora intestinal. Deve ser ministrada em dose única diária noturna, quando já há controle esfincteriano, ou em duas doses nos pacientes sem controle da micção.

TRATAMENTO NÃO-MEDICAMENTOSO

Algumas medidas, embora simples, são muito importantes para o paciente portador de IU, especialmente para aqueles que desenvolvem infecções recorrentes. A ingestão adequada de líquidos é desejável, para promover hidratação e diurese freqüentes. As crianças com obstipação intestinal devem receber dieta laxante, pois esse é um dos fatores predisponentes à IU de repetição.

A higiene perineal é extremamente necessária, pois a colonização uretral por bactérias potencialmente uropatogênicas, especialmente no sexo feminino, é fator que facilita a instalação de IU. A higiene adequada pós-defecação deve ser estimulada, evitando-se movimentos no sentido póstero-anterior.

Crianças que desenvolvem IU recorrente devem ser submetidas a treinamento miccional, promovendo-se diureses freqüentes e completas, para evitar o resíduo vesical. Nos portadores de RVU, as micções devem ser duplas ou triplas, também com o mesmo objetivo. É fundamental que professores ou monitores de crianças com IU recorrente sejam orientados para que se consiga, também durante o período escolar, diurese adequada.

TRATAMENTO CIRÚRGICO

O tratamento cirúrgico da IU está indicado em situações de exceção na criança com IU. Deve ser realizado precocemente nos portadores de uropatias obstrutivas, particularmente na válvula de uretra posterior e nas estenoses de junção ureteropélvica ou vesical, que estejam levando à compressão do parênquima renal.

A indicação cirúrgica nos casos de RVU é motivo de controvérsia. A história natural do RVU mostra que os casos leves, graus 1 e 2, segundo classificação adotada pelo International Reflux Study Committee (Fig. 3.17), evoluem para resolução espontânea, o que ocorre também nos casos de RVU grau III.

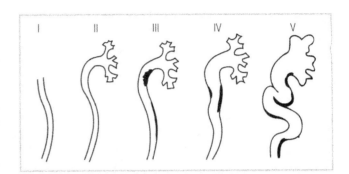

Figura 3.17 – Classificação do refluxo vesicoureteral segundo o International Reflux Stud Committee, 1981.

Os portadores de RVU, especialmente formas moderadas e graves (graus III, IV e V), devem ser avaliados por especialistas que decidirão qual a melhor conduta. A cirurgia está indicada, em geral precocemente, quando a probabilidade de resolução espontânea do refluxo é remota (grau V). Quando ocorre fracasso do controle das recidivas infecciosas com o uso de medicamentos, deve também ser cogitada, mesmo nos casos de refluxos de menor intensidade. Nesses casos, o desenvolvimento de novas cicatrizes renais ou progressão das preexistentes é fator decisivo na indicação de correção cirúrgica do RVU. Ponto importante a ser considerado é a aderência familiar ao tratamento profilático a longo prazo.

O tratamento cirúrgico do RVU de grau IV é motivo de controvérsia entre os vários autores. Estudo multicêntrico, prospectivo, realizado na Europa pelo The International Reflux Study in Children Group, com crianças portadoras de refluxo graus III e IV, não mostrou diferenças quanto ao desenvolvimento de novas cicatrizes renais ou progressão de preexistentes entre o grupo operado e o não-operado. Os pacientes operados tiveram mais pielonefrite que os não-operados, entretanto isto não contribuiu para o aparecimento de um maior número de novas cicatrizes, pois o tratamento desses episódios foi adequado na maioria das vezes.

Dessa forma, deve-se ter em mente que o RVU é um fator agravante de IU, mas não seu causador. A correção cirúrgica do refluxo tem papel protetor para o parênquima renal, não resolvendo, no entanto, o problema de IU recorrentes, cuja manutenção, como já discutido anteriormente, pode depender de outros fatores em alguns pacientes.

SEGUIMENTO CLÍNICO-LABORATORIAL

Tão importante quanto a terapêutica antimicrobiana inicial é o seguimento do paciente com IU. Esse acompanhamento compreende aspectos clínicos, laboratoriais e radiológicos e tem por objetivo determinar os riscos do paciente a médio e a longo prazo, minimizando e tratando possíveis complicações.

Para isso, devem ser colocadas em seguimento, por um período mínimo de seis meses, todas as crianças que tenham apresentado um episódio de IU. Os menores de 3 anos de idade devem, entretanto, ser acompanhados por um tempo maior, cerca de dois anos, pois esse é o período em que o maior número de recorrências acontece. O esquema de acompanhamento, feito por meio de consultas e exames laboratoriais periódicos, deve ser individualizado, procurando adequá-lo às condições do paciente e de sua família.

As crianças identificadas como de risco para o desenvolvimento de lesão renal devem ser acompanhadas mais cuidadosamente. As portadoras de anomalias estruturais e funcionais das vias urinárias devem ser avaliadas periodicamente por especialistas.

Mais importante que estabelecer esquemas rígidos de seguimento ou propor tratamentos agressivos (cirurgia) é tratar rápida e efetivamente cada episódio infeccioso, evitando assim o estabelecimento de lesões renais. Com esse objetivo, pais ou responsáveis pelos pacientes devem aprender a reconhecer os episódios infecciosos e ter acesso a tratamento adequado.

Os exames de urina, realizados em crianças em profilaxia medicamentosa, devem ser feitos na vigência da medicação, não sendo necessária sua suspensão para a coleta dos exames.

ESTUDOS DE IMAGEM NA INFECÇÃO URINÁRIA

Os estudos de imagem na IU têm como objetivo principal identificar as crianças de risco para o desenvolvimento de lesões renais, a partir de episódios pielonefríticos. Essas investigações são geralmente dispendiosas e invasivas (exceto a ultra-sonografia), em maior ou menor grau. Portanto, sua indicação deve ser criteriosa, considerando-se a melhor relação custo-benefício individualmente.

Os estudos de imagem estão indicados nas seguintes situações:
- em todas as crianças cuja primoinfecção tenha ocorrido até os 3 anos de idade;
- em pacientes que tenham apresentado episódio infeccioso suspeito de pielonefrite em qualquer idade;
- em crianças do sexo masculino;
- em meninas com idade superior a 3 anos com cistite após o segundo episódio; e
- em pacientes com bacteriúria assintomática persistente.

ULTRA-SONOGRAFIA DAS VIAS-URINÁRIAS
É um método não-invasivo e sem efeitos colaterais, porém confiável apenas quando realizado por examinador experiente, especialmente em lactentes. É muito útil como primeiro exame, devendo ser realizado logo na fase aguda. Por meio dela consegue-se avaliar com precisão razoável o parênquima renal e identificar com segurança dilatações de pelve e/ou ureteres. Entretanto, falha na identificação de cicatrizes renais e não deve ser utilizada para afastar ou confirmar a presença de RVU.

Em crianças com controle do esfíncter vesical, deve ser realizada nas fases pré e pós-miccional, para melhor avaliação da bexiga e quantificação de resíduo vesical.

URETROCISTOGRAFIA MICCIONAL
É método absolutamente necessário para identificação e quantificação do RVU, além de trazer informações sobre alterações da bexiga, colo vesical e uretra. Pode ser realizada após o término do tratamento do episódio agudo de IU. A recomendação para a realização desse exame quatro a seis semanas após o tratamento não tem hoje respaldo científico, pois refluxos transitórios, secundários a cistite extensa, são raros. Entretanto, não há necessidade de submeter a criança, agudamente doente, a esse exame, que é desconfortável.

Pode ser substituída pela cistografia isotópica, que tem a vantagem de ser menos agressivo em termos de radiação, porém não consegue avaliar com precisão a morfologia da uretra e bexiga. A cistografia com radioisótopos é particularmente útil no seguimento de casos já estudados por meio de uretrocistografia miccional.

A cistografia, convencional ou isotópica, é realizada a cada ano no seguimento de pacientes com RVU.

CINTILOGRAFIA RENAL COM ^{99M}TC-DMSA
O renograma com ácido dimercaptossuccínico marcado com tecnécio-99 é realizado, após injeção intravenosa desse fármaco, por meio de leitura por gama-câmara. As imagens obtidas, resultantes da captação do DMSA pelas células tubulares proximais renais, são de alta resolução. Dessa forma, qualquer processo que prejudique o bom funcionamento das células tubulares é traduzido em alterações da imagem renal. Por essa razão, é o exame de escolha na detecção de cicatrizes renais, sendo muito superior, com esse objetivo, à ultra-sonografia e à urografia excretora. Além disso, permite quantificar a massa de células tubulares funcionantes, separadamente, para cada rim.

Tem sido utilizado para o diagnóstico de pielonefrite na fase aguda, pois o processo inflamatório do parênquima renal, em geral, altera a capacidade de captação do DMSA pelas células tubulares. Com essa finalidade, sua sensibilidade varia de 90 a 95% e a especificidade é de 100%. Entretanto, as alterações detectadas nessa fase são, em parte, transitórias e devem ser obrigatoriamente confirmadas mais tarde, para avaliar se há ou não lesão permanente.

Quando o objetivo é descartar ou confirmar a possibilidade de pielonefrite, deve ser realizado precocemente, na primeira semana após o diagnóstico da IU. Então, é especialmente útil em lactentes, nos quais os sintomas de IU e pielonefrite são inespecíficos, principalmente se existem dúvidas na interpretação dos exames laboratoriais.

Para detectar possíveis cicatrizes renais, conseqüentes a episódio pielonefrítico, deve ser feito pelo menos cinco meses após a resolução do episódio agudo. É especialmente útil no seguimento de crianças com alterações morfofuncionais das vias urinárias, para a detecção e avaliação da progressão de lesões renais.

CINTILOGRAFIA RENAL COM ^{99M}TC-DTPA
Esse exame, realizado com infusão intravenosa do ácido dietilienotriaminopentacético marcado com tecnécio, fornece imagens semelhantes às obtidas com o DMSA, porém com menor resolução. Isto ocorre porque esse fármaco é totalmente filtrado pelos glomérulos e não absorvido pelos túbulos renais. Dessa forma, é muito útil na avaliação da filtração glomerular separadamente, em cada rim, e no esclarecimento de problemas obstrutivos, quando realizado com injeção de furosemida. Está sempre indicado quando há suspeita de obstrução alta das vias urinárias, auxiliando na diferenciação entre obstruções funcionais e mecânicas, e na indicação cirúrgica desses pacientes.

UROGRAFIA EXCRETORA
A urografia é exame útil na avaliação da morfologia e parênquima renais, porém, como já referido anteriormente, é inferior ao mapeamento com ^{99m}Tc-DMSA na detecção de cicatrizes renais. Pode, no entanto, ser utilizada com essa finalidade, quando não há possibilidade de realização do renograma. Deve-se considerar, entretanto, que sua qualidade, em crianças pequenas, quando não é possível o jejum prolongado, depende da experiência do examinador. Pode fornecer ainda informações sobre a função renal. Com o uso de furosemida, a urografia excretora pode ser esclarecedora na etiologia de problemas obstrutivos altos.

ESTUDOS URODINÂMICOS
Algumas crianças com IU recorrentes apresentam distúrbios miccionais, mesmo na ausência de infecção. A presença de incontinência urinária diurna ou noturna, urgência miccional e micções infreqüentes, retenção urinária voluntária ou não, quando mantidas, deve chamar a atenção do pediatra para a possibilidade de distúrbios funcionais.

Esses distúrbios, acompanhados de bexiga pequena ou distendida, com alterações de suas paredes, ou mesmo normais e volume residual urinário, vistos à ultra-sonografia e/ou à uretrocistografia miccional, indicam a necessidade de estudos urodinâmicos. Esses estudos, realizados por especialistas, esclarecerão melhor a etiologia dos distúrbios apresentados e orientarão o esquema terapêutico mais adequado a esses pacientes.

BIBLIOGRAFIA

1. AGGARWAL, V.K. & JONES, K.V. – Vesicoureteric reflux: screening of first degree relatives. *Arch. Dis. Child.* **64**:1538, 1989. 2. BELMAN, A.B. – Vesicoureteral reflux. *Pediatr. Clin. North Am.* **44**:1171, 1997. 3. BENADOR, D. et al. – Cortical scintigraphy in the evaluation of renal parenchymal changes in children with pyelonephritis. *J. Pediatr.* **124**:17, 1994. 4. BENADOR, D. et al. – Are younger children at highest risk of renal sequelae after pyelonephritis? *Lancet* **349**:17, 1997. 5. BERG, U.B. & JOHANSSON, S.B. – Age as a main determinant of renal functional damage in urinary tract infection. *Arch. Dis. Child.* **58**:963, 1983. 6. BONADIO, W.A. et al. – Correlating infectious outcome with clinical parameters of 1130 consecutive febrile infants aged zero to eight weeks. *Pediatr. Emerg. Care* **9**:84, 1993. 7. BONNIN, F. & LOTTMANN, H. – Renal scintigraphy: a major test for urologic diseases in children. (Editorial). *Presse Med.* **25**:571, 1996. 8. BRADFORD, C. & FITZSIMMONS, S. – Comparison of the modified Bac-T-Screen® model 2000 and quantitative culture method for detection of bacteriuria. Poster Session American Society for Microbiology, 1989. 9. BRAUDE, H. et al. – Cell and bacterial count in the urine of normal infants and children. *Br. Med. J.* **4**:697, 1967. 10. BREM, S. – Cortical scintigraphy in the evaluation of urinary tract infections. *J. Pediatr.* **125**:334, 1994. 11. CARDIFF – OXFORD BACTERIURIA STUDY GROUP. Sequelae of covert bacteriuria in schoolgirls: a four-year follow up study. *Lancet* **1**:889, 1978. 12. CONRAD, S.; BUSCH, R. & HULAND, H. – Complicated urinary tract infections. *Eur. Urol.* **19**(Suppl. 1):16, 1991. 13. CRAIG, J.C. et al. – Vesicoureteric reflux and timing of micturating cystourethrography after urinary tract infection. *Arch. Dis. Child.* **75**:275, 1997. 14. DITCHFIELD, M.R. et al. – Risk factors in the development of early renal cortical defects in children with urinary tract infection. *AJR* **162**:1393, 1994. 15. EHL, S. et al. – C-reactive protein Is a useful marker for guiding duration of antibiotic e therapy in suspected neonatal bacterial infection. *Pediatrics* **99**:216, 1997. 16. ELDER, J.S. – Antenatal hydronephrosis-fetal and neonatal management. *Pediatr. Clin. North Am.* **44**:1299, 1997. 17. GOLDRAICH, N.P. & GOLDRAICH, J.H. – Update on dimercaptosuccinic acid renal scanning in children with urinary tract infection. *Pediatr. Nephrol.* **9**:221, 1995. 18. GORDON, I. – Vesico-ureteric reflux, urinary-tract infection, and renal damage in children. *Lancet* **346**:489, 1995. 19. HELLERSTEIN, S. – Urinary tract infections. Old and new concepts. *Pediatr. Clin. North Am.* **42**:1433, 1995. 20. HELLSTRÖM, A. et al. – Association between urinary symptoms at 7 years old and previous urinary tract infection. *Arch. Dis. Child.* **66**:232, 1991. 21. HELWIG, H. – Therapeutic strategies for urinary tract infections in children. *Infection* **22**(Suppl 1):S12, 1994. 22. HOBERMAN, A. et al. – Pyuria and bacteriuria in urine specimens obtained by catheter from young children with fever. *J. Pediatr.* **124**:513, 1994. 23. HOBERMAN, A. et al. – Urinary tract infections in young febrile children. *Pediatr. Infect. Dis. J.* **16**:11, 1997. 24. INTERNATIONAL REFLUX STUDY COMMITTEE – Medical versus surgical treatment of primary vesicoureteral reflux. *Pediatrics* **67**:392, 1981. 25. JACOBSON, S.H. et al. – Development of hypertension and uraemia after pyelonephritis in childhood: 27 year follow-up. *BMJ* **299**:703, 1989. 26. JAKOBSSON, B.; BERG, U. & SVENSSON, L. – Renal scarring after acute pyelonephritis. *Arch. Dis. Child.* **70**:111, 1994. 27. JAKOBSSON, B. & SVENSSON, L. – Transient pyelonephritic changes on ^{99m}Technetium-dimercaptosuccinic acid scan for at least five months after infection. *Acta Paediatr.* **86**:803, 1997. 28. JODAL, U. – Aspects of clinical trials of drug efficacy in children with uncomplicated infections. *Infection* 22:S10, 1994. 29. JONES, K.V. – Antimicrobial treatment for urinary tract infections. *Arch. Dis. Child.* **65**:327, 1990. 30. JONES, K.V. – What is the current recommendation in the management of covert (significant) bacteriuria in infants and preschool children? *Pediatr. Nephrol.* **7**:146, 1993. 31. LANDAU, D. et al. – The value of urinalysis in differentiating acute pyelonephritis from lower urinary tract infection in febrile infants. *Pediatr. Infect. Dis.* **13**:777, 1994. 32. LOMBERG, H. et al. – Correlation of P blood group, vesicoureteral reflux, and bacterial attachment in patients with recurrent pyelonephritis. *N. Engl. J. Med.* **308**:1189, 1983. 33. MACHADO, B.M. et al. – Análise dos métodos diagnósticos para infecção urinária. *Pediatr. (São Paulo)* **17**:42, 1995. 34. MCCRACKEN Jr., G.H. – Options in antimicrobial management of urinary tract infections in infants and children. *Pediatr. Infect. Dis. J.* **8**:552, 1989. 35. MUKAY, L.S. et al. – Febre no lactente jovem atendido em serviço de emergência: aspectos diagnósticos e terapêuticos. *J. Pediatr.* **71**:322, 1995. 36. PAHL, M.M.C.; KOCH, V.H.K. & OKAY, Y. – Infecção urinária na criança. *Revisões Pediátricas*, nº 5, 1991. Projeto Áries do Centro de Estudos Professor Pedro de Alcantara – Instituto da Criança – Hospital das Clínicas da FMUSP. 37. PAHL, M.M.C. & OKAY, Y. Diagnóstico de infecção urinária na criança. *Rev. Med. São Paulo* **71**:27, 1992. 38. PAHL, M.M.C. et al. – Tratamento ambulatorial de crianças com infecção urinária complicada. *J. Pediatr.* **72**:303, 1996. 39. PAPPAS, P.G. – Laboratory in the diagnosis and management of urinary tract infections. *Med. Clin. North Am.* **75**:313, 1991. 40. ROBERTS, J.A. – Etiology and pathophysiology of pyelonephritis. *Am. J. Kidney Dis.* **17**:1, 1991. 41. RUSHTON, H.G. – Urinary tract infections in children. Epidemiology, evaluation and management. *Pediatr. Clin. North Am.* **44**:1133, 1997. 42. SLOSKY, D.A. & TODD, J.K. – Diagnosis of urinary tract infection. The interpretation of colony counts. *Clin. Pediatr.* **16**:698, 1977. 43. SMELLIE, J.M. et al. – Five year study of medical or surgical treatment in children with severe reflux: radiological renal findings. *Pediatr. Nephrol.* **6**:223, 1992. 44. SMELLIE, J.M. – Technecium-99m-dimercaptosuccinic acid studies and urinary tract infection in childhood. *Acta Paediatr.* **87**:132, 1998. 45. SREENARASIMHAIAH, V. & ALON, U.S. – Uroradiologic evaluation of children with urinary tract infection: are both ultrasonography and renal cortical scintigraphy necessary? *J. Pediatr.* **127**:373, 1995. 46. WINBERG, J. et al. – Epidemiology of symptomatic urinary tract infection in childhood. *Acta Paediatr. Scand.* (Suppl 2):3-0, 1974. 47. WINBERG, J. – Progressive renal damage from infection with or without reflux (commentary). *J. Urol.* **148**:1733, 1992. 48. WINBERG, J. – Management of primary vesico-ureteric reflux in children – operation ineffective in preventing progressive renal damage. *Infection* 22:S4, 1994.

---

5   Glomerulopatias

BENITA G. S. SCHVARTSMAN
MARIA FERNANDA RAMOS

As glomerulopatias são encontradas em crianças em diversas apresentações clínicas e cursam com morbidade elevada, algumas vezes com evolução para insuficiência renal progressiva. Levantamentos recentes mostram que cerca de 13,5 a 26% dos casos de insuficiência renal crônica resultam da evolução desfavorável dessas doenças. Isso demonstra a grande importância desse grupo de doenças.

CONCEITO

As glomerulopatias são condições nas quais os glomérulos são alterados, seja por meio de processos inflamatórios não-supurativos, mediados na maioria das vezes por reações imunológicas, seja por meio de desarranjos estruturais não-mediados por reações imunológicas.

Na prática nefrológica, usa-se comumente o termo glomerulonefrite para designar essas afecções glomerulares. No entanto, a rigor, esse termo deveria ser usado somente para aquelas afecções glomerulares que se caracterizam por proliferação celular no glomérulo. Para as demais, o melhor termo seria glomerulopatia.

ETIOLOGIA E PATOGÊNESE

As evidências experimentais, clínicas, laboratoriais e histológicas demonstram que a maior parte das glomerulopatias tem origem imunológica.

Reconhecem-se dois mecanismos imunológicos principais de agressão glomerular mediada por anticorpos:

1. **Formação de imunocomplexos** *in situ* – a lesão glomerular resulta da produção de anticorpos que reagem contra os constituintes da própria membrana basal glomerular (MBG), que no caso faz o papel de antígeno. O modelo experimental mais aceito para esse mecanismo é o *da nefrite por anticorpos anti-MBG* (nefrite nefrotóxica de Masugi), produzida em ratos pela injeção intravenosa, de soro de coelho (previamente imunizado com rim de rato) anti-rim de rato. Os anticorpos heterólogos injetados dirigem-se contra constituintes da membrana basal glomerular do rato (fase heteróloga). Após alguns dias, o próprio animal começa a fabricar anticorpos contra constituintes da sua própria membrana basal glomerular, alterada pelo processo anterior (fase autóloga).

A histologia dos rins do rato revela, à microscopia óptica, uma proliferação glomerular endocapilar e extracapilar. A esse quadro histológico associa-se uma queda das concentrações séricas do complemento. À microscopia eletrônica, nota-se a presença de um depósito linear e contínuo na face endotelial da membrana basal glomerular. À imunofluorescência, demonstra-se que esse depósito é constituído de anticorpos (imunoglobulina) e complemento.

Esse mecanismo imunológico parece ser responsável por uma parcela mínima das glomerulopatias humanas, em especial a glomerulonefrite que acompanha a síndrome de Goodpasture, e algumas formas de glomerulonefrite rapidamente progressiva que apresentam, à avaliação histológica, o mesmo padrão de depósito dos anticorpos e do complemento, e à imunofluorescência, a mesma disposição daquela observada na nefrite experimental. Além disso, em alguns casos, conseguiu-se detectar, no soro dos pacientes acometidos, a presença de anticorpos antimembrana basal glomerular, com especificidade comprovada contra constituintes dessa membrana.

2. **Depósito de imunocomplexos circulantes** – a lesão glomerular resulta da produção de anticorpos que reagem com antígenos não-glomerulares, endógenos ou exógenos, determinando a formação de complexos antígeno-anticorpos solúveis, os quais se fixam posteriormente na parede do capilar glomerular. A *glomerulonefrite por imunocomplexos* pode ser produzida em animais de laboratório, por meio da injeção intravenosa de proteínas heterólogas não-glomerulares. Em coelhos, fazendo-se injeção intravenosa de albumina bovina (antígeno), observa-se, após 10 dias, o aparecimento de uma doença, chamada doença do soro, a qual se traduz também por acometimento renal. Durante esse período de latência de 10 dias, processa-se, no organismo do coelho, a formação de anticorpos autólogos antialbumina bovina, que formam, com o antígeno injetado, imunocomplexos solúveis, os quais se depositam posteriormente nos glomérulos.

Quando a proteína heteróloga (albumina bovina) é injetada no coelho em dose única, as manifestações renais da doença do soro produzida são agudas e curáveis. A histologia renal mostra, nessas circunstâncias, proliferação glomerular endocapilar, isto é, mesangial, associada à queda transitória das concentrações séricas do complemento.

As manifestações renais da doença do soro podem ter duração mais prolongada e até mesmo assumir um curso crônico, quando se fazem injeções repetidas do antígeno no coelho. A formação desses complexos solúveis depende não apenas da quantidade relativa de antígenos injetados e de anticorpos produzidos pelo organismo do coelho, mas também de outras variáveis, tais como a classe ou o tipo da imunoglobulina (anticorpo) envolvida, tamanho e número de determinantes antigênicos do antígeno, grau de especificidade do anticorpo pelo antígeno e grau de firmeza com que ambos se combinam entre si.

A fixação dos imunocomplexos circulantes nos capilares glomerulares está vinculada a fenômenos hidrodinâmicos, como: alto grau de perfusão dos capilares glomerulares; pressão intracapilar da rede glomerular interposta entre a arteríola aferente e eferente, quatro vezes maior que a existente em outros leitos capilares; a própria filtração glomerular, na qual o movimento resultante de fluido se processa da luz capilar para o espaço de Bowman, favorecendo a saída dos imunocomplexos da luz capilar para a intimidade glomerular.

Nesse tipo de glomerulonefrite, os imunocomplexos depositam-se no glomérulo, quer no lado interno (face endotelial), quer no lado externo (face epitelial) da MBG, na dependência, possivelmente, do seu tamanho. Complexos menores teriam tendência a se depositar na face epitelial e os maiores na face endotelial ou no mesângio.

A microscopia eletrônica revela depósitos granulares e descontínuos, quer na face epitelial quer na face endotelial da membrana basal, e a imunofluorescência, realizada com o emprego de antisoros específicos marcados com fluoresceína contra os imunorreagentes (soros antiantígeno, antianticorpo e anticomplemento), detecta, no depósito glomerular, o antígeno, o anticorpo e o complemento.

A maior parte das glomerulopatias humanas é regida provavelmente por esse segundo mecanismo imunológico de agressão glomerular, pois, nessas, o padrão de depósito observado à microscopia eletrônica e à IF é granular e descontínuo, na face endotelial ou epitelial da MBG. No entanto, uma comprovação absoluta só pôde ser realizada, até agora, na glomerulonefrite do lúpus eritematoso sistêmico e na doença do soro humana, nas quais se tem demonstrado *in situ* (no glomérulo), ou após eluição dos depósitos glomerulares, a presença do antígeno (material nuclear no lúpus e proteínas séricas eqüinas na doença do soro), do anticorpo (IgG) e componentes do sistema complemento. Nas demais glomerulonefrites humanas não tem sido possível, até o momento, identificar com certeza o antígeno ou antígenos que, conjugados ao anticorpo, deram origem aos imunocomplexos solúveis. Nem mesmo na glomerulonefrite aguda pós-estreptocócica, que guarda nítida relação etiológica com o estreptococo beta-hemolítico, foi identificado o material antigênico que participa do imunocomplexo solúvel. Na realidade, nessa forma de glomerulopatia, conforme veremos posteriormente, discute-se atualmente a formação de imunocomplexos *in situ*. Aceita-se, contudo, que o mecanismo etiopatogênico comum à maioria das glomerulonefrites está relacionado com o depósito glomerular de imunocomplexos solúveis.

Tendo visto os dois principais mecanismos imunológicos de agressão glomerular, focalizaremos, a seguir, os fatores que concorrem para essa agressão, os chamados mediadores da lesão imunológica.

MEDIADORES DA LESÃO IMUNOLÓGICA

São fatores que em maior ou menor grau contribuem para definir a intensidade da lesão renal.

Imunoglobulinas (anticorpos)

Diversos estudos têm mostrado que os anticorpos com capacidade de fixar o complemento são aqueles que induzem lesões glomerulares mais significativas. Essa capacidade de fixar o complemento varia com o tipo da imunoglobulina implicada na reação imunológica. No homem, existem cinco tipos de imunoglobulinas conhecidos: IgG, IgM, IgA, IgD e IgE. O complemento é fixado apenas pelos anticorpos relacionados à IgM e a certos subtipos de IgG. As IgG humanas compreendem quatro subtipos: IgG_1, IgG_2, IgG_3 e IgG_4, das quais apenas as IgG_1 e IgG_3 fixam o complemento. Os anticorpos relacionados às IgA, IgD e IgE não fixam o complemento. O tipo de imunoglobulina que participa da reação imunológica é, portanto, um dos elementos que potencialmente podem determinar a extensão das lesões glomerulares.

Sistema complemento

Certas reações que se processam no capilar glomerular desempenham importante papel na gênese da lesão glomerular, como, por exemplo, a liberação de histamina e outras substâncias vasoativas, que aumentam a permeabilidade do capilar glomerular, e a atração de polimorfonucleares, os quais, liberando enzimas proteolíticas de seus lisossomos, concorrem para determinar a intensidade dessa lesão. Essas reações dependem da ativação do sistema complemento. Esse sistema pode ser ativado de duas maneiras: pela via clássica (ativada por imunoglobulinas IgG ou IgM), desde C1 até C9, ou pela via alternada (ativada por agregados de IgA, imunocomplexos e polissacarídeos) a partir de C3 sem a participação de C1, C2 ou C4.

São definidos dois mecanismos distintos de lesão glomerular dependente de complemento: 1. efeito direto devido à lesão causada pelo complexo de ataque à membrana (MAC); 2. efeito indireto devido à capacidade dos peptídeos quimiotáticos (principalmente C5a) de iniciar resposta leucocitária.

Mecanismos independentes de células – está claro atualmente que os componentes terminais do complemento, C5b-9, que formam *o complexo de ataque à membrana* (MAC), são importantes mediadores de lesão glomerular. O MAC insere-se nas células residentes no glomérulo e as estimula a produzir oxidantes e proteases. Embora o papel do complexo C5b-9 esteja mais bem estabelecido na nefropatia membranosa experimental, onde o alvo primário é a célula epitelial glomerular (GEC), estudos mais recentes implicam também o complexo em doenças tanto das células mesangiais como endoteliais. Nestas, o MAC é mediador de uma lesão inflamatória que pode envolver proliferação celular, localização de plaquetas e macrófagos e depósito de fibrina.

Mecanismos dependentes de células – a ativação do complemento gera pequenos peptídeos, incluindo as anafilatoxinas C4a, C3a e C5a, esta última com grande atividade quimiotática recruta e ativa leucócitos polimorfonucleares; o acúmulo dessas células leva à liberação de enzimas dos lisossomos e lesão glomerular.

Sistema de coagulação

O sistema de coagulação está, sem dúvida, envolvido na gênese das lesões glomerulares associadas a microangiopatia, como a observada na síndrome hemolítico-urêmica, e também na patogênese da proliferação extracapilar para a formação de crescentes glomerulares. No entanto, seu papel nas lesões endocapilares das glomerulonefrites humanas é controverso. Na glomerulonefrite experimental de Masugi, observam-se, nas lesões glomerulares dos rins do rato, depósitos de fibrina e derivados do fibrinogênio entre as células epiteliais e também nas células mesangiais. Estudos morfológicos sugerem que a via intrínseca da coagulação possa ser ativada quando a fase inicial (heteróloga) da lesão libera fragmentos de membrana basal glomerular e fator de Hageman no espaço de Bowman. A geração de fibrina, então, recruta macrófagos, que propagam a lesão crescêntica. O tratamento prévio desses animais com heparina previne não somente o depósito de fibrina e seus derivados no glomérulo, mas também a formação dos crescentes epiteliais e a esclerose glomerular.

A maior parte da fibrina associada às doenças imunes glomerulares é gerada pela via extrínseca da coagulação, que começa com a ativação do fator VII pelo fator III (tromboplastina tecidual). Em modelos experimentais de nefrite anti-MBG e nefrite por imunocomplexos, há evidências de que a invasão do glomérulo por macrófagos seja o estímulo crítico para a ativação do fator III.

A terapêutica das glomerulonefrites rapidamente progressivas com o emprego de heparina ainda não nos permite tirar conclusões definitivas a respeito de sua real eficácia. Se for comprovada sua eficiência, esse será um argumento forte a favor da participação de fenômenos de coagulação intravascular localizada na gênese da lesão glomerular.

Células

Neutrófilos – os leucócitos polimorfonucleares foram as primeiras células a ter seu papel reconhecido na patogênese das glomerulonefrites; eles se infiltram no glomérulo em certas doenças, por ativação do complemento, resultando na geração de agentes quimiotáticos (principalmente C5a). Liberam proteases que causam degradação da MBG; radicais livres de oxigênio, que causam dano celular; e metabólitos do ácido araquidônico, que contribuem para a redução do ritmo de filtração glomerular.

Monócitos, macrófagos e linfócitos – infiltram o glomérulo em reações mediadas por anticorpos e por células; quando ativados, liberam um grande número de moléculas biologicamente ativas.

Plaquetas – agregam-se no glomérulo durante lesões imunologicamente mediadas. A liberação de eicosanóides e fatores de crescimento (principalmente o fator de crescimento derivado de plaquetas – PDGF) pode desempenhar importante papel em algumas manifestações das glomerulonefrites. Agentes antiplaquetários têm efeitos benéficos tanto em glomerulonefrites experimentais como humanas.

Células residentes no glomérulo – essas células, principalmente as mesangiais, podem ser estimuladas a produzir vários mediadores inflamatórios, incluindo radicais livres de oxigênio, citocinas, fatores de crescimento, eicosanóides, óxido nítrico e endotelina. Na ausência de infiltração leucocitária, podem iniciar respostas inflamatórias no glomérulo.

Imunidade celular

Antigamente, assumia-se que a integridade do sistema imune celular era necessária apenas pelo seu papel na regulação da produção dos anticorpos. Hoje, sabe-se que a hipercelularidade glomerular não é totalmente explicada pela proliferação de células endógenas, mas é em parte representada pela infiltração de células mononucleares, que poderia ser o resultado de reações imunes mediadas por células. Surgiu então a hipótese de que os próprios linfócitos T pudessem ser diretamente citotóxicos ao glomérulo, fosse por meio de reação dependente de anticorpos (citotoxicidade celular dependente de anticorpos), reação independente de anticorpos (citólise mediada por célula T citotóxica) ou pela liberação de linfocinas tóxicas.

Observações adicionais sugerem o envolvimento de linfócitos T na lesão glomerular: a remoção de células T pela irradiação linfóide total ou a drenagem temporária do ducto torácico têm efeitos benéficos em vários tipos de glomerulonefrites; ratos cronicamente injetados com membrana basal glomerular humana não desenvolvem a nefropatia vista em ratos normais; e a canulação da linfa renal de cães injetados com soro nefrotóxico revela alterações precoces na população de linfócitos que deixa o rim, consistindo em seu alargamento e evidência de mitoses sugerindo ativação linfocitária. Parece razoável que muitas das doenças imunologicamente mediadas sejam o resultado de uma interação entre mecanismos humorais e celulares. Um desses exemplos é a síndrome nefrótica idiopática: apesar de a patogênese ser desconhecida, tem sido proposto que decorre de disfunção dos linfócitos T com liberação de uma linfocina tóxica à membrana basal glomerular.

O estudo da etiopatogênese das glomerulopatias mostra, por outro lado, que existem algumas delas, nas quais a lesão glomerular, até onde se sabe, independe de um mecanismo imunológico. Para tanto, os estudos sobre a estrutura molecular da membrana basal glomerular permitem uma nova abertura, visando ao melhor entendimento dessas glomerulopatias.

A membrana basal glomerular possui uma composição química que lembra o colágeno, rica em glicoproteínas, porém com algumas diferenças importantes, tais como maior quantidade de carboidratos, hidroxilisina e hidroxiprolina. Possui ainda fosfolipídeos e colesterol, enzimas, substratos e co-fatores que determinam sua estrutura final. Defeitos metabólicos primários ou conseqüentes a lesões glomerulares, afetando o metabolismo das células produtoras da MBG, poderiam alterar sua estrutura final e, portanto, sua permeabilidade. Contudo, até agora, não foi possível estabelecer perfis bioquímicos que tenham relações nítidas com as alterações funcionais da MBG, mormente quanto à sua permeabilidade às proteínas. De qualquer forma, esse enfoque bioquímico parece promissor para explicar a proteinúria maciça observada na chamada glomerulopatia de lesões mínimas (forma mais comum de síndrome nefrótica na criança), na qual os glomérulos podem apresentar-se normais à microscopia óptica, com reagentes imunológicos não detectados à imunofluorescência e, à microscopia eletrônica, evidenciando apenas a fusão dos prolongamentos dos podócitos.

CLASSIFICAÇÃO

Diversos têm sido os critérios utilizados para a classificação das glomerulopatias. Dentre os mais utilizados estão os critérios histológicos, evolutivos e fisiopatológicos. Todos esses são válidos, mas nenhum é *isoladamente* capaz de definir, com abrangência, cada tipo de glomerulopatia.

Com a introdução da biopsia renal como parte da metodologia de investigação da nefropatia glomerular, alguns aspectos fundamentais puderam ser definidos.

1. as lesões glomerulares são, em geral, inespecíficas e, praticamente nunca, patognomônicas de uma determinada doença;
2. a cada síndrome clínica podem corresponder diversos aspectos morfológicos da histologia renal;
3. a cada um dos aspectos morfológicos da histopatologia renal podem corresponder diversas síndromes clínicas; e
4. a correlação entre o tipo de alteração morfológica da histopatologia renal e o prognóstico da doença é excelente e representa a justificativa mais importante para a indicação da biopsia renal como método auxiliar ao diagnóstico das nefropatias glomerulares.

Enfocaremos, portanto, a classificação das glomerulopatias de maneira dupla, de um lado estabelecendo os tipos básicos de alterações histológicas encontradas na análise da biopsia do rim acometido, e de outro expondo as principais síndromes clínicas advindas do processo de lesão glomerular primária ou secundária a afecções multissistêmicas do organismo.

CLASSIFICAÇÃO DAS LESÕES GLOMERULARES CONFORME OS ACHADOS DE MICROSCOPIA ÓPTICA (SEGUNDO HABIB E COLS.)

I – Lesões glomerulares mínimas
Não há nenhuma alteração evidente à morfologia glomerular. Nesses casos, a imunofluorescência e a microscopia eletrônica podem ser de ajuda no esclarecimento da doença de base. Esse aspecto é freqüentemente encontrado, à microscopia óptica, em biopsias renais de crianças com síndrome nefrótica.

II – Lesões glomerulares focais
Há o encontro simultâneo de glomérulos normais e de glomérulos com morfologia alterada, em geral com padrão segmentar, isto é, confinado a uma parte do glomérulo.

São três os principais tipos de lesões focais:
a) Glomerulonefrite focal e segmentar – lesão segmentar por hipercelularidade ou necrose de alças glomerulares, cercada por proliferação extracapilar da cápsula de Bowman e formação de um crescente celular. A manifestação clínica mais freqüentemente associada a essa alteração histopatológica é a hematúria associada a proteinúria não-nefrótica.
b) Esclerose focal e segmentar – associação de obliteração de alças capilares por material membranóide e degeneração de podócitos. Os podócitos destacam-se e surge um "halo" claro entre a mem-

brana basal e eles. Esse tipo de alteração histológica é freqüentemente encontrado em casos pediátricos de síndrome nefrótica.
c) Fibrose global e focal – a lesão focal é representada por fibrose completa dos glomérulos acometidos. É relativamente rara, podendo ser encontrada em casos pediátricos de síndrome nefrótica.

III – Lesões glomerulares difusas
Podem ser proliferativas ou não-proliferativas.

1. *Lesões glomerulares não-proliferativas* – ocorrem em duas variedades:
   a) Glomerulonefrite extramembranosa ou membranosa – é a lesão glomerular não-proliferativa mais freqüente. Caracteriza-se por um espessamento difuso das paredes capilares glomerulares, decorrente da presença de depósitos no lado epitelial da MBG. Esses depósitos são separados entre si por espículos perpendiculares à membrana basal, visíveis através da coloração pela prata ou por microscopia eletrônica. Esse é o aspecto histopatológico mais freqüentemente encontrado na síndrome nefrótica do adulto. É raro na criança, na qual pode estar associado à glomerulopatia da lues congênita e das hepatites B e C.
   b) Glomerulonefrite com alterações parietais complexas – é mais rara, caracteriza-se pelo aspecto torcido, em corrente, das paredes capilares glomerulares. Parece estar associada à entidade anatomoclínica caracterizada por proteinúria em geral em níveis não-nefróticos, isolada ou associada à hematúria microscópica, freqüentemente associada à hipertensão arterial, podendo evoluir para insuficiência renal terminal.

2. *Lesões glomerulares proliferativas:*
   a) Glomerulonefrite proliferativa endocapilar – caracteriza-se por hipercelularidade das células endocapilares sem lesão aparente das paredes dos capilares glomerulares. A hipercelularidade é, mais freqüentemente, das células do mesângio que sempre se acompanha de aumento da matriz mesangial. A esse aspecto histológico dá-se o nome de *glomerulonefrite proliferativa mesangial*. Em outros casos, a natureza das células proliferadas não envolve somente células mesangiais, mas também as endoteliais, além da presença de células circulantes como neutrófilos, monócitos e macrófagos. Esse é o aspecto histológico mais freqüente na glomerulonefrite aguda, na qual também são encontrados pequenos depósitos arredondados no lado epitelial da MBG, chamados "humps" na literatura inglesa.
   b) Glomerulonefrite membranoproliferativa (GNMP) – define-se pela associação de proliferação endocapilar, aumento da matriz mesangial e espessamento difuso, freqüentemente irregular, das paredes dos capilares glomerulares, que adquirem aspecto em "duplo contorno" devido à interposição de mesângio entre a membrana basal e o endotélio capilar.
   A microscopia eletrônica diferencia a GNMP em três tipos:
   Tipo I – depósitos subendoteliais mesangiais e paramesangiais.
   Tipo II – depósitos intramembranosos, dando a esse tipo a denominação de "doença de depósitos densos".
   Tipo III – concomitância de depósitos subendoteliais e extramembranosos, isto é, do lado epitelial da membrana basal.
   Clinicamente, não parece haver diferença entre os três tipos de GNMP. A GNMP afeta mais o adolescente e o adulto jovem, apresentando-se em um terço dos casos como síndrome nefrótica, um terço dos casos como síndrome nefrítica aguda e nos casos restantes como hematúria associada a proteinúria em níveis não-nefróticos.
   c) Glomerulonefrites endo e extracapilares – essa variedade associa a proliferação endocapilar a uma proliferação extracapilar com formação de crescentes celulares. Rara na faixa etária pediátrica. Clinicamente, a gravidade da sintomatologia é geral-

mente proporcional ao número de glomérulos acometidos por crescentes celulares. O quadro clínico pode, assim, variar desde uma síndrome nefrítica aguda até glomerulonefrite rapidamente progressiva.

IV – Lesões inclassificáveis

A estas lesões glomerulares podem-se associar lesões vasculares, tubulares e intersticiais variadas.

CONTRIBUIÇÃO DA IMUNOFLUORESCÊNCIA À CLASSIFICAÇÃO DAS GLOMERULOPATIAS

A imunofluorescência demonstrou que o mecanismo imunológico está envolvido na gênese de alguns tipos de glomerulopatias. Os depósitos podem ser *lineares*, correspondendo às glomerulopatias por anticorpos antimembrana basal glomerular, ou *granulares*, correspondendo às glomerulopatias por imunocomplexos. A composição dos depósitos é variável, envolvendo, em geral, imunoglobulinas e frações do sistema complemento.

A detecção da porção antigênica dos imunocomplexos é ainda motivo de estudos, sendo a origem do antígeno geralmente desconhecida. Sua localização é também variável. É importante salientar que a cada aspecto histopatológico podem corresponder diferentes achados à imunofluorescência e vice-versa, por exemplo uma glomerulonefrite de aspecto focal à microscopia óptica pode apresentar depósitos difusos à imunofluorescência.

Cabe ressaltar que algumas entidades nosológicas são definidas apenas pela imunofluorescência, como a glomerulonefrite por anticorpos anti-MBG (depósitos lineares de IgG) e a doença de Berger ou a púrpura de Henoch-Schönlein (depósitos granulares mesangiais de IgA).

SÍNDROMES CLÍNICAS

As principais síndromes clínicas relacionadas à doença glomerular representam combinações variadas de alterações clínico-laboratoriais indicativas de lesão glomerular, tais como hematúria, proteinúria, diminuição do ritmo de filtração glomerular, retenção de sódio e água, edema, congestão circulatória e hipertensão arterial. Podem ocorrer no contexto de uma glomerulopatia primária ou secundária a doenças sistêmicas, heredofamiliares, infecciosas ou induzidas por drogas. Não devem ser encaradas como entidades estanques, podendo haver sobreposição entre os quadros clínicos característicos de cada uma delas.

No quadro 3.2 apresentamos as principais síndromes clínicas:

Quadro 3.2 – Principais síndromes clínicas.

Alterações urinárias isoladas persistentes
Síndrome nefrítica
Glomerulonefrite pós-estreptocócica
Glomerulonefrite rapidamente progressiva
Glomerulonefrite crônica
Síndrome nefrótica

Abordaremos a seguir cada uma dessas situações clínicas, descrevendo o quadro clínico-laboratorial, os fatores etiológicos e os padrões histopatológicos mais comumente associados a cada uma delas. Enfocaremos predominantemente as glomerulopatias primárias. Para o estudo pormenorizado das glomerulopatias secundárias a processos sistêmicos como, por exemplo, o lúpus eritematoso sistêmico, referimos o leitor aos capítulos pertinentes.

ALTERAÇÕES URINÁRIAS ISOLADAS PERSISTENTES

Abrangem as situações de proteinúria e/ou hematúria isoladas, não acompanhadas de alterações sistêmicas (como hipertensão arterial, edema, queda de função renal e hipoproteinemia) ou, mais raramente, com sua presença em mínima intensidade.

Proteinúria isolada

Proteinúria superior a 150mg/24 horas é considerada anormal e quando é a única alteração no exame de urina, ou seja, a excreção urinária de hemácias e de outras células está normal, é denominada proteinúria isolada. Na ausência de doença sistêmica ou anormalidades na história, exame físico e outros exames laboratoriais, é também chamada de proteinúria assintomática. A proteinúria isolada pode ser constante ou transitória. Neste último caso, está, em geral, associada a exercício físico intenso, estado febril, convulsões ou insuficiência cardíaca e resolve-se após horas ou dias. Raramente é superior a $1g/1,73m^2/dia$. Quando constante, pode ainda relacionar-se ou não à postura, ou seja, ser exclusivamente ortostática ou ocorrer independentemente da posição do paciente.

Proteinúria postural ou ortostática é definida, laboratorialmente, pela ausência de proteinúria, enquanto o paciente estiver em decúbito horizontal e seu surgimento após posição vertical ou deambulação. Sua detecção é geralmente casual e os pacientes são normotensos, têm função renal normal, *não* apresentam as alterações bioquímicas típicas da síndrome nefrótica, como, por exemplo, hipoalbuminemia e hipercolesterolemia, e tampouco referem história familiar de doença renal. Nesses casos, a proteinúria é reprodutível, de intensidade variável, porém em geral não-nefrótica e inferior a 1g/24 horas. Pacientes adultos com proteinúria postural, que foram submetidos a biopsia renal, apresentaram lesões compatíveis com doença glomerular classificável em apenas 8% dos casos e no restante os glomérulos eram normais (47%) ou apresentaram alterações mínimas ou moderadas inespecíficas (45%). Em outro estudo, também em adultos, não foram observados depósitos glomerulares de imunoglobulinas à imunofluorescência. De forma geral, o prognóstico a longo prazo da proteinúria postural é bastante favorável, com tendência a sua diminuição com o passar do tempo, embora sua evolução na criança não seja muito bem conhecida. Não se recomenda nenhum tipo de tratamento ou restrição à atividade física, porém é aconselhável avaliação periódica do paciente, com vigilância quanto a doenças renais.

A proteinúria isolada constante, em níveis não-nefróticos, não-ortostática, é menos comum na criança e, quando presente, associa-se a risco elevado de doença renal. É em geral patológica e pode ter origem tubular ou glomerular. Em indivíduos normais, proteínas de baixo peso molecular são normalmente filtradas pelo glomérulo e reabsorvidas pelo túbulo proximal. Na presença de disfunção das células tubulares proximais (doenças adquiridas ou hereditárias), observa-se diminuição da capacidade de reabsorção dessas proteínas e, conseqüentemente, seu aparecimento na urina em quantidades aumentadas. Mais comumente, a proteinúria tubular não é isolada e ocorre com outras manifestações de comprometimento da função tubular, como glicosúria, bicarbonatúria, fosfatúria e aminoacidúria. É em geral inferior a 1g/24 horas e pode ser diferenciada de proteinúria glomerular por meio da dosagem urinária das proteínas de baixo peso molecular, como a beta-2-microglobulina ou a proteína carreadora do retinol (RBP) e também pela eletroforese das proteínas urinárias.

Pacientes assintomáticos com proteinúria isolada persistente com maior freqüência apresentam comprometimento glomerular. A proteinúria pode ser a manifestação clínica inicial de uma glomeruloesclerose focal e segmentar (GESF), glomerulonefrite membranosa, nefropatia por IgA e outras glomerulopatias. Mais raramente, a proteinúria associa-se à hipertensão arterial oculta "assintomática". Os achados de biopsia renal (Yoshikawa e cols.) em 53 crianças normotensas, com função renal normal e com esse tipo de proteinúria, após exclusão de proteinúria ortostática e observação mínima de seis meses, foram compatíveis com glomerulopatia em 47% dos casos, dos quais 60% correspondeu a GESF (28% do total de crianças). O seguimento dessas crianças com GESF evidenciou prognóstico pior, com possível evolução para queda no ritmo de filtração glomerular,

353

hipertensão arterial e insuficiência renal terminal. As demais crianças (53%) apresentaram lesões glomerulares mínimas, com imunofluorescência negativa, com boa evolução clínica. Porém, o significado dessas lesões a longo prazo não está ainda esclarecido. A avaliação de crianças com proteinúria assintomática persistente inclui realização de "clearance" de creatinina, ultra-sonografia renal, sedimentos urinários seriados, dosagem de albumina sérica e complemento total e frações, sendo necessário reavaliação clínica periódica do paciente e da proteinúria de 24 horas. Nas lesões glomerulares, a proteinúria pode ser seletiva, com predomínio de albumina e outras proteínas de peso molecular próximo, ou não-seletiva, constituída de albumina e proteínas de maior peso molecular, como, por exemplo, a IgG. Embora a proteinúria seletiva seja mais comum em algumas doenças (doença de lesões mínimas) e de melhor prognóstico, a avaliação do índice de seletividade da proteinúria tem pouca utilidade na prática clínica, uma vez que existe superposição significativa de seus valores nas diversas glomerulopatias.

Em decorrência da incidência elevada de glomerulopatias (especialmente a GESF) nas crianças com proteinúria isolada persistente e assintomática, aconselha-se a realização de biopsia renal após observação prolongada (mínimo de seis meses) de proteinúria significativa. A identificação precoce das alterações renais permite estabelecer um prognóstico mais acurado e, muitas vezes, orientar procedimentos terapêuticos, embora possa não contribuir para o manejo clínico imediato da maior parte dos pacientes.

Hematúria recorrente ou persistente com ou sem proteinúria

A presença de hemácias na urina é patológica quando superior a 5 hemácias/campo (urina observada ao microscópio óptico com aumento de 320 vezes) de urina centrifugada. A hematúria pode ser microscópica (inferior a 50 hemácias/campo) ou macroscópica (superior a 50 hemácias/campo), persistente ou recorrente, de origem glomerular ou não-glomerular. O diagnóstico etiológico das hematúrias inicia-se com uma história completa que deve procurar caracterizar a coloração exata da urina, idade de início do quadro, periodicidade, fatores concomitantes (febre, infecções de vias aéreas superiores ou de pele, dor abdominal ou lombar, traumatismo prévio) e antecedentes familiares de doença renal, litíase renal ou surdez. Antecedentes familiares positivos para surdez, por exemplo, podem sugerir que a hematúria em estudo tenha etiologia heredofamiliar ligada à síndrome de Alport. O exame físico deve ser completo, incluindo medida da pressão arterial.

A investigação laboratorial inicial nos casos de hematúria visa distinguir inicialmente as hematúrias glomerulares das não-glomerulares e inclui normalmente:

– sedimento urinário e urocultura. É de grande utilidade, quando possível, a pesquisa de hemácias dismórficas na urina por microscopia de fase, cuja presença é sugestiva de origem glomerular;
– quantificação da proteinúria de 24 horas;
– medida do ritmo de filtração glomerular por meio da dosagem de uréia e creatinina séricas;
– estudo dos níveis de complemento total e frações;
– determinação da ASLO e de outros anticorpos contra antígenos estreptocócicos, quando possível;
– determinação de fatores antinucleares, fator reumatóide e células LE;
– exame ultra-sonográfico renal.

A presença de hemácias dismórficas, proteinúria superior a 1g/24 horas e cilindrúria, entre outros, indica origem glomerular. O diagnóstico de hematúria de causa idiopática só pode ser dado após exclusão de hematúrias de origem não-glomerular, doenças sistêmicas e heredofamiliares. A hematúria de origem glomerular afeta qualquer idade, predominando em crianças e em adultos jovens. A forma de apresentação pode ser pela hematúria microscópica descoberta casualmente em um exame de urina ou por surtos de hematúria macroscópica associados geralmente a esforço físico excessivo, infecções ou febre. Nessa fase da doença, a presença de outras alterações clínicas é incomum. Os níveis de complemento total e frações, ASLO, fatores antinucleares e fator reumatóide são normais.

Considerando-se como um grupo todos os pacientes com hematúria assintomática glomerular idiopática, com ou sem proteinúria, é grande a variedade de alterações morfológicas que podem ser encontradas na biopsia renal. À microscopia óptica, 5 a 15% dos casos revelam lesões mínimas. Nesse grupo predominam os casos de hematúria isolada sem proteinúria. Cerca de 30 a 50% dos casos mostram aspecto proliferativo focal e segmentar, às vezes associado a áreas de esclerose glomerular segmentar. Esse aspecto é geralmente associado a doenças sistêmicas, como púrpura de Henoch-Schönlein, lúpus eritematoso sistêmico, síndrome de Alport, endocardite bacteriana ou outros processos infecciosos. Cerca de 20 a 50% dos casos apresentam proliferação mesangial difusa, semelhante ao aspecto de uma glomerulonefrite aguda pós-estreptocócica resolvida. Uma pequena porcentagem de pacientes mostra-se com lesões mais avançadas, com presença variável de crescentes celulares ou mesmo com nefrite intersticial primária não suspeitada clinicamente.

À imunofluorescência, o quadro é extremamente variável, apresentando variações regionais. Em algumas séries, 50% ou mais dos pacientes apresentam depósitos mesangiais predominantemente constituídos de IgA, sugerindo o diagnóstico de nefropatia por IgA ou púrpura de Henoch-Schönlein; em outros casos são encontrados depósitos segmentares ou difusos de IgM, IgG ou C3 em combinações variadas. O padrão de depósito é em geral granular. Em casos de depósito com padrão linear, impõe-se a confirmação diagnóstica da presença de doença por anticorpos antimembrana basal glomerular.

À microscopia eletrônica, podem ser encontrados depósitos eletrodensos subendoteliais, subepiteliais ou paramesangiais. O encontro de "humps" sugere infecção bacteriana recente como etiologia da hematúria. É fato interessante que alguns pacientes apresentam somente alteração da morfologia da membrana basal glomerular, sugerindo síndrome de Alport. Em alguns casos, encontra-se somente uma membrana basal glomerular de espessura inferior à normal. É a chamada doença da membrana basal fina associada a quadros de hematúria familiar, encontrada também em pacientes com hematúria isolada sem proteinúria.

O prognóstico das hematúrias glomerulares idiopáticas isoladas é geralmente favorável, ocorrendo remissão espontânea em 50% dos casos. A evolução para deficiência de função renal ou hipertensão pode ocorrer a longo prazo em algumas nefropatias, porém é mais rara. A biopsia renal é, também nesses casos, recurso importante na determinação do prognóstico renal. Deve ser indicada precocemente, principalmente nos casos de hematúria macroscópica recorrente e nas hematúrias acompanhadas de proteinúria superior a 1g/24 horas.

Dentre as várias situações clínicas encontradas na síndrome da hematúria glomerular com ou sem proteinúria, abordaremos com mais detalhes a nefropatia por IgA, também conhecida como doença de Berger.

Nefropatia por IgA ou doença de Berger

É definida pela presença típica de depósitos mesangiais predominantemente constituídos por IgA. Depósitos de IgG, IgM e C3 podem estar associados. Esse aspecto típico à imunofluorescência pode corresponder a diferentes padrões histológicos à microscopia óptica, porém, freqüentemente, está associado a graus variáveis de proliferação de células mesangiais e expansão da matriz mesangial. É considerada a glomerulopatia mais comumente encontrada em âmbito mundial. Sua prevalência é variável regionalmente, sendo mais comum nos países asiáticos, como o Japão, onde exames urinários de "screening" são realizados em todas as crianças em idade escolar, permitindo a detecção mais precocemente. Ocorre em mais ou menos 2 a 10% das biopsias renais da América do Norte, 20 a 30% daquelas obtidas na Europa e em 30 a 40% das realizadas na Ásia. É possível que essas diferenças de freqüência sejam reflexo de práticas regionais diversas quanto à referência para biopsia renal, ou ainda em decorrência de diferenças étnicas, genéticas ou ambientais.

Quadro clínico
A apresentação clássica é de hematúria microscópica persistente com episódios transitórios de *hematúria macroscópica recorrente*. Ocorre em qualquer idade, predominando entre 16 e 35 anos de idade. Acomete preferencialmente o sexo masculino. Os episódios de hematúria macroscópica manifestam-se tipicamente cerca de dois a três dias após o início de processos infecciosos de vias aéreas superiores ou gastrintestinais, e resolvem-se espontaneamente com a melhora da infecção. Podem-se acompanhar de mal-estar geral, dor lombar vaga e febre baixa, embora esses sintomas sejam raros em crianças. Disúria pode ocorrer de maneira importante, levando ao diagnóstico errôneo de cistite hemorrágica bacteriana ou viral. Hematúria microscópica persistente ou intermitente, descoberta em exames urinários de rotina, e associada a graus variáveis de proteinúria, pode ser outra forma de apresentação. A pressão arterial e a função renal são geralmente normais no início do quadro. Hipertensão arterial leve ou mesmo grave pode ocorrer com o avançar da doença. Quadros de insuficiência renal aguda reversível podem associar-se aos episódios de hematúria macroscópica recorrente. Apresentação inicial de síndrome nefrótica ou sugestiva de glomerulonefrite rapidamente progressiva, com edema, insuficiência renal e congestão circulatória, é rara, porém bem reconhecida nessa doença.

Dados laboratoriais
O sedimento urinário é, em geral, anormal. Hematúria microscópica freqüentemente persiste entre os episódios de hematúria macroscópica. A proteinúria é, em geral, inferior a $1g/1,73m^2/24$ horas, mas pode atingir níveis nefróticos em aproximadamente 10% dos casos. As concentrações séricas de uréia e creatinina costumam ser normais no início do quadro e devem ser monitorizadas continuamente. Os níveis séricos de IgA podem estar aumentados em 30 a 50% dos pacientes com essa nefropatia, porém em menor freqüência na idade pediátrica (8 a 16%), e não se correlacionam com gravidade ou atividade da doença. Os componentes séricos do complemento em geral estão em concentrações normais, facilitando o diagnóstico diferencial com a glomerulonefrite pós-estreptocócica.

Patogênese
A associação temporal de episódios de hematúria macroscópica com acometimento infeccioso de mucosas e o encontro de IgA sérica aumentada em alguns pacientes sugerem alguma anormalidade na produção ou regulação dessas imunoglobulinas, que favorece seu depósito nos glomérulos. Estudos recentes evidenciaram que a IgA encontrada no soro dos pacientes e também no glomérulo é do tipo polimérica, cuja produção é normalmente restrita à mucosa. Essa IgA polimérica circulante parece ser principalmente do isótipo IgA_1. No homem, a estrutura da IgA_1 caracteriza-se pela presença em sua região de "dobradiça", rica em resíduos de prolina, serina e treonina, de mono ou oligossacarídeos (glicanos) com e sem galactose terminal. O processo de galactosilação terminal requer a presença de uma enzima específica: beta-1,3-galactosiltransferase. Alguns estudos sugerem uma anormalidade na galactosilação das moléculas de IgA_1 em pacientes com nefropatia por IgA, com mais glicanos sem galactose terminal, com conseqüente modificação de sua conformação e estabilidade, favorecendo seu depósito no mesângio e, também, diminuindo seu clareamento hepático. Alguns pesquisadores observaram menor atividade da enzima beta-1,3-galactosiltransferase em células B do sangue periférico de pacientes com nefropatia por IgA. Imunocomplexos circulantes contendo IgA são encontrados em muitos pacientes e podem ter seu clareamento diminuído, favorecendo seu depósito no glomérulo. Parece haver ativação da via alternada do complemento nos renais, uma vez que C3 e componentes terminais estão presentes no glomérulo e parecem participar dessa doença. Embora os depósitos de IgA no mesângio sejam necessários para o diagnóstico dessa nefropatia e parecem implicados em sua patogênese, o mecanismo exato pelo qual a lesão glomerular se estabelece e progride ainda não está esclarecido.

Alterações histopatológicas
À microscopia óptica os aspectos são diversos: lesões mínimas, proliferação mesangial, glomerulonefrite segmentar e focal ou glomerulonefrite proliferativa difusa com formação extensa de crescentes celulares. Proliferação mesangial com expansão da matriz mesangial constituem os achados mais característicos. Esclerose glomerular segmentar e fibrose intersticial são achados histológicos associados a maior risco de evolução para insuficiência renal.

À imunofluorescência, como já foi comentado, é típica a presença de depósitos mesangiais de IgA, os quais, quando presentes também em alças capilares glomerulares periféricas, relacionam-se a um pior prognóstico. Pode haver também fixação menos intensa de soros anti-IgG e IgM. Depósitos de C3 são freqüentemente observados, porém C1, C1q e C4 não são normalmente encontrados, sugerindo o envolvimento da via alternada do complemento.

A microscopia eletrônica raramente é necessária para a confirmação diagnóstica e, em geral, revela a presença de depósitos eletrodensos em mesângio e, ocasionalmente, em paredes capilares. Esses depósitos correspondem às áreas positivas à imunofluorescência.

Depósitos glomerulares de IgA, embora necessários para o diagnóstico, não são, no entanto, patognomônicos da doença de Berger e da púrpura reumatóide (ver a seguir), sendo também encontrados na doença celíaca, dermatite herpetiforme, doença de Crohn, psoríase, espondilite anquilosante, neoplasias, doença de Hansen e hepatopatia alcoólica, entre outros. Na nefrite lúpica, depósitos glomerulares de IgA também podem ser observados, geralmente em conjunto com depósitos de IgM e IgG e com depósitos mais acentuados de C1q.

Evolução e prognóstico
Os portadores de doença de Berger freqüentemente mantêm episódios de hematúria recorrente macroscópica a intervalos variados. A resolução clínica completa não é habitual e parece ocorrer em menos de 10% dos pacientes. Cerca de 20 a 30% dos casos progridem para insuficiência renal crônica terminal, em período variável, estimado em torno de 20 anos após o diagnóstico, embora cerca de 5% desses já podem evoluir com insuficiência renal após cinco anos de doença. O restante dos pacientes pode evoluir com função renal normal ou desenvolver proteinúria e hipertensão e graus variáveis de insuficiência renal a longo prazo. A doença de Berger pode ocorrer em irmãos e em gêmeos idênticos.

São *fatores de mau prognóstico*: sexo masculino, início em idade mais avançada, deficiência de função renal presente ao início do quadro, proteinúria nefrótica ou superior a $1g/1,73m^2/24$ horas e hipertensão arterial. A ausência de hematúria macroscópica é considerada por alguns autores indicativa de pior evolução. Indivíduos da raça negra também apresentam maior risco de evoluir para insuficiência renal. A identificação de HLA-Bw35 e DR4 foi considerada de pior prognóstico em algumas séries. Histopatologicamente, as lesões que se correlacionam com pior evolução clínica são a glomerulonefrite proliferativa difusa com crescentes celulares, a esclerose glomerular focal e segmentar, adesões capsulares e a presença de atrofia tubular e fibrose intersticial. Alguns estudos recentes evidenciaram pior evolução renal em pacientes que são homozigóticos para uma variante genética do gene da enzima conversora da angiotensina, os quais apresentariam níveis mais elevados dessa enzima. O sistema renina-angiotensina parece ter importante papel na progressão de diversas doenças renais.

Tratamento
Na doença de Berger não foi ainda estabelecido um tratamento comprovadamente eficaz. A profilaxia antibiótica e a tonsilectomia podem diminuir a freqüência dos episódios de hematúria macroscópica associados a infecções de vias aéreas superiores sem alterar a evolução da doença renal. No caso de evolução com síndrome nefrítica rapidamente progressiva, a associação de corticoterapia e imunossupressores pode ser tentada, às vezes, em conjunto com plasmaférese, anticoagulantes e agentes antiplaquetários com resultados ainda inconclusivos. Diversos esquemas terapêuticos com glicocorticóides, associados ou não a agentes citotóxicos, têm sido usados em estudos não controlados com o objetivo de retardar a progressão da insuficiência renal nos casos mais graves. Diminuição da proteinúria pode ser observada e os benefícios sobre a função renal a longo prazo, embora ocorrem aparentemente, não foram ainda adequadamente estabelecidos. Alguns estudos evidenciaram certo benefício com prescrição de óleo de peixes ricos em ácidos graxos ômega-3. Essas substâncias parecem diminuir a produção de citocinas e eicosanóides e, portanto, poderiam atenuar a lesão inflamatória decorrente do depósito glomerular de imunoglobulinas. Um estudo multicêntrico randomizado e controlado envolvendo corticosteróides e esses óleos está atualmente em curso e, provavelmente, trará alguma contribuição. Pacientes com proteinúria intensa, hipertensão e comprometimento da função renal devem também ser considerados para tratamento com inibidores da enzima conversora da angiotensina. A doença pode recorrer no rim transplantado, porém raramente determina perda do enxerto.

Nefropatia por IgA *versus* púrpura de Henoch-Schönlein
A diferenciação entre nefropatia por IgA e a púrpura de Henoch-Schönlein é baseada somente no quadro clínico. Enquanto a nefropatia por IgA se manifesta com acometimento *exclusivamente renal*, a púrpura de Henoch-Schönlein, também chamada *púrpura reumatóide* ou *púrpura anafilactóide*, tem quadro clínico de acometimento *sistêmico*. A púrpura de Henoch-Schönlein é uma vasculite e apresenta-se como púrpura não-trombocitopênica, de localização predominante em região glútea e membros inferiores, geralmente associada a artralgias, dor abdominal e glomerulonefrite com depósitos de IgA. O acometimento renal na púrpura reumatóide é variável, ocorrendo em 30 a 40% dos casos e, em 95% desses, instala-se nos três primeiros meses desde o início do quadro. Excepcionalmente, pode preceder o aparecimento da púrpura.

Os sintomas renais são os mesmos já descritos na nefropatia por IgA e suas recaídas podem ocorrer associadas a recidivas de manifestações purpúricas cutâneas.

A nefropatia por IgA parece ser uma forma monossintomática da púrpura de Henoch-Schönlein. O quadro de púrpura reumatóide pode também ser precedido por infecção de vias aéreas superiores em alguns casos. Os padrões anatomopatológicos renais da nefropatia por IgA e da púrpura de Henoch-Schönlein são superponíveis.

A nefropatia da púrpura de Henoch-Schönlein é em geral de bom prognóstico, sendo que, em média, nas várias séries relatadas na literatura, 5% dos casos evoluem para insuficiência renal terminal. Seu tratamento segue as mesmas bases delineadas no tratamento da doença de Berger.

Finalizando essa exposição de hematúria, na qual focalizamos predominantemente aquelas de origem glomerular, gostaríamos de citar brevemente as principais causas de hematúrias não-glomerulares, que serão discutidas com mais pormenores em capítulos pertinentes. São elas: litíase renal, malformações urinárias, corpos estranhos ou pólipos de trato urinário, malformações vasculares renais, trombose de veia renal, rins policísticos, infecções urinárias (sendo a etiologia tuberculosa de pesquisa obrigatória em nosso meio), tumores renais e de bexiga (felizmente infreqüentes na faixa etária pediátrica), traumatismos renais, hemoglobinopatias, coagulopatias, crises súbitas de hipertensão arterial e hematúria associada a nefrite intersticial por alergia medicamentosa.

SÍNDROME NEFRÍTICA
É o padrão clínico caracterizado por início em geral abrupto de hematúria, proteinúria, queda do ritmo de filtração glomerular, retenção de sódio e água, congestão circulatória, hipertensão arterial e ocasionalmente oligúria.

A síndrome nefrítica pode manifestar-se no contexto de várias doenças referidas a seguir.

Infecciosas – a glomerulonefrite pós-infecciosa é a forma mais comum de glomerulonefrite na infância e o principal agente infeccioso implicado é o estreptococo beta-hemolítico do grupo A de Lancefield. Nesse caso, a doença recebe o nome de glomerulonefrite pós-estreptocócica (GNPS) ou glomerulonefrite difusa aguda (GNDA). No entanto, muitos outros agentes bacterianos, virais e parasitários foram associados a essa síndrome, entre eles pneumococo, estafilococo, meningococo, alguns bacilos gram-negativos, *Treponema pallidum*, *Leptospira*, *Mycoplasma*, *Chlamydia*, citomegalovírus, vírus Coxsackie, vírus das hepatites B e C, HIV, *Schistosoma mansoni*, *Plasmodium falciparum*, *Toxoplasma gondii*, *Hystoplasma capsulatum* e *Trichinella spirallis*. Deve-se lembrar que esses agentes podem também causar outros tipos de manifestação clínica, como a síndrome nefrótica ou a glomerulonefrite rapidamente progressiva.

Sistêmicas – a síndrome nefrítica pode ser uma das manifestações renais de doenças como o lúpus eritematoso sistêmico, a púrpura de Henoch-Schönlein, a endocardite bacteriana, a crioglobulinemia mista essencial ou a síndrome de Goodpasture.

Glomerulopatias não relacionadas a processos infecciosos – glomerulonefrite membranoproliferativa idiopática, glomerulonefrite proliferativa mesangial, glomerulonefrite focal e segmentar e nefropatia por IgA ou doença de Berger podem manifestar-se clinicamente na forma de síndrome nefrítica aguda.

Doenças não glomerulares – doenças como a nefrite intersticial aguda e a hipertensão maligna também podem apresentar-se com síndrome nefrítica aguda. Cada uma dessas doenças será descrita oportunamente em outros capítulos deste livro. Síndrome nefrítica aguda foi também descrita em associação à síndrome de Guillain-Barré e à irradiação e quimioterapia para o tratamento de tumores renais em crianças.

A *glomerulonefrite pós-estreptocócica* pode ser considerada um protótipo da síndrome nefrítica aguda e, pela sua grande predominância sobre as outras situações clínicas na faixa etária pediátrica, vamos descrevê-la, a seguir, com mais detalhes.

GLOMERULONEFRITE PÓS-ESTREPTOCÓCICA
Etiologia e epidemiologia
A glomerulonefrite pós-estreptocócica (GNPS) afeta predominantemente crianças entre 6 e 12 anos, sendo muito rara antes dos 2 anos de idade; no entanto, pode ocorrer em qualquer idade. Por razões desconhecidas, há predomínio do sexo masculino. Mais freqüentemente, ocorre após faringite ou piodermite secundárias a infecção por cepas nefritogênicas do estreptococo beta-hemolítico do grupo A de Lancefield, cujos tipos sorológicos são determinados pela tipagem da proteína M, presente na parede celular. Os tipos mais relacionados à glomerulonefrite aguda associada à infecção de vias aéreas superiores são: 1, 3, 4, 6, 12, 25 e 49. Nas glomerulonefrites

agudas precedidas por infecções de pele são mais encontrados os tipos 2, 49, 55, 57 e 60. Além disso, os tipos 31, 52, 56 e 59 são suspeitos de ser nefritogênicos. Mais raramente, o estreptococo isolado é o do grupo C.

A GNPS pode ocorrer de forma esporádica ou endêmica. Mesmo durante surtos de infecção estreptocócica por cepas nefritogênicas, a taxa de glomerulonefrite é variável, indicando diferenças na nefritogenicidade dentro de uma mesma cepa ou a existência de algum fator do hospedeiro que confira maior ou menor suscetibilidade à nefrite.

Casos subclínicos, diagnosticados por meio do exame de sedimento urinário de familiares "assintomáticos" de pacientes acometidos, são cerca de quatro vezes mais comuns que a doença clinicamente diagnosticável. Estudos de surtos de estreptococcia entre famílias indicam que a suscetibilidade à GNPS pode ser determinada geneticamente, mas até o momento não foram descritos marcadores de suscetibilidade.

Patogênese

Muitas evidências morfológicas, clínicas e sorológicas sugerem que a glomerulonefrite pós-estreptocócica é causada por imunocomplexos, cuja natureza ainda é desconhecida. Imunocomplexos circulantes e depositados no glomérulo, contendo IgG e C3, são freqüentemente detectados nos pacientes acometidos. A natureza do antígeno envolvido na formação desses imunocomplexos é ainda motivo de especulação, bem como se o processo inflamatório é mediado por depósito dos imunocomplexos circulantes, por sua formação *in situ* ou ambas as situações. A teoria mais aceita atualmente é que um antígeno estreptocócico, com afinidades pelas estruturas glomerulares, possa depositar-se no glomérulo e funcionar como um antígeno "plantado", ocasionando resposta imunológica do hospedeiro e desenvolvimento de complexos imunes *in situ*. Esse modelo foi validado pela identificação no mesângio, em biopsias renais de pacientes com GNPS em fase inicial, da endostreptosina, um antígeno protéico encontrado no citoplasma de estreptococos. Outros antígenos que também foram estudados são a proteína associada à cepa nefritogênica (NSAP) e a proteína nefrítica ligadora de plasmina (NPBP), que parece ser precursora da exotoxina pirogênica B e *capaz de ativar o complemento*. A caracterização molecular desses antígenos ainda não foi possível e, no caso da NSAP, existem semelhanças com o complexo protéico da estreptosina. Mosquera e Rodriguez-Iturbe encontraram material depletado em ácido siálico nos glomérulos da GNPS de instalação recente, sugerindo perda de locais aniônicos em capilares e mesângio. Mais recentemente, enfatizaram o papel da neuraminidase na patogênese da GNPS: trata-se de uma enzima que age sobre várias sialoglicoproteínas, sialoglicolipídeos, oligossacarídeos e polissacarídeos, liberando ácido siálico. A neuraminidase é produzida por vários microrganismos, inclusive os estreptococos isolados de pacientes com GNPS. Os autores demonstraram que os leucócitos tratados com neuraminidase (portanto, desprovidos de ácido siálico) depositam-se em 100% das amostras de biopsias renais de pacientes com GNPS, ao contrário do que ocorre nas outras glomerulopatias. Essa enzima parece favorecer o acesso de leucócitos aos rins e modificar os mecanismos de adesão celular.

Outra marca registrada da GNPS é a hipocomplementemia, representada pelos níveis reduzidos de CH50, C3 (cerca de 90% dos casos), e properdina. Os componentes iniciais da cascata do complemento (C1q, C2 e C4) estão normais ou pouco diminuídos. Ambas as vias clássicas e alternativas parecem estar envolvidas, embora possa haver, segundo alguns autores, predomínio da via alternativa. Alguns autores mostraram, em pacientes com GNPS, que as concentrações séricas muito diminuídas de C3 se associam à presença de atividade do fator nefrítico C3 (C3NeF) em IgG de soro purificado desses pacientes. Essa atividade tornou-se indetectável dentro de um a quatro meses após a normalização das concentrações séricas de C3, sugerindo que a hipocomplementemia precoce, dependente da via alternativa do complemento, pode ser mediada pela expressão transitória de auto-anticorpo C3NeF pela IgG dos pacientes. O papel exato dos produtos da ativação do complemento no mecanismo de lesão glomerular não está claro.

Os efeitos não-letais do complexo terminal do complemento, C5b-9 (que forma o complexo de ataque à membrana – MAC), já foram implicados na lesão glomerular aguda; são eles, principalmente, o estímulo para a proliferação de células mesangiais, a produção de prostanóides e o depósito de fibrina.

Fisiopatologia

O paciente com GNPS moderada a grave tem diminuição do ritmo de filtração glomerular (RFG) e da capacidade de excreção de água e solutos e, conseqüentemente, apresenta expansão do volume extracelular.

O mecanismo pelo qual a retenção hidrossalina ocorre não é suficientemente explicado apenas pela redução do RFG. Provavelmente, existe também uma dificuldade específica na excreção renal tubular de sódio, uma vez que, com freqüência, essa retenção e a formação de edema são desproporcionais à intensidade da queda no RFG. As concentrações séricas de renina e aldosterona estão adequadamente suprimidas na fase ativa da doença, sugerindo que esses hormônios não desempenham papel importante. Por outro lado, alguns autores evidenciaram concentrações plasmáticas aumentadas de peptídeo natriurético atrial, o que poderia sugerir resistência renal à ação desse hormônio.

A expansão do volume extracelular resulta em edema clínico, congestão circulatória generalizada, hipertensão arterial e anemia dilucional. Mais raramente, quando essa congestão é acentuada, os sintomas podem incluir dispnéia, ortopnéia, congestão pulmonar, aumento de pressão venosa e cardiomegalia.

Quadro clínico

Ocorre, em regra, uma a três semanas após a instalação de um episódio infeccioso de vias aéreas superiores ou de pele. Períodos de latência mais curtos em geral indicam exacerbação aguda de doença glomerular preexistente, como, por exemplo, a nefropatia por IgA. Na GNPS associada à infecção de orofaringe, o intervalo entre a infecção estreptocócica e o início dos sintomas de nefrite varia de 6 a 21 dias, com média de 10 dias; na doença associada ao impetigo, os intervalos são mais prolongados e também mais difíceis de serem determinados.

A GNPS apresenta amplo espectro de gravidade, desde casos totalmente assintomáticos até quadros de insuficiência renal aguda. Na sua forma clássica, o início geralmente é abrupto, sendo as duas queixas mais comuns o *edema* e a *hematúria macroscópica*. Acompanhando o quadro, pode ocorrer sintomatologia inespecífica: mal-estar, anorexia, febre, dor abdominal, fraqueza, cefaléia. A maioria das crianças, no entanto, não apresenta manifestações sistêmicas.

O edema é mais comum na face, principalmente em região periorbital, pela pequena resistência tecidual nessa área. Na maioria dos pacientes é leve, mas em algumas ocasiões é tão intenso que sugere um quadro de síndrome nefrótica. O edema é mais acentuado pela manhã e na face e tronco, mas, conforme a criança deambula, ele sofre influência da gravidade, migrando para os membros inferiores; pode haver ascite e edema genital.

A hematúria macroscópica ocorre inicialmente em 30 a 50% das crianças com GNPS que requerem hospitalização, sendo freqüentemente a queixa inicial; a hematúria microscópica está presente em praticamente todas as crianças com GNPS. Na maioria dos casos, a hematúria macroscópica regride em poucos dias, mas já foi observada até quatro semanas após seu início. Uma vez melhorada, pode recorrer com aumento da atividade física ou com infecções, estreptocócicas ou não.

A hipertensão arterial é o terceiro sintoma cardinal da GNPS e ocorre em 70 a 80% dos casos, sendo geralmente leve ou moderada; é mais evidente no início da doença, melhorando prontamente com o início da diurese.

O ritmo de filtração glomerular encontra-se diminuído em cerca de 60% dos casos, manifestando-se clinicamente por oligoanúria ou anúria, congestão circulatória (dispnéia, tosse, estase jugular, cardiomegalia) e laboratorialmente por aumento nos níveis séricos de uréia e creatinina.

Em casos mais graves, a criança pode apresentar-se em franca insuficiência cardíaca com edema agudo de pulmão ou em encefalopatia hipertensiva, que se traduz clinicamente por confusão mental, cefaléia, sonolência ou convulsões, sendo ambas as mais sérias manifestações clínicas da GNPS.

Como todos esses sinais e sintomas descritos podem estar presentes em intensidades muito variáveis, sendo possível a ausência completa de alguns deles, é *fundamental* que o diagnóstico de glomerulonefrite pós-estreptocócica seja suspeitado em *qualquer caso* de edema, oligúria, hipertensão arterial, congestão circulatória ou encefalopatia hipertensiva a esclarecer.

Dados laboratoriais

O sedimento urinário está em geral alterado, com presença de hematúria macroscópica ou microscópica, predominantemente à custa de hemácias dismórficas. É comum a presença de cilindros hemáticos e granulosos. Células epiteliais, leucócitos e ocasionalmente cilindros leucocitários e hialinos podem ser vistos. No entanto, muitos casos de glomerulonefrite pós-estreptocócica, comprovados por biopsia renal, apresentam sedimento urinário minimamente alterado ou mesmo normal.

A proteinúria é em geral inferior a $1g/m^2/24$ horas, mas pode, às vezes, atingir níveis nefróticos (> 50mg/kg/dia). A capacidade de concentração renal está preservada e a fração de excreção de sódio é tipicamente inferior a 0,5% na fase aguda da doença.

A diminuição das concentrações séricas de CH50 e C3 é parâmetro diagnóstico de grande importância, ocorrendo em 90 a 100% dos casos de glomerulonefrite aguda em fase inicial. Essa alteração é transitória, podendo desaparecer rapidamente, embora se normalize, na maioria dos casos, em até seis a oito semanas após o início do quadro. Não há nenhuma relação entre a intensidade de diminuição da concentração sérica de C3 e a gravidade da doença. As concentrações de C1q, C2, C4 podem apresentar-se discretamente diminuídas, o mesmo ocorrendo com C5 e properdina.

A redução do ritmo de filtração glomerular traduz-se por aumento das concentrações séricas de uréia, freqüentemente desproporcionais à elevação das concentrações de creatinina sérica; no entanto, em muitos pacientes esses valores podem estar normais, mesmo em vigência de intensa retenção de sódio e água. Acidose hiperclorêmica e hiperpotassemia são comuns em pacientes oligúricos. Discreta hiponatremia, às vezes acompanhada de anemia e hipoalbuminemia, pode ocorrer por problema dilucional secundário ao estado hipervolêmico.

Exames bacteriológicos e sorológicos – o *estreptococo* beta-hemolítico do grupo A pode ser cultivado de orofaringe ou de lesões de pele de crianças que não receberam antibioticoterapia prévia. No entanto, o melhor método para sugerir, indiretamente, a etiologia estreptocócica é geralmente a identificação de anticorpos contra produtos extracelulares da bactéria. Os títulos de *antiestreptolisina O* (ASLO ou ASO) aumentam 10 a 14 dias após infecção estreptocócica de vias aéreas superiores em 90% dos casos, atingem seu máximo aproximadamente 30 dias após o episódio infeccioso e normalizam-se em até seis meses. Outros anticorpos utilizados são *antiestreptoquinase, antinicotiladenino-dinucleotidase, antidesoxirribonuclease B* (anti-DNAase B) e *anti-hialuronidase*. Esses dois últimos estão elevados em 90% dos casos de glomerulonefrite aguda associada a infecções de pele, nos quais os títulos da ASLO são, em geral, normais. A dosagem combinada de ASLO, anti-hialuronidase e anti-DNAase B detecta praticamente 100% das infecções estreptocócicas recentes.

Aspectos histopatológicos

A biopsia renal na GNPS tem aspectos típicos, embora *não-patognomônicos*. As alterações encontradas são difusas, isto é, distribuídas uniformemente em todos os glomérulos.

À microscopia óptica, os glomérulos são aumentados de volume, hipercelulares e pálidos. A hipercelularidade ocorre pela infiltração por macrófagos e polimorfonucleares e pela proliferação de células mesangiais, endoteliais e, às vezes, epiteliais, e que podem até mesmo obstruir o lúmen capilar, particularmente nas biopsias obtidas na fase inicial da doença (fase exsudativa). As paredes capilares são normais. A presença de crescentes celulares no espaço de Bowman é rara e quando ocorre em mais de 30% dos glomérulos indica pior prognóstico. Em geral, os vasos sangüíneos não mostram anormalidades.

À imunofluorescência, há predominância de depósitos de IgG e C3, porém pequenas quantidades de IgM, IgA, C1q e C4 também podem ser encontradas. Esses depósitos são encontrados ao longo das paredes capilares glomerulares, correspondendo aos "humps", e também no mesângio. Depósitos de properdina também estão, em geral, presentes. O padrão de depósito é granular. Mais raramente, em biopsias tardias, padrão linear pode ser encontrado, o que não parece constituir evidência de que anticorpos antimembrana basal glomerular tenham se formado.

À microscopia eletrônica, o achado mais característico e constante dessa glomerulopatia, *embora não-patognomônico*, observado principalmente nas fases iniciais da doença, é a presença de depósitos cônicos com a aparência de corcovas ("humps") projetando-se no lado epitelial da membrana basal. Os "humps" presumivelmente representam os complexos antígeno-anticorpo na superfície da célula epitelial; em geral, desaparecem quatro a oito semanas após o início do quadro e podem ocorrer em formas não-estreptocócicas de glomerulonefrite pós-infecciosa, na púrpura de Henoch-Schönlein, na endocardite bacteriana, entre outras.

Tratamento

É geralmente apenas sintomático.

Antibióticos – após coleta de material da orofaringe ou da pele, a terapêutica antibiótica com penicilina oral ou por via intramuscular (ou com eritromicina em casos de alergia à penicilina) do paciente e familiares próximos deve ser indicada e continuada por 10 dias, ou até que qualquer foco infeccioso tenha sido completamente erradicado.

Medidas gerais – visam fundamentalmente ao controle do paciente e ao repouso. A hospitalização nem sempre é obrigatória, e isso é verdadeiro para aqueles pacientes que não apresentam evidências de sobrecarga cardiovascular ou hipertensão arterial mais grave. No entanto, quer hospitalizado ou não, o paciente deve ser examinado diariamente, quantas vezes forem necessárias. Acompanhar, durante a fase aguda da doença, a evolução do edema, pressão arterial e sintomas cardiovasculares, bem como o débito urinário e o peso, é de grande importância devido à possibilidade de mudanças a curto prazo. Em casos de oligúria, a uréia sangüínea, a creatinina sérica bem como os níveis séricos de sódio, potássio, bicarbonato, cálcio e fósforo devem ser medidos diariamente. O repouso é obrigatório durante a fase aguda da doença enquanto persistirem o edema, a hipertensão arterial, a azotemia, a oligúria e a hematúria macroscópica. Em seguida, deve ser liberado gradualmente. A hematúria microscópica e a proteinúria discreta não constituem indicação para repouso mais prolongado, uma vez que podem persistir por muitos meses, mesmo em crianças com recuperação completa.

Medidas específicas – em casos com retenção hidrossalina leve, nos quais se observou apenas edema discreto, débito urinário adequado (maior que 240ml/m^2/dia), hipertensão arterial leve e pequeno aumento dos níveis sangüíneos de uréia, o cloreto de sódio da dieta deve ser restringido ao máximo de 2g/dia e não há necessidade de se fazer restrição protéica. A administração de líquidos deve ser apenas suficiente para cobrir as perdas insensíveis (400ml/m^2/dia), somadas a porcentagens variáveis do débito urinário, conforme a intensidade do edema e a gravidade do quadro clínico, visando manter o paciente em equilíbrio negativo de líquidos. Uma vez sem edema, a oferta hídrica deve cobrir as perdas insensíveis e o débito urinário. A quantidade de sal da dieta deve ser gradativamente aumentada assim que o paciente estiver sem edema e sem hipertensão arterial.

Em casos de edema mais intenso, associado à congestão circulatória, a restrição hídrica deve cobrir estritamente as perdas insensíveis, a dieta deve ser acloretada, e diuréticos, como a furosemida, *devem ser empregados* de maneira sistemática, por via intravenosa, nas doses de 2 a 4mg/kg/dia. Quando os níveis de uréia se elevam acima de 75mg/100ml, deve ser iniciada restrição protéica de 0,5 a 1g de proteína/kg/dia. As necessidades calóricas dos pacientes devem ser supridas com carboidratos e lipídeos.

A hipertensão arterial acompanha freqüentemente a retenção hidrossalina. Em caso de hipertensão leve, com pressão diastólica inferior ou igual a 90mmHg, as medidas de repouso, a restrição hídrica e a salina são em geral suficientes para controlá-la. Em casos mais graves (pressão diastólica superior ou igual a 100mmHg) além das medidas já citadas antes, devem ser associados hipotensores como a hidralazina, a nifedipina ou o diazóxido.

Manifestações mais graves, como encefalopatia hipertensiva e insuficiência cardíaca franca, com edema pulmonar, são mais bem controladas com drogas de ação rápida por via intravenosa, como o nitroprussiato de sódio, em ambiente de terapia intensiva, além dos diuréticos de alça e oxigenação adequada. A discussão detalhada sobre os diversos hipotensores e sua indicação terapêutica podem ser encontradas no capítulo pertinente. Na vigência de encefalopatia hipertensiva, na presença de convulsões, deve-se associar às medidas já citadas o uso de anticonvulsivantes nas doses normalmente preconizadas.

Geralmente, o quadro de insuficiência renal observado na glomerulonefrite aguda é transitório e de curta duração. As medidas expostas controlam a maioria dos casos. No entanto, quando a insuficiência renal é grave e duradoura, poderão advir a hiperpotassemia, a hipocalcemia, a hiperfosfatemia, a acidose metabólica e a hiponatremia. A correção desses distúrbios inclui muitas vezes tratamento dialítico e deverá ser procurada no capítulo relativo ao tratamento da insuficiência renal aguda.

Prognóstico e evolução

O prognóstico imediato é muito bom, especialmente em crianças, sendo que menos de 1% delas morrem na fase aguda da doença. Esses óbitos devem-se, na maioria dos casos, à insuficiência cardíaca refratária ou encefalopatia hipertensiva.

A hipertensão arterial e a insuficiência renal são, em geral, as primeiras manifestações a se normalizarem. As concentrações séricas de CH50 e C3 retornam a níveis normais geralmente em até seis a oito semanas. A hematúria microscópica regride em até seis meses em 90% dos casos, mas atualmente aceita-se que possa persistir por até dois anos.

O prognóstico a longo prazo é assunto controverso. Em diversas séries estudadas, em seguimento que variou de 1 a 12 anos após o quadro agudo, o índice de recuperação total variou de 55 a 100%, embora em algumas dessas séries crianças e adultos foram incluídos e o diagnóstico inicial, mesmo nos casos mais graves, foi estabelecido somente com base clínica, não sendo excluídas outras glomerulopatias. A grande maioria evolui muito bem, com recuperação completa. Alguns pacientes podem evoluir com manifestações de doença crônica (até 20%). Aparentemente, as glomerulonefrites associadas às infecções cutâneas têm prognóstico melhor que as relacionadas às infecções de vias aéreas superiores. Aquelas adquiridas na vigência de epidemias teriam também melhor prognóstico que as formas esporádicas. O prognóstico definitivo, no entanto, parece ter base histopatológica. Verifica-se que quanto mais intensa e difusa a presença de crescentes celulares, maior a gravidade do quadro clínico inicial e maior a possibilidade de seqüelas como persistência de hematúria microscópica, proteinúria discreta, hipertensão arterial ou insuficiência renal crônica.

As formas nas quais a lesão renal é do tipo glomerulonefrite endo e extracapilar com crescentes difusos são as que mais comumente evoluem com síndrome nefrítica rapidamente progressiva, as quais serão descritas mais adiante.

Indicações de biopsia renal – na grande maioria das crianças, o quadro clínico é suficientemente característico, sendo a biopsia renal raramente indicada. No entanto, a exacerbação aguda de nefrite preexistente (crônica) pode mimetizar a GNPS. Deve-se considerar a realização de biopsia renal em duas grandes categorias de pacientes (Quadro 3.3): 1. crianças cuja apresentação clínica ou dados laboratoriais sejam significativamente diferentes da GNPS "típica"; e 2. crianças nas quais há uma demora significativa no tempo de resolução de um ou mais sinais clínico-laboratoriais.

Quadro 3.3 – Indicações de biopsia renal na glomerulonefrite aguda*.

Apresentação "atípica"
Etiologia
Ausência de infecção prévia
Início concomitante de sintomas renais e infecção
Ausência de evidência sorológica de etiologia estreptocócica (usando testes apropriados)
Ausência de queda nas concentrações séricas de C3
Curso clínico precoce
Anúria por mais de 48 horas
Presença de proteinúria nefrótica
Azotemia desproporcional aos outros achados clínicos
Outros
Idade < 2 anos ou > 12 anos
História de doença renal prévia
Crescimento anormal
História familiar de nefrite
Sintomatologia sistêmica significativa
Demora na resolução
Indicação precoce
Oligúria e/ou azotemia persistindo por mais de duas semanas
Hipertensão arterial persistindo por mais de três semanas
Hematúria macroscópica por mais de três semanas
Concentração sérica de C3 persistentemente baixa por mais de seis a oito semanas
Indicação tardia
Proteinúria persistente por mais de seis meses
Hematúria microscópica persistente por mais de dois anos

* A existência de dois dos critérios acima seriam indicativos de avaliação histológica; no caso de apenas um critério, a indicação deverá ser avaliada pelo médico em função de cada caso.

Indicações de diálise peritoneal – a diálise peritoneal deve ser indicada em casos de anúria com duração superior de 48 horas, nas alterações do sistema nervoso central, como letargia e coma, associadas a uremia ou hipertensão não-responsiva ao tratamento, na hiperpotassemia incontrolável, na acidose metabólica grave, na hiponatremia acentuada e sintomática, na vigência de grande retenção hídrica, com insuficiência aguda congestiva e edema pulmonar refratários.

359

Convalescença e retorno à atividade normal – o repouso é obrigatório na fase aguda da doença, enquanto persistirem edema, hipertensão arterial, azotemia, oligúria e hematúria macroscópica. Em seguida, o repouso deve ser liberado gradualmente. A hematúria microscópica e a proteinúria discreta não constituem indicação para repouso mais prolongado, uma vez que podem persistir por muitos meses, mesmo em crianças com recuperação completa. Na maior parte dos casos, a criança pode retornar à escola quatro a seis semanas após o início da doença.

GLOMERULONEFRITE RAPIDAMENTE PROGRESSIVA
Definição e etiologia
É uma síndrome clínica que se manifesta com sinais sugestivos de glomerulonefrite grave, associados a um declínio rápido e progressivo da função renal, que pode evoluir para insuficiência renal terminal em dias ou semanas. Na maioria dos casos existe uma correlação anatomoclínica entre o desenvolvimento dessa síndrome e a presença de crescentes celulares difusos na cápsula de Bowman, manifestação morfológica de lesão glomerular grave que pode ser causada por diferentes etiologias e mecanismos patogênicos. Alguns portadores dessa síndrome clínica podem não apresentar essa alteração histopatológica, da mesma forma que portadores desse padrão de alteração à biopsia renal podem não evoluir de forma rapidamente progressiva. Ela pode estar relacionada a três categorias de doenças, conforme citado no quadro 3.4.

Quadro 3.4 - Relação da glomerulonefrite rapidamente progressiva a três categorias de doença.

```
1. Doenças infecciosas
   • Glomerulonefrite pós-estreptocócica
   • Endocardite bacteriana
   • Quadros septicêmicos bacterianos
2. Doenças multissistêmicas
   • Lúpus eritematoso sistêmico
   • Síndrome de Goodpasture
   • Púrpura de Henoch-Schönlein
   • Vasculites disseminadas
   • Crioglobulinemia
   • Câncer de pulmão, linfomas
3. Doenças renais idiopáticas ou primárias
   • Glomerulonefrite idiopática com crescentes difusos
     Tipo I – presença de anticorpo antimembrana basal glomerular,
     sem sinais de hemorragia pulmonar
     Tipo II – por imunocomplexos
     Tipo III – patogênese desconhecida
   • Sobreposição de crescentes difusos a outras glomerulopatias
     primárias
   • Glomerulonefrite membranoproliferativa tipos I, II e III
   • Glomerulonefrite membranosa associada ou não à presença de
     anticorpos antimembrana basal glomerular
   • Nefropatia por IgA ou doença de Berger
   • Glomeruloesclerose focal e segmentar
```

Essa situação clínica é, felizmente, rara em Pediatria. Enfocaremos com mais pormenores a forma mais freqüentemente encontrada, que é aquela caracterizada pela presença de crescentes celulares envolvendo pelo menos 50% e, em geral, mais de 70% dos glomérulos analisados.

Quadro clínico
A glomerulonefrite rapidamente progressiva manifesta-se na criança mais comumente como síndrome nefrítica aguda, sendo com freqüência interpretada inicialmente como glomerulonefrite pós-estrep-

tocócica. Em geral, inicia-se com hematúria macroscópica, com alguns dias de duração, constituída de hemácias predominantemente dismórficas. Hipertensão arterial é freqüente, em geral de intensidade moderada, podendo, no entanto, atingir caráter extremamente grave. Edema, congestão cardiocirculatória e oligúria estão quase sempre presentes, bem como proteinúria moderada ou grave, comumente em nível nefrótico, podendo acompanhar-se de edema acentuado. O ritmo de filtração glomerular está em geral diminuído desde o início do quadro, com perda de função renal gradual ou abrupta. O tratamento dialítico pode ser necessário aos primeiros sinais de instalação dessa síndrome clínica.

A presença de sinais clínicos extra-renais compatíveis com quadros infecciosos ou de acometimento multissistêmico imunológico e as alterações laboratoriais concomitantes poderão nos orientar quanto à provável etiologia associada ao processo. Caberá, no entanto, à biopsia renal o esclarecimento etiológico e prognóstico definitivo da maioria dos casos.

Aspectos histopatológicos
À microscopia óptica, a presença de proliferação celular em camadas preenchendo parcial ou difusamente o espaço de Bowman é a característica principal da lesão glomerular. Os crescentes são secundários a processo inflamatório glomerular e são constituídos inicialmente de células epiteliais e macrófagos de origem hematogênica (crescentes celulares). Com o passar do tempo, essas células vão sendo substituídas por fibroblastos (crescentes fibroepiteliais ou fibrocelulares) e posteriormente por material colagenoso, assumindo aspecto denominado de esclerose glomerular. Depósitos de fibrina são freqüentemente evidenciados entre as células por coloração com o tricrômio de Masson. Os crescentes têm dimensão variável e podem, evolutivamente, levar à esclerose glomerular total por compressão do tufo glomerular. Os capilares glomerulares estão freqüentemente colapsados, apresentando pregueamento da membrana basal. Comprometimento tubulointersticial difuso é comumente observado, com intensidade variável de infiltrado celular e edema. Essas alterações progridem para atrofia tubular e fibrose, conforme a extensão e a gravidade do comprometimento glomerular. No sistema vascular, pode-se encontrar aspecto de angeíte necrosante.

A glomerulonefrite rapidamente progressiva é atualmente classificada em três tipos, de acordo com a presença ou ausência de depósitos imunológicos glomerulares, bem como pela natureza desses depósitos à imunofluorescência.

Depósitos lineares predominantemente constituídos de IgG e C3 ao longo das membranas basais glomerulares são a *assinatura imunológica* das glomerulonefrites por anticorpo antimembrana basal glomerular. Essa doença ocorre mais no adulto jovem de sexo masculino, sendo rara na infância. Seu início é de instalação abrupta, marcada por oligoanúria, hipertensão arterial e proteinúria moderada. Anticorpos circulantes antimembrana basal glomerular são freqüentemente observados, porém seus títulos séricos não se correlacionam com a atividade da doença. Na ausência de tratamento, a evolução para insuficiência renal terminal é inexorável. Quando ao quadro renal se associa acometimento pulmonar, caracterizado por hemoptise e, às vezes, por hemorragia pulmonar grave, a doença recebe o nome de síndrome de Goodpasture. Os sintomas pulmonares podem preceder as manifestações clínicas de acometimento renal em algumas semanas. Essa síndrome parece estar associada ao HLA-DRw3.

Depósitos granulares de imunocomplexos, de composição e localização variáveis, formam o segundo grupo e podem, por meio de suas características, sugerir possíveis etiologias para a doença em estudo. Por exemplo, a presença de depósitos granulares nas paredes capilares e no mesângio com fixação predominante de soro anti-IgA favorece o diagnóstico de nefropatia por IgA ou púrpura de Henoch-Schönlein; a presença de depósitos parietais essencialmente à custa de IgG e C1q é freqüentemente associada ao lúpus eritematoso sistêmico. Finalmente há casos em que os *depósitos* estão *ausentes* à imunofluorescência (*doença pauciimune*), ocorrendo em vasculites sistêmicas ou doenças renais primárias. Anticorpos anticitoplasma de neutrófilos estão presentes em 80% dos pacientes com nefrite crescêntica do tipo pauciimune e as doenças mais encontradas são granulomatose de Wegener e poliangeíte microscópica. Em qualquer caso, independentemente da etiologia, há fixação de soro antifibrina no espaço de Bowman, no crescente e na luz tubular.

À microscopia eletrônica, uma grande variedade de alterações pode ser encontrada. Essa técnica possibilita a detecção de depósitos eletrodensos mesangiais extramembranosos ou intramembranosos e a detecção de "roturas" na membrana basal glomerular, importantes na patogênese da formação dos crescentes celulares.

Patogênese

Aparentemente, a proliferação celular no espaço de Bowman, com formação de crescentes celulares, é secundária à presença de fibrina, que parece alcançar o espaço de Bowman devido a um aumento da permeabilidade da parede capilar glomerular. As células que formam os crescentes poderiam, segundo alguns pesquisadores, ser originárias de macrófagos circulantes, que atingiriam o espaço de Bowman através de "roturas" da membrana basal glomerular descritas anteriormente.

Esses macrófagos sofreriam transformação epitelióide ao entrarem em contato com a fibrina. Outros autores, no entanto, defendem a teoria de que os crescentes se devem à proliferação das células epiteliais da cápsula de Bowman. Mais tardiamente, fibroblastos e colágeno podem ser detectados nos crescentes. É a presença destes que, aparentemente, leva o crescente à esclerose. Os mecanismos responsáveis pela formação de anticorpos antimembrana basal glomerular ainda são motivos de investigação. Os antígenos alvos desses anticorpos encontram-se na cadeia alfa-3 do colágeno tipo IV. Uma possibilidade discutida é a modificação da membrana basal glomerular por substâncias bioquímicas, como por exemplo hidrocarbonetos, desencadeando a formação de anticorpos específicos. Os mecanismos imunológicos responsáveis pela formação de glomerulonefrites com depósitos granulares variam conforme a doença de base. Quanto às glomerulonefrites com depósitos ausentes, sua patogenia parece envolver os anticorpos anticitoplasma de neutrófilos (ANCA), que apresentam a propriedade de ativar leucócitos e causar lesão vascular. A atividade da doença parece correlacionar-se com os títulos séricos desses anticorpos.

Tratamento

A escolha do tratamento deve ser orientada pela etiologia provável da glomerulonefrite, porém baseia-se primariamente na administração de glicocorticóides e ciclofosfamida.

As glomerulonefrites rapidamente progressivas associadas à presença de anticorpos antimembrana basal glomerular têm sido atualmente tratadas com a associação de plasmaférese, corticoterapia e drogas imunossupressoras (azatioprina ou ciclofosfamida). Essa associação consegue reduzir em 50% o nível dos anticorpos antimembrana basal glomerular circulantes, sendo também eficaz no controle de 90% dos casos de hemorragia pulmonar associada. Esse esquema terapêutico, no entanto, é de pouco valor em outras glomerulonefrites com crescentes difusos, no quais melhores resultados são obtidos com o uso de "pulsos" de metilprednisolona, na dose de 1g/1,73m^2, por três a sete dias, por via intravenosa. O mecanismo de ação do "pulso" de metilprednisolona ainda não é bem esclarecido. Sabe-se que os crescentes celulares têm evolução rápida para esclerose. Dessa forma, a possibilidade de melhora do quadro clínico de insuficiência renal na síndrome nefrítica rapidamente progressiva repousa no diagnóstico *precoce*, orientado pela biopsia renal e na pronta instalação de terapêutica específica. O retardo no início do tratamento aumenta o risco de evolução para insuficiência renal crônica e diálise. A recuperação espontânea, sem tratamento, é improvável.

Associado à terapia específica está o tratamento da hipertensão arterial, da congestão circulatória e das outras características clínicas relacionadas ao quadro de perda de função renal. Suas bases já foram delineadas quando abordamos anteriormente neste capítulo o tratamento da síndrome nefrítica.

Prognóstico e evolução

O prognóstico das glomerulonefrites rapidamente progressivas está vinculado à etiologia do processo e à precocidade de início da terapêutica. No caso da síndrome de Goodpasture, a evolução é freqüentemente desfavorável, culminando após períodos variáveis de seguimento em falência renal terminal, diálise crônica e transplante renal. Nas glomerulonefrites agudas, forma rapidamente progressiva, o prognóstico é favorável em 80% dos casos, ocorrendo perda irremediável da função renal nos 20% restantes. As glomerulonefrites membranoproliferativas tipos I, II e III com forma rapidamente progressiva culminam, após intervalos variáveis de tempo, em insuficiência renal terminal. Nas nefrites lúpicas que apresentem esse tipo de lesão histológica, o tratamento é atualmente baseado no uso de corticoterapia e de imunossupressores com melhora transitória da função renal, mas a evolução para insuficiência renal terminal ocorre eventualmente na maioria dos casos. Quanto às glomerulonefrites rapidamente progressivas associadas a processos sépticos, principalmente quando o foco de infecção é, por exemplo, uma derivação atrioventricular ("nefrite do shunt"), o prognóstico é muito bom após controle do processo infeccioso e, no caso da nefrite do "shunt", após a retirada da prótese infectada.

GLOMERULONEFRITE CRÔNICA

É a expressão clínica de grande variedade de glomerulopatias de evolução protraída e freqüentemente assintomática. Ocorre perda progressiva da massa funcionante renal. Nos seus estágios finais é, às vezes, impossível reconhecer se a origem da lesão renal é de base glomerular, tubulointersticial ou vascular. Os rins estão em geral reduzidos em tamanho. A análise histológica, quando realizada nessa fase, mostra glomérulos com esclerose global, atrofia tubular e fibrose intersticial. À imunofluorescência geralmente são encontrados somente depósitos inespecíficos de IgM e C3. Essa situação clínica será abordada em profundidade no capítulo Insuficiência Renal Crônica.

SÍNDROME NEFRÓTICA

Caracteriza-se pelo início insidioso de proteinúria maciça, superior a 3,5g/1,73m^2/dia acompanhada de hipoalbuminemia, hiperlipidemia, edema e, às vezes, hipertensão arterial. É uma das formas de acometimento renal mais comuns na faixa etária pediátrica e será abordada com pormenores no capítulo seguinte.

BIBLIOGRAFIA

1. BERNSTEIN, J. & EDELMANN Jr., C.M. – Glomerular diseases: introduction and classification. In Edelmann, Jr., C.M., ed. *Pediatric Kidney Disease.* 3rd ed., Boston, Little Brown, 1994, p. 1181. 2. BROUHARD, B.H. & TRAVIS, L.B. – Acute postinfectious glomerulonephritis. In Edelmann Jr., C.M. ed. *Pediatric Kidney Disease.* 3rd ed., Boston, Little Brown, 1994, p. 1199. 3. COLE, B.R. & SALINAS-MADRIGAL, L. – Acute proliferative glomerulonephritis and crescentic glomerulonephritis. In Holliday, M.A.; Barratt, T.M. & Avner, E.D. *Pediatric Nephrology.* 3rd ed., Baltimore, Williams & Wilkins, 1994, p.697. 4. COUSER, W.G. – Pathogenesis of glomerulonephritis. *Kidney Int.*

44(Suppl. 42):S19, 1993. 5. EDDY, A.A. – Immune mechanisms of glomerular injury. In Holliday, M.A.; Barrat, T.M. & Avner, E.D., eds. *Pediatric Nephrology*. 3rd ed., Baltimore, Williams & Wilkins, 1994, p. 673. 6. DAMICO, G. – Pathogenesis of immunoglobulin A nephropathy. *Curr. Opin. Nephrol. Hypertens.* **7**:247, 1998. 7. FERRARIO, E. et al. – Critical re-evaluation of 41 cases of "idiopatic" crescentic glomerulonephritis. *Clin. Nephrol.* **41**:1, 1994. 8. GANS, R.O.B. et al. – Clinical features and outcome in patients with glomerulonephritis and antineutrophil cytoplasmic autoantibodies. *Nephron* **64**:182, 1993. 9. GLASSOCK, R.J. et al. – Primary glomerular diseases. In Brenner, B.M. & Rector, F.C., eds. *The Kidney*. 5th ed., Philadelphia, Saunders, 1995, p. 1392. 10. HINGLAIS, N.; GARCIA-TORRES, R. & KLEINKNECHT, D. – Long-term prognosis in acute glomerulonephritis. *Am. J. Med.* **56**:52, 1974. 11. HOGG, R.J. et al. – Glomerular lesions in adolescents with gross hematuria or the nephrotic syndrome. *Pediatr. Nephrol.* **7**:27, 1993. 12. HOGG, R.J. et al. – Prognostic indicator in children with IgA nephropaty – report of the Southwest Pediatric Nephrology Study Group. *Pediatr. Nephrol.* **8**:15, 1994. 13. HRICIK, D.E.; CHUNG-PARK, M. & SEDOR, Jr. – Glomerulonephritis. *N. Engl. J. Med.* **13**:888, 1998. 14. HUNLEY, T.E. & KON, V. – IgA nephropaty. *Curr. Opin. Pediatr.* **11**:152, 1999. 15. MARÍN, C. et al. – Histo-

logical evidence of neuraminidase involvement in acute nephritis: desialized leukocytes infiltrate the kidney in acute post-streptococcal glomerulonephritis. *Clin. Nephrol.* **47**:217, 1997. 16. MARÍN, C.; MOSQUERA, J. & RODRIGUEZ-ITURBE, B. – Neuraminidase promotes neutrophil, lymphocyte and macrophage infiltration in the normal rat kidney. *Kidney Int.* **47**:88, 1995. 17. MATSELL, D.G.; WYATT, R.J. & GABER, L.W. – Terminal complement complexes in acute poststreptococcal glomerulonephritis. *Pediatr. Nephrol.* **8**:671, 1994. 18. McLEAN, R.H. – Complement and glomerulonephritis – an update. *Pediatr. Nephrol.* **7**:226, 1993. 19. NANGAKU, M.; JOHNSON, R.J. & COUSER, W.G. – Glomerulonephritis and complement regulatory proteins. *Exp. Nephrol.* **5**:345, 1997. 20. NORISHIGE, Y. et al. – Asymptomatic constant isolated proteinuria in children. *J. Pediatr.* **119**:375, 1991. 21. OLIVEIRA, J. et al. – Relationship between disease activity and anti-neutophil cytoplasmic antibody concentration in long term management of systemic vasculitis. *Am. J. Kidney Dis.* **25**:380, 1995. 22. PAN, C.G. – Glomerulonephritis in childhood. *Curr. Opin. Pediatr.* **9**:157, 1997. 23. TANAKA, R. et al. – Gene polymorphism in childhood IgA nephropaty: association with clinicopathologic findings. *Am. J. Kidney Dis.* **5**:774. 1998. 24. TEJANI, A. & INGULLI, E. – Poststreptococcal glomerulonephritis. *Nephron* **55**:1, 1990.

---

6   Síndrome Nefrótica

RENATA BLANCATO DA ROCHA
YASSUHIKO OKAY
MARIA DANISI FUJIMURA

A síndrome nefrótica (SN) pode ser definida como uma entidade clínica associada a alterações da permeabilidade seletiva da membrana basal glomerular (MBG), ocasionada por doença renal primária ou sistêmica. Expressa-se por proteinúria maciça (> 40mg/m²/h ou > 50mg/kg/24h ou > 3,5g/24h/1,73m²), hipoproteinemia (< 5g/dl), hipoalbuminemia (< 2,5g/dl), hiperlipidemia e lipidúria. O quadro clínico inclui edema de graus variados e, concomitantemente às perdas urinárias anormais, distúrbios metabólicos, hidroeletrolíticos e hormonais.

ETIOLOGIA

A SN em criança pode ser secundária a uma causa toxicoalérgica (mercuriais, bismuto, ouro, uso de heroína, pólen, picada de abelha ou de cobra, vegetais urtificantes, tridiona, paradiona, repelente, inseticida, vários alérgenos, como lã, fenacetina, globulinas e vacina contra poliomielite); a uma causa infecciosa (citomegalia, sífilis congênita precoce, malária, tifo exantemático, tuberculose, endocardite bacteriana subaguda, herpes zoster e, mais recentemente, associada à infecção pelo HIV); a uma doença metabólica (diabetes melito, amiloidose, mieloma múltiplo); a uma doença sistêmica (lúpus eritematoso sistêmico, periarterite nodosa, dermatomiosite, púrpura de Henoch-Schönlein, microangiopatia trombótica); ou a uma doença circulatória (trombose de veia renal, anemia falciforme, pericardite constritiva, insuficiência cardíaca, insuficiência tricúspide). Pode-se apresentar como doença congênita ou familiar. Na criança, na grande maioria dos casos, a SN é de causa renal primária, porém de etiologia não definida, e é chamada SN idiopática. De acordo com o Estudo Internacional de Doenças Renais em Crianças (ISKDC, 1978), 77% dos casos de SN na infância foram de lesões mínimas (LM), 10% de glomeruloesclerose segmentar e focal (GESF), 5% de glomerulonefrite membranoproliferativa (GNMP), 3% de glomerulonefrite crescêntica, 3% de glomerulonefrite proliferativa mesangial (GNPM) e 2% de glomerulonefrite membranosa (GNM).

A maioria dos tipos histológicos que evoluem com uma SN já foi analisada no capítulo Glomerulopatias. Neste capítulo, faremos referência apenas à SN idiopática de lesões mínimas, cuja incidência, em criança, predomina altamente sobre as outras formas. Cabe, no entanto, a título de lembrança, enfatizarmos uma classificação histopatológica da SN idiopática na criança (Quadro 3.5).

Quadro 3.5 – Classificação histopatológica da SN idiopática em crianças (segundo Habib e cols.).

I – Lesões glomerulares mínimas
II – Esclerose glomerular focal
a) Hialinização focal e segmentar
b) fibrose focal e global dos glomérulos
III – Lesões glomerulares difusas
a) Glomerulonefrite extramembranosa
b) Glomerulonefrites proliferativas
Endocapilar pura
Endo e extracapilar
Membranoproliferativa e lobular
IV – Lesões glomerulares não classificadas
V – Formas peculiares aos lactentes
a) Síndrome nefrótica microcística
b) Esclerose mesangial difusa

Crianças com SN corticorresistente (CR) podem apresentar várias lesões histológicas, incluindo glomeruloesclerose segmentar e focal, que se caracteriza por áreas de esclerose que ocorrem apenas em algumas partes do glomérulo e apenas em alguns glomérulos (padrão segmentar no glomérulo com distribuição focal no córtex renal). GESF inicia-se pelos glomérulos justamedulares e desenvolve-se de maneira centrífuga em direção aos glomérulos superficiais do córtex. A relação entre SNLM e SN associada à GESF é motivo de controvérsias. A maioria dos autores considera que ambas as entidades são extremos diferentes de uma mesma doença, uma vez que cerca de 30% das SN associadas à GESF são corticossensíveis e com padrão evolutivo praticamente indistinguível da SNLM. Alguns pacientes com SNLM, corticorresistentes, podem evoluir para a lesão da GESF. Devemos lembrar ainda que a lesão da GESF é encontrada também em outras doenças, tanto sistêmicas como associadas à hiperfiltração.

INCIDÊNCIA

A SN é doença rara na faixa etária pediátrica. Estima-se que a incidência da doença seja de dois casos por 100.000 crianças menores de 16 anos de idade e que a prevalência cumulativa seja de aproximadamente 16 casos por 100.000 crianças menores de 16 anos. A *faixa de maior incidência* engloba os pré-escolares, sendo 80% dos casos em crianças com idade inferior a 6 anos. Na maioria das séries predominam os meninos (3:2). A SN com história familiar é incomum (apenas 3% dos casos). A SN congênita, definida como eclosão da doença abaixo dos 3 meses de vida, é rara e tem características clínicas e histológicas diferentes da SN da criança maior.

ETIOPATOGENIA

As evidências que caracterizam a SN de lesões mínimas (SNLM) como uma doença de caráter imunológico são indiretas, embora numerosas. Recidivas podem ser desencadeadas por processos virais de vias aéreas superiores ou eventos alérgicos. Por outro lado, a infecção por sarampo, que sabidamente acarreta uma inibição do linfócito T, é capaz de induzir a remissão da doença. É descrita a associação de doença de Hodgkin com SNLM e a remissão da proteinúria cursa em paralelo com a resposta ao tratamento imunossupressor do processo neoplásico. A resposta clínica da SN ao tratamento com corticosteróides e imunossupressores acrescenta evidências para uma base imunológica da doença. Corrobora essa hipótese à grande associação entre pacientes com SN com atopia (em torno de 30 a 60% dessas crianças), sugerindo que alterações imunológicas, freqüentes na atopia, possam influenciar a patogênese da SN idiopática.

FISIOPATOGENIA

Na SNLM, o aumento da permeabilidade do capilar glomerular, que condiciona uma proteinúria maciça, está vinculado a alterações ultra-estruturais da membrana basal glomerular (MBG). A MBG é perfurada por poros capazes de restringir a passagem de macromoléculas, de acordo com o tamanho e a carga elétrica. Na SNLM haveria perda de cargas negativas normalmente presentes na MBG, diminuindo sua eletronegatividade; conseqüentemente, a albumina (proteína de carga negativa) tem sua passagem facilitada. Como se admite que na SNLM existe um desequilíbrio entre os linfócitos T auxiliares e os linfócitos T supressores, não é difícil postular que as linfocinas, ao mesmo tempo que alteram a função celular, poderiam também alterar a permeabilidade da MBG, levando à proteinúria.

À microscopia óptica não se observam alterações glomerulares significativas, à exceção de hipertrofia discreta da matriz mesangial e de um aumento, também discreto, no número de células mesangiais. Em alguns casos são observadas alterações tubulointersticiais moderadas de distribuição focal. A microscopia eletrônica, nesses casos, revela apenas a fusão das pedicelas das células epiteliais. Não há presença de depósitos de imunocomplexos. À imunofluorescência em geral, não se evidenciam imunoglobulinas ou componentes do complemento nos glomérulos.

ALTERAÇÕES DAS PROTEÍNAS PLASMÁTICAS

Na SN, a albumina plasmática circulante está muito diminuída e encontra-se presente na urina em grandes quantidades. Por outro lado, existe um estímulo para a síntese protéica no fígado, de modo inespecífico, com o objetivo de compensar a perda urinária de albumina. As proteínas de elevado peso molecular acabam acumulando-se no plasma, como o fibrinogênio, as alfa-2-globulinas e as betaglobulinas. Em estudos eletroforéticos, observa-se aumento, tanto absoluto quanto relativo, das alfa-2-globulinas, que, ao lado da baixa de albumina e de gamaglobulina, dá o perfil eletroforético característico da SN (Fig. 3.18). Na SN que acompanha o lúpus eritematoso sistêmico, não ocorre baixa, mas elevação da taxa de gamaglobulinas plasmáticas.

Nas fases de proteinúria maciça pode ocorrer queda dos níveis do complemento do soro devido à perda de frações de complemento pela urina.

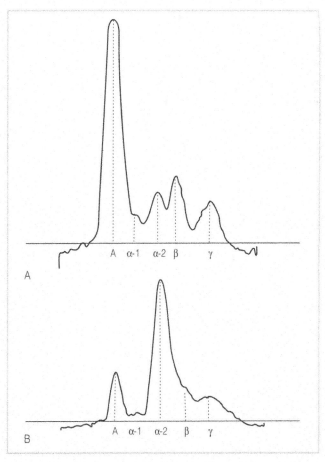

Figura 3.18 – **A**) Perfil eletroforético das proteínas em criança normal. **B**) Perfil eletroforético das proteínas plasmáticas na síndrome nefrótica.

ALTERAÇÕES DE LIPÍDEOS

Na SN ocorre aumento do colesterol total e de modo menos significativo dos triglicerídeos. A hiperlipidemia não é universal, porém está sempre presente na SNLM, com 95% das crianças apresentando colesterol total maior que 250mg/dl. Em cerca de dois terços dos casos, os níveis séricos de colesterol estão acima de 400mg/dl e são inversamente proporcionais aos níveis séricos de albumina, porém raramente excedem valores de 1.000mg/dl. O mecanismo que desencadeia a hiperlipidemia não está totalmente determinado (hipoalbuminemia, alterações da pressão oncótica e da viscosidade sangüínea, ou perda de liporreguladores). A correlação entre as alterações lipídicas e o estado nefrótico é controversa, porém existe risco potencial da manutenção de a hiperlipidemia poder participar no desenvolvimento de aterosclerose, da progressão da lesão renal a longo prazo e do aumento da incidência de doença cardíaca isquêmica em portadores de SN.

Descreveremos a seguir algumas alterações do metabolismo dos lipídeos na SN:

VLDL – ocorre aumento de sua síntese hepática. Em condições normais, o catabolismo do VLDL processa-se por meio de sua ligação ao endotélio vascular, na presença da lipase lipoprotéica (LLP). Como na SNLM a atividade da LLP está prejudicada, a ligação endotelial faz-se de maneira deficiente, levando ao catabolismo diminuído da fração VLDL. A interação dos dois processos leva a um aumento significativo dos níveis séricos de VLDL.

HDL – os níveis séricos encontram-se pouco alterados. No entanto, a fração HDL circula no plasma em sua forma de menor peso molecular (HDL$_3$), a qual é menos saturada em ésteres de colesterol, favorecendo o acúmulo do colesterol no soro pela redução do seu "clearance" hepático.

LDL – a síntese da fração LDL está aumentada na SNLM. Existem evidências de que sua síntese ocorra por meio de um mecanismo que não depende do metabolismo normal da lipólise, em que a formação do LDL se processa pela degradação do VLDL.

Lipoproteína a [Lp(a)] – a síntese dessa fração está aumentada na SNLM descompensada, diminuindo durante a remissão. Não se conhece o significado biológico desse aumento na SN; no entanto, sabemos que ela é um poderoso fator de risco aterosclerótico nas hiperlipidemias hereditárias.

Progressão da lesão renal – a hiperlipidemia parece exercer ações importantes na modulação de vários sistemas intracelulares envolvidos na proliferação celular e na resposta inflamatória, da qual participam a maturação, o recrutamento e a adesão de macrófagos. Esses últimos efeitos podem influenciar o desenvolvimento de esclerose glomerular e de fibrose intersticial.

O conjunto dos dados apresentados acima fornece a base da proposta de tratamento com as estatinas na SN com hiperlipidemia persistente.

FISIOPATOLOGIA DO EDEMA NA SÍNDROME NEFRÓTICA

O edema é componente importante do quadro clínico da SN, a queixa que mais freqüentemente leva o paciente ao médico e geralmente o primeiro sinal clínico de doença. O acúmulo progressivo de água e sódio ocorre devido à excreção inadequada em relação às quantidades ingeridas. Não há dúvida de que o aumento da permeabilidade dos glomérulos a proteínas, e conseqüente proteinúria e hipoalbuminemia, é o evento inicial que resulta no edema nefrótico. Tem sido encontrada boa correlação entre a ocorrência e a gravidade do edema e a concentração de proteínas séricas, principalmente de albumina sérica. Na maioria dos casos estudados nesse aspecto, o edema surge quando o nível de soroalbumina cai abaixo de 2,5g/dl.

Na figura 3.19 está apresentado o mecanismo clássico do edema na SN. A proteinúria maciça resulta em hipoproteinemia, quando não for compensada por aumento adequado de síntese. A hipoalbuminemia acarreta diminuição da pressão oncótica plasmática e conseqüente aumento da transudação de líquido para os espaços intersticiais, com taxa insuficiente de reabsorção. Teoricamente, esse fato levará a acúmulo de água e sódio nos tecidos com retração do volume plasmático circulante e do débito cardíaco, o que leva à redução do fluxo sangüíneo renal e da taxa de filtração glomerular. Se o grau de hipoproteinemia for suficientemente grave ou se se desenvolver rapidamente, pode ocorrer insuficiência circulatória, com hipotensão e uremia, complicações que, entretanto, são raras na SN, mas que podem ser causa potencial de choque e insuficiência renal aguda. A explicação de que essas complicações só ocorrem raramente na SN parece estar no fato de que uma série de mecanismos compen-

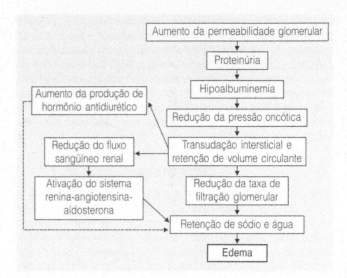

Figura 3.19 – Mecanismo clássico de formação do edema na SN.

sadores da volemia ocorre por meio de ajustes vasculares e hormonais. Tem sido demonstrado experimentalmente que a expansão prolongada do líquido extracelular compensa em parte a redução do volume plasmático devido à hipoalbuminemia; a retenção de sódio e água pelo rim envolve um mecanismo pelo qual a queda do volume plasmático desencadeia naquele órgão processos que resultam em conservação de água e sódio. O primeiro desses mecanismos é representado pelo aumento de reabsorção tubular de sódio e água, conseqüente à diminuição da taxa de filtração glomerular. Outro mecanismo de retenção de sódio e água é representado pelo aumento de secreção de aldosterona, que estudos recentes confirmam ter papel importante no edema nefrótico; esse aumento de secreção de aldosterona é desencadeado pela redução do fluxo sangüíneo renal, que ativa o sistema renina-angiotensina-aldosterona.

A retração do volume circulante leva ainda a aumento da produção de hormônio antidiurético e conseqüente retenção de água. A retenção de água e de sódio, desencadeada por todos esses mecanismos, resulta em edema na SN. A partir de 1982, encabeçados por Brown e cols. começaram a surgir trabalhos que questionavam a relação entre a ativação do sistema renina-angiotensina-aldosterona (SRAA) e o estado da volemia na SN. Verificou-se que uma parcela significativa de crianças com SN descompensada apresentava volemia normal, além dos pacientes hipovolêmicos e de uma pequena fração de crianças nefróticas hipervolêmicas. No entanto, em todos eles ocorre retenção de sódio e água, acarretando edemas de graus variados. Embora a ativação do SRAA deva ocorrer e ser o principal responsável pela retenção de sódio e água na fase inicial da descompensação nefrótica, parece que em fases posteriores de evolução da doença mecanismos intra-renais intrínsecos seriam os responsáveis pela retenção desproporcionada de sódio e água e pela manutenção do edema, sem correlação com o estado da volemia. Esses mecanismos renais intrínsecos são interpretados atualmente como uma resposta renal inadequada ao fator natriurético atrial.

MANIFESTAÇÕES CLÍNICAS

A doença é caracterizada pelo início insidioso do edema, que se instala em geral no decurso de duas a três semanas. No começo da doença, o edema é matutino e periorbitário, descendo no decorrer do dia para os membros inferiores, pela ação da gravidade. Inicialmente, a ascite que se instala é pequena, e o aumento de volume do abdome é traduzido apenas por se tornarem as roupas apertadas na cintura. Há aumento súbito de peso, diminuição do número e volume de micções e anorexia.

Em cerca de 60% dos casos, há história clínica de infecção banal das vias aéreas superiores nas semanas que precedem a data da instalação do edema. Mesmo sem terapêutica, dentro das quatro a seis primeiras semanas, há diurese espontânea em cerca de 60% das crianças. Entretanto, em mais de 90% desses casos os sintomas retornam nas semanas seguintes. Depois de vários meses de duração da doença ativa, a anorexia se acentua, ocorrendo com freqüência náuseas, o que leva à desnutrição acentuada. A criança apresenta palidez intensa, exagerada em relação ao grau de anemia. Há irritabilidade, desatenção e mesmo alterações graves do psiquismo. Com a progressão da doença pode ser observado crescimento deficiente dos cabelos, que se tornam ralos e secos. As unhas amolecem, a cartilagem do ouvido externo fica mole e flácida. A pele, esticada e brilhante devido ao edema subcutâneo, torna-se muito sensível a traumatismos, sendo relativamente comum traumatismos pouco intensos produzirem reações excessivas, como equimoses extensas. O mesmo pode ocorrer pela exposição ao sol, uso de anti-sépticos externos, ou aplicação de fitas adesivas. Na pele do abdome, bacia e coxas surgem com freqüência víbices, devidas à rotura de fibras elásticas da pele. Se a ascite for grande, pode haver, pela elevação do diafragma, dificuldade respiratória e cianose. Com o aumento do derrame peritoneal, surgem, com freqüência, edema genital e hérnia umbilical, ambos muito incômodos para o paciente. Ocasionalmente, na vigência de hidrotórax, pode haver equilíbrio mediastinal, com hipertensão, que cede com a paracentese torácica. Edema genital pode ser observado em cerca de 20% dos casos e atinge, às vezes, volumes muito grandes.

COMPLICAÇÕES

Infecção – a infecção é a mais séria complicação da SN na criança. A infecção mais freqüente é a celulite, geralmente da coxa, dorso ou abdome. Em uma série de 153 crianças com SN, a infecção mais freqüente foi a celulite, que ocorreu em 26% dos casos. Em 17% desses pacientes surgiu peritonite, na maioria dos casos pneumocócica. Tanto a celulite como a peritonite se associaram, com freqüência, à bacteriemia. A infecção urinária associa-se comumente à SN, explicando episódios febris, dor abdominal, disúria e piúria.

Hematúria – pode ser observada em 36% dos nefróticos em algum período da evolução da doença. Na metade dos casos persiste por mais de um mês, nos outros é mais breve. É geralmente microscópica.

Hipertensão – pode ocorrer durante o curso da doença, porém é incomum, e na maioria das vezes está circunscrita a crianças muito edemaciadas. Alguns pacientes apresentam hipertensão arterial por tempo mais prolongado.

Diarréia grave – aparece em cerca de um quinto dos casos. Parece ser devida a edema da mucosa intestinal, contendo as fezes concentrações relativamente elevadas de sódio e de potássio, podendo levar também à grave hipocalemia.

Hérnias inguinais e umbilicais – podem ocasionalmente se encarcerar.

Crises nefróticas – são crises de dor abdominal, com pouca dor à palpação do abdome, febre, vômitos e diarréia. Muitos acreditam tratar-se sempre de infecção do peritônio, mesmo quando não se positiva a cultura de líquido peritoneal. Outros autores sugerem tratar-se de alteração metabólica, geralmente associada à infecção.

DADOS LABORATORIAIS

ALTERAÇÕES SANGÜÍNEAS

As alterações mais comumente encontradas são lactescência do soro, elevação acentuada da taxa de hemossedimentação, elevação da colesterolemia, que pode, embora raramente, atingir 1.000mg/dl, elevação de ésteres de colesterol, triglicerídeos, fosfolipídeos e lipopro-

teínas. O nível de albumina sérica está geralmente diminuído, obedecendo ao padrão eletroforético de proteínas plasmáticas, na maior parte dos casos de SN idiopática, conforme representado na figura 3.18 com elevação de alfa-2-globulina e baixa de gamaglobulina.

ALTERAÇÕES URINÁRIAS

Incluem proteinúria persistente e seletiva na maior parte dos casos que, ocasionalmente, aumenta na posição ereta, em geral maior que $3,5g/24h/1,73m^2$ de superfície corpórea, em alguma fase da doença. Muitas vezes, dados da história clínica, urina espumosa e pegajosa coincidem com o início da proteinúria maciça. O sedimento urinário é caracterizado pela presença de grande quantidade de cilindros, na maioria hialinos; pode ocorrer hematúria e leucocitúria de graus variados. A característica mais importante do sedimento urinário do nefrótico é a presença de material lipídico na forma de vacúolos celulares, gotículas de gordura e lipóides birrefringentes.

ALTERAÇÕES BIOQUÍMICAS

Aumento da uréia – pode ser observado em alguns casos e persistir por tempo variável, enquanto ocorrerem edemas importantes. Não tem caráter de mau prognóstico, quando ocorre precocemente durante o curso da doença.

Hipocalcemia – ocorre, na maioria dos casos, pela redução do cálcio ligado a proteínas. Nos casos de proteinúria muito grande e prolongada, pode haver perda urinária de vários compostos do metabolismo intermediário da vitamina D e da proteína que carrega no plasma o composto 25-OH-colecalciferol, com conseqüente hipocalcemia envolvendo também o cálcio ionizável. Nessas condições, podem ocorrer quadros limítrofes de deficiência de vitamina D e, ocasionalmente, tetania.

Hiponatremia – os níveis séricos de sódio estão raramente abaixo de 130mEq/l. A hiponatremia é geralmente diluicional, em virtude da prescrição de dieta sem sal adicionado, associada a uso de diuréticos potentes, em crianças com livre (e exagerado) acesso a líquidos (água).

Hipocalemia – é também rara, exceto como complicação da terapêutica com corticosteróides e diuréticos.

O uso de corticosteróides diminui a incidência de complicações decorrentes da síndrome nefrótica propriamente dita, porém muitas vezes atenua os sintomas das infecções, tornando seu diagnóstico mais difícil.

DIAGNÓSTICO DIFERENCIAL

É claro, pela exposição aqui realizada, que o diagnóstico de síndrome nefrótica idiopática não é difícil.

Algumas considerações, no entanto, se fazem pertinentes, quando a nefrose idiopática se desenvolve em crianças menores de 1 ano. A síndrome nefrótica é chamada congênita quando o quadro clínico se inicia antes dos 6 meses de vida e, em geral, antes dos 3 meses. Nesses casos, a evolução clínica e o quadro anatomopatológico que a acompanham são bem diferentes dos de crianças maiores. Trata-se de lactentes portadores de SN resistente ao tratamento com corticosteróides, cuja proteinúria se mantém durante toda a evolução do quadro e que apresenta perda gradativa da função renal, caminhando paulatinamente para a insuficiência renal terminal entre 1 e 4 anos de idade.

Vários quadros histológicos podem associar-se à SN congênita idiopática do primeiro ano de vida. Já foram descritos lactentes portadores de glomeruloesclerose focal e segmentar e de glomerulonefrite membranoproliferativa. Os achados histológicos mais comuns, nessa faixa etária, mostram o quadro de esclerose mesangial difusa ou o aspecto microcístico, característico da nefrose congênita do tipo finlandês. Ambas as entidades são herdadas por meio de um traço autossômico recessivo. O tipo finlandês, descrito originalmente entre os habitantes da Finlândia, pode ocorrer em qualquer etnia, mesmo sem antecedentes finlandeses e caracteriza-se por glomérulos quase normais ou hipercelulares e túbulos dilatados, quase císticos, daí o nome que é dado à doença.

A síndrome nefrótica no primeiro ano de vida pode ser também secundária. O quadro clínico é semelhante ao da forma idiopática, acrescido de dados de história, sinais e sintomas relacionados a etiologia infecciosa (lues, toxoplasmose, HIV) ou doença sistêmica presente. É importante que seja feito o diagnóstico da causa, que, quando passível de cura, pode implicar a remissão da síndrome nefrótica.

Acidentes vasculares envolvendo os vasos renais podem produzir, no recém-nascido, proteinúria e edema; é comum hipertensão, e o lactente apresenta-se em péssimo estado geral, na maioria das vezes em insuficiência renal aguda.

Em crianças maiores, a SN pode fazer parte do quadro clínico e laboratorial da glomerulonefrite difusa aguda. A incidência é baixa (ao redor de 5%) e a SN costuma ser leve e transitória, com evolução para a cura sem seqüelas em todos os casos, à medida que ocorre a resolução do processo nefrítico.

A SN idiopática pode estar associada a outras formas de glomerulonefrites, em especial a glomerulonefrite membranoproliferativa (GNMP) e a glomerulonefrite membranosa (GNM). Devemos observar que a forma de lesões mínimas tem idade de início mais precoce; a hematúria é rara, transitória (em 30% dos casos) e microscópica; a hipertensão arterial é leve e costuma ocorrer apenas durante a fase edematosa da doença, quando presente; a insuficiência renal também está restrita à fase de edemas, quando presente; os níveis de complemento sérico são normais ou pouco e transitoriamente diminuídos; e apresenta uma boa resposta ao tratamento com corticosteróides na grande maioria dos casos. Para mais detalhes, consulte o capítulo Glomerulopatias.

TRATAMENTO

Sendo a SN doença de evolução prolongada, freqüentemente sujeita a recidivas, seu tratamento, quase sempre de duração bastante longa, exige planejamento cuidadoso. É obrigatória discussão prévia com os pais, para esclarecimento sobre a natureza da doença, sua evolução, seu prognóstico relativamente benigno, quando corretamente tratada, dando-se ênfase à possibilidade de cura completa e sobre o esquema terapêutico a ser empregado. Quando a criança tiver idade suficiente para compreendê-los, esses esclarecimentos lhe devem ser dispensados na forma adequada. Sendo as drogas utilizadas de preço moderadamente ou bastante elevado, é necessário encaminhar as famílias de reduzido poder econômico a instituições que as forneçam gratuitamente ou a preços reduzidos. Amparo psicológico o mais completo possível deve ser dispensado à família e ao paciente, encorajando-os a manterem contato freqüente com o médico e com outros nefróticos, diminuindo, com esse tipo de relacionamento médico-família, os abandonos de tratamento, que pioram indevidamente o prognóstico inicial da SN. Os pais devem ser alertados sobre os riscos de infecções, sobretudo varicela no ambiente escolar.

De maneira geral, o tratamento ambulatorial é sempre a opção preferida. As internações hospitalares devem ser evitadas, restringindo-se para os pacientes profundamente edemaciados (sobretudo em genitália), com hipertensão arterial importante, com alterações metabólicas ou portadores de infecções que comprometam o estado geral da criança.

O esquema de tratamento inclui medidas de ordem geral e medidas específicas dirigidas ao manuseio da doença renal propriamente dita.

MEDIDAS GERAIS

A criança nefrótica *não deve ser mantida em repouso*, desde que suporte bem a atividade física, que é espontaneamente limitada pelo grau de edema. Será permitida a freqüência à escola, em casos de edema leve ou moderado, desde que a criança assim o deseja. Essa conduta, além de trazer vantagens para o psiquismo da criança, reduz o acúmulo de líquido no tórax e abdome, não aumentando os derrames dos membros inferiores, pela melhora da circulação local que acarreta. O paciente deve ser mantido acamado na vigência de infecções agudas, de hipertensão arterial ou de edema intenso, quando o pequeno aumento da taxa de filtração glomerular induzido pelo decúbito pode produzir perda de alguns quilos críticos de edema.

O nefrótico apresenta desnutrição protéica grave, clinicamente mascarada nas fases de edema, devido às perdas contínuas de proteínas pela urina, à falta de ingestão calórica e protéica, conseqüente à anorexia rebelde, e ainda ao uso de drogas catabolizantes no tratamento específico. Daí ser necessário dispensar cuidado especial à nutrição desses pacientes, elaborando-se dieta nutricionalmente adequada, que ao mesmo tempo seja bem aceita. Nas fases de remissão da SN, não se fará nenhuma restrição dietética.

A restrição de sal costuma ser moderada, isto é, dieta geral sem adição de sal. A adição de sal deve ser mínima para aquelas crianças que não aceitam, de maneira alguma, a dieta anterior e que incorrem no risco de piorar a própria desnutrição. Quando os edemas desaparecerem e a pressão arterial, porventura elevada, tiver retornado aos níveis normais, retornar-se-á paulatinamente à dieta geral com sal. No entanto, por causa do tratamento com corticosteróides, é aconselhável manter restrição moderada de sal e evitar, também, a ingestão de enlatados, embutidos, salgadinhos e aperitivos em pacotes.

A quantidade de líquidos ingeridos não é restringida, exceto para aqueles casos em que ocorre hiponatremia.

A ingestão de proteínas é livre, evitando-se dietas hiperprotéicas que podem agravar a excreção urinária de proteínas e também são mal toleradas. A dieta deve ser rica em potássio (suco de laranja, leite), sobretudo se a criança estiver sendo tratada com corticosteróides e/ou diuréticos espoliadores de potássio. É aconselhável prescrever suplemento polivitamínico diário para evitar deficiências eventuais, causadas pela anorexia. Em casos de proteinúria maciça e quando o tratamento específico não pode ser instituído imediatamente (infecções, por exemplo), ocorrendo hipocalcemia sintomática ou não, deve ser feita suplementação diária com vitamina D, na dose aproximada de 2.000 unidades/dia. Suplementação de cálcio pode ser feita, reservando-a para aqueles casos em que a ingestão dietética é muito pequena.

Nas fases de edema maciço, a pele torna-se suscetível a ulcerações, provocadas mesmo por pequenos atritos, a hemorragias e queimaduras térmicas e solares, que devem ser cuidadosamente evitadas. Deve ser improvisado suporte não constritivo de algodão macio para o escroto nos casos de edema genital intenso. As venipuncturas das femorais e as injeções intramusculares nas nádegas serão evitadas.

As crianças nefróticas são propensas a infecções e o uso de corticosteróides e imunossupressores pode agravar esse quadro, além de mascarar infecções porventura existentes. As infecções são ainda hoje a primeira causa de morbimortalidade em nefróticos.

Conseqüentemente, toda e qualquer infecção deve ser tratada rigorosamente, para prevenir complicações graves. Antibacterianos devem ser usados quando indicados. Os agentes bacterianos mais comumente encontrados são os pneumococos e os gram-negativos, principais agentes etiológicos de peritonites e celulites, modalidades infecciosas bastante encontradas nas crianças nefróticas. Sepse também pode ocorrer e deve ser tratada com presteza, após as colheitas das culturas, e antes mesmo que seja identificado o agente etiológico. Alguns autores preconizam o uso de penicilina por via oral durante toda a fase em que a criança está com hipoalbuminemia e/ou usando corticosteróide em administração diária. Ocasionalmente, para aquelas crianças que apresentam recidivas freqüentes e concomitantes a infecções de pele ou respiratórias, sugere-se o uso de profilaxia com antibióticos ou quimioterápicos. No caso de epidemias na comunidade, a criança deve ser isolada no domicílio. As infecções urinárias são relativamente freqüentes, sobretudo em meninas.

As vacinações costumam ser proteladas para depois da suspensão do tratamento com corticosteróides (três meses, no mínimo). As vacinas constituídas de material recombinante do microrganismo não oferecem riscos da doença para o paciente nefrótico; apenas incorre-se na possibilidade de a criança não adquirir proteção contra a doença e, portanto, o paciente deverá ser revacinado algum tempo após a suspensão do tratamento com corticóides. No entanto, a vacina antipneumocócica pode ser administrada, mesmo em uso de corticosteróides em baixas doses (não imunossupressoras, no esquema alternado), já que, mesmo assim, parece oferecer proteção.

MEDIDAS INESPECÍFICAS

Medidas de tratamento sintomático do edema nem sempre são bem-sucedidas e não alteram o curso natural da SN; devem ser empregadas cuidadosamente. A diminuição do edema renal acarreta, muitas vezes, resposta favorável ao tratamento específico em pacientes anteriormente a ele refratários, pela conseqüente melhora do fluxo sangüíneo e da função renal.

Quando o edema é localizado e pouco intenso, não há necessidade do *emprego de diuréticos*, pois o uso de corticosteróides, em geral, induz diurese adequada em 10 a 15 dias. Basta apenas retirar o sal que é usado para temperar os alimentos.

Os diuréticos são úteis quando o edema é intenso e generalizado, quando há oligúria importante e a natriurese está bem diminuída. Os diuréticos que podem ser usados nessas circunstâncias são: a espironolactona, a furosemida, os tiazídicos e o ácido etacrínico.

De maneira geral, preferimos usar, em associação, a furosemida (1 a 2mg/kg/24h) e a espironolactona (2 a 4mg/kg/24h), por via oral, o que minimiza o efeito hipocalemiante do primeiro. Doses elevadas de furosemida (maiores que 2mg/kg/24h) implicam efeitos colaterais importantes, tais como hemoconcentração (que aumenta o risco de fenômenos tromboembólicos), hiponatremia, hipocalemia, e raramente são prescritas em ambulatório. Necessitam de controle rigoroso e freqüente dos eletrólitos séricos. Outros diuréticos podem ser usados, também em associação com a espironolactona, tais como o ácido etacrínico (1mg/kg/24h), a hidroclorotiazida (1 a 2mg/kg/24h), a clorotiazida (10 a 20mg/kg/24h), todos por via oral. Ocasionalmente, o diurético administrado por via oral não produz crise diurética; isso pode ocorrer em crianças muito edemaciadas e é causado provavelmente por dificuldade de absorção da droga, em virtude do edema. Caso ocorra tal problema, a forma intravenosa do diurético (furosemida) pode ser usada. Sempre é importante enfatizar que o pré-requisito para o uso de diuréticos é a presença de volemia adequada; nunca devem ser usados quando o paciente está hemoconcentrado/hipovolêmico (hematócrito maior ou igual a 40%).

Virtualmente, as indicações para a infusão de *albumina* são o edema generalizado e intenso, acompanhado de derrames cavitários que causam desconforto respiratório e/ou o edema genital, hipovolemia significativa e hemoconcentração importante (hematócrito maior ou igual a 40%). A dose de albumina é de 0,5 a 1,0g/kg, a ser infundida lentamente, sem diluição, em 4 horas, com bomba de infusão, com controle rigoroso da pressão arterial e das condições cardiocirculatórias. Quando do término da infusão de albumina, pode-se prescrever furosemida, por via intravenosa, 1mg/kg, desde que o paciente não se encontre hipovolêmico/hemoconcentrado. A furosemida pode ser fracionada em duas vezes, 0,5 e 0,5g/kg no meio e no fim da infusão de albumina.

A *diálise peritoneal* será empregada em casos selecionados, com grandes edemas refratários a tratamento, e com emprego concomitante de albumina por via intravenosa.

MEDIDAS ESPECÍFICAS

Uso de corticosteróides e imunossupressores

As drogas empregadas no tratamento específico da SN são quase todas imunossupressoras. Assim sendo, é necessário tratar, previamente ao seu emprego, as infecções ativas eventualmente presentes, pelo uso de quantidades adequadas dos antibióticos de escolha para cada caso. Durante o tratamento com imunossupressores, são mascarados os sintomas e os sinais clínicos de infecção, daí a necessidade da observação cuidadosa do paciente, dando-se atenção a qualquer sintoma ou sinal que possa traduzir instalação de processo infeccioso.

Alguns cuidados devem ser tomados antes do início do tratamento, além do que já foi citado. É prioritário afastar-se infecção tuberculosa. Para isso, convém realizar o teste tuberculínico PPD-2U RT-23. Se o teste for positivo (nódulo maior ou igual a 10mm em criança que não recebeu BCG intradérmico) e se a radiografia do pulmão for normal, os corticosteróides podem ser usados, porém a criança deverá receber, concomitantemente, hidrazida e piridoxina. A infestação por *Strongyloides stercoralis* pode-se disseminar quando a criança for tratada com esteróides. Essa parasitose deve ser pesquisada e tratada antes do início do tratamento da SN, sobretudo em crianças que provêm da zona rural. É importante também afastar a forma intestinal da esquistossomose, porque o diagnóstico desse parasita pode sugerir tratar-se de forma secundária de SN.

Também antes do início do tratamento específico devemos realizar sorologias para várias doenças virais cuja prevalência vem aumentando nos últimos anos e onde a introdução de esteróides em altas doses pode estar contra-indicada: hepatite B, hepatite C e infecção pelo vírus HIV.

SN corticossensível

Os corticosteróides constituem a primeira linha de tratamento na SN idiopática de lesões mínimas. No Instituto da Criança prescrevemos prednisona na dose de 2mg/kg ou 60mg/m^2 de superfície corpórea, diariamente, por via oral, em tomada única, entre 6 e 8 horas da manhã, durante quatro semanas. A dose máxima é de 80mg/dia. O desaparecimento da proteinúria, 10 a 15 dias após o início do tratamento, constitui, geralmente, forte evidência de que a SN em questão é do tipo lesões mínimas. Ao fim desse período, o paciente com síndrome nefrótica idiopática pode ser definido como *corticossensível*, caso a proteinúria se torne menor ou igual a 5mg/kg/dia. Oitenta a 90% dos casos são sensíveis aos corticosteróides, com desaparecimento da proteinúria em menos de quatro semanas. A seguir, o corticóide é administrado na mesma dose (2mg/kg), em dose única pela manhã, agora em dias alternados, durante dois meses. Em seguida, a dose é diminuída em 0,5mg/kg a cada duas semanas, até a suspensão do tratamento, que durará ao todo quatro meses e meio. Evidentemente, a criança deverá permanecer em remissão completa durante todo o período da terapêutica e após a suspensão do tratamento. Esse esquema se aplica às SN idiopáticas, quer para o primeiro surto, quer para as recidivas que porventura possam ocorrer, desde que infreqüentes (até uma em um período de seis meses). É importante verificar se se trata de recidiva verdadeira e não apenas de proteinúria transitória, como pode ocorrer na vigência de processos infecciosos; nesses casos, a proteinúria costuma desaparecer com a resolução do processo infeccioso.

Após a primeira remissão, várias evoluções são possíveis. Algumas crianças apresentam um *único surto* de SN, que responde bem ao uso de prednisona, e a remissão é definitiva. A freqüência desse tipo de evolução varia de acordo com os serviços, de 6 a 40% dos casos em seguimento. Outras crianças nefróticas corticossensíveis (10 a 20%) têm recidivas espaçadas, com intervalos longos, de vários meses sem medicação. Essas crianças evoluem para a cura, após um período de tempo imprevisível, até de alguns anos. O risco de recidiva diminui à medida que aumenta o tempo de remissão. São os nefróticos com *recidivas infreqüentes*, de até uma em seis meses ou duas em um ano, em geral de um ano ou mais. Entre as crianças corticossensíveis encontra-se um terceiro grupo de nefróticos, que são os *recidivantes freqüentes* (mais de uma recidiva em seis meses ou mais de duas em um ano) e os *corticodependentes* (a recidiva ocorre durante a redução da prednisona ou nos primeiros 30 dias após sua retirada). Esse terceiro grupo, o mais numeroso, compreende cerca de 40 a 60% das crianças com SN idiopática. Tal comportamento implica uma evolução tormentosa da doença, com várias recidivas no decorrer de vários anos. Remissões de longa duração só serão conseguidas com o uso de corticoterapia prolongada ou por meio do uso de imunossupressores.

De maneira geral, as recidivas que se seguem a um primeiro tratamento com prednisona continuam corticossensíveis. Quando a recidiva é espaçada, o tratamento é idêntico ao do primeiro surto. No caso de recidivas freqüentes, pode-se diminuir o tempo de uso de prednisona prescrevendo-se apenas quatro semanas de corticóide em dias alternados, dose alta, antes de iniciar o processo de retirada. No entanto, crianças com recidivas freqüentes e corticodependentes costumam permanecer em remissão, clínica e laboratorial, quando em uso de prednisona por tempo prolongado e administrada em dias alternados. A dose usada nesses casos é a chamada *dose limiar* ou dose mínima capaz de controlar a doença, mantendo a proteinúria negativa ou menor ou igual a 5mg/kg/24h. A dose limiar varia de um paciente para outro e costuma situar-se entre 0,5 e 1,0mg/kg; ela deve ser estabelecida individualmente, durante a fase de diminuição da prednisona, por meio de estreita correlação entre proteinúria e dosagem do medicamento. Uma vez encontrada a dose limiar, o doente permanecerá em uso dessa dose em regime descontínuo, durante mais de seis meses, ou um ano ou mais. Após o tratamento longo e descontínuo, a prednisona será suspensa paulatinamente, sempre de maneira alternada. Muitas crianças podem beneficiar-se com esse tratamento longo, apresentando a seguir remissões prolongadas. Por outro lado, muitas crianças nefróticas continuarão a ter recidivas freqüentes ou continuarão dependentes, constituindo um grupo de pacientes que é forte candidato ao uso de imunossupressores. O uso de imunossupressores estará indicado também em qualquer fase do tratamento prolongado, se surgirem efeitos colaterais dos esteróides (mais comuns quando a dose limiar é elevada). Os imunossupressores (ciclofosfamida ou clorambucil) serão prescritos durante 10 semanas, sempre em associação com a prednisona no esquema descontínuo. Eles são capazes de determinar remissões completas e duradouras (um ano ou mais) em cerca de 90% dos casos.

Na prática, o prognóstico das SN corticossensíveis desde o início é bom, mesmo para aqueles casos com evolução de vários anos. Isso porque os casos tormentosos costumam evoluir para a cura; as recidivas mantêm a sensibilidade aos esteróides e o tratamento é compatível com um ritmo de vida normal. Uma pequena fração de doentes pode, durante a evolução, perder a corticossensibilidade e evoluir para a insuficiência renal progressiva.

Um outro imunossupressor que pode ser usado nas crianças nefróticas dependentes de esteróides é a ciclosporina A. Existem várias publicações em que se observa que, associada à prednisona de início e mantida por períodos de um a quatro anos, essa droga permite a redução/suspensão da prednisona. No entanto, uma grande porcentagem das crianças tratadas com ciclosporina A volta a apresentar proteinúria quando da redução/suspensão desse imunossupressor. Por outro lado, a ciclosporina A é droga bastante nefrotóxica e seu uso a longo prazo implica a necessidade de biopsia renal anualmente; são relatados casos de GESF em pacientes que receberam a droga por tempo prolongado. Deve ser manipulada por profissionais especializados em Nefrologia.

O deflazacort é um corticóide mais recente que a prednisona e com efeitos colaterais muito menores. Pode-se constituir em uma alternativa terapêutica viável para a SN corticodependente tratada sem sucesso com imunossupressores. Apresenta o inconveniente de ser muito caro. A equivalência prednisona/deflazacort é da ordem de 5mg/6mg, respectivamente.

O diagnóstico precoce das recidivas (e das remissões) pode ser feito pela própria família (desde que devidamente esclarecida pela equipe médica que cuida da criança) por meio de testes de proteinúria semiquantitativa realizados na primeira urina da manhã, ao levantar, o que corresponde, grosseiramente, a um "pool" de urina de 12 horas. Os ácidos usados são o sulfossalicílico (a 3 ou a 20%) ou o tricloroacético (a 10 ou a 20%), que, em contato com proteínas da urina, precipitam, surgindo um aspecto que, a olho nu, tem correlação com a concentração de proteínas na amostra. Costuma-se usar 2ml de urina mais cinco gotas do ácido (em solução mais concentrada). Caso ocorra turvação da urina, é aconselhável pingar mais ácido, até que a reação não mais progrida. O quadro 3.6 relaciona o aspecto macroscópico obtido com as concentrações de proteínas na amostra de urina.

A proteinúria também pode ser estimada pela relação proteína/creatinina expressa em mg/mg, na primeira urina da manhã; a correlação com a proteinúria de 24 horas é próxima a 1; valores menores de 0,20 indicam proteinúria negativa; entre 0,20 e 3, existe proteinúria, mas ela é menor que 50mg/kg/24h; acima de 3, a proteinúria é maciça.

Quadro 3.6 – Correlação entre concentração de proteína na urina e aspecto macroscópico da reação com ácido tricloroacético a 20%.

Denominação da reação	Concentração de proteína na urina (mg/dl)	Aspecto a olho nu
Zero	5	Claro
Traços	5-I0	Pouco turvo
+	15-30	Turbidez definida
+ +	40-I00	Floculação sem precipitado
+++	150-300	Floculação com precipitado
++++	600-2000	Precipitado intenso (aspecto de clara de ovo)

SN corticorresistente

A SN idiopática pode ser também resistente ao tratamento com esteróides. Se após quatro semanas de tratamento adequado com prednisona e na ausência de qualquer complicação a proteinúria se mantiver maior ou igual a 50mg/kg/24h, existem fortes suspeitas de corticorresistência, que se confirmarão caso o quadro se mantenha por mais duas semanas (total de seis semanas de prednisona em uso diário). Cerca de 10 a 20% das SN idiopáticas apresentam esse comportamento, dependendo do critério de referência utilizado. Trata-se de crianças nefróticas em que se encontra uma incidência maior de hematúria (macro ou microscópica), proteinúria com índice menor de seletividade e número de óbitos por complicações maior que nas SN corticossensíveis. A manutenção do tratamento com esteróides em dose alta é não só ineficaz, como também contra-indicada devido ao risco de complicações. Alguns autores preconizam o uso de prednisona em doses menores, no esquema descontínuo, durante três a seis meses, embora a probabilidade de remissão completa seja muito pequena. De maneira geral, essas crianças são fortes candidatas ao uso de imunossupressores. O mais usado é a ciclofosfamida (Genuxal®), mas o clorambucil (Leukeran®) também pode ser usado. A ciclofosfamida é usada na dose de 2,5mg/kg/24h (ou 75mg/m²/24h) durante 10 semanas, sempre associada à prednisona (30 a 60mg/

m²/24h, em dias alternados, dose única pela manhã), o que potencializa o efeito do imunossupressor e minimiza sua ação inibidora sobre a medula óssea. Procura-se não ultrapassar a dose de 200mg/kg de dose total, que é considerada de risco para efeitos colaterais graves. Existe uma grande correlação entre a resposta aos esteróides e a resposta aos imunossupressores, de modo que o uso de ciclofosfamida (ou outro) não é garantia absoluta de que ocorra remissão completa. Com relativa freqüência, as SN corticorresistentes são tratadas apenas com tratamento de suporte, por ausência de resposta aos esquemas terapêuticos antes expostos: restrição de sal na dieta, diuréticos em dosagens modestas para combater os edemas, correção e controle de distúrbios hidroeletrolíticos, combate à desnutrição, drogas antiproteinúricas como o enalapril etc.

Nos últimos anos, vários esquemas terapêuticos têm sido propostos com resultados bastante difíceis de serem analisados, na maioria das vezes. A terapêutica com "pulsos" de metilprednisolona, na dose de 20 a 30mg/kg, em número de três, por via intravenosa, tem mostrado resultados controversos na literatura, uma vez que os estudos não são randomizados. A experiência da Unidade de Nefrologia do Instituto da Criança foi decepcionante, pois só conseguimos reverter a corticorresistência em 27% dos casos (6/22). A "pulsoterapia" deve ser feita com rigoroso controle médico, em virtude dos riscos que apresenta: hipervolemia, encefalopatia hipertensiva, potencialização de fenômenos tromboembólicos, morte súbita etc.

A ciclosporina A também foi usada em SN corticorresistente, mas os resultados não foram muito diferentes dos obtidos com a pulsoterapia com metilprednisolona.

Em 1996 foi apresentado à comunidade científica o tratamento proposto por Tune e cols. para SN idiopática corticorresistente associada à GESF. A proposta foi o uso de pulsos de metilprednisolona por 82 semanas, inicialmente três vezes por semana, nas primeiras duas semanas, e a seguir a intervalos progressivamente crescentes (semanais, quinzenais, mensais e bimensais), associados à prednisona por via oral. O esquema propõe também o uso de imunossupressores (ciclofosfamida ou clorambucil) por oito semanas, em um ou dois ciclos, em função da resposta ao tratamento. Os resultados apresentados são animadores: 75% de pacientes fora de terapêutica (66% em remissão completa e 9% com proteinúria leve), sendo que apenas 19% não alteraram seu estado nefrótico.

O prognóstico das SN idiopáticas corticorresistentes é variável. A biopsia renal é muito importante, embora seja difícil estabelecer um prognóstico, caso o diagnóstico encontrado seja de lesões mínimas. Na ausência de resposta aos tratamentos instituídos e em se mantendo proteinúria maciça por tempo indeterminado, a evolução para insuficiência renal é muito presente, em espaço de tempo variável. Outras vezes, ocorre evolução espontânea para proteinúria residual, isto é, compreendida entre 5 e 50mg/kg/24h, de modo que o nível sérico de albumina se eleva acima de 2,5g/dl, a criança não apresenta edemas durante a maior parte do tempo, com qualidade de vida melhor. Eventualmente, remissões podem acontecer e parecem espontâneas, ocorrendo a distância ou na ausência de qualquer medicação. Todo o empenho deve ser proposto para diminuir ou mesmo "zerar" a proteinúria, haja vista o prognóstico sombrio que ela representa. A administração de drogas antiproteinúricas (enalapril) tem lugar importante no manuseio das SN resistentes a tratamento. Portanto, a presença de histologia de lesões mínimas dentro de uma SN corticorresistente é um dado negativo, mas não é garantia de prognóstico favorável.

Nefrose com sensibilidade parcial aos esteróides
Algumas crianças com SN idiopática apresentam resposta parcial com o uso diário de prednisona. Embora a proteinúria melhore, ela não alcança valores de remissão completa, ficando abaixo dos valores definidos para a SN (50mg/kg/24h), mas acima de 5mg/kg/24h. Trata-se, portanto, de remissão parcial. Esses casos respondem, muitas vezes, ao aumento das doses de prednisona por via oral, obtendo-se remissão completa com doses de 2,5mg/kg/24h durante

quatro semanas; outras vezes, o tempo de uso diário de prednisona, que em condições habituais é de até seis semanas, pode ser prorrogado por mais algumas semanas, desde que não apareçam efeitos colaterais do uso prolongado de esteróides. Após a remissão completa, o tratamento prosseguirá no esquema descontínuo, como exposto anteriormente. Caso a criança apresente efeitos tóxicos da terapêutica, podemos preconizar o uso de imunossupressores, durante 8 a 12 semanas, junto com a prednisona em uso descontínuo. O prognóstico desses casos costuma ser bom.

No quadro 3.7 são apresentados os 279 pacientes nefróticos acompanhados em nossa Unidade, de 1970 a 1991, cujo seguimento foi superior a seis meses. A idade média de apresentação foi de 4 anos e a relação meninos/meninas foi de 1,9.

A sensibilidade inicial ao tratamento com prednisona apresentou as características mostradas na tabela 3.11.

O tratamento imunossupressor foi usado em 144 pacientes, por dependência ou resistência aos esteróides. Os resultados obtidos estão discriminados na tabela 3.12.

Quadro 3.7 – Síndrome nefrótica idiopática. Casuística.

Número de pacientes: 279
Relação M/F = 1,9
Idade média de apresentação: 4,0 anos (mín.:0,1; máx.:-12,0)
Tempo médio de seguimento: 63,5 meses (mín.: 6; máx.: 210)
Período estudado: 1970 a 1991

Tabela 3.11 – Síndrome nefrótica idiopática. Resposta inicial ao corticóide.

Corticossensibilidade: 149 pacientes (53,4%)
Corticodependência: 65 pacientes (23,2%)
Corticorresistência: 65 pacientes (23,2%)

Tabela 3.12 – Síndrome nefrótica idiopática. Uso de imunossupressão.

Droga	Com Sucesso	Sem sucesso
Ciclofosfamida	55	56
Clorambucil	3	2
Metilprednisolona	6	22

Uso de drogas hipolipemiantes
De modo geral, a hiperlipidemia de crianças com SN é transitória e resolve-se a curto e a médio prazo com o tratamento da recidiva. No entanto, a hiperlipidemia passa a ser problema grave para a criança com SN que não responde a nenhuma das terapêuticas expostas. Estão em andamento, em crianças nefróticas, estudos prospectivos com várias drogas usadas para diminuir os níveis séricos de colesterol e de triglicerídeos. As drogas usadas são as "estatinas": sinvastatina, lovastatina etc. Os resultados são muito bons, em relação à redução dos níveis séricos dos lipídeos plasmáticos; entretanto, ainda não foi possível estabelecer correlação entre essa redução dos lipídeos e a modulação da proteinúria. A grande maioria desse grupo de medicamentos não está ainda liberada para uso em Pediatria.

COMPLICAÇÕES

As complicações que não envolvem os rins são as mais graves, a saber, desnutrição, infecções e fenômenos tromboembólicos.

As infecções são até hoje a primeira causa de óbitos entre as crianças nefróticas. O pneumococo, seguido de perto pelos gram-negativos, é o agente etiológico mais comumente identificado em casos de peritonite, pneumonia, meningite. A era dos antibióticos mudou drasticamente a morbimortalidade por infecções. As infecções virais podem adquirir características muito graves em crianças nefróticas, quando em uso de imunossupressores. Por ocasião de infecções virais, como a varicela, ou de infecções bacterianas importantes, costuma-se suspender o imunossupressor e diminuir o esteróide em duas ou três vezes a dose fisiológica, em uso diário durante todo o tempo de resolução da infecção. Após a cura, o tratamento é retomado na fase em que foi interrompido.

A sensibilidade aumentada às infecções na SN tem etiologia multifatorial:

a) perda de fatores do complemento (fatores B e D) que facilitam a opsonização de microrganismos;

b) níveis séricos muito diminuídos de IgG e de suas subclasses, em especial as frações IgG_1 e IgG_2, que são as responsáveis pela resistência a organismos capsulados. Alguns pacientes nefróticos descompensados apresentam níveis séricos indetectáveis dessas subclasses. Esses pacientes apresentam também diminuição dos níveis séricos de IgA e elevação dos níveis séricos de IgM. A perda urinária não responde totalmente por esses achados. Considera-se que esses distúrbios são causados por um defeito no "switch" que determina a conversão de IgM para IgG (esse conceito está de acordo com a disfunção do linfócito T descrita na SN).

Em revisão de 1995, a SN ocupou o terceiro lugar entre as doenças renais que podem associar-se a *complicações da coagulação*. A incidência de eventos tromboembólicos ficou em torno de 3,3% em crianças, menos freqüente que entre os nefróticos adultos (19-50%). Foi mais freqüente no início da doença. A trombose de veia renal (TVR) foi a mais freqüente (30% dos casos), e o tromboembolismo pulmonar (TEP) foi encontrado em 21% da casuística. Os exames mais usados para o diagnóstico foram a ultra-sonografia com Doppler e a cintilografia pulmonar.

As complicações tromboembólicas são facilitadas pelo estado de hipercoagulabilidade do nefrótico, pela imobilização e pela hemoconcentração provocada por uso indevido de diuréticos. Podem ser muito graves quando acometem grandes vasos e são a segunda causa mais freqüente de óbito entre os nefróticos

As principais alterações hemostáticas encontradas na SN descompensada são enumeradas a seguir:

a) aumento dos níveis séricos de proteínas que participam da cascata da coagulação, a saber, fibrinogênio, fatores II, V,VII, VIII, X e XIII, enquanto os níveis do mais importante fator de inibição da coagulação, a antitrombina III, estão diminuídos por perda urinária;

b) aumento da agregação plaquetária, que contribui para os fenômenos trombóticos;

c) diminuição da volemia causando lentificação do fluxo venoso; a hemoconcentração acarreta hiperviscosidade; ambas constituem fatores facilitadores da hipercoagulabilidade.

O tratamento baseia-se no uso de anticoagulantes e/ou agentes trombolíticos, como a heparina. Como as crianças com SN descompensada são de grande risco para a ocorrência de fenômenos de tromboembolismo, alguns autores preconizam o uso profilático de anticoagulantes, sobretudo nos casos de SNCR.

A *desnutrição*, por causa da perda urinária de proteínas, é uma complicação freqüente, sobretudo em crianças pequenas. Ela se torna muito importante em crianças corticorresistentes.

A *desaceleração do crescimento longitudinal* ocorre quando há SN importante e prolongada, mesmo sem uso de corticóides. A perda de substâncias do metabolismo intermediário da vitamina D, causando hipocalcemia, pode ser um fator coadjuvante para esse fenômeno. O tratamento contínuo e prolongado com doses elevadas de esteróides pode determinar atraso da maturação óssea e parada do crescimento linear, complicação pouco freqüente nos esquemas descontínuos.

A *insuficiência renal aguda* grave pode ocorrer em nefróticos gravemente edemaciados e hipovolêmicos. Excepcionalmente, a diálise pode ser necessária para o tratamento dos edemas refratários.

Muitas complicações encontradas são relacionadas ao *uso de medicamentos específicos*. Quase todos os pacientes submetidos à terapêutica com corticóides desenvolvem, em grau maior ou menor, as manifestações clínicas de hiperadrenocorticalismo (síndrome de Cushing); essas manifestações são bastante reduzidas quando o tratamento é descontínuo. São caracterizadas, sobretudo, por aumento do peso corpóreo, hipertensão arterial, neutrofilia com leucocitose (até 20.000 a 25.000/mm^3, com 80% de polimorfonucleares). Esta última não tem significado clínico maior, mas pode ser erroneamente interpretada como expressão hematológica de estado infeccioso agudo. Úlcera péptica e pancreatite aguda são complicações raras. Tratamento prolongado com esteróides pode desencadear diabetes melito transitório ou permanente em pré-diabéticos. Alcalose metabólica moderada pode ser vista após duas a três semanas de tratamento contínuo com prednisona e reflete deficiência de potássio. Insuficiência da glândula adrenal é considerada complicação grave, imprevisível, eventualmente fatal, mesmo em crianças que já não recebem esteróides, quando essas crianças sofrem algum estresse. Recomenda-se que, na vigência de doenças agudas graves ou cirurgias, as crianças tratadas com esteróides contínuos por mais de um mês sejam suplementadas com prednisona se a interrupção do tratamento tiver ocorrido há menos de um ano. A insuficiência adrenal parece não ocorrer com tratamentos descontínuos.

Os imunossupressores, nas doses indicadas, causam poucos efeitos colaterais. O mais freqüente é a alopecia reversível em 30% dos casos. Pode ocorrer irritação da bexiga, com disúria e até cistite hemorrágica, complicação que pode ser prevenida pelo aumento da oferta de água durante o tratamento. Em 25% dos pacientes ocorre leucopenia transitória (leucócitos inferiores a 5.000/mm^3), a qual obriga à suspensão temporária do tratamento e a retomada posterior após a recuperação hematológica. De qualquer modo, é conveniente controlar os leucócitos do sangue, por ocasião da segunda ou terceira semana após o início das drogas; a seguir, a cada 15 ou 20 dias. O uso do clorambucil obriga à realização de leucograma semanal durante todo o tempo de uso. A varicela pode ter evolução muito grave em criança que usa imunossupressor. O uso de imunossupressor aumenta o aparecimento de neoplasias e, pela toxicidade gonadal que apresenta, pode causar esterilização definitiva em meninos. É aconselhável não ultrapassar a dose total de 200mg/kg para a ciclofosfamida e 8mg/kg para o clorambucil. São drogas de segunda linha de escolha no tratamento da SN infantil.

PROGNÓSTICO

O emprego racional de corticosteróides, imunossupressores, antibióticos e o controle adequado dos pacientes diminuíram grandemente os riscos de complicações da SN idiopática de lesões mínimas (LM), bem como a mortalidade. Em apenas uma pequena porcentagem de casos a morte foi conseqüente à insuficiência renal crônica. A maior parte dos óbitos foi conseqüente às complicações da síndrome. Portanto, o prognóstico geral da SN idiopática de lesões mínimas é muito bom. Nos demais tipos histológicos que se acompanham de SN, o prognóstico é bem menos favorável.

A tabela 3.13 estabelece a relação entre os achados nas biopsias dos nossos pacientes e o quadro clínico de entrada, a saber: hipertensão arterial (HAS), insuficiência renal (IR), hematúria microscópica e hematúria macroscópica. Verificamos que os quadros clínicos estudados são mais freqüentes em pacientes com GESF, mas também podem ser encontrados em crianças com LM, porém em proporção menor. A atrofia *tubular focal (ATF)* e a *proliferativa mesangial difusa (PMD)* são ainda menos freqüentes.

Procurou-se verificar, em nossa casuística, se os achados de biopsia poderiam estabelecer algum prognóstico em relação à resposta ao tratamento. Observamos que o maior número de pacientes corticossensíveis (CS) e corticodependentes (CD) está compreendido no grupo de crianças que não realizaram biopsia renal (NR – considerados como LM) e que apresentaram LM; a maioria das crianças com GESF foi corticorresistente (CR). O inverso também foi verdadeiro, isto é, pacientes com histologia de LM também podem ser CR, embora em proporção muito menor que em pacientes com GESF (Tabela 3.14).

A relação entre os dados de biopsia mostrou que, uma evolução desfavorável, a insuficiência renal crônica (IRC) ocorreu em pacientes com vários aspectos histológicos, inclusive em pacientes com LM. Por outro lado, o maior número de remissões está entre os pacientes com biopsia renal de LM (Tabela 3.15).

Tabela 3.13 – Relação entre achados histológicos de biopsias renais e aspectos clínico-laboratoriais de entrada.

Achados histológicos	HAS	IR	Hematologia microscópica	Hematologia macroscópica
LM	7	1	24	8
ATF	4	1	15	7
GEFS	13	7	25	9
PMD	3	-	7	1
Outros	3	2	6	3

Tabela 3.14 – Relação entre achados histológicos de biopsia renal e resposta clínica do paciente.

Achado histológico	CS	CD	CR
NR	103	30	5
LM	24	16	13
ATF	11	8	9
GEFS	4	7	28
PMD	7	3	4
Outros	–	1	6

Tabela 3.15 – Relação entre achados histológicos e estado clínico atual do paciente.

Achado	Óbito	IRC	Remissão	SN	P > N
NR	2	1	110	15	10
LM	1	6	32	8	6
ATF	–	6	17	–	5
GEFS	1	13	11	4	10
PMD	1	1	10	–	2
Outros	–	3	2	1	1
Total	5	30	182	28	34

P > N = proteinúria maior que o normal.

Ao analisarmos a sensibilidade aos esteróides no início da doença e o estado da proteinúria quando da avaliação final, observamos que (Tabela 3.16) a resposta à prednisona é a característica principal capaz de garantir um prognóstico favorável a longo prazo, à frente dos sinais e sintomas iniciais e da própria histologia renal.

Tabela 3.16 – Síndrome nefrótica idiopática. Resposta inicial ao corticóide e estado clínico final.

Estado clínico final	CS	CD	CR
Remissão > 2 anos	57	18	6
Remissão < 2 anos	54	11	6
Remissão com CE	14	12	4
Proteinúria não-nefrótica	9	12	13
SN	10	10	8
IRC	3	2	25
Óbito	2	–	3
Total	149	65	65

INDICAÇÕES DE BIOPSIA RENAL

A biopsia renal deve ser precedida de exame ultra-sonográfico de rins e avaliação do sistema de coagulação. Caso não se configurem rins pequenos ou rim único, pode-se realizar biopsia renal percutânea em crianças nefróticas nas seguintes situações:
- corticorresistentes desde o início ou que se tornaram resistentes durante a evolução;
- com insuficiência renal e/ou hipertensão arterial desproporcionada ao grau de edemas;
- com hipocomplementemia persistente;
- quando a SN se iniciou antes do primeiro ano de vida ou após os 9 anos de idade (esta última é uma indicação relativa); e
- corticodependentes (indicação relativa).

A biopsia renal será cirúrgica no caso de existirem contra-indicações à biopsia percutânea.

BIBLIOGRAFIA

1. ANDREW, M. & BROOKER, L.A. – Hemostatic complications in renal disorders of the young. *Pediatr. Nephrol.* **10**:88, 1996. 2. BROWN, E.A. et al. – Is the renin angiotensin system involved in the sodium retentionin the nephrotic syndrome? *Nephron* **32**:102, 1982. 3. BROWN, E.A. et al. – Evidence that some mechanism other than the renin system causes sodium retention in the nephrotic syndrome. *Lancet* **2**:1237, 1982. 4. COLEMAN, J.E. & WATSON, A.R. – Hyperlipidaemia, diet and simvastatin therapy in steroid- resistent nephrotic syndrome of childhood. *Pediatr. Nephrol.* **10**:171, 1996. 5. GRYMONPREZ, A. et al. – Vitamin D metabolites in childhood nephrotic syndrome. *Pediatr. Nephrol.* **9**:278, 1995. 6. HOPP, L. et al. – Acute myocardial infarction in young boy with nephrotic syndrome: a case report and review of the literature. *Pediatr. Nephrol.* **8**:290, 1994. 7. KAYSEN, G.A. & Sain-van der VELDEN, M.G.M. – New insights into lipid metabolism in the nephrotic syndrome. *Kidney Int.* **55**:S18, 1999. 8. ODA, H. & KEANE, W.F. – Recent advances in statins and the kidney. *Kidney Int.* **56**:S2, 1999. 9. THABET, M.A.E.H.; SALCEDO, J.R. & CHAN, J.C.M. – Hyperlipidemia in childhood nephrotic syndrome. *Pediatr. Nephrol.* **7**:559, 1993. 10. TUNE, B.M.; LIEBERMAN, E. & MENDOZA, S.A. – Steroid-resistant nephrotic focal segmental glomerulosclerosis: a treatable disease. *Pediatr. Nephrol.* **10**:772, 1996.

| 7 | **Hipertensão Arterial** |

VERA H. KOCH
ERIKA A. FURUSAWA

DEFINIÇÃO

A hipertensão arterial é definida pela obtenção de um conjunto de medidas de pressão arterial que possa apresentar risco à integridade do aparelho cardiovascular, rins e sistema nervoso central. Não existem valores limítrofes precisos de pressão arterial, acima dos quais se possa afirmar que a integridade dos órgãos-alvo esteja em risco. Define-se hipertensão arterial na criança como um conjunto de medidas de pressão arterial sistólica e/ou diastólica (valores obtidos em pelo menos em três ocasiões) iguais ou superiores ao percentil 95 para idade e sexo.

Valores tensionais pouco elevados obtidos isoladamente não significam que a criança seja hipertensa. A pressão arterial varia muito na infância, em função do exercício físico, de alterações do estado emocional, choro, rebeldia ao exame e inadequação do manguito ao volume do membro utilizado para a medida da pressão arterial. Além disso, os valores pressóricos, tanto sistólicos quanto diastólicos, aumentam progressivamente com a idade, atingindo os níveis dos adultos na época da adolescência. Assim sendo, a verificação da pressão arterial da criança deve ser sempre realizada com o paciente tranqüilo, de preferência após uma refeição. Se, nessas condições, valores limítrofes forem detectados, eles devem ser confirmados em consultas subseqüentes em dias sucessivos (pelo menos três), com o objetivo de dissipar a ansiedade do pequeno paciente e obter os níveis pressóricos reais.

Quando a pressão arterial obtida é elevada ou há lesão de órgãos-alvo, a criança deve ser avaliada imediatamente. No entanto, na maioria das vezes, a pressão arterial é leve ou moderadamente aumentada e a criança está bem, sem complicações. Nessas condições, a pressão arterial deve ser medida repetidas vezes, em várias consultas. Se a pressão arterial média obtida for inferior ao percentil 90, a criança é considerada normotensa e fará controles semestrais ou anuais.

Se a pressão arterial média obtida em várias ocasiões se localiza no percentil 95 ou acima dele, a criança é considerada hipertensa, e deve ser avaliada do ponto de vista diagnóstico e eventualmente terapêutico.

Como manifestação isolada, a hipertensão arterial é bem mais rara nas crianças que nos adultos. Como a pressão arterial não tem uma distribuição normal na população, é hábito expressar a pressão arterial de criança por meio de percentis, de acordo com a idade cronológica, estatura e sexo. Os percentis são calculados a partir de valores obtidos em crianças normais da mesma idade e sexo e nas quais os níveis pressóricos foram determinados, em geral, pelo método auscultatório, usando-se estetoscópio e esfigmomanômetro de mercúrio.

Existem vários estudos epidemiológicos sobre pressão arterial em Pediatria, englobando grupos variáveis de crianças e valendo-se de métodos distintos de mensuração da pressão arterial. No entanto, todos eles têm mostrado, em geral, que os níveis tensionais (sistólicos e diastólicos) aumentam com a idade. O estudo mais utilizado internacionalmente para a definição de "valores de normalidade" de pressão arterial na faixa etária pediátrica é o "Second Task Force of Blood Pressure Control in Children", 1987, atualizado pelo National High Blood Pressure Education Program (NHBPEP) em 1995; seus dados se baseiam em medidas obtidas a partir de mais de 80.000 crianças de ambos os sexos, de zero a 17 anos de idade, incluindo crianças de múltiplas etnias. Esse estudo determina percentis de pressão arterial levando em conta sexo, idade cronológica e a estatura da criança e do adolescente, como demonstram as tabelas 3.17 e 3.18.

NORMATIZAÇÃO DA MEDIDA DE PRESSÃO ARTERIAL

As medidas de pressão arterial devem ser tomadas em ambiente calmo, com a criança tranqüila. A pressão arterial sistólica é considerada quando da percepção do primeiro som de Korotkoff. A medida da pressão diastólica é complicada pela presença de duas fases diastólicas à ausculta, isto é, K4 e K5. Nenhuma delas reflete, com precisão, a medida diastólica intra-arterial; K4 a superestima e K5 a subestima. O estudo atualizado do NHBPEP e a American Heart Association (AHA) adotam o K5 como valor de referência de pressão diastólica para todas as idades estudadas. A justificativa para a adoção de K5 é que o desaparecimento total dos ruídos vasculares (K5) parece estar menos sujeito a erros auditivos de interpretação que sua atenuação (K4), sendo, portanto, mais reprodutível em estudos epidemiológicos.

A seleção do manguito adequado é essencial para a credibilidade da medida de pressão arterial e para o diagnóstico de normalidade pressórica dela derivado. Os critérios mais utilizados para a seleção do tamanho do manguito (mais propriamente da bolsa inflável nele contida) para medida da pressão arterial em crianças são os estabelecidos pela AHA e NHBPEP que preconizam que a largura do manguito apresente aproximadamente 40% da circunferência do braço em uma distância entre o olécrano e o acrômio, e que o comprimento do manguito varie de 80 a 100% da circunferência do braço. A maioria dos esfigmomanômetros de coluna de mercúrio mostram-se precisos, quando comparados a um padrão calibrado, mas exigem cuidados periódicos de manutenção. Esfigmomanômetros aneróides perdem a acurácia facilmente, não havendo garantia de que estejam realmente calibrados, mesmo quando se apresentam "zerados" à pressão atmosférica, devendo ser semestralmente aferidos por comparação, com um esfigmomanômetro de coluna de mercúrio. Nova calibração é também necessária após quedas ou qualquer outro dano. De acordo com as normas da AHA, a aferição da pressão arterial pode ser realizada utilizando-se metodologia oscilométrica ou por Doppler no primeiro ano de vida. A campânula do estetoscópio deve estar aposta sobre o pulso braquial direito do paciente. Crianças com idade inferior a 3 anos devem ter sua pressão arterial aferida na posição deitada, a posição sentada deve ser utilizada em crianças com idade superior a 3 anos na posição sentada com o braço apoiado ao nível do coração. O número de medidas deve ser múltiplo (mínimo de 2), com intervalos de 1 a 2 minutos entre as medidas sucessivas, a inflação deve efetuar-se até 20mmHg acima do desaparecimento do pulso radial e a deflação deve ocorrer na velocidade de 2-3mmHg por segundo. A pressão arterial sistólica e diastólica estimada deve ser calculada como a média das medidas sistólicas e diastólicas sucessivas obtidas em cada consulta. Na falta de manguito adequado, é preferível usar o manguito imediatamente maior que o esperado, evitando manguitos estreitos. O erro é menor com manguitos maiores.

EPIDEMIOLOGIA E ETIOPATOGENIA

A incidência de hipertensão arterial persistente na infância e na adolescência é incerta. Os dados a respeito são escassos e nem sempre comparáveis, devido a diferenças metodológicas na obtenção das medidas de pressão arterial e, em especial, a critérios diferentes para a conceituação de hipertensão arterial. A prevalência de hipertensão arterial na criança varia de 1,2 a 13% em diferentes estudos. A morbidade e a mortalidade associadas à hipertensão na criança não são conhecidas.

Tabela 3.17 – Níveis pressórios (percentis 90 e 95) em meninos de 1 a 17 anos de idade de acordo com os percentis de altura.

Idade (anos)	Percentil	PA sistólica (mmHg) por percentil de altura							PA diastólica (mmHg) por percentil de altura						
		5	10	25	50	75	90	95	5	10	25	50	75	90	95
1	90	94	95	97	99	101	102	103	49	49	50	51	52	53	54
	95	98	99	101	103	105	106	107	54	54	55	56	57	58	58
2	90	98	99	101	103	104	106	107	54	54	55	56	57	58	58
	95	102	103	105	107	108	110	110	58	59	60	61	62	63	63
3	90	101	102	103	105	107	109	109	59	59	60	61	62	63	63
	95	105	106	107	109	111	112	113	63	63	64	65	66	67	68
4	90	103	104	105	107	109	110	111	63	63	64	65	66	67	67
	95	107	108	109	111	113	114	115	67	68	68	69	70	71	72
5	90	104	105	107	119	111	112	113	66	67	68	69	69	70	71
	95	108	109	111	113	114	116	117	71	71	72	73	74	75	76
6	90	105	106	108	110	112	113	114	70	70	71	72	73	74	74
	95	109	110	112	114	116	117	118	74	75	75	76	77	78	79
7	90	106	107	109	111	113	114	115	72	73	73	74	75	76	77
	95	110	111	113	115	117	118	119	77	77	78	79	80	81	81
8	90	108	109	110	112	114	116	116	74	75	75	76	77	78	79
	95	112	113	114	116	118	119	120	79	79	80	81	82	83	83
9	90	109	110	112	114	116	117	118	76	76	77	78	79	80	80
	95	113	114	116	118	119	121	122	80	81	81	82	83	84	85
10	90	111	112	113	115	117	119	119	77	77	78	79	80	81	81
	95	115	116	117	119	121	123	123	81	82	83	83	84	85	86
11	90	113	114	115	117	119	121	121	77	78	79	80	81	81	82
	95	117	118	119	121	123	125	125	82	82	83	84	85	86	87
12	90	115	116	118	120	121	123	124	78	78	79	80	81	82	83
	95	119	120	122	124	125	127	128	83	83	84	85	86	87	87
13	90	118	119	120	122	124	125	126	78	79	80	81	81	82	83
	95	121	122	124	126	128	129	130	83	83	84	85	86	87	88
14	90	120	121	123	125	127	128	129	79	79	80	81	82	83	83
	95	124	125	127	129	131	132	133	83	84	85	86	87	87	88
15	90	123	124	126	128	130	131	132	80	80	81	82	83	84	84
	95	127	128	130	132	133	135	136	84	85	86	86	87	88	89
16	90	126	127	129	131	132	134	134	81	82	82	83	84	85	86
	95	130	131	133	134	136	138	138	86	86	87	88	89	90	90
17	90	128	129	131	133	135	136	137	83	84	85	86	87	87	88
	95	132	133	135	137	139	140	141	88	88	89	90	91	92	93

A hipertensão arterial é uma doença de etiopatogenia múltipla e mecanismos fisiopatológicos diversos. Os principais mecanismos propostos atualmente são: neurais, cardíacos, renais, hormonais, estruturas vasculares e moleculares e genéticos.

MECANISMOS NEURAIS

Os ajustes finos minuto a minuto e a modulação das variações súbitas da pressão arterial são prontamente controlados pelo sistema nervoso central. Esse controle depende de sensores periféricos, como os pressorreceptores arteriais aórtico e carotídeos, quimiorreceptores, receptores cardíacos vaginais e simpáticos mielinizados e não-mielinizados. As variações da pressão arterial, da oxigenação e pH sangüíneos e o retorno venoso que chega ao coração são detectados por essas estruturas e integrados no trato solitário, no núcleo dorsal motor do vago, no núcleo ambíguo e nas regiões rostral e caudal do bulbo ventromedial. Daqui emergem respostas neurais simpáticas e parassimpáticas para o coração e vasos sangüíneos, bem como reações hormonais integradas, como liberação de angiotensina II, vasopressina, noradrenalina e adrenalina, na tentativa de corrigir a anormalidade que originou a resposta neural. Em situação em que ocorre aumento súbito da pressão arterial, no qual os barorreceptores arteriais são estimulados e proporcionam como resposta neural a elevação do tono vagal cardíaco com conseqüente redução da freqüência e do débito cardíaco e do fluxo simpático para os pequenos vasos, há diminuição da resistência periférica e conseqüente vasodilatação. Concomitantemente à estimulação simpática, libera-se maior quantidade de epinefrina e norepinefrina da medula adrenal e renina do aparelho justaglomerular, além de maior secreção de vasopressina pela neuro-hipófise. Assim, esses três sistemas hormonais vasoconstritores, ao juntarem-se com as respostas neurais, assegurariam o controle da pressão arterial, não permitindo que a redução da pressão arterial continuasse indefinidamente.

Tabela 3.18 – Níveis pressórios (percentis 90 e 95) em meninas de 1 a 17 anos de idade de acordo com os percentis de altura.

Idade (anos)	Percentil	PA sistólica (mmHg) por percentil de altura							PA diastólica (mmHg) por percentil de altura						
		5	10	25	50	75	90	95	5	10	25	50	75	90	95
1	90	98	98	99	101	102	103	104	52	52	.53	53	54	55	55
	95	101	102	103	104	106	107	108	56	56	57	58	58	59	60
2	90	99	99	101	102	103	104	105	57	57	58	58	59	60	60
	95	103	103	104	106	107	108	109	61	61	62	62	63	64	64
3	90	100	101	102	103	104	105	106	61	61	61	62	63	64	64
	95	104	104	106	107	108	109	110	65	65	66	66	67	68	68
4	90	101	102	103	104	106	107	108	64	64	65	65	66	67	67
	95	105	106	107	108	109	111	111	68	68	69	69	70	71	71
5	90	103	103	105	106	107	108	109	66	67	67	68	69	69	70
	95	107	107	108	110	111	112	113	71	71	71	72	73	74	74
6	90	104	105	106	107	109	110	111	69	69	69	70	71	72	72
	95	108	109	110	111	113	114	114	73	73	74	74	75	76	76
7	90	106	107	108	109	110	112	112	71	71	71	72	73	74	74
	95	110	111	112	113	114	115	116	75	75	75	76	77	78	78
8	90	108	109	110	111	112	114	114	72	72	73	74	74	75	76
	95	112	113	114	115	116	117	118	76	77	77	78	79	79	80
9	90	110	111	112	113	114	116	116	74	74	74	75	76	77	77
	95	114	115	116	117	118	119	120	78	78	79	79	80	81	81
10	90	112	113	114	115	116	118	118	75	75	76	77	77	78	78
	95	116	117	118	119	120	122	122	79	79	80	81	81	82	83
11	90	114	115	116	117	119	120	120	76	77	77	78	79	79	80
	95	118	119	120	121	122	124	1,24	81	81	81	82	83	83	84
12	90	116	117	118	119	121	122	123	78	78	78	79	80	81	81
	95	120	121	122	123	125	126	126	82	82	82	83	84	85	85
13	90	118	119	120	121	123	124	124	79	79	79	80	81	82	82
	95	122	123	124	125	126	128	128	83	83	84	84	85	86	86
14	90	120	121	122	123	124	125	126	80	80	80	81	82	83	83
	95	124	125	126	127	128	129	130	84	84	85	85	86	87	87
15	90	121	122	123	124	126	127	128	80	81	81	82	83	83	84
	95	125	126	127	128	130	131	131	85	85	85	86	87	88	88
16	90	122	123	124	125	127	128	129	81	81	82	82	83	84	84
	95	126	127	128	129	130	132	132	85	85	86	87	87	88	88
17	90	123	123	124	126	127	128	129	81	81	82	83	83	84	85
	95	127	127	128	130	131	132	133	85	86	86	87	88	88	89

Quando se estuda esses mecanismos reflexos em indivíduos hipertensos, eles estão presentes e ativos, embora com menor eficiência, assegurando também um bom controle nas variações de pressão e fluxo. Embora com níveis de pressão superiores aos do normotenso, está garantida a oxigenação adequada dos diversos tecidos do hipertenso. Sendo assim, não parece que alterações dos mecanismos reflexos desempenhem papel importante na fisiopatologia da hipertensão crônica.

Em certos estados hipertensivos, tem-se demonstrado hiperatividade simpática. Uma hipótese causal seria alterações primárias de determinadas regiões cerebrais, tanto das ditas facilitadoras do efluxo simpático, como a área ântero-ventral do terceiro ventrículo, quanto das depressoras, como o núcleo do trato solitário. Por essa hipótese, as primeiras estariam, de algum modo, "hiperativas", enquanto as últimas, "hipoativas". Afora as alterações primárias, outras situações poderiam hiperativar o sistema simpático. O estresse psicossocial, o aumento da ingestão de sal, da insulina, da angiotensina II e da vasopressina aumentam o efluxo simpático por atuarem diretamente sobre as áreas do sistema nervoso central que controlam o simpático. A conseqüência da hiperatividade simpática é a vasoconstrição, quer diretamente pela maior liberação de catecolaminas na placa mioneural, quer indiretamente pela hipersecreção de outros hormônios, como catecolaminas de origem adrenal, angiotensina II e vasopressina. Finalmente, o efluxo simpático aumentado promove maior reabsorção de sódio pelo túbulo renal e estimula o crescimento da parede do vaso. Todas essas alterações mantêm a pressão arterial elevada permanentemente.

MECANISMOS CARDÍACOS

O aumento do fluxo sangüíneo, decorrente da hiperatividade cardíaca, pode estimular o crescimento da parede dos vasos e promover alterações de suas atividades constritoras e dilatadoras diante das substâncias vasoativas. Paralelamente à hiperatividade simpática, pode estimular a produção de angiotensina II que, por sua vez, pode aumentar ainda mais a vasoconstrição periférica. Todas essas alterações podem aumentar potencialmente a resistência periférica total e elevar a pressão arterial. Por outro lado, o débito cardíaco e, portanto, o hiperfluxo podem decorrer de um estado de hipervolemia, sem necessariamente apresentar hiperatividade simpática. Parece assim que o aumento do débito cardíaco e a hiperatividade vascular, decorrentes ou não da hiperatividade simpática, têm importância durante o desenvolvimento do processo hipertensivo, não sendo o único fator causal ou mantenedor da hipertensão.

MECANISMOS RENAIS

Uma das grandes teorias aventadas para explicar a etiopatogenia da hipertensão arterial primária é que um funcionamento anormal dos rins é crítico para o início, o desenvolvimento ou a manutenção do processo hipertensivo, de tal modo que a manutenção do equilíbrio de água e sal pelos rins acredita-se ser o determinante primário do controle da pressão arterial ao longo do tempo. O estímulo elétrico do nervo renal produz, de maneira dependente da freqüência, mudanças no fluxo e na taxa de filtração renais, na reabsorção de água e sal e na secreção de renina. A inervação simpática renal pode regular a excreção de sódio e água pelos rins por mudar a hemodinâmica renal por meio de variações na resistência vascular renal, por alterar a liberação de renina pelas células do aparelho justaglomerular, que são altamente sensíveis ao efluxo simpático via receptores beta-adrenérgicos, e a reabsorção de sódio e água diretamente nos túbulos via receptores alfa-adrenérgicos. Assim, em indivíduos normotensos, qualquer elevação discreta e transitória da pressão arterial, decorrente de um aumento do volume plasmático, acarreta imediatamente aumento da excreção de sódio e água pelos rins, até que se restabeleça a pressão arterial normal. Já nos hipertensos, acredita-se que uma elevação maior da pressão arterial é necessária para que se alcance uma natriurese adequada e conseqüentemente o equilíbrio de água e sal. Podemos dizer que existe na hipertensão um reescalonamento na relação pressão e natriurese, e essa nova relação é necessária desde que um defeito primário da estimulação simpática para os rins esteja alterando o equilíbrio de água e sal. Em suma, quanto maior a estimulação simpática para os rins, pior será o equilíbrio hidrossalino, pois gera-se maior quantidade de renina e angiotensina II, aumenta-se a reabsorção de sódio e água, a resistência vascular renal e o "feedback" tubuloglomerular e reduz-se a taxa de filtração glomerular.

MECANISMOS HORMONAIS

A manutenção da pressão arterial, minuto a minuto, em faixa estreita de variação é dada pelas ações simultâneas e opostas de vasoconstritores e vasodilatadores. As substâncias vasoconstritoras mais bem estudadas são a norepinefrina, a angiotensina II (com todos os elementos de sua formação, como angiotensinogênio, renina, enzima de conversão etc.), a vasopressina e os fatores constritores derivados do endotélio cujo principal representante é a endotelina. Em vários estados hipertensivos encontramos hiperatividade do sistema simpático, com aumento da produção da catecolaminas, principalmente a norepinefrina. A norepinefrina promove vasoconstrição em artérias e veias, preferencialmente via receptores alfa-1-adrenérgicos, aumentando a resistência periférica e o retorno venoso ao coração. No coração, é cronotrópica e inotrópica positiva quando se acopla aos receptores beta-adrenérgicos. Paralelamente, estimula a secreção de outros hormônios vasoconstritores como a renina renal e a angiotensina II, além de promover maior retenção de água e sal pelos rins, como discutido anteriormente.

O angiotensinogênio é o precursor na cascata do sistema renina-angiotensina-aldosterona. Por meio da clivagem do angiotensinogênio pela renina, forma-se a angiotensina I, que pode ser convertida em angiotensina II pela ação hidrolítica da enzima de conversão. A angiotensina II pode elevar a pressão arterial por diferentes maneiras. Acarreta forte vasoconstrição por meio de sua ligação com o súbito específico de receptor AT_1. Talvez seja a substância que mais influencia a atividade simpática, aumentando a liberação de catecolaminas, modulando a atividade barorreflexa, reduzindo a atividade vagal e facilitando a secreção de ACTH e vasopressina, quando age centralmente. Na periferia, aumenta a atividade simpática por potencializar a liberação e inibir a recaptação das catecolaminas nas sinapses, facilitar a transmissão nervosa no gânglio simpático e potencializar as ações pós-sinópticas da norepinefrina.

Nos últimos anos, o endotélio tem sido entendido como um órgão secretor e controlador da atividade muscular lisa dos vasos sangüíneos. Uma das principais substâncias secretadas pelo endotélio é a endotelina, cujo estímulo à sua produção depende desde o estresse mecânico sofrido pelo endotélio até a presença de angiotensina II, plaquetas etc.

Os hormônios vasodilatadores de maior expressão para a hipertensão arterial são: bradicinina, fator natriurético atrial, fatores relaxantes derivados do endotélio (óxido nítrico) e dopamina. Sabe-se que a presença de óxido nítrico (NO) na parede dos vasos sangüíneos é essencial para manter o tono basal em diversos leitos vasculares, incluindo o mesentério, o renal e o coronariano. Está demonstrado que o bloqueio na produção de NO produz hipertensão arterial sistêmica por aumentar a resistência vascular periférica. O fator natriurético atrial estocado em grânulos no músculo cardíaco é liberado quando o volume circulante aumenta e as câmaras cardíacas são distendidas. Imediatamente após sua liberação, o fator atrial promove excreção renal profusa de sódio e água, tentando corrigir a volemia. Assim, um dos mecanismos que explica a ação hipotensora desse fator é seu efeito diurético e natriurético, além de inibir a síntese de renina e aldosterona no rim, contribuindo em parte para a ação hipotensora.

MECANISMOS ESTRUTURAIS VASCULARES

Folkow, em 1958, foi o primeiro a aventar a hipótese de que mudanças estruturais nos vasos arteriais poderiam, independentemente de outros fatores, manter níveis elevados de pressão arterial. As principais alterações que se observam na hipertensão estabelecida são a hiperplasia/hipertrofia da camada média e o fenômeno de remodelação. A primeira caracteriza-se histologicamente por aumentar o número e o tamanho das células musculares lisas da parede, com conseqüente elevação do diâmetro externo do vaso e diminuição do diâmetro interno. A remodelação, no entanto, não apresenta aumento no número nem no tamanho das células, mas sim um rearranjo do material preexistente, sendo esse fenômeno exclusivo dos vasos de resistência. Na remodelação ocorre diminuição dos diâmetros externos e internos do vaso. Tanto em um caso como em outro, observa-se estreitamento do lúmen vascular que acarreta aumento da resistência periférica e, portanto, hipertensão arterial. Embora seja lógico imaginarmos que essas mudanças estruturais sejam conseqüência do estado hipertensivo e que possam posteriormente corroborar com a manutenção da hipertensão, há indícios experimentais de que alterações estruturais aparecem antes do estabelecimento da hipertensão, sugerindo um fator causal para esses mecanismos estruturais.

MECANISMOS MOLECULARES GENÉTICOS

Mutações ou polimorfismos de determinados genes estão implicados na etiopatogenia da hipertensão arterial. Todavia, esses estudos não se confirmam e na maioria das vezes estão restritos a populações específicas. O estudo molecular do gene permite detectar os possíveis erros genéticos e estabelecer os mecanismos pelos quais eles causam hipertensão. Além disso, os mecanismos fisiopatológicos estão envolvidos nessas formas de hipertensão primária nas quais não sabemos a etiopatogenia.

Existem diversas vantagens em se estudar as formas mendelianas de hipertensão, isto é, aquelas determinadas por erros genéticos em um único gene, sendo que a propagação deste nas diversas gerações não se dispersa, como acontece nos casos multigênicos. Três são as formas mendelianas de hipertensão arterial: aldosteronismo mediado por glicocorticóide (GRA), síndrome do excesso aparente de mineralocorticóide (AME) e síndrome de Liddle.

GRA é doença autossômica dominante, caracterizada por hipertensão moderada a grave, detectada desde o nascimento. Essa hipertensão é causada por excesso de secreção de aldosterona, cujo controle se dá peculiarmente pelo ACTH em vez da angiotensina II. Análises genéticas têm associado essa doença ao cromossomo 8, em que dois genes são candidatos: aquele que codifica aldosterona-sintase e o que codifica a 11-beta-hidroxilase. A AME é uma doença autossômica recessiva caracterizada pelo aparecimento precoce de hipertensão moderada a grave. Essa síndrome também é causada pela estimulação excessiva dos receptores de mineralocorticóide, mas, ao contrário da GRA, apresenta baixíssimos níveis de aldosterona, sendo o cortisol o mineralocorticóide responsável por essa síndrome. A atividade mineralocorticóide do cortisol é minuta devido à ação da enzima 11-beta-hidroxiesteróide-desidrogenase que converte o cortisol em cortisona e que não apresenta atividade mineralocorticóide. Os pacientes com AME apresentam meia-vida prolongada para o cortisol devido a mutações que resultam na perda da atividade enzimática da 11-beta-hidroxiesteróide-desidrogenase. Igualmente às duas primeiras moléstias, a síndrome de Liddle apresenta típica hipertensão moderada a grave, de início precoce e com retenção de sal e água, devido a mutações dos genes das subunidades beta e gama do cromossomo 16, que tornam os canais de sódio ativados independentes da presença de aldosterona.

A identificação desses genes, nos quais mutações diversas contribuem para o aparecimento da hipertensão em humanos, permite localizar as vias pelas quais atuam. E parece claro que essas vias apontam para um final comum: a retenção de sal e água.

ETIOLOGIA DA HIPERTENSÃO ARTERIAL

HIPERTENSÃO ESSENCIAL

A pressão arterial sofre influências biológicas e ambientais que determinam uma grande variabilidade, entre as medidas tecnicamente homogêneas, obtidas, seqüencialmente, no mesmo paciente. Registros pressóricos de pacientes ambulatoriais, por 24 horas, mostram que a pressão arterial tende a valores mais elevados pela manhã, com descenso progressivo durante o dia e valores mais baixos à noite. Essa observação motivou a sugestão, por alguns autores, de que a pressão arterial pudesse apresentar um ritmo circadiano análogo ao do cortisol ou ao da temperatura corpórea. Alguns trabalhos demonstraram que as variações pressóricas verificadas ao longo do dia são, mais provavelmente, inerentes às diferentes atividades experimentadas pelo paciente durante o período de registro de pressão arterial. As mudanças hemodinâmicas e neuro-hormonais associadas ao ciclo sono-vigília parecem ser a origem mais importante e consistente de variação de pressão arterial ao longo do dia. O sono é um processo ativo, regulado pelo sistema nervoso central, composto de ciclos regularmente recorrentes, basicamente formados por duas fases: sono de ondas lentas e sono de movimentos oculares rápidos ou fase de sonhos. A variação de pressão arterial está ligada à profundidade do sono, isto é, quanto mais profundo o sono, mais baixos os níveis de pressão arterial detectados. A queda pressórica no sono acompanha-se de diminuição da freqüência cardíaca, do consumo de O_2 e da atividade simpática, com ascensão concomitante dos níveis de renina-angiotensina-aldosterona, de hormônio de crescimento, prolactina e hormônio antidiurético. A pressão arterial se eleva rapidamente ao despertar, com ativação do tono simpático e aumento do consumo de O_2. Influência de fatores genéticos sobre os níveis pressóricos é bem estabelecida. A hipertensão arterial parece ser herdada de forma multifatorial.

Estudos em famílias demonstram que a maior parte da variação nos níveis de pressão arterial observada na população é determinada geneticamente. Essa hipótese é reforçada pela predominância de hipertensão essencial em indivíduos de cor negra, reconhecida em adultos e crianças, pela correlação da pressão sistólica e diastólica de crianças adotadas, com os níveis pressóricos de seus pais naturais e por estudos comparando grupos de indivíduos normotensos, filhos de pais normotensos, com grupos de normotensos, filhos de hipertensos. Essa linha de pesquisa demonstrou que indivíduos normotensos, com ambos os progenitores hipertensos, apresentavam níveis pressóricos significativamente mais elevados que filhos de normotensos, sendo que indivíduos com hipertensão arterial, presente em um único progenitor, revelaram níveis pressóricos intermediários.

Estudos sucessivos em filhos normotensos de pais hipertensos têm demonstrado que a pressão arterial nesses indivíduos caracteriza-se por elevação precoce da pressão sistólica e, menos importante, da pressão diastólica, tendência à hiper-reatividade pressórica em situações de estresse psicológico e por elevações persistentes nos níveis de pressão arterial, medidos por técnica de monitorização ambulatorial de pressão arterial, inclusive no período de sono. A persistência de níveis mais altos de pressão arterial também no período de sono sugere que a hipertensão arterial essencial se desenvolva primariamente como um distúrbio da pressão arterial de repouso. Filhos normotensos de pais hipertensos manifestam tendência à resistência à insulina e ao hiperinsulinismo anteriormente ao desenvolvimento de hipertensão arterial, ao ganho excessivo de peso ou à instalação de redistribuição centrípeta de gordura corpórea. Essas alterações os tornam suscetíveis a dislipidemia, obesidade e, eventualmente, diabetes melito não-insulino-dependente. Há dados que sugerem, nessa população, a existência de uma "vasculopatia" representada por hiper-reatividade vascular à noradrenalina e à angiotensina II, em vigência de concentrações plasmáticas normais dessas substâncias, e por uma elevação compensatória insatisfatória do fator natriurético atrial, vasodilatador endógeno e modulador fisiológico da natriurese, diante de um aumento da ingestão de sódio ou a um incremento agudo de volume extracelular. Essas alterações explicariam a tendência ao aumento de massa ventricular esquerda encontrada em filhos normotensos de hipertensos, provavelmente como reflexo de adaptação estrutural ao aumento multifatorial dos níveis pressóricos.

Alguns autores estudando longitudinalmente populações de várias regiões do Japão sugeriram que o desenvolvimento de hipertensão arterial em gerações futuras depende igualmente de aspectos genéticos e ambientais. Dentre os múltiplos fatores ambientais que parecem influenciá-la, destacam-se: conteúdo de sódio, potássio e cálcio da dieta, ingestão de álcool e peso do paciente.

As evidências sobre um possível papel do conteúdo de sódio da dieta, sobre os níveis de pressão arterial em humanos, derivam, principalmente, de estudos epidemiológicos. O estudo do Intersalt Cooperative Study Group avaliou 10.079 homens e mulheres de 20 a 59 anos, em 52 centros de diversos países, por meio de medida de pressão arterial e análise de eletrólitos na urina, comprovando uma associação significativa entre excreção urinária de sódio e ascensão dos níveis pressóricos com o avançar da idade. Oliver e cols. avaliaram a excreção urinária de sódio da população Yanomami e detectaram valores médios de 1mEq de sódio/dia, com níveis médios de pressão arterial de 107/67mmHg no homem e 98/62mmHg na mulher, na faixa etária de 40 a 49 anos. Estudos posteriores, em índios brasileiros que mantiveram intactos seus hábitos de vida na selva, dentre eles a não-adição de sal à dieta, confirmam ausência de elevação de pressão arterial com a idade e de hipertensão arterial nessas populações. Povos não-aculturados, sem antecedentes de hipertensão arterial sofrem elevação dos níveis de pressão arterial e passam a apresentar hipertensão arterial, quando adotam estilos aculturados de vida e aumentam a ingestão de sódio.

Como a ingestão exagerada de sódio é freqüente no mundo ocidental, o fato de que somente 20% da população, em média, desenvolve hipertensão sugere que, além dos fatores ambientais envolvidos, exista uma sensibilidade variável do ser humano ao sódio. Essa hipótese foi confirmada em sucessivos estudos, nos quais pacientes normotensos e hipertensos foram submetidos a provas curtas de sobrecarga de sal, notando-se que, em ambos os grupos, só parte dos pacientes reagia com elevação da pressão arterial. Aqueles cujos níveis de pressão arterial sofrem elevação de 10% ou 10mmHg foram chamados sódio-sensíveis, enquanto os demais, sódio-resistentes. Weinberger e cols. definem sódio-sensibilidade como uma diminuição da pressão arterial, de pelo menos10mmHg, após 24 horas de dieta com 10mEq de sódio, durante as quais três doses orais de furosemida foram administradas. Por esse critério, os autores encontraram 50% de sódio-sensibilidade em indivíduos hipertensos e 25% em normotensos.

A dieta atualmente ingerida, fruto da industrialização, é, além de rica em sódio, pobre em potássio. Isso se deve aos métodos modernos de processamento alimentar que promovem adição de sódio e remoção concomitante do potássio intrínseco aos alimentos. Na dieta usual, somente 15% do sódio é adicionado, voluntariamente, aos alimentos, sendo o restante adicionado durante o processamento alimentar industrial.

Múltiplos estudos epidemiológicos sugerem que a prevalência de hipertensão varia inversamente com o conteúdo de potássio da dieta. Alguns autores, estudando 10 voluntários normotensos, expostos, alternadamente, a períodos curtos de dieta isocalórica normossódica, pobre em potássio (10mmol/dia) e com potássio normal (90mmol/dia), demonstraram elevação da pressão arterial média e da pressão diastólica durante a depleção de potássio. Kaplan e cols. demonstraram melhora dos níveis pressóricos de pacientes hipertensos, com hipopotassemia diurético-induzida, após suplementação oral de potássio, porém outros não encontraram, no entanto, nenhum efeito benéfico da suplementação de potássio sobre os níveis pressóricos de pacientes hipertensos com dieta pobre em sódio.

Estudos epidemiológicos sucessivos têm sugerido uma correlação negativa entre a ingestão de cálcio na dieta e níveis de pressão arterial. A baixa ingestão de cálcio parece predispor à hipertensão arterial, principalmente se associada a dietas com alto conteúdo de sódio e baixo conteúdo de potássio. Gilman e cols. confirmaram a existência de uma relação inversa entre cálcio dietético e pressão sistólica em um estudo de coorte de 89 crianças, de ambos os sexos, entre 3 e 6 anos de idade. Os autores não encontraram nenhuma relação entre cálcio e pressão diastólica. Em outro trabalho, Gilman e cols. avaliaram o efeito da suplementação de cálcio à dieta de escolares, de ambos os sexos, com idade média de 11 anos, por 12 semanas. Foram estudadas 101 crianças por meio de medidas seriadas de pressão arterial e avaliação da ingestão alimentar. O cálcio foi suplementado de forma randomizada, duplo-cega, no suco de frutas. A redução pressórica encontrada no grupo suplementado foi significativa somente para pressão sistólica e apresentou intensidade inversamente proporcional ao conteúdo de cálcio da dieta das crianças. Grobbee e Hofman avaliaram os efeitos da suplementação de cálcio *versus* placebo em 90 pacientes com hipertensão leve entre 16 e 29 anos de idade. Durante o seguimento, o grupo suplementado apresentou queda maior da pressão diastólica que o grupo placebo. A queda de pressão foi mais intensa em pacientes com níveis basais mais altos de paratormônio (PTH), níveis séricos de cálcio mais baixos e naqueles com peso corpóreo mais elevado.

Jovens normotensos, com dois, um ou nenhum progenitor hipertenso, foram avaliados quanto ao metabolismo de cálcio pelo Dutch Hypertension and Offspring Study. Demonstrou-se que alterações no metabolismo de cálcio estão presentes, desde a fase inicial da hipertensão essencial, podendo inclusive precedê-la. Níveis relativamente reduzidos de cálcio sérico, associados à elevação do PTH intacto plasmático, foram encontrados em filhos de pais hipertensos. Essas alterações podem constituir a base genética da hipertensão cálcio-sensível.

Os efeitos agudos do álcool sobre a pressão arterial são variáveis, mas a ingestão crônica de mais de 60ml/dia pode levar à elevação considerável e persistente da pressão arterial. Ingestão crônica e elevada de álcool é, provavelmente, a causa mais freqüente de hipertensão reversível no adulto.

A associação entre hipertensão arterial e obesidade é há muito conhecida. Estudos comparativos entre medidas diretas e indiretas de pressão arterial comprovaram que essa relação é verdadeira e não um artefato dependente exclusivamente do acúmulo adiposo no braço. Dados do Second National Health and Nutrition *Examination* Survey, NHANES II, demonstraram, na população geral pesquisada, um risco três vezes maior de hipertensão arterial em obesos. Nesse estudo, a obesidade foi definida como índice de massa corpórea acima de 27,8kg/m^2 para homens e maior que 27,3kg/m^2 para mulheres. O maior risco relativo por faixa etária foi encontrado entre adultos jovens, nos quais a presença de obesidade está 5,6 vezes mais associada ao achado de hipertensão arterial. Kannel e cols. demonstraram entre os participantes do estudo de Framingham que tanto os níveis pressóricos iniciais como o desenvolvimento futuro de hipertensão arterial mostraram-se relacionados ao peso inicial e à mudança de peso ao longo do período de estudo. O risco de indivíduos inicialmente normotensos desenvolverem hipertensão arterial foi diretamente proporcional ao grau de obesidade adquirido. Lauer e cols. acompanharam 2.445 escolares, de 7 a 18 anos de idade, da cidade de Muscatine (Iowa), com medidas bianuais de peso, estatura, prega cutânea tricipital e pressão arterial, entre outras, repetidas posteriormente, aos 20 e 30 anos de idade. De acordo com os dados desse estudo, a pressão arterial do adulto correlaciona-se com a pressão arterial da criança, com seu peso e com o ganho no índice de massa corpórea observados entre a infância e a idade adulta. Demonstrou-se também, nesse estudo, que meninos acima de 12 anos e meninas acima de 14 anos, com antecedentes familiares positivos para hipertensão arterial, apresentam níveis pressóricos sistólicos e diastólicos mais elevados que aqueles sem familiares hipertensos. A correlação entre peso e hipertensão, em adultos e crianças, parece ser dependente do peso corpóreo global e não da quantidade de gordura corpórea propriamente dita. O excesso de peso é um promotor importante de hipertensão arterial agindo por meio do aumento da atividade simpática e da sensibilidade ao sal.

O peso ao nascimento parece ser outro determinante dos níveis futuros de pressão arterial. Law e cols., estudando 404 crianças de 4 anos de idade, cujas condições de nascimento eram conhecidas, puderam constatar que nessa população a pressão sistólica encontrada foi inversamente proporcional ao peso de nascimento e diretamente proporcional ao peso da placenta. Curhan e cols., avaliando 160.000 enfermeiras participantes do Nurses Health Study, demonstraram que, nessa população, a ocorrência de peso de nascimento inferior a 2.500 gramas se associou a um risco 40% maior de desenvolvimento de hipertensão na idade adulta. Yamamoto-Kimura e cols. avaliaram 1.146 adolescentes da Cidade do México, por meio de um questionário para identificação de fatores de risco para o desenvolvimento futuro de hipertensão arterial.

Os autores puderam demonstrar associação significativa entre a positividade de antecedentes familiares de obesidade, diabetes melito e hipertensão e níveis mais elevados de pressão sistólica e diastólica nos adolescentes estudados ("odds ratio": 2,45). Associação igualmente significativa foi encontrada em adolescentes femininas usuárias de contraceptivos orais.

HIPERTENSÃO SECUNDÁRIA

Quanto à etiologia da hipertensão arterial, sabe-se que a maioria das crianças pré-púberes apresenta hipertensão secundária, enquanto a hipertensão arterial primária é mais freqüente em adolescentes e adultos jovens.

O espectro etiopatogênico da hipertensão arterial em Pediatria engloba uma grande variedade de doenças renais, cardiovasculares, endócrinas, neurológicas e iatrogênicas. Os quadros 3.8, 3.9 e 3.10 listam as principais causas de hipertensão arterial no recém-nascido, na criança e no adolescente. A hipertensão arterial neonatal pode desenvolver-se espontaneamente ou por iatrogênese. Dentre as causas espontâneas, destacam-se a coartação de aorta e as doenças parenquimatosas renais. A iatrogênese ocorre mais freqüentemente em decorrência da manipulação do recém-nascido de alto risco, levando a acidentes renovasculares (trombose vascular renal como complicação do cateterismo umbilical), sangramento do sistema nervoso central ou insuficiência renal, entre outros. A hipertensão arterial na criança e no adolescente ocorre, em geral, por alterações renais e pode desenvolver-se por causas transitórias ou definitivas.

Quadro 3.8 – Causas de hipertensão neonatal.

Renal
Malformações: doença cística, hipoplasia ou displasia renal, uropatia obstrutiva secundária a anomalias congênitas
Causas renovasculares: estenose ou trombose de artéria renal, trombose de veia renal (secundária a cateterismo da artéria umbilical, ECMO, calcificação arterial idiopática)
Tumores: tumor de Wilms, neuroblastoma
Insuficiência renal
Cardiovasculares
Coartação de aorta
Pulmonar
Displasia broncopulmonar, pneumotórax
Endócrina/metabólica
Hiperplasia congênita de supra-renal, hipercalcemia Síndrome de Turner, anormalidades do ciclo da uréia, hipertireoidismo
Neurológica
Anormalidades congênitas ou adquiridas do sistema nervoso central
Medicamentos
Corticosteróides, ACTH, mineralocorticóides Fenilefrina ocular Vício materno por narcóticos (heroína, cocaína, metadona)
Defeito da parede abdominal

Quadro 3.9 – Causas de hipertensão transitória na criança e no adolescente.

Glomerulonefrite aguda
Nefrite de Henoch-Schönlein
Síndrome hemolítico-urêmica
Insuficiência renal aguda
Pós-operatório: cirurgia urológica, transplante renal
Hipervolemia aguda: administração inadequada de solução salina, sangue ou derivados
Hipovolemia aguda: recidiva nefrótica, grandes queimados, depleção hidrossalina de causa renal, adrenal ou gastrintestinal
Alterações neurológicas: tumores, infecções, traumatismo, estado pós-convulsivo, síndrome de Guillain-Barré, poliomielite, disautonomia familiar, tétano
Medicamentos: corticosteróides, simpaticomiméticos, contraceptivos orais, cocaína, fenciclidina, anfetaminas
Outros: hipercalcemia, intoxicação por chumbo, mercúrio e outros metais pesados

Quadro 3.10 – Causas de hipertensão persistente na criança e no adolescente.

Coartação de aorta
Insuficiência renal crônica
Transplante renal
Hipertensão renino-dependente: doenças renovasculares, alterações parenquimatosas renais, tumores intra ou extra-renais (produção autóctone de renina ou compressão hilar renal)
Hipertensão de causa endócrina:
Catecolamino-dependente: feocromocitoma, neuroblastoma
Corticóide/aldosterona-dependente: hiperplasia congênita de supra-renal (deficiência de 11-beta ou 17-alfa-hidroxilases), síndromes de Conn, de Cushing, hipertensões com renina baixa
Outras: hipertireoidismo, hiperparatireoidismo
Hipertensão essencial

ASPECTOS CLÍNICOS

A hipertensão arterial manifesta-se diferentemente de acordo com a faixa etária da criança. Os pacientes com hipertensão leve são, na maioria das vezes, assintomáticos. Ocasionalmente, pacientes com hipertensão moderada ou grave também podem não apresentar nenhum sinal ou sintoma, a curto prazo. As tabelas 3.19 e 3.20 ilustram as principais manifestações clínicas da hipertensão arterial no recém-nascido e na criança. A anamnese da criança hipertensa deve ser pormenorizada. Considera-se essencial o esclarecimento sobre o uso de drogas ou medicações, perda ou ganho ponderal recente, coexistência de doenças sistêmicas, antecedentes pessoais de traumatismo e de utilização de cateteres umbilicais no período neonatal. A presença de antecedentes familiares de hipertensão arterial e de outras doenças causalmente relacionadas ao desenvolvimento de hipertensão (doença policística renal, doenças auto-imunes, doenças endocrinológicas, facomatoses) deve ser investigada.

Tabela 3.19 – Principais manifestações clínicas da hipertensão neonatal (Leumann, 1979).

Manifestação clínica	%
Insuficiência cardíaca congestiva	56
Desconforto respiratório	36
Baixo ganho ponderal/vômitos	29
Irritabilidade	20
Convulsões	11

Tabela 3.20 – Manifestações clínicas da hipertensão arterial na criança (Leumann, 1979).

Manifestação clínica	%
Cefaléia	30,0
Náuseas/vômitos	13,0
Encefalopatia hipertensiva	10,6
Polidipsia/poliúria	7,4
Alterações visuais	5,2
Irritabilidade	4,5
Cansaço	10
Falência cardíaca	4,5
Paralisia facial	3,4
Epistaxe	3,0
Deficiência de ganho pondo-estatural	2,7
Sopro cardíaco	2,7
Dor abdominal	1,8
Enurese	1,2

O exame físico de qualquer criança a partir de 3 anos de idade deve sempre incluir a medida da pressão arterial. Existem, no entanto, crianças cujo seguimento rotineiro da pressão arterial é de importância extrema: pacientes com antecedente de cateterização umbilical no período neonatal, portadores de diabetes melito, crianças obesas, portadores de hiperlipoproteinemia, crianças com hipertensão arterial sistólica e/ou diastólica episódicas, filhos de pais hipertensos ou hiperlipoproteinêmicos e crianças com história familiar de parentes de primeiro e segundo grau que apresentaram infarto do miocárdio ou acidente vascular cerebral em idade precoce.

EXAMES SUBSIDIÁRIOS

Os recursos laboratoriais e imagenológicos atuais tornaram a investigação da hipertensão arterial na criança paulatinamente mais resolutiva, ao mesmo tempo que mais custosa e invasiva. Cabe ao médico decidir, com base em dados minuciosos de anamnese e exame físico, o curso que a investigação de cada caso deverá tomar. Divide-se a avaliação da hipertensão arterial pediátrica em três fases com graus crescentes de complexidade. O quadro 3.11 lista os exames sugeridos em cada etapa da avaliação da hipertensão pediátrica. A etapa 1 é pouco invasiva, visa analisar aspectos morfofuncionais renais, tendo em vista que a hipertensão de causa renal é a mais freqüente em Pediatria, ao mesmo tempo que por meio dela se investiga a presença de lesões de órgão-alvo e/ou fatores de risco para que esses se estabeleçam. A etapa 2 procura aprofundar o conhecimento das alterações sugeridas na etapa 1, enquanto a etapa 3, a mais invasiva e resolutiva, objetiva a determinação do diagnóstico etiológico definitivo e o estudo das alternativas de controle ou cura. Avaliações exaustivas são indicadas em crianças pré-púberes, em todos os casos de hipertensão moderada ou grave e naqueles com história familiar de doenças hereditárias sabidamente causadoras de hipertensão (doença policística renal, facomatoses, endocrinopatias múltiplas etc.). Essa conduta é motivada pela maior prevalência de hipertensão secundária nesse grupo de crianças. A hipertensão essencial inicia-se freqüentemente na adolescência como hipertensão arterial leve. Recomenda-se, portanto, que em pacientes com essas características a investigação se restrinja inicialmente a exames de fase 1, e só se aprofunde se esses mostrarem alterações sugestivas de hipertensão arterial secundária (alterações funcionais e/ou morfológicas renais, acometimento de órgãos-alvo, entre outros) ou em caso

Quadro 3.11 – Etapas sugeridas para a avaliação da hipertensão arterial na criança e no adolescente.

Etapa 1

Sangue: hemograma completo, uréia, creatinina, sódio, potássio, cálcio, colesterol, triglicerídeos, glicemia de jejum, ácido úrico
Urina: urina 1, urocultura, depuração renal de creatinina
Imagenologia: ultra-sonografia de rins e vias urinárias com Doppler das artérias renais, ecocardiograma, radiografia de tórax
Fundo de olho e eletrocardiograma

Etapa 2

Urografia excretora
Uretrocistografia miccional
Avaliação radioisotópica renal com ^{99m}Tc-DMSA e ^{99m}Tc-DTPA
Dosagem urinária de catecolaminas, ácido vanilmandélico, metanefrinas
Sangue periférico: ritmo de cortisol, dosagem de catecolaminas, atividade plasmática de renina e aldosterona

Etapa 3

Avaliação radioisotópica com metaiodobenzilguanidina (^{131}I-MIBG) para pesquisa topográfica de feocromocitoma
Arteriografia renal com coleta de reninas em veias renais
Determinação do nível sérico de catecolaminas em veia cava inferior
Biopsia renal

---

de piora clínica do paciente. O diagnóstico no recém-nascido e lactente deve ser feito com rapidez e eficiência. Em geral, consegue-se determinar a etiologia do processo sem lançar mão de exames invasivos. A análise cuidadosa de dados de anamnese e exame físico deve, como em todas as idades, nortear o curso da investigação subsidiária. Em casos de etiologia dúbia, no entanto, a investigação deve ser completa. A avaliação fundoscópica no período neonatal é obrigatória, pois nessa faixa etária alterações de fundo de olho são freqüentes e precoces. A terapêutica da hipertensão nesse grupo de crianças é sempre farmacológica ou cirúrgica. Sugere-se, no entanto, que, em casos que necessitem de arteriografia para esclarecimento diagnóstico, tente-se inicialmente a terapêutica farmacológica; se essa for eficaz no controle da hipertensão, é de boa norma adiar a realização da arteriografia, exame pleno de riscos, até que a criança esteja maior e corra menos riscos associados a esse procedimento.

TRATAMENTO

TRATAMENTO NÃO-MEDICAMENTOSO

O tratamento não-medicamentoso da hipertensão arterial está indicado como abordagem inicial das formas limítrofes e leves de hipertensão arterial e constitui-se em terapia auxiliar nas formas mais graves, nas quais o uso de drogas hipotensoras é quase sempre necessário para um controle adequado dos níveis pressóricos. O sucesso das medidas preconizadas para o controle da pressão arterial é bastante variável, mas, mesmo assim, devem ser encorajadas, uma vez que promovem também maior proteção ao sistema cardiovascular.

Modificações dietéticas

Estudos epidemiológicos evidenciam que a prevalência de hipertensão arterial, bem como de doença cardiovascular relacionada à hipertensão, é menor em populações com dieta com baixos teores de sal. É aconselhável evitar o uso de sal à mesa, alimentos conservados à base de sal, "salgadinhos" industrializados e outros alimentos ricos em cloreto de sódio.

Redução do peso

A correlação existente entre excesso de peso e aumento da pressão arterial já é soberjamente conhecida. Em crianças, da mesma forma que nos pacientes adultos, o planejamento terapêutico da hipertensão deve sempre incluir medidas visando à manutenção do peso em níveis normais para a idade, sexo e altura. A adesão ao controle da ingestão calórica nem sempre é satisfatória e requer esclarecimento freqüente dos pais e da criança quanto à sua importância real a curto e a longo prazo.

Exercícios físicos

O condicionamento físico comprovadamente confere proteção ao sistema cardiovascular. Estudos realizados em adolescentes e adultos hipertensos demonstram sua eficácia também no controle da hipertensão arterial essencial. Dessa forma, sob supervisão, é recomendável a prática de esportes, jogos, natação e outras formas de atividade física. O exercício estático (por exemplo, levantamento de peso, musculação) deve ser evitado, uma vez que promove grandes aumentos na pressão diastólica, acarretando sobrecarga cardíaca. Aconselha-se, ainda, restrição da atividade física em pacientes gravemente hipertensos até que tenham seus níveis pressóricos satisfatoriamente controlados.

TRATAMENTO MEDICAMENTOSO

A decisão de iniciar-se o tratamento com drogas hipotensoras, com exceção das formas graves e agudas de hipertensão, é quase sempre difícil de ser tomada, uma vez que os efeitos metabólicos dessas drogas sobre o organismo em crescimento são pouco conhecidos e a hipertensão arterial é uma condição que freqüentemente exige tratamento medicamentoso por muitos anos. Reserva-se a terapêutica farmacológica para casos de hipertensão moderada ou grave, pacientes com hipertensão leve associada a quadro clínico sugestivo de hipertensão significativa e/ou presença de lesões estabelecidas de órgãos-alvo. Pacientes cuja resposta clínica à abordagem não-farmacológica exclusiva foi insatisfatória também devem iniciar terapêutica farmacológica. O tratamento da hipertensão arterial visa manter os níveis pressóricos abaixo do percentil 90, utilizando a menor dose possível do esquema hipotensor prescrito, com baixo grau de efeitos colaterais, sempre contando com a adesão do paciente ao tratamento. A escolha do hipotensor a ser utilizado deve basear-se na causa e na gravidade da hipertensão e na tolerabilidade do paciente à droga escolhida.

Princípios gerais

Os seguintes princípios gerais devem ser levados em conta, objetivando-se sempre o máximo de eficácia terapêutica e de adesão ao tratamento com o mínimo de efeitos adversos.

1. São preferíveis as drogas que permitem tomadas mais espaçadas e que tenham reações colaterais a curto e a longo prazo menos intensas. Os efeitos da associação de drogas devem ser bem conhecidos.
2. Idealmente, deve-se utilizar uma droga de cada vez, começando-se pelas doses menores, com aumentos progressivos até o controle da pressão arterial ou até o surgimento de efeitos colaterais, esgotando-se o potencial terapêutico de cada droga antes da introdução de uma nova. Deve-se levar em conta que a resposta terapêutica individual é muito variável.
3. A escolha dos medicamentos deve ser, sempre que possível, orientada pelo mecanismo fisiopatológico envolvido na hipertensão e pela gravidade do caso. A resposta ao tratamento pode ser potencializada pela associação de drogas, porém não há benefícios em se usar medicamentos com mecanismo de ação semelhante.
4. O esclarecimento dos pais e do paciente a respeito da natureza da doença e dos riscos envolvidos quando não tratada (mesmo se assintomática), geralmente, assegura maior adesão ao tratamento.

EMERGÊNCIAS HIPERTENSIVAS

A crise hipertensiva caracteriza-se pela elevação aguda e acentuada da pressão arterial sistêmica, cerca de 20 a 30mmHg acima do percentil 95 para sexo, idade e estatura, determinando, com freqüência, situações clínicas graves, com risco iminente de morte. As emergências hipertensivas são situações clínicas em que a elevação brusca da pressão arterial sistêmica pode ocasionar lesões vasculares agudas e existe risco imediato de comprometimento dos órgãos-alvo da hipertensão arterial – artérias, retina, cérebro, coração e rim. Devem ser distinguidas das urgências hipertensivas, condição em que os níveis pressóricos elevados predispõem à instalação de danos aos órgãos-alvo da hipertensão arterial em um período de dias a semanas.

Destacam-se no paciente pediátrico a encefalopatia hipertensiva e a insuficiência cardíaca esquerda, complicações potencialmente reversíveis e de bom prognóstico se tratadas de imediato, mas que cursam com mortalidade e morbidade elevadas se houver demora na intervenção terapêutica. A encefalopatia hipertensiva é uma condição clínica potencialmente fatal, secundária à elevação abrupta e acentuada da pressão arterial, condicionando variações do fluxo sangüíneo cerebral efetivo e disfunção cerebral difusa. Está mais relacionada à rapidez com que a pressão arterial se eleva que aos níveis pressóricos atingidos, embora comumente ocorra na vigência de hipertensão muito grave. É considerada uma emergência médica e qualquer atraso no atendimento pode condicionar pior prognóstico. Na infância é mais observada em crianças maiores, especialmente nas portadoras de glomerulonefrite aguda pós-estreptocócica e na hipertensão maligna, porém pode ocorrer em qualquer faixa etária e nas várias formas de hipertensão. O quadro clínico da encefalopatia hipertensiva caracteriza-se por cefaléia intensa e generalizada de início súbito e recente, acompanhada de náuseas e vômitos, irritabilidade, alterações do estado de consciência (confusão mental, sonolência, estupor e coma), distúrbios visuais (escotomas cintilantes, embaçamento visual e cegueira temporária) e perturbações neurológicas transitórias como convulsões focais ou generalizadas, movimentos mioclônicos das extremidades, hemiparesias e afasia. O exame do fundo de olho mostra espasmo intenso e generalizado das arteríolas retinianas (artérias em "fio de prata"), hemorragias em chama de vela, exsudatos algodonosos e papiledema.

A pressão arterial elevada a níveis moderados ou graves acrescenta uma sobrecarga ao trabalho cardíaco, que pode resultar em insuficiência cardíaca. Se houver doença de base, já com disfunção miocárdica, mesmo pressões levemente elevadas podem determinar piora de função, exigindo terapêutica imediata. A descompensação cardíaca esquerda freqüentemente cursa com congestão ou edema pulmonar.

Em condições normais, a circulação cerebral mantêm-se constante, graças à manutenção do fluxo sangüíneo cerebral por meio de um processo intrínseco de auto-regulação, que envolve constrição arterial diante da elevação na pressão arterial e vasodilatação quando ocorre hipotensão. Na encefalopatia hipertensiva, duas teorias são advogadas para explicar os fenômenos observados (edema cerebral e hemorragias petequiais), ambas se relacionam a uma falência na regulação da circulação cerebral: a teoria da auto-regulação exagerada, segundo o qual haveria um espasmo arteriolar em resposta à hipertensão, e a teoria da falha da auto-regulação, em que ocorreria o inverso, ou seja, vasoconstrição ineficiente ocasionando aumento da pressão capilar.

A hipertensão acelerada e maligna pode ocorrer durante a evolução de qualquer quadro hipertensivo grave. Tem como principal característica o surgimento de arteriopatia progressiva, com fenômenos inflamatórios agudos nas arteríolas. Em fundo de olho, essas alterações se manifestam por hemorragias, exsudatos e edema de papila. A presença de hematúria, cilindrúria e proteinúria reflete alterações semelhantes ocorrendo nos rins. Os achados de necrose fibrinóide e proliferação miointimal em arteríolas interlobulares renais são patognomônicos nessa forma de hipertensão. Como conseqüência da lesão vascular, observa-se a formação de trombos por adesão de plaquetas e fibrina ao endotélio lesado e a ocorrência de anemia microangiopática. Freqüentemente, a lesão arteriolar acarreta hipoperfusão renal e ativação do sistema renina-angiotensina, o que conduz à piora dos níveis pressóricos, estabelecendo-se um círculo vicioso.

A hipertensão é chamada de acelerada quando se encontra retinopatia de grau III, segundo a classificação de Keith-Wegener, e maligna quando se acrescenta o edema de papila (grau IV da mesma classificação).

A normalização abrupta dos níveis de pressão arterial deve ser evitada, pois a adaptação do sistema nervoso central à hipertensão arterial prolongada desloca a curva de auto-regulação da circulação cerebral para a direita. Quedas repentinas de pressão sistêmica podem provocar episódios isquêmicos cerebrais, às vezes causadores de dano permanente. Aconselha-se redução gradual e controlada, de cerca de 25-30% na pressão arterial sistólica e diastólica, dentro das primeiras 6 horas, com diminuição lenta e programada dos níveis pressóricos em 36 a 72 horas a valores próximos ao percentil 90-95, permitindo que a auto-regulação cerebral se ajuste gradualmente a níveis mais baixos de pressão arterial.

O conhecimento da etiologia do quadro hipertensivo é fundamental, permitindo a utilização mais racional de drogas, de acordo com a fisiopatologia envolvida na hipertensão. Uma vez controlados os níveis pressóricos, deve-se proceder a uma investigação minuciosa das causas envolvidas na hipertensão, de forma a permitir um planejamento terapêutico a longo prazo, individualizado para cada caso. A distinção entre emergências e urgências hipertensivas orienta em relação à conduta a ser tomada. Portadores de emergências hipertensivas necessitam de redução imediata e programada dos níveis tensionais e, em geral, esse objetivo é atingido com o emprego de medicação anti-hipertensiva por via parenteral. Esses pacientes são geralmente admitidos em centros de tratamento intensivo. Nas urgências hipertensivas, o abaixamento da pressão arterial pode processar-se pelo uso de drogas por via oral, geralmente em enfermaria, sem a necessidade de monitorização intensiva.

Após a abordagem inicial da crise hipertensiva, recomenda-se a permanência do paciente em ambiente hospitalar, com monitorização contínua ou intermitente da pressão arterial e função cardíaca, dependendo da gravidade do caso, além de controle da diurese, ingestão hídrica e peso. Repouso absoluto e decúbito levemente elevado estão indicados.

A tabela 3.21 relaciona as principais drogas utilizadas no tratamento da crise hipertensiva, dosagens preconizadas e os efeitos colaterais mais comumente observados.

O tratamento farmacológico de manutenção da hipertensão persistente em Pediatria tem-se baseado mais recentemente em agentes bloqueadores dos canais de cálcio ou da enzima de conversão, salvo em situações específicas nas quais por razões fisiopatológicas se dá preferência a outros agentes. A tabela 3.22 relaciona as principais drogas utilizadas no tratamento da hipertensão crônica, dosagens preconizadas e comentários. Na abordagem medicamentosa da encefalopatia hipertensiva, recomenda-se o uso de drogas por via parenteral, dando-se preferência ao nitroprussiato de sódio ou diazóxido (associado a furosemida), embora ambas as drogas possam aumentar a pressão intracraniana. Na insuficiência cardíaca grave, na maioria dos casos, a pressão arterial normaliza-se após a administração de oxigênio, morfina e furosemida. Entretanto, se os níveis pressóricos continuarem elevados após o emprego dessas medidas, está indicada a utilização de medicação anti-hipertensiva parenteral. A droga de escolha é o nitroprussiato de sódio, pois atua nos vasos de capacitância e resistência, reduzindo a pré e pós-carga.

Tabela 3.21 – Principais agentes hipotensores utilizados na crise hipertensiva.

Droga	Início da ação	Dose e via de administração	Comentários
Nifedipina	Minutos	0,25-0,5mg/kg/dose, sublingual	Pode levar à queda aguda da pressão
Captopril	Minutos	Lactentes: 0,01-0,25mg/kg/dose, VO Crianças: 0,1-0,2mg/kg/dose, VO	Pode levar à queda aguda da pressão e causar insuficiência renal aguda, taquicardia, cefaléia
Hidralazina	Minutos	0,1-0,2mg/kg, IV	
Diazóxido	Minutos	2-5mg/kg, IV em bolo	Outras situações, como a crise hipertensiva aguda não-complicada e a hipertensão acelerada ou maligna, requerem tratamento rápido, porém, geralmente, requer a furosemida devido à retenção hidrossalina. Não repetir dentro de 1 hora
Labetolol	Minutos	1-3mg/kg/h, IV	Pode levar à queda abrupta da pressão
Nitroprussiato	Segundos	1-8mcg/kg/min, IV	Droga de escolha, requer admissão em unidade de terapia intensiva
Fentolamina	Segundos	0,1-0,2mg/kg, IV	Alfa-bloqueador, usado no tratamento de feocromocitoma

VO = via oral; IV = intravenoso

Tabela 3.22 – Drogas mais utilizadas no tratamento da hipertensão arterial crônica em crianças.

Drogas	Dose oral (mg/kg/dia)		Comentários
	Inicial	Máxima	
Diuréticos Hidroclorotiazida	1 12/12 horas	2-3	Ineficaz em pacientes com diminuição do ritmo de filtração glomerular. Pode causar depleção aguda de volume, hipopotassemia, hiponatremia
Furosemida	1 a cada 4-12 horas	12	Causa hipercalciúria, nefrocalcinose e desmineralização óssea. É útil em vigência de hipervolemia ou edemas
Vasodilatadores Hidralazina	0,75 7,5 6/6 horas		Evitar em doenças auto-imunes. Freqüentemente causa taquicardia reflexa, desconforto abdominal, cefaléia
Minoxidil	0,1-0,2 12/12 horas	1	Droga de segunda linha devido a efeitos colaterais como edema e hipertricose. Útil em casos resistentes às drogas de primeira escolha
Antagonistas do cálcio Nifedipina	0,25 4/4-6/6 horas	3	Droga de escolha, geralmente é bem tolerada, exceto pela taquicardia, cefaléia, rubor facial, tontura
Nifedipina de liberação lenta	0,25 12/12-24 horas	3	Produz menos efeitos colaterais que a nifedipina simples
Inibidor da enzima de conversão Captopril: Criança	1,5 6/6 ou 8/8 horas	6	Evitar seu uso em rim único, pós-transplante renal e gestação. Pode causar hipercalemia, trombocitopenia
Recém-nascido	0,03-0,15 8/8-24 horas	2	Indicado na insuficiência renal crônica com proteinúria e na insuficiência cardíaca
Enalapril*	0,15 12/12-24 horas		

* Monitorizar neutropenia em lúpus e doença do tecido conectivo.

Continua na página seguinte

Tabela 3.22 – Drogas mais utilizadas no tratamento da hipertensão arterial crônica em crianças *(Continuação)*.

Drogas	Dose oral (mg/kg/dia)		Comentários
	Inicial	Máxima	
Agentes bloqueadores adrenérgicos			
Betabloqueador:			
Propranolol	1 6/6-12/12 horas	8	Evitar em pacientes com asma e insuficiência cardíaca. Pode causar bradicardia, broncoespasmo
Atenolol	1 12/12-24 horas	8	Apresenta menos efeitos colaterais que outros bloqueadores adrenérgicos, pode ser administrado uma vez ao dia. Evitar em asmático
Alfabloqueador			
Prazosina	0,05-0,1 6-78 horas	0,5	Experimentos clínicos indicam boa tolerabilidade. Algumas crianças apresentaram alopecia com o uso crônico
Alfa/betabloqueador			
Labetolol	1 6/6-12/12 horas	3	Apresenta efeitos alfa e beta-adrenérgicos. Não afeta exercícios e lipídeos
Alfa-agonista			
Clonidina	0,05-0,1mg/dia (dose total inicial) 0,5-6mg/dia (dose total máxima diária) Intervalo: a cada 6 horas		Pode ocorrer sonolência e hipertensão rebote com a descontinuação aguda da medicação

BIBLIOGRAFIA

1. ALLEMANN, Y. et al. – Left ventricular structure and determinants in normotensive offspring of essential hypertensive parents. *J. Hypertens.* **10**:1257, 1992. 2. ANDRE, J.L.; DESCHAMPS, J.P. & GUEGUEN, R. – Familial resemblance of blood pressure and body weight. *Clin. Exp. Hypertens.* **A8**:661, 1985. 3. CARNEIRO, O. & JARDIM, P.C. – Pressão arterial em tribo Xavante. Comparação 15 anos depois. *Arq. Bras. Cardiol.* **61**:279, 1993. 4. CURHAN, G.C. et al. – Birth weight and adult hypertension and obesity in women. *Circulation* **94**:1310, 1996. 5. DILLON, M.J. & INGELFINGER, J.R. – Pharmacological treatment of hypertension. In Hollyday, M.A.; Barrat, T.M. & Avner, E.D., eds. *Pediatric Nephrology.* 3rd ed., Baltimore, Williams and Wilkins, 1994, p. 1165. 6. DILLON, M.J. – Clinical aspects of hypertension. In Holliday, M.A.; Barrat, T.M. & Vernier, R.L., eds. *Pediatric Nephrology.* 2nd ed., Baltimore, Williams and Wilkins, 1987, p. 743. 7. EISNER, G.M. – Hypertension: racial differences. *Am. J. Kidney Dis.* **16**(Suppl. 1):35, 1990. 8. GILMAN, M.W. et al. – Effect of calcium supplementation on blood pressure in children. *J. Pediatr.* **127**:186,1995. 9. GILMAN, M.W. et al. – Inverse association of dietary calcium with systolic blood pressure in young children. *JAMA* **267**:2340, 1992. 10. GROBBEE, D.E. & HOFMAN, A. – Effect of calcium supplementation on diastolic pressure in young people with mild hypertension. *Lancet* II:703, 1986. 11. GROBBEE, D.E.; VAN HOOFT, I.A.L. & HOFMAN, A. – Calcium metabolism and familial risk of hypertension. *Semin. Nephrol.* **15**:512, 1995. 12. INGERFINGER, J.R. & DILLON, M.J. – Evaluation of secondary hypertension. In Holliday, M.A.; Barratt, T.M. & Avner, E.D., eds. *Pediatric Nephrology.* 3rd ed., Baltimore, Williams and Wilkins, 1994, p. 1146. 13. INGELFINGER, J.R. – Hypertension and hypotension. In Ichikawa, I., ed. *Pediatric Textbook of Fluids and Electrolytes.* Baltimore, Williams and Wilkins, 1990, p. 130. 14. INTERSALT COOPERATIVE RESEARCH GROUP – An international study of electrolyte excretion and blood pressure. Results for 24 hour urinary sodium and potassium excretion. *Br. Med. J.* **297**:319, 1988. 15. JOINT NATIONAL COMMITTEE ON DETECTION, EVALUATION AND TREATMENT OF HIGH BLOOD PRESSURE. THE SIXTH REPORT OF THE JOINT NATIONAL COMMITTEE ON DETECTION, EVALUATION AND TREATMENT OF HIGH BLOOD PRESSURE (JNC VI). National Institute of Health, National Heart, Lung and Blood Institute, 1987. 16. KANNEL, W.B. et al. – Relation of adiposity to blood pressure and development of hypertension: the Framingham study. *Ann. Intern. Med.* **67**:48, 1967. 17. KAPLAN, N.M. – Primary hypertension: pathogenesis. In Kaplan, N.M. *Clinical Hypertension.* 5th ed., Baltimore, Williams and Wilkins, 1990, p. 54. 18. KAPLAN, N.M. et al. – Potassium supplementation in hypertensive patients with diuretic induced hypokalemia. *N. Engl. J. Med.* **312**:746, 1985. 19. KHAW, K.T. & BARRETT-CONNOR, E. – Dietary potassium and blood pressure in a population. *Am. J. Clin. Nutr.* **39**:963, 1984. 20. KIRKENDALL, W.M. et al. – Recommendations of human blood pressure determination by sphygmomanometers. Subcommittee of the aHA Postgraduate Education Committee. *Circulation,* **63**:1164A, 1980. 21. KOCH, V.H. et al. – Monitorização ambulatorial de pressão arterial em adolescentes normais. *Arq. Bras. Cardiol.* **69**:41, 1997. 22. LAUER, R.M.; CLARKE, W.R. & WITT, J. – Childhood risk factors for high adult blood pressure. The Muscatine study. *Pediatrics* **84**:633, 1989. 23. LAW, C.M. et al. – Maternal and fetal influences on blood pressure. *Arch. Dis. Child.* **66**:1291, 1991. 24. LEUMANN, E.P. – Blood pressure and hypertension in childhoood and adolescence. *Ergbnisse der Inneren Medizin und Kinderheikunde* **43**:109, 1979. 25. MANCILLA-CARVALHO, J.J. et al. – Pressão arterial em seis aldeias Yanomami. *Arq. Bras. Cardiol.* **56**:477, 1991. 26. OLIVER, W.J.; COHEN, E.L. & NEEL, J.V. – Blood pressure, sodium intake, and sodium related hormones in the Yanomami Indians, a "no-salt" culture. *Circulation* **52**:146, 1975. 27. PICKERING, T.G. – Diurnal, ultradiurnal and seasonal rhythms of blood pressure. In *Ambulatory Monitoring and Blood Pressure Variability.* London, Science Press, 1991, p. 5.1. 28. RAVOGLI, A. et al. – Early 24-hour blood pressure elevation in normotensive subjects with parental hypertension. *Hypertension* **16**:491, 1990. 29. REPORT OF THE SECOND TASK FORCE ON BLOOD PRESSURE CONTROL IN CHILDREN-1987. National Heart, Lung and Blood Institute, Bethesda, Maryland. *Pediatrics* **79**:1, 1987. 30. REPORT OF WHO EXPERT COMMITTEE. Arterial hypertension, Technical Report Series 628. WHO, Geneva, 1978, p. 58. 31. ROSNER, B. et al. – Blood pressure nomograms for children and adolescents, by height, sex, and age, in the United States. *J. Pediatr.* **123**:871, 1993. 32. SANCHES-CASTILLO, C.P. et al. – An assessment of the sources of dietary salt in a British population. *Clin. Sci.* **72**:95, 1987. 33. SINAIKO, A.R.; GOMEZ-MARIN, O. & PRINEAS, R.J. – Prevalence of "significant" hypertension in junior high-school aged children: The Children and Adolescent Blood Pressure Program. *J. Pediatr.* **114**:664, 1989. 34. UPDATE ON THE 1987 TASK FORCE REPORT ON HIGH BLOOD PRESSURE IN CHILDREN AND ADOLESCENTS – A working group report from the National High Blood Pressure Education Program. *Pediatrics* **98**:649, 1996. 35. Van HOOFT, I.M.S. et al. – Change in blood pressure in offspring of parents with high and low blood pressure: the Dutch Hypertension and Offspring Study. *J. Hypertens.* **6**(Suppl. 4):S594, 1998. 36. WEINBERGER, M.H. et al. – Definitions and characteristics of sodium sensitivity and blood pressure resistance. *Hypertension* (Suppl. II):II127, 1986. 37. YAMAMOTO-KIMURA, L. et al. – The prevalence of elevated arterial pressure and risk factors in adolescents in the Federal District of Mexico. *Bol. Med. Hosp. Infant. Mex.* **49**:342, 1992. 38. YETMAN, R.J. et al. – Primary hypertension in children and adolescents. In Holliday, M.A.; Barrat, T.M. & Avner, E.D., eds. *Pediatric Nephrology.* 3rd ed., Baltimore, Williams and Wilkins, 1994, p. 1117.

8 Distúrbios Vasculares Renais

ERIKA A. FURUSAWA
VERA H. KOCH

NECROSE CORTICAL RENAL

É a denominação dada a uma entidade clínico-patológica em que ocorre necrose ou infarto de todos os componentes corticais (túbulos e glomérulos). Manifesta-se clinicamente com insuficiência renal aguda. A maioria dos casos descritos ocorre em grávidas em associação a sangramentos do terceiro trimestre de gravidez (placenta prévia ou descolamento prematuro de placenta). É descrita também em condições de choque séptico ou em qualquer outra causa de hipovolemia grave, como queimaduras e pancreatite hemorrágica aguda. Pode ser encontrada também nas vasculites sistêmicas, na esclerodermia, na síndrome hemolítico-urêmica e na hipertensão maligna. Necrose cortical renal pode estar associada a fenômenos embólicos de vasos renais, como, por exemplo, na endocardite bacteriana. Vários infartos podem deformar completamente um rim devido às cicatrizes. Fenômenos trombóticos de vasos renais (poliarterite nodosa, aneurisma de artéria renal) podem acompanhar-se de necrose cortical renal. Na anemia falciforme, podem ocorrer áreas de pequenos infartos (necrose) renais, provavelmente por falcização de hemácias em pequenas artérias, sobretudo na papila renal. Em casos de traumatismo renal, pode ocorrer necrose cortical. Nesta última condição, não ocorre bloqueio mecânico do fluxo sangüíneo renal, mas, isso sim, acredita-se que o espasmo arterial seja a causa do infarto. O infarto renal pode ser também hemorrágico, como ocorre na obstrução venosa.

Na necrose cortical renal, ocorre morte do córtex renal, em extensão variável, desde lesões pequenas e microscópicas, até situações extremas em que praticamente todo o córtex é destruído.

Deve-se ressaltar que a medula renal, o córtex justamedular e uma pequena fatia do córtex subcapsular são poupados, mesmo nas formas mais graves. A quantidade de tecido renal lesada varia de caso para caso, existindo exemplos de recuperação nos casos mais benignos; nas formas mais extensas, o prognóstico é muito grave.

É difícil avaliar a exata incidência dessa condição, já que apenas as formas mais graves são relatadas na literatura. Uma série de estados mórbidos está associada à necrose cortical renal em crianças. Entre eles, podemos citar no recém-nascido anemia intensa, eritroblastose, anoxia, transfusão fetomaterna levando a choque anêmico, hemorragia placentária, doença hemolítica grave, coagulação intravascular disseminada, todas levando à necrose tecidual do tipo isquêmico.

No lactente e nas crianças maiores, a necrose cortical está freqüentemente associada a estados de desidratação grave, quadros infecciosos graves, queimaduras, peritonite, escarlatina, choque hemorrágico, cetoacidose diabética, síndrome hemolítico-urêmica e ingestão de vários produtos tóxicos, tais como dioxana, dietilenoglicol e alguns quimioterápicos como os sulfamídicos. Por outro lado, existem casos em que nenhuma condição foi identificada como precipitante do quadro.

Vários fatores são aventados para explicar a fisiopatologia da necrose cortical. Tanto a coagulação intravascular disseminada (CIVD) quanto a isquemia renal grave foram consideradas fatores importantes na patogenia da necrose cortical. A presença de trombos de fibrina intravascular e a demonstração laboratorial de CIVD em alguns pacientes com necrose cortical sugerem que o sistema de coagulação possa desempenhar papel importante em alguns pacientes com necrose cortical. No entanto, essa correlação não é completa, já que muitos pacientes com necrose cortical não apresentam evidências de CIVD.

Por outro lado, admite-se que a isquemia renal grave seja o fenômeno principal envolvido na necrose cortical renal. Todos os distúrbios que podem produzir necrose cortical podem estar associados também à necrose tubular aguda. Essa observação sugere que ambos os tipos de necrose representam fases diferentes de lesão renal causada por grande redução da perfusão sangüínea renal. Existem evidências que sugerem que trombos de fibrina não seriam a causa da isquemia renal, mas sim o resultado dela, ou seja, o rim inicialmente se torna congesto, com estase sangüínea, e tardiamente ocorre a formação do trombo. Em resumo, a isquemia renal grave parece ser o principal mecanismo envolvido na maioria dos pacientes que desenvolvem necrose cortical renal.

A instalação de necrose cortical é geralmente súbita, caracterizada por oligúria ou anúria. A urina, quando é possível coletá-la, contém quase sempre proteínas e, às vezes, leucócitos, hemácias e cilindros. No início, os rins estão aumentados de tamanho. Ocorre elevação sangüínea progressiva da uréia e da creatinina, até o óbito, em coma urêmico.

O tempo de sobrevida é variável. Até há alguns anos, praticamente todos os doentes faleciam na fase aguda, em uremia. Atualmente, com a utilização dos métodos dialíticos de tratamento da insuficiência renal, muitas crianças têm sobrevivido por semanas e até meses. Ao contrário do que ocorre com as lesões reversíveis da necrose tubular aguda, a necrose cortical do rim causa dano permanente, e a recuperação da função renal depende da extensão da área de necrose. Em alguns casos, é possível que ocorra recuperação, com graus variáveis de insuficiência renal crônica. A longo prazo, nos pacientes que sobrevivem, foi descrita melhora progressiva da função renal, a qual é atribuída à hipertrofia dos néfrons residuais.

O reconhecimento da necrose cortical como causa de insuficiência renal aguda não é fácil, principalmente o seu diagnóstico diferencial com necrose tubular aguda. A anúria ou a oligúria que se prolonga por dias ou semanas, sem tendência à melhora, pode sugerir o diagnóstico. A urografia excretora mostra excreção mínima ou ausente de contraste, e marca a visualização dos rins, que, nas fases iniciais da doença, estão aumentados de tamanho. A nefroangiografia seletiva mostra ausência ou enchimento defeituoso dos vasos corticais. O diagnóstico correto é dado, em vida, pela biopsia renal. Alguns casos que evoluíram para a recuperação, ou em que o paciente sobreviveu várias semanas, mostraram calcificação do córtex necrosado, detectada radiologicamente. O intervalo de tempo para que surja calcificação renal é variável, em média um e meio a dois meses. Os rins apresentam-se de tamanho diminuído e com superfície irregular, devido à fibrose que sofre o tecido necrosado.

TROMBOSE VENOSA RENAL

As tromboses venosas renais são obstruções parciais ou totais do sistema venoso que drena o rim. Essa entidade patológica, descrita há mais de um século por Rayer (1840), pode ocorrer em qualquer idade, mas cerca de 80% dos casos são vistos no grupo pediátrico, sendo que o pico da incidência (60 a 74%) ocorre no período neonatal, com maior incidência em meninos, em uma relação de 1,9:1. Essa preponderância vai diminuindo nos meses subseqüentes e desaparece após o primeiro ano de vida.

A trombose venosa renal parece iniciar-se, com maior freqüência, em veias de calibre menor (veias arqueadas ou veias interlobulares). A partir das veias arqueadas, pode propagar-se em direção ao córtex ou para a medula renal, ou para ambas. Ao longo das veias interlobares, pode estender-se até a veia renal principal ou, então disseminar-se, seguindo qualquer combinação dessas três vias em potencial. A disseminação para a medula renal faz-se retrogradamente, ao longo dos *vasa recta* ascendentes (que geralmente desembocam nas veias arqueadas, mas, às vezes, nas veias interlobulares). A extensão para o córtex faz-se ao longo de veias interlobulares, em direção à superfície cortical.

Por ocasião de uma trombose venosa, a área do tecido renal comprometido depende da posição e do calibre da veia afetada, da presença de anastomoses e do estado de veias adjacentes. Quando a veia trombosada é de pequeno calibre, a região afetada é pequena, as zonas adjacentes são relativamente sadias, indicando drenagem adequada para veias próximas, normais. Tal lesão parece ser mais comum do que é diagnosticada e produz poucos sinais clínicos. Quando a veia afetada possui calibre maior, a região drenada pela veia em questão sofre infarto hemorrágico grave e o sangue escapa para túbulos e tecidos intersticiais, ocorrendo então hematúria e oligúria. Nos grandes infartos hemorrágicos do rim, parece ocorrer necrose da região comprometida, com conseqüente cicatrização da região medular e esclerose dos glomérulos que pertencem ao córtex correspondente, passando o rim a se apresentar com cicatriz macroscópica, devido à retratação do tecido fibroso. Tal região pode passar a funcionar como zona isquêmica, geradora de hipertensão sistêmica, e ser confundida, radiologicamente, com lesão cicatricial pielonefrítica. A possibilidade de que se desenvolva circulação colateral tem fundamental importância para as conseqüências renais da obstrução venosa. Se esta última é total e aguda, não é provável que haja tempo suficiente para se desenvolver circulação colateral. Se por outro lado a obstrução é progressiva, a circulação de retorno pode restabelecer-se completamente por duas vias: repermeabilização do trombo e, sobretudo, desenvolvimento do sistema venoso periureteral e transcapsular. Essa circulação colateral, que se efetua por meio de numerosos pequenos vasos, pode garantir um débito sangüíneo suficiente para que as funções renais se encontrem muito próximas da normalidade.

Raramente, no lactente, a trombose venosa inicia-se na veia renal principal, estendendo-se retrogradamente para os rins, ou para a veia cava inferior ou veias adrenais. As tromboses que ocorrem no lactente costumam ser sobretudo intra-renais. Elas podem ser unilaterais ou bilaterais, mas geralmente são bilaterais, com freqüência assimétrica, entre os dois rins, e lesões menores em rim aparentemente sadio passam facilmente despercebidas. Nos casos com sobrevida, podem surgir calcificação do rim, ou da supra-renal ou de ambos. Oclusão dos ramos de uma ou de ambas as veias renais pode ser secundária a várias causas: compressão do(s) rim(ns) por tumores ou massas retroperitoneais (tumores retroperitoneais, flegmão perinefrético); invasão das veias renais e/ou da veia cava inferior dos tumores; após lesões traumáticas; em associação a neuropatia que se comporta como síndrome nefrótica, como, por exemplo, a amiloidose renal e a glomerulonefrite membranosa; tromboflebites dos membros inferiores e da veia cava inferior. As tromboses venosas renais também podem ser primárias, isto é, podem ocorrer sem causa desencadeante precisa; freqüentemente se encontram na sua origem circunstâncias favorecedoras como estados de hemoconcentração (desidratações graves) ou hipercoagulabilidade (cardiopatias congênitas cianogênicas).

Essa modalidade de instalação é habitual no lactente e pode ocorrer também no adulto.

Como já foi dito, a trombose venosa renal pode estabelecer-se de maneira gradual ou abrupta. As tromboses graduais ou crônicas são *mais freqüentes* no adulto e em crianças maiores e não levam, com

freqüência, ao infarto renal e, mesmo quando isso ocorre, este não costuma ser de grandes proporções. Nesses casos, as lesões predominantes são intersticiais: edema, quando a trombose é recente, e fibrose cicatricial, quando a trombose é antiga. Também são encontradas zonas de degeneração e atrofia tubulares. Os glomérulos podem apresentar-se com aspecto normal, porém, com maior freqüência, apresentam o quadro histológico de glomerulonefrite membranosa. Nesses casos, o achado clínico mais comum é a proteinúria maciça. É o que ocorre, às vezes, na síndrome nefrótica do adulto, podendo ocorrer também em adolescentes e em crianças maiores, quando então a trombose venosa renal vem agravar uma nefrose preexistente. Na síndrome nefrótica existe tendência a surgir episódios tromboembólicos, quer para o lado do território venoso renal, quer para o território pulmonar, ou como tromboflebite de vasos periféricos.

Essa tendência aumentada para desenvolver complicações tromboticas parece estar relacionada a hipovolemia, aumento de algumas proteínas que participam do processo de coagulação (betatromboglobulina), aumento de fibrinogênio e, em pelo menos alguns pacientes nefróticos, níveis circulantes diminuídos de antitrombina III, um inibidor da coagulação. A antitrombina III tem aproximadamente o mesmo tamanho molecular da albumina e é perdida na urina. Tudo isso parece determinar um estado de hipercoagulabilidade, o qual pode ser agravado pelo tratamento com corticosteróides.

Por conseguinte, em face de um paciente nefrótico que apresente episódios de embolização pulmonar com hemoptises, tromboflebites de membros inferiores, ou edema assimétrico, ou veias abdominais dilatadas, devemos sempre considerar tais achados como chaves clínicas para o diagnóstico de trombose venosa renal. Muitas vezes, entretanto, a trombose venosa renal pode evoluir silenciosamente nesses pacientes, sendo muito difícil diagnosticá-la *in vivo*.

Episódios de dor lombar ou nos flancos, com ou sem hematúria (macro ou microscópica), também podem ser observados em nefróticos portadores de trombose venosa renal.

No lactente, incluindo o período neonatal, a trombose venosa renal costuma estabelecer-se de maneira súbita, determinando infarto hemorrágico da região renal correspondente às áreas drenadas pelas veias comprometidas. Ela está geralmente associada a quadros septicêmicos graves ou de desidratação provocada geralmente por vômitos e diarréia. Dentre os vários fatores que parecem relacionar-se com maior incidência de trombose venosa renal primária no lactente, podemos citar: diabetes melito materno, traumatismo de parto, anoxia, infecções, toxemia, distúrbios hidroeletrolíticos. A trombose venosa renal, nessa faixa etária, costuma apresentar-se como emergência, com hematúria macroscópica, e leva à insuficiência renal quando bilateral. O achado clínico mais comum é a hematúria, que ocorre em 60% dos casos. Oligúria, podendo chegar a anúria, surge em aproximadamente um terço dos pacientes. A presença de um ou ambos os rins palpáveis, com loja(s) renal(is) abaulada(s), não é achado constante, porque as lojas renais podem apresentar-se livres em cerca de 40% dos pacientes. Entre os achados hematológicos, a trombocitopenia é um dos mais constantes, ocorrendo em mais de 80% das crianças: deve ser levada em consideração uma contagem progressiva decrescente das plaquetas. Em alguns casos, evidencia-se a existência de uma verdadeira coagulopatia de consumo. A elevação da uréia plasmática é um achado bioquímico importante, pois, embora possa estar normal em algumas ocasiões, em mais de 80% dos casos apresenta nítida tendência a aumentar, atingindo, às vezes, níveis próximos ou superiores a 100mg/dl. Proteinúria, geralmente moderada, também pode ser encontrada.

De posse de todos os dados da história, exame físico e achados bioquímicos e hematológicos, o diagnóstico de trombose venosa renal *pode ser apenas suspeitado. A confirmação do diagnóstico* exige a realização de exames auxiliares. Por exemplo, a radiografia simples de abdome confirma, quando presente, o aumento de volume de um ou de ambos os rins. A urografia excretora está alternada em mais de 90% dos casos, sendo o achado mais constante a exclusão renal, parcial ou total, uni ou bilateral. Quando a lesão é bilateral, geralmente é assimétrica. Outros achados radiológicos incluem falha em concentrar o contraste, rins aumentados de tamanho, ureter com entalhes e chanfraduras devido à presença de circulação colateral. Quando a trombose venosa é mais antiga, podem surgir cicatrizes na superfície renal, detectar-se um rim contraído e calcificações renais. Entretanto, em alguns casos, foram obtidas urografias excretoras normais na presença de zonas de infarto renal relativamente grandes.

Na vigência de exclusão renal uni ou bilateral, a realização de pielografia ascendente permite afastar uropatia obstrutiva e demonstrar vias coletoras permeáveis. A ultra-sonografia renal também pode ser usada para distinguir entre agenesia renal e rim policístico ou hidronefrose congênita. O diagnóstico de certeza é dado pela venografia renal seletiva, a qual implica alguns riscos, entre os quais a possibilidade de mobilizar o coágulo. A venografia renal seletiva pode fornecer resultados falso-negativos, quando as veias afetadas são pequenas. A cavografia inferior permite, por meio de várias manobras técnicas, a opacificação retrógrada das veias renais, sendo muito mais usada, pois fornece maior índice de positividade. A arteriografia renal também pode ajudar na confirmação diagnóstica, revelando retardo na fase venosa.

O diagnóstico diferencial das tromboses venosas renais incluem: tumor de Wilms, hidronefrose congênita, rim policístico, infecção piogênica do rim, hematoma renal, hematoma extra-renal e hematoma ou tumor da supra-renal.

TRATAMENTO

O manuseio da trombose venosa renal apóia-se em três pontos fundamentais:

- manutenção da homeostase;
- prevenção da disseminação da trombose;
- prevenção das seqüelas conseqüentes à trombose.

A manutenção da homeostase é importantíssima, já que, em sua grande maioria, trata-se de lactentes em estado geral precário, gravemente desidratados e com vários graus de distúrbios hidroeletrolíticos, como desidratação hipernatrêmica, acidose metabólica ou hipernatremia. A oferta de fluidos, calorias e eletrólitos deve ser adequada ao estado do paciente e guiada pelo estado funcional do rim e do débito urinário. Quando o doente se encontra em insuficiência renal aguda, a diálise peritoneal deve ser considerada.

Com a intenção de impedir a disseminação da trombose, muitos autores preconizam o tratamento anticoagulante, com heparina intravenosa, a qual pode ser administrada gota a gota ou a cada 4 horas, de modo a manter o tempo de coagulação cerca de duas a três vezes maior que o seu valor normal. O tratamento anticoagulante impõe-se sempre que surgirem evidências de coagulação intravascular. Deve ser mantido, uma vez iniciado, até que haja melhora das condições clínicas do paciente, com recuperação significativa da função renal e normalização dos parâmetros de coagulação. Entretanto, não há ainda estudos controlados que provem a eficácia indiscutível do tratamento com heparina. Existem, na literatura, relatos de vários casos em que os anticoagulantes não foram usados e que tiveram boa evolução. Comprometimento bilateral ou presença de CIVD são indicações mais prementes para o uso de heparina.

A nefrectomia, até alguns anos atrás, era considerada a única maneira de melhorar o prognóstico dos pacientes com trombose renal. Atualmente, essa conduta radical não é aceita. A idéia de que a intervenção precoce evitaria a extensão do processo trombótico para o outro rim não tem base adequada, pois infarto maciço de rim trombosado não surge em todos os casos, e a presença de rim gravemente infartado não é incompatível com a recuperação funcional

total. Além disso, estudos em pacientes com trombose venosa renal bilateral sugerem que raramente há extensão do processo trombótico de um rim para outro, ocorrendo, na realidade, tromboses inicialmente intra-renais, que se propagam pelo rim correspondente.

Outro procedimento cirúrgico preconizado por vários autores é a trombectomia, a qual é realizada nos casos em que há trombose da veia cava inferior e da veia renal principal. Embora existam casos relatados na literatura que tiveram evolução excelente, a trombectomia encontra pouca indicação nos casos em que a lesão se inicia em vasos menores, para a seguir estender-se a troncos mais calibrosos como é habitual em crianças.

COMPLICAÇÕES E PROGNÓSTICOS

Não se pode prever a evolução final do rim, cuja veia sofreu uma trombose, pois pode ocorrer recuperação parcial ou total, ou ainda morte da criança na fase aguda. Tanto a trombose bilateral quanto a unilateral acompanham-se, raramente, de síndrome nefrótica, a qual pode instalar-se na fase aguda ou mais tardiamente. Esse tipo de evolução é muito mais freqüente no adulto que na criança. Pode ainda ocorrer fibrose renal anterior à trombose, levando ao rim contraído ou deformado por cicatrizes, com ou sem hipertensão arterial. Algumas evidências experimentais e clínicas parecem indicar que a trombose venosa renal pode levar à hipertensão, que pode ser diagnosticada após um tempo bastante longo depois do episódio agudo. Nos casos em que um seguimento longo e cuidadoso demonstra a presença de rim não funcionante e hipertensão sistêmica, a nefrectomia poderá ser indicada. Por outro lado, várias crianças normotensas e com trombose venosa renal prévia possuem rim pequeno não funcionante. Em conclusão, rins pequenos seriam responsáveis pela hipertensão em apenas parte das crianças que sofreram trombose venosa renal. Outras complicações tardias incluem insuficiência renal, infecções renais e distúrbios tubulares proximais e distais.

A mortalidade é bastante alta, por volta de 60%. Em número significativo de pacientes, a doença não é diagnosticada em vida.

FÍSTULAS ARTERIOVENOSAS RENAIS

As fístulas arteriovenosas renais constituem ainda entidade pouco diagnosticada, apesar dos grandes avanços na angiorradiografia. O primeiro caso remonta a 1928, tendo sido descrito por Varela em um paciente com hipertensão arterial e insuficiência cardíaca congestiva grave.

As fístulas arteriovenosas renais podem ocorrer em qualquer idade, a menos que estejam associadas a hipernefromas, quando então a faixa de incidência é abaixo dos 5 anos de idade. Elas podem ser classificadas como adquiridas, congênitas ou idiopáticas. O grupo de adquiridas engloba cerca de 70% dos casos, e o restante compreende fístulas congênitas e idiopáticas.

A etiologia da variedade congênita é desconhecida. Acredita-se que aneurismas congênitos dos vasos arteriais renais aumentariam de tamanho e, ocasionalmente, provocariam erosão em uma veia, produzindo, por conseguinte, a formação da fístula. Mas, se a malformação vascular não é claramente congênita, é melhor classificá-la como idiopática. A outra possibilidade é de que pequenas fístulas, que existiriam desde o nascimento, gradualmente aumentariam de tamanho, até determinar sinais e sintomas.

À arteriografia, as fístulas arteriovenosas congênitas apresentam aspecto de dilatação localizada dos vasos intra-renais, pelas comunicações arteriovenosas, que em geral são numerosas.

Entre os fatores responsáveis pelo desenvolvimento das fístulas arteriovenosas adquiridas, podemos citar:

Traumatismo – queimaduras e lesões penetrantes não-cirúrgicas.

Manobras cirúrgicas – nefrolitotomia, biopsia renal percutânea, nefrectomia parcial.

Neoplasias renais ou não-renais – com invasão do sistema venoso do rim e, a seguir, do sistema arterial, com formação de fístulas.

Processos inflamatórios – com erosão em vasos renais. As fístulas também podem ser encontradas em pielonefrite avançada e doença policística renal.

O diagnóstico de fístula arteriovenosa pós-biopsia renal tem aumentado à medida que as técnicas angiográficas se tornam mais difundidas e mais aperfeiçoadas. Tais fístulas constituem aproximadamente 48% dos casos adquiridos. Seu mecanismo de formação ainda permanece obscuro. Alguns autores supõem que um fator coadjuvante seria a posição adjacente de pequenas artérias e veias, dentro de um órgão intensamente vascularizado. Se, além disso, ocorrer hipertensão arterial significante e/ou nefroesclerose e fibrose intersticial, a possibilidade de fechamento imediato da intercomunicação arteriovenosa, que normalmente ocorre na biopsia renal, torna-se mais difícil. A ausculta do abdome e do flanco deve fazer parte dos cuidados de rotina em crianças submetidas a biopsia renal. Atenção especial deve ser dada a pacientes que desenvolvem hematúria macroscópica ou forte dor no flanco ou naqueles em que o exame do fragmento de biopsia revela vasos grandes. O risco de desenvolver fístula arteriovenosa pós-biopsia renal é maior em pacientes hipertensos ou que apresentam nefroesclerose.

Das fístulas que surgiram em pacientes submetidos a biopsia renal, 75% ocorreram em pacientes hipertensos e 30% em pacientes com vasos renais anormais. Todas elas se situam nas porções centrais do rim e em animais de experimentação (coelho) e apareceram exclusivamente na região medular renal. Por conseguinte, para diminuir sua incidência devem-se fazer sempre biopsias renais limitadas, se possível, ou córtex. As fístulas que surgem após biopsia renal, fato comprovado em aproximadamente 15% dos pacientes, são em geral assintomáticas, não necessitando de tratamento. Elas apresentam tendência à cura espontânea. O tempo é variável, de 4 a 20 meses, e a angiografia poderá ser repetida para verificar se já ocorreu a cura. Experimentalmente, em coelhos, o uso de medicação antifibrinolítica antes da biopsia renal diminui a incidência de fístulas arteriovenosas.

As causas mais comuns de fístulas arteriovenosas renais adquiridas sintomáticas são os traumatismos e as neoplasias. Já foram descritas fístulas desse tipo em crianças a partir de 3 anos de idade, e o intervalo de tempo entre o traumatismo e o diagnóstico da fístula variou de 3 semanas a 16 anos. As manifestações clínicas envolvem o sistema cardiovascular e o urinário. Metade dos pacientes tem hipertensão diastólica, 48% cardiomegalia e 43% insuficiência cardíaca congênita. A hipertensão possivelmente ocorre por isquemia renal na porção do rim distal ao desvio arteriovenoso, com conseqüente ativação do sistema renina-angiotensina. Entretanto, a atividade plasmática de renina é normal em muitos pacientes. Cardiomegalia e falência cardíaca existirão em função da magnitude da fístula. Cólica renal, secundária à eliminação de coágulos sangüíneos, dor no flanco e, às vezes, aumento de volume dos rins, com ocupação da loja renal, são queixas bastante referidas. Hematúria está presente em um terço dos pacientes e aparece quando há comunicação da fístula com o sistema coletor de urina.

O achado clínico mais comum é a presença de sopro contínuo na parte superior do abdome ou flanco, constituindo 75% dos achados e, às vezes, frêmito palpado na superfície do corpo ou sobre o rim exposto por manobras cirúrgicas. Todos esses achados clínicos, sobretudo a presença de sopro, hematúria e dor no flanco, também podem estar presentes nas fístulas adquiridas após biopsia renal.

O diagnóstico é confirmado por meio de urografia excretora e arteriografia renal. A primeira está alterada em 60 a 70% dos casos. O diagnóstico de certeza é dado pela arteriografia renal seletiva ou pela aortografia, que permite dizer se a fístula é única ou múltipla, se é intra ou extra-renal, e determinar aproximadamente o seu tamanho e as artérias que a suprem, facilitando, portanto, a escolha da terapêutica.

TRATAMENTO

O tratamento pode ser classificado em dois tipos, os quais são apresentados a seguir.

Clínico – isto é, repouso e hidratação adequada, usado para a maioria das fístulas pós-biopsia renal e para algumas fístulas traumáticas.

Cirúrgico – indicado nas fístulas que se acompanham de hipertensão ou insuficiência cardíaca, nas fístulas calcificadas que correm o risco de rotura espontânea. O tratamento cirúrgico pode ser radical, por meio de nefrectomia total, indicado nos casos de grande sangramento. Pode ser também conservador, isto é, fazendo-se seja excisão da fístula, seja a nefrectomia parcial ou, dependendo do caso, a reconstituição vascular quando essa é possível. O resultado do tratamento cirúrgico é bom, com normalização da pressão arterial em 60% dos pacientes e redução da hipertensão em mais de 80% dos casos.

NEFROPATIA DA ANEMIA FALCIFORME

A anemia falciforme (AF) é uma hemoglobinopatia transmitida de maneira autossômica dominante com penetrância variável. Consiste em herança de uma hemoglobina S anormal, caracterizada pela substituição do ácido glutâmico pela valina na posição 6 da cadeia β da hemoglobina A. Em condições de hipóxia, acidose e hiperosmolaridade, alterações físico-químicas ocorrem na hemoglobina S das hemácias, aumentando sua viscosidade interna, levando à formação de um "gel ", o qual determina o aspecto irregular "em foice" da hemácia e falta de flexibilidade necessária para sua livre circulação. As hemoglobinas A e S têm a mesma solubilidade quando oxigenadas, porém, ao serem desoxigenadas, a hemoglobina A perde 50% e a S 100% a sua solubilidade. Assim, a baixa solubilidade, a formação de cristais e o crescimento de tactóide são os responsáveis pelas suas implicações fisiopatológicas.

As principais conseqüências clínicas da anemia falciforme são obstruções vasculares pelas células falcizadas e anemia devido à destruição das hemácias. O processo de falcização pode causar hematúria associada ou não à necrose papilar, comprometimento da capacidade máxima de concentração da urina, da acidificação urinária e da excreção de potássio e glomerulopatia crônica. A fisiopatologia da doença tem como base a dificuldade de as hemácias falcizadas circularem nos pequenos vasos. A estase é fator importante para que a falcização e suas conseqüências ocorram, e contribui para causar acidose local, em que o oxigênio se transfere da hemoglobina para os tecidos adjacentes e os catabólitos não são removidos. Todos esses fatores tornam a hemoglobina S mais insolúvel, levando a um ciclo vicioso em que a estase, a acidose e a falcização são conseqüências umas das outras.

As lesões renais parecem ser conseqüentes a lesões vasculares da medula renal devidas a acidose local, hipóxia e hipertonicidade, que propiciam intensa falcização dos eritrócitos na *vasa recta*, com formação de microtrombos e infartos, levando à isquemia da medula renal. A hematúria pode ser macro ou microscópica, geralmente intermitente e autolimitada, podendo algumas vezes ser intensa e prolongada. O sangramento é freqüentemente unilateral e do lado esquerdo (80%), possivelmente relacionado a diferenças na drenagem venosa renal, já que a veia renal esquerda passa entre a aorta e a mesentérica superior, podendo aumentar a pressão venosa renal desse lado. Ela pode ocorrer em qualquer idade, sendo predominante em adolescentes do sexo masculino. É mais comum em heterozigotos (HbAS), e essa predominância é atribuída ao fato de apresentarem maior freqüência genética na população que os homozigotos (HbSS). Os pacientes com AF apresentam um número reduzido de *vasa recta* com perda da arquitetura normal, os poucos vasos presentes são espiralados, dilatados e terminam em fundo cego. Essas alterações comprometeriam o mecanismo de contracorrente, com redução relativa da hipertonicidade da *medula interna* conseqüente à menor reabsorção de sódio, reduzindo a capacidade máxima de concentrar a urina, além de alterar a excreção renal de hidrogênio e potássio. O defeito na concentração urinária na criança com AF pode resultar em enurese e em aumento do risco de desidratação durante a privação de água. Assim, se por uma lado esses pacientes apresentam defeito na função da medula renal com tendência à perda de água e sódio, por outro lado, o fluxo sangüíneo renal (FSR), a filtração glomerular e a atividade do túbulo proximal estão aumentados e, como resultado final, o equilíbrio de sódio permanece normal. Tem sido sugerido que a hiperfiltração e a hiperfunção tubular distal na AF são uma compensação do acometimento tubular distal mediado pelas prostaglandinas. Assim, as alterações renais parecem estar relacionadas aos efeitos do aumento de prostaglandinas vasodilatadoras, que têm origem na medula renal alterada pela falcização. Sua inibição com antiinflamatórios não-hormonais corrige parcialmente algumas dessas alterações. Alguns autores demonstraram que a indometacina provoca redução do FSR e da filtração glomerular nos *pacientes com AF, sugerindo* que as prostaglandinas sejam importantes para manter o hiperfluxo sangüíneo renal e a hiperfiltração glomerular nesses pacientes (Allon e cols.). De Jong e cols. sugerem ainda que a elevação das prostaglandinas vasodilatadoras provoca um aumento do FSR preferencialmente em néfrons justamedulares, aumentando o fluxo para a medula externa, o que permite que a capacidade de diluição urinária permaneça normal. No portador do traço falciforme, a concentração de hemoglobina S é em geral baixa, insuficiente para provocar crises em condições fisiológicas, mas que podem ocorrer em situações de hipóxia. Esses pacientes podem apresentar as alterações da forma homozigótica mais tardiamente, de forma mais leve ou podem estar ausentes.

A AF pode cursar com proteinúria em cerca de 30% dos casos, porém a proteinúria maciça com síndrome nefrótica é menos comum. A nefropatia da anemia falciforme parece estar relacionada a alterações secundárias à hiperfiltração glomerular e à lesão endotelial direta por oclusão por células falcizadas, levando a hipertrofia glomerular, hiperplasia endotelial e fibrose e glomeruloesclerose focal e segmentar. Há dúvidas sobre o papel do ferro depositado nas células tubulares em forma de hemossiderina, como eventual agente colaborador no processo da lesão renal crônica do portador de anemia falciforme.

Ressalta-se a importância do diagnóstico precoce a fim de se estabelecerem medidas terapêuticas profiláticas, com o objetivo de evitar estados de desidratação, acidose, hiperosmolaridade, isquemia, infecção e anemia grave, bem como corrigir alterações quando instaladas. Em vista de a hematúria ser uma doença benigna na AF, medidas conservadoras são indicadas como: repouso no leito, hidratação e alcalinização da urina (para reduzir a acidez da medula). Os diuréticos deverão ser evitados, pois favorecem o aparecimento de desidratação e trombose.

SÍNDROME HEMOLÍTICO-URÊMICA

INTRODUÇÃO

A síndrome hemolítico-urêmica (SHU) é uma entidade clínica inicialmente descrita por Gasser em 1955, caracterizada por anemia hemolítica microangiopática, plaquetopenia e insuficiência renal aguda. A literatura tem registrado grande número de casos, particularmente na Argentina e na França, países onde essa entidade parece assumir caráter epidêmico. Em nosso meio, há poucos casos relatados, não sendo possível avaliar se essa entidade clínica apresenta baixa incidência local ou se seu diagnóstico não tem sido estabelecido.

A SHU pode ser classificada em: 1. SHU típica, também conhecida como clássica, epidêmica ou enteropática. Afeta principalmente lactentes jovens e crianças com pródromos de diarréia (D+). Muitos desses casos se associam a infecções intestinais por *Escherichia coli* sorotipo 0157:H7 produtora de verotoxinas; 2. SHU atípica ou esporádica, geralmente não associada a história anterior de diarréia (D-), podendo estar etiologicamente relacionada ao uso de drogas como ciclosporina A, anticoncepcionais orais, antineoplásicos ou à doença de Kawasaki. Há descrição de casos de ocorrência familiar, associada a herança autossômica dominante ou recessiva. Do ponto de vista clínico, a doença acomete preferencialmente lactentes jovens. É rara no período neonatal. Em adultos, a maioria dos casos está associada a gravidez, uso de anticoncepcionais orais e hipertensão essencial. Na SHU típica, o sintoma prodrômico mais comum é uma gastroenterite aguda caracterizada por diarréia, muitas vezes sanguinolenta, vômitos, dor abdominal difusa, com duração de 1 a 15 dias, e geralmente melhora com o início da tríade da SHU. Esse comprometimento gastrintestinal apresenta-se no cólon, simulando freqüentemente um quadro de abdome agudo com apendicite, megacolo ou intussuscepção. Icterícia é vista em 15 a 30% das crianças acometidas e os níveis séricos de bilirrubinas elevam-se pouco ou moderadamente. Hepatomegalia ocorre em 10 a 50% dos casos. Podem ocorrer comprometimentos pancreático (por necrose das ilhotas), pericárdico, miocárdico e pulmonar.

As manifestações renais aparecem concomitantemente à anemia, apresentam-se com intensidade variável, na dependência da gravidade das lesões renais, traduzidas clínica e laboratorialmente por hematúria, proteinúria, oligúria ou anúria e perda funcional renal. A lesão básica é uma microangiopatia trombótica de grau e intensidade variáveis, localizada no rim, ou generalizada, acometendo outros órgãos. Os casos de maior gravidade clínica correspondem, em geral, a alterações histológicas mais acentuadas. As formas oligoanúricas são mais comuns no lactente; apresentam duração normalmente inferior a oito dias e normalização da função renal em uma a duas semanas. A evolução é geralmente benigna. A anúria prolongada (maior que 15 dias) sugere comprometimento renal mais grave, o qual pode evoluir para a cura com seqüelas importantes como hipertensão arterial, proteinúria, diminuição da filtração glomerular ou para insuficiência renal crônica terminal. As formas em que a diurese está conservada são mais comuns em crianças maiores, mimetizam o quadro de glomerulonefrite difusa aguda e podem evoluir com síndrome nefrótica e hipertensão arterial grave.

A anemia hemolítica, geralmente grave, estabelece-se após horas ou dias do episódio gastroentérico, levando à reticulocitose no sangue circulante e à eritroblastose na medula óssea. As hemácias circulantes podem apresentar um aspecto *sui generis*, assumindo formas bizarras denominadas de esquizócitos, que podem persistir por semanas ou meses. Os testes de Coombs (direto ou indireto) são negativos, a curva de resistência globular e a dosagem das enzimas do metabolismo do glóbulo vermelho são normais. A vida média das hemácias está diminuída e as hemácias alteradas são removidas da circulação pelo sistema reticuloendotelial (fígado e baço). A trombocitopenia é uma característica clássica da SHU, embora já tenham sido relatados casos em que a contagem de plaquetas era normal ou diminuída apenas transitoriamente. A plaquetopenia geralmente regride em duas semanas e sua intensidade não tem valor prognóstico. A vida média das plaquetas está diminuída e, devido ao seu aprisionamento nas arteríolas ou nos capilares glomerulares, ocorre diminuição no seu número.

A febre é descrita em cerca de metade dos casos. Podem ocorrer também palidez, equimoses, petéquias (30 a 40% dos casos) e hipertensão arterial (cerca de metade dos casos). O acometimento do sistema nervoso central (SNC) é bastante freqüente, variando desde alterações leves, como irritabilidade, distúrbios do comportamento e apatia, até quadros graves, como convulsões, hemiparesias, descerebrações, cegueira cortical e coma. Atualmente, sabe-se que o quadro clínico neurológico tem correspondência anatomopatológica com infartos cerebrais causados por microtrombose dos gânglios da base. O comprometimento do SNC está associado a prognóstico reservado e mortalidade alta (30 a 90%). Muitas das manifestações cardiovasculares na SHU são secundárias a sobrecarga de volume. Entretanto, há relatos de envolvimento cardíaco como resultado de uma miocardite e choque cardiogênico com microtrombos, cardiomiopatia ou aneurisma.

Dados experimentais sugerem que a lesão da célula endotelial é o evento primário na patogênese da SHU. O dano endotelial desencadeia uma cascata de eventos que incluem coagulação intravascular, depósito de fibrina e ativação e agregação plaquetárias. O resultado final é o achado histopatológico de microangiopatia trombótica comum em diferentes formas de SHU. Descreveremos a seguir os diferentes mediadores e eventos envolvidos na patogênese da SHU.

Lesão endotelial

Muitos dos agentes infecciosos e drogas implicados na etiologia da SHU são tóxicos para o endotélio vascular. As toxinas Shiga-like, as quais incluem as verotoxinas produzidas pela *E. coli* 0157:H7, inibem a síntese da proteína eucariótica e diretamente lesa a célula endotelial vascular. O receptor glicolipídeo para as verotoxinas presentes na membrana das células endoteliais tem-se mostrado mais prevalente no córtex que na medula renal. Embora ainda não tenham sido reportadas medidas da circulação das toxinas Shiga-like após infecção intestinal em humanos, é possível que uma pequena porção possa entrar pela corrente sangüínea, podendo em minutos iniciar a lesão das células endoteliais na SHU. Dados experimentais mostraram que após a injeção de purificado de verotoxina 1 (toxina Shiga-like -1) em ratos ocorre uma ligação específica da toxina à célula endotelial. As neuraminidases virais e bacterianas apresentam um efeito tóxico indireto nas células endoteliais. A neuraminidase derivada de *S. pneumoniae* remove o ácido siálico da membrana das células dos eritrócitos, plaquetas e células endoteliais dos capilares glomerulares, expondo o antígeno, conhecido como Thomsen-Friedenreich (TF). A interação desse antígeno com seus respectivos anticorpos (IgM antiantígeno TF) causa aglutinação das células e lesão do endotélio vascular.

Trombose local e depósito de fibrina

Microtrombos e depósitos de fibrina são caracteristicamente encontrados nos capilares glomerulares dos pacientes com SHU. Mecanismos fibrinolíticos no glomérulo mediado pelo ativador do plasminogênio tecidual e uroquinase podem participar na remoção dos depósitos de fibrina. Alguns autores têm demonstrado a presença de um inibidor da fibrinólise glomerular (inibidor 1 da ativação do plasminogênio) no plasma de crianças com SHU, e que a presença de altos níveis circulatórios desse inibidor se correlacionava com o pior prognóstico da doença.

Fator de Von Willebrand, prostaciclina e agregação plaquetária

A agregação das plaquetas é o maior constituinte encontrado no microtrombo da SHU. Existem controvérsias se a agregação plaquetária é uma conseqüência do dano endotelial ou uma anormalidade plaquetária primária. Em pacientes com SHU, o antígeno Von Willebrand é elevado e os polímeros maiores estão diminuídos na fase aguda da doença. Muitos investigadores têm demonstrado diminuição na produção endotelial de prostaciclina (prostaglandina I_2) em pacientes com SHU.

O papel do sistema imunológico na SHU é obscuro. Foram observadas várias anormalidades do sistema complemento, alterações dos níveis séricos de imunoglobulinas, depósitos de C3 e IgM na imunofluorescência de biopsias renais, altas concentrações de imunocomplexos circulantes. Em estudos nas famílias com SHU recorrentes foi detectada hipocomplementemia com presença de haplotipo HLA-B3,B7, sugerindo a participação dos fatores imunológicos na patogênese da SHU familiar.

A mesma constelação de achados da SHU pode ser encontrada em outras circunstâncias: púrpura trombocitopênica trombótica, hipertensão arterial maligna, vasculites, esclerodermia, lúpus eritematoso sistêmico, insuficiência renal pós-parto, rejeição hiperaguda de transplante renal, após administração de vacinas (poliomielite, tríplice, sarampo).

Embora as várias abordagens terapêuticas testadas nos pacientes com SHU, como corticóides, heparina, drogas que inibem a agregação plaquetária (ácido acetilsalicílico e dipiridamol), ativadores da fibrinólise (estreptoquinase e uroquinase), plasmaférese, transfusão de plasma, prostaciclinas, os resultados desses ensaios terapêuticos são discrepantes, não tendo diferenças na evolução entre o grupo tratado e o grupo não tratado (no qual só foi usado tratamento conservador), de modo que, paulatinamente, a maioria foi abandonada. A terapia de suporte reduziu a mortalidade de 40% para 4 a 12%. Recentemente, estão sendo estudados os resultados obtidos com o uso de infusões de prostaciclinas, de inibidores de síntese de tromboxano, de estimuladores da síntese de prostaciclinas, antioxidantes, porém não há evidência de efeito benéfico. A anemia deve ser tratada com transfusões de sangue repetidas, sempre que a concentração de hemoglobina for menor que 6g/dl. O tratamento da insuficiência renal e da hipertensão arterial deve ser procurado nos capítulos pertinentes. Apesar de não estar à disposição até o momento nenhum tratamento específico, houve grande redução na mortalidade e morbidade das crianças com SHU em virtude de instituição precoce de diálise e abordagem vigorosa da hipertensão e do desequilíbrio hidroeletrolítico.

Nos casos de transplante renal, em que a doença de base é a SHU, muitas vezes torna-se difícil distinguir a recorrência da doença ou toxicidade à ciclosporina. A recorrência pós-transplante é extremamente incomum em pacientes com SHU típica, quer tenham recebido rim de doador vivo relacionado ou cadáver, com ou sem uso de ciclosporina. Nas formas atípicas, principalmente com história familiar de apresentação da SHU, o potencial de recorrência é maior. A sobrevida do enxerto e do paciente são similares aos pacientes com outras doenças.

BIBLIOGRAFIA

1. CAMPBELL, S. & CARRE, I.J. – Fatal haemolytic sraemic syndrome and idiopathic hyperlipaemia in monozygotic twins. *Arch. Dis. Child.* **40**:654, 1965. 2. CARRERAS, L. et al. – Familial hypocomplementemic hemolytic uremic syndrome with HLA-B3,B7 haplotype. *JAMA* **245**:602, 1981. 3. CARRERAS, L. et al. – Hereditary hemolytic uremic syndrome. *Nephon* **34**:269, 1983. 4. EDELSTEN, A.D. & TUCK, S. – Familial haemolytic uremic syndrome. *Arch. Dis. Child.* **53**:255, 1978. 5. FARR, M.J. et al. – The haemolytic uraemic syndrome – a family study. *Quart. J. Med.* **44**:161, 1975. 6. FITZPATRICK, M.M. & DILLON, M.J. – Curreent views on aetiology and management of haemolytic uraemic syndrome. *Postgrad. Med. J.* **67**:707, 1991. 7. FONG, J.S.C.; DE CHADAREVIAN, J.P. & KAPLAN, B.S. – Hemolytic-uremic syndrome. Current concepts and management. *Pediatr. Clin. North Am.* **29**:835, 1982. 8. FRISHBERG, Y.; OBRIG, T.G. & KAPLAN, B.S. – Hemolytic uremic syndrome. In Holliday, M.A.; Barratt, T.M. & Avner, E.D., eds. *Pediatric Nephrology.* 3rd ed., Baltimore, Williams & Wilkins, 1993, p. 871. 9. FRISHBERG, Y.; OBRIG, T.G. & KAPLAN, B.S. – Hemolytic uremic syndrome. In Hollyday, M.A.; Barrat, T.M. & Avner, E.D., eds. *Pediatric Nephrology.* 3rd ed., Baltimore, USA, Williams & Wilkns, 1994, p. 871. 10. HABIB, R.; MATHIEU, H. & ROYER, P. – Maladie thrombotique arteriocapillarie du rein chez l'enfant. *Rev. Fr. Etud. Clin. Biol.* **8**:891, 1958. 11. HAGGE, W.W. et al. – Hemolytic uremic syndrome in two siblings. *N. Engl. J. Med.* **277**:138, 1967. 12. KAPLAN, B.S. & PROESMANS, W. – The hemolytic uremic syndrome of childhood and its variants. *Semin. Hematol.* **24**:148, 1987. 13. KAPLAN, B.S.; CHESNEY, R.W. & DRUMMOND, K.N. – Hemolytic uremic syndrome in families. *N. Engl. J. Med.* **292**:1090, 1975. 14. LAKKIS, F.G.; CAMPBELL, O.C. & BADR, K. – Microvascular diseases of the kidney. In Brenner, B.M. & Rector, F.C., eds. *The Kidney.* 5th ed., Philadelphia, Saunders, 1996, p. 1712. 15. PERRET, B, et al. – Syndrome hémolytique urémique familial non endémique: néphrectomie et transplantation. *Helv. Paediatr. Acta* **34**:167, 1979. 16. PICKERING, L.K.; OBRIG, T.G. & STAPLETON, F.B. – Hemolytic-uremic syndrome and enterohemorrhagic Escherichia coli. *Pediatr. Infect. Dis. J.* **13**:459, 1994. 17. PIRSON, Y. et al. – Hemolytic uremic syndrome in three adult siblings: a familial study and evolution. *Clin. Nephrol.* **28**:250, 1987. 18. SCHEINMAN, J.I. – Sickle cell nephropathy In Holliday, M.A.; Barratt, T.M. & Avner, E.D., eds. *Pediatric Nephrology.* 3rd ed., Baltimore, Williams & Wilkins, 1993, p. 908.

9 Tubulopatias na Infância

MARIA HELENA VAISBICH

Os túbulos renais apresentam diversas funções de reabsorção e secreção seletivas, sendo responsáveis pelo ajuste do ultrafiltrado glomerular até a composição da urina final. Portanto, condições que determinem o comprometimento funcional de um ou de mais do que um dos segmentos tubulares acarretam anormalidades clínico-laboratoriais características do segmento acometido. A essas disfunções denominam-se tubulopatias.

O objetivo de classificar as tubulopatias é apenas didático e elas podem ser classificadas de diversas maneiras, como:

I – Congênitas
Adquiridas

II – Primária: defeito nos mecanismos tubulares intrínsecos de reabsorção e secreção
Secundária:
- congênita: como no caso de erros inatos do metabolismo,
- adquirida: pelo uso de certas drogas nefrotóxicas, ou a outras doenças renais e sistêmicas

III – Comprometimento tubular simples
Comprometimento tubular complexo

As **tubulopatias congênitas**, apesar de serem doenças raras e talvez raramente diagnosticadas, têm grande importância em Pediatria pela sintomatologia que apresentam. Muitos dos sinais e sintomas são ocorrências freqüentes em Pediatria, como atraso pondo-estatural, episódios de febre e desidratação, entre outros. Assim, geralmente, o primeiro profissional a ter contato com o paciente não será o especialista, mas sim o pediatra. Portanto, é necessário que esse saiba quando suspeitar de uma tubulopatia e como investigá-la. O mesmo se aplica às tubulopatias secundárias adquiridas.

Vamos empregar a classificação proposta por Habib, a qual tem sido utilizada mais freqüentemente na literatura e é baseada no tipo de defeito encontrado. Assim, segundo Habib, podemos classificar as tubulopatias congênitas em:

I – Congênitas
I – Anomalias simples de transporte
II – Pseudo-endocrinopatias
III – Acidoses tubulares
IV – Tubulopatias complexas – síndrome de Fanconi

ANOMALIAS SIMPLES DE TRANSPORTE

Nesse grupo incluímos as alterações de transporte de uma única classe de substâncias, lembrando que eventualmente pode-se detectar alteração na excreção urinária de outra(s) substância(s) em conjunto por mecanismo secundário.

GLICOSÚRIA RENAL

Doença genética com padrão autossômico recessivo, embora tenham sido detectados casos de heterozigotos. Nessa doença, o indivíduo apresenta aumento na excreção urinária de glicose, mas a glicemia é normal. Em geral, é achado de exame, desde que não confere sintomatologia relevante. A glicose é reabsorvida, em condições normais, quase que totalmente pelo túbulo contornado proximal (TCP). Nessa doença parece haver um defeito isolado, seletivo, do transporte tubular proximal da glicose, não se detectando anormalidade no transporte de nenhuma outra substância pelos túbulos renais e não há alteração na absorção intestinal de glicose.

Na avaliação da glicosúria é bom lembrar que o melhor método para a dosagem na urina é o da hexoquinase; apenas pela fita-teste e pelo método da peroxidase/oxidase podemos encontrar uma grande proporção de casos falso-negativos.

Desde que não determina sintomatologia ou anormalidades clínicas de maior importância não há tratamento específico, apenas devemos proceder o diagnóstico diferencial com diabetes melito, o qual é feito pela dosagem de glicose no sangue em jejum e com o teste de tolerância à glicose. No entanto, o estudo desses casos propicia importantes esclarecimentos em relação aos mecanismos tubulares de transporte da glicose. Alguns autores propõem, ainda, que esses pacientes possam evoluir para um quadro típico de diabetes melito e, portanto, devem ser mantidos em vigilância.

AMINOACIDÚRIAS

Constituem um grupo de doenças geneticamente transmitidas, com herança autossômica recessiva ou dominante, nas quais há um defeito tubular renal isolado no processo de reabsorção de aminoácidos do ultrafiltrado glomerular, freqüentemente associado a alteração no mecanismo intestinal de reabsorção. A reabsorção dos aminoácidos ocorre no TCP, por meio de um processo ativo sódio-dependente envolvendo transportadores específicos na membrana luminal, que leva a acúmulo intracelular e difusão passiva pela membrana basolateral permeável; esse processo é bastante eficiente, reabsorvendo cerca de 99% da carga filtrada de aminoácidos livres, sendo que normalmente encontramos quantidades extremamente pequenas de aminoácidos na urina.

Os mecanismos patogenéticos que podem estar implicados nas aminoacidúrias são:
- Alteração na afinidade de transportadores.
- Diminuição no seu número ou disponibilidade (por mecanismo competitivo com outras substâncias).
- Alteração na reabsorção de sódio, sendo essa uma possibilidade remota, desde que promoveria anormalidades na reabsorção de outros elementos.
- Aumento do fluxo retrógrado por via paracelular, a qual é pequena em situações fisiológicas e mantém, portanto, o somatório de movimentos favorecendo a reabsorção do lúmen para o interstício.

Sabe-se atualmente que existe mais de um sistema de transporte para cada aminoácido ou grupo de aminoácidos que, por suas diferentes características, colaboram para a reabsorção da carga filtrada.

O diagnóstico pode ser feito pela dosagem de nitrogênio alfa-amínico (Uaa) em urina de 24 horas ou pela relação Uaa/creatinina em amostra isolada de urina, e pela análise dos aminoácidos urinários, por meio de cromatografia, quando podemos identificar os aminoácidos perdidos em excesso. Ressaltamos que nas aminoacidúrias hereditárias os níveis séricos de aminoácidos são normais, ao contrário do que ocorre nos erros inatos do metabolismo dos aminoácidos.

As aminoacidúrias podem ser classificadas em cinco grandes grupos, de acordo com o transporte acometido. Apesar da raridade dessas doenças, algumas são de grande importância pela sintomatologia que determinam. Dissertaremos apenas sobre a cistinúria clássica, pela sua importância como causa de litíase das vias urinárias de repetição, contribuindo para cerca de 1 a 3% dos casos.

Cistinúria clássica

Doença de transmissão genética, autossômica recessiva, com prevalência, de forma geral, entre 1:7.000 e 1:15.000; entretanto, em alguns grupos pode chegar a 1:2.500. É caracterizada por uma alteração no transporte transepitelial, renal e intestinal, da cistina e dos aminoácidos dibásicos, lisina, ornitina e arginina; esses são, excessivamente, excretados na urina, porém, os níveis séricos são normais. A solubilidade urinária da cistina é muito baixa e, conseqüentemente, ocorre sua cristalização. Portanto, os pacientes apresentam litíase das vias urinárias de repetição, com todos os sintomas, e podem ter todas as suas complicações, como infecção urinária, obstrução e até perda de função renal. Sua investigação, portanto, faz parte da avaliação de qualquer indivíduo com litíase das vias urinárias. O comprometimento intestinal não determina doença.

Acomete tanto o sexo feminino como o masculino; contudo, neste último parece ser mais grave, pela maior possibilidade de obstrução uretral. O defeito existe desde o nascimento; entretanto, é mais freqüentemente diagnosticado na segunda ou terceira décadas da vida.

O diagnóstico pode ser feito por meio de:

- Achado de cristais de cistina na primeira urina da manhã, recém-emitida (Fig. 3.20).
- "Screening" teste do cianeto-nitroprussiato, o qual é positivo quando a urina adquire cor violácea e negativo quando rosa-castanho. Contudo, ele não é específico para cistina, podendo detectar homocistina e acetona.
- Medida das concentrações urinárias de cistina e dos aminoácidos dibásicos na urina, por meio de cromatografia por troca iônica. Os limites superiores são: 18mg de cistina/g de creatinina, 130mg de lisina/g de creatinina, 16mg de arginina/g de creatinina e 22mg de ornitina/g de creatinina. Os portadores homozigotos da doença excretam, em geral, cerca de 250mg de cistina/g de creatinina.

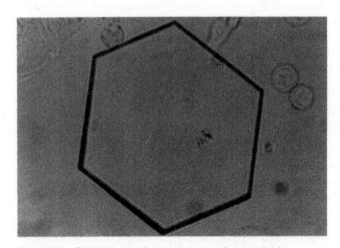

Figura 3.20 – Cristal hexagonal de cistina em sedimento urinário.

Os cálculos de cistina são, geralmente, radiopacos e podem funcionar como um ninho para o depósito de oxalato de cálcio.

O tratamento baseia-se em elevar a solubilidade da cistina pelo aumento da ingestão hídrica (cerca de 3 a 4 litros por dia, inclusive à noite) e alcalinização com, principalmente, citrato de potássio, já que o sódio aumenta a excreção de cistina. Outra medida é restringir sal da dieta.

O controle deve ser feito pelo pH de urina fresca, o qual deve ser mantido em torno de 7,5 e não acima, pelo risco de precipitação de sais de cálcio; a concentração de cistina na urina deve ser mantida abaixo de 300mg/l, nível que ocorre cristalúria, ou inferior a 200mg/g de creatinina. Essas medidas, aliadas ao tratamento da calculose e de suas complicações, são efetivas em grande parte dos casos; no entanto, alguns pacientes podem continuar a formar cálculos, a despeito do tratamento anterior. Nesses casos, pode-se usar a L-glutamina associada à restrição de sal da dieta que reduz a excreção de cistina. Outra opção é a D-penicilamina, a qual forma um complexo com a cistina aumentando muito sua solubilidade; a dose recomendada para crianças é de 30mg/kg/dia. Contudo, essa droga apresenta uma série de efeitos colaterais como nefrotoxicidade, febre, artralgias, alteração do metabolismo da vitamina B_6, a qual deve ser sempre suplementada, e perda de paladar, a qual melhora com a reposição de cobre. Outras opções terapêuticas incluem a mercaptopropionilglicina, droga que age de forma semelhante à D-penicilamina, que é tão efetiva quanto ela e tem muito menos efeitos colaterais, tornando-se a droga de escolha para o tratamento da cistinúria. Outro agente terapêutico que tem sido proposto é o ácido ascórbico, o qual aumenta a solubilidade da cistina; entretanto, é também hipocitratúrico e hiperoxalúrico, favorecendo a formação de cálculos.

ALTERAÇÕES NO METABOLISMO DO FÓSFORO

Raquitismo vitamina D-resistente

Diante de um caso de raquitismo, primeiramente devemos excluir a possibilidade de ser carencial, isso feito, parte-se para a investigação de algum tipo de raquitismo, no qual haja alteração no manuseio renal de fósforo.

Raquitismo hipofosfatêmico familiar ligado ao cromossomo X

É geralmente de transmissão hereditária dominante ligada ao cromosssomo X, com variabilidade na expressão de gene, mais grave no homozigoto masculino que no heterozigoto feminino, sendo que nem todos os membros afetados da família exibem alterações ósseas. A triagem deve ser feita pela presença de hipofosfatemia.

Essa doença caracteriza-se por anormalidade na reabsorção de fosfato pelo epitélio do TCP, que gera hiperfosfatúria. Observa-se hipofosfatemia, reabsorção tubular de fosfato (RTP) diminuída, e o transporte máximo corrigido pelo ritmo de filtração glomerular (T_{PO_4}/RFG) está, geralmente, abaixo de 2 a 2,5mg/100ml de filtrado glomerular. É importante ressaltar que as demais provas de função tubular proximal estão preservadas.

Paralelamente, podem ser detectados níveis inadequadamente normais de calcitriol, desde que a hipofosfatemia estimula incremento na síntese da 1 alfa-hidroxilase, aumentando a produção de calcitriol, mesmo sem a ação do PTH. Nos pacientes com raquitismo hipofosfatêmico, mesmo após estímulos que determinariam aumentos exagerados de calcitriol, não se observa a elevação esperada, mostrando que, provavelmente, há uma deficiência da síntese. Também, pode-se detectar uma diminuição na reabsorção intestinal de cálcio e fósforo, inclusive na presença de níveis normais de calcitriol, cuja patogenia não está ainda bem esclarecida, podendo ser decorrente de uma resistência dos receptores da mucosa intestinal ou de baixas concentrações de fósforo nessa mucosa.

Cabe lembrar que o quadro laboratorial típico desse raquitismo inclui calciúria normal ou diminuída; no entanto, variantes foram descritas associadas à hipercalciúria.

A doença não apresenta manifestações clínicas, bioquímicas ou radiológicas ao nascimento; entretanto, entre 6 e 9 meses os pacientes já apresentam hipofosfatemia e começam a aparecer as demais anormalidades. Clinicamente, eles têm deformidades ósseas, especialmente nos membros inferiores, e atraso de ganho estatural determinando baixa estatura. O comprimento do tronco é, em geral, normal e as deformidades dos membros inferiores são mais freqüentemente em *varum* (Fig. 3.21). Observam-se alguns dos sinais radiológicos de raquitismo, entretanto, não há craniotabes, rosário raquítico ou deformidades pélvicas. São características da doença o aparecimento de abscessos dentários, queda precoce da primeira dentição e alterações da dentina.

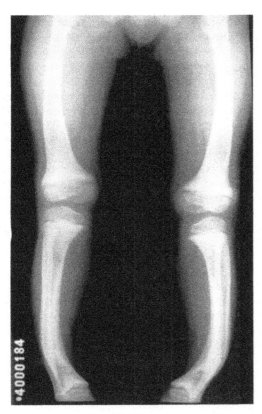

Figura 3.21 – Radiografia de membros inferiores mostrando as deformidades ósseas em paciente com raquitismo hipofosfatêmico.

A doença é crônica e mesmo a terapêutica com suplementação de fosfato e calcitriol não mostra grandes benefícios em termos de estatura final. Mais recentemente, o uso de hormônio de crescimento (GH) recombinante, associado ao tratamento convencional, foi avaliado em pacientes com essa doença, e observou-se que há aumento da estatura, retenção de fosfato e melhora na densidade óssea, sem efeitos colaterais evidentes. Contudo, o tempo de seguimento foi de apenas três anos. Paralelamente, em outro estudo foi observado um incremento da velocidade de crescimento com o uso do GH recombinante; entretanto, houve acentuação na desproporção entre tronco e membros inferiores que já faz parte da doença. Alguns autores propõem que em casos nos quais com o tratamento habitual não se observar recuperação do crescimento deva ser investigada a diminuição da secreção de GH.

Raquitismo vitamina D-dependente

É um tipo raro de raquitismo hereditário, com grave evolução, aparentemente manifesta-se como raquitismo carencial, porém, ocorre a despeito de exposição adequada à luz solar ou prevenção com doses adequadas de vitamina D. Foram descritos dois tipos:

Tipo I – caracteriza-se por defeito da 1-alfa-hidroxilase renal e é o mais freqüente. O marcador bioquímico característico é nível reduzido de calcitriol.

Tipo II – é mais raro, caracterizado por falta de resposta renal ao calcitriol, apesar de este estar aumentado. Nesse caso, o marcador específico é o calcitriol elevado.

A doença manifesta-se no primeiro ano de vida com hipotonia muscular associada a atraso de desenvolvimento motor e alterações esqueléticas típicas de raquitismo. Se não tratado correta e precocemente, determina deformidades ósseas e baixa estatura. Nesse tipo, observa-se hipocalcemia, a qual pode levar a crises convulsivas e episódios de tetania no primeiro ano de vida. A fosfatemia pode estar normal ou discretamente diminuída, com fosfatase alcalina sempre elevada e, freqüentemente, observa-se hiperaminoacidúria generalizada. O PTH está sempre alto, e a fosfatúria, em geral, normal. Alguns casos do tipo II descritos estavam associados à alopecia.

Síndrome de Bartter

Síndrome descrita inicialmente em 1962 por Bartter e cols., caracteriza-se por defeito do transporte tubular renal, que culmina com o aparecimento das seguintes alterações: alcalose metabólica hipoclorêmica hipocalêmica, hiper-reninemia, pressão arterial sistêmica normal e excreção urinária de cloro, sódio e potássio elevadas. Atualmente, parece englobar uma variedade de defeitos do transporte tubular renal, os quais delineiam sua diversidade clínico-laboratorial. Assim, até o presente momento, podemos distinguir alguns dos seguintes tipos, que serão relatados a seguir.

Síndrome de Bartter neonatal – tipos I e II

Essa variante é incomum e distinta da síndrome clássica. Existem evidências de que se trata de doença genética com origem autossômica recessiva. Descobertas recentes revelaram formas diferentes dessa variante:

Tipo I – no qual foram identificadas mutações no gene que codifica o co-transportador Na-K-2Cl bumetanida-sensível presente na porção espessa da alça de Henle; a função normal desse co-transportador é responsável pela reabsorção de 30% do Na filtrado.

Tipo II – no qual foram identificadas alterações no gene que codifica o canal de K no néfron distal, responsável pela secreção de K no ducto coletor cortical e reciclagem de K na porção ascendente espessa da alça de Henle (gene ROMK).

Ocorre em recém-nascidos de gestações complicadas com poliidrâmnio e parto prematuro. Os sintomas incluem, sobretudo, atraso de crescimento, poliúria, hipotonia muscular, atraso motor grave, diarréia, vômitos, febre e pressão arterial sistêmica normal. É comum a descrição de fácies típico, com a cabeça desproporcional ao corpo, face triangular, fronte proeminente, olhos grandes e "beiço". Laboratorialmente, encontram-se alcalose metabólica hipocalêmica, hipercalcemia e hipercalciúria, entretanto, a reabsorção de cloro no néfron distal é normal e o magnésio sérico também. Nefrocalcinose está presente ao nascimento. Até pouco tempo foi denominada hiperprostaglandinúria com hipocalemia congênita e hipercalciúria, pois foi detectado aumento na excreção urinária de PGE_2. Tal denominação foi abandonada, pois sabe-se hoje que esse achado não é característico da variante neonatal, mas sim, secundário ao defeito básico da reabsorção de NaCl renal e pode não estar presente em todos os pacientes por ocasião do nascimento.

A hipercalciúria pode ser facilmente explicada pelo comprometimento do co-transportador Na-K-2Cl, desde que 25% do cálcio filtrado seja reabsorvido na porção ascendente espessa da alça de Henle acoplado à atividade desse co-transportador, da seguinte forma: a diminuição do transporte de cloro leva à alteração do gradiente eletrogênico que, normalmente, favoreceria a reabsorção de cálcio e magnésio pela via paracelular. Hipermagnesiúria não ocorre porque existe uma reabsorção compensatória no túbulo contornado distal. Outro mecanismo para hipercalciúria inclui aumento na reabsorção intestinal de cálcio vitamina D-dependente; nesse grupo foram encontrados níveis elevados de 1,25-OH-vitamina D.

O diagnóstico pré-natal pode ser feito pela combinação de poliúria fetal e aumento de cloro no líquido amniótico, sendo que, surpreendentemente, os níveis de sódio, potássio e cálcio são normais.

O uso de indometacina resulta em melhora significativa do quadro, com exceção da hipercalciúria, da osteopenia e da nefrocalcinose. Alguns autores sugerem que essa droga só deve ser empregada após a maturação renal completa, por volta dos 18 meses de idade; nesse período, a correção do volume extracelular e a reposição de cloreto de sódio são essenciais. Eventualmente, os pacientes necessitam de suplementação de potássio. Para o tratamento da hipercalciúria, tem sido proposto o uso de amilorida, hidroclorotiazida e espironolactona, porém na maior parte dos casos é incompletamente efetiva.

Síndrome de Bartter clássica ou tipo III

Essa forma parece ser de origem genética, com herança autossômica recessiva; existem, entretanto, relatos de casos esporádicos. Manifesta-se, em geral, a partir do final do primeiro ano de vida; no entanto, existem casos diagnosticados na idade adulta. Os sintomas e os achados clínicos incluem: atraso pondo-estatural, poliúria, polidipsia, vômitos, constipação ou diarréia, tendência à desidratação, pressão arterial sistêmica normal e, menos freqüentemente, fraqueza muscular e fadiga.

É menos comum a descrição de fácies típico nessa variante. Ocasionalmente, a síndrome pode ser detectada por achado de exame. Os achados posteriores são decorrentes da contração de volume que se instala e dos distúrbios eletrolíticos não corrigidos, que induzem a mau desenvolvimento e aparecimento de cistos renais medulares, induzidos pela hipocalemia crônica; nefrocalcinose pode estar presente naqueles pacientes que apresentam hipercalciúria, porém, em geral, a presença de nefrocalcinose correlaciona-se com níveis bastante elevados de cálcio na urina que ocorrem mais freqüentemente na variante neonatal.

O achado laboratorial mais consistente é a hipocalemia; o nível sérico de potássio pode chegar a 1,5mEq/l, acompanhado de alcalose metabólica hipoclorêmica, embora existam relatos de acidose metabólica na apresentação. Em cerca de 50% dos pacientes observa-se hiperuricemia induzida pela contração de volume extracelular, e em 40%, hipomagnesemia, decorrente do hiperaldosteronismo; nesta última situação deve ser feito o diagnóstico diferencial com síndrome de Gitelman. Os pacientes com síndrome de Bartter apresentam cálcio urinário normal ou moderadamente aumentado, enquanto aqueles com síndrome de Gitelman são hipocalciúricos. Alguns pacientes podem apresentar, ainda, hipofosfatemia com reabsorção tubular proximal (RTP) diminuída, sugerindo acometimento tubular proximal associado e hipercalcemia. Na urina detecta-se aumento na excreção de sódio, potássio e cloro, este, em geral, superior a 10mEq/l. Em decorrência da hipocalemia e da diminuição da reabsorção de cloreto de sódio, os pacientes podem apresentar deficiência de diluição e concentração da urina. A função renal é normal, mas, na evolução, pode haver deterioração pela nefropatia hipocalêmica.

Outros achados incluem hiper-reninemia com aldosterona plasmática elevada; no entanto, os pacientes são normotensos, sugerindo que o efeito pressórico desses hormônios esteja neutralizado nessa síndrome. Vários estudos sugeriram que as prostaglandinas participam desse mecanismo. Gill e cols., em 1976, detectaram aumento da excreção de prostaglandinas urinárias em portadores da síndrome e a melhora no equilíbrio de potássio em pacientes tratados com indometacina. Outros autores observaram níveis elevados de PGE_2 e da 6-ceto-prostaglandina-1-α (metabólito da prostaciclina); também há relato de aumento de calicreínas urinárias. Mais recentemente, também foi detectado aumento na excreção urinária de nitrato, nitrito e GMP cíclico, sugerindo aumento na síntese de óxido nítrico nas células vasculares endoteliais. O aumento na secreção do fator natriurético atrial observado por alguns autores pode ser justificado pelo estímulo de prostaglandinas.

Em relação ao mecanismo fisiopatológico, vale a pena lembrar que, na descrição inicial, Bartter e cols. sugeriram que o defeito primário seria uma alteração na resposta pressórica à angiotensina; no entanto, esses pacientes têm volume extracelular diminuído. O aumento na produção de prostaglandinas não parece ser responsável por todos os achados da síndrome, desde que o uso de indometacina pode não corrigir completamente todos os distúrbios.

Vários trabalhos identificaram um defeito na reabsorção de cloro na alça ascendente espessa de Henle; colaborando para essa hipótese, o "clearance" de água livre é diminuído nesses pacientes (utilizando-se o "clearance" de água livre como medida da reabsorção de cloro na alça ascendente espessa de Henle) e não houve melhora total com a repleção de potássio, administração de indometacina ou infusão de cloreto de magnésio. Outros autores observaram, contudo, que a correção completa da hipocalemia pode normalizar todos os parâmetros. Acredita-se que a perda de cloro leva à caliurese, a qual causa contração de volume, aumento da produção e excreção de prostaglandinas e diminuição da resistência vascular periférica. O quadro clínico-laboratorial da síndrome de Bartter poderia, também, ser decorrente de defeito no transporte de potássio no néfron distal ou de defeitos na reabsorção de cloreto de sódio em múltiplos locais do néfron.

Recentes descobertas da Biologia Molecular demonstraram definitivamente que a síndrome de Bartter representa um grupo de desordens tubulares renais causadas por um defeito no transporte de cloreto de sódio em diferentes segmentos do néfron distal. Estudos recentes identificaram defeitos no gene que codificam os canais renais de cloro presentes na membrana basolateral, tanto na porção ascendente espessa da alça de Henle como no túbulo distal. Entretanto, o fato de que alguns pacientes com fenótipo de síndrome de Bartter clássica não demonstraram esse defeito, sugere que outros genes envolvidos no transporte de NaCl possam estar alterados, como, por exemplo, o gene que codifica a síntese do co-transportador cloro-potássio basolateral na porção espessa da alça ascendente. Assim, alguns estudos identificaram pacientes que apresentavam síndrome de Bartter clássica e alterações nos genes que codificam os co-transportadores Na-K-2Cl (gene NKCC2) ou no gene que codifica o canal responsável pela secreção de K no ducto coletor cortical e recicla K na porção ascendente espessa da alça de Henle (gene ROMK).

Assim, o defeito primário talvez não seja o mesmo para todos os casos, já que a evolução com o tratamento difere bastante entre eles. O achado de hipertrofia e hiperplasia do aparelho justaglomerular não parece ser patognomônico da síndrome, já que é observado em formas crônicas de desidratação, hipocalemia e alcalose.

Dentre as situações que simulam a síndrome de Bartter, lembramos o uso crônico de diuréticos de alça, como a furosemida, e causas extra-renais de depleção de cloro, como nos quadros de vômitos repetitivos, uso abusivo de laxantes, e na mucoviscidose. Excesso de mineralocorticóide pode ser descartado pela presença de hipertensão arterial. Deve-se distinguir síndrome de Bartter da síndrome de Güllner, esta caracterizada por alcalose hipocalêmica familiar com tubulopatia proximal, porém com reabsorção distal de cloro normal.

O tratamento é baseado na suplementação de potássio, magnésio e fósforo, quando necessários, e indometacina e/ou amilorida. Inibidores da enzima conversora da angiotensina (ECA) podem ser empregados, com cautela, nos casos de hipocalemia intensa e refratária; tal tratamento deve ser instituído em ambiente hospitalar.

Em alguns casos de síndrome de Bartter neonatal, alterações nos genes NKCC2 (co-transportador Na-K-2Cl) e ROMK não foram identificadas, ou por incapacidade de detecção da mutação ou por heterogeneidade genética ainda desconhecida. Porém, paralelamente, foram identificados casos com a variante neonatal hipercalciúrica nos quais o início das manifestações foi tardio e casos de síndrome de Bartter clássica (geralmente com início tardio e sem hipercalciúria e nefrocalcinose) com poliidrâmnio e prematuridade. Conseqüentemente, podemos concluir que os limites de diferenciação entre essas variantes da síndrome de Bartter são ainda bastante imprecisos, e que os critérios de classificação, ainda questionáveis.

Em nosso meio ainda não dispomos de metodologia para identificar o defeito genético, entretanto, observamos uma grande variabilidade fenotípica, tanto clínico-laboratorial como na resposta ao tratamento. Entre os sete casos atualmente seguidos no Ambulatório de Nefrologia Pediátrica do Instituto da Criança identificamos pais consangüíneos em três e história de casos semelhantes na família em apenas um paciente; o início dos sintomas ocorreu antes dos 6 meses de idade em cinco casos e antes dos 14 meses nos demais. Na tabela 3.23 podemos identificar os principais achados de história e dados clínicos na apresentação de pacientes com síndrome de Bartter em nosso meio, detectados por Vaisbich e cols., e destacamos a presença de nefrocalcinose, que esteve presente em dois dos sete pacientes estudados.

Em nosso serviço observamos a mesma variabilidade de resposta ao tratamento, observada na literatura. Nossos pacientes não apresentaram reversão completa do quadro com a indometacina, necessitando de intensa suplementação de potássio e correção de hipercalciúria, e não raramente há comprometimento proximal associado (alteração do manuseio renal de fósforo e aumento da excreção urinária de microproteínas), o qual se mostrou reversível em um dos pacientes. Na tabela 3.24 podemos encontrar os resultados de avaliação das funções tubulares proximais em pacientes com síndrome de Bartter avaliados por Vaisbich e cols. Notamos que o acometimento do túbulo proximal é bastante freqüente, podendo fazer parte do defeito primário ou ser apenas conseqüência da hipocalemia ou de nefrocalcinose. Entretanto, independente da causa, sugerimos que a avaliação periódica do funcionamento do túbulo proximal deve ser sempre realizada nesse grupo de doentes.

Empregamos indometacina na dose de 2 a 3mg/kg/dia, potássio (5 a 15mEq/kg/dia) e em seis casos houve a necessidade de suplementar fosfato (dose entre 20 e 160mg/kg/dia de fósforo inorgânico). Em relação ao prognóstico, é consenso na literatura e nós, também, observamos em nossos pacientes que a instituição precoce do tra-

tamento determina melhor prognóstico. Em seis dos nossos sete casos houve aumento importante da velocidade de crescimento e do ganho de peso; entretanto, em apenas dois casos houve certa recuperação estatural (atingiram o percentil 10); nos demais casos, apesar da melhora, todos se mantiveram abaixo do percentil 2,5 pelas curvas de crescimento de Marcondes e cols. (1982). Outro fator limitante no prognóstico é a adesão ao tratamento, já que nesses pacientes há necessidade de reposição fracionada de vários medicamentos diariamente e, portanto, o médico deve estar atento.

Outras variantes
A síndrome de Bartter foi diagnosticada em associação com síndromes raras e em pacientes com deficiência da citocromo C oxidase.

Síndrome de Gitelman
A síndrome descrita por Gitelman, em 1966, é uma doença tubular primária, de evolução benigna, caracterizada por alcalose metabólica hipocalêmica com hipocalciúria e deficiência de magnésio. Considerada até pouco tempo como uma variante da síndrome de Bartter, foi, recentemente, distinguida desta. Na síndrome de Gitelman, o defeito, já identificado, está no gene do co-transportador sódio-cloro tiazídico-sensível, localizado principalmente no túbulo contornado distal; estudos em pacientes com síndrome de Bartter clássica e com a variante neonatal não demonstraram a presença do mesmo defeito.

Geralmente, não se manifesta até a idade escolar, sendo que as manifestações mais freqüentes são convulsões febris e episódios de tetania; eventualmente, pode ser detectada apenas por achados laboratoriais. O diagnóstico é feito pelas alterações já citadas, somadas a uma relação cálcio/creatinina na urina menor que 0,10 ou calciúria inferior a 1mg/kg/24 horas (em geral menor que 0,5mg/kg/24 horas), hipermagnesiúria e hipercaliúria, com magnésio plasmático inferior a 0,75mmol/l. Enquanto os achados da síndrome de Bartter mimetizam o uso crônico de furosemida, a síndrome de Gitelman mimetiza o de tiazídicos. Nos pacientes com síndrome de Gitelman foram encontrados níveis normais de PGE_2 na urina.

O diagnóstico diferencial de síndrome de Gitelman deve incluir a síndrome de Bartter e situações que cursem com deficiência de magnésio, como ocorre na:

Hipomagnesemia familiar isolada – doença determinada por alteração congênita da reabsorção tubular de magnésio. Pode ser assintomática ou apresentar desde espasmo carpopedal até convulsões generalizadas. Esses indivíduos apresentam níveis séricos de potássio normais e não têm nefrocalcinose.

Síndrome de hipomagnesemia-hipercalciúria familiar – doença hereditária rara, com herança autossômica recessiva, na qual os portadores apresentam episódios desde tetania até convulsões generalizadas e nefrocalcinose ou nefrolitíase, pela hipercalciúria. O quadro é freqüentemente acompanhado por poliúria e mais raramente por hipertensão arterial e infecção urinária. Pode evoluir com perda de função renal pela nefrocalcinose e, caso essa se instale precocemente, determinar atraso de ganho pondo-estatural.

Tabela 3.23 – Principais dados de história e achados clínico-laboratoriais em pacientes com síndrome de Bartter por ocasião da apresentação.

Dados clínicos	Casos (%)
Atraso pondo-estatural	85
Raquitismo	57
Poliúria/polidipsia	28
Episódios de desidratação	28
Nefrocalcinose	28
Pais consangüíneos	14

Tabela 3.24 – Provas de avaliação de funções tubulares proximais em pacientes com síndrome de Bartter.

Prova	Casos (%)
Glicosúria > 0,3g/l	0
RTP < 80%	42,8
↓ T_{PO4}/RFG	42,8
Albuminúria > 30mg/l	28,6
β2Mur > 1mg/l	42,8
RBPur > 1mg/l	71,4

RTP = reabsorção tubular de fosfato;
T_{PO4}/RFG = transporte de fósforo corrigido pelo ritmo de filtração glomerular;
βzMur = beta-2-microglobulina urinária;
RBPur = proteína transportadora do retinol urinária.

PSEUDO-ENDOCRINOPATIAS

Grupo de doenças que apresentam manifestações clínico-laboratoriais de deficiências hormonais, porém o defeito está, geralmente, na resposta do órgão-alvo, mais especificamente uma falta de resposta ao hormônio gerado, por alterações dos receptores renais.

DIABETES INSÍPIDO NEFROGÊNICO
O nome diabetes insípido já identifica a doença, pois diabetes, do grego *Diabainex*, significa passar através e revela um quadro de poliúria e sede intensa, e insípido que a urina não tem gosto.

O diabetes insípido pode ser decorrente de duas anormalidades:
- ou há deficiência na secreção do hormônio antidiurético (HAD) (diabetes insípido central);
- ou há secreção normal de HAD, porém o rim não responde a esse hormônio adequadamente (diabetes insípido nefrogênico).

O quadro de diabetes insípido nefrogênico pode ser idiopático ou secundário. A forma secundária pode ser decorrente de diversas entidades renais e extra-renais, como na síndrome de Bartter, síndrome de Fanconi, doença cística medular, comprometimento tubulointersticial renal secundário, desnutrição, entre outros. Como doença idiopática, é determinada geneticamente, sendo que na maioria dos casos a herança é recessiva ligada ao cromossomo X cujo defeito está no braço longo desse cromossomo, na banda Xq28; entretanto, alguns autores sugerem que em alguns casos a herança pode ser autossômica dominante, com penetrância completa no sexo masculino e incompleta no feminino, ou recessiva. O mecanismo patogenético intrínseco do diabetes insípido nefrogênico idiopático ainda não está totalmente esclarecido. Existe, contudo, uma resposta anômala das células epiteliais do túbulo coletor ao HAD secretado. Normalmente, o HAD liga-se a receptores localizados na borda externa da membrana basolateral das células epiteliais do túbulo coletor. Existem dois tipos de receptores para o HAD: os receptores V1, que medeiam a resposta pressórica e outras ações como a glicogenólise, e os receptores V2, envolvidos na permeabilidade à água. Da interação hormônio-receptor V2 há estimulação da adenilciclase, resultando em aumento da produção de AMPc; este, por sua vez, age sobre a membrana luminal dessas células aumentando a permeabilidade à água. Estudos recentes indicam que a causa mais provável do diabetes insípido nefrogênico idiopático é uma alteração no gene do receptor V2, o qual está localizado no braço longo do cromossomo X, perto do *locus* do diabetes insípido nefrogênico (Xq28). Em portadores da doença já foram identificadas mutações no gene desse receptor.

Apesar de o mecanismo sinalizador que envolve o aumento da permeabilidade à água no túbulo coletor estar intimamente relacionado com a mediação do AMPc, outras substâncias e sistemas podem participar efetivamente, tais como prostaglandinas, sistema cálcio-calmodulina, fator natriurético atrial, entre outros.

Não raramente há relatos de poliidrâmnio na gestação. A sintomatologia inicia-se precocemente, logo após o nascimento, época em que apenas uma observação mais atenta pode identificar um quadro de poliúria e polidipsia, pois a criança não consegue ainda se queixar. Mais freqüentemente é diagnosticada nessa fase da vida pela ocorrência de episódios sucessivos de desidratação e febre associados a deficiência de ganho pondo-estatural. Em crianças maiores, a sede intensa passa a ser claramente notada e, nesse grupo, é comum a queixa de enurese. Outros sintomas incluem obstipação intestinal, vômitos e anorexia. Retardo mental e alterações neurológicas podem ocorrer, mas não fazem parte da doença; resultam, sim, dos episódios sucessivos de desidratação e distúrbios eletrolíticos graves e de reidratação inadequada. Geralmente, a suspeita advém de um quadro de desidratação grave associada a urina hipotônica.

Laboratorialmente, os pacientes manifestam hiperosmolalidade plasmática, hipernatremia e hipostenúria; a resposta ao teste com DDAVP exógeno mostra que não há resposta satisfatória, mantendo-se a urina diluída (geralmente, com densidade urinária inferior a 1.005), afastando-se, portanto, diabetes insípido de origem central.

O tratamento baseia-se na correção dos distúrbios hidroeletrolíticos, tanto quanto possível, com alta oferta de líquidos. Entretanto, na maioria dos casos é necessário maior intervenção. A associação de diuréticos tiazídicos (hidroclorotiazida na dose de 2 a 4mg/kg/dia) e restrição de sal determina melhora do quadro, pois diminui a carga osmolar renal e o volume urinário. Entretanto, hipocalemia pode resultar do uso de tiazídicos e deve, portanto, ser avaliada e corrigida se necessário. A indometacina, dose média de 2mg/kg/24 horas,

também empregada em associação com tiazídicos apresentou-se bastante eficaz em diminuir a diurese e aumentar a osmolalidade urinária. Contudo, o uso prolongado de indometacina pode determinar efeitos colaterais importantes. O tratamento mais seguro e efetivo, reconhecido atualmente, é baseado na associação de reposição hídrica adequada, restrição de sal, tiazídicos e amilorida (diurético poupador de potássio na dose de 20mg/1,73m^2/24 horas). Apesar de nem sempre obtermos reversão completa do quadro, o prognóstico depende muito da presteza do diagnóstico e instituição da terapêutica, desde que evita, em muito, distúrbios hidroeletrolíticos graves e, conseqüentemente, comprometimento neurológico e melhora o ganho pondo-estatural.

PSEUDO-HIPERALDOSTERONISMO

Doenças que podem simular um quadro de hiperaldosteronismo primário incluem a síndrome de Liddle, a deficiência da 11-beta-hidroxisteróide desidrogenase e o pseudo-hiperaldosteronismo secundário à ingestão crônica de alcaçus ou ao uso crônico de creme ou "spray" nasal contendo corticóides 9-alfa-fluorados. Nessa exposição vamos falar apenas sobre a síndrome de Liddle, já que se trata de uma doença renal tubular primária e as demais causas são raras na infância.

SÍNDROME DE LIDDLE

Doença rara, descrita em 1963, em oito membros de uma mesma família, sugerindo herança autossômica dominante; posteriormente foram descritos, também, casos esporádicos. Apresenta quadro semelhante à deficiência da 11-beta-hidroxisteróide desidrogenase, sendo que ainda não se sabe ao certo se essas duas entidades são realmente distintas.

O defeito primário não está esclarecido; entretanto, parece ser uma alteração tubular primária hereditária caracterizada por aumento na reabsorção distal de sódio independente da ação da aldosterona, localizada no canal epitelial de sódio (ENAc) do túbulo distal. Porém, os achados clínicos e laboratoriais sugerem um estado de hiperaldosteronismo, no qual observamos aumento na reabsorção de cloreto de sódio e na secreção de hidrogênio e potássio.

As manifestações clínicas, decorrentes das alterações hidroeletrolíticas, são precoces no lactente e na criança jovem e incluem poliúria, polidipsia, atraso de crescimento e hipertensão arterial; parestesias, fraqueza muscular e paralisia podem, também, fazer parte do quadro.

Laboratorialmente, os pacientes apresentam alcalose metabólica hipocalêmica, aumento da excreção urinária de potássio, elevação da reabsorção de cloreto de sódio que leva a um aumento do volume extracelular e promove redução da secreção de renina, definindo um quadro de hiperaldosteronismo, porém com redução da secreção de aldosterona. Esses pacientes não apresentam aumento da secreção de aldosterona com a restrição de sal e não há melhora do quadro com o uso de espironolactona.

O tratamento compreende a reposição de potássio e o uso de triantereno, um inibidor da reabsorção de sódio distal independente da aldosterona, na dose de 10mg/kg/dia ou de amilorida (20mg/1,73m^2/dia). Com esse tratamento, observa-se reversão dos distúrbios hidroeletrolíticos, da hipertensão arterial e melhora da velocidade de crescimento, sem, contudo, atingir um crescimento adequado, sobretudo quando a doença se manifesta na infância precoce. Diagnosticamos recentemente um casal de irmãos, ainda lactentes, com quadro clínico-laboratorial de síndrome de Liddle, nos quais, com o uso de amilorida, conseguimos promover o desaparecimento do quadro de vômitos repetitivos, a recuperação nutricional e da velocidade de crescimento e um controle adequado dos níveis pressóricos; entretanto, esses pacientes apresentam uma associação que raramente foi descrita na literatura, com hipercalciúria e nefrocalcinose, ainda em investigação.

PSEUDO-HIPOPARATIREOIDISMO

Doença hereditária, com relatos de herança autossômica recessiva, dominante e ligada ao cromossomo X; é caracterizada por achados clínico-laboratoriais de hipoparatireoidismo, mas com níveis elevados de paratormônio (PTH), denotando um quadro de resistência óssea e renal à ação desse hormônio.

O PTH pode agir em diversas porções dos túbulos renais; entretanto, seu efeito fosfatúrico ocorre principalmente pela inibição do transporte de fosfato no túbulo proximal. O PTH liga-se ao seu receptor presente na membrana basolateral; essa interligação facilita a ligação do GTP à proteína reguladora (proteína G, proteína ligadora da guanina, presente em todas as células), o que estimula a adenilciclase, e ocorre aumento de AMPc; este, por sua vez, interage com seu receptor da membrana apical e ativa a proteinocinase, que inibe a reabsorção de fosfato acoplado ao sódio. Portanto, da ação do PTH decorre aumento da produção de AMPc, que pode ser detectado pela elevação dos seus níveis urinários. Assim, por meio da análise dos níveis urinários de AMPc após a administração de PTH exógeno, podemos classificar esta entidade em dois tipos:

Tipo I – compreende a maior parte dos casos e é caracterizado por ausência de excreção urinária de AMPc.

Tipo II – nesse tipo observa-se aumento do AMPc urinário, porém esse não apresenta ação efetiva sobre as células.

Assim, pela falta de ação do PTH, os pacientes apresentam fosfatúria inadequada, hipercalciúria, diminuição na mobilização óssea de cálcio, diminuição da produção renal e dos níveis séricos de 1,25-diidroxicolecalciferol, osteopenia com fosfatase alcalina normal. Essas alterações levam à hipocalcemia e à hiperfosfatemia, que promovem hiperplasia da paratireóide (pela falta de "feedback" negativo) e níveis elevados de PTH circulante.

O tipo I corresponde fenotipicamente à descrição inicial dessa doença por Albright e é também denominado de osteodistrofia hereditária de Albright. Caracteriza-se por dismorfismo facial, encurtamento do metacarpo e metatarso, baixa estatura, retardo mental discreto, pescoço curto, obesidade e espessamento do crânio. Nesse tipo parece haver diminuição da atividade estimuladora da proteína G. Estudos indicam que há uma mutação em algum local da subunidade alfa dessa proteína. Desde que a proteína G é mediadora da ação de outros hormônios, observa-se com certa freqüência a associação desse tipo com outros distúrbios hormonais, como hipotireoidismo, diabetes insípido nefrogênico e hipogonadismo hipergonadotrófico.

Clinicamente, os pacientes apresentam manifestações decorrentes da hipocalcemia com tetania, câimbras e convulsões. Também, podem-se observar calcificações cutâneas e subcutâneas em articulações, abdome e núcleos da base.

Pseudopseudo-hipoparatireoidismo é uma variante, descrita mais raramente, caracterizada pelos mesmos achados do tipo I, porém os pacientes apresentam calcemia, fosfatemia e fosfatase alcalina normais e os níveis de PTH são elevados.

O tratamento do pseudo-hipoparatireoidismo tipo I inclui a suplementação de cálcio e de vitamina D que resulta em correção da hipocalcemia e diminuição da fosfatemia. O pseudopseudo-hipoparatireoidismo não tem indicação de tratamento.

PSEUDO-HIPOALDOSTERONISMO

Constituído por um grupo de doenças caracterizadas por falta de resposta à aldosterona, por defeito do seu receptor e que cursam com hipercalemia e acidose metabólica. São também incluídas no grupo das acidoses tubulares renais tipo IV.

O gene que codifica o receptor da aldosterona já foi clonado e, provavelmente, estamos a um passo de conhecer os defeitos que caracterizam os diferentes tipos, quais sejam:

- Pseudo-hipoaldosteronismo primário tipo I (renal ou múltiplo).
- Pseudo-hipoaldosteronismo secundário tipo I.
- Pseudo-hipoaldosteronismo tipo II.

Pseudo-hipoaldosteronismo primário tipo I

Doença hereditária caracterizada por perda de sal, hipercalemia e acidose metabólica com aumento da atividade da renina plasmática e altos níveis de aldosterona circulante.

Tipo renal – é a forma mais freqüente; a herança é, provavelmente, autossômica dominante com expressão variável, porém existem relatos de casos esporádicos, nos quais os familiares podem apresentar aldosterona plasmática elevada e hipomagnesemia e são, entretanto, assintomáticos.

Pode ocorre poliidrâmnio pela perda de sal e poliúria fetais. As manifestações clínicas são precoces com atraso de crescimento, perda de peso, vômitos e desidratação. O retardo no início do tratamento pode determinar um quadro grave de desnutrição. Esses pacientes são propensos a processos infecciosos, os quais podem, ainda, agravar a perda de sal, não raramente, levando ao choque.

O quadro é mais grave nos dois primeiros anos de vida, após esse período há uma melhora, pois a própria criança aumenta o apetite para o sal e porque ocorre uma maturação da reabsorção de cloreto de sódio pelo túbulo proximal.

Laboratorialmente, os pacientes apresentam hiponatremia, hipercalemia, acidose metabólica, níveis elevados de aldosterona plasmática e alta atividade de renina periférica; podem apresentar sinais de hemoconcentração, sendo que a hipernatremia pode ser detectada mascarando o verdadeiro estado de sódio corpóreo. Os níveis urinários de sódio estão aumentados, enquanto os de potássio estão diminuídos e o TTKG (gradiente transtubular de potássio) está diminuído. Após correção do volume extracelular, esses indivíduos apresentam função renal normal. Os eletrólitos na saliva e suor são normais e a ligação da aldosterona no seu receptor da mucosa do colo está preservada.

O tratamento consiste de reposição com cloreto de sódio (3 a 6g/dia) com melhora clínica e bioquímica. A elevação do volume extracelular acarreta aumento na liberação de sódio para o néfron distal, o que serve de estímulo para a secreção de potássio. Portanto, o controle deve ser feito pelo potássio sérico e pela atividade de renina periférica, que devem ser normalizados.

Tipo múltiplo – esse tipo é mais raro e mais grave, com herança autossômica recessiva. Apresenta falta de resposta à aldosterona em múltiplos órgãos. A perda de sal é mais intensa e o prognóstico mais reservado. As manifestações clínicas ocorrem logo após o nascimento e, pelo quadro de desequilíbrio hidroeletrolítico grave, pode ocorrer óbito no período neonatal. Os pacientes apresentam aumento dos eletrólitos na saliva e suor e diminuição do transporte ativo na mucosa retal.

Não respondem à administração de mineralocorticóides e apenas a reposição de cloreto de sódio não é suficiente, deve ser associada a administração retal de resinas de troca iônica e redução da ingestão de potássio. A melhora com a idade é menos aparente que no tipo renal, e o tratamento é mantido, em geral, pela vida toda.

Tipo I primário precoce da infância – no grupo do pseudo-hipoaldosteronismo tipo I há um quadro que ocorre na infância precoce, provavelmente por imaturidade no número de receptores mineralocorticóides funcionantes. Caracteriza-se por hipercalemia e acidose metabólica, sendo que na maior parte dos casos a reabsorção de sódio está preservada; ocorre diminuição na excreção de NH_4^+ e potássio e discreta diminuição na reabsorção de bicarbonato; detecta-se, também, excreção normal da aldosterona e atividade de renina periférica normal. Parece ocorrer por falta de resposta à aldosterona no néfron distal. O tratamento é necessário nos primeiros 2 anos de vida e compreende administração de bicarbonato de sódio, isoladamente ou associado a resinas de troca iônica.

Pseudo-hipoaldosteronismo secundário tipo I

Formas secundárias do tipo I foram relatadas associadas à infecção do trato urinário, com ou sem uropatia obstrutiva. Portanto, diante de um quadro de perda de sal, hipercalemia e acidose metabólica em lactentes, deve-se sempre fazer uma urocultura e, pelo menos, um exame ultra-sonográfico das vias urinárias. Também foi detectado no período neonatal associado à necrose medular e à trombose de veia renal.

Pseudo-hipoaldosteronismo tipo II (síndrome do "shunt" de cloro)

Síndrome de origem familiar, com herança provável autossômica dominante, caracterizada por hipercalemia, acidose metabólica e supressão da atividade de renina periférica com função glomerular normal. Na criança a manifestação clínica principal é a baixa estatura, e no adolescente e adulto, a hipertensão arterial. É originada por uma alteração tubular primária com aumento da reabsorção de cloreto de sódio (provavelmente no néfron distal), expansão do volume extracelular, que levam a supressão de renina e aldosterona e hipertensão arterial. Alguns identificaram diminuição dos níveis de peptídeo natriurético atrial, e outros, um aumento na síntese de PGE_2.

Laboratorialmente, os pacientes apresentam hipercalemia, acidose metabólica hiperclorêmica, hipoaldosteronismo hiporreninêmico; hipercalciúria e litíase também podem ocorrer.

O tratamento é baseado no uso de diuréticos que revertem o quadro. Indica-se a hidroclorotiazida (1 a 2mg/kg/dia), já que a furosemida pode agravar a hipercalciúria.

ACIDOSE TUBULAR RENAL (ATR)

Síndrome com múltiplas etiologias, caracterizada por alteração nos mecanismos de reabsorção de bicarbonato e/ou da acidificação urinária, determinando acidose metabólica sem ou com apenas leve diminuição da massa renal. A acidose metabólica é hiperclorêmica, o pH urinário inapropriadamente alto e o "anion gap" (AG) plasmático normal (8-16mEq/l). Ver quadro 3.12 para o diagnóstico diferencial das acidoses metabólicas.

Outras situações, além da ATR, que cursam com acidose metabólica hiperclorêmica e AG plasmático normal são as de perda de bicarbonato sem perda concomitante de cloro, como ocorre nas fístulas e nas diarréias. Assim, afastando-se essas causas, o próximo procedimento é confirmar se a acidose é tubular renal e que porção tubular está acometida. Os testes e os exames a serem realizados são explanados no capítulo Laboratório em Nefrologia Pediátrica.

Quadro 3.12 – Diagnóstico diferencial das acidoses metabólicas.

AGP aumentado	AGP normal (hiperclorêmica)
Cetoacidose	Perda gastrintestinal de bicarbonato
Diabética	Diarréia
Alcoólica	Fístulas gastrintestinais
Desnutrição	Perda renal de bicarbonato
Acidose láctica	Acetazolamida
Tipo A	ATR proximal
Tipo B	ATR tipo IV
Substâncias tóxicas	Ingestão de cloreto de amônio
Etileno glicol	Ingestão de enxofre
Metanol	Diluição exagerada
Salicilato	
Uremia	

AGP = "anion gap" plasmático;
ATR = acidose tubular renal.

ATR TIPO I OU DISTAL (ATRD)

Esse foi o primeiro tipo descrito de ATR em pacientes que apresentavam acidose metabólica hiperclorêmica hipocalêmica, com pH urinário inapropriadamente alto durante acidose de qualquer intensidade. Nessa ocasião, o sintoma mais proeminente era a osteomalacia e, conseqüentemente, o atraso de crescimento. Atualmente, com o diagnóstico e o tratamento mais precoces, os pacientes podem apresentar crescimento normal.

Nesse tipo há um distúrbio na secreção de hidrogênio nos túbulos coletores. Conseqüentemente, há leve bicarbonatúria (aproximadamente 1 a 3% da carga filtrada), diminui a excreção de amônio e acidez titulável, "gera-se" menos bicarbonato, e o pH urinário persiste, geralmente, acima de 6,0, mesmo em situações de acidose metabólica grave. O túbulo proximal é íntegro e, portanto, a reabsorção proximal de bicarbonato e de outros elementos, nesse segmento, permanece dentro da normalidade. Os pacientes apresentam acidose metabólica hiperclorêmica hipocalêmica com AG plasmático normal e AG urinário aumentado (positivo), pois há comprometimento dos mecanismos de acidificação urinária com diminuição da excreção de acidez titulável e de cloreto de amônio, tornando o AG urinário aumentado ($Na^+ + K^+ > Cl^-$).

O mecanismo patogenético da ATRD ainda não foi totalmente elucidado; poderia ser devido a:

- Redução na secreção ativa de hidrogênio: por alteração primária na H^+-ATPase nas células intercaladas dos túbulos coletores corticais e medulares, ou por diminuição no gradiente eletrogênico que estimula a secreção de hidrogênio.
- Elevação da permeabilidade na membrana luminal, que determina um aumento na difusão retrógrada do hidrogênio do lúmen para a célula ou do bicarbonato da célula para o lúmen.

Os pacientes apresentam inabilidade para aumentar o gradiente de pCO_2 sangue-urina para valores acima de 20mmHg, como é visto em indivíduos com acidificação normal após sobrecarga com bicarbonato de sódio; esse fato não serve para elucidar a patogenia, já que pode ocorrer tanto por deficiência de secreção de H^+ como por aumento da difusão retrógrada de CO_2. Os mesmos achados foram encontrados após infusão de tampão fosfato nesse grupo de pacientes.

Acompanhando o quadro de acidose metabólica, os pacientes apresentam diminuição na reabsorção de sódio, em néfron proximal e distal, contração de volume extracelular e estímulo para o sistema renina-angiotensina-aldosterona, resultando em hiperaldosteronismo, com perda renal de potássio e hipocalemia. Pela acidose, esses pacientes podem, ainda, apresentar aumento na excreção urinária de cálcio e fósforo e hipocitratúria. Todos estes fatores contribuem para a tendência à nefrocalcinose e à litíase (Fig. 3.22). A acidose também compromete a hidroxilação da 25-OH colecalciferol; somando-se a hipercalciúria a diminuição na reabsorção intestinal de cálcio, ocorre hipocalcemia e hiperparatireoidismo secundário; esses fatores somados à hipocitratúria, diminuição na reabsorção tubular de fosfato e tamponamento dos H^+ retidos por sais básicos ósseos contribuem para o raquitismo e a osteomalacia.

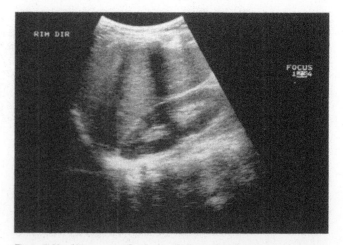

Figura 3.22 – Ultra-sonografia do rim direito mostrando aumento da ecogenicidade das pirâmides renais com sombra sugestiva de nefrocalcinose.

O tratamento baseado na correção da acidose pela administração de álcali, na forma de bicarbonato de sódio ou citrato de potássio, reverte todas as anormalidades; entretanto, em alguns casos a perda de potássio renal pode persistir, necessitando de suplementação; assim, nesses casos, o uso de citrato de potássio está particularmente indicado. A nefrocalcinose, após instalada, não pode ser revertida. Assim, quanto mais precoce o diagnóstico, melhor será o prognóstico renal, já que a nefrocalcinose pode acarretar perda de função renal.

Essa síndrome pode ser primária ou secundária a doenças sistêmicas. Na infância, o mais comum é o tipo genético ou de ocorrência esporádica. A herança pode ser autossômica dominante com manifestação clínica precoce. As diferenças clínicas podem ser decorrentes de variações no genótipo. Pode associar-se à surdez neurossensorial e à nefrocalcinose precoce, constituindo uma síndrome de herança autossômica recessiva.

Em relação aos dados de história e achados clínico-laboratoriais por ocasião do diagnóstico, Vaisbich e cols. encontraram, em nosso meio, os dados apresentados no quadro 3.13.

Quadro 3.13 – Principais dados de história e achados clínico-laboratoriais em nove pacientes com ATR distal, segundo Vaisbich e cols.

Características	Nº casos
Nefrocalcinose/hipercalciúria	7
Poliúria/polidipsia	6
Episódios de desidratação	5
Episódios de febre	4
Atraso pondo-estatural	4
Pais consangüíneos	3

ATRD COM COMPROMETIMENTO PROXIMAL

Muitos autores relatam casos de lactentes e crianças com ATRD que apresentam bicarbonatúria superior àquela observada em adultos com o mesmo tipo de defeito. Nos adultos, a fração de excreção de bicarbonato (FEH_{CO_3}) após correção da acidose está abaixo de 5%, enquanto nessas crianças fica entre 5 e 15%. Estudos longitudinais mostraram que a FEH_{CO_3} diminui com a idade nesses doentes, alcançando níveis dos adultos por volta de 4 a 6 anos de idade. Achava-se que a bicarbonatúria era decorrente de imaturidade do túbulo proximal, porém ela é mantida mesmo em situações de acidemia grave, afastando essa possibilidade. Atualmente, pensa-se que há um comprometimento mais intenso na reabsorção distal de bicarbonato. Inicialmente, esses casos eram rotulados como ATR tipo III; atualmente, como se sabe que a bicarbonatúria pode fazer parte do quadro de ATRD, não existe mais essa denominação. Nos pacientes avaliados por Vaisbich e cols., o estudo de funções tubulares proximais revelaram que um entre nove pacientes tinha RTP diminuída, porém essa criança tinha fósforo sérico elevado e $T_{PO_4}/$RFG normal; outro paciente apresentou glicosúria acompanhada de aumento de microproteínas na urina (RBPur e β2Mur), $T_{PO_4}/$RFG no limite inferior da normalidade e RTP de 84% com fósforo sérico de 4,1mg/dl, sugerindo que esse paciente realmente tinha um comprometimento do túbulo proximal; nenhuma das crianças teve aumento de microalbuminúria e em quatro dos nove casos a β2Mur e RBPur estavam acima de 1mg/l e em dois destes casos estavam acima de 10mg/l. A análise da FEH_{CO_3} (após correção da acidose) revelou que em três desses casos estava entre 5 e 15% e esses podem ser incluídos naquele grupo antigamente denominado ATRD tipo III. O outro paciente com RBPur e β2Mur aumentadas apresentava nefrocalcinose de longa duração, justificando o comprometimento tubulo-intersticial secundário.

ATRD INCOMPLETA

Outra manifestação é a ATRD incompleta, na qual não há acidose no estado basal, mas sim na sobrecarga ácida; esses pacientes apresentam hipercalciúria, hipocitratúria, litíase e/ou nefrocalcinose. Alguns autores propõem que a alteração básica nesses casos seja a hipercalciúria, a qual determinaria as demais anormalidades. A suspeita advém de um quadro como o descrito acima e o pH na primeira urina da manhã superior a 5,5. Em dois casos seguidos no Ambulatório de Nefrologia Pediátrica do Instituto da Criança, tivemos a oportunidade de realizar a prova de acidificação com cloreto de amônio e pudemos observar que, após indução de acidose, os dois pacientes apresentaram deficiência na excreção de acidez titulável e excreção urinária de amônio preservada, semelhante aos relatos de literatura. O tratamento desses casos é a alcalinização, sendo que nós, particularmente, empregamos o citrato de potássio. É importante lembrar que secundariamente à nefrocalcinose os pacientes podem apresentar comprometimento de funções do túbulo proximal e distúrbio de concentração urinária.

ATR TIPO II OU PROXIMAL

Raramente detectada como distúrbio isolado da função proximal, vem geralmente associada ao quadro de síndrome de Fanconi, especificado posteriormente. Como entidade isolada, é geralmente de origem genética.

Há comprometimento da reabsorção tubular de bicarbonato, aumentando sua oferta distal; o néfron distal, contudo, não pode reabsorver essa sobrecarga e, portanto, ocorrem bicarbonatúria significativa e acidose metabólica. Quando o nível de bicarbonato sérico está normal ou pouco diminuído, a FEH_{CO_3} é, em geral, superior a 15%. Já em situações de acidemia mais intensa há diminuição da carga filtrada de bicarbonato e a deficiência relativa de reabsorção proximal diminui, reduzindo-se a bicarbonatúria, e o pH urinário pode ser inferior a 5,5, desde que o mecanismo de acidificação distal esteja íntegro. Portanto, a avaliação da FEH_{CO_3} deve ser feita após correção da acidose, situação na qual o pH urinário torna-se maior que 5,5.

Pela maior liberação distal de sódio para os túbulos coletores e aumento da secreção de potássio pelas células principais, a hipocalemia ocorre freqüentemente.

O tratamento é baseado na suplementação de álcali (em geral, com doses maiores do que na ATRD), eventualmente associado à reposição de potássio.

ATR TIPO IV

Esse é o tipo mais freqüente ou, talvez, o mais freqüentemente diagnosticado. Ocorre comprometimento da acidificação distal acompanhado de redução no "clearance" renal de potássio, com hipercalemia e acidose, sem comprometimento do ritmo de filtração glomerular (RFG). O diagnóstico deve ser suspeitado em um paciente com acidose metabólica hiperclorêmica hipercalêmica, com função renal normal ou discretamente diminuída, com urina alcalina e excreção urinária de potássio reduzida. O mecanismo fisiopatológico é a deficiência de aldosterona ou falta de resposta tubular a esse mineralocorticóide, que resulta em defeito na secreção de potássio e hidrogênio e na perda urinária excessiva de sódio. Assim, os pacientes apresentam hipercalemia, hiponatremia e acidose metabólica hiperclorêmica; eles têm capacidade de acidificar a urina, mas permanecem com excreção ácida diminuída. O defeito na excreção ácida pode ser por:

- diminuição na secreção de H^+ pela deficiência de aldosterona;
- diminuição na produção de amônio pela hiperpotassemia.

A correção da hipercalemia resulta em melhora da excreção ácida, sugerindo que o principal mecanismo envolvido seja o segundo. Assim, a produção de amônio, provavelmente, é regulada pelos níveis séricos de potássio e não pela aldosterona diretamente.

McSherry classificou este tipo em cinco subtipos, de acordo com os mecanismos fisiopatológicos envolvidos.

Subtipo I – por deficiência primária de aldosterona, com aldosterona plasmática e urinária diminuídas, hipernatriúria, hiponatremia, hipotensão e aumento da atividade de renina plasmática; esta, inclusive, pode servir para controle do tratamento, que é feito pela suplementação de mineralocorticóide. Pode ocorrer, na doença de Addison, hiperplasia congênita da supra-renal, deficiência isolada de aldosterona e uso prolongado de indometacina.

Subtipo II – conhecido como hipoaldosteronismo hiporreninêmico; nesse tipo há diminuição da atividade de renina plasmática, da aldosterona plasmática e urinária. Não há perda excessiva de sódio na urina, mas os pacientes apresentam acidose metabólica hiperclorêmica e hipercalêmica com pH urinário alcalino. O tratamento é a suplementação com doses suprafisiológicas de mineralocorticóide; pode-se associar restrição de potássio na dieta ou furosemida, com efeito benéfico sobre a excreção ácida. É o tipo mais comum em adultos com RFG diminuído por pielonefrite, uropatia obstrutiva, nefrite intersticial, gota e nefropatia diabética.

Subtipo III – conhecido como "shunt" tubular renal de cloro ou pseudo-hipoaldosteronismo tipo II, cujas características serão descritas na seção II. Efeitos semelhantes são observados com o uso abusivo de diuréticos.

Subtipo IV – abrange os casos denominados de pseudo-hipoaldosteronismo primário ou secundário tipo I, os quais serão relatados na seção II; caracteriza-se por resistência tubular distal completa à aldosterona, é o subtipo mais comum em crianças. Pode acometer adultos com nefrite tubulointersticial crônica e pacientes em uso de espironolactona, amilorida e triantereno.

Subtipo V – caracterizado por resistência tubular incompleta à aldosterona. Incluídos na forma precoce do pseudo-hipoaldosteronismo primário tipo I; deve-se, porém, excluir doença renal parenquimatosa, especialmente em casos de displasias renais.

No quadro 3.14 podemos identificar as principais causas secundárias das acidoses tubulares renais e no quadro 3.15 as principais características clínico-laboratoriais dessas entidades.

TUBULOPATIAS COMPLEXAS – SÍNDROME DE FANCONI

Descrita na década de 1930 por de Toni, Debré e Fanconi, é caracterizada por disfunção tubular proximal com alteração nos mecanismos de reabsorção dos elementos normalmente reabsorvidos nessa porção. Como resultado, os pacientes apresentam, clinicamente, raquitismo, acidose metabólica, desidratação, desequilíbrio hidroeletrolítico, febre e atraso de ganho pondo-estatural, entre outras manifestações. No período neonatal é incomum quando ocorre, e, geralmente, é secundária a doenças de depósito, sendo a mais freqüente a cistinose nefropática.

Pode ser dividida em formas primária (hereditária e esporádica) e secundária, associadas a doenças metabólicas e toxicidade por drogas, como cisplatina, ifosfamida, aminoglicosídeos, intoxicação por metais pesados, além de compostos orgânicos como a tetraciclina vencida.

Em adultos a principal causa de síndrome de Fanconi (SF) é a disproteinemia associada a mieloma múltiplo, proteinúria de cadeia leve, síndrome de Sjögren, amiloidose e associações mais raras como com cirrose hepática de etiologia desconhecida.

A síndrome de Fanconi pode ocorrer na progressão da síndrome nefrótica, principalmente na glomeruloesclerose segmentar e focal, com acometimento tubulointersticial secundário.

Quadro 3.14 – Principais causas secundárias de acidose tubular renal.

ATR distal	ATR proximal	ATR tipo IV
	Síndrome nefrótica (GESF)	Pielonefrite crônica
Lúpus eritematoso sistêmico	Doenças císticas medulares	Uropatias obstrutivas
Síndrome de Sjögren	Síndrome de Sjögren	Amiloidose renal
Nefrites tubulointersticiais	Amiloidose	Intoxicação pelo chumbo
Drogas: anfotericina B, lítio e analgésicos	Drogas: cisplatina, ifosfamida e outras; em geral, causam síndrome de Fanconi	Drogas: espironolactona, triantereno, ciclosporina

Quadro 3.15 – Características clínico-laboratoriais das acidoses tubulares renais.

Característica	ATR tipo I ou distal	ATR tipo II ou proximal	ATRD com comprometimento proximal	ATR tipo IV
K^+ plasmático	Normal ou diminuído	Normal ou diminuído	Normal ou diminuído	Aumentado
pH urinário em acidemia	> 5,5	Pode estar < 5,5	> 5,5	< 5,5
pH urinário após correção da acidose	> 5,5	> 5,5	> 5,5	< 5,5
AG urinário	Positivo	Negativo	Positivo	Negativo
Citrato urinário	Diminuído	Em geral aumentado	Normal ou diminuído	Normal
Nefrocalcinose/ nefrolitíase	Freqüente	Ausente	Pode estar presente	Raramente presente
FEH_{CO_3}	< 5%	> 15%	5-15%	< 5%
pCO_2 urina-sangue	< 20mmHg	> 20mmHg	< 20mmHg	< 20mmHg
Excreção de amônio e acidez titulável	Diminuída	Normal	Diminuída	Pode estar diminuída

K^+ = potássio; FEH_{CO_3} = fração de excreção de bicarbonato; AG urinário = "anion gap" urinário; ATR = acidose tubular renal.

Alguns autores observaram a síndrome de Fanconi após transplante renal, provavelmente por seqüela de necrose tubular aguda, rejeição, uso de drogas nefrotóxicas ou hiperparatireoidismo residual.

Os mecanismos fisiopatológicos dessa síndrome não estão totalmente elucidados, porém existem algumas possibilidades:
- Defeito em um transportador específico: o único que poderia englobar todas as alterações é o sódio.
- Defeito generalizado na inserção do transportador na membrana da borda "em escova".
- Maior fluxo retrógrado dos elementos reabsorvidos.
- Alteração no transporte dos diversos solutos na membrana basolateral.
- Disfunção da Na^+-K^+-ATPase, aumentando a concentração intracelular de sódio.
- Maior influxo de solutos pela membrana basolateral.
- Alteração no suprimento energético para os carreadores específicos.
- Fluxo retrógrado pela via paracelular, por aumento da permeabilidade dos complexos juncionais.

Em relação às manifestações clínicas que podem chamar a atenção do pediatra para essa doença, Vaisbich e cols. detectaram os dados expostos na tabela 3.25 em 16 crianças com SF. Como podemos observar dessa tabela, os dados de história, os sintomas e os sinais são absolutamente inespecíficos, podendo ocorrer em diversas doenças pediátricas. Provavelmente, por esse fato, o diagnóstico, especialmente em nosso meio, é, freqüentemente, tardio. Na casuística de Vaisbich e cols., a idade mediana do diagnóstico foi de 3,5 anos (0,6 a 11 anos), quando 87,5% dos doentes já apresentavam baixa estatura, 50% tinham deformidades ósseas e 56,3% tinham depuração de creatinina inferior a 80ml/min/1,73m^2. Assim, apenas o conhecimento dessa síndrome e de suas causas etiológicas pode fazer suspeitar e orientar a investigação, propiciando um diagnóstico e instituição de terapêutica mais precoces, determinando, certamente, um melhor prognóstico.

Tabela 3.25 – Principais dados de história e achados clínico-laboratoriais em pacientes com síndrome de Fanconi por ocasião do diagnóstico.

Características	Casos %
Atraso pondo-estatural	87
Raquitismo	75
Poliúria/polidipsia	50
Casos semelhantes na família	43
Episódios de vômitos e desidratação	31
Pais consangüíneos	25
Episódios febris	12

As anormalidades clínicas e laboratoriais que esses indivíduos apresentam são, portanto, conseqüências das perdas de solutos pelo túbulo proximal. Dentre as anormalidades clínicas, ressaltamos o atraso pondo-estatural que acomete quase todos os pacientes, o qual ocorre por um conjunto de fatores que incluem doença óssea, especialmente o raquitismo, acidose metabólica, contração de volume e hipopotassemia. Entretanto, a correção de todos esses distúrbios nem sempre promove uma recuperação total no crescimento. Esses pacientes também apresentam freqüentemente episódios de desidratação, conseqüência clínica da diurese osmótica provocada pelo aumento na excreção de solutos, que gera poliúria, polidipsia e febre recorrente.

Em relação aos exames subsidiários podemos detectar as alterações descritas em seguida.

Acidose metabólica – na SF a acidose metabólica é conseqüência da perda proximal de bicarbonato e constitui-se no quadro de acidose tubular renal proximal ou do tipo II; é hiperclorêmica hipocalêmica com AG plasmático normal, AG urinário, geralmente, negativo, desde que o mecanismo de acidificação distal esteja íntegro e, portanto, a excreção de cloreto de amônio normal; também, espera-se que o "strong ion gap" (SIG) seja normal.

pH urinário – ácido quando o paciente se encontra em acidose metabólica significativa, por diminuição na carga filtrada de bicarbonato e pH urinário > 6,0, após a correção da acidose. Entretanto, o pH urinário não parece ser um bom método para a diferenciação entre portadores de disfunção do túbulo proximal (TP) e de outras tubulopatias. Em nossa experiência, entre 10 pacientes que se apresentavam com acidose metabólica significativa, apenas dois tiveram pH urinário menor que 6,0, mostrando, então, que esse não é um bom marcador. Podemos sugerir que mesmo em casos de ATR proximal com mecanismo de acidificação distal íntegro, na vigência de acidose, há aumento na excreção de amônio e tamponamento dos H$^+$ livres, podendo determinar pH urinário alcalino.

Glicosúria – na SF, o paciente apresenta glicosúria com normoglicemia. Dado esse importante, pois a poliúria somada à glicosúria fazem suspeitar de diabetes melito, o qual deve ser afastado. Entre as causas de SF, a cistinose parece ser a que mais freqüentemente determina glicosúria e essa varia de 1 a 5g/dia. Na casuística de Vaisbich e cols., foi maior que 0,3g/l em seis de oito pacientes cistinóticos, sendo maior que 1g/l em quatro. Ocorreu em três de quatro pacientes com SF idiopática, e apenas em um entre três casos de síndrome de Lowe.

Podemos dizer que, de forma geral, a detecção de glicosúria normoglicêmica parece ser específica para tubulopatias proximais. Entretanto, esse achado parece ser intermitente em algumas doenças que cursam com SF e talvez ausente em outras, nas quais outros comemorativos da síndrome sejam mais proeminentes e constantes. Portanto, a ausência de glicosúria não afasta SF de qualquer etiologia.

Alteração no manuseio renal de fosfato – pacientes com SF apresentam alterações no transporte tubular proximal de fosfato que determinam hipofosfatemia e raquitismo; com o diagnóstico tardio, muitos dos pacientes já manifestam baixa estatura e deformidades ósseas, como já citamos anteriormente. Vaisbich e cols., estudando casos de SF, detectaram RTP diminuída (< 80%) em 81,2% e T$_{PO4}$/RFG diminuído em 87,5% dos casos. Provavelmente, outros fatores contribuem para a doença óssea na SF, como o PTH e a 1,25-OH vitamina D.

O tratamento é baseado na correção da acidose, suplementação de fosfato e reposição de 1,25-OH vitamina D, o qual promove melhora do raquitismo, evitando-se ou minimizando as alterações ósseas. Recomenda-se avaliação periódica dos níveis de cálcio sérico e urinário e ultra-sonografia renal, para evitar a nefrocalcinose, descrita como uma complicação do uso de vitamina D$_3$.

Nitrogênio α-amínico urinário – essa medida é empregada para avaliar se há aumento dos níveis de aminoácidos na urina; tem-se mostrado um marcador útil e fidedigno de acometimento do TP. Nos casos seguidos no Ambulatório de Nefrologia Pediátrica do Instituto da Criança, ocorreu elevação dos seus níveis em 100% dos portadores de SF.

Microalbuminúria – desde que não haja comprometimento glomerular ou deficiência da função renal relevante, podemos pressupor que a presença de microalbuminúria em pacientes com SF seja decorrente de disfunção do TP e diminuição da rebasorção da albumina filtrada. Entre as causas de SF, lembramos que os portadores da síndrome de Lowe podem apresentar precocemente alteração da função glomerular, com excreções urinárias elevadas de albumina. Microalbuminúria ocorreu em 87,5% dos nossos casos de SF. De forma global, os pacientes com SF apresentaram excreção de albumina urinária superior a pacientes com outras tubulopatias e não houve correlação com o grau de função renal.

Proteinúria de baixo peso molecular – em nosso meio, Vaisbich e cols., avaliando pacientes com SF congênita de diferentes etiologias, encontraram β2Mur aumentada em 100% dos casos, sendo maior que 8mg/l em 81,3%, confirmando a β2Mur como marcador de funcionamento do TP.

Vaisbich e cols. estudaram, também, o comportamento da RBPur em pacientes com diferentes tubulopatias e detectaram RBPur acima de 1mg/l em 100% dos casos de SF e acima de 11mg/l em 93,8%. Avaliando vários marcadores de disfunção do TP em pacientes com SF congênita de diversas etiologias, estes autores observaram que RBPur acima de 11mg/l foi o indicador mais sensível para SF, apesar de não ter especificidade excelente, como podemos observar na tabela 3.26.

Tabela 3.26 – Sensibilidade e especificidade de diversos testes laboratoriais como marcadores de disfunção tubular proximal em pacientes com SF congênita de diferentes etiologias, após análise estatística, mostrando exclusivamente os pontos ideais de corte.

Teste	Sensibilidade (%)	Especificidade (%)
Glicosúria > 0,3g/l	68,8	93,8
RTP < 80%	77,0	75,0
T_{PO_4}/RFG < 2,5mg/dl	75,0	100,0
Microalbuminúria > 30mg/l	87,5	87,5
β2Mur > 8mg/l	81,3	68,8
RBPur > 11mg/l	93,8	68,8

RTP = reabsorção tubular de fosfato; T_{PO_4}/RFG = transporte corrigido pelo ritmo de filtração glomerular; β2Mur = beta-2-microglobulina urinária; RBPur = proteína transportadora de retinol; SF = síndrome de Fanconi.

Comparando-se os dados da tabela 3.26, podemos concluir que a RBPur é o teste com maior sensibilidade e, portanto, o melhor para triagem de casos de SF, particularmente congênita, e a presença de T_{PO_4}/RFG menor que 2,5mg/100ml de filtrado glomerular mostrou-se o teste mais específico, juntamente com a presença de glicosúria e FEH_{CO_3} acima de 15%. Em relação à microalbuminúria, quando conseguimos afastar completamente outras causas, sua presença passa a ser importante para os casos de SF, especialmente no seguimento, pois podemos detectar um acometimento glomerular secundário precocemente.

Pacientes com SF apresentam deficiência de carnitina nos músculos e no plasma, que ocorre por diminuição da reabsorção tubular, a qual pode chegar a apenas 70% da carga filtrada (normalmente é de 97%). Como resultado dessa deficiência, os pacientes apresentam acúmulo de gordura nos músculos e, clinicamente, hipodesenvolvimento muscular.

Hiperexcreção de ácido úrico e hipercalciúria – apesar de haver aumento da excreção desses elementos, os pacientes não apresentam calculose, pois há aumento de inibidores da cristalização na urina, como o citrato e o bicarbonato, além da poliúria.

Causas da síndrome de Fanconi:

SF congênita
Pode ser primária, chamada idiopática, ou secundária

SF idiopática
Assim denominada em pacientes com SF de etiologia não esclarecida, havendo a possibilidade de anormalidade enzimática. São relatados casos familiares, lembrando uma possível origem genética; contudo, a maior parte dos casos é de ocorrência esporádica. Os achados histológicos variam desde rins normais até túbulos proximais dilatados, edema epitelial e mitocondrial. O diagnóstico é feito com base nos achados clínico-laboratoriais de SF e exclusão de causas que possam gerar a síndrome. O tratamento é sintomático, sendo que por volta dos 10 a 30 anos os pacientes apresentam insuficiência renal crônica. Existem relatos de recidiva pós-transplante, sugerindo uma causa extra-renal.

SF congênita secundária a erros inatos do metabolismo
Cistinose nefropática – causa mais freqüente de SF congênita, é uma doença com herança autossômica recessiva que incide em cerca de 1:200.000 nascidos vivos. É uma doença de depósito intracelular, caracterizada por acúmulo intralisossômico de cistina. Provavelmente, há um defeito de transporte da cistina do lisossomo para o citoplasma, desde que não foi possível demonstrar anormalidade na degradação da cistina; além disso, foi demonstrada cinética de saturação deste transporte, sugerindo que é mediado por carreador, mais que simples difusão. Racusen e cols. propuseram um modelo de cultura de célula epitelial do TP que parece promissor no esclarecimento das alterações moleculares na cistinose.

Características clínico-laboratoriais:

Início das manifestações clínicas ocorre entre 6 e 18 meses; além do quadro de SF, os pacientes apresentam:

- Envolvimento ocular grave: com despigmentação granular da retina e, no final do primeiro ano, depósitos de cristais de cistina na córnea, que determinam fotofobia.
- Atraso pondo-estatural: ocorre devido ao quadro de SF e ao depósito de cistina nos ossos e nos órgãos endócrinos.
- Hepatoesplenomegalia: com enzimas hepáticas normais e raramente com sinais de hiperesplenismo.
- Comprometimento das glândulas sudoríparas.
- Hipotireoidismo: pelo depósito de cistina na tireóide; instala-se entre 5 e 10 anos e necessita de reposição hormonal.
- Anemia: é freqüente e decorrente de alteração na síntese de eritropoetina, impregnação da medula óssea por cristais e hemólise leve pelo hiperesplenismo.

Diagnóstico:

- Características da SF.
- Exame oftalmológico com lâmpada de fenda: visualização dos depósitos de cristais de cistina na córnea ou conjuntiva; é o exame diagnóstico menos invasivo (Fig. 3.23).
- Mielograma: visualização dos depósitos de cristais de cistina na medula óssea; trata-se de exame invasivo.
- Biopsia renal: com a observação de depósitos de cristais de cistina (Fig. 3.24).

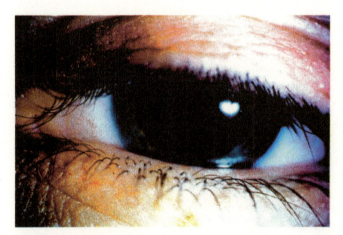

Figura 3.23 – Cristais de cistina em exame oftalmológico com lâmpada de fenda.

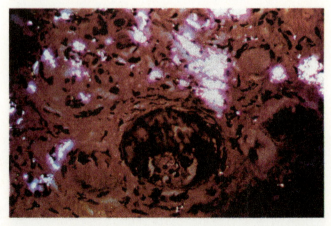

Figura 3.24 – Cristais de cistina em fragmento de rim à luz polarizada.

- Medida do conteúdo de cistina em leucócitos e fibroblastos cultivados: método não disponível em nosso meio, pouco invasivo, porém bastante oneroso; serve como marcador de resposta e controle de dose para o tratamento específico com cisteamina. Tal exame é recentemente disponível no Brasil, sendo realizado no Hemocentro do Hospital das Clínicas.
- Diagnóstico pré-natal: geralmente indicado em casos com história familiar; medida do conteúdo de cistina em amostras de vilo coriônico, pode ser feito a partir de 8 a 10 semanas de gestação.

O tratamento da cistinose nefropática compreende o da SF e o da cistinose. Após vários estudos, foi demonstrada a depleção de cistina *in vitro* e *in vivo* com a beta-mercaptoetilamina ou cisteamina. Esta substância forma um complexo com a cistina, o qual pode deixar o lisossomo pelo carreador da lisina. Inicialmente com odor e sabor extremamente desagradáveis, foi posteriormente aperfeiçoada. Estudos subseqüentes mostraram que a precocidade do tratamento influencia na recuperação do crescimento e na sobrevida renal, sem influenciar na SF; alguns autores sugerem que a resposta ao tratamento pode ser relacionada à variação genética; estudo mais recente concluiu que há melhora na sobrevida renal, não há melhora significativa do crescimento e o efeito é dose-dependente, devendo ser monitorizada de acordo com a concentração de cistina nos leucócitos. Em nosso meio dispomos atualmente da possibilidade de tratar nossos pacientes com a medicação específica, pois podemos fazer o controle do tratamento com o exame que mede a concentração de cistina intraleucocitária; entretanto, poucos pacientes inciaram com a medicação por ser de alto custo. Nos demais casos fazemos tratamento sintomático. Sem o tratamento específico evolui para insuficiência renal crônica, geralmente, por volta dos 9 ou 10 anos de idade; no entanto, já aos 5 anos, pode-se observar destruição glomerular. O transplante renal é satisfatório, com melhora na expectativa de vida, sem influenciar, entretanto, os sintomas extrarenais da doença. Portanto, o uso da cisteamina é indicado mesmo nos quadros de insuficiência renal crônica terminal. A fotofobia também melhora muito com o uso de cisteamina em colírio.

As demais doenças congênitas que podem cursar com o aparecimento de SF são ainda mais raras, de modo que não descreveremos suas características; entretanto, alguns aspectos mais relevantes podem ser vistos no quadro 3.16. Além das doenças *descritas* no quadro 3.16, ainda lembramos a glicogenose, doença de depósito de glicogênio, com 10 tipos descritos, sendo que o acometimento renal pode ocorrer no tipo I; podemos observar nefromegalia, sinais de hiperfiltração glomerular, glomeruloesclerose segmentar e focal e SF leve, às vezes apenas com aumento de microproteínas na urina. Na síndrome de Fanconi-Bickel, na qual há um defeito no transportador que mobiliza glicose e galactose no fígado e membrana basolateral do TP, a SF ocorre mais freqüentemente.

Quadro 3.16 – Doenças congênitas que podem cursar com SF e algumas de suas características.

Doença	Transmissão	Defeito	Manifestações clínicas e particularidades da SF	Diagnóstico	Tratamento
Tirosinemia	Autossômica recessiva	Metabolismo da tirosina	Cirrose micronodular Hipoglicemia com hipertrofia das ilhotas de Langerhans Aminoacidúria generalizada, mas com tirosina muito aumentada; glicosúria leve e intermitente	Pelo quadro clínico-laboratorial ↑ Urina de aminolevulinato e succinilacetona ↑ Plasmático de tirosina e metionina e biopsia hepática	Dieta restrita em fenilalanina e tirosina Transplante de fígado
Galactosemia*	Autossômica recessiva	Metabolismo da galactose	Após ingestão de leite: vômitos, diarréia e SF. Lesões no fígado, cérebro, TP e cristalino. Glicosúria infreqüente	Substâncias redutoras na urina (teste de glicose oxidase negativo) Galactosúria Identificação do defeito enzimático em fibroblastos, hemácias, leucócitos e hepatócitos e biopsia hepática	Dieta sem galactose
Síndrome de Lowe	Ligada ao sexo	No gene Xq24-26	Neurológicas, com retardo mental e até convulsões; oculares (catarata, glaucoma); hipermotilidade das articulações, deformidades da coluna; fibrose palmar e plantar Poliúria não é intensa; hipocalemia e hiponatremia discretas; acometimento glomerular precoce, não raramente com proteinúria nefrótica	Apenas sa SF	IRC e óbito por volta da 4ª década
Intolerância hereditária à frutose	Autossômica recessiva	Metabolismo dos carboidratos	Após ingestão de frutose, sucrose ou sorbitol; náuseas, vômitos, hipoglicemia, acidose láctica e SF	Teste de tolerância à frutose Atividade da frutose-1-fosfato aldolase B em fragmento de fígado	Dieta sem carboidratos
Doença de Wilson	—	Acúmulo hepático excessivo de cobre	Insuficiência hepática, SF, sintomas extrapiramidais, alterações psiquiátricas e de comportamento	Anéis marrom-esverdeados na córnea (Kayser-Fleischer) ↓Nível sérico de ceruloplasmina ↑Cobre na urina	D-penicilamina, com recuperação lenta Transplante de fígado
Deficiência de citocromo C oxidase	Provável: genética	Fosforilação oxidativa	Primeiros dias de vida: sucção débil, choro fraco e hipotonia generalizada, a qual leva à insuficiência respiratória e à SF	Somada à SF, os pacientes têm acidose láctica Biopsia de músculo: vacúolos de gordura nas fibras tipo I ↓ Atividade da enzima nos músculos e rins	Sem tratamento específico
Síndrome de Dent	Genética	Braço curto do cromossomo X	Mais grave no sexo masculino, evoluindo com nefrocalcinose e IRC. Nas mulheres apenas proteinúria de baixo peso molecular	Litíase com hipercalciúria, microproteinúria, aminoacidúria generalizada, hipocalemia e ATR proximal e alteração do manuseio renal de fosfato. Antígenos da borba em escova são excretados normalmente na urina	Sem tratamento específico

*Lembrar que no período neonatal é comum a ocorrência da galactosúria sem galactosemia. IRC = insuficiência renal crônica.

SF adquirida

Agentes exógenos – nesse grupo estão incluídas as anormalidades por intoxicação exógena por metais pesados, drogas como agentes antineoplásicos e antibióticos aminoglicosídeos e certos compostos orgânicos. Muitas substâncias podem, potencialmente, determinar alterações renais, que variam de acordo com o tipo e a quantidade de toxina e a resposta do paciente. No quadro 3.17, citamos e descrevemos algumas das características dos principais agentes, entre tantos, que podem cursar com SF na infância.

Secundária a outras doenças renais – a SF pode, também, ocorrer em portadores de síndrome nefrótica, especialmente naqueles com glomeruloesclerose segmentar e focal. Alguns autores relacionaram a presença de disfunção tubular com mudanças morfológicas tubulares renais e resistência à corticoterapia e não com a classificação patológica da alteração glomerular de forma geral. Em nossa experiência, correlacionamos elevações nos níveis urinários de proteínas de baixo peso molecular com má resposta aos corticóides e a agentes imunossupressores. Entretanto, apenas 8 dentre 35 pacientes com GESF tiveram RBPur superior a 11mg/l (23%); reforçando a RBPur acima de 11mg/l como marcador de SF típica por causas congênitas, de acordo com os resultados apresentados anteriormente.

Lembramos outras doenças, como amiloidose, mieloma múltiplo e síndrome de Sjögren, entre outras, que podem cursar com SF; no entanto, são raras na infância.

TRATAMENTO DA SÍNDROME DE FANCONI

O tratamento da SF propriamente dito visa à reposição dos elementos perdidos na urina que causam repercussões. Assim, basicamente, deve-se corrigir a acidose metabólica pela suplementação com bicarbonato de sódio, que deve ser ajustada para cada paciente de acordo com a gasometria. A medicação deve ser fracionada pelo menos quatro a cinco vezes ao dia, o que a torna mais eficaz. Nos casos em que haja hipocalemia associada, pode-se empregar uma solução contendo citrato de sódio e de potássio. Também deve ser feita a suplementação de fosfato, dose mínima de 20mg/kg/dia de fósforo inorgânico, até doses mais altas, ajustadas de acordo com os exames laboratoriais, e também devem ser fracionadas. Em nosso serviço empregamos a solução fosfatada, na qual cada 10ml da solução contém 150mg de fósforo inorgânico. Desde que esses pacientes apresentam deficiência de 1,25-OH-colecalciferol, propomos a administração de calcitriol (vitamina D_3) na dose inicial de 0,25mg/dia e ajuste de acordo com os exames laboratoriais.

Caso a SF seja secundária a alguma das causas passíveis de tratamento, esse é imperativo e, não raramente, observamos grande melhora do quadro de SF; isto é o que ocorre na nefrotoxicidade por drogas, cuja suspensão pode determinar a resolução da SF.

BIBLIOGRAFIA

1. DILLON, M.J.; SHAH, V. & MITCHELL, M.D. – Bartter's syndrome: 10 cases in childhood. *Q. J. Med.* **48**:429, 1979. 2. FOREMAN, J.W. – Fanconi syndrome and cystinosis. In Holliday, M.A.; Barrat, T.M. & Avner, E. *Pediatric Nephrology*. Baltimore, Williams & Wilkins, 1994. p. 537. 3. JONES, D.P. & CHESNEY, R.W. – Tubular function. In Holliday, M.A.; Barrat, T.M. & Avner, D.E. *Pediatric Nephrology*. Baltimore, Williams & Wilkins, 1994, p. 117. 4. MARKELLO, T.C.; BERNARDINI, I.M. & GAHL, W.A. – Improved renal function in children with cystinosis treated with cysteamine. *N. Engl. J. Med.* **328**:1157, 1993. 5. VAISBICH, M.H. & KIRSZTAJN, G.M. – Investigação das tubulopatias com comprometimento proximal na infância. In Cruz, J.; Barros, R.T. & Cruz, H.M.M. *Atualidades em Nefrologia 5*. São Paulo, Sarvier, 1998, p. 131.

Quadro 3.17 – Alguns dos principais agentes exógenos que podem causar SF, algumas de suas características e prognóstico.

Agente	Quadro clínico e particularidades da SF	Tratamento e prognóstico
Chumbo	Freqüente causador de SF na infância, pode acometer vários sistemas e órgãos, o cerebral o mais grave, e o renal o mais freqüente A nefropatia aguda leva à disfunção do túbulo proximal por alterações na estrutura mitocondrial e corpúsculos de inclusão nucleares e citosólicos, com alteração do suprimento energético, determinando SF	Quanto maior a gravidade do quadro, mais difícil sua reversão; tratamento da SF
Cádmio	Ocorre em indivíduos que, por exemplo, trabalham com baterias ou tintas A exposição crônica leva à SF típica, porém progressiva; portanto, podemos observar inicialmente apenas aumento de proteínas de baixo peso molecular	Com a detecção e terapêutica precoces o quadro pode ser reversível. Deve-se evitar nova exposição e tratar a SF
Compostos orgânicos como a tetraciclina vencida	SF típica, em geral com todos os comemorativos da síndrome	Reversível após suspensão da droga
Aminoglicosídeos	Destacando-se a gentamicina, a amicacina e a tobramicina, administradas por via parenteral; o quadro inicia-se na segunda semana de administração; quando grave, determina aumento dos níveis séricos de uréia e creatinina; nos casos mais brandos ocorre microproteinúria e enzimúria	Quadro geralmente reversível após uma ou duas semanas da suspensão da droga; eventualmente pode levar à IRC
Agentes antineoplásicos	Destacam-se a ciclofosfamida, a ifosfamida e a cisplatina. Quadro típico de SF observado, às vezes, até um ano após a suspensão da droga. A gravidade do quadro pela ifosfamifa é dependente da dose cumulativa, do uso prévio de cisplatina, além de redução prévia de massa renal	A detecção precoce da nefrotoxicidade influencia no prognóstico, como da doença óssea

10 Doença Renal Cística Difusa na Infância

ERIKA A. FURUSAWA

MARIA HELENA VAISBICH

Inicialmente é importante lembrar que o espectro da doença cística na infância é bastante grande e devemos conhecer todas as possibilidades para promover um diagnóstico e tratamento adequados de cada paciente. Assim, no quadro 3.18, pode-se ter uma idéia dessas possibilidades etiológicas.

Quadro 3.18 – Classificação de doença renal cística.

1. Doença policística renal
   a) Autossômica recessiva.
   b) Autossômica dominante
2. Displasia cística renal
   a) Rim multicístico
   b) Displasia cística com obstrução do trato urinário
   c) Displasia segmentar
   d) Displasia cística difusa
3. Doença renal glomerulocística
4. Cisto renal medular
   a) Rim esponjoso medular
   b) Doença cística medular
5. Cistos simples renal e nefroma cístico multilobular
6. Doença renal cística adquirida

A doença renal cística difusa compreende um grupo complexo de doenças, as quais, freqüentemente, manifestam-se no período neonatal ou nos primeiros anos de vida. Caracteriza-se, à ultra-sonografica, por rins aumentados, difusamente hiperecogênicos com perda da diferenciação corticomedular. Nesse grupo podemos incluir:

- Doença policística autossômica recessiva.
- Doença policística autossômica dominante.
- Doença renal glomerulocística.
- Displasia cística difusa.

Embora essas doenças sejam distintas geneticamente, tenham uma apresentação clínica bem descrita e suas distinções estejam bem caracterizadas, pode existir uma sobreposição de fatores clínicos, morfológicos e radiológicos, e todas elas são variavelmente associadas à disgenesia biliar e, portanto, sua presença não pode direcionar para uma ou outra entidade.

Entre as principais ferramentas empregadas para diferenciá-las destacamos:

- Avaliação ultra-sonográfica.
- História familiar.
- Presença de fatores sindrômicos.
- Histopatologia.
- Análise genética.

Assim, a doença renal cística difusa, especialmente quando se apresenta em recém-nascidos ou no primeiro ano de vida, tem várias possibilidades etiológicas; cistos renais podem ser o resultado de anormalidade de desenvolvimento como na displasia cística, ou os cistos podem formar-se por alterações na diferenciação renal normal como na doença policística autossômica recessiva. No futuro, a análise genética permitirá um diagnóstico mais preciso, inclusive pré-natal, resolvendo o dilema do diagnóstico e fornecendo informações mais precisas em relação ao prognóstico.

Neste capítulo vamos nos ater à doença policística autossômica, recessiva e dominante, que, segundo o relatório anual da North American Pediatric Renal Transplant Cooperative Study (NAPRTCS), contribuíram com 3,8% dos transplantes em crianças com menos de 2 anos de idade, 7,6% entre 2 e 6 anos, 4,3% entre 6 e 12 anos e 2,% entre 12 e 20 anos, em 1996. Na série de adultos contribui para 10% dos casos de insuficiência renal crônica (IRC) terminal.

No Serviço de Nefrologia Pediátrica do Instituto da Criança acompanhamos 22 crianças com doença policística renal, sendo que 19 tinham a forma recessiva e 3 a dominante, entre 1983 e 1991.

DOENÇA POLICÍSTICA RENAL AUTOSSÔMICA RECESSIVA

A doença policística renal autossômica recessiva (DPRAR) tem uma incidência ao redor de 1:6.000 a 1:40.000 nascidos vivos, sendo, geralmente, diagnosticada intra-útero ou nos primeiros dias ou meses de vida, quando pela ultra-sonografia se observa um aumento renal bilateral difuso. Existe uma grande variabilidade no grau de envolvimento renal e hepático determinando uma grande variabilidade na gravidade clínica. Embora esses pacientes possam morrer no período neonatal, atualmente está claro que a sobrevida de todos, menos daqueles com hipoplasia pulmonar, é possível.

HISTOLOGIA E PATOGÊNESE

A DPRAR caracteriza-se pela formação de cistos nos túbulos proximais nas fases precoces da doença; segue-se rapidamente o desenvolvimento de lesões císticas fusiformes grandes nos túbulos e ductos coletores que se dispõem radialmente, isto é, perpendicularmente à cápsula renal, o que é um fator histopatológico proeminente.

Na DPRAR, a nefrogênese ocorre normalmente, isto é, de forma centrífuga, do córtex mais interno para a periferia, sendo que o achado mais precoce é a presença de anormalidades nos ductos medulares. O oligoidrâmnio segue-se a essas anormalidades (geralmente acima de 21 a 22 semanas de idade gestacional). Essas observações sugerem que, nos casos mais graves, a dilatação nos ductos coletores medulares ocorrem primeiro, seguida por dilatação dos ductos coletores corticais, aumento da ecogenicidade renal e diminuição da produção de urina. Naqueles que sobrevivem ao período perinatal, o tamanho renal e a extensão das dilatações císticas tendem a ser mais limitados, predominando a ectasia ductal medular. A ectasia medular acentuada persiste, e cistos corticais são formados secundariamente, tornando-se a principal manifestação renal da doença em crianças de mais idade. Portanto, pela progressão da doença é muitas vezes difícil diferenciá-la da forma dominante da doença policística. Essas alterações são tipicamente acompanhadas por obsolescência glomerular progressiva, atrofia tubular e fibrose intersticial, resultando em alteração do contorno externo do rim, o qual torna-se irregular, e, posteriormente, na diminuição do tamanho renal. Segundo os dados de Lieberman e cols., o tamanho máximo é atingido por volta de 1 a 2 anos de idade e declina gradualmente até cerca de 4 a 5 anos.

Dentre os achados extra-renais incluem-se a disgenesia biliar e a fibrose hepática progressiva.

Podemos resumir que os fatores histopatológicos invariantes são:

- Dilatação dos ductos coletores renais.
- Disgenesia biliar associada à fibrose do trato portal.

403

MANIFESTAÇÕES CLÍNICAS

Oligoidrâmnio é um achado comum decorrente do baixo débito urinário fetal, porém este é raramente observado antes da 20ª semana de gestação. Como resultado do oligoidrâmnio, os recém-nascidos afetados desenvolvem seqüência de Potter, um fenótipo que compreende hipoplasia pulmonar, fácies característico e deformidades das extremidades. No recém-nascido, o curso clínico é, freqüentemente, caracterizado por insuficiência respiratória e óbito nas primeiras horas de vida. Os recém-nascidos menos intensamente afetados geralmente sobrevivem, e freqüentemente a suspeita clínica advém de massa abdominal palpável; clinicamente, pode ocorrer hipertensão arterial, insuficiência renal progressiva e o desenvolvimento de hipertensão portal. Nesses pacientes, observa-se freqüentemente deficiência de concentração urinária e acidose metabólica por comprometimento da acidificação distal.

Na série de Barrat e cols., 44 de 52 crianças tiveram manifestações no primeiro ano de vida, com problemas respiratórios, nefromegalia ou hipertensão; nas demais, o diagnóstico foi feito entre 2 e 6 anos de vida, sendo que quatro tinham hepatoesplenomegalia. Sete crianças (13%) tiveram síndrome de angústia respiratória, quatro delas com disfunção renal grave incompatível com a vida e uma tinha talo eqüinovaro bilateral.

Nos estudos mais antigos, problemas respiratórios graves ocorriam em 30 a 75% dos casos. Provavelmente, a diminuição de casos neonatais graves seja decorrente de diagnóstico pré-natal e interrupção das gestações de fetos gravemente acometidos por oligoidrâmnio acentuado, aliados à melhora de atendimento de recém-nascidos de alto risco, tanto na sala de parto como no suporte ventilatório, e cuidados intensivos de uma forma geral.

Em relação ao acometimento hepático, a sintomatologia é bastante variável, desde ausência de sintomas até sinais de hipertensão portal. O paciente pode apresentar sangramento de varizes gastroesofágicas, sinais de hiperesplenismo ou de colangite aguda.

Em nossos pacientes, a idade média do diagnóstico foi de 35 meses (1 a 141), houve predomínio do sexo masculino (12/19 pacientes). Aumento do volume abdominal foi a queixa principal em 11/19 casos, sendo que 10 crianças apresentavam hepatomegalia e nefromegalia, cinco só tinham hepatomegalia e quatro apenas nefromegalia. Cabe ressaltar que em média esses pacientes apresentavam essa queixa por cerca de 39 meses, até que o diagnóstico foi estabelecido, denotando retardo importante. Entre as 19 crianças com DPRAR nove tinham hipertensão arterial já na apresentação e 14 delas apresentavam deficiência de função renal, sendo que três já estavam na fase terminal. Hematúria microscópica foi detectada em três casos, infecção do trato urinário em nove e acidose metabólica em oito.

DIAGNÓSTICO

Investigação do envolvimento renal

Ultra-sonografia – no período perinatal observam-se rins aumentados de tamanho com parênquima hiperecogênico e perda da relação corticomedular. Posteriormente, pode-se detectar hiperecogenicidade medular predominante com áreas anecóicas que correspondem aos macrocistos.

Urografia excretora – mostra rins aumentados com faixas densas e transparentes delineadas pelo contraste, correspondendo aos ductos coletores dilatados. Não raramente, podem-se encontrar áreas negativas ao contraste circunscritas que correspondem aos grandes cistos.

Diagnóstico histopatológico – com a presença de dilatação cística dos ductos coletores e ausência de cistos glomerulares.

Investigação do envolvimento hepático

• Evidência clínica ou por ultra-sonografia de hipertensão portal; pode-se também observar cistos hepáticos.

• Mapeamento hepático com hipuran marcado mostrando distribuição granular do marcador com estase nos ductos biliares dilatados e retardo do trânsito para o duodeno.

• Exame histopatológico mostrando fibrose hepática congênita (FHC).

História familiar

História familiar detalhada compatível com herança autossômica recessiva, com pais não afetados. Lembrar que muitas vezes a manifestação de doença nos pais ainda pode não ter ocorrido por ocasião da apresentação da criança; sugere-se, então, investigar também os avós, se possível. Também é muito importante o conhecimento da história obstétrica pregressa, principalmente em relação a óbito fetal ou neonatal.

A associação de FHC por muitos anos foi usada como critério de diferenciação com a forma autossômica dominante, a qual raramente se apresenta com sinais e radiologia semelhantes; entretanto, nos últimos anos houve muitos relatos de casos de FHC em famílias com a forma dominante, confirmadas por estudo genético.

PROGNÓSTICO

A DPRAR é associada a prognóstico pobre, sendo que 30 a 50% dos acometidos morrem no período perinatal. Entretanto, estudos recentes mostram que mais de 50% das crianças afetadas podem sobreviver além dos 10 anos de idade. Atualmente, com a possibilidade de diagnóstico pré-natal e de terapêutica de reposição renal, com diálise e transplante oferecidos para crianças, houve uma grande melhora no prognóstico desses pacientes.

Sobrevida renal – nos pacientes que sobrevivem ao período neonatal, Barrat e cols. encontraram 85% de sobrevida renal no primeiro ano de vida, 76% com 5 anos e 63% com 15 anos. Gagnadoux e cols. observaram sobrevida renal de 93% aos 2 anos de vida e 56% aos 15 anos. Koskimies e cols. sugerem que a grande maioria dos pacientes alcança IRC terminal aos 20 anos de idade. Em nossos casos, 5 das 19 crianças evoluíram para IRC terminal e uma foi a óbito.

Hipertensão arterial – segundo Barrat e cols., 39% dos casos necessitam de medicação anti-hipertensiva no primeiro ano de vida, 54% no quinto e 60% com 15 anos, sendo que um paciente teve que ser submetido a nefrectomia já em IRC para controle de pressão arterial. Entre os nossos 19 casos, 11 evoluíram com hipertensão arterial.

A tendência atual, com diagnóstico mais precoce e confiável da hipertensão arterial na infância, é de tratamento mais precoce e agressivo, o que poderá modificar as estatísticas de evolução para IRC terminal. Em relação ao tratamento, apesar de não haver ativação do sistema renina-angiotensina-aldosterona, o uso dos inibidores da enzima de conversão da angiotensina (ECA) tem sido de grande efetividade no controle da hipertensão arterial, ressaltando que devem ser controlados os níveis séricos de potássio e creatinina.

Acometimento hepático – nas crianças que sobreviveram ao primeiro ano de vida, o seguimento revelou hepatomegalia em 83% dos casos e esplenomegalia em 60%. Sangramento de varizes esofágicas ocorreu em 23% por volta de 12,5 anos de idade em média, e hiperesplenismo em 7%.

Com o transplante renal e diferentes técnicas de diálise oferecidas, vem aumentando a sobrevida dos pacientes, e complicações hepáticas, como sangramento de varizes gastroesofágicas e hiperesplenismo, tornar-se-ão as causas principais de morbimortalidade, sendo que o transplante hepático precoce deve ser indicado em pacientes com fibrose hepática grave, e naqueles em que o acometimento renal também é grave, o transplante duplo fígado-rim.

Portanto, no seguimento de pacientes com DPRAR devemos monitorizar, principalmente:

- Hipertensão arterial.
- Hipertensão portal.
- Função renal.

Em relação à ocorrência de (ITU), a maioria dos estudos mostra incidência semelhante à da população normal.

GENÉTICA E FUTURO

Três genes diferentes associados com mutações que causam doença policística renal foram clonados; dois deles são ligados com as formas mais comuns de doença dominante: PKD1 e PKD2, e um terceiro é associado com um modelo de DPRAR em camundongos, chamado "orpk". Embora o *locus* predominante para *DPRAR em humanos* tenha sido mapeado a um intervalo de1-cM do cromossomo 6, o gene associado a esse *locus* de doença não foi ainda clonado. Entretanto, o gene associado com a raça mutante de camundongo "orpk" está fornecendo uma série de informações moleculares sobre a DPRAR. A mutação recessiva "orpk" causa doença hepática e renal semelhante à DPRAR humana. A caracterização do *locus* mutante levou à identificação do gene Tg737, o qual é diretamente associado ao fenótipo nesse modelo. O Tg737 em humanos é mapeado no braço longo do cromossomo 13, no qual foram detectados locais polimórficos (2 íntrons e um éxon). Portanto, dois cromossomos podem estar envolvidos. Também, é importante ressaltar que a proteína do Tg737 interage com várias proteínas que interferem na diferenciação celular (fator 4 nuclear do hepatócito, HNF4), na estabilidade do receptor do fator de crescimento epidérmico (Snx1) e no controle da polaridade da célula epitelial (α-catenina e p120-catenina). Além disso, uma série de mudanças moleculares ocorre nos rins mutantes de humanos e modelos de camundongos, como uma expressão aumentada de vários protoncogenes, sendo que não está esclarecido se essas mudanças são primárias ou secundárias a anormalidades da matriz extracelular, proliferação celular e alterações na polaridade das células. Sabe-se que os receptores do fator de crescimento epidérmico (EGFR) normalmente se localizam na membrana basolateral das células epiteliais; na doença dos humanos, como nos modelos, há distribuição desses receptores tanto na membrana basolateral como na apical, associada a um aumento no RNAm e na atividade da tirosina cinase dos EGFR; é possível que um aumento na atividade da tirosina cinase do EGFR no túbulo coletor direcione para a proliferação celular necessária para o crescimento do cisto.

Assim, com o aprimoramento das pesquisas genéticas e moleculares, muito mais será oferecido em termos de diagnóstico e tratamento específico. Já com os conhecimentos atuais podemos ter um alvo de tratamento na expressão anormal do EGFR; estudos *in vitro* com anticorpos contra o EGFR ou drogas que inibem sua atividade têm revelado diminuição significante na formação e no aumento dos cistos em modelos animais. Tais estudos são promissores no caminho da terapia gênica, trazendo do laboratório para a beira do leito promessas de melhor controle e, talvez, de cura para essa doença tão grave.

DOENÇA POLICÍSTICA RENAL AUTOSSÔMICA DOMINANTE

A doença policística renal autossômica dominante (DPRAD) é importante causa de IRC em adultos e manifesta-se, em geral, entre a terceira e quinta décadas da vida, podendo afetar raramente recémnascidos, lactentes e crianças. Essa variedade de doença cística apresenta uma prevalência de 1:200 a 1:1000 na população geral. Em nossa série, esteve presente em 3 de 22 casos de doença policística difusa hereditária.

HISTOLOGIA E PATOGÊNESE

A anormalidade de desenvolvimento na doença policística renal dominante (DPRAD) pode ocorrer mais precocemente na gestação que na DPRAR, porque os cistos corticais são associados com diferenciação medular anormal. Essa lesão leva à formação de pirâmides pequenas, pobremente demarcadas do tecido conectivo do seio renal. Os cálices são muito pequenos e o fórnix quase ausente. Ductos coletores são variavelmente dilatados, ectásicos e circundados por interstício aumentado. Colares fibromusculares podem estar presentes. Comparativamente, o rim na DPRAR é cístico, porém sem ser anormalmente diferenciado.

MANIFESTAÇÕES CLÍNICAS

As manifestações clínicas nessa forma de doença podem ser muito variáveis, desde sintomas graves, especialmente no período neonatal, semelhantes à DPRAR, até a detecção de cistos renais em crianças assintomáticas. Em relação à idade de início dos sintomas, pode-se dizer que é mais rara no período neonatal e infância, geralmente se manifesta entre a terceira e quinta décadas de vida, sendo que um estudo observou que apenas 5% dos pacientes com idade superior a 30 anos com ultra-sonografia anterior negativa desenvolvem a doença posteriormente. Na infância, o envolvimento renal é freqüentemente assimétrico e ocasionalmente unilateral. Em recémnascidos e lactentes, podem ocorrer graus variados de deficiência de função renal. O acometimento extra-renal em crianças é de ocorrência rara, e geralmente manifesto por cistos hepáticos, pancreáticos e ovarianos, aneurisma de veia cerebral, anormalidades valvulares cardíacas e risco aumentado para diverticulose. Enquanto a lesão biliar é um achado invariante na forma recessiva, também tem sido encontrada em lactentes com a forma dominante.

A hipertensão arterial pode ocorrer em lactentes e crianças com DPRAD, provavelmente mediada pela redução do fluxo sangüíneo renal pela compressão da vasculatura renal levando à isquemia tecidual segmentar, ativação do sistema renina-angiotensina-aldosterona e aumento da retenção de sódio nesses pacientes. Os inibidores da ECA podem ser empregados, desde que se monitorizem os níveis de potássio e creatinina séricos.

Em crianças maiores, podem ocorrer hipertensão arterial, dor abdominal, massa abdominal palpável, hematúria, infecção do trato urinário e, raramente, insuficiência renal, a qual se instala posteriormente e de forma gradativa. A poliúria e a polidipsia podem ocorrer na DPRAD, porém menos freqüente que na DPRAR.

Nossos três pacientes apresentaram como queixa principal aumento do volume abdominal, dor lombar e febre. Dois casos tinham nefromegalia já na apresentação, os quais apresentavam discreta deficiência de função renal. Ressaltamos que nenhum deles apresentava hipertensão arterial. Entretanto, um paciente tinha acidose metabólica e outro infecção urinária.

DIAGNÓSTICO

O diagnóstico de DPRAD pode ser feito *in utero* pela ultra-sonografia e não raramente corresponder a casos graves, com oligoidrâmnio mais precoce que na DPRAR, evoluindo com fenótipo de Potter com hipoplasia pulmonar. Os lactentes afetados podem, ao exame ultra-sonográfico, apresentar rins aumentados, hiperecóicos com ou sem cistos. Sendo a tomografia computadorizada melhor que a ultra-sonografia para detectar precocemente as alterações, esta poderia ser indicada, principalmente, nos casos com história familiar positiva nos quais a ultra-sonografia não revele anormalidades.

405

Nesses casos, a história familiar positiva é definitiva para o diagnóstico; é sempre bom lembrar que, dependendo da idade dos pais, a doença pode ainda não ter se manifestado e a avaliação dos avós torna-se, portanto, imprescindível. Também a presença de disgenesia biliar não é patognomônica de DPRAR como já relatamos e sua presença não afasta a possibilidade de DPRAD.

Em alguns casos, é bastante difícil o diagnóstico diferencial entre DPRAD e doença glomerulocística pela ultra-sonografia e histologia. Ambas as formas apresentam pirâmides anormalmente diferenciadas, um tipo de displasia medular, e também são associadas à disgenesia biliar em cerca de 10% dos casos. Nessa situação, a triagem familiar é fundamental para o diagnóstico diferencial.

PROGNÓSTICO

Quando a DPRAD se manifesta no período perinatal, o quadro é bastante grave e o prognóstico bastante reservado; aqueles pacientes que desenvolvem hipoplasia pulmonar evoluem para óbito; aqueles que sobrevivem tendem a apresentar hipertensão arterial e IRC mais rapidamente que os seus parentes diagnosticados na idade adulta. Em nossos três casos observamos o aparecimento de hipertensão arterial em um deles, o qual evoluiu com IRC terminal.

Parece ser fundamental nessa doença o diagnóstico e o tratamento precoces da hipertensão arterial. Na maioria dos estudos, esse é um fator determinante de retardo para IRC. Então, estudo recente recomenda a realização periódica, ao menos a cada seis meses, da monitorização ambulatorial da pressão arterial (MAPA), que pode diagnosticar casos de hipertensão que não se manifestam durante medidas casuais da pressão arterial, inclusive aqueles com predominância noturna.

Como já foi exposto anteriormente, a grande maioria dos pacientes diagnosticados na infância atinge IRC até cerca de 20 anos. Entretanto, esses dados podem modificar futuramente com o hábito da medida da pressão arterial em crianças e realização de MAPA periódicas.

Nessa doença, é extremamente importante o aconselhamento genético, desde que apresenta um risco de 50% de recorrência em uma outra gravidez.

GENÉTICA E FUTURO

Recentemente, sabe-se que a DPRAD pode resultar da mutação de três genes: PKD1, PKD2 e PKD3, sendo que os dois primeiros já foram clonados. O gene PKD1 localiza-se no braço curto do cromossomo 16p13.3. Aproximadamente 85% das famílias caucasianas apresentam o cromossomo 16 relacionado à doença. O gene PKD2 localiza-se no braço longo do cromossomo 4 (4q13-4q23), sendo que cerca de 15% dos casos de DPRAD apresentam essa mutação, e os indivíduos afetados apresentam fenótipo semelhante àqueles do gene PKD1, porém o início da doença cística, hipertensão arterial e IRC é mais tardio.

Com a possibilidade de diagnóstico genético da DPRAD, encontramos finalmente um fator confiável para seu diagnóstico de certeza.

No quadro 3.19 podem-se observar algumas das principais características das DPRAR e DPRAD, que podem colaborar para o diagnóstico diferencial.

Quadro 3.19 – Diferenças entre doença policísitca renal autossômica recessiva (DPRAR) e dominante (DPRAD).

	DPRAR	DPRAD
Herança	Autossômica recessiva	Autossômica dominante
Gene acometido	6p21	16p13-3 e 4q13-4q23
Idade à apresentação	Período neonatal e primeiros meses de vida	30 a 50 anos de vida
Nefrogênese	Normal	Alterada
Histopatologia renal	Dilatação fusiforme e cistos em túbulos coletores	Cistos glomerulares, tubulares em todo o segmento do néfron
Histopatologia hepática	Disgenesia biliar difusa com proliferação e ectasia de ducto biliar, fibrose portal	Cistos hepáticos em adultos e raro em crianças, pode ter fibrose portal
Achados ultra-sonográficos	Rins aumentados com hiperecogenecidade difusa com perda da diferenciação corticomedular, ocasionalmente cistos > 2cm	Rins aumentados com cistos de vários tamanhos > 2cm, podendo ser unilaterais

BIBLIOGRAFIA

1. COBBEN, J. et al. – Congenital hepatic fibrosis in autossomal dominant polycystic kidney disease. *Kidney Int.* **38**:880, 1990. 2. FIVUSH, B.A. et al. – Chronic renal insufficiency in children and adolescents: the 1996 annual report of NAPRTCS. *Pediatr. Nephrol.* **12**:328, 1998. 3. FURUSAWA, E.A. et al. – Doença policística renal na infância: estudo de 22 casos. *J. Bras. Nefrol.* **17**:35, 1995. 4. GAGNADOUX, M.F. et al. – Cystic renal diseases in children. *Adv. Nephrol.* **18**:33, 1989. 5. GUAY-WOODFORD, L.M. et al. – Diffuse renal cystic disease in children: morphologic and genetic correlations. *Pediatr. Nephrol.* **12**:173, 1998. 6. KISSANE, J.M. – Renal cysts in pediatric patients. *Pediatr. Nephrol.* **4**:69,1990. 7. KOSKIMIES, O. et al. – Clinical diagnosis and management of polycystic kidney disease in childhood (abstract). *Pediatr. Nephrol.* **9**:C19, 1995. 8. LIEBERMAN, E. et al. – Infantile polycystic disease of the kidneys and liver: clinical, pathological and radiological correlations and comparison with congenital hepatic fibrosis. *Medicine* (Baltimore) **50**:277, 1971. 9. LIPSCHITZ, B. et al. – Association of congenital hepatic fibrosis with autossomal dominat polycystic kidney disease. *Pediatr. Radiol.* **23**:131, 1993. 10. MURCIA, N.S.; WOYCHIK, R.P. & AVNER, E.D. – The molecular biology of polycystic kidney disease. *Pediatr. Nephrol.* **12**:721, 1998. 11. PARFREY, P.S. et al. – The diagnosis and prognosis of dominant polycystic kidney disease. *N. Engl. J. Med.* **18**:11085, 1990. 12. ROY, S. et al. – Autossomal recessive polycystic disease: long-term outcome of neonatal survivors. *Pediatr. Nephrol.* **11**:302, 1997. 13. SEEMAN, T. et al. – Blood pressure and renal function in autossomal dominant polycystic kidney disease. *Pediatr. Nephrol.* **11**:592, 1997. 14. ONUCHIC, L.F. et al. – Sequence analysis of the human hTg737 gene and its polymorphic sites in patients with autossomal recessive polycystic kidney disease. *Mamm. Genome* **6**:805, 1995. 15. ZERRES, K.; VÖLPEL, M.C. & WEIB, H. – Cystic kidneys. *Hum. Genet.* **68**:104, 1984.

11 Insuficiência Renal Crônica

VERA H. KOCH
MARIA FERNANDA C. CAMARGO

A insuficiência renal crônica (IRC) é uma síndrome provocada por uma grande variedade de nefropatias, as quais, devido à sua evolução progressiva, determinam de modo gradativo e quase sempre inexorável uma redução global das múltiplas funções renais. A redução progressiva do número de néfrons funcionantes é compensada, nas fases iniciais, por alterações adaptativas funcionais clinicamente silenciosas.

Convenciona-se chamar "insuficiência renal crônica" à fase em que a função renal se encontra reduzida a 25 a 50% do normal. A partir desse estágio de doença, verifica-se que o comprometimento funcional renal é progressivo.

A criança, devido à perda de capacidade adaptativa renal, torna-se vulnerável, reagindo de maneira exacerbada às intercorrências clínicas e aos vários excessos dietéticos, principalmente relacionados a proteínas, fósforo e, em alguns casos, sódio. Define-se uremia ao conjunto de sintomas associados à falência renal, caracterizada por anorexia, náuseas, apatia, e nos casos mais graves, a convulsões, coma, sangramento gastrintestinal e insuficiência cardíaca.

O tratamento da insuficiência renal crônica pediátrica visa, simultaneamente, a preservação da função residual renal, atenuação dos sinais e sintomas decorrentes da falência renal gradual e otimização do crescimento, de modo que, quando necessário, seja iniciada terapêutica de substituição renal em caráter eletivo para evitar a instalação do quadro urêmico.

INCIDÊNCIA

A incidência da IRC é mal documentada na criança, sua magnitude é ainda estimada a partir das estatísticas de ingresso em programas de diálise e transplante renal. Sabe-se que a incidência da IRC é profundamente afetada por aspectos socioeconômicos, geográficos e raciais. Estudos europeus mostram que em média 1,5 a 3 novos casos/ano/milhão da população infantil iniciam tratamento dialítico. No Japão a incidência anual de casos novos foi estimada em 4,8 casos por milhão de população infantil no mesmo período. Dados latino-americanos obtidos no período 1987-1989 na Venezuela, Argentina e Colômbia mostram incidência de 2,8 pacientes com menos de 15 anos/ano/milhão de população geral; dados brasileiros obtidos no Rio Grande do Sul, no mesmo período, apontam 6,5 casos novos por milhão de população infantil.

ETIOLOGIA

As causas de doença renal apresentam variações regionais. De maneira geral, as doenças familiares e congênitas são as causas mais comuns de IRC na criança, sendo as formas adquiridas de doença renal as de progressão mais rápida. A etiologia da IRC pode ser dividida nos seguintes grandes grupos: glomerulopatias, nefropatias heredofamiliares, hipoplasia renal, malformações do trato urinário, nefropatias vasculares e doenças multissistêmicas com acometimento renal. É importante frisar que a pielonefrite como causa isolada de IRC é incomum, a não ser quando associada às malformações do trato urinário. A tabela 3.27 mostra a distribuição dos diagnósticos renais primários em crianças iniciando tratamento dialítico na Europa em 1981, segundo dados do Registro Europeu de Diálise e Transplante (EDTA).

Tabela 3.27 – Distribuição percentual das causas de insuficiência renal terminal em crianças de acordo com dados da EDTA*.

	Todas as crianças até 15 anos idade (%)	Crianças menores de 5 anos de idade (%)
Glomerulonefrites	(31,3)	(20,9)
Pielonefrites e malformações do trato urinário	(22,5)	(15,2)
Malformações	6,2	6,1
Refluxo	6,9	3,4
Pielonefrite	9,4	5,7
Hipoplasia renal	(12,1)	(12,1)
Oligomeganefronia	1,3	0,7
Outras	10,8	11,4
Doenças hereditárias	(16,7)	(13,7)
Nefronoftise	6,1	4,1
Rins policísticos	1,9	3,8
Cistinose	2,8	0,7
Síndrome de Alport	1,5	–
Oxalose	1,2	1,9
Outras	2,7	3,2
Doenças sistêmicas	(7,0)	(13,5)
Síndrome de Henoch-Shönlein	2,4	0,3
Síndrome hemolítico-urêmica	3,1	10,2
Outras	1,5	3,0
Doenças vasculares (necrose cortical, trombose venosa renal, trombose arterial renal etc.)	(1,5)	(4,2)
Outras	(5,7)	(14,7)
Causa desconhecida	(3,7)	(5,7)
Total	(100)	(100)

*Cada número entre parênteses significa um subtotal.

FISIOPATOLOGIA

Os pacientes com IRC podem apresentar-se virtualmente assintomáticos, mesmo com redução da filtração glomerular (FG) de mais de 75%, conservando uma razoável atividade física e intelectual. Com decréscimos ulteriores da FG, a sobrevida faz-se cada vez com maiores limitações, freqüentemente na dependência de medidas terapêuticas especiais. O quadro clínico da IRC torna-se, então, mais exuberante, culminando com a uremia. Daí se depreende que o rim na IRC, por meio de profundas adaptações nos néfrons remanescentes, consegue manter suas múltiplas e essenciais atividades homeostáticas, até a fase avançada da doença. À medida que a população de néfrons funcionantes diminui devido à doença, sendo substituída por tecido fibrótico, os néfrons remanescentes vão assumindo uma responsabilidade funcional proporcionalmente maior, de modo a manter a homeostase hidroeletrolítica tanto quanto possível. A análise de rins cronicamente lesados mostra uma grande heterogeneidade anatômica entre os diferentes néfrons e, no mesmo néfron, entre as suas diferentes partes. Esperar-se-ia, diante da heterogeneidade anatômica, uma heterogeneidade funcional entre os néfrons, de tal modo que o padrão da excreção total de água e de eletrólitos na IRC seria o resultante do trabalho individual de néfrons, cada um com seu próprio padrão funcional, na dependência da lesão específica que tivessem. No entanto, o estudo clínico e experimental do comportamento funcional de rins cronicamente lesados mostra que a maioria dos néfrons residuais, que contribuem para a função renal, comporta-se, dentro de um contexto regulatório, como se fosse uma população normal de néfrons funcionalmente homogênea. Parece que, em conseqüência das lesões anatômicas nos néfrons individuais, processam-se mudanças adaptativas simultâneas e proporcionais em outros setores funcionais dos mesmos néfrons, de sorte a manter o equilíbrio glomerulotubular homogêneo (proporcionalidade entre funções tubulares e glomerulares). As mudanças adaptativas funcionais dos néfrons remanescentes tornam cada unidade residual capaz de grande capacidade de responder às necessidades crescentes do paciente com nefropatia crônica evolutiva, esse potencial é, no entanto, limitado, e à medida que se reduz a população de néfrons o esforço funcional de cada unidade residual tende a se aproximar de sua capacidade máxima.

Diante do exposto, vejamos de que modo a homeostase hidroeletrolítica é mantida até fases avançadas da IRC, por meio desse esforço de adaptação dos néfrons residuais.

REGULAÇÃO DO VOLUME DO FLUIDO EXTRACELULAR (VFEC)

Os pacientes com IRC, mesmo com ingestão normal de sal, podem manter-se em equilíbrio de sódio (ingestão igual à excreção) até fases avançadas da doença. Desse modo, o volume do fluido extracelular, que é função do equilíbrio de sódio, também se mantém dentro dos limites da normalidade. Isso é possível, pois, à medida que a FG diminui devido à destruição progressiva dos néfrons, sobrevém tendência à expansão do VFEC. Nessas condições, deflagra-se uma série de fatores, entre os quais a produção de um fator natriurético, diminuindo a reabsorção tubular de sódio. Assim, à medida que a FG diminui, maior porcentagem de carga filtrada de sódio (fração de excreção de sódio) é excretada na urina, mantendo-se, portanto, o equilíbrio de sódio. Em condições normais, o equilíbrio de sódio a uma FG de 120ml/min mantém-se à custa de uma fração de excreção de sódio de menos de 1% da carga filtrada. À medida que a FG total se reduz, esse equilíbrio é mantido à custa do aumento da excreção de sódio que pode chegar a até 30 a 40% da carga filtrada de sódio.

Na prática, a manutenção do equilíbrio de sódio para evitar expansão exagerada do VFEC, edema, agravamento da hipertensão arterial e sobrecarga cardíaca freqüentemente se faz, em fases avançadas, nos pacientes oligúricos, por meio do uso de restrição de sódio e de diuréticos. Uma pequena porcentagem de pacientes, chamados "perdedores de sal", apresenta excreção fracionada de sódio desproporcionalmente elevada, necessitando de alta ingestão de sal, para evitar desidratação, hipovolemia, hipotensão e agravamento da insuficiência renal. Nesse grupo se encontram alguns pacientes com pielonefrite crônica, rim policístico e nefronoftise. Em conclusão, a ingestão de sal deve ser analisada à luz de cada paciente em particular e na dependência da fase evolutiva de sua nefropatia.

REGULAÇÃO DA TONICIDADE DO FLUIDO EXTRACELULAR

À medida que a FG total se reduz devido à destruição dos néfrons, observa-se elevação dos níveis plasmáticos de uréia e de ânions impermeantes às membranas tubulares. Esse fato, associado à hiperfiltração glomerular por néfron e à menor reabsorção tubular de sódio ao nível do túbulo proximal, acarreta uma sobrecarga de solutos aos locais de diluição e concentração urinária (alça ascendente de Henle, túbulo distal e ducto coletor), caracterizando-se um estado de diurese osmótica. Nessas circunstâncias, a osmolaridade urinária tende a se fixar em valores próximos da osmolaridade plasmática, que se denomina isostenúria.

A observação de pacientes com IRC mostra que a capacidade de concentração se compromete mais precocemente que a de diluição. Essa deficiência da capacidade de concentração é mais pronunciada quando a nefropatia afeta predominantemente a região tubulointersticial, como na nefronoftise e nas uropatias com pielonefrite crônica. Uma possível explicação para esse fato é que, na nefropatia de evolução crônica, o desarranjo anatômico da região medular do rim comprometeria menos o efeito urinário do sistema de contracorrente, possibilitando à porção ascendente da alça de Henle (impermeável à água) transportar solutos ativamente, o que determina a diluição do fluido tubular. A multiplicação do efeito urinário, por outro lado, seria mais afetada, diminuindo a hipertonicidade medular e, portanto, a concentração urinária.

A deficiência de concentração urinária determina que a quantidade de solutos a ser eliminada, durante as 24 horas, é feita em volume urinário aumentado, sem variação nictemeral, isto é, volume urinário noturno igual ao diurno. Isso determina o aparecimento de poliúria e noctúria, obrigando o paciente a levantar-se à noite para urinar uma ou mais vezes. A fase de poliúria mais intensa ocorre com FG entre 5 e 30ml/min; abaixo de 5ml/min, sobrevém oligúria, indicando IRC em fase evolutiva terminal.

REGULAÇÃO DO EQUILÍBRIO ACIDOBÁSICO DO FLUIDO EXTRACELULAR

Em lactentes e pré-escolares, a produção endógena de ácidos não-voláteis é da ordem de 2 a 3mEq/kg/dia, e no adulto, de 1mEq/kg/dia.

A acidose de origem renal surge em conseqüência de desequilíbrio entre a produção ácida endógena e a capacidade renal de excretá-la. À medida que a população de néfrons se reduz, o balanço hidrogeniônico se mantém durante muito tempo, à custa da hipertrofia compensadora funcional nos néfrons residuais. No entanto, quando o FG cai abaixo de 20ml/min, a excreção total de ácidos torna-se menor que a produção, instalando-se a acidose metabólica. Essa se caracteriza por queda do bicarbonato plasmático e elevação, por retenção, da concentração plasmática de ânions de ácidos fortes (sulfatos e fosfatos) e de ácidos orgânicos. A concentração plasmática de cloro pode ser normal e estar diminuída por hemodiluição ou vômitos ou aumentada para compensação de perda urinária de bicarbonato.

Conforme citado anteriormente, a excreção total de ácidos está diminuída em fases mais avançadas da IRC. Essa excreção total é dada pela acidez titulável, somada à excreção de amônia, subtraindo-se da soma a excreção de bicarbonato. A menor excreção total de ácidos na IRC depende, em grande parte, da menor produção de amônia, devido à diminuição da massa funcionante renal. Por outro lado, na IRC, a reabsorção tubular de bicarbonato diminui paralelamente à menor reabsorção tubular de sódio. Possivelmente isso se deve à elevação dos níveis plasmáticos do paratormônio (PTH), o qual contribui para diminuir a reabsorção tubular de bicarbonato. Em alguns pacientes, a excreção urinária de bicarbonato é intensa, agravando, portanto, a acidose; em outros, não é tão evidente. No entanto, à medida que a IRC progride e a concentração de bicarbonato diminui, a perda urinária desse íon passa a ser mínima ou indetectável. Diante do exposto, percebe-se, portanto, que na IRC a excreção ácida passa a depender cada vez mais da excreção de acidez titulável, a qual depende grandemente do ânion fosfato. A elevação da concentração plasmática de fosfato compensa, até certo ponto, o efeito da redução da FG em diminuir a quantidade filtrada de fosfato. Por outro lado, o estado de hiperparatireoidismo secundário diminui a reabsorção tubular proximal de fosfato, aumentando a oferta desse ânion às porções distais do néfron. Finalmente, o ânion fosfato, sendo pouco permeante à membrana do túbulo distal, aumenta a diferença de potencial transtubular (luz do túbulo negativa), favorecendo a secreção de íons hidrogênio. Assim sendo, a acidez titulável, no que depende do tampão fosfato, garante a excreção de parcela importante de íons hidrogênio na acidose urêmica. No entanto, em fases avançadas da IRC, mesmo esse fator se torna insuficiente, acelerando, portanto, o desenvolvimento da acidose.

CÁLCIO E FÓSFORO

A osteodistrofia renal é uma complicação freqüente que ocorre em portadores de insuficiência renal crônica. A histomorfometria óssea, por meio da medida da taxa de formação óssea, permite classifica-lá em dois tipos principais: um de alto e outro de baixo remanejamento ósseo. Os quadros de alto remanejamento ósseo são considerados hiperparatireoidismo secundário e os quadros de baixo remanejamento caracterizados por apresentar redução dos locais de formação e reabsorção ósseas, do número de osteoblastos e osteoclastos e defeito de mineralização óssea; compreendem a osteomalacia e a doença óssea adinâmica.

O hiperparatireoidismo secundário, conseqüente à insuficiência renal crônica, desenvolve-se desde as fases mais precoces de perda da função renal. Os principais fatores implicados na secreção aumentada do PTH são a redução do cálcio iônico e o aumento do fósforo plasmático, além de outros fatores como acidose metabólica, diminuição da produção da forma ativa da vitamina D (1,25-diidroxivitamina D) pelo rim e, eventualmente, toxinas urêmicas. Sabe-se que pequenas quedas na função renal são suficientes para estimular a produção do PTH. Esse fenômeno é atribuído fundamentalmente a uma diminuição do cálcio sérico. Existem pelo menos três hipóteses para explicar a hipocalcemia da insuficiência renal crônica:

1. Retenção de fosfato devida à queda da filtração glomerular com conseqüente diminuição do cálcio plasmático, de modo a manter o produto (Ca) x (P) constante. A hipocalcemia estimula a secreção do PTH que, por sua vez, diminui a reabsorção tubular de fosfato, desencadeando aumento da fosfatúria responsável pela normalização dos níveis de fósforo e cálcio plasmático. Tal mecanismo se repete a cada diminuição da filtração glomerular.
2. Modificações produzidas pela insuficiência renal no metabolismo da vitamina D. O principal metabólito biologicamente ativo da vitamina D, a 1,25(OH)$_2$-vitamina D (calcitriol), é sintetizado no rim por meio de uma enzima, a 1-alfa-hidroxilase, localizada nas células do túbulo proximal. Durante a evolução da insuficiência renal, os níveis de 1,25(OH)$_2$-D$_3$ declinam progressivamente em relação quase direta com o índice de filtração glomerular.
3. Resistência óssea à ação calcêmica do paratormônio observada em fases precoces e avançadas da insuficiência renal crônica. Esse fenômeno tem sido atribuído, pelo menos em parte, à deficiência de 1,25(OH)$_2$-vitamina D, sugerindo que a presença dessa vitamina possa ser imprescindível à ação calcêmica do paratormônio.

A definição de osteomalacia é histológica, dada pelo aumento da espessura osteóide, diminuição da velocidade de mineralização e redução das superfícies osteóides com mineralização ativa. As principais causas de osteomalacia são: ingestão inadequada de cálcio, fósforo e vitamina D pela criança portadora de insuficiência renal crônica; alterações tubulointersticiais levando a prejuízo precoce na produção renal de calcitriol e a perdas renais de fosfato que favorecem a hipofosfatemia persistente. Outros fatores associados à osteomalacia são a acidose metabólica levando a acúmulo de H$^+$ na frente de mineralização, podendo interferir em importantes eventos celulares ligados ao trabalho de enzimas e à retenção de agentes tóxicos, tais como flúor, magnésio, alumínio, pirofosfato, que poderão agir na formação e mineralização ósseas. A doença óssea por acúmulo de alumínio é atualmente mais rara, pois os quelantes intestinais de fósforo à base de alumínio têm sido evitados em favor

de outros à base de sais de cálcio. No entanto, devemos lembrar que a absorção de alumínio aumenta com a ingestão concomitante de citrato, substância freqüentemente utilizada para o controle da acidose metabólica do paciente urêmico. O diabetes melito e o uso prévio de corticosteróides têm sido também considerados fatores predisponentes à doença óssea adinâmica.

POTÁSSIO

À medida que a FG total diminui, os níveis séricos de potássio têm tendência a aumentar. No entanto, tal fato não se concretiza porque a secreção de potássio nos túbulos distais dos néfrons residuais aumenta, o que permite que a concentração plasmática desse íon se mantenha dentro dos limites da normalidade. Somente na uremia avançada se observa elevação da concentração plasmática de potássio.

O aumento da secreção distal de potássio na IRC é devido a: 1. aumento da oferta de sódio por diminuição da reabsorção tubular proximal desse íon, aos locais distais de troca de sódio luminal por potássio intracelular; 2. o estado de hiperaldosteronismo freqüentemente observado na IRC, o qual ativa a referida troca; 3. a elevação da concentração de potássio no interior da célula do túbulo distal, que aumenta o gradiente de concentração entre célula e luz tubular e favorece assim a secreção de potássio; e 4. o aumento da velocidade de fluxo intratubular, que, por promover rápida remoção do potássio secretado, mantém o gradiente de potássio entre a célula e a luz tubular.

Os níveis séricos de potássio podem elevar-se agudamente em pacientes com IRC, em conseqüência de aumento do catabolismo associado a infecção, traumatismo ou seguindo-se à hemólise.

A acidose metabólica aumenta a concentração sérica de potássio, independentemente de alteração do potássio corpóreo total. Além disso, na vigência de acidose metabólica, a excreção renal de potássio é menor, devido provavelmente à competição entre a secreção de íons hidrogênio e potássio em troca por sódio, no túbulo distal.

MAGNÉSIO

Normalmente, cerca de 90% do magnésio filtrado é reabsorvido ao longo do sistema tubular renal. À medida que a população de néfrons diminui, aumenta a excreção de magnésio nos néfrons residuais devido à menor reabsorção tubular, mantendo-se a magnesemia dentro dos limites da normalidade, ao redor de 2mEq/l. Quando a filtração glomerular cai abaixo de 25ml/min, os níveis séricos começam a se elevar, contribuindo para o quadro clínico de depressão do sistema nervoso central.

ANEMIA

A anemia é a principal conseqüência hematológica da insuficiência renal. Constitui o principal fator responsável pela limitação da capacidade física dos portadores de insuficiência renal crônica. Ela se desenvolve, em geral, quando a velocidade de filtração glomerular atinge valores inferiores a 50ml/min/1,73m^2. Caracteriza-se por ser normocítica, normocrômica e apresentar contagem baixa de reticulócitos.

A patogênese é variada e envolve múltiplos fatores que atuam diminuindo a eritropoese ou levando à perda de eritrócitos.

Diminuição da eritropoese

Deficiência de eritropoetina (Epo) é o principal mecanismo da anemia renal. A eritropoetina é um hormônio glicoprotéico. O rim é o principal local de produção de Epo e as células produtoras foram localizadas no endotélio dos capilares peritubulares situados no córtex renal e medula externa e em fibroblastos intersticiais. No sistema hematopoético, a Epo atua como fator de crescimento ligando-se às células da medula óssea por meio de um receptor especifico, formando um complexo receptor-eritropoetina que vai atuar como fator de crescimento em células progenitoras eritróides promovendo sua proliferação e diferenciação em pró-eritroblastos e reticulócitos e impedindo a apoptose ou morte celular. Na doença renal crônica, a diminuição da massa renal quebra esse circuito, provocando anemia.

Deficiência de ferro

A síntese de hemoglobina requer incorporação de ferro em larga escala e implica mobilização de ferro do sistema reticuloendotelial e transporte pela transferrina para atender à demanda da medula. À medida que a doença renal avança e a anemia se torna mais intensa, os níveis séricos de eritropoetina diminuem, e o ferro, liberado do ciclo de sobrevida da hemácia, acumula-se no sistema reticuloendotelial, compensando uma possível deficiência de ferro causada pela anorexia.

Hiperparatireoidismo secundário

O aumento do PTH é complicação freqüente na insuficiência renal crônica. A fibrose da medula óssea e conseqüente redução do compartimento precursor eritróide são responsáveis pela diminuição da eritropoese.

Deficiência do ácido fólico

A deficiência do ácido fólico, resultante de ingestão inadequada e de perdas pela diálise, pode agravar a anemia da IRC, impedindo a síntese de DNA. Nesse caso, a anemia é megaloblástica e as hemácias são macrocíticas.

Supressão de Epo por transfusões sangüíneas

A utilização de transfusões sucessivas contribui para inibir a eritropoese, uma vez que o aumento do número de hemácias, embora transitório, diminui a hipóxia tecidual, estímulo para a produção de Epo.

Diminuição da sobrevida da hemácia

Em pacientes urêmicos, fatores intra e extracelulares atuam encurtando a sobrevida dos glóbulos vermelhos em 30 a 50%. Essa hemólise continua a existir independentemente do tratamento dialítico usado. Por outro lado, várias substâncias podem causar hemólise aguda em pacientes submetidos à hemodiálise, como o formaldeído utilizado para reesterilizar os capilares e linhas, contaminação da água do centro de diálise por agentes oxidantes como nitrato ou cloro, falhas no preparo das soluções de diálise (hipo ou hiperosmolares) e o superaquecimento do sistema dialítico.

Hiperesplenismo

A patogênese é variada e inclui hepatites crônicas, mielofibrose, hemossiderose pós-transfusional e, possivelmente, depósito esplênico de fragmentos de silicone, utilizado em linhas de sangue de hemodiálise.

ALTERAÇÕES DA HEMOSTASIA

A tendência a sangramentos é complicação freqüente da IRC avançada, principalmente devido a alterações plaquetárias. Na uremia grave, a adesividade plaquetária é deficiente e substâncias presentes no plasma urêmico, entre elas o ácido guanidinossuccínico, alteram a agregação plaquetária por ADP, colágeno e adrenalina. O fator plaquetário III está diminuído. Várias alterações de fatores de coagulação têm sido descritas, entre elas a diminuição da atividade do fator VIII de Von Willebrand. Nos pacientes urêmicos não tratados, o tempo de sangramento é prolongado, cerca de 20 ou 30 minutos. Nesses pacientes, medidas não relacionadas diretamente ao mecanismo de hemostasia, como correção de anemia por meio de transfusão de papa de hemácias lavadas, muitas vezes melhoram o tempo de sangramento.

ALTERAÇÕES METABÓLICAS E HORMONAIS

O "clearance" renal responde por 30 a 60% da excreção de hormônios, tais como insulina, somatostatina, glucagon, calcitonina, hormônio do crescimento, prolactina e paratormônio. Esse mecanismo é mantido até níveis de função residual renal em torno de 30% do normal. No caso da insulina, sua meia-vida passa a se elevar quando a função renal residual chega a 20%. A IRC afeta a utilização de glicose via insulina de duas maneiras: nas fases iniciais, ocorre resistência periférica à ação da insulina, que é compensada pelo estado hiperinsulinêmico acima mencionado; nas fases avançadas de perda funcional renal a produção pancreática de insulina é afetada, desenvolvendo-se intolerância à glicose. Há evidências de que a alteração funcional da célula pancreática beta esteja relacionada à gravidade do hiperparatireoidismo secundário, pois a intolerância à glicose melhora em pacientes submetidos a paratireoidectomia. Hipertrigliceridemia e mais raramente hipercolesterolemia ocorrem na IRC talvez secundariamente à intolerância à glicose. A redução de massa muscular é também freqüente na IRC, sendo causada pela baixa ingestão calórica, associada à inatividade do paciente urêmico, e pelos distúrbios metabólicos que afetam a síntese e a produção protéica na nefropatia crônica.

CRESCIMENTO E MATURAÇÃO SEXUAL

O crescimento normal da criança resulta de interações do potencial genético, de aspectos nutricionais, do equilíbrio metabólico e hormonal. A doença crônica interfere em uma ou mais dessas variáveis e determina prejuízo de crescimento.

A prevalência de atraso de crescimento em crianças com IRC varia de 36 a 67%. Crianças com doenças renais congênitas tendem a ter maior comprometimento que aquelas com doenças adquiridas, pois a velocidade de crescimento nos primeiros anos de vida é mais intensa, e a concomitância de distúrbios tubulointersticiais renais, mais freqüente.

A puberdade é em geral tardia nas crianças com IRC e inicia-se em idade cronológica média de 13 anos, para crianças do sexo feminino, e 14 anos, para crianças do sexo masculino. Ocorre, no entanto, em idade óssea comparável à da população normal, ou seja, 10 e 11 anos, respectivamente, para crianças do sexo feminino e masculino.

O estirão puberal pode ser normal ou, mais comumente, apresentar duração e intensidade diminuídas em relação ao da população normal. O grau de atraso do início da puberdade parece correlacionar-se com o tempo de duração da insuficiência renal. O estirão puberal parece ser maior em crianças em tratamento conservador, inversamente proporcional à dose administrada de corticosteróide nos últimos 12 meses, na criança transplantada, encontrando-se os piores resultados em criança em tratamento hemodialítico.

A estatura final de pacientes pediátricos com doença renal crônica estabelece-se, aproximadamente, entre 18 e 20,3 anos no sexo masculino e entre 16,9 e 18,7 anos no sexo feminino; 23 a 70% dos pacientes renais crônicos pediátricos têm estatura final abaixo do limite inferior da normalidade de suas populações de origem.

O atraso de crescimento de pacientes com IRC depende da interação de múltiplos fatores relacionados a doença renal primária, alterações hidroeletrolíticas, acidobásicos, nutricionais, a uso progressivo ou atual de corticoterapia, intensidade da osteodistrofia renal, anemia e modificações hormonais determinadas pelo estado urêmico.

Dentro das modificações hormonais verificadas na insuficiência renal crônica, o hormônio do crescimento (GH) tem papel fundamental. O GH é produzido e armazenado na adeno-hipófise. A secreção para a corrente sangüínea ocorre de maneira intermitente, na ordem de seis a nove pulsos por dia. Esse padrão pulsátil é gerado pela alternância de dois hormônios hipotalâmicos: o hormônio liberador do hormônio do crescimento (GHRH) e a somatostatina, com ação, respectivamente, estimulante e inibitória na secreção do GH. O eutireoidismo é pré-requisito para a secreção normal de GH.

A liberação espontânea de GH ocorre, preferentemente, durante a noite. Sua secreção pode ser induzida por exercício físico, hipoglicemia e pela utilização de drogas como arginina e clonidina, entre outras. Parte do GH circulante está acoplada a uma proteína específica cuja concentração sérica aumenta durante a infância. A ação do GH no crescimento da criança ocorre de modo direto e indireto, ou seja, por meio de mediadores de crescimento denominados "insulin-like growth factors" (fatores de crescimento insulina-símiles) representados em textos pela siglas IGF. As IGF até agora identificadas são IGFI e IGFII, sendo a IGFI GH dependente.

As IGF circulam ligadas a proteínas carregadoras de baixo e alto peso molecular (IGFBP). A oferta nutricional adequada é o fator aparentemente fundamental para o crescimento do feto e da criança no primeiro ano de vida. Nessa fase, não há correlação entre crescimento e níveis séricos de GH. O crescimento parece tornar-se GH dependente a partir do segundo ano de vida. A secreção de GH aumenta na puberdade, coincidindo com o início do estirão puberal em ambos os sexos.

O estudo do metabolismo do GH e das IGF em crianças com lesão renal progressiva revelou múltiplas alterações no mecanismo regulador desse sistema hormonal, em resumo:

1. Níveis séricos de GH freqüentemente aumentados devido provavelmente à redução do "clearance" renal.
2. Diminuição dos níveis circulantes da proteína carregadora de GH possivelmente ligada à baixa expressão de receptores de GH nos tecidos-alvo, com conseqüente ineficiência da estimulação de produção de IGFI hepática, via GH circulante.
3. Possível excesso de proteínas carregadoras de IGF, em relação ao nível circulante total de IGF, que configura um estado de deficiência relativa de IGFI.

Com base nesses dados, sugere-se que a uremia configure um estado de resistência tecidual à ação do GH circulante, associado à deficiência relativa de IGFI, com conseqüente atraso de crescimento da criança afetada.

QUADRO CLÍNICO E LABORATORIAL

A IRC na criança traduz-se, clínica e laboratorialmente, de modo semelhante à do adulto, com a única ressalva de que acomete o indivíduo em fase de crescimento e desenvolvimento.

Durante sua evolução progressiva costumam-se observar três fases clínicas consecutivas, as quais refletem o grau de comprometimento das múltiplas funções renais.

Na **primeira fase** da IRC o paciente pode não apresentar sintomas ou sinais nem alterações bioquímicas sangüíneas. Eventualmente, descobre-se hipertensão arterial leve ou moderada. A nefropatia pode, às vezes, ser evidenciada apenas pelo exame de urina, que pode mostrar proteinúria aumentada e persistente, associada ou não a hematúria, cilindrúria ou piúria ou por meio de provas funcionais, como a medida do ritmo de filtração glomerular, da capacidade máxima de concentrar e diluir a urina ou da capacidade de acidificação urinária. Nessa fase, a perda da massa funcionante renal pode . ser de até 50%. A esse tipo de comportamento evolutivo mais silencioso pode se opor um outro, mais evidente, no qual se observam manifestações clínicas e laboratoriais decorrentes fundamentalmente da doença propriamente dita que está evoluindo para IRC. É o caso, por exemplo, de algumas tubulopatias e algumas malformações do trato urinário.

Na **segunda fase**, com a progressão da lesão renal, o paciente mostra elevação discreta dos níveis sangüíneos de uréia e creatinina. A incapacidade de concentrar a urina revela-se, nessa segunda fase, por poliúria, em conseqüência da qual sobrevém polidipsia. Devido à poliúria e à perda do ritmo nictemeral, o paciente refere noctúria, ou seja, acorda várias vezes à noite para urinar. A hipertensão arterial é quase que uma constante nessa fase. Nota-se uma anemia moderada, a qual contribui para a sensação de fraqueza e desânimo do paciente. O organismo torna-se mais suscetível às agressões, como depleção hidrossalina, infecção, cirurgia, alteração súbita da pressão arterial e emprego de drogas potencialmente tóxicas para o rim. A presença de uma ou várias condições citadas pode conduzir o paciente de modo mais rápido à fase seguinte de falência renal.

A **terceira fase** de IRC, a falência renal, sobrevém devido à evolução naturalmente progressiva da nefropatia ou decorrente de agressões impostas ao rim, como as já mencionadas. Nessa fase, ocorre uremia franca, a qual traduz não apenas maior aumento dos níveis sangüíneos de uréia e creatinina, mas também os desvios metabólicos e os sinais e sintomas decorrentes da falência renal. A FG reduz-se apenas alguns ml/min, traduzindo-se por níveis séricos de uréia e creatinina bastante elevados. A poliúria da fase anterior dá lugar à oligúria, e a deficiência da capacidade de concentrar e diluir a urina acentua-se mais ainda, chegando-se à isostenúria. Os distúrbios hidroeletrolíticos mais proeminentes são a hiponatremia, a hiperpotassemia, a hipocalcemia, a hiperfosfatemia, a hipermagnesemia e a acidose metabólica. A esses se somam a anemia que se torna mais intensa, a hipertensão arterial com suas repercussões vasculares, além de um conjunto de manifestações cutâneas, gastrintestinais, cardiopulmonares e neuromusculares, que no seu todo compõem o quadro da uremia terminal.

A pele mostra-se pálida, de coloração amarelo-palha, seca, com manchas hemorrágicas e múltiplas escoriações devido ao prurido. Este parece relacionado ao depósito de cálcio e fósforo na pele. Essas alterações cutâneas, associadas à infiltração edematosa do tecido subcutâneo, conferem ao paciente urêmico um aspecto característico. As manifestações gastrintestinais da uremia incluem anorexia intensa, náuseas e vômitos. O hálito urêmico decorre da formação de amônia no estômago por hidrólise da uréia. Ulcerações da mucosa bucal, do estômago ou de outro local do trato intestinal são freqüentemente observadas. O paciente pode apresentar diarréia sanguinolenta que, devido à espoliação hidroeletrolítica, contrai o VFEC, por um lado, e, por outro lado, acentua ainda mais a anemia.

As manifestações cardiovasculares são múltiplas. Pericardite com risco de tamponamento cardíaco pode ser observada. A hipertensão arterial associada à retenção de sódio e água leva à sobrecarga cardíaca, podendo determinar falência miocárdica. Além disso, a hipertensão arterial aumenta o risco de acidentes vasculares cerebrais.

As manifestações neurológicas decorrem do acometimento do sistema nervoso central e periférico. Observam-se, à medida que a uremia se agrava, desinteresse, perda da capacidade de se concentrar, fases de agitação alternadas com letargia, inconsciência e, finalmente, coma profundo.

Além dessas alterações mentais, os pacientes apresentam irritabilidade neuromuscular caracterizada por tremores, câimbras e reflexos hiperativos. A polineuropatia caracteriza as alterações do sistema nervoso periférico, sendo mais intensa nos membros inferiores. Manifesta-se por distúrbios sensitivos e motores como queimação, formigamento, fraqueza muscular e diminuição dos reflexos profundos. Posteriormente, podem ocorrer perda completa da sensibilidade e paralisia. Acredita-se que a neuropatia periférica esteja relacionada à retenção, na uremia, de moléculas de tamanho médio, de peso molecular entre 500 e 1.500, entre as quais estariam substâncias tóxicas ao sistema nervoso, as quais destruiriam a mielina e os cilindros axônicos dos segmentos distais dos nervos periféricos. O tratamento dialítico deve ter início no renal crônico em seguimento antes que as manifestações de uremia franca se instalem.

CONDUTA TERAPÊUTICA

Sempre que possível, deve-se visar ao tratamento etiológico da nefropatia, como, por exemplo, nas obstruções das vias urinárias associadas ou não à pielonefrite. O alívio da obstrução e/ou o tratamento vigoroso da infecção podem ter efeito curativo. Quando o tratamento etiológico não é possível, e isso ocorre em grande parte dos casos, a conduta terapêutica é mais de ordem sintomática e visa retardar a progressão da uremia, atenuando os efeitos nocivos das infecções, das alterações bioquímicas, hormonais, hidroeletrolíticas e da hipertensão arterial. Visa também, dentro do possível, recuperar o atraso de crescimento e de maturação sexual. As medidas terapêuticas empregadas são de três ordens: tratamento dietético, tratamento medicamentoso e tratamento por métodos especiais (diálise e transplante renal). Seqüencialmente, essas medidas terapêuticas assumem importância gradualmente maior à medida que a IRC se acentua, sendo que os métodos especiais são reservados para a fase de falência renal.

TRATAMENTO DIETÉTICO

Sinais de desnutrição protéico-calórica são comuns na IRC. A prescrição de dieta para a criança renal crônica deve ser baseada nas quantidades diárias de calorias e de nutrientes específicos recomendadas para a criança normal, com adaptações, se necessário.

Necessidades calóricas e protéicas

Na maioria dos pacientes com IRC, observa-se deficiência de ingestão calórica, na dependência de anorexia, náuseas ou vômitos e de restrição alimentar inadequadamente imposta. Existe uma relação nítida entre a restauração do crescimento e o aumento de ingestão calórica em crianças com IRC, em crianças recebendo oferta calórica inferior a 70-80% do recomendado (RDA, 1989). As necessidades calóricas ideais variam com a idade e estão entre 55 e 110cal/kg. Os carboidratos na forma de glicose, açúcar, geléia e mel são preferidos. Devem ser utilizadas as gorduras ricas em triglicerídeos de cadeia média e os óleos insaturados à base de milho ou girassol devido à tendência já mencionada do renal crônico ao desenvolvimento de hipertrigliceridemia e alterações vasculares ateroscleróticas precoces.

A restrição protéica somente é indicada quando houver retenção nitrogenada moderada, isto é, quando a uréia sangüínea está acima de 100mg/dl, ou quando a FG está abaixo de 20 a 25ml/min/1,73m^2 de superfície corpórea. Quando for possível manter o paciente em equilíbrio, com concentração sangüínea de uréia ao redor de 60mg/dl, administrando-lhe uma dieta livre, essa atitude é mais correta que impor a esse paciente uma restrição protéica, a fim de fazer retornar os níveis séricos de uréia à normalidade. No entanto, sempre que a dieta livre provocar agravamento da azotemia, recomenda-se restrição protéica. Esta deve ser realizada com critério e atender às necessidades energéticas do organismo.

Na prática, para minimizar a deficiência protéica e calórica, as quais, juntamente com os distúrbios metabólicos, concorrem para o atraso do crescimento e maturação sexual dos pacientes, prefere-se uma dieta que forneça de 0,6 a 1,5g/kg/dia de proteínas, equivalentes a 100% do recomendado (RDA, 1989), conforme a idade-altura. Essas proteínas devem ser de alto valor biológico, isto é, devem conter aminoácidos essenciais. Cerca de 70% do total deve ser de origem animal, na forma de carne bovina ou de peixe, ovos e queijo. O leite de vaca é uma fonte excelente de proteínas de alto valor biológico, mas, devido ao seu alto teor de sódio, potássio e fosfatos, ele deve ser administrado com parcimônia na dieta. Estudos empregando dietas hipoprotéicas suplementadas com uma mistura de aminoácidos e seus cetoanálogos têm demonstrado aumento na velocidade de crescimento das crianças observadas. Esse tipo de dieta tem as vantagens de oferecer as quantidades mínimas necessárias de aminoácidos essenciais, além de ser rica em cálcio e pobre em fósforo, o que ajuda a minimizar o hiperparatireoidismo secundário.

Sódio e água

Um dos erros mais comumente observados no tratamento de pacientes com doença renal é a restrição arbitrária do sal da dieta. Conforme frisamos, ao analisarmos a fisiopatologia da IRC, o rim, devido à sua menor capacidade adaptativa funcional, não tolera bem quer a restrição quer a sobrecarga de sódio, contrariamente ao normal. Em outras palavras, diante de restrição de sódio, ele continua perdendo esse íon na urina, o que pode determinar uma contração do VFEC, agravando ainda mais a uremia. Por outro lado, diante de sobrecarga de sódio, o VFEC se expande, favorecendo o aparecimento de edema e agravando a hipertensão arterial e a sobrecarga cardíaca. Portanto, o paciente com IRC deve receber na dieta uma quantidade de sal que ele é capaz de tolerar, sem que com isso desenvolva edema ou agrave sua hipertensão arterial. Deve-se fazer o controle de peso diário do paciente, pesquisa de edema e exame físico detalhado, avaliação da pressão arterial e dosagem repetida da excreção urinária de sódio nas 24 horas. Finalmente, existem pacientes cuja nefropatia se caracteriza por perda exagerada de sódio na urina, denominados perdedores de sal, os quais, além da ingestão livre de cloreto de sódio, devem receber uma suplementação adicional de sal, para evitar contração do VFEC, com todos os seus inconvenientes.

O paciente com IRC deve ingerir água livremente, sendo suas necessidades hídricas reguladas pelo seu próprio mecanismo de sede. A restrição pode ter efeitos deletérios para a função renal devido à contração do VFEC resultante de sua incapacidade de conservar água. É o que se observa, às vezes, durante a realização da prova de concentração, mesmo com restrição de curta duração. Evidentemente, na fase terminal, na qual se observa oligúria, a ingestão hídrica deve ser adequada às perdas renais e extra-renais (sudorese, respiração, perdas gastrintestinais).

Hiperpotassemia e hipopotassemia

Os pacientes com IRC não exibem, em geral, níveis significativamente elevados do potássio sérico, exceto se houver diminuição acentuada da FG ou oligúria. Nessas condições, as fontes exógenas de potássio devem ser controladas, como drogas, antibióticos, frutas, verduras e legumes. Essas medidas, associadas à correção da acidose, quando esta estiver presente, e eventualmente ao emprego de diuréticos, tendem a corrigir a hiperpotassemia. No entanto, às vezes, faz-se necessário o uso de resina, que tem a capacidade de retirar potássio do organismo em troca por sódio ou cálcio, na dose de 0,5 a 2g/kg/dia, dividida em duas a quatro tomadas, por via oral ou retal.

Na IRC pode ocorrer hipopotassemia em conseqüência da anorexia, vômitos e diarréia ou do uso abusivo de diuréticos. A reposição dietética corrige esse desvio. Quando necessária a suplementação oral de potássio, a dose inicial utilizada é de 1 a 2mEq de potássio/kg/dia.

Cálcio, fósforo e vitamina D

A prevenção da osteodistrofia renal na IRC é feita assegurando-se uma ingestão diária adequada de cálcio, prevenindo-se a hiperfosfatemia e prescrevendo-se derivados de vitamina D. Os alimentos ricos em cálcio são também ricos em fósforo, portanto devem ser evitados, sendo o cálcio suplementado na forma de carbonato ou acetato de cálcio por via oral.

A hiperfosfatemia é tratada de duas maneiras:

1. por meio de dieta pobre em fósforo, o que limita a ingestão de proteínas globalmente, pois leite, ovos e carne são fontes ricas desse mineral. A ingestão de fósforo deve ser reduzida paralelamente à perda progressiva da função renal. Recomenda-se a redução do fósforo da dieta para 500 a 600mg/dia em crianças com peso inferior a 20kg e para 600 a 1.000mg/dia em crianças maiores e adolescentes;

2. por meio do uso de drogas que reduzam a absorção de fósforo da luz intestinal como o carbonato/acetato de cálcio ou hidróxido de alumínio. Os sais de alumínio devem, no entanto, ser evitados, pois o acúmulo desse mineral, secundariamente à falência renal, leva a osteomalacia, anemia e alterações neurológicas diversas.

TRATAMENTO MEDICAMENTOSO

Hipertensão arterial

O controle da hipertensão arterial é um fator importante para aumentar a sobrevida dos pacientes com doença renal crônica e para diminuir a velocidade de perda funcional renal. A terapêutica visa necessariamente à normalização da pressão arterial. Dados recentes têm demonstrado que quanto menor o nível de pressão arterial tolerado pelo paciente, maior a sobrevida funcional renal. Nos pacientes com *tendência à retenção de sódio*, podem ser utilizados diuréticos como a furosemida na dose de 1 a 2mg/kg/dia. Todas as classes de agentes hipotensores são eficientes no controle da hipertensão arterial na insuficiência renal crônica. Nos casos mais graves, a utilização de múltiplos agentes pode ser necessária. Pacientes proteinúricos em geral e portadores de nefropatia diabética em especial têm-se beneficiado da terapêutica com inibidores da ECA; esses agentes devem ser evitados em portadores de transplante renal, assim como naqueles com hipertensão renovascular por vasculopatias difusas, pois, nessas circunstâncias, podem precipitar insuficiência renal aguda.

Edema

A criança com IRC pode não conseguir excretar adequadamente a quantidade de sódio da dieta normal, o que determina a expansão do VFEC e do edema. Nesses casos, recomenda-se a restrição da ingestão de sódio dietético, por meio da cocção de alimentos sem adição de sal, diminuição da ingestão de alimentos industrializados e proibição da oferta de embutidos. Se essa medida restritiva se mostrar ineficaz, lança-se mão dos diuréticos, como a furosemida na dose de 1 a 2mg/kg/dia, por via oral, uma ou duas vezes ao dia.

Acidose metabólica

A acidose metabólica determina anorexia, náuseas, sonolência, letargia e contribui também para o aparecimento da osteodistrofia renal, devendo, portanto, ser corrigida. Várias substâncias têm sido usadas com esse propósito, como o bicarbonato de sódio, o citrato de sódio e o carbonato de cálcio. A utilização de bicarbonato ou o citrato de sódio para o controle da acidose metabólica infelizmente leva à ingestão concomitante de sódio, portanto, nas crianças hipertensas ou com tendência a edema, o sal da dieta deve ser reduzido quando da introdução desses alcalinizantes.

Em crianças, pretende-se manter os níveis séricos do bicarbonato acima de 20mEq/l. A dose total de bicarbonato de sódio a ser usada varia de acordo com o paciente. No entanto, 1 a 2mEq/kg de bicarbonato de sódio constitui uma dose inicial bastante segura.

Cálcio e vitamina D

A terapêutica com vitamina D é comumente iniciada com níveis de função residual renal próximos a 50%. A dose a ser usada vai depender do tipo de vitamina D disponível. No casos da vitamina D_2 ou D_3, de meia-vida prolongada, a dose pode variar de 5.000 a 200.000U/dia. Usando-se o metabólito 1,25-diidroxilado (calcitriol), de meia-vida curta, a dose inicial varia de 0,06 a 0,25mcg/dia, dependendo da idade do paciente. A oferta de cálcio é em geral garantida pelo uso de sais de cálcio, junto às refeições, como quelantes intestinais de fósforo, proporcionando ao mesmo tempo quelação de fósforo alimentar, por meio da formação de fosfato de cálcio, eliminado pelas fezes, e absorção de cálcio, proveniente da porção do sal de cálcio remanescente na luz intestinal, não utilizada para quelação. Essa terapêutica combinada visa manter os níveis de cálcio sérico entre 10 e 11mg/l, de fósforo sérico entre 4,5 e 6mg/dl e o

PTH próximo de duas a três vezes o limite superior da normalidade. O cuidado em evitar a "normalização" do PTH deve-se a evidências de que essa conduta favoreceria a doença óssea adinâmica.

O aparecimento de calcificações metastáticas/nefrocalcinose devido ao emprego de grandes doses de vitamina D, à hipercalcemia ou ao controle irregular da hiperfosfatemia deve ser evitado. Para tanto, é necessário determinar-se a concentração do cálcio sérico com certa regularidade, interromper a administração de vitamina D, quando o nível sérico de cálcio se colocar acima de 11,5mg/dl, e a administração de sais de cálcio e vitamina D, quando o fósforo sérico for superior a 6 a 6,5mg/dl. Nessa situação, a quelação intestinal de fósforo deve ser feita com sais de alumínio por tempo curto, até que os níveis de fósforo possibilitem a reintrodução dos sais de cálcio como quelantes e da suplementação oral com vitamina D.

Suplementos vitamínicos

Para crianças renais crônicas com dieta balanceada, suplementos vitamínicos não são, em geral, necessários. Para pacientes iniciando programas dialíticos, recomenda-se suplementação com ácido fólico (1mg/dia), piridoxina (5 a 10mg/dia) e ácido ascórbico (75 a 100mg/dia). Não há necessidade de suplementação de vitaminas lipossolúveis, à exceção da vitamina D.

Anemia

A maioria dos pacientes com IRC apresenta anemia do tipo normocrômica e normocítica. A não ser que o paciente se torne sintomático, as transfusões sangüíneas não são indicadas, desse modo, ficam minimizados os riscos de sensibilização por antígenos de histocompatibilidade, que podem dificultar o futuro transplante renal, bem como os riscos de reações hemolíticas e de doenças transmitidas por transfusão de sangue. Desde que necessária a transfusão de sangue, não há necessidade de se elevar a hemoglobina acima de 8 a 10g/100ml. A anemia da IRC deve ser tratada com suplementação de eritropoetina recombinante humana, na dose de 100 a 200U/kg/semana, por via subcutânea preferencialmente, ou intravenosa, dividida em 1 a 3 doses. A suplementação concomitante com ferro é às vezes necessária, pois a eritropoese eficiente consome os estoques de ferro e sua conseqüente deficiência constitui-se na causa mais freqüente de má resposta terapêutica à administração de eritropoetina.

Infecção e uso de vacinas

É uma causa importante de morbidade na IRC. Sabe-se que o paciente urêmico é mais suscetível às infecções, principalmente as do trato urinário, na dependência de uma imunidade tardia deprimida e menor produção de anticorpos à estimulação antigênica. Além disso, os polimorfonucleares apresentam menor capacidade de fagocitose e digestão. Fatores agravantes contribuem ainda mais para o aparecimento de infecções, como sondagem vesical repetida, uso de cateteres vasculares, emprego de corticosteróides e imunossupressores, os quais diminuem a resistência imunitária às infecções. O uso de antibióticos com as devidas precauções será visto no item seguinte.

O paciente pediátrico portador de insuficiência renal crônica deve ter acesso ao esquema vacinal completo. Tendo em vista as alterações imunológicas já descritas, é possível que, dependendo do tipo de vacina, a utilização de doses habituais não seja suficiente para promover proteção sorológica adequada na criança portadora de doença renal crônica. Essa situação já foi comprovada em relação à vacinação para hepatite B, para a qual já é norma vacinar a criança afetada por insuficiência renal com o dobro da dose utilizada para a criança sadia, sendo necessário avaliação do título de anticorpos após o término do esquema vacinal. Se esse título não for protetor, recomenda-se a utilização de dose de reforço até que seja conseguido nível adequado de anticorpos protetores. Recomenda-se igualmente que pacientes adequadamente vacinados tenham avaliação semestral do título de anticorpos vacinais e que se repita a dose de reforço toda vez que eles se encontrem em nível considerado não protetor. Os cuidados em relação à vacinação da criança renal crônica são fundamentais, visto que a utilização de imunossupressão no pós-transplante impede o esquema vacinal com vacinas à base de vírus vivos atenuados.

Medicamentos

O uso de medicamentos em geral merece cuidado em pacientes com IRC, especialmente aqueles excretados pelos rins, devido ao risco de alcançar níveis plasmáticos perigosos e tóxicos. Recomenda-se que previamente à utilização de quaisquer medicamentos nesse grupo de pacientes proceda-se à consulta de tabelas específicas para a verificação da necessidade e do modo de correção do medicamento em questão para pacientes com insuficiência renal. Drogas nefrotóxicas devem ser evitadas, quando possível. No caso da necessidade de seu uso, níveis séricos devem ser obtidos com regularidade para garantir tratamento eficiente e menor grau de toxicidade.

TRATAMENTO COM MÉTODOS ESPECIAIS

Diálise

Visa regular a concentração de solutos e o volume de fluidos do organismo. O início do tratamento dialítico crônico na IRC depende da gravidade dos sinais e dos sintomas clínicos e das alterações bioquímicas da uremia, podendo ser de indicação aguda no caso de piora abrupta da função renal, com quadro de insuficiência cardíaca congestiva e hipertensão arterial, ou indicado por perda progressiva da reserva funcional renal, com níveis de filtração glomerular em torno de de 10 a 15ml/min/1,73m². A diálise deve ser iniciada antes que os sintomas de uremia franca, como piora do estado geral da criança com diminuição de atividade global, anorexia, náuseas e vômitos, entre outros já descritos anteriormente, instalem-se. São dois os tipos básicos de diálise: hemodiálise e diálise peritoneal.

Hemodiálise

É o processo pelo qual o sangue toma contato com uma solução salina balanceada (banho de diálise) por meio de uma membrana semipermeável denominada rim artificial, dialisador ou filtro. Os solutos atravessam a membrana por difusão a favor de um gradiente de pressão. A remoção de água e de solutos pode ser facilitada, criando-se um gradiente de pressão hidrostática sobre a membrana, ao que se denomina ultrafiltração. O "clearance" de solutos por meio do dialisador é governado pelas leis de transferência de massa de fluidos em movimento. Esse "clearance" é afetado por características do soluto como peso molecular, carga elétrica, hidrossolubilidade, capacidade de ligação a proteínas e por características do dialisador como tipo de membrana, arquitetura e percurso do sangue dentro do dialisador e extensão de superfície de membrana disponível à troca de solutos.

Tecnicamente, a hemodiálise crônica envolve a criação de um acesso vascular, usualmente uma fístula arteriovenosa, esta é puncionada ao início de cada sessão de hemodiálise, sendo conectada por circuitos ao dialisador. A máquina de diálise mantém o fluxo de sangue no circuito na velocidade desejada, controlando também o fluxo e a temperatura do banho de diálise. O sangue e o banho de diálise correm em faces opostas do dialisador e em sentidos de fluxo inversos. A concentração de solutos no banho de diálise pode ser alterada de acordo com as necessidades do paciente. Usa-se heparina para diminuir a coagulabilidade do circuito. Em geral, fazem-se três sessões de hemodiálise por semana, com duração de 4 horas cada uma, de acordo com as necessidades do paciente.

A nutrição da criança em hemodiálise deve prover nutrientes de maneira balanceada. O conteúdo protéico e calórico da dieta deve permitir balanço nitrogenado positivo, aumento da massa muscular e da estatura. O cálculo das necessidades básicas de nutrientes e calorias deve ser feito utilizando-se a idade-altura e não a idade cro-

nológica, pois esses pacientes apresentam freqüentemente baixa estatura e seu peso corpóreo pode superestimar a massa corpórea magra por edema ou acúmulo de tecido gorduroso. Hipertrigliceridemia e hiperlipidemia à custa de aumento da fração VLDL são comuns no paciente em hemodiálise. A etiopatogenia dessas alterações é ainda desconhecida, alguns autores tentam relacioná-las ao alto conteúdo lipídico da dieta e à diminuição da atividade da lipase lipoprotéica ou à deficiência de carnitina. A abordagem dos distúrbios lipídicos mencionados deve ser predominantemente dietética, com suplementação de carnitina quando necessário. Ainda não há papel definido para o uso de agentes farmacológicos para a redução da lipemia na criança. Recomenda-se que o aumento de peso interdialítico não ultrapasse 5% do peso seco, para tanto, torna-se necessário o controle da ingestão de água e sódio para evitar ganho de peso interdialítico excessivo, hipertensão arterial e outras complicações cardiocirculatórias. A ingestão hídrica diária pode ser calculada somando-se perdas insensíveis, volume de diurese residual e uma quantidade calculada de líquido que possa ser acumulada em dois a três dias, permitindo ultrafiltração segura durante o procedimento dialítico. A ingestão de potássio deve também ser restrita em pacientes oligoanúricos ou com tendência à hipercalemia. O tratamento da osteodistrofia renal requer suplementação com derivados de vitamina D e o uso de quelantes intestinais de fósforo para controle da hipersfosfatemia. Sugere-se também a introdução de suplemento diário de vitamina C, vitaminas do complexo B e ácido fólico ao paciente em hemodiálise para suprir perdas no processo dialítico e/ou deficiências dietéticas. A utilização de eritropoetina recombinante humana e eventualmente de ferro suplementar é necessária para o controle da anemia associada à doença renal crônica.

As complicações agudas relacionadas ao processo de hemodiálise são: a) hipotensão por depleção de volume intravascular secundária em geral ao processo de ultrafiltração; b) síndrome de desequilíbrio provocada pela remoção abrupta de grande quantidade de solutos levando à queda da osmolaridade sérica não acompanhada por diminuição em mesmo grau da osmolaridade intracelular cerebral, gerando então edema cerebral que se manifesta clinicamente por cefaléia, náuseas e vômitos, dor abdominal, câimbras e convulsões.

As complicações crônicas do processo de hemodiálise relacionam-se ao acesso vascular e aos efeitos deletérios da uremia. A diálise gera somente 10 a 15% do "clearance" semanal total normal, não repõe as funções metabólicas e endócrinas renais e depleta o organismo em aminoácidos e vitaminas, mantendo, portanto, parte das manifestações de uremia. A hipertensão arterial é freqüente, principalmente relacionada à ingestão excessiva de fluidos e sódio no período interdialítico. A hipertensão crônica é a causa mais freqüente de falência cardíaca no hemodialisado. A tendência à hiperpotassemia é comum, sendo explicada por ingestão excessiva de alimentos com alto conteúdo de potássio no período interdialítico. Seu controle deve ser feito com orientação de dieta, sendo o uso de resinas trocadoras de potássio no intervalo interdialítico às vezes necessário. As hepatites do tipo B e C ainda são de prevalência alta na população hemodialisada, relacionadas geralmente à utilização prévia de sangue transfusional. Essa realidade torna necessária a realização de avaliação rotineira de função hepática e sorologia para hepatites B e C nesses pacientes. O paciente previamente vacinado para hepatite B pode estar suscetível a novos surtos infecciosos da doença em duas situações: a) título baixo de anticorpos protetores; b) contato com o vírus mutante.

O problema mais comum em relação ao acesso vascular é a trombose, principalmente em crianças com peso inferior a 20kg. A fístula pode também se infectar, levando à bacteriemia e à eventual sepse, e o microrganismo mais envolvido é o S. aureus. Mais raramente, uma fístula de alto débito pode gerar hipertensão e insuficiência cardíaca congestiva.

414

A hemodiálise sofreu aprimoramento técnico recente importante, sendo factível na faixa etária pediátrica. É, no entanto, tecnicamente difícil em recém-nascidos e lactentes jovens nos quais as complicações do processo são também mais freqüentes, para estes deve-se dar preferência à diálise peritoneal como método dialítico crônico. A mortalidade em hemodiálise está geralmente relacionada à falência cardíaca secundária a hipertensão crônica, acidentes vasculares cerebrais, infecções e hiperpotassemia.

Diálise peritoneal

Baseia-se na troca de solutos e água entre o banho de diálise e o sangue por ultrafiltração e difusão por meio da membrana peritoneal. O gradiente osmótico responsável pela ultrafiltração é criado aumentando-se a concentração de glicose do banho de diálise.

A diálise peritoneal crônica é um método simples e eficiente. É *particularmente indicada* no tratamento da falência renal terminal da criança, pois o tamanho do paciente não é fator limitante para a utilização desse método dialítico.

A via de acesso para diálise peritoneal *é* a inserção de um cateter na cavidade peritoneal. Inicialmente, usava-se um cateter rígido que era repassado a cada sessão de diálise, atualmente são utilizados cateteres flexíveis de silastic inseridos cirurgicamente na cavidade peritoneal por meio de um túnel subcutâneo. O modelo mais utilizado atualmente é o modificado por Tenckhoff.

São três os tipos de diálise peritoneal: intermitente (IPD), ambulatorial contínua (DPAC) e automatizada (DPA).

Na IPD o paciente é dialisado somente quando sintomático ou, mais frequentemente, duas a três vezes por semana em sessões de 12 a 24 horas, a depender das necessidades. Não é o tipo de diálise preferido atualmente.

Na DPAC o paciente é mantido em diálise peritoneal continuamente, sem intervalos. A solução de diálise é distribuída em bolsas plásticas contendo de 500 a 2.000ml de fluido, nas concentrações de 1,5, 2,5 e 4,25% de glicose. O paciente conecta seu cateter peritoneal à bolsa contendo a solução de diálise usando um circuito de plástico estéril com sistema de pinças, abre-se o circuito fazendo *com* que a solução de diálise adentre a cavidade peritoneal, o circuito *é* então clampeado e o líquido é mantido na cavidade peritoneal por 4 a 6 horas. No fim desse período, abre-se o circuito drenando o líquido da cavidade abdominal e substituindo-o por outro. O paciente realiza quatro a cinco trocas por dia, sendo a última à noite, antes de dormir. Esta última troca permanecerá na cavidade peritoneal pelo período equivalente às horas de sono do paciente. Por meio do uso de soluções de diferentes concentrações de glicose e do ajuste do número de trocas, pode-se adequar o processo de diálise às necessidades do paciente. As trocas de solução são feitas pelo próprio paciente ou responsável após treinamento específico para técnicas de assepsia e manuseio.

Na DPA o paciente é dialisado predominantemente à noite durante o período de sono. Para a diálise, o paciente conecta seu cateter peritoneal a uma cicladora computadorizada, a qual mantém o líquido de diálise à temperatura constante e realiza as trocas de líquido peritoneal na concentração e freqüência desejadas, podendo ser reajustada de acordo com as necessidades diárias do paciente. Realizam-se geralmente 10 a 12 horas de diálise por período noturno, com trocas a cada 1 ou 2 horas. Concluído o período programado, o paciente desconecta-se da cicladora. A DPA envolve treinamento do paciente ou responsável no manuseio das técnicas de diálise e do funcionamento da cicladora.

O paciente em DPAC/DPA mantém-se em um estado bioquímico de equilíbrio sem as alterações bruscas típicas do processo de hemodiálise. A diálise peritoneal contínua é menos eficiente que a hemodiálise para moléculas de baixo peso molecular, sendo o "clearance" de moléculas de peso molecular médio melhor na mo-

dalidade peritoneal. A orientação nutricional dos pacientes em DPAC/DPA é mais liberal e flexível, podendo-se adaptar a diálise à sua dieta, evitando-se a maioria das restrições nutricionais inerentes ao esquema de hemodiálise. Recomenda-se também ao paciente em DPAC/DPA a suplementação diária com vitamina C, complexo B e ácido fólico. O manuseio da osteodistrofia renal segue o mesmo esquema já descrito na discussão de hemodiálise. O crescimento em DPAC/DPA parece melhor que o proporcionado pela hemodiálise; a velocidade de crescimento é em geral normal, raramente acelerada.

Entre as complicações mais comumente observadas na DPAC/DPA estão os episódios de peritonite geralmente causados por bactérias gram-positivas (S. *epidermidis* e S. *aureus*). Os mesmos microrganismos são também freqüentes causadores de infecções do túnel subcutâneo e do local de exteriorização, na pele (óstio) do cateter peritoneal. Essas complicações infecciosas são em geral de fácil tratamento, mas podem levar à perda do cateter de diálise com interrupção temporária do esquema de diálise peritoneal, até que o cateter pode ser cirurgicamente substituído. Durante o período de interrupção da diálise peritoneal, a criança pode ser mantida em hemodiálise usando como acesso vascular temporário um cateter vascular de duplo lúmen. O aparecimento de hérnias abdominais causadas pela presença contínua de fluido na cavidade abdominal é também comum na diálise crônica contínua, sendo necessária às vezes sua correção cirúrgica. O cateter de diálise peritoneal pode sofrer oclusão por fibrina ou epíploon ou deslocamento, eventos que freqüentemente obrigam à sua substituição cirúrgica. A anorexia *é* comum no recém-nascido e no lactente jovem em diálise peritoneal, talvez pela absorção contínua de glicose pelo peritônio ou pela sensação de repleção gástrica e distensão abdominal causadas pela presença do dialisado na cavidade peritoneal.

A ingestão calórica da criança deve ser avaliada e, se no mínimo 80% do total de calorias para idade-altura não estiver sendo ingerido, a suplementação de dieta por via enteral pode ser necessária para a otimização do crescimento. A hipertrigliceridemia é freqüente, talvez, pela absorção contínua de glicose por meio da membrana peritoneal. A diálise peritoneal contínua leva *à* perda protéica por meio do peritônio de até 0,3g/kg/dia, essa geralmente não leva à hipoalbuminemia, podendo ser compensada pela ingestão protéica na dieta do paciente. O uso inadequado de soluções de concentração elevada de glicose pode levar à hipotensão por depleção intravascular.

Não há contra-indicações absolutas ao uso da DPAC/DPA, a não ser a presença de derivações ventriculoperitoneais, mas nas crianças com múltiplas cirurgias abdominais e naquelas com ileostomias ou colostomias esse esquema dialítico deve ser iniciado com cautela. As vantagens da diálise peritoneal contínua para a criança são múltiplas e incluem a possibilidade e a facilidade de execução domiciliar, a liberdade com relação a horário, não impedindo o comparecimento à escola, ausência de grandes restrições de dieta favorecendo atividades sociais em geral, redução da necessidade de transfusão de sangue tão freqüentes no hemodialisado crônico devido à perda de sangue para o circuito de diálise e, por último, a possibilidade de extensão da técnica a todas as faixas etárias. Por outro lado, a diálise peritoneal exige participação intensa da família e do paciente, que, com apoio da equipe medica e paramédica, são os responsáveis diretos pela rotina da diálise e pela detecção da maioria das complicações descritas. Essa participação pode levar a cansaço e abandono dessa modalidade de diálise em favor da hemodiálise.

Os critérios de seleção da modalidade dialítica a ser escolhida variam nos diversos centros, a família deve ser sempre esclarecida sobre as possibilidades terapêuticas, para que também possa participar do processo de decisão.

Transplante renal

Apesar dos avanços da terapêutica dialítica, o transplante renal ainda é a conquista mais importante do tratamento da falência renal terminal. Os resultados do transplante renal na faixa etária pediátrica são comparáveis aos realizados em adultos, excetuando-se crianças com idade inferior a 5 anos, nas quais as dificuldades técnicas do procedimento desfavorecem a sobrevida do paciente e do enxerto. O rim para transplante pode-se originar de doador vivo relacionado ou cadavérico. Os melhores resultados de sobrevida do paciente e do enxerto são conseguidos com o rim de doador vivo relacionado.

O êxito do transplante renal depende do uso de critérios de seleção para o doador e para o receptor do enxerto. A idade é um fator fundamental na escolha do receptor. A mortalidade associada ao transplante renal é maior nas crianças com idade inferior a 5 anos, principalmente em transplantadas no primeiro ano de vida, chegando nessa faixa etária a 31% no primeiro ano pós-transplante (United Network for Organ Sharing, 1997). A porcentagem de rins funcionantes nos transplantes de crianças até 3 anos de idade mostrou-se em torno de 60 a 70% no primeiro ano pós-transplante renal e de 50 a 60% cinco anos após, dados piores correspondendo a rins cadavéricos. A sobrevida de um ano do enxerto em crianças transplantadas no primeiro ano de vida foi de 48% (United Network for Organ Sharing, 1997). Em crianças maiores, a sobrevida do enxerto é maior, próxima aos níveis do adulto, isto é, de aproximadamente 90% no primeiro ano pós-transplante, caindo a níveis próximos a 70% no quinto ano pós-transplante renal. Crianças com deficiência neurológica grave, retardo mental importante ou distúrbio psiquiátrico grave são de manejo difícil no pós-transplante, com resultados inferiores aos obtidos em crianças normais. As famílias devem ser esclarecidas sobre as dificuldades de cada caso em particular para que possam manifestar sua opinião sobre a possibilidade de transplante. A decisão da família deve ser acatada e apoiada pela equipe médica. A criança com doença maligna prévia não tem o transplante renal formalmente contra-indicado. Deve-se aguardar o tempo mínimo de um ano após o término da quimioterapia e/ou radioterapia; se ao final desse período a criança estiver bem, os preparativos para transplante podem ser iniciados. A avaliação das condições do trato urinário baixo é parte obrigatória do estudo pré-transplante; cirurgias reconstrutivas quando necessárias devem ser empreendidas antes do transplante renal. A possibilidade de recidiva da doença renal primária no rim transplantado pode ocorrer, sendo mais comum na glomeruloesclerose focal e segmentar, glomerulonefrite membranoproliferativa tipos I e II, nefropatia por IgA e oxalose, entre outros. Essa possibilidade deve ser discutida com a família, não constituindo contra-indicação formal para o transplante. Os critérios de seleção do doador envolvem basicamente idade, tipo sangüíneo e antígenos de histocompatibilidade comuns ao receptor. O uso de rins de doadores cadavéricos pediátricos menores de 1 ano de idade deve ser evitado por envolver dificuldades técnicas importantes. Idealmente, devem ser preferidos rins cadavéricos de crianças maiores de 5 anos e de adultos até 55 a 60 anos de idade; esses últimos devem ser analisados com cautela, excluindo-se aqueles com alterações ateroscleróticas importantes. Quanto ao grau de histocompatibilidade, são analisados antígenos de classe I, predominantemente A e B, e de classe II; quanto maior a concordância antigênica melhor o resultado do transplante em receptores com alto nível de anticorpos circulantes pré-formados. A compatibilidade de grupo sangüíneo ABO entre doador e receptor é necessidade absoluta para transplante renal, não sendo necessária a compatibilidade Rh. Tecnicamente, o transplante renal pediátrico é semelhante ao realizado no adulto. A nefrectomia bilateral não é indicada rotineiramente, a não ser em casos especiais, como hipertensões reninodependentes sem controle clínico adequado, casos urológicos selecionados e, eventualmente, pacientes com proteinúrias maciças persistentes. O esquema de imunossupressão deve ser iniciado no pré-operatório imediato, sendo posteriormente mantido em esquemas que variam nas diferentes instituições. As complicações mais freqüentes do transplante renal são: 1. o não funcionamento inicial do enxerto que pode ser secundário a necrose tubular aguda, trombose vascular ou rejeição aguda; 2. as infecções causadas principalmente por agentes virais do grupo herpes como citomegalovírus, herpesvírus e vírus Epstein-Barr; 3. a hipertensão arterial secundária ao uso de corticóides e/ou de ciclosporina, mas podendo ser causada por rejeição aguda ou crônica ou por estenose de artéria renal do rim transplantado; 4. a rejeição pode ocorrer em qualquer fase do transplante e ser hiperaguda, aguda ou crônica, seu diagnóstico clínico, laboratorial e anatomopatológico e seu tratamento fogem aos objetivos deste capítulo. As doenças malignas são mais freqüentes no transplantado; estudos recentes têm demonstrado que o tipo e a freqüência de neoplasias verificados na criança pós-transplante de órgãos diferem da população pediátrica geral e da população adulta transplantada. A doença linfoproliferativa pós-transplante mostrou-se a neoplasia mais prevalente na população transplantada pediátrica, sendo responsável por 52% de todos os tumores diagnosticados, seguida do câncer de pele, responsável por 19% das ocorrências. A toxicidade secundária ao uso de corticosteróides é comum no transplantado, manifestando-se por aumento na incidência de cataratas, hiperlipidemia e necrose asséptica óssea. O crescimento no transplantado renal parece ser favorecido nas crianças com idade inferior a 7 anos, nas quais pode ser normal ou raramente acelerado. Crianças transplantadas com idade óssea maior que 12 anos raramente apresentam crescimento adequado. O crescimento parece ser beneficiado com esquema usando doses mínimas de corticosteróides em crianças com bom nível de funcionamento renal. A maturação sexual do transplantado com boa função renal prossegue em geral normalmente. A maioria das crianças transplantadas renais tem vida ativa, freqüentando escolas e mais tarde adentrando o mercado de trabalho. O tratamento da IRC em suas várias fases é trabalhoso e requer a participação de equipe multiprofissional com apoio psicológico contínuo ao paciente e sua família.

BIBLIOGRAFIA

1. CECKA, J.M.; GJERTSON, D.W. & TERASAKI, P.I. – Pediatric renal transplantation. A review of the UNOS data. *Pediatr. Transplant.* 1:55, 1997. 2. GARCIA, C.; GOLDANI, J. & GARCIA, V. – Pediatric dialysis and renal transplantation in the state of Rio Grande do Sul, Brazil. *Pediatr. Nephrol.* 6:74, 1992. 3. KOCH, V.H. – Insuficiência renal crônica em crianças: aspectos fisiopatológicos e implicações terapêuticas. In Cruz, J. et al., eds. *Atualidades em Nefrologia 3*. São Paulo, Sarvier, 1994, p. 173. 4. National Research Council – *Recommended Dietary Allowances*. 10th ed., Washington D.C., National Academy Press, 1989. 5. PENN, I. – Malignancies in pediatric organ transplantation recipients. *Pediatr. Transplant.* 2:56, 1988. 6. SALUSKY, I.B. et al. – Disorders of bone and mineral metabolism in chronic renal failure. In Holliday, M.A. et al., eds. *Pediatric Nephrology*. Baltimore, Williams & Wilkins, 1994, p. 1287. 7. SCHAEFFER, F. & MEHLS, O. – Endocrine, metabolic and growth disorders. In Holliday, M.A.; Barratt, T.M. & Avner, E.D., eds. *Pediatric Nephrology*. 3rd ed., Baltimore, Williams & Wilkins, 1994, p. 1241. 8. VAISBICH, M.H. et al. – Vacina contra hepatite B em crianças com insuficiência renal crônica sob tratamento conservador. *J. Bras. Nefrol.* 20:138, 1998. 9. WASSNER, S.J. – Conservative management of chronic renal insufficiency. In Holliday, M.A. et al., eds. *Pediatric Nephrology*. Baltimore, Williams & Wilkins, 1994, p. 1314.

SEÇÃO II **Urologia Pediátrica**

coordenador SAMI ARAP

1 Propedêutica Uropediátrica

FREDERICO A. DE QUEIROZ E SILVA
SAMI ARAP

A Uropediatria deve ser entendida como a subespecialidade da Urologia que se propõe a tratar as doenças cirúrgicas do trato urogenital masculino e urinário feminino na infância, enquanto a Nefropediatria, as doenças clínicas dos parênquimas renais. A prática de ambas baseia-se em uma propedêutica clínica e laboratorial que pelas suas particularidades devem ser estudadas em separado. Depois do controle esfinteriano e em condições normais, a micção deve ser um ato voluntário, realizado a intervalos regulares de forma confortável. O jato urinário, por sua vez, deve ser forte, de bom calibre, contínuo, direcionado para a frente, e a urina recém-emitida, límpida, cor amarelo-citrino e odor *sui generis*. No que se refere aos genitais, elementos determinantes para a distinção dos sexos não devem despertar dúvidas de identificação e devem ser adequados para bem desempenhar as funções *coeundi* e *generandi*.

Cerca de 60% das crianças que procuram o uropediatra apresentam queixas relacionadas com as micções, com as características da urina ou dos genitais, isto é, relacionadas especificamente ao trato urogenital.

QUEIXAS MICCIONAIS

DISÚRIA

Traduz alteração, mais propriamente, dificuldade para urinar, sendo mais freqüentemente secundária a infecções urinárias, processos obstrutivos ou inflamações da bexiga e/ou uretra. Pode ser devida também a lesões de órgãos adjacentes, como por exemplo balanopostites, vulvovaginites ou, mais remotamente, a distúrbios neurovegetativos. Diante dessa queixa, impõe-se o questionamento sobre os hábitos alimentares (refrigerantes, guloseimas com tinturas, abuso de cítricos, condimentos), digestivos (constipação intestinal) e esportivos (piscina, tanque de areia e praia). Em todas as crianças é mandatório o exame judicioso dos genitais. Nas meninas, comprovar os aspectos higiênicos do períneo, pesquisar secreções, aspecto do vestíbulo vaginal e posição do meato uretral. Nos meninos, desde que possível e sempre cuidadosamente, desfazer aderências balanoprepuciais para evitar acúmulo e infecção de esmegma, retração do prepúcio, análise da glande, do meato uretral e sempre *insistir* para que urinem para documentar as características da micção e da urina. Completar a propedêutica clínica com o exame da urina, conhecido como do tipo I, e, se a queixa vier acompanhada de febre, pedir urocultura e antibiograma. Mesmo em casos urgentes, recomenda-se iniciar a medicação antimicrobiana só depois da coleta do material no laboratório, com cuidados rigorosos de anti-sepsia.

POLACIÚRIA

Distúrbio caracterizado por micções com intervalo e volume menores que o habitual. Na infância, o número de micções diminui com a idade e considera-se que só a partir dos 12 anos o padrão miccional aproxima-se daquele do adulto. A polaciúria não deve ser confundi-

da com a **poliúria**, aumento do volume diário, ou seja, da diurese. É implícito que aumentando a quantidade de urina na bexiga eleve o número de micções, mas, ao contrário da polaciúria, o volume de cada micção é grande. A poliúria habitualmente se acompanha de hipostenúria e está presente nos diabetes insípido e melito, algumas fases da insuficiência renal e nefrites, após desobstrução de vias excretoras e mais raramente em alguns tumores cerebrais.

MICÇÃO IMPERIOSA

Alteração caracterizada por reflexo ou desejo miccional irrefreável e freqüentemente denuncia a existência de alterações na bexiga e/ou uretra e/ou doenças de órgãos adjacentes. Os pais ou responsáveis costumam referir que essas crianças têm "urina solta", o que tem de ser muito bem caracterizado pelo médico atendente para não confundi-la com a incontinência urinária, com significado clínico completamente diferente. As micções daqueles que se queixam exclusivamente de imperiosidade ou urgência têm características normais e, diferentemente da incontinência, entre cada uma a criança fica seca.

INCONTINÊNCIA

Consiste na perda involuntária de urina, não está relacionada com as micções e pode ocorrer de forma contínua ou intermitente. A incontinência reflete sempre incompetência do esfíncter, mas existe uma condição na qual o esfíncter é "competente", mas há perdas por escape em uma bexiga em estado de superdistensão, a incontinência paradoxal. Essa forma é mais freqüente nas lesões neurológicas congênitas, como por exemplo nas meningomieloceles. A incontinência urinária de esforço não existe na infância, por isso meninas com história de perdas urinárias contínuas mas com micções conservadas provavelmente têm meato ureteral implantado fora do controle esfinteriano. O meato intravesical é responsável pelas micções normais, e o extravesical, pela incontinência. O grau de incontinência é diretamente proporcional ao nível de função do rim cujo ureter tem o meato ectópico. Nesses casos, a inspeção do vestíbulo vaginal pode identificar o local ou as características da perda e confirmar a suspeita mesmo sem necessidade de exames complementares, que a prudência recomenda que sejam feitos antes da correção cirúrgica.

ENURESE

É a condição na qual a micção ocorre durante o sono, diurno ou noturno. A criança normal deve adquirir o controle miccional diurno ao redor dos 2 anos de idade, e o noturno, entre os 4 e 5. Portanto, só deve ser considerada enurética aquela que após os 5 anos de idade não tem controle sobre as micções quando está dormindo. Por conceito enurese pressupõe a inexistência de problema orgânico, o que deve ser afastado pelo exame físico, de urina, de imagem e eventualmente uma avaliação urodinâmica. É classificada em primária quando nunca controlou as micções durante o sono, e secun-

417

dária, quando o teve e o perdeu. Ignora-se a causa da enurese primária, sendo atribuída a um atraso no processo de mielinização das fibras nervosas que participam do reflexo da micção e produção insuficiente de hormônio antidiurético durante a noite. Não existe tratamento absolutamente eficiente e/ou específico para a enurese primária, mas tranqüiliza saber que são raríssimos os casos de adultos enuréticos. Como forma de tratamento, são propostos condicionamentos associados ao uso de drogas. Dentre os primeiros: estimular mediante a concessão de "prêmios", solicitar que a criança retenha urina na bexiga durante os períodos de vigília, abstenção de líquidos 2 horas antes de deitar, acordar a criança a intervalos regulares para que esvazie a bexiga, uso de alarmes que se ativam em contato com a urina. Com relação às drogas, sugere-se o uso das anticolinérgicas (oxibutinina), antidepressivas (imipramina) e um produto análogo do hormônio antidiurético (desmopressina), que deve ser usado antes de deitar. Os resultados imediatos dessas medidas podem ser considerados decepcionantes ou apenas satisfatórios.

A enurese secundária é atribuída a problemas emocionais conseqüentes a desajustes familiares, nascimento de outro irmão, e o tratamento deve ser dirigido para uma linha psicoterápica. Em resumo, cabe ao médico caracterizar bem o tipo de enurese, excluir infecção e doenças orgânicas e só depois orientar o tratamento.

TENESMO VESICAL
É caracterizado pelo aparecimento de uma dor espasmódica no final da micção. Está presente nos processos inflamatórios vesicouretrais e/ou órgãos adjacentes e mais freqüentemente na litíase da bexiga. O tenesno vesical geralmente se acompanha de disúria, polaciúria e micção imperiosa.

ESFORÇO
Reflete sempre algum grau de dificuldade para promover o esvaziamento vesical. Diante dessa queixa, sempre que possível comprová-la nos meninos observando-se a micção e o aspecto da urina ("micção assistida"). O jato urinário pode até ter boas características no que se refere ao calibre e à força, mas o esforço miccional pode ser acompanhado da emissão de flatos e quantificado pela tensão da musculatura abdominal e grau de repleção jugular. Mais freqüentemente, a causa é de natureza inflamatória, infecciosa, obstrutiva ou neurológica. O diagnóstico pode ser feito pelo exame dos genitais ou da coluna vertebral, do exame da urina, da análise do trato urinário por métodos de imagem não-ionizantes, ionizantes ou de função do complexo vesicoesfincteriano, e a avaliação urodinâmica, com indicação muito limitada nos infantes "não-colaboracionistas".

RETENÇÃO URINÁRIA
O esforço miccional progressivo pode resultar na incapacidade de esvaziar a bexiga, o que pode ocorrer de forma aguda ou crônica. Excluídas as causas neurológicas congênitas, o quadro agudo é mais freqüentemente devido a processos inflamatórios vesicouretrais ou de órgãos adjacentes e requer solução imediata, porém, na maioria dos casos, tem um significado benigno. As malformações da coluna vertebral, as meningoceles ou meningomieloceles geralmente são diagnosticadas pelo berçarista e tratadas precocemente pelos neurocirugiões. As seqüelas dessas neuropatias se refletem primariamente no funcionamento da bexiga, ditas "neurogênicas congênitas", e secundariamente em todo o trato urinário. A retenção aguda nos meninos é mais freqüentemente devida à válvula de uretra posterior, e nas meninas, conquanto rara, na maioria das vezes é conseqüente ao efeito de drogas vesicoativas. Deve-se, no entanto, excluir a possibilidade de insinuação de ureterocele no colo da bexiga e/ou uretra.

A retenção urinária crônica é resultante de um esvaziamento vesical incompleto de longa duração e o quadro clínico é bem menos alarmante que o agudo. Geralmente progressiva, a forma crônica reflete quase sempre um comprometimento com seqüelas, razão pela qual é considerada mais grave que a aguda. Pode ser conseqüência de neuropatias e tumores em ambos os sexos, válvula de uretra posterior nos meninos e ureteroceles insinuadas nas meninas. Além do exame da urina, deve-se avaliar a função renal e identificar a causa com exames de imagem e de função vesicoesfincteriana.

QUEIXAS DAS CARACTERÍSTICAS DA URINA

COR
A urina apresenta uma coloração que tende ao amarelo-citrino, mas mesmo em condições fisiológicas seu tom varia com a quantidade e a qualidade dos alimentos ingeridos. Não se deverá confundir uma urina apenas concentrada pela falta de ingestão de líquidos com aquela escura devido à presença de sangue degradado ou pígmentos biliares das nefropatias e hepatopatias, respectivamente.

A urina avermelhada mais freqüentemente é devida à presença de hemoglobina proveniente das hemácias ("hematúria") e mais raramente da mioglobina dos músculos ("mioglobinúria"). A cor que tende ao vermelho pode ser conseqüência da ingestão de drogas (fenazopiridina, fenolftaleína), alimentos (beterraba), antibióticos (ampicilina e rifampicina) ou mesmo vitaminas (B_{12}). O aspecto da urina avermelhada devido a sangue costuma ser turvo, o devido a drogas, límpido. Corantes de guloseimas podem conferir à urina colorações inusitadas. De maneira geral, toda urina com alteração da sua cor deve ser submetida a uma análise microscópica.

TURBIDEZ
A urina límpida, normal, em condições ambientais torna-se turva. Esse fato é devido à ação de bactérias desdobradoras de uréia que a convertem em alcalina e promovem a precipitação de cristais de fosfato amoníaco-magnesiano, que se desfazem de imediato acidificando a amostra com ácido acético. Se não ocorrer clareamento completo, deve ser analisada, porque a cristalúria e a infecção não são condições excludentes entre si, ou seja, podem coexistir. A presença de cristais na urina, cristalúria, evidencia sempre algum erro no metabolismo e podem constituir-se em um fator predisponente para a formação de cálculos urinários. Alguns deles podem ser facilmente corrigidos mediante orientação dietética, como por exemplo fosfatúria conseqüente a excesso de ingestão de cítricos, refrigerantes bicarbonatados ou produtos derivados do leite. Recomenda-se a prudência de que toda amostra de urina recém-emitida que esteja turva deva ser submetida a análise microscópica. Mesmo a normal, quando levemente agitada, produz pequena quantidade de espuma incolor, porém, na vigência de proteinúria, há marcado aumento de a capacidade da urina formar espuma.

ODOR
A urina normal exposta à temperatura ambiente adquire odor amoniacal e fica turva. Corpos cetônicos conferem à urina recém-emitida um odor descrito como adocicado, e na presença de infecção por patógenos do grupo *coli*, pútrido. As mães habitualmente são muito sensíveis às alterações do odor da urina de seus filhos.

QUEIXAS GENITAIS
O leigo de qualquer nível cultural habitualmente reconhece anormalidades genitais externas, sejam elas congênitas ou adquiridas. As malformações nessa área atingem ambos os sexos, são mais freqüentes no masculino e, nesse sexo, podem ser penianas e/ou uretrais, das gônadas, vias espermáticas ou da bolsa testicular. Das penianas e/ou uretrais, são mais freqüentes a fimose e as hipospadias. A fimose consiste na estenose do anel prepucial que dificulta

ou impede a exteriorização da glande, e as hipospadias, ectopias ventrais do meato uretral externo. Em níveis crescentes de gravidade e complexidade, podem ser penianas, escrotais e perineais. Quando perineais com bifidez da bolsa e vício de migração testicular bilateral, os genitais têm um aspecto ambíguo e podem sugerir um estado intersexual.

As ectopias dorsais do meato, as epispadias, são mais raras, fazem parte de um complexo de malformações ditas anomalias extróficas e, como as hipospadias, de vários graus. À medida que comprometem a raiz do pênis, ou do seu correspondente feminino, o clitoris, além do aspecto cosmético dos genitais começam a comprometer a continência urinária.

No que se refere às gônadas, a queixa mais freqüente é a ausência de testículo na bolsa, uni ou bilateralmente. Não confundir as ectopias testiculares com o testículo retrátil, condição em que apenas em condições de ansiedade, temperatura e outras não está na bolsa. O aumento de volume da bolsa testicular pode ser secundário a tumores, testiculares ou paratesticulares, porém mais freqüentemente é devido a hidrocele, hérnia inguinoescrotal ou varicocele.

Cerca de 40% das crianças procuram o uropediatra com queixas que não se relacionam com as micções, nem com a urina ou genitais. Não são específicas do trato urogenital, ou seja, representam um desafio maior para o estabelecimento de um diagnóstico de sistema que as urogenitais específicas.

QUEIXAS NÃO-ESPECÍFICAS DO TRATO UROGENITAL

FEBRE

Quando não acompanhada de sintomas miccionais geralmente é atribuída a infecções mais freqüentes que as urinárias, como por exemplo das vias aéreas superiores, orofaringe, "viroses" de maneira geral. A febre da pielonefrite aguda costuma ser alta, de início súbito, com freqüência acompanhada de calafrios, características pelas quais essa infecção já foi conhecida como "malária renal". É elevado o número de crianças com infecção urinária sem nenhum sintoma relacionado ao trato urinário, razão pela qual pode não ser adequadamente tratada e o quadro assumir características recidivantes. Felizmente, o exame de urina foi e tem sido entendido como fundamental para o esclarecimento de quadros febris sem causa aparente. Em outras palavras, em razão da freqüência de infecções urinárias na infância, quando na dúvida da causa de qualquer febre, é recomendável encaminhar-se a urina para análise do sedimento, bacterioscopia e urocultura. Para que se diminua a probabilidade de erro de interpretação do resultado, a técnica de colheita do material deverá ser sempre adequada, particularmente nas meninas e nos meninos com fimose ou bolsa prepucial contaminada. Os recém-nascidos são muito vulneráveis a surtos de bacteriemia e risco de sepse, condições que impõem tratamento imediato e intensivo. Em casos graves, certamente não haverá tempo para esperar o resultado de nenhum daqueles exames, mas provavelmente sempre haverá tempo para se colher urina para análise.

DOR

Sintoma relativamente freqüente e de difícil interpretação porque a criança não tem condições de informar com segurança sobre suas características, particularmente no que se refere a localização, tipo, intensidade, duração, irradiação e fatores de melhora ou piora. Qualquer tipo de dor na infância costuma se acompanhar de irritabilidade, inapetência, e o choro intermitente é indício de dor em cólica. No período neonatal, mais freqüentemente as dores são devidas a problemas do trato digestivo e relacionadas com as mamadas. Na primeira infância, se o exame físico detecta que a dor se exacerba na fossa ilíaca direita, pensar inicialmente em apendicopatia. No

entanto, se a manobra da punho-percussão no ângulo costovertebral exacerbar a dor, Giordano positivo, a suspeita deve recair no trato urinário. A dor da litíase ureteral, rara na infância, é de aparecimento súbito, forte intensidade e, às vezes, com alteração da cor da urina. A dor da pielonefrite aguda pode apresentar-se com características semelhantes, mas o exame de urina e o hemograma deverão distinguir os dois quadros. Em resumo, a dor em pediatria ou em uropediatria é sintoma de grande valor mas geralmente inespecífico, razão pela qual se diz que sempre há necessidade de exames complementares, sejam laboratoriais, clínicos, hemograma, exame de urina, sejam de imagem ou ultra-sonografia, para esclarecimento do diagnóstico.

TUMOR

A inspecção e/ou palpação de tumor abdominal em *pediatria são* eventos relativamente raros, mas sempre de grande importância clínica. Com interesse uropediátrico, por ordem decrescente de freqüência, essas tumorações são devidas a hidronefroses, tumores de Wilms e neuroblastoma. Em um passado relativamente recente, o diagnóstico dessas tumorações por métodos não-invasivos era um grande desafio, mas atualmente, com a propedêutica de imagem hoje disponível, o problema está sensivelmente simplificado. Pela disponibilidade, exeqüibilidade, confiabilidade e baixo custo, o ultra-som foi o grande avanço. Permite caracterizar com boa margem de segurança se são tumores císticos ou sólidos, intra ou extraperitoneais. Diante de tumoração sólida, indícios de malignidade, as informações ultra-sonográficas devem ser complementadas pela tomografia computadorizada, ou até a ressonância magnética, pois, confirma o achado, talvez com maior precisão, e informa sobre o estadiamento. Devido à gravidade do prognóstico, qualquer tumor abdominal na infância deve ser considerado maligno, até prova em contrário.

Os tumores da bolsa testicular podem apresentar-se de forma aguda ou não e acompanhados ou não de dor e sinais flogísticos. Se houver dor de forte intensidade, provavelmente haverá resistência do paciente para ser examinado e, conseqüentemente, dificuldade de se fazer propedêutica palpatória confiável. Diante desses casos, pensar primeiramente nas torções dos testículos ou dos seus apêndices. Só posteriormente pensar em processos inflamatórios, principalmente nas orquites, uma vez que as epididimites são raras na infância. Providenciar imediatamente ultra-sonografia da bolsa testicular na tentativa de identificar a mudança de posição do epidídimo e a cintilografia testicular para estudar a irrigação do testículo, aumentada nas orquites e diminuída ou ausente nas torções. Esses recursos habitualmente esclarecem, mas, se persistir a dúvida, é mais prudente submetê-los à exploração cirúrgica. O risco de operar uma orquite é menor que deixar de operar uma torção de testículo. Ainda que pareça paradoxal, em casos duvidosos a cirurgia pode ser a conduta menos invasiva.

Os aumentos de volume da bolsa testicular mais insidiosos freqüentemente são devidos a processos herniários, hidroceles, cistos de cordão e mais raramente a tumores testiculares ou paratesticulares. O exame clínico e o ultra-sonográfico geralmente dirimem as dúvidas.

HIPERTENSÃO

Os pacientes hipertensos geralmente apresentam queixas inespecíficas, tais como cefaléia, distúrbios visuais, tontura, anorexia, irritabilidade, náuseas, vomitos e, mais raramente, convulsões, hemiplegias. A hipertensão na infância é mais rara que no adulto e pode ser temporária, evoluir por surtos ou ser permanente. A forma temporária é mais freqüente nas crianças e costuma evoluir sem seqüelas, como por exemplo a hipertensão da fase aguda da glomerulonefrite. Na hipótese de a hipertensão evoluir apenas por surtos, freqüentemente acompanhados de cefaléia, lividez cutânea e sudorese, deve-se pensar na possibilidade de feocromocitoma, que pode estar localizado na supra-renal ou fora dela. A confirmação laboratorial clínica desse tumor deve ser feita pela dosagem plasmática ou urinária das catecolaminas (adrenalina, noradrenalina, dopamina), ou dos seus metabólitos (metanefrinas, ácido vanilmandélico), e sua localização é feita por exames de imagem.

A forma permanente é mais rara em crianças que nos adultos e pode ser conseqüência de nefropatias e/ou uropatias que evoluíram mal. Mais raramente, é secundária a arteriopatias, da aorta ou das renais, doenças sistêmicas, diabetes ou moléstias das supra-renais, sejam hiperplasias ou tumores. A avaliação da hipertensão permanente na infância localiza uma causa com maior freqüência que no adulto e também responde melhor ao tratamento cirúrgico. Em outras palavras, menos freqüentemente que no adulto essa forma de hipertensão é classificada como essencial e tratada apenas clinicamente.

EDEMA
Pode ter várias causas, mas, pelo fato de os edemas refletirem alguma forma de retenção de líquido, o leigo quase sempre os relaciona com o mau funcionamento dos rins. Durante a anamnese é importante perguntar sobre duração, localização, simetria, temperatura, antecedentes renais, hepáticos, cardíacos, vasculares, nutricionais. Tanto as nefrites quanto as nefroses podem acompanhar-se de edema, mas na síndrome nefrótica é predominantemente facial e genital.

INSUFICIÊNCIA RENAL
Pode ser aguda ou crônica, com melhor e pior prognóstico, respectivamente. A insuficiência renal aguda mais freqüentemente é secundária a inflamações, infecções, intoxicações e desde que bem assistidas costumam evoluir bem. Essa forma de insuficiência renal pode vir acompanhada de edema, hipertensão, cefaléia, tontura, sintomas gastrintestinais. Se oligossintomática, o diagnóstico só será feito quando for avaliada a função renal. Os insuficientes renais crônicos costumam ser menos sintomáticos que os agudos, razão pela qual o diagnóstico pode ser retardado; no entanto, chama a atenção a palidez cutânea e/ou hipodesenvolvimento pondo-estatural.

EXAME FÍSICO
Existe uma tendência atual, porém perversa e muito difundida, que é aquela de se atribuir quase que exclusivamente aos exames complementares a responsabilidade no diagnóstico de qualquer doença. Há que se exercitar o exame físico em toda sua plenitude e em todos os seus tempos, inspeção, palpação, percussão e ausculta. Na acuidade do examinador, residirá a diferença, pois a máquina ainda não reconhece a qualificação do médico solicitante, ou seja, para ela todos os médicos são iguais.

Pela freqüência da queixa, importância da anamnese e exame físico, será feita uma referência especial às hematúrias. Afortunadamente, alarmam sobremaneira os pais fazendo-os levar a criança imediatamente ao médico, que fica com a responsabilidade de identificar a natureza do sangramento. Só uma anamnese e exame físico judiciosos orientarão o médico atendente. Desde que possível, é muito útil observar a micção e as características da urina recém-emitida, ou seja, deve-se exercitar o tempo da "micção assistida", particularmente nos meninos que já colaborem com o exame. De forma simplificada, as hematúrias podem ser classificadas em pré-renais, renais ou pós-renais, ou seja, secundárias a coagulopatias, nefropatias ou uropatias. A análise macroscópica da urina das duas primeiras geralmente não evidencia coágulos, enquanto os sangramentos pós-renais podem exibi-los e sua forma pode sugerir a origem do sangramento. As hematúrias pós-renais supravesicais geralmente têm a mesma intensidade durante toda a micção e se o sangramento é intenso poderá gerar coágulos filiformes, isto é, que foram moldados no ureter. Nos sangramentos originários da bexiga,

a hematúria pode ser inicial ou não, freqüentemente tem um reforço terminal, e quando há coágulos costumam ser evidentes. Em função das informações recolhidas na anamnese e exame físico o paciente será submetido a uma propedêutica laboratorial clínica.

PROPEDÊUTICA LABORATORIAL CLÍNICA

É baseada fundamentalmente no exame do sangue e da urina. Dentre os hematológicos inespecíficos, destacam-se hemograma, coagulograma, provas de atividade reumática, dosagem de complementos, eletroforese de proteínas, hemocultura e outros mais. Os hematológicos específicos informam sobre a função glomerular, tubular e renal ("clearances", provas de concentração, creatinina, uréia).

No exame da urina é importante conhecer seus caracteres organolépticos e físico-químicos, informações que devem constar do exame de urina tipo I (aspecto, coloração, densidade, pH, presença de glicose, corpos cetônicos ou pigmentos biliares). A urina habitualmente tem um pH ácido, mas pode tornar-se alcalina na presença de cristais de fosfato amoníaco de magnésio ou infecção. A análise do centrifugado da urina informa sobre a presença de bactérias e também sobre a presença de eritrócitos, leucócitos, cilindros.

BACTERIÚRIA
Significa presença de bactérias na urina e é evidenciada pela bacterioscopia do sedimento. É condição apenas necessária para se diagnosticar infecção urinária, mas não suficiente porque é necessário complementar essa informação qualitativa com a urocultura e contagem do número de colônias/ml. Aceita-se que a contagem inferior de 10.000 não tem siginificado clínico, entre 10.000 e 100.000 suspeita de infecção, e acima de 100.000, infecção declarada. A presença de urocultura com mais de um tipo de bactéria leva à suspeita de contaminação do material, situação em que o exame deva ser repetido. A urocultura deve ser complementada pelo teste de sensibilidade aos antibióticos, o qual servirá de orientação para o tratamento, com todas as reservas dos testes *in vitro*.

LEUCOCITÚRIA
Reflete a presença de leucócitos no sedimento urinário. A leucocitúria tem maior significado clínico quando os leucócitos estão degenerados, pois, em grande número, denunciam a presença de pus ("piúria"). O achado de leucocitúria com leucócitos íntegros pode significar apenas irritabilidade da mucosa e não obrigatoriamente infecção. Por outro lado, não existe uma relação direta entre a intensidade da leucocitúria e a gravidade da infecção.

HEMATÚRIA
A presença de hemácias íntegras ou lisadas na urina caracteriza a hematúria. Pode ser diagnosticada macroscopicamente, mas a urina com sangue deve ser submetida a uma análise microscópica para se colher informações adicionais A identificação de cilindros hemáticos localiza a origem do sangramento nos glomérulos, mas lembrar que devem ser pesquisados em urina recém-emitida e na periferia da lâmina. As hemácias das glomerulopatias costumam apresentar alterações da sua forma ("dismorfismo eritrocitário"), enquanto nos sangramentos secundários a uropatias as hemácias são normais.

Desde que não fique bem caracterizada a origem pré-renal ou renal do sangramento, o portador de hematúria deverá ser submetido a exames de imagem.

PROPEDÊUTICA LABORATORIAL POR IMAGEM

Nessa área, os avanços foram tão expressivos que se pode dizer que o corpo humano vem progressivamente se tornando transparente. Referimo-nos a radiografia, *ultra-sonografia*, *tomografia* e ressonância magnética. A partir da década de 1940, muitas doenças consideradas de tratamento exclusivamente clínico ("nefrites", "pielites", "cistites") passaram a ser consideradas de tratamento cirúrgico, pois eram na realidade conseqüentes a uropatias e não a nefropatias. Muitas delas só passaram a ser mais bem caracterizadas após a utilização de recursos propedêuticos considerados urológicos. Campbell, pioneiro no estudo dessas afecções na infância, com muita propriedade afirma: "quando existem razões que o indiquem, a idade não deve ser jamais aceita como contra-indicação para um estudo urológico adequado". Referia-se especificamente à uretrocistografia, exame que nos idos de 1940 impulsionou e fez que a urologia infantil ganhasse peso específico e se consolidasse como subespecialidade. A uretrocistografia convencional com as fases retrógrada e miccional é aceita como o melhor exame para o diagnóstico do refluxo vesicoureteral e das afecções vesicouretrais, tais como válvula de uretra posterior, estenoses e divertículos da uretra.

Nas crianças muito pequenas, de berçário, com freqüência é difícil conseguir uma cistouretrografia de boa qualidade e que permita *interpretação confiável*. Naqueles casos em que é difícil distiguir uma bexiga neurogênica de uma válvula de uretra posterior e que necessitem de tratamento imediato, está indicado fazê-lo com narcose com compressão manual do hipogástrio (manobra de Credé). Se for bexiga neurogênica, a uretra tem morfologia normal, se for válvula, a uretra prostática está dilatada.

Com relação à urografia excretora, na preferência dos nefro e uropediatras vem perdendo terreno para exames pouco ou nada ionizantes, mas é exame que não pode, ainda, ser considerado obsoleto e em muitos casos é ela "que faz a diferença". Tanto a urografia excretora quanto a uretrocistografia, apesar de ionizantes, constituem um binômio que ainda tem lugar de destaque no arsenal propedêutico nefrourológico na infância. Com a qualidade dos exames de imagem hoje disponíveis, necessidade de instrumental adequado e de anestesia geral para ser realizada, nos dias de hoje a ureteropielografia retrógrada tem indicação muito limitada.

Nos anos 70 começa a ser disponível ultra-som, recurso propedêutico com características extremamente atraentes, baixo custo, não-invasivo e não-ionizante como os referidos anteriormente. Características necessárias e mais que suficientes para que fosse se tornando disponível e acessível para quase todos os segmentos da população. Sendo método não-ionizante, o ultra-som passou a ser usado no período gestacional, aplicação que possibilitou o diagnóstico de malformações na vida intra-uterina e tratamento mais precoce, minimizando as seqüelas. Adquirindo experiência e segurança, os ultra-sonografistas introduziram as punções monitorizadas pelo ultra-som e com as intra-uterinas foi possível o estudo do líquido amniótico. Estava nascendo uma subespecialidade, a medicina fetal. Na década de 1980 começam as publicações sobre cirurgias urológicas de alívio realizadas no feto, as derivações uroamnióticas, mas os problemas médico-legais maternofetais e os resultados pouco gratificantes fizeram com que o entusiasmo diminuísse na década de 1990.

Um aspecto desfavorável do exame ultra-sonográfico é aquele de ser "examinador dependente". O médico responsável direto pelo paciente é quase que forçado a acatar passivamente o laudo do ultra-sonografista, que nem sempre está familiarizado com as doenças urológicas em geral e uropediátricas em particular. Esse aspecto poderá ser superado à medida que o uropediatra incorpore esse exame à sua consulta, mas esse é um aspecto polêmico. Cicatrizes pielonefríticas, nível de função renal em separado e qualidade do esvaziamento pieloureteral podem ser avaliados por métodos radioisotópicos usando fármacos diferentes e com funções preferenciais. O grande apelo para o uso desses radiofármacos é a sua característica minimamente ionizante. Em outras palavras, esses exames podem ser repetidos com pequeno risco de acumulação de dose radioativa. Têm sido cada vez mais usados em uropediatria, mas sem o perfeito conhecimento das suas limitações. Por exemplo, a função renal em separado não pode ser devidamente avaliada nas grandes dilatações do trato urinário ou quando há grande prejuízo funcional, uni ou bilateralmente.

Os exames radioisotópicos são muito sensíveis e exigem técnica apurada para sua realização. Exigência não só na escolha do radiofármaco e adequação de sua dose, mas também na avaliação do estado de hidratação da criança, necessidade de cateterismo vesical e comprovação da permeabilidade da sonda. Habitualmente, é necessário sedação para a imobilização e localização adequadas do colimador na área de interesse. As limitações na indicação e as várias causas de erro na execução e interpretação desses exames justificam a reticência na sua aceitação incondicional. A cintilografia com DMSA é indicada principalmente para identificar as cicatrizes renais, e o renograma com DTPA, as curvas de excreção do fármaco. Não são todos os laboratórios que reconhecem que o exame tem de ser individualizado e é fundamental a determinação do T máximo para saber o momento da injeção do diurético em dose adequada para a determinação do T meio. Essas variáveis fazem com que o exame radioisotópico tenha hora para começar e não tenha hora para acabar, condições que desafiam os interesses comerciais dos que o fazem. Por essas razões, a urografia sobrevive como exame de grande valia naqueles lugares em que essas condições não são observadas.

Os radiofármacos têm sido usados para diagnosticar refluxo vesicoureteral, mas essa proposta ainda não foi aceita de forma incondicional, pois, apesar de ser pouco ionizante, ainda não tem a mesma sensibilidade que a uretrocistografia convencional. A tomografia computadorizada axial e a helicoidal estão indicadas na confirmação de diagnósticos mais complexos, pequenos cálculos e estadiamento de tumores. A ressonância magnética está por definir suas vantagens sobre a tomografia, mesmo porque é mais difícil de ser interpretada.

PROPEDÊUTICA INSTRUMENTAL

Com os recursos propedêuticos de imagem hoje disponíveis, como a inspeção instrumental da bexiga e uretra, a uretrocistoscopia é raramente necessária. É indicada nos casos de dúvida na interpretação da uretrocistografia para diagnóstico da válvula de uretra posterior. Há casos de hidronefrose congênita por estenose da junção pieloureteral em que há dúvida e dificuldade para definir o caráter hipertensivo da dilatação e indicar a correção cirúrgica. Para esses casos estaria indicada a medida da pressão de esvaziamento colocando-se pela via percutânea um cateter no bacinete, outro na bexiga, infundindo-se um fluxo contínuo pelo primeiro e fazendo medidas de pressão (teste de Whitaker ou pielometria). Esse procedimento é considerado invasivo e indicado apenas para casos de cirurgia duvidosa. Diante da necessidade de se estudar a qualidade do esvaziamento vesicouretral, o exame indicado para tal fim é a "urodinâmica". Necessitando da colaboração do examinado, tem indicação restrita em uropediatria, particularmente nas crianças de tenra idade.

2 Anomalias Congênitas do Trato Urinário

FRANCISCO TIBOR DÉNES

As anomalias do trato urinário, e particularmente do rim, são as mais freqüentes no ser humano, correspondendo a 30 a 40% de todas as malformações congênitas e atingindo 10 a 15% das crianças.

O conhecimento da embriologia do trato urinário permite identificar os mecanismos relacionados com a gênese das malformações, porém permanecem obscuros os fatores etiológicos na maioria dos casos.

A maioria ocorre isoladamente, tendo pouco ou nenhum significado clínico. Por outro lado, podem ocorrer malformações de gravidade, em associação com alterações de outros sistemas, como observado em algumas síndromes que comprometem a saúde do paciente.

As manifestações clínicas são variáveis, podendo ser achado incidental por exames de rotina tanto na criança como no adulto assintomático, ou estar associado a alteração da função renal, relacionar-se ao aparecimento de episódios de infecção ou alteração do hábito miccional. As anomalias do trato urinário podem associar-se às dos genitais, pelo fato de que as estruturas inicialmente pertencentes ao trato urinário no embrião passam a ser estruturas do trato genital no adulto. Na maioria dos casos de malformação genital ao nascimento, recomenda-se a avaliação do trato urinário para identificar outras malformações.

ANOMALIAS DO TRATO URINÁRIO SUPERIOR

ANOMALIAS DO RIM

Agenesia e aplasia renal

A *agenesia* corresponde à ausência do rim, que pode ocorrer uni ou bilateralmente. A causa é a falta de desenvolvimento e diferenciação do blastema metanefrogênico (Fig. 3.25).

A *aplasia* renal decorre da falta de indução do blastema metanefrogênico pelo broto ureteral, seja por falta, seja por desvio deste (Fig. 3.26). Na primeira circunstância, a loja renal encontra-se totalmente vazia, enquanto na segunda podem-se encontrar rudimentos de tecido renal de tamanho reduzido. Nessas estruturas rudimentares não se identificam as vias excretoras. A diferenciação clínica entre agenesia e aplasia é difícil, e provavelmente desnecessária, sendo englobadas em uma única entidade.

A agenesia ou aplasia renal bilateral é incompatível com a vida. Sua incidência é de 1 em 4.800 necropsias. O diagnóstico pode ser suspeitado pela ultra-sonografia antenatal, pela falta de visualização dos rins e oligoidrâmnios; ao nascimento, observa-se edema generalizado e anúria, associado à hipoplasia pulmonar com insuficiência respiratória grave, que causa morte logo após o nascimento. Também se notam outras anormalidades associadas, como orelhas de implantação baixa, nariz achatado, queixo pequeno e pregas cutâneas faciais, além de anomalias genitais e deformidades nas extremidades inferiores que, no conjunto, caracterizam a síndrome de Potter. Esse quadro é mais freqüente no sexo masculino, não se conseguindo demonstrar alteração cromossômica ou incidência familiar.

A agenesia ou aplasia unilateral, por outro lado, é compatível com a vida, sendo muitos casos diagnosticados tardiamente, já na vida adulta. Por essa razão, é difícil estimar sua real incidência. É observada em 1 entre 1.000 necropsias, porém a freqüência clínica está ao redor de 1:1.500. Acomete mais o rim esquerdo, predominando no sexo masculino (1,8:1). Está associada à agenesia ipsilateral do ureter e do hemitrígono. A adrenal também pode estar ausente em 10% dos casos. Os derivados wolffianos ou müllerianos podem ser rudimentares ou estar ausentes no mesmo lado, porém as gônadas e os genitais externos são geralmente normais. O rim contralateral presente pode ser normal ou vicariante, ocorrendo mais freqüentemente casos de ectopia ou má rotação.

Hipoplasia renal

A hipoplasia decorre de um desenvolvimento anormal do blastema metanefrogênico, devido à sua indução anormal pelo broto ureteral. Caracteriza-se pela presença de rim de tamanho muito abaixo do normal para a idade, porém com parênquima normal, sem evidências histológicas de processo inflamatório ou displástico (Fig. 3.27). O diagnóstico clínico é difícil, pois não há distinção radiológica segura entre rim hipoplástico e rim contraído secundariamente por pielonefrite, glomerulonefrite ou estenose de artéria renal.

A *hipoplasia renal verdadeira* é rara, ocorrendo esporadicamente sem incidência familiar, podendo ser uni ou bilateral. A hipoplasia unilateral é encontrada em 1:500 necropsias. O portador é assinto-

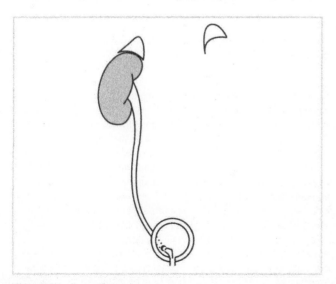

Figura 3.25 – Agenesia renal.

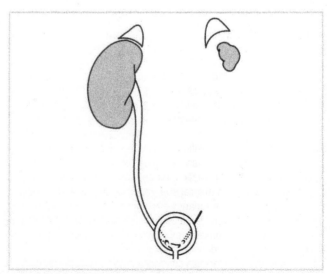

Figura 3.26 – Aplasia renal.

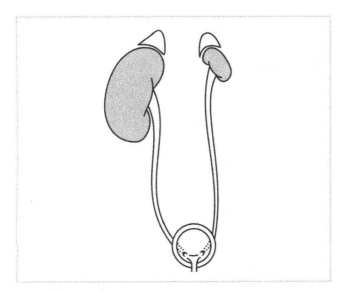

Figura 3.27 – Hipoplasia renal.

mático, pela presença do outro rim normal ou vicariante, notando-se nos exames de imagem a diferença significativa de tamanho.

A hipoplasia bilateral está associada à insuficiência renal que se manifesta a partir do período neonatal. É a quarta causa mais freqüente de insuficiência renal na infância. Essas crianças raramente sobrevivem o terceiro ou quarto ano de vida sem tratamento.

Uma das formas de hipoplasia renal é a *oligomeganefronia*, na qual os rins são pequenos, com redução no número de néfrons, e aumento no tamanho dos néfrons remanescentes, os quais sofrem lesão progressiva, com evolução para esclerose glomerular, atrofia tubular e fibrose intersticial. As crianças apresentam perda progressiva da função renal, evoluindo com polidipsia, poliúria, proteinúria e acidose hiperclorêmica, chegando a níveis de insuficiência renal entre os 10 e 12 anos.

A *hipoplasia renal segmentar (rim de Ask-Upmark)* é extremamente rara, sendo descrita principalmente na literatura européia. Acomete mais o sexo feminino, manifestando-se quase sempre após os 10 anos de idade. Não se conhecem os fatores etiológicos. Caracteriza-se pela presença de rins pequenos, com áreas hipoplásticas nos pólos ou região central de um ou ambos os rins, comprometendo a cortical e a medula. Os cálices estão reduzidos em número e eventualmente dilatados. A maioria dos pacientes apresenta hipertensão arterial grave, com cefaléia, retinopatia, proteinúria e eventual insuficiência renal.

Displasia renal

O termo displasia renal envolve uma grande variedade de anomalias renais, resultantes da alteração da diferenciação do metanéfron, com persistência de estruturas primitivas. Histologicamente, caracteriza-se por aglomerados de estruturas epiteliais de aspecto primitivo ou fetal, rodeadas de tecido fibroso e cartilagem. Os glomérulos, os túbulos e os ductos são primitivos, podendo haver cistos de permeio.

Não existe ainda uma classificação definitiva para os rins displásticos, mesmo porque em várias situações a displasia se associa à doença cística, vícios de posição e forma do rim e a anomalias das vias excretoras, podendo ocorrer superposição de classificações.

Englobando as diversas variantes, a displasia renal é relativamente freqüente, ocorrendo em cerca de 1 para 70 necropsias. Embora possa ocorrer simultaneamente em gêmeos, apenas em algumas doenças descreve-se incidência familiar.

Apresentaremos as principais condições clínicas associadas com displasia renal.

Displasia renal com ureter atrético

O rim é pequeno e fibrótico, e, ao contrário da hipoplasia, as vias excretoras, quando identificadas, são impermeáveis. Por meio desses fatores, trata-se de rim não funcionante. Quando o rim contralateral é normal, não existe sintomatologia. Freqüentemente, o rim nessas condições apresenta vários cistos, denominando-se então *rim multicístico*, que será descrito mais adiante.

Displasia renal com ureter permeável, mas anormal

Na maioria dos casos de duplicidade pieloureteral observa-se que a unidade superior do rim, drenada por um ureter parcialmente obstruído (ureterocele ou ectopia), apresenta características morfológicas bastante distintas da unidade inferior, com irregularidade e fibrose do parênquima. O exame anatomopatológico, com freqüência, identifica displasia nesses segmentos, associada eventualmente à lesão pielonefrítica.

Em alguns casos de refluxo vesicoureteral, é possível identificar no parênquima renal alterações histológicas decorrentes de displasia que pode variar na sua intensidade.

Acredita-se que em ambos os casos a displasia está presente devido à indução anormal do blastema metanefrogênico por um broto ureteral patológico que, por essa razão, é refluxivo ou obstrutivo.

Dependendo do grau de displasia e da pielonefrite associadas, o rim ou segmento renal podem apresentar comprometimento funcional importante.

Displasia renal com obstrução infravesical

Anormalidades como válvulas de uretra posterior, estenose de uretra e síndrome de "prune-belly" podem estar associadas a alterações displásticas significativas em um ou ambos os rins, em associação com a obstrução e eventual refluxo vesicoureteral. Na maioria dos casos, a lesão displástica predomina em um dos rins, que geralmente apresenta comprometimento ureteral mais acentuado.

Displasia hereditária e familiar

A displasia renal pode ser componente de algumas síndromes de malformações múltiplas, nas quais se manifesta com cistos de tamanho variado, predominando os corticais. Dentro do quadro sindrômico, as crianças não manifestam sintomas relacionados ao rim e raramente apresentam alteração funcional.

Entre as síndromes relacionadas à displasia renal, destacam-se a síndrome de Meckel, a distrofia torácica asfixiante de Jeune, a esclerose tuberosa, a síndrome cérebro-hepatorrenal de Zellweger, a síndrome de Beckwith-Wiedemann e as trissomias D e E.

Doenças císticas

As doenças císticas do rim tampouco têm uma classificação definida, dificultando sua compreensão. Pela sua origem, algumas formas de doença cística são classificadas como displásticas, porém existem outras com caráter hereditário bem característico. A diferenciação é importante para o aconselhamento genético.

Doenças císticas displásticas

Destaca-se o *rim multicístico*, que é a lesão cística renal mais freqüente no recém-nascido, além de ser uma das massas abdominais mais freqüentes nessa idade. Não existe incidência familiar ou predomínio sexual. Representa uma grave displasia corticomedular, com a substituição parcial ou total do tecido renal por cistos de tamanho variável. Quando presente, o parênquima é central, contendo ductos, túbulos e glomérulos primitivos, e áreas de cartilagem hialina. O ureter é habitualmente atrético, e supõe-se que os cistos sejam formados pela dilatação dos tubos contorneados distais e ductos coletores. Como a displasia bilateral é incompatível com a vida, os recém-nascidos com essa anormalidade, que apresentam as características da síndrome de Potter, não sobrevivem o período neonatal. Os que nascem com rim multicístico unilateral podem desenvolver-se normalmente, se não houver insuficiência renal. O diagnóstico é feito incidentalmente em crianças avaliadas por outros sintomas, ou em exames de rotina em lactentes. À ultra-sonografia pode haver confusão com rim hidronefrótico, e a ausência de função no renograma é a regra. Em crianças maiores, o rim multicístico raramente é palpável, o que evidencia sua tendência a diminuir de tamanho com a idade.

Embora a conduta atual nos casos assintomáticos seja a expectante, para acompanhar a involução do rim com a idade, alguns autores preconizam a nefrectomia, pelo risco, não de todo desprezível, de degeneração neoplásica e de hipertensão. A possibilidade de realizar esse procedimento com técnica laparoscópica minimamente invasiva reavivou a opção de tratamento cirúrgico, que obviamente abrevia a necessidade de acompanhamento a longo prazo desses pacientes.

Na *displasia cística difusa,* os rins apresentam-se como nos casos de doença policística infantil, com cistos espalhados por todo o tecido renal. Diferem dela por se associar a estruturas ductais e cartilaginosas com graus variáveis de displasia e acometer um ou ambos os lados, além de não ser geneticamente transmitida. Tampouco apresentam acometimento de outros órgãos, sendo o fígado normal. Quando as estruturas císticas acometem apenas um segmento renal, o quadro é denominado de *displasia cística segmentar ou focal.*

Doenças císticas hereditárias

Têm em comum a sua determinação genética e a ausência de estruturas displásticas. Apresentam, contudo, características genéticas, morfológicas e clínicas diferentes entre si.

A *doença policística do tipo infantil* é sempre bilateral, transmitida por genes autossômicos recessivos; além dos rins, o fígado e os pulmões também apresentam cistos. Nos rins, os cistos, originários de túbulos distais e coletores dilatados, têm distribuição uniforme, com arranjo radial. O parênquima renal apresenta glomérulos e tecido intertubular normal, e as vias excretoras estão preservadas. O comprometimento funcional do rim depende do percentual de túbulos obstruídos e dilatados. Na *forma neonatal,* 60 a 90% dos túbulos estão comprometidos. Os recém-nascidos apresentam as características da síndrome de Potter, havendo grave prejuízo funcional, que provoca insuficiência renal grave e óbito nos primeiros meses de vida. Na *forma do lactente,* com comprometimento de cerca de 25% dos túbulos, os pacientes têm vida mais longa, apresentando insuficiência renal e hipertensão arterial mais tardiamente. Na *forma juvenil,* menos de 10% dos túbulos estão comprometidos, não havendo alteração da função renal.

Na *doença policística adulta,* a transmissão é autossômica dominante com penetração em 100% dos pacientes geneticamente afetados. Apesar disso, sua manifestação é rara na infância. O fígado é acometido em apenas 30% dos pacientes. Nos rins, a morfologia dos cistos é diferente daquelas da doença policística infantil, pois têm tamanho e localização irregulares, deslocando progressivamente o parênquima renal, cálices e pelves renal com seu crescimento. Em geral, manifestam-se clinicamente por desconforto abdominal, hematúria, hipertensão e proteinúria após a quarta década de vida. A evolução para insuficiência renal é lenta, podendo haver agudização dos sintomas pela infecção dos cistos. Pode haver associação com aneurismas cerebrais.

Outras doenças renais associadas a cistos, com transmissão hereditária, são a *renal microcística* e a *medular cística (nefronoftise).* Devido a sua raridade em nosso meio, não serão discutidas.

Outras formas de cistos renais

Os *cistos simples do rim* podem ser únicos ou múltiplos, acometendo um ou ambos os rins. Localizam-se na cortical renal e não comprimem o parênquima renal. Em geral, são achados incidentais em pacientes assintomáticos após a quarta década de vida, predomi-

nando no sexo masculino. Em geral, não trazem nenhuma repercussão funcional ao rim. Ocasionalmente são detectados na infância, devendo nesse caso ser mais bem avaliados, para excluir outras anormalidades.

Os *cistos multiloculares* apresentam-se na forma de massas palpáveis de consistência cística, raramente dolorosas, que acometem igualmente crianças e adultos. Apresentam lojas internas de tamanho variável, separadas por paredes fibrosas recobertas por epitélio colunar ou achatado, sem comunicação entre si. O tecido renal restante é normal, podendo haver compressão com distorção do sistema pielocalicinal. Pela dificuldade em diferenciá-los de tumores renais, com freqüência são removidos cirurgicamente.

O *rim em esponja medular (doença de Cacchi-Ricci)* caracteriza-se pela dilatação cística da porção medular dos ductos coletores e, à urografia excretora, pela presença de feixes radiais contendo pequenas esferas nas pirâmides renais. Esse aspecto pode estar presente em uma parte ou em todo o rim, uni ou bilateralmente. Em geral, os pacientes são do sexo masculino e assintomáticos, podendo, no entanto, apresentar hematúria, litíase ou infecção, em geral entre os 20 e 50 anos de idade. O rim em esponja raramente é diagnosticado na infância. Deve ser diferenciado da doença medular cística e da doença policística juvenil, nas quais a ectasia medular é o achado característico.

Rim supranumerário

Extremamente rara, essa anomalia decorre da partição completa do blastema metanefrogênico de um dos lados, após esse ser induzido por mais de um broto ureteral ou por um bifurcado. O diagnóstico é confirmado pela exploração cirúrgica, sendo necessário identificar a ausência de conexão entre as unidades; caso essa ocorra, o diagnóstico é de duplicação renal completa. Existem relatos de até cinco unidades renais independentes e funcionantes em um único indivíduo.

Anomalias de posição do rim

No processo de desenvolvimento embriológico, os rins definitivos em sua fase pronéfrica estão posicionados inicialmente na região pélvica, com a pelve renal anteriorizada. Por um processo que se completa ao redor da oitava semana de gestação, combinando o aumento longitudinal corpóreo, o alongamento do ureter, o crescimento do tecido renal e a rotação do rim, o metanefro migra para a sua posição lombar, com a pelve voltada para a coluna. Nesse processo de ascensão e rotação do rim, sua vascularização varia até a formação da artéria e veia renal definitivas. Eventuais alterações podem determinar anomalias de posição renal, freqüentemente associadas a outras malformações do rim.

Má rotação renal

O vício de rotação ocorre no eixo vertical, podendo ser uni ou bilateral. Na maioria das vezes, ocorrem casos de *rotação incompleta,* com a pelve renal permanecendo anteriorizada (Fig 3.28). Mais raramente, pode haver casos de *rotação reversa* ou *hiper-rotação,* quando a pelve fica voltada para fora, com os vasos renais cruzando o rim na face anterior ou posterior do rim, respectivamente. A má rotação renal pode estar associada à ectopia ou fusão renal.

O aspecto de suas vias excretoras pode ser um pouco bizarro, sugerindo obstrução, que ocorre raramente. Apesar disso, alguns pacientes com rim em má rotação manifestam dores abdominais incaracterísticas, principalmente quando existe ectopia associada.

Em grande parte dos portadores, a identificação da anomalia é feita por ultra-sonografia ou urografia na avaliação de dores abdominais ou de massa abdominal.

Embora não haja necessidade de tratamento, ocasionalmente a nefropexia pode aliviar sintomas dolorosos ralacionados à anomalia.

424

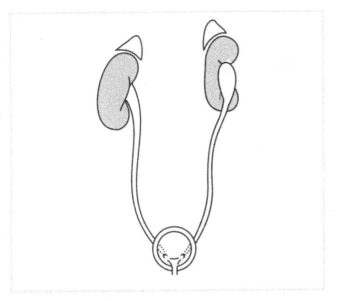

Figura 3.28 – Má rotação renal.

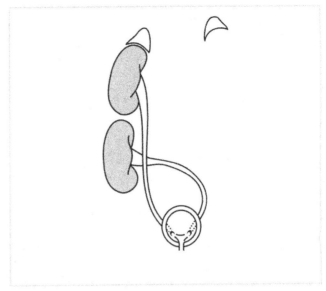

Figura 3.30 – Ectopia renal cruzada.

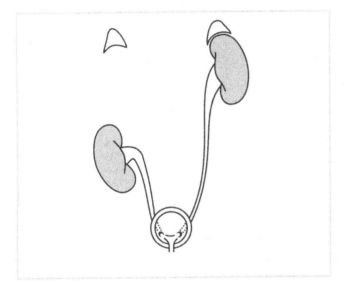

Figura 3.29 – Ectopia simples.

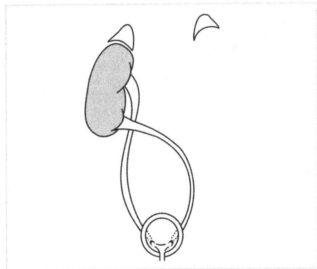

Figura 3.31 – Ectopia renal cruzada com fusão renal.

Ectopia renal

O termo ectopia aplica-se aos casos em que o rim está fora de sua posição habitual, em decorrência de uma alteração no processo de migração habitual. Desse modo, o rim assume uma posição definitiva na pelve, região ilíaca ou abdome, adquirindo vascularização diferente e ureter mais curto que o habitual. Embora na ptose renal o rim também esteja fora de sua posição, sua vascularização e comprimento ureteral são normais. A má rotação acompanha com freqüência a ectopia, a qual pode ser *simples*, quando o rim permanece no lado original (Fig 3.29), ou *cruzada*, quando o rim cruza a linha mediana, podendo ou não fundir-se com o rim contralateral e apresentando ou não vícios associados de rotação (Figs. 3.30 a 3.32).

A incidência real é desconhecida, variando em relatos clínicos de 1 para 500 até 1 para 1.190 casos, sendo mais freqüente no sexo masculino e no lado esquerdo. A maioria dos casos é de *ectopia pélvica*. Embora seja assintomática, pode ocorrer associação com outras anormalidades, como estenose de junção pieloureteral. Quando hidronefróticos, esses rins são facilmente palpados, devido à sua posição mais baixa. Raramente ocorrem casos de *ectopia torácica*, na qual o rim assume uma posição próxima do diafragma, fazendo saliência e projetando-se na radiografia torácica como se estivesse dentro do tórax.

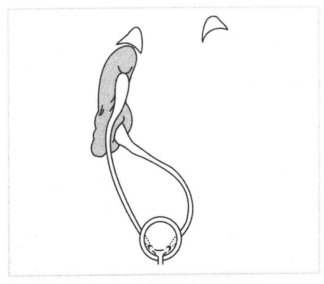

Figura 3.32 – Ectopia renal cruzada com fusão e má rotação.

425

Mesmo quando não obstruídos, os rins ectópicos podem apresentar morfologia pielocalicinal bizarra, provocando dúvidas quanto à possibilidade de obstrução. A associação com refluxo vesicoureteral também é descrita. Ocasionalmente, sua função pode estar comprometida. Devido a essas anormalidades, o rim ectópico deve ser cuidadosamente avaliado anatômica e funcionalmente, para definir a necessidade e o tipo de tratamento. Em cerca da metade dos casos o rim contralateral tópico também pode ter algum tipo de anormalidade.

A não identificação prévia da ectopia pode acarretar dúvidas pelo achado da massa renal em localização atípica, particularmente por ocasião de cirurgia abdominal realizada por outra razão.

Anomalias de forma

As alterações de forma renal ocorrem geralmente por fusão renal, que representa a união anatômica dos rins, em processo que pode ocorrer com muitas variáveis. Ocorre precocemente durante a embriogênese, com a união dos dois blastemas metanefrogênicos. A fusão pode surgir em um dos lados, ocorrendo *ectopia renal cruzada com fusão dos rins* (Figs. 3.31 e 3.32).

Mais freqüentemente, ocorre a fusão apenas dos pólos superiores ou inferiores dos rins sobre a linha mediana, permanecendo eles em seus respectivos lados, com a formação do *rim em ferradura* (Fig. 3.33). A incidência do rim em ferradura com fusão no pólo inferior é elevada, variando de 1:600 a 1:1.800 nascimentos. Em geral, esses rins localizam-se em posição mais baixa que os rins normais. Seu istmo de fusão pode ser parenquimatoso ou apenas de tecido fibroso, cruzando a coluna sobre a quarta ou quinta vértebra lombar. Em geral, a pelve e o ureter passam pela frente do istmo. Além da diferença ocasional de tamanho, pode também haver hidronefrose de uma ou ambas as unidades, causada pela obstrução da junção pieloureteral por vasos anômalos renais, que são freqüentes nessa anomalia. Ocasionalmente, uma das unidades do rim em ferradura predomina em tamanho sobre a outra, provocando um aspecto característico à fusão *(rim em L)*. Quando a fusão ocorre na região da pelve, o rim adquire o aspecto de uma massa única circular, denominando-se *rim em bolo ou fundido pélvico* (Fig. 3.34).

A maioria dos pacientes com anomalias de forma renal é assintomática, podendo haver sintomas de dor relacionados a eventual obstrução da junção pieloureteral ou ureter, devido a seu trajeto anômalo. Nesses casos, o tratamento cirúrgico se faz necessário para a desobstrução do rim.

ANOMALIAS PIELOURETERAIS

Duplicidade pieloureteral, ectopia ureteral e ureterocele

As vias coletoras e condutoras de urina, desde os ductos coletores até os meatos ureterais, resultam do desenvolvimento dos brotos ureterais, originários dos ductos mesonéfricos de Wolff. Por um processo de alongamento, os brotos atingem o blastema metanefrogênico, e a seguir, por meio de uma dicotomização progressiva, insinuam-se no seu interior, de forma a servir todo o parênquima do rim definitivo. Em condições normais, cada ducto de Wolff dá origem a um broto ureteral, que se dicotomiza a partir do seu contato com o blastema renal, formando a pelve renal, os cálices e os ductos coletores. Caso a dicotomização ocorra mais precocemente, pode haver *bifidez piélica ou ureteral* (Fig. 3.35). Nesse último caso, a bifurcação ureteral pode ocorrer a qualquer nível. Também são descritas as ramificações em três ou mais ramos ureterais, cada um servindo um segmento renal distinto. Muito raramente pode-se identificar uma *bifidez ureteral em fundo cego*, que ocorre quando o ramo ureteral bifurcado não atinge o blastema metanefrogênico.

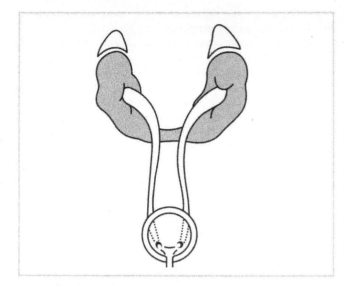

Figura 3.33 – Rim em ferradura.

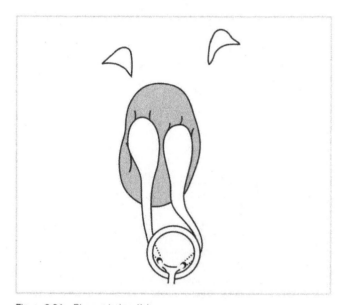

Figura 3.34 – Rim em bolo pélvico.

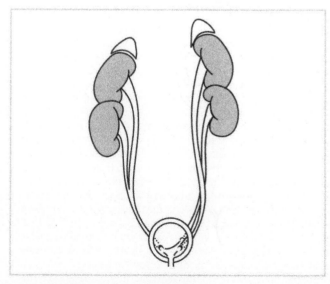

Figura 3.35 – Bifidez ureteral à direita e duplicidade ureteral à esquerda.

Caso o ducto de Wolff origine dois brotos ureterais completos, que atingem o blastema metanefrogênico, ocorre a *duplicidade ureteral*, na qual um dos ureteres drena o segmento superior do rim e outro o segmento inferior (Fig. 3.35). Nas suas inúmeras variantes, essa é a anomalia mais freqüente do trato urinário. Na duplicidade completa, o segmento renal superior é de menor tamanho que o inferior, e seu sistema coletor é constituído por poucos cálices. Seu ureter, no entanto, desemboca na bexiga mais distalmente em relação ao ureter da unidade inferior do rim (lei de Weigert-Meyer), em localização freqüentemente anormal, o que se denomina *ectopia ureteral* (Fig. 3.36).

Essa anormalidade pode ou não estar associada à obstrução. Postula-se que quanto mais ectópico o meato ureteral dessa unidade, maior o comprometimento displásico da unidade renal correspondente. O local de implantação ectópica do ureter da unidade superior varia de caso a caso, porém tem padrão definido em cada sexo. Nos meninos, o ureter pode se implantar distalmente no trígono, uretra posterior, canais ejaculador ou deferente e vesícula seminal, nunca ultrapassando o esfíncter. Nas meninas pode ocorrer implantação além do trígono, incluindo toda a uretra e o vestíbulo vaginal (Fig. 3.37). Nessas últimas localizações, o ureter ultrapassa o esfíncter, ocorrendo perdas de urina por esse ureter ectópico. Freqüentemente, a ectopia ureteral está associada a um grau de obstrução do meato, responsável pela presença de dilatação do segmento submucoso do ureter intravesical, que se denomina *ureterocele* (Fig. 3.36). Conforme o grau de obstrução ao nível da ureterocele, pode haver uretero-hidronefrose de toda a unidade renal superior, com eventual afilamento do parênquima renal. Por outro lado, o ureter da unidade renal inferior tem implantação vesical normal, porém com trajeto intramural mais curto, que propicia o refluxo vesicoureteral para essa unidade.

A bifidez ou duplicidade podem ocorrer uni ou bilateralmente e, nesse caso, pode ou não haver simetria. Como já visto anteriormente, os dois segmentos são na maioria das vezes assimétricos nos aspectos estrutural, funcional e histológico. Contudo, podem eventualmente ser equivalentes em tamanho, tendo anatomia e função preservadas.

O quadro clínico das duplicidades é muito variável, dependendo fundamentalmente do grau de ectopia e da obstrução do ureter da unidade superior, bem como da presença de ureterocele e eventual refluxo vesicoureteral para o ureter da unidade inferior. O paciente pode ser assintomático ou manifestar sintomas relacionados à infecção urinária, como dor, febre, disúria. A incontinência por ectopia ureteral nas duplicidades em meninas tem manifestação característica, com perda constante de urina em pequena quantidade, na presença de micções preservadas.

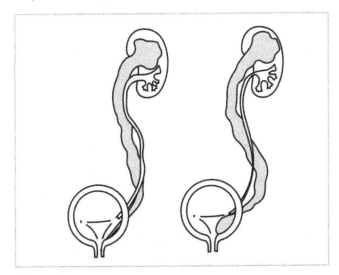

Figura 3.36 – Ectopia e ureterocele.

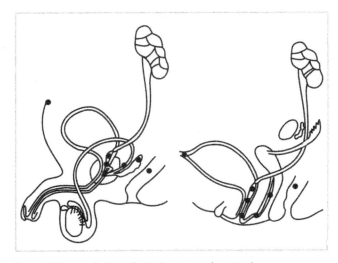

Figura 3.37 – Locais de implantação em ectopia ureteral.

Mais freqüentemente associada à duplicidade, a *ectopia ureteral* pode ocorrer em unidades simples. Como nas duplicidades, são conseqüentes a um vício de origem do broto ureteral, podendo ocorrer uni ou bilateralmente. Ao contrário das duplicidades, que sempre apresentam um dos ureteres desembocando na bexiga, as ectopias ureterais de unidades simples, quando bilaterais e em posição extravesical, causam um quadro muito grave, pois a bexiga, desfuncionalizada desde o período embrionário, é hipotrófica ao nascimento, com difícil recuperação. Em geral, os ureteres ectópicos devem ser reimplantados na bexiga, exceto quando o comprometimento funcional irreversível do rim contra-indique esse procedimento.

As ureteroceles, quando ocorrem em duplicidade, também são denominadas de *ureterocele ectópica* ou *do tipo infantil*. Menos freqüentemente, podem ocorrer com unidades simples, nesse caso quase sempre em posição intravesical, razão pela qual são denominadas de *ureterocele tópica* ou *simples*. Podem ocorrer uni ou bilateralmente. Dependendo do grau de obstrução, pode haver dilatação variável do segmento distal do ureter em questão, com a formação de imagem urográfica característica de falha de enchimento vesical e aspecto do ureter terminal em cabeça de cobra. Atualmente, a ultra-sonografia facilita o diagnóstico da ureterocele, identificando a unidade renal e o ureter dilatados, que se prolongam até a imagem cística da parede fina no assoalho vesical. Na endoscopia, o assoalho vesical fica distorcido pela dilatação característica do ureter terminal, que pode murchar com o enchimento total da bexiga, podendo-se observar meato estenótico na sua superfície.

A sintomatologia pode ser escassa nas pequenas ureteroceles que não comprometem a unidade renal. Contudo, dependendo do grau de obstrução, pode haver repercussão importante, com hidronefrose e exclusão funcional da unidade afetada, que pode se associar à infecção. Em casos de duplicidade, a ureterocele pode, pelo seu volume, comprometer a drenagem das outras unidades renais, seja ipsi, seja contralateral. Adicionalmente, a ureterocele pode insinuar-se no interior da uretra, dificultando o esvaziamento vesical. Nas meninas, por ser a uretra curta, a ureterocele pode exteriorizar-se na vulva, o que caracteriza o *prolapso de ureterocele*.

O tratamento das ureteroceles varia com seu tamanho e posição, além da função da unidade a que pertencem e a presença de infecção. A tendência nas ureteroceles pequenas, com unidades funcionantes, é de incisá-las por via endoscópica, de tal maneira a evitar o aparecimento de refluxo vesicoureteral. O mesmo tratamento é recomendado nos casos de sepse por infecção da unidade obstruída pela ureterocele, quando a drenagem emergencial endoscópica é a melhor alternativa, não havendo nesses casos preocupação em evitar o refluxo vesicoureteral. Por outro lado, no caso de unidades não funcionantes, está indicada a ressecção cirúrgica da unidade e do máximo do ureter, deixando a ureterocele intacta, para não causar refluxo. Finalmente, nas grandes ureteroceles com enfraquecimento importante do assoalho vesical ou presença de refluxo para a outra unidade ipsilateral, é importante a ressecção da ureterocele com reconstrução do assoalho vesical e reimplante dos ureteres na bexiga. A preservação da unidade com a ureterocele depende da sua reserva funcional, sendo mais freqüente a heminefroureterectomia. O reimplante ureteral também pode vir a ser necessário quando a incisão endoscópica da ureterocele redunda em refluxo. Nos casos de prolapso, freqüentemente há necessidade de incisar a ureterocele externamente, para poder reintroduzi-la na bexiga.

Estenose de junção pieloureteral

Em condições normais, a transição pieloureteral apresenta um gradual afunilamento, que propicia um bom fluxo anterógrado de urina, impulsionado pelo peristaltismo que se inicia nos cálices renais e se propaga, coordenadamente, para a pelve e ureter. Quando existe algum obstáculo ao nível da junção, a urina não consegue progredir adequadamente, dificultando o esvaziamento adequado da pelve renal. Prolongando-se essa situação, ocorre hidronefrose com eventual atrofia do parênquima renal e prejuízo para a função renal.

A junção pieloureteral (JUP) é o local mais freqüente de obstrução do trato urinário, predominando no rim esquerdo e no sexo masculino. A obstrução pode ser tanto de natureza intrínseca, por inserção alta do ureter no bacinete, dobras de mucosa ou presença de anel ou segmento displástico, como extrínseca, por aderências periureterais ou piélicas ou compressão por vasos renais anômalos. Também podem ocorrer as estenoses secundárias, decorrentes de obstrução do ureter distal ou refluxo vesicoureteral.

A sintomatologia varia com a idade da criança e o grau de obstrução. Em recém-nascidos podem ser observados atraso no desenvolvimento, inapetência e choro que sugere dor abdominal. A massa renal pode ser palpada, sendo assintomática na maioria das vezes. Quando bilateral, pode haver comprometimento da função renal. Em crianças maiores, o quadro clínico é mais específico, com desconforto abdominal ou lombar que se acentua com atividade física ou hidratação, agudizando-se na presença de infecção.

O emprego liberal da ultra-sonografia tem possibilitado o diagnóstico precoce dessa anomalia, inclusive na vida intra-uterina. A urografia excretora e o renograma complementam informações sobre a anatomia e a função do rim ipsi e contralateral. A uretrocistografia miccional é recomendada na maioria dos casos para excluir a presença de refluxo vesicoureteral. A pielografia ascendente é realizada excepcionalmente, já por ocasião da cirurgia, quando se suspeita de outra obstrução em outros níveis do ureter.

Devido ao caráter transitório da estenose da JUP, muitos casos de diagnóstico intra-uterino não apresentam dilatação renal ao nascimento; a conduta expectante em recém-nascidos tem evidenciado em inúmeros pacientes a diminuição da hidronefrose nos primeiros meses de vida. Por essa razão, as intervenções intra-uterinas e neonatais estão contra-indicadas na maioria dos casos, particularmente nos casos unilaterais, devendo-se aguardar a evolução espontânea nos primeiros meses de vida. Por outro lado, em alguns casos, é possível perceber, logo após o nascimento, a piora da hidronefrose, seja pela palpação da massa, seja pelos exames auxiliares. Principalmente nos casos de infecção urinária associada ou de obstrução bilateral, com perda progressiva da função renal, o tratamento cirúrgico está indicado, independente da idade.

Classicamente, o tratamento é realizado pela ureteropieloplastia, que em crianças menores é feito por meio de lombotomia. Existem inúmeras técnicas descritas, cuja utilização depende da anatomia particular de cada rim e da experiência do cirurgião. Em crianças maiores, particularmente do sexo feminino, também pode ser realizada a endopielotomia, por via endoscópica, que tem caráter ambulatorial, mas apresenta resultados ainda inferiores ao da cirurgia aberta. Seu custo ainda representa uma limitação em nosso meio. Embora em crianças a opção inicial de tratamento seja sempre direcionada para conservar o tecido renal, em alguns casos com rim extremamente dilatado, com pouco ou nenhum parênquima funcionante e menos de 10% da função global, deve-se ponderar a nefrectomia como alternativa curativa.

Ureter retrocavo

É uma anomalia rara, conseqüente à alteração no desenvolvimento embrionário do aparelho vascular e não do urinário. Nessa condição, o ureter direito passa por trás da veia cava logo após a sua emergência da pelve renal, reassumindo seu trajeto normal em direção à bexiga mais abaixo. Devido à compressão vascular, pode haver obstrução e dilatação ureteral a montante. Raramente existe manifestação clínica na infância. O diagnóstico pode ser suspeitado pela urografia, ao se observar a medialização do trajeto do ureter, mas a certeza diagnóstica é dada pela tomografia computadorizada e eventualmente pela pielografia ascendente.

O tratamento, caso a intensidade dos sintomas o exija, é a transposição ureteral mediante sua secção, preferencialmente no segmento dilatado, seguida da reanastomose à frente da cava.

Mais infreqüente é o *ureter retroilíaco*, quando o ureter cruza os vasos ilíacos posteriormente. Pode ocorrer em ambos os lados, manifestando-se clinicamente quando houver obstrução significativa. O diagnóstico e o tratamento são equivalentes aos do ureter retrocavo.

Megaureter

É uma anormalidade caracterizada pela dilatação do ureter, particularmente de sua porção distal. Em situações extremas, a dilatação compromete toda a extensão do ureter, que, além de dilatado, pode ficar tortuoso, recebendo o nome de *dolicomegaureter* (Fig. 3.38). Pela falta de coaptação das paredes ureterais, o peristaltismo do megaureter é ineficiente, causando estase de urina no segmento afetado, o que predispõe à infecção urinária repetida e ao desenvolvimento de litíase. A pelve e os cálices renais ocasionalmente chegam a sofrer dilatação, podendo, nesses casos, haver comprometimento funcional do rim.

O megaureter pode ser classificado conforme sua etiologia. O *megaureter refluxivo* é aquele associado ao refluxo vesicoureteral, sendo considerado *primário* quando o refluxo ocorre por deficiência intrínseca da junção ureterovesical. O megaureter refluxivo primário permanece dilatado mesmo quando a bexiga está vazia. Em geral, é bilateral, ocorrendo com mais freqüência em meninos. Manifesta-se sintomaticamente com a infecção urinária. No caso de refluxo provocado por obstrução infravesical, tal como bexiga neurogênica ou válvula de uretra posterior, o megaureter é considerado como *refluxivo secundário*.

O *megaureter obstrutivo primário*, de natureza congênita, manifesta-se como uma obstrução funcional, na ausência de estreitamen-

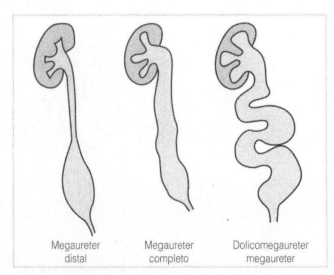

Figura 3.38 – Formas do megaureter.

to orgânico ou refluxo vesicoureteral. Observa-se que o ureter dilatado termina distalmente em um curto segmento justavesical muito afilado, cujo comprimento varia de 0,5 a até 4cm (Fig. 3.39). Enquanto o segmento dilatado do ureter apresenta uma parede com musculatura hipertrofiada e aumento das fibras elásticas, o segmento afilado distal tem sua parede espessada à custa de colágeno e tecido fibrótico, estando as fibras musculares muito reduzidas em número. Postula-se que a estase de urina no segmento dilatado deve-se à ausência de peristaltismo efetivo e conseqüente obstrução funcional no segmento justavesical. A dilatação pode ser uni ou bilateral e variar de intensidade. O megaureter primário diagnosticado em recém-nascidos tem caráter evolutivo, podendo diminuir progressivamente com a idade.

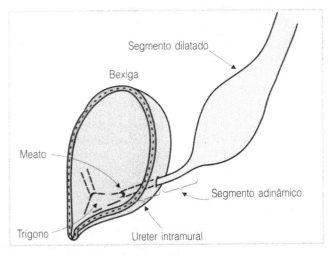

Figura 3.39 – Megaureter obstrutivo primário.

O *megaureter obstrutivo secundário* está associado a processos obstrutivos mecânicos do próprio ureter (válvulas, compressão extrínseca, fibrose pós-operatória etc.) ou a doenças que aumentam anormalmente a pressão intravesical (válvula de uretra posterior, bexiga neurogênica, estenose de uretra etc.). Sua evolução depende do tratamento da doença primária.

Também se descreve o *megaureter não-obstrutivo e não-refluxivo*, associado a dilatações residuais após a correção cirúrgica, a atonia ureteral conseqüente à infecção urinária e eventualmente ao elevado débito urinário nos casos de diabetes insípido.

O diagnóstico do megaureter faz-se com a urografia. A caracterização etiológica visa identificar os casos com refluxo e obstrução. Deve ser feita pela uretrocistografia, renograma radioisotópico e pelo teste de Whitaker. Nos casos secundários, o tratamento deve visar à correção das causas predisponentes. No megaureter refluxivo primário pode haver diminuição espontânea da dilatação ureteral com a regressão natural do refluxo, particularmente quando esse for de baixo grau. No entanto, nos casos de refluxo de alto grau, recomenda-se a correção cirúrgica. O tratamento cirúrgico também está indicado nos casos de megaureter obstrutivo primário, quando a dilatação ureteral for muito importante ou houver infecção urinária recorrente. A correção cirúrgica deve eventualmente incluir uma modelagem redutiva do ureter, cuja finalidade é diminuir o seu calibre, o que facilita o reimplante ureterovesical e melhora o peristaltismo ureteral.

Refluxo vesicoureteral

O fluxo retrógrado de urina da bexiga para o trato urinário superior (refluxo vesicoureteral ou refluxo vesicoureteral – RVU) é uma situação anormal no ser humano, resultando de deficiência intrínseca na junção ureterovesical (*RVU primário*) ou de elevação da pressão intravesical causada por obstrução vesicouretral mecânica ou disfuncional (*RVU secundário*). A incidência é de 0,5 a 1% das crianças assintomáticas, elevando-se para 29 a 50% em crianças com infecção do trato urinário. É mais freqüente na raça branca, sendo que 80% dos recém-nascidos com RVU são meninos. Após os 6 meses de vida, passa a haver um predomínio do sexo feminino, em proporção que chega a 4:1. Irmãos e filhos de pacientes de RVU manifestam a doença em maior freqüência que a população normal.

A intensidade do RVU primário correlaciona-se com o grau de alteração morfológica do meato ureteral, que perde sua fixação no trígono vesical, afastando-se dele. Com isso, ocorre redução na extensão do trajeto intramural e submucoso do ureter distal. Quanto maior o grau do RVU, maior a probabilidade de ascensão de bactérias para o interior do parênquima renal, com conseqüente pielonefrite. Esta pode ser difusa ou focal, mas predomina nos pólos renais, nos quais as papilas renais têm conformação convexa, que facilita o refluxo pielotubular. A pielonefrite pode cronificar se não tratada a tempo, evoluindo para cicatrização, mesmo se o RVU for curado. Entre 30 e 70% das crianças têm cicatrizes, que se caracterizam por retração parenquimatosa com substituição do tecido renal por fibrose. As cicatrizes associam-se à distorção e à dilatação dos cálices adjacentes. Com o tempo, os rins apresentam áreas de retração cortical, evoluindo para contração e perda progressiva de função, podendo ocorrer hipertensão arterial. O risco de lesão renal é maior quando a pielonefrite ocorre durante o primeiro ano de vida.

O RVU primário isolado não tem sintomas. O quadro clínico é provocado pela infecção urinária e pielonefrite associadas. Em crianças pequenas há predomínio de sintomas sistêmicos como febre, letargia, anorexia e parada de crescimento. Crianças maiores podem apresentar dor abdominal ou lombar e febre. Nos casos de RVU secundário ocorrem manifestações da doença de base, relacionadas com alterações miccionais.

O diagnóstico pode ser suspeitado ao se detectar dilatação do trato urinário superior. A confirmação é sempre feita pela uretrocistografia miccional, que documenta o lado e a intensidade do RVU, bem como demonstra outras anormalidades uretrovesicais causadoras de refluxo secundário (Fig. 3.40). Em casos de suspeita de disfunção uretrovesical de origem neurogênica, é importante a realização de exame urodinâmico. O mapeamento radioisotópico renal evidencia as irregularidades do parênquima.

O objetivo terapêutico nos casos de RVU é a prevenção das lesões pielonefríticas. Sabendo que a grande maioria dos casos de RVU primário de baixo grau apresenta cura espontânea, é importante que esses pacientes fiquem protegidos contra infecção urinária até que o refluxo deixe de existir. Recomenda-se, nesses casos, a quimioprofilaxia antibacteriana a longo prazo, preferencialmente com nitrofurantoína, sulfametoxazol-trimetoprima ou cefalexina. Também são importantes as medidas que visam ao esvaziamento freqüente e regular da bexiga, a normalização do hábito miccional e a higiene genital. Teoricamente, a quimioprofilaxia deve ser mantida até que a cura do refluxo seja documentada por nova uretrocistografia, podendo esta ser realizada com radioisótopos. Crianças maiores, sem infecção urinária, podem ser seguidas sem proteção medicamentosa, desde que submetidas regularmente a controle bacteriológico da urina.

Embora a quimioprofilaxia adequada proteja os rins contra pielonefrite, o baixo índice de cura espontânea nos casos de RVU de alto grau, mesmo a longo prazo, indica a necessidade de sua correção cirúrgica, particularmente se o RVU for diagnosticado antes de 1 ano de idade. A presença de anormalidades associadas do ureter e a junção ureterovesical, tais como duplicidade e sácula paraureteral, também reforçam a indicação de cirurgia. A dificuldade de manutenção de cobertura antibacteriana a longo prazo em alguns pacientes com RVU de baixo grau pode ser também justificativa para a indicação de tratamento cirúrgico. O objetivo da cirurgia é o de alongar o túnel submucoso do ureter, o que pode ser obtido por várias técnicas, cuja escolha depende se o RVU é uni ou bilateral, da anatomia do ureter refluxivo e da junção ureterovesical, além da experiência do cirurgião. A experiência com a técnica de Gregoir-Lich, e mais recentemente com a de Cohen, tem permitido um índice de sucesso de mais de 98%, com complicações relacionadas à obstrução em menos de 2% dos

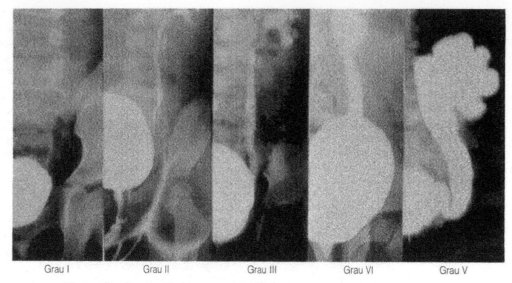

Grau I　　Grau II　　Grau III　　Grau VI　　Grau V

Figura 3.40 – Classificação internacional do RVU baseada em achados uretrocistográficos.

casos. Outras técnicas têm sido empregadas, visando à modelagem ureteral antes do reimplante na bexiga, nos casos de grande dilatação ureteral associada ao RVU. Mais recentemente, foi introduzida a técnica de injeção submeatal de substâncias inabsorvíveis que reforçam a junção ureterovesical. Essa técnica, além da vantagem de ser endoscópica, tem caráter ambulatorial, podendo ser realizada bilateralmente. O índice de cura com uma única aplicação não é tão elevado como na cirurgia aberta, porém pode ser repetido, atingindo então resultados equivalentes. O método pode ser realizado em todos os graus de RVU, incluindo aqueles associados à duplicidade, estando contra-indicado nos casos com sácula de Hutch. Existem ainda restrições com relação ao material empregado, que pode ser teflon, colágeno, silicone ou mesmo esferas infláveis, devendo-se ainda definir qual a substância ideal para esse procedimento.

ANOMALIAS DO TRATO URINÁRIO INFERIOR

Devido à associação embriológica entre o trato urinário inferior e os genitais, as malformações da bexiga e uretra freqüentemente estão acompanhadas de alterações genitais. Neste capítulo serão abordadas as anomalias vesicouretrais isoladas. Tratando-se da via única de excreção da urina de ambos os rins, essas alterações podem não apenas comprometer a micção propriamente dita, com retenção ou incontinência de urina, como causar graves conseqüências ao trato urinário superior. A superposição de infecção urinária agrava o quadro clínico e funcional.

ANOMALIAS DA BEXIGA

As anomalias vesicais exclusivas são relativamente raras. A *agenesia* e a *hipoplasia* são extremamente esporádicas, sendo difícil a distinção com a bexiga congenitamente desfuncionalizada pela ectopia ureteral bilateral. A *septação vesical* caracteriza-se pela presença de prega no interior da bexiga, decorrente de defeito na divisão da cloaca pelo septo urorretal. Quando necessário, realiza-se a correção cirúrgica da *malformação*. A *duplicidade vesical*, conseqüente do mesmo defeito embriológico, também é muito rara, geralmente se acompanhando de duplicidade de uretra, sendo que cada unidade drena um ureter. O tratamento dessas variações deve ser individualizado em função do quadro clínico, radiológico e da presença de outras anomalias associadas.

Divertículo vesical

Os divertículos congênitos são abaulamentos saculares da parede vesical. Ocorrem por meio de uma área de fraqueza da musculatura detrusora, com herniação apenas da mucosa vesical. Sua origem está relacionada a uma possível obstrução infravesical de caráter transitório durante a vida fetal, na qual houve solicitação excessiva dos pontos mais fracos da musculatura vesical, localizados na junção ureterovesical. Esses divertículos são denominados *sáculas de Hutch*, que podem ser uni ou bilaterais, acometendo meninos mais freqüentemente que meninas e associando-se ao RVU.

Outra forma de manifestação são os *divertículos do úraco*, que se localizam na cúpula da bexiga. Além da localização, diferenciam-se dos anteriores por incluir parcial ou totalmente o plano da musculatura na sua parede. Seu colo pode ter tamanho variado, podendo em algumas circunstâncias haver dificuldade para a drenagem adequada de seu conteúdo. Com freqüência, estão presentes na síndrome de "prune-belly".

As manifestações clínicas dos divertículos vesicais dependem de seu volume e da capacidade de esvaziamento. A presença de resíduo pós-miccional significativo causa diminuição da capacidade funcional da bexiga e predispõe à infecção urinária.

O diagnóstico é feito pela cistografia. A correção cirúrgica está indicada nos divertículos de grande volume que acarretam resíduo vesical ou naqueles associados ao RVU.

Anomalia do úraco

As anomalias uracais são extremamente raras, podendo manifestar-se não apenas na infância, como também na vida adulta. Tratando-se de um resquício do alantóide, o úraco é uma estrutura tubuliforme, normalmente obliterada por ocasião do nascimento, que se situa entre a cicatriz umbilical e a cúpula vesical. A falta de obliteração dessa estrutura manifesta-se pela *persistência do úraco*, na qual existe livre comunicação entre a bexiga e a cicatriz umbilical, com extravasamento constante de urina desde o nascimento. Essa situação, cuja incidência na população geral é de cerca de 3 por milhão, está presente com relativa freqüência nos casos de síndrome de "prune-belly".

A obliteração incompleta do úraco pode resultar na presença de um *divertículo do úraco*, previamente mencionado, ou de um *cisto do úraco*, cuja comunicação com a bexiga e com a cicatriz umbilical está ocluída, o que favorece o acúmulo de serosidade no seu interior. Já o *seio do úraco* tem comunicação precária tanto com a bexiga como com a cicatriz umbilical, manifestando-se clinicamente apenas quando existe infecção de seu conteúdo, havendo então saída de secreção pela cicatriz umbilical e eventual infecção urinária (Fig. 3.41).

Com a correta identificação do problema, o tratamento preferencial é a excisão cirúrgica.

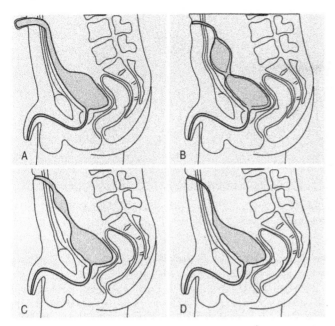

Figura 3.41 – Anomalias do úraco. A) Persistência. B) Cisto. C) Seio. D) Divertículo.

Disfunção vesical neurogênica

Qualquer alteração da inervação visceral ou somática, central ou periférica que afete o mecanismo vesicoesfincteriano pode desencadear disfunção miccional de origem neurogênica. Embora não seja uma anomalia da própria bexiga, as disfunções neurogênicas têm grande importância pelas alterações que causam na dinâmica de esvaziamento vesical e suas eventuais conseqüências, tanto no aspecto social como na anatomia e função do trato urinário superior. As malformações neurológicas são as causas mais freqüentes de bexiga neurogênica na criança, particularmente as *mielomeningoceles*, as *disrafias* e a *agenesia sacral*.

A *mielomeningocele* é responsável por cerca de 90% das bexigas neurogênicas em crianças. Resulta de defeito da fusão da parede dorsal do arco neural primitivo. Na maioria dos casos, as lesões são lombares ou lombossacrais, podendo ser diagnosticadas por exame ultra-sonográfico antenatal ou pelo exame físico pós-natal. Podem ser totalmente assintomáticas ou associar-se a disfunções variadas na bexiga. Dependendo de seu tamanho, pode haver herniação de tecido neural, que deve ser corrigido cirurgicamente. Após o tratamento local pelo neurocirurgião, o urologista deve avaliar funcionalmente a bexiga para caracterizar as eventuais disfunções e planejar o tratamento.

As *disrafias ocultas* são anomalias estruturais do extremo terminal da coluna e medula, com lesões da pele que as cobre, tais como lipomeningocele e cistos dermóides. Podem associar-se a transtornos neurológicos, como problemas de marcha, malformações das extremidades e lesões cutâneas. Não é infreqüente a lesão passar inadvetida até a idade em que se inicia o treinamento vesical, ou mais tardiamente, na fase de crescimento rápido, entre 9 e 15 anos, quando se caracteriza clinicamente a disfunção vesical em decorrência da tração da medula.

A *agenesia sacral* consiste na ausência de dois ou mais segmentos da coluna sacral. Embora freqüentemente se associe a anomalias anorretais, alterações da prega glútea e dos membros inferiores podem passar despercebidas e manifestar-se tardiamente.

Em todas as situações anteriormente descritas, além das alterações miccionais, a bexiga pode já estar comprometida anatomicamente por ocasião do diagnóstico, com alterações secundárias no trato urinário superior, provocadas pelo aumento da pressão intravesical, tais como RVU e uretero-hidronefrose, freqüentemente associada à infecção.

O tratamento das disfunções vesicais neurogênicas visa à normalização da função miccional da bexiga, adequando sua capacidade de armazenamento e eliminação de urina à baixa pressão, além da recuperação anatômica e funcional do trato urinário superior. A uretrocistografia e o exame urodinâmico completo são fundamentais para definir o comportamento vesical e orientar a terapêutica. As opções variam de acordo com as necessidades individuais, desde uso de medicação, treinamento miccional, cateterismo intermitente, uso de coletores, até cirurgias para ampliar a capacidade da bexiga, reforçar o esfíncter uretral ou derivar a urina para a pele ou aparelho digestivo.

ANOMALIAS DA URETRA

Enquanto a uretra feminina apresenta alterações relacionadas exclusivamente a estados de indiferenciação genital, a uretra masculina pode apresentar anomalias importantes, tanto isoladamente como em associação com malformações penoescrotais. Neste capítulo, trataremos das anomalias isoladas da uretra masculina, sendo que as que ocorrem em associação com malformações genitais serão abordadas em outro.

A uretra masculina normal é uma estrutura cilíndrica que se estende desde o colo vesical até o meato uretral externo, situado no ápice da glande. Na sua porção bulbar e peniana, é envolvida e incorporada ao corpo esponjoso, que também forma a glande.

Uretra supranumerária

É uma anomalia muito rara, não devendo ser confundida com fístulas epitelizadas conseqüentes a falsos trajetos de cateterização, com divertículos uretrais ou com as fístulas uretrorretais presentes nas atresias anais. A uretra supranumerária pode ser completa, isto é, apresentar um orifício vesical e outro exteriorizado, recebendo a denominação de *duplicidade uretral*. Nesses casos, o orifício externo tem posição sagital, podendo ser epispádico ou, mais infreqüentemente, hipospádico. Quando a uretra acessória corresponde a uma bifurcação da uretra principal, recebe a denominação de *bifidez uretral*. Nesses casos, o meato da uretra acessória geralmente é hipospádico, podendo ter localização peniana, escrotal, perineal e até intra-anal (Fig. 3.42). Tanto na duplicidade como na bifidez pode haver variação de calibre

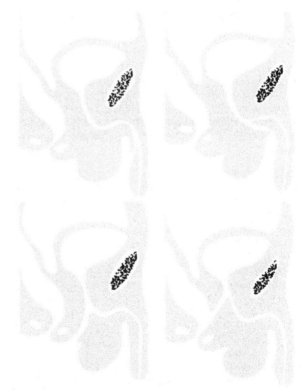

Figura 3.42 – Formas de uretra supranumerária hipospádica.

entre as duas uretras, sendo que a micção se faz preferencialmente por um dos canais, nem sempre o de posição normal. Existem casos mais raros nos quais existe uma uretra acessória independente da uretra normal, mas que não chega a se comunicar com a bexiga, terminando em fundo cego. A sintomatologia dessas anomalias depende basicamente dos calibres das uretras em questão, e o exame físico e o radiológico determinam o tratamento de cada paciente. Em geral procura-se preservar ou reconstruir a uretra tópica e de bom calibre, extirpando-se a acessória, de implantação ou calibre anômalo.

Divertículo de uretra

A parede uretral é habitualmente lisa e regular, mas pode apresentar zonas de fraqueza em conseqüência da qual se instalam dilatações saculiformes, que podem ocasionar graus variáveis de dificuldade miccional, pelo seu enchimento durante a micção e conseqüente compressão da uretra. Dependendo de seu volume, podem também causar abaulamento na região perineal ou peniana, bem como gotejamento pós-miccional. O diagnóstico é feito pela cistouretrografia retrógrada e miccional. Em função da localização, tamanho e repercussão clínica, as dilatações saculiformes devem ser excisadas cirurgicamente.

Megalouretra

Em alguns casos existe deficiência segmentar do corpo esponjoso, e a uretra distal perde o suporte, dilatando-se na extensão correspondente. A dilatação é mais evidente durante a micção, quando o segmento sem suporte se abaula acentuadamente, mesmo não havendo nenhuma obstrução distal ao fluxo de urina. Essa anomalia pode acompanhar-se de hipoplasia ou agenesia dos corpos cavernosos, conferindo ao pênis aspecto bizarro que se acentua durante a micção. Ocorre com certa freqüência nos casos de síndrome de "prune-belly", podendo haver associação com outras anomalias. A megalouretra é tratada por uretroplastia redutiva nos raros casos de repercussão funcional ou quando o aspecto cosmético o exigir.

Estenose de uretra

O calibre uretral é grosseiramente regular, havendo zona de compressão extrínseca na região do esfíncter e colo vesical. Muito raramente são descritos segmentos patológicos de estreitamento congênito, decorrentes de defeito de fusão da membrana cloacal. Em geral, essas estenoses ocorrem na uretra bulbar e anterior, podendo ter extensão variável. O diagnóstico muitas vezes só é feito na adolescência, pela escassez de sintomas. Devem ser diferenciadas, pela anamnese, das estenoses secundárias a traumatismo e inflamação. De acordo com a idade, repercussão clínica, localização e extensão, deve-se instituir tratamento, que pode ser endoscópico ou aberto.

O meato uretral externo é o local mais freqüente de estenose congênita, sendo facilmente diagnosticado pela inspeção e presença de jato miccional muito fino. O tratamento é a meatotomia ou meatoplastia.

Válvula da uretra posterior

São pregas da mucosa do assoalho da uretra posterior, geralmente ancoradas no *verumontano*, e que, dependendo de seu tamanho, podem causar obstáculo importante ao fluxo miccional. Constitui uma das doenças mais importantes em uropediatria, pelas gravíssimas repercussões que pode acarretar em todo o trato urinário.

Existe apenas no sexo masculino, correspondendo embriologicamente ao hímen do sexo feminino. Tem a forma de duas cúspides que se abrem quando ocorre o fluxo anterógrado de urina durante a micção, provocando, desse modo, obstrução de grau variável (Fig. 3.43). Em geral não oferecem resistência ao fluxo retrógrado, por ocasião de sondagem uretral ou injeção de contraste. Em conseqüência da dificuldade do fluxo urinário, ocorre dilatação variável, porém característica, da uretra posterior, havendo freqüentemente um afunilamento ao nível do colo vesical por hipertrofia secundária deste. Concomitantemente, a bexiga pode estar aumentada de volume, apresentando paredes espessadas e trabeculadas, em decor-

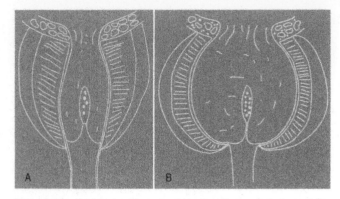

Figura 3.43 – Uretra posterior na presença de válvulas obstrutivas. **A)** Em repouso. **B)** Na micção.

rência do aumento da pressão vesical. Freqüentemente se observa refluxo vesicoureteral e uretero-hidronefrose em graus variáveis.

Pelo fato de a micção estar obstruída já na vida intra-uterina, observa-se à ultra-sonografia antenatal que o feto apresenta dilatações características do trato urinário superior com bexiga constantemente cheia, e o líquido amniótico com volume reduzido. Não infreqüentemente, ao nascimento o paciente apresenta bexiga palpável, com esvaziamento difícil e jato miccional fino. As lesões renais, provocadas pela obstrução, podem ser variáveis, revertendo com a desobstrução, ou irreversíveis, com comprometimento funcional importante nos casos mais graves. Em recém-nascidos, a insuficiência renal associa-se à dificuldade respiratória, devido à hipoplasia pulmonar provocada pelos oligoidrâmnios, e o óbito sobrevém nos primeiros dias. Em crianças maiores, com obstrução discreta, que permitiu evolução clínica favorável sem deterioração do trato urinário superior ou da função renal e com diagnóstico tardio, os sintomas estão relacionados à micção, podendo haver disúria, jato fino, perdas diurnas ou enurese.

A suspeita clínica deve ser confirmada, em qualquer idade, pela uretrocistografia miccional, que evidencia a dilatação característica da uretra posterior, além das eventuais repercussões vesicais (Fig. 3.44). A avaliação do trato urinário superior será feita pela ultra-sonografia, urografia e renograma radioisotópico.

No que se refere ao tratamento, deve-se distinguir o da válvula em si e o das suas repercussões. Em alguns casos de diagnóstico antenatal, tem sido tentada a drenagem emergencial por punção da bexiga ou rim fetais dilatados, introduzindo-se sondas que drenam a urina para a cavidade amniótica. Esses procedimentos são questionáveis, pois sabe-se que as lesões renais graves já estão presentes, com caráter irreversível, antes mesmo que seja possível caracterizar ultra-sonograficamente a uretero-hidronefrose fetal, ao redor da 20ª semana gestacional. Desse modo, mesmo quando realizadas logo após o diagnóstico, as drenagens fetais não trazem benefício significativo para a função renal, podendo, por outro lado, causar lesões iatrogênicas não apenas para o feto, como também para a mãe. Em casos específicos, a antecipação do parto pode permitir o tratamento mais precoce da válvula, porém depende da maturidade fetal e principalmente pulmonar. Por ocasião do nascimento, a prioridade é descomprimir a bexiga por meio de sondagem vesical, assegurando livre drenagem de seu conteúdo. Se o recém-nascido desenvolver descompensação metabólica devido à insuficiência renal ou se apresentar quadro séptico em decorrência da contaminação do trato urinário obstruído, deve-se realizar uma derivação cutânea emergencial, destinada a permitir a livre drenagem de urina. Em geral, realiza-se a vesicostomia ou ureterostomia. A primeira tem a vantagem de drenar ambos os rins por um único orifício, podendo ser realizada quando não há dúvidas quanto à permeabilidade da junção ureterovesical. Tem o inconveniente de manter a bexiga desfuncionalizada. Já a ureterostomia necessita ser realizada em ambos os lados, mas pode ser confeccionada de tal modo a manter a bexiga funcionalizada, o que é interessante para a etapa posterior de desderivação. A derivação cutânea por tempo prolongado permite a recuperação

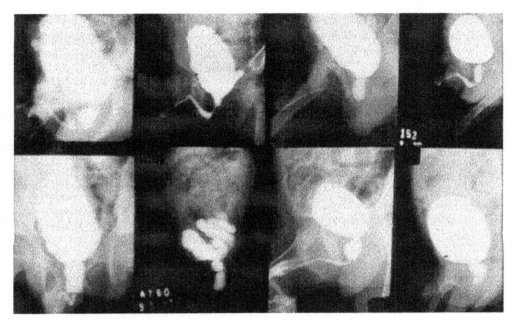

Figura 3.44 – Aspectos de cistografia miccional em casos de válvula de uretra posterior.

funcional do trato urinário superior, bem como a eliminação do processo infeccioso.

O tratamento da válvula de uretra propriamente dita consiste na cauterização endoscópica das pregas mucosas. Em crianças cujo trato urinário superior está preservado funcionalmente, e na ausência de infecção, esse procedimento pode ser realizado primariamente. Com a miniaturização dos equipamentos endoscópicos, a cauterização pode ser realizada com sucesso mesmo em crianças com poucas semanas de vida. A vesicostomia prévia permite que a cauterização seja feita anterogradamente, sem necessidade de introdução de endoscópios pela uretra, o que é uma vantagem em crianças de pequeno tamanho.

Nos casos com derivação cutânea, a cauterização deve preceder a reconstrução do trato urinário. Considera-se importante que a urina volte a fluir pela uretra logo após a cauterização das válvulas, para evitar estenoses.

Considerado o tratamento emergencial e da válvula em si, é importante atentar para o tratamento das seqüelas urológicas da válvula, seja na bexiga, seja no trato urinário superior. O refluxo vesicoureteral e a dilatação dos ureteres podem desaparecer espontaneamente com a derivação vesical e o tratamento da válvula, porém, se persistirem, devem ser avaliados e eventualmente corrigidos. Particularmente no que concerne às dilatações ureterais, devem-se distinguir as dilatações residuais não-obstrutivas daquelas provocadas por obstrução persistente ao nível da junção ureterovesical, recorrendo-se ao renograma radioisotópico ou ao teste de Whitaker. Pelo fato de as bexigas desses pacientes freqüentemente apresentarem paredes espessas e fibrosas, a correção do refluxo vesicoureteral ou o reimplante ureteral podem ser muito difíceis, apresentando alto índice de insucesso e de obstrução secundária. Por fatores não muito bem conhecidos, com freqüência um dos rins apresenta-se mais lesado que o outro, em conseqüência de RVU (mecanismo de "pop-off"). Esse rim em geral não recupera a função, mesmo após drenagem cutânea prolongada. Nesses casos, quando a função corresponde a menos de 10% do total, a nefroureterectomia está indicada.

A bexiga, mesmo após sua desobstrução e refuncionalização, pode apresentar alterações importantes na elasticidade e capacidade contrátil, podendo acarretar distúrbios funcionais de sérias repercussões para o trato urinário superior, caso passem despercebidas. O estudo urodinâmico é fundamental para a avaliação funcional da bexiga, não sendo descrita nenhuma anormalidade esfincteriana nesses pacientes.

Conforme o comportamento vesical, pode haver necessidade de tratamento medicamentoso, treinamento vesical ou mesmo de procedimentos cirúrgicos, como a ampliação vesical.

Deve-se atentar que muitos pacientes de válvula de uretra posterior tornam-se poliúricos pela lesão renal que diminui a capacidade de concentração urinária, e com isso produzem volumes urinários substancialmente aumentados. Esse fato exige uma capacidade e complacência vesicais muito grandes, o que freqüentemente só pode ser obtido com a ampliação vesical.

Infelizmente, um número significativo de pacientes de válvula de uretra posterior acaba evoluindo tardiamente para insuficiência renal, mesmo após a correção adequada de todas as anormalidades urológicas, necessitando ser submetido ao transplante renal, em geral na adolescência.

OUTRAS MALFORMAÇÕES
SÍNDROME TRÍPLICE OU DE "PRUNE-BELLY"

É caracterizada pela hipoplasia dos músculos da parede abdominal, criptorquidia e anomalias do trato urinário. Tem intensidade variável, podendo manifestar-se com insuficiência renal ao nascimento, ou apenas apresentar os estigmas da síndrome, sem alteração funcional do aparelho urinário. Sua forma completa é exclusiva do sexo masculino, incidindo em 1 a cada 35.000-50.000 nascidos vivos. Não se conhecem as causas da síndrome, porém postula-se que uma obstrução infravesical transitória ou uma disembriogênese mesenquimatosa sejam responsáveis pelas manifestações da síndrome.

A parede abdominal apresenta flacidez parcial ou total, em conseqüência da hipoplasia muscular, evidenciando sulcos e estrias cutâneos que dão ao abdome o aspecto característico de ameixa seca. O aparelho urinário pode estar difusamente comprometido, com displasia renal e uretero-hidronefrose com dolicomegaureter em graus variados, associados a uma bexiga hipocontrátil, de paredes espessas, com presença de um divertículo uracal, sendo facilmente palpável. A uretra posterior apresenta dilatação que sugere obstrução, porém na verdade é conseqüência da falta de suporte de tecido prostático. A uretra distal pode ser hipoplástica ou apresentar um segmento dilatado por falta de corpo esponjoso.

Os testículos são intra-abdominais, localizados junto aos ureteres dilatados. Apesar de ter sua função hormonal preservada, não existe relato de fertilidade nesses pacientes, mesmo quando submetidos precocemente à orquipexia.

Pode haver anomalias ortopédicas associadas, como talipes eqüinovaros, luxação de quadril, escoliose ou sindactilia. Malformações cardiovasculares e digestivas, menos freqüentes, também são descritas.

O diagnóstico antenatal pode ser suspeitado pela dilatação do trato urinário, sendo a válvula de uretra posterior o diagnóstico diferencial. Já ao nascimento, o aspecto característico do abdome define o diagnóstico, devendo-se então avaliar cuidadosamente a função renal e vesical. Algumas crianças nascem com insuficiência respiratória em conseqüência de oligoidrâmnio, evoluindo inexoravelmente para óbito, seja por falência pulmonar, seja por insuficiência renal. Outras apresentam quadro clínico extremamente favorável, pelo fato de o trato urinário praticamente não apresentar alteração funcional significativa, não necessitando de nenhuma intervenção. Devem, contudo, ser monitorizadas para controle regular de sua função renal e eventualmente submetidas a orquipexia e abdominoplastia. Entretanto, uma porcentagem significativa de pacientes evolui bem nos primeiros meses de vida, devido à função renal íntegra ao nascimento, porém apresentam deterioração progressiva pela infecção urinária que se instala em conseqüência do dolicomegaureter e refluxo vesicoureteral. Esses pacientes devem ser tratados cirurgicamente antes da deterioração renal, visando à correção das anormalidades urológicas e preservação dos rins. Simultaneamente, deve ser realizada a orquipexia e eventual reparo plástico da parede abdominal. O tratamento cirúrgico radical tem evidenciado uma estabilização funcional do trato urinário nesses pacientes, com melhora da drenagem ureteral e prevenção de infecções urinárias. A orquipexia bilateral e a abdominoplastia também têm resultados gratificantes.

BIBLIOGRAFIA

1. ARAP, S. & DÉNES, F.T. – Vesico-ureteric reflux in children In Williams, D.I. & Etker, S. eds. *Contemporary Issues in Pediatric Urology – In Memorian Herbert B.* Eckstein Istambul Logos Publications, 1996, p. 113. 2. ARAP, S. & DÉNES, F.T. – Válvula de uretra posterior. In Garimaldi, J.E. & Lubetkin, A.M., eds. *Infecciones Urinarias en la Infancia e Adolescencia.* Buenos Aires, Editorial Cientifica Interamericana SACI, 1998, p. 383. 3. BAUER, S.B. – Anomalies of the kidney and ureteropelvic junction. In Walsh, P.C.; Retik, A.B.; et al., eds. *Campbell's Urology.* 7th ed., Philadelphia, Saunders, 1998, p. 1708. 4. BRUSCHINI, H. & ARAP, S. – Bexiga neurogênica e urodinâmica. In Maksoud, J.G., ed. *Cirurgia Pediátrica.* Rio de Janeiro, Revinter, 1998, p. 1214. 5. CENDRON, J. – Die überzählige urethra. In Hohenfellner, R.; Thüroff, J.W. & Schulte-Wissermann, H., eds. *Kinderurologie in Klinik und Praxis.* Stuttgart, Georg, Thieme Verlag, 1986, p. 365. 6. DÉNES, F.T. – Síndrome de prune-belly. In Barata, H.S. & Carvalhal, G.F. eds., *Urologia Princípios e Prática.* Porto Alegre, Artmed, 1999, p. 493. 7. GLASSBERG, K.I. – Renal displasia and cystic disease of the kidney. In Walsh, P.C. et al., eds. *Campbell's Urology.* 7th ed., Philadelphia, Saunders, Co, 1998, p. 1757. 8. GIRON, A.M. – Anomalias ureterais. In Maksoud, J.G., ed. *Cirurgia Pediátrica.* Rio de Janeiro, Revinter, 1998, p. 1143. 9. KOFF, A.S. & WISE, H.A. – Anomalies of the kidney. In Gillenwater, J.Y. et al., eds. *Adult and Pediatric Urology.* 3rd ed., St. Louis, Mosby Year Book, 1991, p. 2171. 10. NOE, H.N. – The wide ureter. In Gillenwater, J.Y. et al., eds. *Adult and Pediatric Urology.* 3rd ed., St. Louis, Mosby Year Book, 1991, p. 2233. 11. RIEDMILLER, H. – Blasendivertikel urachusanomalien. In Hohenfellner, R.; Thuroff, J.W. & Schulte-Wissermann, H., eds. *Kinderurologie in Klinik und Praxis.* Stuttgart. Georg, Thieme Verlag, 1986, p. 307. 12. SILVA, F.A.Q. – Anomalias do desenvolvimento renal. In Maksoud, J.G., ed. *Cirurgia Pediátrica.* Rio de Janeiro, Revinter, 1998, p. 1105.

3 Anomalias Externas do Trato Urinário

AMILCAR MARTINS GIRON
ANUAR IBRAHIM MITRE
SAMI ARAP

As anomalias congênitas do trato urinário estão intimamente ligadas ao desenvolvimento das estruturas genitais, dados a relação embriológica e o desenvolvimento do trato urogenital. Ao contrário das anomalias obstrutivas do trato urinário que predispõem sérios riscos à função renal (válvula de uretra posterior, refluxo vesicoureteral, megaureter), as anomalias do trato urogenital, em geral, não comprometem a função porque não constituem obstrução ao fluxo urinário. As variedades extróficas (extrofia vesical, extrofia de cloaca, epispadias) apresentam incontinência urinária devido ao comprometimento esfincteriano vesical, protegendo até certo ponto a função renal. Entretanto, essas anomalias constituem deformidades de difícil reconstrução plástica e funcional com comprometimento físico e psicológico significativo para o paciente e os familiares, segregando-os de convívio social.

ANOMALIAS EXTRÓFICAS

A extrofia vesical é parte integrante de largo espectro de anomalias extróficas que se estendem desde a epispadia glandar até a extrofia de cloaca, correspondendo a diferentes graus do mesmo defeito embriológico. Incluem entre essas anomalias epispadia, extrofia duplicada, pseudo-extrofia, formas intermediárias extrofia-epispadia, fissura vesical superior, extrofia de cloaca. A extrofia não aparece como estágio intermediário no desenvolvimento embrionário; essa peculiaridade sugere que a anomalia não é decorrente da inibição

de um processo normal de desenvolvimento e sim, de acordo com a teoria mais aceita, de embriogênese anormal. Acredita-se que o defeito básico seja a falha na penetração do folheto mesodérmico entre os folhetos ecto e endodérmico da membrana cloacal, anormalmente ampla. Esse fato, descrito como efeito em cunha, é o responsável pela diástase pubiana, pelo alargamento da linha alba e exonfalia. A falha na fusão dos tubérculos pode determinar duplicação no órgão genital masculino ou feminino. Pode ocorrer instabilidade da membrana que se desintegra precocemente, expondo as vísceras pélvicas na parede abdominal inferior. Dependendo da época e da velocidade com que ocorre a deiscência da membrana cloacal (ou infra-umbilical), instalam-se as diversas variedades extróficas.

EXTROFIA VESICAL

A extrofia vesical é uma rara e complexa malformação que envolve não somente os aparelhos genital e urinário, mas também com muita freqüência compromete as estruturas musculoesqueléticas da parede abdominal inferior e pelve e ocasionalmente afeta o aparelho gastrintestinal terminal. Além disso, acarreta sérios problemas emocionais para o paciente e seus familiares. Em diferentes comunidades, a incidência da extrofia vesical varia entre 1/30.000 e 1/50.000 nascimentos e é duas vezes mais comum no sexo masculino que no feminino. A incidência familiar é extremamente rara, com probabilidade de recorrência de 1:275 famílias estudadas, sendo filhos de pais com epispadia ou extrofia, e aparentemente são os únicos dados publicados.

434

A placa de bexiga com extrofia tem características e tamanhos variados. A superfície da mucosa é normal logo após o nascimento, tornando-se progressivamente hiperemiada, desenvolvendo metaplasia, cistite glandular, cistite cística e pólipos, devido à exposição prolongada. Do mesmo modo, a musculatura vesical, flácida e elástica a princípio, pode tornar-se rígida, espessa e fibrótica, com desarranjo muscular e alterações características de infecção. A cicatriz umbilical freqüentemente está contida na borda craniana da placa vesical. A junção ureterovesical é anômala, com encurtamento do trajeto ureteral submucoso, responsável pela ocorrência de refluxo vesicoureteral em 95% dos casos após o fechamento da bexiga. O trato urinário superior é normal na maioria dos casos (Fig. 3.45).

A extrofia vesical é caracterizada pela diástase pubiana, com extensão variável de 3 a 10cm, acompanhada da rotação lateral do fêmur e acetábulo. A gravidade da doença extrófica é proporcional à extensão da diástase. O defeito fascial da parede abdominal inferior tem forma triangular, delimitado lateralmente pelos músculos retos e inferiormente pela banda fibrosa interpubiana; ocorre separação dos músculos do abdome, que se inserem no púbis e abertura do diafragma urogenital. Essa abertura altera o suporte muscular perineal, podendo ocorrer prolapso retal.

O pênis é curto e os corpos cavernosos são divergentes na sua base; o corpo esponjoso uretral é hipoplástico, determinando a curvatura dorsal do pênis. A bolsa escrotal é achatada e geralmente vazia; os testículos podem ser normais, retráteis ou criptorquídicos. As hérnias inguinais constituem anomalias associadas bastante freqüentes.

No sexo feminino, a uretra é extremamente curta e epispádica. O clitóris é fendido, expondo o intróito vaginal. A área pilosa ou monte de Vênus é horizontalizada e representada por duas metades separadas pela placa extrofiada.

Não existe método ideal de tratamento de extrofia vesical. Os procedimentos cirúrgicos propostos para a reconstrução devem oferecer continência urinária adequada às atividades sociais do paciente, preservar a função renal, restabelecer a anatomia da parede abdominal e dos genitais e preservar a função sexual.

EPISPADIA

A epispadia é a anomalia extrófica menos comum que a extrofia vesical, tem incidência de 1:117.000 a 1:460.000 nascimentos, sendo três vezes mais comum no sexo masculino.

Está presente na extrofia vesical, com a mesma embriogênese, cuja diferença está no grau ou na intensidade da malformação. É reconhecida ao exame físico à simples inspeção de um observador experimentado: ocorre exposição da parede ventral da uretra por defeito no fechamento da uretra em sua parede dorsal. No sexo masculino, são classificadas em epispadias glandar, peniana e pubiana, de acordo com a posição do meato uretral. Na forma glandar, o meato termina ao nível do sulco balanoprepucial. Na variedade peniana, o meato abre-se no dorso do pênis, mais comumente em sua base, identificando-se um sulco dorsal recoberto por mucosa uretral. Na epispadia pubiana, geralmente o colo vesical é alargado, com exposição completa da mucosa uretral; o mecanismo esfincteriano é deficiente, ocorrendo incontinência urinária como regra geral (Fig. 3.46A).

No sexo feminino, o clitóris é duplicado com exposição total da uretra e o diagnóstico é feito pela simples inspeção. A grande maioria das pacientes apresenta incontinência urinária; a bexiga é íntegra, tem capacidade volumétrica diminuída e raramente se acompanha de anomalias do trato urinário. O refluxo vesicoureteral pode estar presente (Fig. 3.46B).

A diástase pubiana é menor na epispadia que na extrofia vesical.

O tratamento é sempre cirúrgico, com dois objetivos básicos: correção da incontinência urinária com técnica cirúrgica específica e correção plástica dos genitais externos, como alongamento peniano, neouretroplastia no sexo masculino e clitoroplastia no sexo feminino.

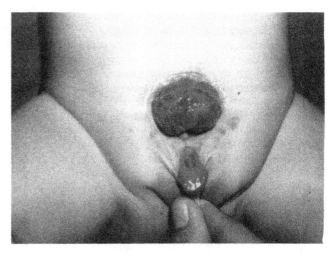

Figura 3.45 – Extrofia vesical: mucosa vesical lisa, fixa à parede elástica. Everte-se com esforço abdominal.

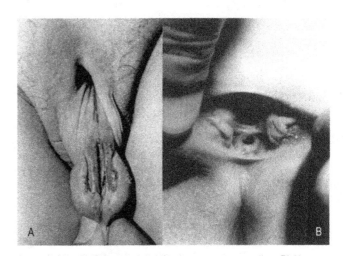

Figura 3.46 – **A**) Epispadia incontinente no sexo masculino. **B**) No sexo feminino a uretra é ampla e o clitóris é bífido.

EXTROFIA DE CLOACA

Entidade mais rara que a extrofia vesical, constituindo o grau mais extremo dessas anomalias extróficas. A teoria embriológica resulta na deiscência da membrana cloacal (ou infra-umbilical) em uma fase precoce à extrofia vesical, antes da septação da cloaca pelo septo urorretal. Ocorre, então, na parede abdominal, exposição da cloaca: lateralmente, identificam-se as duas hemibexigas separadas pela zona de mucos intestinal exposta, que corresponde à região ileocecal. Podem-se visualizar dois orifícios na mucosa intestinal; pelo orifício superior com freqüência ocorre invaginação do íleo terminal. O ânus é imperfurado e a diástase pubiana é maior que na extrofia vesical.

São descritas malformações associadas como duplicação de intestino grosso, meningocele, rim multicístico, displasia ureteral, duplicação de genitais externos.

O tratamento é cirúrgico e complexo, realizado em várias etapas cirúrgicas, com o objetivo de restaurar o trato gastrintestinal, geniturinário e a parede abdominal, havendo necessidade de osteotomia ilíaca para corrigir o defeito da parede.

FIMOSE

Representa a dificuldade ou a impossibilidade de se expor a glande devido ao anel prepucial de perímetro menor que a glande. Como geralmente esse anel estreito não fica na extremidade do prepúcio, não pode ser percebido à simples inspeção, mas apenas quando se tenta retrair o prepúcio.

Muitas vezes é confundida pelo leigo com o freio balanoprepucial ou com excesso de prepúcio. O freio balanoprepucial excepcionalmente na idade adulta pode, por tração durante relação sexual, provocar dor ou mesmo se romper, requerendo a plástica de freio que consiste na incisão transversal e sutura longitudinal. O erroneamente denominado excesso de prepúcio nada mais é que o próprio prepúcio que recobre a glande. Com o crescimento, o prepúcio torna-se menos excuberante.

A fimose pode ser classificada em primária ou congênita e secundária ou adquirida. Na forma congênita, o anel prepucial é formado por uma pele fina e elástica que, com o manuseio espontâneo ou provocado, pode levar a sua dilatação e desaparecimento. A fimose adquirida é secundária a processo inflamatório e formada por tecido fibroso que exige tratamento cirúrgico.

A fimose congênita é a mais comum e geralmente se acompanha de aderência balanoprepucial, que corresponde a uma aderência frouxa entre a glande e a superfície mucosa do prepúcio.

Na fimose, durante a micção pode-se formar uma bolsa de urina na cavidade prepucial, mas dificilmente representa qualquer obstáculo à eliminação de urina. A balanopostite conseqüente a acúmulo de esmegma ou higiene precária provoca edema e eritema de prepúcio, às vezes acompanhados de secreção seropurulenta e disúria. A irritação local faz a criança levar constantemente as mãos ao pênis para coçar. O tratamento local consiste na higiene cuidadosa e no uso de soluções anti-sépticas. Quando assume caráter repetitivo, requer tratamento cirúrgico da fimose.

É enganoso considerar fimose como causa de infecção de trato urinário. Devem-se buscar outros fatores. O tratamento da fimose é controvertido. Em um extremo há os que consideram uma condição natural e que, com o crescimento, o manuseio do pênis pela própria criança leva à dilatação do anel prepucial e separação da aderência balanoprepucial espontaneamente. A indicação de cirurgia ficaria limitada a dificuldade miccional, balanopostites de repetição ou fimose secundária. No outro extremo, há os que recomendam cirurgia no recém-nascido, a exemplo da circuncisão praticada nas religiões muçulmana e judaica.

Em uma posição intermediária, muitos médicos recomendam a dilatação do prepúcio. Quando orientada para ser feita pelos pais, o resultado é nulo devido ao receio de machucar a criança. Desaconselhamos a dilatação prepucial com pinças e a separação da aderência balanoprepucial em consultório, pois representam um gesto repudiante aos pais e à criança. Uma vez realizada a dilatação ou a circuncisão, há necessidade de se expor a glande diariamente para se evitar novas aderências que serão mais firmes ou a formação de anel prepucial fibrótico. Recomenda-se passar uma fina camada de solução oleosa (óleo de amêndoa ou vaselina líquida) durante alguns dias até o desaparecimento dos sinais inflamatórios.

Não aceitamos a indicação profilática de postectomia que em absoluto não substitui medidas de higiene. A indicação de postectomia limita-se a fimoses muito estreitas e impossíveis de se dilatar espontaneamente, abaulando o prepúcio durante a micção, fimose secundária e balanopostites de repetição.

As bolsas de espegma que ocasionalmente se formam, apenas se associadas à inflamação, representam talvez a única indicação de descolamento balanoprepucial.

A postectomia não é isenta de complicações. Há o risco da anestesia, hematoma, infecção, aderência cicatricial, anel cicatricial estreitado, amputação parcial da glande, fístula uretrocutânea, retirada excessiva de pele, estenose de meato uretral, para citar alguns exemplos, podendo até necessitar de reintervenção.

A postectomia consiste na retirada de uma faixa de prepúcio que contém o anel estreitado e sutura da pele à mucosa. Quase sempre é precedida pelo deslocamento das aderências e associada à plástica do freio. Outra técnica empregada utiliza um anel de plástico sulcado sobre o qual é amarrado firmemente um fio e desprezado o prepúcio distalmente, dispensando hemostasia e sutura.

Após alguns dias, com a necrose da pele sob o fio, a peça plástica é eliminada. A simples incisão longitudinal do anel prepucial e a sutura transversal corrigem a fimose, mas conferem um aspecto irregular ao prepúcio, justificando-se apenas quando houver inflamação associada.

Atualmente, na postectomia, tem-se a preocupação de se conservar um pouco mais de prepúcio, recobrindo parcialmente a glande, para evitar a tensão da pele na ereção.

A parafimose ocorre no portador de fimose que retraiu o prepúcio e não recobriu a glande em seguida. O anel prepucial estreito comprime como se fosse um garrote, prejudicando o retorno venoso e linfático que provoca edema importante, fazendo com que o paciente não consiga mais voltar à condição inicial, e representa uma urgência urológica, devido a dor, edema e eventualmente fissuras e lesões necróticas da pele. Se for tratando logo, a redução pode ser conseguida com mais facilidade, após a compressão da extremidade do pênis durante alguns minutos para diminuir o edema. Mais tardiamente, a dificuldade é maior e, nesses casos, é necessária anestesia. Caso não se consiga recobrir a glande, deve-se tratar cirurgicamente por meio de incisão do anel prepucial ou da postectomia, dependendo das condições locais.

HIPOSPADIA

A hipospadia no sexo masculino é uma anomalia congênita na qual o meato uretral apresenta localização ectópica na face inferior do pênis, no escroto ou no períneo. Observa-se uma ampla variedade de apresentações decorrentes do local de abertura do meato uretral e de outras deformidades comumente associadas, podendo configurar desde o aspecto de uma genitália ambígua até ao de um pênis bem formado com um defeito pequeno.

A hipospadia é uma das anomalias congênitas mais comuns, afetando a população brasileira em uma incidência de 1:565 crianças do sexo masculino nascidas vivas. É causada por um desenvolvimento incompleto do mesoderma na genitália masculina, provavelmente relacionado a bloqueio da estimulação androgênica. O aumento do tubérculo genital leva à formação progressiva do pênis e da glande. Por falha de penetração do folheto mesodérmico, as pregas uretrais não se fecham sobre o sulco uretral, mantendo incompleta a uretra peniana.

Algumas anomalias penianas, freqüentemente associadas às hipospadias, estão relacionadas à parte estética e funcional do pênis. A curvatura ventral é freqüente e provocada principalmente pela corda fibrosa nas hipospadias proximais e inabitual nas distais. O prepúcio é normal em 7% dos portadores de hipospadia; nos demais casos, é assimétrico, acumulando-se na face dorsal e faltando na ventral. A estenose do meato uretral é bem mais freqüente nas hipospadias distais. A torção axial da haste peniana pode ocorrer, mas geralmente não é superior a 90° em sentido anti-horário.

Há várias denominações empregadas para os diferentes graus de hipospadia, mas a classificação mais utilizada leva em conta o local do meato uretral, estando o pênis retificado, e considera quatro graus fundamentais: hipospadia peniana (distal mediana proximal), penoescrotal, escrotal e perineal. As hipospadias distais são as mais freqüentes, representando cerca de 70% de todos os casos dessa doença.

Há problemas estéticos e funcionais relacionados às hipospadias e aos defeitos a elas associados. A abertura ectópica do meato uretral vai provocar a saída de urina na face inferior do pênis e com jato defletido. Se a hipospadia for escrotal ou perineal não se consegue orientar o jato, exigindo uma micção em posição sentada, além de prejudicar a função reprodutiva futura, ejaculando-se fora da vagina. A curvatura ventral, quando acentuada, é percebida mesmo com o pênis flácido e, na ereção, a curvatura se acentua, podendo impedir a penetração do pênis na relação sexual. A distribuição assimétrica do prepúcio é facilmente detectada e na fase pode colaborar com a curvatura peniana. A estenose de meato pode chegar a dificultar a micção. A torção axial da haste faz com que a face ventral da glande fique voltada para o lado. As hipospadias graves associadas à criptorquidia devem ser investigadas como estados intersexuais.

Há fatores genéticos ainda por esclarecer relacionados à ocorrência de hipospadia. A probabilidade de nascer um segundo filho com hipospadia é cerca de 15%, e se o pai nasceu com hipospadia, cerca de 5%.

A correção cirúrgica da hipospadia está sempre indicada. Pode-se questionar se seria justificável submeter uma criança a uma operação quando ela apresenta hipospadia distal, que representa um defeito congênito pequeno. Essa ponderação depende da possibilidade de sucesso da operação considerada e da sua simplicidade. A anomalia considerada sem importância pelo médico pode não ser vista da mesma forma pelo paciente, acarretando problemas psicológicos por meio da transferência de ansiedade dos pais, na aceitação da própria imagem corpórea e pelo reconhecimento do problema pelos amigos ou parceira sexual, criando situações constrangedoras. A melhor idade para a cirurgia é em torno de 1 ano. Nessa idade, a criança ainda não tem consciência dos genitais e ressente-se muito menos do tratamento, reduzindo-se os problemas psicológicos.

Há mais de 300 técnicas descritas para a correção das hipospadias que podem ser classificadas em único ou múltiplos estágios. A variedade de diferenças associadas a elas torna desaconselhável o uso de uma técnica para a correção de todas as hipospadias. O cirurgião deve ter familiaridade com diferentes procedimentos para escolher o que melhor se adapta a cada caso. As correções em um só tempo tornaram-se preferidas por nós. Além do desconforto físico e psicológico, as inconveniências sociais e econômicas que as reconstruções em diversos estágios representam, a correção em uma única operação tem como vantagem o manuseio de tecidos virgens com sua vascularização natural, sem fibrose ou cicatrizes. As operações em um só tempo não representaram aumento de risco e os resultados são semelhantes ou melhores que as cirurgias em dois ou mais tempos, contudo devem ser feitas por cirurgião que trata habitualmente dessa doença.

CRIPTORQUIDIA

INCIDÊNCIA

A criptorquidia é o problema congênito geniturinário mais freqüente. A incidência é maior em prematuros, nos quais cerca de 33% apresentam criptorquidia e é encontrada em 3% dos recém-nascidos de termo. Em alguns casos pode ainda completar a descida durante o primeiro ano de vida, chegando a uma incidência de 0,7%, que é idêntica à constatada em adultos. Portanto, a possibilidade de descida espontânea após um ano é praticamente nula.

CLASSIFICAÇÃO

O termo criptorquidia é aplicado a testículos que não encontram no escroto. Contudo, há três situações que devem ser caracterizadas. A criptorquidia corresponde a testículos que não tiveram uma migração completa e encontram-se em algum ponto de sua trajetória normal. O testículo ectópico é aquele que se encontra em algum ponto da sua trajetória normal como, por exemplo, na região inguinal, femoral, base do pênis ou região perineal. O testículo retrátil completou sua migração mas não fica permanentemente no escroto, podendo ocupar temporariamente outros pontos da trajetória normal.

ETIOLOGIA

A etiologia não é perfeitamente conhecida. Está relacionada com: 1. anormalidades anatômicas (ausência ou anomalia do glubernáculo téstis, vasos espermáticos ou canais deferentes curtos, mau desenvolvimento do canal inguinal); 2. anomalias testiculares intrínsecas, tornando a glândula insensível à ação das gonadotrofinas; e 3. deficiência de gonadotrofinas coriônicas, estimulando inadequadamente a migração dos testículos. Essa teoria justificaria a criptorquidia bilateral, entretanto, não explica a unilateral, que é a forma mais comum.

LOCALIZAÇÃO

Cerca de 30% das criptorquidias são bilaterais. Dentre as unilaterais, o lado direito é mais freqüentemente acometido e corresponde a dois terços dos casos.

Quanto à localização, 10% é intra-abdominal, 60% de conduto inguinal, 20% abaixo do anel inguinal externo e 10% ectópico. Cerca de 20% dos casos em que os testículos não são palpados correspondem à agenesia testicular. A agenesia testicular bilateral é muito rara, acometendo 1:20.000 casos de testículos não palpáveis.

DIAGNÓSTICO

Geralmente a criptorquidia é detectada pelo pediatra durante o exame físico ou mesmo percebido pelos pais. O escroto à inspeção está vazio e pode-se apresentar atrofiado. O testículo é geralmente palpável, exceto quando tem situação muito alta. Hérnia inguinal associada pode ser detectada.

Quando os testículos não se apresentam bilateralmente, as dosagens dos hormônios gonadotróficos ou de testosterona após estímulo com gonadotrofina coriônica podem ajudar a distinguir agenesia bilateral de criptorquidia bilateral. Contudo, a exploração cirúrgica é que vai estabelecer o disgnóstico definitivo.

Outros exames podem ser utilizados para evidenciar testículo criptorquídico unilateral não palpável como ultra-sonografia, tomografia computadorizada, ressonância magnética, arteriografia espermática, venografia e laparoscopia. Dos exames invasivos, a laparoscopia tem-se mostrado mais eficiente para demonstrar o testículo intra-abdominal ou os vasos espermáticos e deferentes em fundo cego.

TRATAMENTO

A indicação de tratamento da criptorquidia baseia-se em: 1. melhorar as possibilidades de fertilidade; 2. reduzir os riscos de malignização do testículo criptorquídico; 3. corrigir hérnia associada; 4. prevenir torção testicular; e 5. evitar problemas psicológicos.

As crianças devem ser tratadas entre 1 e 2 anos de idade, antes que comece a ocorrer lesão histológica no testículo, buscando melhores resultados por meio de todos os itens já citados.

A fertilidade é praticamente zero na criptorquidia bilateral não tratada. Quando tratada, somente 30% dos pacientes serão férteis. Surpreendentemente, na criptorquidia unilateral, a fertilidade também é comprometida, e observa-se que apenas 50% dos pacientes apresentam espermograma normal na idade adulta. Porém, trabalhos recentes, em que os pacientes foram tratados mais precocemente, demonstram uma qualidade melhor de sêmen.

Tumor de testículo ocorre 40 vezes mais freqüentemente em testículos criptorquídicos que em testículos normais, ou seja, 1:1.000 testículos criptorquídicos pode desenvolver tumor. Na doença bilateral, se um testículo é acometido por tumor, a possibilidade de o outro desenvolver tumor é de 15 e 30% se ambos os testículos forem intra-abdominal. A maior parte dos trabalhos são de crianças tratadas com idade superior a 4 anos. Espera-se que o tratamento precoce reduza a incidência de degeneração maligna.

Quando o testículo não desce, o conduto peritoneovaginal permanece patente. O saco herniário pode ser encontrado em 80% dos testículos criptorquídicos e em 45% dos testículos ectópicos.

A torção testicular é mais freqüente em testículos criptorquídicos, chegando a representar 20% de uma série de torção testicular.

Os efeitos psicológicos negativos provocados pela ausência de testículo no escroto podem ser evitados com o tratamento precoce ou em caso de orquiectomia por meio da colocação de prótese testicular.

A mobilização e a fixação do testículo no escroto podem ser conseguidas por tratamento hormonal ou cirúrgico. O tratamento hormonal geralmente é feito com gonadotrofina coriônica na dose de 500UI por via intramuscular, duas vezes por semana, durante seis semanas, ou menos freqüentemente com instilação nasal de hormônio liberador de hormônio gonadotrófico de cerca de 400mcg, três vezes ao dia, durante quatro semanas. Baseia-se no conceito de estimulação insuficiente para a descida do testículo, sendo, portanto, mais lógico quando a doença é bilateral. Os resultados são variáveis; contudo, quase todos os testículos retráteis tornam-se tópicos após o tratamento, mas em apenas 40% dos testículos criptorquídicos. O tratamento clínico é contra-indicado nos casos de hérnia associada, em ectopia testicular ou quando existe cicatriz por cirurgia prévia de herniorrafia ou abaixamento testicular.

O tratamento cirúrgico (orquidopexia) consiste na mobilização do testículo e dos vasos espermáticos, correção do saco herniário e fixação do testículo no escroto. A via de acesso habitual é a inguinotomia transversa. Em testículos de localização abdominal, recomenda-se a inguinotomia oblíqua que permite a ampliação da incisão e uma dissecção mais alta dos vasos espermáticos. A laparotomia pode, excepcionalmente, ser necessária em testículos não palpados bilateralmente.

A orquidopexia laparoscópica ainda é pouco utilizada e tem indicação precípua em testículos não palpáveis. Permite-se identificar ausência ou presença do testículo. Quando presente, se o testículo é normal, vaniscente ou displástico. Se vaniscente (testículo atrofiado por provável torção do cordão espermático) ou displástico (malformado, deverá ser retirado (orquiectomia laparoscópica); o testículo com características normais é descido para o escroto laparoscopicamente. A laparoscopia permite uma dissecção mais extensa dos vasos espermáticos e do deferente que a cirurgia aberta e permite o tratamento bilateral pelos mesmos acessos.

BIBLIOGRAFIA

1. ARAP, S. & GIRON, A.M. – Bladder exstrophy: reconstrutive alternatives. AUA UpdaTE Series, Lesson 25, **10**:194, 1991. 2. GEARHART, J.P.; CANNING, D.A. & JEFFS, R.D. – Failed blader neck reconstruction: options for management. *J. Urol.* **146**:1082, 1991. 3. GIRON, A.M.; ARAP, S. & GOÉS, G.M. – Experiência com osteotomia pélvica na reconstrução cirúrgica da extrofia vesical. *Rev. Hosp. Clin. Fac. Med. S. Paulo* **39**:107, 1984. 4. GIRON, S.M. – Reconstrução da Extrofia Vesical em Estágios: Tratamento da Incontinência Urinária por meio da Tubulização Uretero-trigonal. Tese (Livre-Docência), Faculdade de Medicina Universidade de São Paulo, 1990. 5. IVES, E.; COFFEY, R. & CARTER, C.O. – A family study of blader exstrophy. *J. Med. Genet.* **17**:139, 1980. 6. LEAADBETTER, G.W. Jr. – Surgical correction of total urinary incontinence. *J. Urol.* **91**:261, 1964. 7. SWEETER, T.H.; CHISHOM, T.C. & THOMPSON, W.H. – Exstrophy of the urinary bladder: discussion of the anatomic principles aplicable to its repair with a preliminary report of a case. *Minn. Med.* **35**:654, 1952.

4 Inflamações Localizadas no Aparelho Geniturinário

SAMI ARAP
AMILCAR MARTINS GIRON

Crianças com anomalias congênitas do trato urinário apresentam alto risco de lesões renais quando associados a infecções; com freqüência as doenças mais constantes que predispõem às infecções incluem: válvula de uretra posterior, refluxo vesicoureteral, síndrome tríplice ("prune-belly"), bexiga neurogênica. Seguramente, as infecções localizadas tornaram-se menos comuns desde o advento de quimioterápicos e antibióticos e, sem dúvida, a infecção renal mais comum continua sendo a pielonefrite aguda. Dentre as infecções renais localizadas, as mais comuns estão descritas a seguir:

ABSCESSO RENAL

Também referido como carbúnculo renal, trata-se de lesões piogênicas estafilocócicas, notadamente causadas pelo *Staphylococcus aureus* e localizadas primordialmente na pele (impetigo, furúnculos, feridas infectadas) ou em outros órgãos (osteomielite, sepse umbilical, endocardite), que podem provocar metástases bacterianas a distância.

Infecção ascendente associada com obstrução tubular pode ser via primária para o estabelecimento de abscesso por bactéria gramnegativa. No adulto, dois terços dos abscessos renais estão relacionados com a presença de cálculos ou traumatismo renal. Na infância, a associação com refluxo vesicoureteral é pouco citada.

Com freqüência, o rim é atingido, instalando-se trombose ou infarto vascular de extensões variáveis, podendo progredir com grave destruição do parênquima renal; os êmbolos localizam-se na camada cortical renal, ao nível das arteríolas corticais. Excepcionalmente, o sistema excretor urinário está comprometido; o processo se cir-

cunscreve à camada cortical, provocando reação inflamatória da gordura perirrenal com bloqueio do abscesso, originando uma perinefrite extensa. Eventualmente, pode ocorrer rotura do abscesso ou carbúnculo renal, contaminando a gordura perinefrética e originando o abscesso perinefrético.

Clinicamente, o carbúnculo renal na infância pode, sintomaticamente, simular apendicite, peritonite, salpingite ou colecistite; erros diagnósticos têm sido feitos com processo gripal, pneumonia ou afecções que evoluem para a pleura e diafragma. O quadro clínico tem um início insidioso, com queda do estado geral, febre, anorexia, emagrecimento; progressivamente, a febre adquire um caráter supurativo. Instalam-se toxemia, dor localizada na região lombar e de grande intensidade, irradiada para o epigástrio, genitais externos e ombros. O exame físico, devido à irritação retroperitoneal, sempre leva a pensar em abdome agudo cirúrgico.

A análise da urina freqüentemente não evidencia piúria, podendo conter estafilococos.

O diagnóstico pode ser feito rapidamente e com menor custo por meio da ultra-sonografia renal, que demonstra o abscesso: imagem hipoecogênica ou baixa densidade de eco é encontrada no exame. Na fase aguda, as bordas podem ser indistinguíveis, mas o conteúdo é homogêneo com poucos ecos e com parênquima renal edemaciado circundando a lesão. Os achados à ultra-sonografia podem ser corroborados pela urografia excretora, pelas imagens típicas de estiramento e distorções calicinais, localizadas na região da lesão, havendo necessidade de diagnóstico diferencial com tumores renais. A tomografia computorizada é o procedimento de escolha para abscesso renal porque permite excelente definição do contorno da lesão, independente da fase do abscesso. Arteriografia e radioisótopos são pouco utilizados para diagnosticar abscesso renal na infância.

O tratamento é feito cirurgicamente por meio de drenagem do abscesso e do espaço retroperitoneal, pondendo incluir até nefrectomia.

ABSCESSO PERINEFRÉTICO

Trata-se de uma complicação do carbúnculo renal; entretanto, a lesão renal pode ser mínima ou praticamente não existir; os abscessos perinefréticos podem-se formar por meio da propagação linfática de processos infecciosos vizinhos (apendicite retrocecal, pleuris purulento etc.).

Clínicamente, a história do abscesso perinefrético pode ser mais aguda, com dores lombares ou nos flancos, febre e toxemia. Pode-se palpar uma tumefação dolorosa, tensa nos flancos; constantemente, a criança adquire uma posição antálgica, flexão da coxa sobre o abdome, escoliose de concavidade para o lado comprometido, traduzindo uma irritação do psoas.

A tumoração palpável pode ter consistência cística, quando o abscesso apresenta supuração; pode comprometer flanco, hipocôndrio e fossa ilíaca.

As análises urinárias, como nos abscessos renais, podem ser normais; o hemograma tende sempre a mostrar leucocitose com grande desvio à esquerda.

Dentre os métodos de imagem para diagnosticar a lesão, a ultrasonografia é a primeira escolha. A radiografia simples do abdome evidencia desaparecimento da sombra do músculo psoas; as radiografias constrastadas podem revelar deslocamento do rim de sua posição normal, devido à presença da massa purulenta. O tratamento consiste também em drenagem cirúrgica, associada a antibióticos. Muitas vezes, o abscesso perinefrético é complicação de calculose renal infectada por *Proteus*, exigindo nefrectomia.

HIDRONEFROSE INFECTADA

É a condição na qual ocorre infecção bacteriana no rim hidronefrótico; exsudato purulento fica depositado na via excretora. Pionefrose é a condição em que está associada hidronefrose infectada e destruição supurativa do parênquima renal, total ou parcial.

Clinicamente, o quadro é de inflamação localizada em um dos flancos, febre alta, dor, com história pregressa de infecção urinária, calculose ou cirurgias do trato urinário.

Os meios diagnósticos são os mesmos descritos anteriormente. O tratamento inicial deve ser feito com antibióticos e drenagem imediata do rim, nefrectomia percutânea ou aberta, cateterismo ureteral retrógrado; a cirurgia definitiva ou nefrectomia deve ser feita quando o paciente estiver clinicamente estável.

CISTITES

Na infância é muito comum a cistite aguda, principalmente nas meninas, e de etiologia bacteriana, na grande maioria. Ocorre processo inflamatório na bexiga, podendo estar associada à infecção do trato urinário; são denominadas cistites bacterianas. Os sintomas são de urgência miccional, polaciúria, disúria, calcinha úmida e eventualmente perdas urinárias antes da micção; é rara a presença de febre e, caso contrário, deve ser investigado refluxo vesicoureteral.

O diagnóstico pode ser feito no ato por meio de análise de sedimento urinário e/ou urocultura. Como a doença é aguda, deve ser prontamente tratada com quimioterápicos ou antibióticos adequados. A recorrência ou persistência de bacteriúria assintomática é freqüente e deve ser investigada.

As formas não-bacterianas, agudas ou crônicas têm sido descritas e algumas delas estão descritas a seguir.

Cistites mecânicas – pela presença de cálculos, corpos estranhos em contato com a mucosa vesical.

Idiossincrasias por drogas, agentes irritantes ou alergias – nesse item podemos citar as cistites por ciclofosfamidas, nitrato de prata, formaldeído, irradiação, chocolate, cafeína (café) etc.

Cistites proliferativas – crianças com infecção urinária crônica ou recidivante muitas vezes apresentam lesões císticas na bexiga, vistas por meio da cistoscopia. Parece aceito hoje em dia que os diversos fatores locais, como inflamação crônica, neoplasias e reações alérgicas, podem romper o equilíbrio da mucosa vesical e promover o aparecimento de cistite proliferativa; assim, existe proliferação na mucosa vesical, com aparecimento de ninhos de células epiteliais, desenvolvimento de glândulas mucossecretantes (cistites glandulares), proliferação de estroma com folículos linfóides (cistite folicular) etc.

Cistite pseudomembranosa – observada também em crianças com infecção urinária crônica, em que o trígono aparece sempre recoberto com depósito acinzentado, lembrando a membrana diftérica.

Cistite por bilharziose – depósitos submucosos de ovos de *Shistosoma*, desencadeando sintomas de cistite e hematúria. O diagnóstico é confirmado por biopsia da parede vesical por meio de cistoscopia.

Cistite hemorrágica aguda – a cistite bacteriana pode predispor à hematúria grave, assim como infecção viral (adenovírus tipo II) pode estar envolvida.

MASSAS ESCROTAIS AGUDAS

A bolsa escrotal é sede de processos inflamatórios agudos: o diagnóstico diferencial de dor escrotal aguda engloba as seguintes afecções: torção de cordão espermático, torção de testículo ou apêndice testicular e orquiepididimites.

ORQUIEPIDIDIMITE

Dor localizada na bolsa testicular; o processo é menos comum que no adulto; o início do quadro inflamatório é mais lento que a torção, podendo tornar-se grave, dificultando inclusive o diagnóstico diferencial.

A etiologia da infecção pode ser secundária à infecção bacteriana ou mesmo à reação química da urina que reflui para o epidídimo. No período pós-puberal, as infecções são geralmente associadas a doenças venéreas (*Chlamydia* ou gonorréia). Em qualquer faixa etária, entretanto, deve ser lembrada a possibilidade de ectopia ureteral nos derivados do ducto de Wolff.

O tratamento é feito com antibióticos específicos (doenças sexualmente transmissíveis) antiinflamatórios, suspensório escrotal, restrição a exercícios físicos.

ORQUITE

Trata-se de infecção aguda envolvendo somente o testículo; é uma ocorrência rara e quase sempre é secundária à extensão de processo inflamatório de epidídimo. A orquite pode ser conseqüência de agentes virais, bacterianos, traumáticos, micóticos, parasitários e idiopáticos. O quadro clínico da orquiepididimite corresponde a processo inflamatório localizado na bolsa escrotal: dor, rubor, calor, edema; a dor pode irradiar-se através do cordão espermático até a região lombar; o órgão afetado atinge três a quatro vezes o seu tamanho normal. Laboratorialmente, o hemograma evidencia leucocitose (20 a 30.000/ml); a análise de urina quando não revela infecção faz suspeitar de um quadro de torção.

O diagnóstico diferencial é feito com tumor de testículo, torção do cordão espermático, torção dos apêndices do testículo e epidídimo.

O tratamento consiste na elevação e na mobilização do testículo comprometido, administração de antibióticos (penicilina ou tetraciclinas) e antiinflamatórios.

TORÇÃO TESTICULAR

A torção testicular é a urgência mais dramática em urologia devido ao risco de perder o órgão e deve ter prioridade no tratamento.

A massa escrotal que aparece no recém-nascido (RN) na maioria dos casos corresponde à torção intra-uterina do cordão espermático (extravaginal), ao contrário daquela que ocorre nos meninos puberais, que é intravaginal (defeito anatômico da fixação testicular). A massa testicular do RN é dura, sem sinais inflamatórios, e a orquiectomia revela massa totalmente isquêmica.

A torção intravaginal tem o pico de incidência na puberdade, embora possa ocorrer em qualquer idade: dor localizada intensa, ipsilateral, referida também no canal inguinal e na fossa ilíaca correspondente.

Ao exame físico: paciente ansioso, desconfortável, afebril, escroto aumentado, eritematoso, sinais inflamatórios e testículo extremamente doloroso ao toque ou manuseio do local. A elevação do testículo pode aliviar o quadro doloroso, pois tal movimento tende a diminuir o efeito da torção, contribuindo para o diagnóstico diferencial (torção x epididimite) (Fig. 3.47).

O diagnóstico deve ser preciso, rápido e, caso contrário, é preferível exploração cirúrgica. Ultra-sonografia com Doppler, ou mapeamento testicular com radioisótopos, para avaliar a perfusão sangüínea testicular é utilizada desde que obedecida a urgência (Zerin-2146®). A exploração cirúrgica da torção deve ser feita nas primeiras 6 horas da instalação do episódio; procede-se à redução da torção e à fixação testicular (bilateral). Casos diagnosticados ou tratados tardiamente podem terminar em orquiectomia.

TORÇÃO DE APÊNDICE

Esse evento também é ocorrência comum nos meninos, assim como a torção testicular. O apêndice testicular (hidátide de Morgani) é um pequeno nódulo pedunculado sem função fisiológica, situado no pólo superior do testículo; a torção do pedículo proporciona isquemia, com muita dor local e no canal inguinal, náuseas e vômitos, dificultando, às vezes, o diagnóstico diferencial no exame físico. Pequeno ponto escuro pode ser observado no testículo durante o exame físico e a ultra-sonografia com Doppler colorido pode confirmar o diagnóstico, revelando circulação testicular presente.

Quando o diagnóstico é feito, a cirurgia pode não ser necessária, pois a maioria dos apêndices degenera após duas semanas.

A torção de apêndice epididimário é rara, mesmo porque não é estrutura constantemente presente no epidídimo.

PROSTATITES

Muito raras na primeira infância, ocorrendo na maioria das vezes em adolescentes; o abscesso prostático do recém-nascido geralmente é metastático de sepse estafilocócica umbilical; é diagnosticado por meio do toque retal.

BIBLIOGRAFIA

1. BARTONE, F.F. et al. – The role of percutaneous nephrostomy in the management of obstructing candidiasis of the urinary tract in infants. *J. Urol.* **140**:338, 1988. 2. BJORGVINSSON, E.; MAJD, M. & EGGLI, K.D. – Diagnosis of acute pyelonephritis in children: comparison of sonograpy and Tc DMSA scintigraphy. *Am. J. Roentgenol.* **157**:539, 1991. 3. BURGE, D.M. – Neonatal testicular torsion and infarction: aetiology and management. *Br. J. Urol.* 59, 1987. 4. CARTWRIGHT, P.C. et al. – Managing apparent ureteropelvic junction obstruction in the newborn. *J. Urol.* **148**:1224, 1992. 5. GINSBURG, C.M. & McCRACKEN Jr., G.H. – Urinary tract infections in young infants. *Pediatrics* **69**:409, 1982. 6. GUINEY, E.J. & McGLINCHEY, J. – Torsion of the testes and the spermatic cord in the newborn. *Surg. Gynecol. Obstet.* **152**:273, 1981. 7. HERZOG, L.W. – Urinary tract infections and circumcision: a case control study. *Am. J. Dis. Child.* **143**:348, 1989. 8. JERKING, G.R. et al. – Spermatic cord torsion in the neonate. *J. Urol.* **129**:121, 1983. 9. KAY, R.; STRONG, D.W. & TANK, E.S. – Bilateral spermatic cord torsion in the neonate. *J. Urol.* **123**:293, 1980. 10. MALEK, R.S. & KELALIS, P.P. – Pediatric nephrolithiasis. *J. Urol.* **113**:545, 1975. 11. SPAEH, D.H.; STAPLETON, A.E. & STAMM, V.E. – Lack of circumcision increases the risk of urinary tract infection in young men. *JAMA* **267**:679, 1992.

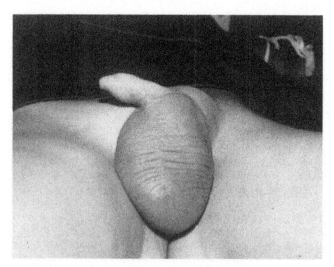

Figura 3.47 – Processo inflamatório agudo (orquiepididimite).

5 Litíase Urinária

MARTHA ALEXANDRINO
VERA H. KOCH
MARIA DANISI FUJIMURA
RICARDO JORDÃO DUARTE
FRANCISCO TIBOR DÉNES

INTRODUÇÃO

A litíase urinária é menos freqüente no lactente e na criança que no adulto. São nessas faixas etárias, no entanto, que a maioria dos distúrbios metabólicos que levam à litíase se manifestam. Estima-se que o custo do tratamento da crise aguda litiásica, suas complicações (obstruções, infecção urinária etc.) e o tratamento via litotripsia extracorpórea (LECO) ou litotripsia percutânea seriam seis vezes maiores quando comparados aos custos dos exames para o diagnóstico metabólico, das drogas a serem utilizadas e do seguimento médico-ambulatorial. Portanto, o diagnóstico preciso da etiologia é indispensável para que se possam prevenir as recidivas do cálculo e os danos potenciais para a anatomia dos rins e a função renal.

A prevalência da litíase urinária pediátrica é baixa, estimando-se que varie de 0,13 a 0,94 (média 0,31) casos para cada 1.000 admissões hospitalares nos países desenvolvidos da Europa e Estados Unidos. Essa prevalência é 10 vezes menor que a incidência anual de cálculos urinários entre americanos adultos, em que a média é 3,3 casos por 1.000 admissões. Não existem, em nosso meio, dados fidedignos que nos permitam estimar a freqüência da litíase nas crianças.

MECANISMOS DE FORMAÇÃO DOS CÁLCULOS

A urina contém ânions, cátions e moléculas orgânicas que formam complexos determinando uma solução estável e com grande força iônica. Em condições normais, há equilíbrio entre a cristalização e a solubilização das substâncias nela contidas. Uma determinada solução pode ser subsaturada, saturada ou supersaturada em relação a um dado soluto. A urina saturada ou supersaturada propicia a nucleação dos cristais.

Nucleação é a formação de cristais a partir de íons derivados de solutos existentes na urina. Pode ser homogênea ou heterogênea. A nucleação é homogênea quando o cristal formado serve de base para o depósito de cristais semelhantes. É heterogênea quando os cristais se depositam sobre uma base constituída por impurezas, macromoléculas ou outro cristal quimicamente diferente. Na urina geralmente a nucleação é heterogênea e influenciada por circunstâncias variadas.

Podemos considerar vários conceitos no estudo da saturação urinária: produto de atividade, produto de solubilidade, produto de formação.

Produto de atividade – pode ser definido como o produto das concentrações de íons livres existentes na urina, que são capazes de se agregar um ao outro e desse modo iniciar a nucleação. Pode variar em função do pH urinário, da concentração de íons potencialmente formadores de cálculos da atividade iônica da urina que é determinada pela presença de outros íons e moléculas orgânicas e/ou inorgânicas que servem para promover e inibir o processo de nucleação. Qualquer situação que determine a redução no volume urinário ou que aumente a excreção de um íon potencialmente formador de cálculo tende a aumentar sua concentração na urina e, portanto, a saturação urinária desse íon.

Produto de solubilidade – delimita a transição entre as zonas subsaturada e saturada. Embora seja constante para cada soluto em solução pura, quando vários cristais estão dissolvidos na mesma solução, o produto de solubilidade característico para cada íon pode ser modificado. Quando um soluto se encontra na urina em concentrações inferiores ao produto de solubilidade, dizemos que a urina está subsaturada para esse soluto. Ela é considerada estável, não ocorre cristalização e cristais adicionados podem ser dissolvidos. Se a concentração de um determinado soluto se encontrar acima do produto de solubilidade, a urina estará saturada para esse íon. A solução é considerada metaestável. Nessa faixa de saturação não ocorre cristalização espontânea, mas pode ocorrer nucleação (geralmente heterogênea, e os cristais formados podem apresentar crescimento e agregação); por outro lado, a ação dos inibidores é eficiente, impedindo a cristalização. A urina metaestável é muito importante para o tratamento do paciente com litíase.

Produto de formação – estabelece os limites entre a urina saturada e a urina supersaturada. A urina é chamada instável, ocorre cristalização espontânea e a ação dos inibidores não é eficiente.

Os cálculos urinários são formados por diversos tipos de cristais:

– oxalato de cálcio (mono e diidratado);
– fosfato de cálcio;
– estruvita (hexaidrato de fosfato de magnésio e amônio);
– ácido úrico;
– uratos (urato ácido de amônio e urato ácido de sódio);
– cistina e xantina.

A freqüência do tipo de cristal que aparece formando o cálculo varia conforme a população em foco. No entanto, a maioria dos estudos mostra que 80 a 90% dos cálculos estudados são formados por cálcio (oxalato de cálcio e fosfato de cálcio).

COMPOSIÇÃO DOS CÁLCULOS URINÁRIOS

OXALATO DE CÁLCIO

É o cristal mais freqüentemente encontrado nos cálculos renais. Pode precipitar em forma de oxalato de cálcio monoidratado (vevelita) ou diidratado (vedelita). A cristalização do oxalato de cálcio é influenciada pela concentração de cálcio e de oxalato, bem como pela nucleação, seja homogênea, seja heterogênea.

Oxalato de cálcio é insolúvel em pH urinário entre 4,5 e 8,0, assim, teoricamente, a cristalização pode ocorrer em urina tanto ácida quanto alcalina. Manobras modificando o pH urinário não alteram muito a precipitação do oxalato de cálcio. O controle de cristalização do oxalato de cálcio deve ser dirigido para a redução dos íons livres de oxalato e de cálcio na urina, além da elevação na concentração dos inibidores da sua cristalização.

FOSFATO DE CÁLCIO

Existem cinco tipos de fosfato de cálcio formadores de cálculos renais. É mais comum encontrar cálculos mistos de hidroxiapatita e carbonato-apatita. São pouco solúveis em urina alcalina e costumam precipitar em pH acima de 6,6. A manutenção da solubilidade urinária, no que diz respeito ao fosfato de cálcio, deve ser direcionada para a redução da saturação do cálcio e a acidificação do pH urinário.

HEXAIDRATO DE FOSFATO DE MAGNÉSIO E AMÔNIO

A precipitação hexaidrato de fosfato de magnésio e amônio ou estruvita ocorre em urina alcalina e é resultante da ação de bactérias produtoras de urease. Essa enzima degrada a uréia, originando amônia e ácido carbônico. A amônia reage com água produzindo hidróxido de amônio. O carbonato gerado também é hidrolisado, originando cristais de carbonato-apatita. A concentração aumentada de amônia e o pH alcalino são fatores determinantes na precipitação da estruvita.

ÁCIDO ÚRICO

Os cálculos de ácido úrico devem ser suspeitados em pacientes que apresentam cálculo radiotransparente e urina persistentemente ácida (pH menor que 5,5).

Como a precipitação do ácido úrico depende do pH e da sua concentração na urina, a urina ácida é fator determinante para a precipitação do ácido úrico. A alcalinização da urina para manter essa solubilidade pode precipitar o fosfato de cálcio. Devido à sua superfície externa, o cristal de ácido úrico pode servir de nucleação heterogênea para o oxalato de cálcio.

URATO

O urato precipita na urina nas formas de urato ácido de amônio e urato ácido de sódio monoidratado. Ambos são cálculos raros.

OUTROS CÁLCULOS URINÁRIOS

A cistina é encontrada em cerca de 1 a 2% dos cálculos urinários. A precipitação da cistina é influenciada pela sua concentração e pelo pH urinário. Está relacionada com doença genética (cistinúria). O pH alcalino, em torno de 7,8 a 8,0, mantém a solubilidade da cistina.

A xantina é outro tipo raro de cálculo urinário.

FATORES PROMOTORES DA CRISTALIZAÇÃO

São complexos. A teoria que defendia que uma matriz protéica constituía o núcleo de formação dos cálculos não tem mais adeptos. Ao contrário, a ênfase é colocada no papel dos próprios cristais e de suas interações. Vários tipos de cristais presentes em um dado meio podem induzir, mutuamente, um a cristalização do outro. Por exemplo, o oxalato de cálcio poderá induzir a precipitação de fosfato de cálcio e de uratos; reciprocamente, o urato monossódico poderá induzir a precipitação de oxalato e de fosfato de cálcio. Esse mecanismo, chamado epitaxia, explica, em particular, o fato bem conhecido de que os cálculos têm, freqüentemente, composição mista. A compreensão desse mecanismo produziu alterações no plano terapêutico como, por exemplo, redução de uratos nas litíases cálcicas, da calciúria nas litíases oxálicas etc.

Outro fator importante é o pH urinário. Esse influencia o estado de saturação urinária, aumentando ou diminuindo a solubilidade de solutos potencialmente formadores de cálculos. Por exemplo, o pH urinário em 6,0 e 7,5 aumenta a solubilidade do ácido úrico e cistina, respectivamente, enquanto a redução do pH urinário abaixo de 6,0 faz o mesmo com o fosfato de cálcio. A solubilidade do oxalato de cálcio não é apreciavelmente afetada por alterações do pH urinário dentro dos limites fisiológicos.

FATORES INIBIDORES DA CRISTALIZAÇÃO

Os mecanismos envolvidos na formação do cálculo urinário são múltiplos e, muito provavelmente, para que ocorra a formação de cálculos é necessário que vários deles estejam participando.

Principais fatores litogênicos:

– fatores epidemiológicos;
– estados de hiperexcreção ou supersaturação urinária;
– deficiência de fatores inibidores da cristalização;
– matriz calculogênica;
– infecção urinária;
– alterações anatômicas; e
– mistos.

Fatores epidemiológicos – envolvem raça, sexo, idade, aspectos nutricionais-dietéticos, clima, profissão, atividade física e herança familiar.

Estados de hiperexcreção ou supersaturação urinária – relacionam-se com o volume urinário que contém os elementos em suspensão bem como os determinantes do pH urinário. Participam nesse mecanismo fisiopatológico vários elementos como o cálcio, o ácido úrico, o oxalato, a cistina etc. Nesse mecanismo, espera-se que ocorra supersaturação urinária de um ou mais elementos, formando núcleos que iniciam o fenômeno da litogênese.

Deficiência de fatores inibitórios da cristalização – a ausência ou redução relativa de fatores inibidores proporciona a cristalização; quando já existem cristais na urina ocorreria seu crescimento, levando à formação dos cálculos. O citrato é um importante inibidor da formação dos cálculos cálcicos. É capaz de se ligar ao cálcio urinário de forma solúvel, diminuir a saturação do oxalato de cálcio e do fosfato de cálcio e pode reduzir o crescimento dos cálculos já formados. A hipocitratúria aumenta o risco na formação de cálculos urinários.

O magnésio também é um potente inibidor da cristalização do oxalato de cálcio e a redução na sua excreção pode aumentar o risco da formação de cálculos; além disso, atua de maneira favorável, aumentando o pH urinário e a excreção do citrato e formando complexos com o oxalato de cálcio, tornando-o mais estável.

Após a formação do cristal (ou do núcleo do cálculo), no interior do lúmen tubular, devem ocorrer eventos fisiopatológicos que favoreçam a aderência do cristal/núcleo do epitélio tubular. Se isso não ocorrer, a própria diurese será responsável pela sua eliminação na urina. Além dessa aderência, devem ocorrer fatores que propiciam ou não o crescimento do núcleo. Dentre as moléculas que estão presentes nos túbulos e que bloqueiam a adesão ou inibem o crescimento do núcleo, a nefrocalcina, a proteína de Tamm-Horsfall e os glicosaminoglicanos (GAG) são candidatos naturais.

Matriz calculogênica – esse mecanismo admite a nucleação heterogênea como o principal fator na formação dos cálculos. Sugere que matrizes orgânicas, como aglomerados de proteína de Tamm-Horsfall (embora considerada com efeitos inibitórios), poderiam tam-

bém promover a formação de cálculos ao permitir que outros elementos se agregassem nesse aglomerado (nucleação heterogênea). Uma agregação anormal da proteína de Tamm-Horsfall poderia gerar um gel, funcionando como uma matriz orgânica.

Infecção urinária – pode atuar como núcleo inicial por aglomeração de bactérias ou por propiciar a formação de fragmentos de células tubulares e de cilindros leucocitários ou modificar, pelo processo inflamatório associado, a secreção de elementos inibitórios, como a proteína de Tamm-Horsfall, a nefrocalcina ou de GAG. Pode ocorrer também a modificação do pH urinário por bactérias produtoras de urease.

Alterações anatômicas – atuam como fatores de risco, favorecendo a precipitação dos cristais em função da estase de urina. No entanto, devemos sempre procurar fatores metabólicos como causa primária do evento litiásico, mesmo quando existem anomalias estruturais do trato urinário.

DISTÚRBIOS METABÓLICOS, VÁRIOS TIPOS DE CÁLCULOS ENCONTRADOS E CONDIÇÕES CLÍNICAS ASSOCIADAS À UROLITÍASE

CÁLCULOS DE CÁLCIO

Os cálculos de cálcio representam cerca de 70 a 80% de todos os cálculos urinários. Dentre eles, aproximadamente 20% são verdadeiramente idiopáticos, isto é, desacompanhados de qualquer alteração bioquímica e/ou metabólica e 60% estão associados a distúrbios metabólicos, como hipercalciúria, hiperuricosúria, hiperoxalatúria ou hipocitratúria, ou uma associação desses distúrbios. Das condições clínicas supracitadas, a mais freqüente corresponde aos estados hipercalciúricos, nos quais os cálculos são de fosfato de cálcio ou oxalato de cálcio ou da mistura de ambos. São cálculos praticamente radiopacos, geralmente únicos, raramente múltiplos. Os restantes 20% são representados por cálculos de cálcio secundários a outras causas, como acidose tubular renal (em que caracteristicamente ocorre nefrocalcinose, associada ou não a cálculos isolados); rim espongiomedular; síndrome da má absorção; hiperparatireoidismo (e outros estados hipercalcêmicos); imobilização prolongada; associado a drogas (furosemida e outros diuréticos de alça); dieta extremamente rica em sódio e/ou proteínas; por depleção grave de fosfatos (quer por ingestão inadequada, quer por uso de medicamentos quelantes).

A **hipercalciúria idiopática** é um distúrbio metabólico encontrado em até 50% dos pacientes com litíase urinária, definido como aumento na excreção urinária de cálcio, na ausência de hipercalcemia. Pode estar associada ou não à hiperuricosúria. Apresenta-se como agregação familiar, e antecedentes familiares positivos para urolitíase são encontrados em mais de 70% dos casos. Crianças com hipercalciúria idiopática apresentam-se clinicamente com hematúria macroscópica recorrente ou microscópica intermitente/persistente; no entanto, grande parte delas pode ser totalmente assintomática. Podem cursar também com dores abdominais difusas e vagas, ou dores em flancos, às vezes com características de cólicas.

A causa de hipercalciúria idiopática é matéria de controvérsias na literatura. A hipercalciúria, em geral, pode ser conseqüente a um ou mais dos mecanismos que iremos discriminar a seguir:

a) aumento primário da absorção intestinal de cálcio;
b) diminuição na reabsorção tubular renal de cálcio;
c) diminuição primária na reabsorção tubular renal de fosfatos;
d) aumento primário da reabsorção óssea;
e) aumento primário na síntese de vitamina D;
f) associada a distúrbios tubulares renais.

Do ponto de vista didático, podemos classificar a hipercalciúria idiopática em dois tipos: absortiva e renal.

Hipercalciúria idiopática do tipo absortivo

Cerca de 15 a 30% do cálcio presente na dieta é absorvido e passa para a corrente sangüínea. Essa absorção é, em grande parte, mediada pelo 1,25-diidroxicolecalciferol – 1,25(OH)$_2$-D$_3$. Se a ingestão de cálcio aumenta, ocorre elevação transitória na absorção de cálcio e a calcemia se eleva muito discretamente; a secreção de paratormônio (PTH) é inibida levando à queda da hidroxilação da vitamina D em território renal, limitando, portanto, a absorção intestinal de cálcio. Como resultante, a absorção e a excreção de cálcio são modificadas de maneira não significativa, mantendo a calciúria em níveis normais.

Em contraste, pacientes com hipercalciúria absortiva absorvem e excretam uma porcentagem maior de cálcio da dieta. Quando se restringe à ingestão, a calciúria se normaliza, de modo que, no jejum, ela é sempre normal. A própria supressão do PTH, que se sucede ao aumento na absorção de cálcio, favorece a elevação da calciúria (o PTH estimula diretamente a reabsorção tubular renal de cálcio). Alguns autores descrevem dois subtipos de hipercalciúria absortiva, que podem representar níveis diferentes de gravidade do mesmo processo. No subtipo I, o aumento de absorção de cálcio ocorre na vigência de dieta com quantidades normais de cálcio. No subtipo II, a hiperabsorção processa-se apenas quando a alimentação contém quantidades exageradas de cálcio, levando à hipercalciúria. Em ambos os subtipos, a calciúria em jejum é normal.

Os mecanismos que promovem a absorção intestinal aumentada de cálcio são controvertidos. Em analogia a outros estados em que ocorre hiperabsorção intestinal de cálcio, tais como intoxicação por vitamina D, hiperparatireoidismo, sarcoidose, alguns estudos sugeriram que nesse tipo de hipercalciúria ocorreria um distúrbio no metabolismo da vitamina D, com aumento dos níveis séricos de 1,25(OH)$_2$-D$_3$, levando à hiperabsorção intestinal de cálcio e ao aumento da excreção urinária desse íon. No entanto, algumas evidências se contrapõem a essa teoria: os níveis séricos de 1,25(OH)$_2$-D$_3$ não estão aumentados em até 60% dos pacientes com hipercalciúria absortiva; os pacientes com hipercalciúria absortiva não têm aumento de absorção de fosfato e magnésio, fenômeno mediado também *bém pela* vitamina D; níveis séricos aumentados de 1,25(OH)$_2$-D$_3$ são também encontrados em pacientes com hipercalciúria idiopática do tipo renal.

Por outro lado, alguns pacientes com hipercalciúria absortiva excretam quantidades aumentadas de fosfato na urina e apresentam níveis séricos de fósforo levemente inferiores aos valores normais. Alguns estudos sugeriram que o distúrbio primário seria uma redução na reabsorção tubular renal de fósforo, levando a hipofosfatemia discreta e elevação secundária dos níveis de 1,25(OH)$_2$-D$_3$ no soro, com conseqüente hiperabsorção intestinal de cálcio e hipercalciúria. Às vezes, essa hipercalciúria é chamada de absortiva subtipo III.

Hipercalciúria idiopática do tipo renal

É diagnosticada em pacientes que apresentam calcemia normal e excreção urinária aumentada de cálcio no jejum. Nesses casos, postula-se que o defeito básico consistiria na redução da capacidade tubular renal em reabsorver cálcio. A perda crônica de cálcio leva a equilíbrio negativo em cálcio, com estímulo para secreção aumentada de PTH, aumento da excreção urinária de seu mediador AMP cíclico (AMPc) e aumento de hidroxilação renal da vitamina D. Verifica-se elevação (secundária) da absorção intestinal de cálcio (via 1,25(OH)$_2$-D$_3$) e mobilização de cálcio do osso (via PTH), que concorrem, em conjunto, para manter a calcemia em níveis normais.

A distinção entre hipercalciúria absortiva e renal é feita por meio da relação cálcio/creatinina em mg/mg em jejum que, quando maior que 0,20, sinaliza para o diagnóstico de hipercalciúria renal. A confirmação seria feita por meio da prova de sobrecarga oral de cálcio (1g de cálcio elementar para 1,73m^2 de superfície corpórea). No entan-

to, essa classificação oferece, várias vezes, dificuldades. A prova de sobrecarga oral de cálcio não permite separar a hipercalciúria idiopática em absortiva e renal em cerca de 45 a 50% dos casos. Alguns pacientes, quando da realização de nova prova de sobrecarga, são rotulados como pertencentes ao outro grupo. Os níveis de PTH no soro, com freqüência, também não conseguem distinguir pacientes com hipercalciúria renal (nos quais estariam elevados) de hipercalciúria absortiva (nos quais estariam normais a diminuídos), o mesmo ocorrendo com o AMPc urinário e com os níveis no soro de 1,25(OH)$_2$-D$_3$. Outros autores afirmam que a hipercalciúria de jejum pode ser encontrada também em pacientes com hipercalciúria absortiva, por causa da supressão crônica do PTH. Vários autores observaram características de um ou outro tipo de hipercalciúria em um mesmo paciente, de modo que sugeriram que as hipercalciúrias absortivas e renal não constituem entidades clínicas distintas, mas espectros diferentes de uma mesma doença, cujo denominador comum seria um distúrbio na regulação da síntese de vitamina D.

Por outro lado, hipercalciúria idiopática poderia ocorrer por aumento primário na reabsorção óssea, na ausência de hipercalcemia e hiperparatireoidismo. Alguns autores, ao estudar pacientes com hipercalciúria idiopática, encontraram produção aumentada de interleucina-1, em cultura de monócitos de sangue periférico. A interleucina-1 é potente estimulante da reabsorção óssea, *in vitro* e *in vivo*. Esses achados são confirmados pelas observações de que pacientes com hipercalciúria idiopática apresentam, com freqüência, osteopenia, tanto os classificados como renal quando os que são rotulados como portadores da forma absortiva.

Outros estados hipercalciúricos com calcemia normal:

– acidose tubular renal;
– rim espongiomedular;
– imobilização prolongada;
– drogas, e
– dieta rica em sódio ou proteínas.

Estados hipercalciúricos com hipercalcemia:

– hiperparatireoidismo primário;
– intoxicação por vitamina D;
– sarcoidose;
– excesso de corticosteróides;
– tumores de comprometimento ósseo.

A **acidose tubular renal distal (tipo I)** é doença relativamente incomum, mas é causa de urolitíase com hipercalciúria e hipocitratúria. Caracteriza-se por redução na capacidade de acidificação urinária pelo túbulo coletor, o que determina retenção de radicais ácidos com acidose metabólica hiperclorêmica e "anion gap" normal. Ocorrem graus variados de depleção de sódio e potássio. Em função do equilíbrio positivo de H$^+$, eles são tamponados por meio dos sais alcalinos liberados a partir da massa óssea, o que leva à hipercalciúria e à doença óssea de intensidade variável. A combinação de urina alcalina, hipocitratúria e hipercalciúria favorece a precipitação de sais de cálcio.

Caracteristicamente, ocorre nefrocalcinose, isto é, depósito de cristais de sais de cálcio na medula renal, mas também pode ocorrer nefrolitíase, isto é, cálculos isolados.

O **rim espongiomedular (rim de Cacchi-Ricci)** é uma anomalia do desenvolvimento em que ocorre dilatação dos túbulos coletores renais. A manifestação clínica característica é hematúria microscopia e/ou macroscópica. Em cerca de 50% dos casos cursa com hipercalciúria e acidose tubular renal incompleta (que pode evoluir para completa).

A **imobilização** predispõe à urolitíase porque promove a reabsorção de cálcio do osso, causando elevação da calciúria. A estase urinária decorrente da imobilização também favorece a precipitação de cristais. A maioria dos cálculos é de oxalato de cálcio.

A **furosemida (e demais diuréticos de alça)** inibe a reabsorção de sódio (e de cálcio) na alça de Henle, levando à hipercalciúria. Urolitíase com hipercalciúria tem sido diagnosticada com relativa freqüência em recém-nascidos pré-termo que recebem a furosemida para controle da retenção hidrossalina decorrente de doença pulmonar crônica. Cálculos isolados, coraliformes e nefrocalcinose já foram observados nesses prematuros, quando em uso contínuo desse diurético.

Alterações dietéticas podem levar à hipercalciúria; dieta muito rica em sódio leva à natriurese aumentada, com a finalidade de manter o equilíbrio desse íon. Como a excreção de cálcio caminha em paralelo com a excreção de sódio, sobretudo na alça de Henle, o aumento na excreção de sódio facilita a elevação da excreção de cálcio. O inverso também é verdadeiro e constitui-se em um dos pilares do tratamento da hipercalciúria idiopática. Dieta muito rica em proteínas também aumenta a excreção de cálcio em até 150mg/24h/1,73m^2; provavelmente porque há aumento da carga ácida que é ofertada, a qual promove elevação da excreção de cálcio. Dieta que leva à depleção grave de fosfato pode causar hipercalciúria. A depleção de fósforo causa hipofosfatemia que, por sua vez, estimula a produção de 1,25(OH)$_2$-D$_3$, aumentando a absorção intestinal de cálcio e levando à hipercalciúria.

O **hiperparatireoidismo primário** é uma rara condição em que ocorre hipercalciúria com hipercalcemia. Hipercalciúria hipercalcêmica também pode ser encontrada no **hipertireoidismo**, nos **excessos de corticosteróides** (quer endógenos, quer exógenos), na **sarcoidose**, na insuficiência adrenal, nas metástases osteolíticas secundárias **a tumores malignos** e na **intoxicação por vitamina D**.

Considera-se que a calciúria é normal quando menor que 4mg/kg/24h, até um máximo de 300mg/24h para o sexo masculino e de 250mg/24h para o sexo feminino. A expressão desses valores necessita da coleta de urina de 24 horas. Em lactentes e em crianças que não possuem controle esfincteriano pode ser realizada a coleta de uma amostra de urina (segunda urina da manhã) na qual é feita a relação cálcio/creatinina e cujos valores normais são apresentados na tabela 3.28.

Tabela 3.28 – Valores normais (percentis 5 e 95) para a relação cálcio/creatinina em amostra de urina.

Idade	Cálcio/creatinina (mg/mg)	
	Percentil 5	Percentil 95
1 mês-1 ano	0,03	0,81
1-2 anos	0,03	0,56
2-3 anos	0,02	0,50
3-5 anos	0,02	0,41
5-7 anos	0,01	0,30
7-10 anos	0,01	0,25
10-14 anos	0,01	0,24
14-17 anos	0,01	0,24

CÁLCULOS DE ÁCIDO ÚRICO

As pedras de ácido úrico são responsáveis por 5 a 10% dos cálculos urinários. Podem ser constituídos por ácido úrico puro ou agregados a cristais de oxalato de cálcio. O ácido úrico é o produto terminal do metabolismo das purinas. Sua maior fonte são as purinas pré-formadas ingeridas pela dieta e o ácido úrico formado pela síntese endógena de purina pelo organismo. Uma dieta geral resulta na geração de aproximadamente 300mg de ácido úrico/24h/1,73m^2; por outro lado, a produção endógena é de aproximadamente 300mg/24h/1,73m^2, de modo que a excreção total diária de ácido úrico no adulto é de cerca de 600mg/24h. São considerados valores normais até 750mg/24h para as mulheres e até 800mg/24h para os homens.

A excreção urinária normal de ácido úrico em mg/kg/dia apresenta um perfil decrescente com a idade, o que significa que as crianças excretam, proporcionalmente ao peso, mais ácido úrico que os adultos:
- pré-escolar: 15mg/kg/24h;
- escolar: 11mg/kg/24h;
- adolescente: 9mg/kg/24h.

No entanto, preferimos não usar tais valores porque, quando avaliamos adolescentes obesos, encontraremos valores de ácido úrico urinário que ultrapassam os níveis normais da população adulta. Optamos por usar o gráfico de Stapleton e cols. que expressa a excreção urinária de ácido úrico em mg/24h, de acordo com a idade, descrevendo os percentis 50,5 e 95 (Fig. 3.48).

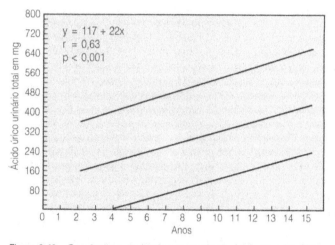

Figura 3.48 – Correlação entre idade e excreção de ácido úrico (mg/24h). Gráfico mostra média, intervalo de confiança de 95% e dados individuais.

Outra maneira de expressar a uricosúria é por meio da excreção urinária de ácido úrico por 100ml de filtração glomerular, de acordo com a seguinte fórmula:

$$\frac{U \text{ ácido úrico (mg/dl)}}{U \text{ creatinina (mg/dl)}} \times \text{creatinina sérica (mg/dl de filtração glomerular)}$$

U = concentração urinária

Valores normais:
- recém-nascido de termo: menor que 3,3;
- acima de 3 anos: menor que 0,56.

A vantagem dessa fórmula é que pode ser usada tanto com amostra isolada de urina quanto para urina de 24 horas, e os valores normais mantêm-se constantes na faixa pediátrica desde a saída da fase de lactente até o final da adolescência. Apresenta a desvantagem da coleta de sangue.

O volume urinário é extremamente importante, uma vez que o volume reduzido tende a aumentar a concentração de ácido úrico na urina e, portanto, favorecer a precipitação. Outro fator muito importante é o pH. À medida que o pH urinário cai de 7,0 para 5,0, a solubilidade do ácido úrico cai de 200 para 15mg/dl. Por outro lado, como o pK do ácido úrico é 5,75, à medida que o pH urinário cai abaixo desse valor mais ácido úrico não disponível está presente na urina. Se o pH urinário for elevado a valores acima do pK, o ácido é convertido a sais de urato (cerca de 98%) solúveis, que podem ser excretados sem precipitação. Em conclusão, qualquer redução do volume ou do pH urinários pode tornar a urina supersaturada em ácido úrico, promovendo a formação de cálculos. A solubilidade do ácido em função do pH fornece a base do tratamento de litíase urinária resultante da hiperuricosúria.

Os cálculos de ácido úrico podem ser idiopáticos, isto é, não relacionados a níveis anormalmente elevados de ácidos úrico, sérico e urinário. Esse tipo de litíase úrica idiopática ocorre como desordem familiar com padrão de herança autossômica dominante, com início até a segunda década da vida. É predominante entre pessoas de ascendência italiana ou judaica e causa urolitíase recorrente grave. A única anormalidade encontrada nesses pacientes é um pH urinário bastante diminuído, em que a etiologia da dificuldade em alcalinizar a urina é controversa.

No entanto, cerca de 50% dos pacientes com litíase úrica apresentam hiperuricosúria, isto é, a urina está supersaturada em relação ao ácido úrico. Além disso, a urina deve apresentar pH bem ácido, de modo a favorecer a precipitação dos cristais insolúveis, como explicado anteriormente. O ácido úrico é manipulado de várias maneiras pelos rins: filtração glomerular, reabsorção tubular, *secreção tubular. Ele* é totalmente filtrado pelo glomérulo e reabsorvido pelo túbulo proximal quase que por completo (mais de 99% do filtrado); ainda no túbulo proximal, ele retorna ao lúmen através de secreção tubular (50%); mais caudalmente, a maior parte do ácido úrico da luz tubular (80%) é novamente reabsorvida, de modo que ao redor de 10% do ácido úrico diário é eliminado na urina. A hiperuricosúria é o fator principal para a formação da litíase úrica, muito mais do que a hiperuricemia, embora exista correlação entre ambas. De maneira geral, a hiperuricosúria é decorrente da diminuição da reabsorção tubular de ácido úrico; mais raramente, o defeito é um aumento na secreção tubular de ácido úrico.

A causa mais comum de urolitíase por ácido úrico em crianças e adultos em países ocidentais é a hiperuricemia e a hiperuricosúria secundária que ocorrem em pacientes com doenças mieloproliferativas ou quando se faz tratamento com quimioterapia. É a síndrome da lise tumoral. A litíase úrica ocorre em até 40% de pacientes com essas doenças, em uma freqüência que excede a porcentagem de 22% observada na gota.

Raramente, o excesso de produção de ácido úrico pode resultar de um erro inato do metabolismo das purinas como na síndrome de Lesch-Nyhan (doença transmitida por herança ligada ao X, recessiva, com deficiência da enzima hipoxantinoguaninofosforribosiltransferase, levando a hiperuricemia e hiperuricosúria, além de outras alterações fenotípicas da doença) e em doenças de depósito de glicogênio.

Cálculos de ácido úrico podem ocorrer em pacientes com gota primária em cerca de 20% dos casos. Quando a excreção do ácido é superior a 900mg/24h/1,73m^2, a formação de cálculos pode ser superior a 40%.

Nos estados crônicos de diarréia (retocolite ulcerativa) e nas ileostomias, não há hiperuricemia. No entanto, a urina é mais concentrada em virtude de perdas de fluidos intestinais e há acidose metabólica crônica por perda intestinal de bicarbonato; nessas condições, a concentração de ácido úrico na urina aumenta bastante, diante de um pH urinário extremamente ácido, favorecendo a precipitação de ácido úrico.

No tratamento com agentes hiperuricosúricos, tais como probenecida e ácido acetilsalicílico (AAS), também pode haver formação de cálculos por ácido úrico (probenecida e AAS em altas doses diminuem a reabsorção tubular de ácido úrico).

CÁLCULOS DE OXALATO (DE CÁLCIO)

O ácido oxálico sérico pode ser originado por meio da ingestão de alimentos pela dieta e como produto do metabolismo endógeno. É encontrado em vários alimentos como: espinafre, ruibarbo, beterraba, salsa, chocolate, chá, frutas cítricas e pimenta. Cerca de 10% do oxalato da dieta é absorvido passivamente no aparelho gastrintestinal, sobretudo no cólon. A absorção de oxalato varia inversamente com a ingestão de cálcio na dieta. Assim, a restrição de cálcio aumenta a absorção intestinal de oxalato. O oxalato é também produ-

zido a partir do metabolismo endógeno do glioxalato. Estudos em indivíduos normais mostram que cerca de 75% do oxalato excretado na urina provém do metabolismo endógeno.

A filtração glomerular é responsável pela excreção renal de oxalato, uma vez que ele não é encontrado na circulação ligado a proteínas. No entanto, uma pequena fração do oxalato urinário pode ser secretada no túbulo proximal.

Hiperoxalúria é.causa incomum de litíase. Os cálculos são muito radiopacos, têm periferia irregular e por isso a migração é particularmente dolorosa, levando à hematúria.

A hiperoxalúria é definida como excreção urinária de oxalato maior que 50mg (0,46nmol)/24/1,73m^2. Hiperoxalúria também pode ser definida como uma relação aumentada entre oxalato/creatinina urinários em amostra isolada de urina (segunda da manhã). Existe uma correlação grande entre essa relação e a excreção diária de oxalatos. Quando definido como relação, o valor normal expresso em mmol/mmol em função da idade é:

> menor que 1 ano: 0,061 (0,015-0,26)
> 1-4,9 anos: 0,036 (0,011-0,12)
> 5-11,9 anos: 0,030 (0,0059-0,15)
> maior que 12 anos: 0,013 (0,0021-0,083)

Identificam-se dois tipos de hiperoxalúria: hereditária ou primária e a entérica, secundária à hiperabsorção intestinal de oxalato, devido à doença gastrintestinal.

As hiperoxalúrias hereditárias dividem-se em dois subtipos. O subtipo I é mais freqüente e causado pela deficiência parcial ou completa de uma enzima dos peroxissomos hepáticos, a alanina glioxalatoaminotransferase (AGT). Essa enzima faz a conversão do glioxalato para glicina. A falta total ou parcial dessa enzima leva a um aumento da produção de oxalato, o qual se acumula no organismo, causando litíase renal e insuficiência renal crônica por depósitos intersticiais de oxalato; leva também à pielonefrite crônica como conseqüência de infecções do trato urinário, induzidas pela formação de cálculos e de nefrocalcinose; causa também doença óssea e comprometimento do miocárdio. O quadro clínico da doença pode ser muito variado devido à heterogeneidade do defeito enzimático. Em resumo, a hiperoxalúria primária tipo I é uma doença multissistêmica cujas manifestações extra-renais são mais evidentes após o início da falência renal. A hiperoxalúria primária tipo II é mais rara e causada por uma deficiência de D-gliceratodesidrogenase, que é uma enzima mitocondrial, portanto, o defeito não é restrito ao fígado, causa litíase mais branda, sem levar à insuficiência renal. Nos dois subtipos, a hiperoxalúria é, em geral, > 100mg/1,73m^2/dia. Ambos os defeitos são autossômicos recessivos.

A hiperoxalúria secundária ou entérica deve-se à hiperabsorção intestinal de oxalato. É descrita sobretudo no adulto. Relaciona-se com doenças intestinais, caracterizadas por defeitos na absorção de gorduras. Quando ocorre má absorção de gorduras, observa-se que um terço dos pacientes desenvolve hiperoxalúria entérica. Há três mecanismos envolvidos:

– Na síndrome de má absorção formam-se na luz intestinal sabões de ácidos graxos que complexam o cálcio do lúmen, levando à diminuição do cálcio livre e, conseqüentemente, à maior absorção do oxalato, possibilitando então a formação de cálculos em 7 a 10% desses pacientes.

– Por outro lado, pacientes com síndrome de má absorção têm tendência a apresentar urinas mais concentradas (por episódios de diarréias recorrentes), fazendo com que a concentração de cálcio e oxalato na urina seja mais elevada, facilitando a precipitação de cristais de oxalato de cálcio no trato urinário.

– Na síndrome de má absorção pode ocorrer também diminuição na absorção intestinal de magnésio. Como o magnésio é inibidor da cristalização, a hipomagnesiúria resultante pode participar da fisiopatogenia na formação de cálculos.

A hiperoxalúria entérica, na ausência de síndrome de má absorção, é uma causa rara de litíase urinária e quando presente está associada a dietas com restrição de cálcio. A administração de lipídeos de cadeia média, de colestiramina (quelante de sais biliares), a redução de ingestão de oxalatos e a maior oferta de cálcio reduzem a hiperoxalúria.

CÁLCULOS DE CISTINA

Cálculos de cistina são responsáveis por cerca de 2% de todos os cálculos renais e ocorrem apenas em pacientes com cistinúria, doença hereditária rara transmitida como herança autossômica recessiva. Na cistinúria, o defeito intrínseco é uma reabsorção diminuída de cistina, ornitina, arginina e lisina pelo túbulo renal proximal. Esses mesmos aminoácidos dibásicos são também pouco absorvidos no intestino delgado. O resultado final é uma excreção urinária exagerada dos quatro aminoácidos. No entanto, apenas a cistina precipita, formando cálculos devido a sua solubilidade extremamente baixa, em pH urinário menor que 7,5. Quando o pH urinário é menor que 7,0, apenas 300mg de cistina por litro de urina se mantêm dissolvidos.

O diagnóstico de cistinúria pode ser feito pelo teste qualitativo de nitroprussiato, que, quando positivo, acusa excreções superiores a 75 a 125mg. Resultados falso-positivos podem ser encontrados quando ocorre homocistinúria ou cetonúria. O diagnóstico também pode ser feito pela demonstração dos cristais hexagonais característicos de cistina em amostra de urina, de preferência a primeira da manhã. Em ambos os casos, o diagnóstico deve ser confirmado pela excreção urinária aumentada em 24 horas, isto é, maior que 300mg/ 24h/1,73m^2. Apenas 25% dos pacientes com cistinúria apresentam esses cristais em amostra única de urina e o achado negativo de cristais não afasta o diagnóstico. Pacientes homozigóticos para o defeito excretam mais de 400mg/24h/1,73m^2 de cistina. Nos heterozigóticos, essa excreção é menor que 400mg/24h/1,73m^2 e por isso eles raramente apresentam cálculo. Na síndrome de Fanconi também ocorre hiperexcreção de vários aminoácidos, incluindo a cistina; no entanto, como a excreção urinária é menor que 200mg/24h, não há formação de cálculos de cistina. A excreção urinária normal de cistina é inferior a 70mg/24h/1,73m^2.

As manifestações clínicas da cistinúria são: urolitíase múltipla recorrente, com freqüência formando cálculos coraliformes, associada ou não a infecção urinária; pode manifestar-se em qualquer idade, com pico de incidência entre a segunda e a terceira décadas da vida. Os cálculos são radiopacos.

CÁLCULO DE XANTINA

São cálculos associados à xantinúria, doença autossômica recessiva, rara, do metabolismo das purinas, caracterizada por deficiência completa da atividade da xantinoxidase, responsável pela conversão de hipoxantina e xantina a ácido úrico. Como resultado, os níveis séricos e urinários de ácido úrico são baixos e ocorre excreção urinária aumentada de xantina e hipoxantina. O diagnóstico é estabelecido pela demonstração de excreção urinária ausente ou reduzida de ácido úrico e aumentada de xantina.

HIPOCITRATÚRIA

O ácido cítrico (citrato) existente no plasma tem origem principalmente endógena, decorrente do metabolismo intermediário de carboidratos, gorduras e proteínas em fígado, músculo e osso. O citrato é produzido e liberado na circulação, sendo depurado pelo rim. Apenas 20% da carga filtrada de citrato é excretada, isto é, cerca de 600mg/24h/ 1,73m^2; o restante é reabsorvido no túbulo contornado proximal.

O citrato excretado atua de duas maneiras:

1. Solubiliza os sais de cálcio por formação de complexos solúveis de citrato-cálcio, diminuindo a concentração urinária de cálcio iônico; portanto, menos cálcio iônico permanece livre para se complexar a fosfato e oxolato, reduzindo saturação de oxalato e de fosfato de cálcio na urina.

2. Inibe a cristalização aderindo à superfície de cristais pré-formados, bloqueando o crescimento dos cristais preexistentes.

A excreção urinária normal de citrato sofre a influência de vários fatores, tais como sexo, idade, dieta rica em proteínas, exercícios físicos extenuantes, estado de equilíbrio acidobásico do organismo: mulheres jovens excretam mais que homens da mesma idade; crianças e idosos excretam menos que adultos.

O valor normal de citrato na urina de 24 horas é de 387 ± 77mg/24h/ 1,73m^2 e a relação citrato/creatinina de jejum em mg/mg de 0,51 ± 0,2.

LITÍASE INDUZIDA POR INFECÇÃO (ESTRUVITA) E LITÍASE ASSOCIADA À INFECÇÃO

Cálculos renais de estruvita hexaidrato de fosfato de magnésio e amônio e carbonato-apatita resultam somente de infecção urinária por bactérias capazes de produzir urease. Essa enzima decompõe a uréia a NH_3 e CO_2. A hidrólise do NH_3 para NH_4OH resulta em elevação marcada do pH urinário; a hidratação do CO_2 a ácido carbônico (H_2CO_3) e a posterior dissociação para carbonato (CO_3^-), em ambiente altamente alcalino, levam à precipitação de estruvita e de carbonato-apatita em volta dos microrganismos que assim se tornam parte integrante dos cálculos. Desse modo, os cálculos impossibilitam a chegada dos antimicrobianos ao foco de infecção e o fluxo urinário não consegue clarear os microrganismos.

Os microrganismos que mais comumente produzem urease são *Proteus, Providencia, Klebsiella, Serratia* e *Pseudomonas*. O estafilococo, o micoplasma e outras bactérias gram-positivas e negativas podem também fazê-lo.

Tipicamente, os pacientes afetados têm cálculos ramificados, coraliformes, que preenchem parcial ou completamente os cálices renais e a pelve. Apesar da forma e do tamanho de alguns desses cálculos, os pacientes acometidos podem ser assintomáticos.

Não obstante, todos os pacientes têm urina infectada e o sedimento revelará piúria, bacteriúria e cristalúria por hexaidrato de fosfato de magnésio e amônio.

Por outro lado, a infecção pode desenvolver-se na presença de cálculos não-estruvita. Em tais casos, os cálculos ocorrem independentemente e nos referimos a eles como associados a infecções. Esses cálculos podem colonizar-se secundariamente e, como corpos estranhos, servem de ninho para crescimento bacteriano ulterior. Todos os pacientes com cálculos associados a infecção requerem avaliação para identificar distúrbios metabólicos, bem como alterações estruturais das vias urinárias que predispõem à urolitíase.

ANOMALIAS DO APARELHO URINÁRIO

A obstrução funcional ou anatômica do aparelho urinário predispõe à urolitíase por promover estase da urina e infecção. Um defeito na acidificação tubular distal também pode estar presente como complicação da uropatia obstrutiva e a urina persistentemente alcalina predispõe à urolitíase.

Anomalias do aparelho urinário são achados comuns entre crianças com urolitíase. O reverso, no entanto, não é verdadeiro, isto é, a maioria das crianças com anomalias do aparelho urinário não desenvolve cálculo. Outras condições que predisponham à calculose deverão, portanto, estar presentes nesses pacientes.

MANIFESTAÇÕES CLÍNICAS

A queixa mais comum é a dor, relatada em 44% dos casos; hematúra, em 38% dos casos; febre, em 15% dos casos; outros sintomas relacionados ao aparelho urinário como disúria, freqüência e urgência miccionais, em 18% dos casos; e finalmente história de infecção recorrente do aparelho urinário, em 6 a 50% dos casos. A clássica dor no flanco não é comumente observada em crianças, particularmente naquelas com idade inferior a 5 anos.

A litíase acomete, com grande freqüência, o lactente ou a criança durante a infância. Assim, cerca de 30% das litíases incidem antes dos 2 anos de idade, e 50%, antes dos 4 anos de idade. Pode ocorrer também no período neonatal.

No lactente, em um terço dos casos a litíase é bilateral. Na grande maioria dos casos se localiza na região pielocalicinal ou ureteral. A litíase vesical é rara nos países do Ocidente, contrariamente ao observado nos países do Oriente. Infecções recorrentes ou isoladas do aparelho urinário são com freqüência relatadas na história, determinadas por germes como o *Proteus* sp.

As dores abdominais ou lombares podem evocar, na criança maior, crises de cólica nefrética. Na criança menor, incluindo o lactente, a característica da dor é menos precisa. Hematúria, sobretudo se associada a dor e infecção urinária, é muito sugestiva de litíase. A eliminação espontânea de cálculos não é evento raro, em particular no lactente e no recém-nascido. Às vezes, a litíase é reconhecida por ocasião de episódio de anúria (cálculo com obstrução em rim único ou litíase bilateral com obstrução bilateral), distúrbios miccionais, retenção aguda de urina, ou sinais relacionados a alterações da função renal como poliúria, polidipsia, atraso do crescimento etc.

Em nossa unidade foram avaliadas 60 crianças, em seguimento ambulatorial, entre 1986 e 1995, seguindo um protocolo previamente estabelecido. A idade média à matrícula foi de 5 anos, sendo 39 do sexo masculino e 21 do sexo feminino. Antecedentes familiares positivos para cálculo renal foram encontrados em 45% dos casos. Os sintomas mais freqüentes relatados são mostrados na tabela 3.29.

A infecção urinária recorrente esteve presente em 15 crianças e a eliminação de cálculos foi encontrada em 17. Os resultados da avaliação metabólica são apresentados na tabela 3.30.

Tabela 3.29 – Sintomas mais freqüentes encontrados em 60 crianças com urolitíase.

Quadro clínico	%
Dor abdominal e hematúria	28
Hematúria isolada	22
Dor abdominal isolada	19
Cólica renal	16
Disúria	5
Sem sintomatologia	10

Tabela 3.30 – Resultados laboratoriais*.

Diagnóstico metabólico	N	%
Hipercalciúria isolada	60	26,2
Hiperuricosúria isolada	60	11,6
Hipercalciúria e hiperuricosúria	60	11,6
Hiperuricemia	60	6,6
Hipocitratúria isolada	12	4 casos
Hipocitratúria e hipercalciúria	12	5 casos
Hipocitratúria e hiperuricosúria	12	2 casos
Hiperoxalúria e hipercalciúria	9	1 caso

* Não foram identificados fatores litogênicos em 23% dos casos. O número de casos é N e em 60 pacientes foram avaliadas excreção urinária de cálcio e de ácido úrico e uremia. A % representa a quantidade de casos encontrados alterada; nos demais distúrbios, não foi possível determiná-los em todos os pacientes (60) e como o número de determinações foi pequeno (de 12 a 9 dosagens), não foi colocada porcentagem, mas apenas casos em que foi encontrada alteração.

Quanto à análise dos cálculos, a maioria foi de oxalato de cálcio (vevelita/vedelita) e estruvita.

Como um número pequeno de crianças foi avaliado quanto à hipocitratúria e à hiperoxalúria, temos uma falsa impressão da alta prevalência desses distúrbios.

INVESTIGAÇÃO DA CRIANÇA COM LITÍASE

A investigação visa identificar e caracterizar qualquer distúrbio metabólico ou bioquímico e anomalias estruturais do trato urinário que possam predispor à formação de cálculos. Além disso, temos que caracterizar o ritmo de eliminação dos cálculos (ou areia), assim como os sinais e os sintomas associados.

Como em toda investigação, dados de história e exame físico são indispensáveis. Na história, procuramos identificar episódios de infecção urinária isolada ou recorrente, em especial as associadas a germes produtores de urease; surtos recorrentes de dor abdominal ou em flancos, nem sempre intensa, com ou sem irradiação para a região genital; hematúria com ou sem dor abdominal; episódios de hematúria macroscópica recorrente ou microscópica intermitente; antecedentes familiares positivos para calculose; referência à eliminação de cálculos ou areia.

A idade da criança por ocasião do início dos sinais e sintomas é importante, pois os distúrbios metabólicos hereditários, tais como cistinúria, hiperoxalúria primária, acidose tubular renal, síndrome de Lesch-Nyhan e outros erros inatos do metabolismo, costumam cursar com litíase que se manifesta em idade precoce.

O sexo é outro dado importante, pois cálculos associados à hipercalciúria e à hiperuricosúria são quatro a cinco vezes mais comuns em pacientes do sexo masculino; no entanto, o achado de cálculos de cálcio em pacientes do sexo feminino nos obriga a excluir o diagnóstico de hiperparatireoidismo primário, cuja incidência no sexo feminino é duas vezes maior que no masculino.

A história deve identificar também episódios anteriores de desidratação (que cursa com urina mais concentrada), tratamento com altas doses de vitamina D, consumo exagerado de produtos lácteos e de alimentos que contenham oxalato (chocolates, verduras e algumas frutas) e purinas (carnes, frangos e peixes), uso exagerado de antiácidos, vitamina C, acetazolamida, probenecida ou alta doses de ácido acetilsalicílico.

No exame físico, especial atenção deve ser reservada à avaliação das medidas de peso, estatura e pressão arterial.

CONFIRMAÇÃO DIAGNÓSTICA

A radiografia simples de abdome permite, na maioria dos casos, identificar o cálculo devido à sua opacidade, com exceção dos cálculos de urato e de xantina, que são radiotransparentes. A radiografia deve englobar a totalidade do aparelho urinário para não excluir os cálculos localizados em bexiga ou em regiões distais de ureter. Calculose com nefrocalcinose sugere diagnóstico de acidose tubular renal distal.

A ultra-sonografia de rins e vias urinárias é uma alternativa excelente para o diagnóstico dos cálculos urinários. Além de não ser um exame invasivo e poder ser repetido sem efeitos colaterais, tem a vantagem de identificar cálculos radiotransparentes e alterações estruturais do trato urinário.

A urografia excretora deve ser realizada sistematicamente. Esclarece, com precisão, se a opacidade está no interior do rim e/ou nas vias urinárias e elimina, à radiografia de perfil ou oblíqua, as imagens opacas da vizinhança como gânglios mesentéricos calcificados, imagens intestinais de detritos estercoráceos etc. É útil também quando os cálculos são radiotransparentes, pois o contraste delimita a área correspondente ao cálculo, o qual é percebido como uma falha de enchimento.

447

AVALIAÇÃO DE ACOMETIMENTO UROLÓGICO E RENAL

O acometimento renal global é avaliado pelo estudo das funções renais (filtração, reabsorção, poder de concentração urinária).

Pela ultra-sonografia e pela urografia excretora, o contorno dos rins, a espessura do parênquima renal, a presença de dilatações pielocalicinais/hidronefrose devem ser considerados. A cintilografia renal pode contribuir para o estudo da função renal de cada rim em separado.

PESQUISA DA ETIOLOGIA DA LITÍASE

Além de dados da história e de exame físico que devem ser pesquisados sistematicamente, conforme relatado anteriormente, a avaliação laboratorial contribui sobremaneira para a identificação da etiologia da litíase. O objetivo é instituir tratamento adequado quando da presença de distúrbio metabólico, reduzindo assim ao mínimo a atividade da doença, isto é, a recidiva da litíase. O quadro 3.20 mostra os exames a serem solicitados. É importantíssimo frisar que as coletas de urina de 24 horas devem ser realizadas duas ou três vezes no mínimo, porque existe grande variabilidade na excreção dos solutos que participam da formação dos cálculos. Um número limitado de coletas pode levar à conclusão errônea de que determinado distúrbio metabólico não está presente. Por outro lado, todas as coletas devem ser realizadas em uso da dieta habitual da criança. A determinação quantitativa precisa da excreção urinária das diferentes substâncias requer coleta correta do volume de urina. Medindo-se concomitantemente a excreção urinária de creatinina (que nas crianças normais é igual ou maior que 20mg/kg/24h), pode-se avaliar se houve ou não perda de urina.

Muitas substâncias podem ser dosadas na mesma amostra de urina (cálcio, fósforo, magnésio, creatinina, oxalato). Alguns laboratórios determinam também o citrato e o sódio urinários na mesma amostra coletada para a dosagem de cálcio. O ácido úrico urinário deve ser dosado em urina alcalinizada e, portanto, necessita de uma coleta em separado. Os valores normais podem variar com o laboratório; os resultados dos pacientes devem ser comparados com os valores normais do laboratório onde o exame foi realizado.

A tabela 3.31 mostra valores urinários normais de substâncias associadas à litogênese.

Se após completar a investigação os resultados iniciais forem normais, não é necessário continuar na pesquisa. No entanto, deve-se recomendar ingestão hídrica abundante para qualquer paciente que tenha eliminado um cálculo.

Se houver hipercalcemia com hipercalciúria, a história clínica poderá excluir intoxicação pela vitamina D. Outras doenças que cursam com hipercalcemia (e hipercalciúria com litíase), tais como síndrome de Cushing, sarcoidose, hipertireoidismo, o tratamento com esteróides e a imobilização são afastados pelo exame físico e exames apropriados. A presença de hipercalcemia obriga a afastar o quadro de hiperparatireoidismo primário, que é uma doença muito rara em Pediatria e que leva a seqüelas graves se não for tratada.

Hipercalciúria normocalcêmica com acidose metabólica hiperclorêmica sugere o diagnóstico de acidose tubular renal distal (tipo I).

Hipercalciúria normocalcêmica não associada à acidose leva a pensar em hipercfalciúria idiopática.

Com a avaliação laboratorial, identifica-se a etiologia da calculose em 20 a 80% dos casos, conforme diferentes estudos, com média de 50%. Dois grandes grupos de causas de litíase podem ser identificados, e a prevalência de um ou outro grupo varia em função do tipo de recrutamento nos diferentes centros de Pediatria e da especialização eventual em Urologia ou Nefrologia; são as litíases metabólicas e as associadas a malformações das vias urinárias e/ou do rim.

A investigação laboratorial nos estudos realizados na América do Norte e na Europa envolvendo respectivamente 340 e 315 crianças mostrou que as litíases cálcicas foram mais comumente encontradas em crianças da América do Norte, responsabilizando-se por 58% do total; na Europa, os cálculos por infecção (estruvita e carbonatoapatita) representaram o grupo mais numeroso (54%).

Quadro 3.20 – Avaliação laboratorial inicial de crianças com urolitíase.

> Sangue: eletrólitos, uréia, creatinina, cálcio, fósforo, magnésio, fosfatase alcalina, ácido úrico, paratormônio (PTH), gasometria venosa
> Urina: urina tipo I, urocultura, urina de 24 horas, três vezes para dosagens de cálcio, fósforo, magnésio, oxalato, citrato, sódio, ácido úrico, cistina* e creatinina
> Radiografia simples de abdome
> Ultra-sonografia de rins e vias urinárias
> Urografia excretora
> Uretrocistografia miccional e outros estudos quando necessários
> Análise química do cálculo, se possível

* Quantitativo ou qualitativo (teste do nitroprussiato).

Tabela 3.31 – Valores urinários normais de substâncias associadas à litogênese.

Substância	Valores normais
Calciúria em urina de 24 horas	< 4 mg/kg/dia
Cálcio/creatinina (mg/mg) em 2ª amostra de urina	0-6 meses: < 0,8 7-12 meses: < 0,6 > 2 anos: < 0,2
Uricosúria (mg/100ml de filtração glomerular) ácido úrico urinário (mg/dl) × creatinina sérica (mg/dl)/creatinina urinária (mg/dl)	Recém-nascido de termo: < 3,3 > 3 anos: < 0,56
Oxalatúria em urina de 24 horas	20-50mg/dia/1,73m^2 ou 0,14-0,49mmol/dia/1,73m^2
Oxalato/creatinina (mmol/mmol) em 2ª amostra de urina:	< 1 ano: 0,061 (0,015-0,26) 1 ≤ 5 anos: 0,036 (0,011-0,12) 5 ≤ 12 anos: 0,030 (0,0059-0,15) > 12 anos: 0,013 (0,0021-0,083)
Cistinúria em urina de 24 horas	< 70mg/dia/1,73m^2
Citratúria em urina de 24 horas	387 ± 77mg/dia/1,73m^2
Citrato/creatinina (mg/mg) em urina de jejum	0,51 ± 0,2
Magnesiúria em urina de 24 horas	> 88mg/dia/1,73m^2 ou 1,5 ± 0,2mg/kg/dia
Magnésio/creatinina em 2ª amostra de urina (mg/mg)	Até 1 ano: 0,10-0,48 2-3 anos: 0,07-0,34 5-7 anos: 0,06-0,21 10-14 anos: 0,05-0,15 14-17 anos: 0,05-0,13

TRATAMENTO

TRATAMENTO MÉDICO GERAL

O tratamento médico da criança com urolitíase deve visar, inicialmente, ao controle das complicações agudas. A dor associada à migração do cálculo é intensa e merece ser aliviada prontamente. Analgésicos ou narcóticos associados a antiespasmódicos podem ser necessários (sulfato de morfina, 0,1mg/kg por via IM ou SC com intervalo de 3 a 4 horas). No paciente com infecção urinária, a terapêutica antimicrobiana deve ser instituída imediatamente. A presença de infecção urinária poderá favorecer a formação de novos cálculos e agravar um acometimento renal preexistente. Aos pacientes incapazes de ingerir líquidos deve-se instituir hidratação parenteral para manter o fluxo urinário. Na ausência de insuficiência renal ou obstrução urinária, recomenda-se infusão intravenosa igual a uma vez e meia a duas vezes o volume equivalente às necessidades de manutenção.

Na suspeita de obstrução urinária, ultra-sonografia ou radiografia simples do abdome deve ser realizada para determinar o local da obstrução. Obstrução vesical devida a cálculo deve ser aliviada temporariamente com a passagem de cateter de Foley. Recorrência da litíase ocorre em 60% dos adultos dentro dos nove anos após o episódio inicial, e na criança, em cerca de 16% dos casos (3,7 a 44%). O objetivo principal do manejo da criança a longo prazo é minimizar o risco das recorrências. A estase deve ser aliviada sempre que possível. A terapêutica básica, independentemente do tipo do cálculo, é realizada com suplementação de água visando obter uma concentração urinária de 1.010 ou 1.012 persistentemente. Espera-se, com isso, minimizar as condições que favoreçam a formação ou mesmo criar condições favoráveis à sua dissolução. A oferta média suplementar recomendada é da ordem de 2 litros/m^2/24 horas. Esse volume deve ser repartido ao longo do dia, cuidando para que o paciente tome água antes de se deitar e, quando possível, no meio da noite. O volume calculado deve ser aumentado em casos de febre, calor intenso ou em situações de perdas hídricas de origem gastrintestinal. *A manipulação do pH da urina é útil, dependendo do tipo de cálculo.* A atividade litiásica deve ser monitorizada periodicamente com radiografia simples do abdome e ultra-sonografia para determinar o tamanho e o número de cálculos presentes. A ultra-sonografia periódica pode ser indicada para excluir obstrução.

TRATAMENTO MÉDICO ESPECÍFICO

Hipercalciúria idiopática

A base do tratamento consiste em se reduzir a excreção de cálcio na urina. Para tal, preconiza-se restrição de sal na dieta, da ordem de 100mEq/1,73m^2/24h. Se com essa medida não conseguirmos restabelecer a excreção normal de cálcio na urina, o tratamento pode ser acrescido de um diurético tiazídico que, ao reduzir a volemia, permite maior reabsorção de sódio (e portanto de cálcio) em regiões do néfron anteriores ao túbulo distal, diminuindo assim a excreção de cálcio na urina.

TRATAMENTO INVASIVO

O tratamento da litíase urinária tem passado por modificações significativas nos últimos anos, tanto em adultos como em crianças. A partir dos anos 80, a aplicação de novos métodos de tratamento minimamente invasivos, tais como a litotripsia extracorpórea e as técnicas de endourologia, especificamente a nefrolitotripsia percutânea e a ureterolitotripsia endoscópica, passou a representar as formas de tratamento preferencial para a maioria dos casos. Atualmente os métodos cirúrgicos tradicionais para a retirada de cálculo urinários em crianças são utilizados apenas em 1 a 4% dos casos.

Incidência

A incidência de litíase urinária tem influência de vários fatores como sexo, idade, hábitos alimentares, climáticos, regionais e socioeconômicos. Já foi demonstrado que entre 5 e 10% da população pode ser acometida por cálculos urinários. Desse grupo, apenas 2 a 4% são crianças. Entretanto, o caráter recidivante da doença litiásica faz com que a população infantil seja motivo de cuidados especiais.

Os métodos de imagem utilizados no diagnóstico da litíase urinária na fase aguda de dor são a radiografia simples do abdome e a ultra-sonografia do trato urinário. Na fase tardia, porém, a urografia excretora ou a tomografia computadorizada helicoidal são consideradas imprescindíveis por alguns autores para avaliar, além do local, número e tamanho do cálculo propriamente dito, presença de outras anormalidades anatômicas, grau de obstrução e repercussão sobre o parênquima e a função renal. Essas informações são fundamentais para definir uma estratégia de tratamento adequada.

TRATAMENTO INVASIVO

A utilização de litotripsia extracorpórea por ondas de choque (LECO) representou uma revolução no tratamento da litíase urinária. Ondas de choque são geradas no interior de litotritores, a partir de uma membrana de metal que realiza movimentos oscilatórios. Dependendo do tipo de equipamento, esses movimentos são desencadeados por impulsos elétricos que produzem faíscas elétricas entre dois pólos de um eletrodo ou ainda por vibração de peças de cerâmica. As ondas de choque assim formadas são transmitidas pela água por aparelho, continuando sua condução pela água do corpo humano. Os litotritores são equipados com instrumentos que direcionam as ondas de choque para o cálculo por meio de radioscopia ou ultra-sonografia, focalizando e concentrando-as sobre ele. O impacto das ondas de choque sobre o cálculo resulta em uma pressão intermitente de forte intensidade, que provoca sua fragmentação.

Entre as vantagens desse método podem ser salientadas sua segurança e eficiência, bem como a possibilidade de realização em caráter ambulatorial a baixo custo. Uma das contra-indicações formais do método é a presença de coagulopatia, por causa dos pequenos traumatismos causados pelas ondas de choque no parênquima renal, que podem, nessa circunstância, causar hemorragias. A presença de um ponto de obstrução do trato urinário, por exemplo, estenose de infundíbulo calicinal, de junção pieloureteral ou ureterovesical, também é considerada como contra-indicação, uma vez que os fragmentos dos cálculos devem ser eliminados espontaneamente pela via excretora. A LECO não deve ser realizada na vigência de infecção urinária, pelo risco potencial de desencadear bacteriemia. O tamanho do cálculo em si não é considerado um fator limitante, porém cálculos urinários maiores apresentam risco de formar grande quantidade de fragmentos que não progridem, vindo a obstruir o ureter, na chamada de "rua de cálculos". Nos adultos, cálculos renais com diâmetro maior que 2cm apresentam grande risco de evoluir com obstrução, de modo que, nessas condições, muitas vezes se insere profilaticamente de um cateter duplo J, colocado entre o rim e a bexiga, para assegurar a livre drenagem urinária e facilitar a eliminação dos fragmentos. Entretanto, vale salientar que os cálculos urinários em crianças são eliminados com mais facilidade que nos adultos, possivelmente pela maior elasticidade dos tecidos.

Algumas precauções devem ser tomadas em crianças para a realização da LECO: deve-se proteger o tórax, porque são descritos casos de lesão do parênquima pulmonar, com infiltrados e hemoptise em conseqüência das ondas de choque, que podem atingir os segmentos pulmonares basais. As gônadas também devem ser protegidas da radiação utilizada por alguns litotritores. Estudos continuam a ser realizados para avaliar as possíveis complicações tardias da LECO; entretanto, não foram demonstradas, até o momento, seqüelas significativas pelo uso desse método. Deve ser salientado que pela necessidade de permanecer imóvel durante o procedimento, aliada à dor provocada pelas ondas de choque, torna a utilização de anestesia freqüente na aplicação de LECO em crianças.

Os resultados com o uso de LECO no tratamento da litíase urinária podem variar de acordo com o tamanho dos cálculos, sua localização, composição e também pelo equipamento utilizado. Os índices de sucesso com LECO em crianças oscilam entre 50 e 100%. Na Clínica Urológica do Hospital das Clínicas da FMUSP, 70 crianças portadoras de litíase urinária foram tratadas com LECO, de setembro de 1991 a outubro de 1998, sendo que quatro tinham dois cálculos. Do total de 74 cálculos, 64 eram renais, incluindo dois coraliformes, cinco ureterais e cinco vesicais. Com o emprego da LECO, foi obtido sucesso no tratamento dos cálculos em 82,5% dos pacientes, com uma média de 2,3 sessões por paciente.

PROCEDIMENTOS ENDOUROLÓGICOS

O desenvolvimento e a miniaturização de instrumentos ópticos associados aos avanços tecnológicos nas técnicas de litotripsia permitiram a utilização de métodos minimamente invasivos no tratamento dos cálculos urinários. A ureteroscopia consiste em ter acesso ao trato urinário alto por via retrógrada, ou seja, através da uretra, bexiga e ureter, usando um instrumento óptico. Os ureteroscópios foram aperfeiçoados, de modo que atualmente são disponíveis em diâme-

449

tro muito reduzido, de até 2,3mm (7Fr) de diâmetro. Esses ureteroscópios, que podem ser rígidos, semi-rígidos ou flexíveis, são equipados com um canal de trabalho, que permite a introdução de pinças especiais para a retirada de cálculos ou realizar biopsia. Pelo canal de trabalho também pode ser realizada a fragmentação de cálculos urinários maiores, com introdução de litotritores internos, os quais fragmentam os cálculos por meio de energia liberada na sua extremidade. Podem ser litotridores elétricos-hidráulicos (que produzem ondas de choque), balístico-pneumáticos (que são êmbolos impulsionados por pressão), ultra-sônicos (que vibram, fragmentando os cálculos e aspirando os fragmentos) ou por laser (vaporização).

Na literatura são descritos ureterolitotripsias em crianças com 6 meses de idade. Entre as possíveis complicações, pode-se citar a perfuração ou avulsão do ureter e o desenvolvimento de estenoses de ureter ou refluxo vesicoureteral.

Os cálculos renais maiores que ocupam a pelve renal e os cálices (coraliformes), ou que não se fragmentam com a LECO ou ainda na presença de obstrução do trato urinário, podem ser removidos por um acesso percutâneo. A **nefrolitotripsia percutânea** consiste em atingir a via excretora urinária por meio de uma punção através da pele direcionada por radioscopia ou ultra-sonografia, a qual é dilatada progressivamente até se obter um diâmetro que permite a introdução do aparelho óptico, o nefroscópio. O trajeto obtido é mantido por um tubo ou bainha de Amplatz, podendo utilizar-se em crianças o de diâmetro 24Fr (8mm). O nefroscópio infantil tem diâmetro de 17Fr (6mm), de modo que permite o livre fluxo do líquido de irrigação entre a bainha e o equipamento à baixa pressão. Os nefroscópios têm igualmente um canal de trabalho que permite a introdução de pinças ou litotritores internos. Entre as vantagens desse método está a possibilidade de recuperação mais rápida dos pacientes e a menor agressão ao parênquima renal. As complicações estão relacionadas com sangramento, infecção ou lesões de órgãos vizinhos.

CIRURGIA CONVENCIONAL (ABERTA)

Apesar de restrita a uma minoria dos casos, a cirurgia aberta tradicional ainda tem aplicação. Na litíase renal, é recomendada nos casos em que a nefrolitotripsia percutânea tem indicação limitada, tais como casos de cálculo coraliforme ocupando vários cálices com infundíbulos longos e estreitos, cuja remoção exige mais de quatro punções renais. Cálculos ureterais proximais tratados sem sucesso por LECO também podem apresentar dificuldade para extração por via percutânea ou por ureteroscopia. Nesses casos, a alternativa de cirurgia aberta ou mesmo laparascópica pode ser considerada.

De forma semelhante, os cálculos de bexiga podem ser tratados tanto por meio de LECO como por métodos endourológicos. Entretanto, nos cálculos vesicais a LECO apresenta uma dificuldade adicional, pela constante movimentação do cálculo no interior da bexiga. As técnicas endourológicas podem ser úteis, com a fragmentação e a remoção dos cálculos tanto por via uretral como percutânea. No entanto, as complicações e as dificuldades fazem com que a alternativa de cirurgia convencional, especificamente a cistolitotomia, seja a primeira opção para vários autores.

BIBLIOGRAFIA

1. COE, F.L. & FAVUS, M.J. – Disorders of stone formation. In Brenner, B.M. & Rector Jr., F.C., eds. *The Kidney*. Philadelphia, Saunders, 1986, p. 1403. 2. CHOEN, T.D. et al. – Pediatric urolithiasis: medical and surgical management. *Urology* 47:292, 1996. 3. CHOI, H.; SNYDER, H.M. & DUCKETT, J.W. – Urolithiasis in childhood: current management. *J. Pediatr. Surg.* 22:158, 1987. 4. DE SANTO, N.G. et al. – Population based data on urinary excretion of calcium, magnesium, oxalate, phosphate and uric acid in children from Cimitile (southern Italy). *Pediatr. Nephrol.* 6:149, 1992. 5. HOLLIDAY, M.A. et al. – Urinary calculi. *Pediatr. Nephrol.* 53:1070, 1994. 6. ITAMI, N. et al. – Spot-urine screening for primary hyperoxaluria. *Nephron* 56:337, 1990. 7. KROOVAND, R.L. – Urinary calculi in childhood. In O'Donnell, B. & Koff, S. eds. *Pediatric Urology*. Hardcover Published, 1997, p. 629. 8. MALEK, R.S. – Urolithiasis. In Kelalis, P.P.; King. L.R. & Belman, A.B., eds. *Clinical Pediatric Urology*. 1985, p. 1093. 9. MARBERGER, M. & HOFBAUER, J. – Ureteroscopy/nephroscopy and percutaneous stone procedures. In Smith, A.D. et al., eds. *Smith's Textbook of Endourology*. St. Louis, Quality Medical Publishing, 1996, p. 1406. 10. MATOS, V. et al. – Urinary phosphate/creatine, calcium/creatinine, and magnesium/creatinine ratios in a healthy pediatric population. *J. Pediatr.* 131:252, 1997. 11. MYERS, D.A. et al. – Pediatric low energy lithotripsy with the lithostar. *J. Urol.* 153:453, 1995. 12. NEWMAN, D.M. et al. – Extracorporeal shock wave lithotripsy experience in children. *J. Urol.* 136:238, 1986. 13. PERRONE, H.C. & TOPOROVSKI, J. – Urinary inhibitors of crystallization in hypercalciuric children with hematuria and nephrolithiasis. *Pediatr. Nephrol.* 10:435, 1996. 14. POLINSKY, M.S. et al. – Renal stones and hypercalciuria. *Adv. Pediatr.* 40:353, 1993. 15. POLINSKY, M.S. et al. – Urolithiasis in childhood. *Pediatr. Clin. North Am.* 34:683, 1987. 16. SINNO, K.; BOYCE, W.H. & RESNISCK, M.I. – Childhood urolithiasis. *J. Urol.* 121:662, 1979. 17. SMITH, L.H. & SEGURA, J.W. eds. Urolithiasis. In Kelalis, P.P.; King, L.R. & Belman, A.B., eds. *Clinical Pediatric Urology*. 1992, p. 1327. 18. STAPLETON, F.B. – Hematuria associated with hypercalciuria and hyperuricosuria: a practical approach. *Pediatr. Nephrol.* 8:756, 1994. 19. Van ARSDALEN, K.N. – Lithotripy. In Smith, A.D. et al., eds. *Smith's Textbook of Endourology*. St. Louis, Quality Medical Publishing, p. 1427, 1996. 20. WALTHER, P.C.; LAMM, D. & KAPLAN, G.W. – Pediatric urolithiases: ten-years rewiew. *Pediatrics* 65:1068, 1980.

---

6 Transplante Renal na Infância

WILLIAM CARLOS NAHAS
EDUARDO MAZZUCHI
ELIAS DAVID NETO
SAMI ARAP

INTRODUÇÃO

Sem dúvida, o transplante é um dos maiores avanços conseguidos pela Medicina até o momento. A possibilidade de se trocar um órgão que se encontra doente por um outro sadio sempre foi um dos grandes anseios da terapêutica médica.

A idéia não é nova, ela vem sendo especulada há mais de 3000 anos. Existem citações na mitologia hindu, chinesa e na própria Bíblia de troca de partes do corpo humano com a criação de deuses mitológicos e para o reparo de doenças.

Entretanto, a história efetiva dos transplantes começou no início do século XX com os experimentos de Alexis Carrel, que estabeleceu os preceitos da técnica das anastomoses vasculares, seguidos até hoje. Esses estudos, realizados e publicados em 1902 e 1908, valeram-lhe o Prêmio Nobel de Medicina e Fisiologia de 1913.

Desde então, uma série de experimentos foi desenvolvida e várias publicações sobre implante do rim apareceram na literatura. O primeiro transplante renal em seres humanos, feito por Voronoy, fracassou, tendo o paciente morrido em 42 horas.

Na década de 1940, durante a Segunda Guerra Mundial, Gibson e Medawar, trabalhando com enxertos de pele em queimados, observaram que o segundo enxerto de pele proveniente do mesmo doador apresentava rejeição mais rápida, sugerindo que o obstáculo ao sucesso do transplante seria, primordialmente, de ordem imunológica.

Os princípios da técnica cirúrgica para a realização do transplante na fossa ilíaca, utilizando os vasos ilíacos, foi proposta por Kuss em 1951, sendo até hoje empregada.

Em 1954, Murray faz, com sucesso, o primeiro transplante renal entre gêmeos idênticos, confirmando ser possível sua realização desde que transposta a barreira imunológica.

No início da década de 1960, após a publicação dos trabalhos de Hitchings e Elion, que propõem uma nova droga, a azatioprina, menos tóxica e de ação mais prolongada que a 6-mercaptopurina, o transplante renal começa a ser feito em vários centros, como forma de tratamento da insuficiência renal crônica.

Em nosso meio, o primeiro transplante renal, com doador vivo, foi realizado em 1965 pela equipe chefiada pelo Professor Campos Freire, no Hospital das Clínicas da Faculdade de Medicina da Universidade de São Paulo, e em dezembro deste mesmo ano o primeiro transplante com receptor criança.

Em 1968, o primeiro transplante com doador cadáver foi feito no Hospital das Clínicas de Ribeirão Preto pela equipe do Professor Aureo Ciconelli, também da Universidade de São Paulo.

Durante as três últimas décadas, o transplante renal em crianças passou por profundas modificações, tendo sido desaconselhado por muitos anos, por ser considerado uma agressão muito grande, aos já debilitados pacientes, com baixo prognóstico de sucesso. Em 1970, Reinhart, chefe do serviço de psiquiatria de um dos hospitais pioneiros no transplante de órgãos, chegou a sugerir que crianças com insuficiência renal crônica terminal deveriam permanecer sem tratamento, uma vez que tanto o transplante quanto a terapia dialítica não eram métodos definitivos, e levavam a um desconforto físico e emocional importante tanto para a família quanto, e principalmente, para a criança.

Apesar das dúvidas iniciais, o aperfeiçoamento da técnica cirúrgica, o melhor conhecimento das doenças que levam à insuficiência renal crônica na infância, a melhor compreensão dos mecanismos imunológicos, associados a uma melhora das técnicas dialíticas, que propiciam um preparo seguro e eficaz da criança para o transplante, fizeram com que esse se tornasse a terapêutica de escolha para as crianças com insuficiência renal crônica. As novas drogas e os esquemas individualizados de imunossupressão fizeram com que seus resultados na criança quando da utilização de doador vivo se igualassem àqueles obtidos no adulto. No caso do doador cadáver, somente nos últimos anos melhorou a sobrevida, tanto do enxerto quanto do paciente, aproximando-se aos do adulto. Em nosso meio, esses resultados ainda são inferiores aos obtidos com doador vivo.

O manuseio adequado do paciente urêmico durante o programa de diálise, por meio da correção da anemia com o uso da eritropoetina recombinante, reposição de cálcio e compensação da acidose metabólica para a correção do osteodistrofismo renal, não assegura crescimento e desenvolvimento adequados e reintegração da criança à sociedade. A diálise é a opção até que se consiga realizar o transplante. Hoje acredita-se que o ideal seria a realização do transplante antes do início do programa de diálise, quando a depuração da creatinina se encontra ao redor de 10ml/min/1,73m^2, para minimizar os prejuízos ao desenvolvimento pondo-estatural e neurológico decorrentes da insuficiência renal crônica. O objetivo maior é conseguir uma criança saudável, que tenha sido exposta a um mínimo de traumatismo e risco.

O transplante renal na criança tem estreita relação com o do adulto. Entretanto, apresenta aspectos peculiares que merecem atenção especial. A insuficiência renal crônica (IRC) acomete a criança em momento crítico de seu desenvolvimento neurológico e corpóreo, sua etiologia com freqüência é decorrente de anomalia do trato urinário inferior, associada a particularidades técnicas relacionadas ao ato cirúrgico propriamente dito.

Em nosso meio, o transplante está indicado para todas as crianças, com IRC ou em período pré-diálise, maiores de 1 ano, desde que não sejam portadoras de neoplasia, quadro infeccioso agudo, nem de alteração cardiovascular em sua fase aguda. Existem contra-indicações relativas como retardo mental grave, alterações psiquiátricas graves e pacientes com síndrome da imunodeficiência. Crianças com doenças como síndrome hemolítico-urêmica, oxalose e glomeruloesclerose focal são transplantadas, entretanto, com risco importante de recorrência. Aquelas com cistinose apresentam o risco de progressão da doença, com depósito em outros tecidos.

ETIOLOGIA DA INSUFICIÊNCIA RENAL CRÔNICA

A etiologia e sua incidência diferem daquelas do receptor adulto, as pielonefrites constituem-se na segunda causa mais freqüente, aparecendo após as glomerulonefrites, com incidência que varia de 19 e 25%, seguindo-se das hipoplasias e displasias renais. Em uma revisão de 153 crianças, submetidas a 165 transplantes renais na Clínica Urológica, entre 1965 e 1994, 61% dos casos foram decorrentes de doença nefrológica e 39% de doença urológica.

Essa alta incidência de pielonefrite como causa de IRC é decorrente, na grande maioria dos casos, de anomalia congênita do trato urinário inferior. A realização rotineira de ultra-sonografia antenatal tem permitido o diagnóstico dessas anomalias, ainda na vida intrauterina, e possibilitado seu tratamento precoce, que, sem dúvida, se constituirá em forma eficaz de prevenção da IRC nessa faixa etária.

O refluxo vesicoureteral primário (RVU) constitui-se na causa mais comum de pielonefrite, seguido pela válvula da uretra posterior (VUP), como fica evidenciado em uma revisão da Clínica Urológica do HC-FMUSP (Tabela 3.32).

Tabela 3.32 – Causas de insuficiência renal crônica decorrentes de doença urológica em 65 transplantes renais realizados na Clínica Urológica do HC-FMUSP.

Causa	Número de casos
Refluxo vesicoureteral	22 (33,8%)
Válvula de uretra posterior	15 (23,1%)
Hipoplasia renal	12 (18,5%)
Rins policísticos	9 (13,8%)
Bexiga neurogênica	2 (3,1%)
Pielonefrite crônica	5 (7,1%)

O conhecimento perfeito da etiologia da IRC e seu tratamento têm grande importância, uma vez que a sobrevida do enxerto tem relação com sua causa. Os melhores resultados de sobrevida aos 5 anos são encontrados em crianças portadoras de refluxo vesicoureteral e doenças nefrológicas. Os resultados, até certo ponto desapontadores, nos casos cuja etiologia era válvula de uretra posterior ou uropatias obstrutivas, cerca de 40%, hoje com terapêutica individualizada, mostram-se bastante melhores. A determinação exata da doença que levou à IRC é de fundamental importância para a compreensão dos resultados e para a busca de sua melhoria.

A presença de anomalias congênitas do trato urinário, tais como RVU maciço, hidronefrose, VUP e disfunção neurogênica da bexiga, deve ser identificada e tratada antes do transplante.

Quando a etiologia é decorrente de neoplasia, sendo a mais freqüente o tumor de Wilms, alguns cuidados são necessários. A quimioterapia e a radioterapia utilizadas quando do tratamento da neoplasia serão acrescidas da terapêutica imunossupressora após o transplante, levando a alterações ainda maiores do sistema imunológico, favorecendo a recidiva tumoral. A maioria dos centros aguarda dois anos após o final do tratamento para realizar o transplante. Na atualidade, a indicação das nefrectomias radicais bilaterais, para o tratamento dos tumores multifocais de Wilms, tem-se reduzido. Com o uso de novos esquemas de quimioterapia é possível a redução dessas massas e a realização de cirurgias parciais com preservação de massa renal.

PREPARO DO RECEPTOR

Com a maior experiência e conseqüente melhora dos resultados do transplante renal na infância, as restrições à sua indicação diminuíram. As doenças metabólicas, glomerulares ou sistêmicas, tais como hiperoxalúria primária, síndrome hemolítico-urêmica, glomeruloesclerose focal, com o risco de recidiva, constituem-se no maior desafio. O uso de terapêuticas individualizadas tem permitido minimizar o risco de recidiva no enxerto com certo sucesso.

As crianças, com o auxílio de seus familiares, são submetidos a uma avaliação ampla, que inclui anamnese, antecedentes cirúrgicos, exame físico (peso e altura), avaliação laboratorial, radiológica e imunológica (Quadro 3.21).

Quadro 3.21 – Exames pré-operatórios realizados nos candidatos a transplante renal.

> Avaliação sangüínea: hemograma completo, tipagem sangüínea, coagulograma, creatinina, uréia, sódio, potássio, cálcio, fósforo, exames da função hepática, eletroforese de proteína, ácido úrico
> Avaliação urinária: sedimento quantitativo
> Avaliação microbiana: cultura de urina
> Avaliação sorológica: citomegalovírus, hepatites C e B, vírus da imunodeficiência humana, doença de Chagas e sífilis
> Avaliação imunológica: tipagem HLA-A, B, C, Dr, Dq, Dp e painel contra células
> Avaliação radiológica: radiografia de tórax e de ossos, ultra-sonografia abdominal completa, uretrocistografia miccional e retrógrada
> Outras avaliações: eletrocardiograma, ecocardiograma, estudo urodinâmico

A primeira preocupação, antes mesmo do preparo para o transplante, deve ser com as condições psicológicas e familiares. Uma criança em programa dialítico tem idas freqüentes ao hospital, devido a intercorrências clínicas, com conseqüente prejuízo do relacionamento familiar e de suas condições psicológicas. Quando a instalação da IRC ocorre em uma fase precoce com repercussão no desenvolvimento neurológico, pondo-estatural e esquelético da criança, ocorre agravamento maior ainda das condições emocionais e psicológicas.

Na Clínica Urológica do HC-FMUSP essas crianças são avaliadas e seguidas por assistentes sociais e psicólogas, que avaliam não só a criança mas também seus familiares. A compreensão e a participação dos familiares é de fundamental importância para o sucesso do programa do transplante. A necessidade da administração diária rígida dos imunossupressores e o cuidado da criança obrigam a um bom relacionamento familiar. A não-adesão à terapêutica imunossupressora é causa freqüente de perda do enxerto, sobretudo na adolescência.

O preparo inicial do transplante começa por uma via de acesso à diálise, uma vez que o não funcionamento imediato do enxerto pode ocorrer, sobretudo quando o doador é cadáver. A dificuldade em se criar e manter o acesso vascular na criança constitui-se em fator limitante à hemodiálise. No Hospital das Clínicas da FMUSP, um pouco mais da metade das crianças é mantida em diálise peritoneal ambulatorial contínua.

Como anteriormente mencionado, a etiologia urológica é causa freqüente da IRC, e a investigação urológica deve ser meticulosa. A ultra-sonografia e a uretrocistografia são exames básicos, realizados em todas as crianças. A necessidade de intervenção cirúrgica é individualizada, devendo-se sempre que possível evitar o manuseio da fossa ilíaca previamente ao transplante. A realização de nefrectomia é factível quando do transplante renal, sobretudo nas crianças pequenas. Sua indicação é restrita aos casos de hidronefrose por obstrução da via excretora, que se acompanha de ureterectomia nos casos de RVU graus IV e V, diante do risco de infecção em paciente imunossuprimido. A nefrectomia também é indicada quando é causa de hipertensão grave e nos casos de proteinúria intensa, a fim de se obter melhor controle do paciente, assim como nos casos de rins policísticos que impossibilitam a colocação do enxerto.

Nas crianças portadoras de RVU moderado, quando há dilatação ureteral, tem-se realizado plástica anti-refluxo no momento do transplante pela técnica de Gregoir, preservando-se assim o trato urinário que pode ser útil no tratamento de possível complicação urológica. O RVU para a porção distal do ureter ou para rins contraídos sem dilatação ureteral é simplesmente observado com grande chance de desaparecimento espontâneo.

A realização de estudo urodinâmico, ou seja, a medida da pressão intravesical durante seu enchimento, quando da micção e avaliação do resíduo urinário, é mandatória nos portadores de VUP e naqueles com disfunção neurogênica da bexiga.

Para que haja drenagem adequada do trato urinário superior, a pressão durante o armazenamento de urina no interior da bexiga (complacência vesical) não deve ser superior a $40cmH_2O$. Quando essa atinge, ou é superior a esse valor, ocorre hidronefrose e perda de parênquima renal.

Os portadores de bexiga neurogênica, sendo a causa mais comum as mielomeningoceles, ao lado das crianças com VUP, constituem-se em grupo de risco. Devido à dissinergia vesicoesfincteriana e à má complacência vesical (pressão acima de 30, $40cmH_2O$), as condições de drenagem e o armazenamento da bexiga são inadequados, tendo sido inclusive responsáveis pela destruição dos rins primitivos. Nesses casos, as condições vesicais devem ser melhoradas, quer seja pelo uso de anticolinérgicos, com ação limitada nesses pacientes, quer por meio de ampliação vesical, com o próprio trato urinário, ureter e pelve renal, ou por meio de emprego de segmento de intestino que é incorporado à bexiga. Preferencialmente, as operações de ampliação devem ser realizadas antes do transplante renal, cerca de 12 semanas, antes do uso das drogas imunossupressoras.

Quando há dificuldade na drenagem vesical, sobretudo nos portadores de bexiga neurogênica, o uso de autocateterismo vesical intermitente é eficiente e associa-se à baixa morbidade.

Nas crianças com derivações urinárias intestinais externas, em que o trato urinário inferior não tenha sido extirpado, temos por filosofia a tentativa de sua utilização. Quando a bexiga não apresenta condições adequadas, após sua refuncionalização, esta pode ser melhorada com a incorporação de porção de intestino. A nosso ver, o manuseio dessas crianças sem estomias é mais fácil, mesmo que a bexiga precise ser drenada por sondagem vesical intermitente. A realização de transplante em pacientes com derivação urinária continente ou incontinente tem boa evolução; entretanto, a presença de estomia constitui-se em mais um transtorno à vida desses pacientes.

Alguns centros preconizam a colocação de cateter venoso central para a monitorização intra-operatória da reposição volêmica, o que não é realizado de forma rotineira pelo Serviço de Anestesia do Hospital das Clínicas da FMUSP. Os enxertos na quase totalidade são rins de doadores adultos, que seqüestram de 250 a 300ml de sangue em seu interior; essa perda relativa de volemia em uma criança pode ser responsável por hipotensão arterial com má perfusão do enxerto, favorecendo a ocorrência de necrose tubular aguda e trombose vascular.

ESCOLHA DO DOADOR

A maioria dos centros que atuam na área do transplante pediátrico utiliza enxertos provenientes de doador vivo relacionado por uma série de vantagens. A primeira delas é a semelhança imunológica, na quase totalidade dos casos o doador é um dos pais e, portanto, com um haplótico em comum. A doação entre irmãos é rara e limitada por eles pertencerem a uma faixa etária semelhante. Outras vantagens incluem tempo menor em diálise, possibilidade de se realizar a cirurgia dentro de uma programação e preparo prévio. Dessa forma obtém-se melhor controle hidroeletrolítico, volêmico, tempo de isquemia fria mínimo e, conseqüentemente, um risco pequeno, inferior a 5%, de não funcionamento imediato do enxerto.

A sobrevida com os enxertos de doador cadáver vem melhorando nos últimos anos, e uma série de fatores e cuidados é atribuída a essa melhora: uso de doadores jovens, com condições hemodinâmicas excelentes, tempo de isquemia fria mínimo, melhor compatibilidade no sistema HLA, expansão volêmica do receptor, colocação extraperitoneal do enxerto, novas drogas imunossupressoras e esquemas de imunossupressão individualizados.

Na Clínica Urológica do HC-FMUSP, a maioria dos transplantes é realizada com doador vivo relacionado. Em revisão de 165 transplantes, realizados entre 1965 e 1994, 127 (77%) foram feitos com enxertos provenientes de doador vivo e 38 (23%) de doador cadáver.

DOADOR VIVO

O doador vivo passa por uma avaliação completa e extensa com a finalidade de comprovar a normalidade total e o estado de saúde perfeito, objetivando morbidade mínima e máxima segurança.

A doação deve ser espontânea e desprovida de interesses, o que não se constitui em dificuldade, uma vez que na quase totalidade os doadores são os próprios pais. O doador deve ser alertado quanto aos riscos de rejeição e possíveis intercorrências que o receptor possa vir a apresentar e até da possibilidade de perda do enxerto.

A avaliação laboratorial inicia-se após confirmação da compatibilidade no sistema ABO e de prova cruzada negativa. São colhidos exames gerais, acrescidos de depuração de creatinina colhida em dois períodos, realizada avaliação sorológica semelhante à feita pelo receptor, radiografia de tórax e ultra-sonografia abdominal.

A arteriografia clássica por punção femoral é o último exame a ser realizado. Parece-nos melhor que a arteriografia digital com subtração por oferecer melhor definição das imagens e risco menor de não identificação de artérias polares, variação vascular freqüente, com incidência referida entre 25 e 31% dos casos. Aproveita-se o contraste da arteriografia e, ao final, realiza-se uma urografia excretora, evitando-se a necessidade de injeção de contraste por duas ocasiões.

A escolha do rim a ser retirado é baseada nos achados da urografia e da arteriografia. Deixa-se no doador o rim com melhores condições; na presença de rim ptótico, achado freqüente nas mulheres, ele é o retirado. Em revisão recente de doadores com alterações vasculares renais, encontramos 11 doadores: três com aneurisma renal, três com displasia fibromuscular, quatro com doença ateromatosa e um com estenose de ramo da artéria renal. Após discussão dos riscos e inconvenientes tanto para o próprio doador quanto para o receptor, esses rins foram utilizados, as lesões foram corrigidas sob hipotermia e os enxertos transplantados com sucesso.

Em caso de absoluta normalidade de ambos os rins, prefere-se o rim esquerdo, por apresentar a veia renal mais longa. Opta-se pelo rim com artéria única, apesar de que a existência de mais de uma artéria, achado freqüente, não inviabiliza a doação. O conhecimento prévio da existência de mais de uma artéria é importante não só para o cirurgião que irá retirar o rim como também para a equipe que irá colocá-lo. Nesses casos, a dissecção do rim no doador é mais trabalhosa, este é mais fixo, sendo mais difícil sua apresentação. As artérias devem ser retiradas com extensão adequada, para permitir a reconstrução "em banco", sob hipotermia. A presença de artéria polar inferior obriga sua preservação, diante de sua importância para a vascularização ureteral.

A nefrectomia é realizada por meio de lombotomia com ressecção da 12ª ou 11ª costela e por acesso retroperitoneal. Alguns utilizam laparotomia transversa anterior e acesso transperitoneal. Uma hora antes da indução anestésica inicia-se a expansão volêmica com solução de manitol e cristalóides, para se manter a diurese adequada. A nefrectomia é criteriosa, preserva-se a gordura perirrenal que cobre o pólo inferior do rim e continua-se sobre o ureter, a fim de minimizar os riscos de isquemia ureteral. Os vasos renais são dissecados, a artéria e a veia devem ser longas, e a região hilar é minimamente manuseada para não se prejudicar a vascularização renal. As veias lombares, gonadal esquerda e adrenal são cuidadosamente ligadas. Evita-se a tração exagerada do rim para que não ocorra espasmo arterial. Ao fim da dissecção, o rim fica preso pelos vasos do hilo e ureter. Após certificar-se de que o receptor já se encontra pronto para receber o enxerto, secciona-se inicialmente o ureter; a saída abundante de urina confirma a hidratação e perfusão adequadas do enxerto; a seguir os vasos são seccionados. A pinça vascular para secção da veia renal direita deve ser aplicada sobre a cava, para possibilitar a retirada do segmento da veia o maior possível.

Após a retirada do enxerto, este é imerso em solução salina com gelo e perfundido com solução de preservação a 4°C, e empregamos a solução Euro Collins acrescida de 1ml de heparina, durante 10 minutos.

Nos casos de artérias múltiplas realiza-se, em geral, a reconstrução arterial sob hipotermia em banco, com o objetivo de se realizar uma única anastomose no receptor e minimizar o tempo de isquemia. De acordo com o calibre dos vasos, pode-se realizar uma reconstrução látero-lateral, quando são de calibres semelhantes e próximos, ou término-lateral da menor na principal, quando há desproporção ou são distantes. Raramente é obrigatória a realização de duas anastomoses arteriais no receptor. Dentre as 165 crianças transplantadas, 17 apresentavam duas artérias e uma três artérias: em 15 casos as artérias foram tratadas em banco, realizando-se uma única anastomose; em dois casos foram realizadas duas anstomoses no receptor; no caso de três artérias realizou-se uma anastomose látero-lateral e outra término-lateral entre a artéria de menor calibre e a principal mais próxima.

A artéria polar inferior deve ser sempre preservada, diante da sua importância, para a vascularização ureteral, quando esta é superior e de pequeno calibre a sua ligadura não acarreta maiores problemas.

DOADOR CADÁVER

A manutenção adequada do doador cadáver constitui-se em fator preponderante para a boa evolução do receptor. Os cuidados iniciam-se muito antes da doação, assim que se suspeita da morte encefálica. As condições hemodinâmicas devem ser mantidas com reposição volêmica para se obter pressão sistólica superior a 90mmHg e diurese não inferior a 0,5ml/kg/h. O uso de drogas vasoativas deve ser criterioso e restrito aos casos de não-resposta à reposição volêmica. O uso de manitol e diuréticos pode ser útil.

A grande mudança em relação ao doador cadáver ocorreu nos últimos anos, com a melhoria dos resultados dos transplantes de outros órgãos e crescimento do interesse pelos doadores de múltiplos órgãos. Vários trabalhos confirmam a boa qualidade dos rins de doadores múltiplos quando comparados ao doador único renal. Parece-nos que os rins provenientes de doadores múltiplos são melhores, talvez devido a maior rigor no cuidado e seleção dos doadores, que necessitam estar em condição ideal para a doação do fígado e coração. O uso da solução de Wisconsin, fundamental para a preservação hepática, possibilita inclusive o armazenamento por tempo maior dos rins.

Os rins podem ser retirados isoladamente ou em bloco com a aorta e a veia cava inferior. No caso de doador múltiplo, sempre é retirado em bloco. Essa forma de retirada dos rins apresenta uma série de vantagens: dissecção mínima do pedículo renal, ausência de tração da artéria renal e perfusão *in situ* através da aorta abdominal, com conseqüente tempo de isquemia quente nulo. Essas vantagens são ainda maiores quando o doador é criança, minimizando-se os riscos de lesão dos vasos do hilo renal.

Utiliza-se incisão mediana xifopúbica, completada por uma incisão transversa ao nível da cicatriz umbilical. A incisão estende-se até o manúbrio esternal quando os pulmões e o coração são retirados. A retirada dos rins inicia-se pela incisão da goteira parietocólica direita e da raiz do mesentério; o colo ascendente, o duodeno e as alças intestinais são rebatidos medial e cefalicamente, expondo-se todo o retroperitônio. O rim direito é inspecionado e o ureter dissecado com os cuidados já referidos. O acesso ao rim esquerdo é obtido após rebater-se o colo descendente e transverso; após seu preparo abre-se uma fenda no mesentério do colo descendente para sua transposição, para que ambos os rins fiquem no mesmo plano quando da retirada em bloco. A aorta e a veia cava são dissecadas ao nível dos vasos ilíacos e preparadas para sua cateterização. A aorta proximal é dissecada e reparada ao nível dos pilares do diafragma, acima da pequena curvatura do estômago. Os ureteres são seccionados e reparados. Um cateter de grosso calibre é inserido na aorta e outro na veia cava inferior para a perfusão e drenagem da solução de preservação. A aorta proximal inicialmente reparada é ocluída, iniciando-se imediatamente a perfusão *in situ* dos rins. O resfriamento dos rins é completado pela colocação de gelo na cavidade abdominal. Após 10 minutos de perfusão e completar-se a dissecção da face posterior dos rins, estes são mantidos junto à linha média e inicia-se a retirada em bloco. A aorta e a cava em sua porção distal são seccionadas e tracionadas cranialmente e liberadas progressivamente, seccionando-se os ramos lombares junto à coluna, até se atingir a pinça vascular colocada acima das renais, quando a aorta e a cava são seccionadas.

Os rins são separados em banco sob hipotermia. A aorta é incisada em sua linha média, e a veia renal esquerda, seccionada ao nível da veia cava. O rim direito é deixado com a cava, que pode ser útil no momento do implante do enxerto, caso a veia renal seja muito curta. Sempre que possível, deve-se trabalhar com retalho tanto da aorta quanto da cava, o que possibilita a realização de anastomose mais ampla e segura. No caso de artérias múltiplas, o retalho da aorta deve se único e contê-las.

Os gânglios para a realização da prova cruzada podem ser retirados quando da remoção dos órgãos, entretanto, se realizado durante o preparo do doador, minimiza-se o tempo de isquemia fria, o qual tem importância preponderante, sobretudo, em nosso meio, para reduzir o risco de ocorrência de necrose tubular aguda.

IMUNOLOGIA DO TRANSPLANTE

O transplante só pode ser realizado quando há compatibilidade no sistema ABO. Não é necessário que o mesmo ocorra com o Rh, uma vez que as células renais não possuem tal tipo de antígeno. Na compatibilidade ABO, usa-se o mesmo critério de transfusão sangüínea.

A resposta imune do receptor aos antígenos de histocompatibilidade é a principal barreira ao transplante bem-sucedido. Todos os seres humanos têm marcadores imunológicos que determinam sua identidade genética. Esses marcadores estão presentes dentro do núcleo de todas as células do organismo e é o que faz com que o organismo diferencie o próprio do não-próprio, rejeitando aquilo que

não reconhece como dele. Tais antígenos são rotulados como complexo maior de histocompatibilidade (HLA), para o homem. Os antígenos do sistema HLA são glicoproteínas localizadas na membrana celular. Eles são a expressão de genes autossômicos localizados no braço curto do cromossomo 6.

Existem duas classes de antígenos do sistema HLA: classe I e classe II. Os de classe I, codificados no *locus* A, B, e C, foram os primeiros antígenos descobertos e estudados. Estão presentes em todas as células do organismo, exceto os eritrócitos maduros. São detectados sorologicamente, sendo mais úteis para a seleção de doadores vivos relacionados. Os antígenos classe II são expressos no *locus* D, DR, DQ, e DP. Os antígenos DR são importantes para a evolução do transplante, particularmente quando o doador é cadáver. Cada *locus* de cada um dos pares de cromossomos é responsável por um antígeno na superfície celular; normalmente os transplantadores classificam a compatibilidade entre receptor e doador pelo número de incompatibilidades nos *locus* A, B, DR, em um total de seis possibilidades. Nos casos de doador parente (pais, irmãos, tios), a compatibilidade se faz por meio de herança mendeliana. Assim, pais doando para filho necessariamente têm 50% dos antígenos HLA semelhantes. Entre irmãos existe 25% de chance de serem totalmente distintos, 50% de apresentarem um haplótipo comum e 25% de possuírem dois cromossomos semelhantes e, portanto, serem totalmente idênticos.

Em se tratando de doador cadáver, os cromossomos herdados não são os mesmos, uma vez que os pais são diferentes; a classificação não é mais feita baseada em haplótipo, mas no número de antígenos compatíveis. Normalmente a compatibilidade entre doador e receptor é definida de acordo com número de imcompatibilidades, em um total de seis possibilidades.

A semelhança de antígenos do sistema HLA entre doador e receptor parece ser fundamental para a evolução do transplante a longo prazo, sobretudo para os doadores vivos relacionados. Quando fazemos a tipagem HLA, estamos realizando a identificação do sistema maior de histocompatibildade (HMC), embora existam outros sistemas menores que não estão sendo estudados. Quando se identificam irmãos idênticos para o sistema HLA, significa que eles herdaram os mesmos cromossomos inteiros de pai e mãe. Ao contrário, os doadores cadáveres estão sendo tipados apenas para os antígenos do sistema HLA de cromossomos diferentes.

Dessa forma, entende-se por que a compatibilidade, para o sistema HLA com doador cadáver, não tem demonstrado causar grande diferença de sobrevida do enxerto nos resultados a longo prazo. Os estudos mostram diferenças somente nos casos extremos, quando há total compatibilidade (zero "mismatches") ou total incompatibilidade (seis "mismatches"). Em nosso meio, quando o doador é cadáver, realiza-se exclusivamente a prova cruzada para a seleção do receptor.

Após a verificação do sistema ABO, o primeiro teste a ser realizado é a prova cruzada. É a prova mais importante e definitiva, em que se coloca plasma do receptor em contato com linfócitos do doador. Tal prova determina a presença de anticorpos pré-formados contra antígenos do sistema HLA do doador. Esses anticorpos são criados quando ocorre um estímulo prévio do sistema imunológico, por exemplo, por meio de transfusões de sangue, gestações ou transplantes anteriores. É a primeira prova a ser feita, pois é excludente para cada doador.

Como rotina, realiza-se a prova cruzada em separado contra linfócitos T e B, ambas as provas podem ser potencializadas pelo uso de antiglobulina humana ou aumentando a especificidade do anticorpo envolvido na reação. O transplante pode ser realizado na presença de prova cruzada negativa contra linfócitos T. Aparentemente, a presença de IgM, ou mesmo IgG, contra os linfócitos B não impede a realização do transplante, embora não existam na literatura dados extensos.

TÉCNICA CIRÚRGICA

O transplante renal é realizado com anestesia geral, e o antibiótico, uma cefalosporina de terceira geração, é iniciado 1 hora antes da indução anestésica. Como rotina, não instalamos cateter venoso central, acesso defendido por outros, por permitir melhor controle sobre a reposição e expansão volêmica.

A escolha do lado a ser utilizado para a colocação do enxerto leva em conta alguns aspectos: necessidade de nefrectomia ou urete-rectomia, quando da realização do transplante, cirurgia prévia na fossa ilíaca, inclusive transplante renal anterior e idade do receptor.

Opta-se preferencialmente pela colocação do enxerto em fossa ilíaca direita por oferecer melhor acesso à veia cava inferior e aorta. Nas crianças menores, as anastomoses são realizadas em vasos mais proximais, o que também possibilita a criação de um espaço mais adequado para a colocação do enxerto. A presença de cateter de Tenckoff não impede o uso de fossa ipsilateral, a incisão passa lateralmente ao cateter. Diante da preferência pelo lado direito para *a relização do transplante* na criança, o cateter deve ser sempre colocado à esquerda.

Utiliza-se incisão pararretal externa, que se estende até próximo do rebordo costal e inferiormente se dirige medialmente até a sínfise púbica. Rebate-se medial e cranialmente o envelope peritoneal, permitindo acesso aos vasos do retroperitônio e oferecendo espaço adequado para a colocação do enxerto, sem causar restrição respiratória ao paciente. Mesmo nas crianças menores, com peso inferior a 15kg, tem-se empregado essa via de acesso sem maiores dificuldades, o que facilita a realização de biopsias, minimiza o efeito das complicações cirúrgicas, evita a ocorrência de complicações gastrintestinais e preserva a cavidade peritoneal, caso seja necessária a reinstalação de diálise peritoneal ambulatorial contínua (CAPD).

Os vasos escolhidos para a realização das anastomoses precisam ser bem dissecados, com ligadura meticulosa dos linfáticos, que os envolvem, e de ramos lombares, para permitir a colocação de pinças vasculares e a realização das anastomoses com segurança.

Antes do início das anastomoses o enxerto é revisto, o calibre dos vasos é reavaliado e define-se o melhor local para seu implante. As suturas vasculares iniciam-se por via venosa; a veia cava inferior e a ilíaca comum são freqüentemente empregadas nas crianças menores; nas maiores a veia ilíaca externa (Tabela 3.33). Após realizar-se a venotomia, proporcional ao calibre da veia renal, são passados quatro pontos cardinais de apresentação, sendo então trazido o enxerto; a sutura é de tipo contínuo com fio de prolene 5-0. Ao término da anastomose uma pinça vascular (tipo buldogue) é aplicada sobre a veia renal e o retorno venoso é restabelecido; permite-se, dessa forma, a normalização da pressão venosa central, assim como avalia-se de imediato a sutura vascular.

Nas crianças com peso inferior a 15kg, a reconstrução arterial é feita na maioria das vezes com a aorta ou artéria ilíaca comum e nas maiores na artéria ilíaca externa. Desde 1987, não temos mais realizado anastomose término-terminal com a artéria ilíaca interna (Tabela 3.34).

A artéria renal é espatulada e reparada por dois pontos cardinais, o que auxilia na definição do local mais adequado para a realização da anastomose; a seguir, coloca-se a pinça vascular, tipo Potts (em forma de colher), e realiza-se a arteriotomia com ressecção da porção da artéria. Utilizamos sutura contínua na face posterior e pontos separados na face anterior, com fio prolene 6-0.

Antes da revascularização do enxerto, verifica-se a pressão arterial e a expansão volêmica da criança para que não ocorra instabilidade hemodinâmica com má perfusão do enxerto.

A reconstrução do trato urinário é realizada pela técnica extravesical de Gregoir, com ponto invaginante distal, após espatular-se o ureter.

Não se utiliza cateter ureteral e a bexiga permanece drenada por sonda de Foley durante cinco dias.

Tabela 3.33 – Local de anastomose venosa empregada em 165 transplantes renais.

Veia	Número de casos
Ilíaca comum	77 (46,7%)
Ilíaca interna	45 (27,3%)
Cava	43 (26 %)

Tabela 3.34 – Local de anastomose arterial empregada em 165 transplantes renais.

Veia	Número de casos*
Ilíaca interna	62 (36,9%)
Ilíaca comum	51 (30,3%)
Ilíaca externa	25 (14,9%)
Aorta	30 (17,0%)

*Três enxertos receberam mais de uma anastomose.

COMPLICAÇÕES CIRÚRGICAS

As complicações cirúrgicas em paciente transplantado e em particular na criança têm uma gravidade potencial maior, por uma série de particularidades. Ocorrem mais freqüentemente no pós-operatório imediato, momento em que a imunossupressão é máxima, o paciente encontra-se ainda anêmico, com albumina baixa e com alteração de fatores de coagulação, decorrente da IRC. A esses fatores se associa ainda a morbidade decorrente de sessões de diálise. O diagnóstico precoce e a terapêutica imediata fizeram com que houvesse uma redução marcante na morbidade e mortalidade desses pacientes.

Os cuidados no preparo do receptor, a identificação e a correção de anomalias do trato urinário, o controle da acidose, o emprego de eritropoetina, o uso de CAPD e a realização precoce do transplante, antes mesmo de entrar em programa crônico de diálise, têm permitido que as crianças sejam transplantadas em melhores condições.

Outro importante aspecto na prevenção das complicações é quando da realização da nefrectomia. O mínimo manuseio da região do hilo renal, a preservação da vascularização de todo o rim, e em particular de artéria polar inferior, a retirada do ureter envolto em gordura e tecido adjacente, o cuidado na introdução de cateter no momento da perfusão do enxerto, para que não ocorra lesão da camada íntima da artéria renal, são detalhes importantes na prevenção de complicações.

As complicações cirúrgicas podem ser vasculares, urológicas, infecciosas e as linfoceles (Tabela 3.35). Uma revisão de 162 transplantes renais, realizados na Clínica Urológica do HC-FMUSP, entre 1965 e 1994, evidenciou que o número destas complicações não dependeu do tipo de doador, se vivo ou cadáver; se eram receptores de um primeiro ou de um segundo transplante; se a etiologia da IRC era decorrente de causa nefrológica ou urológica; por outro lado, foi significativamente maior nas crianças com menos de 15kg e/ou idade menor que 5 anos, devido a um número maior de complicações urológicas.

Tabela 3.35 – Tipo de complicações cirúrgicas em 162 crianças submetidas a transplante renal, entre 1965 e 1994, no Hospital das Clínicas da FMUSP.

Tipo de complicações cirúrgicas	Número de casos
Urológicas	8 (4,9%)
Vasculares	7 (4,3%)
Infecciosas	4 (2,5%)
Linfocele	3 (1,8%)

As complicações vasculares apresentam incidência que varia de 1,5 a 7,6%. No presente material encontrou-se: quatro casos de trombose arterial, duas venosas e um caso de estenose arterial, totalizando 4,9%.

Apesar do diagnóstico precoce e da exploração imediata, a quase totalidade dos enxertos com trombose é perdida. Existem casos isolados descritos na literatura de recuperação dos rins após embolectomia, endarterectomia ou infusão de drogas trombolíticas.

Estenose da artéria renal é uma complicação de incidência difícil de ser estabelecida, uma vez que a ocorrência de hipertensão arterial no pós-transplante é freqüente e os casos controlados com medicação não são investigados. Provavelmente, com a melhor definição e padronização de índices encontrados ao ecodoppler, que permitam avaliar a velocidade ao nível da anastomose, possa-se definir com maior precisão sua incidência. O caso constatado na presente revisão, diagnosticado no 16º dia de pós-operatório, foi tratado cirurgicamente, com ressecção da área de estenose, com sucesso. A angioplastia transluminal constitui-se em opção válida, desde que não ocorra no pós-operatório imediato, apesar de se tratar de criança. Nos últimos 10 anos, essa tem sido a primeira opção terapêutica, tendo sido realizada em vários adultos e em uma criança com resultados excelentes. Para a obtenção desses resultados, é de fundamental importância que o procedimento seja realizado com material adequado e por radiologista experiente.

As complicações vasculares põem em risco a sobrevida do enxerto, e as urológicas, a vida do paciente. O vazamento de urina e a contaminação da fossa ilíaca colocam em risco as suturas vasculares, e sua rotura se constitui em complicação grave, rara nos últimos anos, porém com elevada mortalidade.

As complicações urológicas têm incidência referida entre 1,3 e 10,8%. Em revisão atual encontramos oito casos (4,9%) em 162 transplantes: sete casos de fístula urinária e um caso de estenose ao nível da junção ureterovesical. As fístulas foram mais freqüentes nas crianças com idade inferior a 5 anos e/ou com peso inferior a 15kg. Todas as fístulas foram tratadas com reconstrução primária. Três delas foram tratadas com reconstrução do trato urinário por meio de ureteroureteroanastomose com o ureter do receptor, três casos foram submetidos a reimplantação ureteral e um foi submetido a fechamento primário da fístula, todos com bom resultado. Quando as condições locais não são ideais, ou seja, com a presença de sinais de infecção, a melhor opção é a ligadura ureteral, colocação de nefrostomia e reconstrução do trato urinário em tempo posterior. O caso de estenose ureteral ao nível da junção ureterovesical ocorreu em criança com bexiga neurogênica, tendo sido tratada com novo implante ureteral e ampliação vesical posterior, com segmento de íleo destubularizado, com boa evolução.

Todas as crianças com complicação urológica evoluíram de forma satisfatória e nenhum enxerto precisou ser retirado. A não-drenagem rotineira da fossa ilíaca ao final do transplante ou, quando necessário, a utilização de sistema de aspiração fechado a vácuo, reduz o índice de contaminação da ferida operatória, tão grave nesses pacientes, e possibilita a reconstrução primária reduzindo sua morbidade.

As linfoceles formam-se pelo acúmulo de linfa no retroperitônio devido à ligadura inadequada dos vasos linfáticos, quando da dissecção dos vasos do receptor. Na maioria das vezes, o diagnóstico é suspeitado pela ultra-sonografia. A linfocele pode ocasionar compressão ureteral e vesical, mas raramente provoca elevação dos níveis de creatinina. Quando há repercussão sobre a drenagem do trato urinário, seu tratamento está indicado. A conduta definitiva é estabelecida após análise bioquímica e microbiana do líquido coletado, colhido por meio de punção guiada por ultra-sonografia. Nos casos em que não há contaminação, a marsupialização da linfocele para a cavidade peritoneal é a terapêutica de eleição, de preferência por via laparoscópica. A tentativa de tratamento por meio de punções esvaziadoras tem alta taxa de recidiva e risco de contaminação. A drenagem externa está indicada quando há sua contaminação.

A rotura renal constitui-se em grave complicação, conseqüente a intenso edema intersticial, provavelmente decorrente de rejeição celular aguda (RCA) associada à necrose tubular aguda. O índice de perda desses enxertos, por incapacidade em se coibir o sangramento, é elevado, de 50 a 60%. Tem-se notado redução marcante em sua incidência nos últimos anos, provavelmente em decorrência do melhor manuseio imunológico e do uso de novas drogas imunossupressoras.

IMUNOSSUPRESSÃO

Existem vários esquemas de imunossupressão utilizados na criança e serão abordados os usados na Clínica Urológica do Hospital das Clínicas da FMUSP nos últimos 12 anos.

Nos receptores de doador vivo ou cadáver, empregamos uma combinação de ciclosporina A (CyA), azatioprina (AZA) e prednisona (PRED). As imunoglobulinas mono ou policlonais são utilizadas no tratamento de episódios de RCA corticóide-resistentes. Nos receptores de doador cadáver, sobretudo quando não há função imediata do enxerto, a CyA é suspensa e as imunoglobulinas são introduzidas até que ocorra queda dos níveis de creatinina.

A CyA e a AZA são iniciadas dois dias antes do transplante e a PRED no dia da cirurgia, quando o doador é vivo. Nos receptores de doador cadáver, as drogas são administradas no dia do transplante.

A dose de CyA empregada é a necessária para obter-se nível sangüíneo total ao redor de 150ng/ml nos primeiros três meses e entre 100 e 150ng/ml após (kit Novartis – Monoclonal específico). A dose inicial para crianças menores de 10 anos é em geral entre 9 e 10mg/kg/dia. A PRED inicia-se com 1mg/kg/dia, com redução progressiva. A AZA com a dosagem de 2,5 a 3mg/kg/dia, que é ajustada caso ocorra leucopenia ou elevação das enzimas hepáticas.

Entre 1987 e 1992, as crianças foram tratadas com esquema tríplice (AZA+ PRED + CyA). A PRED foi paulatinamente retirada no sexto mês, visando ao melhor crescimento das crianças. O corticóide leva a um crescimento menor, seu uso em doses elevadas diminui a secreção noturna espontânea do hormônio de crescimento e, em doses menores, bloqueia a atividade da somatomedina.

A suspensão da PRED mostrou-se segura nos receptores que não apresentaram episódios de rejeição corticóide-resistente nos primeiros meses do transplante, não devendo ser tentada nas crianças submetidas a um segundo transplante, cuja perda inicial foi imunológica. Esse esquema não foi eficaz em todas as crianças, e em cerca de 30% dos casos não se conseguiu interromper seu uso, quer seja por insegurança do médico ou familiares em suprimir a droga, quer seja por a criança apresentar crise de RCA com elevação da creatinina quando da redução do corticóide.

A partir de 1992 iniciou-se novo protocolo prospectivo com esquema duplo, com CyA e AZA, para os receptores de doador vivo relacionado. A PRED foi acrescida às crianças com dois episódios de RCA ou após uma crise corticóide-resistente. Ao final de 12 meses, 67% dos receptores puderam ser mantidos sem corticóide. Em contraste com o estudo inicial, as crianças que receberam PRED não tiveram seu crescimento linear prejudicado. Esse resultado discrepante deve estar relacionado ao uso de dose menor empregada de corticóide e com a boa função renal em ambos os grupos.

Diante desses achados, iniciou-se um novo esquema de imunossupressão, as crianças são transplantadas com esquema tríplice, e entre o 4º e o 12º mês de seguimento, quando o corticóide já foi reduzido a sua dose mínima de manutenção, observa-se o crescimento das crianças; naquelas em que o desenvolvimento é inadequado, a PRED é retirada de forma gradual, com controle semanal dos níveis de creatinina, com o objetivo de recuperar seu crescimento.

A melhoria no preparo das crianças, dos aspectos técnicos e cuidados intra e peroperatórios associada ao aparecimento de novas drogas imunossupressoras fez com que o transplante renal se constituísse na melhor forma de tratamento da IRC na infância. Uma revisão atual de 123 transplantes renais realizados na Clínica Urológica do Hospital das Clínicas da FMUSP, entre 1987 e 1997, com doador vivo mostrou sobrevida de 94%, 88% e 77% ao primeiro ano, quinto e décimo ano de seguimento, respectivamente.

A principal causa de perda de enxerto continua a ser a imunológica, principalmente devido à rejeição crônica, e a causa mais freqüente de óbito, a infecciosa. As globulinas mono ou policlonais, no tratamento das RCA corticóide-resistentes, assim como a utilização de novas drogas como o micofenolato mofetil, rapamicina e as globulinas anti-interleucina-2 na prevenção dos episódios de rejeição constituem-se em alento na melhoria da sobrevida dos enxertos a curto prazo e talvez reduzindo as incidências das rejeições crônicas a longo prazo. A utilização de uma imunossupressão mais seletiva terá importância relevante na redução da ocorrência dos processos infecciosos, causa mais freqüente do óbito do paciente.

BIBLIOGRAFIA

1. AL, CHBERGER, C. et al. – Successful kidney transplantation is samall children. *Transpl. Proc.* **26**:49, 1994. 2. ARAP, S. & ENRIQUE, A – Transplante renal em niños. **In** Talbot-wright, R. & Carretero, P. *Manual de Cirugía del Tranplante Renal*. Barcelona, Editora Médica Panamericana Hospital Clinc Provincial, 1995, p. 207. 3. ARAP, S. et al. – Complicações cirúrgicas de 78 transplantes renais em crianças. Urologia Panamericana. (no prelo). 4. ARAP, S. et al. – Complicações cirúrgicas de 78 transplantes renais em crianças. *J. Bras. Urol.* **23**:141, 1997. 5. CHURCHILL, B.M. et al. – Pediatric renal transplantation. **In** Kelalis, P.P.; King, L.R. & Belman, A.B., eds. *Clinical Pediatric Urology.* 3rd ed., Pensilvania, Saunders, 1992, p. 1234. 6. CHURCHILL, B.M. et al. – Factors influencing patient and graft survival in 300 cadaveric pediatric transplants. *J. Urol.* **140**:1129, 1988. 7. DAVID-NETO, E. et al. – Do stroids matter in one-haplotype pediatric renal allograf recipiens on cyclosporine/azathioprine? *Transplant. Proc.* **1**:95, 1994. 8. DAVID-NETO, E. et al. – Ciclosporin A/azathioprine, in the abscence of prednisone, improves linear growth in renal transplanted children. *Transplant. Int.* **5**:53, 1992. 9. FONTAINE, P. et al. – Renal artery stenosis following pediatric renal transplantation. *Transplant. Proc.* **26**:293, 1994. 10. KALICINSKI, P. et al. – Surgical complications after kidney transplantation in children. *Transplant. Proc.* **26**:42, 1994. 11. KNWCHTLE, S.J. et al. – Changing spectrum of pediatric renal transplantation. *Transplant. Proc.* **26**:23, 1994. 12. LAINE, J. et al. – Renal transplantation in children under 5 years of age. *Transplant. Proc.* **26**:106, 1994. 13. LERNER, S. et al. – A single center ezperience with renal trans[lantation in young children. *J. Urol.* **149**:549, 1993. 14. NAHAS, W.C. et al. – Kidney transplantation in patients with bladder augmentation: surgical outcome and urodynamic follow-up. *Transplant. Proc.* **29**:157, 1995. 15. NAHAS, W.C. et al. – Percutaneous needle biopsy of the renal allograft using automated needle system. Evaluation of 87 procedures. *J. Urol.* **150**:549, 1993. 16. NAHAS, W.C. et al. – Bladder augmentation in renal transplantation candidates: urodynamic evaluation and outcome. *J. Urol.* **153**:531A, 1995. 17. RAJAGOPALAN, P.R. et al. – Valve bladder does not affect the otcome of renal transplants in children with renal failure due to posterior urethral valves. *Transplant. Proc.* 24:115, 1994. 18. SABBAGA, E. – Mil transplantes renais: vinte anos de experiência. São Paulo, 1987. 236p. Tese (Livre-Docência) – Faculdade de Medicina, Universidade de São Paulo. 19. SALAVATIERRA, O. Jr.; ALFREY, E. & TANNEY, D.C. – Superior outcomes in pediatric transplantation. *Arch. Surg.* **132**:842, 1997. 20. SHELDON, C.A. et al. – Complications of surgical significance in pediatric renal transplantations. *J. Pediatr. Surg.* **27**:485, 1992. 21. SHELDON, C.A. et al. – Improving survival in th very young renal transplant recipient. *J. Pediatr. Surg.* **20**:622, 1985. 22. TYDÉN, Y.; BERG, V. & BOHLIN, A.B. – Renal transplantation in children less than 5 years of age: a single center experience in the cyclosporine era. *Transplant. Proc.* **26**:93, 1994.

Quarta Parte

Cardiologia

coordenador

Munir Ebaid

colaboradores

Ana Cristina Tanaka

Antonio Foronda

Edmar Atik

Eliza Rumiko Iwahashi

Gustavo Foronda

Jorge Yussef Afiune

José Fernando Cavalini

Lucia Helena Caramuru

Luiz Nárcio Pinto Bustamante

Maria Angélica Binotto

Maurício I. Scanavacca

Monica S. Shimoda

Munir Ebaid

Nana Miura Ikari

Paulo César R. Sanches

Paulo J. Moffa

Paulo Roberto Camargo

Ricardo Mazzieri

Rilvani Gonçalves

Sonia M. Ferreira Mesquita

Wilma T. Maeda

SEÇÃO I — Eletrocardiograma Normal

coordenador MUNIR EBAID

1 Eletrocardiograma Normal em Pediatria

MUNIR EBAID
PAULO J. MOFFA
PAULO CÉSAR R. SANCHES

O eletrocardiograma (ECG) é um método propedêutico de grande importância em cardiologia pediátrica, como um dos suportes na elaboração do diagnóstico clínico. A interpretação exata do ECG de portadores de cardiopatia congênita exige o conhecimento das várias diferenças entre o traçado eletrocardiográfico normal da criança e do adulto. Assim, muitos padrões e parâmetros do ECG do adulto são anormais para o recém-nascido e, inversamente, padrões e valores normais de medidas do ECG na criança são anormais para o adulto.

As principais diferenças entre o ECG de adultos e crianças são:

• O ECG no primeiro ano de vida da criança é mais variável que o do adulto e, por isso, a variação da normalidade é muito maior. Conseqüentemente, é comum o diagnóstico errôneo de anormalidade diante de uma variante normal da criança.

• Na criança, a determinação do eixo elétrico do QRS no plano frontal é mais difícil. A despolarização ventricular tem maior expressão no plano sagital e é mais ou menos perpendicular à maioria das derivações do plano frontal, acarretando o registro de complexos QRS isodifásicos em muitas derivações deste. Pela predominância do ventrículo direito na criança, a alça vectorial do QRS é ampla e aberta, de maneira que as forças iniciais do QRS tendem a ser relativamente mais amplas e semelhantes às forças terminais deste.

• A freqüência cardíaca é bem maior em crianças, e o intervalo PR e o complexo QRS têm duração mais curta.

• Como já foi mencionado, nas crianças há predomínio do ventrículo direito, o que acarreta, com freqüência, o diagnóstico errôneo de sobrecarga ventricular direita. Ainda, como grande parte das cardiopatias congênitas acaba evoluindo para a sobrecarga dessa câmara, o diagnóstico eletrocardiográfico baseia-se apenas em pequenas diferenças do ECG normal.

A publicação de Davignon e cols. de 1979 ainda constitui a fonte mais ampla de parâmetros eletrocardiográficos normais relacionados à idade e estão resumidos na tabela 4.1. Recentemente, Rijnbeek e cols. publicaram os resultados do estudo dos parâmetros do ECG de 1.912 crianças, porém com baixo número de recém-nascidos e sem nenhuma criança abaixo de 3 semanas de vida. Dessa maneira, os valores do estudo de Davignon ainda são recomendados para a prática clínica.

FREQÜÊNCIA CARDÍACA

De maneira geral, a freqüência cardíaca da criança é muito maior que a do adulto. A freqüência cardíaca do recém-nascido normal gira em torno de 150 batimentos/minuto, mas pode alcançar 230 batimentos/minuto se estiver agitado ou chorando. Esse parâmetro eleva-se até o primeiro e segundo meses de vida, retornando aos valores observados no nascimento por volta do sexto mês. Permanece estável durante os seis meses seguintes e, após o primeiro ano de vida, diminui lenta e progressivamente. Atinge os valores normais dos adultos apenas aos 12 anos de idade.

As alterações na atividade do nó sinusal relacionadas à idade parecem ser secundárias a modificações intrínsecas dessa estrutura, uma vez que as alterações do controle autonômico parecem ser menos importantes. Mesmo assim, admite-se que a diminuição da freqüência cardíaca após o primeiro ano de vida seja decorrente da maturação da inervação vagal do nó sinusal.

Tabela 4.1 – Medidas ECG em pacientes pediátricos normais (adaptada de Davignon e cols., 1979).

	0-3 dias	3-30 dias	1-6 meses	6-12 meses	1-3 anos	3-5 anos	5-8 anos	8-12 anos	12-16 anos
Freqüência cardíaca (por min)	90-160	90-180	105-185	110-170	90-150	70-140	65-135	60-130	60-120
PR (ms) DII	80-160	70-140	70-150	70-160	80-150	80-160	90-160	90-170	90-180
QRS (ms) V_5	25-75	25-80	25-80	25-75	30-75	30-75	30-80	30-85	35-90
ÂQRS	60-195	65-195	10-120	10-100	10-100	10-105	10-135	10-120	10-130
QRS V_1									
Q (mV)	0	0	0	0	0	0	0	0	0
R (mV)	0,5-2,5	0,3-2,3	0,3-2,0	0,2-2,0	0,2-1,8	0,1-1,8	0,1-1,5	0,1-1,2	0,1-1,0
S (mV)	0-2,3	0-1,5	0-1,5	0-1,6	0,1-2,1	0,2-2,1	0,3-2,4	0,3-2,5	0,3-2,2
QRS V6									
Q (mV)	0-0,2	0-0,3	0-0,25	0-0,3	0-0,3	0,02-0,35	0,02-0,45	0,01-0,3	0-0,3
R (mV)	0-1,1	0,1-1,3	0,5-2,2	0,6-2,3	0,6-2,3	0,8-2,5	0,8-2,6	0,9-2,5	0,7-2,4
S (mV)	0-1,0	0-1,0	0-1,0	0-0,8	0-0,6	0-0,5	0-0,4	0-0,4	0-0,4
TV_1 (mV)	−0,4-0,4	−0,5 a −0,1	−0,6-0,1	−0,6 a −0,01	−0,5 a −0,1	0,6-0	0,5-0,2	−0,4-0,3	−0,4-0,3

ONDA P E INTERVALO PR

Apesar das amplas variações dos parâmetros do ECG pediátrico, os da onda P são semelhantes aos do adulto. No plano frontal, o eixo elétrico da onda P varia de 0 a +90°, mas geralmente fica em torno de +60°, direcionado para a esquerda e para baixo. Por isso, é mais bem avaliada em D_2, com amplitude habitual por volta de 1,5mm e limite máximo de 2,5mm, caracteristicamente pontiaguda. Em V_1, de início, pode ser totalmente positiva, porém adquire a configuração difásica clássica do adulto ("plus-minus") gradualmente na infância. A duração é curta (0,05s), aumentando progressivamente até o valor normal do adulto (0,09s) na puberdade.

O intervalo PR no recém-nascido varia de 0,07 a 0,14s, com o valor médio de 0,10s. Fatores autonômicos podem provocar a diminuição desse intervalo até o primeiro mês de vida. Após esse período, aumenta de forma progressiva até 0,15s na puberdade, provavelmente em virtude do aumento das dimensões dos átrios e da diminuição da velocidade de condução no nó atrioventricular. O reconhecimento da síndrome de pré-excitação pode ser muito difícil.

COMPLEXO QRS

Eixo elétrico do complexo QRS – ao nascer, o eixo elétrico do QRS no plano frontal está orientado para a direita, habitualmente próximo a +140°. No entanto, os limites para o recém-nascido de termo varia de +50° a +200°. Assim, o QRS é predominantemente negativo no plano frontal, provocando o registro de ondas rS em D_1. Isso reflete o predomínio do ventrículo direito sobre o esquerdo.

É oportuno lembrar que a seqüência da despolarização ventricular é a mesma do adulto. De modo semelhante, fatores extracardíacos podem influenciar a posição espacial do eixo elétrico do QRS, como a massa relativa de ambos os ventrículos, a posição do coração no tórax, o biótipo e a impedância dos tecidos que se interpõem entre o coração e os eletrodos. Como durante a vida fetal as dimensões do ventrículo esquerdo são maiores que as do direito, o predomínio dessa câmara é menos evidente no recém-nascido pré-termo, apresentando eixo elétrico do QRS mais desviado para a esquerda (entre +65° e +174°).

O eixo elétrico do QRS começa a desviar-se para a esquerda e para baixo alguns dias após o nascimento. Com 1 mês, encontra-se próximo a +115°; com 3 meses, de +90° a +80°; e, entre 6 meses e 1 ano de vida, entre +90° e +60°, mantendo progressivamente esse desvio para a esquerda com o envelhecimento. Obviamente, no plano frontal, a amplitude das ondas R e S acompanham o desvio do eixo elétrico para a esquerda, ou seja, onda R progressivamente mais ampla em D_2 e onda S mais profunda em AVR.

Complexo QRS nas derivações precordiais – no recém-nascido as características morfológicas do complexo QRS nas derivações precordiais são as seguintes:

- Onda R ampla em V_1 (16mV) com diminuição progressiva dessa amplitude de V_2 a V_6, registrando complexos RS (Fig. 4.1). As ondas RS chegam a ter a mesma amplitude em V_1 entre os 6 e 12 meses de idade. Ainda aos 16 anos a onda R nessa derivação tem maior amplitude que no adulto.
- Podem existir entalhes na onda R em V_1, registrando morfologia rR'. Da mesma forma, o registro de ondas R secundárias (r' ou R') é freqüentemente normal em recém-nascidos. Em V_6, a onda R tem pequena amplitude, geralmente com complexos rS e, em seguida, a magnitude da onda R aumenta progressivamente com a maturidade.
- Do nascimento aos 6 meses de idade a onda R de V_1 é mais ampla que a de V_6. As duas amplitudes tornam-se praticamente iguais dos 6 aos 12 meses de idade. Em seguida, ocorre aumento progressivo da amplitude dessa onda em V_6 que supera a de V_1. A alça vetorcardiográfica da ativação ventricular no plano horizontal após o terceiro mês já se apresenta com rotação anti-horária e magnitude normal, afastando o diagnóstico de sobrecarga biventricular. Nesse período, a alça de T (repolarização ventricular) acompanha a alça de QRS (Fig. 4.2). No vetorcardiograma do plano frontal, a alça de ativação ventricular mostra geralmente rotação horária, semelhante ao padrão também encontrado no indivíduo adulto.
- Ondas Q são normalmente observadas nas derivações inferiores e precordiais laterais esquerdas. Os valores normais de amplitude da onda Q variam com a idade e com a derivação analisada. Podem chegar a 0,55mV em D_3 ou 0,33mV em AVF, mas a duração não supera 0,03s.

Duração do complexo QRS – no recém-nascido, a duração do complexo QRS habitualmente é 0,065s. Pode chegar a 0,04s na primeira semana, persistindo até 3 meses de idade. Depois desse período passa a aumentar progressivamente, até o valor do adulto em torno de 0,09s.

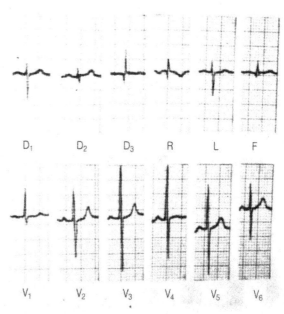

Figura 4.1 – Eletrocardiograma de recém-nascido normal, com 2 dias de vida SÂP em +60° e ÂQRS em +150°. Na derivação V_1, observa-se morfologia Rs e onda T com tendência a se tornar negativa (tipo –+) e, na derivação V_6, complexo tipo rS.

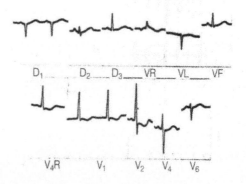

Figura 4.2 – Eletro e vetorcardiograma de lactente de 6 meses de vida, com SÂP em +60° e ÂQRS em +60° e morfologia RS nas derivações V_1 e V_6. A alça de QRS no plano horizontal mostra deslocamento para a esquerda e para a frente com rotação anti-horária, mudança de sentido que acontece geralmente entre 1 e 2 meses de vida.

ONDA T E SEGMENTO ST

Devido à freqüência cardíaca elevada, as ondas P costumam coincidir com o início da onda T, dificultando o registro de verdadeira linha isoelétrica. De maneira geral, não se observa supradesnível acima de 1mm em recém-nascidos. Pequenos graus desse fenômeno podem ser identificados nas derivações em que a onda T está em transição.

Ao nascer, a onda T é positiva em todas as derivações (Fig.4.3), porém em horas ou dias tornam-se negativas. Permanecem negativas até os 7 anos de idade, quando passam a ser positivas, com exceção de V_1, a única derivação precordial a manter a onda T negativa. Entretanto, as ondas T podem permanecer negativas de V_1 a V_4 (às vezes incluindo V_4) até a idade adulta, caracterizando a denominada "persistência do padrão juvenil" (Fig. 4.4).

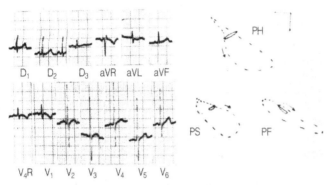

Figura 4.3 – Eletrocardiograma de recém-nascido normal com 1 dia de vida, em que se observa SÂP em +30° e ÂQRS em +150°. Na derivação V_1, o complexo QRS é do tipo Rs com onda T positiva e em V_6 registra-se morfologia rS.

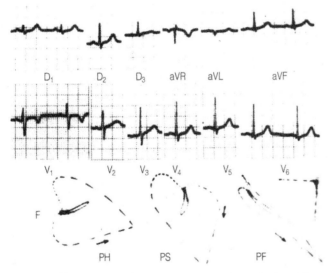

Figura 4.4 – Eletro e vetorcardiograma de criança de 8 anos de idade. Observa-se morfologia praticamente semelhante ao adulto jovem. O SÂP encontra-se em +30° e o SÂQRS em +70°. Em V_1, observa-se complexo QRS do tipo rS com onda T negativa e em V_6 registra-se qRs. Ao vetorcardiograma, como na figura 4.2, a rotação no plano horizontal é anti-horária e mais deslocada para a esquerda pelo maior prodomínio de ventrículo esquerdo.

INTERVALO QT

A medida do intervalo QT é difícil pelas mesmas razões da avaliação do segmento ST. Freqüência cardíaca elevada e superposição da onda T com a P. Além disso, a dificuldade aumenta quando há variação do intervalo R-R, fato comum em pacientes pediátricos em decorrência de arritmia sinusal, atrapalhando a escolha do intervalo para a correção do QT (fórmula de Bazett – divisão do intervalo QT em segundos pela raiz quadrada do intervalo R-R em segundos).

A importância dessa avaliação é justificada pelo diagnóstico da síndrome do QT longo congênita e pelas modificações da duração desse intervalo provocada por drogas. De modo semelhante aos adultos, o intervalo QT corrigido (QTc) deve ser inferior a 440ms. Consideram-se valores limítrofes de 440 a 460ms e acima desse limite superior é seguramente anormal.

ARTEFATOS

Os artefatos são comuns no ECG pediátrico, obviamente pela movimentação dos membros, pelos movimentos respiratórios, pelo choro e pela agitação, característica dessa faixa etária. Além disso, também ocorre interferência elétrica de outros aparelhos, como monitores, incubadoras e outros equipamentos de manutenção de vida. Como a maioria desses fenômenos é intermitente, a análise do ECG pode não ser prejudicada, principalmente quando não compromete o ritmo intrínseco. Por exemplo, uma deflexão registrada 0,08s após o verdadeiro complexo QRS não pode ser explicada do ponto de vista eletrofisiológico e com certeza é um artefato.

Finalmente, não se pode finalizar esse capítulo sem enfatizar que *o traçado eletrocardiográfico normal não exclui a possibilidade de a criança ser portadora de cardiopatia congênita.* Dessa maneira, como qualquer outro exame subsidiário, deve constituir um complemento da história clínica e do exame físico.

BIBLIOGRAFIA

1. DAVIGNON, A.; RAUTAHARJU, P.; BOISSELLE. E. et al. – Normal ECG standards for infants and children. *Pediatr. Cardiol.* 1:123, 1979. 2. MOFFA, P.J. & SANCHES, P.C.R. – O eletrocardiograma normal. In Ramires, J.A.; Oliveira, S.A.; Moffa, P.J. & Sanches, P.C.R. *Tranchesi – O Eletrocardiograma Normal e Patológico.* 7ª ed., São Paulo, Editora Roca, 2001, p. 99. 3. MUNIR, E.; AZELA, E. & MOFFA, P.J. – Eletrocardiograma normal. In Ramires, J.A. & Munir, E. *Cardiologia em Pediatria.* 1ª ed., São Paulo, Editora Roca, 2000, p. 45. 4. NANCY, M.M.O. – O eletrocardiograma normal da criança. In Ramires, J.A.; Oliveira, S.A.; Moffa, P.J. & Sanches, P.C.R. *Tranchesi – O Eletrocardiograma Normal e Patológico.* 7ª ed., São Paulo, Editora Roca, 2001, p. 141. 5. RIJNBEEK, P.R.; WITSENBURG, M.; SCHRAMA, E. et al. – New normal limits for the paediatric electrocardiogram. *Eur. Heart J.* 22:702, 2001. 6. SCHWARTZ, P.J.; GARSON Jr., A.; PAUL, T. et al. – Guidelines for the interpretation of the neonatal electrocardiogram (Task Force of the European Society of Cardiology). *Eur. Heart J.* 23:1329, 2002. 7. SURAWICZ, B. & KNILANS, T.K. – Normal electrocardiograms in infants and children. In Surawicz, B. & Knilans, T.K. *Chou's Electrocardiography in Clinical Practice.* 5th ed., Philadelphia, Saunders, 2001, p. 633. 8. TIPPEL, M. – Interpretation of electrocardiogram in infants and children. *Images Paediatr. Cardiol.* 1:3, 1999.

SEÇÃO II Cardiopatias Congênitas

coordenador MUNIR EBAID

1 Cardiopatias Congênitas

Informações Gerais e Cardiopatias Congênitas Acianogênicas

SONIA M. FERREIRA MESQUITA
NANA MIURA IKARI
MUNIR EBAID

O amplo espectro das alterações anatomofuncionais observadas nas cardiopatias congênitas resulta da embriogênese patológica do sistema cardiovascular. Estima-se que a sua incidência é de cerca de 1% entre os nascidos vivos. Em 90% dos casos, os defeitos cardíacos ocorrem isolados, não associados a síndromes ou outras malformações. A herança mendeliana é responsável por apenas 3% dos casos de cardiopatias congênitas. As alterações cromossômicas correspondem a aproximadamente 5% dos defeitos cardíacos congênitos, os quais podem ser transmitidos de forma autossômica dominante, autossômica recessiva e ligada ao cromossomo X. Nessa situação, as cardiopatias congênitas decorrem da presença de cromossomos a mais (trissomias) ou a menos (monossomias), ou de defeitos estruturais de segmentos de determinados cromossomos.

Aproximadamente 3% dos casos de cardiopatias congênitas são decorrentes de causas não-genéticas, como uso materno de medicamentos, infecções congênitas, doenças maternas e agentes ambientais.

Apesar de a incidência das cardiopatias congênitas ser relativamente baixa, reveste-se de importância, uma vez que são inúmeras as possibilidades de defeitos e de alterações funcionais acarretando desde simples modificações hemodinâmicas até situações das mais complexas.

Hoje, o aprimoramento dos meios diagnósticos e o desenvolvimento da cirurgia cardíaca trouxeram à criança portadora de cardiopatia congênita melhor perspectiva de sobrevida e qualidade de vida.

Para orientar o diagnóstico das cardiopatias congênitas torna-se necessário conhecer as condições da circulação pulmonar – volemia, fluxo, pressão venocapilar e resistência – que serão analisadas previamente. A partir desses conhecimentos, podemos classificar as cardiopatias congênitas em tipos nosológicos fundamentais (Quadro 4.1).

Volemia pulmonar – corresponde à quantidade total de sangue que existe nos pulmões na unidade de tempo. Pode estar aumentada, diminuída ou normal, correspondendo a hipervolemia, hipovolemia e normovolemia, respectivamente.

Fluxo pulmonar – representa a quantidade total de sangue que atravessa o leito vascular pulmonar na unidade de tempo. De acordo com sua magnitude, distinguem-se três situações: hiperfluxo, hipofluxo e normofluxo. Considera-se como fluxo pulmonar efetivo a quantidade de sangue que realmente é oxigenada nos pulmões e que atinge a circulação sistêmica.

O hiperfluxo pulmonar ocorre nos estados de hipervolemia (cardiopatias tipo comunicações intercavitárias); o hipofluxo está relacionado à hipovolemia (cardiopatias obstrutivas do ventrículo direito e tronco pulmonar) e presente também nos casos de hipervolemia com fenômenos congestivos (cardiopatias do tipo estenose mitral).

Pressão venocapilar pulmonar – o aumento de pressão no território capilar e venoso pode determinar edema intersticial e alveolar decorrente da maior transudação dos componentes plasmáticos, causando desde fenômenos dispnéicos, bronquíticos e de infecções pulmonares recidivantes até edema agudo pulmonar em casos mais avançados.

Resistência pulmonar – a circulação pulmonar mantém determinada resistência funcional da qual depende o fluxo adequado (fluxo = pressão/resistência). O território arteriolar é o principal setor de seu controle graças à sua estrutura anatômica peculiar.

No recém-nascido, o início dos movimentos respiratórios, o aumento da tensão de oxigênio e a liberação de bradicinina condicionam vasodilatação e queda da resistência pulmonar – diminuição

Quadro 4.1 – Cardiopatias congênitas: guia para classificação.

Repercussões fisiopatológicas na circulação pulmonar			Grupos nosológicos (tipos fundamentais)	
Volemia	Fluxo	Pressão venocapilar	Sem cianose	Com cianose
Aumentada	Aumentado	Normal ou diminuída	Anomalias de tipo CIA	Átrio único
		Aumentada	Anomalias de tipo CIV e PCA	Anomalias do tronco-cone sem estenose pulmonar e DATVP
	Diminuído	Diminuída	Hiper-resistência pulmonar (HRP)	HRP com comunicação intercavitária e/ou interarterial
		Aumentada	Anomalias de tipo estenose mitral	Síndrome do coração esquerdo hipoplástico
Diminuída	Diminuído	Diminuída	Anomalias obstrutivas do ventrículo direito e da artéria pulmonar	Estenose pulmonar associada à comunicação intercavitária
Normal	Normal	Normal	Anomalias obstrutivas discretas e moderadas dos ventrículos esquerdo e direito e da aorta	Drenagem de veias sistêmicas em átrio esquerdo

CIA = comunicação interatrial
PCA = persistência do canal arterial

CIV = comunicação interventricular
DATVP = drenagem anômala total de veias pulmonares

da espessura da parede e aumento da luz arteriolar – que continua diminuindo a resistência periférica nas primeiras três a quatro semanas de vida. Em determinadas circunstâncias, a resistência pulmonar pode permanecer elevada – falta de involução do padrão vascular fetal –, seja pela presença de "shunt" esquerdo-direito, seja mesmo na ausência de comunicações entre as duas circulações (hiper-resistência primária). Quando se estabelece no decorrer da vida, em conseqüência de "shunts" ou hipertensão venosa pulmonar, será denominada hiper-resistência pulmonar secundária.

Relação das principais cardiopatias congênitas:

I – Cardiopatias acianogênicas com hipervolemia e hiperfluxo pulmonar
  A) Anomalias tipo "comunicação interatrial"
    1. Comunicação interatrial (CIA)
       a) *Ostium primum*
       b) *Defeito* de fossa oval
       c) Seio venoso
    2. Defeito do septo atrioventricular – forma parcial
    3. Drenagem anômala parcial de veias pulmonares
  B) Anomalias tipo "comunicação interventricular"
    1. Comunicação interventricular (CIV)
    2. Defeito do septo atrioventricular – forma total
    3. Persistência do canal arterial (PCA)
    4. Janela aortopulmonar
    5. Fístulas coronário-cavitárias

II – Cardiopatias acianogênicas com normovolemia e normofluxo pulmonar
  A) Estenose aórtica ou pulmonar de pequena magnitude
  B) Coartação da aorta de pequena/moderada magnitude

III – Cardiopatias acianogênicas com hipovolemia e hipofluxo pulmonar
  A) Estenose pulmonar de importante magnitude
  B) Estenose da via de entrada do ventrículo direito de importante magnitude

IV – Cardiopatias acianogênicas com hipervolemia e hipofluxo pulmonar
  A) Anomalias tipo "estenose mitral"
    1. Estenose mitral congênita
    2. *Cor triatriatum*
    3. Estenose de veias pulmonares
  B) Anomalias tipo "hiper-resistência pulmonar"

V – Cardiopatias cianogênicas com hipovolemia e hipofluxo pulmonar
    1. Tétrade de Fallot
    2. Tríade de Fallot
    3. Transposição dos grandes vasos da base com estenose pulmonar
    4. Atresia da valva tricúspide com estenose pulmonar
    5. Anomalia de Ebstein

VI – Cardiopatias cianogênicas com hipervolemia e hiperfluxo pulmonar
    1. Transposição dos grandes vasos da base sem estenose pulmonar
    2. Tronco arterioso comum
    3. Dupla via de saída do ventrículo direito
    4. Atresia da valva tricúspide associada à grande comunicação interventricular
    5. Ventrículo único
    6. Drenagem anômala total das veias pulmonares

COMUNICAÇÃO INTERATRIAL

Os defeitos do septo interatrial representam aproximadamente 7% das anomalias cardíacas que ocorrem isoladas, sendo mais freqüentes no sexo feminino que no masculino. A associação da comunicação interatrial com outras malformações cardíacas é relativamente comum.

Podemos distinguir três tipos principais de defeitos do septo interatrial:
  1. Defeito do septo interatrial tipo fossa oval.
  2. Defeito do septo interatrial tipo *ostium primum*.
  3. Defeito do septo interatrial tipo seio venoso.

Para compreender os aspectos anatômicos referidos, torna-se importante conhecer o processo da septação atrial, que ocorre entre o 35° e o 56° dias após a fecundação.

O primeiro esboço do septo surge no teto da cavidade atrial primitiva e vai crescendo em forma de meia-lua com as pontas direcionadas para o canal atrioventricular. Este septo, ao aproximar-se dos coxins que se encontram fundidos, delimitam um orifício de concavidade voltada para o septo do canal atrioventricular.

Por ser o primeiro septo, é denominado de *septum primum*, e o orifício por ele delimitado, de *ostium primum*. A tendência natural desse orifício é fechar; entretanto, surgem reabsorções na parte cefálica desse septo ao nível da desembocadura da veia cava superior. Essas áreas de reabsorção acabam formando, por coalescência, um orifício interatrial, chamado *ostium secundum*.

Do lado direito do primeiro septo, surge uma segunda saliência que se desenvolve em forma de crescente com as pontas dirigidas para o local de desembocadura da veia cava inferior. Com o crescimento rápido, as extremidades da meia-lua encontram-se e fundemse, delimitando um orifício que recebe o nome de fossa oval.

A fossa oval apresenta dimensão maior e posição mais inferior que o *ostium secundum*, daí o *septum secundum* servir de valva para o *ostium secundum* e o *septum primum* para a fossa oval. Por meio desses dois orifícios poderemos ter passagem de sangue do átrio direito para o átrio esquerdo, primeiro pela fossa oval, empurrando o *septum primum* (membrana delgada), e depois através do *ostium secundum*, comunicando assim as duas cavidades atriais, de grande importância durante a vida intra-uterina.

Logo após o nascimento, essa passagem é obliterada pela aposição do *septo primum* sobre o *septum secundum*, ocasionado pelo aumento da pressão no átrio esquerdo. Um fechamento funcional inicial dá seqüência a um fechamento anatômico no final do primeiro ano de vida.

Alterações no desenvolvimento dessas estruturas resultam na presença de uma comunicação interatrial (CIA). Em cerca de 25% dos casos não se processa o fechamento anatômico dos septos, transformando em comunicação virtual entre os átrios, permitindo um fluxo de direita para a esquerda em situações de aumento de pressão fisiológica ou patológica do lado direito (forame oval).

Defeito do septo interatrial tipo fossa oval – esse tipo de comunicação resulta de falhas no assoalho que corresponde ao *septum primum*. Há reabsorção parcial ou total dessa região conferindo a comunicação.

Defeito do septo interatrial tipo seio venoso – localiza-se próximo da desembocadura da veia cava superior e geralmente é associado à drenagem anômala parcial das veias pulmonares direitas.

Defeito do septo interatrial tipo *ostium primum* – nesse caso, a comunicação localiza-se na porção baixa do septo e tem relação com as valvas atrioventriculares.

As repercussões clínica e hemodinâmica dos defeitos do septo interatrial estão intimamente relacionadas com:
  1. Diâmetro da comunicação interatrial.
  2. Relação entre a resistência vascular pulmonar e a sistêmica.
  3. Distensibilidade do ventrículo direito em relação ao ventrículo esquerdo.
  4. Presença ou não de outras lesões associadas.

O fluxo esquerdo-direito é principalmente o resultado da relação entre o grau de resistência ao enchimento diastólico oferecido pelo ventrículo direito (VD) e pelo ventrículo esquerdo (VE). Geralmente pouco fluxo esquerdo-direito ocorre no lactente. Nessa época, o VD é normalmente mais grosso e oferece maior resistência ao fluxo atrial

465

direito com relativa equivalência das pressões atriais. Aos 3 ou 4 anos de idade, a complacência dos ventrículos se altera, com o VD oferecendo menor resistência ao fluxo do átrio direito (AD) e permitindo, dessa maneira, um significante "shunt" esquerdo-direito.

Embora o fluxo sangüíneo pulmonar na CIA seja usualmente grande, a hipertensão pulmonar é um acontecimento raro, de eventual ocorrência na idade adulta. Em geral, os portadores de CIA tipo fossa oval são pouco sintomáticos até a segunda-terceira décadas da vida. O diagnóstico da malformação não raramente passa despercebido, sendo posteriormente constatado na idade adulta. Entretanto, o pediatra deve estar atento para os dados de dispnéia aos esforços, palpitações, fadiga, atraso ponderal e, mais raramente, sinais de insuficiência cardíaca nas grandes comunicações.

Ao exame físico, o principal dado semiológico é a ausculta da segunda bulha, que se apresenta com desdobramento amplo e constante, não variando com as fases da respiração, sendo portanto fixo. Existe um sopro sistólico de ejeção, mais bem audível em área pulmonar, de pequena a média intensidade, determinado pelo hiperfluxo através da valva pulmonar (estenose funcional). Nos casos de grande fluxo esquerdo-direito, pode-se auscultar um sopro diastólico geralmente discreto em área tricúspide (estenose funcional).

Ao eletrocardiograma, observa-se sobrecarga diastólica ou volumétrica de VD, cuja morfologia característica na derivação V_1 é de aspecto polifásico (rSR' ou rSR's') e de baixa voltagem com o eixo de QRS pouco desviado para a direita.

A radiografia de tórax mostra uma silhueta bastante característica da cardiopatia, com vascularidade aumentada e cardiomegalia proporcional à magnitude do defeito, podendo ser observado aumento do átrio e do ventrículo direito e abaulamento do tronco pulmonar.

O estudo ecocardiográfico transtorácico permite definir o tamanho e a posição da CIA, assim como o aumento do VD e a movimentação paradoxal do septo interventricular. Hoje, a técnica transesofágica tem colaborado de maneira efetiva na análise do septo interatrial nos pacientes que apresentam alterações torácicas, que dificultam uma abordagem transtorácica.

Os aspectos clínicos associados aos exames complementares referidos permitem um diagnóstico sem dificuldades da CIA.

O cateterismo cardíaco é justificável nos pacientes que apresentarem suspeita clínica da doença vascular pulmonar e naqueles com idade superior a 40 anos e/ou dados de teste de esforço e cintilografia miocárdica sugestivos de isquemia miocárdica, ou tão-somente quando houver suspeita de coronariopatia.

A história natural da CIA é benigna, principalmente nos pequenos defeitos. Entretanto, comunicações amplas podem evoluir tardiamente com insuficiência cardíaca direita, arritmias atriais (fibrilação ou "flutter"), doença vascular pulmonar e quadros tromboembólicos.

As comunicações interatriais de poucos milímetros de diâmetro, identificadas mais ao ecocardiograma que clinicamente, em geral não têm necessidade de correção. Aquelas diagnosticadas em base de elementos de história e exame físico e de exames complementares são corrigidas, atualmente, o mais precoce possível. Além do procedimento cirúrgico, o cateterismo intervencionista também se constitui em outra opção terapêutica, no momento bastante alentadora em determinadas comunicações específicas (Fig. 4.5).

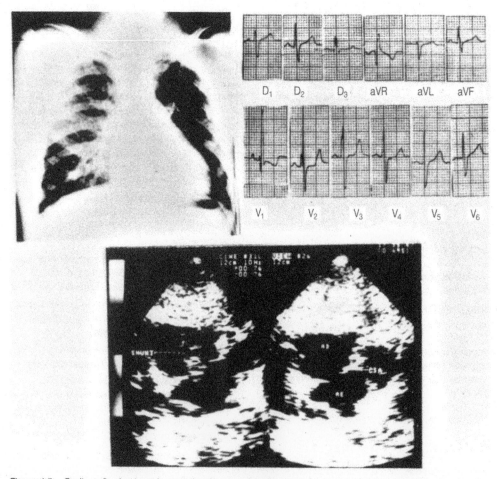

Figura 4.5 – Radiografia de tórax de portador de comunicação interatrial mostrando aumento da trama vascular pulmonar e da área cardíaca. O eletrocardiograma revela sobrecarga de ventrículo direito e no ecocardiograma observa-se o defeito tipo fossa oval.

COMUNICAÇÃO INTERVENTRICULAR

É a cardiopatia congênita mais comum na infância. Quando se exclui a valva aórtica bivalvular, pode ser isolada ou associada a outros defeitos cardíacos. O fechamento espontâneo ocorre em cerca de 50 a 60% dos casos, principalmente a CIV, que é de discreta magnitude.

A classificação relaciona-se com a localização da CIV no septo interventricular: perimembranosa, subarterial e muscular. As comunicações perimembranosas são as mais comuns e envolvem o septo membranoso, sendo que seus limites podem estender-se em direção à porção infundibular, trabecular e de via de entrada. O tipo muscular apresenta extensão para outras porções do septo, podendo ser múltiplas ou em queijo suíço. A da região infundibular pode ser do tipo subarterial quando presente logo abaixo das valvas aórtica e pulmonar, defeito que cursa eventualmente com prolapso de *valva aórtica* acarretando insuficiência aórtica.

A repercussão clínica depende do tamanho do defeito, da relação entre a resistência vascular sistêmica e pulmonar e da presença de lesões associadas. Pode ser de pequena, moderada ou grande repercussão hemodinâmica. A hipertensão venocapilar pulmonar é o fator básico responsável pelos sintomas, pois resulta em transudação alveolar, edema intersticial e alteração da complacência pulmonar. No recém-nascido, a resistência pulmonar cai após duas a três semanas de vida, permitindo o desenvolvimento de um gradiente de pressão interventricular e maior "shunt" da esquerda para a direita, gerando o típico sopro sistólico.

A criança portadora de CIV pequena é em geral assintomática. Já as portadoras de CIV grande com maior desvio de sangue da esquerda para a direita apresentam taquidispnéia, propensão a infecções pulmonares, broncoespasmo, broncopneumonias de repetição, atraso pondo-estatural e insuficiência cardíaca congestiva por sobrecarga de volume pelo hiperfluxo pulmonar.

Ao exame físico, com CIV grande, as crianças apresentam abaulamento precordial difuso e o *ictus cordis* desviado para baixo e fora da linha hemiclavicular esquerda pelo aumento do ventrículo esquerdo. Impulsões sistólicas são visíveis no precórdio, e frêmito sistólico no rebordo esternal médio-inferior esquerdo é quase sempre palpável.

A fonese da segunda bulha está relacionada com o grau de hipertensão pulmonar. O sopro é holossistólico, tipo regurgitação, localizado em borda esternal esquerda baixa. Vibrações diastólicas e até mesmo sopro diastólico podem ser audíveis em área mitral, em razão do aumento do fluxo sangüíneo na valva mitral (estenose relativa da valva mitral). Na CIV muito pequena, a intensidade do sopro passa a ser discreta, como é observado na evolução natural do fechamento espontâneo, com ausculta de bulhas normofonéticas.

O eletrocardiograma apresenta-se normal nos pequenos defeitos, na CIV moderada observa-se sobrecarga ventricular esquerda ou biventricular, sendo que a manifestação de sobrecarga ventricular direita sugere hipertensão pulmonar ou desenvolvimento de estenose subpulmonar.

A radiografia de tórax apresenta área cardíaca e trama vascular pulmonar normais nos pequenos defeitos; aumento da área cardíaca e acentuação da vascularidade pulmonar estão na dependência do tamanho da comunicação. Nos casos com hiper-resistência pulmonar, o arco médio é abaulado, e os vasos hilares são dilatados, contrastando com a periferia que é pouco vascularizada.

O estudo ecodopplercardiográfico fornece informações quanto à localização da CIV, tamanho e grau de hiperfluxo pulmonar, além de valores de pressão média de artéria pulmonar e sistólica de ventrículo direito.

O estudo hemodinâmico e o angiográfico reservam-se aos casos com defeitos associados e na avaliação do grau de eventual hipertensão pulmonar por hiper-resistência, nos quais pode-se utilizar oxigênio, óxido nítrico, drogas como tolazolina e outras.

O tratamento clínico compreende restrição hídrica, digital e diuréticos para compensar a insuficiência cardíaca congestiva causada pelo hiperfluxo pulmonar; se não houver redução ou fechamento espontâneo da CIV, a cirurgia deve ser proposta de preferência nos dois primeiros anos de vida ou mesmo mais precocemente se a situação clínica exigir. Para crianças com grave comprometimento do estado geral, desnutrição e infecção, portadores de comunicações múltiplas ou síndromes genéticas graves, a realização de bandagem da artéria pulmonar deve ser considerada (Fig. 4.6).

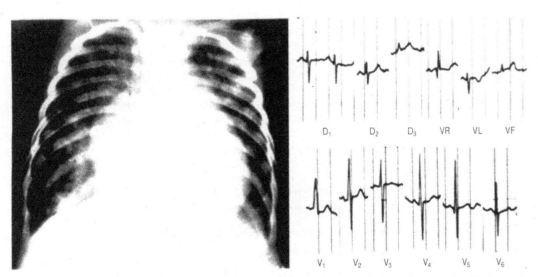

Figura 4.6 – Radiografia de tórax de portador de comunicação interventricular, revelando aumento da área cardíaca e da trama vascular pulmonar, e o eletrocardiograma com sobrecarga biventricular.

PERSISTÊNCIA DO CANAL ARTERIAL

O canal arterial origina-se em uma região da aorta após a emergência da artéria subclávia esquerda, chamada istmo da aorta. De grande importância na vida fetal, pois estabelece a conexão entre a circulação pulmonar com a aorta descendente, servindo de escape para o sangue que não atinge o parênquima pulmonar colapsado. Esse contingente constitui a maior parte, e deve alcançar a placenta para a hematose necessária.

Após o nascimento, o fechamento normal do canal arterial ocorre de duas formas: a primeira acontece habitualmente após as primeiras 12 horas do nascimento da criança de termo, mas no prematuro essa fase pode retardar-se ou até mesmo não ocorrer; na segunda fase, obliteração anatômica, ocorre a formação de tecido conjuntivo fibroso que oclui o canal por volta da segunda ou terceira semana de vida.

As conseqüências hemodinâmicas e clínicas da persistência do canal arterial (PCA) são determinadas primordialmente pelo comprimento e diâmetro do conduto, pela diferença de pressão entre a aorta e a artéria pulmonar e, também, a maturidade do paciente deve ser levada em consideração. Se o canal é pequeno, o fluxo de esquerda para a direita será pouco importante, não ocorrendo insuficiência cardíaca ou hipertensão pulmonar. Com canal arterial grande haverá fluxo importante, com grande sobrecarga volumétrica do átrio e ventrículo esquerdos, hiperfluxo pulmonar e conseqüente aumento da pressão pulmonar, favorecendo o desenvolvimento de insuficiência cardíaca congestiva (ICC).

O prematuro apresenta maior incidência de PCA que as crianças de termo, sendo do ponto de vista pediátrico conveniente separar essas entidades.

PERSISTÊNCIA DO CANAL ARTERIAL NOS PREMATUROS

A persistência do canal arterial nos prematuros é de alta incidência, tanto maior quanto menor o peso, chegando praticamente a 100% naqueles com peso inferior a 1kg. Nesses pacientes, geralmente o canal arterial é grande e não restritivo. Essa característica anatômica permite um fluxo sangüíneo pulmonar de grande magnitude associado à imaturidade do ventrículo esquerdo, tornando a criança suscetível a quadros graves de insuficiência cardíaca. A incapacidade do ventrículo esquerdo imaturo de manejar volume sangüíneo excessivo deve-se a vários fatores como: habilidade contrátil deficiente pelo desenvolvimento incompleto dos sarcômeros, formação incompleta da inversão simpática, perfusão subendocárdica prejudicada por perfusão coronária inadequada devido à pressão aórtica baixa. O desenvolvimento da ICC ainda é favorecido pela imaturidade dos vasos pulmonares, de resistência baixa, que facilita o hiperfluxo, e pela imaturidade renal que agrava o quadro de retenção hídrica.

Se o canal arterial apresentar diâmetro importante, os sinais de ICC (taquipnéia, taquicardia, hepatomegalia, cardiomegalia) freqüentemente estão presentes. O quadro clínico pode agravar-se em razão de outros sinais e sintomas (membrana hialina, distensão abdominal, diminuição do volume urinário) relacionados à prematuridade fetal.

Na ausculta cardíaca pode ser perceptível na primeira semana de vida a presença de sopro sistólico na região infraclavicular esquerda. A presença de sopro contínuo nessa fase é menos freqüente. Um outro elemento importante para o diagnóstico é a presença de pulsos amplos e cheios. À radiografia de tórax pode-se observar aumento da vascularidade pulmonar e da área cardíaca, entretanto, essa avaliação pode estar prejudicada no prematuro, devido à coexistência de problemas pulmonares.

Ao estudo eletrocardiográfico observa-se no início o predomínio da sobrecarga do ventrículo direito, em razão da resistência vascular pulmonar elevada, sendo que o desenvolvimento da sobrecarga volumétrica do ventrículo esquerdo torna-se evidente à medida que ocorre diminuição da pressão pulmonar, passando à sobrecarga biventricular.

PERSISTÊNCIA DO CANAL ARTERIAL NA CRIANÇA DE TERMO

Se o canal é grande, é possível toda gama de sinais e sintomas de insuficiência ventricular esquerda: taquidispnéia, sudorese excessiva, infecções respiratórias recorrentes, atraso ponderal etc. Todavia, a criança de termo pode apresentar-se menos sintomática por vários motivos: em primeiro lugar, a resistência vascular pulmonar ao final da gestação é mais alta que no prematuro e, portanto, a magnitude do "shunt" esquerdo-direito é menor, entretanto, com a regressão do padrão de resistência vascular pulmonar, passa a coexistir uma sintomatologia mais expressiva no final do primeiro mês de vida.

Além disso, a maturidade pulmonar e das estruturas cardíacas da criança de termo respondem de maneira mais satisfatória às sobrecargas de volume.

Ao exame clínico dos portadores de PCA de maior magnitude, podemos encontrar pulsos rápidos de amplitude aumentada e pressão arterial que se revela divergente à custa da diastólica, que se encontra com valores baixos. No precórdio, chama a atenção o sopro que é tipicamente sistólico no recém-nascido e mais bem audível na região infraclavicular e com boa irradiação para o dorso. Entretanto, com o crescimento da criança, indicando queda progressiva da resistência pulmonar, o sopro torna-se contínuo.

O componente pulmonar do segundo ruído ouve-se normal ou hipofonético, de acordo com o grau de hipertensão pulmonar existente. Quando a hipertensão pulmonar se constitui em fator de complicação, pode-se constatar pela ausculta cardíaca que o sopro perde gradualmente sua característica de contínuo, com encurtamento do componente diastólico ou até mesmo seu desaparecimento. O componente sistólico pode persistir, ainda que com duração reduzida, mas nos casos de hiper-resistência pulmonar é acentuada o sopro pode desaparecer completamente e ouvir-se um sopro diastólico de insuficiência pulmonar. Como a resistência pulmonar é maior que a sistêmica, produz-se a inversão do fluxo, com aparecimento de cianose nos membros inferiores, ocasionado pelo sangue insaturado que entra na aorta descendente.

Os achados eletrocardiográficos dependem essencialmente da magnitude do fluxo de esquerda para a direita e da idade do paciente. Se o canal arterial apresentar grande magnitude, observam-se sinais de sobrecarga ventricular esquerda. A expressão eletrocardiográfica do VD está relacionada com o desenvolvimento da doença vascular pulmonar.

Os pequenos "shunts" praticamente não se manifestam radiologicamente, os de maior tamanho provocam aumento de câmaras esquerdas, da vasculatura pulmonar e da aorta ascendente.

O estudo ecodopplercardiográfico permite uma avaliação do diâmetro e do fluxo por meio do canal.

Os princípios que regem o manuseio terapêutico nos prematuros são:

1. medidas gerais de suporte;
2. controle da insuficiência cardíaca congestiva;
3. medicação específica dirigida ao fechamento farmacológico do ducto;
4. tratamento cirúrgico do canal arterial.

As medidas gerais incluem a restrição de líquidos, embora se conheçam as necessidades fisiológicas necessárias ao desenvolvimento do prematuro. Às vezes, já nessa fase, torna-se necessário o uso de diuréticos, a fim de se controlar o volume intravascular e reduzir o excesso de trabalho do coração. A anemia, ao exigir um elevado estado de débito cardíaco, deve ser evitada com o uso de transfusão de papa de hemácias para se manter a concentração de hemoglobina ao redor de 12g%. Assistência ventilatória será empregada especialmente na presença de sofrimento respiratório grave ou insuficiência cardíaca congestiva acentuada. O uso de digitálicos deve ser realizado com cuidado, uma vez que há dúvidas quanto ao seu emprego nos prematuros e preocupação quanto à incidência mais elevada de arritmias e de isquemia subendocárdica.

Quando as medidas terapêuticas são insatisfatórias, deve ser considerada a possibilidade do fechamento farmacológico e até mesmo o tratamento cirúrgico do canal arterial. Na primeira situação, o uso da indometacina – potente inibidor da síntese das prostaglandinas –, quando administrada precocemente, mostra-se efetiva em cerca de 50% dos pacientes. Entretanto, complicações podem ocorrer, como hemorragia gastrintestinal, insuficiência renal, alterações da função hepática, o que, às vezes, limita seu uso, especialmente quando já houver comprometimento dos referidos órgãos. A dose recomendada é de 0,2mg/kg como dose inicial; 0,1mg/kg como segunda e terceira doses se o recém-nascido tem mais de 48 horas de vida; 0,2mg/kg se ele tem entre 2 e 7 dias de vida. As doses são administradas a cada 12 horas.

Existe uma tendência geral para se recomendar o fechamento cirúrgico do canal arterial nos prematuros com sinais evidentes de insuficiência cardíaca congestiva e que não respondem às medidas já discutidas, em um período de 48 a 72 horas. A efetividade da cirurgia na primeira semana de vida tem-se mostrado superior quando comparada com o tratamento farmacológico. Nos recém-nascidos de termo e crianças maiores, as indicações para a cirurgia estão bem definidas e devem ser realizadas imediatamente ao diagnóstico.

Vale ressaltar ainda que existe disponível o cateterismo intervencionista que tem sido utilizado com sucesso para o fechamento do canal arterial, especialmente em crianças maiores.

DEFEITO DO SEPTO ATRIOVENTRICULAR

Alterações no desenvolvimento dos coxins endocárdicos levam a malformações que podem envolver o septo atrial, ventricular e as valvas atrioventriculares. As principais características dessa anomalia são desproporção entre os eixos da câmara de entrada e saída do ventrículo esquerdo, deslocamento anterior da via de saída do ventrículo esquerdo, e as valvas atrioventriculares situam-se em um mesmo nível no septo ventricular. Podem ser classificadas geralmente em dois tipos:

a) Forma parcial – presença de dois orifícios, mitral com fenda e tricúspide mais CIA tipo *ostium primum*.

b) Forma total – orifício único com valva atrioventricular única, CIA tipo *ostium primum* e CIV.

DEFEITO DO SEPTO ATRIOVENTRICULAR – FORMA PARCIAL

O curso clínico vai depender do tamanho da CIA tipo *ostium primum* e da insuficiência mitral. Se a valva mitral é competente, a evolução e os achados de exame físico são semelhantes aos de portadores de CIA. Os sintomas são raros na infância; em geral se manifestam a partir da segunda década de vida. Quando a regurgitação mitral é de maior repercussão, há sobrecarga de volume de ambos os ventrículos, o volume sangüíneo sistólico tem fração regurgitante pela fenda da valva mitral, atravessa o *ostium primum* e cai na diástole no ventrículo direito dilatando-o. Há hiperfluxo pulmonar, retorno venoso pulmonar aumentado e um volume diastólico ventricular esquerdo aumentado. Pode ocorrer intolerância aos esforços físicos e mesmo insuficiência cardíaca congestiva; hipertensão pulmonar de grau é achado excepcional.

No precórdio, observam-se impulsões sistólicas que refletem o aumento de volume do ventrículo direito, presente quando existe grande "shunt" interatrial. Sopro sistólico de moderada intensidade em área pulmonar, sopro mesodiastólico em área tricúspide (estenose funcional) e segundo ruído pulmonar com desdobramento fixo caracterizam o defeito do septo atrioventricular parcial com grande CIA. O sopro de insuficiência mitral é usualmente pansistólico e com maior irradiação para a base que para a axila, de intensidade proporcional ao grau de regurgitação.

O eletrocardiograma apresenta quase que invariavelmente o clássico bloqueio divisional ântero-superior presente em cerca de 95% dos casos, o intervalo PR pode estar aumentado, além da sobrecarga das câmaras direitas.

Radiologicamente, a área cardíaca pode parecer normal ou pouco aumentada, dependendo do tamanho do defeito e do grau do "shunt" de direita para esquerda e da magnitude da regurgitação mitral. O átrio esquerdo geralmente não está aumentado, mesmo na presença de regurgitação mitral significante, pois o fluxo regurgitante é dirigido quase que diretamente para o átrio direito, por meio do *ostium primum*. Haverá, portanto, aumento de grau variável das câmaras direitas e dilatação pulmonar com vascularidade pulmonar mais evidente.

O tratamento cirúrgico, que consiste na atriosseptoplastia e plastia de valva mitral, é indicado eletivamente em idade pré-escolar ou mesmo no lactente se assim for necessário.

DEFEITO DO SEPTO ATRIOVENTRICULAR – FORMA TOTAL

As principais alterações hemodinâmicas estão bem definidas: a) "shunt" atrial; b) "shunt" ventricular; c) insuficiência valvar atrioventricular; e d) hipertensão pulmonar relativamente precoce.

A duração e a magnitude do "shunt" dependerão principalmente da complacência de ambos os ventrículos e da relação entre as resistências pulmonares e sistêmica.

O curso clínico é semelhante ao das grandes comunicações interventriculares. O começo dos sintomas comumente ocorre no final do primeiro mês de vida e, no caso de haver grande insuficiência atrioventricular, a insuficiência cardíaca congestiva é mais grave e precoce. Essa malformação tem grande incidência na síndrome de Down, na qual a hipertensão pulmonar pode ocorrer mais precocemente.

O exame do precórdio evidencia um abaulamento precordial difuso com a presença de impulsões sistólicas paraesternais e um vigoroso impulso apical. A primeira bulha é acentuada na área tricúspide, a segunda bulha, na área pulmonar, e pode ser desdobrada ampla e fixamente. A CIV gera um sopro holossistólico sobre a borda esternal esquerda baixa, mas, quando essa comunicação é muito ampla, o sopro poderá não ser auscultado.

A hiper-resistência pulmonar tende a se desenvolver precocemente nesses pacientes, a ponto de se tornar irreversível entre o primeiro e segundo ano de vida. A cianose torna-se permanente, a segunda bulha cardíaca é quase única e estalante. Sopro diastólico de insuficiência pulmonar pode aparecer.

O eletrocardiograma mostra bloqueio divisional ântero-superior como característica, e sinais de sobrecarga biventricular com predomínio de ventrículo direito, bloqueio atrioventricular de primeiro grau ou de ramo direito podem estar presentes.

A radiografia de tórax mostra aumento global da área cardíaca e acentuação da trama vascular e do tronco pulmonar. A ecocardiografia bidimensional revela com nitidez os detalhes anatômicos das comunicações e das valvas atrioventriculares e detalha os subtipos A, B, C de acordo com a inserção da cúspide da ponte anterior. O cateterismo cardíaco impõe-se em casos com suspeita de hiper-resistência pulmonar, quando então se fazem estudos especiais com oxigênio, tolazolina ou outros vasodilatadores.

O tratamento cirúrgico com correção total deve ser indicado precocemente, no primeiro ano de vida, devido ao quadro de insuficiência cardíaca congestiva e hipertensão pulmonar que acompanham esses casos.

ESTENOSE PULMONAR

A estenose pulmonar (EP) é uma forma comum de cardiopatia congênita, incidindo-se ao redor de 10% na forma isolada e em 25% nas formas associadas a outros defeitos cardíacos. Com esse nome englobamos os defeitos localizados na valva pulmonar e seu anel (estenose anulovalvar), na região infundibular (estenose subvalvar) e acima do anel, no tronco e artérias pulmonares (estenose supravalvar). Em face da exteriorização precoce e da gravidade, a estenose pulmonar valvar crítica do recém-nascido e do lactente merece enfoque especial, uma vez que as alterações anatômicas do aparelho valvar mostram anel valvar estreito, valvas displásticas com orifício puntiforme, ventrículo direito com paredes hipertróficas, fibróticas e com cavidade reduzida de tamanho, sendo a valva tricúspide proporcional ao ventrículo direito. Esse aspecto assemelha-se a outra cardiopatia congênita, a atresia pulmonar com septo íntegro, inclusive com relação à dependência de ambas da presença de canal arterial para a manutenção da vida.

A alteração hemodinâmica fundamental da estenose pulmonar consiste no gradiente de pressão entre o ventrículo direito e a artéria pulmonar, criado pela valva estenótica. O ventrículo direito, na tentativa de manter seu débito suficiente, hipertrofia-se de acordo com o grau da estenose, resultando, nos casos graves, em hipertrofia e dilatação do átrio direito pela complacência diminuída do ventrículo direito e/ou presença de insuficiência tricúspide. Nesses casos, o forame oval pode permanecer aberto, possibilitando o "shunt" da direita para a esquerda.

A estenose é considerada discreta quando o gradiente, acarretando presença de cianose entre o ventrículo direito e a artéria pulmonar, for menor que 30mmHg, moderada entre 30 e 70mmHg e acentuada quando superior a 70mmHg. A avaliação do grau do defeito apenas pelo gradiente pode não ser real, pois, às vezes, a estenose crítica associada à insuficiência cardíaca não se acompanha de gradiente elevado (gradiente subestimado).

Os pacientes podem ser assintomáticos ou pouco sintomáticos. Entretanto, quando os sintomas estão presentes, dependem do grau de obstrução e do grau de compensação cardíaca. Pode haver dispnéia, fatigabilidade, cianose, sendo o crescimento e o desenvolvimento físico usualmente normais. Cianose pressupõe estenose grave, associada a forame oval permeável ou mesmo comunicação interatrial.

No exame físico, o abaulamento precordial é raro, mesmo nos casos graves. Nesses, observam-se impulsões na borda esquerda do esterno, decorrente de sobrecarga do ventrículo direito. O primeiro ruído é hiperfonético na área tricúspide quando houver hipertensão ventricular direita importante. O segundo ruído, em área pulmonar, apresenta-se desdobrado, com o componente pulmonar menor que o aórtico, sendo que nas estenoses expressivas torna-se ausente. Um estalido protossistólico pulmonar pode ser audível nos níveis menos graves de estenose. O sopro sistólico, que habitualmente se acompanha de frêmito, de caráter em ejeção, áspero, tende a ocupar toda a sístole na medida em que a estenose progride em gravidade.

O eletrocardiograma fornece importantes informações com relação à gravidade da lesão. As alterações podem variar desde a presença de ondas T positivas em derivações direitas, até o completo desvio de vetores relacionados ao complexo QRS para a direita, e posteriormente o aparecimento de ondas q na derivação V_1 associadas à grande sobrecarga atrial direita.

A radiografia de tórax mostra uma área cardíaca em geral dentro da normalidade, entretanto, sua silhueta com o arco médio abaulado (dilatação pós-estenótica do tronco pulmonar) e ponta arredondada (hipertrofia de VD) caracterizam essa malformação. A vascularidade pulmonar geralmente é normal, com hilo esquerdo mais expressivo pela orientação preferencial do fluxo. Área aumentada e circulação pulmonar diminuída podem ser observadas em situações de insuficiência cardíaca direita ou em presença de forame oval pérvio ou de comunicação interatrial real, quando a estenose é acentuada, produzindo "shunt" da direita para a esquerda. Em recém-nascidos com estenose muito acentuada, pode não apresentar arco médio abaulado assim como em crianças maiores quando coexiste a estenose infundibular.

O estudo ecodopplercardiográfico constitui-se em importante exame subsidiário para análise da conformação, espessura, movimentação das válvulas e pode fornecer uma estimativa do gradiente transvalvar.

O tratamento das crianças portadoras de estenose pulmonar foi amplamente modificado nos últimos anos com a alternativa representada pela valvoplastia com cateter-balão. Para crianças pequenas, sintomáticas, portadoras de displasia valvar (válvulas malformadas, anel pequeno), indica-se cirurgia precoce que consiste na valvotomia pulmonar com ou sem ampliação da via de saída do ventrículo direito. Em crianças pequenas ou mesmo maiores, sintomáticas ou não, com gradiente considerado importante, pode-se indicar valvoplastia com cateter-balão, desde que o aparelho valvar se apresente bem formado. Um cateter-balão é posicionado ao nível da valva estenótica, inflado, sob pressão controlada, para que a ampliação ocorra por abertura ao nível das comissuras das válvulas ou por rotura de tecido fibroso.

Modalidades mais raras de obstrução em via de saída do ventrículo direito são representadas, por exemplo, pelas estenoses infundibulares. Em geral, estão associadas com estenose da valva pulmonar e apenas o tratamento cirúrgico é efetivo.

São ainda de grande importância as lesões obstrutivas supravalvares pulmonares e de ramos periféricos da artéria pulmonar. Tais lesões, associadas à persistência do canal arterial, são geralmente encontradas na síndrome da rubéola congênita. Nessa situação, o tratamento cirúrgico impõe-se após análise criteriosa das lesões.

ESTENOSE AÓRTICA

Com esse título, um grupo importante e freqüente de malformações cardíacas reúne defeitos que comumente se localizam na valva aórtica e menos freqüentemente na região sub e supravalvares da valva aórtica.

A estenose aórtica valvar congênita ocorre mais no sexo masculino, em uma proporção de 4:1. A valva, quanto ao número de válvulas, pode ser monovalvular, bivalvular e trivalvular, tendo ou não o anel hipoplástico. Grande número de estenoses aórticas congênitas caracteriza-se por valva aórtica bivalvular. Essas valvas alteradas podem ter um caráter evolutivo durante a vida por mudanças estruturais ocasionadas pela turbulência do sangue e pela possibilidade de calcificação que aparece mais freqüentemente a partir da segunda década de vida.

A estenose subvalvar pode ser de tipo membrana, anel fibroso, túnel fibromuscular ou constituída por inserção anômala de cordas da cúspide anterior da valva mitral. Nessas situações e principalmente nas obstruções mais próximas da valva aórtica (membrana e anel fibroso), essa pode alterar-se pelo traumatismo produzido pelo fluxo sangüíneo que atinge com velocidade aumentada.

A estenose supravalvar distribui-se em forma de membrana, de aspecto em ampulheta e de hipoplasia envolvendo a aorta ascendente até o tronco braquiocefálico. É bastante conhecida sua ocorrência na síndrome de Williams, na qual vem acompanhada de estenoses pulmonares periféricas, além de outras anormalidades como retardo mental, fáceis élfico, sendo demonstrada em alguns casos a presença de hipercalcemia por aumento da atividade da vitamina D.

Tem sido considerada estenose leve aquela que cursa com gradiente de até 30mmHg; moderada, aquela com gradiente de 30 a 75mmHg; acentuada quando o gradiente é maior que 75mmHg.

A repercussão clínica e fisiopatológica nas estenoses com gradiente ao redor de 30mmHg é muito discreta; as crianças toleram bem os exercícios físicos e a evolução para estenoses mais acentuadas ocorre na idade adulta, sendo devida à fibrose e à calcificação das válvulas. Nas estenoses moderadas, o ventrículo esquerdo adapta-se para manter um débito cardíaco adequado com hipertrofia de suas fibras. Em condição de exercícios intensos, poderá haver sintomas importantes como situações pré-sincopais e síncope, angina de peito por oferta inadequada de oxigênio ao miocárdio ventricular esquerdo. Os relatos de morte súbita, explicados pela ocorrência de fibrilação ventricular, acontecem em casos considerados graves.

Somente as obstruções mais graves produzem sintomas na infância, podendo a criança passar os primeiros dias ou mesmo semanas relativamente bem, até o aparecimento súbito de insuficiência cardíaca, edema pulmonar e às vezes colapso vascular periférico.

O exame físico em pacientes com obstrução valvar importante revela o típico pulso *parvus* e *tardus*. Frêmito sistólico pode ser percebido sobre a área aórtica, fúrcula e faces laterais do pescoço. O achado de um estalido protossistólico em áreas aórtica e mitral é tanto mais freqüente quanto maior o grau da estenose. O sopro da estenose valvar é rude, em ejeção de máxima intensidade sobre o rebordo esternal direito alto e com irradiação para o pescoço. Quanto mais acentuada a obstrução, tanto mais rude e holossistólico tenderá a ser o sopro. Os recém-nascidos com estenose aórtica grave e insuficiência cardíaca podem não ter sopro bem audível.

Ao eletrocardiograma, as anormalidades observadas devem-se à hipertrofia ventricular esquerda, o que ocasiona o registro de ondas R altas em V_5 e V_6 e ondas S profundas em V_1 e V_2. Alterações da repolarização ventricular, características de sobrecarga sistólica do ventrículo esquerdo, são freqüentes em estenoses moderadas ou acentuadas.

A radiografia de tórax pode ser normal nas pequenas estenoses, porém, com freqüência, é possível observar dilatação da aorta (pós-estenótica) e contorno de ventrículo esquerdo proeminente. Cardiomegalia acentuada com congestão venosa pulmonar é encontrada na estenose grave, com insuficiência cardíaca dos recém-nascidos ou lactentes.

O ecocardiograma é um exame importante para localizar o nível do defeito cardíaco, para avaliar a mobilidade das válvulas e o grau de hipertrofia do ventrículo esquerdo. Além disso, o estudo ecocardiográfico com Doppler nos permite conhecer o grau da estenose valvar pela estimativa do gradiente entre o ventrículo esquerdo e a aorta.

O cateterismo cardíaco auxilia na confirmação do diagnóstico, na avaliação do gradiente e pode demonstrar possíveis defeitos associados. É útil ainda como medida de tratamento quando se realiza a valvoplastia por meio do uso de cateter-balão.

Pacientes assintomáticos e portadores de estenose aórtica pouco importante, sem indicação de cirurgia, devem ser seguidos regularmente para se avaliar a evolução do defeito. Ressalta-se aqui a importância da profilaxia da endocardite bacteriana.

COARTAÇÃO DE AORTA

A coartação de aorta é um defeito congênito comum, representa 8% das cardiopatias congênitas, caracteriza-se por estreitamento da aorta descendente logo após o arco aórtico, entre a emergência da artéria subclávia esquerda e o local de inserção do canal arterial ou ligamento arterioso, podendo ser classificada como pré-ductal, justa e pós-ductal, conforme sua posição em relação ao canal arterial. Pode ser isolada ou associada a outras anomalias como valva aórtica bivalvular em 50% dos casos, comunicação interventricular, estenose valvar aórtica, subaórtica, persistência de canal arterial, anomalias da valva mitral e fibroelastose endocárdica. Com relação a anomalias extracardíacas, tem sido descrita sua associação com defeitos oculares, de trato urinário, síndrome de Turner e Marfan.

As alterações hemodinâmicas dependerão do grau de obstrução da coartação e da presença de circulação colateral que se desenvolve entre os territórios pré e pós-coartação, acarretando hipertensão arterial nos membros superiores e hipotensão nos inferiores.

As manifestações clínicas variam desde crianças assintomáticas até a presença de insuficiência cardíaca congestiva, mais comumente observada em recém-nascidos e lactentes após a segunda semana de vida, decorrente da obstrução acentuada, circulação colateral pouco satisfatória e do fechamento do canal arterial. Os sintomas mais observados em crianças maiores são tonturas, cefaléia, palpitações, dispnéia e fatigabilidade em membros inferiores, nos quais o pulso pode ser de amplitude discreta ou ausente.

O diagnóstico clínico naturalmente se estabelece pela medida de pulso e pressões nos quatro membros, quando a hipertensão arterial sistêmica é observada nas extremidades superiores. No exame cardiovascular, o choque da ponta pode ser normal ou do tipo muscular, dependendo do grau de obstrução. Na ausculta cardíaca, a primeira bulha é hiperfonética em área mitral, um estalido protossistólico aórtico é freqüente, originando-se da aorta ascendente dilatada. É comum a detecção de sopro de ejeção na área aórtica, com irradiação para a região cervical, nos casos de associação com valva aórtica bivalvular. Sopro contínuo na face posterior do tórax pode estar presente quando o fluxo pelas colaterais intercostais é proeminente. Um sopro sistólico é freqüentemente detectado no hemitórax esquerdo posterior e na borda esternal esquerda baixa, correspondendo ao local da coartação.

A radiografia de tórax mostra cardiomegalia global em recém-nascidos sintomáticos e área cardíaca pouco alterada em crianças maiores e assintomáticas. A aorta pode estar dilatada na porção ascendente e croça. A própria coartação pode ser visível como uma imagem simulando o algarismo 3, correspondendo às regiões de dilatação pré e pós-estenótica na projeção póstero-anterior. Sinais de aspecto ebúrneo ou corrosão nas bordas inferiores das costelas (sinal de Roesler) podem aparecer após os 10 anos de idade e indicam grande desenvolvimento das artérias intercostais (Fig. 4.7).

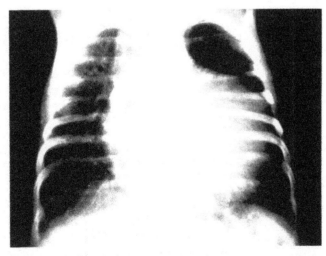

Figura 4.7 – Radiografia de tórax de portador de coartação de aorta revelando aumento expressivo da área cardíaca.

Ao eletrocardiograma, o padrão observado até cerca de três meses de vida é de sobrecarga ventricular direita com alterações da repolarização ventricular. Em crianças maiores, é comum o encontro de sobrecarga ventricular esquerda. Se a obstrução for discreta, o ECG pode ser normal.

O ecocardiograma confirma o diagnóstico clínico e fornece informações a respeito da valva aórtica e da morfologia das câmaras cardíacas esquerdas. O estudo angiográfico deve ser realizado para fornecer os detalhes anatômicos na coartação, que são importantes no momento da cirurgia. O estudo de ressonância magnética, exame não-invasivo, importante no diagnóstico, pelas imagens muito nítidas do defeito, inclusive pode dispensar o estudo angiográfico (Fig. 4.8).

A correção operatória está indicada em recém-nascidos quando se manifesta por sinais de insuficiência cardíaca e nas crianças maiores quando o diagnóstico é estabelecido. Pode-se conduzir nas crianças assintomáticas e com pressões nos membros superiores não muito elevadas sua indicação eletiva em torno de 2 anos de idade.

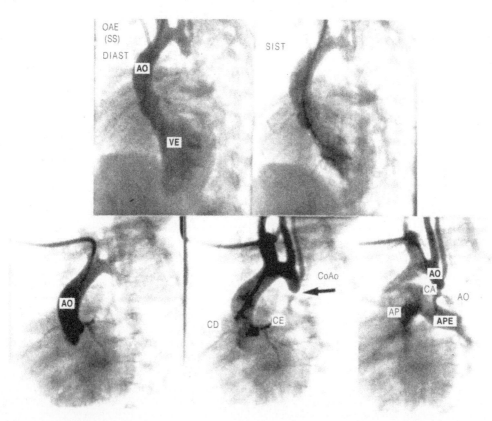

Figura 4.8 – Angiocardiografia de portador de coartação de aorta. Observa-se o local da coartação (seta) acentuada, além da presença de canal arterial permitindo a contrastação da artéria pulmonar esquerda.

2 Cardiopatias Congênitas Cianogênicas

Luiz Nárcio Pinto Bustamante
Maria Angélica Binotto
Munir Ebaid

TETRALOGIA DE FALLOT

Tetralogia de Fallot (TF) é a entidade mais comum causadora de cianose em crianças com doença cardíaca congênita com fluxo pulmonar diminuído. Três fatores anatômicos importantes estão presentes nos pacientes com essa cardiopatia: estenose pulmonar, comumente de tipo infundíbulo-anulovalvar; comunicação interventricular perimembranosa, usualmente grande; cavalgamento da aorta (dextroposição) em graus variáveis. A hipertrofia ventricular direita é secundária à obstrução do ventrículo direito.

A gravidade das alterações fisiopatológicas é em primeiro lugar decorrente do grau de estenose infundibulovalvar e em menor grau das variações da resistência vascular sistêmica, bem como do grau de cavalgamento da aorta. Na presença de estenose relativamente discreta, haverá predomínio de "shunt" da esquerda para a direita e o paciente poderá não apresentar cianose. Se a estenose pulmonar for acentuada, ocorrerá "shunt" da direita para a esquerda, com cianose progressiva, na dependência do grau da obstrução. A cianose pode não se manifestar precocemente, como, por exemplo, na presença de um canal arterial persistente, que permitiria um fluxo pulmonar adequado. Posteriormente, o fechamento do canal, o aumento da atividade física da criança (provocando maior consumo de oxigênio) e a hipertrofia infundibular progressiva são os fatores que promovem a diminuição do fluxo pulmonar efetivo e o aumento da cianose. Fatores que elevam a resistência ao fluxo de sangue para o circuito pulmonar (choro, movimentos intestinais, digital etc.) ou diminuem a resistência vascular sistêmica (calor, hipotensão, drogas, exercícios) determinam aumento do "shunt" da direita para a esquerda e acentuação da cianose.

As crises anóxicas ou ataques de dispnéia paroxística são típicas da TF e caracterizam-se por hiperpnéia, agitação e cianose progressiva, que podem evoluir para síncope, convulsões e raramente coma e morte. Durante a crise, o sopro sistólico correspondente à estenose infundibular diminui de intensidade e duração, podendo mesmo *desaparecer*. As crises são mais comuns ao despertar da criança pela manhã, mas o banho quente, os movimentos intestinais e a alimentação podem ser alguns dos fatores precipitantes. Têm incidência maior por volta do 3º ao 18º meses de vida, ocorrendo em cerca de 20 a 75% dos casos, de acordo com vários autores.

Em situações de menor gravidade, o paciente com TF exibe cianose generalizada, dedos em baqueta de tambor e hipodesenvolvimento variável. É comum a adoção espontânea da posição de cócoras. Ao exame do precórdio, geralmente não se evidencia abaulamento por não haver cardiomegalia, sendo o *ictus cordis* do tipo valvar. O segundo ruído cardíaco na área pulmonar é praticamente único, aumenta sua intensidade em direção à área tricúspide, correspondendo ao fechamento da valva aórtica. O estalido protossistólico audível junto à borda esternal esquerda é de origem aórtica. O sopro sistólico de tipo ejeção, mais bem auscultado entre o segundo e o quarto espaços intercostais esquerdos, de intensidade e duração inversamente proporcionais ao grau de estenose, é proveniente da estenose infundibulovalvar.

Ao exame radiológico, a área cardíaca aparece de tamanho normal ou pouco aumentada; o botão aórtico é saliente, o arco médio freqüentemente escavado e a ponta cardíaca localizada acima do diafragma (coração em "sabot"). A aorta pode descer à direita da coluna em cerca de 25 a 30% dos casos. A trama vascular nos casos de estenose infundibular menos grave ou naqueles em que a circulação colateral é bem desenvolvida pode apresentar-se de aspecto normal ou até exuberante. Todavia, geralmente os vasos pulmonares são pouco desenvolvidos e os hilos pouco expressivos (Figs. 4.9 e 4.10).

O eletrocardiograma exibe o eixo elétrico para a direita e um padrão de sobrecarga ventricular direita, tipo sistólico, com registro em derivação V_1 de morfologia tipo Rs ou R em 70% dos casos. Na derivação V_6, o registro é o de S dominante ou de RS de igual amplitude. A presença de potenciais esquerdos é tão mais evidente quanto mais adequado for o fluxo pulmonar. Arritmias são raras, extra-sístoles são comuns em crianças maiores e bloqueio de ramo direito está presente na maioria dos operados (Fig. 4.11).

O ecocardiograma bidimensional fornece as informações correspondentes aos aspectos anatômicos do defeito, avaliando o tamanho da CIV, o grau de dextroposição da aorta, o grau de estenose infundibular e valvar, o diâmetro do tronco e artérias proximais pulmonares. A artéria pulmonar esquerda e os ramos arteriais mais distais são menos facilmente analisáveis pelo ecocardiograma. Outra deficiência é a incapacidade de definir certas anomalias coronarianas, como vasos que cruzam a via de saída do ventrículo direito, sua não identificação, podendo causar sérias complicações pós-operatórias.

O cateterismo cardíaco complementa o diagnóstico pela demonstração das características anatômicas e conseqüentes alterações hemodinâmicas e oximétricas. Alguns grupos cirúrgicos prescindem

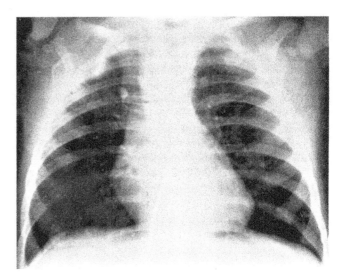

Figura 4.9 – Radiografia de tórax de criança com 3 anos de idade com tetralogia de Fallot. Observam-se o contorno do VD na silhueta cardíaca e o arco médio retificado.

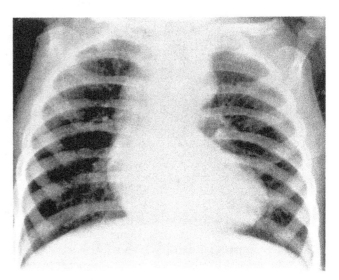

Figura 4.10 – Radiografia de tórax de lactente de 1 ano de idade com atresia pulmonar e comunicação interventricular (tetralogia de Fallot extrema). Observam-se o arco médio escavado e a silhueta cardíaca em forma de "sabot".

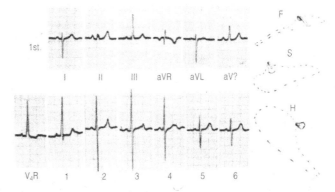

Figura 4.11 – ECG em repouso da paciente da figura 4.9 mostrando sobrecarga ventricular direita, com onda T positiva em V_4R e V_1 e onda R pura em V_4R.

do cateterismo como exame de rotina antes da cirurgia, principalmente nos casos considerados de boa anatomia em relação à via de saída do ventrículo direito e diâmetro das artérias pulmonares. O exame, todavia, é considerado muito importante para a exata visibilização da circulação pulmonar, principalmente nos casos que se acompanham de atresia valvar pulmonar, em que a circulação pulmonar se realiza por ramos oriundos da subclávia e da aorta descendente, chamados de circulação colateral sistêmico-pulmonar. Com a realização do cateterismo, deve-se fazer uma injeção na raiz da aorta ou mesmo arteriografia coronária seletiva com a finalidade de se definir a anatomia coronariana e afastar os 3% de possíveis anomalias (Fig. 4.12).

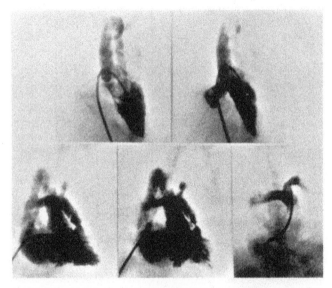

Figura 4.12 – Angiografia de criança com tetratologia de Fallot mostrando o cavalgamento da aorta e a estenose pulmonar infundibulovalvar.

O tratamento da criança portadora de TF com crise de cianose é inicialmente clínico. Inclui o uso de morfina (0,1mg/kg por via IM), posição genupeitoral com a finalidade de aumentar a resistência periférica, e nas crises prolongadas o uso de bicarbonato de sódio, por via intravenosa, para combater a acidose. Como medidas de prevenção de futuras crises, recomenda-se o combate às infecções, à anemia e o uso de propranolol na dose de 1 a 4mg/kg/dia.

O tratamento cirúrgico poderá ser paliativo ou corretivo. O procedimento paliativo visa aumentar o fluxo sangüíneo pulmonar em crianças pequenas (idade inferior a 6 meses) sintomáticas, portadoras de TF com anatomia considerada desfavorável ou com más condições clínicas gerais, como defeitos neurológicos, infecções etc. O mais comumente realizado é a criação de uma anastomose entre as artérias subclávia e pulmonar, chamada operação de Blalock-Taussig. No passado, a artéria subclávia era seccionada e anastomosada diretamente na artéria pulmonar, no lado oposto ao do arco aórtico, para evitar a ocorrência de dobra ou joelho da anastomose. Atualmente, a operação de Blalock-Taussig modificada consiste na interposição de tubo sintético entre a artéria subclávia e a artéria pulmonar, podendo ser colocado em qualquer um dos lados. O tratamento cirúrgico corretivo é hoje motivo de controvérsias quanto à idade ideal para a operação. Grupos advogam correção total na infância precoce, para evitar aumento da hipertrofia do ventrículo direito e conseqüente fibrose miocárdica, o que traria como conseqüência menor ocorrência de arritmias na idade adulta. Crianças assintomáticas com anatomia favorável têm sua correção realizada eletivamente entre 3 e 12 meses de idade.

TRONCO ARTERIOSO

É uma malformação congênita incomum caracterizada pela existência de apenas um tronco arterial saindo da base do coração através de uma única valva semilunar, constituída de duas a seis válvulas. Essa valva está localizada acima de uma comunicação interventricular, parte integrante desse complexo, e recebe o sangue de ambos os ventrículos. O tronco, por sua vez, dá origem às artérias coronárias, à aorta e às artérias pulmonares.

A origem das artérias pulmonares desde o tronco arterioso é variável e utilizada para diversas classificações. As artérias pulmonares usualmente se originam da parte posterior e esquerda do tronco, um pouco acima da valva truncal, por meio de um curto tronco pulmonar, ou se originam separadamente da face posterior ou lateral do tronco. Em alguns casos, há ausência unilateral da artéria pulmonar, em outros pode haver estenose na origem das artérias pulmonares. De acordo com o tipo de valva semilunar, pode haver certo grau de estenose ou regurgitação. A valva trivalvular é a mais comum. O arco aórtico descendo à direita está presente em 30% dos casos.

As alterações hemodinâmicas estarão na dependência das resistências relativas de aorta e ramos pulmonares. Se as artérias pulmonares que se originam do tronco são estenóticas, o fluxo sangüíneo para os pulmões é diminuído, e a pressão arterial pulmonar será menor que a pressão aórtica. Entretanto, na maioria dos pacientes, as artérias pulmonares são relativamente grandes, de tal forma que as pressões na aorta e artérias pulmonares são semelhantes, e o volume sangüíneo pulmonar estará em relação inversa à resistência vascular pulmonar. Sendo a resistência vascular pulmonar normalmente elevada ao nascimento, tendendo a diminuir progressivamente nos primeiros meses de vida, o fluxo pulmonar se elevará na mesma proporção, provocando dilatação das câmaras esquerdas e insuficiência cardíaca congestiva, com cianose pouco evidente ou ausente em repouso. Esses pacientes com fluxo e pressões pulmonares elevados poderão ter um risco substancial de desenvolver a doença vascular pulmonar (hiper-resistência pulmonar) ainda no primeiro ano de vida. Nos casos com algum grau de estenose ou hipoplasia da artérias pulmonares, poderá ocorrer diminuição acentuada do fluxo sangüíneo pulmonar e conseqüentemente cianose clinicamente manifesta.

Na história natural da doença, os poucos pacientes que sobrevivem à infância ou à adolescência são aqueles nos quais o fluxo pulmonar é adequado e não excessivo. Aqueles com fluxo pulmonar aumentado e não tratados evoluem para óbito em torno do sexto mês de vida em conseqüência da insuficiência cardíaca congestiva acentuada ou sobrevivem à custa do aparecimento de hiper-resistência pulmonar.

O sopro cardíaco é reconhecido casualmente no primeiro exame físico e os sintomas de insuficiência cardíaca congestiva tornam-se evidentes após a segunda ou terceira semana de vida, com cianose pouco expressiva. No lactente, dependendo das alterações hemodinâmicas, observam-se taquidispnéia, fenômenos bronquíticos, infecciosos e hipodesenvolvimento físico. A insuficiência cardíaca muito precoce, às vezes, pode estar na dependência da insuficiência da valva truncal. Os pulsos periféricos são freqüentemente amplos, refletindo a insuficiência valvar truncal durante a diástole, mas são simétricos nos membros superiores e inferiores. Abaulamento precordial pode estar presente, dependendo da idade da criança. A palpitação precordial pode corresponder a um coração hiperativo, aumentado de tamanho, sendo possível palpar um frêmito sistólico sobre a borda esternal esquerda e ocasionalmente na fúrcula. O primeiro ruído é normal ou acentuado, seguido freqüentemente de um estalido protossistólico característico que coincide com a máxima abertura da valva truncal. O segundo ruído é de intensidade aumentada, único ou desdobrado, explicado pelo fechamento assincrônico das válvulas da valva truncal. Um sopro sistólico de moderada intensidade pode ser ouvido sobre a borda esternal esquerda, seguido em alguns casos de um sopro diastólico de insuficiência truncal, com grau variável de intensidade e duração.

Ao exame radiológico de tórax, na maioria dos casos, verifica-se que existe cardiomegalia e pletora pulmonar. Nos casos típicos, observam-se a silhueta cardíaca com orientação diagonal em direção ao diafragma, aumento biventricular e mediastino alargado. Em cerca de 30% dos casos o arco aórtico está à direita (Fig. 4.13).

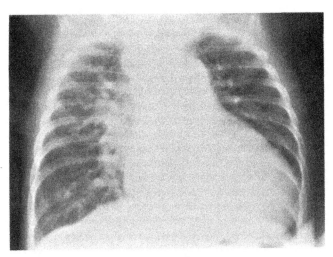

Figura 4.13 – Radiografia de tórax de lactente de 6 meses de idade com tronco arterioso apresentando grande cardiomegalia e vascularidade pulmonar aumentada.

O eletrocardiograma nos casos sem resistência vascular pulmonar elevada mostra sobrecarga biventricular com predomínio de sobrecarga diastólica do ventrículo esquerdo. Na medida em que se desenvolve a hiper-resistência vascular pulmonar, limitando progressivamente o fluxo, sinais de sobrecarga ventricular direita serão mais evidentes.

As alterações anatômicas do tronco arterioso podem ser definidas por meio da ecocardiografia bidimensional. O diagnóstico intra-útero pode ser feito por meio da ecocardiografia fetal. Nesse exame, a orientação diagnóstica mais precisa faz-se pela detecção da origem da artéria pulmonar da face póstero-lateral do tronco comum, dividindo-se nos ramos direito e esquerdo.

Se a anatomia do defeito for avaliada com precisão pela ecocardiografia, pode-se prescindir do cateterismo. Caso seja necessário, o estudo hemodinâmico deve ser realizado nas melhores condições clínicas e metabólicas. O estudo consiste na obtenção dos valores de oximetria e de pressões das cavidades cardíacas e vasos, e no estudo angiográfico, procurando-se determinar possíveis variações anatômicas como a ausência de uma artéria pulmonar ou a presença de interrupção do arco aórtico. Para outras crianças o exame é realizado com o objetivo de se avaliar a possibilidade cirúrgica, quando o quadro clínico sugere hiper-resistência pulmonar ou ainda, em alguns casos com circulação colateral sistêmico-pulmonar, que deve ser meticulosamente definida antes da correção cirúrgica.

A mortalidade dos pacientes com tronco arterioso é elevada e muito precoce. Na evolução natural do defeito, apenas 15% das crianças atingem o final do primeiro ano de vida (Keith). A sobrevida para crianças maiores geralmente está na dependência de maior restrição ao fluxo pulmonar pela presença de estenoses das artérias pulmonares e pelo menor grau de alteração estrutural na valva truncal ocasionando menor insuficiência valvar. O tratamento clínico inicial consiste no manuseio da insuficiência cardíaca congestiva com digital, diurético e inibidores de enzimas de conversão da angiotensina. A indicação de cirurgia deve ser precoce. Opta-se pelo tratamento cirúrgico no final do primeiro mês até os 6 meses de idade. Embora alguns grupos cirúrgicos prefiram a bandagem das artérias pulmonares, com o objetivo de reduzir o fluxo pulmonar, a opção atual é a realização de cirurgia corretiva. A cirurgia habitualmente realizada para a correção consiste na criação de continuidade entre o ventrículo direito e a artéria pulmonar com a interposição de tubo valvado (técnica de Rastelli) ou conduto não-valvado e com valva monocúspide (técnica de Barbero-Marcial).

A evolução tardia dessas crianças está sujeita a complicações, como calcificação do tubo e da valva interposta, necessitando de reoperação, piora da insuficiência da valva truncal e desenvolvimento de hiper-resistência pulmonar.

TRANSPOSIÇÃO DAS GRANDES ARTÉRIAS

A transposição das grandes artérias é a situação caracterizada pela localização anormal da aorta que se torna anterior em relação ao tronco pulmonar. Na transposição clássica das grandes artérias, a aorta anterior origina-se do ventrículo direito, e a pulmonar, posterior, do ventrículo esquerdo, com a conexão atrioventricular normal. Esse defeito corresponde a 7% de todas as cardiopatias congênitas, sendo de elevada mortalidade, quando não tratado. Atualmente, com a evolução do tratamento cirúrgico, a expectativa de sobrevida é grande, atingindo a adolescência e a idade adulta. Sua associação com doenças extracardíacas é rara (9%).

Em relação à anatomia, os átrios são estruturalmente normais e apresentam, na maioria, o forame oval pérvio e, raramente, comunicação interatrial. O ventrículo direito, na sua porção de entrada, é normal, mas apresenta redução do septo interventricular membranoso, dando um aspecto da via de saída do ventrículo direito paralelo à via de saída do ventrículo esquerdo. Existe uma continuidade fibrosa da valva aórtica com a tricúspide e da valva pulmonar com a mitral. Externamente, existe uma grande variação no curso epicárdico das artérias coronárias, que hoje adquiriu extrema importância pela possibilidade da correção cirúrgica anatômica, sendo que vários autores esquematizaram padrões de acordo com a freqüência e sua distribuição. A metade dos casos de transposição de grandes artérias (TGA) tem como única anomalia a presença do forame oval pérvio; a comunicação interventricular está presente em mais ou menos 40% dos casos. Desses, o tipo mais comum é o de comunicação interventricular (CIV) perimembranosa (33%); CIV tipo muscular (27%); CIV tipo mau alinhamento do septo de saída (30%); canal atrioventricular (5%), acompanhado de alta freqüência de alteração da valva tricúspide ("straddling") e não raramente de hipoplasia do ventrículo direito. Podemos ter obstruções na via de saída do lado direito, como estenoses subaórticas, que são geralmente causadas pelo mau alinhamento anterior do septo infundibular, levando como conseqüência à possibilidade de hipoplasia do arco aórtico ou coartação. Mais comuns, todavia, são as obstruções na via de saída do ventrículo esquerdo; pode ocorrer em 20% dos portadores de TGA com septo interventricular intacto, sendo, no entanto, rara a presença de obstrução grave. Mais comum são em combinação com CIV (30%), em que se observam as formas mais graves; essas obstruções esquerdas podem estar relacionadas a vários mecanismos: a) mau alinhamento do septo infundibular; b) abaulamento do septo interventricular; c) anel fibroso; d) túnel fibromuscular; e) anomalias de estrutura e fixação da valva mitral. As TGA podem ser classificadas de acordo com os defeitos associados que habitualmente a acompanham: com forame oval pérvio (a mais comum e usualmente chamada de TGA simples); com CIV; com obstrução da via de saída do ventrículo esquerdo (geralmente com CIV associada).

As alterações fisiológicas decorrem do fato de que as circulações sistêmica e pulmonar estão em paralelo e não em série como acontece com as pessoas normais. O débito sistólico de cada ventrículo volta para ele mesmo após o trajeto circulatório. Para que haja sobrevida, é necessário que os dois sistemas circulatórios apresentem comunicações intercavitárias (comunicação interarterial – CIA, CIV) ou interarteriais (PCA), que permitam graus variáveis de mistura das circulações. Os determinantes da intensidade do fluxo pulmonar são: a existência e o tamanho das comunicações, o grau da resistência arteriolar pulmonar e a queda da complacência ventricular esquerda devido à redução da massa ventricular, estes dois últimos mais evidentes com o passar dos dias. De modo particular, na TGA com septo interventricular intacto, somente pequena porção de sangue é trocada pelos "shunts" intercirculatórios para se atingir o leito vascular sistêmico e pulmonar. Esses "shunts" esquerdo-direito e direito-esquerdo são iguais entre si, promovendo a mistura intercirculatória necessária para a sobrevida.

As manifestações clínicas estão relacionadas com o grau de mistura entre as circulações, dependendo assim de fatores anatômicos e funcionais. Na TGA com septo interventricular intacto, o fluxo pulmonar está aumentado e há pequena mistura intercavitária. A cianose, em geral de extremidades, poderá não chamar à atenção ao nascimento, pois é um achado freqüente em recém-nascidos. Usualmente, há piora em um período de 12 a 24 horas, devido ao fechamento do ducto arterioso. Sintomas de hipoxemia aparecem e o recém-nascido poderá tornar-se intensamente cianótico e taquidispnéico. Esses pacientes podem mostrar progressão rápida dos sintomas para a acidose metabólica e a morte, sendo, portanto, necessário um tratamento médico intenso e agressivo (septostomia por cateter-balão). Nos casos de TGA com forame oval pérvio, o exame físico pode ser normal, exceto pela presença da cianose que se mostra moderada a grave. Poderá não haver sopros; entretanto, um sopro de ejeção de intensidade leve a moderada pode ser ouvido sobre a área pulmonar ou, às vezes, sobre a área tricúspide, isso mais freqüentemente nos recém-nascidos, sempre seguido de segunda bulha única e acentuada (representando o fechamento aórtico) devido à anteriorização da aorta. Ainda nesse primeiro tipo, a persistência do canal arterial modifica o quadro clínico, reduzindo a expressão da cianose, com presença de dispnéia, além da ausculta de um sopro contínuo do canal ou de sua fase sistólica.

Nos casos de TGA com CIV grande, o fluxo pulmonar é aumentado e há grande mistura intercirculatória. Habitualmente, no recém-nascido, observa-se apenas a presença de cianose discreta. Com o passar dos dias, principalmente no final do primeiro mês, são mais evidentes os sintomas de insuficiência cardíaca congestiva secundários à hipertensão venocapilar pulmonar. Nos lactentes, esse quadro pode ser grave, sendo responsável por elevada mortalidade. Nessas condições, a cianose manifesta-se apenas em situações de esforço e é discreta. Ao exame físico, o tórax apresenta abaulamento e impulsões sistólicas na região precordial (aumento do ventrículo direito) e o choque da ponta pode ser impulsivo nos casos em que houver dilatação do ventrículo esquerdo. Os pulsos periféricos são normais. Se o defeito for pequeno, o sopro será de alta freqüência e de localização paraesternal esquerda baixa; se o defeito for grande e não restritivo, o sopro será de curta duração ou poderá estar ausente. Um sopro sistólico de hiperfluxo pulmonar na região esternal alta é freqüente nos casos com comunicações significativas. A presença de um ducto arterioso não se acompanha necessariamente de sopro contínuo; no entanto, um sopro sistólico pode ser observado. Em todos os casos de TGA, independentemente dos defeitos associados, a segunda bulha é hiperfonética, praticamente única em área pulmonar, com irradiação para a área tricúspide, e menos para a área mitral, na qual é pouco audível. Essas características auscultatórias servem como elemento de diagnóstico diferencial com a tétrade de Fallot. O desenvolvimento da hiper-resistência pulmonar ocorre a partir do sexto mês de vida, ocorrendo melhora progressiva dos sintomas congestivos, ao mesmo tempo que há acentuação da cianose, comprometendo o desenvolvimento físico da criança. Nesses casos, pode-se auscultar um estalido protossistólico pela dilatação do tronco pulmonar, bem como um sopro sistólico seguido de um diastólico em decrescendo pela presença da insuficiência pulmonar, em situações de hiper-resistência mais acentuada.

A TGA associada à estenose pulmonar, geralmente de tipo subvalvar (anel fibromuscular), é acompanhada, na maioria dos casos, de CIV. Nesses casos, o fluxo pulmonar estará limitado em função do grau da estenose. Dependendo da magnitude da obstrução (valvar e/ou infundibular) e do tamanho da comunicação, alguns pacientes podem apresentar-se em uma situação de equilíbrio, com uma boa mistura sem sobrecarga da circulação pulmonar, de tal maneira que a cianose moderada esteja presente na ausência de sinais de insuficiência cardíaca. Na medida em que a estenose pulmonar se apresenta mais acentuada, o complexo, fisiologicamente, será similar à tétrade de Fallot. A cianose e a dispnéia estarão presentes desde o nascimento. Se o fluxo pulmonar por meio de circulação colateral brônquica for adequado, os pacientes evoluirão satisfatoriamente durante certo período. A insuficiência cardíaca e as crises hipóxicas são raras. Ao exame físico, além dos sinais de sobrecarga do ventrículo direito, observa-se a segunda bulha muito hiperfonética na área pulmonar, sendo mais intensa na área tricúspide que na mitral. O sopro sistólico da estenose pulmonar é mais intenso no mesocárdio, com irradiação para a borda esternal direita alta e área mitral.

Os achados eletrocardiográficos são, às vezes, compatíveis com a normalidade até o primeiro mês de vida. Somente após esse período os sinais de sobrecarga de qualquer das câmaras podem tornar-se mais evidentes. Assim, os achados básicos são: desvio do eixo elétrico para a direita, hipertrofia ventricular direita ou hipertrofia de ambos os ventrículos (nos casos de grande "shunt"). Quando a TGA está associada à comunicação interatrial, o ECG mostra desvio de eixo para a direita e registro em V_1 de morfologias Rs ou R puro, raramente padrão rS. A onda T mostra-se positiva em V_1 e V_2 e de maior amplitude que em V_6, podendo ser negativa nessa derivação, um achado bastante freqüente até o final da primeira semana de vida. Quando uma comunicação interventricular grande está presente, existe sobrecarga das câmaras esquerdas, além da sobrecarga sistólica do ventrículo direito. Com o desenvolvimento de estenose da via de saída do ventrículo esquerdo ou de hiper-resistência pulmonar, poderá haver diminuição da sobrecarga ventricular esquerda. Em V_1 registra-se morfologia do tipo Rs ou RS com ondas R relativamente amplas. Nesses casos, associados com estenose subpulmonar, o eletrocardiograma, pela semelhança e repercussão hemodinâmica, apresenta os mesmos aspectos da tétrade de Fallot.

Os achados radiológicos nos recém-nascidos não são, em geral, característicos e podem encontrar-se dentro da normalidade. A área cardíaca apresenta forma ovóide em projeção póstero-anterior, aumentada à custa de ambos os ventrículos e átrio direito. O pedículo vascular é caracteristicamente estreito devido à relação ântero-posterior dos vasos da base e à ausência da sombra do timo, fato corrente nos recém-nascidos hipóxicos ou submetidos a estresse pela insuficiência cardíaca. Após a correção cirúrgica, é interessante salientar que o timo recupera seu aspecto infantil normal, fazendo desaparecer a clássica característica vista na chapa póstero-anterior. O aspecto predominante é o aumento acentuado da trama vascular pulmonar, mais evidente com comunicações significativas, contrastando com a ausência de abaulamento do arco médio (pela má posição dos grandes vasos). O hilo direito é mais desenvolvido e de situação mais elevada que o esquerdo (inversa do normal). A borda cardíaca esquerda é convexa e a ponta orientada inferiormente origina um ápice esquerdo baixo. A borda direita é arredondada, representando um átrio direito moderadamente aumentado, tendo, todavia, uma configuração retificada, quando houver justaposição de aurículas. Quando a hiper-resistência estiver presente, em crianças maiores, observa-se um contraste entre os hilos, com vasos dilatados e a periferia dos pulmões com vasos finos.

O ecocardiograma é o melhor método para o diagnóstico da TGA. Na fase neonatal, substitui o cateterismo cardíaco na seleção dos pacientes candidatos à correção anatômica (cirurgia de Jatene). Define com precisão o tamanho e a geometria do ventrículo esquerdo, a relação massa/volume, a curvatura do septo interventricular, a anatomia da valva mitral, da valva tricúspide e da região subvalvar pulmonar, além dos defeitos associados. Além disso, a septostomia por cateter-balão pode ser orientada pelo ecocardiografista, dispensando-se o uso da sala de hemodinâmica.

Uma vez que a correção anatômica tem sido a técnica de escolha para os pacientes com TGA no período neonatal, existe alguma controvérsia quanto à indicação da septostomia atrial como primeira medida no tratamento daqueles pacientes. Há grupos que a indicam quando houver evidência ecocardiográfica de forame oval restritivo, ou de saturação arterial de oxigênio inadequada após o uso de prostaglandina E_1. O estudo hemodinâmico pode ser útil por fornecer dados de pressão, além de trazer informações complementares quanto a número e tamanho das comunicações intercavitárias, morfologia das obstruções subpulmonares, das valvas atrioventriculares, do arco aórtico, das artérias pulmonares e da anatomia das artérias coronárias (Fig. 4.14).

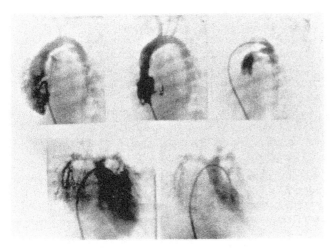

Figura 4.14 – Angiografia de um recém-nascido com TGA clássica mostrando a aorta anterior originando-se do VE e o tronco pulmonar do VD. Nota-se a presença do canal arterial patente.

O tratamento cirúrgico de escolha para pacientes com TGA é a correção anatômica (cirurgia de Jatene), preferencialmente no período neonatal, quando a massa muscular do ventrículo esquerdo ainda está adequada para suportar a circulação sistêmica. Pacientes com persistência do canal arterial (PCA), CIV ou obstrução dinâmica na via de saída do VE podem ser submetidos a essa técnica além do período neonatal.

Naqueles pacientes de poucas semanas ou meses de vida que ultrapassaram a idade ideal para a correção anatômica ou ainda em lactentes acima de 1 mês de vida que não tenham apresentado uma resposta satisfatória à septostomia atrial com balão, indica-se a correção no átrio ou fisiológica, na qual o fluxo sangüíneo das veias cavas é redirecionado para a valva mitral e o fluxo das veias pulmonares para a valva tricúspide. A técnica mais utilizada em nosso meio é a de Senning, que utiliza tecido da parede atrial e do septo interatrial. A técnica de Mustard utiliza retalho de pericárdio ou material sintético para o redirecionamento dos fluxos sangüíneos. Complicações precoces são raras. No entanto, na evolução tardia, essas técnicas apresentam desvantagens em relação à correção anatômica pela possibilidade de disfunção ventricular direita, insuficiência tricúspide e arritmias.

Procedimentos cirúrgicos paliativos como a septectomia atrial, a bandagem do tronco pulmonar e a criação de um "shunt" sistêmico-pulmonar (Blalock-Taussig) têm indicações em alguns casos. A bandagem do tronco pulmonar está indicada em casos mais complexos, como na presença de comunicações interventriculares grandes ou múltiplas não abordáveis cirurgicamente, para diminuir a congestão pulmonar e retardar a evolução para a doença vascular pulmonar. Na presença de obstrução na via de saída do ventrículo esquerdo muito grave, pode-se indicar a criação de um "shunt" sistêmico-pulmonar. Em alguns casos, o fechamento de canal arterial também é paliativo. Formas complicadas de TGA, como aquelas que apresentam CIV grande, estenoses importantes, alterações das valvas atrioventriculares e hipoplasias de câmaras cardíacas exigem soluções mais complexas, como a criação de túneis intracardíacos, condutos extracardíacos, reconstrução da via de saída e derivação cavopulmonar parcial ou total. Essas cirurgias mais complexas são precedidas, na maioria das vezes, por procedimentos paliativos.

ATRESIA PULMONAR COM SEPTO INTERVENTRICULAR ÍNTEGRO

Na atresia pulmonar com septo interventricular íntegro, não existe conexão entre o ventrículo direito e o tronco pulmonar, por atresia da valva pulmonar e da via de saída do ventrículo direito. Como não há comunicação interventricular, não há saída de sangue do ventrículo direito. A pressão no átrio direito eleva-se, e o sangue passa para o átrio esquerdo através do forame oval, misturando-se com o retorno venoso pulmonar e passando para o ventrículo esquerdo. Dessa forma, o débito combinado dos ventrículos direito e esquerdo é ejetado para a aorta e a circulação sistêmica. A circulação pulmonar é inteiramente dependente do canal arterial. Assim, quando ocorre o fechamento funcional e anatômico do canal arterial, esses pacientes passam a apresentar cianose progressiva, podendo levar à acidose metabólica e ao óbito, caso não se inicie a infusão contínua de prostaglandina E, no intuito de se manter a perviabilidade do canal arterial.

O ventrículo direito é sempre anormal. A cavidade é geralmente hipoplástica, em grau variável, e existe atresia ou estenose infundibular grave. Esses pacientes podem desenvolver sinusóides no miocárdio do ventrículo direito, que assume um aspecto esponjoso. Esses sinusóides comunicam-se diretamente com a circulação arterial coronária, em decorrência da pressão supra-sistêmica no ventrículo direito. No outro extremo, há pacientes que apresentam insuficiência tricúspide massiva, com ventrículo direito dilatado, com paredes finas e com deficiência contrátil. Essas crianças podem ter corações gigantes, fazendo com que os pulmões sejam hipoplásicos e levando a desconforto respiratório no período neonatal.

No entanto, a maioria dos pacientes com atresia pulmonar e septo interventricular íntegro tem o ventrículo direito hipoplástico e uma valva tricúspide pequena, que apresenta estenose e regurgitação. Assim, o exame físico desses pacientes demonstra uma segunda bulha única, com sopro holossistólico suave na área tricúspide e, às vezes, um sopro contínuo suave na região infraclavicular esquerda, do canal arterial pérvio, podendo ainda não haver sopros audíveis. Os pulsos periféricos são, em geral, normais. Naquelas cianças com insuficiência tricúspide importante, pode haver impulsões sistólicas na borda esternal esquerda, frêmito sistólico na área tricúspide e um sopro holossistólico intenso correspondente à regurgitação valvar, além dos sinais de insuficiência cardíaca congestiva.

O eletrocardiograma dos portadores de ventrículos direitos pequenos e hipertensos demonstra, em geral, ritmo sinusal, eixo do QRS entre +30 e +90, ondas P apiculadas indicando aumento do átrio direito e dominância ventricular esquerda com padrão rS nas precordiais direitas e R puro nas precordiais esquerdas. Naqueles pacientes com cavidades ventriculares direitas maiores, pode haver evidências de sobrecarga ventricular direita. Alterações do segmento ST e da onda T podem estar presentes ao nascimento, podendo ser progressivas. A radiografia do tórax mostra diminuição da vascularidade pulmonar. A silhueta cardíaca é de tamanho variável, com aumento do átrio direito e do ventrículo esquerdo (contorno inferior esquerdo aumentado) nos portadores de VD hipoplástico; quando o VD é mais bem desenvolvido, o aumento é mais global (Fig. 4.15).

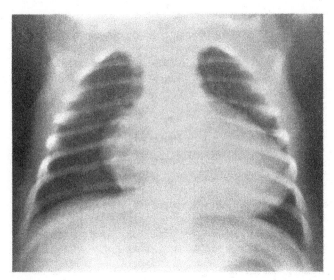

Figura 4.15 – Radiografia de tórax de recém-nascido com 3 dias de vida com atresia pulmonar e septo interventricular íntegro. Observa-se o contorno de ventrículo esquerdo aumentado e a diminuição da vascularidade pulmonar.

O ecocardiograma bidimensional com Doppler é fundamental para o diagnóstico dessa anomalia. Primeiro, trará informações sobre o septo interatrial, a seguir, sobre o tamanho do ventrículo direito e da valva tricúspide. A hipoplasia, quando presente, pode envolver todos os componentes do ventrículo direito. A atresia da valva pulmonar e do infundíbulo são facilmente reconhecidas, embora seja, muitas vezes, difícil de se distinguir a atresia da estenose grave da valva pulmonar. É, também, importante a distinção entre a atresia anatômica e funcional. Enquanto na primeira a valva é atrésica, na última a ausência de fluxo anterógrado é devido à função ventricular direita deprimida em face de hipertensão pulmonar e grande regurgitação tricúspide, como na malformação de Ebstein da valva tricúspide.

O estudo hemodinâmico e angiográfico demonstra hipertensão nas câmaras direitas; define a anatomia do ventrículo direito, o aspecto das suas porções, o grau de insuficiência tricúspide e a presença de sinusóides e fístulas coronário-cavitárias, além de estenoses ou interrupções nas artérias coronárias. Naqueles pacientes com ventrículo direito hipoplástico, a septostomia atrial está indicada quando for restritivo o forame oval.

O tratamento clínico consiste na infusão de prostraglandina E para a manutenção do fluxo sanguíneo por meio do canal arterial, além da correção de possíveis distúrbios metabólicos. Naqueles pacientes com cavidades ventriculares direitas de tamanho normal ou próximo dele, o tratamento cirúrgico poderá ser a valvotomia pulmonar, mantendo-se o canal arterial pérvio com prostaglandina até haver fluxo anterógrado adequado, ou ainda associando-se uma anastomose sistêmico-pulmonar, do tipo Blalock-Taussig. Alguns grupos têm realizado a ampliação da via de saída do ventrículo direito associada à anastomose sistêmico-pulmonar em pacientes com boas cavidades ventriculares. A anastomose sistêmico-pulmonar poderá ser ligada mais tarde, se houver bom crescimento da valva tricúspide e do ventrículo direito, com bom fluxo anterógrado. Nos pacientes com cavidade ventricular direita diminuta e com comunicações coronário-cavitárias, o tratamento inicial deveria incluir a septostomia atrial com balão, seguida de anastomose sistêmico-pulmonar. Posteriormente, esses pacientes poderiam ser submetidos a cirurgia de Fontan modificada, que permite que o fluxo das veias cavas seja direcionado para a artéria pulmonar. Pacientes com circulação coronária dependente de sinusóides têm prognóstico pior e poderiam se beneficiar do transplante cardíaco, assim como aqueles com ventrículos gigantes e hipocontráteis.

ATRESIA TRICÚSPIDE

Atresia tricúspide (AT) constitui-se em anomalia congênita do coração na qual não há comunicação direta entre o átrio direito (AD) e o ventrículo direito (VD). A valva tricúspide está ausente ou imperfurada, não se encontrando o orifício atrioventricular direito. A sobrevida depende de defeitos associados, ditos obrigatórios, que permitem a mistura do sangue entre as duas circulações, como comunicação interatrial (CIA), comunicação interventricular (CIV) e/ou persistência do canal arterial (PCA). A hipoplasia ou a ausência da porção sinusal do VD invariavelmente acompanha essa anomalia. A cianose nessa cardiopatia decorre da mistura completa do sangue das circulações venosas (periférica e central) em átrio esquerdo (AE). As manifestações clínicas são representadas por insuficiência cardíaca e/ou por hipoxemia dependentes das variações anatômicas dos defeitos associados, principalmente os que restringem o fluxo pulmonar.

De acordo com a relação das grandes artérias com os ventrículos, os tipos mais comumente encontrados de atresia tricúspide são:

1. Normorrelação das grandes artérias.
2. Transposição das grandes artérias.

O tipo 1, mais freqüente, abrange aproximadamente 70% dos casos de AT.

O tipo 2 oscila em torno de 25%. Cada um desses tipos é subdividido em outros três – a, b, c – de acordo com a presença ou não de outros defeitos (atresia pulmonar, estenose pulmonar com CIV e CIV presente sem estenose pulmonar, respectivamente). Na condição de fluxo pulmonar diminuído, três possibilidades anatômicas devem ser consideradas: a presença de pequena CIA e CIV; a ocorrência de estenose pulmonar acentuada; e a presença de atresia pulmonar. Nessa última situação, o canal arterial, em geral pequeno, é responsável pela manutenção do fluxo pulmonar.

Quando a CIA é restritiva, surge grande hipertensão venocapilar sistêmica, responsável por quadro congestivo venoso periférico.

Nos casos de AT, nas situações de diminuição acentuada do fluxo pulmonar efetivo, em geral a cianose é precoce, manifestando-se nas primeiras semanas de vida. Sua intensidade relaciona-se às características das alterações anatômicas concomitantes descritas; assim, a cianose é intensa em casos com CIA e CIV pequenas, com estenose pulmonar importante ou em presença de canal arterial persistente pequeno, principalmente quando a atresia pulmonar está presente. Na evolução, a cianose geralmente torna-se progressivamente mais intensa quando há diminuição do tamanho da CIV, por ocasião do fechamento espontâneo da CIV e/ou do canal arterial e ainda pelo agravamento da lesão obstrutiva pulmonar.

Baqueteamento digital após alguns meses do nascimento, em geral por volta do sexto mês, depende do grau de hipoxemia. Em crianças maiores, a adoção de posição de cócoras pode ocorrer, sendo menos freqüente que em portadores de tétrade de Fallot. Hipodesenvolvimento físico, cansaço e intolerância aos exercícios estão presentes em casos com lesões mais importantes. As crises hipoxêmicas na AT resultam do fechamento do canal arterial ou de acentuação súbita da estenose pulmonar infundibular. Em geral, fatores desencadeantes são responsáveis por seu aparecimento, representados principalmente por estados infecciosos e carenciais. Nesse grupo de pacientes com AT, a hipóxia, as crises hipoxêmicas e a infecção são as principais causas de morte. Ao exame do precórdio, encontram-se sinais de estenose pulmonar e de ventrículo esquerdo aumentado. A primeira bulha é pouco expressiva na área tricúspide, sendo intensa em área mitral, na maioria dos casos. O componente aórtico da segunda bulha é nítido e o pulmonar tanto menos evidente quanto maior o grau de estenose. Nos pacientes com CIV e estenose pulmonar, ausculta-se um sopro sistólico rude, acompanhado, na grande maioria, de frêmito, correspondente à restrição imposta pela CIV e pela estenose infundibular à passagem do sangue.

O eletrocardiograma é absolutamente essencial para a orientação diagnóstica, pois, dentre todas as malformações congênitas, a AT é praticamente a única que revela sobrecarga atrial direita importante associada à sobrecarga ventricular esquerda e bloqueio da divisão ântero-superior do ramo esquerdo.

O exame radiológico revela co-vascularidade pulmonar tanto mais diminuída quanto maior o grau de estenose pulmonar e área cardíaca moderadamente aumentada. Caracteristicamente, observa-se retificação no contorno direito da imagem cardíaca, desde a veia cava superior até o diafragma, em conseqüência da justaposição de aurículas. O contorno esquerdo baixo aumentado corresponde ao crescimento de ventrículo esquerdo que recebe as circulações venosas sistêmica e pulmonar.

Atresia da valva tricúspide associada à grande comunicação interventricular é mais habitual quando existe transposição das grandes artérias (tipo 2). Na presença de fluxo pulmonar aumentado, observa-se maior sobrecarga de volume de cavidades esquerdas, hipertensão venocapilar pulmonar e débito sistêmico diminuído. A cianose é discreta e eventualmente até inexiste. Nessa situação, sinais de insuficiência cardíaca estão presentes e sua intensidade depende do grau de hipertensão venocapilar pulmonar. A evolução clínica desses pacientes é tormentosa, devido à ocorrência de repetidas infecções respiratórias e da hipertensão pulmonar, que constituem as principais causas de morte.

Ao exame físico, observa-se abaulamento e impulsões sistólicas na borda esternal esquerda, por maior dilatação do coração; a segunda bulha hiperfonética e desdobrada é decorrente do hiperfluxo pulmonar e do sopro sistólico no mesocárdio. Percebem-se, ainda, terceira bulha e sopro diastólico por hiperfluxo por meio da valva mitral. Havendo transposição das grandes artérias, a segunda bulha torna-se hipoerfonética e com timbre estalante, pela maior proximidade à parede torácica. Havendo desenvolvimento de doença vascular pulmonar, ocorre acentuação da cianose, desaparecimento do sopro diastólico em área mitral, redução na intensidade do sopro sistólico e aparecimento de sopro diastólico aspirativo de insuficiência pulmonar.

O eletrocardiograma revela sinais de sobrecarga biatrial e de ventrículo esquerdo como nos casos de normoposição das grandes artérias, sendo, nessa condição, menos freqüente o bloqueio divisional ântero-superior. Os dados radiológicos caracterizam-se pelo aumento da circulação pulmonar e pela dilatação do ventrículo esquerdo.

Na AT, em geral, o ecocardiograma bidimensional com Doppler permite o diagnóstico anatômico completo dessa anomalia. A câmara ventricular principal tem morfologia ventricular esquerda e há concordância ventriculoarterial. O tamanho das comunicações interatrial e interventricular pode ser avaliado. Um sulco de tecido denso é geralmente visto no assoalho do átrio direito. A presença ou ausência de obstrução nas vias de saída pode ser avaliada por imagem e por meio do estudo com Doppler. Finalmente, a lateralidade de arco aórtico deve ser definida e as artérias pulmonares avaliadas, definindo os casos com transposição das grandes artérias.

O estudo hemodinâmico é importante na confirmação diagnóstica nos casos de dúvidas e quando houver necessidade de realização de septostomia atrial. Dimensões do ventrículo direito e das artérias pulmonares, bem como pressão média da artéria pulmonar e diastólica do ventrículo esquerdo devem ser avaliadas, sendo de importância na orientação do tipo de procedimento cirúrgico.

O tratamento dos pacientes com AT depende do fluxo pulmonar. Recém-nascidos com hipoxemia importante devem ser tratados com prostaglandina E_1 por via intravenosa e correção de possíveis distúrbios metabólicos, até que uma anastomose sistêmico-pulmonar, na maioria das vezes do tipo Blalock-Taussig modificada, possa ser realizada. Alguns pacientes necessitam de atriosseptostomia com balão. O próximo estágio seria a realização de uma anastomose entre a veia cava superior e a artéria pulmonar (anastomose de Glenn – cava bidirecional), indicado quando o "shunt" sistêmico pulmonar torna-se insuficiente e com a vantagem de reduzir a sobrecarga volumétrica para o ventrículo esquerdo, a longo prazo. Lactentes com fluxo pulmonar aumentado e com insuficiência cardíaca congestiva, independentemente do tipo de conexão ventriculoarterial, podem necessitar de uma bandagem pulmonar, para limitar o fluxo pulmonar.

Finalmente, a cirurgia de Fontan modificada seria a alternativa de tratamento tardio, para aqueles pacientes que atingissem os critérios de indicação preconizados. Com esse procedimento, o "shunt" direito-esquerdo é eliminado, assim como a sobrecarga de volume para o ventrículo esquerdo. Naqueles pacientes que apresentam contra-indicações para esse tipo de correção, a anastomose de Gleen bidirecional pode ser o procedimento definitivo, ainda que paliativo.

DRENAGEM ANÔMALA TOTAL DE VEIAS PULMONARES

A drenagem anômala total de veias pulmonares (DATVP) é uma anomalia congênita caracterizada pela ausência de conexão entre as veias pulmonares e o átrio esquerdo. Nesse defeito de desenvolvimento embrionário, as veias pulmonares drenam no átrio direito, de maneira direta ou por meio de conexões venosas anômalas. Faz parte integral dessa anomalia uma comunicação interatrial, geralmente do tipo forame oval. Do ponto de vista anatômico, pode-se classificá-las em quatro tipos: o primeiro, supracardíaco, envolve a drenagem na veia inominada ou veia cava superior direita, sendo o tipo mais comum; o segundo, cardíaco, com desembocadura no seio coronário ou diretamente no átrio direito; o terceiro, infracardíaco, mais raro, envolve conexões com a veia porta, conduto venoso, veia cava inferior ou veia hepática. Como quarto tipo, podem-se considerar os mistos.

Uma boa proporção dos casos exibe obstrução no seu trajeto ou no local de desembocadura das veias pulmonares. Compressão extrínseca está presente quando a veia anômala atravessa o diafragma, como também pode ser produzida por estruturas torácicas, particularmente quando a veia pulmonar anômala se localiza entre a artéria pulmonar esquerda e o brônquio esquerdo. As conexões com o ducto venoso e a veia porta criam resistência ao retorno venoso pulmonar. Outro ponto de obstrução, mais comum, é a comunicação interatrial pequena, resultando em fluxo sangüíneo inadequado para o átrio esquerdo.

A presença de obstrução venosa pulmonar é o principal determinante do curso clínico. Na ausência de obstrução, o fluxo pulmonar tende a ser grande e a cianose discreta, podendo ou não haver hipertensão pulmonar. Os sintomas aparecem no final do primeiro mês, como falta de ar e dificuldade em se alimentar. Com obstrução pulmonar significativa, o fluxo pulmonar é reduzido e a pressão arterial pulmonar pode atingir níveis sistêmicos ou acima destes; a cianose estará geralmente presente desde o nascimento, assim como sinais de insuficiência cardíaca congestiva grave. Nessa situação, o enchimento do ventrículo esquerdo estará comprometido e o débito cardíaco reduzido.

A maioria desenvolve insuficiência cardíaca congestiva no primeiro ano de vida. Esses pacientes apresentam baixo ganho ponderal e infecções respiratórias freqüentes. A cianose pode ser muito discreta ou mesmo inaparente. Sem tratamento, 80% deles morrem no primeiro ano, a maioria nos primeiros 3 meses de vida.

Ao exame físico, abaulamento precordial paraesternal esquerdo está geralmente presente. Impulsões sistólicas são visíveis e palpáveis nessa região, refletindo dilatação das câmaras direitas. O primeiro ruído é acentuado na área tricúspide. O segundo ruído apresenta-se constantemente desdobrado e com acentuação do componente pulmonar. Sopro sistólico de ejeção, de moderada intensidade, é auscultado na área pulmonar. Um sopro mesodiastólico de hiperfluxo por meio da valva tricúspide pode ser detectado na área tricúspide. A conexão venosa anômala em veia cava superior pode gerar um sopro contínuo audível na região infraclavicular direita ou esquerda. Esse sopro contínuo se deve à turbulência do choque entre o fluxo venoso sistêmico e o pulmonar de retorno e também à existência de obstrução em algum nível do trajeto venoso, comumente auscultado em decúbito dorsal.

O eletrocardiograma revela sobrecarga de câmaras direitas. Onda P pontiaguda está presente na derivação D_2 e nas precordiais direitas. Complexos do tipo qR estão presentes em V_4R e V_1 em aproximadamente 40% dos pacientes. Complexos do tipo rR' e rSR' são encontrados nos demais casos.

O exame radiológico do tórax, principalmente nas formas não obstrutivas, revela vascularidade pulmonar e silhueta cardíaca aumentadas, representadas pelas câmaras direitas e tronco pulmonar. Quando a conexão se faz para a veia cava superior, o aspecto radiológico é bastante característico, configurando a clássica imagem denominada em "oito" ou "boneco de neve". Nas formas obstrutivas, há importante congestão venocapilar pulmonar e o tamanho da silhueta cardíaca é menos acentuada (Fig. 4.16).

O diagnóstico da DATVP pode ser confirmado com alto grau de acurácia por meio da ecocardiografia bidimensional associada ao estudo com Doppler e mapeamento de fluxo em cores. No bidimensional, encontra-se aumento do átrio direito, ventrículo direito e do tronco e artérias pulmonares. Há também hipertrofia ventricular direita e evidências de hipertensão pulmonar. O átrio e o ventrículo esquerdo são de dimensões normais ou diminuídos. O tamanho da comunicação interatrial pode ser avaliado. A confluência venosa pulmonar pode ser identificada posterior ao átrio esquerdo, sem comunicação com ele. A partir daí, pode-se seguir o trajeto venoso até o local de drenagem. O mapeamento de fluxo em cores fornece informações sobre a direção e a velocidade do fluxo por meio das várias estruturas. Além disso, permite a rápida detecção das veias pulmonares individuais. Regiões de fluxo desorganizado no trajeto venoso pulmonar podem ser identificadas e analisadas por meio do Doppler pulsado para informações quantitativas.

O cateterismo cardíaco poderia ser considerado na presença de outras anomalias e/ou na incapacidade de identificar as conexões de todas as veias pulmonares por meio da ecocardiografia. A atriosseptostomia por balão como medida paliativa nesses pacientes deve ser indicada em situações clínicas desfavoráveis, como suporte para a correção operatória.

O tratamento clínico de recém-nascidos e lactentes com DATVP deveria limitar-se à estabilização hemodinâmica desses pacientes, incluindo o uso de ventilação assistida e de drogas inotrópicas quando se fizer necessário. O tratamento cirúrgico está indicado tão logo seja feito o diagnóstico da anomalia e as condições clínicas permitam. Os resultados variam, com mortalidade cirúrgica de menos de 20%, e a longo prazo são, em geral, bons. Complicações, incluindo estenose do local da anastomose entre a veia pulmonar comum e o átrio esquerdo, resultando em obstrução venosa pulmonar, são infreqüentes.

BIBLIOGRAFIA

1. ANDERSON, R.H. et al. – *Paediatric Cardiology*. New York, Churchill Livingstone, 1987, p. 711. 2. CHOUSSAT, A. et al. – Selection criteria for Fontan's procedure. In ANDERSON, R.H. & SHINEBOURNE, E.A. *Pediatric Cardiology*. Edinburgh, Churchill Livingstone, 1977, p. 559. 3. EMMANOUILIDES, G.C. et al. – Transposition of the grat arteries. In *Heart Disease in Infants, Children, and Adolescents-Moss and Adams*. 5th ed., Baltimore, Williams & Wilkins, 1995, p. 1155. 4. FREEDOM, R.M.; BENSON, L.N. & SMALLHORN, J.F. – *Neonatal Heart Disease*. London, Springer-Verlag, 1992, p. 292. 5. FYLER, D.C. – Report of the New England regional infant cardiac program. *Pediatrics* 65(Suppl.):377, 1980. 6. KEITH, J.D.; ROWE, R.D. & VLAD, P. – Complete anomalous venous drainage. *Am. J. Med.* 16:23, 1953. 7. KIRKLIN, J.W. & BARRETT-BOYES, B.G. – Complete transposition of the great arteries. In *Cardiac Surgery*. 2nd ed., White Plains, New York, Churchill Livingstone, 1993, p. 1383. 8. MOENE, R.J.; OPPENHEIMER-DEKKER, A. & BARTELINGS, M.M. – Anatomic obstruction of the right ventricular outflow tract in transposition of the great arteries. *Am. J. Cardiol.* 51:1701, 1983. 9. MOENE, R.J. et al. – Transposition of the great arterie and narrowing of the aortic arch. *Br. Heart J.* 53:58, 1985. 10. NADAS, A.S. & FYLER, D.C. – *Pediatric Cardiology*. Saunders, Philadelphia, 1972, p. 554. 11. RIGBY, M.L. et al. – The investigation and diagnosis of tricuspid atresia. *Int. J. Cardiol.* 27:1, 1990. 12. ROWE, R.D.; FREEDOM, R.M. & MEHRIZI, A. – The neonate with congenital heart disease. Philadelphia, Saunders, 1981, p. 328. 13. SANDERS, S.P. et al. – The role of two-dimensional and Doppler echocardiography in the preoperative evaluation of the d-transposition of the great arteries. *Cardiovasc. Imag.* 1:71, 1989. 14. SMALLHORN, J.F. & FREEDOM, R.M. – Pulsed doppler echocardiography in the preoperative evaluation of total anomalous pulmonary venous connection. *J. Am. Coll. Cardiol.* 8:1413, 1986. 15. SMITH, A. et al. – Architeture of the ventricular mass and atrioventricular valves in complete transposition with intact ventricular septum compared with the normal. I: The left ventricular, mitral valve and interventricular septum. *Pediatr. Cardiol.* 6:253, 1986. 16. SMITH, A. et al. – Architeture of the ventricular mass and atrioventricular valves in complete transposition with intact ventricular septum compared with the normal. II: The rigt ventricular and tricuspid valve. *Pediatr. Cardiol.* 6:299, 1986. 17. WARD, K.E.; MULLINS, C.E. & HUTHA, J.C. – Restrictive interatrial communication in total anomalous pulmonary venous connection. *Am. J. Cardiol.* 57:1131, 1986.

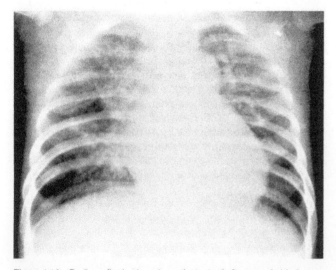

Figura 4.16 - Radiografia de tórax de um lactente de 3 meses de idade com drenagem anômala total de veias pulmonares na VCS na forma obstrutiva. Notam-se cardiomegalia moderada, abaulamento do tronco pulmonar e intensa congestão venocapilar pulmonar.

Seção III   Cardiopatias Adquiridas

coordenador   MUNIR EBAID

1   Miocardiopatias e Miocardites

PAULO ROBERTO CAMARGO
MUNIR EBAID

MIOCARDIOPATIAS

As afecções primárias do músculo cardíaco encontradas na criança apresentam manifestações fisiopatológicas e hemodinâmicas semelhantes às do adulto. Contudo, algumas peculiaridades devem ser ressaltadas em relação a expressão clínica, fatores envolvidos na patogênese e aspectos evolutivos.

Nesta revisão, propõe-se inicialmente um breve enfoque das formas hipertróficas e restritivas das miocardiopatias e, a seguir, exposição mais ampla das dilatadas, com ênfase especial para a miocardite ativa (MA). Serão abordados essencialmente os aspectos mais freqüentes observados na clínica.

MIOCARDIOPATIA HIPERTRÓFICA

Afecção miocárdica de etiologia desconhecida e provável transmissão genética, caracterizada anatômica e histologicamente por hipertrofia miocárdica e desarranjo miofibrilar. Enfatiza-se que o miocárdio deve ser considerado hipertrófico quando sua espessura ultrapassar os valores máximos normais para a idade (Fig. 4.17).

A miocardiopatia hipertrófica da criança parece relacionar-se principalmente a dois aspectos: faixa etária e magnitude da extensão da hipertrofia.

Outro aspecto que deve ser mencionado é que esta afecção pode estar associada a síndromes genéticas, como, por exemplo, a síndrome de Noonan.

A miocardiopatia hipertrófica que se expressa no recém-nascido e de prognóstico reservado acompanha-se de cardiomegalia acentuada e alterações eletrocardiográficas expressas por sobrecarga biventricular e alterações da repolarização ventricular (Fig. 4.18). No ecocardiograma, além de grande hipertrofia de ambos os ventrículos, registra-se intensa redução das cavidades ventriculares causando acentuada restrição diastólica, podendo acompanhar-se de função sistólica normal, porém freqüentemente se apresenta diminuída. Com relação à terapêutica, muito embora já se tenha utilizado betabloqueadores (propranolol) ou bloqueadores dos canais de cálcio, quando a função sistólica é normal, na tentativa de melhorar o relaxamento diastólico, a maioria das crianças tratadas no Instituto do Coração do Hospital das Clínicas da FMUSP (InCor) veio a falecer em curto espaço de tempo. Nos pacientes com disfunção ventricular sistólica, o tratamento consiste no emprego de diuréticos e inotrópicos positivos (digital ou drogas simpaticomiméticas).

Por outro lado, a miocardiopatia hipertrófica envolvendo crianças maiores apresenta aspectos morfofuncionais muito semelhantes aos do adulto, no qual o comprometimento do ventrículo esquerdo (VE) é de maior magnitude que o do direito. A área cardíaca, por sua vez, ao radiograma do tórax, geralmente revela aumento pouco expressivo do ventrículo esquerdo e contorno bem delineado, expressando hipertrofia. O eletrocardiograma (ECG) é de sobrecargas das câmaras esquerdas, com algumas peculiaridades, como onda Q profunda em precordiais esquerdas e R de voltagem aumentada nas

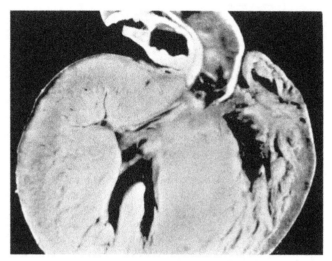

Figura 4.17 – Corte sagital de coração com miocardiopatia hipertrófica assimétrica no qual se observa intensa hipertrofia do ventrículo esquerdo, com predominância do septo.

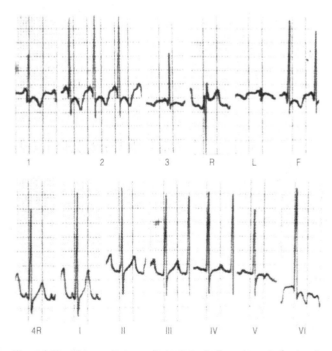

Figura 4.18 – Eletrocardiograma de paciente de 2 meses portador de miocardiopatia hipertrófica. Observa-se sobrecarga biventricular acentuada e infradesnivelamento expressivo do segmento ST, com inversão de onda T nas derivações do plano frontal e precordiais esquerdas.

direitas, resultado do predomínio do potencial septal. Contudo, dependendo da localização da hipertrofia, o eletrocardiograma pode apresentar aspectos característicos, como, por exemplo, a onda T negativa e profunda em precordiais esquerdas na hipertrofia apical. O ecocardiograma sela o diagnóstico clínico, quantifica a magnitude e a localização da hipertrofia e da obstrução, bem como da insuficiência mitral, nas formas obstrutivas. O teste ergométrico é um exame de especial importância, tanto para avaliação atual como evolutiva, sendo muito útil também para orientação de exercícios físicos. O Holter deverá ser indicado para a detecção de arritmias cardíacas. A biopsia endomiocárdica (BE) é indicada apenas quando há necessidade de se estabelecer diagnóstico diferencial com doenças de depósito. O cateterismo cardíaco deverá ser indicado quando se visa à opção de terapêutica cirúrgica nas formas obstrutivas.

O prognóstico das miocardiopatias hipertróficas nas crianças maiores em geral é favorável, embora possa ocorrer morte súbita. Nas formas obstrutivas, a repercussão parece depender principalmente da magnitude da obstrução subaórtica. Quando o gradiente entre o ventrículo esquerdo e a aorta, em repouso, for superior a 70 a 80mmHg, a cirurgia pode ser uma proposição terapêutica, e, se inferior, o uso de medicação betabloqueadora ou bloqueadora dos canais de cálcio pode proporcionar benefício, com redução do gradiente em repouso ou mesmo durante estudo hemodinâmico utilizando droga adrenérgica. Nas formas não-obstrutivas propõe-se terapêutica medicamentosa (bloqueadores dos canais de cálcio ou diisopiramida) se estiverem presentes os sintomas de hipodiastolia. Nos pacientes que apresentam arritmias potencialmente malignas, a amiodarona poderá ser administrada, muito embora sua eficácia em prolongar a sobrevida seja ainda discutível, com alguns autores relatando resultados favoráveis. Nas crianças acompanhadas no InCor, submetidas ao Holter, observou-se mínima incidência de arritmias tanto nas formas obstrutivas como não-obstrutivas.

Um outro tipo de hipertrofia miocárdica que não a miocardiopatia hipertrófica pode ocorrer em recém-nascidos filhos de mães diabéticas. Evoluem quase sempre de forma benigna, com redução gradativa da hipertrofia ventricular no primeiro ano de vida.

Doenças de depósito (mucopolissacaridoses, por exemplo), embora raras, podem mimetizar miocardiopatia hipertrófica. O exame ecocardiográfico pode sugerir refringência anormal do miocárdio nessas situações, e o diagnóstico preciso é feito por meio da biopsia endomiocárdica. O patologista deverá ser previamente avisado quando a suspeita é de doença de depósito, já que o fragmento da biopsia deverá, nessa situação, ser submetido a preparações especiais. Tanto a miocardiopatia hipertrófica como as doenças de depósito podem comparecer como constituintes de síndromes genéticas.

Da mesma forma, algumas afecções congênitas, como as obstruções da via de saída do ventrículo esquerdo, estenose aórtica, subaórtica tipo anel fibroso, supra-aórtica e também coartação da aorta, causam hipertrofia miocárdica reacional, cuja magnitude depende do grau da obstrução e não se incluem na miocardiopatia hipertrófica.

A hipertensão arterial na criança acarretando hipertrofia miocárdica, embora seja uma situação rara, também deverá fazer parte do diagnóstico diferencial.

MIOCARDIOPATIA RESTRITIVA

Caracteriza-se por apresentar dificuldade ao esvaziamento atrial, devido à disfunção diastólica ventricular e expressa-se clinicamente por congestão venosa sistêmica e/ou pulmonar. Nas formas puras, a espessura miocárdica é praticamente normal e não existe alteração da função sistólica.

A miocardiopatia restritiva na criança, embora rara, apresenta também algumas peculiaridades. Como no adulto, podem ser citados dois tipos: a endomiocardiofibrose (EMF) (Fig. 4.19) e a miocardiopatia restritiva primária (CRP). Na endomiocardiofibrose, encontra-

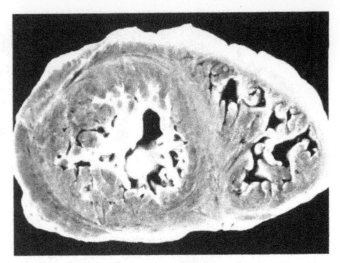

Figura 4.19 – Corte transversal no nível dos ventrículos de um caso de endomiocardiofibrose. Nota-se intenso espessamento endocárdico por fibrose, com acolamento das trabéculas.

se, no estudo anatomopatológico, obliterações localizadas na via de entrada da câmara ou câmaras ventriculares, e na miocardiopatia restritiva primária a restrição diastólica ventricular tem como substrato anatômico graus variáveis de fibrose intramiocárdica, sem obliterações localizadas. Em ambas, os achados de necropsia são caracterizados por átrios muito dilatados e ventrículos externamente de tamanho normal, configurando o quadro restritivo.

A doença de Löffler, considerada por alguns autores como provável fase precursora da endomiocardiofibrose, difere dela por suas manifestações sistêmicas e quadro de eosinofilia.

Na divisão de Cardiologia Pediátrica do InCor, estudaram-se 26 portadores de miocardiopatia restritiva, com idade entre 2 anos e 8 meses e 15 anos, sendo portadores de endomiocardiofibrose e 19 de miocardiopatia restritiva primária, no período de 1983 a 1995.

O diagnóstico de síndrome restritiva deve ser sempre aventado diante de uma criança que apresenta limitações físicas aos esforços, hepatomegalia expressiva e área cardíaca de tamanho normal e ou pouco aumentada. Anasarca poderá também ser encontrada. Esses pacientes, por vezes, são inicialmente rotulados como portadores de hepatopatias ou nefropatias e submetidos a exames complementares, sem obtenção de um diagnóstico definitivo. O diagnóstico dessa afecção é estabelecido quando realizados outros exames específicos, como radiografia do tórax, eletrocardiograma, ecodopplercardiograma.

A ressonância magnética é um recurso muito útil no diagnóstico, principalmente na identificação de obliteração da cavidade ventricular na endomiocardiofibrose.

O diagnóstico diferencial de maior significado deverá ser realizado com a pericardite constritiva. O eletrocardiograma, na miocardiopatia restritiva, revela sobrecarga ventricular de uma ou ambas as câmaras e alterações da repolarização ventricular em concomitância com sobrecarga expressiva das câmaras atriais (Fig. 4.20). O ecodopplercardiograma, pela ausência de espessamento pericárdico e eventualmente pela presença de obliterações ventriculares, descarta a pericardite constritiva e reforça a possibilidade de endomiocardiofibrose. Por outro lado, a biopsia endomiocárdica é da maior importância nos casos duvidosos. A presença de fibrose no fragmento miocárdico sugere fortemente a miocardiopatia restritiva, embora sua ausência não a exclua. Contudo, em algumas situações, o diagnóstico diferencial é difícil de ser estabelecido, a ponto de se necessitar de toracotomia exploradora para excluir, de forma definitiva, a pericardite constritiva. O estudo angiocardiográfico, na endomiocardiofibrose, demonstra obliteração intracavitária (via de

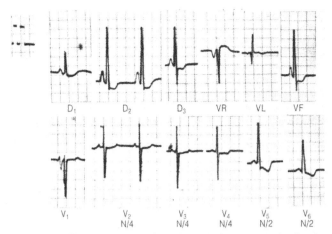

Figura 4.20 – Eletrocardiograma de paciente de 8 anos, portador de miocardiopatia restritiva. Observa-se nítida sobrecarga biatrial com predomínio esquerdo e sobrecarga ventricular esquerda, com alterações da repolarização ventricular.

entrada), bem como alterações na silhueta ventricular; a insuficiência de valvas atrioventriculares está geralmente presente. Na miocardiopatia restritiva primária, poucas informações morfológicas poderão ser obtidas, sendo os achados manométricos e angiográficos semelhantes aos observados na pericardite constritiva. O diagnóstico preciso é importante, porque na pericardite constritiva a pericardiectomia, na maioria das vezes, desfaz as alterações hemodinâmicas. Na endomiocardiofibrose é possível o tratamento cirúrgico (endocardiomiectomia), o qual foi realizado em seis dos setes pacientes tratados no InCor, em que quatro necessitaram de troca valvar (tricúspide em um e mitral em três).

A miocardiopatia restritiva primária, em geral, é uma afecção grave, na qual o tratamento clínico consiste basicamente na administração de diuréticos. O uso de digital limita-se aos pacientes com disfunção associada: a administração de inibidores das enzimas conversoras da angiotensina (ECA) está geralmente contra-indicada. Contudo, como essa afecção quase sempre acarreta comprometimento, nos casos mais graves tem-se indicado o transplante cardíaco (TC). Deve-se enfatizar que o aumento da resistência pulmonar acima de determinados limites constitui contra-indicação para o transplante cardíaco ortotópico.

Três crianças portadoras de miocardiopatia restritiva primária foram submetidas ao transplante cardíaco no InCor: duas ao transplante ortotópico com sucesso, encontrando-se em acompanhamento clínico; uma submetida ao transplante heterotópico veio a falecer após o ato cirúrgico.

No diagnóstico diferencial das miocardiopatias restritivas ainda devem ser consideradas as doenças de depósito, como de glicogênio. As doenças do endocárdio – fibroelastose na forma contraída e as alterações endomiocárdicas (síndrome do carcinóide, metástase, radiação) – deverão também ser lembradas.

MIOCARDIOPATIA DILATADA

Afecção primária do músculo cardíaco que se expressa por dilatação ventricular (Fig. 4.21) e disfunção sistólica. Das miocardiopatias, é a mais comum na infância e manifesta-se por insuficiência cardíaca (ICC) e, em situação de maior gravidade, por baixo débito sistêmico. As complicações, como arritmias cardíacas e embolias sistêmicas ou pulmonar, são pouco freqüentes em criança.

O diagnóstico clínico pode ser feito pela presença de dispnéia, taquicardia, ausência de sopros ou discreto sopro de regurgitação mitral, e pulsos com amplitude diminuída nos quatro membros. Eventualmente, pode-se exteriorizar em crianças aparentemente normais, nas quais os sintomas passam despercebidos. Na eventualidade de apresentarem infecção das vias respiratórias, observa-se, no radiograma do tórax, cardiomegalia e evidências de congestão venocapilar pulmonar (Fig. 4.22). Ao eletrocardiograma encontra-se habitualmente sobrecarga ventricular esquerda ou biventricular, além de sobrecarga atrial esquerda ou biatrial que expressam complacência ventricular diminuída. Alterações da repolarização e infradesnivelamento do segmento ST presentes representam estresse elevado de parede ventricular.

O ecodopplercardiograma comprova o diagnóstico, quantifica a disfunção ventricular e afasta afecções congênitas associadas ou que mimetizam miocardiopatia dilatada, como origem anômala da artéria coronária esquerda, obstrução da via de saída do coração esquerdo e coartação da aorta. A ventriculografia radioisotópica ("gated") é um método importante na quantificação mais acurada da fun-

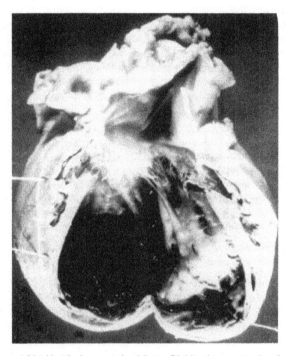

Figura 4.21 – Ventrículo esquerdo globoso, flácido, de um caso de miocardiopatia dilatada. A valva mitral apresenta espessamento de borda livre por insuficiência funcional.

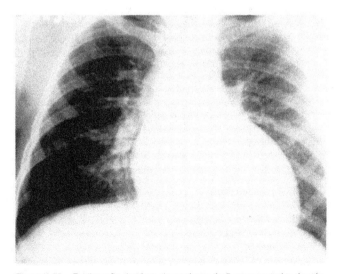

Figura 4.22 – Radiografia de tórax de paciente de 5 anos portador de miocardiopatia dilatada. Observa-se congestão venosa capilar pulmonar e importante cardiomegalia global.

ção ventricular esquerda e direita; reveste-se de especial importância em determinadas situações, como na indicação do transplante cardíaco. A cintilografia miocárdica com gálio-67 é um exame de fundamental importância nas crianças portadoras de miocardiopatia dilatada moderada ou acentuada. A positividade do gálio-67 está intimamente relacionada à inflamação miocárdica e, idealmente, deverá ser complementada pela biopsia endomiocárdica. A biopsia endomiocárdica é utilizada para o diagnóstico de outras afecções como miocardite ativa, miocardites específicas, doenças de depósito etc. O cateterismo cardíaco não tem sido indicado de forma rotineira, pois sua indicação precípua se faz quando os exames deixam dúvidas quanto à possibilidade de se tratar de origem anômala de artéria coronária esquerda. O cateterismo direito, com cateter de Swan-Ganz, é indicado para a obtenção de pressão em câmaras direitas, artéria pulmonar, capilar pulmonar e débito cardíaco, cálculo do índice de resistência pulmonar, tanto em condições basais, como durante administração de drogas. Esse procedimento é de fundamental importância para a indicação do transplante cardíaco.

O diagnóstico diferencial da miocardiopatia dilatada é de grande relevância, pois algumas afecções podem ter resolução cirúrgica, como na origem anômala de artéria coronária, ou nas taquicardias incessantes, nas quais se pode utilizar ablação de foco arritmogênico por radiofreqüência, bem como tratamento imunossupressor na miocardite ativa.

Diagnóstico diferencial

Afecções congênitas – origem anômala da artéria coronária esquerda da região pulmonar; lesões obstrutivas do coração esquerdo (estenoses subaórticas, valvar aórtica, supravalvar aórtica) e coartação da aorta; valvopatia mitral congênita (insuficiência mitral) com importante disfunção ventricular.

Afecções adquiridas – valvopatias mitral e/ou aórtica (reumáticas) com disfunção ventricular importante.

Fibroelastose endocárdica – na forma dilatada, era pregressamente admitida e enfatizada como uma real entidade nosológica. Atualmente existe controvérsia com relação a ser uma afecção primária ou coexistir em maior ou menor grau com a miocardiopatia dilatada.

Doenças de depósito – algumas doenças de depósito no miocárdio podem expressar-se clinicamente como miocardiopatia dilatada, tais como mucopolissacaridoses, glicogenoses etc. O diagnóstico deverá ser feito por meio da biopsia endomiocárdica.

Taquicardias incessantes – podem acarretar disfunção ventricular, condição conhecida como "taquimiocardiopatia". As taquicardias que mais comumente levam a essa condição nas crianças são: taquicardia atrioventricular lenta (taquicardia de Coumel), taquicardia atrial e taquicardia idiopática do ventrículo esquerdo (fascicular). O eletrocardiograma e o Holter selam o diagnóstico.

Tratamento

Clínico – restrição na ingestão de sódio. Repouso e restrição hídrica na insuficiência cardíaca acentuada. Administração de digital, diuréticos e vasodilatadores (captopril). Drogas imunossupressoras (prednisona e azatioprina) naqueles que apresentam miocardite aguda à biopsia endomiocárdica ou gálio positivo.

Cirúrgico – transplante cardíaco. Atualmente, encontram-se em acompanhamento 11 crianças que foram submetidas ao transplante cardíaco ortotópico. Constatou-se um óbito (9%) por doença linfoproliferativa, e o tempo de seguimento variou entre 4 e 54 meses (média 24 meses).

O transplante cardíaco é inegavelmente uma opção terapêutica para crianças portadoras de miocardiopatia dilatada, com disfunção ventricular importante e gálio e/ou biopsia endomiocárdica sem evidências de inflamação miocárdica.

MIOCARDITES

Miocardite é um processo inflamatório do miocárdio que compromete o parênquima e o interstício de forma aguda ou crônica. É a causa mais freqüente de miocardiopatia dilatada (MD) na infância.

Pode ter como fator etiológico um agente infeccioso (vírus, bactérias, protozoários, metazoários, fungos), reações imunitárias ou de hipersensibilidade (doença reumática, colagenoses), agentes químicos, físicos, farmacológicos (adriamicina) ou mistos (miocardite linfocitária ativa ou simplesmente miocardite ativa, na qual existe inicialmente agressão viral ao miocárdio e ulterior agressão imunitária).

Os agentes infecciosos podem causar inflamação miocárdica, seja por invasão direta no miócito (vírus, *Trypanosoma cruzi*), seja por meio de toxinas que agridem o miocárdio (difteria) ou por mecanismo auto-imunes (cardite reumática).

Manifesta-se clinicamente por insuficiência cardíaca congestiva e baixo débito cardíaco, muito embora os fatores que determinam a exuberância do quadro clínico e histológico dependam da etiologia, do tempo de instalação, do grau de comprometimento miocárdico, assim como de pecularidades imunitárias de cada paciente. Suas principais complicações são as arritmias cardíacas e as embolias sistêmica e/ou pulmonar.

Quanto à evolução, deve-se enfocar tanto aspectos clínicos como histológicos.

Do ponto de vista clínico, consideramos como aguda a miocardite com menos de seis meses de duração; como crônica, a que se estende além desse período. Sob o aspecto histológico, a miocardite ativa caracteriza-se como miocardite aguda quando se observa infiltrado inflamatório miocárdico (predominantemente por células mononucleares, linfócitos, histiócitos, macrófagos), necrose celular, evidências de agressão à fibra por elementos celulares como edema intersticial; como crônica, além do infiltrado inflamatório, observa-se também hipertrofia de fibras cardíacas e fibrose intersticial.

A classificação clínica é tão importante quanto a histológica, pois, muitas vezes, o que se considera ser o início da doença é simplesmente o início da expressividade dos sintomas, sendo importantes as informações histológicas na caracterização do estágio evolutivo. Além disso, algumas condutas terapêuticas e avaliações prognósticas são fundamentadas no binômio clínico-histológico.

Se até algum tempo atrás os aspectos histológicos eram conhecidos apenas *post-mortem*, atualmente podem ser obtidos *in vivo*, por meio da biopsia endomiocárdica (BE). Esse procedimento requer um cateter especial (biótomo) que é introduzido pela veia jugular interna do paciente cuja ponta é posicionada, sob visão fluoroscópica, na parede do ventrículo direito, de onde são obtidos os fragmentos.

Deve-se esclarecer, contudo, que a BE tem indicações muito precisas. Ela é utilizada mais comumente nas crianças que cursam com quadro de MD de importante repercussão clínica e hemodinâmica, em que apenas a BE permitirá evidências da presença ou ausência de processo inflamatório miocárdico (miocardite ativa).

DIAGNÓSTICO

O quadro 4.2 apresenta a seqüência de procedimentos na detecção da presença e intensidade de processo inflamatório miocárdico.

Quadro 4.2 – Detecção da presença e intensidade de processo inflamatório miocárdico.

Pacientes com suspeita clínica de miocardite ou portador de miocardiopatia dilatada de evolução crônica:	
1. Exame clínico	5. "Gated" e gálio-67
2. Exame radiológico do tórax	6. Estudo hemodinâmico
3. Eletrocardiograma	7. Biopsia endomiocárdica
4. Exames laboratoriais	

Diagnóstico clínico

As miocardites agudas expressam-se clinicamente por insuficiência cardíaca de início abrupto e, eventualmente, baixo débito cardíaco. A criança geralmente é taquidispnéica, apresenta sudorese e palidez cutânea. Seu pulso é rápido e fino, expressando pressão arterial convergente. Caracteristicamente, não se evidencia abaulamento precordial; o *ictus cordis* é desviado para a esquerda e para baixo, denotando aumento das câmaras ventriculares (predominantemente esquerda). Hipofonese da primeira bulha é achado muito freqüente, bem como presença de terceira e/ou quarta bulhas, caracterizando-se ritmo de galope (freqüência cardíaca elevada). Arritmias como extra-sístoles podem ser detectadas. A ausculta pulmonar quase sempre revela estertores crepitantes, mormente na base dos hemitórax. Estase jugular, hepatomegalia e edema dos membros inferiores *podem ocorrer* em menor ou maior grau, até a anasarca.

Nas miocardites de evolução prolongada, em geral, depara-se com uma criança pregressivamente assintomática ou pouco sintomática, na qual um quadro infeccioso sistêmico ou pulmonar deflagra os sintomas de ICC. Muitas vezes, o diagnóstico é aventado apenas após exame radiológico do tórax em criança com suspeita de quadro infeccioso pulmonar, porém sem suspeita prévia de cardiopatia. O abaulamento precordial correlaciona-se com a cronicidade e a intensidade do processo. O *ictus* geralmente é impulsivo, desviado para a esquerda e para baixo. Quase sempre, a primeira bulha é hipofonética na área mitral e a segunda bulha hifonética na área pulmonar (grau de hipertensão pulmonar). A terceira bulha está quase que invariavelmente presente. Sopro sistólico geralmente suave, de regurgitação mitral (ou mais raramente tricúspide), pode ser auscultado em grande porcentagem dos casos. Estase jugular e hepatomegalia também podem estar presentes.

Exames complementares

Estudo radiológico do tórax – caracteriza-se por cardiomegalia global e congestão (venocapilar) pulmonar.

Eletrocardiograma – nas condições agudas, observam-se comumente: taquicardia sinusal, arritmias (extra-sístoles supra e/ou ventriculares), alterações difusas da repolarização ventricular; nas miocardites crônicas, a sobrecarga ventricular ou biventricular está quase que invariavelmente presente, assim como sobrecarga atrial esquerda ou biatrial. Extra-sístoles, embora menos freqüentes, podem ser detectadas. Também são pouco encontrados os bloqueios divisionais ântero-superiores ou de ramos.

Ecocardiograma – caracteristicamente, as câmaras ventriculares (predominantemente esquerdas) estão dilatadas e hipocinéticas. Sinais de regurgitação mitral e/ou tricúspide podem ser detectados pelo Doppler. Trombos intracavitários podem, eventualmente, ser encontrados.

Exames radioisotópicos – a ventriculografia radioisotópica evidencia câmaras ventriculares dilatadas e hipocinéticas; o mapeamento miocárdico com gálio-67 caracteristicamente evidencia captação do radiofármaco aumentada na região do coração (gálio positivo).

Estudo hemodinâmico e cineangiográfico – em geral, a pressão média do átrio esquerdo está elevada, bem como a pressão diastólica final do ventrículo esquerdo (e pressão média do capilar pulmonar). A pressão média do átrio direito bem como a diastólica final do ventrículo direito podem-se apresentar dentro dos valores normais ou pouco aumentadas. As pressões no tronco pulmonar podem estar moderadamente elevadas. A resistência vascular sistêmica e a resistência arteriolar pulmonar podem estar elevadas. O índice cardíaco em geral apresenta-se diminuído. As câmaras ventriculares quase sempre se mostram dilatadas e difusamente hipocontráteis (em geral, o comprometimento do ventrículo esquerdo é mais acentuado). Durante o exame angiográfico, deve-se injetar contraste na aorta ascendente, para análise das artérias coronárias (afastando-se, dessa forma, a origem anômala de artéria coronária esquerda). Biopsia endomiocárdica – para que se possa firmar o diagnóstico de miocardite, faz-se necessário que haja infiltrado inflamatório intersticial, necrose celular e agressão à fibra cardíaca por células. A presença de hipertrofia e fibrose, como já mencionado, retratam quadros crônicos.

Exames laboratoriais – hemograma, mucoproteínas, eletroforese de proteínas, velocidade de hemossedimentação, proteína C reativa e ASLO deverão ser solicitados para afastar cardite reumática. A enzima CK_{MB}, caracteristicamente, apresenta-se elevada nos processos agudos; e a DHL, valores discretamente elevados nos crônicos. Reações de Sabin-Feldman, Mantoux, Machado-Guerreiro e sorológicas para sífilis devem ser obtidas para afastar ou comprovar processos específicos. Nos casos agudos com suspeita de etiologia viral, deve-se tentar o isolamento do vírus no sangue, *fezes, orofaringe* ou líquido pericárdico (caso haja derrame pericárdico). A comprovação indireta pode ser feita pelos títulos crescentes de anticorpos neutralizantes ou de IgM específica antivírus.

O diagnóstico diferencial das miocardites deve ser feito, entre outros, com origem anômala de artéria coronária, insuficiência mitral congênita, doença de Ebstein, fibroelastose, miocardiopatia dilatada idiopática e arritmias incessantes.

TIPOS ESPECÍFICOS DE MIOCARDITE

Miocardite viral

Embora qualquer vírus possa provocar miocardite, os que comumente a causam são os chamados cardiotrópicos, que pertencem ao grupo dos enterovírus (Coxsackie, ECHO, poliovírus). Estima-se que aproximadamente 40 a 50% das miocardites virais, no homem, sejam decorrentes de infecção pelos vírus Coxsackie B.

Tradicionalmente, as crianças que adquirem miocardite viral apresentam quadro infeccioso agudo duas a três semanas antes da eclosão da miocardite, muito embora esta também possa ocorrer durante a infecção aguda.

Dependendo da magnitude e da intensidade da agressão viral ao miocárdio, a criança pode vir a falecer (pequeno número de casos). Aqueles que apresentam cura espontânea após duas a três semanas do início do quadro (maior porcentagem das vezes) ou, em alguns, com determinados estigmas imunitários evoluem para miocardite ativa (porcentagem não conhecida de pacientes).

Miocardites bacterianas

As miocardites bacterianas também incidem no grupo etário infantil e seu diagnóstico é potencialmente mais fácil de se fazer, em decorrência do quadro infeccioso sistêmico, geralmente presente. Classificam-se em:

a) Inflamatórias agudas: estreptococos (infecção direta, cardite reumática), estafilococos, salmonelas, meningococos etc.
b) Devido a processos granulomatosos, bacilo de Koch, *Treponema pallidum*.
c) Devido a endo e exotoxinas: bacilo diftérico. Essa miocardite tem grande importância pela freqüência que se estabelece nos pacientes acometidos pela difteria (25%), assim como pelas complicações decorrentes dos distúrbios da condução atrioventricular, como o bloqueio total (BAVT), que pode ser transitório ou definitivo. Felizmente é uma afecção em extinção.

Miocardite por protozoários

Nesse grupo têm relevância as miocardites causadas pelo *Trypanosoma cruzi* (doença de Chagas) e *Toxoplasma gondii* (toxoplasmose).

A doença de Chagas aguda é rara, ocorrendo em aproximadamente 1% dos indivíduos infectados, sendo a forma crônica pouco freqüente no grupo pediátrico, embora não deva ser descartada em crianças maiores.

A miocardite decorrente da toxoplasmose pode ser congênita ou adquirida, por isso torna-se importante sua pesquisa, mesmo em recém-nascidos que apresentam evidências de miocardite.

Miocardites causadas por outros agentes infecciosos ou infestantes

As miocardites, embora raramente, podem ser causadas por rickettsias, fungos, *Schistosoma*, cistecerco, *larva migrans* e outros agentes.

Miocardite ativa

É uma denominação histológica que se expressa clinicamente como miocardiopatia dilatada.

Admite-se que o fator desencadeante seja uma miocardite viral em indivíduos com determinadas características imunitárias, nos quais após cessar o quadro infeccioso, o processo inflamatório persistiria, mantido por agressão auto-imune (principalmente reação tecidual mediada por linfócitos T).

A cardite reumática está descrita em capítulo especial, tal sua importância em nosso meio. As miocardites que acompanham as colagenoses, as decorrentes de agentes químicos, físicos ou farmacológicos, estão apenas citadas e podem ou não regredir com o controle da doença de base ou quando o agente causal é afastado.

TRATAMENTO

Uma seqüência didática no manuseio da miocardite auxilia minimizar diversas dificuldades enfrentadas pelo médico em seu tratamento, como também na tentativa de resolução do problema.

Adoção de medidas gerais

As medidas gerais visam melhorar o estado clínico, reduzindo o trabalho cardíaco e aumentando a oxigenação tecidual do paciente, por meio do repouso no leito, restrição hídrica, dieta hiperprotéica e hipercalórica, correção de eventual hipoproteinemia, anemia e distúrbios eletrolíticos. A oxigenoterapia está indicada nos casos de ICC grave.

O repouso no leito constitui medida de especial importância e deve perdurar até que as manifestações clínicas de ICC tenham desaparecido; objetiva facilitar a recomposição do músculo cardíaco, diminuindo a progressão da doença e minimizar danos miocárdicos.

Tratamento da insuficiência cardíaca

Além das medidas gerais, o tratamento medicamentoso da ICC faz-se necessário, tanto nos casos agudos como nos crônicos. Para tal, devem-se utilizar drogas inotrópicas positivas (digital, estimulantes beta-adrenérgicos, inibidores da fosfodiesterase), diuréticos, drogas vasodilatadoras e, atualmente, betabloqueadores.

Digital

A utilização do digital na ICC é imperativa. Nos casos agudos, pode-se utilizar digital por via intravenosa (digoxina ou cedilanida), levando-se em conta que nas ICC globais o edema do trato digestivo dificulta a absorção do digital administrado por via oral (VO). Excetuando-se os casos mais graves, prefere-se a medicação oral (digoxina). Deve-se, contudo, considerar que nas miocardites existe maior sensibilidade do miocárdio, ao digital, de tal modo que as doses na fase aguda devem ser sempre menores que as utilizadas habitualmente (um terço ou um quarto da dose habitual, sendo reajustadas conforme a necessidade e a resposta do paciente).

Estimulantes beta-adrenérgicos e inibidores da fosfodiesterase

Utilizados em condições agudas (baixo débito cardíaco), por via intravenosa (EV), em gotejamento contínuo, para aumentar a força contrátil do miocárdio, o fluxo renal e a pressão arterial – dopamina (Revivan®) e dobutamina (Dobutrex®). Quando a administração dessas drogas utilizadas em associação não se apresentam eficazes, pode-se optar pela amrinona ou milrinona.

O amrinona e o milrinona são inibidores da fosfodiesterase com efeito inotrópico expressivo positivo e vasodilatador periférico. Seu uso deve ser limitado a situações agudas ou enquanto se planeja outra opção terapêutica em decorrência de seus efeitos colaterais indesejáveis.

Diuréticos

A medicação diurética é fundamental no controle da ICC. Pode-se utilizar os diuréticos de alça (furosemida, bumetamida), por via intravenosa ou oral, assim como os tiazídicos. Os inibidores da aldosterona (espironolactona, triantereno, amilorida) têm sua indicação nos casos de ICC prolongada, principalmente quando existe hiperaldosteronismo secundário. Nos casos mais rebeldes, pode-se associá-los, já que apresentam locais diferentes de ação no néfron, podendo, dessa forma, potencializar-se.

Vasodilatadores

Medicação que tem função de diminuir a pré e/ou a pós-carga, reduzindo assim o trabalho cardíaco. Há os que agem apenas na pós-carga, como a hidralazina (Apresolina®), na dose de 0,5mg/kg/dia, por VO, e os que agem diminuindo tanto a pré como a pós-carga (prazosina, inibidores da ECA). A prazosina pode ser administrada por via oral, inicialmente na dose de 0,04mg/kg/dia, dividida em três tomadas; caso não haja redução dos níveis de pressão arterial ou elevação da freqüência cardíaca, a dose pode ser gradativamente aumentada, até que se obtenham melhores resultados no controle da ICC. Essas drogas foram utilizadas até o advento das enzimas conversoras da angiotensina. Dentre elas, o mais utilizado é o captopril, que pode ser administrado por VO, inicialmente na dose de 0,3mg/kg/dia dividido em duas ou três tomadas; a dose poderá ser dobrada com o controle da pressão arterial após o segundo dia e, se necessário, aumentada semanalmente até o controle da ICC (dose máxima diária de 3 a 4mg/kg/dia). O enalapril pode também ser utilizado por VO, inicialmente na dose de 0,3mg/kg/dia, dividido em duas tomadas.

Caso ocorra descompensação aguda da ICC exigindo terapêutica intensiva, utilizam-se vasodilatadores como nitroprussiato de sódio, por via intravenosa. Essa medicação deve ser administrada apenas por curto espaço de tempo, em decorrência de seus potenciais efeitos tóxicos.

Betabloqueadores

O caverdilol, droga beta-1, beta-2 e alfa-1 bloqueadora, tem sido empregada na ICC associada a medicação convencional (digital, diuréticos e inibidores da ECA) com relevante sucesso. Pode ser iniciado na dose de 0,01mg/kg/dia dividida em duas tomadas e com aumentos titulados semanalmente até a estabilização hemodinâmica do paciente. A dose máxima preconizada é de 0,2mg/kg/dia. A pressão arterial e a freqüência cardíaca devem ser monitorizadas para que não ocorra hipotensão ou bradicardia.

TRATAMENTO DAS COMPLICAÇÕES

As complicações são relativamente mais freqüentes quanto maior o comprometimento miocárdico e incluem: arritmias, manifestações tromboembólicas e infecções secundárias.

Arritmias benignas dispensam tratamento. As que devem ser tratadas são as taquicardias ventriculares, taquicardias paroxísticas supraventriculares e bloqueio atrioventricular total.

As taquicardias ventriculares não sustentadas são usualmente tratadas com amiodarona na dose de 5 a 10mg/kg/dia. Pode-se também utilizar a propafenona na dose de 5 a 15mg/kg/dia, por VO, dividida em três tomadas. Nos casos agudos, nos quais a arritmia apresenta maior gravidade ou venha acarretar comprometimento do débito cardíaco, administra-se lidocaína, por via intravenosa em bolo, na dose de 0,5 a 1mg/kg de peso, a cada 10 a 30 minutos ou em infusão contínua na dose de 0,5 a 1mg/kg/h.

A taquicardia paroxística supraventricular, após tentativa de reversão utilizando-se a manobra vagal, pode ser tratada com adenosina (Adenocard®) administrada em bolo por via IV na dose de 50mcg/kg/dose, podendo ser repetida por três a quatro vezes; o verapamil (Dilacoron®) é uma droga de segunda escolha, podendo ser administrado na dose de 0,10 a 0,15mg/kg de peso, lentamente, em um período de 5 minutos, podendo ser repetido após 15 minutos, sempre com controle de pressão arterial e monitorização eletrocardiográfica. Essa droga não deverá ser administrada em crianças com idade inferior a 1 ano ou quando a disfunção ventricular for importante. A amiodarona, por via intravenosa, na dose de 5mg/kg de peso, diluída em 50 a 100ml de soro glicosado, administrada em 15 a 20 minutos, é outra opção terapêutica. A cardioversão elétrica (iniciando com 0,25 joules/kg, até 1 a 2 joules/kg) está reservada para taquicardias supraventriculares mal toleradas ou (3 a 5 joules/kg) para as taquicardias *ventriculares*.

Quando ocorre BAVT, o marca-passo endomiocárdico deve ser indicado em caráter de urgência, pois a baixa freqüência cardíaca, acarretada pelo bloqueio, associada ao baixo débito, pode trazer conseqüências irreversíveis.

Nas embolias sistêmicas agudas, deve-se proceder à embolectomia, utilizando-se cateter de Fogarty, caso a localização do êmbolo permita esse procedimento; segue-se depois a anticoagulação necessária. Nas embolias pulmonares, utiliza-se heparina na fase aguda, por via intravenosa, na dose de 500U/kg/dia, até se atingir tempo de tromboplastina parcial ativada (TTPA) em torno de 1,5 a 2,5.

Os cumarínicos (Marcoumar® – dose inicial de 0,04mg/kg/dia) ou a fenindiona (Dindevan® – dose inicial de 0,7mg/kg/dia) devem ser administrados ulteriormente a longo prazo, por via oral, mantendo-se a razão normatizada internacional (INR) entre 2 e 3. Caso o paciente não mostre evidências de embolias, mas apresente trombo intracavitário ao exame ecocardiográfico, recomenda-se administrar anticoagulantes.

COMBATE AO AGENTE ETIOLÓGICO

Nesse tópico, visa-se à erradicação do agente etiológico causador da miocardite.

Assim, na miocardite que ocorre durante a meningite meningocócica, trata-se a meningococcemia, ocorrendo normalização da função cardíaca, tão logo o processo infeccioso sistêmico esteja debelado. O mesmo pode ser dito para os outros agentes bacterianos.

O tratamento etiológico da miocardite diftérica baseia-se fundamentalmente na administração de soro antidiftérico associado à eritromicina; caso ocorram distúrbios da condução atrioventricular, as crianças devem ser monitorizadas continuamente e, na presença de BAVT, um marca-passo cardíaco deve ser instalado.

Na miocardite por toxoplasmose utiliza-se a associação de sulfadiazina e pirimetamina. Na miocardite chagásica aguda administra-se benzonidazol (Rochagan®).

SUPRESSÃO DO PROCESSO INFLAMATÓRIO MIOCÁRDICO

A supressão do processo inflamatório miocárdico visa à melhora da função cardíaca, conseqüentemente melhora clínica e hemodinâmica do paciente, bem como evitar ou minimizar a evolução da inflamação para fibrose.

Corticosteróides deverão ser administrados na miocardite reumática ou na agressão miocárdica conseqüente a doenças auto-imunes. Nas miocardites de suposta etiologia viral, não se recomenda seu emprego durante as primeiras três ou quatro semanas do seu início, já que a corticoterapia poderia recrudescer a viremia.

Após o primeiro mês da doença, caso não haja regressão da ICC ou os exames subsidiários não evidenciaram melhora da disfunção, deve-se submeter o paciente a exames mais sofisticados (mapeamento miocárdico com gálio-67 e biopsia endomiocárdica), com o objetivo de se detectar existência e intensidade de processo inflamatório miocárdico (Fig. 4.23).

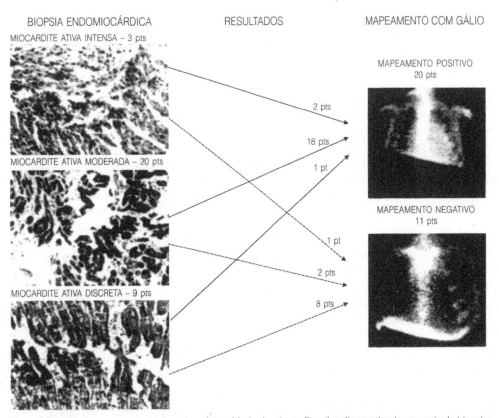

Figura 4.23 – Observa-se a correlação entre a intensidade da miocardite ativa diagnosticada por meio da biopsia endomiocárdica e a cintilografia com gálio-67. A maioria dos pacientes com miocardite de intensidade moderada ou grave apresentam gálio positivo; os de intensidade discreta apresentam freqüentemente gálio negativo (pacientes que não apresentam processo inflamatório à biopsia endomiocárdica, quase sempre, apresentam gálio negativo).

Confirmada a presença de inflamação por meio de biopsia endomiocárdica, sugere-se a administração de drogas imunossupressoras por tempo prolongado (6 a 12 meses). Essa terapêutica tem apresentado resultados favoráveis (Quadro 4.3). Efeitos colaterais são raramente detectados e geralmente reversíveis com a suspensão da medicação.

Atualmente, a biopsia endomiocárdica é realizada com boa segurança nos portadores de miocardiopatia dilatada de evolução mais prolongada, permitindo não apenas a comprovação histológica de eventual inflamação miocárdica, como de sua evolução diante de medicação imunossupressora. Essa consiste, atualmente, na administração de prednisona (Meticorten®) na dose inicial de 2,5mg/kg/dia associada à azatioprina (Imuran®), também na dose inicial de 2,5mg/kg/dia, com redução subseqüente, ambas administradas em dose única. Outra opção será o emprego de prednisona na dose de 0,5 a 1mg/kg/dia associada à ciclosporina (Sandimmune®) na dose inicial de 15mg/kg/dia (Quadros 4.4 e 4.5).

Na casuística do Grupo de Cardiologia Pediátrica do Instituto do Coração do Hospital das Clínicas da Faculdade de Medicina da Universidade de São Paulo (InCor-HC-FMUSP), a administração de prednisona (dose inicial de 2,5mg/kg/dia) isoladamente permitiu melhora clínica, hemodinâmica e histológica somente em cerca de 25% dos pacientes com miocardite ativa. A associação de prednisona à azatioprina ou ciclosporina permitiu melhora em cerca de 85% dos pacientes. Em média, o tratamento durou cerca de 8,5 meses.

Há que se ressaltar que no emprego das drogas imunossupressoras faz-se necessário o controle mensal de hemograma e plaquetas, exames de urina, assim como avaliação da função hepática e renal.

Embora a associação de medicação imunossupressora à medicação clássica no tratamento da miocardite ativa esteja ainda em fase inicial, é inegável sua ação eficaz em elevada porcentagem dos casos, permitindo interferir beneficamente na história natural da doença.

Nos casos em que a medicação imunossupressora não se mostre eficaz e a disfunção ventricular seja importante, o transplante cardíaco torna-se uma opção terapêutica.

BIBLIOGRAFIA

1. BENGUR, A.R. et al. – Acute hemodynamic effects of captopril in children with a congestive or restrictive cardiomyopathy. Circulation 83:523, 1991. 2. BROCKINGTON, I.F. & OLSEN, E.G.F. – Löffler endocarditis and Davie's endomyocardial fibrosis. Am. Heart J. 85:308, 1973 3. CAMARGO, P.R. et al. – Miocardiopatia dilatada na criança. Sistemática de investigação diagnóstica, Ars. Cvrandi. Cardiol. 10:41, 1988. 4. CAMARGO, P.R. et al. – Immunosupressive therapy on children with cardiomyopathy and severe ventricular dysfunction – the value of 67 gallium imaging. Trabalho apresentado no XVth Congress of the European Society of Cardiology, Nice, França, 29 agosto-2 setembro, 1993. 5. CAMARGO, P.R. et al. – Favorable effects of immunosuppressive therapy in children with dilated cardiomyopathhy and active myocarditis. Pediatr. Cardiol. 16:61, 1995. 6. CAMARGO, P.R. et al. – Transplante cardíaco como opção terapêutica para crianças portadoras de miocardiopatia dilatada. Trabalho apresentado no VI Congresso Latino de Cardiologia Pediátrica. Puerto La Cruz, Venezuela, 23 a 28 outubro, 1994. 7. COSTARD-JACKLE, A. & FOWLER, M.B. – Influence of preoperative pulmonary artery pressure on mortality alfter heart transplantation: testing of potential reversibility of pulmonary hypertension with nitroprusside is useful in defining a high risk group. J. Am. Coll. Cardiol. 19:48, 1992. 8. HIGUCHI, M.L. et al. – Incidência de miocardite diagnosticada por biopsia endomiocárdica em crianças com miocardite. Arq. Bras. Cardiol. 45(Supl.1):79, 1985. 9. KLITZNER, T.S. & FRIEDMAN, W.F. – Cardiac arrhythmias: the role of pharmiacologic intervention. Cardiol. Clin. 7:299,1989. 10. MCKENNA, W.J. et al. – Improving survival with the use of amiodarone in patients with hypertrophic cardiomyopathy and ventricular tachycardia. Br. Heart J. 53:412, 1985. 11. Report of the WHO/IS FC Task Force on the definition and classification of cardiomyopathies. Br. Heart J. 44:672, 1980. 12. YAMAGUCH, H. et al. – Hypertrophic non obstructive cardiomyopathy with giant negative T waves (apical hypertrophy) ventriculography and echocardiographic features in 30 patients. Am. J. Cardiol. 44:401, 1979.

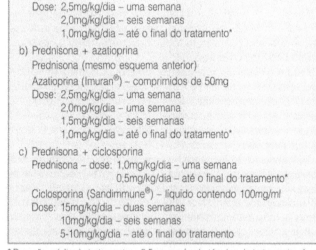

Quadro 4.3 – Esquema terapêutico em função da biopsia endomiocárdica por processos inflamatórios miocárdicos.

* Digital, diuréticos, inibidores da ECA e betabloqueadores.

Quadro 4.4 – Esquemas optativos da imunossupressão nas inflamações miocárdicas.

* Duração média do tratamento = 8,5 meses (após término do tratamento, deve-se fazer a redução gradativa da prednisona).

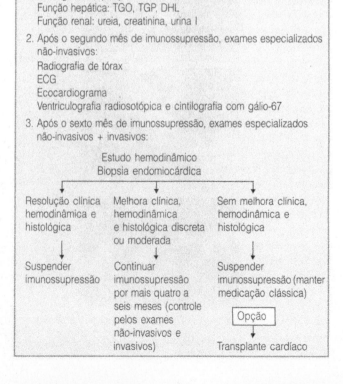

Quadro 4.5 – Seguimento de crianças portadoras de inflamação miocárdica.

2 Endocardite Infecciosa

ANTONIO FORONDA
GUSTAVO FORONDA
WILMA T. MAEDA
MONICA S. SHIMODA

CONCEITUAÇÃO

O termo endocardite infecciosa (EI) caracteriza o comprometimento infeccioso da superfície endocárdica do coração por microrganismos como bactérias, vírus, rickettsias e fungos. Por esse motivo, não se deve empregar o termo endocardite bacteriana, bem mais restrito, embora de uso freqüente em nosso meio.

Na era pré-antibiótica, as taxas de mortalidade eram altas, e atualmente, a despeito da introdução da terapêutica antimicrobiana que reduziu extraordinariamente a mortalidade pelo processo infeccioso, os pacientes portadores de EI ainda morrem em conseqüência de insuficiência cardíaca, lesões neurológicas e embolias arteriais sistêmicas.

O conhecimento no campo da bacteriologia tornou possível diagnósticos etiológicos mais acurados e os constantes avanços em termos de novos antibióticos permitiram tratamentos mais específicos e eficazes, porém, apesar de todos os esforços, a taxa de mortalidade ainda se mantém em níveis não aceitáveis. Com o intuito de baixar essa alta percentagem de causa de morte de EI, foram introduzidos, como adjuvantes de tratamento nos casos de má resposta ao tratamento clínico, os procedimentos de limpeza cirúrgica e nos casos mais extremos até trocas valvares, mas mesmo assim a morbidade e a mortalidade ainda são elevadas. As principais causas dessa falha terapêutica, além das complicações secundárias já citadas, são o diagnóstico tardio, que acaba por retardar o início do tratamento, e as dificuldades técnicas, tanto do tratamento clínico quanto do cirúrgico.

EPIDEMIOLOGIA

A EI é responsável por uma taxa estimada entre 10 e 50/1.000.000 de pessoas acometidas por ano e por aproximadamente 1 a 5/1.000 internações hospitalares/ano, permanecendo assim como uma doença prevalente, com mortalidade significativa na era antibiótica e cirúrgica. A idade média dos pacientes com infecção tem aumentado gradualmente e, na atualidade, mais de 50% são adultos. Apesar desse desvio para a idade adulta, nota-se que a EI, que era rara no lactente, hoje é mais freqüente, sendo de extrema gravidade no período neonatal. Essa incidência crescente de EI no período neonatal é atribuída à melhoria dos cuidados com recém-nascidos de risco, portadores de anoxia neonatal grave, hipertensão pulmonar, quadros sépticos e distúrbios de coagulação. Com o aumento da sobrevida desses pacientes, observa-se conseqüentemente um aumento de procedimetos invasivos, como cateteres, sondas, cânulas orotraqueais, diretamente relacionados à incidência de EI.

Em revisões de literatura, observa-se que grande parcela dos pacientes com EI apresentam, em geral, alguma condição predisponente, sendo que as mais freqüentemente encontradas são:

– doença reumática (com acometimento cardíaco);
– cardiopatias congênitas;
– prolapso de valva mitral;
– próteses valvares;
– uso abusivo de drogas intravenosas.

Embora o grupo de doença cardíaca reumática permaneça como a mais comum das condições predisponentes, essa proporção tem diminuído de 40% em pacientes estudados até 1970 para 25% em relatos mais recentes. Defeitos congênitos, principalmente persistência do ducto arterioso, comunicação interventricular, coartação da aorta, valva aórtica bivalvular, tetralogia de Fallot, estenoses pulmonar e aórtica são as lesões em cerca de 60% dos casos.

A freqüência de cardiopatia com EI varia de autor para autor. Assim, Johnson e cols., em revisão de 40 anos, relatam que de 78 a 91% dos casos de EI na faixa pediátrica ocorrem em portadores de cardiopatia congênita. Em outros centros, os números são diferentes. Em nosso serviço, a incidência de EI em cardiopatias congênitas gira em torno de 40 e 50% e a comunicação interventricular é a mais freqüentemente encontrada, já em outros serviços, a tetralogia de Fallot. É consenso universal que a EI é incomum em casos de comunicação interatrial porque esse defeito leva a um "shunt" de baixa pressão com pouca turbulência. Por outro lado, a hipertrofia septal assimétrica só foi reconhecida como fator predisponente importante há pouco tempo.

A incidência de endocardite nas próteses valvares e materiais sintéticos é por volta de 6%, não diferindo muito da população adulta e o mais comum dos agentes é o *Streptococcus* sp. com sinais e sintomas precoces, ao passo que o *Staphylococcus epidermidis* pode causar EI com evolução muito lenta, sendo às vezes adquirida no período pré-operatório, mas transcorrendo até cerca de um ano para que apareçam as primeiras manifestações clínicas da enfermidade.

A origem da bacteriemia não é identificada na maioria dos casos, sabe-se, porém, que a manipulação dentária, geniturinária e de orofaringe pode ser uma delas, lembrando ainda que há outros fatores que predispõem à EI: cateterismo cardíaco, fístulas arteriovenosas para hemodiálise e ventriculovenosas para alívio das hidrocefalias. Além disso, não se pode esquecer que um episódio prévio de endocardite constitui fator de risco para a recorrência em razão da presença do fator predisponente original associado à deformidade secundária causada pela infecção.

ETIOPATOGENIA

Até há alguns anos presumia-se ser a lesão endocárdica conjuntamente com a bacteriemia os fatores predisponetes para a EI, mas hoje em dia aproximadamente um terço dos pacientes com EI não apresentam lesões cardíacas, sugerindo-se que deles possam apresentar algum tipo de alteração mínima não detectada mesmo na necropsia, porém suficiente para servir como base de infecção.

É necessário lembrar também que nem toda bacteriemia causa endocardite, pois depende do agente etiológico, de sua virulência e da resistência à lise que alguns deles possuem.

Alguns defeitos cardíacos causam alterações hemodinâmicas pelo fluxo sangüíneo entre câmaras, favorecendo a lesão endocárdica.

Segundo Kaplan, na passagem de sangue de cavidades de alta pressão para as de baixa, o jato turbilhonar formaria as microulcerações, que serão a base para o depósito de plaquetas, fibrina, leucócitos e restos de hemácias em conjunto com massas de bactérias, selando o diagnóstico da doença.

Rodbard demonstrou, brilhantemente, de que maneira a alta pressão de uma câmara dirige um fluido infectado para outra, de baixa pressão, estabelecendo um padrão característico de distribuição de colônias (efeito Venturi).

Os agentes etiológicos mais encontrados são as bactérias. Na era pré-antibiótica, o responsável por 90% dos casos era o *Streptococcus viridans*, atualmente atinge de 40 a 60% das endocardites na infância. Outros agentes presentes na faixa pediátrica são os da flora normal da boca e do trato digestivo, como *S. sanguis, S. mutans* e *S. mitis*.

Os enterococos são habitantes normais do trato gastrintestinal e ocasionalmente da boca, uretra anterior e vagina. Após manipulação geniturinária e em mulheres jovens, depois de procedimentos obstétricos, podem ser responsáveis por 4% das EI.

Atualmente, os *Staphylococcus* spp. são responsáveis por 25 a 30% dos casos de endocardite, sendo mais freqüentes em pacientes sem cardiopatia de base. Estabelecem-se freqüentemente em evolução aguda e são os agentes mais comuns da endocardite de viciados em drogas, tendo uma alta capacidade de destruição tecidual e microembolização. Cerca de 10 a 15% das endocardites em próteses são devidas a *Staphylococcus aureus*.

A endocardite fúngica é rara na população geral, sendo responsável por menos de 5% dos casos. É mais freqüente em pacientes com diabetes melito, naqueles que usam cateteres venosos por tempo prolongado para nutrição parenteral, nos viciados em drogas intravenosas (*Candida*), nos que usam drogas imunossupressoras ou antibióticos de amplo espectro e após cirurgia cardíaca (*Candida* e *Aspergillus*).

Os vírus têm papel ainda não definido na EI. O Coxsackie B pode produzir endocardite, e o diagnóstico é feito utilizando-se técnicas de imunofluorescência e reações sorológicas.

A incidência de EI com 13% de hemoculturas negativas vem diminuindo progressivamente com o desenvolvimento de novas técnicas microbiológicas, por meio das quais as bactérias de crescimento lento como *Haemophilus*, bactérias anaeróbias, *Brucella* e estreptococos que requerem nutrientes especiais vêm sendo detectados.

MANIFESTAÇÕES CLÍNICAS

A apresentação clínica dos pacientes com EI é muito variável, podendo haver alterações cardíacas, pulmonares, cutâneo-mucosas, oftálmicas, renais, vasculares periféricas, do sistema nervoso central e outras.

A febre não segue nenhum padrão específico e está presente em 90% dos casos, podendo estar ausente nos pacientes com insuficiência cardíaca congestiva, insuficiência renal ou nos que tenham feito uso prévio de antimicrobianos. Na evolução aguda, a febre é remitente e sempre mais elevada, também podem estar presentes calafrios, mal-estar intenso, fadiga, perda de peso, sudorese noturna, náuseas, vômitos, inapetência e sinais de toxemia.

O sopro cardíaco é observado em cerca de 85% dos casos, sendo que hoje em dia o que deve chamar a atenção para EI é o aparecimento de novos sopros, já que as modificações das características dos sopros preexistentes são úteis, mas não conclusivas. Os sopros cardíacos podem estar ausentes nas endocardites do coração direito, nas infecções murais e nas formas agudas da doença.

Uma das complicações mais freqüentes e mais sérias da endocardite é o aparecimento de sinais e sintomas de insuficiência cardíaca congestiva, mais comum em crianças, sobrevindo principalmente em infecções agudas por *Staphylococcus aureus* e *Streptococcus pyogenes* e ocorrendo por destruição do aparelho valvar aórtico e/ou mitral.

Quando existe envolvimento do sistema de condução, podem surgir arritmias e vários graus de bloqueio cardíaco.

Às vezes, dominando o quadro clínico, encontram-se processos pulmonares devido a múltiplas embolizações sépticas, ocorrendo, em pediatria, nos pacientes com comunicação interventricular ou sistêmico-pulmonar. Nos casos de viciados em drogas, é importante a procura sistemática de insuficiência tricúspide.

Manifestações cutâneas são encontradas em aproximadamente 50% dos pacientes com EI. As petéquias ocorrem em 20 a 40% dos casos, não desaparecem à vitropressão e resultam da *vasculite local* ou de êmbolos, podendo surgir nas conjuntivas, mucosa oral ou extremidades.

Os nódulos de Osler são lesões de diâmetro variável, entre 2 e 15mm, observados na ponta dos dedos, eminência tenar e hipotenar, nas palmas das mãos e plantas dos pés. Incomuns na fase aguda, ocorrem em 10 a 20% dos casos de EI mas são inespecíficos, podendo ser encontrados também no lúpus eritematoso sistêmico, em outras vasculites por hipersensibilidade, nas infecções meningocócicas e nos portadores de fístulas de hemodiálise. São atribuídos à combinação de embolias sépticas e fenômenos imunológicos.

As lesões de Janeway são placas maculosas hemorrágicas, indolores, de provável origem embólica e de onde pode ser isolado o agente etiológico. São mais comuns nas endocardites estafilocócicas.

As manchas de Roth, que ocorrem em cerca de 5% dos casos, são lesões retinianas pálidas, envolvidas por hemorragia; podem ser encontradas também nas leucemias e vasculites por hipersensibilidade.

A esplenomegalia está relatada em 20 a 60% de todos os casos de EI, mas geralmente está ausente na fase aguda.

As manifestações neurológicas, ocorrendo em nosso meio em cerca de 20% das crianças, são causadas por fenômenos tromboembólicos cerebrais que levam a arterites e aneurismas micóticos. Estes processos acarretam hemorragias subaracnóideas e parenquimatosas e meningites que se exteriorizam por cefaléia, convulsões e alterações sensitivas e motoras. Em decorrência das freqüentes dúvidas diagnósticas e de sua própria gravidade, as lesões neurológicas apresentam sempre prognóstico reservado.

O comprometimento renal é freqüente e está relacionado com dois tipos de fatores, um deles é constituído por processos embólicos levando ao infarto glomerular, outro por processos imunitários ocasionando glomerulite focal e glomerulonefrite difusa. O sedimento urinário revela proteinúria, cilindros leucocitários e hematúria.

As manifestações articulares e musculares nas crianças podem ser confundidas com doença reumática, são mais freqüentes em adolescentes e adultos.

DIAGNÓSTICO

O diagnóstico de EI é, sem dúvida, um dos fatores limitantes para a melhora dos índices de mortalidade dessa doença. A dificuldade diagnóstica é muito grande, pois existe uma ampla variabilidade na apresentação clínica e muitas vezes a suspeita de EI nem chega a ser feita.

O primeiro aspecto a ser analisado é o quadro clínico, que, como já foi abordado, é muito polimórfico, o que dificulta sobremaneira a suspeita de EI. Devemos pensar em endocardite sempre que estivermos diante de um quadro febril prolongado, sem etiologia ou foco infeccioso evidentes, em paciente com algum fator predisponente, como por exemplo cardiopatia congênita. E mesmo em pacientes sem tais fatores, o diagnóstico de EI deve ser aventado nos casos de febre prolongada sem causa ou foco definidos. Nos casos de clínica mais exuberante, com alterações cardíacas, cutâneas, neurológicas etc., a suspeita diagnóstica fica mais fácil, porém nem sempre, mesmo com essas alterações, evidente.

As provas laboratoriais nos auxiliam, juntamente com o quadro clínico, no diagnóstico, mas são de extrema valia na análise das conseqüências da doença nos pacientes acometidos. O hemograma evidencia anemia e leucocitose, com predomínio de neutrofilia. A dosagem de eletrólitos habitualmente não mostra alterações, a não ser em casos mais avançados, nos quais já existem, inclusive, alterações hemodinâmicas. As provas de atividade inflamatória (velocidade de hemossedimentação, mucoproteínas, proteína C reativa, eletroforese de proteínas) estão geralmente muito elevadas e têm importância no acompanhamento da terapêutica.

As culturas de sangue são imprescindíveis no diagnóstico etiológico. Devem ser colhidas em série e em número grande de amostras (pelo menos cinco antes do início da terapêutica antimicrobiana). Um resultado positivo direciona o tratamento e corrobora fortemente a suspeita clínica, porém não determina com certeza o diagnóstico de EI.

O ecocardiograma, com os inúmeros avanços técnicos atuais, tem auxiliado em muito no diagnóstico, pois permite a visibilização de vegetações. É um exame de fácil realização, podendo ser feito à beira do leito, e atualmente cada vez mais acessível em termos econômicos. Devemos lembrar que a visibilização de vegetações, juntamente com o quadro clínico e/ou hemoculturas positivas praticamente determinam o diagnóstico de EI, porém a não visibilização não afasta a existência dessas e muito menos a suspeita de endocardite. Como já foi dito, os avanços tecnológicos e a evolução técnica de realização do exame permitem uma positividade alta, mas ainda observamos resultados falso-negativos.

Finalmente, a cultura e o estudo anatomopatológico de fragmentos da própria vegetação, após procedimento cirúrgico, determinam o diagnóstico de certeza.

Devido à dificuldade que encontramos para a realização desse diagnóstico e conseqüentemente atraso no início da terapêutica, foram criados critérios que consideram parâmetros clínicos, ecocardiográficos e patológicos, para determinar a real possibilidade da doença, tentando, dessa forma, aumentar as chances de realização de um diagnóstico mais rápido e preciso. Existem diversos critérios já descritos, mas o mais atual e mais aceito é o critério de Duke (Quadros 4.6 e 4.7), que incorporou os parâmetros ecocardiográficos. A utilização de normatizações facilita o raciocínio, já que estamos diante de uma doença na qual a apresentação clínica é extremamente variável e o diagnóstico de certeza muito difícil de ser firmado.

TRATAMENTO

O tratamento da EI baseia-se inicialmente na estabilização clínica do paciente, com uma avaliação rigorosa de qualquer sinal de instabilidade hemodinâmica. Após os cuidados iniciais, como adequação volêmica, correção dos distúrbios hidroeletrolíticos e acidobásicos, suporte nutricional, e suportes ventilatório, e hemodinâmico quando necessários, partimos então para o tratamento específico visando à erradicação do agente etiológico.

Quadro 4.6 – Critérios de Duke para diagnóstico de EI.

> **Definitivo**
> Critérios patológicos
> Microrganismos: demonstrados por cultura ou histologia em vegetação, ou em vegetação que tenha embolizado, ou em abscesso intracardíaco
> Lesões patológicas: presença de vegetação ou abscesso intracardíaco, confirmados pela histologia, mostrando endocardite ativa
> Critérios clínicos, utilizando definições específicas para esses termos, listados no quadro 4.7
> 2 critérios maiores ou
> 1 maior e 3 menores ou
> 5 menores
>
> **Possível**
> Achados que não se encaixam no item definitivo nem no rejeitado
>
> **Rejeitado**
> Diagnóstico alternativo explicando a não evidência de EI ou
> Resolução da síndrome de EI com 4 dias ou menos de antibioticoterapia ou
> Sem evidência, à anatomia patológica, de EI à cirurgia ou necropsia com quatro dias ou menos de antibioticoterapia

Quadro 4.7 – Definições da terminologia utilizada em novo critério.

> **Critérios maiores**
> – Hemocultura positiva para EI
> – Microrganismo típico para EI de duas hemoculturas isoladas: *Streptococcus viridans, Streptococcus bovis*, grupo HACEK* ou *Staphylococcus aureus* e *Enterococcus* sp. adquiridos na comunidade em ausência de foco primário
> – Hemoculturas persistentemente positivas, definidas como:
>   a) Hemoculturas positivas com intervalo de pelo menos 12 horas
>   b) Três ou a maioria de quatro ou mais hemoculturas isoladas, sendo a primeira e a última com intervalo de pelo menos 1 hora
> – Evidência de envolvimento endocárdico
> Ecocardiograma positivo para EI:
>   a) Massa intracardíaca oscilante em valva ou estrutura de suporte, ou em trajeto de jatos regurgitantes ou em materiais implantados, na ausência de uma explicação anatômica alternativa
>   b) Abscesso
>   c) Deiscência parcial da prótese valvar.
> – Novo sopro regurgitante (aumento ou mudança de sopro preexistente não é suficiente)
>
> **Critérios menores**
> – Predisposição: condição cardíaca predisponente ou uso de drogas intravenosas.
> – Febre > 38 C (100, 4 F).
> – Fenômeno vascular: embolia arterial, infarto pulmonar séptico, aneurisma micótico, hemorragia intracraniana, hemorragia conjuntival, lesões de Janeway
> – Fenômenos imunológicos: glomerulonefrite, nódulos de Osler, manchas de Roth, fator reumatóide
> – Evidência microbiológica: hemocultura positiva, mas sem critério maior como citado anteriormente ou evidência sorológica de infecção ativa por microrganismos como *Brucella, Chlamydia, Coxiella* e *Legionella*
> – Ecocardiograma: consistente com EI mas sem critério maior, como citado anteriormente.

* Grupo HACEK = *Haemophilus* sp., *Actinobacillus actinomycetemcomitans, Cardiobacterium hominis, Eikenella corrodens, Kingella kingae.*

A antibioticoterapia é a arma fundamental na tentativa da eliminação do agente infeccioso, sendo porém as peculiaridades desse tipo de infecção obstáculos importantes para o sucesso terapêutico. Os germes causadores de EI que estão nas vegetações, sendo que a concentração de germes nesse local é normalmente muito superior à encontrada na corrente sangüínea, são relativamente protegidos dos mecanismos de defesa do hospedeiro e, além disso, estão em estado de metabolismo diminuído, o que dificulta a ação dos antimicrobianos. Por fim, a irrigação sangüínea dessas áreas é relativamente pobre, dificultando também a chegada dos antibióticos ao germe em questão.

Devido a essas peculiaridades, a via de administração de antibióticos preconizada é a intravenosa, sendo que cada caso deve ser sempre avaliado individualmente, porém outras vias parenterais, como a intramuscular, são raramente empregadas na faixa etária pediátrica, sempre em situações de extrema exceção. O tempo de tratamento deve ser sempre prolongado, com duração mínima de duas semanas, chegando até oito semanas, dependendo do agente isolado, sempre com avaliações clínicas e laboratoriais seriadas para a adequação da terapêutica, dependendo da necessidade. Essa terapêutica é, portanto, baseada no reconhecimento do agente etiológico e na sua sensibilidade aos antimicrobianos.

A monitorização laboratorial deve ser realizada com coletas semanais de provas inflamatórias, para uma avaliação comparativa, além de coletas seriadas de hemoculturas, na tentativa de isolamento do agente e/ou controle de esterilização do paciente. O controle dos níveis séricos de antibióticos deve ser sempre realizado para a otimização da terapêutica. O ecocardiograma também deve ser realizado rotineiramente, se possível semanalmente, para o controle de regressão das vegetações e avaliação da função cardíaca, nos casos mais graves, nos quais exista um comprometimento funcional. Outros exames subsidiários serão realizados de acordo com a necessidade de cada paciente individualmente.

Diariamente, um exame clínico detalhado deve ser realizado, visando à detecção de qualquer sinal de piora, sempre tendo em mente que estamos diante de um paciente extremamente instável, em que todo o cuidado ainda pode ser pouco. Lembrar ainda que as culturas nem sempre têm um índice de positividade alto, a imagem ecocardiográfica também nem sempre está presente e, portanto, a avaliação clínica é fundamental para o diagnóstico e sobretudo para o acompanhamento desse paciente.

ENDOCARDITE ESTREPTOCÓCICA

Streptococcus viridans é a bactéria de maior incidência em crianças, na maioria dos casos tendo concentração inibitória mínima (MIC) para a penicilina menor que 0,20mcg/ml, sendo altamente sensível a ela. A experiência sugere que a terapêutica com associação da penicilina com aminoglicosídeos reduz a duração do tratamento e a taxa de recidiva após seu término e por isso é acrescentada ao tratamento. Isso se comprova pelo sinergismo demonstrado tanto *in vitro* quanto *in vivo*.

Por essa razão, na EI por *S. viridans* e *S. bovis*, recomenda-se a associação de penicilina cristalina na dose de 100 a 200.000U/kg/dia por via intravenosa em doses fracionadas de 4 em 4 horas com o aminoglicosídeo. A quantidade preconizada de penicilina deve ser diluída em quantidade variável de soro glicosado a 5% e infundida por meio de cateter venoso em tempo médio de 20 minutos.

A gentamicina em dose de 7,5mg/kg/dia é usada por via intravenosa fracionada três vezes ao dia pelo período de duas a quatro semanas.

Se o paciente for alérgico à penicilina, tratar com vancomicina.

Enterococcus faecalis é microrganismo relativamente resistente à penicilina; entretanto, o uso de ampicilina em associação com aminoglicosídeos é freqüentemente mais eficaz por causa da sinergia desses dois agentes contra o enterococo.

A ampicilina é administrada na dose de 100 a 200mg/kg/dia fracionada de 4 em 4 horas e a gentamicina de 7,5mg/kg/dia dividida em três doses por via intravenosa. A duração do tratamento deve ser por quatro semanas. Em poucos casos pode-se estender por seis semanas.

ENDOCARDITE ESTAFILOCOCÓCICA

Geralmente por *Staphylococcus aureus*. Raramente são sensíveis à penicilina; nesses casos de resistência, utilizam-se as penicilinas semi-sintéticas como meticilina, oxacilina, cloxacilina na dose de 100 a 200mg/kg/dia, cefalotina na dose de 100mg/kg/dia dividida em quatro vezes ou a vancomicina na dose de 40mg/kg/dia com dose máxima de até 2g/dia. A duração do tratamento é de seis semanas.

Aminoglicosídeos também podem ser usados durante sete dias.

ENDOCARDITE POR BACTÉRIAS GRAM-NEGATIVAS

A mais comum na infância é a por *Haemophilus aphrophilus*.

O tratamento das gram-negativas faz-se com ampicilina em combinação com aminoglicosídeos.

As bactérias entéricas como *Escherichia coli*, *Pseudomonas aeruginosa* ou *Serratia marcescens* são freqüentes na EI dos recém-nascidos, bem como em viciados em drogas e em imunodeprimidos. Tem-se usado a cefalosporina de terceira geração associada a um amioglicosideo como a gentamicina ou amicacina.

A endocardite por gonococo deve ser tratada com cefotriaxona ou penicilina.

Em todas essas eventualidades, o tempo de tratamento é por seis semanas.

ENDOCARDITE POR ANAERÓBIOS

Para esses germes será utilizada a penicilina, para *Bacteroides fragiles*, a droga de escolha é o metronidazol.

Pode-se usar como alternativa a clindamicina ou o cloranfenicol.

ENDOCARDITE POR FUNGOS

Candida albicans e outros fungos são observados em pacientes após cirurgia cardíaca, imunodeprimidos, viciados em drogas ou em uso prolongado de nutrição parenteral, sendo de alta mortalidade.

A anfotericina B é a droga de escolha, por via intravenosa, na dose de 0,25mg/kg/dia e aumentada a cada três dias, até 1 a 1,5mg/kg/dia e assim mantida por seis semanas. Pode ter vantagem a associação com 5-fluorocitosina, na dose de 100mg/kg/dia por quatro semanas, por via oral, pelo seu sinergismo.

O tratamento terapêutico é nefrotóxico e nem sempre eficaz, necessitando muitas vezes de cirurgia para a remoção dos focos infecciosos.

ENDOCARDITE COM HEMOCULTURAS NEGATIVAS

Esses casos apresentam grandes dificuldades terapêuticas.

Deve-se verificar a manipulação prévia de focos infecciosos para se instituir o tratamento de um agente previsível. Caso não seja possível essa determinação, recomenda-se utilizar a penicilina em doses altas ou seus derivados semi-sintéticos, associados a um aminoglicosídeo (amicacina ou gentamicina), que poderá ser retirado após duas semanas caso haja boa resposta clínica do paciente. O tratamento deve ser continuado por seis semanas.

ENDOCARDITE EM PRÓTESE VALVAR

A EI pós-cirúrgica é aquela que ocorre até um ano após a cirurgia, precoce até três meses após cirurgia e tardia após três meses. Na forma precoce, é causada habitualmente por contaminação durante o ato operatório ou bacteriemia no pós-operatório imediato, causando colonização de prótese por agentes como *Staphylococcus* coagulase negativa, *S. aureus*, gram-negativos, fungos ou bacteróides.

Na forma tardia, os microrganismos mais isolados foram os esteptococos, especialmente *viridans*.

A mortalidade é elevada, de 72% para a forma precoce e de 45% para a tardia.

A principal conseqüência de endocardite em prótese é o desenvolvimento da disfunção valvar. A indicação de terapia antimicrobiana bactericida agressiva precoce, combinada com a substituição cirúrgica, proporciona melhor probabilidade de sucesso no tratamento, principalmente nas formas precoces. Na forma tardia, causada por *S. viridans*, o tratamento inicial com antibióticos pode resolver o processo. Atualmente, estão sendo incorporados ao arsenal terapêutico novos antibióticos de maior poder bactericida, como as cefalosporinas de terceira geração (ceftazidima, cefatriaxona), imipenema + cilastatina, quinolonas (perfloxacina, ciprofloxacina) e antifúngicos (fluconazol e itraconazol), que poderão ser utilizados em crianças.

TRATAMENTO CIRÚRGICO

As indicações para a intervenção cirúrgica na vigência de EI devem ser cogitadas na presença das seguintes circunstâncias:

a) insuficiência cardíaca congestiva progressiva e refratária à medicação, causando edema agudo pulmonar e choque cardiogênico;

b) falha no tratamento etiológico com infecção persistente, principalmente se determinada por germes como fungos, *Brucella*, *Salmonella*, *Pseudomonas*;

c) fenômenos tromboembólicos recidivantes;

d) proteses valvares.

O quadro 4.8 apresenta um resumo do tratamento da endocardite infecciosa.

Quadro 4.8 – Resumo do tratamento da endocardite infecciosa.

Microrganismos	Antibióticos	Duração (semanas)
Streptococcus viridans	Penicilina mais	4
	Aminoglicosideo	2
	Cefalotina	4
	Vancomicina	4
Enterococcus faecalis	Ampicilina mais	4
	Aminoglicosideo	4
	Vancomicina ou	4
	Tecoplamina	4
Staphylococcus aureus	Oxacilina	6
	Oxacilina mais	6
	Gentamicina	2
	Cefalotina	6
	Vancomicina	6
	Vancomicina* mais	6
	Rifampicina	2
Staphyilococcus coagulase negativa	Oxacilina mais	6
	Gentamicina	2
	Vancomicina mais	6
	Aminoglicosideo	2
	Vancomicina* mais	6
	Rifampicina	2
Gram-negativos	Depende da sensibilidade antimicrobiana	6
Hemocultura estéril	Depende da história clínica	4-6

*Caso de má resposta terapêutica.

PROFILAXIA

A profilaxia antibiótica em crianças com risco de desenvolver endocardite infecciosa deve ser feita por ocasião de procedimentos que induzem bacteriemia por organismos potencialmente causadores de EI.

As recomendações profiláticas estão baseadas em estudos *in vitro*, dados coletados em modelos experimentais, observações epidemiológicas e experimentos clínicos. Contudo, não há ensaios clínicos suficientes para avaliar a eficácia dessa profilaxia.

Deve ser enfatizado ainda que a prevenção de todos os episódios de bacteriemia é impossível e a endocardite pode ocorrer a despeito de profilaxia antibiótica apropriada.

O uso constante de drogas intravenosas e de cateter venoso central são situações de alto risco, em que a profilaxia é impraticável.

Em geral, qualquer procedimento, cirúrgico ou não, que leve a sangramento da mucosa oral, aparelhos respiratório, gastrintestinal e geniturinário pode causar bacteriemia, havendo a necessidade da adoção de medidas profiláticas.

As condições cardiológicas que levam com maior freqüência à endocardite, recomendando-se pois a profilaxia, distribuem-se nas seguintes categorias:

Alto risco
– Próteses valvares biológicas ou metálicas.
– Endocardite prévia.
– Cardiopatias congênitas cianóticas complexas.
– Cirurgia de "shunt" sistêmico-pulmonar.

Risco moderado
– Cardiopatias congênitas acianóticas.
– Disfunção valvar adquirida (doença reumática).
– Cardiomiopatia hipertrófica.
– Prolapso de valva mitral com regurgitação valvar.

As cardiopatias em que não se recomenda a profilaxia são:
– Comunicação interatrial.
– Correção cirúrgica de CIA, CIV e PCA.
– Revascularização coronária prévia.
– Prolapso de valva mitral sem regurgitação.
– Sopros inocentes, funcionais ou fisiológicos.
– Doença de Kawasaki sem comprometimento valvar.
– Implante de marca-passo e desfibrilador.

Os esquemas recomendados para a profilaxia de EI encontram-se nos quadros 4.9 e 4.10.

Quadro 4.9 – Esquema profilático em manipulações dentárias, orais, de trato respiratório e em procedimentos esofágicos (segundo recomendação da American Heart Association, junho de 1997).

Situação	Antibiótico	Dosagem
Conduta de rotina	Amoxicilina	50mg/kg, VO, 1 hora antes do procedimento
Impedimento de medicação por via oral	Ampicilina	50mg/kg, IM ou IV, 30min antes do procedimento
Alergia à penicilina	Clindamicina	20mg/kg, VO, 1 hora antes do procedimento
	Cefalexina ou cefadroxil	50mg/kg, VO, 1 hora antes do procedimento
	Azitromicina ou claritromicina	15mg/kg, VO, 1 hora antes do procedimento
Alergia à penicilina e impedimento de medicação por via oral	Clindamicina	20mg/kg, IV, 30min antes do procedimento
	Cefazolina	25mg/kg, IM ou IV, 30min antes do procedimento

Quadro 4.10 – Esquema profilático em procedimentos geniturinários e gastrintestinais, exceto esôfago (segundo recomendação da American Heart Association, junho de 1997).

Situação	Antibiótico	Dosagem*
Pacientes de alto risco	Ampicilina mais gentamicina	Ampicilina 50mg/kg, IM ou IV, mais gentamicina 1,5mg/kg, 30min antes do procedimento; 6 horas após, ampicilina 25mg/kg, IM ou IV
Pacientes de alto risco alérgicos à ampicilina ou amoxicilina	Vancomicina mais gentamicina	Vancomicina 20mg/kg, IV, durante 1-2 horas, mais gentamicina 1,5mg/kg, IV ou IM, com infusão completa 30min antes do procedimento
Pacientes de risco moderado	Amoxicilina ou ampicilina	Amoxicilina 50mg/kg, VO, 1 hora antes do procedimento ou ampicilina 50mg/kg, IM ou IV, 30min antes do procedimento
Pacientes de risco moderado alérgicos à ampicilina/ amoxicilina	Vancomicina	20mg/kg, IV, durante 1-2 horas, infusão completa 30min antes do procedimento.

*A dose total para crianças não deve exceder a dose para adultos.
Não é recomendada uma segunda dose de vancomicina ou gentamicina.

BIBLIOGRAFIA

1. American Heart Association Committee on Prevention of Rheumatic Fever and Bacterial Endocarditis. Prevention of Bacterial Endocarditis. *Circulation* **70**:1123A, 1984. 2. CRAWFORD, M.H. et al – Diagnosis and management of infective endocarditis. *Cardiol. Clin.* **14**:327, 1996. 3. DAJANI, A.S. & TAUBERT, K.A. – Infective endocarditis. In Moss & Adams. *Heart Disease in Infants, Children, and Adolescents.* 5th ed., Baltimore, Williams & Wilkins, 1995. p.1541. 4. DAJANI, A.S. et al – Prevention of bacterial endocarditis. Recommendations by the American Heart Association. *JAMA* **277**:1794, 1997. 5. GARVEY, G.J. & NEW, H.C. – Infective endocarditis – an evolving disease: a review of endocarditis at the Columbia Presbyterian Medical Center, 1968-1973. *Medicine (Baltimore)* **57**:105, 1978. 6. GERSONY, W.M. et al. – Bacterial endocarditis in patients with aortic stenosis, pulmonary stenosis, or ventricular septal defect. *Circulation* **87**(Suppl. I):121, 1993. 7. GONÇALVES, A.J.R.; ROZEMBAUM, R. & ARGÜELLES, E. – Endocardite infecciosa: fundamentos básicos de apresentação clínica **1**:128, 1995. 8. GRINBERG, M. et al – Endocardite infecciosa em pacientes jovens. *Arq. Bras. Cardiol.* **44**:87, 1985. 9. JOHNSON, D.H.; ROSENTHAL, A. & NADAS, A.S. – A 40 year review of bacterial endocarditis in infancy and childhood. *Circulation* **51**:581, 1975. 10. KAPLAN, E.L. – Endocarditis infecciosa en niños y adolescentes. Panorama actual. *Rev. Latina Cardiol. Infantil* **22**:111, 1986. 11. KAYE, D. – Changing patern of infective endocarditis. *Am. J. Med.* **78**:157, 1985. 12. LUNARDI, W. et al – Eventos neurológicos na endocardite infecciosa. *Arq. Bras. Cardiol.* **61**:349, 1993. 13. MACAULAY, D. – Acute endocarditis in infancy and early childhood. *Am. J. Dis. Child.* **88**:715, 1954. 14. RODBARD, S. – Blood velocity and endocarditis. *Circulation* **27**:18, 1963. 15. SHOLLER, G.F.; HAWKER, R.E. & CELERMAGER, J.M. – Infective endocarditis in childhood. *Pediatr. Cardiol.* **6**:183, 1986.

---

3 Doenças do Pericárdio

RICARDO MAZZIERI
ANA CRISTINA TANAKA
JORGE YUSSEF AFIUNE

O pericárdio, membrana que envolve o coração e porção inicial dos grandes vasos da base, é constituído por dois folhetos, um mais interno (pericárdio visceral) e outro mais externo (pericárdio parietal). Essa membrana é formada por tecido colágeno, células mesoteliais e por tecido fibroso frouxo que permite sua distensibilidade.

Nervos, artérias, veias e linfáticos são localizados debaixo do pericárdio visceral.

Entre esses dois folhetos fica constituída uma cavidade denominada espaço pericárdico, contendo pouco menos de 30ml de líquido, provavelmente correspondendo a um ultrafiltrado do plasma.

Quando submetido à agressão, o pericárdio reage de forma mais ou menos homogênea, exsudando líquido, fibrina ou células, cuja predominância de um ou de outro componente não depende da intensidade e das características do agente causal.

Derrames pericárdicos são bem mais freqüentes que geralmente diagnosticados, pois muitas vezes o aumento de volume do líquido não se expressa por manifestações clínicas. A quantidade de líquido necessária para elevar a pressão intrapericárdica e determinar o comprometimento da função ventricular, tanto diastólica como sistólica, acarretando o tamponamento cardíaco, é altamente variável. Esta dependerá do volume do líquido acumulado, do tempo de instalação do derrame e da existência ou não de espessamento pericárdico. Se o derrame se forma lentamente, grandes volumes intrapericárdicos podem acumular-se sem que exista comprometimento significativo da função ventricular. Por outro lado, coleções relativamente pequenas acumuladas em espaço de tempo muito curto podem levar ao tamponamento cardíaco.

Também, o pericárdio pode reagir a alguns processos com formação de tecido cicatricial e que pode evoluir para a constrição.

Essas modalidades de resposta à agressão pericárdica são o fundamento anatômico da classificação das pericardites.

De acordo com as características clínico-morfológicas, as pericardites classificam-se em **agudas** e **crônicas** (pericardite constritiva). As agudas expressam-se com graus variáveis de derrame, que podem ser serosos, hemorrágicos, purulentos, quilosos. A pericardite crônica pode ser conseqüente a quaisquer tipos de pericardite aguda. Contudo, as pericardites purulentas ou hemorrágicas evoluem, com maior freqüência, para a constrição pericárdica. As formas crônicas determinam aderências sólidas entre os folhetos parietal e visceral do pericárdio, o que impede a expansão do coração; são as chamadas pericardites constritivas.

De outro lado, não obstante a classificação etiológica seja também muito útil, apresenta a importante limitação de que em um elevado número de pericardite o diagnóstico etiológico não pode ser realizado.

CLASSIFICAÇÃO ETIOLÓGICA

1. Idiopática (benigna)
2. Infecciosa
   a) Viróticas: Coxsackie A e B, ECHO, influenza, parotidite, varicela, mononucleose infecciosa, citomegalovírus.
   b) Bacterianas: pneumococo, estreptococo, *Haemophilus influenzae*, anaeróbios, gram-negativos, tuberculose.
   c) Fúngicas: histoplasma, *Blastomyces, Nocardia, Aspergillus-Candida.*
   d) Parasitárias: *Toxoplasma, Tripanosoma, Echinococcus.*
3. Pericardites associadas com doença de outros órgãos ou sistemas
   a) Doenças difusas do tecido conjuntivo: doença reumática, lúpus eritematoso sistêmico, artrite reumatóide.
   b) Estados de hipersensibilidade; síndrome pós-pericardiotomia, doença do soro.
   c) Afecção de estruturas contíguas; embolia pulmonar, pleurite.
   d) Alterações metabólicas; uremia, mixedema.
   e) Outras entidades: talassemia, AIDS, doença de Kawasaki.
4. Pericardites secundárias a agentes físicos
   a) Traumatismo.
   b) Radiação.
5. Pericardites secundárias a agentes químicos
   a) Procainamida.
   b) Hidralazina.
   c) Fenilbutasona.
   d) Isoniazida.
   e) Agentes quimioterápicos.
6. Pericardites secundárias a neoplasias
   a) Primária.
   b) Metastática.

Em virtude do avanço na antibioticoterapia e quimioterápicos, bem como nos melhores padrões de vida, principalmente nos países desenvolvidos, houve modificação na incidência dos agentes etiológicos das pericardites. Observa-se, dessa forma, um declínio das pericardites bacterianas, da doença reumática, da tuberculose (embora tenha havido aumento da incidência dessa doença nestes últimos anos!), assim como maior prevalência da etiologia viral e pós-pericardiotomia, esta última decorrente do maior número de cirurgias cardíacas realizadas. Neste último decênio assistimos a uma nova causa de pericardite com derrame: a verificada em pacientes infectados pelo HIV associada geralmente com a doença terminal.

Nos países em desenvolvimento, como no Brasil, a etiologia mais freqüente é a pericardite da doença reumática (55% dos casos), vindo a seguir a virótica e a bacteriana, sendo esta última a causa mais *comum de tamponamento* cardíaco. As pericardites que acompanham as afecções do colágeno, exceção feita à artrite reumatóide, são menos freqüentes na criança. Da mesma forma, a pericardite tuberculosa é três vezes menos freqüente na criança que no adulto, muito embora deva ser lembrada como diagnóstico diferencial das outras formas de pericardite.

QUADRO CLÍNICO

O quadro clínico dependerá basicamente:

a) do agente etiológico determinante da pericardite;

b) da quantidade e rapidez de acúmulo de fluido no saco pericárdico (quantidades relativamente pequenas de líquidos são mal toleradas quando constituídas rapidamente, enquanto volumes maiores coletados lentamente podem ser relativamente bem suportados);

c) da presença de espessamento pericárdico que o torna menos distensível ou da existência de aderências entre o pericárdio parietal e visceral; nesses casos, os sintomas são gradualmente exuberantes;

d) da presença ou não de afecção cardiovascular associada.

REPERCUSSÃO HEMODINÂMICA

Seja pelo desenvolvimento rápido ou gradual de um derrame que acarretará tensão elevada no espaço intrapericárdico, seja pela constrição derivada da fusão fibrótica dos folhetos pericárdicos, poderá existir restrição suficiente do coração a ponto de acarretar dificuldades no enchimento diastólico dos ventrículos.

As repercussões hemodinâmicas desses fatos são:

1. A pressão intrapericárdica aumenta a um nível suficiente para interferir com a expansão diastólica dos ventrículos. Isso resulta em aumento da pressão diastólica intraventricular e em diminuição do enchimento ventricular com conseqüente queda do débito cardíaco.

2. Iniciam-se mecanismos compensadores da redução do débito cardíaco:

a) aumento da resistência ventricular sistêmica, para a manutenção da pressão arterial;

b) taquicardia para manter a oxigenação tecidual na presença de débito cardíaco inadequado;

c) aumento da pressão venosa sistêmica e pulmonar na tentativa de manter o enchimento cardíaco suficiente.

A hipertensão venocapilar pulmonar manifesta-se menos intensamente que a hipertensão venosa sistêmica, pois, pela diminuição do débito cardíaco do coração direito, o fluxo pulmonar permanece diminuído, o que reduziria a hipertensão venocapilar pulmonar.

Os mecanismos compensadores começam a ser ineficazes quando o aumento progressivo da pressão intrapericárdica acarreta que-

da do volume sistólico (débito cardíaco) a um nível crítico. Assim, a pressão arterial diminui rapidamente, de forma a prejudicar o retorno venoso para o enchimento cardíaco. Estabelece-se assim um ciclo vicioso. A partir daí, o aumento da pressão intrapericárdica resulta na perda gradativa dos gradientes de pressão interventricular, ocorrendo então o colapso circulatório (tamponamento cardíaco).

Contudo, quando se comparam os efeitos hemodinâmicos do tamponamento e da pericardite constritiva, há semelhanças e diferenças entre ambos.

Alterações comuns entre tamponamento cardíaco e pericardite constritiva

a) Dificuldades do enchimento diastólico e da expansão dos ventrículos afetando o lado esquerdo e direito igualmente.

b) O equilíbrio das pressões atriais e diastólicas ventriculares finais é a característica principal das duas doenças.

Diferença entre tamponamento cardíaco e pericardite constritiva

Pulso paradoxal – quase sempre presente no tamponamento cardíaco (exceto quando há hipotensão acentuada) e raramente presente na pericardite constritiva.

Na realidade, o pulso paradoxal consiste no exagero de um fenômeno normal (diminuição de pressão arterial durante a inspiração) e que, sendo maior de 15 a 20mmHg em uma criança, é indicador seguro da presença de tamponamento cardíaco. Essa alteração é detectada por meio da palpação dos pulsos periféricos e observando-se diminuição da amplitude do pulso durante a inspiração profunda.

Contratilidade miocárdica – praticamente normal no tamponamento cardíaco, podendo estar prejudicada na pericardite constritiva, diminuindo ainda mais o desempenho cardíaco.

Além da febre e de outros sintomas da doença que estão determinando a pericardite, são relativamente freqüentes as queixas de dor precordial ou epigástrica, náuseas e vômitos.

No quadro do tamponamento cardíaco observam-se sinais de hipertensão venosa sistêmica, com estase jugular, apagamento das fossas supraclaviculares, hepatomegalia dolorosa, elevação das cúpulas diafragmáticas, diminuição da pressão arterial sistólica com aumento da diastólica, pulso paradoxal (pressão inspiratória mostra diminuição maior que 15mmHg), cianose, dispnéia, tosse seca e taquicardia.

Nas pericardites agudas (idiopática ou virais) em geral o derrame costuma ser mínimo ou "ausente" (pericardite seca).

Essa forma clínica evolui freqüentemente com uma triade clássica: dor precordial, febre e atrito pericárdico, sendo que tosse e dispnéia podem estar presentes.

EXAME CARDIOVASCULAR

Inspeção – nos casos de pericardite com derrame e na forma constritiva crônica, haverá estase venosa sistêmica com turgência jugular e edema periférico; *ictus* não visível. Nos processos inflamatórios crônicos, quando se formam sinéquias torácicas, podem ser observadas retrações sistólicas na parede torácica.

Palpação – frêmito pericárdico na pericardite "seca" ou com derrame não suficiente para afastar totalmente os dois folhetos da serosa cardíaca. *Ictus* comumente não palpável ou de difícil localização.

Ausculta – atrito pericárdico nos pequenos e moderados derrames, embora possa estar presente nos acentuados. Tendência à hipofonese de bulhas cardíacas. A presença de sopros sistólicos indicando lesão valvar faz lembrar a etiologia reumática da pericardite.

495

Radiologia – derrame pericárdico pequeno não determina alteração radiográfica ou apenas retifica o contorno cardíaco. Nos grandes derrames, a área cardíaca assume aspecto em forma de "moringa"; os ângulos cardiofrênicos mostram-se abertos, particularmente o direito; o mediastino superior é alargado e encurtado, não havendo sinais de congestão pulmonar (Fig. 4.24).

O diagnóstico é facilitado quando se detectar aumento rápido da área cardíaca, documentado por radiografia seriada e na ausência de outras condições que produzam dilatação aguda do coração. A radioscopia mostra pequena amplitude de variação sístole-diástole do coração ("coração parado"), com pulsatilidade diminuída dos vasos pulmonares. Na pericardite crônica constritiva, geralmente o coração é "pequeno" e "parado", mas, eventualmente, pode ter volume discretamente aumentado.

Eletrocardiograma – o pericárdio isoladamente não produz forças elétricas e as anomalias eletrocardiográficas que ocorrem são derivadas do comprometimento inflamatório do miocárdio subpericárdico. Atualmente, admite-se que as alterações produzidas pela pericardite difusa são atribuídas às seguintes condições:

1. miocardite subpericárdica;
2. isquemia miocárdica resultante da pressão exercida pelo líquido epicárdico sobre a superfície miocárdica; e
3. efeito dielétrico produzido pela interposição de líquido pericárdico entre coração e superfície do corpo.

Na fase inicial, podem ser encontrados supradesnivelamentos do segmento S-T na maioria das derivações, com freqüentes infradesnivelamentos em aVR e V_1. Em uma fase seguinte, o S-T torna-se isoelétrico, e a onda T diminui de voltagem para posteriormente se inverter, devendo voltar ao normal em aproximadamente três meses, podendo também persistir permanentemente (Fig. 4.25). Outro achado freqüente é a baixa voltagem dos complexos QRS, especialmente nos grandes derrames e que posteriormente se normalizam. Taquicardia sinusal e extra-sístoles supraventriculares e ventriculares são as arritmias mais comumente registradas.

Ecocardiograma – representa o principal método gráfico para o diagnóstico das pericardites, especialmente quando existe derrame ou constrição pericárdica. A grande importância desse exame, além da sua sensibilidade, é que seu registro no seguimento terapêutico pode ser repetido quantas vezes forem necessárias.

Tomografia computadorizada e ressonância magnética – também podem demonstrar o derrame pericárdico, apesar de que nenhuma dessas técnicas apresentam vantagens em relação à contribuição do ecocardiograma, sendo, entretanto, de inestimável valor para avaliação diagnóstica de defeitos congênitos do pericárdio ou massas mediastinais envolvendo o próprio pericárdio.

Cintilografia cardíaca – embora não seja específica para estudar o pericárdio, a cintilografia cardíaca, em caso de derrames, demonstra uma área não captante entre o coração e o pulmão.

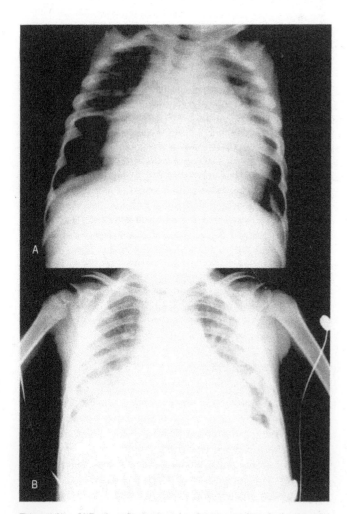

Figura 4.24 – **A**) Radiografia de tórax de criança portadora de derrame pericárdico importante que apresentava sinais de tamponamento cardíaco. **B**) Após a drenagem pericárdica note a redução acentuada do tamanho da área cardíaca.

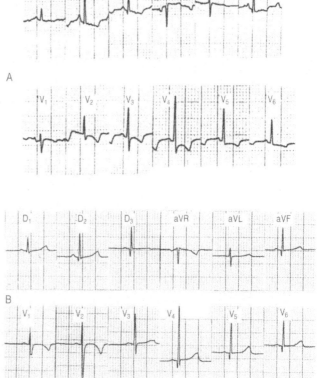

Figura 4.25 – **A**) eletrocardiograma de criança com quadro de pericardite aguda. Note as alterações difusas de repolarização e a baixa voltagem. **B**) Após o tratamento da pericardite houve regressão das alterações.

DIAGNÓSTICO E TRATAMENTO

Com os dados obtidos da história, exame físico, ecocardiograma, radiologia e eletrocardiograma, far-se-á o diagnóstico de pericardite ou esta possibilidade será fortemente suspeitada. A dificuldade diagnóstica maior consiste em diferenciar uma pericardite com derrame de uma miocardiopatia. Os quadros radiológicos podem ser muito semelhantes e, embora a ausência de congestão pulmonar indique mais pericardite, a dúvida pode persistir. A presença de *ictus cordis* muscular é mais freqüente na miocardiopatia.

Nessas condições, a conduta deve ser ditada pela gravidade do caso. Se o paciente estiver muito grave, o melhor será fazer a punção pericárdica – em sala cirúrgica e por pessoa experimentada – e, uma vez positiva, será transformada em importante medida terapêutica por meio de esvaziamento simples ou da drenagem cirúrgica, conforme o material encontrado. Amostra do líquido deve ser colhida em tubo estéril para bacterioscopia e cultura com antibiograma. Se o caso permitir aguardar um pouco, devem ser instituídas medidas anticongestivas intensas (particularmente repouso, dieta hipossódica e diuréticos potentes) e observar a resposta clínico-radiológica após 24 a 48 horas. A determinação da pressão venosa no início e durante a evolução, ressalvadas as causas de erro, é um dado objetivo que permite avaliar a ação do tratamento empregado.

Punção cardíaca – é o principal método para o estabelecimento das etiologias das pericardites com derrames pericárdicos.

Biopsia – tanto por punção quanto a céu aberto, representa o principal método para se estabelecer a etiologia nos casos de pericardite sem derrame.

Pericardioscopia – é um método minimamente invasivo que permite a visibilização do pericárdio e a realização de biopsia em áreas mais acometidas pelo processo inflamatório.

PRINCIPAIS TIPOS DE PERICARDITE

PERICARDITES PURULENTAS

Representam uma infecção grave, consistindo em empiema ou abscesso pericárdico. A suspeita é feita com os sinais de pericardite associados a um quadro infeccioso (febre, dor precordial, "miocardiopatia").

A **pericardite purulenta** pode ser primária ou secundária à disseminação desde outro foco infeccioso: pneumonia, artrite séptica, meningite ou osteomielite. Evolutivamente, há comprometimento do débito cardíaco com volume cardíaco aumentado e pouca mobilidade da silhueta mediastinal à radioscopia. O ecocardiograma é considerado hoje um exame indispensável para a confirmação diagnóstica e a etiologia é esclarecida por exame do obtido de punção pericárdica.

Mais da metade dos casos (50 a 70%) é devida ao *Staphylococcus aureus*, seguindo em ordem de seqüência o *Haemophilus influenzae* tipo B e o pneumococo. Outros microrganismos responsáveis por esse tipo de pericardite incluem *Neisseria meningitidis*, *Pseudomonas aeruginosa*, *Campylobacter fetus*, *Escherichia coli* etc.

O tratamento baseia-se na realização da drenagem pericárdica, que em mais de 50% dos casos se transforma em um procedimento de emergência. Às vezes, devido à excessiva viscosidade do líquido, uma pericardiectomia pode ser necessária, sempre associada à administração de antibióticos por via sistêmica. Enquanto se espera o resultado da cultura e antibiograma do material aspirado, cefalosporinas de terceira geração ou vancomicina podem ser usadas.

Uma vez que o resultado da cultura é conhecido, o antibiótico específico será mantido durante um período mínimo de três a quatro semanas.

Deve-se lembrar que a pericardite constritiva pode ocorrer como resultado de uma pericardite purulenta.

PERICARDITES NÃO-PURULENTAS

Pericardite aguda viral ou idiopática

Acredita-se que a pericardite idiopática seja uma pericardite serofibrinosa, quase sempre de origem viral. Os sinais são comuns aos demais tipos de pericardite: dor torácica, desconforto respiratório, limitação de esforço, congestão venosa. Os exames subsidiários também são os mesmos. Nesse caso, o quadro manifesta-se de forma concomitante ou logo em seguida a uma manifestação gripal.

O diagnóstico é confirmado isolando o vírus do fluido pericárdico, do material nasofaríngeo ou fezes, ou pelo aumento de títulos de anticorpos comparando soros do período agudo e de convalescença.

O tratamento é predominantemente sintomático. Salicilatos e anti-inflamatórios não-esteróides são em geral suficientes para controlar o processo. Entretanto, terapia com corticóides poderá ser considerada nos casos refratários à terapêutica anteriormente referida.

Tem-se observado que a prednisona (1 a 2mg/kg/dia) tem contribuído para aliviar e abreviar de maneira acentuada os sintomas e a evolução clínica do processo.

A pericardiocentese está indicada em todos os pacientes com evidências clínicas de derrame importante ou evoluindo para o tamponamento cardíaco.

Em casos refratários, a colocação de um dreno pericárdico ou mesmo criação de uma janela pericárdica poderá ser necessária.

Pericardite tuberculosa

A pericardite tuberculosa ocorre como resultado da propagação direta desde os linfonodos mediastinais ou secundária à disseminação hematogênica.

O começo pode ser insidioso, com perda gradual de peso, sudorese noturna, dipnéia e dor precordial; ou também subagudo, geralmente complicado com tamponamento cardíaco.

A pericardiocentese mostra líquido serossanguinolento com predomínio de linfócitos. A determinação da enzima *adenosina deaminase* demonstrou ser útil no diagnóstico da tuberculose pericárdica. Níveis acima de 40 a 50UI/l são altamente sugestivos da etiologia tuberculosa.

Por causa da alta prevalência, constatada nestes últimos anos, de organismos resistentes à antibioticoterapia, a terapia inicial deve obedecer o esquema clássico específico para a tuberculose por um período não menos de 9 a 15 meses.

A administração concomitante de corticóides por um a dois meses pode ser útil para reduzir a intensidade do processo inflamatório e diminuir a evoluçção para pericardite constritiva. Entretanto, atingida essa situação, a conduta cirúrgica é a única eficaz. A decorticação é indicada após instituir a terapêutica específica, que deve ser mantida por aproximadamente 12 a 18 meses após a intervenção cirúrgica.

Pericardites que acompanham as doenças auto-imunes

Nesse grupo estão os processos de origem auto-imune em geral, estando incluídas as doenças do colágeno, e os associados a pós-operatório.

Pericardite reumática

É acometimento que pode estar presente no curso da febre reumática aguda. Na maior parte dos casos está presente como componente de uma pancardite. O diagnóstico etiológico é predominantemente clínico, sendo reconhecidos como válidos os critérios de Jones. A história quase sempre é típica e o antecedente de infecção estreptocócica é valorizado. A punção pericárdica não é feita de rotina nesses casos, pois o perigo de tamponamento cardíaco é raro. O diagnóstico diferencial faz-se necessário nos casos em que faltam antecedentes e é necessário descartar a hipótese da etiologia tuberculosa.

Em relação ao tratamento, além do próprio da fase aguda da doença reumática e das medidas gerais clássicas, obtém-se uma rápida regressão do processo inflamatório com a utilização de corticóides (prednisona 1 a 2mg/kg/dia). A seqüela pericárdica é muito rara.

Pericardite da artrite reumatóide (poliartrite crônica)

É um acometimento relativamente freqüente na doença de Still. Até pouco tempo se atribuía uma incidência de 15 a 30% de associação com a doença. Com o emprego da ultra-sonografia de rotina, alguns trabalhos demonstraram a associação de até 40%.

Pode ser representada tanto por um derrame abundante quanto por uma pericardite seca acompanhada de dor e desconforto e alterações eletrocardiográficas.

O diagnóstico etiológico é fácil quando acompanhado de poliartrite, tornando-se difícil quando a pericardite se apresenta isolada. O tamponamento cardíaco é raro e a reversão do quadro se faz em cerca de 15 dias com o tratamento com corticóides. A seqüela é rara.

Síndrome pós-operatória ou pós-pericardiotomia

Corresponde ao aparecimento de derrame pericárdico cerca de 10 a 15 dias após cirurgia cardíaca. Os sintomas mais comuns são: febre, dor torácica e desconforto respiratório.

Atritos pericárdico e/ou pleural podem ser audíveis. Exames de laboratório freqüentemente mostram leucocitose com neutrofilia e de hemossedimentação de elevada velocidade.

Fundamentalmente, duas entidades devem ser consideradas no diagnóstico diferencial: endocardite infecciosa e insuficiência cardíaca pós-operatória. O eletrocardiograma, embora possa ser típico, pode também traduzir eventos ocorridos durante o próprio ato cirúrgico (bloqueio de ramo, por exemplo) o que dificulta sua interpretação correta. Como nos casos anteriores, o ecocardiograma seriado fornece a intensidade e a gravidade do derrame pericárdico. A corticoterapia é eficiente, porém deve ser reservada aos casos mais graves por predispor à corticodepedência e às recidivas do processo. Nos casos comuns, usam-se antiinflamatórios, diuréticos e drenagem nos derrames sintomáticos.

Pericardite crônica constritiva

São processos inflamatórios que levam a espessamento, adesão e por vezes calcificação dos folhetos do pericárdio. São pouco freqüentes na infância. Essas pericardites passam por uma fase de derrame pericárdico líquido antes de evoluir para a constrição. Entre as causas mais freqüentes citam-se a pericardite tuberculosa (20 a 30% dos casos), a purulenta e os hemopericárdios insuficientemente drenados. Nesse tipo de pericardite, os sinais e os sintomas diferem dos observados nos derrames pericárdicos. Os sintomas são predominantemente abdominais e de membros inferiores.

A área cardíaca é normal ou moderadamente aumentada à custa do pericárdio espessado; existe taquicardia moderada e em aproximadamente 60% dos pacientes é audível um ruído protodiastólico, correspondendo à cessação abrupta do enchimento ventricular.

A pressão venosa está aumentada, simulando uma "síndrome da veia cava".

Podem existir hepatoesplenomegalia com circulação colateral abdominal, ascite e edema de membros, às vezes lembrando cirrose hepática. São fenômenos oriundos da constrição cardíaca crônica que diminuem, extrinsecamente, o volume diastólico e a complacência cardíaca.

Havendo sinais radiológicos de calcificação, o diagnóstico torna-se fácil; porém, não havendo, a suspeita é levada pela curva pressórica do ventrículo direito, que é facilmente obtida com um cateter central.

A ecocardiografia mostra imagens de ecos densos correspondentes ao epicárdio e pericárdio (espessados).

O diagnóstico diferencial é feito fundamentalmente com a miocardiopatia restritiva. A tomografia computadorizada e a ressonância magnética ajudam no diagnóstico. Entretanto, alguns casos necessitam de estudo hemodinâmico e até punção – biopsia de pericárdio para adequado diagnóstico diferencial e/ou etiológico.

O tratamento da pericardite constritiva é predominantemente cirúrgico: pericardiectomia total.

Pericardites por agentes físicos

A irradiação torácica é bem conhecida como agente etiológico de pericardite aguda, mais freqüentemente tardia, assim como de outras manifestações de enfermidade pericárdica (tamponamento, constrição). A incidência de complicações com esse procedimento para tratamento de doenças neoplásicas (linfomas) é relativamente alta (15% a 35%).

Quilopericárdio

Coleção de líquido linfático ou quilo, acontece em crianças com higroma cístico congênito torácico com comprometimento pericárdico, ou após correção cirúrgica de cardiopatias congênitas complicadas com elevada pressão venosa ou lesão acidental do ducto torácico.

Aplasias

A ausência do pericárdio pode ser completa (muito rara), ou incompleta (parcial). Aproximadamente 70% das aplasias parciais ocorrem no pericárdio esquerdo, sendo que o restante ocorre principalmente na região diafragmática e uma pequena porcentagem na região direita do pericárdio.

Nas aplasias esquerdas notamos à radiografia de tórax desaparecimento da silhueta direita do coração, com aumento da motilidade esquerda e alongamento do arco médio. Cerca de 30% desses casos são acompanhados de outras malformações cardíacas; assim, a hérnia de aurícula esquerda freqüentemente é confundida com outro problema cardíaco. Alguns casos provocam dor anginosa e associam-se com ECG compatível com pericardite, levando à cirurgia de urgência. O arco médio produz um movimento de báscula quando visto na radioscopia ou no ecocardiograma bidimensional. A correção cirúrgica é indicada somente nos casos sintomáticos.

Divertículos – são processos raros, formando verdadeiros cistos entre os dois folhetos do pericárdio ou falsos cistos por invaginação de serosa. Sua localização mais freqüente é na região cardiofrênica direita do pericárdio. Geralmente são assintomáticos e descobertos na adolescência.

Cistos pleuropericárdicos – são as entidades mais freqüentes. São benignos e também possuem como localização mais comum a região cardiofrênica direita, na qual a radiografia de tórax mostra uma opacificação triangular, borrando a silhueta cardíaca direita.

Tumores pericárdicos – raros e na maioria dos casos são tumores embrionários indiferenciados. Teratoma é o mais comum. As metástases pericárdicas são muito mais comuns que os tumores primitivos. – Não é infreqüente que o derrame pericárdico seja a primeira manifestação da neoplasia.

SEÇÃO IV   Emergências Cardiológicas

coordenador MUNIR EBAID

1   Insuficiência Cardíaca

EDMAR ATIK

RILVANI GONÇALVES

LUCIA HELENA CARAMURU

INTRODUÇÃO

A insuficiência cardíaca (IC) na infância constitui uma emergência pediátrica e ocorre em 80 a 90% dos casos durante o primeiro ano de vida e, em especial, no primeiro trimestre (lactente jovem). A IC na criança apresenta características peculiares e deve-se ressaltar que o diagnóstico dessa condição se torna tão mais difícil quanto menor a idade, a ponto de no recém-nascido confundir-se com outras doenças que a mimetizam e, nesse grupo etário, a gravidade cresce ao se evidenciar que a evolução temporal é rápida entre os primeiros sinais de IC e o aparecimento do colapso periférico. O êxito do tratamento depende do diagnóstico e manuseio precoces, pois, com o passar do tempo, alterações estruturais do miocárdio se processam até um ponto no qual a recuperação cardiocirculatória se tornar difícil, mesmo quando eliminada a causa de base. As características da IC na criança difere daquelas do adulto quando consideramos a etiologia, o modo de instalação, o quadro clínico e o tratamento. Assim, é obrigatório o reconhecimento adequado dos aspectos clínico e fisiopatológico, bem como do tratamento, para o correto manuseio dessa síndrome.

DEFINIÇÃO

Podemos definir a IC como uma síndrome clínica causada por uma anormalidade cardíaca e reconhecida por seu padrão característico de respostas hemodinâmica, renal e neuro-hormonal. A IC pode ser de instalação aguda ou ocorrer de modo insidioso, em repouso ou somente aos esforços. Do ponto de vista fisiopatológico, ela determina uma inadequação entre o débito cardíaco e as necessidades do organismo, gerando um acúmulo de sangue nos territórios venocapilar pulmonar e periférico. Muito embora seja uma condição clinicamente bem caracterizada, a natureza do defeito ultra-estrutural miocárdico, responsável pela falência cardiocirculatória, é ainda objeto de especulação científica.

FISIOPATOLOGIA

O débito cardíaco (DC) é definido como o produto da freqüência cardíaca (FC) pelo volume sistólico (VS), assim: DC = VS. A modulação depende dos seguintes fatores: a) pré-carga ou volume de enchimento ventricular; b) pós-carga ou força que atua sobre os ventrículos (impedância); c) contratilidade miocárdica; d) freqüência cardíaca.

Na IC a inadequação do DC pode expressar-se sob duas formas distintas: em uma o coração pode estar bombeando volume sangüíneo excessivo para as necessidades dos diversos órgãos (IC de alto débito) e, nesse caso, a disfunção miocárdica não é a causa primária da IC, caracterizada por sobrecarga de volume, câmaras cardíacas dilatadas, pressão diastólica final elevada, contratilidade miocárdica normal ou pouco comprometida e fração de ejeção geral-

mente aumentada. Como exemplos dessa condição temos os grandes desvios do fluxo sangüíneo da esquerda para a direita, as insuficiências valvares e a anemia grave. Em outra situação temos disfunção contrátil do miocárdio gerando também cardiomegalia e elevação da pressão diastólica final, porém, redução da fração de ejeção e da perfusão periférica (IC de baixo débito). O exemplo clássico é a miocardiopatia dilatada do ventrículo esquerdo.

Podemos ainda considerar a IC sistólica como aquela determinada por disfunção miocárdica primária de etiologia diversa, sendo essa forma a mais encontrada na infância. Já a disfunção de natureza diastólica é menos comum e caracteriza-se por um enchimento ventricular restrito e fração de ejeção, a princípio normal; o distúrbio fundamental é decorrente da relação diminuída entre a tensão da parede ventricular e o volume ventricular (menor complacência). Em muitos casos, contudo, ambas as disfunções podem coexistir, sendo a importância relativa de cada componente de difícil reconhecimento.

Na IC de qualquer natureza, mecanismos de compensação serão ativados para preservar o DC. Esses atingirão seu limite máximo de acordo com a gravidade e a duração do estresse desencadeante e, havendo manutenção da condição adversa, atuarão de modo a perpetuar a IC por fatores de "feedback" positivos. Os mecanismos de compensação da IC estão agrupados de acordo com suas características da forma descrita a seguir.

FATORES DE MANUTENÇÃO DA CONTRATILIDADE MIOCÁRDICA

Mecanismo de Frank-Starling – pelo qual, de forma simplificada, o aumento na pressão de enchimento ventricular determina elevação proporcional do DC em uma relação curvilinear. Na prática, as alterações reflexas da FC, a resistência arterial e o inotropismo são tão importantes quanto as mudanças diretamente devidas às alterações da pressão de enchimento ventricular.

Hipertrofia dos miócitos – em modelos experimentais, mediada por alterações na expressão genética que envolvem modificações na transação do RNAm em DNA, RNAm entrelaçado e expressão oncoprotogênese. A hipertrofia do miócito é uma resposta não específica a uma sobrecarga e volume ou pressão e, inicialmente, benéfica. Com a progressão da IC, uma fase de exaustão ocorrerá, caracterizando-se por redução da massa miofibrilar, distroção dos túbulos T e do retículo sarcoplasmático e morte celular. O miocárdio hipertrofiado é também mais rígido durante a diástole e mais sensível à isquemia. A responsividade à estimulação adrenérgica é notada e deve-se à diminuição no número de beta-adrenorreceptores e às alterações no sistema da proteína G que liga os receptores à adenilciclase; essas modificações nos miócitos visam protegê-los de uma hiperestimulação, uma vez que os níveis de catecolminas endógenas costumam estar elevados na IC.

499

Estimulação adrenérgica endógena – por modulação do sistema nervoso autônomo, com maior atividade simpática e inibição parassimpática. O maior teor de catecolaminas nos terminais sinápticos incrementa a contratilidade miocárdia, aumenta a FC e regula o tono vascular periférico, com conseqüente melhora do DC e da pressão arterial sistêmica.

FATORES DE MANUTENÇÃO DO DÉBITO CARDÍACO

Aumento do volume circulante – com a queda do DC ocorre decréscimo no fluxo renal e da taxa de filtração glomerular e, em conseqüência, maior reabsorção de sódio na região justaglomerular associada a decréscimo da oferta desse íon à mácula densa, estimulando, assim, a produção de renina, angiotensina II e aldosterona. A resposta final será de vasoconstrição aliada à retenção hidrossalina. A retenção crescente de água secundária à retenção de sódio também determina maior produção de hormônio antidiurético (vasopressina), acentuando a condição de hipervolemia. Muito embora a resposta vasoconstritora mantenha a pressão arterial sistêmica e a perfusão periférica de órgãos vitais, essa condição é deletéria, na medida em que aumenta o trabalho cardíaco (pós-carga elevada). A retenção hídrica constante e a elevada pressão e enchimento ventricular (pré-carga elevada) são por si só nocivas, levando à exaustão o mecanismo e Frank-Starling.

Taquicardia – com a progressão da IC, os ventrículos geram menor volume sistólico, que será mantido relativamente constante, estando a elevação do DC na dependência da elevação da FC, que ocorre basicamente pela modulação do tono simpático e parassimpático. Uma taquicardia moderada eleva o DC, mas uma taquicardia inadequada aumenta o consumo de energia pelo miocárdio, tornando-o mais sensível à isquemia, além de determinar restrição de natureza diastólica.

FATORES DE MANUTENÇÃO DO SUPRIMENTO PARA OS ÓRGÃOS VITAIS

Redistribuição do débito cardíaco – com a redução do DC, a pressão arterial sistêmica necessária para a perfusão de estruturas vitais é mantida pelo aumento da resistência vascular. Há vasoconstrição seletiva, inicialmente em território cutâneo e esplâncnico e posteriormente no musculoesquelético. Nas formas moderadas de IC, o DC pode estar adequado para a situação de repouso, e a vasoconstrição seletiva se dá aos esforços mas, em fases avançadas, o fenômeno ocorre mesmo em repouso.

Alterações da afinidade da oxiemoglobina – a IC determina uma elevação nos níveis de 2,3-difosfoglicerato e um desvio da curva de dissociação de hemoglobina para a direita; a oferta de oxigênio para os tecidos é facilitada, aumentando a diferença arteriovenosa.

Os mecanismos compensadores da IC discutidos anteriormente são inicialmente benéficos, mas freqüentemente excedem os limites de melhora, determinando efeitos nocivos, que detectamos clinicamente como os sinais e sintomas da IC; tais mecanismos se não interrompidos por medidas terapêuticas tendem a se perpetuar.

ASPECTOS DA FISIOPATOLOGIA EM FETOS, RECÉM-NASCIDOS E LACTENTES JOVENS

CARACTERÍSTICAS ESTRUTURAIS DO MIOCÁRDIO IMATURO

O coração do feto e do recém-nascido é estrutural e funcionalmente imaturo, sendo tal afirmativa tão mais verdadeira quanto menor a idade considerada. Sabe-se que a excitação-contração (fenômeno dependente do fluxo de íons cálcio livre entre o sarcolema e o retículo sarcoplasmático e determinante básico da contratilidade miocárdica), bem como a atividade da ATPase de cálcio (bomba de cálcio)

estão significativamente reduzidas, se comparadas às mesmas propriedades do músculo cardíaco plenamente desenvolvido. Durante o processo de maturação, os miócitos de fetos e recém-nascidos aumentam o volume celular e a área externa da membrana celular; há de modo semelhante maior atividade das proteínas da membrana que regulam a concentração citoplasmática de cálcio, determinando modificações na capacidade de excitação-contração. O diâmetro dos miócitos no feto é menor que o de adultos e a proporção da massa contrátil e não-contrátil (núcleo, mitocôndrias e superfície de membranas) é cerca de 40 a 70% menor que a encontrada em corações desenvolvidos. Os miofilamentos de modo individual, tanto em fetos quanto em adultos, parecem ter capacidade contrátil semelhante, mas cada grama de músculo fetal contém quantidade significativamente menor de sarcômeros, quando comparada a uma mesma massa de músculo adulto; disso se conclui que o ventrículo da criança muito jovem é capaz de gerar menor força de contração por unidade de área. Em fibras musculares de tamanho comparável, a tensão de repouso em músculo papilar de corações imaturos está aumentada em relação à mesma estrutura desenvolvida e que, em corações intactos e isolados, os ventrículos de fetos e recém-nascidos são mais rígidos e menos complacentes.

O miocárdio completamente desenvolvido pode utilizar uma variedade de substratos energéticos, preferindo os ácidos graxos livres. A glicose e o lactato são provavelmente os principais substratos do coração de fetos e recém-nascidos. Esses dados sugerem que o miocárdio em desenvolvimento dispõe de uma reserva limitada de suprimentos energéticos, com grande dependência de glicose, principalmente em condição de hipóxia.

HEMODINÂMICA NO FETO E RECÉM-NASCIDO

No feto a placenta é a região e baixa resistência vascular que permite as trocas gasosas, que serão realizadas nos pulmões após o nascimento. O ventrículo direito recebe sangue vindo da placenta e apenas cerca de 8% do seu volume é entregue aos pulmões, região de elevada resistência vascular; a volemia restante atravessa o forame oval chegando às câmaras esquerdas e daí é distribuído através da aorta e ducto arterioso para o resto do corpo. Na vida intra-uterina, as pressões da aorta e artéria pulmonar são semelhantes e a pressão do átrio direito maior que do esquerdo. O feto vive em um ambiente com baixas tensões de oxigênio e sua freqüência cardíaca está em torno de 140 batimentos por minuto.

Após o nascimento, a criança faz uma série de ajustes cardiopulmonares vitais à sua sobrevivência. Com o início da respiração ocorre queda da resistência vascular pulmonar e aumento concomitante do fluxo pulmonar; a concentração mais elevada de oxigênio e a depuração de prostaglandinas endógenas facilitam o fechamento do ducto arterioso. O aumento do retorno venoso pulmonar e a redução concomitante do retorno venoso em cava inferior, pela remoção da placenta, determinam a elevação da resistência vascular sistêmica, tornando a pressão em átrio esquerdo superior à do direito, com conseqüente oclusão do forame oval. Em geral, as pressões em aorta e artéria pulmonar mantêm-se semelhantes na primeira hora de vida, caindo progressivamente após 3 a 4 horas, mas só atingindo os valores similares à condição do adulto em algumas semanas. Com essas transformações, cardiopatias congênitas bem toleradas na vida intra-uterina manifestam-se após o nascimento. As mudanças da circulação fetal para a neonatal mobilizam diferentes mecanismos de reserva cardíaca, sistólica e diastólica, deixando o sistema cardiocirculatório mais propenso à descompensação.

Do exposto, concluímos que as características, peculiares ao coração da criança muito jovem, determinam restrição aos mecanismos de reserva necessários à compensação da IC.

a) Limitação da reserva diastólica – maior tensão das paredes ventriculares; câmaras menores e mais rígidas; freqüência cardíaca basal elevada.

b) Limitação da reserva sistólica – imaturidade estrutural e fisiológica do miócito; restrição à oferta de substratos energéticos; maior consumo de energia por m^2 de superfície corpórea; imaturidade do sistema nervoso autônomo.

ETIOLOGIA

A etiologia a IC é determinada por uma variedade de doenças que desencadeiam diferentes mecanismos fisiopatológicos, tais como:

a) Sobrecarga de volume (ventricular direita e/ou esquerda) – como ocorre nos desvios do fluxo sangüíneo da esquerda para a direita, nas insuficiências valvares, anemia e hipervolemia.

b) Sobrecarga de pressão (ventricular direita e/ou esquerda) – como ocorre na obstrução das vias de entrada e saída dos ventrículos, na hipertensão arterial sistêmica e hiper-resistência vascular pulmonar.

c) Obstrução ao retorno venoso pulmonar – como na drenagem anômala total das veias pulmonares, em sua forma obstrutiva; estenose mitral congênita ou adquirida, estenose das veias pulmonares e na síndrome de hipoplasia do coração esquerdo.

d) Distúrbios primários do músculo cardíaco caracterizados por substituição do miocárdio por tecido anormal, processos inflamatórios, isquemias, distúrbios metabólicos, endócrinos, hipóxia etc.

e) Alterações da freqüência cardíaca secundárias às taqui ou bradiarritmias.

A IC em crianças está intimamente relacionada à etiologia que a produz e, quanto mais precoce, mais grave a doença de base. A ecocardiografia fetal permite detectar e tratar alterações anatômicas e do ritmo cardíaco, no entanto, é nos três a seis primeiros meses que as malformações mais graves vêm a descompensar. Em escolares e adolescentes a ocorrência de IC é menos comum e relaciona-se às cardiopatias adquiridas e às complicações do tratamento, clínico e/ou cirúrgico, dos defeitos cardíacos. Distúrbios de ordem geral como anemia, sepse, alterações do equilíbrio aciobásico e hidroeletrolítico, doenças neuroendócrinas ou intoxicações exógenas podem precipitar ou agravar a IC em qualquer idade.

Os quadros 4.11 a 4.13 relacionam as cardiopatias aos grupos etários nos quais geralmente se manifestam.

Quadro 4.11 – Causas de IC no primeiro mês de vida.

Cardiopatias congênitas
Síndrome de hipoplasia do coração esquerdo
Coartação da aorta
Estenose valvar aórtica
Transposição das grandes artérias
Drenagem anômala total das veias pulmonares
Persistência do canal arterial
Fístulas arteriovenosas
Anomalia de Ebstein

Distúrbios do ritmo cardíaco
Taquicardia paroxística supraventricular
Bloqueio atrioventricular total

Disfunção do miocárdio
Isquemia neonatal transitória
Sepse
Doenças metabólicas
Miocardites

Gerais
Persistência do padrão fetal (hipertensão pulmonar)
Hipertireoidismo neonatal
Broncodisplasia
Insuficiência renal
Insuficiência adrenal
Hipertensão arterial sistêmica
Anemias

Quadro 4.12 – Causas de IC em lactentes.

Entre 1 e 6 meses
Cardiopatias congênitas
Coartação da aorta e suas associações
Transposição das grandes artérias
Tronco arterial comum
Fluxos da esquerda para a direita
Ventrículo único
Defeitos do septo atrioventricular
Drenagem anômala total das veias pulmonares

Distúrbios do miocárdio
Miocardites
Fibroelasose endomiocárdica
Origem anômala da coronária esquerda

Distúrbios do ritmo
Taquicardia paroxística supraventricular

Gerais
Hipotireoidismo congênito
As listadas no quadro 4.11

Acima de 6 meses
Cardiopatias congênitas
Comunicação interventricular
Persistência do canal arterial
Drenagem anômala total das veias pulmonares
Transposição das grandes artérias
Origem anômala da coronária esquerda

Disfunção do miocárdio
Miocardites
Fibroelastose endomiocárdica

Gerais
Infecções (endocardites, pericardites, sepse)
Anemias
Hipertensão arterial sistêmicas

Quadro 4.13 – Causas de IC em crianças maiores.

Cardiopatias congênitas não-operadas
Síndrome de Eisenmenger
Anomalia de Ebstein
Comunicação interventricular mais prolapso da valva aórtica
Defeito do septo atrioventricular (insuficiência valvar A.V)
Estenose pulmonar
Estenose aórtica
Insuficiência cianogênicas de longa evolução
Cardiopatias associadas a distúrbio de ritmo

Cardiopatias congênitas operadas
Tetralogia de Fallot
Anastomoses atrio e cavapulmonares
"Shunt" de Blalock-Taussig
Insuficiência aórtica (pós-valvotomia), ventriculosseptoplastia e correção de tronco arterial comum
Falência de ventrículo sistêmico
Isquemia, cardioplegia

Cardiopatias adquiridas
Febre reumática
Endocardite infecciosa
Pericardites
Miocardites

Gerais
Glomerulonefrite aguda
Hipertensão arterial sistêmica
Colagenoses
Sepse
Intoxicações exógenas
Anemias

QUADRO CLÍNICO

O quadro clínico da IC fundamenta-se na presença de sinais e sintomas que decorrem da função miocárdica alterada com débito cardíaco diminuído, da congestão venocapilar pulmonar e da congestão sistêmica.

Sinais e sintomas decorrentes do baixo débito cardíaco e da função miocárdica alterada

Incluem-se nesse tipo de manifestações: cardiomegalia, taquicardia, ritmo de galope, pulso periférico diminuído, hipodesenvolvimento físico, sudorese, irritabilidade, extremidades frias, sonolência, fraqueza, fatigabilidade, palidez cutânea, pele fria, cianose e oligúria.

A cardiomegalia indica que o coração está submetido a um estresse agudo ou crônico, de gravidade suficiente para causar dilatação. A área cardíaca normal à avaliação radiográfica, em casos de dúvida no diagnóstico de IC, constitui um dado que geralmente o afasta. No entanto, em crianças portadoras de drenagem anômala (forma obstrutiva), estenose de veias pulmonares, "cor triatriatum", estenose mitral e alguns casos de miocardite aguda, a área cardíaca, em geral, apresenta-se de tamanho normal. Esses casos representam, portanto, verdadeiras exceções e espelham uma das diferenças clínicas entre a IC da criança e a do adulto.

Freqüência cardíaca superior a 160bpm em recém-nascidos, a 120bpm em crianças de 1 mês a 2 anos de idade e a 100bpm em crianças maiores é considerada como taquicardia e também constitui, a exemplo da cardiomegalia, um dos sinais importantes para o diagnóstico de IC, manifestando-se precocemente por ser um dos mecanismos agudos de adaptação cardiocirculatória. Em geral, hipotensão acentuada e pulsos diminuídos não são observados com freqüência, a menos que a função miocárdica esteja muito comprometida. Podem-se verificar, ao contrário, pulsos amplos e pressão sistólica elevada, como, por exemplo, nas fístulas arteriovenosas, na persistência do canal arterial e em todas as outras cardiopatias com fuga de sangue da circulação sistêmica.

Cianose de extremidades, pele fria e sudorese decorrem da vasoconstrição reflexa por hiperatividade adrenérgica. O hipodesenvolvimento físico, fatigabilidade, sonolência e irritabilidade são conseqüências do menor suprimento de oxigênio aos tecidos. Maior extração de oxigênio em capilar sistêmico, com conseqüente dessaturação venosa, mais acentuada que o habitual, também favorece o aparecimento da cianose periférica que, às vezes, se observa em crianças com IC de longa duração.

Oligúria é um sintoma que pode ser pronunciado e resulta dos baixos DC e fluxo sangüíneo renal. O cansaço em crianças com IC crônica pode decorrer de outras causas, como distúrbios eletrolíticos e do equilíbrio acidobásico, de infecções crônicas e supersedação. Portanto, quando esse sintoma é predominante, o baixo DC não deve ser admitido como o fator causal, até que outro seja excluído.

Sinais e sintomas decorrentes da congestão venocapilar pulmonar

Compreendem: taquipnéia, respiração sibilante, estertores subcreptantes, cianose, deformidade torácica e infecções pulmonares. Desses a taquipnéia e a tosse devem ser mais valorizadas, principalmente quando acometem crianças com poucos meses de idade. A dispnéia é usualmente o sintoma mais precoce da IC do coração esquerdo e inicialmente ocorre durante esforços, como por ocasião das mamadas ou após choro em lactentes e, ao correr, subir escadas e ladeiras em crianças maiores. Com o passar do tempo e o declínio progressivo da reserva cardíaca, a dispnéia aparece a esforços menores e mesmo em repouso. Convém lembrar que esse sintoma não é específico da IC, podendo manifestar-se em outras condições, como nas doenças pulmonares, por exemplo. Habitualmente, essa diferenciação é simples, bastando ter-se em mente um

princípio importante: a cardiomegalia está sempre presente quando a dispnéia é devida à falência miocárdica, o que não ocorre em crianças portadoras de doença pulmonar isolada. Por outro lado, a presença de estertores pulmonares crepitantes, de febre e de sinais de infecção pelo hemograma são elementos que tendem a afastar a hipótese de IC. Quando a dúvida persiste, pode ser útil, inclusive como teste terapêutico, o emprego de diurético potente, por via intravenosa, que melhora sensível e rapidamente a dispnéia de origem cardíaca. Contrariando o primeiro pensamento que norteia a diferenciação entre os problemas pulmonar e cardíaco, a dispnéia de origem cardíaca pode associar-se a um coração de tamanho normal, em determinadas anomalias congênitas, como estenose mitral, no "cor triatriatum", na drenagem anômala total das veias pulmonares (forma não-obstrutiva), nas quais a hipertensão pulmonar é devida a um bloqueio do fluxo sangüíneo e não à falência da bomba cardíaca.

Episódios de dispnéia paroxística (aparecimento ou acentuação súbita da dispnéia, sem fator predisponente) ocorre também em crianças, nas quais há hipertensão venocapilar acentuada, quer por obstrução em algum nível do coração esquerdo, quer por cardiopatias com grande fluxo pulmonar, como na transposição das grandes artérias, associada a comunicações intercavitárias amplas, e na drenagem anormal das veias pulmonares associada a pequena comunicação interatrial. Esses episódios menos comuns na criança, em geral, acompanham-se de uma crise hipóxica. Nessas circunstâncias, é importante a presença de sintomas decorrentes de hipertensão venocapilar pulmonar e dos sinais clínicos de cardiomegalia, confirmados por radiografia de tórax que, em geral, afastam o diagnóstico das cardiopatias de hipofluxo pulmonar por obstrução valvar pulmonar significativa, já que essa última condição é um elemento anatômico para a ocorrência das crises de hipóxia.

Os estertores subcrepitantes, sinais auscultatórios sugestivos da IC do coração esquerdo em adultos, são menos comuns na infância, especialmente em recém-nascidos. Quando presentes e limitados a um lado do tórax, deve-se pensar na possibilidade de infecção pulmonar. Na criança, os estertores subcrepitantes podem ser uma manifestção mais tardia, ocorrendo em IC muito acentuada. Por outro lado, as infecções pulmonares ocorrem muito freqüentemente na criança com IC, em conseqüência da grande transudação de líquido para os alvéolos, constituindo excelente meio para o desenvolvimento microbiano. Essas infecções podem causar a piora da dispnéia e intensificação da IC, cuja melhora depende também do tratamento da complicação pulmonar.

A deformidade torácica (tórax *carinatum*) é mais comum em crianças maiores.

Sinais e sintomas decorrentes da congestão venocapilar sistêmica

As principais manifestações nesse grupo são: hepatomegalia, estase jugular, edema periférico e efusões serosas, decorrentes da função cardíaca deficiente, do tono venomotor aumentado, bem como do maior volume de sangue venoso periférico.

A hepatomegalia constitui o sinal mais importante da congestão venosa sistêmica, constante na IC e útil para o seu diagnóstico. É significativa no lactente, quando se estende abaixo de 3cm do rebordo costal. Não se deve esquecer, porém, que na infância é comum em distúrbios respiratórios, discrasias sangüíneas e infecções congênitas. O fígado pode aumentar rapidamente em recém-nascidos, e por isso é útil marcar o nível da borda hepática na pele, para que as alterações em seu tamanho sejam apreciadas.

A estase jugular aparece em crianças maiores de forma mais nítida, sendo difícil sua visualização em recém-nascidos por apresentarem, em geral, pescoço curto.

O edema periférico também é menos comum nos recém-nascidos e lactentes. Ascite ou anasarca são incomuns, exceto em crianças maiores e adolescentes, em especial aqueles acometidos por pericardite constritiva ou ainda com função miocárdica muito deteriorada. O edema carece de significado como sinal isolado, principalmente em recém-nascidos, pela sua alta incidência em prematuros normais. Entretanto, é de valor quando associado a outros sinais de congestão, principalmente à hepatomegalia. Em escolares e adolescentes em seguimento ambulatorial o edema é notado ao final do dia, inicialmente nos pés e tornozelos, regredindo após uma noite de repouso. Em pacientes acamados, o edema de origem cardíaca surge inicialmente na região sacra. Em lactentes e crianças menores, o edema facial ocorre como localização preferencial.

Outros sinais que decorrem da congestão venocapilar sistêmica são os relacionados à função do aparelho digestivo como anorexia, náuseas e vômitos. A cirrose hepática de causa anóxica, por IC crônica, é raríssima na infância.

Quando a IC direita é prolongada e acentuada, as efusões serosas podem desenvolver-se. Decorrem dos mesmos fatores responsáveis pelo edema periférico. No entanto, o alto conteúdo protéico desses transudatos, comparado com o encontrado usualmente no edema subcutâneo, indica que a permeabilidade aumentada dos capilares das membranas serosas é outro fator adicional. Embora o volume do fluido pericárdico seja aumentado em pacientes com IC, o hidropericárdio parece raro em crianças. O mesmo pode ser dito com relação ao hidrotórax e ao hidroperitônio.

Diagnóstico clínico no recém-nascido

Para o diagnóstico de IC no recém-nascido é preciso que estejam presentes os quatro sinais cardinais que a caracterizam: cardiomegalia, taquicardia, taquipnéia e hepatomegalia. O conjunto desses sinais é tão importante que, na ausência de um só, deve ser questionado o diagnóstico de IC. No recém-nascido é difícil, muitas vezes, a diferenciação entre a IC, com ou sem cianose, e a síndrome da angústia respiratória. A grande diferença entre ambas reside na ausência de cardiomegalia nesta última. Na IC, o precórdio é hiperativo e os sopros e ruídos cardíacos variam conforme a cardiopatia em questão. A propedêutica armada não é a mais importante para o diagnóstico da síndrome clínica da IC, feito principalmente em bases clínicas. Os exames complementares, em geral, orientam para as causas diversas (anatômicas, funcionais etc.) que determinam a IC em qualquer idade.

TRATAMENTO

O tratamento da IC em crianças, como no adulto, baseia-se em um conjunto de medidas que visam aumentar o débito cardíaco, eliminar a retenção de água e sal, eliminar causas precipitantes e perpetuadoras da IC, melhorar o trabalho miocárdico e tratamento do fator desencadeante.

MEDIDAS GERAIS

Incluem medidas que em conjunto levam à diminuição do requerimento cardíaco, da congestão venosa pulmonar e da retenção hidrossalina e à melhora da hematose e do padrão respiratório. As principais medidas são:

Repouso e sedação – os pacientes devem ser mantidos em repouso para diminuir os gastos energéticos e o consumo de oxigênio. Para tanto, evita-se a manipulação excessiva dessas crianças, sendo, por vezes, necessário o uso de sedativos (Tabela 4.2) adequados para melhor controle do estresse físico e emocional.

Decúbito elevado – a 20-30 graus leva a uma melhora do quadro congestivo pulmonar e facilita a dinâmica respiratória. Auxilia também na prevenção de aspiração do conteúdo gástrico.

Tabela 4.2 – Sedativos na insuficiência cardíaca.

Droga	Dose e via de administração	Apresentação
Hidrato de cloral	VO ou VR 0,25-100mg/kg/dose (não exceder 2g/dia), divididos em 6-8 horas	Xarope 500mg/5ml 250mg/5ml
Midazolam	VO, IM ou IV 0,05-0,2mg/kg/dose, repetir de hora em hora, se necessário uso contínuo IV 0,4-6mcg/kg/min	Cápsula 15mg Injeção 5mg/ml (3ml = 15mg)
Fentanil	IM, IV Crianças até 12 anos: 1-3mcg/kg/dose, se necessário, repetir a cada 30-60min, uso contínuo 1-3mcg/kg/hora Crianças > 12 anos: 0,5-1mcg/kg/dose, se necessário repetir a cada 30-60min ou 25-50mcg/dose	0,05mg/ml

Controle da temperatura corporal – tanto a hipotermia quanto a hipertermia levam a um maior consumo de oxigênio e a um maior consumo energético. No período neonatal, a instabilidade térmica é mais exacerbada, sendo aconselhável o uso de incubadoras ou berços aquecidos para melhor controle térmico.

Oxigenoterapia – a utilização de oxigênio por máscaras, cateter nasal ou tendas é importante, levando assim a uma melhor oxigenação. Em casos mais graves, a ventilação pulmonar mecânica deverá ser considerada, sendo prudente ter cautela na utização de elevada pressão expiratória final positiva (PEEP), pois leva ao aumento da resistência pulmonar, podendo ocasionar piora do quadro hemodinâmico.

Controle do equilíbrio hidrossalino – com o objetivo de diminuir a retenção de água e sódio decorrentes do quadro de IC, devemos controlar a oferta hídrica por meio de restrição de 25 a 50% das necessidades basais de cada paciente em questão (calculadas conforme a idade e o peso corpóreo) e controlar a oferta de sódio da dieta; nos pacientes pediátricos de faixa etária menor (recém-nascidos e lactentes jovens), o controle da oferta de sódio não é regra, pois a dieta constitui-se basicamente de leite, o que traz dificuldade para a restrição do mesmo.

Aspectos nutricionais – a ICC é uma condição hipercatabolizante sendo que as crianças nessa situação geralmente apresentam deficiência nutricional, por um lado devido à oferta calórica inadequada e por outro ao aumento das demandas energéticas. As necessidades calóricas durante a falência cardiocirculatória costumam ser superiores a 100 a 120cal/kg/dia requeridas para o crescimento, sendo, por vezes, difícil atingirmos a oferta calórica ideal devido à necessidade de respeitarmos a restrição hídrica, já citada anteriormente. Para tanto, podemos usar dietas especiais, caloricamente enriquecidas, na tentativa de atingirmos o balanço calórico o mais próximo possível do planejado. Em certos casos, podemos lançar mão de um outro recurso, que seria o de ultrapassarmos com cuidado o limite de oferta hídrica junto com o aumento da oferta de diuréticos, chegando assim ao equilíbrio hidrocalórico almejado.

Correção de distúrbios associados – todas as condições indesejáveis devem ser precocemente reconhecidas e controladas. Devemos corrigir os distúrbios acidobásicos e hidroeletrolíticos (alcalose e/ou acidose metabólica e/ou respiratória; distúrbios do sódio, potássio, cálcio, magnésio), corrigir as anemias (procurar manter níveis de hemoglobina sérica maior que 10mg/dl, nas crianças com ICC) e tratar os processos infecciosos coadjuvantes.

MEDIDAS ESPECÍFICAS

Agentes inotrópicos positivos

Digitálicos

O principal mecanismo pelo qual o digital aumenta a contratilidade miocárdica é por meio da inibição da bomba Na^+/K^+-ATPase do sarcolema, a qual é responsável pela manutenção do gradiente entre Na^+ e K^+ transmembrana. Como resultado, ocorre elevação da concentração de Na intracelular (pelo aumento do influxo e/ou redução do efluxo), levando, secundariamente, a um aumento da troca Na^+/Ca^{++}. Conseqüentemente, ocorre elevação dos níveis de cálcio intracelular, sendo bombeado para o interior do retículo endoplasmático. Quando um potencial de ação estimula a célula, maior quantidade de cálcio é liberada para os miofilamentos, resultando na formação de mais pontes entre actina e miosina e, em maior contratilidade do músculo cardíaco.

Apesar de o digital ser uma droga utilizada há mais de 200 anos, muitas dúvidas a respeito de suas ações ainda não foram esclarecidas. Outro efeito que tem merecido enfoque nos últimos anos é sua ação neuro-hormonal. O digital, por meio da sensibilização de barorreceptores cardíacos e aórticos, causa diminuição da atividade simpática eferente, contribuindo para a redução da freqüência cardíaca e prolongamento do período refratário do nó atrioventricular. Essa ação provavelmente é mais importante do que previamente era reconhecida. Atualmente, considera-se que o aumento do débito cardíaco associado e a redução da resistência vascular sistêmica sejam devidos à inibição simpática e à manutenção do tono parassimpático. Resultados sugerem que a droga diminui a atividade da renina plasmática, reduz o estímulo simpático e restabelece a sensibilidade dos barorreceptores. As concentrações de noradrenalina plasmática também se encontram diminuídas após o uso do digital.

Alguns aspectos são específicos quando consideramos seu uso em crianças. Sabe-se que o perfil farmacocinético do digital difere no recém-nascido, especialmente no prematuro. Relatos recentes mostram diferenças quanto a "clearance" corpóreo, excreção biliar, volume de distribuição, taxa de metabolização e ligação protéica. As doses de digoxina preconizadas visam atingir níveis séricos entre 1,1 e 1,7ng/ml. Esses níveis foram determinados porque valores menores que 2ng/ml raramente levam à intoxicação digitálica, e os valores entre 1,1 e 1,7ng/ml apresentam a resposta inotrópica positiva desejada. Atualmente, devido ao alto risco de intoxicação, não costumamos mais utilizar doses de ataque de digital. Em casos mais críticos, podemos usar as vias intravenosa ou intramuscular, obtendo-se assim o nível sérico adequado com maior rapidez.

Os digitálicos mais utilizados em cardiologia pediátrica são a digoxina, a digitoxina e o lanactosídeo C. Esses glicosídeos variam entre si na absorção, na excreção, na rapidez de ação e na duração do efeito (Tabela 4.3). Não há diferença qualitativa na ação inotrópica, mas a tendência atual em crianças, principalmente no RN, é o emprego maior da digoxina, por apresentar algumas vantagens, relacionadas ao início de ação mais rápido e menor duração do seu efeito.

A dose digitálica difere conforme a idade e o peso da criança (Tabela 4.4). Deve ser lembrado que esses valores representam doses médias e que, em cada paciente, maior ou menor quantidade pode ser necessária, dependendo das respostas individuais e também de fatores que alteram a tolerância ao digital. Em crianças, há fatores que aumentam a tolerância ao digital como febre, infecção, exercício, drogas antiarrítmicas; e outros que diminuem, como hipóxia, acidose, hipocalemia, miocardite ativa, degeneração e fibrose miocárdica e prematuridade. A via metabólica da digoxina é renal e a digitoxina hepática. Diante do quadro de disfunção desses órgãos, as doses devem ser particularizadas.

Tabela 4.3 – Início de ação, máximo efeito e duração do efeito dos principais digitálicos.

Preparado	Via	Início de ação	Máximo efeito	Duração do efeito
Digoxina	VO	1-2h	4-8h	4-7 dias
	IV	5-10min	1-5h	4-7 dias
Digitoxina	VO	2-4h	8-24h	2-3 semanas
Lanactosídeo C	IV	5-10min	1-2h	1-3 dias

Tabela 4.4 – Agentes inotrópicos positivos.

Droga	Dose e via de administração	Apresentação
Digoxina	VO Prematuros 5mcg/kg/dia Recém-nascidos 8-10mcg/kg/dia Crianças < 2 anos 10-12mcg/kg/dia Crianças > 2 anos 8-10mcg/kg/dia (divididos em 2 doses) Pré-adolescentes e adolescentes: até 25kg 0,125mg/dia > 25kg 0,250mg/dia (uma dose/dia)	Elixir pediátrico 50mcg/ml Solução oral 500mcg/ml Cápsula 0,25mg
Lanactosídeo C	IV 10mcg/kg/dia divididos em 2 doses	Injeção 400mcg/2ml
Dopamina	IV Efeito dose dependente: até 5mcg/kg/min – efeito DOPA 5-10mcg/kg/min – efeito b1 > 10mcg/kg/min – efeito a	Injeção 5mg/ml (10ml-50mg)
Dobutamina	IV 0,5-20mcg/kg/min	Injeção 2,5mg/ml (20ml-250mg)
Isoproterenol	IV 0,02-2,0mcg/kg/min	Injeção 0,2mg/ml
Amrinona	IV Recém-nascidos: dose de ataque 0,75/mg/kg em 2 a 3 minutos Manutenção: 3-5mcg/kg/min Crianças e adultos: dose de ataque 0,75/mg/kg em 2 a 3 minutos Manutenção: 5-10mcg/kg/min Obs.: dose total não deve exceder 10mg/kg em 24 horas	Injeção 5mcg/ml

Intoxicação digitálica – manifesta-se por distúrbios cardíacos, gastrintestinais, neurológicos e alérgicos. As manifestações cardíacas mais freqüentes são: extra-sístoles ventriculares e supraventriculares, taquicardia juncional, paradas sinusais, diferentes graus de bloqueios atrioventriculares, ritmo juncional e dissociação atrioventricular. Os distúrbios gastrintestinais são usualmente representados por anorexia, náuseas e vômitos, podendo haver também diarréia e cólicas abdominais. Os sintomas neurológicos podem ser traduzidos por inquietude, nervosismo, insônia e os alérgicos por erupções cutâneas e eosinofilia. A intoxicação digitálica deve ser diagnosticada clinicamente, antes que maiores alterações eletrocardiográficas apareçam. A digitalização leva a alterações eletrocardiográficas, tais como redução da freqüência cardíaca, encurtamento da sístole ventricular (redução do intervalo QT), depressão do segmento S-T e alteração da onda T, além de alongamento do espaço PR. Esses efeitos tornam-se mais acentuados na intoxicação digitálica, havendo bloqueios maiores, de segundo ou até terceiro graus, dissociação atrioventricular, extra-sístoles, ritmo juncional, taquicardia e fibrilação ventricular. Assim que houver suspeita de intoxicação digitálica, a primeira medida a ser tomada é a suspensão da droga. Deve-se monitorizar o nível sérico de potássio e corrigir seus distúrbios prontamente, pois na hipocalemia os efeitos tóxicos dos digitálicos são exacerbados. Taquiarritmias de repercussão hemodinâmica devem ser rapidamente revertidas. Para tanto, pode-se fazer uso de difenil-hidantoína, a qual abole as arritmias por meio da depressão de focos ectópicos, sem alteração de condução pelos tecidos especializados, permitindo seu uso quando há distúrbios do tipo bloqueio atrioventricular. Outros medicamentos antiarrítmicos como lidocaína, procainamida, quinidina e propranolol, depressores do miocárdio e do tecido especializado de condução podem ser empregados na tentativa de reverter arritmias devidas à automaticidade aumentada. A cardioversão elétrica deve ser utilizada apenas quando todas as outras medidas tiverem sido ineficazes, pois pode induzir ao aparecimento de arritmias ventriculares mais graves, como a fibrilação ventricular. As bradiarritmias podem ser tratadas primeiramente com a atropina e se não houver resposta e apresentar repercussão hemodinâmica a instalação de marca-passo provisório está indicada. Anticorpos contra digoxina ou sua fração FAB, ainda não disponíveis no Brasil, podem ser utilizados nos casos refratários.

Agentes simpatomiméticos

São aminas simpatomiméticas, as quais se ligam a receptores beta-1-cardíacos levando ao aumento da atividade da adenilciclase. Com isso, aumenta a formação de AMP cíclico, o que ativa a proteína cinase, a qual promove o influxo intracelular de cálcio, estimulando maior interação actina-miosina e, conseqüentemente, maior força contrátil do músculo cardíaco.

Dopamina – é uma catecolamina endógena, precursora da norepinefrina. Seus efeitos são dose-dependente: em doses baixas seu efeito principal é o de estímulo de receptores dopaminérgicos distribuídos no leito vascular renal e mesentérico, ocasionando vasodilatação nesses locais; em doses intermediárias, aumenta o inotropismo diretamente por meio do estímulo de receptores beta-1 e indiretamente promovendo a liberação de norepinefrina por terminações nervosas simpáticas; em doses altas ocorre estímulo dos receptores alfa causando vasoconstrição de artérias e veias, elevando a resistência vascular sistêmica (essas altas doses são utilizadas em estados hipotensivos graves como no choque) (Tabelas 4.4 e 4.5).

Dobutamina – é uma catecolamina sintética com estrutura química semelhante à dopamina. Sua atividade predominante é a de estimular receptores beta-1. Possui também discreta atividade agonista sobre os receptores beta-2 e alfa, porém não estimula os receptores dopaminérgicos e não induz à liberação de noradrenalina nas terminações nervosas. Estudos demonstraram que em crianças pode haver aumento do débito cardíaco com doses de infusão pequenas como 0,5mcg/kg/min, que a curva de resposta é dose-dependente e varia de paciente para paciente.

Isoproterenol – estimula receptores beta-1 e 2, ocasionando aumento da contratilidade e da freqüência cardíaca, assim como relaxamento da musculatura lisa brônquica, gastrintestinal, uterina e vasodilatação periférica. Sua principal indicação é na ICC resultante ou acompanhada de bradicardia grave.

Inibidores da fosfodiesterase – são potentes inotrópicos positivos e vasodilatadores. Inibem a fosfodiesterase, enzima da membrana celular que leva à degradação do AMP cíclico; como resultado há elevação dos níveis intracelulares de AMP cíclico, que é responsável pelas ações inotrópica e vasodilatadora. Em pediatria seu uso deve ser muito cauteloso devido à alta incidência de efeitos colaterais (trombocitopenia, hepatotoxicidade, náuseas, vômitos). A droga desse grupo mais utilizada em pediatria é a amrinona, cuja administração é por via intravenosa e deve ser iniciada com uma dose de ataque seguida de manutenção (Tabela 4.4).

Diuréticos

Seu uso visa diminuir a retenção de água e sal decorrente do quadro de ICC. Por meio da inibição da reabsorção hídrica e salina pelos rins, aumentam a natriurese e diurese, reduzindo o volume intravascular, o volume ventricular e a pré-carga. Por outro lado, a redução do conteúdo de sódio da parede arteriolar provoca vasodilatação, queda da resistência vascular sistêmica e da pós-carga.

A furosemida é o diurético mais utilizado em pediatria pela boa tolerância e rápida ação. Pode ser administrado por via oral ou intravenoso. Em situações nas quais há estímulo do sistema renina-angiotensina-aldosterona, temos melhores resultados com a associação de inibidores da aldosterona como a espironolactona. Diuréticos tiazídicos e correlatos são cada vez menos utilizados em crianças. Durante a administração de diuréticos, é necessário realizar monitorização dos eletrólitos, principalmente o potássio (Tabela 4.6), e corrigir os distúrbios prontamente. É importante controlar a função renal devido ao efeito nefrótico de certos diuréticos (Tabela 4.7).

Tabela 4.6 – Vasodilatadores na insuficiência cardíaca.

Droga	Dose e via de administração	Apresentação
Nitroglicerina	IV Iniciar com 0,25-0,5mcg/kg/min Dose de manutenção 1-3mcg/kg/min VO 2,5-9mg a cada 8 ou 12h (muito raro sua utilização pediátrica)	Injeção 390mg/5ml
Hidralazina	VO 0,75-7,5mg/kg/dia dividido em 2-4 doses IV, IM 0,1-0,2mg/kg/dose a cada 4-6h até 1,7-3,5mg/kg/dia	Injeção 20mg/ml
Nitroprussiato de sódio	EV 0,5-10mcg/kg/min	Injeção 10mg/ml
Prazosina	VO Dose inicial: 5mcg/kg/dose Manutenção: 25-150mcg/kg/dia divididos em 4 doses	Cápsulas 1, 2 e 5mg
Captopril	VO 0,2-6mg/kg/dia divididos em 2-4 doses	Cápsulas 12,5, 25, 50 e 100mg

Tabela 4.5 – Efeito das drogas simpatomiméticas na insuficiência cardíaca.

Droga	Receptor DOPA 1 (mais perfusão renal)	Receptor alfa (vasoconstrição)	Receptor beta-1 (mais contratilidade)	Receptor beta-2 (vasodilatação)
Norepinefrina	0	+ + + +	+ + + +	0
Epinefrina	0	+ + + +	+ + + +	+ +
Isoproterenol	0	0	+ + + +	+ + + +
Dopamina	+	+ + + +	+ + + +	+ +
	(baixa dose)	(alta dose)	(média ou alta dose)	(média dose)
Dobutamina	0	+	+ + + +	+

Tabela 4.7 – Uso de diuréticos na insuficiência cardíaca.

Droga	Dose e via de administração	Apresentação
Furosemida	VO, IV, IM 0,5-4mg/kg/dia Casos graves até 6mg/kg/dia divididos em até 6 doses/dia	Solução oral 10mg/ml Cápsula 40mg Injeção 10mg/ml
Espironolactona	VO 1-3mg/kg/dia divididos a cada 6-24 horas	Cápsula 25, 50 e 100mg
Hidroclorotiazida	VO < 6 meses: 2-3,3mg/kg/dia divididos em 2 doses > 6 meses: 0,5-4mg/kg/dia divididos em 2 doses	Cápsula 25, 50 e 100mg

Vasodilatadores

A terapêutica com vasodilatadores na ICC visa facilitar o trabalho cardíaco, seja pela diminuição da resistência arterial periférica (pós-carga) seja pela redução do tono venular (pré-carga) ou de ambas.

Como já sabemos, a queda do débito cardíaco decorrente do quadro de ICC desencadeia dois principais mecanismos compensatórios: a ativação do sistema adrenérgico e do sistema renina-angiotensina-aldosterona. Dessa forma, teremos a liberação de dois potentes vasodilatadores: norepinefrina e angiotensina II, os quais se ligam a receptores nos vasos arteriais e venosos estimulando a vasoconstrição. No início, a vasoconstrição é benéfica, pois aumenta o retorno venoso para o ventrículo esquerdo e ajuda a manter a pressão arterial sistêmica, porém ocorrem, posteriormente, efeitos indesejados decorrentes do retorno venoso excessivo (levando ao aumento da pressão capilar pulmonar e congestão pulmonar) e aumento da resistência vascular sistêmica. A terapia vasodilatadora destina-se a realizar modulação da vasoconstrição arterial e venosa, a reduzir a congestão pulmonar e a melhorar o débito cardíaco secundariamente.

Os vasodilatadores diferem quanto ao local principal de ação em arteriais, venosos e mistos (Tabela 4.6).

Vasodilatadores venosos – destaca-se a nitroglicerina, cujo uso em cardiologia pediátrica é limitado, sendo administrada, por vezes, nos quadros hipertensivos graves que podem ocorrer nos pós-operatório de cirurgia cardíaca.

Vasodilatadores arteriais – os mais utilizados em pediatria são os bloqueadores de canal de cálcio e a hidralazina (cuja ação é direta na musculatura lisa arteriolar). Em doses elevadas, principalmente em acetiladores lentos, a hidralazina pode induzir a uma síndrome lúpus "like". Esse efeito pode ser prevenido por meio do cuidado de se aumentar gradativamente a dose da droga e é revertido após sua suspensão.

Vasodilatadores mistos – como principais drogas desse grupo temos o nitroprussiato de sódio, a prazosina e os inibidores da enzima conversora da angiotensina (ECA).

O nitroprussiato de sódio tem sua maior utilização nas ICC agudas e no pós-operatório de cirurgia cardíaca. Deve-se monitorizar os níveis de tiocianato se seu uso for prolongado, ou seja, maior que três dias.

A prazosina é um bloqueador potente dos receptores alfa-1 pós-sinápticos e tem mínima ação nos pré-sinápticos. Seu principal uso hoje em dia é no controle da hipertensão arterial sistêmica. Devido ao fato de desenvolver tolerância com o tempo de uso e de não ter demonstrado redução na mortalidade na ICC crônica, seu uso nesses casos não é indicado.

Os inibidores da ECA levam ao bloqueio da formação da angiotensina II, resultando na queda da resistência vascular e diminuição da retenção de sódio (resultante da diminuição da aldosterona). A inibição da angiotensina II resulta também na diminuição da degradação da bradicinina, aumentando seus níveis plasmáticos. A bradicinina leva à vasodilatação de forma direta, pela sua ação natural vasodilatadora, e indireta, por meio do estímulo à síntese de prostaglandinas vasodilatadoras (PGE_{-2} e PGI_{-2}). A droga desse grupo de maior uso em pediatria é o captopril.

Tratamento da causa

O insucesso para manter hemodinamicamente estável o paciente por meio das medidas clínicas anteriormente citadas conduz o grupo médico a discutir a indicação de tratamento cirúrgico.

Assim, um grande canal arterial ou uma fístula arteriovenosa pode ser reparada, uma coartação da aorta corrigida, uma estenose aórtica ou pulmonar, aliviadas. O conhecimento da história natural das cardiopatias congênitas e a crescente experiência cirúrgica têm resultado na indicação da cirurgia corretiva em períodos cada vez mais precoces, mesmo nos primeiros dias de vida, como tem ocorrido, com a transposição das grandes artérias, por meio da correção anatômica desse defeito (cirurgia de Jatene).

Quando não se pode efetuar a correção total, a cirurgia paliativa está indicada. As principais cirurgias cardíacas paliativas que se realizam em crianças são a de Blalock-Hanlon (septectomia atrial), a cerclagem da artéria pulmonar e, por meio de método invasivo, mas não cirúrgico, a atriosseptostomia por cateter-balão (Rashkind). A cirurgia de Blalock-Hanlon e/ou atriosseptostomia pelo cateter-balão são realizadas nos casos que necessitam de uma comunicação interatrial maior para a sobrevivência como nas transposições das grandes artérias, atresia tricúspide, drenagem anômala total das veias pulmonares e atresia mitral.

A cerclagem da artéria pulmonar é realizada em crianças portadoras de cardiopatias de hiperfluxo pulmonar nas quais não existe tratamento cirúrgico corretivo, como ventrículo único, atresia mitral e cardiopatias complexas. Aplica-se também em cardiopatias potencialmente corrigíveis como comunicação intraventricular (CIV), defeito do septo atrioventricular (DSAV), transposição das grandes artérias (TGA), *truncus arteriosus comuns* (TA), que se apresentem em determinadas situações especiais, de maior risco cirúrgico como na desnutrição, infecções de repetição, hipodesenvolvimento acentuado e ainda particularidades anatômicas que dificultam a técnica operatória.

O transplante cardíaco tem sido considerado em situações anatomofuncionais de extrema gravidade como exemplo na hipoplasia do coração esquerdo, certas cardiopatias complexas e miocardiopatias graves.

Nas cardiopatias canal-dependente, podemos manter a perviabilidade do canal arterial utilizando a prostaglandina E_1. Certo grupo dessas cardiopatias, como interrupção de arco aórtico, coartação de aorta grave, estenose aórtica grave, hipoplasia de coração esquerdo costumam desenvolver quadro de ICC e baixo débito nos primeiros dias de vida e dependem da manutenção do canal arterial para sua sobrevivência, até que um procedimento cirúrgico possa ser desencadeado (Tabela 4.8).

Tabela 4.8 – Cloreto de potássio e prostaglandina E_1 na insuficiência cardíaca.

Droga	Dose e via de administração	Apresentação
Cloreto de potássio	VO 1-3mEq/kg/dia divididos em 3-4 doses	Solução a 10% – 0,8-1,5ml/kg/dia Solução a 20% – 0,4-0,7ml/kg/dia
Prostaglandina E_1	IV Dose inicial: 0,01mcg/kg/min até 0,1mcg/kg/min	Injeção 1ml = 500mcg

Algumas crianças, principalmente os recém-nascidos prematuros, podem desenvolver ICC nos primeiros dias de vida devido à PCA. A administração cautelosa da indometacina com o intuito de fechamento do canal nesses casos é uma opção de tratamento. Outros tipos de tratamento para os portadores de canal arterial de grande repercussão hemodinâmica são o fechamento cirúrgico ou por cateterismo intervencionista por meio da colocação de "molas" dentro da sua luz, sendo que cada caso deve ser individualmente estudado para a escolha da melhor forma de tratamento.

BIBLIOGRAFIA

1. ABDULLA, S.; YOUNG, S.D. & BARNES – The pediatric cardiology pharmacopoeia. *Pediatr. Cardiol.* **18**:162, 1997. 2. BARRETO, A.C.P. et al. – *Insuficiência Cardíaca* 1996, p. 149. 3. FRIEDMAN, W.F. et al. – New concepts and drugs in the treatment of congestive heart failure. *Pediatr. Clin. North Am.* **31**:1197, 1984. 4. GHEORGHIADE, M.D. & FERGUSON, D. – Digoxin. A neurohormonal modulator in heart failure? *Circulation* **84**:2181, 1991. 5. KAPLAN, S. – New drug approaches to the treatment of heart failure in infants and children. *Drugs* **39**:388, 1990. 6. LYNN, A.M. et al. – Hemodynamic effects of amrinone and colloid administration in chidren following cardiac surgery. *J. Cadiothorac. Vasc. Anesth.* **7**:560, 1993. 7. PARK, M. – Use of digoxin in infants and children, with specific emphasis on dosage. *J. Pediatr.* **108**:871, 1986. 8. RICHARD, C. et al. – Combined hemodynamic effects of dopamine and dobutamine in cardiogenic shock. *Circulation* **67**:620, 1983. 9. YETMAN, A.T. et al. – Acute hemodynamic and neurohormonal effects of furosemide in critically Ill pediatric patients. *Crit. Care Med.* **24**:398, 1996. 10. WUBSTER, M.W.I.; NEUTZE, J.M. & CALDER, A.L. – Acute hemodynamic effects of converting enzyme inhibition in children with intracardiac shunts. *Pediatr. Cardiol.* **13**:129, 1992.

---

2 Hipoxemia e Crises de Cianose

ELIZA RUMIKO IWAHASHI
JOSÉ FERNANDO CAVALINI

A cianose, coloração azulada da pele e mucosas, é expressão clínica da hipoxemia, causada pela presença, no sangue arterial, de uma determinada concentração de hemoglobina reduzida, ou seja, quando em 100ml de sangue arterial há pelo menos 5g de hemoglobina não combinada com oxigênio.

Em alguns indivíduos, certas áreas podem mostrar cianose em presença de oxigenação arterial normal. Esse tipo de cianose, chamada periférica, é devido a uma extração anormalmente maior de oxigênio do sangue com saturação arterial normal, diferente da situação normal quando é removido pouco oxigênio dos capilares cutâneos e mantém-se a saturação de oxigênio nas veias relativamente elevadas. Essa extração maior de oxigênio resulta da vasoconstrição e fluxo sangüíneo diminuído regionalmente, como ocorre com a exposição ao frio, no choque, na insuficiência cardíaca congestiva e nas doenças vasculares periféricas (obstruções arteriais ou venosas). As extremidades das mãos e pés são os locais onde mais facilmente se evidencia a cianose periférica.

A cianose central é decorrente de insaturação do sangue arterial ou da presença de derivados anormais da hemoglobina e é evidente tanto na pele quanto nas membranas mucosas. Entre as causas de cianose central, temos as citadas no quadro 4.14.

Quadro 4.14 – Causas de cianose.

Diminuição da saturação arterial de oxigênio
1. Diminuição da pressão atmosférica – altitude
2. Alteração da função pulmonar
   Hipoventilação alveolar
   Alteração da relação ventilação-perfusão
   Alteração da difusão de oxigênio
3. Curto-circuitos anatômicos
   Cardiopatias congênitas
   Fístulas arteriovenosas pulmonares
   Múltiplos curto-circuitos intrapulmonares pequenos
4. Hemoglobina com baixa afinidade por oxigênio

Anormalidades da hemoglobina
1. Metemoglobinemia
2. Sulfemoglobinemia
3. Carboxiemoglobinemia

Devido à dificuldade na avaliação clínica da presença e gravidade da cianose, medida acurada do oxigênio no sangue arterial é necessária para se avaliar a condição de uma criança que se apresenta cianótica.

Teremos como parâmetros, por exemplo, em condições normais no recém-nascido de termo, a tensão de oxigênio no sangue arterial (PaO_2) que varia de 55 a 70mmHg, elevando-se para 80 a 90mmHg na faixa etária posterior à neonatal até 1 ano de idade, aproximando-se então, acima dessa idade, aos níveis encontrados no adulto (90 a 97mmHg).

A cianose é um sinal clínico fundamental, pois traduz um decréscimo importante no conteúdo arterial de oxigênio (hipoxemia), cuja conseqüência é a oferta inadequada desse elemento para os tecidos para satisfazer as necessidades metabólicas (hipóxia).

O volume de oxigênio ofertado aos tecidos é determinado por vários fatores que se inter-relacionam e interagem, dependendo da necessidade metabólica de oxigênio em cada órgão ou sistema, da gravidade da hipóxia, de seus efeitos e sua duração, visando sempre adequar o volume ofertado de oxigênio ao consumido pelos tecidos. São esses fatores: concentração de hemoglobina (Hb), porcentagem de hemoglobina saturada de oxigênio no sangue arterial, débito cardíaco, afinidade da hemoglobina com o oxigênio e sua capacidade de liberação aos tecidos e fluxo sangüíneo regional.

A concentração de hemoglobina no sangue representa um elemento importante na oferta de oxigênio, já que é o carreador dessa molécula para os tecidos. Assim, em presença de anemia pode haver inadequado conteúdo arterial de oxigênio (CaO_2), mesmo em presença de saturação adequada.

Podemos verificar isso por meio da equação:

$$CaO_2 = Hb \times 1,36 \times SaO_2 + (PaO_2 \times 0,003)$$

onde: 1,36 = volume médio de oxigênio transportado por 1g de Hb completamente saturada ($mlO_2/gHb/100ml$).
SaO_2 = saturação arterial de oxigênio
0,003 = coeficiente de solubilidade do oxigênio no plasma.

O conteúdo arterial de oxigênio representa a soma do oxigênio ligado à hemoglobina com o dissolvido no plasma.

Portanto, em presença de anemia importante, pode não ocorrer cianose mesmo na hipoxemia grave, pois a expressão clínica da cianose depende da quantidade absoluta de hemoglobina insaturada, e esta pode não atingir 4-5g/100ml nessa situação, embora a quantidade relativa de hemoglobina reduzida seja grande em relação ao total. No entanto, como a concentração de hemoglobina está muito baixa, a quantidade absoluta da porção reduzida é pequena e, portanto, pacientes com anemia grave, mesmo com importante insaturação arterial, não mostram cianose. Inversamente, quanto maior o total de hemoglobina, maior a tendência a mostrar cianose; assim, pacientes com policitemia importante tendem a ser cianóticos com maior nível de saturação arterial de oxigênio que pacientes com hematócrito normal.

Outro aspecto importante a ser considerado é o transporte de oxigênio por meio da sua ligação com a hemoglobina e sua capacidade de liberá-lo para os tecidos.

Sabemos que a hemoglobina prevalente no feto e no recém-nascido é a fetal (HbF), que perfaz cerca de 70% do total. Ao longo dos primeiros 6 meses de vida, essa hemoglobina é substituída pela hemoglobina tipo adulto (HbA$_2$). A HbF apresenta maior afinidade com o oxigênio em relação à HbA$_2$, sendo a P50 (pressão parcial de oxigênio na qual 50% da Hb é saturada com O$_2$) menor, representado esse fato pelo desvio da curva de dissociação da oxiemoglobina para a esquerda. Esse fato é bastante benéfico na vida intra-uterina, na qual a circulação placentária oferece um ambiente relativamente pobre em oxigênio ao feto. No entanto, devido à maior afinidade da HbF com o oxigênio, esta é menos apta a liberá-lo para os tecidos.

Fatores como a maior produção eritrocitária de 2,3-difosfoglicerato (2,3-DPG) na hipóxia, a acidose metabólica e a hipertermia provocam desvio da curva para a direita, produzindo menor afinidade com o oxigênio, porém facilitando sua liberação para os tecidos, suprindo a maior demanda metabólica nessas condições, enquanto a hipotermia e a alcalose metabólica provocam desvio da curva para a esquerda, diminuindo a oferta de oxigênio para os tecidos (Fig. 4.26).

A presença de metemoglobina no sangue humano ocorre normalmente em cerca de 1 a 2% do total de hemoglobina. Ela representa a parcela de hemoglobina em que há ferro oxidado (Fe^{3+}), inapto para o transporte de oxigênio, ao contrário de Fe^{2+}, que é efetivo nesse papel. Se houver alteração nos processos de redução do Fe^{3+} para Fe^{2+} por meio das enzimas metemoglobina-redutases dependentes de NADH e NADPH, elevando o nível de metemoglobina, pode ocorrer cianose quando atingir o total de 1,5g/100ml. Note-se que a quantidade de metemoglobina necessária para produzir cianose é menor quando comparada com a quantidade de hemoglobina não saturada de oxigênio necessária para a expressão clínica da cianose. A metemoglobinemia pode ocorrer por defeito congênito na formação da hemoglobina, por defeitos enzimáticos ou por toxicidade do nitrito ou outras substâncias.

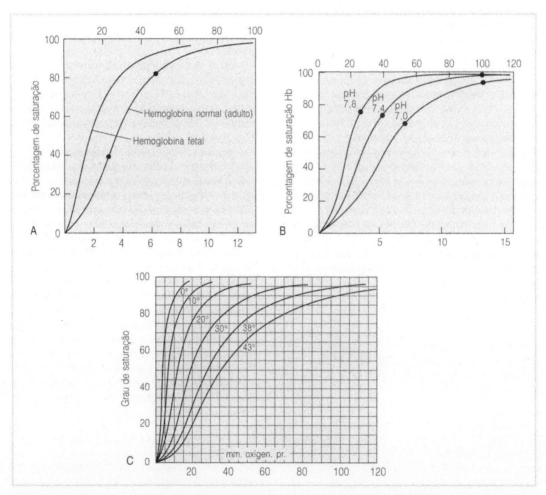

Figura 4.26 – Desvio da curva de dissociação da oxiemoglobina como resultado do sangue fetal (**A**), concentração de hidrogênio (**B**) e temperatura (**C**). Adaptado de Nunn, J.F. – *Apllied Respiratory Physiology*. 2nd ed., London, Butterworths, 1977, p. 104; e Barcroft, J. & King, W.O.R. – O efeito da temperatura na curva de dissociação do sangue. *J. Physiol. (Lond)* **39**:374, 1909.
Fonte: Hirschheimer, M.R.; Matsumoto, T. & Carvalho, W.B. – *Terapia Intensiva Pediátrica*. 2ª ed., São Paulo, Atheneu, 1997.

O elemento marcante da hipóxia tecidual é a diminuição da fosforilação oxidativa mitocondrial com queda grave da pressão arterial de oxigênio, desencadeando o metabolismo anaeróbio, que é muito menos eficaz em termos de produção de adenosina trifosfato (ATP) por mol de glicose (38 moléculas de ATP no metabolismo aeróbico e 2 no anaeróbio). Além disso, com o metabolismo anaeróbio formam-se íons hidrogênio (H^+) e lactato, contribuindo para a acidose metabólica sistêmica e cerebral. Soma-se a isso o fato de haver maior consumo de glicose pelo metabolismo anaeróbio, o que, particularmente no cérebro, é bastante danoso, acentuando os efeitos deletérios da hipóxia.

Na acidose metabólica sistêmica, a hipoxemia leva à estimulação de quimiorreceptores carotídeos e paraórticos, que, associada à estimulação direta do centro respiratório, provoca aumento da ventilação, do volume-minuto e, em conseqüência, da pressão alveolar de oxigênio (PAO_2) e da pressão arterial de oxigênio (PaO_2). Observa-se aumento da atividade simpática, com aumento da freqüência cardíaca, da força de contração miocárdica e da distensibilidade das fibras cardíacas, vasoconstrição em regiões menos nobres (pele, músculos, região esplâncnica como rins, fígado e intestinos) a fim de preservar o fluxo sangüíneo e o suprimento de oxigênio para o cérebro e as artérias coronárias. Há diminuição da resistência vascular pulmonar, em condição de hipoxemia não extrema, promovendo aumento do fluxo sangüíneo nessa região para obter melhoria na oxigenação. Quando ocorre hipoxemia extrema, há aumento da resistência vascular pulmonar por vasoconstrição arteriolar.

Muitos tipos de defeitos cardíacos desviam uma porção do sangue venoso sistêmico diretamente para a circulação sistêmica arterial, evitando que esse sangue atinja os pulmões, criando, assim, a insaturação arterial ou a hipoxemia.

Três tipos específicos de anomalias cardíacas estão associados com a hipoxemia:

1. "Shunt" isolado direito-esquerdo.

Exemplo: tetralogia de Fallot.

O fluxo sangüíneo pulmonar encontra-se obstruído (estenose pulmonar) e existe uma comunicação interventricular proximal a essa obstrução que possibilita a passagem de sangue do ventrículo direito para a aorta.

2. "Shunt" bidirecional.

Exemplo: transposição das grandes artérias.

Nesse grupo, o sangue venoso sistêmico retorna na sua maioria para a aorta, enquanto a maior parte do sangue venoso pulmonar retorna para a artéria pulmonar. Ocorrem comunicações que permitem mistura entre essas duas circulações no forame oval, canal arterial ou comunicação interventricular, garantindo a sobrevivência.

3. Lesões com câmara comum de mistura.

Exemplo: ventrículo único + estenose pulmonar.

A insaturação arterial é decorrente da mistura entre a circulação venosa sistêmica e a pulmonar em uma câmara comum ventricular antes de entrar nos grandes vasos da base. Nessas circunstâncias, havendo obstrução significativa ao fluxo arterial pulmonar (estenose pulmonar), será semelhante à situação da tetralogia de Fallot.

Com função mecânica normal dos pulmões, um aumento moderado da freqüência respiratória e da ventilação tidal (ventilação alveolar + ventilação do espaço morto) é o que se deve esperar como resposta à hipoxemia, por meio dos mecanismos já mencionados.

Todavia, a ventilação em portadores de cardiopatia congênita cianótica é de menor magnitude em relação àquela observada nos que apresentam quadros hipóxicos agudos com o mesmo nível de PaO_2 arterial, como no caso de pacientes com hipoxia alveolar por broncopneumonia, nos quais o aumento da ventilação pode aumentar a saturação de oxigênio arterial.

Quando uma criança com cardiopatia congênita cianótica respira ar ambiente, os níveis de oxigênio no sangue arterial são progressivamente menos afetados por aumentos sucessivos na ventilação alveolar, devido ao sangue venoso pulmonar, que é quase completamente saturado de oxigênio.

Pacientes hipoxêmicos revelam pressão arterial de CO_2 ($PaCO_2$) muito baixa no sangue venoso pulmonar, devido à hiperventilação, na tentativa de compensar a hipoxemia, o que constitui também um mecanismo de compensação da acidose metabólica. No entanto, clinicamente, pode-se observa quadro de $PaCO_2$ elevada quando o transtorno cardiológico, suficientemente grave e prolongado (ou mesmo quando ao defeito cardiológico se somam problemas pulmonares e/ou outros agravantes), provoca hipoventilação derivada da depressão do centro respiratório, ou quando a redução do fluxo pulmonar é em grau extremo.

Quando a hipoxemia é associada com fluxo pulmonar aumentado, como na transposição dos grandes vasos, a ventilação encontra-se geralmente diminuída e a freqüência respiratória aumentada.

Três variáveis influenciam a saturação do sangue arterial sistêmico nesses pacientes: 1. magnitude do fluxo pulmonar efetivo diretamente relacionada; 2. magnitude do fluxo venoso na região sistêmica inversamente relacionada; e 3. concentração de hemoglobina diretamente relacionada.

Os estudos da hipoxemia grave e crônica nos portadores de cardiopatias cianogênicas podem gerar os transtornos descritos a seguir:

1. A resposta renal à acidose, em presença de hipoxemia crônica e acentuada, é limitada, alterando-se assim a função alcalinizadora do rim. Assim, encontram-se diminuídos o fluxo plasmático renal e a taxa de filtração glomerular, assim como se encontram alteradas as funções tubulares de excreção de íons hidrogênio e a natriurese.

2. A acidose prolongada promove depressão da contratilidade miocárdica e queda de pressão arterial; além disso, a própria hipóxia miocárdica associada aos fatores anteriores pode provocar quadro de insuficiência cardíaca. Existem situações nas quais ao quadro de hipóxia se associam alterações hemodinâmicas que causam sobrecargas em câmaras cardíacas, resultando na insuficiência cardíaca, como na transposição das grandes artérias com comunicação interventricular.

3. A baixa saturação de oxigênio arterial produz aumento na síntese de hemoglobina por meio da elevação da eritropoetina, promovendo a policitemia que aumenta a capacidade de transporte do oxigênio pelo sangue. O nível de policitemia geralmente é proporcional ao grau de insaturação arterial, e esta é uma resposta benéfica para aumentar a saturação arterial de oxigênio desde que o hematócrito não ultrapasse o valor médio de 55%, uma vez que taxas mais altas produzem aumento acentuado da viscosidade sangüínea que se torna logarítmico a partir desse valor. Esse efeito favorece o aparecimento de fenômenos tromboembólicos que podem localizar-se principalmente nos pulmões e no cérebro, essa é a localização mais temida. O aumento da viscosidade sangüínea secundária à policitemia eleva também a pressão arterial pulmonar e esta, combinada ao aumento da resistência vascular pulmonar devido à hipóxia, leva à sobrecarga acentuada do ventrículo direito. Naqueles casos de fluxo pulmonar aumentado e cianose, a policitemia acelera o desenvolvimento de doença vascular pulmonar, como na transposição das grandes artérias.

4. A hipoxemia crônica gera outros transtornos hematológicos, como: consumo de plaquetas, aumento do tempo de protrombina, diminuição de fibrinogênio e aumento do tempo de tromboplastina parcial, acarretando modificações da coagulação. Essas alterações hematológicas associadas às vezes favorecem a ocorrência de hemoptise e hemorragia pulmonar, complicações importantes nos pacientes intensamente cianóticos.

5. Na sua evolução a longo prazo, a hipoxemia promove o aparecimento de dedos em baqueta de tambor e unhas em vidro de relógio, por aumento do tecido conectivo, provavelmente secundário à dilatação e à proliferação dos capilares das extremidades dos dedos.
6. Como resposta à hipoxemia, nos casos de hipofluxo pulmonar acentuado, há um processo de desenvolvimento de anastomoses vasculares broncopulmonares de distribuição ampla e uniforme, constituindo-se na circulação colateral de compensação.
7. A posição de cócoras, uma constatação clínica freqüente na tetralogia de Fallot, produz efeitos benéficos por três mecanismos: a) redução do retorno venoso de membros inferiores, constituído de sangue com saturação de oxigênio extremamente baixa; b) aumento da resistência periférica, o que diminui a passagem de sangue da direita para a esquerda e força sua passagem para o tronco pulmonar, aumentando dessa maneira, o fluxo pulmonar, e finalmente; c) redução do fluxo arterial nas extremidades inferiores favorecendo sua distribuição para o segmento cefálico e coronárias.

CRISES DE CIANOSE

As cardiopatias congênitas cianogênicas podem condicionar a ocorrência de situações de agravo súbito da hipoxemia, que constituem as chamadas crises hipóxicas, hipoxêmicas ou de cianose. Clinicamente, elas se caracterizam por aumento da cianose, taquipnéia e agitação, progredindo para flacidez, hipotonia e sonolência após alguns minutos. Os sinais de hipóxia cerebral exteriorizam-se dependendo da gravidade e da duração da crise, podendo progredir para torpor, convulsões e até coma. A duração pode variar de minutos a horas, e a freqüência também é bastante variável, com intervalos de minutos, horas ou dias, dependendo da gravidade anatômica da obstrução ao fluxo pulmonar.

Essas crises têm sua origem na diminuição súbita do fluxo pulmonar como acontece, por exemplo, no fechamento do canal arterial em recém-nascidos portadores de cardiopatias, como a atresia pulmonar com septo interventricular íntegro ou a atresia pulmonar com comunicação interventricular sem circulação colateral sistêmico-pulmonar, ou mesmo na tetralogia de Fallot com atresia pulmonar. Em outras situações, são desencadeadas por maior restrição imposta ao nível do infundíbulo pulmonar, característica da tetralogia de Fallot, que é o protótipo de cardiopatia cianogênica que cursa com crises de hipóxia. Outras cardiopatias, como ventrículo único com estenose pulmonar, transposição das grandes artérias com comunicação interventricular e estenose pulmonar, atresia tricúspide e estenose pulmonar, costumam apresentar o componente subvalvar pulmonar fixo, isto é, na maioria das vezes a obstrução não é dinâmica como no caso da tetralogia de Fallot. Nessas cardiopatias, as crianças poderão apresentar-se em estado hipoxêmico crônico, em maior ou menor intensidade, que tende a se acentuar com o crescimento, uma vez que o fluxo pulmonar permanece inalterado, tornando-se insuficiente com o ganho ponderal, diferentemente das crises agudas que ocorrem principalmente na tetralogia de Fallot devido ao componente infundibular dinâmico.

As crises têm incidência variável na tetralogia de Fallot, de acordo com as estatísticas, de 20 a 75% dos casos. Elas são mais freqüentes entre os 3 meses e os 2 anos de vida. A razão dessa freqüência maior reside em três fatos:

1. O canal arterial, que previne o aparecimento precoce da cianose, mantido aberto nessas cardiopatias por mais tempo em decorrência da hipóxia, pode fechar-se ou reduzir-se acentuadamente nessa época (primeiros 3 meses).
2. A máxima intensidade da anemia fisiológica ao final do primeiro trimestre, o aumento da massa corpórea e da atividade física da criança no segundo semestre, promovendo aumento do consumo de oxigênio pelos tecidos, que não pode ser suprido em virtude da diminuição do fluxo pulmonar.

3. Hipertrofia infundibular progressiva com o desenvolvimento e crescimento da criança, ao final do primeiro ano e durante o segundo ano de vida.

Por outro lado, não raramente, observam-se crianças com cianose acentuada sem crises hipoxêmicas devido ao equilíbrio dos mecanismos de adaptação.

Os motivos da melhora das crises após o segundo ano de vida podem estar relacionados ao desenvolvimento da circulação brônquica colateral, à policitemia compensadora e à menor reatividade do infundíbulo, mais importante nas crianças maiores, com desenvolvimento de fibrose infundibular, e perda da característica reacional dinâmica nas crianças que passaram pela evolução natural da tetralogia de Fallot (casos menos comuns).

Vários mecanismos se somam para explicar o desenvolvimento das crises:

a) Espasmo transitório do infundíbulo ventricular direito promovendo limitação maior do fluxo sangüíneo pulmonar e aumento de sangue insaturado na circulação cerebral.
b) Diminuição da resistência vascular sistêmica que resulta em fluxo preferencial para a circulação sistêmica, com conseqüente redução do fluxo pulmonar.
c) Inatividade física e posição supina que promovem diminuição do retorno venoso ao ventrículo direito, com conseqüente redução do débito ventricular e do fluxo sangüíneo pulmonar.

As crises são precipitadas por grande variedade de intercorrências clínicas que interferem nos mecanismos desencadeantes; assim, choro, defecação, agitação, exercícios físicos, febre, calor excessivo, desidratação, doenças broncopulmonares, uso de anestésicos e de digital, taquiarritmia, cateterismo cardíaco e anemia são condições precipitantes.

Em todas essas situações, somam-se em graus variáveis o aumento do consumo de oxigênio, a diminuição do retorno venoso, o aumento de resistência pulmonar, a acentuação do espasmo infundibular, o aumento do curto-circuito de direita para a esquerda e a queda da resistência periférica.

Uma hipótese aventada para a origem das crises de cianose seria a estimulação de mecanorreceptores no ventrículo direito. O aumento da contratilidade, dado por catecolaminas endógenas, e um decréscimo no tamanho da cavidade ventricular direita poderiam desencadear um reflexo de resposta que resultaria em hiperventilação e vasodilatação periférica, sem bradicardia. A hipoxemia e a acidose metabólica levariam, no cérebro, à resposta com hiperpnéia, tendo como conseqüência a diminuição da resistência vascular sistêmica e o aumento do curto-circuito de direita para a esquerda, perpetuando o ciclo reentrante da crise hipoxêmica.

Nos indivíduos normais, a hiperpnéia aumenta a PaO_2 porque provoca aumento do retorno venoso e dos débitos ventriculares direito e esquerdo e maior oxigenação cerebral. Já nos portadores de doença como tetralogia de Fallot, embora haja aumento do retorno venoso, o débito pulmonar acha-se diminuído pela estenose pulmonar. O retorno venoso aumentado é desviado para a circulação arterial sistêmica por meio da comunicação interventricular, o que resulta na elevação maior da $PaCO_2$ e diminuição da PaO_2 e pH. Essa situação aumenta o estímulo sobre o sistema nervoso, ou centro respiratório, redundando em hiperpnéia, promovendo assim o fechamento do círculo vicioso.

Clinicamente, as crises que ocorrem em decorrência da cardiopatia como tetralogia de Fallot são freqüentes em crianças pela manhã ao acordar, situação aparentemente sem relação com algum fator de aumento de consumo de oxigênio.

As crises são manifestações que mostram a gravidade e a variabilidade das mudanças fisiopatológicas que ocorrem na tetralogia de Fallot.

TRATAMENTO

Uma vez constatada a presença de crises de cianose ou estado hipoxêmico, o tratamento médico visa à atuação em três diferentes aspectos:

a) Tratamento de emergência e das crises prolongadas e mais graves em UTI.

b) Medidas de suporte para a prevenção das crises.

c) Tratamento cirúrgico de urgência.

TRATAMENTO DE EMERGÊNCIA

1. Com a crise instalada, deve-se reter a criança no leito em posição genopeitoral ou lateral com os joelhos flexionados sobre o abdome. Às vezes, essa mesma posição se consegue com mais conforto e segurança para a criança no colo materno. O objetivo da flexão dos membros inferiores é o de aumentar a resistência periférica e diminuir o retorno venoso do segmento inferior (de maior insaturação), para favorecer o redirecionamento do sangue para a região pulmonar e o segmento cefálico.

2. O oxigênio deve ser administrado por meio de máscara ou traquéia, tendo-se, porém, o cuidado para que tal medida não aumente a irritabilidade da criança (como no uso de cateter nasal) ou que ao se oferecer elevadas concentrações de oxigênio se estimule o fechamento do canal arterial, que às vezes é a única via de manutenção do fluxo pulmonar nos recém-nascidos.

3. Sedação de acordo com a intensidade da agitação; medicamentos sedativos são sempre de grande valor, pois poderão provocar efeito relaxante rápido e, como conseqüência, diminuição do consumo cerebral de oxigênio, queda nos níveis de catecolaminas circulantes e relaxamento da musculatura cardíaca por meio de efeito inotrópico negativo. Usamos rotineiramente o hidrato de cloral a 10%, na dose de 100mg/kg, por via retal ou oral. Em casos mais graves ou quando não se consegue o efeito desejado, usamos a meperidina na dose de 1mg/kg por IV ou ainda a morfina, na dose de 0,1 a 0,2mg/kg por via IV. Além da sedação da criança, a morfina tem efeito relaxante sobre a musculatura infundibular do ventrículo direito, o que favorece a melhora do fluxo pulmonar.

4. Uso de betabloqueador adrenérgico intravenoso (nas crianças que ainda não estão usando regularmente ou estão, mas em doses pequenas). A dose é de 0,1 a 0,2mg/kg/peso (Seloken® – 1mg/ml).

5. Detecção e tratamento de possíveis fatores desencadeantes: anemia, desidratação, infecções etc.

Com essas medidas, geralmente se consegue debelar uma crise de hipóxia em lactente portador de doença como a tetralogia de Fallot.

TRATAMENTO DE EMERGÊNCIA E DAS CRISES PROLONGADAS E MAIS GRAVES

1. Avaliar a necessidade de se instituir a ventilação pulmonar mecânica nas crianças que se apresentam com hipoxemia acentuada e manifestações de sofrimento cerebral, para aumentar a pressão alveolar de oxigênio e diminuir o trabalho ventilatório. A administração de oxigênio pode proporcionar ainda queda da resistência vascular pulmonar por meio de seu efeito vasodilatador nessa região. A ventilação assistida na tétrade de Fallot deve ser considerada com cuidado porque ela interfere altamente com o retorno venoso devido à pressão positiva e, conseqüentemente, diminui o fluxo sangüíneo pulmonar, favorecendo assim o "shunt" de direita para a esquerda.

2. Combate à hipoglicemia com o uso de glicose a 10%. Devem-se evitar doses elevadas de glicose de alta concentração, pelo efeito adverso sobre a osmolaridade sérica.

3. Correção da acidose com bicarbonato de sódio – pode ser administrado de início empiricamente, na dose de 1-2mEq/kg, ou após realizar uma dosagem gasométrica. Para o cálculo por meio da gasometria utiliza-se a fórmula de Astrup: Quantidade de $NaHCO_3$ (mEq) = 0,3 x DBE x peso (kg). Deve-se administrar o bicarbonato de sódio a 3% diluído ao meio com soro glicosado a 5%.

4. Recém-nascidos com cardiopatias cianóticas, cuja circulação pulmonar é dependente do fluxo por meio do canal arterial, demonstram melhora da oxigenação arterial com a administração de prostaglandina E_1 (PGE_1). Essa droga, com seu efeito relaxante sobre a musculatura ductal, mantendo o canal arterial pérvio, ou reabrindo-o, favorece a melhora das condições clínicas enquanto se programa a cirurgia. Atresia pulmonar com septo interventricular íntegro ou com comunicação interventricular, estenose pulmonar grave, atresia tricúspide com hipofluxo pulmonar acentuado, anomalia de Ebstein, ventrículo único com atresia pulmonar são exemplos de cardiopatias cianogênicas que mais se beneficiam com o uso de prostaglandina.

Outra cardiopatia que se beneficia com o uso da prostaglandina por manter o canal arterial dilatado e promover vasodilatação pulmonar é a transposição das grandes artérias com forame oval, pois assim se promove a mistura de sangue das circulações venosa e arterial, melhorando a oxigenação até que se realize a ampliação da comunicação interatrial pelo cateterismo, ou, mesmo após esse procedimento, quando a saturação é insatisfatória devido à persistência da hipertensão pulmonar.

A apresentação mais comum de PGE_1 (Prostin R®) fornece 500mcg. Normalmente se dilui uma ampola em 100ml de soro glicosado a 5% de modo que cada ml conterá 5mcg. Outra diluição prática consiste em se tomar 1ml do medicamento (conteúdo da ampola = 500mcg) e diluir em 9ml de soro glicosado a 5%; cada ml deve ser rediluído para 23ml, obtendo-se uma solução com 24ml e 50mcg de prostaglandina por ml da solução final.

A dose varia de 0,01 a 0,1mcg/kg/min, iniciando-se com a dose menor e aumentando-a progressivamente, de acordo com a resposta obtida. O efeito para o aumento da pressão arterial de oxigênio habitualmente é observado já aos 30 minutos do início da administração da prostaglandina. A administração deve ser preferencialmente por veia calibrosa ou profunda, contínua, em bomba de infusão. Raramente são necessárias doses maiores, lembrando que o efeito diminui à medida que a idade do recém-nascido avança, tendo melhores resultados até a segunda a terceira semanas de vida. A prostaglandina apresenta como principais efeitos colaterais apnéia, taquicardia, febre, distensão abdominal, vômitos, "rash" cutâneo e sangramento, que podem ser minimizados com a diminuição da dose. Temos obtido resultados favoráveis com doses de 0,01 a 0,05mcg/kg/min, aliadas ao ajuste adequado da volemia e à correção da acidose metabólica.

MEDIDAS DE SUPORTE PARA A PREVENÇÃO DE CRISES

1. Nesse objetivo procura-se evitar, por meio de orientação, certas condições precipitantes como exercícios físicos extenuantes, febre, choro prolongado, desidratação e constipação intestinal.

2. Combate precoce das infecções que acometem as vias aéreas superiores e as broncopneumonias, assim como otites e infecções urinárias.

3. Prevenção e correção da anemia. O hematócrito no grupo de cardiopatias que cursam com crises hipoxêmicas deve ser mantido em torno de 55%. Nesse sentido, deve-se realizar: a) preventivamente, a suplementação de medicamentos contendo ferro; b) correção por transfusão de concentrado de glóbulos na dose de 10ml/kg. Podem-se fazer pequenas transfusões repetidas em dias sucessivos, até atingir uma condição ideal. A fórmula proposta por Macruz (1958) pode ser um guia para se calcular a quantidade de glóbulos:

$$Qg = \frac{77P\,(70-Ha)}{100}$$

Qg = Quantidade de glóbulos
P = Peso do paciente em kg
Há = Hematócrito atual

4. Combate à poliglobulia – a policitemia aumenta a viscosidade sangüínea resultando em diminuição do fluxo sangüíneo na microcirculação e piora da cianose. Ela não deve ser tratada com uma simples "sangria", porque a simples redução no volume sangüíneo total promove queda da pressão arterial, diminuição maior da velocidade sangüínea e conseqüente piora da viscosidade. O tratamento apropriado consiste na hemodiluição com plasma, albumina em solução com soro fisiológico ou solução de Ringer.

Fórmula utilizada para cálculo do volume de sangue a ser retirado:

$$\text{Volume (ml)} = Qs = \frac{Ha - Hd \times 80ml/kg \times Peso\ kg}{Hi}$$

Ha = Hematócrito atual
Hd = Hematócrito desejado
Hi = Hematócrito ideal

A hemodiluição geralmente é indicada quando o nível de hematócrito se situa acima de 65% ou quando o paciente apresentar alterações respiratórias, neurológicas ou fenômenos tromboembólicos. O volume total a ser retirado deve ser fracionado em duas ou três vezes em dias consecutivos para evitar alterações hemodinâmicas bruscas (não retirar mais de 10% da volemia por vez).

5. Uso de medicamentos preventivos de crise – o mais comum, por via oral, é o propranolol, cuja eficácia é mais nítida quando houver grande variação do tono infundibular, como acontece nas crianças de tenra idade, portadoras de tétrade de Fallot. A dose inicial é de 1 a 2mg/kg/dia, administrada em três ou quatro tomadas, por via oral, podendo-se, contudo, de acordo com a necessidade, aumentar até 4mg/kg/dia. Doses maiores como 5 a 6mg/kg/dia somente poderão ser testadas em ambiente hospitalar. Deve ser ainda salientado que, na eventual indicação de cirurgia corretiva, é conveniente a retirada gradual do betabloqueador três a quatro dias antes, a fim de se evitar no pós-operatório imediato complicações como baixo débito, hipotensão, bradicardia e bloqueios atrioventriculares.

TRATAMENTO CIRÚRGICO DE URGÊNCIA

A ocorrência de crises ou estados hipoxêmicos promovem, como foi visto, alterações metabólicas, neurológicas, respiratórias e hemato-

lógicas. Uma vez corrigidas essas alterações e os fatores precipitantes como anemia, infecções e outros, o tratamento cirúrgico com finalidade de se evitar novas crises torna-se imperioso nas situações referidas a seguir.

1. Nos casos de cardiopatias com hipofluxo pulmonar, como atresia pulmonar com septo íntegro, atresia tricúspide com estenose pulmonar, estenose pulmonar grave, pode-se optar pelas seguintes técnicas isoladas ou combinadas:
   a) Ampliação da CIA (atriosseptostomia com catéter-balão de Rashkind ou com cateter-lâmina).
   b) Valvotomia pulmonar.
   c) Criação de "shunt" arteriovenoso pulmonar (Blalock-Taussig).

2. No caso especial da tétrade de Fallot, a causa mais comum de crise de cianose, procede-se:
   a) Crianças com idade inferior a 6 meses: cirurgia paliativa tipo Blalock-Taussig.
   b) Crianças com idade superior a seis meses: cirurgia corretiva.

   Nessa indicação, ponderam-se ainda fatores como peso da criança, sua condição clínica e detalhes de sua condição anatômica, como a presença de árvore arterial pulmonar bem desenvolvida. Mais recentemente, tem-se preferido operar cada vez mais precocemente os portadores de tétrade de Fallot, exatamente para se promover um fluxo arterial pulmonar pulsado (fisiológico) e evitar a hipertrofia ventricular excessiva.

3. Casos de cardiopatia com hiperfluxo pulmonar, como transposição das grandes artérias com forame oval permeável que evolui com cianose ou transposição das grandes artérias associada à comunicação interventricular e estenose pulmonar:
   a) Atriosseptostomia de Rashkind.
   b) Correção no plano arterial (técnica de Jatene).
   c) Correção no plano atrial (técnica de Senning).
   d) Cirurgia de Blalock-Taussig.

BIBLIOGRAFIA

1. COCEANI, F. & OLLEY, P.M. – The response of the ductus arteriosus to prostaglandins. *Can. J. Physiol. Pharmacol.* **51**:220, 1973. 2. HIRSCHHEIMER, M.R.; MATSUMOTO, T. & CARVALHO, W.B. – *Terapia Intensiva Pediátrica.* 2ª ed., São Paulo, Atheneu, 1997. 3. KIRKLIN, J.W. & BARRATT-BOYES, B.G. – *Cardiac Surgery.* 2nd ed., Birminghan, Churchill Livingstone, 1993. 4. KOTHARI, S.S. – Mechanism of cyanotic spells in tetralogy of Fallot – the missing link? *Int. J. Cardiol.* **37**:1, 1992. 5. NICHOLS, D.G. et al. – *Critical Heart Disease in Infants and Children.* St. Louis, Mosby-Year Book, Inc., 1995. 6. ROGERS, M.C. – *Textbook of Pediatric Intensive Care.* 2nd ed., Baltimore, Williams and Wilkins, 1992.

| 3 | Arritmias Cardíacas |

PAULO ROBERTO CAMARGO
MAURÍCIO I. SCANAVACCA
MUNIR EBAID

INTRODUÇÃO

O ritmo cardíaco normal depende de um sistema composto por estruturas celulares diferenciadas, capaz de gerar e propagar, de forma organizada, um estímulo elétrico por todas as câmaras do coração.

O nó sinusal é uma estrutura anatômica bem definida, está localizado no átrio direito, junto à veia cava superior e apresenta capacidade de gerar estímulos elétricos com freqüência superior às de outras estruturas do sistema elétrico do coração.

Uma vez gerado, o impulso elétrico propaga-se pelo tecido atrial, por meio de tratos de condução preferencial, não tendo sido identificadas estruturas diferenciadas ligando o nó sinusal ao nó atrioventricular (AV).

O anel fibroso e a gordura epicárdica proporcionam isolamento absoluto da condução elétrica ao nível do anel AV, tornando o nó AV, em condições normais, a única estrutura capaz de conduzir os impulsos elétricos dos átrios para o sistema de condução intraventricular.

O sistema de condução intraventricular é formado por fibras especializadas, com alta capacidade de condução, e organizadas em feixes independentes que promovem a ativação ventricular. O feixe de His representa esse conjunto de fibras; origina-se do nó AV e ao penetrar no septo interventricular bifurca-se em dois feixes principais: o ramo direito e o ramo esquerdo que, por sua vez, dão origem a três fascículos – ântero-superior, póstero-inferior e médio-septal. Esses fascículos conduzem o impulso elétrico à rede de Purkinje que distribui o impulso elétrico por todo o endocárdio ventricular.

Assim, no coração normal, o impulso elétrico origina-se no nó sinusal, atinge os ventrículos por meio de uma única via de condução, formada pelo nó atrioventricular e feixe de His, e uma vez propagado pelas fibras de Purkinje e miocárdicas extingue-se.

O coração recebe ampla inervação do sistema nervoso simpático e parassimpático. É desse modo que a freqüência cardíaca, em um dado momento, depende do automatismo do nó sinusal (proporcional à faixa etária) e do tono autonômico dominante. O automatismo do nó sinusal é mais intenso nos recém-nascidos e diminui durante o desenvolvimento. O ritmo sinusal normal apresenta uma variação circadiana importante. Em crianças normais observa-se freqüência de 40 batimentos por minuto (bpm) durante o sono e 180bpm durante a vigília.

O conceito de arritmia cardíaca é amplo e destina-se a definir estados patológicos nos quais há formação ou condução anormal do estímulo elétrico pelas estruturas do coração. As arritmias cardíacas podem ser secundárias a alterações anatômicas ou funcionais (congênitas ou adquiridas), disfunção autonômicas e tóxico-metabólicas. Portanto, o achado de arritmia cardíaca deve ser interpretado dentro de uma avaliação geral do paciente e pode ser o primeiro sinal de doença sistêmica.

Na avaliação do paciente devemos estabelecer o tipo de arritmia, avaliar o risco imediato e o prognóstico tardio. Essa avaliação deverá ser a mais completa possível, pois muitas vezes o tratamento poderá envolver risco maior que a arritmia que se pretende tratar.

A história clínica é fundamental e fornece elementos importantes. Os sintomas, tais como síncope, pré-síncope, tonturas, dispnéia, precordialgia, sugerem que a arritmia ou a cardiopatia associada provocam sintomas de baixo débito sistêmico ou de insuficiência cardíaca, denotando, portanto, gravidade.

O exame clínico caracterizando a presença ou ausência de eventual cardiopatia de base é de suma importância, pois a gravidade da cardiopatia estabelece, de modo geral, o prognóstico tardio do paciente com arritmia.

CLASSIFICAÇÃO

As arritmias cardíacas são classificadas em relação ao *mecanismo eletrofisiológico* responsável pelo distúrbio do ritmo, *manifestações clínicas*, presença ou não de *cardiopatia estrutural* e significado *prognóstico*. Em geral, enquadramos os pacientes sintomáticos em duas síndromes: *bradicárdica ou taquicárdica*. Em ambas as situações as manifestações clínicas dependem de distúrbio hemodinâmico devido à freqüência cardíaca inadequada, apresentando-se com baixo débito sistêmico (pré-síncopes, síncopes ou parada cardíaca), congestão pulmonar (desconforto respiratório ou edema pulmonar), ou a sensação de batimento cardíaco descompassado (palpitações).

SÍNDROMES BRADICÁRDICAS

Diagnóstico

Considera-se bradicardia quando a freqüência cardíaca está abaixo do mínimo normal para a faixa etária (Tabela 4.9). Dependendo da origem do distúrbio, são classificadas em: bradicardia sinusal e bloqueios atrioventriculares.

Tabela 4.9 – Freqüência cardíaca e idade – limites normais.

Idade	Freqüência cardíaca (bpm) Desperto	Freqüência cardíaca (bpm) Durante o sono
Recém-nascido	100-180	80-160
1 semana-3 meses	100-220	80-200
3 meses-2 anos	80-170	70-120
2 anos-10 anos	70-110	60-90
Acima de 10 anos	55-90	50-90

Bradicardia Sinusal

Define-se bradicardia sinusal quando o ritmo se origina na região do nó sinusal (onda P positiva nas derivações D_1, D_2, D_3, aVF) e a freqüência é inferior ao mínimo normal para a idade. Três fatores etiológicos podem estar envolvidos na bradicardia sinusal: 1. disfunção do nó sinusal (intrínseca) – caracteriza-se por bradicardia e pausas sinusais prolongadas (Fig. 4.27) que refletem uma doença atrial comprometendo a estrutura do nó sinusal. Essas alterações do ritmo apresentam-se de forma crônica, podendo acarretar sintomas como: tonturas, pré-síncope ou síncope; 2. ação do sistema nervoso parassimpático por tono vagal acentuado ou reflexo neurocardiogênico; 3. efeito de medicações, substâncias tóxicas e distúrbios metabólicos.

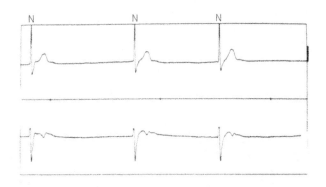

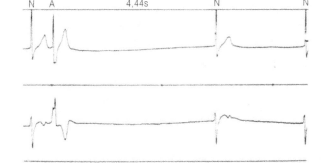

Figura 4.27 – Holter de paciente do sexo feminino com 9 anos de idade. Observa-se ritmo juncional de escape com freqüência baixa. Criança apresentava quadros sincopais e foi tratada com implante de marca-passo cardíaco definitivo.

A bradicardia sinusal é pouco comum na criança não cardiopata; quando é de curta duração geralmente é decorrente de reflexo vagal; quando mais prolongada deve-se suspeitar de ingestão de medicamentos que provocam bradicardia (betabloqueadores, digital, antiarrítmicos), intoxicação exógena (organofosforados) e hipertensão intracraniana.

Bloqueios atrioventriculares

Define-se bloqueio atrioventricular (BAV) quando há atraso na condução ou interrupção da transmissão do impulso elétrico de origem atrial para os ventrículos. O distúrbio que provoca o BAV pode estar localizado no nó AV (pré-hisiano) ou no sistema His-Purkinje (pós-hisiano). Os BAV são classificados ao ECG em BAV de primeiro, segundo e terceiro graus.

Bloqueio AV de primeiro grau – quando todos os impulsos sinusais alcançam os ventrículos, mas o intervalo na condução AV é maior que o esperado para a idade do paciente. Caracteriza-se por intervalo PR longo ao ECG.

Bloqueio AV de segundo grau – quando o impulso sinusal é bloqueado de modo intermitente para os ventrículos. São classificados em: **tipo I**: caracterizado por alongamento progressivo do tempo de condução AV (intervalo PR) até que haja bloqueio completo de um impulso (fenômeno de Wenckebach) reiniciando o processo inicial; **tipo II**: caracterizado pela interrupção súbita e isolada da condução AV sem alongamento prévio da condução AV; **tipo III**: interrupção da condução do impulso sinusal sem alongamento do intervalo AV porém de modo repetitivo (2:1; 3:1), também é chamado de BAV de segundo grau de alto grau.

O bloqueio AV do segundo grau tipo I expressa-se ao eletrocardiograma (ECG) por ondas P seguidas de intervalos PR progressivamente mais longos até que ocorra uma onda P não seguida de complexo QRS. Quando o complexo QRS conduzido se apresenta com duração menor ou igual a 90ms até a idade de 4 anos e menor ou igual a 100ms entre 4 e 16 anos (QRS estreito), sugere fortemente que o distúrbio esteja localizado no nó AV. Podem ocorrer em crianças normais com tono autonômico exacerbado ou ser secundários a drogas vagotônicas (digital), antiadrenérgico (betabloqueadores), ou bloqueadores de canais de cálcio (verapamil); e por afecções inflamatórias (cardite reumática) ou cardiopatias congênitas que acometam a estrutura do nó AV.

O bloqueio AV de segundo grau tipos II e III expressa-se ao ECG por bloqueio súbito da onda P, sem aumento progressivo do intervalo PR. Como no BAV de segundo grau tipo I, a presença de complexo QRS estreito nos batimentos conduzidos sugere que o distúrbio da condução esteja localizado no nó AV com mecanismos fisiopatológicos semelhantes; já a presença de complexo QRS largo (> 90ms até idade de 4 anos e > que 100ms entre 4 e 16 anos) sugere que o distúrbio se localiza no sistema His-Purkinje com alterações estruturais a esse nível.

Bloqueio AV do terceiro grau ou bloqueio AV total (BAVT) – caracteriza-se pela ausência de condução para os ventrículos do impulso atrial, sendo o ritmo ventricular determinando por escape juncional ou ventricular. É diagnosticado ao ECG quando as ondas P e os complexos QRS apresentam intervalos regulares entre si, porém são independentes (Fig. 4.28). O BAVT pode ser pré-hisiano, intra-hisiano ou pós-hisiano. Existe uma importância prognóstica em se determinar o nível do bloqueio, pois o ritmo de escape é mais rápido e estável nos BAVT pré-hisianos (freqüência entre 40 e 90bpm), sendo rara a ocorrência de assistolia; já os bloqueios no sistema His apresentam freqüência de escape menor (< 40bpm), são instáveis, provocando longos períodos de assistolia.

Os BAVT podem apresentar-se com o QRS estreito ou largo; esse aspecto associado à freqüência do ritmo de escape, presença ou não de cardiopatia e manifestações clínicas definem o prognóstico e a conduta. Os BAVT com QRS estreito sugerem origem pré-hisiana, envolvendo portanto o nó AV. São duas as causas principais: 1. congênita; 2. adquirida por intoxicação (medicamentos e substâncias tóxicas), processo inflamatório ou infecciosa. Os BAVT com ritmo de escape com QRS largo sugerem lesão no sistema His-Purkinje e estão associados com cardiopatias estruturais ou secundários à correção cirúrgica de cardiopatias congênitas e denotam gravidade.

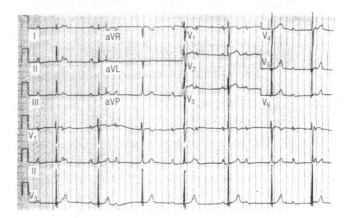

Figura 4.28 – Holter de paciente do sexo feminino com 7 anos de idade portadora de bloqueio atrioventricular total com QRS estreito. As ondas P e os complexos QRS apresentam intervalos regulares entre si, porém independentes.

BAVT congênito – apresenta-se ao ECG com QRS estreito e durante monitorização observa-se variação da freqüência cardíaca durante as atividades (choro, mamadas, atividade física). Na ausência de cardiopatia tem prognóstico favorável. Nos casos de associação a cardiopatias complexas, evolui em geral com sinais de ICC e freqüentemente leva a óbito.

Vários trabalhos têm descrito a relação entre BAVT congênito e mães portadoras de doenças do tecido conjuntivo, sendo mais comum o lúpus eritematoso sistêmico.

O diagnóstico do BAVT poderá ser feito na fase pré-natal. A avaliação ecocardiográfica do feto é fundamental para definir a presença ou não de cardiopatia, a freqüência do ritmo de escape e a repercussão hemodinâmica (hidropisia). Nos casos que evoluem com ICC após o nascimento ou com bradicardia grave (FC < 50bpm), o implante de marca-passo deverá ser considerado precocemente.

BAVT adquirido – uma das causas mais freqüentes de BAVT adquirido na infância é secundária à correção de cardiopatias congênitas, em particular quando há manipulação na área do sistema de condução. É de origem pós-hisiana, ao ECG apresenta ritmo de escape com QRS largo, bradicardia importante e quase sempre o paciente necessita de marca-passo definitivo. Pode ocorrer também na evolução natural de algumas cardiopatias congênitas, como a transposição corrigida das grandes artérias, defeito do canal atrioventricular, ventrículo único etc.

Terapêutica

A terapêutica das síndromes bradicárdicas deve ser direcionada pelo mecanismo fisopatológico e pelas manifestações clínicas. Nos pacientes com bradicardia sinusal acentuada e manifestação de baixo débito cerebral, a atropina na dose de até 0,04mg/kg de peso é a primeira indicação. É efetiva nos casos dependentes de ação vagal excessiva como nas reações neurocardiogênicas. Nos casos refratários o implante de marca-passo (MP) temporário é a conduta mais segura até esclarecimento dos fatores etiológicos. Drogas simpatomiméticas podem ser úteis enquanto se prepara o implante do MP.

Crianças portadoras de BAVT ou BAV de grau avançado, com sintomas de baixo débito cerebral, insuficiência cardíaca (ICC), aumento do tamanho do coração, disfunção ventricular, aumento do intervalo QT e arritmias ventriculares, na ausência de fatores etiológicos transitórios deverão ser submetidas ao implante de MP definitivo.

Durante o período neonatal, crianças com BAVT podem apresentar sinais e sintomas de ICC, em decorrência de freqüência ventricular anormalmente baixa. Deverão ser submetidas ao implante de MP temporário até que se compensem da ICC, ocasião em que será reavaliada a indicação de MP definitivo.

O BAVT que ocorre no pós-operatório imediato deverá ser tratado por MP temporário por meio dos eletrodos implantados no miocárdio, rotineiramente durante a cirurgia cardíaca. Caso o paciente não retorne ao ritmo sinusal após 15 dias, um MP definitivo deverá ser implantado. Caso retorne ao ritmo sinusal durante esse período, o paciente deverá ser avaliado por monitorização eletrocardiográfica (ECG e Holter) nos meses seguintes, já que o BAVT que incide no pós-operatório acarreta elevada mortalidade na evolução.

SÍNDROMES TAQUICÁRDICAS

Extra-sístoles

As extra-sístoles (ES) atriais são diagnosticadas pela presença de ondas P precoces seguidas de complexos QRS estreito ou largo; as ES ventriculares sempre apresentam complexos QRS largo, a onda P quando visível está dissociada das extra-sístoles ventriculares ou *sucede o complexo QRS* (condução retrógrada). Ambas as ES (atriais e ventriculares) podem representar distúrbio elétrico isolado na formação de impulsos (ES idiopáticas) ou refletir hiperexcitabilidade miocárdica devido à estimulação adrenérgica excessiva (drogas estimulantes), distúrbio eletrolítico (hipopotassemia), intoxicação medicamentosa (digital), metabolismo aumentado (hipertireoidismo), ou ser ainda expressão de doença cardíaca (dilatação de câmaras ou cicatrizes miocárdicas), alterações isquêmicas ou de disfunção ventricular. As ES podem ou não provocar sintomas (palpitações como falha). A manifestação de pré-síncope, síncope ou palpitações taquicárdicas sugere a presença de outras síndromes taquicárdicas associadas e justifica investigação criteriosa. Quase nunca merecem tratamento medicamentoso, a não ser quando muito sintomáticas. Os fatores causais, quando identificados, devem ser corrigidos.

Taquicardias supraventriculares

As taquicardias supraventriculares (TSV) são as arritmias mais freqüentes na faixa pediátrica. Quando associadas a cardiopatias, têm maior incidência na anomalia de Ebstein, transposição corrigida das grandes artérias e defeito do septo interatrial de grande magnitude. Podem ser bem toleradas, praticamente assintomáticas para a criança e percebida apenas por seus pais, contudo quando mal toleradas, acarretam quadros pré-sincopais ou sincopais, palidez, sudorese e sinais e sintomas de insuficiência cardíaca. A tolerabilidade da taquicardia supraventricular depende de alguns fatores: 1. coração estruturalmente normal; 2. função ventricular preservada; 3. freqüência ventricular não muito elevada; e 4. início recente.

As TSV podem levar à insuficiência cardíaca quando ocorrem em recém-nascidos. No lactente podem acarretar irritabilidade, quadros de prostração, palidez cutânea, hepatomegalia. Em crianças maiores os sintomas são, geralmente, menos intensos e manifestam-se por intranqüilidade, palpitações, sensação de tonturas e desconforto precordial.

Os episódios de taquicardia podem iniciar-se na vida fetal ou nos primeiros meses de vida; em alguns casos, com períodos curtos e esporádicos; em outros, persistente e rebelde ao tratamento. A freqüência ventricular média pode variar entre 120 e 330bpm, com média em torno de 240bpm; entretanto, freqüências cardíacas mais elevadas podem ser encontradas em recém-nascidos (300bpm).

Arritmias supraventriculares no período perinatal

Uma variedade de arritmias supraventriculares pode ser detectada no período intra-uterino e neonatal. São classificadas em ritmos autolimitados ou sustentados. Os primeiros são representados por extra-sístoles atriais ou juncionais freqüentes e ritmo atrial caótico. Essas arritmias apresentam bom prognóstico nos pacientes com coração estruturalmente normal, decorrendo, provavelmente, de maturidade do sistema nervoso autônomo. Já o segundo grupo, formado pelas taquicardias sustentadas, podem provocar distúrbio hemodinâmico e insuficiência cardíaca. As taquicardias mais freqüentes envolvem as vias anômalas, seguida pelo "flutter" atrial e taquicardia atrial ectópica sustentada. Esses pacientes devem ser acompanhados por grupo com experiência em medicina fetal pelo risco de morte hidropisia.

Os principais tipos eletrofisiológicos de TSV são:
1. Taquicardia sinusal ou perissinusal.
2. Taquicardia atrial (TA).
3. Taquicardia por reentrada nodal (TRN).
4. Taquicardia por reentrada atrioventricular (TAV) – (vias acessórias).
5. "Flutter" atrial.
6. Fibrilação atrial.

Diagnóstico

Taquicardia sinusal

É diagnosticada quando o ritmo sinusal, caracterizado por ondas P positivas nas derivações D_1, D_2, D_3, aVF, apresenta freqüência cardíaca acima do normal para a idade. A taquicardia sinusal está associada a variações fisiológicas como choro e emoções, condições anormais como febre, anemia, hipertireoidismo, administração de drogas (por exemplo, estimulantes beta-adrenérgicos) ou afecções intrínsecas do coração como expressão de insuficiência cardíaca.

Taquicardia atrial

É um tipo de taquicardia supraventricular que se origina nos átrios e está freqüentemente associada a afecções orgânicas. Várias afecções podem estar associadas à TA, como presença de tecido cicatricial no local do foco arritmogênico, hamartoma miocárdico ou rabdomioma; pode também ser decorrente de intoxicação digitálica.

A TA pode expressar-se em paroxismos ou ser incessante. As formas incessantes quase sempre decorrem de mecanismo automático. Geralmente, o foco automático encontra-se na aurícula direita ou esquerda, ou nas porções mais baixas do septo interatrial. A freqüência da TA está intimamente ligada a estímulos simpáticos, por vezes com aumento súbito da freqüência ventricular, causando sintomas repentinos. A persistência de TA por longos períodos pode acarretar disfunção ventricular (taquicardiomiopatia).

O diagnóstico é estabelecido pela regularidade da onda P com orientação diferente da onda P sinusal e freqüência entre 100 e 220bpm. A manobra vagal ou infusão de adenosina ajudam no diagnóstico ao demonstrar que o nó AV e o nó sinusal não interferem no circuito da TA. A resposta esperada é a ocorrência de BAV de alto grau sem interrupção da TA. Algumas TA podem ser interrompidas com infusão de adenosina.

Taquicardia por reentrada nodal (TRN)

Nos pacientes com essa forma de taquicardia, comumente paroxística, acredita-se que o nó AV esteja funcionalmente dissociado em duas vias com características eletrofisiológicas diferentes. A chamada dupla via nodal caracteriza-se por apresentar uma via de condução rápida (via beta), com período refratário maior que a via de condução lenta (via alfa). Comumente, a taquicardia inicia-se em decorrência de uma extra-sístole atrial, cujo estímulo é bloqueado na via rápida e conduz-se pela via lenta, permitindo seu retorno pela via rápida, agora já capaz de conduzir o estímulo elétrico. A perpetuação dessa situação mantém a taquicardia. Durante a reentrada nodal comum, a condução retrógrada faz-se pela via rápida e despolariza os átrios, ao mesmo tempo que o impulso anterógrado despolariza os ventrículos. Raramente a reentrada no nó AV ocorre em sentido inverso (incomum), sendo a condução anterógrada pela via rápida e a retrógrada pela via lenta.

Taquicardias por reentrada atrioventricular (TRAV)

As TRAV utilizam no seu mecanismo feixes musculares, que propiciam conexão direta do estímulo elétrico entre átrios e ventrículos –

as chamadas vias acessórias, descritas inicialmente por Paladino em 1876 e Kent em 1893. Fora da taquicardia, podem apresentar-se com intervalo PR e complexo QRS normais ou com intervalo PR curto e complexo QRS alargado, as custa de um espessamento na sua porção inicial, denominado de onda delta. Esse é o tipo de mecanismo mais comumente responsável pelos episódios de TSV em crianças e constitui o que chamamos de síndrome de pré-exitação ventricular (Fig. 4.29).

Os feixes anômalos podem ter capacidade de condução bidirecional entre átrio e ventrículo ou somente no sentido retrógrado (ventriculoatrial). No primeiro caso, os sinais de pré-exitação podem ser identificados no ECG fora da taquicardia e caracterizam a síndrome de Wolff-Parkinson-White.

No segundo, não existe condução anterógrada pela via anômala e sua presença só pode ser identificada durante os episódios de taquicardia. Nessa situação, é chamada de feixe anômalo oculto. Em ambos, a taquicardia tem características semelhantes.

A taquicardia inicia-se comumente com uma extra-sístole atrial que bloqueia a via acessória, sendo conduzida para os ventrículos de forma lenta por meio do nó atrioventricular; esse mesmo estímulo retorna aos átrios pela via acessória e desce novamente pelo nó AV, fechando o circuito de reentrada. Esse é o circuito mais freqüente nesse tipo de taquicardia e expressa-se no ECG com QRS estreito e é denominado de condução ortodrômica. O aspecto eletrocardiográfico é típico: R-R regular, QRS estreito, relação P/QRS 1:1 e intervalo entre a onda R e a onda P retrógrada entre 0,10 e 0,20s (Fig. 4.30).

Raramente pode ocorrer taquicardia com circuito inverso, descendo pela via acessória e retornando pelo nó AV. Nesses casos, o QRS apresenta-se alargado, com a mesma orientação da via anômala e é denominado de condução antidrômica (Fig. 4.31).

Nos pacientes com pré-excitação ventricular manifesta, o risco é condicionado pela ocorrência de fibrilação atrial que, se conduzida aos ventrículos, pela via anômala determinará taquicardias com freqüências ventriculares muito altas e até fibrilação ventricular. Deve-se lembrar que a fibrilação atrial é rara na criança com coração estruturalmente normal, porém sua incidência aumenta à medida que o paciente atinge a idade adulta.

Existe um tipo de taquicardia atrioventricular reentrante que se diferencia das descritas anteriormente pelo fato de ser incessante. Foi descrita inicialmente por Coumel, que pensou tratar-se de reentrada intranodal incomum. Atualmente, sabemos que seu mecanismo depende de uma via acessória com condução retrógrada exclusiva decremental. Caracteriza-se ao ECG por apresentar: a) on-

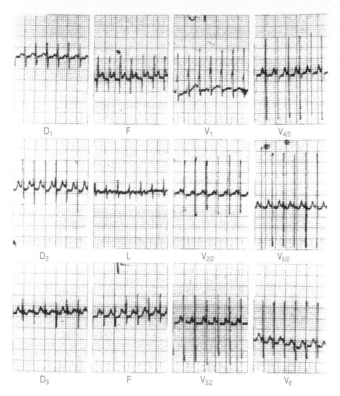

Figura 4.30 – Eletrocardiograma de criança do sexo feminino com 11 meses de idade. Observa-se taquicardia regular com QRS estreito caracterizando taquicardia supraventricular.

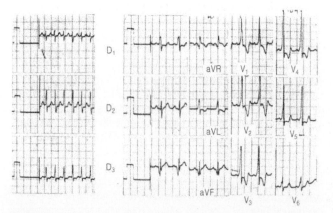

Figura 4.29 – Pacientes de 8 anos, do sexo masculino. O traçado eletrocardiográfico à esquerda mostra taquicardia regular, com QRS estreito. Após infusão de verapamil observa-se retorno ao ritmo sinusal no traçado da direita. O intervalo PR é curto e o complexo QRS mostra um empastamento inicial (onda delta) – síndrome de Wolff-Parkinson-White.

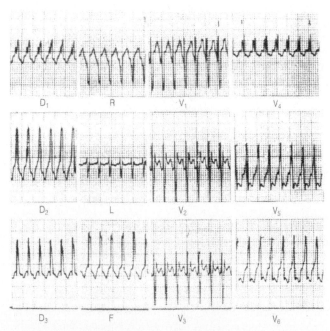

Figura 4.31 – Eletrocardiograma de criança do sexo feminino com 1 mês de idade. Observa-se taquicardia regular com QRS largo. Após reversão da taquicardia, observaram-se, ao eletrocardiograma, sinais de pré-excitação. O eletrocardiograma mostrava taquicardia atrioventricular antidrômica. O diagnóstico diferencial com taquicardia supraventricular com bloqueio de ramo funcional e taquicardia ventricular.

das P negativas e profundas em D_2, D_3 e aVF (onda P de Coumel); b) pouco aumento do intervalo PR no início da taquicardia, com intervalos PR menores que RP durante a taquicardia; e c) variação do intervalo RP mais do que o intervalo PR durante a variação da freqüência da taquicardia, quando realizada monitorização prolongada. A freqüência cardíaca na taquicardia varia entre 140 e 180bpm, em média 150bpm (Fig. 4.32). Em geral, é pouco responsiva a medicação antiarrítmica, podendo levar a quadros de insuficiência cardíaca e cardiomegalia por freqüência persistentemente elevada.

Em geral, os sintomas são de insuficiência cardíaca; palpitações praticamente não são relatadas. Deve-se ter o cuidado em não confundir com o diagnóstico de miocardiopatia dilatada, muito embora possa ser observada disfunção ventricular importante. A interrupção por ablação por cateter proporciona normalização da função ventricular em curto espaço de tempo.

"Flutter" atrial

O "flutter" atrial (Fig. 4.33) deve-se a uma macrorreentrada restrita ao átrio direito com freqüência de ativação dos átrios de aproximadamente 300bpm. Os orifícios das veias cavas e o anel da valva tricúspide servem como barreiras anatômicas naturais para a frente da onda e são responsáveis pela organização do circuito. O "flutter" atrial mais freqüente, denominado "flutter" comum, ou tipo I, segue no sentido anti-horário pela valva tricúspide e apresenta, ao ECG, ondas P negativas nas derivações D_2, D_3 e aVF, praticamente sem intervalo isoelétrico entre elas (morfologia em "dentes de serra"). O "flutter" atrial menos freqüente, incomum ou tipo II, segue no sentido horário pelo anel da valva tricúspide e apresenta, ao ECG, ondas P positivas nas derivações D_2, D_3, aVF.

O "flutter" atrial pode ocorrer em crianças com coração estruturalmente normal. Nessa condição é mais prevalente em recém-nascidos e fetos, evoluindo, em geral, para desaparecimento espontâneo. O prognóstico a longo prazo dependerá fundamentalmente da presença e das repercussões hemodinâmicas de cardiopatias associadas.

A condução ventricular é caracteristicamente regular, provocando respostas do tipo 2:1, 3:1, 4:1. Esta dependerá da freqüência atrial, da velocidade de condução e do período refratário do nó AV, bem como da resposta autonômica diante das alterações hemodinâmicas decorrentes do ritmo cardíaco acelerado. Quando se apresenta com irregularidade do RR, devemos suspeitar de efeito de drogas antiarrítmicas ou disfunção do nó AV.

No grupo pediátrico, a freqüência atrial geralmente está em torno de 300batimentos/min, mas poderá alcançar 400 a 450batimentos/min, particularmente em recém-nascidos.

Fibrilação atrial

É rara em crianças, sendo excepcional em coração estruturalmente normal (Fig. 4.34). Pode ocorrer em crianças com insuficiência mitral importante, com átrio esquerdo bastante aumentado, afecções congênitas como anomalia de Ebstein, atresia tricúspide, miocardiopatias, tumores atriais e no pós-operatório de cirurgia cardíaca. É suspeitada ao exame clínico pela presença de pulso rápido e irregular. Pode acentuar ICC caso a freqüência ventricular seja muito elevada ou ocorra em portador de lesão cardíaca estrutural. Além disso, os pacientes estão mais predispostos a embolias sistêmicas ou pulmonares.

O mecanismo básico consiste de múltiplos circuitos de reentrada funcionalmente estabelecidos. Os átrios ativam-se de modo desorganizado e anárquico, inscrevendo-se no ECG ondas de baixa voltagem, denominadas ondas F, de freqüência rápida (400 ou mais batimentos/min) e de morfologia variável. Somente alguns impulsos atriais conseguem passar aos ventrículos, outros permanecem bloqueados ao nível da junção AV ou dão lugar à condução oculta, tornando o ritmo ventricular, além de rápido, irregular.

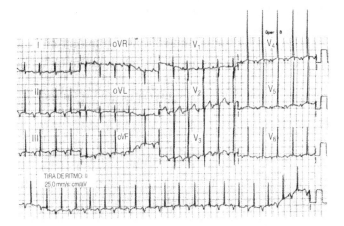

Figura 4.32 – Eletrocardiograma de paciente de sexo masculino com 10 anos de idade. Observa-se taquicardia atrioventricular lenta. Ondas P "plus-minus" em DII, D III e aVF e procordiais esquerdas. Intervalo RP > PR.

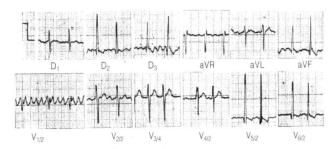

Figura 4.33 – Paciente de 12 anos, sexo feminino, e coração estruturalmente normal. ECG em "flutter" atrial. Na derivação V_1, presença de ondas "F" com morfologia organizada, em forma de "dentes de serra" e ausência de intervalo isoelétrico entre elas.

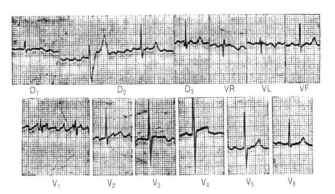

Figura 4.34 – Paciente de 13 anos, sexo feminino, portadora de insuficiência mitral de grau importante. ECG com fibrilação atrial e extra-sístoles ventriculares (derivação D_2). As ondas "f" são irregulares, sem forma definida e de baixa voltagem.

O prognóstico do paciente com fibrilação atrial dependerá, fundamentalmente, da cardiopatia de base. Sua presença aumenta significativamente o risco de tromboembolismo sistêmico, que pode atingir até um terço de seus portadores. Na presença de disfunção ventricular importante lembrar que a fibrilação com freqüência rápida, pode estar agravando o quadro de disfunção ventricular devido a sua reversão para o ritmo sinusal ou da freqüência ventricular do paciente.

TERAPÊUTICA

A abordagem terapêutica das taquicardias paroxísticas supraventriculares (TPSV) tem três objetivos principais: interrupção do episódio, controle da freqüência ventricular e profilaxia das recorrência.

INTERRUPÇÃO DOS EPISÓDIOS

Manobra vagal

As manobras de estimulação vagal devem ser utilizadas inicialmente na tentativa da interrupção das crises. Consistem na introdução de um estímulo que evoca uma resposta vagal intensa, cujo efeito principal é a depressão da condução pelo nó AV que acarreta na interrupção de taquicardias em que o circuito usa necessariamente o nó AV: TRAV e TRN.

Em recém-nascidos e crianças pequenas, pode ser obtida pela colocação de gelo moído envolto em saco plástico na face e na região submandibular da criança por período de 5 a 20 segundos. Em crianças maiores e por meio de massagem de seio carotídeo, localizado logo abaixo do ângulo da mandíbula, por período de 10 a 20 segundos. Ou desencadeando-se o reflexo do vômito por estimulação da orofaringe.

Terapêutica farmacológica

Caso as manobras de estimulação vagal não tenham apresentado o efeito desejado e taquicardia seja bem tolerada, deve-se utilizar medicamentos para interrupção das crises.

Drogas que atuam no nó AV

Adenosina – age deprimindo o automatismo e condução das células nodais (nó sinusal e AV). Administrada em bolo por via intravenosa na dose de 0,05 a 0,2mg/kg/dose, sua ação é intensa e fugaz. A meia-vida da adenosina é de aproximadamente 15 segundos, permitindo novas infusões em doses crescentes, até que seja observada sua ação farmacológica, cardíaca ou periférica (hiperventilação).

Verapamil – administrado por via intravenosa, em um período de 5 minutos, na dose de 100 a 150mcg/kg, é um potente bloqueador dos canais de cálcio, aumentando a refratariedade do nó AV. Não deve ser administrado em crianças com idade inferior a 1 ano, pois pode acarretar disfunção sistólica, assistolia prolongada, hipotensão importante e morte.

Digoxina – administrada por via intravenosa, na dose de 20 a 30mcg/kg/24 horas, sendo metade da dose inicialmente e um quarto a cada 6 horas. É bem tolerada em qualquer idade, mas sua ação farmacológica é tardia, iniciando-se em 45 a 90 minutos da infusão inicial.

Propranolol – administrado por via intravenosa na dose de 0,1mg/kg de peso. Está contra-indicado em crianças com hipotensão arterial, insuficiência cardíaca e portadoras de doença pulmonar obstrutiva.

Drogas que atuam no tecido atrial ou vias acessórias

Caso as drogas anteriormente mencionadas não tenham sido eficazes, as alternativas são drogas que atuem nas fibras atriais ou vias acessórias.

Amiodarona – atua no nó AV, átrio e vias acessórias. Pode ser administrada por via intravenosa, em bolo, na dose de 5mg/kg de peso. Nos casos refratários, está indicada sua impregnação com dose elevada, em infusão contínua. A dose inicial é de 10mg/kg/dia com aumentos progressivos (a cada um ou dois dias), até 40mg/kg/dia, e até a reversão para ritmo sinusal ou ocorrência de efeitos colaterais (bradicardia excessiva, hipotensão arterial, alargamento do QRS).

Procainamida – atua prolongando o período refratário do tecido atrial e vias acessórias. Pelo efeito vagolítico acelera a condução pelo nó AV. Deve ser administrada na dose de 10 a 15mg/kg de peso durante 30 minutos. Pode provocar hipotensão arterial por depressão da função sistólica.

Propafenona – poderá ser administrada, por via intravenosa, na dose de 1 a 2mg/kg, em um período de 5 minutos. Provoca depressão miocárdica discreta e deprime a velocidade de condução intraventricular. Evitar em pacientes com bloqueios bifasciculares.

Quinidina – administrada por via oral na dose de 5mg/kg/dose a cada 4 horas, até a reversão da arritmia ou ocorrência de efeitos colaterais (vômitos, diarréia e taquicardia ventricular polimórfica).

Cardioversão elétrica

Consiste na aplicação de descarga elétrica sincronizada com a onda R com a finalidade de despolarizar totalmente o coração e interromper os circuitos de reentrada. A maioria das arritmias por mecanismo de reentrada é interrompida com esta técnica. A cardioversão elétrica é o principal procedimento terapêutico nas taquicardias supraventriculares quando mal toleradas ou quando o circuito é intra-atrial e as drogas antiarrítmicas não têm boa eficácia (TA, "flutter" e fibrilação atrial).

Para a correta aplicação da cardioversão, as normas apresentadas a seguir são importantes: a) quando se tratar de um procedimento eletivo, deverá ser executado em ambiente adequado com pessoal treinado e corrigidos os distúrbios hidroeletrolíticos; b) o paciente deverá ser devidamente sedado. Ministrar midazolam (Dormonid), 0,1 a 0,2mg/kg de peso, ou cetamina (Ketalar®), 1mg/kg de peso. Todos os cuidados para o suporte respiratório devem estar disponíveis; c) a posição das placas no tórax deve seguir a direção do eixo maior do coração; e) a superfície (tamanho) das placas deve ser proporcional à superfície torácica dos pacientes: quanto menores as placas, maior a densidade da carga elétrica e maior energia elétrica descarregada em determinada área; f) as descargas elétricas devem ser sincronizadas com a onda R para que não ocorram durante o período vulnerável do ventrículo, o que poderia causar fibrilação ventricular (FV).

A cardioversão deverá ser iniciada com pequena energia, 0,25 joule/kg de peso. Em geral, a quantidade total de energia utilizada nas TSV é de 1 a 2 joules/kg. Nos casos de FV, pode-se aplicar até 5 joules/kg. A rapidez na administração do choque é importante para o sucesso do método.

Os pacientes em uso de drogas como betabloqueadores e inibidores dos canais de cálcio poderão apresentar bradicardia acentuada ou mesmo assistolia.

Nos digitalizados com função ventricular comprometida e nível sérico baixo de potássio poderá ocorrer FV.

Na presença de lesões orovalvares, átrios grandes e disfunção ventricular devem ser pesquisados trombos intracavitários e se presentes a cardioversão deverá ser evitada.

Estimulação cardíaca transesofágica

É uma alternativa às drogas antiarrítmicas e cardioversão elétrica (CVE) para a interrupção das taquicardias supraventriculares com RR regular. A estimulação atrial é realizada por um eletrodo colocado no esôfago, próximo ao átrio esquerdo. Sua vantagem é a possibilidade de definir o mecanismo da taquicardia pelo registro ampliado da onda P e a capacidade de estimulação atrial em caso de bradicardia acentuada (disfunção do nó sinusal). Sua desvantagem é a necessidade de pessoal especializado e o desconforto na passagem do eletrodo e durante a estimulação elétrica com alta energia.

Controle da freqüência cardíaca

Nos pacientes com taquiarritmia atrial (TA, "flutter" e fibrilação atrial (FA)) de difícil reversão ou com recorrências freqüentes apesar do uso de antiarrítmicos, a alternativa é tentar diminuir a resposta ventricular. Poderá ser utilizado digital, betabloqueadores ou bloqueadores dos canais de cálcio (verapamil) por via oral. As drogas poderão ser administradas isoladamente ou em associação.

PROFILAXIA DAS RECORRÊNCIAS

Caso a TPSV ocorra esporadicamente, bem tolerada e autolimitada, pode-se optar por não adotar nenhum procedimento terapêutico. Sempre que possível, tentar obter o registro eletrocardiográfico na ocasião da crise, para confirmar o diagnóstico da taquicardia.

Nas TPSV que incidem freqüentemente, ou de longa duração ou quando a criança mora distante de um centro cardiológico, ou é mal tolerada, algumas opções terapêuticas poderão ser empregadas.

Terapêutica farmacológica

Quando a criança não apresenta a síndrome de Wolff-Parkinson-White manifesta (sem onda delta), pode-se optar pelo:

Propanolol – por via oral, na dose de 1 a 4mg/kg/dia, dividida em duas tomadas.

Digoxina – por via oral, na dose de 10mcg/kg/dia, dividida em duas tomadas.

Amiodarona – por via oral, na dose de 5 a 15mg/kg/dia, em uma tomada. Outras drogas ou associação de drogas raramente são indicadas.

Nas crianças com síndrome de Wolff-Parkinson-White manifesta (com onda delta), pode-se empregar:

Amiodarona – na dose de 5 a 15mg/kg/dia, em uma tomada.

Propafenona – 5 a 15mg/kg/dia, dividida em três tomadas.

Sotalol – 1,5 a 8mg/kg/dia.

Disopiramida – 4 a 20mg/kg/dia, dividida em três tomadas.

Terapêutica não-farmacológica

Ablação por cateter

Técnica introduzida há pouco mais de 10 anos, apresentando evolução rápida, a ponto de tornar-se hoje a primeira escolha para o tratamento de TVS de difícil controle medicamentoso. Proposta inicialmente para a interrupção simples da condução atrioventricular, consistia no posicionamento de um cateter-eletrodo multipolar através da valva tricúspide para localizar e bloquear o feixe de His. A experiência inicial envolveu o uso de descarga elétrica de corrente contínua de alta energia a partir de um desfibrilador entre o eletrodo colocado próximo ao potencial do feixe de His e uma placa posicionada na escápula esquerda. Atualmente, utiliza-se cauterização do tecido envolvido no circuito de todos os mecanismos de taquicardia supraventricular com aplicações de radiofrequência com sucesso acima de 95% nos pacientes sem cardiopatia e entre 60 e 85% nesses últimos. Apesar das altas taxas de sucesso conseguidas atualmente, essa técnica deve ser restrita aos centros com equipe médica treinada com experiência no manuseio de crianças e que disponham de serviços de cirurgia cardíaca habilitada para atender as eventuais complicações. Essas são raras, ocorrendo principalmente em crianças de baixo peso ou com cardiopatia grave. No entanto, as complicações são menos frequentes que na cirurgia com tórax aberto, necessitam de pós-operatório mais simples com menor tempo de hospitalização e menor custo.

Cirurgia

Embora o risco de morte súbita causado por arritmias supraventriculares nessa faixa etária seja muito pequeno, deve-se considerar que a qualidade de vida pode ser intensamente alterada pela sua ocorrência. Caso a ablação por radiofrequência não tenha sido bem-sucedida e a arritmia seja incessante ou mal tolerada, a opção cirúrgica deverá ser considerada.

Os critérios para tratamento não-farmacológico das TSV são: taquicardias mal toleradas (síncope ou ICC), refratariedade ou intolerância às drogas antiarrítmicas ou necessidade de seu uso prolongado, presença de cardiopatia cirúrgica associada, ou por opção da família por um tratamento definitivo.

Taquicardias ventriculares

Conceito – taquicardia ventricular (TV) é uma seqüência de três ou mais batimentos ectópicos de origem ventricular, com freqüência entre 100 e 250bpm. Pode ser observada na evolução de qualquer cardiopatia e às vezes em situações clínicas nas quais uma cardiopatia não pode ser identificada. O quadro clínico depende da etiologia, do mecanismo fisiopatológico e da repercussão hemodinâmica da taquicardia. Assim, a TV pode apresentar-se na forma *não-sustentada*, caracterizada pela seqüência de mais de três batimentos e duração menor que 30 segundos; *sustentada*, duração maior que 30 segundos; *monomórfica*, batimentos com uma única morfologia; *polimórficas*, com duas ou mais morfologias; *paroxísticas*, freqüentes ou esporádicas ou de caráter *incessante*.

Classificação – existem inúmeras situações clínicas nas quais a criança pode desenvolver arritmias ventriculares. É de importância clínica determinar se as arritmias ventriculares dependem de um evento transitório (Quadro 4.15) que deve ser rapidamente identificado e removido, ou se depende de uma alteração fisiopatológica estabelecida e passível de recorrências a longo prazo.

Quadro 4.15 – Causas agudas de extra-sístoles e taquicardias ventriculares em crianças.

Distúrbios metabólicos	Efeito de drogas	Agressão miocárdica
Hipóxia	Digital	Cateter intracardíaco
Acidose	Drogas antiarrítmicas	Isquemia
Hipoglicemia	Catecolaminas	Pós-operatório de cirurgia cardíaca
Hipercalcemia	Anestésicos Fenotiazidas Cafeína Nicotina	Miocardite

Taquicardias ventriculares recorrentes em pacientes nos quais uma cardiopatia estrutural não pode ser demonstrada

Taquicardia de via de saída do ventrículo direito

Origem na via de saída do ventrículo direito (taquicardia de gallavardin) – é uma das arritmias ventriculares que podem ocorrer em indivíduos com coração estruturalmente normal. O padrão eletrocardiográfico é característico e apresenta morfologia de bloqueio de ramo esquerdo SÂQRS entre 30 e 120 graus no plano frontal (D_2, D_3 e aVF positivos) (Fig. 4.35).

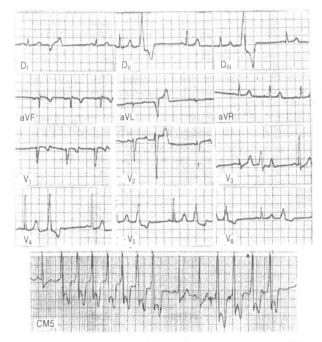

Figura 4.35 – Eletrocardiograma de paciente do sexo feminino com 12 anos de idade, com extra-sístoles ventriculares. Traçado do Holter (abaixo) evidencia episódio de taquicardia ventricular, constatando-se o diagnóstico de taquicardia de via de saída do ventrículo direito.

Pelo menos três situações clínicas estão relacionadas às arritmias da via de saída do ventrículo direito: a) extra-sístoles monomórficas freqüentes e bigeminadas; b) taquicardia ventricular monomórfica repetitiva; c) taquicardia ventricular paroxística sustentada.

A síndrome clínica caracterizada por extra-sístoles ventriculares e episódios de taquicardia ventricular repetitiva autolimitados em indivíduos com coração estruturalmente normal foi descrita em 1922 por Gallavardin. Essas crianças são oligossintomáticos na sua maioria; entretanto, em torno de 20% delas podem apresentar síncope. Morte súbita é incomum, mas já foi relatada. As manifestações clínicas dependem da freqüência das rajadas de taquicardia que variam entre 110 e 250bpm e da duração dos episódios.

Em alguns pacientes, as taquicardias de via de saída do ventrículo direito apresentam-se na forma paroxística, sustentada e sintomática, necessitando de intervenção médica para a reversão. É digno de nota que alguns pacientes respondem à manobra vagal e invariavelmente à infusão de adenosina, daí serem denominadas taquicardias "adenosino-sensíveis".

O prognóstico das arritmias de via de saída do ventrículo direito é bom. Dez a 20% dos pacientes podem apresentar remissão espontânea no seguimento a longo prazo. Morte súbita é incomum, taquicardiomiopatia não foi descrita, e uma resposta pelo menos parcial aos betabloqueadores ou verapamil é obtida nos pacientes sintomáticos. Nos casos com resposta desfavorável, a propafenona, o sotalol e a amiodarona podem ser utilizados. Em pacientes sintomáticos, refratários à terapêutica farmacológica, a ablação com radiofreqüência pode eliminar episódios de taquicardia e de extra-sístoles ventriculares.

Taquicardia idiopática do ventrículo esquerdo (taquicardia fascicular)

A taquicardia idiopática do ventrículo esquerdo também apresenta padrão eletrocardiográfico e clínico característicos. Como a taquicardia de via de saída do ventrículo direito, ocorre na ausência de uma cardiopatia estrutural identificável e tem prognóstico benigno. Raramente há desenvolvimento de disfunção ventricular ou morte súbita nesses pacientes.

Manifesta-se com crises de palpitações paroxísticas e sustentadas, entretanto, formas repetitivas autolimitadas ou incessantes são observadas ocasionalmente. Podem ocorrer desde a fase neonatal até a idade adulta. Como a freqüência da taquicardia não é muito rápida (130 a 160bpm), as crises, na sua maioria, são bem toleradas.

As taquicardias idiopáticas do ventrículo esquerdo originam-se junto aos fascículos do ramo esquerdo e por isso são também denominadas "taquicardias fasciculares". O fascículo póstero-inferior é a origem em 90% dos casos e o fascículo ântero-superior em 10%. Isso explica por que a morfologia da taquicardia é de bloqueio de ramo direito com SÂQRS entre –30 e –60 graus na grande maioria dos pacientes (Fig. 4.36).

A taquicardia ventricular idiopática do ventrículo esquerdo é interrompida freqüentemente pela infusão intravenosa de verapamil, daí a denominação de taquicardia "verapamil-sensitiva".

A resposta da taquicardia fascicular ao verapamil e ao diltiazem a faz as drogas de escolha para controle de crises recorrentes. Nos casos refratários, a amiodarona é muito eficaz. Uma alternativa não-farmacológica é a ablação com radiofreqüência capaz de eliminar a taquicardia na maioria dos pacientes.

Taquicardia ventricular polimórfica

As taquicardias ventriculares polimórficas são classificadas em relação à presença ou não de intervalo QT prolongado.

As taquicardias polimórficas com intervalo QT prolongado são denominadas "torsade de pointes" (TDP) (Fig. 4.37). Apresentam um padrão eletrocardiográfico característico com rotação de 180 graus do eixo do QRS de modo progressivo e repetitivo, em torno de um eixo imaginário ("twisting").

As síndromes de QT longo caracterizam-se por síncopes recorrentes ou morte súbita secundárias a episódios de TDP. Ao ECG observa-se intervalo QT corrigido maior que 0,44ms. Classificam-se em dois subgrupos principais: geneticamente determinadas e adquiridas.

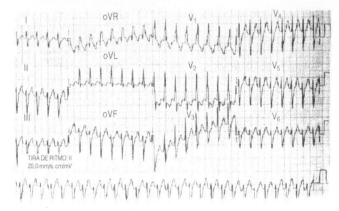

Figura 4.36 – Eletrocardiograma de paciente do sexo masculino com 11 anos de idade. Observa-se taquicardia com morfologia de bloqueio de ramo direito e eixo elétrico desviado para a esquerda e para cima no plano frontal, constatando-se o diagnóstico de taquicardia fascicular.

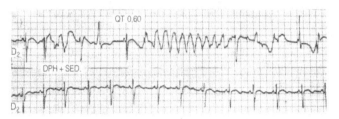

Figura 4.37 – Eletrocardiograma de paciente do sexo masculino com 6 anos de idade portador de síndrome do QT longo congênito. Observa-se episódio de "torsade de pointes".

Taquicardias ventriculares polimórficas associadas a intervalo QT prolongado

Síndrome do QT longo congênito – As formas genéticas mais conhecidas foram publicadas em 1957 por Jervell e Lange-Nielsen. Relataram história de quatro irmãos com surdez congênita, intervalo QT longo, três dos quais apresentaram morte súbita durante seguimento clínico. Em 1963, Romano e cols., e Ward, em 1964, descreveram duas famílias com QT longo, síncope e morte súbita. Em ambas as situações, havia evidência de transmissão genética. A primeira, autossômica recessiva, associa-se a surdez congênita. A segunda, autossômica dominante, com penetrância variável, não se associa a defeitos extracardíacos e representa 80% das apresentações clínicas. Formas não-familiares esporádicas também são conhecidas e ocorrem em 10 a 15% dos casos. Acredita-se que se devam a mutações genéticas.

Recentemente, foram reconhecidas mutações em genes controladores de canais iônicos específicos, responsáveis pela polarização ventricular, em pacientes com síndrome do QT longo congênito. Essas mutações gênicas alteram os canais de potássio e localizam-se no cromossomo 11 (LQT1) e 7 (LQT2) ou 3 (LQT3), alterando o canal de sódio SCN5A.

Essas informações abrem uma nova frente de investigação na síndrome do QT longo e, embora iniciais, já trazem implicações clínicas: 1. os mecanismos fisiopatológicos da síndrome do QT longo dependem de mutações gênicas múltiplas; 2. além das alterações conhecidas nos canais de potássio, os canais de transporte de sódio estão envolvidos; 3. sugere-se que cada alteração genética tenha representação eletrocardiográfica característica; 4. drogas bloqueadores de canais de sódio poderão ser úteis no tratamento.

Nessas síndromes, todos os pacientes, com surdez ou não, apresentam ao ECG intervalo QT longo e ondas T amplas que podem ser difásica ou invertidas. Às vezes, o intervalo QT é tão longo que pode acarretar bloqueios atrioventriculares (Fig. 4.38). Quanto mais longo o QT e quanto mais precocemente é diagnosticado, o prog-

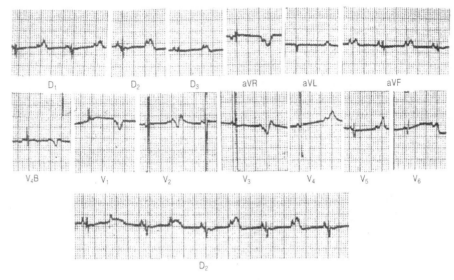

Figura 4.38 – Eletrocardiograma de paciente do sexo masculino com 4 dias de vida portador da síndrome do QT longo congênito. O intervalo QT é tão longo que acarreta bloqueio AV de segundo grau Mobitz tipo II.

nóstico tende a ser pior. Na casuística do InCor, crianças com QT longo diagnosticado no primeiro ano de vida, o índice de mortalidade foi sensivelmente elevado (próximo de 100%), a despeito da terapêutica empregada.

As recomendações terapêuticas para pacientes com síndrome do QT longo congênito são: 1. betabloqueadores, pois, embora não modifiquem o intervalo QT, reduzem a taxa de recorrência de síncope e morte súbita de forma dramática. Em estudo multicêntrico envolvendo 240 pacientes, a taxa de mortalidade em 10 anos foi de 6% nos 133 pacientes tratados com betabloqueadores e de 78% em 107 pacientes não tratados com essas drogas; 2. implante de marcapasso e manutenção de freqüência cardíaca mínima entre 80 e 90bpm nos pacientes bradicárdicos ou refratários ao uso de betabloqueadores; 3. simpatectomia cervical esquerda: está indicada nos pacientes refratários ao uso de betabloqueadores associado a marca-passo, ou que apresentem contra-indicações ao uso de betabloqueadores. Schwartz e cols. relatam curva de sobrevida de 94% em cinco anos em um grupo de 85 pacientes submetidos a esse procedimento; 4. implante de desfibrilador automático: nos pacientes nos quais esses procedimentos falham. Após informações recentes sobre a participação de canais de sódio no mecanismo fisiopatológico da TDP, foi demonstrado que drogas antiarrítmicas de classe Ib como lidocaína e mexiletina podem ser utilizadas nesses pacientes, com o objetivo de encurtar o intervalo QT. Entretanto, não há seguimento clínico suficiente demonstrando a eficácia dessas drogas.

Intervalo QT longo adquirido – síncopes e morte súbita têm sido descritas em pacientes em uso de fenotiazinas e antidepressivos tricíclicos. O registro dos eventos eletrocardiográficos demonstram alongamento do intervalo QT e taquicardia ventricular polimórfica. Esses efeitos pró-arrítmicos são na sua maioria dose-dependentes; entretanto, também têm sido observados em pacientes em uso crônico com doses habituais.

A terfenadina, um anti-histamínico sem efeito sedativo, pode induzir raramente intervalo QT longo e TDP. É um efeito farmacológico da droga, que produz bloqueio nos canais retificadores de potássio e prolonga a repolarização das fibras miocárdicas. Quando usada em indivíduos com função hepática normal e com o sistema enzimático P450 íntegro, é metabolizada no composto anti-histamínico ativo sem atividade bloqueadora dos canais de potássio. No entanto, quando o sistema P450 é bloqueado por outras drogas, o acúmulo da terfenadina pode provocar efeitos deletérios.

Alguns antibióticos podem prolongar a repolarização ventricular em indivíduos normais ou exacerbá-la em pacientes com síndrome do QT longo congênito. A eritromicina mostrou-se reprodutível na indução de síndrome de QT longo adquirido por quinidina. A espiramicina, um outro macrolídeo, também pode provocar QT longo e TDP. Além dos macrolídeos, a associação sulfametoxasol-trimetoprima, ampicilina e pentamidina também foi relacionada com síndrome do QT longo adquirido. O mecanismo de indução do intervalo QT longo não é bem conhecido. Foi demonstrado que a eritromicina prolonga a duração do potencial de ação e induz pós-potenciais precoces, com ação discreta nas fibras endocárdicas ou epicárdicas. Essa alteração seria responsável por ondas U proeminentes, dispersão na repolarização ventricular e crises de TDP.

A terodilina, usada no manuseio de pacientes com incontinência urinária, foi retirada do mercado por indução de intervalo QT longo e TDP. Outras drogas associadas com TDP foram: probucol, adenosina, papaverina e ketanserine. Foi demonstrado experimentalmente que a cocaína bloqueia os canais retificadores de potássio, prolonga a duração do potencial de ação e induz pós-potenciais precoces. Esse achado pode sugerir que uma das causas de morte súbita em usuários de cocaína pode ser a indução de intervalo QT longo e TDP.

O objetivo da terapêutica nos pacientes com QT longo adquirido e TDP é: 1. identificar o mecanismo causal, em geral efeito secundário de drogas, interrompendo sua administração; 2. controlar a crise aguda com manobras que encurtem o intervalo QT e deprimam os pós-potenciais precoces. A bradicardia ou pausas são fatores predisponentes para o desencadeamento de TDP; portanto, o aumento da freqüência cardíaca com isoproterenol, atropina e de preferência com estimulação cardíaca artificial, mantendo a freqüência cardíaca acima de 90bpm, controla a crise aguda. O verapamil e o sulfato de magnésio agem bloqueando as correntes de entrada de cálcio, evitando a formação de pós-potenciais, e também podem ser úteis.

Taquicardias ventriculares polimórficas não associadas a intervalo QT longo

Recentemente, foram descritas três síndromes clínicas relacionando síncope, morte súbita e taquicardia ventricular polimórfica, na ausência de intervalo QT longo. As taquicardias não dependem de ciclo longo-curto ou extra-sístole ventricular tardia para sua indução. Apresentam mau prognóstico com alta incidência de morte súbita por fibrilação ventricular.

Leenhart e cols. descreveram 14 pacientes, com quadros clínico e eletrocardiográfico semelhantes, como uma variante de TDP deflagrada por extra-sístole com acoplamento curto. Os pacientes tinham idade média de 36 anos, apresentavam síncope secundária a TDP. Os traçados de ECG apresentavam-se normais, exceto em um paciente com bloqueio de ramo esquerdo que não apresentava cardiopatia estrutural. O intervalo QT era normal e a taquicardia era induzida por extra-sístole isalada com acoplamento curto (média de 245 ± 28ms). Em 10 casos, a TDP evoluiu para fibrilação ventricular.

Leenhart e cols. também descreveram 21 crianças (idade média de 9,9 ± 4 anos) encaminhadas para avaliação de síncope desencadeada por descarga adrenérgica, na ausência de intervalo QT longo ou cardiopatia estrutural. A arritmia documentada durante reação adrenérgica iniciava-se com extra-sístoles ventriculares polimórficas isoladas, seguidas por salvas de taquicardia bidirecional, taquicardia polimórfica e fibrilação ventricular. História de morte súbita familiar esteve presente em 30 dos pacientes. A resposta inicial a amiodarona não foi satisfatória e todos os pacientes receberam nadolol na dose de 40 a 80mg/dia. Durante seguimento médio de sete anos, apenas duas crianças apresentaram síncope: uma morreu subitamente vários anos depois, em uso de nadolol; a outra apresentou síncope por duas vezes durante uso irregular da droga.

Os autores salientam as diferenças entre as duas apresentações descritas: na primeira, TDP com extra-sístoles ventriculares com acoplamento curto, a síncope foi precipitada por estimulação adrenérgica súbita em apenas três de 14 pacientes; a taquiarritmia nunca foi reproduzida durante esforço ou infusão de isoproterenol, e os betabloqueadores foram ineficazes. Apesar de haver melhor resposta a altas doses de verapamil, o controle clínico não foi satisfatório, tornando o implante de desfibrilador a terapêutica mais segura para esses casos. Na segunda, adrenérgica dependente, nunca foi observada TDP induzida por extra-sístoles com acoplamento curto – os pacientes apresentaram evolução satisfatória com uso de nadolol, prescindindo do implante de desfibrilador.

Em 1995, Brugada e Brugada descreveram uma nova síndrome em oito pacientes recuperados de parada cardíaca. A arritmia documentada foi taquicardia ventricular polimórfica que evoluiu para fibrilação ventricular. Os indivíduos apresentavam intervalo QT normal e ausência de alterações cardíacas estruturais (quatro realizaram biopsia endomiocárdica). Entretanto, observaram alterações características ao ECG: bloqueio de ramo direito e elevação persistente do segmento ST, principalmente nas derivações V_1-V_3.

Taquicardia ventricular induzida pelo esforço – é um tipo de taquicardia deflagrada pelo esforço físico, em que o ECG de repouso é normal. Deve-se suspeitar quando a criança apresenta síncope ou pré-síncope aos esforços. O teste ergométrico é um exame fundamental para o diagnóstico. A taquicardia é polimórfica (Fig. 4.39) e tende a cessar com o repouso. Tudo leva a crer que o estímulo adrenérgico seja o desencadeador da arritmia, contudo não se conhece se existe alguma disfunção na célula miocárdica que constitua o substrato principal.

O tratamento consiste na orientação para evitar esforços extenuantes e administração de medicação betabloqueadora isolada ou em associação com a amiodarona.

Taquicardias ventriculares recorrentes em portadores de cardiopatia estrutural

Síndrome da displasia arritmogênica do ventrículo direito

É uma cardiomiopatia que afeta primariamente o ventrículo direito (VD). Sua musculatura é substituída por gordura e tecido fibroso. As TV relacionadas a essa síndrome apresentam potencial maligno. Seu diagnóstico deverá ser suspeitado ao ECG em ritmo sinusal pela presença de onda épsilon (onda de grande duração e baixa

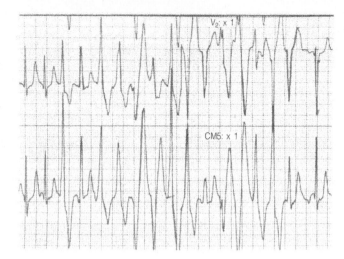

Figura 4.39 – Holter de paciente do sexo masculino com 10 anos de idade com coração normal. ECG de repouso normal. Ao esforço físico apresenta taquicardia ventricular polimórfica.

amplitude e mais bem visível na derivação V_1, sucedendo a onda S) e quando em TV com morfologia de bloqueio de ramo esquerdo. Ao ecocardiograma de alta resolução, quase sempre se detecta presença de potenciais tardios. O ecocardiograma e a ventriculografia direita podem evidenciar dilatação do VD ou áreas discinéticas. A ressonância magnética pode demonstrar alterações estruturais na parede do VD.

Quando o ventrículo direito não se mostra dilatado e suas paredes não apresentam alterações estruturais evidentes, pode-se afastar a displasia arritmogênica do ventrículo direito. Na sua ausência, estabelece-se o diagnóstico de arritmia idiopática de via de saída do ventrículo direito.

Os principais critérios diagnósticos de displasia ventricular arritmogênica do ventrículo direito são: 1. ao eletrocardiograma: a) extra-sístoles polimórficas (na forma idiopática as extra-sístoles são sempre monomórficas); b) alteração de repolarização nas derivações do plano horizontal de V_1 a V_4; c) presença da onda épsilon – onda de baixa amplitude sucedendo a onda S na derivação V_1, às vezes mal interpretada como distúrbio de condução pela ramo direito; 2. ao eletrocardiograma de alta resolução, observa-se a presença de potenciais tardios, ausentes nas taquicardias idiopáticas; 3. ao ecocardiograma, pode haver aumento da dimensão do ventrículo direito, às vezes com demonstração de áreas de discinesia na parede livre, junto do anel tricúspide; 4. a ressonância magnética demonstra áreas de tecido adiposo na parede livre do VD, em substituição ao tecido miocárdico; 5. na ventriculografia (radioisotópica ou contrastada) observa-se dilatação do ventrículo direito, áreas de acinesia e presença de aneurismas; e 6. a biopsia endomiocárdica demonstra infiltração fibrogordurosa endomiocárdica anormal.

O tratamento farmacológico tem sucesso relativo e as drogas preconizadas são os betabloqueadores e a amiodarona. A opção cirúrgica, ressecção do foco arritmogênico e/ou crioablação, está indicada nos pacientes que não apresentam boa resposta ao tratamento medicamentoso.

Taquicardias ventriculares que incidem em corações com cardiopatia estrutural (congênita ou adquirida) com disfunção ventricular

Crianças portadoras de afecções congênitas ou adquiridas com disfunção ventricular podem apresentar arritmias ventriculares potencialmente malignas. Embora responsiva à medicação antiarrítmica, quase sempre o prognóstico se relaciona à magnitude da disfunção ventricular.

Taquicardias ventriculares que incidem no pós-operatório de cirurgia cardíaca

Pós-operatório imediato – podem ocorrer arritmias ventriculares nessa situação, por distúrbios hidroeletrolíticos, acidose, hipóxia etc. As causas desencadeantes deverão ser corrigidas e as arritmias tratadas quando acarretam alterações no débito cardíaco ou retratam potencial malignidade.

Pós-operatório tardio – merecem ser mencionadas as TV que ocorrem no pós-operatório tardio para a correção de defeito congênito. Exemplo clássico é a TV que ocorre no pós-operatório da tétrade de Fallot. Muitas vezes, o foco arritmogênico localiza-se na via de saída, ao lado do "patch" utilizado para o fechamento da comunicação interventricular, ou na região da incisão da parede do ventrículo direito.

FIBRILAÇÃO VENTRICULAR

É uma série de despolarizações ventriculares incoordenadas que não proporcionam débito cardíaco. Podem ser reconhecidas apenas pelo registro eletrocardiográfico. A ministração de sulfato de magnésio pode ser benéfico, porém o tratamento é a cardioversão elétrica.

Conduta terapêutica

A abordagem terapêutica das TV tem dois objetivos:
1. Interrupção dos episódios.
2. Prevenção das recorrências.

Interrupção dos episódios

Tratamento das causas desencadeantes

Oxigenoterapia nos quadros de hipóxia; reposicionamento de cateteres intracardíacos, caso estejam com a ponta localizada na parede ventricular; correção de distúrbios hidroeletrolíticos quando existem e suspensão de drogas causadoras, como por exemplo do digital, em casos de intoxicação.

Tratamento farmacológico

1. Lidocaína por via intravenosa em bolo, 1mg/kg, que poderá ser repetida a cada 5 minutos caso necessário.
2. Procaínamida por via intravenosa, 10 a 20mg/kg, a ser infundida em 10 a 20 minutos.
3. Propafenona por via intravenosa, 1mg/kg, infundida em 5 minutos.
4. Amiodarona por via intravenosa, 10 a 40mg/kg/dia, até cessar a arritmia.
5. Verapamil por via intravenosa, 100 a 150mcg/kg, em um período de infusão de 5 minutos.

Tratamento não-farmacológico

Eletrocardioversão – 3 a 5 Joules/kg.

Prevenção das recorrências

Tratamento farmacológico

1. Amiodarona – por via oral, 5 a 15mg/kg/dia.
2. Betabloqueadores
   - Propanolol – por via oral, 1 a 4mg/kg/dia, doses fracionada em duas tomadas. Na síndrome do QT longo pode-se utilizar doses mais elevadas.
   - Sotalol – por via oral na dose de 1,5 a 8mg/kg/dia.
3. Propafenona – por via oral, 5 a 15mg/kg/dia, dose dividida em três tomadas.
4. Procainamida – por via oral, 20 a 50mg/kg/dia, dose dividida em quatro a seis tomadas.
5. Diltiazem – por via oral, 1 a 3mg/kg/dia, dose dividida em três tomadas.
6. Mexiletina – por via oral, 1 a 5mg/kg/dia, dose dividida em três tomadas.
7. Associação de drogas – caso a droga administrada isoladamente não apresente resultado eficaz, pode-se associar outra droga antiarrítmica.

Deve-se sempre suspeitar de efeito pró-arrítmico, principalmente quando a TV incide em coração patológico.

Tratamento não-farmacológico

Ablação por cateter – estará indicado quando houver refratariedade à terapêutica farmacológica, ou quando a TV for incessante acarretando disfunção ventricular importante. Os melhores resultados são observados nos pacientes com TV idiopática, monomórfica da via de saída do ventrículo direito ou do ventrículo esquerdo.

Cirurgia cardíaca – a exérese ou crioablação do foco arritmogênico está restrita aos casos de insucesso da ablação por cateter ou quando existir cardiopatia estrutural a ser corrigida. As indicações precípuas recaem nos pacientes com taquicardias refratárias que ocorrem no pós-operatório tardio de correção de tetralogia de Fallot e nos tumores de células de Purkinje.

Desfibrilador implantável – está restrito às condições em que exista risco de morte súbita e os procedimentos farmacológicos e não-farmacológicos não foram eficazes. Com o avanço tecnológico e a redução do tamanho dos aparelhos, existem perspectivas de crianças de baixo peso poderem se beneficiar desse procedimento terapêutico.

Terapêutica associada (mista)

Implante de marca-passo definitivo associado a elevadas doses de betabloqueadores na síndrome do QT longo congênito.

BIBLIOGRAFIA

1. BRUGADA, P. & BRUGADA, J. – Right bundle branch block, persistent ST segment elevation and sudden cardiac death: a distinct clinical and electrocardiographic syndrome. *J. Am. Coll. Cardiol.* **20**:1391, 1992. 2. CHUNG, K.Y.; WALSH, T.J. & MASSIE, E. – Wolff-Parkinson-White syndrome. *Am. Heart J.* **69**:116, 1965. 3. GALLAVARDIN, L. – Extrasytolie ventriculaire a paroxysmes tachycardiques prolonges. *Arch. Mal. Couer.* **15**:298, 1922. 4. GLLETTE, P.C. et al. – Arrihythmias. In: Anderson, R.H. et al. *Pediatric Cardiology*. London, Churchill Livingstone, 1987, p. 1273. 5. GOHN, D.C. & SIMMONS, T.W. – Polimorphic ventricular tachycardia (torsade de pointes) associated with the use of probucol. *N. Engl. J. Med.* **326**:1435, 1992. 6. JERVELL, A. & LANGE-NIELSEN, F. – Congenital deaf mutism, functional heart disease with prolongation of the QT interval, and sudden death. *Am. Heart J.* **54**:59, 1957. 7. KLEIN, L.S. et al. – Radiofrequency catheter ablation of ventricular tachycardia in patients without structural heart disease. *Circulation* **85**:1666, 1992. 8. KLITZNER, T.S. & FRIEDMAN, W.F. – Cardiac arrhythmias: the role of pharmacologic intervention. *Cardiol. Clin.* **7**:299, 1989. 9. KUGLER, J.D. & DANFORD, D.A. – Pacemakers in children: update. *Am. Heart J.* **3**: 665, 1989. 10. LEENHARD, A. et al. – Short-coupled variant of torsade de pointes. A new electrocardiographic entity in the spectrum of idiophatic ventricular arrhythmias. *Circulation* **89**:206, 1994. 11. LEENHART, A. et al. – Catecholaminergic polymorfic ventricular tachycardia in children. *Circulation* **91**:1512, 1995. 12. LERMAN, B.B. et al. – Adenosine-sensitive ventricular tachycardia: evidence suggesting cyclic AMP – mediated triggered activity. *Circulation* **74**:270, 1986. 13. LOPES, L. et al. – Fetal idiopathic ventricular tachycardia with nonimune hidropsy: benign course. *Pediatr. Cardiol.* **17**:192, 1996. 14. MICHAELSON, M.; RIESENFELD, T. & JONZON, A. – Natural history of congenital complete atrioventricular block. *PACE* **20**:2098, 1997. 15. MOSS, A.J. et al. – ECG T-wave patterns in genetically distinct forms of hereditary long QT syndrome. *Circulation* **92**:2929, 1995. 16. NATTEL, S. et al. – Eritromycin-induced long QT syndrome: concordance with quinidine and underlying cellular electrophysiologic mechanism. *Am. J. Med.* **89**:235, 1990. 17. NESTERENKO, V.V. & ANTZELEVITCH, C. – M cell as the basis for the electrocardiographic U wave. *Circulation* **86**(Suppl.I):1200, 1993. 18. OVERHOLT, E.D. et al. – Usefulness of adenosine for arrhythmias in infants and children. *Am. J. Cardiol.* **61**:336, 1988. 19. ROMANO, C.; GEMME, G. & PONGIGLIONE, R. – Aritimie cardiache rare in età pediatrica. II. Acessi sincopali per fibrillazione ventricolare parossistica. *Clin. Pediatr.* **45**:656, 1963. 20. SCHMIDT, K.G. et al. – Perinatal outcome of fetal complete atrioventricular block: a multicenter experience. *JACC* **17**:1360, 1991. 21. VELARDE, J.L. et al. – Taquicardia ventricular idiopática: resultados da ablação com cateteres. *Arq. Bras. Cardiol.* **66**:311, 1996. 22. WARD, O.C. – A new familial cardiac syndrome in children. *J. Irish. Med. Assoc.* **54**:103, 1964. 23. WETLI, C.V. & WRIGHT, R.K. – Death caused by recreational cocaine use. *JAMA* **241**:2519, 1979. 24. WESLEY Jr., R.C. & TURNQUEST, P. – Torsades de pointes after intravenous adenosine in the presence of prolonged QT syndrome. *Am. Heart J.* **123**:794, 1992.

Quinta Parte

Endocrinologia

coordenadora

Nuvarte Setian

colaboradores

Aurélio Borelli

Durval Damiani

Nuvarte Setian

Thais Della Manna

Vaê Dichtchekenian

1 Mecanismos de Ação Hormonal

NUVARTE SETIAN

A Endocrinologia estuda substâncias chamadas hormônios que são produzidas por glândulas que guardam relações funcionais entre si por meio dos mecanismos de retroação ou "feedback". Contudo, as atuações hormonais não se limitam ao domínio das glândulas endócrinas, ou seja, não existem separações definidas entre os sistemas nervoso, imunológico e endocrinológico. Assim, o sistema nervoso libera não só agentes químicos que atuam como mediadores locais, como também produz verdadeiros hormônios e alternativamente os hormônios produzidos pelas glândulas endócrinas podem agir como mediadores neurogênicos dentro do sistema nervoso central. Como veremos nos próximos capítulos, o eixo hipotálamo-hipofisário revela-se como um elo fundamental entre esses dois sistemas. O sistema imunológico, por sua vez, guarda também uma dependência com relação aos hormônios circulantes e ainda com os agentes neuroquímicos liberados pelo sistema nervoso. Apesar dessa complexidade de interações, os hormônios têm funções específicas como: *crescimento, reprodução, estabilidade do meio interno* e ainda *produção, utilização* e *armazenamento de energia*.

Os hormônios são classificados em dois grandes grupos: peptídeos ou derivados de aminoácidos como: LH, FSH, insulina, glucagon, T_3, T_4, TSH, catecolaminas, serotonina e histamina; e no segundo grupo estão os esteróides como: hormônios adrenais, gonadais e vitamina D. As **doenças hormonais** geralmente se enquadram nas seguintes situações: produção deficiente, produção excessiva, produção de moléculas hormonais anômalas, resistência da célula-alvo à ação hormonal, alterações no mecanismo de transporte ou na metabolização hormonal e finalmente endocrinopatias múltiplas presentes no mesmo paciente.

Os hormônios, quer sejam polipeptídeos, aminas ou esteróides, circulam em concentrações reduzidas (da ordem de picogramas ou nanogramas/ml) e são transportados até as células-alvo, nas quais exteriorizam seus efeitos biológicos.

O mecanismo de ação de um hormônio diz respeito à maneira pela qual esse hormônio, ao atuar sobre receptores específicos, desencadeia uma sucessão de acontecimentos que são os *efeitos biológicos* do hormônio considerado.

Existem mais de 100 hormônios diferentes com a capacidade de interagir células diferentes. Assim, alguns hormônios agem sobre células localizadas a distância, é o chamado **efeito endócrino**, outros hormônios e fatores de crescimento atuam sobre células adjacentes, é o **efeito parácrino**, e outros ainda atuam sobre as próprias células secretoras, é o **efeito autócrino**.

Para que uma célula possa responder à atuação de um hormônio é preciso que haja um receptor na célula para esse hormônio específico (Fig. 5.1) e ainda um maquinismo pós-receptor no qual o hormônio será acoplado. Os hormônios peptídeos, fatores de crescimento, neurotransmissores e prostaglandinas têm receptores na membrana plasmática das células, enquanto os hormônios esteróides e iodotironinas têm receptores e locais iniciais de ação no citoplasma ou no núcleo das células.

O HORMÔNIO INTERAGE COM RECEPTORES DA MEMBRANA CELULAR

A interação entre um hormônio e seu receptor é rápida e reversível, e em cada célula existe um número finito de receptores que tem afinidades e especificidades definidas.

Na face interna, citoplasmática da membrana celular, é encontrada a enzima adenilciclase capaz de catalisar a transformação da adenosina trifosfato (ATP) em adenosina monofosfato cíclica ou AMP cíclica (AMPc) e pirofosfato (Fig. 5.1).

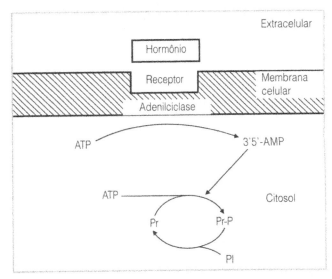

Figura 5.1 – Representação esquemática do mecanismo de ação hormonal com receptores da membrana celular. Modelo da adenilciclase.

Na fase externa da membrana das células-alvo existem tipos diferentes de receptores hormonais, como receptores para hormônios peptídicos, para catecolaminas e para fatores liberadores hipotalâmicos. Os receptores para hormônios peptídicos e catecolaminas são predominantemente proteínas. Nesse tipo de interação, o papel da adenilciclase é conhecido como o *modelo da adenilciclase*.

A caracterização do nucleotídeo cíclico, AMPc por Sutherland e Rall, 1958, desencadeou uma série de teorias importantes sobre a ação hormonal. Assim, considerou-se o hormônio como o *primeiro mensageiro* que age sobre um *receptor* localizado sobre a membrana plasmática da célula. Dessa interação resulta uma diminuição ou aumento da atividade da adenilciclase e conseqüentemente uma diminuição ou aumento do AMPc que é o *segundo mensageiro* e responsável pelas ações do hormônio dentro da célula-alvo, mimetizando os efeitos do hormônio sobre o tecido. Ainda, é o AMPc que vai atuar sobre uma classe de enzimas chamadas *proteinoquinases*, das quais destacamos a *fosforilase b quinase*, que promove a fosforilação de proteínas específicas para cada tipo particular de célula.

Esse é um modelo resumido de atuação de todos os hormônios peptídicos nos quais o AMPc ou o segundo mensageiro vai ativar as proteinoquinases que catalisam a fosforilação de proteínas, utilizando o ATP como doador de fosfato.

O AMPc não é o único segundo mensageiro nessa seqüência de eventos. Muitas vezes o Ca^{++} atua como segundo mensageiro, de modo que na sua ausência o hormônio ou mesmo o AMPc exógeno não são capazes de iniciar uma resposta celular. Assim, um hormônio peptídico após interagir com o receptor de membrana aumenta a entrada de Ca^{++} para a célula, ativa a adenilciclase e conseqüentemente aumenta o AMPc e a saída do Ca^{++} de seu "pool" principal dentro da mitocôndria para o citosol. O Ca^{++}, uma vez em concentrações elevadas dentro da célula, pode inibir a atividade da adenilciclase, havendo entre os dois uma verdadeira retroação negativa, alterando-se finalmente a permeabilidade da membrana celular (Fig. 5.2).

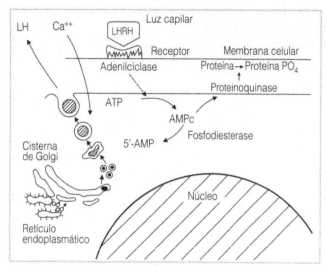

Figura 5.2 – Representação esquemática do mecanismo de ação do LHRH sobre células hipofisárias.

Fatores liberadores hipotalâmicos do hormônio luteotrófico (LHRH) e da tireotrofina (TRH), os hormônios tróficos – adrenocorticotrófico (ACTH), foliculotrófico (FSH), luteotrófico (LH), melanotrófico (MSH) e tireotrófico (TSH) – e mais ainda o glucagon e o paratormônio, todos estimulam a adenilciclase. Outros, como o hormônio de crescimento humano (GH), insulina, prolactina (Pr), oxitocina, somatomedinas (Sm) e somatostatina, não estimulam a enzima adenilciclase.

Uma vez formado o complexo hormônio-receptor, ocorre o processo da *internalização*, por meio do qual a membrana, juntamente com o complexo, é invaginada por *endocitose*, em vesículas no interior da célula. Tais vesículas, contendo o complexo hormônio-receptor, podem fundir-se com lisossomos, nos quais as enzimas aí contidas degradarão o hormônio e seu receptor. No caso dos hormônios que ativam a adenilciclase, para que a ação hormonal ocorra, não é obrigatória essa internalização.

RECEPTORES PARA OS HORMÔNIOS TIREOIDIANOS

Os hormônios tireoidianos (HT), diferentemente do que se expôs antes, entram na célula e buscam seus receptores na cromatina do núcleo dessa célula. Pouco se sabe sobre a maneira pela qual o HT entra na célula. Os receptores dos HT são diferentes dos receptores dos esteróides. No caso dos HT, seus receptores são estimulados pela cromatina nuclear, para que esses se liguem ao HT ativo. No caso dos esteróides, esses são os que estimulam seus receptores para que se liguem à cromatina nuclear.

Em ensaios biológicos, tais receptores hormonais têm sido usados para medir a concentração hormonal. A quantidade de hormônio, contida em determinada amostra, é reconhecida pela extensão com que o hormônio radioativo (hormônio marcado), colocado na amostra a ser dosada, compete com a ligação do hormônio não marcado, junto ao seu receptor. Tais ensaios têm sido considerados valiosos para diferenciar, por exemplo, o hormônio biologicamente ativo de moléculas biologicamente inativas, uma vez que o radioimunoensaio, sendo apenas uma reação imunológica, é incapaz de diferenciar tal atividade biológica da molécula.

O HORMÔNIO ATUA SOBRE O NÚCLEO ATIVANDO GENES ESPECÍFICOS

O mecanismo pelo qual o esteróide penetra dentro da célula é desconhecido, tendo-se admitido que essa penetração possa fazer-se por difusão passiva. Uma vez no citosol, o hormônio esteróide liga-se a um receptor protéico específico e tal complexo transporta-se para o núcleo da célula na qual se liga à cromatina. Essa última interação, em um mecanismo que ainda se desconhece, vai regular os níveis do assim chamado ácido ribonucléico mensageiro. Os detalhes desse evento são pouco conhecidos. Como se sabe, a cromatina consiste de ácido desoxirribonucléico (DNA), que é a base molecular do patrimônio genético, sendo que a seqüência das bases na cadeia molecular que constitui o DNA é que representa a informação genética. Essa informação genética é transferida para uma molécula de RNA. A síntese de RNA utiliza como informação o DNA e a transcrição é feita à custa de trifosfatos de ribonucleotídeos e RNA-polimerase. É esse RNA que vai, no citoplasma, servir de modelo para a síntese de proteínas. Como esse RNA transporta a informação genética do núcleo para o citoplasma, recebeu o nome de RNA mensageiro (RNAm). A síntese de proteínas faz-se no ribossomo que faz parte do microssomo. Esse ribossomo é constituído por proteína (50%) e o restante por RNA. O ribossomo liga-se por uma de suas extremidades ao RNAm, lendo a mensagem para sintetizar uma proteína específica (Fig. 5.3).

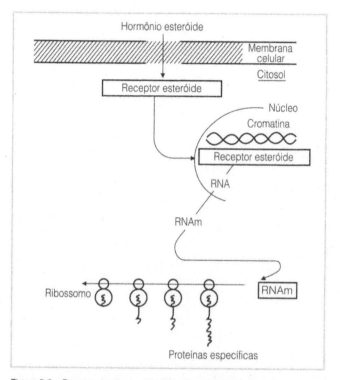

Figura 5.3 – Representação esquemática do mecanismo de ação hormonal sobre o núcleo, ativando genes específicos. Modelo de atuação dos hormônios esteróides.

Portanto, os hormônios esteróides agem combinando-se a receptores nucleares específicos, modificando a transcrição do gene que, por sua vez, leva à formação do RNA e finalmente à síntese protéica.

É importante lembrar aqui a chamada *ação permissiva* dos hormônios esteróides, conforme a qual um hormônio peptídico ou amínico não poderia exercer suas funções fisiológicas na ausência de um hormônio esteróide em especial. Por exemplo, a 1,25-diidroxicolecalciferol modifica a resposta do osteócito ao paratormônio.

TEMPO DE ATUAÇÃO E AÇÃO DE UM HORMÔNIO

Em geral, um hormônio peptídico age rapidamente em minutos a segundos, enquanto um hormônio esteróide é mais lento, demorando horas para atuar. Um *hormônio peptídico exerce seus* efeitos a longo prazo, sendo o ACTH um bom exemplo, pois age sobre o córtex adrenal com efeitos imediatos na síntese e na secreção dos esteróides adrenais e ainda na hipertrofia e hiperplasia destas mesmas células do córtex da supra-renal, o que permite que a glândula mantenha sua produção de hormônios esteróides.

Aqui, torna-se importante uma consideração sobre *fenômeno de histerese*, ou seja, mesmo após ter-se removido um determinado estímulo não se consegue uma mudança imediata de atuação. Por exemplo, terapia intermitente de uma dose semanal de calcitonina é suficiente para suprimir a reabsorção óssea, mesmo sabendo-se que ela age rapidamente em minutos e seu efeito sobre a célula tem vida curta.

Esse fenômeno é da maior importância, notavelmente na prática pediátrica, em que hormônios são administrados desnecessariamente e cujos efeitos podem continuar mesmo após a suspensão da droga. Exemplo desse fato é a aceleração mantida da idade óssea, mesmo após ter-se suspenso o tratamento com drogas androgênicas. Outro aspecto importante na prática médica é o de que receptores anômalos são cada vez mais citados para explicar certas endocrinopatias. Assim é na síndrome do testículo feminizante, na hipercolesterolemia, no diabetes insensível à vasopressina, no pseudo-hipoparatireoidismo resistente ao paratormônio, na doença de Laron e em tantas outras situações, em que a produção hormonal se faz presente, porém não há resposta dos órgãos-alvo.

Em alguns tipos de tumores, existe variação de sensibilidade aos hormônios, admitindo-se que tumor sensível à hormonioterapia contém receptores celulares. Portanto, a medida de níveis desses receptores, em tumores removidos cirurgicamente, pode ter valor prognóstico e terapêutico. Assim, se o tumor não contém receptores, a quimioterapia é escolhida em vez da hormonioterapia.

É essencial também lembrar a importância dos anticorpos anti-receptores como provocadores de endocrinopatias como, por exemplo, o diabetes insulino-resistente com anticorpo anti-receptor de insulina e a doença de Graves, na qual o anticorpo anti-receptor de TSH circula estimulando a glândula tireóide.

2 Hipotálamo, Hipófise e Pineal

NUVARTE SETIAN

Alguns integrantes do sistema nervoso central (SNC), como hipotálamo, hipófise e pineal, são comprovadamente peças-chaves dentro do sistema neuroendócrino que engloba estruturas nervosas e glandulares e cujas anomalias repercutem de modo desastroso sobre o sistema endocrinológico. Assim, tumores, malformações congênitas, infecções congênitas ou adquiridas, localizadas nessas áreas do SNC, têm sido descritas em associação com baixa estatura, alta estatura, puberdade precoce, puberdade atrasada e diabetes insípido. Além dessas formações nervosas, outras exercem certos tipos de influências; por exemplo, já é bem conhecido o efeito das tensões emocionais e físicas sobre a secreção das trofinas hipofisárias, o que reflete a influência do córtex cerebral sobre as secreções glandulares.

BASES FISIOLÓGICAS

HIPOTÁLAMO

É tido como a integradora central de mensagens e, portanto, danos provocados nessa área seguramente repercutirão no crescimento e no desenvolvimento da criança e do adolescente.

O hipotálamo compreende principalmente as regiões pré-óptica, supra-óptica, túber cinéreo, mamilar e infundibular. Suas células neurossecretoras são produtoras dos *fatores ou hormônios inibidores e liberadores* que controlam a função hipofisária na produção, inibição ou liberação dos hormônios tróficos, que por sua vez atuarão sobre as glândulas correspondentes (Fig. 5.4).

São produzidos no hipotálamo seis hormônios liberadores: do hormônio de crescimento (GRH), da corticotrofina (CRH), da tireotrofina (TRH), do hormônio luteinizante (LRH), do hormônio folículo-estimulante (FRH) e da prolactina (PRH). São produzidos também dois fatores ou hormônios inibidores da secreção hipofisária: do hormônio de crescimento (GIF) e da prolactina (PIF). O fato de os hormônios, como hormônio de crescimento (GH), a prolactina (Pr) e o hormônio melanotrófico (MSH), não possuírem controle de retroação determinado por secreção de glândulas-alvo daria aos fatores inibidores e estimuladores hipolatâmicos o papel de controladores da secreção dessas trofinas hipofisárias. Tanto no hipotálamo quan-

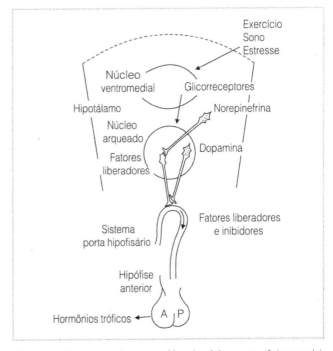

Figura 5.4 – Representação esquemática de núcleos e neurônios envolvidos na secreção de fatores hipotalâmicos.

to no córtex cerebral do feto de cerca de 16 semanas foram observadas atividades desses fatores liberadores.

Um outro grupo importante, controlador da secreção dos hormônios hipotalâmicos, é o das aminas biogênicas: dopamina, norepinefrina e serotonina. Esses aminas são encontradas em corpos celulares de neurônios contidos principalmente no núcleo arqueado e axônios na eminência mediana hipotalâmica junto às alças capilares do sistema porta hipofisário (Fig. 5.4). As serotoninas, atuando em receptores alfa ou beta-adrenérgicos, facilitam a secreção do FSH e

LH e inibem a de Pr e ACTH. Bloqueadores alfa-adrenérgicos (fentolamina) e estimuladores beta (isoproterenol) inibem a liberação do GH. Bloqueadores beta-adrenérgicos (propranolol) e estimuladores alfa estimulam a liberação do GH. No homem, a L-DOPA é capaz de aumentar a secreção do GH, LH, FSH e PIF. Os neurônios que contêm norepinefrina inibem a secreção de CRH e estimulam a secreção de LRH, FRH, GRH e TRH.

HIPÓFISE

A hipófise está contida dentro da sela túrcica e, embora seja de proporções pequenas, pesa cerca de 0,5g, mede $10 \times 13 \times 6$mm e tem a maior importância no complexo neuroendócrino. Está ligada à eminência mediana por meio do eixo hipotálamo-hipofisário e dividida em lobo posterior ou neuro-hipófise e lobo anterior ou adeno-hipófise. A neuro-hipófise origina-se do infundíbulo do diencéfalo e guarda conexões com os núcleos supra-óptico e paraventricular do hipotálamo. Já o lobo anterior, que corresponde a 75% do total da glândula, tem origem embriológica diversa, ou seja, provém da bolsa de Rathke, portanto, por evaginação do ectoderma da primitiva cavidade oral. Já no final do primeiro trimestre, a hipófise fetal contém grânulos secretores de trofinas; com 12 semanas, o ACTH já tem seu controle definido, comprovado pelas anomalias genitais na hiperplasia congênita de supra-renal (ver capítulo Supra-renal nesta mesma parte).

Lobo anterior da hipófise

Formado por unidades funcionais independentes, de pelo menos seis tipos diferentes de células que secretam especificamente certas trofinas, esse lobo está sob influências dos fatores ou hormônios estimuladores e inibidores hipotalâmicos. A classificação das células hipofisárias tem sido feita preferencialmente de acordo com o hormônio secretado: GH, TSH, LH, FSH, Pr e ACTH.

Hormônio de crescimento

Foi descrito por Li e Evans em 1944 como um polipeptídeo contendo 188 aminoácidos e com peso molecular de aproximadamente 21.500. É produzido por células acidófilas da hipófise, sua secreção é estimulada pelo GRH e inibida pelo GIH (somatostatina) hipotalâmicos. A somatostatina foi medida por radioimunoensaio (RIE) em extratos hipotalâmicos de fetos humanos entre 10 e 22 semanas de gestação. Por sua vez, o GRH, da mesma forma que a maioria dos fatores liberadores, existe no cérebro de fetos humanos por volta da 16ª semana de vida intra-uterina. Em 1982, alguns autores deram a conhecer a existência de um GRH extraído de tumor pancreático de um paciente acromegálico: trata-se de uma molécula linear contendo 40 aminoácidos, já sintetizada, e conhecida como hp GRH-40. Tal fato abre perspectivas importantes para o tratamento de crianças cuja deficiência de hormônio do crescimento é de origem hipotalâmica. A somatostatina já foi caracterizada como tendo 14 aminoácidos e também já foi sintetizada. O GH surge no feto humano com 14 semanas de vida e elevados níveis são encontrados durante toda a gravidez. Elevados também são os níveis de GH no cordão umbilical, superiores a 320ng/ml, caindo substancialmente durante as primeiras 48 horas de vida extra-uterina.

O grupo das somatotrofinas é constituído por dois hormônios hipofisários, GH e Pr, e um hormônio placentário, somatotrofina coriônica, todos os três com atividades biológicas e configuração química semelhantes.

O GH quando produzido excessivamente leva a criança a quadros de alta estatura, o inverso ocorrendo nos casos de baixa estatura. É espécie-específico e, portanto, para tratar portadores de sua deficiência o hormônio utilizado é extraído da hipófise de cadáver. Com os novos rumos tomados pela engenharia genética, foi possível chegar-se ao GH sintetizado por bactérias, à maneira do que já se faz com a insulina.

O GH é encontrado na hipófise na forma de grânulos secretores correspondendo de 4 a 10% do peso úmido da glândula hipofisária, ou seja, 5 a 15mg por glândula. Sua ciclagem no plasma é rápida e, quando injetado, desaparece rapidamente do sangue, tendo vida média de 20 a 25 minutos. Admite-se que o GH endógeno tenha também uma vida média curta. A hipófise secreta de 0,75 a 3mg de GH por dia, obedecendo a um padrão próprio com três picos, os dois primeiros 3 a 4 horas após as refeições, e o terceiro, mais importante, de 1 a 2 horas após o sono profundo. Sua secreção pode ser estimulada por meio de testes específicos: após hipoglicemia no teste de tolerância à insulina, após L-DOPA, após exercício físico e ainda por meio da administração de arginina.

O GH circula na forma livre e, diferentemente dos demais hormônios hipofisários, não tem como local de ação uma única glândula-alvo, mas possui numerosos locais de ação, onde sua participação se faz sentir indiretamente. Daughday demonstrou que a atuação do GH sobre o crescimento do esqueleto não se processa diretamente. O que essa somatotrofina faz é estimular a produção das *somatomedinas* (Sm) que vão provocar a incorporação de substâncias promotoras do crescimento.

As denominações *Sm* e *fator de crescimento insulino-símile (IGF)* são, atualmente, usadas como sinônimos.

O IGF tem sido definido como um polipeptídeo estruturalmente homólogo à insulina e ainda com efeitos biológicos semelhantes aos desse hormônio. O soro humano contém dois tipos principais de IGF: o IGF-I também chamado de somatomedina C (Sm-C) e o IGF-II. O IGF-I/Sm-C é um peptídeo dependente do GH e tem uma estrutura que lembra a pró-insulina. O IFG-I/Sm-C, da mesma forma que a insulina, é capaz de estimular a oxidação da glicose, a síntese lipídica e ainda inibe a lipólise. Diferentemente da maioria dos hormônios, a Sm não provém de um órgão específico, porém é sintetizada em numerosos tipos de células. A Sm-C é capaz de incorporar sulfato em proteoglicanos da cartilagem e glicosaminoglicanos.

Proteoglicanos são macromoléculas compostas de ligações covalentes de proteínas (menos de 10% do total da molécula) e hidratos de carbono (mais de 90% do total) e são os principais constituintes da matriz extracelular do tecido conjuntivo. Glicosaminoglicanos (que substitui a antiga denominação mucopolissacarídeo) são macromoléculas contendo dissacarídeos constituídos de N-acetil-hexosamina e um ácido urônico. Todas as Sm estimulam a incorporação de sulfato e o crescimento de células em cultura, têm efeitos biológicos semelhantes aos da insulina, reação cruzada com os receptores da insulina e ainda possuem seus próprios receptores na membrana celular.

As crianças portadoras de baixa estatura hipofisária têm atividade reduzida de IGF-I plasmáticas, que se normalizam quando tratadas com GH. Para Pimstone, os desnutridos portadores de má nutrição protéica (kwashiorkor) apresentam níveis elevados de GH e baixos de Sm e ambos se normalizam com a realimentação adequada. Na baixa estatura, segundo Laron, as crianças têm, como os desnutridos, níveis elevados de GH e baixos de Sm. Tais fatos levaram à idéia de um mecanismo de retroação entre GH e IGF-I.

O inibidor do GH, a somatostatina, diferentemente do GH, não tem especificidade filogenética, tem vida média de cerca de 4 minutos e quando injetado é rapidamente inativado no plasma. É também produzido nas células D do pâncreas e nas células parietais gástricas. O GIH é capaz de inibir também o TSH, porém não afeta a secreção da Pr, do ACTH e das gonadotrofinas.

Prolactina

É tida como uma somatotrofina hipofisária, ao lado do GH. Suas ações fisiológicas se assemelham, em parte, às do GH e, como este, também não possui um órgão-alvo específico. Age diretamente sobre a glândula mamária iniciando e mantendo a lactação. Essa lactação requer toda uma preparação prévia à custa da atuação de estrógenos, progesterona, corticosteróides e insulina. É controlada pelo PIF e provavelmente por um PRH, embora nenhum desses dois fatores tenha sido ainda caracterizado estruturalmente. O TRH é capaz de estimular a Pr, o que poderia explicar a lactação presente naqueles raros casos de hipotireoidismo não tratados e com puberdade precoce. Existem tumores hipofisários e ectópicos capazes de hipersecretar a Pr e cita-se na literatura caso de criança com telarca prematura cujo tumor hipofisário só pode ser reconhecido após os 29 anos de idade cronológica. Craniofaringiomas e tumores hipotalâmicos têm sido associados à hiperprolactinemia.

Tireotrofina

A produção do TSH é estimulada pelo TRH hipotalâmico que já foi sintetizado e tem ampla utilidade em testes clínicos, como, por exemplo, nos casos de hipotireoidismo secundário em que a hipófise não responde à estimulação pelo TRH na produção do TSH. O TSH tem atuações importantes diretamente sobre a glândula tireóide, estimulando a captação de iodeto, a síntese de tireoglobulina, das iodotirosinas, das iodotironinas, a proteólise da tireoglobulina e a liberação do T_3 e T_4 da glândula, além de provocar o aumento de seu tamanho. A vida média do TSH injetado é de 50 minutos, e a secreção total, 390 a 23.000 microUI/dia. No hipotireoidismo primário seus níveis circulantes estão elevados (veja o capítulo Tireóide nesta mesma parte).

Adrenocorticotrofina

A hipotálamo controla sua secreção por meio do CRH e ambos dependem dos níveis de cortisol circulante. Sua secreção acompanha um ritmo circadiano gerado por um ritmo cerebral intrínseco, ligado à alteração de luz (dia-noite), sono, estresses físico e emocional. Sua concentração é menor que 50pg/ml, com pico máximo entre 6 e 8 horas da manhã. A eminência mediana na porção ventral do hipotálamo é considerada o local de liberação do CRH, e, portanto, controlador do ACTH, embora já se discuta a existência de fontes extra-hipotalâmicas de CRH. Além desses fatores, existe um sistema adrenérgico central que inibe a secreção do ACTH. A norepinefrina seria a catecolamina inibidora, agindo via receptores alfa-adrenérgicos.

Hormônio estimulador dos melanócitos

No homem, o MSH aumenta a produção de melanina, estimulando a pigmentação. São descritos dois peptídeos, o alfa-MSH e o beta-MSH, porém o alfa-MSH não é dosável normalmente no plasma. Admite-se que o MSH, o ACTH e a betalipotrofina sejam secretados pelas mesmas células hipofisárias. A molécula do alfa-MSH contém 13 aminoácidos idênticos aos 13 aminoácidos que formam a molécula do ACTH; contudo, o alfa-MSH não tem atividade corticotrófica. O beta-MSH não é um produto natural da hipófise, mas resulta da degradação da betalipotrofina hipofisária. Nas situações de insuficiência adrenal, em que a hiperpigmentação faz parte do quadro clínico, são encontrados no plasma níveis elevados de ambos os hormônios ACTH e beta-MSH.

A betalipotrofina é considerada como um pró-hormônio e de sua molécula derivam peptídeos neurotróficos, encefalina e endorfina, que mimetizam a ação da morfina. Como a betalipotrofina e o ACTH estão contidos nos mesmos grânulos hipofisários, eles são secretados juntos e por isso na doença de Addison, por exemplo, existem elevados níveis plasmáticos não só do ACTH mas também do beta-MSH.

Gonadotrofinas hipofisárias

Os hormônios gonadotróficos folículo-estimulante (FSH) e luteinizante (LH) têm envolvimento direto com a função gonadal. A vida média de ambos é de 30 a 60 minutos. Sua regulação é feita pelo LHRH ou LRH, hormônio hipotalâmico caracterizado em 1971 como um decapeptídeo e posteriormente sintetizado. Ao atuar sobre os gonadotrofos hipofisários, provoca a secreção de LH e FSH.

Para que essa ação se processe, a molécula do LHRH combina-se com receptores da membrana celular à maneira do modelo adenilciclase já visto no primeiro capítulo desta parte.

FSH

Promove o desenvolvimento do folículo ovariano e a gametogênese nos testículos. Estimula o AMPc nos testículos, mas não tem efeito sobre o AMPc do corpo lúteo. Sua vida média, assim como a do LH, varia de 30 a 60 minutos. Na menina adolescente dá-se a variação cíclica do FSH correlacionado com a atividade menstrual e sua concentração é elevada na primeira metade da fase folicular. Em ciclos anovulatórios, essa elevação não se processa. No homem, o FSH influencia especificamente as fases finais da espermatogênese. No menino pré-púbere, o FSH urinário e sérico revelam-se em elevação entre 6 e 10 anos de idade, correlacionando-se com o aumento do volume testicular. Esses valores aumentam significativamente na fase inicial da puberdade. Falta no sexo masculino o ritmo cíclico de secreção das gonadotrofinas que está presente na mulher. A inibição da secreção do FSH faz-se provavelmente por meio de um fator testicular que não seria a testosterona, derivado do epitélio germinativo. A testosterona é pouco eficiente na inibição do FSH.

LH

Na mulher adulta, o LH estimula a formação do corpo lúteo e a ovulação. Na pré-puberdade, seu papel não está definido. No homem, estimula a maturação das células intersticiais de Leydig e a secreção de testosterona. Parece desempenhar papel importante na espermatogênese por meio de aumento dos níveis intratesticulares da testosterona. No homem, é às vezes chamado de hormônio estimulador das células intersticiais (ICSH). A maioria das informações a respeito da atuação do LH no ser humano é dada por meio de estudos feitos com a gonadotrofina coriônica humana (hCG). A testosterona inibe a secreção de LH. Estrógenos e progestínicos podem inibir o aumento de LH na fase ovulatória.

É importante lembrar que os hormônios glicoprotéicos (FSH, LH, TSH e hCG) têm na sua molécula uma cadeia denominada alfa e outra beta. A cadeia alfa é muito semelhante nesses quatro hormônios, e isoladamente não tem atividade biológica. Por outro lado, é a cadeia beta que vai conferir especificidade biológica a cada um desses hormônios. Com isso, também se explicam as reações imunológicas cruzadas dessas trofinas.

Lobo posterior da hipófise

A neuro-hipófise guarda conexões essenciais com as regiões supra-óptica e paraventricular do hipotálamo. Os hormônios do lobo posterior da hipófise são sintetizados nos neurônios dos núcleos das regiões acima citadas e são transportados através dos seus axônios que atravessam o eixo hipotálamo-hipofisário, armazenando-se no lobo posterior, de onde são libertados para a circulação em resposta a vários estímulos. Desse lobo são liberados os octapeptídeos arginina vasopressina ou hormônio antidiurético (HAD) e a oxitocina, os quais têm vida média muita curta.

Qualquer fator que destrua os locais de produção ou de liberação do HAD levam ao diabetes insípido. O HAD é liberado quando há diminuição do líquido extracelular ou aumento da osmolaridade plasmática. Atua modificando a permeabilidade do túbulo renal distal e ductos coletores, levando à reabsorção de água. Essa ação parece ser mediada pelo AMPc, pois a ministração desse nucleotídeo mimetiza alguma das ações da vasopressina. Existe no comércio, para uso intranasal, o acetato de desmopressina ou DDAVP, que é um análogo sintético da 8-arginina vasopressina que, por ser resistente às peptidases, tem vida média prolongada.

A ocitocina tem duas ações importantes: 1. contração da musculatura uterina e por isso usada para induzir o trabalho de parto e controlar a hemorragia pós-parto; e 2. provoca reflexo mamário de ejeção do leite e alivia a dor por ingurgitamento das mamas durante a lactação. É aplicada por via intramuscular ou intranasal.

PINEAL

A pineal está situada entre os tubérculos quadrigêmeos superiores e representa os rudimentos de um órgão fotorreceptor.

A melanina, hormônio produzido pela pineal, foi descrita pela primeira vez em 1959, tendo então surgido uma teoria da função pineal ou "hipóteses da melatonina". De acordo com essa hipótese, a pineal secretaria a melatonina em quantidade inversamente proporcional à luz ambiental, e ainda a glândula receberia sinais dessa claridade ambiental por meio de uma via complexa envolvendo retina, cérebro e neurônios simpáticos.

A biossíntese da melatonina se faz a partir do triptofano:

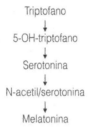

Vêm-se atribuindo à pineal influências sobre aquisições de um ritmo cíclico de secreção das gonadotrofinas, processo de maturação que ocorre durante a puberdade. Aponta-se a luz como fator básico da ritmicidade diurna e sazonal de alguns desses hormônios. A pinealectomia feita em ratos leva a um aumento de LH e FSH e maturação sexual precoce; por outro lado, a melatonina perfundida no terceiro ventrículo ou diretamente no hipotálamo faz diminuir a secreção de LH e FSH. A pinealectomia é ainda seguida de hipertrofia da glândula tireóide e inibição de hormônios do córtex adrenal. A epífise e suas secreções reagem à luz e ao sistema nervoso simpático e parece ser um órgão-alvo dos esteróides gonadais. Alguns fatos são conhecidos quanto à correlação da pineal com função gonadal e luz ambiente. Assim, o escuro estimula a secreção de melatonina, e, como os tumores que produzem melatonina são capazes de inibir a função gonadal, admite-se que o escuro possa inibir a secreção de gonadotrofinas. Contudo, o fato de meninas cegas entrarem em menarca precocemente é mal explicado.

Tumores nessa área são quatro a cinco vezes mais freqüentes nos meninos e causam puberdade precoce apenas no sexo masculino. As neoplasias da pineal são teratomas atípicos que, sem exceção, afetam o sexo masculino e os pinealomas verdadeiros são muito raros. Os únicos tumores que causam puberdade precoce são os que ultrapassam a região epifisária causando hidrocefalia do terceiro ventrículo e lesão hipotalâmica, provocando quadro clínico de diabetes insípido, polifagia e obesidade.

PATOLOGIA DO HIPOTÁLAMO, HIPÓFISE E PINEAL

HIPOPITUITARISMO

A denominação hipopituitarismo refere-se a um grupo heterogêneo de doenças, no qual a baixa estatura é o resultado final da deficiente produção de GH. Essa deficiência pode ser total ou parcial, podendo ocorrer na forma isolada ou associada à deficiência de outras trofinas hipofisárias – TSH, ACTH ou gonadotrofinas.

Incidência

No Brasil não há dados estatísticos referentes à baixa estatura hipofisária. Contudo, por meio de resultado da literatura médica de outros países, podemos considerá-la como entidade rara. Na Noruega, a prevalência estimada foi de um caso para 100.000 habitantes, 25% dos quais são hereditários, 60% esporádicos e 15% secundários. Na Inglaterra, segundo Tanner, a deficiência isolada de GH é rara, existindo 100 a 150 casos, excluídos os de causa tumoral.

Etiologia

Alguns autores consideram as lesões do SNC como responsáveis por um terço dos casos de deficiência de GH e, destes, o mais freqüente é o craniofaringioma. Nestes casos, geralmente a diminuição do ritmo de crescimento antecede o quadro neurológico. Esse tumor, embora benigno, pode levar a conseqüências desastrosas se não for removido em tempo hábil. O craniofaringioma surge de remanescentes epiteliais da bolsa de Rathke e cresce junto ao hipotálamo e hipófise e geralmente as manifestações clínicas surgem entre 5 e 15 anos de idade, com vômitos, problemas visuais, cefaléias, sonolência, distúrbios mentais e deficiências hormonais. Cerca de 2% dos casos são assintomáticos. A radiografia de crânio pode dar informações importantes, revelando calcificações supra-selares em 90% dos casos, alterações selares como erosão da base, abaulamento e destruição das clinóides (Fig. 5.5). Em alguns casos, apenas a tomografia cerebral fornece o diagnóstico de certeza. O tumor pode ser removido parcial ou totalmente e após cirurgia poderá surgir o quadro conseqüente à falta de GH, ACTH, TSH e gonadotrofinas. Com a terapia hormonal de reposição pode-se atingir uma altura final adequada e a terapia com hormônios sexuais desencadeará a puberdade. Além do craniofaringioma, outros tumores devem ser pesquisados como pinealoma e tumores hipotalâmicos.

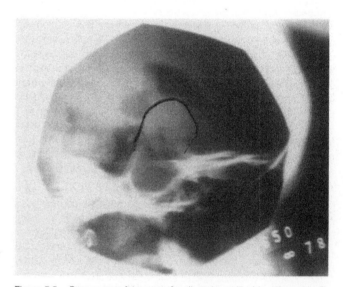

Figura 5.5 – Pneumoencefalograma focalizando região hipotálamo-hipofisária (Pront. 7.249 do Instituto da Criança). Paciente com 11 anos de idade. Assoalho supra-selar mal delimitado com expansão tumoral dentro do seio esfenoidal. Grande expansão supra-selar, atingindo o assoalho dos ventrículos laterais. Diagnóstico pós-operatório: craniofaringioma cístico.

Os autores têm chamado a atenção para s associações de baixa estatura e displasias craniofaciais (fissura labial ou palatina, dente incisivo central maxilar solitário).

A histiocitose, que tem sido descrita como responsável pelo diabetes insípido presente nas crianças portadoras da síndrome de Hand-Schüller-Christian, tem também deficiência de GH comprovada.

Muitas vezes, é difícil estabelecer-se um diagnóstico de certeza, aventando-se várias hipóteses: alterações anatômicas e funcionais do sistema hipotálamo-hipofisário, infarto hemorrágico, traumatismo de crânio, traumatismo de parto e nascimento em posição de nádegas, fórceps e anoxia intra-uterina.

Cerca de 50% dos casos ficam como idiopáticos e o processo é três vezes mais freqüente no menino. Ainda, metade dessas crianças terá deficiências de outras trofinas. Já foram descritas formas genéticas diferentes e com herança *autossômica recessiva*, *recessiva ligada ao cromossomo X* e ainda *autossômica dominante*.

Quadro clínico (Fig. 5.6)

O *hipofisário* tem geralmente altura e peso normais ao nascimento e velocidade de crescimento diminuída já no segundo ano de vida. No período neonatal o diagnóstico é dificilmente lembrado, a não ser que venha acompanhado de malformação na área hipotálamo-hipofisária, fazendo-se acompanhar de insuficiência respiratória e convulsões por hipoglicemia; baixa estatura é proporcionada. Os principais achados são: crânio e face geralmente arredondados, fronte proeminente, nariz pequeno com raiz em sela, os olhos simulam às vezes exoftalmia, mandíbula pequena (o que provoca implantação dentária irregular), pescoço curto, laringe pequena com voz fina, mãos e pés pequenos, genitália pouco desenvolvida, maturação sexual atrasada, cabelos finos, acúmulo de gordura no tronco. Criptorquidia é um dado freqüente. Essas crianças têm QI normal e tornam-se retraídas devido ao seu aspecto físico. Nas crianças com deficiências de outras trofinas hipofisárias, irão somar-se ao quadro clínico anterior os aspectos próprios de cada endocrinopatia, como por exemplo hipotireoidismo, insuficiência adrenal, insuficiência gonadal e assim por diante (veja capítulos correspondentes). Os portadores de tumor cerebral terão queixas oculares, cefaléias, problemas de conduta e até retardo mental.

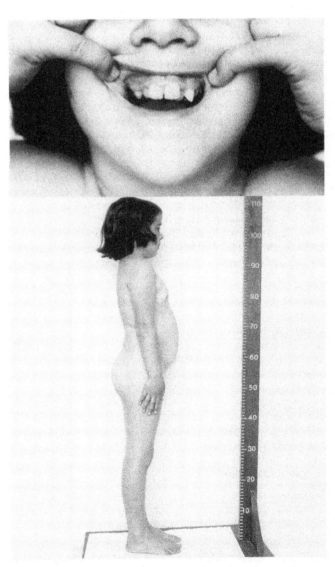

Figura 5.6 – Baixa estatura hipofisária (Pront. 1.423 do Instituto da Criança). Paciente com 13 anos de idade: idade óssea de 8 anos e idade-altura de 6 anos. Obesidade de tronco. Implantação dentária irregular.

Diagnóstico laboratorial

É baseado em testes de estímulo da secreção do GH. Seus níveis se elevam após 20 minutos de exercício físico, 45 a 90 minutos após início do sono, e ainda após ministração de L-DOPA por via oral, injeção intravenosa de insulina, arginina e glucagon. Os níveis basais de GH dos portadores de deficiência do hormônio dificilmente chegam a 5ng/ml.

Tem sido do maior interesse a determinação da atividade das somatomedinas (Sm) ou IGF que está sempre diminuída nesses casos. Têm surgido descrições de casos de baixa estatura com GH em níveis compatíveis aos de normalidade e baixos níveis de Sm e que se beneficiaram com o uso do GH. Por outro lado, na síndrome de privação psicossocial, os níveis de GH são baixos, bastando que se retire a criança do ambiente hostil para que tudo se normalize.

O teste combinado de insulina + TRH + LHRH intravenoso e a retirada de amostras de sangue a cada 15 minutos durante 90 minutos para dosagens de glicemia, GH, TSH, LH, FSH, ACTH, Pr, cortisol e T_4 nos fornecem uma imagem da função do eixo hipotálamo-hipófise, tireóide e supra-renal. Ao lado dessas dosagens hormonais, é de fundamental importância o exame neurológico quando houver a menor suspeita de processo neurológico central. De qualquer forma, deve-se solicitar de rotina radiografia de crânio, bem como de mãos e punhos para a determinação da idade óssea. Se a radiografia de crânio revelar calcificação, aumento de sela túrcica ou outras anomalias, este estudo deverá ser complementado pela tomografia cerebral.

Diagnóstico diferencial

Baixa estatura constitucional ou familiar – nessas situações encontram-se familiares com baixa estatura, às vezes abaixo do percentil 3 e puberdade atrasada com o estirão pubertário conseqüentemente tardio. A criança, além de baixa estatura, terá idade óssea (IO) atrasada. Deve-se sempre orientar e tranqüilizar a família e a criança ou o adolescente quanto à normalidade do seu potencial. Os autores usam a denominação *baixa estatura genética* ao tratar de crianças com problemas de altura, portadoras de idade cronológica (IC) igual à IO.

Hipotireoidismo primário – o quadro clínico (ver capítulo correspondente) associado a níveis elevados de TSH e diminuídos de T_4 selam o diagnóstico. Lembrar contudo que as duas deficiências podem estar associadas.

Deficiência estatural intra-uterina – seus portadores são geralmente nascidos de termo, com deficiência estatural que não é compensada após o nascimento.

Síndrome de Laron – nesses casos, a deficiência estatural tem caráter familiar e clinicamente são comparáveis aos portadores de hipopituitarismo, inclusive em alguns aspectos metabólicos. Assim, também podem apresentar hipersensibilidade à insulina exógena e, após receberem 0,01U/kg de insulina cristalina por via intravenosa, apresentam hipoglicemia acentuada com lento retorno aos valores basais. Os níveis basais de GH tendem a ser elevados, mostram atividade baixa das Sm e que não se normalizam após ministração de GH exógeno e nem respondem clinicamente a tal terapia. A figura 5.7 mostra o aspecto geral e da genitália externa de um caso de baixa estatura tipo Laron. Os aspectos metabólicos citados sugerem um defeito nos receptores das células para o GH, o que incluiria os tecidos responsáveis pela formação das Sm. É possível que o defeito resida na existência de uma molécula de hormônio de crescimento, inerte biologicamente, porém competente imunologicamente. Daí poder-se aventar a hipótese de que essa molécula ocupa locais de receptores normais de GH impedindo que o hormônio exógeno exerça seus efeitos. A idéia do defeito nos receptores está de acordo com os níveis elevados de GH encontrados nesses pacientes, se se aceitar a noção de que os receptores, por meio do qual o GH exerce retroação negativa sobre sua própria secreção, estejam também alterados nesses pacientes. Laron, ao descrever essa

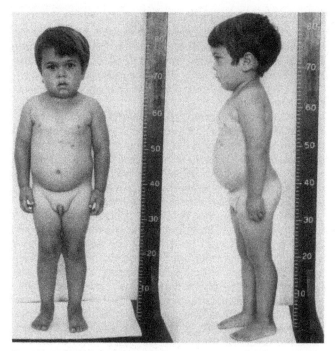

Figura 5.7 – Síndrome de Laron (Pront. 841 do Instituto da Criança). Aspecto geral. Paciente com 8 anos de idade. Idade óssea = 4 anos, GH = 32ng/ml e IGF-I abaixo do normal.

síndrome, chamou a atenção para o pequeno tamanho do pênis e testículos, admitindo que o GH tenha um papel primário no desenvolvimento da genitália e gônadas.

Síndrome de Turner – na menina, esse diagnóstico deve ser sempre lembrado, mesmo que a queixa seja somente de baixa estatura e o exame físico não revele outras alterações notáveis (ver capítulo correspondente).

Privação psicossocial – o quadro clínico e laboratorial sugere hipopituitarismo, contudo, a história revela um ambiente agressivo para a criança. Em tais situações, basta que se afaste a criança do meio hostil para que tudo se normalize.

Tratamento

É realizado com o GH na dose de 0,5 a 1U/kg/semana ministrada por via subcutânea uma vez por dia. No fim de um ano de tratamento, a velocidade de crescimento é avaliada e, para Tanner, o aumento deve ser no mínimo de 3cm por ano. Tal terapia deve, teoricamente, continuar até que o crescimento cesse. Admite-se que a eclosão puberal dependa do GH e dos andrógenos. Paciente com deficiência de gonadotrofina deve receber testosterona ou estrógeno que devem ser iniciados somente quando houver esgotado todo o potencial de crescimento do pré-púbere e nunca antes disso.

A ministração de anabolizantes testosterona-símile para tais pacientes é contra-indicada porque eles aceleram a maturação óssea tornando-os insensíveis ao GH, além dos efeitos colaterais provocados por essas drogas. Quando houver outras deficiências hormonais associadas, como por exemplo hipotireoidismo ou insuficiência adrenal, deve-se fazer reposição adequada (ver capítulos correspondentes).

Nos casos de tumores de sistema nervoso central (SNC), esses deverão ser removidos sempre que possível, como no caso de craniofaringioma. Aqui, também, a reposição hormonal deve ser programada.

HIPERPITUITARISMO

Esse quadro refere-se à hipersecreção de trofinas hipofisárias, seja primariamente por tumor hipofisário ou secundariamente por hipofunção das células-alvo, com conseqüentes níveis baixos de hormônios circulantes, o que diminui o fenômeno de retroação hipofisária, aumentando-se a produção de suas trofinas (ACTH, GH, Pr, LH e FSH). Esse fato pode ocorrer nos quadros de hipotireoidismo, hipogonadismo primário e hipoadrenalismo. Alguns hipotireóideos não tratados podem ter sela túrcica aumentada e até desenvolver puberdade precoce.

Será descrita, a seguir, a alta estatura hipofisária, caracterizada por crescimento corpóreo exagerado, anômalo, determinado por hipersecreção do GH. Em uma curva de crescimento a alta estatura está situada acima do percentil 97. Na criança, a hipersecreção de GH (geralmente provocada por adenoma eosinófilo) leva à alta estatura, ou seja, há um crescimento exagerado do organismo todo, incluindo esqueleto que, por apresentarem na criança as epífises abertas, oferece situação propícia para esse crescimento. Já o adulto, ou o adolescente, que tem as epífises fechadas, terá conseqüentemente um crescimento das extremidades, ou seja, acromegalia. Ambas as situações são raras, havendo registro de cerca de duas centenas de alta estatura na faixa pediátrica. O caso sempre lembrado na literatura médica é o do irlandês que viveu no século XVIII, tinha 2,50m de altura e que morreu aos 21 anos. Seu crânio, exposto em um Museu Londrino, chama a atenção pelo notável aumento da sela túrcica, seios da face muito aumentados e mandíbula proeminente.

Quadro clínico

As manifestações mais importantes são de ordens neurológicas e endocrinológicas. As primeiras referem-se àquelas conseqüências de uma expansão tumoral na sela túrcica: cefaléia, distúrbios visuais com perda da visão e alteração da campimetria. O aumento da pressão intracraniana constitui um aspecto tardio do processo. O tumor lesando outras células da hipófise pode tornar-se responsável pela produção deficiente de trofinas hipofisárias com repercussões afins, ou seja, deficiências de gonadotrofinas provocando atraso puberal, de TSH levando ao hipotireoidismo e do ACTH determinando insuficiência adrenal. Os efeitos provenientes da hipersecreção do GH são principalmente crescimento excessivo do esqueleto e partes moles, chamam a atenção a proeminência da mandíbula, os dentes afastados e os seios da face aumentados. Os que sobrevivem terão na vida adulta aspecto corpóreo eunucóide com extremidades alongadas. A maioria dos adultos jovens morre por infecção, debilidade progressiva ou pan-hipopituitarismo, pois o tumor tende a ser infartado com o decorrer dos anos. O crescimento anômalo do esqueleto provoca sintomas articulares. Surgem alterações de pele e subcutâneo, sudorese excessiva, hirsutismo, melanose, macroglossia, voz cavernosa, comprometimento dos nervos periféricos, cardiomegalia, hepatomegalia, nefromegalia, intolerância à glicose e hipertireoidismo.

Diagnóstico laboratorial

Os testes laboratoriais têm importância na conduta terapêutica. Aqui, os níveis basais de GH podem ser altíssimos, por exemplo 300ng/ml (normal de 5 a 10ng/ml) e não são suprimidos por glicose. O L-DOPA diminui seus níveis e o TRH aumenta até três vezes os níveis de GH nessas situações. Os níveis de IGF-I são elevados. A radiografia de crânio é útil para avaliar as alterações da sela túrcica, aumento dos seios da face e a de mãos revela aumento grosseiro das falanges, porém a IO é normal.

Diagnóstico diferencial

Estatura elevada constitucional – o caráter é familiar. A IO está aumentada de dois ou três anos. São bem proporcionados e faltam os aspectos clínicos relatados na alta estatura hipofisária.

Hipertireoidismo – nesse caso, o crescimento é acelerado e a IO avançada. A presença de bócio, exoftalmia, perda de peso e os demais sinais próprios da hipersecreção de hormônios tireoidianos diferenciam o processo. Mais raramente, o hipertireoidismo pode associar-se a tumor de hipófise.

Puberdade precoce – seja por processos tumorais de SNC, adrenal ou gonadal, haverá sempre alta estatura proporcionada com IO avançada, nas quais os sinais de maturação sexual precoce dominam o quadro.

Hipogonadismos – a) *síndrome de Klinefelter*: seus portadores apresentam estatura elevada, são magros e têm membros alongados, os testículos são pequenos para a idade cronológica, têm atraso puberal e na adolescência pode surgir ginecomastia. O cariótipo é 47,XXY; b) outras *síndromes cromossômicas*: as síndromes com criótipos XXYY,XYY têm ao lado de estatura elevada outras malformações corpóreas e comportamento anômalo.

Alta estatura cerebral – nesse caso, peso e altura de nascimento estão geralmente acima do percentil 97 e o crescimento é rápido desde o início da vida. Contudo, os níveis de GH são normais. O QI *varia desde 50 até 110*. A IO está avançada e a tomografia cerebral revela dilatação do sistema ventricular. Tais pacientes poderão ter tumor de Wilms ou mesmo carcinoma hepático em associação.

Síndrome de Marfan ou aracnodactilia – trata-se de anomalia do tecido conectivo, hereditária, autossômica dominante. Além da altura exagerada, existem alterações oculares como deslocamento do cristalino e distúrbios cardiovasculares que podem levar à morte, por exemplo, por aneurisma dissecante da aorta. É confundida com *homocistinúria*, da qual se diferencia pelas alterações oculares descritas e pela ausência de quantidades anormais de homocistina na urina.

Lipodistrofia – nessas crianças, o aspecto é típico, pois a ausência de tecido celular subcutâneo faz sobressair a massa muscular, dando um aspecto hercúleo. Fazem parte do quadro megaveias, alterações cutâneas, hiperlipidemia e diabetes melito.

Síndrome de Beckwith-Wiedemann – a tríade alta estatura, macroglossia e exonfalocele fazem a suspeita diagnóstica.

Neurofibromatose – o diagnóstico diferencial também se faz com *síndrome de McCune-Albright* e a puberdade pode estar presente. Existem na pele manchas "café-com-leite" características, associadas a displasias ósseas. Essas crianças podem estar em um dado momento acima do percentil 97.

Tratamento
Alguns autores afirmam que a retirada do tumor é a única maneira de erradicar o processo. Como o adenoma eosinófilo é radiossensível, os especialistas consideram que a aplicação de radiação específica seria uma abordagem tão boa quanto a cirúrgica. É óbvio que em ambos os casos as seqüelas surgem em intensidade variável. O pós-operatório imediato é seguido por diabetes insípido e distúrbios hidroeletrolíticos que devem merecer atenção especial. As demais alterações hormonais, se presentes, serão corrigidas especificamente.

DIABETES INSÍPIDO
O diabetes insípido é resultante da falta total ou parcial da secreção da arginina-vasopressina ou hormônio antidiurético (HAD) pelos núcleos hipotalâmicos supra-óptico e paraventricular. Nessa situação, o rim não consegue concentrar a urina, desencadeando-se o conhecido quadro de poliúria e polidipsia. O diabetes insípido verdadeiro ou hipotalâmico ocorre em qualquer idade e tem o mesmo quadro clínico do diabetes nefrogênico ou psicogênico, com os quais deve ser diferenciado.

Etiologia
Em todas as idades a causa mais freqüente do diabetes insípido adquirido é um tumor e nas crianças um terço é tumor cerebral e desses o mais freqüente é o craniofaringioma (ver Fig. 5.5). Outro tumor capaz de desencadear tal processo é o pinealoma (Fig. 5.8). Em algumas ocasiões a doença surge após remoção de um tumor na área hipo-

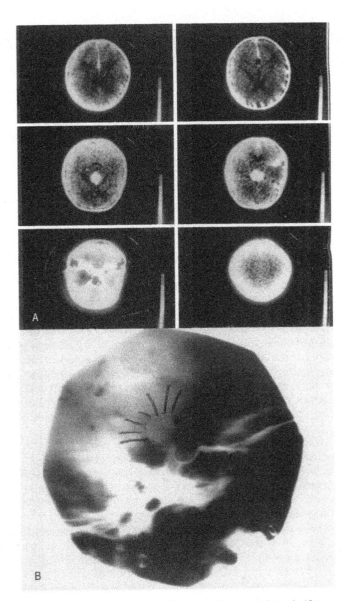

Figura 5.8 – Diabetes insípido de etiologia cerebral em paciente de 12 anos de idade (Pront. 6002602-D do Instituto da Criança). **A**) Tomografia cerebral mostrando massa expansiva bem delimitada, globosa, na região mediana hipotalâmica. **B**) Pneumoencefalograma caracterizando a mesma massa globosa. Diagnóstico: pinealoma.

tálamo-hipofisária. Na histiocitose, o diabetes insípido é uma complicação freqüente. Raramente ocorre na criança com meningite ou encefalite. A maior incidência refere-se às formas idiopáticas e, nesses casos, o seguimento a longo prazo pode surpreender um processo tumoral. No recém-nascido, o diabetes insípido transitório tem sido descrito em associações com listeriose e coagulação intravascular disseminada. A deficiência de vasopressina pode ocorrer mais raramente em certas famílias, de maneira esporádica. Dois modelos de herança já foram propostos: autossômico dominante e ligado ao sexo.

Quadro clínico
A diminuição da velocidade de crescimento pode preceder ou surgir após o aparecimento da poliúria ou polidipsia que, por sua vez, exteriorizam-se quando mais de 1/10 da capacidade secretora do HAD é perdida. A poliúria e a polidipsia são de aparecimento tão abrupto que a criança ou os familiares caracterizam a data com precisão. No lactente valoriza-se o aumento da sede, bem como o aparecimento da enurese naquelas crianças que já possuíam controle esfincteria-

no. Vômitos e cefaléia chamam a atenção para hipertensão intracraniana. Perda de dentes, hiperplasia gengival e ulceração podem fazer parte do quadro de histiocitose.

Diagnóstico laboratorial

O diagnóstico de diabetes insípido, seja verdadeiro, seja psicogênico ou renal, deve ser lembrado em toda criança com poliúria, polidipsia e que excreta urina diluída. *Teste de privação da água* – após um período de 24 horas de hidratação adequada e manutenção do peso corpóreo, suspende-se a ingestão líquida por 6 horas, assegurando-se de que nenhum líquido foi ingerido durante o teste. O volume, a densidade urinária e o peso corpóreo são medidos de hora em hora. Sódio no soro e urina e osmolaridade sérica, uremia e hematócrito são avaliados antes e depois do teste. No diabetes insípido renal a densidade permanece menor que 1.005, a osmolaridade urinária abaixo de 150mOsm/l e o volume urinário não se reduz. Geralmente, a perda de peso é de 5%. Se no final do teste a osmolaridade sérica for maior que 290mOsm/l, sódio superior a 150mEq/l, com elevação de uréia e hematócrito, podemos confiar na técnica da colheita, portanto esses números são evidências de que a criança não ingeriu água durante o teste. Nas crianças normais e nas portadoras de diabetes psicogênico, a densidade urinária será igual ou superior a 1.010 e a relação osmolaridade urinária/plasmática superior a 2. O volume urinário diminui e não há perda de peso apreciável. Em alguns casos, o teste de privação fornece respostas intermediárias que são de difícil interpretação. Isso ocorre quando há deficiência parcial de HAD ou no diabetes nefrogênico. Nesses casos, impõe-se o teste da vasopressina, na qual a forma verdadeira concentra a urina com densidade superior ou igual 1.010 e o nefrogênico não responde.

Nas crianças portadoras de diabetes insípido verdadeiro, impõe-se exame de fundo de olho, exame neurológico, campimetria, radiografia de crânio, mapeamento e até tomografia cerebral (Fig. 5.8). Calcificações cerebrais lembram craniofaringioma.

Diagnóstico diferencial

Inclui: hipercalcemia, hipopotassemia, azotemia e tubulopatias. O quadro clínico descrito, aliado à história familiar, é consistente com diabetes insípido nefrogênico. O início rápido durante a infância sugere deficiência de HAD. O aparecimento lento dessa sintomatologia favorece o diagnóstico da forma psicogênica. Os testes antes descritos confirmam o diagnóstico etiológico.

Tratamento

O tratamento adequado é feito com o próprio HAD, por exemplo, o tanato oleoso de vasopressina. O uso do DDAVP ou desmopressina (1-desamino-8-D-arginina vasopressina) intranasal tem apresentado bons resultados. A criança não tratada pode evoluir para lesão renal aliada à inibição do crescimento devido à ingestão calórica diminuída secundária a uma ingestão líquida excessiva.

SECREÇÃO INAPROPRIADA DO HORMÔNIO ANTIDIURÉTICO

Trata-se de uma anomalia de secreção da arginina-vasopressina que se apresenta em níveis plasmáticos normais ou até elevados.

No diabetes insípido, a urina está muito diluída na presença de osmolaridade plasmática normal ou até elevada, enquanto na síndrome inapropriada do HAD ocorre o inverso, ou seja, a urina está concentrada e a tonicidade plasmática é baixa, não há depleção de volume e a função adrenocortical está diminuída. A concentração de cloro e sódio no plasma está diminuída em níveis desencadeadores de quadro neurológico. Nessa síndrome, a hipotonicidade plasmática é o resultado da conservação de água pelos rins, aumento da água corpórea e diluição de líquidos orgânicos, aliados à importante perda renal de Na que chega a níveis plasmáticos inferiores a 120mEq/l.

Etiologia

Tem sido reconhecida em associação com um grande número de doenças: meningite, encefalite, tumor ou abscesso cerebral, hemorragia craniana, síndrome de Guillain-Barré, traumatismo craniano, pneumopatias, tuberculose, tumor broncogênico, pancreático, duodenal, timoma, anoxia neonatal, fibrose cística, uso de vincristina e vimblastina. Portadores de diabetes insípido, tratados com pitressina ou clorpropamida, também podem desenvolver tal síndrome em períodos de ingestão líquida excessiva.

Quadro clínico

Geralmente existe na forma assintomática e é lembrada na vigência de infecções graves como pneumonia, meningite, quando então se surpreendem níveis baixos de Na sérico. O quadro clínico surge pela hipotonicidade do organismo e intoxicação aquosa. O Na abaixo de 120mEq/l provoca o aparecimento de quadro neurológico. As funções renal e adrenal são geralmente normais. Contudo, os alunos sugerem a insuficiência adrenocortical ou doença de Addison como uma outra causa da secreção inapropriada do HAD. Essa síndrome tem sido também descrita no mixedema e no hipopituitarismo.

Tratamento

Restrição líquida. O uso de solução salina hipertônica é considerado excepcionalmente em crises neurológicas, a desoxicorticosterona e a aldosterona podem fazer diminuir a excreção de Na. Geralmente o tratamento da doença de base elimina o processo de secreção inapropriada de HAD.

3 Imunoendocrinopatias

NUVARTE SETIAN

Classicamente, define-se imunidade como proteção contra doenças por meio de mecanismos considerados como naturais ou não específicos e os de adaptação ou específicos. A imunidade natural compreende os fagócitos (leucócitos polimorfonucleares, monócitos e macrófagos teciduais e fatores químicos humorais) que representam a primeira linha de defesa contra organismos invasores. A imunidade de adaptação, da mesma forma, compreende a imunidade celular representada pelos linfócitos, e a humoral, pelos anticorpos. A auto-imunidade é a reação imunológica contra antígenos próprios.

Em 1926, Schmidt descreveu o quadro clínico de dois pacientes que morreram por insuficiência adrenal e em cujas necropsias foram encontrados infiltrados de linfócitos com degeneração tecidual na tireóide e supra-renal.

A literatura tem registrado uma correlação altamente significativa entre os sistemas imunológico e endocrinológico, demonstrável em situações de normalidade ou de doença. Assim, em situações de normalidade o hormônio de crescimento é necessário para o desenvolvimento adequado do sistema imunológico timodependente e, nas situações patológicas em que há atrofia do córtex adrenal, o sistema linfóide está deprimido.

O interesse do estudo da imunologia aliado à endocrinologia teve início em 1956, quando se descreveu a tireoidite linfocitária de Hashimoto, ocasião em que se reconheceu a presença de auto-anticorpos contra tireoglobulina no soro dos doentes. A partir daí, uma série de fatos importantes foi sendo documentada. Após a injeção de antígenos órgãos-específicos, homólogos ou heterólogos, em animais de laboratório, conseguem-se desencadear doenças endócrinas como tireoidite, paratireoidite, orquite, insuficiência ovariana, pancreatite, adrenalite, timite e hipofisite, ao mesmo tempo que se comprova a existência de auto-anticorpos contra seus próprios tecidos.

Em um mesmo indivíduo, mais que uma glândula pode apresentar doença auto-imune, constituindo síndromes complexas conhecidas como *síndromes poliendócrinas auto-imunes tipos I e II*. As principais doenças associadas ao *tipo I* são: insuficiência adrenal, candidíase mucocutânea, hipoparatireoidismo, hepatite crônica ativa, doença de Graves, hipotireoidismo, anemia perniciosa, diabetes melito insulino-dependente, vitiligo, síndrome de má absorção secundária a hipocalcemia, alopecia, hipofisite, hipogonadismo primário e ceratoconjuntivite. O *tipo II* pode apresentar as seguintes associações: insuficiência adrenal, hipoparatireoidismo geriátrico, doença de Graves, hipotireoidismo, anemia perniciosa, diabetes melito insulino-dependente, vitiligo, doença celíaca, alopecia, hipofisite, hipogonadismo primário, miastenia grave, doença de Parkinson e serosite. Alguns contrastes devem ser mencionados. Assim, no *tipo I* apenas irmãos são afetados, não existem associações com HLA-DR, a candidíase mucocutânea está presente, hipoparatireoidismo degenerativo, pequena incidência de diabetes melito insulino-dependente. No *tipo II* várias gerações podem ser afetadas, associações com HLA-DR3/HLA-DR4, não há associação com candidíase, o hipoparatireoidismo surge raramente e o diabetes melito insulino-dependente surge em cerca de 50% dos afetados.

Os processos auto-imunes que provocam lesões glandulares determinando hipo ou hiperfunção do tecido estão associados com os antígenos HLA somados a uma predisposição genética e talvez ainda a fatores desencadeantes ambientais ou a mutações somáticas. Tais processos auto-imunes determinam destruição progressiva da glândula. Por exemplo, no diabetes insulino-dependente desenvolve-se uma série de anticorpos antiilhotas: auto-anticorpo antiinsulina, anticorpos anticitoplasmáticos de células das ilhotas e anticorpos antiglumatodescarboxilase. A destruição progressiva das células beta do pâncreas leva ao diabetes. Toda vez que diagnosticamos a síndrome (principalmente a do tipo II) devemos alertar a família quanto ao possível aparecimento de sintomas relacionados às doenças do grupo anteriormente citado. Devemos dar atenção aos sinais de uma possível falência supra-renal, e dosarmos, além do cortisol, a glicemia e o TSH. Admite-se que cerca da metade dos portadores de doença de Addison possam desenvolver em algum momento alguma outra imunoendocrinopatia. Ao contrário dessa situação, o diagnóstico de doença da tireóide em paciente *sem nenhuma* outra história familiar de doença auto-imune tem baixa probabilidade de desenvolver poliendocrinopatia.

SÍNDROME DE DiGEORGE

Existe um estado de imunodeficiência no qual há ausência de imunidade celular ou defeito da célula T e que interessa de perto ao pediatra, conhecido como síndrome de DiGeorge ou aplasia tímica congênita. As crianças portadoras dessa síndrome, apesar de apresentarem resposta normal dos seus anticorpos, são extremamente sensíveis diante de infecções bacterianas, virais ou micóticas. Nessas crianças, muitas vezes, o primeiro sintoma é o da tetania neonatal, pois o hipoparatireoidismo faz parte do quadro, uma vez que existem anomalias no desenvolvimento embriológico das terceira e quarta bolsas branquiais a partir das quais provêm as paratireóides e também o timo. Fazem ainda parte do quadro: cardiopatia congênita, anomalias da aorta, mandíbula hipoplástica, filtro labionasal curto e anomalias do pavilhão auricular. Algumas crianças normalizam espontaneamente a deficiência das células T e outras o fazem à custa de transplante de timo.

As demais endocrinopatias aqui citadas estão detalhadas nos capítulos correspondentes.

| 4 | **Tireóide** |

NUVARTE SETIAN

Embriologicamente, a glândula tireóide origina-se do trato gastrintestinal, de células endodérmicas do assoalho da faringe entre os primeiro e segundo arcos branquiais e tem 3 a 4mm no feto de um mês. Sua evolução faz-se caudalmente, perdendo assim suas conexões com o aparelho digestório. Quando o tecido tireoidiano lingual está presente, ele se localiza nessa linha mediana e na base da língua.

A tireóide é uma das primeiras glândulas a aparecer, tanto na evolução das espécies quanto no desenvolvimento de cada indivíduo. Assim, já no início do segundo trimestre de vida intra-uterina, a tireóide fetal é capaz de concentrar iodo e sintetizar tiroxina T_4. A tireóide humana aumenta gradativamente de peso, e a relação entre peso tireoidiano e peso corpóreo vai de 0,02% no estágio de 30mm até alcançar 0,049% no recém-nascido, quando então é descrita como glândula lisa, encapsulada em forma de "H" com istmo e dois lobos laterais, situando-se na região cervical, na face anterior da traquéia.

NOÇÕES DE FISIOLOGIA DA TIREÓIDE
REGULAÇÃO DA FUNÇÃO TIREOIDIANA
Depende da integridade da glândula tireóide e de mecanismos reguladores endógenos e exógenos. Os reguladores endógenos incluem: tireotrofina (TSH), auto-regulação, adrenal e idade. As influências exógenas são: ingestão de iodo, compostos antitireoidianos, estresse e dietas provocadoras de bócio.

TSH
É o principal responsável pelos níveis de função da glândula tireóide normal. A liberação do TSH é o resultado de atuação de dois sistemas separados, porém inter-relacionados: os eixos hipófise-tireóide e hipotálamo-hipófise-tireóide. No primeiro sistema a liberação de TSH é inibida pelos níveis circulantes de T_4 livre e triiodotironina T_3. No segundo sistema, o TSH é estimulado pelo fator hipotalâmico liberador da tireotrofina (TRH). O TRH é um tripeptídeo já sintetizado, L-piroglutamil-L-histidil-L-prolinamida. Sua liberação é estimula-

da pela exposição ao frio e talvez inibida por T_3 e T_4 (Fig. 5.9). Injetando-se TSH, consegue-se, após 5 a 30 minutos, estimular não só a hormoniogênese, mas também o metabolismo intermediário da glândula tireóide. Assim, o TSH aumenta o transporte de iodo, a deiodinação da iodotirosina e a proteólise da tireoglobulina. Seus efeitos sobre o metabolismo intermediário incluem: aumento da formação de 3'-5'-adenosina-monofosfato (AMP), aumento da oxidação de glicose pelo "shunt" hexose-monofosfato e, pelas vias do ácido tricarboxílico e da glicólise, acelera a ciclagem dos fosfolipídeos e estimula a síntese de RNA.

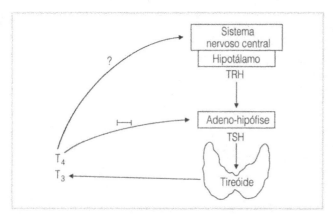

Figura 5.9 – Inter-relação dos eixos hipófise-tireóide e hipotálamo-hipófise-tireóide.

Auto-regulação
A captação do iodeto pela glândula tireóide pode realizar-se independentemente do TSH, em um mecanismo de auto-regulação. Assim, quando a um animal hipofisectomizado é administrada dieta carente de iodo, sua glândula é capaz de aumentar a captação desse elemento.

Adrenal
O cortisol regula a excreção renal de iodo inorgânico e a síntese hepática de proteínas transportadoras de hormônios tireoidianos. Em doses farmacológicas diminui a captação de ^{131}I.

Idade
No recém-nascido, a função tireoidiana está aumentada. Medindo-se a secreção de T_4 e a velocidade de degradação hormonal da criança, verificou-se que a relação entre função tireoidiana e superfície corpórea é maior que no adulto. Há na criança diminuição contínua da função tireoidiana até a puberdade, quando, por haver maiores demandas de hormônios tireoidianos, há aumento de função da glândula. Entende-se, assim, a maior incidência de bócio na puberdade.

Ingestão de iodo
A ingestão excessiva de iodo a longo prazo é bem tolerada pela glândula normal. Sabe-se, contudo, que altas concentrações de iodo dentro da glândula são capazes de inibir a iodinação da tireoglobulina.

Compostos antitireoidianos
As tiocarbamidas, as aminas monovalentes (perclorato, tiocianato), o ácido paraminossalicílico (PAS) e o p-aminobenzóico (PABA) são capazes de inibir a síntese tireoidiana.

Estresse
Em animais de experimentação, o frio ambiente acelera a função tireoidiana, enquanto o calor deprime. A mesma resposta pode ser obtida por estímulos de frio ou calor em centros hipotalâmicos e abolida por secção do pedículo hipofisário. Os estímulos físicos e emocionais, que dão respostas rápidas da supra-renal, têm efeitos mal definidos sobre a tireóide.

Dietas bocígenas
Fator valorizado em alguns países onde certas gramíneas de que se alimenta o gado contêm substâncias bocígenas que contaminariam o leite de vaca.

METABOLISMO DOS HORMÔNIOS TIREOIDIANOS
Os principais hormônios produzidos pela tireóide são o T_3 e o T_4. Sua síntese passa resumidamente pelas seguintes fases: bomba de iodo, oxidação do iodeto, organificação do iodeto, acoplamento e liberação dos hormônios a partir da tireoglobulina (Fig. 5.10).

Iodo – é o elemento essencial para a produção desses hormônios. Absorvido no trato gastrintestinal e pele, circula na forma de iodeto. Sua necessidade diária é de 40 a 100mcg. A concentração de iodeto inorgânico raramente é maior que 1mcg/100ml. No eutireóideo, dois terços de uma dose de iodeto marcado são perdidos na urina e o restante é incorporado pela glândula tireóide. A concentração de iodo na tireóide é de 20 a 40 vezes maior que a plasmática. Admite-se que o iodeto sofra transporte ativo, mediado pelo TSH, do capilar para a célula folicular, com energia fornecida por ATP, e depois difunde-se passivamente através da célula folicular para o colóide. A capacidade de concentrar iodeto não é exclusiva da glândula tireóide, mas também da glândula salivar, mucosa gástrica, plexo coróide, glândula mamária e placenta, porém nesses tecidos o transporte de iodeto não é modulado pelo TSH.

O iodeto, uma vez no folículo tireoidiano, é oxidado em segundos em uma reação que é catalisada por uma peroxidase e a seguir são iodinadas as tireoglobulinas e outras proteínas. As tiocarbamidas e os tiocianetos bloqueiam a peroxidação do iodeto.

Tireoglobulina – tem peso molecular de aproximadamente 600.000 e centrifuga-se como 19-S proteína. Os locais para sua síntese e secreção são admitidos como os seguintes: síntese de polipeptídeos, polimerização de subunidades e ligação de hidratos de carbono nos ribossomos; liberação da tireoglobulina na luz das cisternas do retículo endoplasmático de onde se dirige para o ápice da célula; e inclusão em pequenas vesículas que esvaziam a tireoglobulina no colóide do folículo.

Iodinação da tirosina – após oxidação do iodeto, haverá iodinação dos radicais tirosil e formação de mono e diiodotirosinas (MIT e DIT) que sofrerão ação de uma discutível enzima acopladora formando T_3 e T_4. Existem dúvidas sobre a forma do substrato para essa reação de acoplamento, se seria DIT livre ou DIT na cadeia peptídica ligada à tireoglobulina.

Proteólise da tireoglobulina e deiodinação das iodotirosinas liberadas – por ação do TSH sucedem-se três etapas na proteólise da tireoglobulina: o colóide é fagocitado e surge na porção apical da célula; partículas semelhantes aos lisossomos e ricos em fosfatase ácida, esterases e proteases localizadas na base da célula migram em direção ao ápice; ambos, colóide e partícula, se fundem, a tireoglobulina é hidrolisada para liberar iodotironinas e iodotirosinas para dentro do citoplasma do folículo (Fig. 5.10). As iodotironinas são secretadas para o plasma, enquanto às iodotirosinas (MIT e DIT) são *deiodinadas* na presença de enzimas contidas em microssomos e de nicotinamida dinucleotídeo fosfato (NADPH e TPNH). O iodeto liberado cria um novo "pool" desse elemento e é guardado dentro da tireóide. Essas enzimas deiodinadoras têm sido descritas em outros tipos de tecidos e sua função parece ser a de conservar iodeto. Cerca de um terço do iodeto do organismo pode passar diariamente na glândula através da proteólise, *deiodinação* e ressíntese.

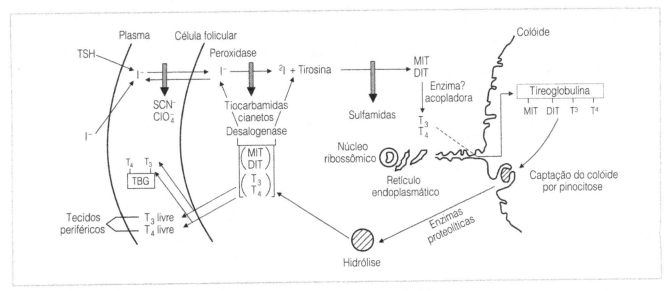

Figura 5.10 – Apresentação esquemática do metabolismo do iodo e síntese dos hormônios tireoidianos.

Em cada três moléculas de tireoglobulina há 18 resíduos de DIT, 21 resíduos de MIT, três de T_4 e um de T_3. Se a liberação de hormônios tireoidianos para o sangue reflete difusão passiva de iodotironinas, deve-se esperar que a glândula secrete três vezes mais T_4 que T_3.

TRANSPORTE DE HORMÔNIOS TIREOIDIANOS NO SORO

O T_4 liga-se a proteínas carregadoras do plasma; 60% liga-se à TBG (globulina carregadora da tiroxina), 30% à TBPA (pré-albumina carregadora da tiroxina) e 10% à TBA (albumina carregadora da tiroxina), ficando apenas pequena quantidade na forma de T_4 livre (1,5 a 2,5ng/100ml de soro). As quantidades de TBG e TBPA variam com o sexo e a idade, enquanto T_4 livre e ligado à TBA se mantém praticamente constante.

Com relação ao T_4, estudos *in vitro* mostram que sua ligação se faz principalmente à TBG e secundariamente à albumina e não se liga à TBPA. A avidez de ligação de TBG por T_4 é de 3 a 15 vezes maior que T_3. Embora circule em uma concentração cerca de 100 vezes menor que T_4, sua potência metabólica é três a quatro vezes maior que T_4. O T_3 é derivado da secreção tireoidiana e de monodeiodinação de T_4 nos tecidos periféricos e essa conversão é tal que alguns autores sugeriram que o T_4 funciona predominantemente como pró-hormônio.

A importância da ligação da TBG ao T_3 *in vivo* é questionável. Condições que alteram a capacidade de ligação T_3-TBG no soro não têm nenhum efeito sobre a distribuição de T_3 no organismo, contrastando com os efeitos acentuados sobre a distribuição de T_4. Existe sempre um equilíbrio entre T_4 ligado à proteína, T_4 livre e T_3 presente nos tecidos.

Certas drogas alteram a capacidade ligadora de proteínas séricas. Assim, a administração exógena de estrógenos eleva a TBG, enquanto a de andrógenos diminui. Isso explica por que na gravidez o PBI (iodo ligado à proteína) se eleva sem que o T_4 livre se altere. Da mesma forma se entende que, em condições genéticas que determinam aumento ou diminuição de TBG, o PBI pode estar aumentado ou diminuído, mas nem a quantidade de T_4 livre, nem seu estado metabólico se alteram.

A difenil-hidantoína diminui a ligação do T_4 à TBG e à TBPA, sendo causa do bócio. Doenças crônicas reduzem a quantidade de TBPA. Salicitatos competem com a capacidade ligadora de T_4. A única condição conhecida na qual a TBPA aumenta é após o uso de glicocorticóide.

CATABOLISMO DE T_4

Os caminhos para a degradação do T_4 são: conjugação do grupo fenol por ácido glicurônico ou sulfato, deiodinação dos anéis e alteração da alanina na cadeia lateral (Fig. 5.11). Essas conversões, que dão lugar a conjugados hidrossolúveis e inertes, ocorrem no fígado e nos rins.

Pequena quantidade de T_4 é excretada inalterada na bile e urina e um terço do T_3 e T_4 conjugados excretados na bile são hidrolisados no intestino e reabsorvidos como hormônios ativos.

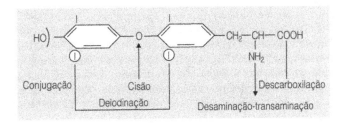

Figura 5.11 – Alterações bioquímicas envolvidas no catabolismo de T_4.

EFEITOS DOS HORMÔNIOS TIREOIDIANOS SOBRE A REGULAÇÃO DO METABOLISMO

O T_4 atua na molécula aumentando a produção de enzimas. O primeiro efeito dos hormônios tireoidianos se faz no núcleo aumentando a síntese de nucleotídeos, de RNA e transcrição do RNA mensageiro. O efeito parece fazer-se sobre genes específicos incrementando as enzimas mitocondriais envolvidas na produção de ATP e síntese lipídica.

Os efeitos de T_4 sobre o aumento do consumo de oxigênio e seus efeitos calorigênicos merecem especial atenção. Para a execução de processos biológicos, por exemplo síntese protéica, é necessário energia, que é produzida na forma de ATP durante o metabolismo dos hidratos de carbono. Na degradação da glicose, a energia é formada em duas fases: na primeira, que é anaeróbia, a glicose passa a piruvato e produz pouca energia, apenas dois moles de ATP por mol de glicose; na segunda fase, que ocorre inteiramente dentro da mitocôndria, em que se admite que haja interferência dos hormônios tireoidianos, há produção de 30 moles de ATP por mol de glicose. A energia obtida na oxidação da NADPH e succinato é armazenada na fosforilação da ADP que passa a ATP, daí o nome fosforilação oxidativa. Quando é perdida a capacidade de fosforilar a ADP, sem a perda concomitante da capacidade oxidativa, essa fosforilação oxidativa se chama não-acoplada. Sabe-se que a administração de hormônios tireoidianos em doses farmacológicas altera o número e a estrutura química das mitocôndrias e reduz a eficiência da fosforilação oxidativa.

Os hormônios tireoidianos são essenciais para o crescimento e a maturação – sabe-se que, para o crescimento e outros processos anabólicos, são importantes a síntese protéica e a utilização eficiente de oxigênio na produção de ligações PO_4 ricas em energia, e é sabido que os hormônios tireoidianos em quantidade adequada permitem a realização de tais processos bioquímicos. Sabe-se que os hormônios tireoidianos estimulam síntese e secreção de hormônio de crescimento e que *in vitro* são capazes de estimular a atividade das somatomedinas.

Os efeitos fisiológicos de T_4 diferem um pouco nos diversos tecidos. Têm ação mais pronunciada sobre o consumo de oxigênio no coração e músculo esquelético que no fígado. Por outro lado, a síntese protéica mitocondrial e microssômica é estimulada ao máximo no fígado.

Importante ainda é o fato de os cérebros do feto e recém-nascidos não se desenvolverem apropriadamente na insuficiência dos hormônios tireoidianos.

RELAÇÕES MATERNO-FETAIS DOS HORMÔNIOS TIREOIDIANOS

A tireóide do feto desenvolve cedo sua capacidade de produzir hormônios tireoidianos e essa atividade está na dependência de autoprodução de TSH, uma vez que esse é incapaz de cruzar a barreira placentária (Fig. 5.12). Por outro lado, tanto T_3 quanto T_4 atravessam a placenta. Essa passagem é controlada pela concentração de TBG nos soros materno e fetal. Uma vez que essa proteína não cruza a placenta, a distribuição de T_4 dependerá da capacidade relativa de ligação do sangue materno e fetal. Durante a gravidez aumenta a TBG materna, aumento esse que não é acompanhado por elevações séricas de TBG no feto, e esse fato estabelece um equilíbrio que favorece a distribuição de hormônios tireoidianos para a circulação materna. Essas idéias relativamente simples podem ser usadas para predizer os efeitos dos distúrbios da função tireoidiana materna e fetal.

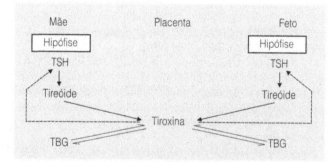

Figura 5.12 – Relações materno-fetais dos hormônios tireoidianos.

AVALIAÇÃO CLÍNICA DO HIPOTIREOIDISMO

A história e o exame físico podem não apenas tornar possível o reconhecimento de uma tireopatia exuberante, mas também levam à suspeita precoce de anomalias de função ou morfologia da glândula. Isso é da maior importância na infância quando qualquer atraso no diagnóstico de hipotireoidismo pode ocasionar ou agravar danos cerebrais de modo irreversível.

O quadro clínico reflete um metabolismo diminuído. Excluído o mixedema, nenhum outro sinal isolado é patognomônico de hipotireoidismo e as variações são amplas.

Aspecto somático

O hipotireóideo congênito pode exibir desaceleração do crescimento já no primeiro mês de vida. Esse dado é útil, uma vez que excluirá a possibilidade de hipotireoidismo em criança obesa de altura normal. Normalmente, a relação segmento superior/inferior é de 1,7 ao nascimento, 1,5 no primeiro ano, 1,3 aos 3 anos e 1,0 aos 10 anos. Essa relação se mantém infantil no hipotireoidismo grave (Fig. 5.13).

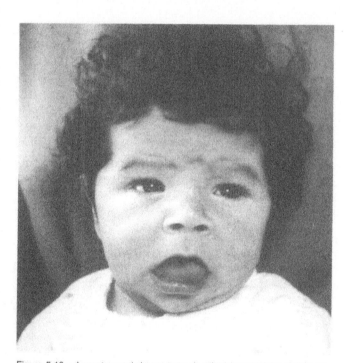

Figura 5.13 – Aspecto geral de um caso de atireose congênita. Idade cronológica = 12 meses; idade óssea = fetal; idade-altura = 3 meses e idade mental = 6 meses. Prontuário 0263 do Instituto da Criança.

Alterações do sistema nervoso

As manifestações neurológicas estão relacionadas com a época de aparecimento e o grau da deficiência dos hormônios tireoidianos. Tanto no cretinismo endêmico, em que mãe e feto são hipotireóideos, quanto no tipo congênito esporádico grave, essas manifestações associam-se não apenas com retardo mental, mas também com espasticidade, ataxia, estrabismo, tremor, defeitos de fala, afasia e parapraxia. As formas congênitas moderadas muitas vezes não dão seqüelas neurológicas. O hipotireoidismo adquirido não é acompanhado de seqüela neurológica nem de retardo mental. São geralmente crianças sedentárias que passam muito tempo estudando, sendo consideradas como bons alunos. Somente quando o hipotireoidismo se agrava é que a indolência se torna notável. A surdez é rara no tipo congênito esporádico e no juvenil adquirido. O cretinismo endêmico pode ser acompanhado de perda de audição grave e permanente. Nas formas graves de hipotireoidismo congênito, o cérebro está diminuído, com redução de capilares, defeitos de mielinização dos neurônios e formação deficiente de dentritos.

Alterações musculares

Na forma grave existe hipotonia generalizada e a hérnia umbilical seria seqüela aparente dessa hipotonia. Algumas crianças com mixedema grave dos músculos exigem pseudo-hipertrofia muscular e lentidão de ação muscular.

Alterações respiratórias

O hipotireóideo grave apresenta: congestão nasal, rinorréia, drenagem pós-nasal, voz ou choro rouco devido ao espessamento das cordas vocais. Pode ocorrer morte por asfixia e à necropsia revela alterações mixedematosas da língua, epiglote e laringe. As crianças mixedematosas podem desenvolver retenção de CO_2 que leva ao coma mixedematoso e são particularmente sensíveis a infecções respiratórias.

Alterações cardiovasculares

Não é raro que o hipotireóideo congênito seja admitido em hospital com o diagnóstico de cardiopatia congênita. As manifestações cardiovasculares na infância incluem: pele fria com lividez reticulada (*cutis marmorata*), episódios de cianose, hipotermia, sopro sistólico e cardiomegalia. Nas formas graves com mixedema de musculatura cardíaca, a taquicardia é, às vezes, o quadro dominante. Na forma adquirida geralmente há bradicardia e pulso fino.

Alterações ectodérmicas

A face cretinóide é o resultado final de processos dismórficos não só de pele e subcutâneo, mas também de osso. A pele da face pode ser cérea, pálida ou amarelada por impregnação de caroteno. O mixedema da língua pode ser tão pronunciado que há constante protrusão. A pele do corpo é fria e seca. Pode surgir tardiamente edema pré-tibial. Nas pernas, a hiperqueratose e o acúmulo de pele descamada podem dar o aspecto de cortiça de árvore, própria da ictiose. Os cabelos secos e quebradiços são manifestações menos notáveis.

Alterações hematopoéticas

Anemia e hipovolemia podem estar presentes dando à pele cor acinzentada e aspecto marmóreo. A anemia normocítica é o resultado da produção diminuída de eritropoetina. A forma microcítica é resultado da absorção diminuída de ferro, enquanto a forma macrocítica provém da absorção deficiente de vitamina B_{12}, secundária à acloridria, às vezes associada ao hipotireoidismo.

Alterações endócrinas

Verifica-se com certa freqüência atraso no aparecimento dos caracteres sexuais secundários. Há, entretanto, nas meninas, uma síndrome curiosa de hipotireoidismo associado à puberdade precoce. A síndrome completa inclui: telarca, pubarca e menarca precoces e galactorréia. Nesses casos, a terapia com hormônios tireoidianos estimula o crescimento e a maturação óssea e interrompe a menarca que só reaparece quando o organismo atinge maturidade suficiente para deflagar a puberdade. A radiografia de crânio pode revelar sela túrcica aumentada, pois admite-se que nesses casos os baixos níveis de T_3 e T_4 levam a aumento de produção não só de TSH, mas também de outros hormônios hipofisários.

Alterações radiológicas

Chamam a atenção principalmente alterações dismórficas dos ossos e dentes ao lado de atrasos de idade óssea e de erupção dos dentes. No hipotireoidismo congênito, o grau de imaturidade óssea reflete a gravidade do processo, tendo sido sugerida uma correlação entre atraso de idade óssea e retardo mental nessas crianças. Quando a terapia é iniciada no primeiro trimestre de vida em crianças com idade óssea menor que 8 meses de vida fetal, nota-se retardo mental permanente, enquanto se a idade óssea for superior a 8 meses fetal o QI será normal. No hipotireoidismo adquirido, a idade óssea se atrasa paralelamente à idade-altura. A disgenesia epifisária é um sinal não patognomônico, porém característico do hipotireoidismo, e que surge por alteração da osteogênese, o que provoca a formação de numerosos centros de ossificação, conferindo-lhes radiologicamente um aspecto pontilhado (Fig. 5.14). Essa aparência não existe em centros que se ossificaram antes de o hipotireoidismo se manifestar. Nos ossos longos são vistas as seguintes

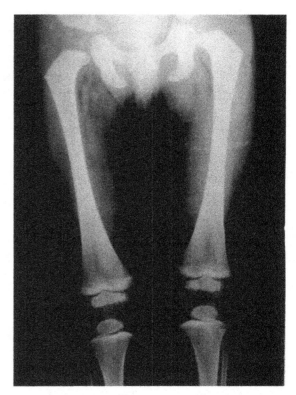

Figura 5.14 – Aspecto radiológico dos ossos longos de um caso de hipotireoidismo. Disgenesia epifisária nas epífise distais dos fêmures e proximais das tíbias. Espessamento da cortical dando ao osso um aspecto marmóreo. Linhas transversais na zona epifisária. Prontuário 2.672 do Instituto da Criança.

alterações: espessamento da cortical e conseqüente estreitamento da zona medular, desenvolvimento de centro de ossificação epifisário acessório e linhas transversas semelhantes às linhas de remissão de crescimento vistas na desnutrição. No crânio é verificado atraso no fechamento de fontanelas e suturas.

Desenvolvimento dentário

Seu atraso é menor que o da idade óssea e a resposta terapêutica é correspondentemente menor. Não há alteração nem de número, nem de tamanho ou forma, porém, se a doença incidir na fase de mineralização, ficarão afetados o esmalte, a dentina e o tecido ósseo peridentário. A hipoplasia é permanente e as cáries não são achados comuns.

AVALIAÇÃO CLÍNICA DO HIPERTIREOIDISMO

Na criança, o hipertireoidismo é quase sempre devido à doença de Graves caracterizada pela tríade: bócio, exoftalmo e hipertireoidismo.

Aspecto somático

Nos casos em que a doença estiver instalada há longo período de tempo, notar-se-ão crescimento e desenvolvimento acelerados. A idade óssea raramente avança mais que dois ou três anos. Essas crianças terão aspecto de desnutridas, apesar de se alimentarem vorazmente.

Alterações oculares

A oftalmopatia presente pode ser ou não infiltrativa. Os sinais incluem: retração palpebral, infiltrado inflamatório de tecido retrorbitário, o que leva à exoftalmia.

Alterações cervicais

O bócio presente é palpável com formação lisa, macia, difusa e não nodular, podendo-se palpar frêmito e ouvir sopro na região da glândula.

Quadro psicológico e neurológico

As crianças hipertireoidianas apresentam manifestações psicológicas do tipo labilidade emocional, comportamento hipercinético, dificuldade em concentrar-se, mau aproveitamento escolar, falta de perseverança para completar tarefas. A insônia presente nessas crianças é uma expressão de seu hiperdinamismo. As manifestações neurológicas referem-se a tremores finos de extremidades. O exagero dos reflexos tendíneos profundos é devido ao metabolismo muscular alterado. Ocasionalmente, esse sinal de hiperatividade cede lugar à fraqueza muscular.

Alterações cardiovasculares

No hipertireoidismo, o aumento do metabolismo determina maior consumo de oxigênio. Está presente ainda vasodilatação periférica que proporciona maior dissipação de calor. Acompanha o quadro hiperfluxo, tornando-se necessário aumento de débito cardíaco, podendo-se ainda encontrar sopro cardíaco sistólico no foco mitral. O pulso dessas crianças está ao redor de 120 batimentos/minuto. Sua pressão arterial sistólica é maior que 120 e a diastólica pode ser menor, aumentando a diferencial.

Alterações dermatológicas

A pele é fina, quente e úmida. Ainda podem estar presentes manchas hiperpigmentadas, vitiligo ou áreas de rubor.

Alterações hematológicas

O baço é palpável em mais de 20% dos casos de tireotoxicose. Ainda estão presentes linfadenopatia generalizada, hipervolemia, linfo e monocitose.

Alterações gastrintestinais

O apetite exagerado leva a uma grande ingestão calórica que, em face do seu hipermetabolismo, torna-se insuficiente após certo tempo, registrando-se então perda de peso. Uma terça parte dos pacientes tem polidefecação e mais raramente diarréia verdadeira.

MANIFESTAÇÕES CLÍNICAS DA DOENÇA DE GRAVES NEONATAL

Nesses casos, a mãe exibe, durante a gravidez, pelo menos uma das manifestações da doença. No recém-nascido os sinais oculares podem ser mascarados pelo edema conjuntival. O bócio é freqüente. Os sinais presentes nesse estado são: baixo peso em relação ao estado gestacional, irritabilidade, tremores finos (principalmente se a mãe recebeu drogas antitireoidianas no último trimestre de gestação), taquicardia (número de batimentos superior a 160) e taquipnéia (número de movimentos superior a 40), hiperatividade autônoma (sudorese, rubor e diarréia nos casos graves), pouco ganho de peso e idade óssea aumentada (Fig. 5.15).

Como complicações surgem cianose ou palidez devido a hipoglicemia, insuficiência cardíaca congestiva, hepatoesplenomegalia com ou sem icterícia; essa última sempre é um sinal de mau prognóstico e à necrópsia tem revelado lesão hepática difusa de etiologia desconhecida e esplenomegalia congestiva.

AVALIAÇÃO LABORATORIAL DA TIREÓIDE

Os dados colhidos na história e exame físico deverão ser cuidadosamente interpretados porque terão a maior importância no diagnóstico e conduta. Se os exames laboratoriais preliminares estiverem em desacordo com a impressão clínica, deverão ser completados por testes especiais. Mudar a opinião clínica firmada, após simples estimativa de níveis sangüíneos dos hormônios tireoidianos, pode levar a erros de conduta.

Alguns exames de importância em clínica de adultos não têm a menor relevância em Pediatria. Assim, não encontramos colesterol aumentado nas crianças de tenra idade portadoras de hipotireoidismo, e nem sempre se encontram níveis elevados de carotenemia ou redução da atividade de fosfatase alcalina.

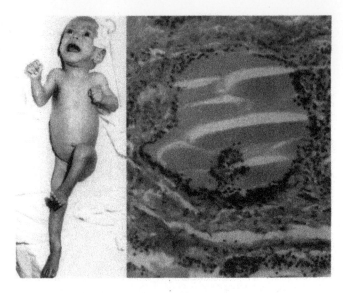

FMUSP – DEPARTAMENTO DE PEDIATRIA
INSTITUTO DA CRIANÇA DO HOSPITAL DS CLÍNICAS
GRÁFICO DE EVOLUÇÃO PONDO-ESTATURAL

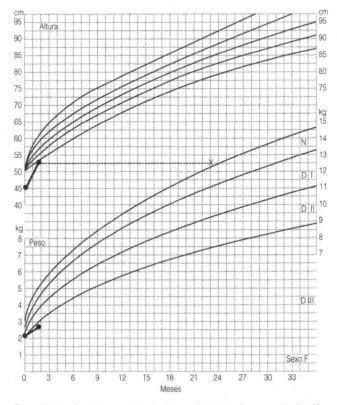

Figura 5.15 – Aspecto geral, evolução pondo-estatural e aspecto da glândula tireóide de um caso de hipertireoidismo congênito. Tireóide mostrando hiperplasia acentuada com formação de papilas projetadas no interior de ácinos polimorfos e repletos de colóide. X = idade óssea. Prontuário 10.546 do Instituto da Criança.

Testes de função tireoidiana

I – Valores totais de hormônios tireoidianos circulantes

   A) Métodos diretos

      1. PBI
      2. T_4 no soro
      3. T_3 no soro

   B) Métodos indiretos – medida do grau de saturação da proteína carregadora

II – Valores de hormônios tireoidianos livres circulantes

A) Métodos diretos
1. T_4 livre
2. T_3 livre

B) Métodos indiretos
1. Índice de T_4 livre
2. Valor eficaz de T_4
3. T_4 urinário
4. T_3 urinário

III – TSH no soro

IV – Testes dinâmicos da função tireoidiana
1. Teste de estimulação com TRH
2. Teste de supressão com T_3
3. Captação de radioiodo pela tireóide
4. Captação de tecnécio marcado pela tireóide

V – Testes para estabelecer a etiologia da disfunção tireoidiana
1. Anticorpos antireóide
2. Cintilografia
3. Biopsia
4. Estudos cinéticos com iodo radioativo

PBI

Mede todo o iodo ligado à proteína e não apenas aquele ligado aos radicais tirosil. Ao nascimento o valor do PBI é aproximadamente igual ao materno. Os valores para o primeiro ano de vida são apresentados na tabela 5.1.

Após o primeiro ano de vida, o PBI varia de 4 a 8mcg/100ml. Os valores acima de 8 são encontrados na tireotoxicose e os abaixo de 4 no hipotireoidismo. Alguns fatores podem influir nos resultados do PBI como iodo na pele, ingestão de compostos iodados, contrastes iodados usados em testes, radiografias etc. O PBI é hoje usado em situações clínicas nas quais se quer avaliar o iodeto orgânico total e deve ser avaliado juntamente com o T_4.

T_4 total

Pode ser medido por método de coluna ou radioimunoensaio. Sua avaliação é afetada pelas causas que alteram a TBG, porém não se altera na presença de substâncias iodadas não orgânicas. Os valores de T_4 pelo radioimunoensaio considerados normais estão na faixa de 4 a 12mcg/100ml. O método de coluna fornece esses valores em mcg/100ml de iodeto ligado ao T_4 e seu valor é aproximadamente igual ao PBI. Os valores de T_4 variam com a idade da criança (Tabela 5.2).

T_3 total

Medido por radioimunoensaio, seus resultados podem explicar o hipermetabolismo de certos pacientes portadores de doença de Graves que apresentam T_4 normal. A utilidade de sua determinação em outras condições clínicas ainda não foi bem estabelecida. Seus valores no método competitivo estão na tabela 5.2.

Avaliação da TBG

Sabe-se que as concentrações de T_3 e T_4 no soro dependem do nível de proteínas ligadoras de T_4 circulantes, principalmente dos níveis de TBG. Sua avaliação é feita por meio de: captação de T_4 por resinas, medidas diretas da capacidade de ligação da TBG ao T_4, radioimunoensaio e avaliação de T_4 livre. O chamado índice de captação de T_3 por resinas mede a globulina transportadora de T_4 e não o T_3. Essa determinação serve para mostrar a quantidade de locais de união da globulina transportadora de T_4 e não concentração e T_3 (Tabela 5.2).

T_4 livre

Apenas 0,1% do T_4 existe na forma livre no plasma. Seus valores variam com as diferentes técnicas usadas e correspondem em cerca de 0,03% a 0,04% do T_4 total. Na primeira semana de vida seus valores são superiores aos do adulto (Tabela 5.3) e na puberdade são pouco inferiores. Quando a maturação sexual alcança seu ápice, o T_4 livre atinge seu menor valor.

T_3 livre

Normalmente corresponde a 5% dos hormônios tireoidianos totais (seus valores variam com os diferentes laboratórios e os métodos empregados são radioimuneoensaio ou método de competição por proteínas ligadoras). Alguns autores encontraram no cordão umbilical níveis de T_3 menores (49ng/100ml) que o materno (145ng/100ml) por ocasião do parto, por método de radimunoensaio. Cerca de 90 minutos após o parto esses valores se multiplicam de três a quatro vezes no recém-nascido, atingindo valores médios de 191ng/100ml que se mantêm por 48 horas. Isso tem uma provável explicação nos elevados valores de TSH encontrados nessa fase da vida. Seus níveis na criança maior e adolescentes são semelhantes aos do adulto.

Tabela 5.1 – Valores de PBI no primeiro ano de vida (Danowski, 1951).

Idade	PBI (mcg/100ml)
0-12 horas	8,3
12-24 horas	10,1
1-3 dias	12,0
3-7 dias	10,0
1-5 semanas	7,4
5-12 semanas	6,9
12-52 semanas	6,3

Tabela 5.2 – Valores séricos de T_4 total e T_3 (método competitivo) durante a infância e a adolescência*.

Idade	T_4 total (mcg/100ml)	T_3
Cordão umbilical	7,3-15,3	0,75-1,05
1-3 dias	10,1-20,9	0,90-1,40
1-2 semanas	9,8-16,6	0,85-1,15
2-4 semanas	8,2-16,6	0,80-1,10
1-4 meses	7,1-15,0	0,75-1,05
4-12 meses	5,5-13,5	0,80-1,10
1-6 anos	5,6-12,6	0,80-1,10
6-10 anos	4,9-11,7	0,80-1,10
10-16 anos	3,8-10,6	0,80-1,10
16-20 anos	4,1-10,9	0,80-1,10
Adulto	4,7-11,1	0,85-1,15

* Adaptado de Fisher, D.A. *J. Pediatr.* **82**:1, 1973.

Tabela 5.3 – Valores de T_4 total, T_4 livre (FT$_4$) e captação de 24 horas no período neonatal*.

Idade	T_4 total (mcg/100ml)	FT$_4$ (ng/100ml)	Captação de 24 horas (%)
Cordão umbilical	7,3-15,3	1,7-3,8	–
1-3 dias	120,0-24,0	4,1-7,2	24-96
3-7 dias	11,0-22,0	–	5-47
2-4 semanas	8,2-16,6	1,6-4,5	13-30

* Adaptado de Fisher, D.A. *J. Pediatr.* **82**:1, 1973.

Índice de T_4 livre

O nome mais apropriado seria índice T_4 resina T_3 e seu cálculo é dado por captação de T_3 pela resina multiplicando por T_4 ($RT_3U \times T_4$), ou seja, é computado a partir dos valores de T_4 ou do PBI e mais um teste de ligação de hormônios tireoidianos. Esse cálculo dá um valor para T_4 corrigido das alterações da TBG e tem interesse particular na vigência do uso de drogas ou situações que elevam a TBG (estrógenos, gravidez etc.).

Valor eficaz de T_4

É baseado em método competitivo de ligação do T_4 às proteínas carregadoras. Seus valores normais estão na faixa de 0,93 a 1,12.

TSH sérico

É considerado o método mais sensível para diagnosticar hipotireoidismo primário e secundário. Seus valores normais são inferiores a $10\mu U/ml$. No hipotireoidismo primário seus níveis se elevam como efeito da retroinibição dos hormônios tireoidianos. Assim, níveis superiores a $20\mu U/ml$ estão presentes no hipotireoidismo primário com reserva tireoidiana muito baixa. Níveis entre 10 e $20\mu U/ml$ estão relacionados com reserva tireoidiana diminuída. Finalmente, valores muito menores que $10\mu U/ml$ em hipotireoidismo sugerem deficiência de TSH, ou seja, uma forma secundária de hipotireoidismo.

Teste de estimulação do TSH pelo TRH

O TRH injetado por via intravenosa provoca liberação de TSH máxima aos 30 ou 90 minutos do teste, com valores que vão de duas a três vezes o basal. Nas deficiências parciais de TSH, o pico máximo alcançado será menor que $10\mu U/ml$. Os hormônios tireoidianos em alta concentração no soro podem bloquear esse efeito por retroinibição direta na glândula tireóide. Portanto, no hipertireoidismo não teremos essa elevação de TSH no teste. Alguns autores consideram que, para a confirmação de hipertireoidismo, esse teste seria mais rápido e conveniente que o teste de supressão com T_3 e teria a vantagem de não se precisar administrar T_3 a crianças cujos níveis hormonais já estão bastante elevados. Esse teste ainda se presta na diferenciação entre deficiência hipotalâmica (TRH) e hipofisária (TSH). Se o TRH provocar respostas de TSH, o defeito está no hipotálamo. A ausência de resposta indica deficiência hipofisária de TSH. Finalmente, se a concentração de T_3 for medida de hora em hora durante um período de 4 horas após o estímulo do TRH, pode-se avaliar a resposta combinada hipófise-tireóide. Normalmente, o pico de T_3, com elevação de 30 a 70% dos valores basais, é observado entre 2 e 4 horas.

Testes com iodo radioativo

A captação e o mapeamento, seja com ^{131}I, seja com ^{99m}Tc (tecnécio), são úteis para avaliar a forma e o tamanho da glândula, localizar tecido tireoidiano ectópico e para estudo funcional da tireóide. Os valores de captação são expressos em porcentagem da dose administrada, e seus valores normais são, em 2 horas, 6 a 20%, e nas 24 horas, 18 a 50%. Esses resultados elevam-se no hipertireoidismo e reduzem-se no hipotireoidismo. No bócio endêmico, no qual a carência de iodo leva a uma diminuição do "pool" desse elemento, a captação pode estar aumentada, sem que isso signifique hiperfunção da tireóide. Isso acontece porque o iodo radioativo se dilui no iodo do organismo e a glândula capta indiferentemente iodo marcado ou frio. A menor atividade específica desse iodo radioativo fará com que apareça essa discrepância. O inverso ocorrerá quando houver aumento do "pool" de iodeto no organismo. Quando há defeito na organização do iodeto, verifica-se liberação precoce do iodo não organificado, e a captação de 2 horas torna-se superior à das 24 horas. O teste do perclorato servirá para firmar esse diagnóstico.

Teste do perclorato

Normalmente o íon perclorato é captado da mesma forma que o iodeto, pela membrana plasmática da célula do folículo tireoidiano. Após 1 ou 2 horas da administração do iodo radioativo, esse é acumulado na glândula e sua radioatividade cai gradativamente nas 24 horas seguintes. Essa perda de radioatividade pode ser precipitada pelo ClO_4 ou SCN. Normalmente, a administração de perclorato 4 horas após o iodo radioativo faz a glândula tireóide eliminar menos de 10% da radioatividade acumulada. Se houver defeito no sistema de organificação do iodo, o $KClO_4$ deslocará o iodeto intracelular que ainda não foi organificado, ou seja, que não foi ligado aos radicais tirosil e como resultado de 10 a 90% do total do iodo radioativo presente na glândula será eliminado. Quando a glândula é normal, a organificação ocorre muito rapidamente, o que não permite que quantidades significativas de iodeto inorgânico sejam acumuladas. Esse teste é útil para diagnosticar hipotireoidismo com bócio por defeito de peroxidase e a tireoidite de Hashimoto. Entretanto, um teste positivo também pode ser visto nos portadores de bócio induzido por iodeto, após ingestão de substâncias provocadas de bócio e na tireotoxicose, especialmente após terapia com iodo radioativo.

Testes para estabelecer a etiologia das disfunções tireoidianas

Anticorpos circulantes contra vários dos componentes tireoidianos (antitireoglobulina, antimicrossômicos, LATS) podem ser encontrados no hipotireoidismo, na tireoidite de Hashimoto, no hipertireoidismo, e mesmo em alguns indivíduos aparentemente sadios. Sua presença está relacionada com infiltrado linfocitário da glândula. O LATS (estimulador tireoidiano de ação prolongada) é uma imunoglobulina 7S-gamaglobulina (IgG) presente no soro dos portadores de doença de Graves e nos recém-nascidos eutireoidianos nascidos de mães com tireotoxicose. O LATS é capaz de atravessar a placenta e é produzido por linfócitos de portadores de tireotoxicose. Apesar de exibir propriedade de anticorpo contra tireóide, até agora não se identificou o antígeno LATS. Sua vida média é provavelmente de 6 a 18 dias, o que talvez explique o caráter transitório da doença no recém-nascido. Admite-se que sua atuação sobre a glândula se faça via adenilciclase com formação de AMP cíclico. É apenas detectável por bioensaio.

Biopsia

É feita geralmente no ato cirúrgico e mais freqüentemente com punção de agulha. Serve para diferenciar alguns tipos de bócio por defeitos de síntese da tireoidite de Hashimoto.

TIREOPATIAS MAIS COMUNS NA INFÂNCIA

HIPOTIREOIDISMO

Doença sistêmica provocada por secreção insuficiente de hormônios tireoidianos, podendo ser congênita ou adquirida com uma grande variedade de etiologias. Consideramos que, do ponto de vista clínico, a melhor classificação é a que se agrupa os hipotireoidismos em formas com bócio e formas sem bócio.

Classificação dos hipotireoidismos

I – Sem bócio
   A) Congênito
      1. Atireose
      2. Tireóide ectópica
      3. Deficiência de TSH familiar ou isolada
   B) Adquirido
      1. Processos infecciosos
      2. Ablação cirúrgica
      3. Tumores

II – Com bócio
  A) Congênito
    1. Defeitos de síntese dos hormônios tireoidianos
      a) de transporte ou captação do iodeto
      b) organificado do iodeto
      c) acoplamento das iodotirosinas
      d) deiodinação das iodotirosinas
      e) polipeptídeos iodinados no soro
  B) Adquirido
    1. Deficiência endêmica de iodo
    2. Compostos naturais e sintéticos provocadores de bócio
    3. Tireoidites
      a) de Hashimoto ou linfocitária
      b) subaguda
      c) de Riedel

Freqüentemente são utilizadas denominações para diferenciar a idade, o início e o grau de acometimento do hipotireoidismo. Assim, o termo hipotireoidismo juvenil ou adquirido indica que a doença acometeu uma criança que anteriormente era possuidora de glândula tireóide normal e não se acompanha de retardo mental. A denominação de hipotireoidismo congênito tem sido usada para indicar as deficiências de tireóide presentes desde o nascimento em áreas endêmicas ou não, e é freqüentemente associado a retardo mental. O termo cretinismo foi primeiramente usado para descrever indivíduos que, vivendo em regiões de bócio endêmico, exibiam baixa estatura, retardo mental e surdo-mudez. Como se sabe, o hipotireoidismo congênito, com exceção da síndrome de Pendred, é raramente associado à surdez permanente. E como a função tireoidiana é normal em alguns cretinos típicos em áreas onde existe o cretinismo endêmico, a Organização Panamericana de Saúde decidiu que a definição de cretinismo fosse suspensa até que se pudesse entender melhor essa síndrome. O termo mixedema é reservado por muitos autores para descrever um quadro avançado com depósito de mucopolissacarídeos no subcutâneo e outros tecidos. Neste capítulo, algumas vezes usaremos essas terminologias porque, apesar dessas ressalvas, elas já estão consagradas na literatura.

Atireose e tireóide ectópica
Sua patogenia pode estar relacionada com defeitos das células primitivas da tireóide, com tecido mesenquimal anômalo ao redor dessas células primitivas ou com substâncias antireoidianas circulantes. Algumas teorias poderiam ser lembradas para explicar sua etiologia: toxoplasmose, falta de estímulo de TSH, anticorpos maternos antitireóide e fatores genéticos. Contudo, são todas criticáveis e lembramos, por exemplo, que o feto anencefálico pode ter desenvolvimento normal da glândula tireóide.

Manifestações clínicas – relembramos a importância do diagnóstico precoce que constitui uma emergência pediátrica das mais importantes, porquanto se podem evitar danos cerebrais irreparáveis, principalmente nos casos de hipoplasia compensada em vida intrauterina. Assim, o fornecimento de hormônios tireoidianos maternos ao feto, através da placenta, pode não ser adequado para provocar desenvolvimentos ósseo e cerebral normais, mas é suficiente para mascarar os sinais clínicos de hipotireoidismo no recém-nascido. Essas crianças, quando têm idade gestacional normal, apresentam peso e altura normais ou acima da média, apesar do atraso ósseo. Os sinais mais precoces são: icterícia prolongada ou recorrente, atraso na queda do coto umbilical e hérnia umbilical. Nos três primeiros meses outros sinais se somam: desinteresse ou dificuldade alimentar, ganho de peso insuficiente, respiração ruidosa, congestão nasal, distúrbios respiratórios, obstipação, letargia, pele seca, fria, pálida e com livedo reticularis. Chamamos a atenção para a importância do uso de curvas de evolução pondo-estatural pelo pediatra

que pode surpreender já nos primeiros dias de vida uma velocidade de crescimento insatisfatória que, aliada ao atraso de idade óssea, constituem armas importantes para o diagnóstico.

Diagnóstico diferencial:
a) Mongolismo – o quadro clínico é suficiente para esclarecer o diagnóstico. Lembramos que essa trissomia do cromossomo 21 pode às vezes acompanhar-se de hipotireoidismo.
b) Síndrome de Beckwith, em que está presente a tríade exofalocele, macroglossia e alta estatura, somando-se a esses sinais anomalias de lóbulos de orelhas.
c) Mucopolissacaridoses que lembram os hipotireoidianos graves devido à baixa estatura e retardo mental cujo diagnóstico diferencial se faz por meio de exames radiográficos do esqueleto e identificação dos vários tipos de ácidos mucopolissacarídicos excretados na urina.
d) Condrodistrofias podem levar a confusões diagnósticas devido a baixa estatura, conformação craniana, achatamento da raiz do nariz.
e) Insuficiência hipofisária, na qual são registrados atraso de crescimento associado a fechamento tardio da fontanela. Chamamos a atenção para o fato de diferentes testes de estimulação de hormônio de crescimento (exercício, L-DOPA, insulina e arginina) revelarem baixos níveis desse hormônio nos hipotireoidianos e normalizarem-se após terapêutica tireoidiana adequada.
f) Crianças obesas são consideradas freqüente e erroneamente como portadoras de hipotireoidismo, e quando convenientemente estudadas revelam altura e idade óssea superiores à média.

Prognóstico – com relação ao desenvolvimento somático, a experiência mostra que o tratamento iniciado tardiamente, na fase pré-escolar, pode prejudicar a altura final. Contudo, o problema crucial é o desenvolvimento mental, e seu prognóstico varia em função direta da idade de instalação da doença, da ocasião em que se instituiu terapêutica adequada, do QI familiar e do estado socioeconômico e em função inversa do grau de insuficiência e do atraso da terapia. Admite-se que os hipotireoidianos tratados adequadamente nos primeiros três meses de vida terão cerca de 50% de chance de apresentar inteligência normal.

Hipotireoidismo por deficiência de TSH
Pode ser familiar ou isolado. Às vezes, associa-se ao pseudo-hipoparatireoidismo, que é uma doença genética rara. O TSH sérico é muitas vezes indosável nesses pacientes. Essa doença deve ser lembrada sempre que houver deficiências de outros hormônios hipofisários, como o de crescimento, gonadotrofinas e corticotrofina.

Hipotireoidismo adquirido
São formas que se instalam insidiosamente em uma glândula anteriormente normal. Quando existe história bem caracterizada de ablação cirúrgica, processos infecciosos ou alteração de estado imunitário, é possível falar-se seguramente em forma adquirida. Porém, nem sempre se pode afastar a hipótese de glândula congenitamente hipoplástica suficiente para atender às necessidades de uma criança de tenra idade, e nas fases de maior crescimento a criança começa a mostrar sinais de hipotireoidismo como diminuição da velocidade de crescimento. O atraso de idade óssea às vezes não é muito intenso e o QI é geralmente normal. Essas seriam, na realidade, formas congênitas latentes.

Hipotireoidismo por defeitos de biossíntese de T_4
Esses erros de hormoniogênese são considerados genéticos e aqui também o quadro clínico vai depender do grau de insuficiência dos hormônios tireoidianos (Fig. 5.16). Essas crianças têm em comum o aumento da glândula tireóide e diferentes graus de hipotireoidismo. Exceção feita à síndrome de Pendred, na qual coexistem bócio e surdez; nenhum desses erros inatos se associa a uma síndrome clínica que permita distingui-los um do outro. Nesses defeitos, o metabolismo do iodo pode ser interrompido em qualquer uma de suas passa-

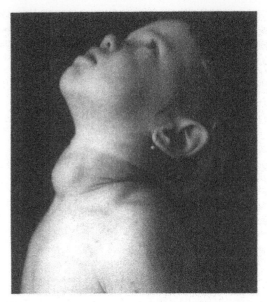

Figura 5.16 – Aspecto geral de um caso de bócio congênito por defeito de síntese de hormônios tireoidianos. Captação de 24 horas = 71,9%; teste de perclorato = negativo. Idade cronológica = 48 meses; idade óssea = 20 meses; idade odontogenética = idade cronológica; idade-altura = 33 meses; idade mental = 40 meses.

gens. Com exceção do defeito de transporte do iodeto, todos têm rápida captação de iodo radioativo pela glândula. A biopsia revela alterações histológicas devido à estimulação da glândula pelo TSH.

Defeito no transporte do iodeto
Trata-se de defeito genético no qual o transporte alterado do iodo está presente não só na tireóide, como também em outras glândulas (salivar, mamária) e mucosa gástrica. Nesses casos, a captação de iodo radioativo pela glândula está diminuída, fato que obriga o diagnóstico diferencial com bócio colóide e tireoidite crônica. Mais um dado para o diagnóstico diferencial é fornecido pela relação da taxa de iodo radioativo entre saliva/plasma que no defeito de transporte é ao redor de 1, enquanto o normal é de 20 a 40.

Defeito de organificação
Surge por incapacidade de iodinação da tirosina e é o mais comum dos defeitos de síntese de T_4. Tem caráter familiar. Nesse defeito, pelo menos três passagens metabólicas podem estar envolvidas: produção de peróxido (H_2O_2), peroxidação do iodeto e iodinação da tirosina. Sabe-se que certos compostos são capazes de bloquear a organificação, porém não se sabe qual seria a etapa bloqueada. Seu diagnóstico é dado pelo teste de perclorato no qual a perda de iodo radioativo vai de 60 a 90%. *Síndrome de Pendred* corresponde a outro tipo de defeito de organificação em que a criança, além do hipotireoidismo, apresenta bócio e surdez. Seu defeito de hormoniogênese é menos grave que o defeito de organificação sem surdez. Esses pacientes são geralmente surdos ao nascimento, o que é evidenciado pelo seu mutismo, e o bócio geralmente aparece entre 5 e 15 anos de idade. No teste de perclorato, a perda do iodo radioativo pela glândula é menor que no defeito de organificação sem surdez, ou seja, vai de 30 a 40%.

Defeito de acoplamento das iodotirosinas
Durante o teste de captação, o iodo radioativo administrado a esses pacientes é acumulado pela glândula tireóide muito rapidamente e não é eliminado por ânions como ClO_4 ou SCN^-. Após 72 horas da administração do iodo radioativo, a cromatografia de extratos da glândula revela quantidade abundante de iodeto, MIT, DIT e ausência ou pequena quantidade de tironinas radioiodinadas. Por outro lado, embora não possam ser demonstradas na tireóide, T_3 e T_4 estão presentes no soro, admitindo-se que o T_4 formado pela glândula seja rapidamente eliminado para a circulação.

Defeito da iodotirosina deiodinase
Seus portadores apresentam hipotireoidismo grave, com bócio ao nascimento e retardo físico e mental acentuado. O iodo radioativo administrado é rapidamente captado, revelando níveis altos na primeira e segunda hora. Se nesses casos for feita apenas avaliação de captação nas 24 horas, os valores serão normais, podendo levar a erro diagnóstico. A cromatografia do sangue periférico, 8 horas após administração de iodo radioativo, revela a presença do MIT, DIT e hormônios tireoidianos marcados. Essas iodotirosinas não se incorporam a proteínas e aparecem na urina juntamente com seus produtos metabólicos. Quando a iodotirosina marcada é administrada a esses pacientes, uma grande porção aparece inalterada na urina. Presume-se que nesses pacientes o hipotireoidismo se desenvolve como resultado de sua incapacidade de conservar iodetos.

Bócio com polipeptídeos iodinados no soro
Além dos hormônios tireoidianos, a tireóide normal produz pequena quantidade de proteínas iodinadas. Muito pouco dessas proteínas se difunde para o sangue. Em certas tireopatias, como doença de Graves, bócio endêmico, tireoidite de Hashimoto e bócios familiares esporádicos, foram encontradas essas iodoproteínas no soro. O soro de pacientes com carcinoma de tireóide apresenta pelo menos dois tipos de polipeptídeos iodinados circulantes: um que migra eletroforeticamente com a albumina e o outro entre as alfaglobulinas. As informações atualmente disponíveis não permitem uma interpretação bioquímica exata dessas doenças. Existem duas hipóteses para esse tipo de defeito, sendo a primeira a de que haveria incapacidade inata para formar tireoglobulinas, ou seja, a tireóide iodina a albumina do soro e secreta para o sangue iodoalbumina calorigenicamente ineficaz. A segunda hipótese é a que admite que os polipeptídeos iodinados precursores da tireoglobulina seriam os elementos secretados para o sangue. A hidrólise incompleta da tireoglobulina pode liberar polipeptídeos iodinados anômalos para o soro.

Hipotireoidismo por deficiência endêmica de iodo
Apesar de se verificar diminuição na sua incidência devido à introdução de iodo na dieta, o bócio endêmico é ainda um importante problema de saúde em vários países, inclusive no Brasil. Nas regiões em que a deficiência de iodo é grave, ambos os sexos são acometidos na mesma proporção, enquanto nas áreas de moderada deficiência as meninas são mais acometidas, na proporção de 6:1. Além disso, existe tendência para a agregação familiar de indivíduos com bócio em zonas endêmicas, admitindo-se que o hipotireoidismo apenas se manifesta quando os pacientes são portadores de defeitos de síntese. Muitas vezes, essa deficiência provoca a formação de bócio nodular ou difuso, assim como bócio multinodular em crianças, o qual pode estar exteriorizando uma neoplasia benigna ou maligna e obriga a uma exploração cirúrgica. Do ponto de vista fisiopatológico, o que se verifica é a incapacidade da glândula produzir hormônios tireoidianos em quantidades suficientes para inibir a secreção de TSH. A secreção prolongada deste último leva à hiperplasia das células foliculares e à perda do colóide devido ao aumento da quebra do complexo de tireoglobulina. A gravidade das manifestações clínicas vai depender do grau e da duração da deficiência de iodo. Assim, nas formas moderadas, a criança é clinicamente eutireóidea e terá apenas captação de ^{131}I elevada, ao lado de PBI baixo. O diagnóstico de cretinismo endêmico será feito quando houver: localização em áreas geográficas de bócio endêmico, baixa estatura com fácies característico, alterações do sistema nervoso central incluindo retardo e sinais de trato piramidal, surdo-mudez e bócio. Os portadores de cretinismo endêmico não se enquadram na definição de hipotireoidismo e seus valores de T_4 e captação estão dentro dos limites normais. A glândula dessas crianças exibe formas de transição desde hiperatividade compensadora até atrofia e inatividade. A presença de bócio não é obrigatória e pode estar ausente em jovens com grave atraso de crescimento e desenvolvimento.

Hipotireoidismo por substâncias bocígenas

Admite-se que dietas e drogas provocadoras de bócio sejam fatores adicionais que interagem na etiologia dos bócios endêmicos. Toda vez que houver bócio no recém-nascido ou lactente, deve-se investigar ingestão de medicamentos pela mãe durante a gestação ou pela criança. Drogas como tiocarbamidas e certos ânions monovalentes podem bloquear a produção normal de T_4, havendo maior produção de TSH por falta de retroinibição, o que leva à estimulação excessiva da glândula e finalmente ao bócio. As manifestações clínicas vão desde pequenos bócios indolores como sinais mínimos de hipotireoidismo até bócios enormes que podem provocar quadros de asfixia no recém-nascido.

Anomalias de proteínas transportadoras de hormônios tireoidianos

O uso difundido de PBI levantou as primeiras suspeitas de atividade alterada de TBG em certas famílias, nas quais, embora os membros afetados sejam eutireoidianos e saudáveis, verifica-se a presença de dois defeitos genéticos do cromossomo X, um levando a hipo e outro à hiperatividade da TBG. Nenhum defeito familiar na atividade de TBPA foi relatado até o momento. Sabe-se, por exemplo, que na analbuminemia há aumento compensatório na ligação de T_4 à TBPA e à TBG.

Bócio colóide esporádico

Refere-se a um aumento difuso da glândula, e sua alta incidência em meninas na puberdade sugere uma atuação ovariana. Essas formas são na maioria assintomáticas com funções tireoidianas normais e seu diagnóstico de certeza só é possível histologicamente. Sua evolução é imprevisível, podendo regredir espontaneamente no prazo máximo de três anos, ou permanecer grande durante anos, ou até evoluir para bócio multinodular na vida adulta. O hipotireoidismo é raro, daí serem necessários apenas exames clínicos esporádicos para os casos de pequeno bócio. Já para os casos de grandes bócios, recomenda-se terapêutica hormonal até completar a adolescência, o que leva à regressão em alguns casos. Se após cessar o tratamento houver recorrência do bócio ou se este não regredir apesar da terapêutica, autoriza-se terapia substitutiva como profilaxia de bócio colóide multinodular.

Tratamento

No recém-nascido, o hipotireoidismo constitui emergência pediátrica. Embora seja necessária exploração laboratorial mais apurada para o diagnóstico de certos defeitos, essa deve ser colocada em segundo plano, em favor da medicação. O objetivo é o de fornecer à criança hormônios tireoidianos para suas necessidades metabólicas, atendendo em especial à integridade de seu crescimento e desenvolvimento.

Os hormônios tireoidianos constituirão a terapêutica, independentemente da etiologia do hipotireoidismo (Tabela 5.4).

Sal sódico de L-tiroxina (Na-L-T_4)

É uma preparação hormonal sintética já existente no Brasil. Permite a medida de PBI e T_4 no soro para avaliar a eficiência do tratamento. Sua ciclagem diminuída permite que seja administrada uma vez por dia, bastando para se conseguir boa concentração sérica. Sua absorção gastrintestinal é de 40 a 70%. Já se demonstrou que grande parte da L-tiroxina ingerida também é convertida em L-T_3.

Sal sódico de L-triiodotironina (L-T_3)

Também se trata de uma preparação hormonal sintética e se comparado ao L-T_3 mostra-se: três vezes mais potente, mais bem absorvido

– até 95%, quando administrado por via oral, produz efeitos metabólicos periféricos mais precoces e seus efeitos se dissipam mais rapidamente, pois sua inativação é mais rápida. Portanto, deve ser usado especialmente se houver cardiopatia, pois, sendo eliminado mais rapidamente, evita os efeitos danosos persistentes de uma superdosagem. Sua resposta metabólica pode ser detectada no soro 4 horas após sua ingestão. A vida média é de dois dias e meio. Sua resposta máxima surge após 48 horas e é eliminado após oito dias. Sua eficácia, ao contrário do que acontece com o T_4, não pode ser avaliada pelo PBI, pois esse não se altera. É administrado a cada 6 ou 8 horas. A dose inicial é de 5mcg/kg/dia dividido em três vezes. Essa dose é aumentada gradativamente até atingir a dose de manutenção de 3 a 4mcg/kg/dia. Essas doses devem ser alteradas toda vez que surgirem sinais de superdosagem (irritabilidade, perda de sono, diarréia, taquicardia, sudorese, rubor). Lactentes submetidos a altas doses de hormônio tireoidiano podem desenvolver cranioestenose.

Associações de T_4 e T_3

São sintetizadas na proporção de 4:1 e administradas apenas uma vez por dia.

A eficiência do tratamento deve ser avaliada clinicamente (crescimento, desenvolvimento, pele, cabelo, hábitos intestinais) e mensalmente nos primeiros seis meses de tratamento, e cada três ou quatro meses posteriormente. A avaliação laboratorial (T_3, T_4, TSH e idade óssea) deve ser feita a cada três meses nos seis primeiros meses de tratamento e a cada seis meses posteriormente.

Como essas crianças são, em geral, portadoras de distúrbios de psicomotricidade, dislalias e disgrafias, cuidados paramédicos deverão ser programados.

Medicamentos habitualmente usados no tratamento do hipotireoidismo

1. Triiodotironina. Cynomel® (Smith Kline-French)
   Cada comprimido contém: sal sódico de L-triiodotironina 5, 25 e 50mcg
2. T_3 + T_4. Levoid® 1 e 3 (Aché). Tyroplus® 1 e 3 (Smith Kline-French)
   Cada comprimido 1 contém: L-T_3 sódica 15mcg
   L-T_4 .... 60mcg
   Cada comprimido 3 contém: L-T_3 sódica 45mcg
   L-T_4 .... 180mcg

TIREOIDITES

Nessa denominação estão englobadas várias tireopatias que têm em comum: grau variado de infiltrado de células inflamatórias, destruição de células do parênquima e reposição fibrosa. Ocorrem nas formas aguda, subaguda ou crônica e geralmente, mas não obrigatoriamente, acompanham-se de bócio.

Classificação das tireoidites

1. Tireoidite linfocitária de Hashimoto.
2. Tireoidite supurativa aguda (bacteriana).
3. Tireoidite subaguda (doença de Quervain ou tireoidite de células gigantes).
4. Formas raras – de Riedel, por sarcoidose, por infecções (tuberculose, sífilis, doença da arranhadura de gato e equinococose) por radiação.

Tabela 5.4 – Doses e equivalentes terapêuticos das preparações tireoidianas.

Preparação	Composição	Equivalência da dose	Resposta máxima após	Absorção	Dose	
					Inicial diária	Manutenção (kg de peso/dia)
L-T_3 (Cynomel®)	L-T_3 sintética	25mcg	48 horas	80-95%	5mcg	3-4mcg (fracionada em 3 vezes)
L-T_4 (Tetroid®)	L-T_4 sintética	100mcg	2 semanas	40-70%	–	5-6mcg (em 1 única vez)
T_3 + T_4 (Tyroplus® e Levoid®)	Combinação de T_4 e T_3	60:15	–	Variável	–	Equivalente ao T_3 e T_4 (em 1 única vez)

Tireoidite linfocitária crônica de Hashimoto

É a tireopatia mais comum após os 6 anos de idade, sendo mais comum nas meninas (9:1), e apresenta seu pico máximo de incidência na adolescência. A história pode revelar a presença de outros membros da família que são tireopatas, inclusive portadores de bócio. O quadro é de eu ou hipotireoidismo com bócio de tamanho moderado. À palpação a glândula revela-se firme, não sensível, freqüentemente lobulada ou francamente nodular. São várias as alterações metabólicas presentes, incluindo defeito de organificação de iodo ou secreção de iodoproteínas anômalas que serão medidas como PBI mas não como iodo extraível pelo butanol (BEI) ou T_4-I. O mapeamento revela um padrão irregular de distribuição do iodo radioativo devido ao infiltrado linfocitário que invade o tecido. Níveis elevados (1:16) de anticorpos circulantes antitireoglobulina são encontrados em 50 a 60% dos portadores. Os títulos de 1:4 até 1:16 são raramente encontrados em crianças normais e podem tornar-se um dado suspeito. Esses títulos podem elevar-se com o passar do tempo e repetidas determinações podem surpreender dados significativos. Sabe-se que a biopsia por agulha é o único método capaz de estabelecer diagnóstico, mas deve ser evitado. Para Fischer, a presença de três dos seis critérios citados a seguir podem diagnosticar esse tipo de tireoidite:

1. Tireóide aumentada, firme e lobulada (80 a 90% dos casos).
2. Título de anticorpos maior do que 1:16 (50 a 60% dos casos).
3. Mapeamento com distribuição irregular de iodo radioativo (50 a 60% dos casos).
4. PBI maior que T_4-I (40 a 50% dos casos).
5. Teste de perclorato positivo (mais de 60% dos casos).
6. Familiares com tireoidite de Hashimoto (15 a 25% dos casos).

O principal diagnóstico diferencial na adolescência é com o bócio difuso não-tóxico ou bócio simples colóide. Seu tratamento visa combater a dor e o processo inflamatório. O salicilato é administrado na quantidade de 50mg/kg/dia dividido em quatro doses e prednisona 20mg/dia por um ou dois meses. A cirurgia será indicada quando houver compressão ou suspeita de malignidade.

CARCINOMAS

São raros. Os tipos descritos obedecem à classificação histopatológica: papilífero, folicular, sólido com estroma amilóide e anaplástico. A etiologia mais lembrada é a por irradiação feita por alargamento de timo, adenóide hipertrófica, hemangioma, *nevus*. Clinicamente, verifica-se a presença de massa cervical central ou lateral, geralmente assintomática. Queixas como rouquidão, dispnéia e disfagia são raras na criança. Quando examinadas pela primeira vez, 75% das crianças com carcinoma de tireóide apresentam gânglios cervicais palpáveis da cadeia traqueosofágica ou jugular. São gânglios firmes, discretos e não dolorosos. Os gânglios fixos invadidos por carcinoma papilífero constituem quadro tardio. A presença de gânglios cervicais em crianças é extremamente comum e sua biopsia se justifica sempre que houver anomalia de glândula tireóide à palpação. Tanto o prognóstico quanto o tratamento são muito discutíveis, porém geralmente o prognóstico é mau com evolução para o óbito a curto ou longo prazo. A terapia mais usada tem sido a cirurgia acrescida de hormônios tireoidianos.

ADENOMAS

São neoplasias benignas, encapsuladas e que evoluem a longo prazo. Ao exame físico palpam-se nódulos isolados ou múltiplos. Os exames laboratoriais não *levam ao diagnóstico*. Como não se pode diferenciar clinicamente adenoma de carcinoma, o tratamento é a ressecção cirúrgica e, nesse ato, faz-se o exame da peça; havendo confirmação da benignidade do processo, nenhum tratamento posterior será necessário.

HIPERTIREOIDISMO – DOENÇA DE GRAVES

Traduz um estado metabólico aumentado no qual as alterações fisiológicas são conseqüência dos altos níveis de hormônios tireoidianos circulantes. No hipertireoidismo infantil, a doença de Graves é a forma quase sempre diagnosticada. Clinicamente é caracterizada por hipertireoidismo, bócio e exoftalmo, e laboratorialmente pela presença de uma gamaglobulina sérica (LATS) com ambas as propriedades de anticorpos e de TSH. Exceto pelos seus efeitos sobre o crescimento e maturação esquelética, a doença de Graves na criança não difere da do adulto. A incidência é pequena, 5% das tireopatias, ocorrendo habitualmente acima dos 10 anos de idade.

Hipertireoidismo neonatal

A maioria das crianças nascidas de mães portadoras de tireotoxicose não tem bócio, especialmente se a mãe não ingeriu drogas do tipo tioamida. Isso torna a doença de Graves neonatal uma entidade rara e quase sempre em filhos de portadores de doença de Graves (Fig. 5.15). Do ponto de vista patológico, a tireóide na doença de Graves não tratada tem as mesmas alterações histológicas encontradas na hiperplasia simples, com exceção de que os casos mais prolongados mostram infiltração linfoplasmocitária. As células epiteliais dos folículos são colunares e mostram graus variados de evolução. Pode haver hiperplasia epitelial acentuada, formando papilas projetadas no interior dos ácinos, que podem ser polimorfos, e onde o colóide se apresenta em quantidades variadas, podendo haver formação de vacúolos na periferia (ver Fig. 5.15). Clinicamente, o dado mais sugestivo é a grande velocidade de crescimento e a maturação óssea.

Hipertireoidismo fora do período neonatal

As hipóteses etiológicas sugeridas até agora são discutíveis e lembramos: a interação de um anticorpo (LATS) e um antígeno tireoidiano ainda não caracterizado, hereditariedade, sexo e ambiente. Do ponto de vista *diagnóstico*, os primeiros sinais são: distúrbios emocionais, deterioração na conduta escolar e hiperatividade motora. Seu comportamento hipercinético e movimentos de contração podem simular coréia. Não se tem nenhuma dificuldade diagnóstica quando se encontra uma criança com bócio grande, exoftalmo, tremor fino de dedos, taquicardia, pele úmida e lisa. Uma das dificuldades principais para se chegar a um diagnóstico é a focalização de uma manifestação relevante e falhas no reconhecimento de que são vários os sistemas envolvidos. Daí o nervosismo ser descrito como distúrbio emocional; a perda de peso e polidefecação, como doença gastrintestinal; a taquicardia, hipertensão ou sopro cardíaco, como cardiopatia primária; e a oculopatia, como conjuntivite alérgica. Lembramos que a exoftalmia pode ser unilateral. O *diagnóstico diferencial* deve ser feito com coréia de Sydenham, conflitos emocionais, lesão cerebral mínima que também produzem comportamento hipercinético e labilidade emocional. A taquicardia e a intolerância ao calor podem estar ligadas à cardiopatia. A proptose pode ser por neurofibromatose.

Tratamento

Não se conhecem nem o defeito básico nem o prognóstico da doença de Graves não tratada. Admite-se que antes do advento da terapia medicamentosa cerca de 10% dos adultos morriam e 25% apresentavam remissão espontânea. Para a criança não existe um tratamento satisfatório. São duas as classes de drogas usadas: o perclorato, que inibe o transporte de iodeto para a glândula e cujo emprego tem sido limitado pelos seus efeitos colaterais, como aplasia medular e nefrose, e a segunda classe seria representada pelas tiocarbamidas, que bloqueiam a organificação do iodo. A droga mais comumente usada é propiltiouracil na dose de 50mg três vezes ao dia em crianças com idade inferior a 10 anos e o dobro da dose nos de maior idade. Deve-se controlar o perigo dos efeitos colaterais com hemogramas, periodicamente, e exames clínicos para verificar a presença de febre, urticária, linfadenopatia e outras manifestações. O tratamento não raro se prolonga por dois anos ou mais, devendo-se cuidar para que não se instale um quadro de hipotireoidismo como conseqüência *desse tratamento*. *Se tal fato se comprovar deverá ser introduzido o uso de hormônios tireoidianos.*

5 Paratireóides

AURÉLIO BORELLI

NOÇÕES DE FISIOLOGIA DAS PARATIREÓIDES

As paratireóides têm por função a regulação do metabolismo do cálcio e fósforo por meio da ação de seu hormônio modulando a atividade de células específicas nos ossos e rins. Por meio dessas ações, o cálcio e o fosfato são liberados dos ossos, é aumentada a reabsorção tubular renal de cálcio, é diminuída a reabsorção tubular renal de fosfatos, é estimulada a síntese renal da 1,25-diidroxivitamina D $(1,25(OH)_2-D_3)$, aumentando assim a absorção intestinal de cálcio e fosfato. A resultante dessas ações é aumentar a concentração do cálcio e diminuir a concentração do fosfato sérico. A regulação da secreção do hormônio das paratireóides (HPT) é feita fundamentalmente pela concentração do cálcio sérico: o aumento da calcemia acarreta diminuição da secreção do HPT; ao contrário, queda da calcemia ocasiona aumento da concentração do HPT. A relação recíproca entre o cálcio sérico e a concentração do HPT mantém constante a concentração do cálcio sérico, apesar das variações da dieta, do metabolismo ósseo e da função renal.

AÇÕES INICIAIS DO HPT

O HPT não atua diretamente no citoplasma das células-alvo dos rins ou dos ossos, mas por meio de receptores específicos localizados na membrana celular que liberam mensageiros secundários que são responsáveis pela mensagem hormonal intracelular. O número de receptores do HPT varia inversamente com a intensidade e o tempo de estímulo. O mediador de ação intracelular do HPT mais bem estudado é o AMP cíclico (AMPc) que, sob ação hormonal, acumula-se no interior das células, em especial nas células tubulares renais, de onde é excretado na urina, constituindo-se em elemento importante para a avaliação da atividade funcional das paratireóides. O aumento da excreção urinária do AMPc ocorre apenas por ação do HPT e proteína semelhante ao HPT (PTH-RP), que é associada à hipercalcemia encontrada em alguns tumores malignos. A fixação do HPT ao seu receptor de membrana acarreta a liberação da guanosina disfosfato de proteínas G intracelulares e a formação da guanosina trifosfato-G que estimula a adenilciclase da membrana a produzir o AMPc e, em seguida, a formação de proteínas com função específica. A descoberta recente de uma doença causada por mutações no receptor PTH-RP que está sempre ativo, mesmo na ausência desses hormônios e que é caracterizada por hipercalcemia, hipofosfatemia e concentrações séricas elevadas de $1,25(OH)_2-D_3$, demonstra a importância do receptor do HPT. O pseudo-hipoparatireoidismo é outra doença que mostra a importância do receptor de HPT: pacientes com pseudo-hipoparatireoidismo não respondem ao HPT, embora o HPT sérico seja elevado, e apresentam hipocalcemia e hiperfosfatemia; além disso, não apresentam aumento da excreção do AMPc urinário à administração do HPT exógeno.

Ações sobre os ossos

As ações do HPT sobre os ossos são complexas. Um aumento rápido da concentração do HPT sérico pela injeção do HPT leva à liberação rápida do cálcio sérico, independente de síntese protéica. A administração crônica ou a secreção elevada do HPT, como a encontrada no hiperparatireoidismo, promovem aumento no número e na atividade dos osteoclastos que são normalmente originados de células mononucleares hematopoéticas e, em conseqüência, na liberação de cálcio, fosfatos e componentes da matriz óssea, como proteínas colágeno e não-colágeno. Ao contrário, doses intermitentes e pequenas do HPT ocasionam aumento na produção de osso trabecular. Não é conhecida a importância fisiológica dessa ação anabólica do HPT.

Embora a alteração histológica óssea conseqüente à ação do HPT seja sobre os osteoclastos, não foram encontrados receptores do HPT nessas células, mas sim nos osteoblastos, o que sugere a existência de fatores osteoblásticos estimuladores dos osteoclastos. A interleucina-6 e as prostaglandinas têm sido responsabilizadas por essa ação em animais, porém, no homem, essa possibilidade não tem sido demonstrada.

Ações sobre os rins

Vários hormônios podem interferir na regulação renal do metabolismo do fósforo; o HPT, no entanto, é o mais importante na reabsorção tubular renal do fósforo, reduzindo a relação TmP/GFR por meio de sua ação, principalmente sobre os receptores dos túbulos convolutos proximais, por meio do AMPc. O PTH-RP, pela sua capacidade de se fixar nos receptores do HPT, tem ação fosfatúrica semelhante.

O HPT age nos túbulos renais aumentando a fração de reabsorção do cálcio do filtrado glomerular. Vários outros fatores interferem também na excreção urinária do cálcio. Assim, o "clearance" do cálcio é paralelo ao do sódio, podendo-se calcular um aumento de 25 a 50mg no cálcio urinário para cada aumento de 100mEq na excreção de sódio.

Em indivíduos normais, um suplemento de 1.000mg de cálcio na dieta acarreta aumento de 60 a 80mg na excreção diária de cálcio; do mesmo modo, indivíduos normais submetidos a uma dieta pobre em cálcio têm a excreção urinária a um nível mínimo após dois ou quatro dias.

A administração oral ou parenteral de fosfato causa queda no cálcio urinário, também a ingestão aumentada de proteínas em conseqüência da excreção aumentada de radicais ácidos pode produzir calciúria maior que a observada em vegetarianos.

Os efeitos da $1,25(OH)_2-D_3$ sobre o transporte renal do cálcio são controversos. Diuréticos como a furosemida aumentam a excreção urinária de cálcio; ao contrário, as tiazidas promovem aumento da reabsorção tubular e conseqüentemente diminuição do cálcio urinário.

Química do HPT humano

HPT é um peptídeo com 84 aminoácidos e peso molecular de 9.300. Na circulação existe somente 5 a 30% do HPT intacto, o restante 70 a 95% é constituído por fragmentos inativos que correspondem à porção carboxiterminal da molécula do HPT circulante. A fração aminoterminal pode estar presente na circulação em algumas doenças, constituindo normalmente uma fração mínima do HPT circulante. Também têm sido encontrados na circulação fragmentos do meio da molécula do HPT. Tanto a molécula intacta quanto a porção carboxiterminal do HPT são filtradas pelos glomérulos, não sendo, porém, excretadas na urina, o que sugere atividade metabólica renal sobre o HPT e pode ser um dos fatores responsáveis pela heterogeneidade do hormônio circulante.

Controle da secreção hormonal

Pequenas variações do Ca^{2+} de 0,025 a 0,05mM atuam rapidamente na secreção hormonal. A queda da concentração de Ca^{2+} acarreta rápida e intensa ascensão do HPT; uma vez alcançado o limiar, diminuições ulteriores da calcemia não aumentarão a secreção do HPT. Do mesmo modo, incrementos do Ca^{2+} levam a aumento da calcemia; no entanto, grandes elevações da calcemia não são capazes de suprimir a secreção hormonal.

EXPLORAÇÃO FUNCIONAL DAS PARATIREÓIDES

Dosagem do HPT – a determinação da concentração da molécula intacta do HPT circulante, graças à grande sensibilidade dos atuais métodos radioimunométricos, é de grande utilidade e de pequena margem de erro na caracterização das hipercalcemias.

Calcemia – é o elemento metabólico mais importante no diagnóstico das alterações funcionais das paratireóides. A eventualidade de que alterações das proteínas plasmáticas possam fazer variar a concentração do cálcio total, independente do cálcio iônico, aponta para a determinação do cálcio iônico como um outro elemento importante na caracterização das variações da calcemia.

Fosfatemia – varia inversamente com a atividade paratireoidiana. Convém lembrar, no entanto, que a hipofosfatemia pode também ser encontrada na osteomalacia e raquitismo, enquanto hiperfosfatemia pode estar presente no hipoparatireoidismo e na insuficiência renal.

Fosfatase alcalina – de origem óssea, está aumentada em todos os processos de desenvolvimento ósseo, como no hiperparatireoidismo com doença óssea, como também na osteomalacia e raquitismo.

Cloretos – associação de hipercloremia à hipercalcemia é característica de hiperatividade paratireoidiana, não estando presente em hipercalcemias tumorais.

Índices urinários – calciúria está aumentada em aproximadamente 39% dos pacientes com hiperparatireoidismo acima dos valores normais de 240mg/dia (ou 240mg/mg de creatinina). A hidroxiprolina, a piridinolina ou mais especificamente a deoxipiridinolina estão aumentadas na urina no hiperparatireoidismo. O AMPc urinário varia diretamente com a função das paratireóides, podendo, porém, estar elevado na hipercalcemia tumoral com produção aumentada de HPT-RP.

HIPOPARATIREOIDISMO

É uma doença que ocorre quando a produção do HPT é diminuída ou quando concentrações normais ou aumentadas do HPT sérico são incapazes de manter a concentração de cálcio dentro da faixa normal.

Quadro clínico

Nos pacientes mais jovens, o sintoma mais freqüente é o aparecimento de convulsões sem características especiais, podendo por vezes simular crises de grande mal; raramente, porém, a convulsão é com perda de consciência ou com distúrbios cerebrais pós-convulsivos. As crises convulsivas podem ser unilaterais ou em um só membro, dependendo, possivelmente, de áreas mais suscetíveis aos estímulos desencadeadores. O elemento clínico fundamental no diagnóstico de tetania é o espasmo carpopedálico que pode aparecer como elemento isolado ou ser o elemento culminante de uma seqüência sintomatológica que evolui da sensação de formigamento, adormecimento das extremidades e câimbras dolorosas de músculos isolados. Freqüentemente, existem sintomas imprecisos de astenia e fraqueza. O aumento de atividade da musculatura intestinal pode desencadear processos diarréicos e cólicas intestinais de intensidade variável. Ocasionalmente, pode-se ter um quadro semelhante a espru com diarréia crônica de pequena quantidade e esteatorréia, o que explica a anemia megaloblástica observada em alguns pacientes. Espasmo laríngeo também pode surgir, necessitando de pronta intervenção.

Freqüentemente, a suspeita de tetania latente pode ser confirmada pela presença dos sinais de Chvostek e Trousseau que decorrem da hiperexcitabilidade neuromuscular. Convém lembrar que o sinal de Chvostek pode estar presente em crianças normais e paradoxalmente não ser obtido na hipocalcemia infantil.

A hiperexcitabilidade neuromuscular pode ainda ser pesquisada, provocando-se contração muscular com corrente igual ou menor a 5 miliamperes, que é insuficiente para atuar no sistema neuromuscular (sinal de Erb). A hiper-reflexia está freqüentemente presente. Pode também ser encontrada dificuldade à acomodação visual, bem como diminuição da acuidade auditiva.

Freqüentemente, o hipoparatireoidismo infantil está associado a aumento de pressão intracraniana e papiledema; esse quadro, associado a crises convulsivas descritas, pode trazer confusão com tumor expansivo intracerebral. Sintomas psicóticos de natureza variável também podem estar presentes, sendo, porém, muito mais freqüente no adulto. O retardo mental, que pode ser encontrado, parece depender da hipocalcemia, ainda mais que a administração de cálcio o corrige parcialmente. Entretanto, a presença de crises convulsivas repetidas pode também ser fator responsável. A hipocalcemia pode também produzir efeitos difusos no sistema nervoso central que se manifestam por alterações do eletroencefalograma. Ocasionalmente, pode-se ter calcificação dos gânglios da base, que não parece depender somente da hipocalcemia, mas também de fatores genéticos.

Alterações eletrocardiográficas também podem ser encontradas em conseqüência à hipocalcemia, especialmente prolongamento do espaço QT.

No hipoparatireoidismo podem surgir alterações de estruturas de origem ectodérmica, algumas vezes associadas ao tempo de evolução. A pele pode ser seca, áspera, descamativa, caracterizando, por vezes, uma verdadeira dermatite esfoliativa. As unhas apresentam-se quebradiças e com ondulações longitudinais que freqüentemente regridem com a normalização da calcemia. O cabelo é quebradiço, sem brilho, caindo facilmente, formando ocasionalmente área de alopecia. Catarata é uma conseqüência irreversível do hipoparatireoidismo crônico, podendo ser evitada com o tratamento adequado.

As alterações dentárias que podem ocorrer surgem quando os desvios metabólicos estão presentes durante o período de formação dentária, não respondendo, por isso, aos tratamentos que corrijam a calcemia. Os dentes apresentam-se com hipoplasia do esmalte, ondulações transversais, cáries extensas, atraso na erupção e com perda.

Infecção pela *Candida albicans* é freqüente, sendo as lesões localizadas especialmente no ângulo labial ou nas unhas. Ocasionalmente, pode haver generalização.

A correção da calcemia não traz melhoria das lesões cutâneoungueais. O fato de a única infecção micótica presente no hipoparatireoidismo ser pela *Candida albicans* sugere uma associação anormal e não apenas maior predisposição local conseqüente a alterações do metabolismo de cálcio. Muitas vezes, as infecções pela *Candida albicans* precedem o aparecimento da hipocalcemia.

Várias outras doenças têm sido descritas em associação com o hipoparatireoidismo: doença de Addison, anemia perniciosa, tireoidite, hipotireoidismo. Freqüentemente, essas associações ocorrem em membros de uma mesma família.

Classificação

A possibilidade de se dosar o hormônio da paratireóide bem como os conhecimentos adquiridos em relação ao seu metabolismo e atividade metabólica permitiram uma classificação dos quadros de hipoparatireoidismo em hormonopênico e hormonoplétorico. Essa classificação baseia-se na concentração plasmática do HPT. Assim, no hipoparatireoidismo hormonopênico existe uma deficiência de produção ou liberação hormonal; no hipoparatireoidismo hormonoplétorico existe uma deficiência funcional hormonal e, em conseqüência, hipocalcemia seguida de maior estímulo glandular.

Hipoparatireoidismo hormonopênico

1. Disembriogênese branquial – síndrome de DiGeorge

2. Idiopático familiar
   - ligado ao sexo
   - hereditariedade provável

3. Idiopático esporádico
   - hipoparatireoidismo isolado
   - hipoparatireoidismo associado a doença de Addison, moniliase etc.

4. Síntese hormonal inadequada – hipoparatireoidismo neonatal

5. Supressão da produção hormonal neonatal (filhos de mães hipercalcêmicas)
   - grande deficiência de magnésio
   - ablação cirúrgica

Hipoparatireoidismo hormonopletórico

1. Deficiência da ação hormonal sobre a produção do AMPc
   - pseudo-hipoparatireoidismo tipo I (resistência tubular e óssea ao HPT associada a alterações somáticas características)
   - pseudopseudo-hipoparatireoidismo – alterações somáticas características sem resistência à ação hormonal
   - pseudo-hipoparatireoidismo com osteíte fibrosa (pseudo-hipo/hiperparatireoidismo) – alterações somáticas características com resistência renal e resposta óssea característica do hiperparatireoidismo
   - hipo/hiperpartireoidismo – resistência renal com resposta óssea característica do hiperparatireoidismo, sem alterações somáticas.
   - pseudo-hipoparatireoidismo com resistência esquelética e resposta renal normal, com $1,25(OH)_2$-D_3 sérico baixo

2. Resposta exagerada de AMPc urinário ao HPT, porém sem resposta fosfatúrica ou calcêmica (pseudo-hipopartireoidismo tipo II)

3. Situação metabólica óssea (osteomalacia, osteoporose e osteosclerose)

Hipoparatireoidismo devido a HPT sem atividade metabólica

1. Hipoparatireoidismo pseudo-idiopático
2. Deficiência de magnésio
3. Deficiência de $1,25(OH)_2$-D_3
4. Anticorpos contra o HPT
5. Presença de substâncias antagônicas ao HPT, como calcitonina, fosfatos, corticosteróides, mitramicina e prostaglandinas

Disembriogênese branquial (síndrome de DiGeorge) – defeitos múltiplos de origem branquial podem levar a um quadro de hipoparatireoidismo por ausência de paratireóides e timo associada a deficiências imunológicas, anomalias cardiovasculares e um fácies característico.

Hipoparatireoidismo idiopático – é uma doença rara, algumas vezes apresentando uma forma familiar, com herança recessiva ligada ao sexo, afetando o sexo masculino no período neonatal (Peden) ou com uma forma de herança não bem definida. Outras vezes pode surgir, esporadicamente, isolada ou associada com doença de Addison, anemia perniciosa e moniliase.

Hipoparatireoidismo neonatal – é relativamente freqüente e considerado como conseqüente a defeito na síntese ou liberação hormonal. Normalmente, no recém-nascido existe queda da calcemia interpretada como deficiência funcional da paratireóide. A associação de hiperfosfatemia, decorrente ou do período sem alimentação após o parto ou da ingestão de leite de vaca, pode agravar a hipocalcemia e ocasionar a tetania neonatal. Ocasionalmente, quando a mãe é hipercalcêmica, a deficiência funcional paratireoidiana pode ser mais intensa e prolongada. A deficiência de magnésio pode produzir síntese ou liberação deficiente do HPT ou resistência periférica à ação hormonal (Rude).

O *hipoparatireoidismo hormonopletórico* decorre de um bloqueio em níveis variáveis do HPT. O tipo mais freqüente é o secundário à deficiência do sistema adenilciclase-AMPc sensível ao HPT que se expressa por uma deficiência de ação óssea e renal ao HPT associada a alterações somáticas características. As alterações somáticas incluem: baixa estatura, face arredondada, rebaixamento mental, encurtamento dos quarto e quinto metacárpicos e braquidactilia. A deficiência de resposta hormonal é evidenciada por um pequeno ou nulo aumento da excreção do AMPc, ausência da excreção urinária de fósforo sob ação do HPT. As concentrações elevadas de HPT no soro desses pacientes demonstram a existência de uma barreira à ação hormonal.

A existência de alterações somáticas descritas, não associadas a desvios metabólicos, caracteriza o pseudopseudo-hipoparatireoidismo. Ambos os quadros apresentam relações de herança e podem ser incluídos no termo genérico de osteodistrofia hereditária de Albright.

A análise dos parâmetros (resposta renal é óssea ao HPT, bem como características somáticas típicas, além dos quadros descritos) permitiu o reconhecimento de entidades clínicas conhecidas (e por conhecer), cuja classificação não significa que sejam independentes ou apenas manifestações de um defeito primário comum, de manifestação óssea ou renal variável.

Recentemente têm sido descritos casos de hipoparatireoidismo com HPT sérico elevado, com excreção aumentada de AMPc e que respondem com elevação exagerada de AMPc à injeção de HPT. Esses pacientes apresentam, pois, um bloqueio intracelular à ação do HPT, caracterizando um pseudo-hipoparatireoidismo tipo II.

Os rebordos osteóides presentes na osteomalacia e no raquitismo também constituem um bloqueio à ação hormonal. Também na osteosclerose e osteopetrose existe uma resistência periférica à ação hormonal.

O hipoparatireoidismo pseudo-idiopático apresenta, além do quadro clínico e bioquímico característico, elevação do HPT sérico e resposta normal à injeção de HPT exógeno, o que sugere a secreção de um HPT anômalo ou bloqueio na ativação do HPT secretado. Na deficiência de magnésio encontra-se, ao lado da hipocalcemia, um nível normal ou elevado de HPT sérico com ausência de resposta ao HPT exógeno. A reposição do magnésio, além de corrigir as alterações bioquímicas, normaliza a resposta ao HPT exógeno, sugerindo papel importante do magnésio na ação periférica do HPT.

Em alguns pacientes foi encontrada uma deficiência na síntese da $1,25(OH)_2$-D_3 que não se corrigia com o HPT ou normalização da fosfatúria, demonstrando ser a síntese da $1,25(OH)_2$-D_3 independente da ação do HPT. Possivelmente a resposta deficiente ao HPT nesses pacientes dependa de insuficiente $1,25(OH)_2$-D_3 para a remoção normal do cálcio pelo osteócito, bem como da absorção normal intestinal de cálcio.

Alguns tipos de resistência ao HPT podem ser corrigidos com o tratamento pela vitamina D ou cálcio.

Diagnóstico

A presença do quadro clínico descrito bem como a evidência de hipocalcemia e hiperfosfatemia permitem a caracterização do hipoparatireoidismo. A associação de braquidactilia, baixa estatura, face de lua cheia, retardo mental bem como caráter familiar e ausência de resposta ao HPT exógeno caracterizam o pseudo-hipoparatireoidismo.

O hipoparatireoidismo com todas as características clínicas e laboratoriais descritas é de fácil diagnóstico. Alguns outros distúrbios metabólicos podem apresentar sinais ou sintomas comuns. Assim, na insuficiência renal pode haver aumento da fosfatemia e diminuição da calcemia; entretanto, em razão da acidose concomitante, não existe o quadro de hiperexcitabilidade neuromuscular; a evidenciação de uréia sangüínea aumentada permite a caracterização definitiva da insuficiência renal.

Síndrome de má absorção intestinal ou raquitismo, principalmente se iniciada nos primeiros meses de vida, pode ser acompanhada de crises tetânicas. Entretanto, dados clínicos dessas entidades permitirão facilmente o diagnóstico diferencial.

Tratamento

A terapêutica das formas de hipoparatireoidismo visa à correção da hipocalcemia.

Nas formas agudas, o tratamento de escolha é a infusão intravenosa de cálcio na forma de gliconato a 10% dissolvido em soro glicosado, durante 4 horas ou, se a sintomatologia for muito intensa, administrar-se lentamente na veia. A administração oral de cálcio também pode ser indicada, lembrando-se, todavia, que somente pequena fração é absorvida no intestino.

Nas formas crônicas, o tratamento ideal é feito com vitamina em doses de 100.000 a 500.000 unidades por dia, de acordo com a resposta clínica; normalmente, com as doses farmacológicas empregadas, não há necessidade de suplementação de cálcio.

A determinação da calcemia deve ser feita a cada três ou quatro dias inicialmente; à medida que a calcemia se fixa em um valor normal, mantém-se a mesma dose aumentando o tempo entre determinações de calcemia. Quando se pode contar com informações prestadas pelo paciente, a freqüência da administração da medicação dependerá do aparecimento dos sintomas de hipocalcemia, eliminando-se, assim, a determinação freqüente da calcemia.

É conveniente ressaltar que a vitamina D usada nas doses indicadas poderá eventualmente ocasionar intoxicação e hipercalcemia com poliúria, polidipsia, constipação intestinal, alterações psíquicas; além disso, quando prolongada, pode levar à nefrocalcinose e à calculose renal.

A $1,25(OH)_2$-D_3 pode ser empregada com vantagem por ter ação rápida (um dia) e em doses menores (0,5 a 2mcg/dia). A hipercalcemia também pode desenvolver-se com doses excessivas, o que torna necessário o controle semelhante ao empregado com o uso da vitamina D.

Nas formas associadas ou secundárias à hipomagnesemia, deve-se fornecer magnésio na forma de injeção intramuscular de sulfato de magnésio a 50% nas fases agudas e soluções orais de magnésio nas formas crônicas.

HIPERPARATIREOIDISMO PRIMÁRIO

A etiologia mais comum é um adenoma que ocorre aproximadamente em 80% dos pacientes. As hiperplasias ocorrem em cerca de 15% dos casos e carcinoma de paratireóide em 1 a 2%.

No adulto, o hiperparatireoidismo primário pode surgir como fato isolado ou associado a outras endocrinopatias. Assim, nas síndromes de endocrinopatias múltiplas (SEM), o hiperparatireoidismo primário pode estar associado a tumores de pâncreas, hipófise e tireóide e medular de supra-renal.

Quadro clínico

O hiperparatireoidismo primário é raro na infância e manifesta-se fundamentalmente na forma de doença óssea. O quadro típico do hiperparatireoidismo tem variado consideravelmente nos últimos anos. As determinações laboratoriais em larga escala, decorrentes do uso de aparelhos automáticos de dosagem, como são usadas em alguns centros médicos mundiais, quando são feitas as determinações de vários parâmetros metabólicos, permitem que se caracterizassem hipercalcemias em pacientes assintomáticos. Desse modo, o quadro clássico de hiperparatireoidismo primário com comprometimento ósseo ou renal teve sua prevalência diminuída nas estatísticas atuais.

O aumento dos íons cálcio, agindo sobre a membrana celular, acarreta depressão neuromuscular, bloqueando as correntes de ação. Ao contrário, a queda da calcemia torna a membrana celular mais sensível, aumentando a sensibilidade neuromuscular. Conseqüente à hipercalcemia, pois há hipotonia e fraquezas musculares semelhantes às observadas no raquitismo, com hipermotilidade articular. Pelo mesmo motivo, pode-se ter atonia e constipação intestinal. Alterações cardíacas como bradicardia e encurtamento do espaço Q-T são freqüentemente observadas.

Em relação ao sistema nervoso central existe instabilidade associada à sonolência e à agitação, podendo haver também atraso no desenvolvimento motor.

A formação de cálculos urinários com sintomatologia decorrente é achado freqüente no hiperparatireoidismo. Poliúria por perda da capacidade renal de concentração e conseqüente polidipsia é também achado freqüente, sugerindo acometimento renal.

Em conseqüência da ação do HPT sobre o sistema ósseo, pode haver intensa desmineralização, bem como dores ósseas, especialmente nos ossos longos dos membros inferiores, sem nenhum caráter inflamatório, de localização variável. A fragilidade óssea aumentada pode causar deformidades ósseas e, mais raramente, fraturas.

As deformidades são mais freqüentemente encontradas nos ossos longos dos membros inferiores e nas vértebras, o que pode levar, por vezes, a curvaturas extremas da coluna vertebral, com grande redução da estatura e da capacidade pulmonar. A proliferação dos osteoclastos por ação hormonal pode ser muito grande, acarretando lise óssea acentuada, com formação de cistos que podem, algumas vezes, exteriozar-se clinicamente por tumores ósseos nos ossos longos e, ocasionalmente, na mandíbula. Freqüentemente, porém, a caracterização dos cistos ósseos é feita pelo estudo radiológico.

Quadro radiológico

As alterações ósseas fundamentais no hiperparatireoidismo são as que se seguem:

1. Rarefação óssea difusa – o caráter difuso é de grande importância na caracterização radiológica, pois existem doenças tumorais disseminadas que podem eventualmente simular hiperparatireoidismo. Elemento importante no diagnóstico diferencial dos tumores é o achado de lesões ósseas em osso com mineralização normal. A lâmina dura, por sua localização e estrutura, quando rarefeita, permite um diagnóstico precoce radiológico das rarefações difusas, podendo estar alterada em qualquer doença óssea desmineralizante, não sendo, por isso, caracteristicamente alterada somente no hiperparatireoidismo.
2. Erosões subperiostais são lesões características de grande valor diagnóstico e localizadas preferencialmente nas falanges, podendo, porém, ser também encontradas nas clavículas, ossos longos e costelas.
3. O quadro radiológico na criança, pela presença das cartilagens de crescimento, apresenta, por vezes, aspecto compatível com raquitismo.
4. Imagens císticas são achados importantes, tendo também grande valor diagnóstico quando estão associadas à rarefação óssea generalizada. Nas displasias fibrosas poliostóticas pode-se ter acometimento extenso com formação de pseudocistos, o que torna o diagnóstico diferencial nem sempre muito fácil.
5. Deformidades ósseas podem ser encontradas em todo o esqueleto, porém, são mais freqüentemente observadas na coluna vertebral. Vértebras achatadas, bicôncavas ou em cunha acarretam deformidades da coluna vertebral, com formação de curvaturas patológicas, algumas vezes extremamente deformantes.
6. Fraturas ósseas são achados freqüentes no hiperparparatireoidismo.
7. Calculose renal é elemento importante que, mesmo assintomático, deve ser investigado. A nefrocalcinose, que é mais ou menos freqüente no hiperpartireoidismo, também deve ser pesquisada.

Quadro densitométrico ósseo

A densitometria óssea tem demonstrado diminuição da cortical nos ossos longos e aumento relativo dos ossos trabeculares, em especial das vértebras.

Quadro laboratorial

A hipercalcemia é o elemento mais freqüente na caracterização laboratorial do hiperparatireoidismo primário. Ocasionalmente, pode-se ter oscilação na faixa superior do normal. A dosagem de Ca^{2+} é de grande utilidade, em especial nos pacientes nos quais existem alterações das proteínas séricas. A 25-OH-D sérica pode estar baixa, especialmente nos pacientes com calcemia pouco elevada e quando existe doença óssea associada. O fósforo sérico apresenta-se diminuído, podendo existir também acidose metabólica hiperclorêmica.

A dosagem do HPT sérico, molécula intacta, por sua precisão e sensibilidade, é o método de escolha para caracterizar o aumento *da atividade das paratireóides.* A concomitância de calcemia elevada, associada a concentrações elevadas do HPT, é patognomônica dessa doença, permitindo diferenciar uma hipercalcemia tumoral que apresenta HPT sérico diminuído. O AMPc urinário está aumentado também nas hipercalcemias tumorais e no hiperparatireoidismo.

A dosagem de cálcio urinário é útil para se afastar a síndrome de hipercalcemia familiar benigna com hipocalciúria, pois o cálcio urinário está aumentado no hiperparatireoidismo.

Diagnóstico diferencial

Embora o quadro sintomatológico do hiperparatireoidismo com acometimento simultâneo dos sistemas ósseo e urinário, associado aos sintomas decorrentes da hipercalcemia, seja de diagnóstico mais ou menos fácil, quando as alterações surgem isoladamente o diagnóstico diferencial torna-se mais difícil.

Assim, o acometimento esquelético, especialmente quanto às dores e às deformidades, pode estar presente no raquitismo. O alargamento metafisário, elemento característico importante do raquitismo, pode também estar presente no hiperparatireoidismo infantil. Afecções localizadas do esqueleto, como displasia óssea fibrosa cística poliostótica e mesmo neoplasias disseminadas, podem ocasionar deformidades ósseas de intensidade e extensão variáveis, dificultando o diagnóstico diferencial.

O quadro sintomatológico depende da hipercalcemia pode estar ligado a outras doenças além do hiperparatireoidismo. A intoxicação por vitamina D e metástases ósseas generalizadas são as causas mais freqüentes; imobilização em aparelho gessado pode produzir hipercalciúria, porém, raramente hipercalcemia. Hipercalcemia hipercalciúrica familiar benigna, em geral associada a distúrbios psicomotores, com aspectos somáticos característicos, deve também ser lembrada no diagnóstico diferencial.

Por causa das manifestações de insuficiência renal decorrentes da calculose renal e da nefrocalcinose, o hiperparatireoidismo pode ser confundido com variadas nefropatias crônicas. O tratamento com lítio pode ocasionar hipercalcemia associada à hipocalciúria.

Os sintomas neuromusculares do hiperparatireoidismo podem obrigar a um diagnóstico diferencial com raquitismo, hipercalcemia idiopática ou doença neuromuscular primária.

Tratamento

A paratireoidectomia é o tratamento do hiperparatireoidismo primário. A conduta do cirurgião será decidida no intra-operatório. Assim, se for encontrada somente uma glândula aumentada e as demais de aspecto normal, está indicada a ressecção da glândula anormal. Se forem encontradas várias glândulas aumentadas, estará provavelmente indicada a ressecção de três glândulas e meia. O patologista tem freqüentemente dificuldade de distinguir paratireóide normal de glândulas hiperplásticas ou adenomatosas, sendo que esse diagnóstico, portanto, dependerá da experiência do cirurgião. Normalmente, a cirurgia cura 95% dos pacientes, sendo mais freqüentes as recidivas nas hiperplasias e nas síndromes de neoplasias endócrinas múltiplas. As medidas pré-operatórias para a localização de paratireóides anômalas, além de onerosas, freqüentemente não são de grande utilidade. O emprego atual de ^{99m}Tc-sestamibi, que é concentrado nas glândulas paratireóideas anômalas, é útil na localização em 60 a 80% dos casos.

O emprego de exame para a localização somente é indicado quando não se encontra a paratireóide afetada no ato cirúrgico e tem sido a conduta em vários centros médicos mundiais. As estatísticas têm mostrado que um cirurgião experiente erra menos que os métodos usuais de localização.

A cirurgia em pacientes assintomáticos tem sua indicação dependendo da análise de dados clínicos e laboratoriais e dos achados densitométricos.

Não existem tratamentos médicos satisfatórios para o hiperparatireoidismo. A cirurgia em pacientes assintomáticos é sempre problemática e dependente da análise dos fatores clínicos e laboratoriais.

---

6 Gônadas

NUVARTE SETIAN
THAIS DELLA MANNA
(Puberdade precoce)

NOÇÕES DE FISIOLOGIA DAS GÔNADAS

Na espécie humana, a presença do cromossomo Y constitui um indutor potente para a determinação do sexo masculino, provocando a diferenciação das cristas gonadais em testículos, enquanto a ausência do cromossomo Y resulta na diferenciação para o sexo feminino (Fig. 5.17). Sabe-se ainda que os testículos do feto desempenham papel decisivo na elaboração do fenótipo masculino, pois já na oitava semana essas estruturas secretam testosterona necessária também para o desenvolvimento dos caracteres sexuais secundários masculinos. Por outro lado, admite-se que os ovários do feto não sejam necessários para que a feminização se processe, bastando para tanto a simples ausência dos testículos. Os processos normais de diferenciação sexual têm início por volta da quarta semana de vida embrionária quando, a partir das células do epitélio celômico, surge a chamada gônada indiferenciada. As células germinativas que migram do intestino e mesentério primitivos são atraídas para essa gônada indiferenciada, admitindo-se que essas células sejam bipotenciais, e sua constituição cromossômica é que irá decidir qual será sua localização nessa gônada indiferenciada, se a que se transformará em ovário ou testículo. No segundo estágio de

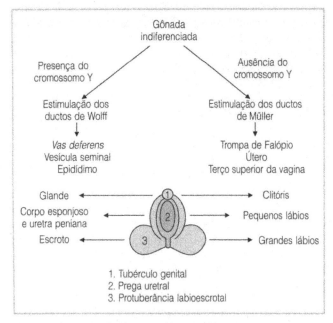

Figura 5.17 – Apresentação esquemática da diferenciação sexual.

diferenciação são iniciadas as alterações dos ductos que formam a genitália interna. A diferenciação testicular no feto masculino inicia-se na sexta semana, e a do ovário, mais tardiamente, por volta da duodécima semana. No terceiro estágio, aquela forma de genitália comum a ambos os sexos (seio urogenital e tubérculo genital) se converte em forma masculina ou feminina (quarto e quinto meses de vida intra-uterina). No final da gestação, o ovário apresenta córtex compacto com folículos de Graaf e folículos císticos de até 0,5cm de diâmetro que poderão ser encontrados em meninas normais durante toda sua infância. O último estágio de transformações corresponde à puberdade, quando se completarão as diferenciações sexuais.

MECANISMOS REGULADORES DA FUNÇÃO GONADAL

Acreditou-se erroneamente, até alguns anos atrás, que na criança pré-púbere as gônadas fossem inativas. Sabemos hoje que no recém-nascido de sexo masculino os testículos são histologicamente maduros no que diz respeito às células de Leydig produtoras de testosterona, sendo esse fato atribuído à ação da gonadotrofina coriônica placentária. Eliminada essa atuação com o nascimento, admitiu-se que a gônada ficasse inativa até a puberdade. Contudo, estudos recentes revelaram que a atividade endócrina das gônadas e também da hipófise é mantida durante toda a infância, embora em níveis diferentes dos do adulto. Foi então introduzido o conceito de gonadostato hipotalâmico, admitindo-se que na pré-puberdade existe um mecanismo altamente sensível de retroinibição negativa, por parte de esteróides sexuais gonadais e não-gonadais na regulação da secreção das gonadotrofinas. Os centros de inibição hipotalâmicos estariam situados na tonsila e na região anterior ou na eminência mediana. No final da pré-puberdade, a maturação desses locais juntamente com a elevação do limiar de sensibilidade para esteróides sexuais na eminência mediana provocam aumento de secreção de gonadrofinas, especialmente do hormônio folículo-estimulante (FSH). Uma das funções características da região mediana do hipotálamo é estabelecer uma verdadeira ponte entre a atividade neural e hormonal mediana pela atividade específica dos chamados fatores liberadores hipotalâmicos (–RH), que agem sobre os hormônios hipofisários tróficos. Admitiu-se que existiria um fator liberador comum para os hormônios luteinizantes (LH) e folículo-estimulante (FSH). Mais recentemente sugeriu-se que as áreas superior do quiasma e arqueado-ventromedial do hipolálamo sejam as fontes de produção do fator liberador do LH (LHRH), enquanto a área ventricular secretaria o fator liberador do FSH (FSH-RH). Neurônios dopaminérgicos, possivelmente situados no núcleo arqueado, seriam mediadores da liberação de LHRH. As hipóteses lançadas para explicar a indução da puberdade são muito discutíveis. Talvez a serotonina tenha um papel na secreção do LHRH; contudo, no hipotálamo de animais púberes, não se conseguiu confirmar alterações na ciclagem das aminas biogênicas.

Embora em quantidades pequenas, ambos (LH e FSH) estão presentes no sangue periférico de crianças pré-púberes. A ação do FSH no homem está relacionada com a gametogênese e na mulher com a estimulação e desenvolvimento de folículos ovarianos que secretarão estrógeno. O LH estimula nos ovários o corpo lúteo secretor de progesterona e a ovulação; nos testículos, estimula as células de Leydig produtoras de testosterona. Por sua vez, o estrógeno inibe FSH e estimula LH. Ambas as gônadas, testículos e ovários, secretam seus diferentes hormônios a partir do colesterol (Fig. 5.18). Pequenas quantidades de testosterona estão presentes no sangue da menina, oriundo principalmente da conversão periférica de precursores secretados pelo ovário. Existe ainda conversão periférica de testosterona em estrógenos. Ambos, testosterona e estradiol, circulam ligados a uma globulina específica.

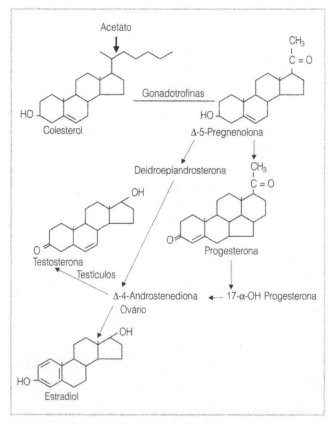

Figura 5.18 – Vias principais da biossíntese dos esteróides gonadais.

MATURAÇÃO SEXUAL NA PUBERDADE

A puberdade corresponde a um período de profundas alterações tanto físicas quanto comportamentais, quando a maturação das gônadas se faz acompanhar de aceleração de crescimento (estirão da puberdade), *pelo desenvolvimento de caracteres sexuais secundários* e concomitante mudança na esfera psicossocial.

Na menina, o primeiro indício é dado pelo aumento do número de células superficiais no esfregaço vaginal, antes mesmo que haja evidências macroscópicas de estimulação estrogênica. Tanner fez uma classificação bastante prática descrevendo o desenvolvimento da puberdade em cinco estágios. O estágio 1 corresponde à fase infantil e o estágio 5 à do adulto. Nesse processo de maturação sexual estão envolvidos hormônios esteróides de origens adrenal e gonadal.

Hormônios de origem adrenal

Com a chegada da puberdade, verifica-se aumento gradativo dos níveis plasmáticos e urinários dos esteróides adrenais, em ambos os sexos. Com relação aos andrógenos plasmáticos, as principais fontes são as gônadas e as adrenais. No homem adulto, a testosterona é principalmente de origem testicular e adrenal, enquanto a deidroepiandrosterona (DHA) e seu sulfato são originários do córtex adrenal. A adrenal feminina secreta os mesmos esteróides que a masculina, mas os ovários secretam principalmente androstenediona e pequena quantidade de testosterona. Cerca de metade da testosterona presente no plasma da mulher é produto de conversão periférica e não de secreção direta. Durante a puberdade, há aumento de excreção urinária dos 17-oxoesteróides, cujos valores são iguais para ambos os sexos até os 12 anos de idade, a partir da qual a excreção se torna maior no homem. Esse aumento se dá à custa de andrógenos da adrenal. A DHA pode ser considerada como típico andrógeno adrenal, uma vez que os testículos a secretam em quantidades negligenciáveis. Na fase inicial da puberdade, a maior parte da androsterona urinária é derivada da DHA. Aos 11 anos seus valores, de acordo com Gupta, variam de 0,2 a 2,6mg/24h. Antes dos 11 anos esses valores são inferiores a 0,1mg/24h. Essa secreção de hormônios adrenais está sob controle hipofisário, tanto que os hipopituitários a apresentam de maneira deficiente. O fato de o cortisol não estar elevado nessa fase fala contra a possibilidade de o ACTH ser o responsável por esse aumento na produção de andrógenos adrenais, admitindo-se que devam existir outros fatores modificadores dessa resposta.

Hormônios de origem gonadal

Gupta encontrou padrões de excreção urinária de *testosterona* semelhantes dos 3 aos 11 anos de idade para ambos os sexos. Rosner encontrou entre meninos dos 7 aos 12 anos de idade os valores 6 ± 3mcg/24h. A relação dos valores de excreção de testosterona entre adultos e pré-escolares de sexo masculino é de aproximadamente 50, e para o sexo feminino essa relação é igual a 10. *Estrona, estradio* e *estriol* aumentam com a idade cronológica e a maturação sexual da mulher. Os meninos no estágio pubertário I têm níveis estrogênicos médios de 2,2mcg/24h, e 16,2mcg/24h no estágio III, refletindo uma secreção gonadal e/ou adrenal, ou conversão periférica de andrógenos para estrógenos. Nas meninas, há boa correlação entre citologia vaginal, estrógenos urinários e desenvolvimento da puberdade. Ainda durante a puberdade há aumento crescente de excreção urinária de estrógenos nas meninas, paralelamente a aumento de pregnanediol e pregnanetriol. Os níveis plasmáticos de *testosterona, diidrotestosterona, androstenediona* e *androstenediol* aumentam progressivamente a partir da puberdade. Antes da puberdade os valores de testosterona plasmática estão abaixo de 40ng/100ml. Com o início da puberdade (estágio II) o volume testicular aumenta rapidamente, fato que precede quaisquer sinais de efeito androgênico. Com relação ao crescimento, a criança estará diante de sua maior aquisição em velocidade. Esses conhecimentos são da maior importância, devendo o pediatra orientar os pais e a própria criança, tranqüilizando-os quanto às suas capacidades para um crescimento e desenvolvimento normais e evitar o uso indiscriminado de drogas que acarretarão indesejável da sua idade

óssea, repercutindo em prejuízos para a altura final na adultícia e ainda levando a uma maturação sexual imprópria para sua idade cronológica e mental, refletindo desfavoravelmente na esfera psicossocial. Entre 10 e 17 anos de idade, a concentração de testosterona aumenta 20 vezes, sendo acompanhada de crescimento peniano, pêlos pubianos e axilares. Para Zachmann, os valores em ng/ml são de 70 no recém-nascido de sexo masculino e de 12 no sexo feminino. As crianças pré-púberes têm valores de 5 a 20ng/ml; os adultos de sexo masculino, 300 a 1.000ng/ml; e de sexo feminino, de 50 a 150ng/ml de testosterona plasmática. Os níveis de *estradiol* são geralmente indosáveis na menina pré-púbere. Antes do aparecimento das mamas, esses níveis variam entre 1 e 1,7ng/100ml. Os valores normais de estrógenos plasmáticos são apresentados na tabela 5.5.

Durante todo o processo de maturação sexual, a produção de esteróides gonadais está sob controle hipofisário e portanto na dependência das *gonadotrofinas*. Assim, antes da puberdade, na fase em que as células de Leydig nos testículos ainda são imaturas, os níveis plasmáticos de LH são baixos. Com a evolução dos estágios puberais, a elevação dos níveis de testosterona acompanha-se de elevação das gonadotrofina e de maturação das células de Leydig. Os valores normais de gonadotrofinas no plasma são apresentados na tabela 5.6.

Tabela 5.5 – Valores normais de estrógenos plasmáticos (segundo Zachmann).

Idade		Estrona (pg/ml)	Estradiol (pg/ml)
Recém-nascido	Cordão	15.000	
	48 horas	30,0-100,0	
Crianças	Meninos	10,6	7,5
	Meninas	13,5	8,2
Adultos	Homens	31,5	20,7
	Mulheres	74,6	121,0

Tabela 5.6 – Valores normais de gonadotrofinas plasmáticas (segundo Zachmann).

Idade		LH (ng/ml)	FSH (ng/ml)
Pré-puberdade	Meninos	0,6-4,2	1,4-1,7
	Meninas	0,6-3,8	1,4-1,7
Adultos	Homens	1,9-5,3	2,7-2,9
	Mulheres	1,9-4,2	2,9-3,8

TESTES CLÍNICOS PARA AVALIAR A FUNÇÃO GONADAL DA CRIANÇA

Esses testes têm por objetivo alterar o equilíbrio do complexo hormonal por meio de drogas estimuladoras ou inibidoras. Seus resultados só poderão ser convenientemente interpretados se comparados com valores normais para a mesma faixa etária e, mais ainda, sua estimativa depende da interpretação correta dos dados clínicos: 1. a utilização de LHRH permite apreciar a reserva hipofisária ou gonadotrofinas. O pico máximo de LH é alcançado aos 30 minutos, e o de FSH, aos 60 minutos; 2. o uso de testosterona ou estradiol exógeno permite avaliar a sensibilidade dos órgãos-alvo. Dois tipos de ações poderão ser observados: retroinibição com diminuição de LH e FSH e retenção nitrogenada com aumento de peso; 3. estimulação de função gonadal com gonadotrofina coriônica humana (hCG) por meio da avaliação dos níveis plasmáticos ou urinários dos esteróides sexuais (testosterona). Um menino com duas semanas de vida já é capaz de responder a esse teste.

Sensibilidade do gonadostato

O clomifeno, um antiestrógeno capaz de aumentar a liberação de FSH e LH, tem sido utilizado para testar a maturação puberal.

Esses testes clínicos devem ser valorizados durante a infância, fase em que a função gonadal não poderia ser corretamente interpretada apenas com valores basais. Assim, um grande número de doenças, como puberdade precoce ou atrasada, hipogonadismos, pseudo-hermafroditismo, disfunção gonadal, criptorquidia e anorquia, pode ser elucidado por meio desses testes.

PATOLOGIA DAS GÔNADAS

PUBERDADE PRECOCE

Neste capítulo apresentaremos aspectos relativos à puberdade precoce de origem primariamente não de SNC, etiologia essa já referida no capítulo Hipotálamo, Hipófise e Pineal, nesta mesma parte.

Os quadros de pseudopuberdade precoce englobam os tumores produtores de esteróides e, entre eles, os tumores ovarianos.

Tumores ovarianos

Esses tumores podem ser secretores de estrógenos, andrógenos e até de gonadotrofinas. Portanto, as crianças portadoras de tais tumores podem apresentar puberdade precoce iso ou heterossexual. Os *arrenoblastomas* são tumores ovarianos produtores de andrógenos e conseqüentemente levam as meninas portadoras a quadros de virilização com hirsutismo e aumento de clitóris. Os *tumores da teca* e *granulosa* são produtores de estrógenos. Nessa situação, o sangramento vaginal é irregular, os sinais pubertários são geralmente feminizantes, embora possa existir um certo grau de aumento de clitóris. Alguns autores preferem classificar os tumores dessa região conjuntamente, sem referi-los isoladamente. Contudo, quando o estudo histológico mostra consistentemente células da teca, os tumores têm sido chamados *tecomas* (Fig. 5.19).

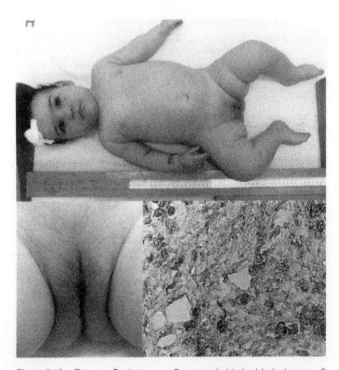

Figura 5.19 – Tecoma. Paciente com 7 meses de idade. Idade óssea = 2 anos e 6 meses. FSH = 3μUI/ml; LH = 2μUI/ml; estradiol = 15,3ng%. Ultra-sonografia: massa ovariana de 8 × 4cm. Histologia: tumor de estroma mesenquimal, células alongadas, às vezes vacuolizadas, núcleos centrais vesiculosos sem atipias. Pront. 15.327 do Instituto da Criança.

Quadro clínico

Além dos sinais já referidos de puberdade precoce, chama-se a atenção para referências a dores abdominais e massa tumoral abdominal palpável e que devem ser confirmadas pelo toque retal.

Diagnóstico laboratorial

Se a suspeita for de um tumor ovariano, as avaliações dos níveis de estradiol e progesterona poderão ser úteis. Assim, em cerca de um terço dos casos os níveis de estradiol são elevados nas portadoras de tumores de células da granulosa. A progesterona sérica e o pregnanediol urinário podem estar elevados nos tecomas. A ultra-sonografia é um exame útil para o diagnóstico.

PUBERDADE ATRASADA

Aqui será considerado o infantilismo sexual apenas nos casos de hipofunção gonadal, devendo o leitor consultar no capítulo hipotálamo, Hipófise e Pineal, nesta mesma parte, os aspectos de etiologia central.

Disgenesia gonadal – Síndrome de Turner

Trata-se de uma anomalia do cromossomo X, com fenótipo feminino, baixa estatura, gônadas rudimentares e imaturidade sexual. São ainda descritas malformações congênitas associadas como linfedema de extremidades ao nascimento, pescoço alado, cúbito valgo, coartação de aorta, quarto osso metacárpico curto, *nevus* pigmentados múltiplos e baixa implantação de cabelo na nuca (Fig. 5.20). Seu diagnóstico é mais freqüentemente lembrado na puberdade, em função da amenorréia e do infantilismo sexual. Seu QI varia de 70 a 130. O diagnóstico laboratorial mais simples consiste na avaliação da cromatina sexual no esfregaço bucal (cromatina de Barr); e no sangue os leucócitos polimorfonucleares apresentam apêndices do núcleo chamados "baquetas de tambor". Nas células somáticas dos indivíduos de sexo feminino existem, normalmente, dois cromossomos X, sendo apenas um deles geneticamente ativo, enquanto o outro se condensa formando a cromatina de Barr que é vista na periferia do núcleo das células. Seu número será igual ao número de cromossomos X presentes menos um. Daí, no sexo masculino, a cromatina sexual estar ausente. A avaliação de seu tamanho também é importante, pois pacientes com isocromossomos X podem apresentar cromatina sexual anormalmente grande, e os portadores de cromossomos X com deleção parcial, cromatina sexual pequena. É importante ressaltar que o resultado em termos de porcentagem de positividade não indica precisamente sua positividade ou negatividade. A normalidade deve ser estabelecida para cada laboratório, pois, em alguns serviços, pacientes com menos de 15% de cromatina positiva podem ser portadores de mosaicismo, havendo duas linhagens de células, uma das quais tem apenas um cromossomo X

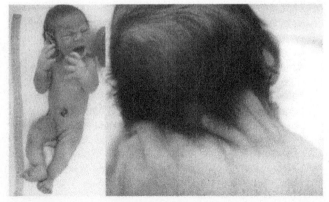

Figura 5.20 – Síndrome de Turner. Cariótipo 45,X. Mixedema de pés e mãos. Dobras excessivas de pele na região cerviconucal. Pront. 8.995 do Instituto da Criança.

(XX/X). O cariótipo deverá ser o exame de escolha desses quadros suspeitos, de infantilismo sexual, e que podem revelar um padrão 45X ou 45X/46XX. A radiografia de mãos e punhos revela idade óssea normal e certo grau de osteoporose. Toda menina portadora de baixa estatura sem diagnóstico deverá fazer o cariótipo para afastar esse diagnóstico.

Tratamento

Na adolescência, a maioria das crianças com síndrome de Turner não desenvolve mamas, nem surge a menstruação, e a administração de hormônios sexuais é fundamental para permitir maturidade psicossexual e psicossocial. O momento em que se deve iniciar a terapêutica com estrógenos é discutível, pois tais hormônios sexuais aceleram a fusão das cartilagens epifisárias, resultando em diminuição da já prejudicada altura dessas crianças. Consideramos que o mais lógico será atender às necessidades psicológicas da criança se não pudermos tranqüilizá-la sem a terapêutica. Portanto, no tratamento, são dois os aspectos a serem considerados: o da baixa estatura e o do infantilismo sexual. Para tentar melhorar a altura final dessas meninas, tem-se utilizado atualmente o GH. Recomendamos que tal tratamento seja realizado antes dos 10 anos de idade cronológica, pois o ganho de altura após essa idade é muito pequeno e frustrante.

Para alguns autores, o tratamento com hormônios androgênicos sintéticos antes de instituir terapêutica estrogênica resultaria em altura final superior à das crianças submetidas apenas à medicação estrogênica. Contudo, os efeitos colaterais como ganho de peso, alteração da voz, hirsutismo e edema dos membros inferiores obrigam à descontinuidade de tal tratamento. *Estrógenos* – promovem desenvolvimento das mamas, pequenos lábios, vagina e útero. Administrado por via oral (Premarin®) na dose de 1,25mg por dia durante seis meses, seguido de administração diária de 1,25mg apenas nos primeiros 21 dias do mês. O sangramento vaginal ocorre geralmente três a cinco dias após interrupção do estrógeno. Progesterona (Provera®), na dose de 5 a 10mg por via oral na última semana do mês, somente será acrescentada à terapêutica se houver desenvolvimento mamário inadequado ou ocorrer sangramento vaginal irregularmente. Consegue-se um aspecto corpóreo feminino, há geralmente aumento dos pêlos axilares e pubianos. Algumas vezes há piora ou retorno do linfedema pelo estrógeno, o que obriga à descontinuidade do tratamento.

Síndrome de Noonan

Entidade que exibe manifestações clínicas que lembram a síndrome de Turner, porém apresenta cromossomos normais. Muitos de seus sinais clínicos podem estar presentes em outros familiares. Essas crianças exigem, em 75% dos casos, graus variados de estenose pulmonar (Fig. 5.21).

Síndrome de Klinefelter

Essa síndrome é caracterizada pela presença de ginecomastia, testículos pequenos, aspermia e gonadotrofinas urinárias elevadas. É a disgenesia testicular com alteração cromossômica mais freqüente. A incidência é de 1:400 recém-nascidos vivos, de sexo masculino. O exame físico revela altura normal ou superior à média, pênis e pêlos pubianos normais, barba e pilosidade corpórea diminuídas. O aspecto geral é eunucóide. O portador de síndrome de Klinefelter raramente consulta o médico por problemas sexuais, e a grande maioria dos diagnósticos é feita ao acaso pelo médico atento ao exame físico.

O diagnóstico antes dos 10 anos de idade é muito difícil e para tal suspeita são lembrados alguns sintomas como retardo mental, comportamento psicológico anormal (agressividade, ansiedade, timidez, turbulência), proporções corpóreas eunucóides, postura e modo de

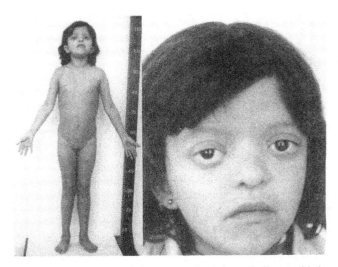

Figura 5.21 – Aspecto geral de um caso de síndrome de Noonan. Idade cronológica = 11 anos; idade óssea = 6 anos; idade mental = 8 anos; idade-altura = 7 anos. Hipertelorismo ocular, ptose palpebral, palato arqueado, implantação baixa de orelhas, implantação baixa de cabelo na nuca, cardiopatia congênita (estenose pulmonar), baixa estatura, cariótipo normal. Pront. 1.200 do Instituto da Criança.

andar desarmônicos, anormalidades no traçado eletrencefalográfico. Durante os primeiros anos de vida esse diagnóstico é feito quando se surpreende cromatina sexual positiva, exame esse solicitado por qualquer malformação de genitália, como, por exemplo, criptorquidismo ou testículos pequenos. Deve ser confirmado pelo cariótipo que revela a presença extra de cromossomos sexuais do tipo 47/XXY ou mosaicismos do tipo XX/XXY, XY/XXY. As biopsias testiculares desses pacientes revelam túbulos hipoplásticos, escleróticos e hialinizados. As células de Leydig são hiperplásticas. A probabilidade de esterilidade é extremamente alta. A informação dada aos pais deve ser cuidadosa para evitar erros de interpretação e confusões. Nunca se deve citar a presença de um cromossomo feminino X a mais, porém a interpretação correta é a da duplicação do cromossomo X do sexo masculino. Também se considera incorreto fazer-se qualquer prognóstico quanto à saúde e ao comportamento com base apenas nesse cromossomo X extranumerário.

HIRSUTISMO NA MENINA ADOLESCENTE

Considera-se como excessivo o crescimento de pêlos que se exteriorizam de maneira profusa e são mais longos e mais espessos que o habitual para a idade, sexo e raça. O termo hirsutismo é geralmente usado para designar pêlos sexuais, ou seja, pubianos, axilares, abdominais, torácicos e faciais. O termo hipertricose refere-se ao crescimento excessivo de pêlos não-sexuais.

A história deve incluir o início e a evolução do processo, idade, raça, presença de outros sinais ou sintomas. Como fatores etiológicos lembramos o racial, iatrogênico (traumatismo, drogas como a difenil-hidantoína, hexaclorobenzeno, diazóxido, cobalto), sistema nervoso central (comoções cerebrais, encefalites, estresse) psicogênico) e endocrinopatias.

Em endocrinologia, as supra-renais e os ovários estão entre os mais importantes. Geralmente o hirsutismo ou é resultado da produção excessiva de androgênios ou de sensibilidade anormal dos folículos pilosos aos níveis normais de androgênios endógenos. As doenças endócrinas mais freqüentemente associadas ao hirsutismo são: hiperplasia supra-renal congênita, tumor de supra-renal, síndrome de Cushing, síndrome de Stein-Leventhal, tumor virilizante de ovários, quadros de intersexo como pseudo-hermafroditismo masculino, disgenesia gonadal com manifestações androgênica ou com testículos abdominais.

Laboratorialmente, os valores de 17-CE, pregnanetriol e testosterona urinários poderão orientar na etiologia do processo (ver Capítulo Supra-Renais). O teste de supressão com dexametasona deverá ser utilizado para diferenciar essas doenças.

Tratamento

Se houver etiologia tumoral, sua ressecção será seguida de regressão do hirsutismo. A medicação hormonal é bastante discutível. Alguns autores preconizam o uso de estrógenos que, no entanto, podem provocar fechamento prematuro das epífises. Outros preferem tratamento local com solução de peróxido de hidrogênio, aplicação de cera e ainda eletrólise. Consideramos que essa última conduta é a preferível nos casos de hirsutismo, uma vez afastadas as causas tumorais e iatrogênicas.

CRIPTORQUIDISMO

Condição em que os testículos se mantêm fora da bolsa escrotal constantemente e, quando trazidos à bolsa artificialmente por manobras do examinador, retornam à posição original tão logo cesse esse procedimento. Não serão considerados criptorquídicos os testículos retráteis, ou seja, os que espontaneamente saem da bolsa ocasionalmente.

O diagnóstico envolve um exame cuidadoso que muitas vezes permite ao examinador sentir a presença desses órgãos na extremidade do canal inguinal. Esses testículos são considerados normais e sua descida ocorrerá espontaneamente antes da puberdade e não haverá prejuízo de sua função normal. No feto, esses órgãos alcançam a bolsa escrotal no oitavo mês de vida intra-uterina sob estimulação das gonadotrofinas placentárias. Cerca de 10% dos recémnascidos são criptorquídicos e após o primeiro ano de vida esse número cai para 3%, na puberdade para 2% e na vida adulta para 0,3%, o que faz muitos autores aceitarem a idéia de que a criptorquidia verdadeira seja entidade rara.

Feito o diagnóstico, o primeiro cuidado será o de solicitar exame de cromatina sexual. O cariótipo será solicitado se essa cromatina for positiva. As causas que possivelmente determinam o fracasso da descida normal dessas gônadas são anormalidades anatômicas ou fatores genéticos. O grande problema dessa doença é a esterilidade. A maioria dos portadores de criptorquidismo verdadeiro bilateral é estéril. As alterações patológicas parecem independer da posição dessas gônadas, o que leva muitos autores a admitirem que esses órgãos sejam primariamente disgenéticos. São encontradas anomalias associadas, como malformações de epidídimo e atresia de *vas deferens*. Sabe-se que o testículo fora da bolsa pode sofrer alterações degenerativas, porém os dados da literatura são controvertidos com relação à idade em que essas alterações começam realmente a comprometer a fertilidade do indivíduo.

A função endócrina dos testículos criptorquídicos pode ser testada avaliando-se os níveis de testosterona plasmática antes e depois da administração de hCG. Esses resultados têm mostrado que o testículo criptorquídico comum é potencialmente normal, mas que a criança impúbere ou nos primeiros estágios de puberdade apresenta menor resposta a esse estímulo. Essa diferença não existe quando o adolescente atinge a maturação completa, ou seja, o estágio V.

Tratamento

Os objetivos são os de conservar a fertilidade e evitar problemas psicológicos. Quando a criptorquidia é unilateral, o testículo contralateral normal garantirá a fertilidade, restando os problemas de ordem psicológica, estética e associação de malignidade para o testículo da bolsa. Adotamos o tratamento preconizado por Bongiovanni, ou seja, gonadotrofina coriônica na dose de 500 a 1.000 unidades por via intramuscular duas vezes por semana, durante seis semanas. Esse esquema poderá ser repetido duas ou três vezes com intervalos de dois meses. Alguns autores acreditam que essa medicação seja capaz de levar à bolsa escrotal apenas testículos retráteis e, portanto, segundo a opinião dos mesmos autores, são testículos que na puberdade alcançariam sua posição normal espontaneamente. Alguns cirurgiões preferem realizar orquiopexia com o tratamento clínico prévio. Consideramos que esse deva ser executado apenas após a conduta clínica estabelecida anteriormene. Bongiovanni considera que a idade de 7 a 8 anos seja ótima para a correção cirúrgica da criptorquidia bilateral.

Essa idade é hoje questionada diante do encontro de alterações testiculares após os 2 anos de idade cronológica.

GINECOMASTIA

Consiste no aumento visível ou palpável da glândula mamária do menino geralmente adolescente. Pode ser uni ou bilateral. O exame físico deve fornecer dados sobre diâmetro, altura, consistência, presença de nódulos, estágio de maturação sexual e tamanho dos testículos. A glândula não tem aspecto de órgão ativo e apresenta microscopicamente número aumentado de ductos com proliferação epitelial, edema periductal, grande quantidade de fibroblastos e tecido adiposo. Outras vezes, o aspecto é fibroso, quando então os ductos são dilatados, a proliferação epitelial é moderada, não há edema nem tecido adiposo. Admite-se que esses dois padrões diferentes existam em função de etiologias variadas. Considera-se que os fatores implicados nesse processo sejam um desequilíbrio entre estrógenos e andrógenos envolvendo alterações das globulinas ligadoras dos hormônios sexuais e de prolactina.

Situações clínicas associadas à ginecomastia

1. Puberdade normal.
2. Drogas: testosterona, estrógenos, espironolactona, hCG, clorpromazina, meprobamato, fenotiazina, hidroxizina, reserpina, digitálico, marijuana, tuberculostáticos.
3. Hipogonadismos: deficiência de gonadotrofinas, insuficiência testicular primária, pseudo-hermafroditismo masculino.
4. Hepatopatias.
5. Recuperação da desnutrição.
6. Tumor: testicular, adrenal, hipofisário, broncogênico, Hodgkin.
7. Doenças da tireóide.
8. Câncer de mama.

GINECOMASTIA IDIOPÁTICA NA PUBERDADE

Trata-se de crescimento mamário (Fig. 5.22) de caráter benigno que ocorre na maioria dos meninos durante a puberdade. De acordo com algumas casuísticas, a maior incidência registra-se ao redor dos 14 anos de idade cronológica. Seu tamanho raramente excede 3cm de diâmetro e geralmente regride em poucos meses. Quando o tamanho excede 10cm de diâmetro, sua involução demora anos. Ocasionalmente, os meninos queixam-se de dor de intensidade moderada e seu turgor aumenta com o calor.

Etiopatogenia

É desconhecida na maioria das vezes. Os valores de estrona, estradiol, LH e FSH não diferem dos normais para o mesmo estágio puberal. Mesmo a já citada relação andrógeno-estrógeno é posta em dúvida por alguns autores. Como a glândula mamária normalmente metaboliza a deidroepiandrosterona à testosterona, e na ginecomastia falta essa conversão, alguns autores sugerem que a deficiência de 3-beta-OH esteróide desidrogenase possa ser a causa dessa anomalia.

Diagnóstico diferencial

Deve ser feito com hipertrofia dos músculos peitorais, obesidade e mais raramente lipoma unilateral e ainda mais remotamente um tumor. O aumento unilateral não indica que existe tumor.

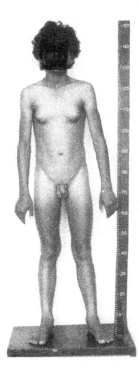

Figura 5.22 – Ginecomastia. Paciente com 12 anos de idade. Pront. 6002983-J do Instituto da Criança.

Diagnóstico laboratorial
Cariótipo para afastar a síndrome de Klinefelter. Geralmente os hormônios sexuais são normais.

Tratamento
Orientação para as formas moderadas. Em casos de grandes volumes mamários, a cirurgia plástica está indicada.

PUBERDADE ATRASADA
Puberdade atrasada ou infantilismo sexual refere-se àquele estado de persistência sexual em estágio pré-pubertário. O limite de idade para essa conceituação é estabelecido por alguns autores como após 14 anos de idade cronológica.

O hipotálamo, por meio de seus hormônios liberadores, e a hipófise, por meio de suas gonadotrofinas (LH, FSH e Pr), constituem um importante eixo na deflagração da puberdade. A maturidade sexual coincide com a elevação dos níveis de LHRH hipotalâmico e das trofinas hipofisárias. As gônadas dependem da integridade desse eixo neuroendócrino para, sob o estímulo dessas secreções oriundas do SNC, promover a secreção dos esteróides gonadais que atuarão também sobre os genitais externos. Este capítulo tratará apenas das puberdades atrasadas de etiologia central.

Na menina, a queixa costuma ser o atraso da menarca, uma vez que mamas e pêlos sexuais podem estar presentes. O controle hormonal da menstruação faz-se resumidamente da seguinte forma: a produção de LHRH permite a secreção hipofisária de LH e FSH que estimulam no ovário primeiro o crescimento dos folículos de Graaf, a seguir a ovulação e posteriormente a formação do corpo lúteo. O folículo de Graaf e o corpo lúteo produzem, respectivamente, estrógenos e progesterona que preparam o endométrio para a implantação do ovo. Se o óvulo não for fertilizado, diminui o nível sangüíneo desses hormônios e o endométrio se desgarra originando o fluxo menstrual. Esses hormônios influenciam o crescimento uterino, as alterações cíclicas do epitélio vaginal e o desenvolvimento dos caracteres sexuais secundários. Os andrógenos adrenais, que são produzidos na mulher em menor quantidade que no sexo masculino, são os maiores responsáveis pelo crescimento dos pêlos sexuais. Se houver interrupção em qualquer ponto dessa cadeia de eventos, ocorrerão distúrbios na maturação sexual do adolescente, destacando-se a amenorréia na menina.

Classificação
1. Constitucional
2. Hipotireoidismo
3. Diabetes melito
4. Tumor de sistema nervoso central
5. Baixa estatura hipofisária
6. Deficiência isolada de gonadotrofinas
7. Alterações gonadais com fenótipo feminino
   a) síndrome de disgenesia gonadal e suas variantes; síndrome de Turner
   b) disgenesia gonadal pura, familiar tipo XX
   c) testículo feminizante
8. Alterações gonadais com fenótipo masculino
   a) síndrome de Klinefelter
   b) pseudo-hermafroditismo masculino
   c) anorquia; castração funcional pré-pubertária
   d) disgenesia gonadal pura familiar tipo XY
9. Doenças crônicas: nefropatia, pneumopatia, diarréia e outras.

Algumas dessas etiologias já foram descritas anteriormente. Reforçamos aqui a importância dos estudos neurológicos de crianças com tal queixa, uma vez que tumores cerebrais como craniofaringioma e hamartomas por exemplo podem ser os agentes causais.

Quadro clínico
No *menino*, pênis e testículos são pequenos, os pêlos sexuais são ausentes, a voz é infantil, o sistema musculoesquelético está pouco desenvolvido, a pele não tem acne e guarda a textura delicada da criança pré-púbere.

Nas *meninas*, portadoras de infantilismo sexual, verifica-se ausência de pêlos sexuais e mamas, os genitais externos são infantis revelando pequenos lábios delicados, não desenvolvidos e de cor rósea. O exame bimanual reto-abdome permite a palpação do colo e do corpo uterino. Toda anomalia de genitais externos deverá ser valorizada. Na menina, a etiologia da amenorréia deve ser pesquisada desde o SNC até a genitália (Quadro 5.1).

Quadro 5.1 – Etiologia da amenorréia primária.

Nível	Condições
Hipotálamo	Familiar, tensão, anorexia nervosa, drogas (fenotiazínicos)
Hipófise	Hipopituitarismo, tumor
Adrenal	Hiperplasia congênita da supra-renal
Ovário	Disgenesia gonadal, insuficiência ovariana, síndrome de Stein-Leventhal, tumor
Útero	Agenesia, testículo feminizante
Vagina	Hímen imperfurado, agenesia

Em ambos os sexos, peso, altura, envergadura, relação segmento superior-inferior devem ser avaliados. No eunucoidismo, essa última relação está diminuída. no hipotireoidismo, aumentada; e no hipopituitarismo, normal. Toda e qualquer anomalia física deverá ser valorizada.

Diagnóstico laboratorial
Os exames serão selecionados de acordo com a suspeita etiológica. Assim, deverão ser solicitados os valores basais de T_4, TSH, LH, FSH, progesterona, testosterona, estrógenos e GH. Radiografia de crânio e EEG serão complementados pela tomografia cerebral diante de suspeitas de anomalias do SNC. Ainda, a radiografia de mão e punhos para a determinação da IO. A esses exames poderão ser associados testes de estimulação isolados ou combinados (Fig. 5.23). Assim, em caso de infantilismo sexual em que a suspeita maior é de hipopituitarismo, deve-se realizar o teste de tolerância à insuli-

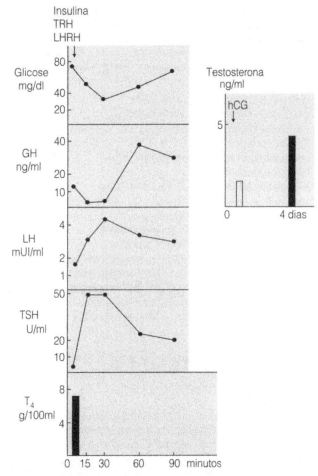

Figura 5.23 – Teste combinado de insulina (0,1U/kg), TRH (500mcg), LHRH (100mcg) em adolescente com baixa estatura e puberdade atrasada. Idade cronológica = 15 anos; idade óssea = 10 anos; idade mental = cronológica; idade-altura = 11 anos. À esquerda os resultados normais apresentados pelo paciente. GH = hormônio de crescimento; LH = hormônio luteinizante; TSH = hormônio tireotrófico; T = tiroxina. À direita resultado do teste de hCG (1.500U durante quatro dias). Pront. 1.174 do Instituto da Criança.

na (ITT), ou o teste de arginina para avaliação da resposta do GH. O ITT, a estimulação com TRH e o LHRH poderão ser feitos isoladamente ou ao mesmo tempo, e durante 90 minutos colhem-se amostras de sangue para dosagens de glicemia, cortisol, GH, LH, FSH, TSH e T$_4$, avaliando-se a integridade do eixo SNC-glândulas-alvo. Também a função testicular poderá ser avaliada isoladamente após estímulo com hCG, medindo-se níveis de testosterona plasmática ou urinária antes e após o hCG.

Esfera psicossocial

As dificuldades emocionais e o ajuste psicológico do adolescente com atraso puberal deverão ser estudados em programa interdisciplinar no qual o endocrinopediatra, o psicólogo e o próprio adolescente participam e decidem sobre a conduta. O endocrinopediatra já deverá ter obtido, por meio da história, dados sobre a ansiedade dos pais quanto a futuro, maturidade, comportamento sexual, fertilidade e altura final do adolescente. Por sua vez, o adolescente está mergulhado em problemas psicológicos sérios que lhe causam depressão, isolamento social, comportamento agressivo e até marginalizado. Sendo menor e mais fraco que seus companheiros, ele pode estar sendo rejeitado e até ser submetido a indignidades e humilhações por parte dos mais fortes que ele. É claro que esta problemática é muito mais grave e angustiante nos meninos, o que faz com que procurem mais freqüentemente os consultórios médicos, embora a incidência da puberdade atrasada familiar ou constitucional seja a mesma em ambos os sexos. Nas meninas, a queixa tem menor magnitude, porque o atraso está comumente relacionado apenas à menarca e não envolve baixa estatura nem falta de desenvolvimento mamário. O atraso da menarca pode ser familiar e não ter nenhuma relação com infertilidade. Na maioria dos casos, a adolescente é saudável e deverá iniciar espontaneamente seu ciclo menstrual. Alguns fatores como peso baixo ou excessivo, tensão e depressão parecem atuar sobre o hipotálamo, prevenindo o início dos ciclos normais.

Diagnóstico diferencial

A puberdade atrasada de etiologia central deverá ser diferenciada das demais, como: 1. doenças crônicas – diarréia, pneumopatias e nefropatias que são as mais freqüentes; 2. insuficiência de origem gonadal; 3. outras endocrinopatias.

Tratamento

Obviamente, a puberdade atrasada merecerá terapêutica adequada para cada caso. Assim, o hipotireóideo deverá receber hormônios tireoidianos, o hipofisário deverá receber GH e as deficiências isoladas de gonadotrofinas terão os hormônios correspondentes complementados. Contudo, nem sempre temos um diagnóstico de certeza, ou as investigações não podem ser completamente realizadas, sendo necessário um período de espera para receber-se o resultado de um teste de estimulação. Essa situação nos obriga a considerar o problema psicossocial como indicação urgente de terapêutica durante o curto espaço de tempo, com hormônios sexuais que podem envolver riscos, dos quais apenas alguns são conhecidos.

A idade cronológica em que a preocupação por um tratamento assume proporções maiores e após 15 anos e os principais critérios estudados para início da terapêutica são: sintomas de tensão emocional, irritabilidade e depressão; queixas psicossomáticas como dores abdominais; sentimento de inferioridade com relação à sua masculinidade ou feminilidade; sintomas de supercompreensão como prática de esportes violentos ou recusa na participação de atividades sociais e esportivas; rejeição, inibição ou hostilidade contra o sexo oposto; dificuldades escolares não por problemas intelectuais mais sim emocionais; impossibilidade de algumas experiências de trabalho próprio de sua idade cronológica; dependência dos pais aliada à sua superproteção.

Por que uma terapêutica hormonal nunca é isenta de riscos e se apenas poucos ou pequenos sintomas estiverem presentes recomenda-se apenas orientação e aconselhamento. Porém, se a soma dos critérios acima referidos for relevante, a puberdade deverá ser estimulada por andrógenos ou estrógenos. Nesse momento, entrevistamos novamente o adolescente e seus pais esclarecendo as dúvidas e explicando sobre os possíveis riscos de uma terapêutica hormonal. Explicamos que a terapia com hormônios sexuais deve ser evitada sempre que possível, porque interfere com o que é natural e, portanto, fisiológico (por exemplo: bloqueia o aumento de gonadotrofinas necessárias para que se processe a puberdade normal; aumenta o volume testicular e prejudica a altura final). Nesse momento, se o adolescente preferir aguardar sem tratamento hormonal, deve-se verificar a necessidade de suporte psicoterápico. Se, porém, a opção for por um tratamento hormonal, devemos considerar não só os benefícios terapêuticos, mas também seus efeitos colaterais.

PUBERDADE PRECOCE

Puberdade precoce (PP) refere-se àquelas situações de aceleração patológica da maturação sexual. Na menina, a PP pode ser: 1. *isossexual*, ou seja, todos os caracteres femininos aparecem prematuramente; e 2. *heterossexual*, quando a menina exibe sinais de virilização. De acordo com os critérios de Bierich, considera-se normal a menarca após os 9 anos de idade. Na menina, a pubarca ou telarca isoladas serão consideradas precoces antes dos 8 anos de idade e no menino será precoce a pubarca que surgir antes dos 9 anos.

A incidência de PP é maior nas meninas (8:1, conforme algumas estatísticas, e 4:1, conforme outras). Nas meninas, 80% dos casos são considerados formas idiopáticas e nos meninos apenas 40% são formas constitucionais ou idiopáticas. Isso significa que nas meninas serão encontrados processos tumorais em pequena proporção e o inverso ocorrerá com relação aos meninos.

Alguns dados de ordem prática devem ser lembrados. Assim, admite-se em princípio que, na puberdade precoce verdadeira, as gonadotrofinas hipofisárias estejam elevadas assumindo papel importante no amadurecimento das gônadas. Nos *meninos*, o tamanho dos testículos pode diferenciar uma puberdade verdadeira de uma pseudopuberdade precoce, pois testículos pequenos indicam que os esteróides sexuais têm origem extratesticular; aumento unilateral lembra tumor testicular, enquanto o aumento bilateral reflete puberdade verdadeira, geralmente de etiologia central. Contudo, nessa última referência, lembrar a possibilidade da existência de tecido adrenal sobre as gônadas e anexos, de tal forma que um crescimento anômalo do tecido adrenal pode simular aumento enganoso das gônadas. Aqui, os exames laboratoriais orientam para o diagnóstico correto. Haverá quase sempre aceleração do crescimento, bem como aumento da idade óssea, de tal forma que a baixa estatura na vida adulta é praticamente uma constante.

Classificação

Puberdade precoce verdadeira

1. Idiopática
2. Lesões cerebrais, pinealomas, hamartomas, infecções como toxoplasmose congênita
3. Síndrome de McCune-Albright
4. Neurofibromatose
5. Hipotireoidismo não tratado
6. Síndrome de Silver-Russel

Pseudopuberdade precoce

A) Tumores produtores de gonadotrofinas
    1. Corioepiteliomas
    2. Hepatoblastomas
    3. Tumor pré-sacral

B) Tumores produtores de esteróides
    1. Tumor testicular
    2. Tumor ovariano
    3. Tumor da supra-renal

C) Hiperplasia congênita da supra-renal virilizante no menino

D) Telarca precoce

E) Pubarca precoce

F) Forma iatrogênica

Neste capítulo, abordaremos apenas a PP verdadeira, na qual, por qualquer que seja a etiologia, o eixo hipotálamo-hipófise, já amadurecido, secretará seus hormônios em níveis elevados desencadeando o fenômeno da PP. Para nos situarmos nesta classificação, algumas questões devem ser aclarada: 1ª) *Trata-se de maturação iso ou heterossexual?* Na menina, os distúrbios heterossexuais ou virilização são quase sempre de origem adrenal (hiperplasia ou tumor). No menino essas anomalias da supra-renal levam à maturação isossexual e a presença de testículos pequenos, contrastando com o aumento peniano juntamente com a presença de pênis pubianos, sugere tal diagnóstico. 2ª) *O sangramento vaginal é cíclico ou não?* O cíclico ocorre na PP verdadeira, enquanto nos tumores ovarianos esse sangramento ocorre irregularmente, e nesse caso o toque retal surpreende ovários aumentados de volume.

Pesquisando ainda a etiologia, são de particular importância: história de traumatismo ao nascimento, encefalite, alterações de personalidade, convulsões, cefaléia, sintomas visuais, uso de medicamentos e cremes contendo hormônios na sua composição. Em se tratando de puberdade, a IO é muito mais significativa que a idade cronológica ou idade-altura. Embora a primeira impressão seja a de uma criança alta, a evolução do processo leva ao final um fechamento precoce das cartilagens com redução da altura na adultícia. Cerca da metade dessas crianças terá no final altura inferior a 150cm. A experiência mostra que quanto menor for a criança acometida de PP, menor altura ela alcançará na vida adulta. A IO atrasada em menina com PP sugere hipotireoidismo, uma etiologia rara para tal precocidade.

Do ponto de vista bioquímico, são encontrados níveis baixos de LH e FSH nas fases iniciais de PP verdadeira. Valores muito altos de LH são sugestivos de tumores produtores de gonadotrofinas ou coriocarcinomas que produz hCG, dando reação cruzada com o LH nos ensaios bioquímicos. O esfregaço vaginal ou urocitograma servirá para demonstrar a presença de estrogenização.

Puberdade precoce verdadeira idiopática

É a forma mais comum no sexo feminino (Fig. 5.24). Nessa forma, o estímulo surge no hipotálamo e na hipófise, elevando-se a produção de LH e FSH que estimulam a produção hormonal em ovários e testículos. Esse diagnóstico será sempre o de exclusão e, não raras vezes, o seguimento a longo prazo obriga a uma reconsideração diagnóstica, especialmente no que se refere a pequenos tumores hipotalâmicos. Em 80% dos casos de PP isossexual na menina, o eixo hipotálamo-hipofisário é ativado prematuramente por razões ainda desconhecidas. Por outro lado, um grande número dessas crianças tem traçados eletrencefalográficos anômalos, sugerindo disfunção neuroendócrina. Os achados ocasionais de necropsia de pequenos hamartomas adjacentes ao hipotálamo mostram que pelo menos em alguns casos, inicialmente tidos como idiopáticos, existe uma causa definida no SNC.

No *menino* essa precocidade deve ser rigorosamente analisada, uma vez que a possibilidade de etiologia tumoral é maior no sexo masculino. Por outro lado, existe bem caracterizado o aspecto da *PP familiar em meninos* (Fig. 5.25), existindo árvores genealógicas estabelecidas entre familiares portadores de PP. A *PP esporádica* prepondera no sexo feminino, enquanto o *tipo familiar de precocidade hipotalâmica ou constitucional* tem forte preponderância no sexo masculino. Em algumas famílias, a transmissão faz-se diretamente do pai afetado para seus filhos, mas em alguns casos relatados na literatura a mulher, cujo pai é afetado, pode ser portadora dessa condição e transmiti-la aos seus filhos. Tal transmissão parece ser por gene autossômico limitado pelo sexo, com penetrância incompleta. Os homens afetados são saudáveis, destacando-se pela baixa estatura. Muitos desses púberes precoces apresentam espermatogênese também precoce.

Quadro clínico

A *menina* desenvolve mamas, pêlos pubianos e axilares e tem início a menstruação, com ou sem a seqüência natural da puberdade normal. Uma vez estabelecido o pico de LH no meio do ciclo, a menina torna-se potencialmente fértil, portanto apta para a reprodução. No *menino*, verifica-se aumento da massa muscular, a voz torna-se grave, surgem pêlos axilares e pubianos, acne, crescem os testículos e os genitais e surgem ereções freqüentes. A biopsia testicular revela amadurecimento das células (Fig. 5.25).

Nos dois sexos, há estirão prematuro de crescimento, associado a um avanço de idade óssea, fechamento precoce das epífises com prejuízo na altura final. A odontogênese corresponde à idade cronológica. Nessas crianças, costumam-se registrar quocientes de inteligência expressivamente altos (108,4 $\pm$ 22,7).

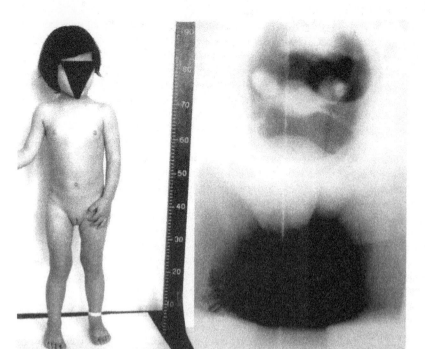
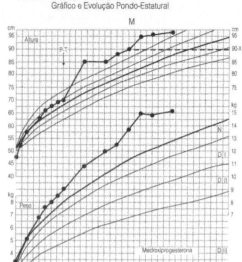

Figura 5.24 – Aspecto geral, evolução pondo-estatural e pneumopelvigrafia de um caso de puberdade precoce verdadeira idiopática. P = pubarca; T = telarca; M = sangramento vaginal; X = idade óssea. A pneumopelvigrafia evidenciou útero e ovários aumentados para a idade cronológica. Pront. 1082 do Instituto da Criança.

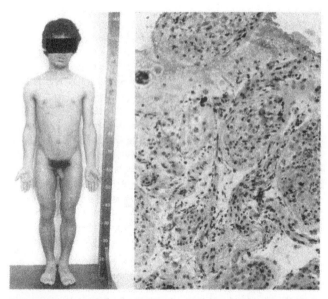

Figura 5.25 – Puberdade precoce familiar. Aspecto geral e biopsia testicular. IC = 9 anos; IO = 17 anos. Estágio sexual de adulto. Presença de barba. Pront. 5.014 do Instituto da Criança.

Diagnóstico laboratorial

Os valores de LH e FSH e ainda de estradiol ou testosterona estarão elevados, e seus níveis são comparáveis a valores correspondentes à IO e idade sexual da criança. Nessas situações, deve-se complementar com exame neurológico toda vez que houver qualquer suspeita relacionável com o SNC e, portanto, devem ser solicitados: fundo de olho, eletrencefalograma, radiografia de crânio e, em caso de dúvida, tomografia cerebral.

Diagnóstico diferencial

Deve-ser feito com lesões cerebrais; tumores produtores de gonadotrofinas (corioepitelioma, teratoma e hepatoma) nos quais são elevados os níveis de gonadotrofinas; tumores e hiperplasias produtores de hormônios sexuais localizados em ovários, testículos e supra-renais com níveis normais de gonadotrofinas; ministração exógena de estrógenos, de esteróides anabolizantes, hCG, quando também não são elevados os níveis de gonadotrofinas.

Tratamento

A PP idiopática, a cerebral e a síndrome de Albright eram tratadas com medroxiprogesterona. Trata-se de um progestínico sem propriedades estrogênicas ou androgênicas clinicamente detectáveis, capaz de frear a secreção das gonadotrofinas hipofisárias. Ministrado nas doses de 100 a 150mg por via intramuscular a cada 15 dias, faz cessar a menstruação, reduz a cornificação vaginal e provoca involução mamária. Nos meninos, previne desenvolvimento peniano, suprime ereções e cessa a espermatogênese. Na experiência de bons autores essas doses não são suficientes para desacelerar a aumentada maturação esquelética presente nessas crianças. Doses maiores também não deram resultado e ainda provocaram efeitos colaterais indesejáveis como acne, hirsutismo, hipertensão, ganho de peso e fácies pletórico. Como esses efeitos colaterais também podem surgir com doses menores, é medida de bom senso evitar o tratamento em meninas que entraram em menarca depois dos 8 anos.

O acetato de ciproterona, derivado da 17-hidroxiprogesterona, é uma droga com propriedades antiandrogênicas que tem sido usada com resultados variáveis.

Atualmente, a PP central é tratada com injeções IM do análogo do LHRH, como o acetato de leuprolida, na dose de 3,75mg a cada 4 semanas. O controle da dose é feito com o teste de LHRH para dosagens de LH e FSH que deverão estar bloqueados pelo tratamento.

Com relação ao *seguimento*, deve-se reavaliar pelo menos a cada seis meses para excluir a possibilidade de doença orgânica não originariamente diagnosticada. Deve-se praticar pelo menos anualmente exame neurológico e oftalmológico, radiografia de crânio, de mãos e punhos e eletrencefalograma acrescido de tomografia cerebral. Os pais deverão ser orientados para o fato de que seu filho, embora tenha PP, apresenta idade psicológica igual à cronológica. As consultas ao psicólogo ou psiquiatra são indicadas para ajudá-los nos momentos de tensão.

TELARCA PRECOCE

A telarca manifesta-se clinicamente como um nódulo subareolar à palpação, podendo ser uni ou bilateral, representando um dos marcos iniciais da puberdade feminina (Fig. 5.26).

Estudos populacionais longitudinais em crianças normais, como o de Marshall e Tanner (1969), definiram como padrão de normalidade o aparecimento dos caracteres sexuais secundários no sexo feminino, entre 8,5 e 13 anos de idade. Na população brasileira, por dados obtidos por Colli e cols. (1989), a idade mediana de telarca foi de 9,7 anos.

A precocidade sexual é definida como o aparecimento dos caracteres sexuais secundários em idade inferior a dois desvios-padrão da média para uma dada população. Assim, para Rosenfield (1991), autor norte-americano, seria precoce o desenvolvimento mamário antes dos 7,5 anos, e Bierich (1975), autor europeu ainda mais conservador, definiu como precocidade sexual o aparecimento de caracteres sexuais secundários abaixo de quatro desvios-padrão da média para sua população, o que corresponderia à telarca antes dos 6,1 anos de idade.

A telarca precoce pode ser encarada como uma variante normal do desenvolvimento e, juntamente com a pubarca precoce isolada, constitui a forma mais comum de desenvolvimento puberal prematuro visto em crianças. Sua principal importância clínica está no diagnóstico diferencial com a puberdade precoce verdadeira, de etiologia central, e com a pseudopuberdade precoce isossexual feminina, condições francamente patológicas.

Estudos clínicos de evolução da telarca precoce polarizam-se em duas tendências na literatura: uma confirmando a benignidade do processo e outra que sugere ser a telarca precoce também um defeito do eixo hipotálamo-hipófise-gônadas, associado a um aumento da resposta periférica aos hormônios sexuais.

Desde a década de 1970, observa-se que os níveis de FSH em meninas, durante os dois primeiros anos de vida, são superiores aos dos últimos anos pré-púberes e que a liberação de FSH induzida pelo LHRH é significativamente maior em meninas que em meninos, durante todas as fases do desenvolvimento. Esse período de elevação de produção de FSH poderia predispor algumas meninas a desenvolverem a telarca precoce.

As gônadas dos mamíferos contêm uma grande variedade de peptídeos e proteínas hipofisiotróficas como a inibina, que suprime seletivamente a secreção hipofisária de FSH, e a ativina, que possui uma atividade liberadora de FSH. Em 1990, Stanhope e Brook descreveram uma condição de aumento de volume mamário e avanço da velocidade de crescimento e da idade óssea, sem, contudo, aparecer nenhum outro sinal sexual secundário em um período de observação de pelo menos dois anos. Esses autores têm como hipótese que a telarca precoce e essa "telarca variante" representam seqüelas de dois distúrbios primários de amadurecimento folicular, o que estaria de acordo com a natureza LH-independente dessas duas condições e também com a falta de resposta à terapêutica com os análogos potentes do LHRH.

Não há, até o momento, nenhum marcador específico que diferencie a telarca precoce, quadro benigno e autolimitado, do início de um quadro de puberdade precoce patológico. Porém, é característico da telarca precoce acometer, preferencialmente, a faixa etária inferior a 2 anos e apresentar resposta exagerada de FSH ao estímulo do LHRH. A puberdade precoce acompanha-se, freqüentemente, de alta estatura, aumento da velocidade de crescimento e da idade óssea, presença de ação estrogênica em citologia urinária e vaginal, aumento dos volumes uterino e ovariano à ultrasonografia, níveis basais aleatórios de LH aumentados, por métodos imunométricos, resposta exagerada de LH ao estímulo do LHRH, por qualquer método imunorreativo e relação de pico LH/FSH após estímulo do LHRH maior que 0,66 por método de radioimunensaio e maior que 0,3 pelo imunoflurimétrico.

Por tratar-se de condição benigna, a telarca precoce isolada não requer nenhum tipo de tratamento.

PUBARCA PRECOCE

A pubarca ou adrenarca precoce é definida como o aparecimento isolado de pêlos pubianos e ocasionalmente axilares, antes dos 6 e 8 anos de idade cronológica sem evidências de estrogenização ou virilização.

A etiologia é desconhecida, tendo-se sugerido o aumento da sensibilidade dos folículos dos pêlos pubianos aos andrógenos ou ainda o aumento precoce da secreção dos andrógenos com relação às gonadotrofinas, o que está de acordo com os níveis precocemente aumentados dos 17-CE nessas crianças. É mais freqüente no sexo feminino. A maturação e a altura estão um pouco acima da média.

Embora não se saiba qual a etiologia, o achado de traçados eletrencefalográficos anômalos em casos de PP e pubarcas prematuras tem sugerido uma etiologia cerebral para alguns desses casos. Embora a grande maioria das crianças que tiveram pubarca precoce apresente evolução sem complicações, chamamos a atenção para o fato de que o crescimento prematuro de pêlos sexuais pode ser o primeiro sinal de um tumor ou hiperplasia de supra-renal, ou tumor de gônada, ou mesmo de precocidade isossexual verdadeira.

Quadro clínico

Os pêlos surgem inicialmente na região dos grandes lábios ou base da raiz do pênis (estágio II da classificação de Tanner), progredindo a seguir para os demais estágios e surgindo na região axilar. O exame revela, além disso, uma genitália compatível com a idade da criança. Algumas vezes só é possível o diagnóstico de pubarca prematura, retrospectivamente, quando a evolução revela ausência dos demais sinais de PP verdadeira.

Diagnóstico laboratorial

Os 17-CE urinários e a testosterona e deidroepiandrosterona plasmáticas podem estar discretamente aumentados para a idade da criança. A produção desses andrógenos é supressível por dexametasona. A IO pode estar pouco aumentada com relação à idade cronológica.

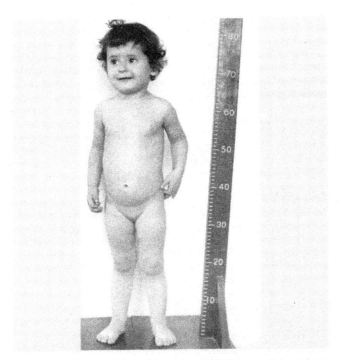

Figura 5.26 – Telarca precoce. Aspecto geral. Idades cronológica e óssea = 22 meses. Pront. 1.801 do Instituto da Criança.

Diagnóstico diferencial

O processo deve ser diferenciado, principalmente de PP verdadeira e de anomalias das supra-renais, seja de tumor seja de hiperplasia. Meninas com tumor ou hiperplasia da supra-renal mostram sinais de virilização com hipertrofia de clitóris e algum grau de fusão dos grandes lábios. Daí a importância dos exames clínicos e laboratoriais periódicos.

Tratamento

Não se conhece até o momento medicação capaz de bloquear seletivamente a secreção de andrógenos adrenais. Quanto ao desenvolvimento esquelético acelerado, tanto o acetato de ciproterona quanto a medroxiprogesterona não se revelaram capazes de frear sua velocidade. A criança deverá ser reexaminada periodicamente para confirmar a impressão diagnóstica inicial. Qualquer evidência de virilização ou de efeito estrogênico obriga a reavaliação laboratorial.

7 Supra-renais

VAÊ DICHTCHEKENIAN

BASES FISIOLÓGICAS

Embora a existência das supra-renais tivesse sido registrada por Galeno no segundo século d.C., foi somente no século XIX que Thomas Addison relacionou-as com um estado patológico que hoje leva o nome de doença de Addison. Foi também no século XIX que um anatomista napolitano descreveu a hiperplasia congênita de supra-renal (HCSR) em um cadáver portador de genitália externa masculina, com hipospádia grau I e sem gônadas palpáveis. A dissecção revelou vagina, útero, ductos de Falópio e ovários, e as adrenais eram bastante aumentadas de volume. A criança havia sido considerada ao nascimento como de sexo feminino e aos 4 anos como de sexo masculino. Esse erro, tal como foi registrado há mais de 100 anos, persiste até hoje, colocando-se em risco a vida da criança e agredindo sua integridade psicossocial.

A glândula supra-renal tem duas porções individualizadas: a medular e o córtex supra-renal. As células do mesoderma que formam o córtex já existem no embrião de quatro semanas (estágio de 6 a 8mm). Essas mesmas células mesodérmicas estão envolvidas não só na organogênese do córtex adrenal, mas também das gônadas e do fígado. Eis por que as enzimas envolvidas em erros inatos de metabolismo de uma dessas glândulas também estarão repercutindo na síntese de esteróides da outra glândula. Essa origem comum explica ainda a semelhança histológica do tumor das células de Leydig, do adenocarcinoma e das células hepáticas.

Por volta da sétima semana, ou seja, quando o embrião tem cerca de 18mm, a supra-renal primitiva é invadida por simpatoblastos que se diferenciarão em células cromafins sintetizadoras de catecolaminas. A metiltransferase que converte norepinefrina em epinefrina somente é encontrada no período gestacional final. A supra-renal, no feto de dois meses, é bem maior que o rim, enquanto no sexto mês o volume renal é duas vezes maior que a supra-renal.

A supra-renal do feto e do recém-nascido apresenta uma zona externa ou córtex renal e uma interna ou fetal que corresponde a 85% da glândula no embrião de 3cm e no recém-nascido. Essa última involui a partir do nascimento para desaparecer aos 6 meses de vida. Essa zona fetal produz deidroepiandrosterona (DHEA). Já o córtex verdadeiro apresenta-se com três zonas: 1. *glomerular*, situada abaixo da cápsula na qual é sintetizada a aldosterona; 2. *fasciculada* ou intermediária, que é a região maior e na qual são produzidos o cortisol e a corticosterona; e 3. *reticulada*, mais próxima à medular. Didaticamente, consideram-se essas duas últimas zonas, fasciculada e reticulada, como uma unidade, nas quais glicocorticóides e andrógenos são sintetizados.

UNIDADE FETOPLACENTÁRIA

A zona fetal do córtex adrenal está presente mesmo no feto anencefálico, o que levou os autores a admitirem a possibilidade da existência de mecanismos controladores por meio de um hormônio trófico, possivelmente a gonadotrofina coriônica humana (hCG).

Há cerca de 20 anos alguns autores verificaram que a excreção urinária de estrógenos pela gestante se tornava baixa sempre que o feto fosse anencefálico. A partir desse dado, os autores admitiram que a supra-renal do feto produz esteróides que na placenta se transformam em estrona e estradiol, produtos esses que retornam ao feto no qual são metalizados a estriol. Com base em estudos *in vitro*, sugeriu-se ainda que a adrenal fetal produz DHEA que na placenta também se torna um precursor de estrógenos. Daí surgiu na prática obstétrica a utilização da correlação dos valores baixos do estriol urinário e sofrimento fetal.

Com relação ao cortisol, existem evidências de uma situação de equilíbrio entre os níveis circulantes materno e fetal, havendo passagem do cortisol materno para o feto através da placenta. No final da gestação, o feto secreta seu próprio cortisol, porém a cortisona é principalmente de origem materna. Nos primeiros dias de vida, a concentração do corticóide plasmático é menor que no cordão. Ainda no recém-nascido, a vida média do cortisol é muito elevada, havendo, nessa situação, uma possível correlação dose-efeito. Os recém-nascidos de parto normal têm níveis plasmáticos de 17-OH corticosteróides maiores que os nascidos de parto cesáreo.

Também os níveis de 17-CE no cordão umbilical do recém-nascido são mais elevados que os do sangue materno. A composição deste 17-CE é feita principalmente por DHEA e androsterona. Como a DHEA serve de precursor para a síntese de estrógenos, sua concentração no plasma materno diminui no final de uma gestação de termo.

Embora a aldosterona materna também cruze a placenta, o feto é capaz de produzir esse mineralocorticóide, apresentando uma concentração muito superior à materna, podendo o córtex adrenal fetal metabolizar sua progesterona à aldosterona.

CÓRTEX ADRENAL

A partir do colesterol, a adrenal sintetiza três grupos importantes de hormônios esteróides: glicocorticóides, andrógenos e mineralocorticóides (Fig. 5.27).

Glicocorticóides

No organismo exercem funções metabólicas importantes. Têm ação sobre os níveis de glicose sangüínea estimulando a neoglicogênese quando houver situações de hipercortisolismo e o inverso na influência adrenal quando então poderá ocorrer hipoglicemia. Têm ação anabólica estimuladora da síntese protéica e de enzimas hepáticas envolvidas na neoglicogênese. Por outro lado, exteriorizam ação catabólica em tecidos como pele, músculos, tecido conjuntivo, adiposo e linfóide. A insulina e os andrógenos têm ação antagônica à do glicocorticóide. Seus níveis podem ser avaliados diretamente no sangue ou por meio dos 17-OH corticosteróides urinários que medem compostos com o grupo = O ligado ao C_{20}, ou seja, o composto S (11-desoxicorticol), F (cortisol), E (cortisona), tetraidro E e tetraidro F. Já as reservas de ACTH são medidas diretamente por meio de

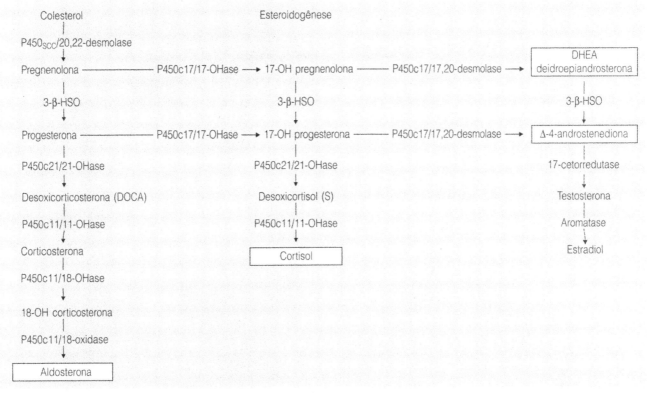

Figura 5.27 – Biossíntese dos esteróides da supra-renal.

radioimunoensaio (RIE) ou indiretamente pelo *teste da metirapona*, que é um inibidor da 11-beta-hidroxilase adrenal e, portanto, faz diminuir a produção do cortisol e aumentar a de 11-deoxicortisol.

Andrógenos
Têm importante efeito anabolizante, são capazes de reter nitrogênio, fósforo, potássio e sulfatos, são promotores do crescimento e, quando em quantidades exageradas, provocam na criança puberdade precoce com grande aceleração da maturação esquelética. Na menina, normalmente, promovem o crescimento de pêlos pubianos e axilares. É possível medir diretamente no plasma a DHEA, a androstenediona e a testosterona, ou indiretamente na urina os 17-CE que medem compostos que apresentam o grupo ceto (=O) em C_{17}, ou seja, androstenediona, DHEA, androsterona e etiocolanolona.

Mineralocorticóides
Seu principal representante é a aldosterona produzida na zona glomerular do córtex adrenal e regulada pelo *sistema renina-angiotensina*. A resina é uma enzima proteolítica que atua sobre um substrato levando à produção da forma inativa *angiotensina I*, que por sua vez sofre ação de uma enzima pulmonar, passando à forma ativa *angiotensina II*, potente hipertensor que estimula a secreção da aldosterona. A aldosterona tem importante ação no equilíbrio eletrolítico, controlando a reabsorção do Na no túbulo distal. Por sua vez, a privação de Na estimula a secreção da aldosterona. Essa alteração do Na, aliada às mudanças do volume sangüíneo, pressão arterial e fluxo sangüíneo renal, é regulada pelo aparelho justaglomerular renal que atua como receptor de volume. Sua ativação promove aumento de angiotensina II. A aldosterona pode ser avaliada no plasma por RIE.

TESTES LABORATORIAIS DA FUNÇÃO ADRENAL
Cortisol plasmático
Seus níveis normais variam de 7 a 18mcg/dl às 8 horas e 2 a 9mcg/dl às 16 horas. Nos estados de ansiedade, esses valores podem elevar-se. Na síndrome de Cushing desaparece o ritmo circadiano de secreção do cortisol.

Teste de supressão pela dexametasona
É considerado o melhor teste para diagnosticar síndrome de Cushing, ou seja, hipercortisolismo. Baseia-se na supressão do cortisol plasmático induzido pela dexametasona. Como regra geral, a secreção de hormônios por um tumor de supra-renal é autônoma e, portanto, não sofre nenhuma interferência desses testes. A dexametasona é um corticóide sintético potente capaz de bloquear a secreção de ACTH hipofisário, com diminuição da produção de cortisol pela supra-renal e diminuição dos 17-OH urinários. O teste durará oito dias e a criança recebe o hormônio por via oral, a cada 6 horas. Nos dois primeiros dias, faz-se a colheita de urina de 24 horas para a dosagem de 17-OH. No terceiro, quarto e quinto dias ministra-se a droga na dose diária de 1,25mg/45kg de peso e no sexto, sétimo e oitavo dias na dose de 3,75mg/45kg de peso, colhendo-se urina de 24 horas para dosar 17-OH no quarto, quinto, sétimo e oitavo dias. A resposta será considerada normal se o 17-OH for menor que 2mg/dia no quinto dia. Nas hiperplasias congênitas da supra-renal, os valores de 17-OH no oitavo dia são menores ou iguais a 2mg/dia. Nos carcinomas de supra-renal, os valores são maiores que 2mg/dia no oitavo dia.

Outra maneira de testar essa supressão seria administrar 0,6mg/m^2 de superfície corpórea da dexametasona (nas crianças maiores basta 1mg como dose total) às 11 horas, e no dia seguinte às 8 horas, em jejum, colhe-se sangue para dosar cortisol. Compara-se com os valores anteriormente obtidos, como explicado no parágrafo anterior.

Teste da metirapona
É outro teste da função do eixo hipófise-adrenal. É tido como o melhor teste para diagnosticar hipocortisolismo. A metirapona inibe a conversão do composto S (11-desoxicortisol) para F (cortisol). Como o composto S é inerte, ele é incapaz de frear o ACTH. Com isso, há aumento do ACTH, do composto S e, portanto, dos 17-OH urinários. O teste dura quatro dias, durante os quais é colhida urina de 24 horas para dosar 17-OH. No terceiro dia ministra-se metirapona na

dose de 300mg/m² por via oral. Normalmente, no terceiro e quarto dias os 17-OH aumentam 2,5 a 6 vezes (mínimo de 5mg/m²/24h). A resposta estará diminuída ou ausente na insuficiência hipofisária de ACTH, em certos tumores hipotalâmicos, na suspensão de corticoterapia recente e na insuficiência primária da adrenal.

PATOLOGIA DAS SUPRA-RENAIS

HIPOFUNÇÃO DO CÓRTEX ADRENAL

A hipofunção do córtex adrenal exterioriza-se em quadros clínicos próprios da produção insuficiente de glico e/ou mineralocorticóides. São consideradas insuficiências adrenocorticais: hiperplasia congênita de supra-renal (HCSR), doença de Addison, hemorragias adrenais do recém-nascido, síndrome de Waterhouse-Friderichsen, entre outras (veja classificação).

Na deficiência da aldosterona haverá: 1. incapacidade de reter Na e conseqüentemente perda de peso, hipotensão, diminuição de fluxo renal, aumento da produção de renina, choque; 2. diminuição da secreção de K⁺ e H⁺ e conseqüentemente hipercalemia e acidose.

As manifestações da secreção diminuída de cortisol envolvem: 1. hipersecreção de ACTH e MSH com hiperpigmentação cutâneo-mucosa; 2. aparelho gastrintestinal com náuseas, vômitos, hipocloridria, perda de peso, dor abdominal e anorexia; 3. desenvolvimento mental com psicose e apatia; 4. diminuição de tolerância aos agravos ambientais como infecção e traumatismo; 5. alterações metabólicas como diminuição da neoglicogênese, diminuição da mobilização e utilização de lipídeos, depleção do glicogênio hepático, hipoglicemia de jejum; e 6. alterações renais e cardiovasculares com hipertensão.

Insuficiência adrenocortical: classificação etiológica

I – Anomalias hipotálamo-hipofisárias
1. Tumores, traumatismos, infecções
2. Hipopituitarismo
II – Hipoplasia adrenal primária.
III – Erros inatos da esteroidogênese
1. Hiperplasia congênita da supra-renal
IV – Lesões destrutivas do córtex adrenal
1. Doença de Addison
2. Doenças auto-imunes
3. Adrenoleucodistrofia
4. Hemorragia de supra-renal no recém-nascido
5. Infecções, síndrome de Waterhouse-Friderichsen
V – Iatrogênica
1. Suspensão brusca de corticoidoterapia
2. Remoção de tumor da adrenal
3. Drogas: aminoglutetimida, Op'DDD, metirapona

Doença de Addison

Trata-se de hipocorticismo crônico cuja descrição original referia-se à tuberculose como agente causal. Essa etiologia constitui uma raridade nos dias de hoje. Esse quadro de insuficiência adrenal está associado à presença de anticorpos antiadrenais no soro e, portanto, trata-se de um processo auto-imune que se completa muitas vezes com agressão a outras glândulas como pâncreas, tireóide, gônadas, paratireóides e hipófise (ver capítulo Imunoendocrinopatias nesta mesma parte). Outras formas de associações dessa insuficiência têm sido descritas como na doença de Schilder (esclerose cerebral difusa) e na agenesia ou hipoplasia hipofisária. No recémnascido após processo hemorrágico podem surgir calcificações em uma glândula que mantém suas funções normais, como na doença de Wolman.

Estes pacientes costumam ter candidíase cutâneo-mucosa que se correlaciona com o aspecto imunológico da doença (Fig. 5.28).

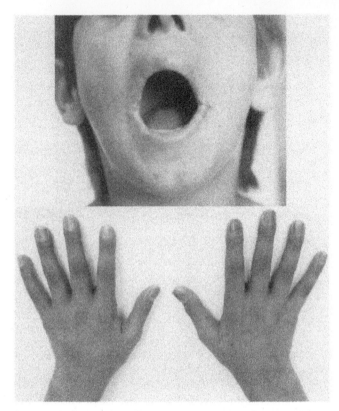

Figura 5.28 – Doença de Addison. Paciente com idade de 14 anos e idade óssea = 11 anos. Hiperpigmentação das dobras falangianas, onicomicose e moniliase cutâneo-mucosa. Pront. 0949 do Instituto da Criança.

Adrenoleucodistrofia

Trata-se de uma síndrome rara de herança recessiva ligada ao X cujo defeito metabólico é desconhecido. A maior incidência está entre os 3 e 12 anos de idade. Além do quadro clínico do hipoadrenocorticismo a ser descrito adiante (e que surge em um terço desses pacientes), existem distúrbios neurológicos tão graves que mascaram as alterações adrenais. Surgem alterações de comportamento, disfagia, perda da visão, convulsão, quadriparesia e postura de decorticação cerebral. O diagnóstico de certeza é feito com biopsia da adrenal.

Síndrome de Waterhouse-Friderichsen

Tem sido descrita em crianças vítimas de meningococcemias fulminantes, havendo hemorragia da adrenal com conseqüente hipofunção da glândula e choque.

Suspensão brusca da corticoterapia

A suspensão abrupta do corticóide exógeno administrado a crianças com processos crônicos, como bronquite asmatiforme, doenças do colágeno, ou a remoção cirúrgica de um tumor funcionante levam a quadros de colapso circulatório. Como se sabe, o cortisol exógeno ou de um processo tumoral é capaz de frear a produção do ACTH hipofisário, provocando hipoplasia das adrenais ou da adrenal contralateral ao tumor. A suspensão brusca do corticóide, seja de origem exógena, seja tumoral, manterá uma situação de insuficiência corticóide durante um tempo muito variado que poderá ser de semanas ou meses. Se nesse intervalo houver agressão infecciosa, traumática ou cirúrgica, a criança estará desprotegida, sem condições de produzir cortisol, e poderá entrar em estado de choque.

Quadro clínico da insuficiência adrenocortical

A insuficiência adrenal manifestará um quadro que varia com a etiologia e principalmente com a idade da criança. Assim, no recémnascido e no lactente, o quadro será um "perdedor de sal", com vômitos, desidratação, hipoglicemia, incapacidade de ganhar peso e até choque. Nessa fase, dificilmente surgirão hiperpigmentação de mamilo ou de genitais que algumas vezes se manifesta nas HCSR. Já nas crianças maiores, o quadro dermatológico chama a atenção. A hiperpigmentação é acentuada nos mamilos, cotovelos, joelhos, pregas cutâneas, gengivas, cicatrizes cirúrgicas e mucosas. Ainda pode haver o quadro de moniliase, vitiligo e até alopecia associada à presença de mecanismos auto-imunes. Surgem ainda fraqueza muscular, anorexia, hipoglicemia e dores abdominais. A produção insuficiente de mineralocorticóides leva a crise de distúrbios hidroeletrolíticos com desidratação, hipercalemia, hiponatremia e hipotensão. Muitas vezes, na criança não tratada, o diagnóstico é lembrado durante uma crise adrenal em que há cianose, pele fria, pulso fraco e rápido, hipotensão, frequência respiratória acelerada, quadro esse que poderá ser rapidamente fatal.

Diagnóstico laboratorial
Eletrólitos e glicemia deverão ser solicitados em caráter de urgência. São encontrados caracteristicamente: sódio baixo, potássio elevado e hipoglicemia. Os testes hormonais serão realizados para distinguir o hipocortisolismo primário do secundário. O ACTH pode estar muito elevado, às vezes superior a 200pg/ml. A radiografia de tórax revela uma imagem cardíaca reduzida.

Tratamento
Na crise aguda deverão ser ministrados glicose a 5 ou 10% e soro fisiológico para corrigir hipoglicemia e hiponatremia. Essa correção do sódio deve ser feita com cautela, pois uma correção abrupta poderá levar à hipernatremia com consequências graves. Deve-se ministrar ao mesmo tempo 25 a 30mg de hidrocortisona por via intravenosa a cada 6 horas nas primeiras 24 horas. A DOCA será ministrada por via intramuscular na dose de 1 a 5mg uma vez por dia. Quando possível, esses hormônios serão ministrados por via oral. Geralmente, o cortisol na dose de 25mg/m^2 dividido em três doses diárias e o 9-alfa-flúor-hidrocortisona na dose de 0,05 a 0,1mg uma vez por dia.

Toda criança medicada com corticóide deverá ser portadora de um cartão de identidade no qual se especificam o tratamento e a necessidade de aumentar essas doses em situações de tensão. Existem situações de pseudo-hipoaldosteronismo em que há perda urinária de sódio que não se corrige com DOCA, devendo-se suplementar a dieta com cloreto de sódio.

HIPERFUNÇÃO DO CÓRTEX ADRENAL
Nesse grupo a exteriorização do quadro clínico se deve aos níveis circulantes exagerados de mineralocorticóides, glicorticóides e andrógenos. Portanto, a hiperplasia congênita de HCSR é considerada um quadro complexo de hipoaldosteronismo, hipocortisolismo, porém de hiperandrogenismo.

São considerados exemplos de hiperfunção do córtex supra-renal: a síndrome de Cushing, a HCSR, o hiperaldosteronismo e os tumores de supra-renal virilizantes ou feminizantes.

Hiperfunção adrenocortical: classificação etiológica
I – Hipercortisolismo (síndrome de Cushing)
1. Tumor
2. Hiperplasia

II – Hiperandrogenismo (síndrome adrenogenital)
1. Tumor
2. Hiperplasia

III – Hiperestrogenismo (síndrome adrenal feminizante)

IV – Hiperaldosteronismo (síndrome hipocalêmica hipertensiva)

As consequências do hipercortisolismo são principalmente metabólicas: a) desvio de aminoácidos da via de síntese protéica para favorecer a formação de glicogênio e lipídeos; b) aumento da neoglicogênese e diminuição da utilização periférica de glicose, favorecendo o aparecimento de hiperglicemia e hiperaminoacidemia que secundariamente levam à hiperglucagonemia e hiperinsulinismo, sendo este último o responsável pela obesidade da síndrome de Cushing, pois o cortisol na verdade promove lipólise; c) atraso de crescimento, osteoporose, estrias e fraqueza muscular, consequências da diminuição da síntese protéica; d) bloqueio dos picos de secreção noturna do hormônio de crescimento (GH); e) maior suscetibilidade a infecções, talvez por reduzir a produção de anticorpos; e f) provoca hipertensão como consequência da retenção de sódio, H_2O e potencialização do efeito vasopressor das catecolaminas.

As consequências do hiperaldosteronismo são: a) hipertensão arterial não acompanhada de edema significativo; e b) perda urinária de potássio e quadro clínico de hipopotassemia, poliúria, parestesias, fadiga, fraqueza muscular e atraso de crescimento.

Finalmente, a hipersecreção dos hormônios sexuais refere-se principalmente à secreção exagerada de andrógenos com puberdade precoce no menino e virilização na menina (Fig. 5.29). Mais rara é a superprodução de estrógenos por tumor de supra-renal com quadro clínico de feminização no menino e puberdade precoce isossexual na menina.

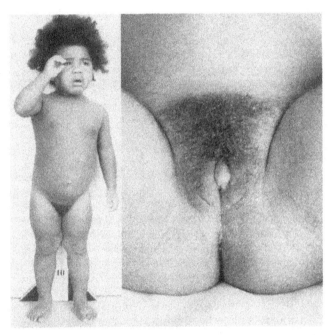

Figura 5.29 – Tumor da supra-renal virilizante. Paciente com 2 anos de idade cronológica e idade óssea = 5 anos. Pêlos pubianos, hipertrofia do clitóris, hirsutismo, aumento da massa muscular, voz grave e acne. Pront. 0773 do Instituto da Criança.

Síndrome de Cushing
Resulta da hipersecreção de glicocorticóides e é relativamente rara na infância.

Denomina-se doença de Cushing o processo em que se faz presente a hiperplasia adrenal bilateral, provocada pela estimulação exagerada do ACTH hipofisário, seja por tumor hipofisário, seja hipotalâmico.

Etiologia
Em geral, a síndrome de Cushing na criança é devido a carcinoma da supra-renal e mais raramente a adenoma benigno. A hiperplasia adrenal é causa rara dessa síndrome e a ocorrência de hiperplasia bilateral é tida como doença de Cushing, forma rara entre as crianças. Mais rara ainda é a hiperplasia provocada por ACTH ectópico originário de timoma, carcinoma broncogênico, neuroblastoma e tumor de pâncreas. Na criança existe uma etiologia que deve sempre ser lembrada, ou seja, a administração exógena de corticóide que deflagra a síndrome de Cushing iatrogênica.

Quadro clínico
O quadro clínico da síndrome de Cushing é resultante da hipersecreção hormonal de glicocorticóides, mineralocorticóides e hormônios sexuais (Fig. 5.30).

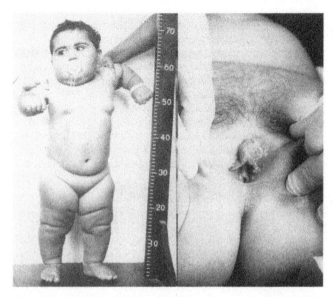

Figura 5.30 – Paciente com 8 meses de idade. Idade óssea = 18 meses. Tumor de supra-renal direita, calcificado. Aspecto cushingóide, obesidade, pêlos pubianos, hipertrofia de clitóris. Pront. 6001273-C do Instituto da Criança.

O quadro geral, dominado pelos efeitos do excesso de cortisol secretado, é exteriorizado por: obesidade de tronco e cervicodorsal, estrias cutâneo-avermelhadas, hipertensão, fraqueza, osteoporose, diabetes, hirsutismo, atraso de crescimento, oligomenorréia, eritrocitose, linfopenia, eosinopenia, alteração de comportamento, labilidade emocional, infecções de pele (principalmente micóticas), equimose, hipercalcemia e cálculos renais. A estes somam-se outros aspectos por efeito dos andrógenos circulantes: acne, oligomenorréia, perda de cabelo na região temporal, voz grave, hipertrofia de clitóris. E finalmente podem somar-se a esses aspectos os efeitos do hiperaldosteronismo como hipertensão, alcalose metabólica hipocalêmica, com hipopotassemia, hipocloremia e elevação dos níveis de bicarbonato.

A maturação esquelética dependerá do tipo de hormônio presente em quantidade aumentada; constata-se atraso da idade óssea nos quadros de hipercortisolismo. Contudo, se houver aumento de andrógenos, poderá ocorrer aceleração da idade óssea.

Diagnóstico laboratorial
O paciente com síndrome de Cushing terá perdido seu ritmo circadiano de cortisol. Um teste importante é o da supressão da secreção do ACTH pela dexametasona. O uso de ultra-sonografia aliada à urografia excretora poderá auxiliar na localização de massas tumorais adrenais que podem deslocar o rim ou revelar calcificações em zona supra-renal. Nos processos cerebrais, a tomografia cerebral será de grande valia.

Diagnóstico diferencial
Como a *obesidade* é a grande queixa nessas crianças e adolescentes, deve-se de imediato diferenciar o quadro de Cushing com o da obesidade exógena. As crianças obesas por erro alimentar têm, diferentemente dos portadores de Cushing, altura acima do percentil 50 e idade óssea acelerada. Com relação à pressão arterial, é preciso cuidado com o uso de manguitos inadequados, principalmente em adolescentes obesos.

Tratamento
Será cirúrgico se houver processo tumoral. Nas crianças inoperáveis foram feitas tentativas frustrantes com o Op'DDD e metirapona para bloquear a síntese do cortisol. As adrenalectomias dão bons resultados nos casos de adenomas. Na doença de Cushing por microadenomas da hipófise, a remoção cirúrgica tem dado bons resultados.

Hiperplasia congênita da supra-renal
Definição
Hipoplasia congênita de supra-renal (HCSR) é uma doença de caráter genético, autossômica recessiva, manifestada por uma deficiência enzimática na via biossintética entre o colesterol e o cortisol. Quando isso ocorre, há deficiência de cortisol plasmático que ocasiona aumento da secreção do fator liberador da corticotrofina (CRH) hipotalâmico e conseqüentemente do hormônio adrenocorticotrófico (ACTH) hipofisário que, por sua vez, tem ação no córtex da supra-renal.

A via biossintética e o local de produção dos hormônios do córtex da supra-renal estão descritos na figura 5.27 e no quadro 5.2.

O local de produção dos hormônios e suas ações específicas são discutidos em outro capítulo desta mesma parte. A via biossintética dos esteróides produzidos no córtex da supra-renal demonstra que, a partir do colesterol, há uma série de reações químicas mediadas por enzimas, com os seguintes produtos finais: aldosterona, cortisol e testosterona.

Patogênese
Como vimos, falta ou a produção insuficiente de determinada enzima provocará um bloqueio do sistema e conseqüentemente teremos quadros diferentes para cada tipo de deficiência enzimática.

Quadro 5.2 – Locais da biossíntese dos esteróides

Esteróides	Local principal	Local secundário	Mecanismo de controle
Mineralocorticóides	Zona glomerular	Não há	Sistema renina-angiotensina
Glicocorticóides	Zona fasciculada	Zona reticulada	CRH-ACTH
Andrógenos	Zona reticulada	Zona fasciculada	?

Existem seis tipos de deficiência enzimática capazes de determinar HCSR, os quais se seguem.
– Deficiência da enzima 21-hidroxilase, forma não-perdedora de sal (entre todas, a mais comum).
– Deficiência de enzima 21-hidroxilase, forma perdedora de sal.
– Deficiência da enzima 11-hidroxilase
– Deficiência da enzima 3-beta-hidroxiesteróide desidrogenase.
– Deficiência da enzima 20,22-desmolase.
– Deficiência da enzima 17-hidroxilase.

Deficiência da 21-hidroxilase, forma não-perdedora de sal
A deficiência dessa enzima leva ao acúmulo de duas substâncias: 17-alfa-hidroxiprogesterona e progesterona. Essas substâncias, quando presentes em grandes quantidades na circulação sangüínea, provocam natriurese que, por sua vez, levará a aumento na produção de renina-angiotensina e conseqüentemente da aldosterona, pois, nessa forma não-perdedora de sal, há deficiência parcial da enzima. Por essa razão, há também produção insuficiente de cortisol do que resulta aumento da produção de ACTH que, por sua vez, age de forma intensa no córtex da supra-renal para tentar normalizar a produção de cortisol. Porém, essa grande estimulação pelo ACTH leva também a aumento na produção da linha androgênica, pois nessa via não há bloqueio, ocasionando precocidade somática e sexual.

Deficiência da 21-hidroxilase, forma perdedora de sal

Nessa forma há deficiência total da enzima, o que ocasiona altos níveis de 17-alfa-hidroxiprogesterona e progesterona, levando a uma natriurese importante, mas sem haver aumento na produção de aldosterona, o mesmo acontecendo com o cortisol. Com os baixos níveis de cortisol, haverá grande produção de ACTH e de andrógenos.

A literatura cita incidências variáveis para essas duas formas, desde 90 a 50% para a forma não-perdedora de sal.

Deficiência da 11-hidroxilase

É uma forma rara, com bloqueio no DOCA e no desoxicortisol. Como a DOCA é uma boa retentora de sal, nessa forma não há quadro de natriurese, mas sim aumento da atividade retentora de sal, pois, *como também o cortisol* está ausente, as supra-renais estão sendo estimuladas pelo ACTH. Por isso ocorrerá quadro de hipertensão acompanhada de precocidade somática e sexual, pois a linha androgênica estará livre do bloqueio.

Deficiência da 3-beta-hidroxiesteróide desidrogenase

Forma rara com bloqueio na pregnenolona, 17-hidroxipregnenolona e DHEA. Há um quadro de perda de sal e, como a DHEA é um andrógeno fraco, não há sinais de precocidades somática ou sexual. No testículo, também há deficiência de 3-beta-hidroxiesteróide desidrogenase, levando à deficiência total de testosterona. Nesses casos, também há quadro de aumento da produção e atividade do ACTH, pois não há síntese de cortisol.

Deficiência da 20,22-desmolase

Forma infreqüente, na qual não há produção das substâncias do córtex da supra-renal, pois o bloqueio ocorre no colesterol, que se acumula na glândula. Essa forma é letal.

Deficiência da 17-hidroxilase

Forma muito rara, levando a uma imaturidade de desenvolvimento sexual e hipertensão.

Quadro clínico

Nos casos de HCSR surge genitália ambígua no sexo feminino por aumento da produção de andrógenos pelas supra-renais e no sexo masculino ocorre pseudo-hermafroditismo quando há deficiência da enzima 3-beta-hidroxiesteróide desidrogenase.

Na menina, os genitais poderão apresentar desde uma simples hipertrofia de clitóris até uma uretra peniana com fusão dos grandes lábios (Fig. 5.31). Nas formas intermediárias, além da hipertrofia do clitóris, podemos observar também fusão dos grandes lábios e presença de seio urogenital (Fig. 5.32). No sexo masculino o aspecto dos genitais no período neonatal geralmente não apresenta grandes alterações. A precocidade sexual e a somática ocorrem em idades mais avançadas, decorrentes da atividade androgênica, levando o menino a um quadro de macrogenitossomia e a menina à virilização. Em ambos os sexos observa-se aumento da velocidade de crescimento e aceleração da maturação óssea. Há desproporção, no caso dos meninos, entre o estágio de desenvolvimento pubertário e o volume testicular, pois a fonte androgênica é das supra-renais.

Os primeiros sintomas decorrentes das formas perdedoras de sal surgirão após a segunda semana de vida, quando então se observam anorexia, vômitos e diarréia, levando a criança a um quadro grave de desidratação que se não tratado adequadamente a levará ao óbito.

A hipertensão pode ser indício da deficiência da 11-hidroxilase e 17-hidroxilase, sendo essa última muito rara.

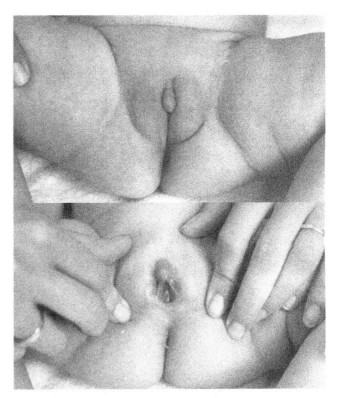

Figura 5.31 – Hiperplasia congênita da supra-renal, forma não-perdedora de sal. Hipertrofia de clitóris. 17-alfa-OH progesterona = 331ng/ml (normal 0,10 a 0,54ng/ml). Pront. 2022779-F do Instituto da Criança.

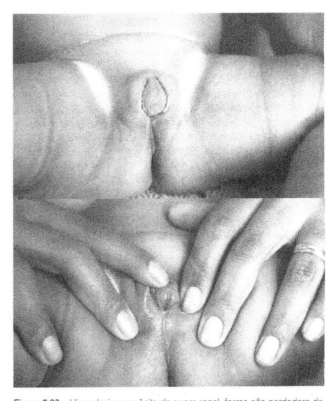

Figura 5.32 – Hiperplasia congênita da supra-renal, forma não-perdedora de sal. Hipertrofia do clitóris, com fusão dos grandes lábios e presença de seio urogenital. 17-KS = 8,6mg/24h (normal 1mg/24h); 17-alfa-OH progesterona = 48,7ng/ml (normal 0,10 a 0,54ng/ml); aldosterona = 189ng% (normal 3 a 16ng%); androstenediona = 4,51ng/ml (normal 0,3 a 0,8ng/ml); testosterona = 135ng% (normal 0 a 50ng%). Pront. 2061776-I do Instituto da Criança.

Diagnóstico

Para o diagnóstico de HCSR é necessário obter informações sobre a família do paciente, buscando-se presença de crianças que faleceram no período neonatal, principalmente do sexo masculino, ou crianças que na infância eram altas e tornaram-se adultos de baixa estatura.

Os exames laboratoriais utilizados para o diagnóstico de HCSR por deficiência da 21-hidroxilase e 11-hidroxilase (formas mais comuns) são fundamentalmente os seguintes:

- Sódio plasmático – níveis muito baixo na forma perdedora de sal.
- Potássio plasmático – níveis elevados, geralmente maiores que 6mEq/l, nas formas perdedoras de sal.
- 17-alfa-hidroxiprogesterona – níveis plasmáticos muito elevados tanto nas formas perdedoras quanto não-perdedoras de sal, porém valores menores na deficiência da 11-hidroxilase.
- Testosterona – elevada nas três formas.
- Desoxicorticosterona – elevada na deficiência de 11-hidroxilase.
- Aldosterona – elevada na deficiência de 21-hidroxilase não-perdedora de sal.
- Cortisol – normal ou discretamente baixo na forma não-perdedora de sal.
- 17-cetosteróides – metabólito urinário dos andrógenos está elevado nas três formas.
- Pregnanetriol – metabólito urinário da 17-alfa-hidroxiprogesterona em níveis elevados.
- Idade óssea – avançada em todos os casos não tratados ou tratados inadequadamente.
- Exame radiográfico com contraste injetado em seio urogenital, o que constitui o genitograma (Fig. 5.33).

Tratamento

A desidratação observada nas crises de perda de sal é extremamente grave, requerendo um tratamento rápido e adequado. Nesses casos, devem-se corrigir os distúrbios hidroeletrolíticos e iniciar a terapêutica com glicocorticóide e mineralocorticóide.

Inicialmente, deve-se prescrever a reposição hidroeletrolítica por via intravenosa com glicose a 5% e soro fisiológico em volume de 50 a 100ml/kg/dia, sendo 20% dessa solução administrada nas primeiras 2 horas. Ao mesmo tempo ministrar 5 a 10mg de hidrocortisona por via intravenosa a cada 8 horas. A reposição de mineralocorticóide deverá ser feita com 9-alfa-flúor-hidrocortisona na dose de 50 a 100mcg/dia, por via oral ou nasogástrica. Assim que possível, a hidrocortisona será ministrada por via oral, na dose de 10 a 15mg/m^2/dia. A dose da hidrocortisona a ser utilizada principalmente nos primeiros 2 anos de vida deve ser a menor possível para manter um controle hormonal adequado e uma velocidade de crescimento normal. Periodicamente, deverão ser realizados estudos da idade óssea, dos níveis da DHEA-S, 17-alfa-hidroxiprogesterona, androstenediona e da atividade da renina plasmática.

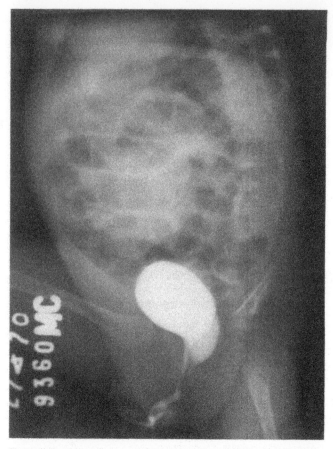

Figura 5.33 – Hiperplasia congênita da supra-renal, forma perdedora de sal. Contraste injetado através do seio urogenital, observando-se a presença de cavidade vaginal e bexiga. Pront. 2071505-K do Instituto da Criança.

Enquanto a criança não estiver recebendo refeição de sal, deve-se administrar NaCl ao leite na dose de 1g/10kg.

Toda criança em tratamento com glicocorticóide deve portar um cartão de identificação no qual constará o tratamento e a necessidade de aumentar essas doses em situações de estresse.

A hipertrofia do clitóris deve ser corrigida entre os 18 e 24 meses de idade, e a correção vaginal, após a puberdade.

As crianças portadoras de HCSR e seus familiares devem receber apoio psicológico e estar cientes da importância do tratamento que se prolongará por toda vida.

Pelo fato de ser uma doença de caráter genético autossômico recessivo, os pais devem receber aconselhamento quanto ao risco de nascer outra criança com a mesma doença.

8 Anomalias na Diferenciação Sexual

DURVAL DAMIANI

INTRODUÇÃO

Diante da constatação de uma ambigüidade genital, o pediatra deve estar consciente de que se trata de uma emergência pediátrica que dependerá, para sua resolução, de uma orientação adequada desde o primeiro instante. Pode parecer estranho mas o passo mais importante para a detecção de ambigüidade genital é o exame clínico da genitália da criança. Infelizmente, nem todo médico examina os genitais das crianças e, quando o fazem, muitas vezes não sabem os limites da normalidade. A primeira orientação a ser dada diante de uma ambigüidade é pedir aos pais que não registrem a criança e explicar-lhes que outros exames laboratoriais e de imagem serão necessários para que se identifique com clareza o verdadeiro sexo da criança. Em nenhum momento o médico deve deixar a impressão de que a criança é portadora de dois sexos, pois isso deixará sempre o fantasma de um dos sexos acompanhar a escolha do outro. Mais que isso, os familiares confundem freqüentemente uma situação de ambigüidade genital com homossexualismo ou transexualismo, o que não é correto. Como é freqüentemente o pediatra o profissional que primeiro atende uma criança com ambigüidade genital, uma explicação clara do que pode estar ocorrendo, mesmo sem que se tenha um diagnóstico etiológico, é altamente reconfortante para a família. É muito mais valiosa a orientação fundamentada de um pediatra que o eterno aguardo de um especialista não disponível.

Apesar de não termos a pretensão de esgotar um tema tão amplo, procuraremos fornecer ao médico não-especialista as linhas básicas de conduta diante de um diagnóstico síndrômico de ambigüidade genital.

CONCEITO

Genitália ambígua é qualquer alteração genital que impossibilite, ao exame físico, a atribuição de um sexo definido, masculino ou feminino.

FISIOPATOLOGIA

De todos os passos envolvidos na diferenciação sexual, a diferenciação gonadal é o que ainda hoje suscita muitos questionamentos. De certa forma, a partir da diferenciação gonadal, compreendemos bem o que acontece com a diferenciação sexual em cada sexo. No entanto, os passos envolvidos para conduzir uma gônada indiferenciada a um testículo ou um ovário seguramente não passam apenas pela presença ou ausência de um fator de determinação testicular. O gene SRY ("sex-determining region of the Y chromosome") foi clonado em 1990 e, no momento, é tido como o sinal primário para a diferenciação testicular. Localiza-se no braço curto do cromossomo Y, em fragmento de 35kb. É constituído de um único éxon, com uma fase aberta de leitura de 669 pares de bases, o que codifica uma proteína de 223 aminoácidos. Uma porção dessa proteína, composta por 79 aminoácidos e chamada HMG box (por homologia às proteínas de alta mobilidade que entram na composição da cromatina – "high mobility group"), confere-lhe a capacidade de ligação ao DNA, atuando como fator de transcrição. Esse sinal levaria a gônada indiferenciada a testículo. No entanto, ao lado do SRY, outros genes autossômicos ou ligados ao cromossomo X são fundamentais para a própria expressão do SRY. Assim, o gene do tumor de Willms (WT-1), localizado no cromossomo 11, do fator esteroidogênico (SF-1), DAX-1 (gene localizado no cromossomo X e responsável por hipoplasia adrenal congênita e por um efeito de dose para a diferenciação gonadal), SOX-9 (gene semelhante ao SRY na sua porção HMG), entre outros, são necessários para a atuação do próprio SRY (Fig. 5.34).

Uma vez diferenciado o testículo, ocorrerá a produção de testosterona pelas células intersticiais de Leydig e do hormônio antimülleriano pelas células de Sertoli. A testosterona é necessária para a diferenciação dos ductos de Wolff, que originarão epidídimo, vesículas seminais, deferentes e ductos ejaculatórios, enquanto o hormônio antimülleriano promoverá a regressão dos ductos de Müller. Na periferia, a testosterona é reduzida a diidrotesterona (DHT), por meio da enzima 5-alfa-redutase, e esse é o hormônio responsável pela virilização da genitália externa. É curioso notar que a ação da testosterona nos ductos de Wolff ocorre ipsilateralmente, por ação parácrina, de modo que o testículo de um lado é o responsável pela diferenciação dos ductos de Wolff daquele lado.

O processo de diferenciação no sexo feminino ocorre naturalmente, como se houvesse uma tendência intrínseca das estruturas a diferenciarem-se para o lado feminino. Assim, por volta da 17ª à 20ª semanas de vida intra-uterina, as estruturas ovarianas já são reconhecidas. Ocorre a regressão dos ductos mesonéfricos (Wolff) enquanto os paramesonéfricos (Müller) se desenvolvem originando as fímbrias, trompas de Falópio, útero e terço proximal da *vagina*. *Por volta da 14ª semana de vida intra-uterina, o orifício uretral já está fixado e não será mais influenciado por hormônios, isto é, a testosterona, nessa fase, não é mais capaz de "empurrar" a uretra para a ponta do pênis. Da mesma forma, a partir de 14 semanas, não mais ocorrerá fusão labial.* Todo o processo é apresentado esquematicamente na figura 5.35.

Qualquer interferência nessa seqüência de desenvolvimento embriológico poderá resultar em alteração genital, de graus variados, de acordo com a fase em que tal interferência tenha ocorrido.

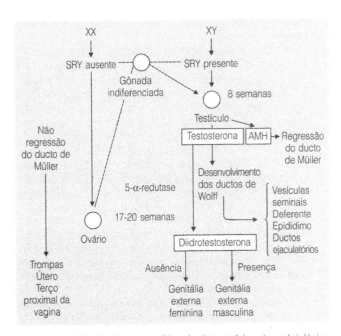

Figura 5.35 – Seqüência esquemática do desenvolvimento embriológico da genitália. AMH = Hormônio antimülleriano.

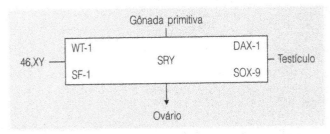

Figura 5.34 – Representação esquemática de alguns genes envolvidos na diferenciação gonadal.

ETIOLOGIA

De acordo com a seqüência embriológica, podemos deduzir os fatores que podem interferir no desenvolvimento normal de uma genitália.

1. Alterações cromossômicas – a perda de parte ou de todo cromossomo sexual ou seu excesso, nas fases iniciais do desenvolvimento embriológico, pode levar a alterações de estruturas genitais internas e/ou externas. Assim, 47,XXY configura a síndrome de Klinefelter que apresenta, entre outras características somáticas, infantilismo genital; 45,X configura a síndrome de Turner com disgenesia ovariana e certos mosaicismos; 45,X/46,XY são freqüentemente encontrados nas disgenesias gonadais mistas, com genitália externa ambígua.

2. Ingestão materna de hormônios sexuais – a ingestão de estrógenos e/ou progestágenos pela mãe, quer como tentativa de abortamento, quer como tentativa de manutenção de uma gravidez ameaçada, ou ainda acidentalmente, pode levar a alterações genitais variáveis no feto, com possibilidade de tornar ambígua sua genitália.
3. Produção materna de hormônios virilizantes – há casos em que a história de ingestão hormonal é negativa, mas a mãe tem uma doença que leva à produção hormonal, com interferência sobre o feto.
4. Hiperplasia congênita de supra-renal – essa é a causa mais freqüente de ambigüidade genital e encaminhamos o leitor ao capítulo correspondente nesta mesma parte.
5. Genitália ambígua associada a malformações de região perineal e de coluna terminal (Fig. 5.36) – nesse caso, a genitália é mais um dentre os órgãos malformados: ânus imperfurado, meningomielocele, teratoma surgindo na região genital, extrofia vesical, agenesia renal etc.
6. Hermafroditismo verdadeiro (Fig. 5.37) – nesse caso, coexistem tecido ovariano e testicular no mesmo indivíduo. Se ambos os tecidos ocorrerem no mesmo órgão, teremos um ovotéstis. Geralmente, o cariótipo é 46,XX, e 90% dos casos apresentam SRY negativo, o que coloca em evidência a possibilidade de outros genes estarem envolvidos na diferenciação de uma gônada bipotencial a testículo. Em nossa casuística de 17 crianças com hermafroditismo verdadeiro, nove apresentaram cariótipo 46,XX e em nenhuma delas encontramos o SRY. Outros cariótipos, como 46,XY e mosaicismos, podem ser detectados em hermafroditismo verdadeiro.
7. Homem XX – é um situação curiosa em que testículos se desenvolvem na ausência do cromossomo Y. A maior parte dos pacientes não apresenta ambigüidade genital mas todos eles são azoospérmicos, de modo que não é usualmente o pediatra ou o endocrinologista pediatra quem faz o diagnóstico, mas os médicos que cuidam de esterilidade. Cerca de 20% dos casos apresentam-se com ambigüidade genital e, aí sim, o diagnóstico precoce pode ser feito. A grande maioria dos casos de homens XX apresentam SRY positivo, explicando a razão por que desenvolvem testículos. Os 20% que são negativos para o SRY deixam novamente a intrigante questão de como um tecido testicular se desenvolve na ausência do indutor da gônada indiferenciada a testículo. Essas formas SRY negativas podem, na verdade, compor um espectro em que em um extremo estão as mulheres normais (46,XX), passam por uma gama de desenvolvimentos ovarianos e testiculares em todo o espectro dos hermafroditas verdadeiros e chegam ao outro extremo em que somente tecido testicular se desenvolve (homem XX).
8. Ação defeituosa – nesse grupo incluímos os defeitos de síntese, os defeitos na conversão periférica de testosterona a DHT e os defeitos de receptores androgênicos (Fig. 5.38). Dentre os defeitos de síntese, também incluímos a anorquia, a disgenesia das células de Leydig e os testículos rudimentares com micropênis, ou seja, a falta de síntese de testosterona ocorre por ausência ou por defeito nas células produtoras de hormônios.

Quando o defeito está no receptor intracelular para testosterona, codificado no braço longo do cromossomo X, distinguimos dois tipos:
a) Insensibilidade androgênica completa – tudo se passa como se não houvesse testosterona (apesar de os níveis séricos serem elevados) e a genitália desenvolve-se externamente para o sexo feminino mas, internamente, o hormônio antimülleriano não permite a diferenciação dos ductos de Müller em trompas, útero e terço proximal de vagina. O desenvolvimento dos ductos de Wolff também está comprometido em virtude dessa resistência à ação da testosterona. As crianças são fenotipicamente meninas mas não terão ovários, nem útero, nem trompas e a vagina terminará em fundo cego, já que a porção proximal não será formada.

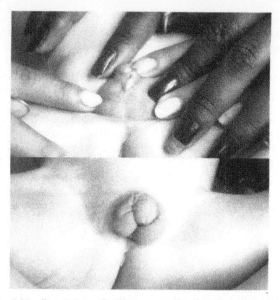

Figura 5.36 – Pseudo-hermafroditismo masculino. Cariótipo 46,XY. Notam-se a fusão do lábio escrotal e a presença de gônadas bilateralmente. Uretra hipospádica na base do pênis. Pront. 4.984 do Instituto da Criança.

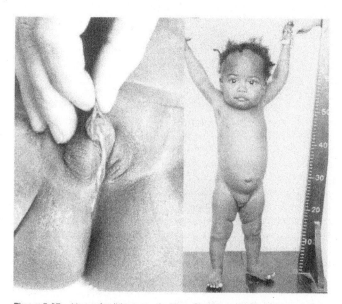

Figura 5.37 – Hermafroditismo verdadeiro. Cariótipo 46,XX. Nota-se a assimetria genital com uretra hipospádica. Pront. 5.247 do Instituto da Criança.

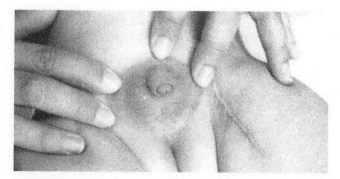

Figura 5.38 – Criança com malformações múltiplas, dentre as quais genitália pouco desenvolvida com bolsa labioescrotal pouco desenvolvida e pênis de pequeno tamanho. Pront. 6.735 do Instituto da Criança.

b) Insensibilidade androgênica incompleta ou parcial – a resposta à testosterona é parcial, acarretando graus variáveis de ambigüidade.
9. Disgenesia gonadal mista (Fig. 5.39) – nesse caso, existe, em geral, um ovário fibroso de um lado ("streak") e um testículo do outro. A genitália externa é ambígua, palpando-se o testículo na hemibolsa escrotal. O cariótipo mais freqüente é 45,X/46,XY, mas outros mosaicismos podem estar presentes.
10. Hipopituitarismo – aqui a genitália é pouco desenvolvida, podendo mesmo ser francamente ambígua devido à deficiência gonadotrófica, dificultando a avaliação correta do sexo, em termos clínicos. As outras manifestações do hipopituitarismo, em geral, permitem o diagnóstico.

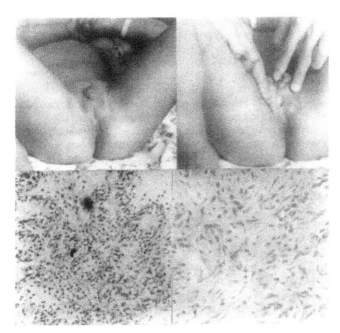

Figura 5.39 – Disgenesia gonadal mista. Nota-se ambigüidade genital com orifício uretral na região perineal. Embaixo, os quadros histológicos; à esquerda, aspecto de testículo, e à direita, banda fibrosa ("streak"). Pront. 2035815-K do Instituto da Criança.

DIAGNÓSTICO

É no berçário que a ambigüidade genital deve ser detectada e a definição do sexo da criança deve ser buscada sempre com base em um diagnóstico etiológico.

DIAGNÓSTICO CLÍNICO

A história deve conter dados referentes à gestação, principalmente em relação à ingestão de drogas pela mãe, à presença de consangüinidade e casos semelhantes na família, em vista de muitas etiologias terem herança genética conhecida. Os defeitos de receptores androgênicos são transmitidos por herança ligada ao X, enquanto os defeitos de síntese de adrenal, responsáveis pelas hiperplasias adrenais congênitas, são autossômicos recessivos.

Ao exame físico, deveremos tentar a identificação das estruturas presentes. Existe gônada palpável? É simétrica? Lembramos que uma gônada palpável em bolsa labioescrotal ou é testículo ou é ovotéstis, já que o ovário não desce a essa região, salvo através de uma hérnia inguinal.

Por onde a criança urina? Há um orifício único ou o orifício uretral é separado do vaginal? A presença de um orifício único por onde a criança urina pode ser evidência de seio urogenital.

Se houver hipospadia, será simplesmente uma falta de invaginação do epitélio da glande e, nesse caso, nenhuma outra alteração será identificada ou estamos diante de uma virilização incompleta de genitália feminina?

Vê-se portanto que, ao exame clínico, ficamos sempre na dúvida se estamos diante de uma menina virilizada ou de um menino incompletamente masculinizado e, nesse momento, necessitamos do auxílio do laboratório.

DIAGNÓSTICO LABORATORIAL

Temos optado por iniciar a investigação de uma ambigüidade genital pelo cariótipo que, de certa forma, reproduz o início da programação dessa criança em termos de diferenciação sexual. Atualmente, com as técnicas citogenéticas e de biologia molecular disponíveis, não há lugar para a cromatina sexual, que se tornou um exame excessivamente rudimentar para a avaliação de uma situação tão complexa.

A avaliação hormonal tenta excluir defeitos de síntese de testosterona e detecta uma das mais freqüentes etiologias de ambigüidade genital, que são as hiperplasias adrenais congênitas. Quando estamos diante das formas clássicas, perdedoras de sal, a presença de uma ambigüidade genital com alterações eletrolíticas compatíveis com insuficiência mineralocorticóide (sódio sérico baixo e potássio elevado), praticamente temos o diagnóstico sem a necessidade da dosagem de precursores hormonais. É evidente que, sempre que disponível, a dosagem de precursores hormonais e a realização do cariótipo nos dão segurança maior em termos de diagnóstico e da proposta terapêutica.

Os exames de imagem podem nos auxiliar no diagnóstico, mostrando que tipo de estrutura interna está desenvolvida, mas nenhum método de imagem é suficientemente preciso para distinguir um tecido ovariano de um tecido testicular, de modo que o exame histológico da gônada é imperativo para que se faça um diagnóstico de disgenesia gonadal mista, hermafroditismo verdadeiro ou homem XX.

O esquema apresentado na figura 5.40 constitui um roteiro diagnóstico para a genitália ambígua.

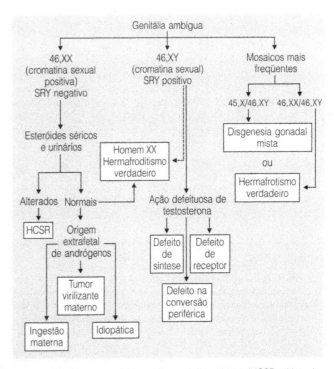

Figura 5.40 – Roteiro diagnóstico para genitália ambígua (HCSR = hiperplasia congênita de supra-renal).

TRATAMENTO

O tratamento de uma genitália ambígua, como todo tratamento médico, depende do diagnóstico, mas aqui há um detalhe de enorme importância: nem sempre a solução oferecida pelo diagnóstico etiológico é a melhor solução para o indivíduo. Isso porque, nos casos em que a criança foi socialmente educada em determinado sexo, esse assume um papel de grande importância e, em geral, ele prevalece sobre os sexos genético, gonadal e anatômico.

Por exemplo, uma criança educada no sexo masculino até os 5 anos de idade, portadora de hiperplasia congênita de supra-renal com defeito de P450C21 (21-hidroxilase), teria, do ponto de vista de seu diagnóstico, todas as condições de ser "corrigida" para o sexo feminino, podendo ter vida sexual ativa e ser fértil; no entanto, o fato de ter sido educada como menino dificilmente permitirá essa mudança de sexo, sob pena de sérios conflitos emocionais, colocando em risco sua integridade psíquica.

Lembramos que os casos diagnosticados e tratados tardiamente são sempre ruins e os resultados estão sempre sujeitos a críticas. A grande arma para a solução adequada de uma genitália ambígua é seu diagnóstico e tratamento precoces.

PROGNÓSTICO

Está na dependência direta do diagnóstico precoce, principalmente nos casos de HCSR, podendo-se integrar completamente a criança ao seu contexto social, sem traumas profundos tanto para a criança quanto para a família. No entanto, os casos diagnosticados tardiamente são de difícil solução e muitas vezes a conduta tomada é a "menos ruim" e não a melhor para o futuro biopsicossocial do paciente.

BIBLIOGRAFIA

1. ALBRICHT, F. et al. – Pseudohypoparathyroidism. An example of Seabright-Bantan syndrome. Report of three cases. *Endocrinology* 30:922, 1942. 2. AUBERT, M.L.; GRUMBACH, M.M. & KAPLAN, S.L. – The ontogenesis of human fetal hormones. IV – Somatostatin, luteinizing hormone releasing factor, and thyrotropin releasing factor in hypothalamus and cerebral cortex of human fetuses 10-22 weeks of age. *J. Clin. Endocrinol. Metab.* 44:1130, 1977. 3. BARBAUX, S. et al. – Le point sur le déterminisme du sexe chez les mammifères. *M/S* 4:529, 1995. 4. BAXTER, J.D. & FUNDER, J.W. – Hormone receptors. *N. Engl. J. Med.* 301:1149, 1979. 5. BIERICH, J.R. – Disorders of puberty. *Clin. Endocrinol. Metab.* 4:3, 1975. 6. CHAMBERS, T.J. et al. – The effect of calcium regulating hormones and prostaglandins on bone resorption by osteoclasts disaggregated from neonatal rabbit bones. *Endocrinology* 116:234, 1985. 7. CHASE, L.R. & AURBACH, G.D. – Parathyroid function and the renal excretion of 3',5' adenylic acid. *Proc. Natl. Acad. Sci.* 58:518, 1967. 8. CHASE, L.R.; MELSON G.L. & AURBACH, G.D. – Pseudohypoparathyroidism: defective excretion of 3'5-AMP in response to parathyroid hormone. *J. Clin. Invest.* 48:832, 1969. 9. COPELLI, S.B. et al. – Molecular analysis of sex determination in sex-reversed ant true hermaphroditism. *Braz. J. Med. Biol. Res.* 29:743, 1996. 10. CZERNICHOW, P. et al. – Diabetes Insipidus in children. *Acta Paediatr. Scand Suppl.* 277:64, 1979. 11. DAMIANI, D. et al. – Investigation of the ZFY gene in XX true hermaphroditism and Swyer syndrome. *Hum. Genet.* 85:85 1990. 12. DAMIANI, D.; DICHTCHEKENIAN, V. & SETIAN, N. – Papel do cromossomo Y na diferenciação gonadal. *Arq. Bras. Endocrinol. Metab.* 39/2:116, 1995. 13. DAMIANI, D. et al. – True hermaphroditism: clinical aspects and molecular studies in 16 cases. *Eur. J. Endocrinol.* 136:201, 1997. 14. D'AMOUR, P. et al. – The modification of circulating parathyroid hormone immunoheterogeneity in man by ionized calcium concentration. *J. Clin. Endocrinol. Metab.* 74:525, 1992. 15. DELLA MANNA, T. – Telarca Precoce: Identificação de dados clínicos e laboratoriais preditivos na evolução para a puberdade precoce. São Paulo, 1996. 95p. Dissertação (Mestrado) – Faculdade de Medicina da Universidade de São Paulo. 16. FISHER, D.A. – Advances in the laboratory diagnosis of thyroid disease. Part I. *J. Pediatr.* 82:1, 1973. 17. FISHER, D.A. – Advances in the laboratory diagnosis of thyroid disease. Part II. *J. Pediatr.* 82:187, 1973. 18. GIRGIS, R. & WINTER, J.S.D. – The effects of glucocorticoid replacement therapy on growth, bone mineral density, and bone turnover markers in children with congenital adrenal hyperplasia. *J. Endocrinol. Metab.* 82:3926, 1997. 19. HOLCOMBE, J.H.; BRUCE, S.K. & CLYTON, G.W. – Plasma 17 alfa-hydroxyprogesterone and aldosterone concentrations in infants and children with congenital adrenal huperplasia – the role of salt-losing hormones in salt wasting. *J. Pediatr.* 98-573, 1981. 20. HUGHES, J.A. – Sex differentiation: clinical and biological aspects. *Front. Endocrinol.* 20:1996. 21. JAASKILAINEN, J. & VOUTILAINEN, R. – Growth of patients with 21-hydroxylase deficiency: an analysis of the factors influencing adult height. *Pediatr. Res.* 41:30, 1997. 22. JENKINS, J.S. – The hypothalamus. *Br. Med. J.* 2:99, 1972. 23. KAPLAN, S.L.; GRUMBACH, M.M. & AUBERT, M.L. – The ontogenesis of pituitary and hypothalamic factors in the human fetus: maturation of central nervous system regulation of anterior pituitary function. *Recent Prog. Horm. Res.* 32:161, 1976. 24. KELLEY, V.C. ed. – *Metabolic. Endocrine and Genetic Disorders of Children.* Maryland, Harper & Row, 1974. 25. LEE, P.A. – Laboratory monitoring of children with precocious puberty. *Arch. Pediatr. Adolesc. Med.*, 148:369, 1994. 26. LIPPE, B.M. – Ambiguous genitalia and pseudohermanaphroditism. *Pediatr. Clin. North Am.* 26:91, 1979. 27. SLOVIK, A.M. et al. – Renal, 1,25-dihydroxyvitamin D, phosphaturic and cyclic-AMP responses to intravenous synthetic human parathyroid hormone (1-34) administration in normal subjects. *Clin. Endocrinol.* 20:369, 1984. 28. Mc SHEEHY, P.M. & CHAMBERS, T.J. – Osteoblastic cells mediate osteoclastic responsiveness to parathyroid hormone. *Endocrinology* 118:824, 1986. 29. MARSHALL, W.A. & TANNER, J.M. – Variations in pattern of pubertal changes in girls. *Arch. Dis. Child.* 44:291, 1969. 30. MERIMEE, T.J. & RABINOWITZ, D. – Isolated human growth hormone deficiency and related disorders. *Is. J. Med. Scien.* 10:7, 1974. 31. MILUNSKY, A. & TULCHINSKY, D. – Prenatal diagnosis of congenital adrenal hyperplasia due to 21-hydroxylase deficiency. *Pediatrics* 59:768, 1977. 32. NUSYNOWITZ, M.L.; FRAME, B. & KOLB, F.O. – The spectrum of the hypoparathyroid states – a classification based of physiologic principles. *Medicine* 55:105, 1976. 33. OERTER, K.E. et al. – Gonadotropin secretory dynamics during puberty in normal girls and boys. *J. Clin. Endocrinol. Metab.* 71:1251, 1990. 34. PASQUINO, A.M. et al. – Progression of premature thelarche to central precocious puberty. *J. Pediatr.* 126:11, 1995. 35. PETITO, C.K.; DeGIROLAMI, U. & EARLE, K.M. – Craniopharyngioms. A clinical and pathological review. *Cancer* 37:1944, 1976. 36. PRADER, A. – Delayed adolescence. *Clin. Endocrinol.* 4:143, 1975. 37. ROSENFIELD, R.L. – Normal and almost normal precocious variations in pubertal development premature pubarche and premature thelarche revisited. *Horm. Res.* 41:7, 1994. 38. SETIAN, N. – Puberdade precoce na menina. In Setian, N. ed. *Endocrinologia Pediátrica.* São Paulo, Sarvier, 1989, p. 383. 39. SETIAN, N.; COLLI, S. & MARCONDES, E., coords. – *Adolescência.* São Paulo, Sarvier, 1979. 40. SETIAN, N.; BARBIERI, D.; QUARENTEI, G.; D'AGOSTINO, G. & DAMIANI, D. – Hipertireoidismo na infância: a propósito de um caso. *Pediat. (S. Paulo)* 1:69, 1979. 41. SETIAN, N.; DAMIANI, D.; HALSMAN, M.; GONZALEZ, C.H.; CARNEIRO, M.M.S. & DICHTCHE KENIAN, V. – Endocrinopatias e doenças auto-imunes. *Pediat. (S. Paulo),* 2:271, 1980. 42. STANHOPE, R. & BROOK, C.C.D. – Thelarche variant: a new syndrome of precocious sexual maturation? *Arch Endocrinol (Copenh)* 123:481, 1990. 43. TANNER, J.M. et al. – Effect of human growth hormone treatment for 1 to 7 years on growth of 100 children, with growth hormone deficiency, low birthweight, inherited smallness. Turner's syndrome, and other complaints. *Arch. Dis. Childh.* 46:745, 1971. 44. THOMSETT, M.J. et al. – Endocrine and neurologic outcome in childhood craniopharyngloma: review of effect of treatment in 42 patients. *J. Pediatr.* 97:728, 1980. 45. TOLKSDORF, M. – Klinefelter's and Turner's syndrome in childhood. *Helv. Paediatr. Acta* 34(Suppl):137, 1979. 46. URBAN, M.D.; LEE, P.A. & MIGEON, C.J. – Adult height and fertility. In men with congenital virilizing adrenal hyperplasia. *N. Engl. J. Med.* 299:1392, 1978. 47. VAN WINTER, J.T. et al. – Natural history of premature thelarche in olmsted County, Minnesota, 1940 to 1984. *J. Pediatr.* 116:278, 1990. 48. WAALER, P.E. – Endocrinological studies in undescended testes. *Acta Paediatr. Scand.* 65:559, 1976. 49. WEIN BERG, J.A. et al. – Inappropriate secretion of antidiuretic hormone in a premature infant. *J. Pediatr.* 90:111, 1977. 50. WILKINS, I. – *The Diagnosis and Treatment of Endocrine Disorders in Childhood and Adolescence.* 3rd. ed., Springfield, Charles C. Thomas, 1965. 51. WILSON, J.D. & GOLDSTEINS, J.L. – Classifications of hereditary disorders of sexual development. *Birth Detects* 11:1, 1975. 52. WURTMAN, R.J. & MOSKOWITZ, M.A. – The pineal organ. *N. Engl. J. Med.* 296:1329, 1977. 53. ZACHMANN, M. – Evaluation of gonadal function in childhood and adolescence. *Helv. Paediatr. Acta.* 34(Suppl.):53, 1974.

Sexta Parte

Oftalmologia

coordenador

Luís Carlos Ferreira de Sá

colaboradores

Carlos Eduardo Hirata

Danilo Sone Soriano

Luís Carlos Ferreira de Sá

Samir Jacob Bechara

Suzana Matayoshi

Vital Paulino Costa

1. Desenvolvimento Visual e Exame Oftalmológico pelo Pediatra

LUÍS CARLOS FERREIRA DE SÁ

EMBRIOLOGIA

O olho começa a se desenvolver ao final da terceira semana de gestação, quando surge o primórdio óptico. Nessa ocasião, com o fechamento do tubo neural, forma-se a vesícula óptica que dará origem ao globo ocular propriamente dito. A vesícula óptica é composta por duas camadas, uma interna e outra mais externa, sendo que ambas serão responsáveis pelo desenvolvimento da retina. Por ocasião do quarto mês de gestação começam a surgir, a partir do nervo óptico, vasos sangüíneos que irão nutrir a porção mais interna da retina. Esses vasos sangüíneos primordiais, por meio de um processo de migração, canalização e recanalização, atingem a periferia da retina e completam o seu desenvolvimento ao redor do nono mês. O ectoderma do disco embrionário está relacionado com o desenvolvimento do epitélio da pele das pálpebras, conjuntiva, córnea, cílios, glândulas palpebrais, glândula lacrimal e vias lacrimais, enquanto células mesenquimais darão origem às pálpebras. As pálpebras durante o desenvolvimento permanecem fundidas até o final do quinto mês de gestação, quando então começa a haver a separação entre a pálpebra superior e a inferior. Ao nascimento, o diâmetro ântero-posterior do globo ocular tem 70% do tamanho do olho adulto, aproximadamente 17mm, enquanto o volume é de apenas 50% do volume do olho adulto. As estruturas anteriores, isto é, córnea, cristalino e íris, estão mais desenvolvidas que o segmento posterior do olho, o maior responsável pelo crescimento do olho. Além do crescimento do globo ocular, é importante considerar que o sistema nervoso e a porção cortical da visão irão se desenvolver mais após o nascimento; a mielinização das vias ópticas não está completa antes dos 2 anos de idade. O controle dos movimentos oculares é influenciado pelo desenvolvimento de estruturas supranucleares como cerebelo, ponte, mesencéfalo e sistema vestibular.

DESENVOLVIMENTO VISUAL NO LACTENTE E NA INFÂNCIA

Ao contrário do que se pensa, embora o sistema visual não esteja totalmente desenvolvido ao nascimento, o recém-nascido é capaz de enxergar, mas com capacidade menor que 10% da visão do adulto. Nas primeiras semanas de vida a criança ainda não desenvolveu o reflexo de fixação, isto é, o sistema oculomotor da criança não permite que ela consiga olhar e acompanhar os objetos de seu interesse. Nesse período, pode haver ocasionalmente movimentos oculares anômalos, estrabismos transitórios ou desvio tônico do olhar para baixo ("sunsetting"), comum em crianças que apresentam hidrocefalia.

Clinicamente é possível avaliar o desenvolvimento visual da criança por meio da observação do comportamento visual que ela apresenta. Entre o segundo e o terceiro mês de vida, a criança desenvolve o reflexo de fixação e começa a olhar e acompanhar os objetos de seu interesse. Por volta do quarto mês, ela deve alcançar e segurar o objeto. Entre 6 e 8 meses, ela é capaz de transferir objetos de uma mão para outra. Após 1 ano de idade, a criança pode começar a rabiscar com uma caneta e apontar para objetos.

A acuidade visual de uma criança na fase pré-verbal pode ser quantificada por meio de métodos como nistagmo optocinético, olhar preferencial/cartões de Teller e potencial evocado visual. O método do nistagmo optocinético, bem como o olhar preferencial/cartões de Teller (Fig. 6.1), baseia-se no fato de a criança preferir olhar para objetos com padrão de grades em vez de um padrão homogêneo.

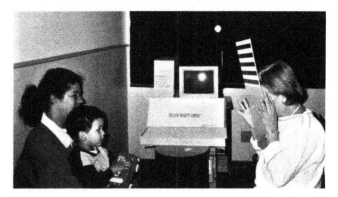

Figura 6.1 – Método de medida de acuidade visual por meio dos cartões de Teller para crianças na fase pré-verbal (cortesia da ortoptista Silvia Palmieri).

Nesses métodos, apresentam-se estímulos com diferentes padrões de listras e observa-se qual é o menor estímulo (faixas mais finas) que a criança consegue observar. A partir desse valor mínimo, é possível relacionar com a visão esperada para a idade, além de verificar diferenças significativas de acuidade visual entre os dois olhos. No potencial evocado visual, são utilizados estímulos como "flash" de luz ou televisão com padrões semelhantes ao tabuleiro de xadrez. Por meio de eletrodos colocados na região occipital da criança (onde está o córtex visual), detecta-se a onda gerada, à semelhança do eletrocardiograma. Essa onda pode ser avaliada com relação à sua amplitude e latência, correlacionando-se com a acuidade visual da criança. Dependendo do tipo de teste aplicado, observa-se que a acuidade visual da criança atinge os níveis próximos ao do adulto por volta dos 2 anos de idade.

EXAME OFTALMOLÓGICO PELO PEDIATRA

O primeiro exame oftalmológico deve ser realizado pelo pediatra, antes de a criança receber alta, ainda na maternidade. Nesse exame, são observados o aspecto externo das pálpebras e do globo ocular propriamente dito. Estrabismo ocasional pode ocorrer nessa fase, já que o reflexo de fixação ainda não se desenvolveu (ver anteriormente), porém um estrabismo fixo é sinal de anormalidade. Deve-se observar o brilho e o diâmetro das córneas (ao nascimento, o diâmetro corneano mede aproximadamente 10mm); alterações de brilho ou tamanho podem ser sinais de anomalias como glaucoma, infecção congênita ou malformação ocular. A coloração dos olhos, a forma e o tamanho das pupilas, bem como a presença de simetria entre os dois olhos devem ser verificados. Qualquer assimetria entre os dois olhos deve ser motivo para avaliação do especialista.

A avaliação do reflexo vermelho pupilar é uma das etapas mais importantes do exame oftalmológico pelo pediatra. Utilizando-se um oftalmoscópio direto, incide-se seu foco de luz pela pupila do recém-nascido (não precisa estar dilatada) e observa-se a presença de um reflexo avermelhado. Esse reflexo corresponde à luz que atinge a retina no fundo de olho e reflete-se. Qualquer opacidade dos meios entre a córnea e a retina provocará uma alteração desse reflexo vermelho (Figs. 6.2 e 6.3). Alterações no reflexo vermelho significam que o eixo visual não está livre, podendo ser um sinal de catarata congênita ou alterações vítreo-retinianas, como descolamento de retina ou até tumores como o retinoblastoma.

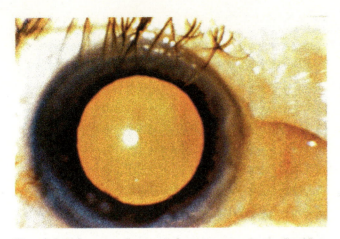

Figura 6.2 – Reflexo vermelho normal, observa-se que o eixo visual está livre, não havendo opacidades dos meios na córnea, cristalino ou no humor vítreo.

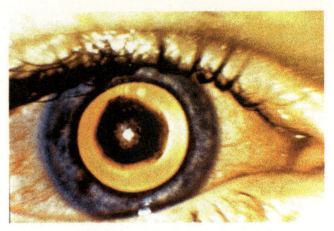

Figura 6.3 – Reflexo vermelho anormal, observa-se que existe uma opacidade central, correspondendo a uma catarata congênita.

As crianças prematuras, especialmente aquelas com peso de nascimento inferior a 1,5kg ou com idade gestacional menor que 30 semanas, devem ser avaliadas entre a quarta e a sexta semana de vida para a pesquisa de retinopatia da prematuridade.

Uma vez realizado o exame inicial pelo pediatra e não havendo alterações, a criança deverá ter a sua acuidade visual medida por volta dos 3 anos de idade. Essa medida da acuidade visual poderá ser realizada pelo pediatra ou por um oftalmologista. Nessa idade é importante a verificação do alinhamento correto dos olhos. Qualquer suspeita de desvio ocular (estrabismo) deve ser motivo para uma avaliação especializada, independentemente da idade da criança. Após a avaliação dos 3 anos de idade, a acuidade visual da criança deve ser reavaliada a cada dois ou três anos, até aproximadamente os 10 anos de idade.

BIBLIOGRAFIA

1. ISEMBER, S.J. – *The Eye in Infancy*. 2nd ed., St. Louis, Mosby, 1994. 2. REINECKE, R.D. – Exame oftalmológico de lactentes e crianças pelo pediatra. **In** Nelson, L.B. *Clínicas Pediátricas da América do Norte*. Rio de Janeiro, Interamericana, 1983, p. 1071.

2 Doenças Externas

SAMIR JACOB BECHARA

ANOMALIAS CONGÊNITAS

DISGENESIA MESODÉRMICA DO SEGMENTO ANTERIOR OU SÍNDROME DE CLIVAGEM DA CÂMARA ANTERIOR

Inclui diversas anomalias da córnea e íris que podem ocorrer isoladamente ou em diferentes combinações. O embriotoxo posterior, anomalia de Axenfeld, anomalia de Rieger e anomalia de Peters são alterações que ocorrem geralmente na porção central (anomalia de Peters) ou periférica da córnea e caracterizam-se por espessamento da linha de Schwalbe, alterações da íris (prolongamentos e atrofia do estroma anterior) e leucoma corneano. Podem ter caráter genético (geralmente autossômico dominante), ser uma manifestação isolada ou fazer parte de síndrome. Pacientes com essas anomalias apresentam risco maior de desenvolver aumento da pressão intra-ocular (glaucoma, ver capítulo especial).

DEFEITOS DE TAMANHO E FORMA DA CÓRNEA

Megalocórnea – o diâmetro corneano horizontal no recém-nascido mede cerca de 10mm e atinge a dimensão média do adulto de 11,75mm por volta dos 2 anos de idade. Denomina-se megalocórnea quando esse diâmetro ultrapassa 12mm no recém-nascido ou 13mm no adulto. Na infância é fundamental a medida da pressão intra-ocular em casos de megalocórnea, pois é freqüente a associação com glaucoma congênito.

Microcórnea – quando o diâmetro corneano horizontal é menor ou igual a 10mm. Pacientes com microcórnea apresentam com freqüência outras anomalias como catarata, alterações de íris e retina. Nesses casos, o globo ocular geralmente também apresenta diâmetro anterior menor, recebendo o nome de microftalmo.

Ceratoglobo – associado em geral à síndrome de Ehler-Danlos (hiperextensibilidade articular, hipoacusia e "esclera azul"), com o globo ocular apresentando afilamento difuso e protrusão corneana.

ESCLEROCÓRNEA

O estroma corneano é substituído por um tecido semelhante à esclera, com opacidades periféricas, centrais ou difusas. O aspecto da córnea assemelha-se à esclera, sendo atravessada por vasos sangüíneos superficiais.

INFLAMAÇÕES

CONJUNTIVITES

Oftalmia neonatal – é a conjuntivite que ocorre nos primeiros 28 dias de vida. A causa pode ser irritativa (colírio de nitrato de prata a 1%, método de Credé) ou infecciosa (contaminação com secreção vaginal durante a passagem pelo canal de parto). O tempo de aparecimento dos primeiros sinais da conjuntivite varia de acordo com o agente etiológico, mas esse não é um parâmetro seguro para fazer o diagnóstico. Geralmente a irritação pelo nitrato de prata ocorre dentro dos dois primeiros dias; a infecção gonocócica, até o terceiro dia; a estafilocócica e a herpética, entre três e cinco dias; e a clamidiana, após uma semana. O diagnóstico etiológico da conjuntivite neonatal é laboratorial, isto é, deve ser sempre colhido material para coloração de Gram (afastar conjuntivite gonocócica) e para pesquisa de *Chlamydia* (imunofluorescência), além da cultura.

Conjuntivite bacteriana aguda – os agentes bacterianos mais freqüentes da conjuntivite aguda em crianças são: *Haemophilus influenzae, Streptococcus pneumoniae, Corynebacterium* sp., *M. catarrhalis, S. epidermidis*, entre outros. O quadro clínico agudo, uni ou bilateral, varia de acordo com a gravidade da conjuntivite. Os principais sinais são edema palpebral, secreção muco/purulenta, hiperemia conjuntival, quemose e ausência de linfadenopatia pré-auricular. A conjuntivite por *Haemophilus influenzae* é a causa mais comum de conjuntivite bacteriana aguda em criança, com mais de 60% dos casos, podendo estar associada à otite média recorrente. A conjuntivite pelo *Streptococcus pneumoniae* também é freqüente, constituindo mais de 20% dos casos. O tratamento da conjuntivite bacteriana deve ser feito com higiene local (soro fisiológico), compressas frias e colírio de antibióticos de largo espectro, como a ciprofloxacina.

Conjuntivite adenoviral – nos estágios iniciais, a conjuntivite adenoviral pode ser indistinguível da bacteriana, começando em um dos olhos e comprometendo o olho contralateral em uma semana. Na criança, manifesta-se como conjuntivite folicular, acompanhada de linfadenopatia pré-auricular. A contaminação pelo adenovírus faz-se por via direta. O período de incubação é de 5 a 10 dias e o quadro clínico apresenta secreção muco/aquosa, hiperemia, quemose, hemorragias subconjuntivais e folículos na conjuntiva tarsal. Pode ocorrer ceratopatia subepitelial mais tardia. Há três apresentações clínicas: conjuntivite folicular aguda, febre faringoconjuntival e ceratoconjuntivite epidêmica.

A *conjuntivite folicular aguda* restringe-se ao olho, com discreto envolvimento do epitélio corneano e de resolução rápida. A *febre faringoconjuntival* tem evolução rápida, acompanha-se de faringite, febre, cefaléia, tosse, mialgias e náuseas. Já a *ceratoconjuntivite epidêmica* pode ser grave, com formação de conjuntivite membranosa, faringite, otite, vômitos e diarréia. O tratamento consiste em aliviar os sintomas de ardor e sensação de corpo estranho por meio de colírios adstringentes ou de lágrimas artificiais. O uso cauteloso de colírio de corticóide está indicado exclusivamente quando existe infiltração corneana subepitelial grave ou formação de membranas.

Conjuntivite atópica e ceratoconjuntivite primaveril – de mecanismo alérgico, é mais comum em meninos, freqüente na primeira década e com remissões e exacerbações. Além das papilas gigantes na conjuntiva tarsal superior, podem ocorrer secreção conjuntival rica em eosinófilos, infiltrados límbicos (nódulos de Trantas), hiperemia conjuntival difusa e ceratite epitelial punctata. Por vezes, o traumatismo causado pelo movimento das papilas sobre a córnea pode provocar úlceras não infecciosas. O paciente queixa-se, em geral, de desconforto ocular, ardor e fotofobia. O tratamento consiste em medidas sintomáticas gerais, incluindo compressas frias, colírios de vasoconstritores e anti-histamínicos. Nos casos mais graves indicam-se os esteróides tópicos por breves períodos.

CERATITES

Úlceras bacterianas – os agentes etiológicos são semelhantes aos dos adultos, destacando-se estafilococos, estreptococos, *Pseudomonas* sp., *Klebsiella* sp. e *Moraxelia* sp. Devido à gravidade das lesões que produzem, devem ser destacadas a *Pseudomonas aeruginosa* e a *Neisseria gonorrhoeae*. A *Pseudomonas aeruginosa*, bacilo gram-negativo, pode, em 24 a 48 horas, provocar extensa destruição do estroma corneano, descemetocele e perfuração. A *Neisseria gonorrhoeae*, coco gram-negativo, produz intensa conjuntivite purulenta aguda, que pode evoluir em horas para perfuração corneana. O tratamento das úlceras bacterianas deve ser iniciado imediatamente após a colheita do material para exame laboratorial. Devem-se utilizar colírios de antibióticos em concentrações elevadas de hora em hora. Nos processos mais graves são úteis injeções subconjuntivais de antibióticos uma a duas vezes ao dia. Até que se obtenham os resultados dos exames laboratoriais, emprega-se uma associação de antibióticos de largo espectro, a fim de se cobrirem os agentes etiológicos mais comuns. A combinação de antibióticos mais utilizada consiste em: colírios de gentamicina 20mg ou tobramicina 15mg/ml + cefaloridina 32g/ml.

Úlceras virais – o herpes simples é a principal causa de ceratite viral em crianças. Apresenta na fase primária lesões epiteliais dendríticas. Já nas recorrências pode ser mais grave, com extensas ceratites estromais. O tratamento da lesão epitelial dendrítica é feito com agentes antivirais específicos, como iododeoxiuridina, trifluorotimidina ou aciclovir. Nas ceratites estromais, pode-se complementar o tratamento com esteróides tópicos e cicloplégicos. Esclerite e episclerite são raramente observadas. O tratamento dos casos mais graves, com edema corneano e uveíte anterior, é semelhante ao dos adultos e consiste em antibióticos profiláticos, cicloplégicos e esteróides tópicos.

Ceratoconjuntivite flictenular – caracteriza-se pela presença de um folículo elevado no limbo, cercado por intensa hiperemia conjuntival. A causa específica da conjuntivite flictenular não é conhecida, mas é freqüente a associação com blefaroconjuntivite crônica estafilocócica. Observa-se rápida melhora com o uso de esteróides tópicos.

Eritema multiforme (síndrome de Stevens-Johnson) – o eritema multiforme, reação grave de hipersensibilidade, em geral ocorre após o uso de sulfonamidas ou antibióticos sistêmicos em crianças e adultos jovens. Apresenta lesões vesiculares e bolhosas em pele e mucosas, incluindo a conjuntiva. Após a fase aguda surgem lesões cicatriciais na córnea e conjuntiva, com formação de simbléfaro (união das conjuntivas bulbar/tarsal). Na fase aguda o tratamento visa desfazer e prevenir as aderências conjuntivais e evitar infecção secundária. Na fase cicatricial o tratamento consiste no uso de lágrimas artificiais e eventualmente lente de contato terapêutica.

DISTROFIAS

As distrofias são afecções hereditárias da córnea, de etiologia desconhecida, geralmente bilaterais, manifestando-se ocasionalmente ao nascimento e mais comum durante a primeira ou segunda década. Predominam na córnea central, não são vascularizadas nem apresentam sinais e sintomas inflamatórios. O tipo de herança mais comum é a autossômica dominante.

Ceratocone – é a distrofia corneana de maior importância clínica. Caracteriza-se por ectasia corneana em forma de cone, afilamento e cicatrização (Fig. 6.4), resultando em perda progressiva de visão, devido ao

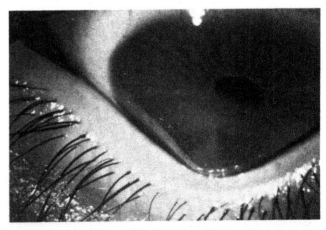

Figura 6.4 – Ceratocone. Observa-se ectasia da córnea, com presença de opacidade discreta, chegando a abaular a pálpebra inferior (sinal de Munson).

astigmatismo irregular. À medida que progride, observam-se estrias verticais no estroma profundo, afilamento axial e aumento da curvatura central da córnea. Por vezes a rotura da membrana de Descemet resulta em intenso edema estromal, com dor e baixa acuidade visual (ceratocone agudo). O tratamento do ceratocone consiste na correção do erro refracional com óculos ou lentes de contato. Quando essas medidas não compensam satisfatoriamente o astigmatismo irregular, indica-se a ceratoplastia penetrante (transplante de córnea), com excelente prognóstico.

BIBLIOGRAFIA

1. FRIENDLY, D.S. – Oftalmia neonatal. In Nelson, L.B. *Oftalmologia Pediátrica.* Clínicas Pediátricas da América do Norte, Rio de Janeiro, Interamericana, 1983, p. 1111. 2. LAIBSON, P.R. & WARING, G.O. – Diseases of the corena. In Harley, R.D. *Pediatric Ophthalmology.* Philadelphia, Saunders, 2nd ed., 1983, p. 456. 3. KARA-JOSÉ, N.; BECHARA, S.J. & BONATTI, J.A. – Doenças da córnea. In Dantas, A.M. *Oftalmologia Pediátrica.* Rio de Janeiro, Editora Cultura Médica, 1996, p. 169.

3 Vias Lacrimais e Alterações Palpebrais

SUZANA MATAYOSHI

VIAS LACRIMAIS

Na criança as doenças de vias lacrimais são de origem congênita na maioria das vezes. Para compreender tais doenças é necessário entender alguns aspectos da anatomia da região.

ANATOMIA SIMPLIFICADA

A lágrima constitui uma camada líquida sobre a superfície ocular, chamada filme de lacrimal e com função lubrificante, óptica, nutritiva e protetora. A lágrima é constituída por três camadas (mucosa, aquosa e lipídica). A camada principal aquosa é produzida pelas glândulas lacrimais principal e acessórias. Parte da lágrima se evapora naturalmente e cerca de 85% é drenada pela via lacrimal até o nariz. A via de drenagem lacrimal é constituída por canais que se iniciam nos chamados pontos lacrimais (pequenas aberturas dos canalículos lacrimais na porção interna das pálpebras) que por sua vez se juntam formando o canalículo comum que desemboca no saco lacrimal. Durante o processo de piscar, a lágrima acumulada no saco lacrimal é drenada através do ducto lacrimonasal (DLN) para o meato inferior do nariz (Fig. 6.5).

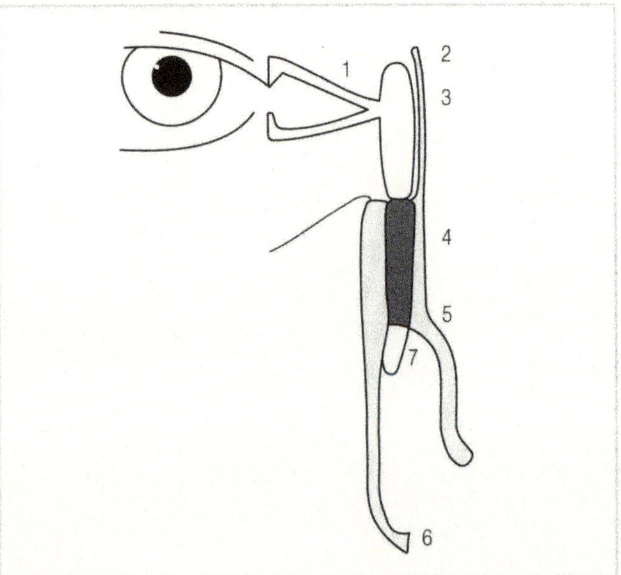

Embriologicamente, a via excretora lacrimal é formada pela invaginação ectodérmica a partir da conjuntiva cercada por mesoderme. Esse cordão que se estende dos canalículos ao ducto lacrimonasal começa a se canalizar por volta da oitava semana, de cima para baixo, até 8 a 9 meses de vida, com o rompimento natural da membrana de Hasner, na cavidade nasal.

OBSTRUÇÃO CONGÊNITA DO DUCTO LACRIMONASAL

A obstrução congênita do ducto lacrimonasal (OCDLN) é o problema lacrimal mais comum na criança. Como foi exposto anteriormente, o processo de canalização da via lacrimal tem um papel fundamental na gênese da doença. Até 52% das crianças apresentam OCDLN unilateral ou bilateral no primeiro mês de vida, mas só é sintomática em 5% das crianças. A patência do DLN resolve espontaneamente até os 13 meses de vida em até 90% dos casos. Clinicamente, a OCDLN pode manifestar-se de cinco formas:

1. **Obstrução simples** – o paciente mostra aumento do menisco lacimal (aspecto de choro) e epífora (lacrimejamento). Pode haver secreção na vigência de infecção. A intensidade e a coloração da secreção são variáveis. Os cílios apresentam-se grudados, com secreção (Fig. 6.6).
2. **Dacriocistite crônica** – o paciente apresenta dilatação do saco lacrimal, facilmente perceptível, como um abaulamento da região. A expressão digital faz com que haja refluxo de secreção pelos pontos lacrimais.

Figura 6.5 – Anatomia da via lacrimal. Sistema de drenagem da via lacrimal. 1 = canalículo; 2 = fundo de saco; 3 = corpo do saco lacrimal; 4 = porção intra-óssea; 5 = ducto lacrimonasal; 6 = meato inferior; 7 = porção meatal.

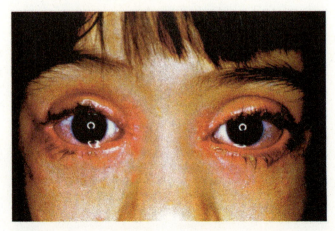

Figura 6.6 – *Criança com síndrome de Down e obstrução bilateral de vias* lacrimais.

3. **Dacriocistite aguda** – é mais rara. A região do saco lacrimal apresenta-se hiperemiada, endurecida e dolorosa. Pode evoluir para celulite secundária. Os microrganismos mais relacionados são os cocos gram-positivos (estreptococos e estafilococos).
4. **Fístula congênita do saco lacrimal** – é a mais rara (1:2.000 nascimentos), manifestando-se por meio de um pequeno orifício na região do saco lacrimal que se exterioriza na pele. Geralmente há relato de saída de lágrima pelo orifício fistuloso.
5. **Dacriocistocele congênita** – conhecida como mucocele ou amniotocele, está presente ao nascimento ou nos primeiros dias de vida como uma massa azulada na região do saco lacrimal. Ocorre por obstrução funcional na entrada do saco lacrimal, coexistindo com um bloqueio do DLN. O saco lacrimal é preenchido por material mucóide e pode haver infecção secundária (Fig. 6.7).

O diagnóstico de OCDLN é feito clinicamente pela história de epífora, conjuntivites de repetição e secreção ocular. Constatam-se aumento de menisco lacrimal, presença de cílios grudados, secreção e eventualmente mucocele de saco lacrimal. É importante ao exame ocular descartar agenesia ou imperfuração de pontos e fístulas lacrimais. O teste de desaparecimento da fluoresceína é negativo, não ocorrendo o desaparecimento do corante após aplicação de uma gota de fluoresceína no fórnix inferior. Quando normal, o corante é drenado pela via lacrimal, desaparecendo em até 5 minutos. O corante pode ser visto na narina ou na orofaringe (teste de Jones 1); se isso não acontecer, pode significar obstrução. A dacriocistografia é um exame radiológico complementar, consistindo na injeção de um contraste radiopaco, por meio dos pontos lacrimais. As radiografias mostram o trajeto da via lacrimal, indicando o local da obstrução (Fig. 6.8).

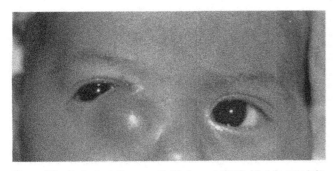

Figura. 6.7 – Paciente de 2 meses de idade com dacriocistocele congênita infectada.

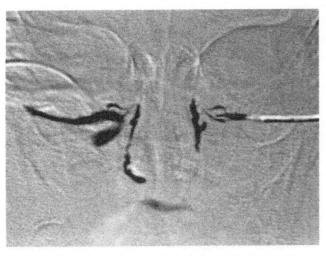

Figura 6.8 – Dacriocistografia: via lacrimal pérvia à direita; à esquerda, percebe-se obstrução na porção inferior do ducto lacrimonasal.

Tratamento clínico

A OCDLN resolve-se espontaneamente em 90% dos casos, geralmente até 12-13 meses de idade. Durante esse período preconiza-se a massagem do saco lacrimal. Nessa manobra, comprime-se com o indicador a área dos canalículos, deslizando-o em direção inferior e criando uma forma hidráulica para acelerar a perfuração da membrana de Hasner. A massagem pode ser realizada diariamente, duas a três vezes por dia. Quanto ao uso de colírios, só devem ser prescritos nos casos de infecção (conjuntivite ou dacriocistite). Empiricamente, utilizam-se colírios à base de sulfacetamida, tobramicina e quinolonas de quatro a seis vezes por dia. Culturas podem ser obtidas e antibióticos específicos introduzidos.

Nos casos de dacriocistite aguda é necessário hospitalização e antibioticoterapia sistêmica. Em geral, utilizam-se cefalosporinas de segunda geração (cefalexina) ou penicilinas penicilinase resistentes (amoxicilina e clavulanato). Após a introdução de antibiótico e na vigência de abscesso de saco lacrimal pode haver necessidade de punção ou drenagem do saco lacrimal. Se o procedimento for associado à sondagem de vias lacrimais, é preferível que seja realizado sob sedação.

Tratamento cirúrgico

Sondagem das vias lacrimais – a sondagem está indicada nas crianças com OCDLN sintomáticas (ao redor de 12 meses de idade), na dacriocistocele congênita com infecção (qualquer idade) e na dacriocistite aguda de repetição ou de difícil controle clínico (qualquer idade).

O procedimento é realizado no centro cirúrgico, com o paciente em entubação orotraqueal ou máscara laríngea. Consiste na dilatação dos pontos lacrimais e passagem de uma sonda de Bowmann (0-1) pelo DLN, perfurando a membrana de Hasner. A patência da via lacrimal pode ser aferida pela irrigação da via lacrimal com soro fisiológico e constatação do líquido no meato inferior do nariz. A melhora clínica é percebida logo nos primeiros dias. Nos 10 a 14 dias posteriores recomenda-se a instilação de colírio à base de corticóide e antibiótico. O tratamento é eficaz em cerca de 90% dos casos.

Entubação das vias lacrimais – indicada quando há insucesso de sondagem simples, secundária a fatores anatômicos ou cicatriciais. Consiste na passagem de um tubo de silicone na via lacrimal, deixado durante três a seis meses. O procedimento é mais complexo que a sondagem, podendo haver sangramento nasal intra ou pós-operatório.

Dacriocistorrinostomia – cirurgia de comunicação do saco lacrimal com a cavidade nasal, está indicada nos casos de insucesso da sondagem e da entubação lacrimal, ou quando é impossível a passagem do tubo, devido a alterações anatômicas.

OUTRAS DOENÇAS

Imperfuração de ponto lacrimal – outra causa de epífora ocorre por alteração na canalização da via lacrimal, com persistência de uma membrana fina sobre o ponto lacrimal. O tratamento consiste na rotura da membrana com um dilatador de ponto lacrimal, associado à irrigação.

Fístula do saco lacrimal – apresenta-se na forma de um orifício puntiforme na região ínfero-nasal do canto medial, geralmente assintomático. Em um terço dos pacientes pode estar relacionado com obstrução do ducto lacrimonasal. O tratamento consiste na excisão do trajeto fistuloso e sutura por planos. Quando há obstrução do DLN, a excisão da fístula deve ser combinada com entubação lacrimal com silicone.

ALTERAÇÕES PALPEBRAIS

As alterações palpebrais ocorrem geralmente em virtude de modificações na diferenciação das pálpebras e anexos ou por atraso no seu desenvolvimento, agressão intra-uterina e outros fatores desconhecidos. As principais alterações palpebrais são:

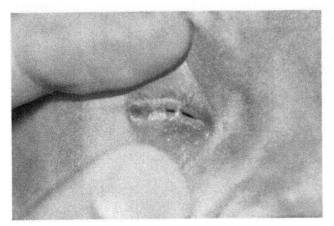

Figura 6.9 – Ancilobléfaro filiforme *adnatum*: união da pálpebra superior e inferior através de pequenas pontes de tecido mucocutâneo.

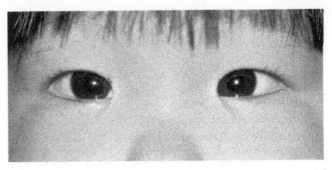

Figura 6.10 – Epicanto: prega de pele localizada no canto interno da fenda palpebral.

Criptoftalmo – alteração rara, na qual não ocorreu diferenciação das estruturas palpebrais, e a pele recobre externamente o globo ocular (geralmente malformado).

Ancilobléfaro – fusão parcial ou total entre as pálpebras superior e inferior. Em alguns casos consiste de pequenos feixes de união entre as pálpebras, recebendo o nome de ancilobléfaro filiforme *adnatum* (Fig. 6.9).

Coloboma – ausência de fragmento variável da pálpebra superior ou inferior, podendo ocorrer como parte de síndrome genética. O globo ocular pode ter seu filme lacrimal comprometido, necessitando de colírios lubrificantes e, em alguns casos, de tratamento cirúrgico.

Ectrópio congênito – eversão da borda palpebral, mais comum na pálpebra inferior.

Entrópio congênito – inversão da borda palpebral, mais comum na pálpebra inferior. Os cílios podem tocar a córnea, causando desepitelização corneana. Nesses casos está indicado o tratamento cirúrgico.

Distiquíase – segunda fileira de cílios localizados posteriormente à linha dos cílios. Geralmente bem tolerados, não necessitando de tratamento.

Epibléfaro – dobra da pele adjacente à pálpebra inferior (mais comum), podendo empurrar os cílios contra a córnea. Geralmente bem tolerado, costuma involuir espontaneamente nos primeiros anos.

Epicanto – prega de pele em forma de crescente localizada na região do canto interno das pálpebras. Comum em orientais, pode causar na criança um aspecto de estrabismo "falso" ou pseudo-estrabismo (Fig. 6.10).

Ptose – pálpebra caída, pode ser congênita ou adquirida. Pode ser de natureza idiopática, principalmente quando é congênita, ou estar associada com miastenia grave, síndrome de Horner e paralisia de nervo oculomotor. A ptose congênita geralmente necessita de cirurgia, realizada por volta de 4 ou 6 anos de idade. Em casos excepcionais, em que a ptose é praticamente total, a cirurgia deve ser realizada precocemente, pelo risco de ambliopia (ver capítulo especial).

BIBLIOGRAFIA

1. BUSSE, H.; MULLER, K. & KROLL, P. – Radiological and histological findings of the lacrimalpassages of newborns. *Arch. Ophthalmol.* **98**:528, 1980. 2. PETERSEN, R.A. & ROBB, R.M. – The natural course of congenital obstruction of the nasal lacrimal duct. *J. Pediar. Ophthalmol. Strabismus* **15**:246, 1979. 3. KATOWITZ, J.A. & WELSH, M.G. – Timing of initial probing and irrigation in congenital nasal lacrimal duct obstruction. *Ophthalmology* **94**:698, 1987. 4. KATOWITZ, J.A. & FOSTER, J.A. – Disorders of the eyelids in infants. **In** Isemberg, S.J., ed. *The Eye in Infancy*. St. Louis, Mosby, 1993.

4 Glaucoma Congênito Primário

VITAL PAULINO COSTA

TERMINOLOGIA

A terminologia utilizada para descrever glaucoma congênito é inconsistente e muitas vezes confusa. O termo *glaucoma de desenvolvimento* refere-se a glaucomas associados a anomalias do desenvolvimento ocular presentes ao nascimento e inclui os *glaucomas congênitos primários* ou *isolados*. *Glaucoma infantil* também é empregado como sinônimo de glaucoma congênito primário, apesar de alguns autores incluírem nessa categoria qualquer glaucoma que se desenvolva nos primeiros anos de vida. *Glaucoma juvenil* é um termo que se refere a pacientes que desenvolvem glaucoma crônico de ângulo aberto tipicamente entre os 10 e 35 anos de idade. *Buftalmia* e *hidroftalmia* são termos descritivos que não apresentam significado diagnóstico. O termo *buftalmo* é derivado do grego e significa "olho de boi", devido ao aumento das dimensões do olho de crianças com glaucoma congênito. *Hidroftalmia* refere-se ao conteúdo de água aumentado em olhos com importante aumento das dimensões.

Optamos por utilizar ao longo deste capítulo o termo *glaucoma congênito primário*, por ser o de uso mais corrente em nosso meio.

EPIDEMIOLOGIA

A prevalência de glaucoma de desenvolvimento situa-se em torno de 1:10.000 nascidos vivos. O glaucoma congênito primário, forma mais comum de glaucoma de desenvolvimento, ocorre em cerca de

1:30.000 nascidos vivos, é bilateral em 75% dos casos e acomete crianças do sexo masculino em 65% dos casos. Em 60% dos casos, o diagnóstico é feito nos primeiros 6 meses de vida e em 80% no primeiro ano.

HEREDITARIEDADE

Acredita-se que a maioria dos casos de glaucoma congênito primário seja esporádica e que, entre os 10% em que um padrão de herança é estabelecido, a maior parte seja autossômica recessiva, apesar de a transmissão vertical em algumas famílias sugerir pseudodominância. Na literatura, anomalias cromossômicas de 17 autossomos diferentes já foram relacionadas ao glaucoma congênito.

O primeiro *locus* mapeado, relacionado como glaucoma congênito, foi o GLC3A, no cromossomo 2p21. Posteriormente, outro *locus*, o GLC3B, foi localizado na região 1p36, embora se acredita que outros *loci* ainda estejam por ser localizados.

HISTOPATOLOGIA E FISIOPATOLOGIA

A drenagem do humor aquoso, produzido pelo corpo ciliar, é feita pela malha trabecular, na região do ângulo da câmara anterior, que é o espaço formado entre a córnea e a íris.

Em crianças com glaucoma congênito, no momento do nascimento, o ângulo da câmara anterior apresenta-se como no sétimo ou oitavo mês de gestação, ou seja, não há deslocamento esperado da íris e a malha trabecular não é exposta. Em 1949, Barkan descreveu a persistência de uma membrana fetal recobrindo a malha trabecular. Estudos recentes não confirmaram a existência da membrana descrita por Barkan, mas observou-se espessamento das traves trabeculares, resultando na compressão dos espaços trabeculares e no acúmulo de material amorfo nessa região.

As alterações histopatológicas citadas acima, especialmente na malha trabecular, resultam em redução do escoamento do humor aquoso e aumento da pressão intra-ocular. A secção desse tecido por goniotomia ou trabeculotomia (ver item Tratamento) promove melhora do controle da pressão intra-ocular, confirmando que a malha trabecular é o sítio de maior resistência ao escoamento do humor aquoso nesses casos.

As fibras colágenas das crianças até os 3 anos de idade são mais elásticas que as encontradas em adultos. Isso justifica o aumento da córnea e do globo como um todo em resposta a uma elevação da pressão intra-ocular.

DIAGNÓSTICO

QUADRO CLÍNICO

Os recém-nascidos com glaucoma congênito apresentam córneas edemaciadas, opacas, muitas vezes azuladas e com diâmetro aumentado (Fig. 6.11). O olho como um todo pode mostrar-se aumentado e a criança freqüentemente apresenta lacrimejamento, fotofobia e blefaroespasmo. Esses sintomas ocorrem secundariamente às alterações corneanas associadas ao glaucoma congênito. Como a córnea e o limbo aumentam de tamanho, a membrana de Descemet e o endotélio corneano são esticados, o que pode resultar em roturas lineares denominadas *estrias de Haab*. A descompensação do endotélio corneano e as estrias provocam edema corneano estromal e epitelial. À medida que o olho cresce, a íris também é esticada, fazendo com que o estroma iriano se afine. Com a progressão da doença, o lacrimejamento, a fotofobia e o blefaroespasmo tendem a piorar, e a córnea pode desenvolver cicatrizes ou até mesmo úlceras. A tração contínua sobre os feixes zonulares pode ocasionar roturas e subluxação de cristalino.

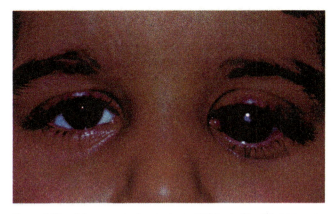

Figura 6.11 – Criança com glaucoma congênito primário. Observe o aumento do diâmetro corneano e a perda da transparência da córnea.

EXAME CLÍNICO

A opção por um exame no consultório ou no centro cirúrgico com anestesia geral depende fundamentalmente da idade e do grau de cooperação da criança. Em geral, uma vez levantada a suspeita de glaucoma congênito em um recém-nascido, o exame ocular é realizado com anestesia geral. Em crianças de 5 anos ou mais, é possível realizar o exame no consultório, após um treinamento. O exame inclui medidas do diâmetro corneano e da pressão intra-ocular, além de gonioscopia e fundoscopia.

Ao examinar a córnea, é importante avaliar o grau de transparência, a presença de edema e de estrias de Haab. O diâmetro corneano horizontal ao nascimento situa-se em torno de 10 a 10,5mm e tende a aumentar para 11 a 12mm ao final do primeiro ano de vida. Em crianças com glaucoma congênito, não é raro encontrarmos medidas que podem atingir 15 a 16mm. A medida do diâmetro corneano pode ser realizada com compasso e serve de parâmetro a ser avaliado no acompanhamento desses pacientes.

A medida da pressão intra-ocular é feita com tonômetro (tipo Schiotz, tonômetro de aplanação de Perkins, tonômetro eletrônico – "Tono-Pen"). A medida da pressão intra-ocular é fundamental para o diagnóstico de glaucoma. No entanto, especialmente quando feito com anestesia geral, o exame pode revelar pressões intra-oculares normais, uma vez que a maioria dos agentes anestésicos tem um efeito hipotensor. Em geral, consideram-se pressões intra-oculares acima de 20mmHg como elevadas em crianças.

O exame do ângulo da câmara anterior (gonioscopia) permite a avaliação do ângulo da câmara anterior. Em córneas edemaciadas, o exame é dificultado, mas pode ser realizado após procedimento cirúrgico e redução da pressão intra-ocular. Em crianças com glaucoma congênito, a gonioscopia revela inserção anterior da íris na altura da malha trabecular, além de um espessamento da malha trabecular e afilamento do estroma iriano.

O exame do disco óptico é essencial na avaliação de uma criança com glaucoma congênito e pode ser feito com o oftalmoscópio direto ou com lentes de contato durante o exame sob sedação. A elevação da pressão intra-ocular resulta em lesão das fibras nervosas que compõem o disco óptico, levando a alterações progressivas do campo visual e eventualmente cegueira. A perda de fibras nervosas que formam a rima neural do disco óptico é percebida como um aumento da escavação. Em criança normal, a relação entre diâmetro da escavação/diâmetro do disco (relação E/D) é raramente maior que 0,3. Escavações maiores que 0,3 ou a presença de assimetria entre escavações são sugestivas de glaucoma congênito. A escavação do disco óptico ocorre mais rapidamente em crianças que em adultos, mas pode ser revertida parcialmente após redução da pressão intra-ocular, graças à maior elasticidade do tecido conectivo.

O exame do campo visual em crianças a partir de 5 a 6 anos pode ser realizado com técnica de confrontação, o que permite a detecção de defeitos grosseiros. Somente a partir dos 10 anos é possível a realização de perimetria (manual ou computadorizada) e quantificar os defeitos campimétricos que servirão de parâmetro para avaliar a progressão da doença.

A medida do comprimento axial do olho com ultra-sonografia modo-A tem sido empregada por alguns investigadores no diagnóstico e seguimento de crianças com glaucoma congênito. No glaucoma congênito, observa-se com freqüência um aumento do comprimento axial do olho em relação aos valores obtidos em crianças normais.

DIAGNÓSTICO DIFERENCIAL

O diagnóstico diferencial do glaucoma congênito primário inclui outros glaucomas congênitos associados a malformações oculares e/ou sistêmicas. Além disso, é fundamental excluir ceratopatias que causam alteração da transparência ou das dimensões corneanas, incluindo megalocórnea, esclerocórnea, doenças metabólicas (mucopolissacaridoses e cistinose), distrofias corneanas (polimorfa posterior ou endotelial hereditária congênita), traumatismo obstétrico (que pode provocar roturas da membrana de Descemet e edema de córnea) e doenças inflamatórias como iridociclites e ceratites. Também devem ser excluídas outras causas de lacrimejamento, como a obstrução do ducto nasolacrimal e as conjuntivites do recém-nascido (química, bacteriana, por *Chlamydia* ou viral), além das anomalias de nervo óptico que podem simular dano glaucomatoso, como fossetas congênitas, colobomas, hipoplasia ou discos inclinados.

TRATAMENTO

O tratamento do glaucoma congênito é essencialmente cirúrgico, por várias razões. Inicialmente, a resposta pressórica ao tratamento medicamentoso é insuficiente, a aderência é inadequada e os efeitos colaterais sistêmicos desconhecidos. Apesar disso, em alguns casos é possível instilar betabloqueadores (timilol, levobunolol, betaxolol), inibidores tópicos da anidrase carbônica (dorzolamida) ou alfa-agonistas (brimonidina) antes da intervenção cirúrgica. Além disso, o índice de sucesso com o tratamento cirúrgico é alto e a incidência de complicações é reduzida em mãos experientes. A partir do momento em que se faz o diagnóstico, a cirurgia deve ser realizada o mais precocemente possível, desde que as condições clínicas da criança possibilitem a intervenção. A intervenção precoce está diretamente associada ao maior sucesso do controle pressórico e a um melhor prognóstico visual. Se o glaucoma congênito é bilateral, advogamos a realização de intervenção bilateral no mesmo ato, de forma a reduzir o risco de complicações de uma segunda anestesia.

Dois são os procedimentos cirúrgicos que podem ser indicados em casos de glaucoma congênito primário. Em córneas transparentes, pode-se realizar a *goniotomia*, que consiste em uma incisão na malha trabecular em extensão de 100 a 120 graus na região nasal ou temporal, *ab interno*, sob visualização direta. Trata-se de um procedimento altamente eficaz com alto índice de sucesso, principalmente nos primeiros dois anos de vida, já que em crianças maiores o sucesso desse procedimento diminui. Em córneas opacas, *o procedimento de eleição é a *trabeculotomia*, também associada a uma taxa de sucesso elevada (entre 80 e 90%). Nessa cirurgia, a incisão na malha trabecular é feita *ab externo*, após canalização do canal de Schlemm com um retalho escleral. Em ambos os casos, a ocorrência de complicações é pequena, incluindo hifemas (hemorragia na câmara anterior), ciclodiálise e iridodiálise.

Acredita-se que, em ambas as cirurgias, a melhora do controle pressórico se deva ao relaxamento das traves que compõem a malha trabecular, facilitando o acesso do humor aquoso ao canal de Schlemm. Se esses procedimentos se mostram ineficazes, opta-se então por uma cirurgia filtrante convencional (trabeculectomia), cujas chances de sucesso se elevam com a utilização concomitante de mitomicina C, um agente alquilante que previne a proliferação de fibroblastos e o fechamento da fístula induzida.

BIBLIOGRAFIA

1. CHEW, E. & MORIN, J.D. – Glaucoma in children. *Pediatr. Clin. North Am.* **30**:1043, 1983. 2. DICKENS, C.J. & HOSKINS, H.D. – Epidemiology and pathophysiology of congenital glaucoma. In Ritch, R.; Shields, M.B. & Krupin, T. *The Glaucomas.* St. Louis, Mosby Year Book, 1996, p. 729. 3. DICKENS, C.J. & HOSKINS, H.D. – Diagnosis and treatment of congenital glaucoma. In Ritch, R.; Shields, M.B. & Krupin, T. *The Glaucomas.* St. Louis, Mosby Year Book, 1996, p. 739.

5 Afecções do Cristalino e Catarata Infantil

LUÍS CARLOS FERREIRA DE SÁ

A córnea e o cristalino são as duas principais estruturas refrativas do olho, responsáveis pela focalização da imagem na retina. O cristalino é uma lente biconvexa, transparente e que tem a capacidade de alterar sua forma, modificando seu poder refrativo. Localizam-se na câmara posterior e têm como limite anterior a íris/pupila e posteriormente o humor vítreo. Qualquer alteração metabólica que ocorra no cristalino, seja ela de natureza infecciosa, seja química, mecânica, elétrica ou induzida por radiação, poderá provocar diminuição da transparência do cristalino, o que recebe o nome de catarata. Catarata congênita, portanto, é o termo utilizado quando existe uma opacidade do cristalino ao nascimento. Outros termos como catarata de desenvolvimento e mais recentemente catarata infantil são os mais adequados, já que freqüentemente é impossível estabelecer se essa opacidade estaria presente ao nascimento.

A catarata infantil é uma das principais causas de baixa acuidade visual em crianças, sendo responsável por aproximadamente 10% dos casos de cegueira; mesmo após cirurgia, cerca de 20 a 30% das crianças portadoras de catarata bilateral permanecem legalmente cegas. Acredita-se que um em cada 250 recém-nascidos apresente algum tipo de catarata congênita, embora em muitos casos sejam insignificantes do ponto de vista clínico.

Morfologicamente as cataratas podem ser classificadas em totais, quando o cristalino inteiro é opaco, ou parciais, quando apenas uma parte está acometida. As cataratas parciais ainda podem ser classificadas de acordo com sua localização. A catarata polar envolve a região do pólo posterior ou anterior do cristalino. Cataratas zonulares envolvem uma zona do cristalino e podem ser subdivididas em nuclear, lamelar, capsular e de suturas. As cataratas também podem ser bilaterais ou unilaterais.

Com relação à etiologia da catarata, é importante determinar se ela é hereditária, esporádica, se é um achado isolado ou se faz parte de uma síndrome ou doença sistêmica. Em geral, os exames complementares são negativos em 30 a 50% dos casos, sendo a catarata considerada idiopática.

As cataratas hereditárias são na maior parte dos casos de herança autossômica dominante e com penetrância completa, embora também existam casos com herança recessiva e mais raramente ligadas ao sexo. Aproximadamente 15% dos casos de catarata congênita são do tipo familiar.

No diagnóstico, além da história familiar, é importante considerar história de traumatismo, exposição à radiação, doença sistêmica, doença materna ou exposição a drogas. O diagnóstico etiológico da catarata infantil nem sempre é determinado, podendo ser desde origem genética até de natureza idiopática (Quadro 6.1).

A acuidade visual deve ser medida sempre que possível. A extensão, a localização e o significado da catarata podem ser determinados com exame de lâmpada de fenda, retinoscopia e oftalmoscopia. É importante considerar que pode haver outros problemas oculares associados como glaucoma, alterações retinianas e erros de refração. A criança deve ser examinada por um pediatra que avaliará a sua condição clínica e a possibilidade de alterações sistêmicas associadas. Pode ser útil o exame dos pais e de outros membros da família para avaliar a possibilidade de catarata assintomática. Dependendo do nível de suspeita de associação com doença sistêmica, exames laboratoriais como sorologias (TORCH), pesquisa de substâncias redutoras na urina, cariótipo, glicemia, dosagem de cálcio, fósforo e fosfatase alcalina podem fazer parte da triagem inicial. Em nosso meio, a rubéola é uma das principais causas de catarata congênita; além da catarata que ocorre em aproximadamente 15% dos casos, pode haver alterações cardíacas, surdez neurossensorial, alterações ósseas, atraso no crescimento intra-uterino e do desenvolvimento global.

TRATAMENTO E PROGNÓSTICO

O tratamento da catarata congênita depende de três fatores: se é unilateral ou bilateral, se existe outras alterações oculares *associadas e* se é parcial ou total. As cataratas unilaterais geralmente têm pior prognóstico em virtude da ambliopia grave e da freqüente associação com estrabismo. Casos operados precocemente, principalmente nos primeiros meses de idade, podem desenvolver boa acuidade visual.

Cataratas associadas com outras alterações oculares como microftalmo/microcórnea, persistência do humor vítreo primário hiperplástico (PHPV) e displasia de retina apresentam pior prognóstico, independentemente do tratamento. É importante considerar que as cataratas congênitas estão associadas com outras alterações oculares em 30 a 70% dos casos.

CIRURGIA

Na década de 1960, surgiu a técnica de lensectomia utilizando-se o vitreófago com um sistema fechado de irrigação/aspiração do cristalino e do vítreo anterior. Uma das grandes vantagens desse método foi diminuir o número de procedimentos secundários, freqüentes em outras técnicas devido à formação de membranas e à opacidade da cápsula posterior. As técnicas de facoemulsificação e facectomia extracapsular também são utilizadas, principalmente em crianças maiores, podendo associar-se à discisão da cápsula posterior.

O implante de lente intra-ocular (LIO) em crianças, classicamente utilizado em adultos, ainda é um assunto controverso. Em crianças pequenas, com idade inferior a 2 anos, a lente intra-ocular não é implantada de rotina. Os principais problemas estão relacionados com o cálculo do valor da LIO, crescimento do globo ocular, reação inflamatória intensa, podendo causar complicações como sinéquias, descentração e/ou seqüestro da lente. A partir de 5 anos de idade o implante de LIO é mais utilizado. Entre 2 e 5 anos, dependendo de fatores como condição social, unilateralidade, casos de catarata traumática, a opção pelo implante da LIO é individual.

Uma das principais complicações após a cirurgia é a formação de membranas/opacificação da cápsula posterior que pode ocorrer em até 70% dos casos, principalmente quando é realizada com a técnica de facectomia extracapsular. Na lensectomia associada à vitrectomia anterior, essa complicação é bem mais rara. Glaucoma e descolamento de retina também são complicações da cirurgia de catarata congênita e podem aparecer tardiamente, após uma ou duas décadas da cirurgia. Até que ponto o olho com catarata congênita já é suscetível ao desenvolvimento de glaucoma por alterações estruturais, ou até que ponto a cirurgia tem um efeito no desencadeamento desse glaucoma, ainda é assunto controverso. O exame de tonometria e a oftalmoscopia para a investigação de glaucoma devem ser realizados periodicamente.

A endoftalmite ou infecção após a cirurgia de catarata, embora rara, é provavelmente a mais grave complicação. Mesmo considerando-se o risco anestésico, de forma geral, os olhos com catarata congênita bilateral não são operados no mesmo ato, em virtude do risco maior de endoftalmite bilateral.

Quadro 6.1 – Etiologia da catarata infantil (Lambert e Drack, 1996).

Idiopática	Hereditária com comprometimento sistêmico
Infecção intra-uterina	Doença renal
Rubéola	Síndrome de Lowe
Toxoplasmose	Síndrome de Hallermann-Streiff-François
Varicela	Doença do sistema nervoso central
Herpes simples	Síndrome de Zellweger
Induzida por drogas	Síndrome de Marinesco-Sjögren
Corticóide	Síndrome de Meckel-Gruber
Doença metabólica	Ceróide lipofucsinose (doença de Batten)
Galactosemia	Doença esquelética
Deficiência de	Síndrome de Conradi
galactoquinase	Síndrome de Weill-Marchesani
Hipoglicemia	Síndrome de Smith-Lemli-Opitz
Hipocalcemia	Anomalias craniofaciais
Manosidose	Síndrome cerebroculofacioesquelética
Traumatismo	(COFS)
Acidental	Polidactilia, sindactilia, anomalias digitais
Maus-tratos	Síndrome de Rubinstein-Taybi
Miscelânea	Síndrome de Laurence-Moon-Bardet-Biedl
Radiação	Alterações dermatológicas
Laser	Displasia ectodérmica congênita
Choque elétrico	Síndrome de Rothmund-Thomson
Associação com	Incontinência pigmentar
malformação ocular	Dermatite atópica
Microftalmo	Síndrome de Cockayne
Persistência vítrea	Progeria
primária	Ictiose
Displasia de retina	Alterações cromossômicas
Aniridia	Trissomia do 13 (síndrome de Patau)
Endoftalmite	Trissomia do 18 (síndrome de Edwards)
Anomalia de Peter	Trissomia do 21 (síndrome de Down)
Córnea *guttata*	Síndrome de Turner
Prematuridade	Translocação 3;4
Hereditária sem	Translocação 2;4
comprometimento	Síndrome do miado-do-gato
sistêmico	Doença cardíaca
Autossômica dominante	Miocardiopatia hipertrófica
Autossômica recessiva	Anomalias dentárias
Ligada ao sexo	Síndrome de Nance-Horan
	Síndrome de Lenz
	Anomalias mitocondriais
	Deficiência de complexo I

CORREÇÃO DA AFACIA

Afacia significa ausência de cristalino e é o que ocorre após a cirurgia de catarata, quando o cristalino é retirado. Sendo o cristalino uma das principais estruturas responsáveis pela focalização dos objetos na retina, na sua ausência é fundamental utilizar-se de outros meios ópticos.

A correção da afacia é feita em geral por meio de óculos, lentes de contato e lente intra-ocular. Os óculos, em virtude do alto grau (ao redor de 20 dioptrias), além do peso, induzem à aberração óptica e ao efeito prismático. A lente de contato é uma outra opção para a correção da afacia após cirurgia da catarata infantil. Pode ser gelatinosa, rígida ou de silicone. A principal desvantagem das lentes de contato é o custo, já que é comum sua perda, além da necessidade de trocas freqüentes nos primeiros dois anos.

Nas cataratas monoculares, além da correção óptica da afacia, é fundamental o tratamento da ambliopia associada. Geralmente, utiliza-se a oclusão do olho "bom" aproximadamente 50% das horas que a criança permanece acordada.

RESULTADO DO TRATAMENTO

Os resultados do tratamento da catarata congênita melhoraram drasticamente nos últimos anos, mas ainda 20 a 30% das crianças permanecem legalmente cegas, mesmo após cirurgia e correção óptica. Nos casos de catarata monocular, em virtude da ambliopia intensa do olho acometido, a possibilidade de obter bons resultados é ainda menor.

O resultado final da cirurgia depende principalmente de: 1. idade do aparecimento da catarata; 2. época do diagnóstico; 3. idade do paciente quando da cirurgia; 4. o fato de a catarata ser uni ou bilateral; 5. presença de outras alterações oculares ou sistêmicas associadas; e 6. adesão ao tratamento (oclusão e correção óptica).

BIBLIOGRAFIA

1. ARKIN, M.; AZAR, D. & FRAIOLI, A. – Infantile cataracts. *Intern. Ophthalmol.* **32**:107, 1992. 2. LAMBERT, S.R. & HOYT, C. – Lens. In Taylor, D., ed. *Pediatric Ophhalmology.* Boston, Blackwell Scientific Publications, chap. 24, 1990. 3. LAMBERT, S.R. & DRACK, A.V. – Infantile cataracts. *Surv. Ophthalmol.* **40**:427, 1996.

---

6 Uveítes na Infância

CARLOS EDUARDO HIRATA

NOÇÕES DE ANATOMIA E FISIOLOGIA

A úvea é formada na sua porção anterior pela íris cujo orifício central se denomina pupila. Sua função principal é regular a entrada de luz no globo ocular. A parte intermediária da úvea é composta pelo corpo ciliar, responsável pela produção do humor aquoso (importante para a manutenção da pressão intra-ocular), e pela acomodação (ou focalização), fundamental para a visão de perto. A coróide é a parte posterior da úvea e sua função principal é nutrir as camadas externas da retina.

CLASSIFICAÇÃO ANATÔMICA DAS UVEÍTES

A classificação das uveítes é importante, já que para cada tipo existe um grupo de agentes etiológicos mais comuns. As uveítes são classificadas de acordo com a localização anatômica do processo inflamatório e os principais tipos são:

Uveítes anteriores – quando as alterações inflamatórias são observadas principalmente na íris (irite) e na porção anterior do corpo ciliar (ciclite). Freqüentemente se observa uma inflamação de ambas (iridociclite).

Uveítes intermediárias – quando as alterações inflamatórias estão localizadas na parte posterior do corpo ciliar, coróide e retina periférica.

Uveítes posteriores – quando as alterações estão localizadas fundamentalmente na coróide (coroidite). Como a coróide está intimamente aderida à retina, geralmente existe uma inflamação conjunta de ambas, denominando-se coriorretinite.

Uveítes difusas – quando as alterações inflamatórias estão, como o próprio nome diz, difusamente distribuídas nas diversas partes da úvea.

UVEÍTES ANTERIORES NA INFÂNCIA

Uveítes anteriores traumáticas

Causadas principalmente por traumatismos contusos. Sua gravidade é determinada principalmente pela intensidade do traumatismo e o comprometimento funcional habitualmente está relacionado com outras alterações como retinopatia, glaucoma e catarata.

Uveítes associadas a doenças oculares

Destacam-se a ciclite heterocrômica de Fuchs, síndrome de Posner Schlossman e síndrome de Schwartz. Vale ressaltar que todas essas doenças são mais freqüentes em adultos, mas ocasionalmente podem ocorrer em pacientes com idade inferior a 16 anos.

Uveítes anteriores associadas a doenças sistêmicas

Grupo mais importante, quer pela sua gravidade, quer pela associação das manifestações oculares e extra-oculares. As causas mais freqüentes são a artrite reumatóide juvenil, a espondilite anquilosante juvenil e a artrite psoriática juvenil.

Artrite reumatóide juvenil (ARJ) – é a doença sistêmica mais freqüente associada à uveíte anterior, representando mais de 80% dessa associação. A uveíte anterior na ARJ é relatada em até 21% dos pacientes, com início geralmente após o aparecimento das manifestações articulares. Admite-se que quanto menor a idade do acometimento sistêmico maior o risco de desenvolvimento da uveíte. É muito mais freqüente na forma pauciarticular da ARJ, particularmente quando associada ao FAN (+).

Classicamente, a doença ocular manifesta-se em pacientes do sexo feminino, como uma uveíte anterior crônica, de início insidioso, sem queixa de olho vermelho ou fotofobia. Freqüentemente se manifesta, de início, pelas complicações do processo inflamatório crônico silencioso por meio de catarata, ceratopatia em faixa, glaucoma secundário e, em casos extremos, atrofia do globo ocular. Em razão da pobreza de sinais e sintomas, devem-se realizar exames periódicos nos pacientes com ARJ, independentemente da presença de qualquer sintomatologia e particularmente nos pacientes com maior risco para o desenvolvimento da uveíte, ou seja, sexo feminino, início precoce da artrite e forma pauciarticular com FAN (+).

Espondilite anquilosante juvenil – é responsável por aproximadamente 15 a 18% das uveítes anteriores associadas a doenças sistêmicas. Acomete mais freqüentemente pacientes do sexo masculino, com antígeno de histocompatibilidade HLBA 27(+).

A uveíte anterior é habitualmente aguda com hiperemia ocular, fotofobia, dor e embaçamento visual. Os episódios agudos geralmente são unilaterais, porém as recorrências podem ser em ambos os olhos.

Artrite psoriática juvenil – a uveíte na artrite psoriática geralmente é semelhante à da artrite reumatóide juvenil, tem caráter crônico e acomete mais freqüentemente pacientes do sexo feminino.

Uveíte anterior idiopática

Não tem agente etiológico bem definido, não sendo possível associá-la a nenhuma outra doença ocular ou sistêmica.

UVEÍTES POSTERIORES NA INFÂNCIA

As uveítes posteriores podem ser infecciosas e não-infecciosas. As de etiologia não-infecciosa são pouco freqüentes e habitualmente não apresentam manifestações sistêmicas extra-oculares, portanto *não serão discutidas* neste capítulo.

As principais causas de uveítes posteriores infecciosas em crianças não-imunodeprimidas são a toxoplasmose, a toxocaríase e a sífilis.

Toxoplasmose

É a principal causa de uveíte posterior no Brasil. Admitem-se duas formas principais de transmissão da doença: congênita e adquirida. Na forma congênita, a mãe adquire a infecção durante a gestação, transmite ao feto e o risco de transmissão nas gestações seguintes é muito baixo. Na forma adquirida, principalmente por meio da ingestão de cistos existentes em carnes (principalmente suínas) e derivados, quando ingeridas cruas ou malcozidas.

A uveíte posterior é caracterizada por uma coriorretinite freqüentemente associada a embainhamento vascular difuso (vasculite) e com moderada/intensa turvação vítrea e baixa acuidade visual. Nos casos de toxoplasmose ocular, é muito freqüente uma reação inflamatória anterior (iridociclite), considerada secundária ao foco de inflamação posterior. Admite-se que, pelo menos em pacientes não-imunodeprimidos, o *Toxoplasma gondii* não possa causar uveíte anterior sem um foco de coriorretinite. O diagnóstico é baseado nas características clínicas da coriorretinite e no encontro de anticorpos anti-*Toxoplasma gondii* no soro desses pacientes. É importante salientar que, sendo a forma congênita a mais freqüente, habitualmente se encontram apenas anticorpos da classe IgG. Como a toxoplasmose ocular não determina uma elevação nos níveis séricos de anticorpos no diagnóstico sorológico, todo e qualquer título deve ser *considerado positivo*. O exame na maioria das vezes revela apenas que houve uma parasitemia prévia, condição necessária para que o *Toxoplasma gondii* alcance o globo ocular. Com o objetivo de tornar o diagnóstico laboratorial mais preciso, tem sido pesquisada a presença de anticorpos em fluidos intra-oculares. Embora possam tornar o diagnóstico ocular mais específico, as dificuldades técnicas e o risco da coleta do material intra-ocular limitam seu uso.

TOXOCARÍASE

Uveíte causada pelo *Toxocara canis*, um nematódeo da família dos áscaris. O homem geralmente se infecta por meio da ingestão de ovos larvados eliminados nas fezes de cães. Dependendo da quantidade de ovos ingeridos, estado imunitário dos pacientes e possivelmente de outros fatores ainda não bem estabelecidos, podem-se desenvolver duas formas principais de toxocaríase no homem: a forma sistêmica, denominada de síndrome da *larva migrans* visceral, e a forma ocular.

A toxocaríse ocular tem como formas clínicas principais o granuloma posterior (principal diagnóstico diferencial com toxoplasmose ocular) e a endoftalmite crônica (principal diagnóstico diferencial com o retinoblastoma) (Fig. 6.12). Outras formas clínicas como o granuloma periférico e a papilite são menos freqüentes.

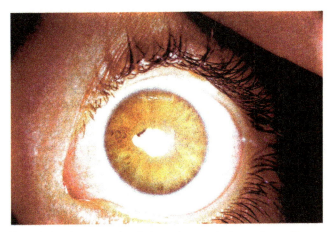

Figura 6.12 – Leucocoria (pupila branca) em paciente com toxocaríase na forma de endoftalmite. Observa-se uma pupila ovalada, irregular, com aderências da íris no cristalino (sinéquias posteriores), além da catarata secundária, responsável pela leucocoria.

A dificuldade no diagnóstico laboratorial da toxocaríase ocular é semelhante à toxoplasmose, isto é, a presença intra-ocular do parasita causa inflamação, sem determinar elevação dos níveis séricos de anticorpos anti-*Toxocara canis*. Dessa forma, não há correlação entre o parasita intra-ocular e os níveis séricos de anticorpos. O encontro de anticorpos revela apenas que houve uma parasitemia prévia, tornando possível a ocorrência do *T. canis* intra-ocular. O teste habitualmente empregado é o imunoenzimático ELISA, com qualquer título considerado compatível com a toxocaríase ocular, mesmo em títulos baixos, considerados negativos para o diagnóstico da síndrome da *larva migrans* visceral. Assim como na toxoplasmose, é possível dosar anticorpos em fluido intra-ocular, mas seu uso é limitado.

Sífilis

A sífilis ocular é dividida em congênita e adquirida. Na sífilis congênita as manifestações mais importantes são a ceratite intersticial (inflamação do estroma corneano), coroidite, neurite óptica e iridociclite. A coroidite na sífilis congênita geralmente é bilateral, podendo ser focal ou difusa. A forma clínica mais característica é aquela em que a coróide periférica se encontra difusamente acometida.

Após uma fase aguda, geralmente não visualizada, observa-se uma alteração atrófica do epitélio pigmentado da retina denominado "fundo em sal e pimenta".

A sífilis adquirida, embora muito mais freqüente em adultos, deve também ser lembrada como causa de uveíte anterior e posterior. Nos casos de inflamação posterior observa-se coriorretinite, freqüentemente associada a outras manifestações oculares da sífilis como vasculite de retina, neurite óptica e alteração dos reflexos pupilares ("dissociação luz-perto").

O diagnóstico laboratorial é baseado nos testes sorológicos, devendo-se sempre solicitar um teste utilizando um antígeno treponêmico como o FTA-Abs ou o teste imunoenzimático ELISA, já que o VDRL pode ser negativo nos casos de sífilis ocular.

UVEÍTES DIFUSAS NA INFÂNCIA

As uveítes difusas são doenças que comprometem principalmente adultos, entre a terceira e a quinta décadas de vida, mas também pode causar doenças em crianças. Seu conhecimento é importante em virtude da gravidade e da necessidade freqüente de drogas com maior risco de efeitos colaterais como os corticóides em altas doses e/ou imunossupressores. As principais uveítes difusas são a doença de Vogt-Koyanagi-Harada, a doença de Behçet e a oftalmia simpática.

Doença de Vogt-Koyanagi-Harada

De etiologia provavelmente auto-imune, sendo os melanócitos a principal célula-alvo e caracterizando-se pelo comprometimento do olho, pele, meninges e ouvido interno. A manifestação ocular é geralmente bilateral, simétrica e caracterizada na fase aguda por uma uveíte difusa, associada a edema e hiperemia de disco óptico, além de descolamento exsudativo da retina. Na fase cicatricial observa-se grande alteração pigmentada da retina com áreas revelando grande despigmentação ao lado de outras com acúmulo de pigmento. Concomitantemente ou mesmo precedendo o início das manifestações oculares agudas, habitualmente se observa meningite asséptica (predomínio de linfócitos e monócitos) e disacusia neurossensorial. Essas alterações meníngeas e auditivas geralmente são reversíveis após 8 a 12 semanas. Coincidindo com o início da regressão da uveíte e do início do aparecimento das alterações pigmentadas da retina, podem-se observar vitiligo e poliose (despigmentação de cílios e supercílios). A terapêutica consiste na administração de altas doses de prednisona (1 a 2mg/kg/dia) que deve ser mantida até o início da regressão da inflamação intra-ocular e retirada posteriormente de forma lenta e gradual. Nos casos em que o esteróide está contra-indicado, nas formas resistentes, ou quando não se consegue reduzir sua dose, indica-se a terapêutica com imunossupressores/imunomoduladores.

Oftalmia simpática

Uveíte difusa bilateral e simétrica muito semelhante à doença de Vogt-Koyanagi-Harada. A diferença entre elas consiste na existência de traumatismo perfurante ocular, principalmente acidental, e mais raramente após cirurgias oculares programadas, que precede o início da inflamação ocular. Esse traumatismo geralmente ocorre semanas ou meses antes do início da uveíte, porém pode ocorrer até muitos anos antes do início da inflamação. O tratamento também é semelhante ao da doença de Vogt-Koyanagi-Harada.

Doença de Behçet

Caracterizada por uma vasculite sistêmica, cujas manifestações mais freqüentes são ulcerações orais e/ou genitais, alterações dermatológicas (principalmente eritema nodoso) e manifestações oculares. A manifestação ocular mais importante é a uveíte difusa associada à vasculite de retina, geralmente bilateral, porém freqüentemente assimétrica. Uma característica importante da uveíte e mesmo das alterações cutâneo-mucosas dessa doença é o caráter recorrente que ao longo de vários meses e anos, se não tratada adequadamente, pode resultar em grave prejuízo da acuidade visual. O tratamento das manifestações oculares consiste na utilização de prednisona em doses antiinflamatórias na fase aguda e na recorrência da uveíte. Com o objetivo de evitar as crises, indica-se a terapêutica com imunossupressor/imunomodulador como forma principal de tratamento. Nas crianças, em razão das complicações, geralmente se utiliza como droga de escolha a ciclosporina. A dose preconizada é de 5mg/kg/dia, sendo muito importante o controle da dose por meio da dosagem sérica da ciclosporina e do "clearance" de creatinina. Vale ressaltar que a manifestação ocular na grande maioria das vezes é a mais grave e portanto aquela que determina a agressividade terapêutica. Outras manifestações vasculíticas podem ser observadas no sistema nervoso central, pulmões, sistema gastrintestinal, sistema renal e epidídimo, entre outros.

BIBLIOGRAFIA

1. NUSSEMBLATT, R.B.; WHITCUP, S.M. & PALESTINE, A.G. – *Uveitis. Fundamentals and Clinical Practice.* 2nd ed., St. Louis, Mosby, 1996. 2. ORÉFICE, F. & BELFORT Jr., R. – *Uveites.* São Paulo, Roca, 1988.

7	**Doenças Retinianas na Infância**

DANILO SONE SORIANO

Os avanços ocorridos nos últimos anos na oftalmologia pediátrica permitiram o diagnóstico precoce de diversas doenças retinianas da infância. De forma geral, quanto mais precoce o diagnóstico das alterações retinianas, maior a chance de sucesso em seu tratamento, como, por exemplo, nos casos de retinopatia da prematuridade ou de retinoblastoma. Este capítulo tem o objetivo de orientar os pediatras no diagnóstico e no entendimento de três grandes grupos de doenças retinianas freqüentemente encontradas na infância: degenerações e distrofias retinianas hereditárias, retinopatias vasculares e tumores da retina e coróide.

ANATOMIA DA RETINA

A retina é composta por camadas de células responsáveis pela transformação do estímulo luminoso em impulso elétrico. Esse impulso é transportado por meio de três camadas de neurônios interligados (fotorreceptores, células bipolares e células ganglionares) até o nervo óptico e posteriormente ao lobo occipital (córtex visual) para ser compreendido como imagem. A retina pode ser dividida topograficamente em região central ou macular, que é a área de fixação da imagem e responsável pela discriminação fina e da visão de cores (apresenta uma grande densidade de cones). Na periferia, encontra-se uma retina mais delgada, menos vascularizada e com maior concentração de bastonetes, fotorreceptores responsáveis pela sensibilidade luminosa da retina.

A circulação das camadas internas da retina é composta pela artéria central e suas ramificações até a formação dos capilares retinianos, responsáveis pela nutrição de células bipolares, células ganglionares, camadas de fibras nervosas. A circulação das camadas mais externas da retina acontece pela nutrição proveniente de um tecido vascular de alto fluxo, que fornece oxigênio e metabólitos aos fotorreceptores e células do epitélio pigmentar (EPR). O EPR localiza-se entre a porção externa dos fotorreceptores e os capilares da coróide, também responsáveis pela fagocitose dos discos de pigmento dos cones e bastonetes. É no complexo celular formado pelos fotorreceptores/EPR/capilares da coróide que se originam a maior parte das retinopatias hereditárias.

As camadas mais internas da retina encontram-se em contato íntimo com a interface do humor vítreo. Durante a embriogênese formam-se importantes zonas de aderência entre o vítreo e as camadas internas da retina, principalmente na periferia da retina, ao longo dos vasos e na região do nervo óptico. Essas regiões de aderência vitreorretiniana remontam *um grande número de retinopatias vasculares e de desenvolvimento encontradas na infância e na idade adulta.*

EXAME DE FUNDO DE OLHO

Para a realização adequada do exame da retina, nervo óptico e vasos retinianos, deve-se proceder à dilatação pupilar, preferencialmente com a mistura de colírios midriáticos diluídos, devido à absorção sistêmica da medicação, principalmente em recém-nascidos e prematuros. Recomendamos a colocação de uma gota da mistura de colírios de cicloplentolato a 0,5% + fenilefrina a 2,5%, repetida após 5 a 10 minutos. O exame deve ser realizado com o auxílio do oftalmoscópio indireto, para a observação das estruturas da periferia, assim como da região central da retina.

DEGENERAÇÕES E DISTROFIAS RETINIANAS HEREDITÁRIAS

As retinopatias hereditárias são um grupo de alterações oculares no qual os sintomas se iniciam na infância, apresentando caráter progressivo ou estacionário. Podem aparecer como anormalidades oculares isoladas em crianças normais ou ser acompanhadas por alterações sistêmicas. Sua classificação é difícil pela grande heterogenicidade de manifestações encontradas. Podem ser divididas em doenças progressivas ou estacionárias, se ocorre envolvimento predominante de cones ou bastonetes e se as alterações se manifestam ao nascimento/primeiros meses ou mais tardiamente.

O diagnóstico desse grupo de doenças é feito por meio dos achados encontrados no exame do fundo de olho e pela realização de exames complementares como o eletrorretinograma (ERG), o eletroculograma (EOG), o potencial visual evocado, além da eventual presença de alterações sistêmicas. A intenção deste capítulo é comentar brevemente algumas das alterações mais importantes para a orientação do pediatra quanto ao diagnóstico e ao prognóstico visual da doença.

Amaurose congênita de Leber

É uma distrofia que acomete cones e bastonetes, de caráter preferencialmente progressivo que se apresenta ao nascimento ou nos primeiros meses de vida, sendo uma causa comum de cegueira em crianças (10 a 18% dos casos). Apresenta transmissão predominantemente autossômica recessiva, embora outras formas de transmissão tenham sido observadas.

Normalmente, a criança apresenta nistagmo e diminuição importante de acuidade visual desde o nascimento ou nos primeiros meses de vida. Ao exame observa-se respostas pupilares diminuídas ao estímulo luminoso. Nota-se a compressão repetida dos olhos pela criança (sinal de Franceschetti) na tentativa de produzir algum estímulo luminoso. Na fase precoce, o exame fundoscópico é geralmente normal, embora podem-se observar estreitamento dos vasos retinianos, alterações pigmentares retinianas e palidez do nervo óptico; alta hipermetropia também é um achado comum.

Em fases mais tardias, a maior parte das crianças apresenta alterações pigmentares retinianas, afilamento arteriolar e palidez do nervo óptico. Podem apresentar afundamento dos olhos na cavidade orbitária (enoftalmo), ceratocone e catarata.

A amaurose congênita de Leber apresenta-se principalmente em crianças normais, embora alterações sistêmicas possam acompanhar o quadro ocular. Alterações neurológicas (hipoplasia do vérmix cerebelar), retardo mental, alterações renais (nefrolitíase) e hipoacusia podem estar associados e representam variações da doença. O exame de ERG é fundamental no diagnóstico, apresentando-se extinto ou com redução intensa.

Distrofia progressiva de cones e bastonetes (retinite pigmentosa)

É um grupo de doenças caracterizado pela perda progressiva do campo visual, cegueira noturna e extinção ou redução intensa do ERG. As alterações visuais são predominantes, mas podem estar associadas a alterações sistêmicas. São doenças de transmissão autossômica dominante, autossômica recessiva ou recessiva ligada ao X.

Aparentemente, as formas recessivas de transmissão resultam em alterações mais precoces e graves.

Estudos para a localização do *locus* cromossômico são importantes para o aconselhamento genético, já que as características fundoscópicas são insuficientes para determinar a forma de transmissão e as diversas alterações sistêmicas associadas. Crianças com pais ou irmãos acometidos devem ser examinadas, mesmo que não existam sintomas visuais, pois a doença pode ser inicial ou acometer apenas um segmento da retina. Nas fases iniciais, a acuidade visual é preservada, mesmo existindo redução de campo periférico; com a evolução da doença e com a piora do campo visual, a capacidade de locomoção do paciente fica bastante comprometida.

O exame fundoscópico nas crianças (fase inicial) deve demonstrar alterações hipopigmentadas discretas (atrofia do EPR) que posteriormente aparecem como alterações hiperpigmentadas típicas com aspecto de osteoclastos (Fig. 6.13). O exame de ERG mostra redução da amplitude nas respostas de cones e bastonetes, podendo ser extinto nas formas mais avançadas.

Estudos recentes (1998) conduzidos em adultos já preconizam o uso de palmitato de vitamina A e a redução de altas doses de vitamina E para a diminuição da progressão da retinose. Tais estudos ainda não foram realizados em indivíduos com idade inferior a 18 anos, portanto ainda não são recomendados em crianças, mas com perspectivas promissoras no futuro.

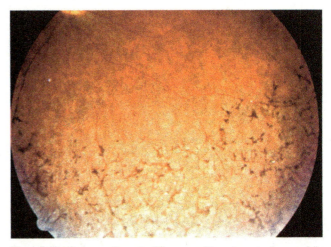

Figura 6.13 – Retinose pigmentar. Observa-se hiperpigmentação na média periferia da retina, com aspecto de osteoclastos.

RETINOPATIAS VASCULARES – RETINOPATIA DA PREMATURIDADE

A retinopatia da prematuridade (RP) é uma doença retiniana vasoproliferativa que ocorre nos prematuros extremos, podendo causar descolamento de retina e cegueira em suas formas mais graves. Foi diagnosticada inicialmente em 1942 por Terry, que observou que prematuros com exame de fundo de olho normal ao nascimento poderiam desenvolver a doença nas primeiras semanas de vida.

A retina do prematuro apresenta-se com uma vascularização incompleta e insuficiente (isquêmica), resultando na produção de citocinas angiogênicas e formação de neovasos que são característicos da RP.

Inicialmente, atribuiu-se à exposição excessiva de oxigênio o desenvolvimento da retinopatia. Atualmente, sabe-se que a doença é multifatorial, isto é, além da exposição ao oxigênio, são vários os fatores responsáveis pela alteração e proliferação vascular. Provavelmente o principal fator para o desenvolvimento da retinopatia é o estado de imaturidade vascular da retina. Essa imaturidade propicia o crescimento de neovasos na interface vitreorretiniana e conseqüente formação de um tecido contrátil que pode tracionar a retina e causar seu descolamento nas fases mais avançadas.

A classificação da doença baseia-se na localização em zonas, extensão e fase. A zona refere-se à região onde existe a RP, refletindo o grau de maturidade da retina. Na zona 1, isto é, no pólo posterior, a doença é mais grave, uma vez que a vascularização da retina é muito incipiente. Já na zona 3, a retinopatia localiza-se na região mais periférica, significando que apenas uma pequena porção da retina é avascular. A extensão é feita como um mostrador de relógio, classificando o acometimento de acordo com a quantidade de setores (ou horas) envolvida. O estágio ou fase da retinopatia reflete sua gravidade. Nas fases I, II e III, a retina ainda se apresenta em sua posição normal; na fase IV existe um descolamento de retina parcial; e na fase V o descolamento da retina é total (Fig. 6.14).

demiológicos sugerem que a idade avançada dos pais favorece a ocorrência de mutação oncogênica responsável pela formação de tumores sólidos na infância, particularmente o retinoblastoma.

Mais de 50% dos casos são inicialmente identificados por familiares ou pediatras, por meio da observação de leucocoria (pupila branca). Outros sinais importantes incluem a presença de estrabismo (20%), baixa acuidade visual e glaucoma geralmente acompanhado de dor e hiperemia. Após a suspeita clínica do tumor, o estadiamento da doença é fundamental para a programação terapêutica. O exame sistêmico realizado pelo oncopediatra deve ser minucioso, utilizando-se os exames de tomografia computadorizada (TC), ressonância magnética e ultra-sonografia ocular para a identificação da invasão do nervo óptico e da presença de metástases sistêmicas. A TC deve identificar a presença de calcificações intratumorais favorecendo o diagnóstico diferencial de retinoblastoma em relação a outras lesões intra-oculares (Fig. 6.15).

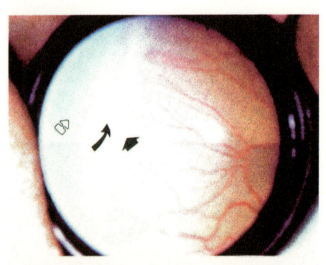

Figura 6.14 – Retinopatia da prematuridade grau 3 observando-se o anel neovascular elevado (seta curva) na transição da retina vascular (seta cheia) e da retina avascular (seta vazia).

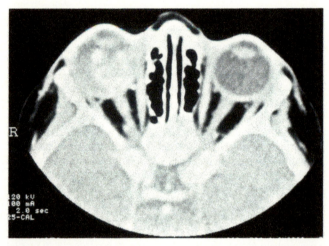

Figura 6.15 – Tomografia de órbita mostrando globo ocular direito com múltiplas calcificações internas em caso de retinoblastoma avançado.

O tratamento da retina avascular deve ser realizado a partir do estágio III com crioterapia ou fotocoagulação para a redução da progressão da doença.

Os estudos multicêntricos controlados observaram que a detecção e o tratamento precoce da retinopatia diminuem em aproximadamente 50% a progressão da doença para as fases mais avançadas, reduzindo a porcentagem das seqüelas visuais irreversíveis.

Os prematuros com maior risco de desenvolverem a doença são aqueles com peso de nascimento menor ou igual a 1.250 gramas e/ou os com idade gestacional menor ou igual a 30 semanas. A princípio, todas as crianças nessas condições devem ser examinadas entre 4 e 6 semanas, repetindo-se o exame periodicamente, até que a vascularização da retina esteja completa. Nos berçários de alto risco, o exame oftalmológico e o tratamento precoce da retinopatia da prematuridade são fundamentais no prognóstico visual dos prematuros, devendo fazer parte da rotina médica.

TUMORES DA RETINA – RETINOBLASTOMA

O retinoblastoma é uma neoplasia rara da retina que se origina primariamente de uma mutação genética das células do epitélio neural imaturo do cálice óptico, durante a embriogênese fetal. Estudos epi-

Em tumores nos quais exista a evidência radiológica de invasão extra-ocular, orienta-se a realização de punção liquórica, aspiração da medula óssea e avaliação óssea para a identificação de metástases.

O tratamento objetiva a destruição total do tumor com radiação, fotocoagulação ou crioterapia, se ele for pequeno, estiver restrito à cavidade ocular e sem apresentar a presença de invasão vítrea, na tentativa de manter parte da acuidade visual. Se o tumor é grande, invade a cavidade vítrea e não existe probabilidade de recuperação visual, orienta-se a enucleação do olho. Na presença de metástases, orienta-se a realização de quimioterapia, em que diversas drogas podem ser utilizadas.

É fundamental que a família seja aconselhada geneticamente, pela possibilidade de transmissão do oncogene para futuros filhos.

O retinoblastoma é um tumor que deve ser acompanhado por uma equipe multidisciplinar experimentada composta pelo oftalmologista, oncologista, geneticista, radioterapeuta e neurorradiologista para o tratamento adequado em todas as fases da doença, possibilitando a cura ou o aumento da sobrevida dos pacientes.

BIBLIOGRAFIA

1. RYAN, S.J. (ed.) – *Retina*. 2nd ed., Vol 1 – Basic Sciences and Inherited Retinal Diseases. St. Louis, Mosby, 1994. 2. TAYLOR, D. (ed.) – *Pediatric Ophthalmology*. London, Blackwell, 1990, p. 347.

8 Estrabismo

LUÍS CARLOS FERREIRA DE SÁ

Estrabismo, ou alinhamento ocular anormal, é um dos problemas mais comuns em oftalmologia pediátrica, afetando entre 3 e 4% da população pré-escolar. O termo estrabismo é derivado do grego *strabismus* e significa estar vesgo ou olhar obliquamente. As formas mais comuns de estrabismo são as esotropias (estrabismos convergentes) e a exotropias (estrabismos divergentes). Os estrabismos podem ser classificados em forias ou tropias. Denomina-se foria quando se trata de um desvio latente e que só aparece quando se quebra a fusão do paciente. Já nas tropias o desvio é manifesto, ou seja, existe sempre um desvio, independentemente do mecanismo fusional.

ESOTROPIAS

A esotropia é a forma mais comum de estrabismo, representando mais de 50% de todos os casos em uma população pediátrica. Esse tipo de estrabismo pode ser causado por fatores inervacionais, mecânicos, anatômicos, refracionais, genéticos e acomodativos. Um desvio convergente associado com a ativação do reflexo de acomodação (focalização) é considerado um desvio acomodativo. Os esodesvios acomodativos geralmente aparecem entre 2 e 3 anos de idade, embora possam surgir mais precocemente, inclusive nos primeiros 3 ou 4 meses de idade. No início costuma ser intermitente, podendo deteriorar-se e ficar constante com o tempo. Alguns casos apresentam história familiar, outros podem ser precipitados por traumatismo, oclusão ou doença. O tratamento da esotropia acomodativa deve ser feito com a prescrição do erro de refração, geralmente uma hipermetropia maior que 3 graus; nos casos em que o desvio desaparece com o uso da correção óptica, a cirurgia está contra-indicada (Figs. 6.16 e 6.17).

A esotropia infantil, também conhecida por alguns como esotropia congênita, é aquela que aparece nos primeiros 6 meses de idade. Não existe um padrão genético estabelecido, porém não é incomum a presença de outros casos na mesma família. Em geral as crianças são normais do ponto de vista neurológico, embora o estrabismo pode aparecer em até 30% das crianças com paralisia cerebral ou hidrocefalia. Ambliopia pode ocorrer nos casos em que existe um desvio predominante de um dos olhos (ver capítulo Ambliopia). Na esotropia infantil, o desvio geralmente é grande, maior que 30 dioptrias, e é importante o diagnóstico diferencial com paralisia do nervo abducente (VI par craniano) e algumas formas de inervação aberrante dos músculos extra-oculares (síndrome de Duane). O tratamento da esotropia infantil, como em qualquer forma de estrabismo, deve ser feito inicialmente, corrigindo-se um eventual erro de refração, especialmente se houver hipermetropia. Nos casos em que o desvio afeta sempre o mesmo olho, é importante considerar a existência de ambliopia e tratá-la por meio da oclusão do olho dominante. Em geral o alinhamento ocular nos pacientes com esotropia infantil só é conseguido com tratamento cirúrgico. A cirurgia é indicada quando o desvio é estável e quando a criança permite uma propedêutica completa, geralmente ao redor de 1 ano de idade.

Existem outras formas de estrabismo convergente, como os associados com baixa acuidade visual (alterações oculares do tipo catarata, atrofia óptica, cicatrizes de corioretinite e até mesmo tumores, como o retinoblastoma). Portanto, é fundamental que toda criança portadora de estrabismo, independentemente da idade e da época de aparecimento do desvio, faça uma avaliação oftalmológica completa, para afastar problemas neurológicos ou sistêmicos como tumores, infecções e inflamações.

O pseudo ou falso estrabismo, freqüente em crianças orientais, é causado pela presença de uma prega de pele na região nasal dos olhos (epicanto) ou por uma distância interpupilar pequena, não sendo um estrabismo propriamente dito (Fig. 6.18). A criança apresenta apenas aspecto de olhos desviados (ver também capítulo Vias Lacrimais e Alterações Palpebrais, figura 6.10). Nesses casos, não há necessidade de tratamento, e o aspecto de estrabismo tende a melhorar espontaneamente à medida que a criança se desenvolve.

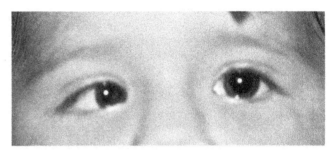

Figura 6.16 – Estrabismo convergente (esotropia) em criança com hipermetropia não corrigida, desviando o olho direito.

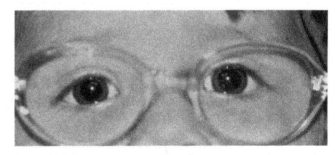

Figura 6.17 – A mesma criança da figura 6.16 com a correção óptica. Observa-se que o estrabismo desaparece completamente com o uso dos óculos, tratando-se de uma esotropia acomodativa.

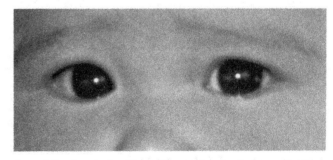

Figura 6.18 – Pseudo-estrabismo. Presença de epicanto (prega de pele na região nasal) simulando um estrabismo convergente.

EXOTROPIAS

Exotropia ou estrabismo divergente é uma divergência manifesta dos eixos visuais. A maioria dos casos de exodesvios não apresenta uma causa definida. Existe controvérsia se os exodesvios seriam causados por uma "posição anormal de repouso", influenciado por fatores anatômicos, mecânicos e alterações inervacionais, como excesso da divergência ou insuficiência da convergência. O fator genético pode estar presente, existindo famílias com vários membros portadores de exotropia. Finalmente, uma perda visual monocular pode evoluir com exotropia, denominada exotropia sensorial.

A exoforia é um desvio latente, geralmente assintomático, desde que o desvio seja pequeno e a amplitude de convergência fusional seja adequada. Desconforto e alterações visuais podem aparecer, principalmente após leitura ou trabalho que exija esforço visual prolongado. Quando existem sintomas, esses se iniciam quando o paciente está cansado, não conseguindo manter o paralelismo ocular. Em alguns casos, os exercícios ortópticos apresentam bons resultados. O uso de óculos com prismas também pode ser útil. A cirurgia raramente está indicada e deve ser reservada apenas para os casos nos quais o tratamento clínico não foi satisfatório, incluindo os desvios maiores.

A exotropia intermitente geralmente se inicia na infância, podendo aparecer nos primeiros meses de vida. Inicialmente aparece mais, quando a criança olha para longe, e posteriormente atinge também a visão de perto, podendo evoluir para uma exotropia constante. Na claridade, muitos pacientes com exotropia fecham um dos olhos, sendo esse sinal mais freqüente nos pacientes com exotropia intermitente e cujo mecanismo é desconhecido.

A exotropia constante pode ser um estágio final de uma exotropia intermitente descompensada ou resultar de outras condições como exotropia congênita (rara), exotropia sensorial (associada à baixa acuidade visual) ou ser consecutiva, isto é, após a hipercorreção cirúrgica de um estrabismo convergente.

O tratamento do exodesvio, como e qualquer tipo de estrabismo, deve ser feito inicialmente com a correção do erro refracional e tratamento da ambliopia. O tratamento ortóptico consiste de exercícios anti-supressivos, reconhecimento de diplopia (visão dupla) e treinamento das vergências fusionais. Oclusão alternada pode ser eficaz em alguns casos. Lentes negativas ou colírios cicloplégicos fracos (atropina diluída) podem ser usados para estimular a convergência

acomodativa e controlar o desvio. Prismas podem ser úteis em alguns casos. A cirurgia é o tratamento preconizado quando a exotropia não consegue ser controlada, isto é, dependendo da freqüência e da sua magnitude.

DESVIOS VERTICAIS

Pequenos desvios verticais não são raros e podem estar ou não associados ao desvio horizontal. Geralmente ângulos maiores de desvio vertical estão relacionados com disfunções dos músculos cicloverticais, isto é, músculos oblíquos (superior e inferior) e os músculos retos (superior e inferior). Assimetria de órbita, freqüente nas craniossinostoses tipo Crouzon, Apert e Pfeiffer, também pode estar associada a desvios verticais. Outros fatores como traumatismo (principalmente fraturas de órbita), inflamação (miosite, celulite orbitária, doença de Graves) e tumores (intracranianos/orbitários) podem também causar estrabismo vertical.

Uma forma comum de desvio vertical é o desvio vertical dissociado, que costuma acompanhar a esotropia infantil. Nesse estrabismo, o olho desviado, isto é, aquele que apresenta o desvio convergente, apresenta-se também mais elevado e com componente de desvio torcional. Ao ocluir o olho fixador, observa-se que o olho desviado faz um movimento de abaixamento e abdução, passando a ser o olho fixador, ao mesmo tempo que o olho agora ocluído faz um movimento de adução e elevação.

O tratamento do estrabismo vertical depende da magnitude e da causa do desvio. Pequenos desvios verticais podem ser tratados com prismas, já os desvios maiores em geral requerem tratamento cirúrgico.

BIBLIOGRAFIA

1. PARKS, M.M. – Ocular motility. In Tasman, W. & Jaeger, E.A., eds. *Duane´s Clinical Ophthalmology*. Philadelphia, Lippincott, 1993. 2. PRIETO-DIAZ, J. & SOUZA-DIAS, C. – *Estrabismo*. 3rd, Buenos Aires, 1996.

---

9 Ambliopia

LUÍS CARLOS FERREIRA DE SÁ

Ambliopia é uma baixa de acuidade visual unilateral ou bilateral, na ausência de uma lesão orgânica ao exame ocular que justifique tal acuidade visual. A incidência de ambliopia na população geral varia de 1 a 4% e estima-se que seja a principal causa de baixa acuidade visual em pessoas com menos de 45 anos de idade.

Durante o desenvolvimento visual é necessário que a imagem recebida por ambos os olhos seja bem focalizada e desse modo ocorra o desenvolvimento da porção cerebral da visão. Nos anos 60, Hubel e Wiesel estudaram, por meio de modelos experimentais, que o estrabismo, a anisometropia ou a privação visual induziam alterações histológicas no corpo geniculado lateral e no córtex visual. Diminuição no número de células relacionadas com o olho acometido e redução no número de células que recebiam inervação binocular foram as principais alterações observadas. Dessa forma, estabeleceu-se o substrato anatômico que justificava a baixa de acuidade visual da ambliopia. Posteriormente, outros autores observaram que também podem surgir alterações celulares em outras regiões, como na retina dos pacientes com ambliopia.

A ambliopia é geralmente classificada de acordo com sua condição associada, existindo, dessa forma, ambliopia por estrabismo, ambliopia por diferença de erro refracional (anisometropia) e ambliopia por privação visual.

Nos casos de pacientes com estrabismo, a ambliopia geralmente se desenvolve quando não existe alternância de fixação, isto é, sempre o mesmo olho é que apresenta desvio. Nesse caso, a imagem recebida pelo olho desviado é diferente da imagem recebida pelo olho fixador, além de ser desfocada. Nas crianças, a imagem do olho desviado é suprimida, desenvolvendo-se assim a ambliopia. No adulto com estrabismo adquirido, em virtude de o sistema visual já estar todo desenvolvido, não existe o fenômeno de supressão. Nesses casos, o paciente adulto não desenvolve ambliopia, mas em compensação apresenta diplopia (visão dupla).

Na ambliopia por diferença de erro refracional (anisometropia), o olho com menor erro refracional é geralmente o olho fixador, ocorrendo a supressão e por conseqüência a ambliopia no olho contralateral. A ambliopia por anisometropia em pacientes com miopia em ambos os olhos é mais rara, já que nesses casos eles são estimulados, ficando o olho mais míope para visão de perto e o olho menos míope para a visão de longe. Nos casos de hipermetropia bilateral, a ambliopia é mais comum, pois o olho com maior hipermetropia está sempre mais desfocado, tanto para a visão de perto como para a visão de longe. Nos pacientes com anisometropia é freqüente a associação com estrabismo, existindo, dessa forma, duas causas responsáveis pelo desenvolvimento da ambliopia.

Pacientes com catarata congênita, opacidades na córnea, ou mesmo ptose acentuada (pálpebra caída) podem desenvolver ambliopia por privação visual. É a forma mais grave de ambliopia e é causada por ausência ou por estimulação visual anômala.

TRATAMENTO

O princípio do tratamento da ambliopia baseia-se na estimulação do olho acometido e na inibição do olho dominante. A forma mais clássica de tratamento é a oclusão do olho dominante. Antes de se iniciar a oclusão é importante corrigir o erro refracional (principalmente nos casos de anisometropia ou altas ametropias) e remover qualquer obstáculo que impeça uma estimulação visual adequada (opacidades dos meios como catarata ou ptose grave). Além da oclusão, é possível utilizar o método da penalização para o tratamento da ambliopia. Na penalização, por meio de meios farmacológicos (colírios) ou meios ópticos (lentes), o olho dominante é desfocalizado, obrigando a criança a utilizar o olho com ambliopia para a fixação. Recentemente, alguns autores demonstraram que o uso oral de neurotransmissores, como a dopamina, pode ser uma forma alternativa/complementar no tratamento da ambliopia.

O sucesso do tratamento depende basicamente da idade do início do tratamento, do tipo da ambliopia (condição associada) e da adesão ao tratamento. A época do início do tratamento é fundamental, uma vez que existe um período sensitivo, ou seja, o período no qual o desenvolvimento visual está ocorrendo e é possível reverter ou melhorar a visão no olho amblíope. Esse período vai desde o nascimento até a idade aproximada de 8 anos. A partir dessa idade, não se consegue bons resultados, já que o sistema visual está desenvolvido e é impossível reverter as alterações anatômicas cerebrais descritas anteriormente.

O tipo da ambliopia e sua condição associada também é um parâmetro crucial no sucesso do tratamento. Geralmente a ambliopia associada à privação visual é a forma mais grave. A extensão da baixa de acuidade visual na ambliopia, associada à anisometropia, é variável, sendo menor nos casos de miopia e astigmatismo. Nos pacientes com estrabismo alternante, pode não haver ambliopia no pré-operatório; é importante acompanhar bem esses pacientes, principalmente após a cirurgia, quando pode aparecer uma microtropia (microestrabismo) e por sua vez ambliopia.

A prevenção da ambliopia deve ser realizada por meio da identificação dos fatores de risco como estrabismo, anisometropia e opacidades dos meios em exames de rotina das crianças (ver capítulo Desenvolvimento Visual).

BIBLIOGRAFIA

1. NAVON, S.E. & McKEOWN, C.A. – Amblyopia. *Intern. Opthalmol. Clin.* **32**:35, 1992. 2. PRIETO-DIAZ, J. & SOUZA-DIAS, C. – *Estrabismo*. 3ª ed., Buenos Aires, 1996.

594

Sétima Parte

Otorrinolaringologia

coordenadores

Aroldo Miniti
Ossamu Butugan

colaboradores

Aroldo Miniti

Angélica K. A. Yokochi

Domingos H. Tsuji

Edigar Rezende de Almeida

Ivan Dieb Miziara

João Ferreira de Mello Júnior

José Alexandre Médicis da Silveira

Luiz Ubirajara Sennes

Marco Aurélio Bottino

Ossamu Butugan

Ricardo Ferreira Bento

Richard L. Voegels

Sílvio A. M. Marone

Tanit Ganz Sanchez

Vera Andiara Rezende

SEÇÃO I **Otopatologias**

coordenadores AROLDO MINITI
OSSAMU BUTUGAN

1 Doenças da Orelha Externa

SÍLVIO A.M. MARONE

INTRODUÇÃO

Na infância, é grande a ocorrência de doenças que acometem a orelha externa, não só devido aos hábitos e costumes, ambiente, clima, condições higiênicas e nutricionais que as nossas crianças estão sujeitas, como também devido a certas condições anatômicas, estruturais, fisiológicas e às vezes as malformações deste órgão.

NOÇÕES ANATOMOFISIOLÓGICAS COM INTERESSE CLÍNICO

A orelha externa que faz parte do órgão estatoacústico compreende o pavilhão auricular e o conduto auditivo externo (CAE). A pele que recobre o pavilhão é delgada, vascularizada e dotada de poucos anexos. Na derme do terço externo do CAE encontramos os anexos como folículos pilosos, glândulas sebáceas, apócrinas e ceruminosas, produtoras de cerume, o que confere nessa região um pH ácido. A pele na orelha externa tem uma atividade migratória (renovadora), o que determina junto com os pêlos e o pH ácido (6,1) do cerume uma ação protetora bastante eficaz.

Muitos fatores podem alterar a integridade da pele do CAE, determinando assim vias de entrada de agentes bacterianos. A ausência de cerume que pode ocorrer por remoção freqüente (uso de cotonetes) ou por entrada excessiva de água durante os banhos ou piscina faz com que o meio não permaneça com pH ácido, diminuindo assim o fator de proteção fisiológico da pele nessa região. Ainda, a permanência de água na superfície da pele por longos ou freqüentes períodos leva à saturação da queratina, determinando edema que aumenta a atividade das unidades apócrinas, pilosas e sebáceas, obstruindo os ductos foliculares causando diminuição do fluxo de secreções para a superfície da pele.

Dessa maneira, ocorre diminuição da reposição da cobertura lipídica, ficando a pele desprotegida, macerada, impedindo a esfoliação normal (renovadora) das células epitelias da camada córnea. Como conseqüência, inicia-se o prurido, que leva ao traumatismo local, predispondo a infecções. Os traumatismos locais quer por prurido quer acidentais levam à perda da integridade da pele, favorecendo a entrada de patógenos. O uso de cosméticos (solventes) pode eliminar a camada lipídica do tegumento (a qual possui ação bactericida), favorecendo igualmente a ocorrência de infecções locais.

AFECÇÕES PRÓPRIAS DO CAE
Rolha de cerume
Por outro lado, o acúmulo de secreção ceruminosa no conduto auditivo externo levará à sensação de orelha tapada – diminuição de audição com intensidade que pode atingir aproximadamente 15 a 30dB. Pode também ocorrer vertigem, tosse crônica (estimulação dos ramos sensitivos vagais) e zumbido. Muitas vezes, também, a presença do cerume impede o exame da membrana timpânica, difi-

cultando o diagnóstico das otites médias. Sua remoção pode ser feita por meio de lavagens com solução fisiológica amornada, ou com curetas ou algodão montado, ou ainda por meio de sucção. Essas manobras devem ser realizadas sempre por médico capacitado e treinado para se evitar iatrogenia. Nessa situação, pode ocorrer laceração da pele do conduto, sangramentos, laceração da membrana timpânica e até perfuração, às vezes acompanhadas de lesões ossiculares. Se ocorrer a presença de cerume empactado, duro, sólido, deve-se promover sua liquefação por meio de instilação de substâncias emolientes e posteriormente proceder à sua remoção por meio de um dos métodos citados.

Na suspeita de perfuração da membrana timpânica, nunca se deve executar lavagens otológicas, para não causar contaminação da mucosa da orelha média (otite média aguda).

Corpos estranhos
Outra situação bastante freqüente na infância é a presença de corpos estranhos na esfera otorrinolaringológica, em particular no CAE. Esses podem ter sido colocados voluntária ou involuntariamente pelas crianças e ser das mais variadas origens (animais, vivos ou mortos, vegetais, minerais, sólidos, pastosos ou líquidos), podendo obstruir o conduto, total ou parcialmente, por um período de tempo variado. Os corpos estranhos podem determinar hipoacusia, infecção do conduto auditivo, aparecendo então a otorréia e a otalgia. Podem também determinar outras lesões como lacerações na pele do canal, perfuração da membrana timpânica e descontinuidade ossicular. Para que se possa proceder sua retirada, deve-se avaliar, por meio da anamnese, o tipo de corpo estranho, o tempo de permanência, a presença da otorréia, otorragia, otalgia, odor e hipoacusia.

Os corpos estranhos vivos causam sensação extremamente desagradável e dor. Primeiramente eles devem ser imobilizados por meio da instilação de substâncias oleosas ou tampões de algodão embebido em éter ou clorofórmio, seguida de sua remoção por meio de pinças adequadas ou lavagens. A remoção deve ser realizada com a possível colaboração da criança ou por meio da contenção ou da sedação. O médico deve estar treinado e habituado para esse procedimento, como também possuir material adequado (pinças, estiletes, ganchos etc. e, às vezes, microscópio cirúrgico). Nunca usar cotonetes. A iatrogenia nessa situação, decorrente de tentativas intempestivas, pode levar a danos funcionais importantes da orelha média representados por perdas de audição condutiva de graus variados devido a lesões do conduto, da membrana timpânica e descontinuidade ossicular.

PATOLOGIA INFLAMATÓRIA DO PAVILHÃO AURICULAR
Dermatite ou eczema
Dermatite ou eczema caracterizam-se pela presença de placas eruptivas e escamosas que aumentam em profundidade e em extensão após repetidas escoriações na fase aguda ou crônica devido ao pru-

rido. A pele torna-se seca e espessa com aspecto de liquenificação no decorrer da doença. Pode ser limitada ou difusa, podendo com freqüência atingir o CAE ou a região retroauricular. Histopatologicamente, é representada por acantose, espongiose, aumento de ortoqueratose e paraqueratose. Pode ser de origem atópica (de contato) por agentes externos como metais tipo níquel (brincos) ou produtos de higiene/cosméticos (sabonetes, cremes, tinturas, perfumes etc.) ou ainda medicamentosa (gotas otológicas com antibióticos). A sintomatologia predominante é o prurido e a queimação, sendo que as lesões são potencialmente sujeitas a infecções.

O tratamento consiste em se eliminar o agente causal da sensibilidade e aplicação de cremes com corticosteróide e, se necessário, administração de anti-histamínicos orais. Na concomitância de sinais infecciosos, deve-se promover a limpeza local com água boricada e administração eventual de antibióticos tópicos e às vezes sistêmicos.

Pericondrite
Por definição, pericondrite é um processo inflamatório da cartilagem e do pericôndrio do pavilhão auricular decorrente de outras infecções locorregionais ou ainda por contusão ou traumatismo cirúrgico, de evolução lenta, podendo causar deformidade estética. O edema deforma o pavilhão apagando seus sulcos. A retenção de secreção purulenta sob pressão compromete a irrigação sangüínea do pericôndrio e da cartilagem, levando à pericondrite e à condrite com potencial evolução à necrose e à deformidade do pavilhão. A coleção pode ainda se fistulizar para a pele. A flora é geralmente polimicrobiana, sendo freqüentes culturas com germes gram-negativos, mais freqüentemente a *Pseudomonas aeruginosa*.

A celulite da pele circundante é secundária e geralmente apresenta flora gram-positiva. O tratamento preconizado é o preventivo, seguido do curativo. Devem-se tratar precocemente as infecções locorregionais. Nas cirurgias otológicas pode haver traumatismo sobre a cartilagem e, nessa situação, deve-se evitar que isso venha a ocorrer, liberando-a das possíveis compressões instrumentais. Se ocorrer necrose da cartilagem, deve-se desbridá-la removendo a parte desvitalizada do pericôndrio e da pele comprometida das vizinhanças. A hospitalização está indicada quando houver imunodeficiência ou diabetes. A antibioticoterapia deve ser eficaz para a cobertura dos anaeróbios e aeróbios como penicilina cristalina, metronidazol, cloranfenicol, cefoxitima ou ainda clindamicina. Se a infecção for devida a traumatismo ou mordedura de animal, deve-se avaliar a necessidade de cobertura para tétano.

Impetigo
Impetigo é uma doença infecciosa, altamente contagiosa, que atinge a camada superior da epiderme. O agente etiológico é o *Staphylococcus aureus* ou *Streptococcus pyogenes*. Acomete as crianças que apresentam outras lesões (altamente contagiosas), estando ligado à negligência da higiene. A manipulação do pavilhão ou do conduto auditivo com dedos contaminados faz a infecção atingir a concha, a aurícula e o conduto. Pode também ser secundária a infecções nas vizinhanças, como na vigência de otite média aguda supurada, eczema infectado etc. A epiderme apresenta uma ulceração ou uma vesícula que, ao se romper, drena a secreção amarelada. O tratamento consiste em medidas de higiene (unhas curtas e lavagem das mãos) e a seguir medidas curativas como recobrir as áreas afetadas com antibióticos: neomênia + bacitracina (Nebacetin®), ácido fusídico (Verutex®), ácido pseudomônico (Bactroban®).

Erisipela
A erisipela é uma celulite estreptocócica que pode ocorrer na orelha externa, freqüentemente no pavilhão auditivo, decorrente de contaminação ou auto-inoculação ao se tentar limpar a orelha, ou ainda por picada de inseto. Envolve a derme e tecidos mais profundos. O agente etiológico é o *Streptococccus pyogenes*. Os sintomas são:

dor, edema, febre e toxemia. A lesão consiste na ocorrência de placa eritematosa com bordas elevadas (celulite). Pode espalhar-se para a face sem respeitar os limites anatômicos, podendo aparecer adenite satélite. O tratamento consiste em medidas locais com compressas e antibióticos. Se a lesão é extensa e ocorre toxemia, deve-se internar o paciente e iniciar a antibioticoterapia intravenosa: penicilina cristalina por 10 dias, ou oxacilina 10 a 14 dias.

Herpes zoster
A infecção herpética é causada pelo vírus da varicela em indivíduos que já tiveram a catapora e que tiveram imunidade parcial para esse vírus. A propagação do vírus pela pele e pelos nervos dorsais e gânglios produz vesículas dolorosas com base inflamada nos segmentos inervados da pele. A erupção geralmente é unilateral, pode atingir o pavilhão auricular e/ou o conduto auditivo externo (zona de Ramsay Hunt) e provocar em cerca de 60% dos casos paralisia do nervo facial (síndrome de Ramsay Hunt). Em outros casos, o acometimento pode ser disseminado, como acontece nos pacientes imunodreprimidos, nos casos de linfomas, diabetes etc. A dor é muito importante. A pele apresenta-se com lesões vesiculosas com líquido em seu interior que, ao se romperem, tornam-se secas e às vezes com úlceras. O tratamento é feito com analgésicos e corticóides que não encurtam a evolução da doença, porém atenuam a neuralgia herpética. O tratamento com antivirais (aciclovir) pode ser feito localmente com o uso de pomadas e o antibiótico sistêmico por via oral, o que é recomendável. Lembrar da possibilidade de descompressão do nervo facial nos casos de evolução desfavorável.

PATOLOGIA DO CONDUTO AUDITIVO EXTERNO
A pele do conduto auditivo externo (CAE) é muito propensa e sede de inúmeros processos inflamatórios devido em primeiro lugar ao fato de possuir a forma de um canal estreito com facilidade de acúmulo de umidade ou água, e em segundo lugar devido à falha dos mecanismos protetores pela repetida e constante exposição à água e conseqüente remoção da camada lipídica e ceruminosas próprias dessa região. Assim os nadadores, os habitantes em clima úmido e quente e regiões tropicais são mais propensos ao eczema que determina o prurido, levando à descontinuidade da pele, criando uma porta de entrada para as infecções e infestações nessa região. Quanto ao tempo de evolução, as infecções podem ser agudas e crônicas, e quanto ao agente etiológico envolvido, de origem bacteriana, micótica e viral.

Otite externa bacteriana aguda
O agente etiológico nessa situação é o *Pseudomonas aeruginosa* que pode entrar no CAE por meio de água contaminada ou ainda pela manipulação, estando associado ao estafilococo e estreptococo. O quadro clínico é representado inicialmente por desconforto, por prurido que evolui para dor, que piora ao toque e à mastigação. Pode ocorrer sensação de plenitude auricular com queda da acuidade auditiva por oclusão do CAE determinada pelo edema e pela possível presença de exsudato purulento. Quanto ao exame clínico e dependendo do grau da infecção, pode-se ter dor à palpação local, presença de hiperemia e edema no início do CAE, e a otoscopia pode ser dolorosa nesses casos pela introdução do otoscópio em pele edemaciada; freqüentemente se encontra hiperemia, ausência do brilho e do cerume. Se a infecção progredir, o canal torna-se cada vez mais estreito, chegando em muitos casos a se apresentar totalmente ocluído. O exame nesses casos é difícil e doloroso. Pode ocorrer linfadenopatia regional.

O tratamento consta de, primeiramente, restabelecer a fisiologia da pele do CAE, removendo possíveis secreções purulentas, instilação de soluções tópicas com antibióticos, geralmente combinações de neomicina e polimixina B e corticóide. Levar em conta a possibilidade de alergia local. Gotas oftalmológicas podem ser utilizadas com a vantagem do uso da gentamicina (potencialmente ototóxico quando houver perfuração da membrana timpânica) devido à baixa viscosidade da solução. Geralmente, com essas medidas a evolução da otite externa difusa aguda é favorável. O uso de antibióticos sistêmicos é controverso, estando seu emprego reservado aos casos de pior evolução. Nessa situação, a cefalexina ou a ciprofloxacina respondem bem, devendo ser empregadas por um período de 10 dias. O uso de corticosteróides tópicos tem ação favorável para o edema, entretanto pode prolongar a infecção. Seu emprego sistêmico está indicado no edema grave. Não se deve esquecer de promover a analgesia. O paciente deve ser orientado de não permitir entrada de água por um período de seis semanas. Os nadadores devem fazer o uso de "plugs" nos ouvidos durante a prática do esporte e instilar solução acidificante do meio com o vinagre ou ácido acético a 2% em propilenoglicol como medida preventiva.

Otite externa aguda localizada (furunculose)

A otite externa ou furúnculo é uma inflamação aguda da pele do CAE circunscrita devido à infecção dos folículos pilosos e sebáceos. A localização mais freqüente no CAE é no seu terço externo na sua porção póstero-superior, à entrada do meato. O agente etiológico mais freqüente é o *Staphylococcus aureus*. Os principais sintomas são dor (otalgia intensa) aguda e progressiva e hipoacusia. Ao exame encontramos logo no início do CAE tumefação hiperemiada e circunscrita. Ao exame otoscópico, quando possível, que deve ser realizado de maneira delicada, encontramos geralmente membrana timpânica normal.

Quanto ao tratamento, durante a fase de maturação, na qual não se verifica a flutuação, sendo a coleção mais difusa, menos circunscrita, deve-se promover a limpeza local com aplicação de substância anti-séptica (timerosol em solução aquosa sem corantes), em seguida aplicação local de creme com antibióticos (gentamicina ou neomicina ou cloranfenicol) associados à cortisona. Não se deve ocluir o CAE. A administração de antibióticos por via sistêmica nos estágios iniciais está indicada, tendo-se como preferência cefalexina (Keflex®), perfloxacina (Perflacin®), ciprofloxacina (Cipro®), oxacilina (Staficilin®). A administração de antiinflamatórios e analgésicos está indicada nessa ocasião, bem como a aplicação de calor local. Se houver flutuação ou não ocorrer drenagem espontânea, deve-se proceder à drenagem delicada com anestesia local.

Otomicose

Otite externa micótica ou otomicose é um processo inflamatório decorrente da infestação da pele do CAE por fungos. É uma afecção muito freqüente em pessoas que residem em região tropical, ou com imunidade comprometida. É freqüentemente causada por introdução de estiletes para realizar o ato de coçar, ou após freqüentar praias ou piscinas. Pode aparecer após o uso de antibióticos e corticosteróides tópicos por longos períodos. Os fungos mais encontrados na otomicose são o *Aspergillus* (*niger, flavus, fumigatus*), *Candida albicans*, *Actinomices*, *Dermatofitos*, *Levedo* e *Mucor*. Os indivíduos referem nos estágios iniciais otalgia, prurido, plenitude auricular. Ao exame otoscópico nota-se canal preenchido por tecido de descamação recoberto por membrana aveludada, cinza, salpicada de manchas escuras no caso de *Aspergillus niger*. Por outro lado, a presença de secreção cremosa, levemente amarelada, preenchendo o CAE e as áreas de descamação de pele, indica infestação por *Candida*.

Quanto ao tratamento, deve-se proceder à limpeza do canal, removendo as secreções quando sólidas com auxílio de pinças e/ou curetas, aspirações, ou quando cremosas por meio de lavagens, se não houver perfuração da membrana timpânica. A maceração da pele é um fator que contribui para a infecção bacteriana secundária. Em seguida, aplica-se antifúngicos tópicos (miconasol, ou isoconasol, ou cetoconazol) usados na forma de gotas por um período de 15 dias. Nos casos rebeldes ao tratamento instituído e nos imunocomprometidos, deve-se solicitar estudo micológico e bacteriológico. O paciente será orientado para que evite entrada de água nas orelhas por um período de 30 dias.

BIBLIOGRAFIA

1. BOKOWY, C.; CADOT, M. & LELIÈVRE, G. – *Encyclopedie Mèd. Clin-Otorhinolaryngologie*. Paris, France, 20 Oto A - 10, 1995, p. 14. 2. GUATIMOSIM, M.H. – Otites externas. **In** Veronesi, R. & Focaccia, R. *Tratado de Infectologia*. São Paulo, Atheneu, 1996, p.1689. 3. MINITI, A.; BENTO, R.F. & BUTUGAN, O. – *Otorrinolaringologia Clínica e Cirúrgia*. São Paulo, Atheneu, 2001, p. 105.

2	Otite Média Secretora e Otite Média Aguda

RICARDO FERREIRA BENTO

OTITE MÉDIA SECRETORA

CONCEITO

Otite média secretora (OMS) é uma entidade clínica que se caracteriza pela presença na orelha média de secreção do tipo seroso ou mucoso, sem perfuração da membrana timpânica, determinando geralmente disacusia condutiva e ocasionalmente disacusia mista ou sensorioneural.

A OMS é uma doença freqüente na infância, na idade pré-escolar e escolar (acima de 3 anos de idade), idades essas de capital importância na aquisição da linguagem falada e escrita.

O principal sintoma da OMS é a diminuição da audição que, ocorrendo nesses períodos da vida da criança, compromete a aquisição e o desenvolvimento das linguagens, acarretando conseqüente mau aproveitamento escolar e repercussão social negativa, além de outras complicações que serão discutidas ao longo deste capítulo.

Tem como sinonímia os termos otite serosa, otite catarral, hidropsia ex-vácuo da orelha média e "glue ear". Entretanto, otite média secretora é o termo mais correto, pois refere-se de forma mais abrangente aos vários tipos de secreções patológicas possíveis de existir na orelha média.

ETIOPATOGENIA

Podemos considerar a OMS como resultado da combinação de alguns fatores:

- Disfunções da tuba auditiva que causem hipoventilação e distúrbio de drenagem da orelha média.
- Inflamação pós-infecciosa da mucosa da orelha média.
- "Patência" tubária, ou seja, propriedade de a tuba se abrir mais que o normal, propiciando passagem de secreções da nasofaringe para a cavidade timpânica, levando a acúmulo da secreção, presença de microrganismos e conseqüentemente infecções mais freqüentes na orelha média, levando ao círculo otite média aguda – otite secretora – otite média aguda.

QUADRO CLÍNICO

A OMS acomete com maior freqüência crianças em idade pré-escolar e escolar (3 a 9 anos), causando perdas de audição, sem outros sintomas otológicos. As crianças são muito pequenas para relatar a perda de audição, de tal forma que esse sintoma é percebido, na maioria das vezes, pelos pais (desatenção, perguntar várias vezes, ouvir televisão alta) e pelos professores (desatenção, desinteresse, mau aproveitamento escolar). A OMS então pode permanecer latente e não diagnosticada por vários meses. Por outro lado, crianças maiores e adultos acometidos de OMS referem orelha bloqueada, plenitude auricular, desconforto otológico e sensação de líquido na orelha, audição que se altera com a mudança da posição da cabeça (flutuante). Apresenta-se, na maioria das vezes, bilateralmente nas crianças e unilateralmente nos adultos.

Em geral, a OMS não produz dor nem febre, a não ser nos casos agudos como o barotrauma.

Na maioria das vezes, os pais relatam que as crianças apresentam dificuldade respiratória, roncos e respiração bucal de suplência. Passado de otite média aguda de repetição, adenotonsilites crônicas, rinossinusopatias alérgicas (inalatórias e alimentares) e/ou infecciosas também são freqüentes na história clínica.

EXAME CLÍNICO

A otoscopia é o exame essencial para o diagnóstico da OMS.

Na maioria das vezes, a membrana timpânica perde sua translucidez, apresentando-se mais opaca, sem brilho, dando a impressão de plenitude da orelha média. A trama vascular está aumentada, muitas vezes excedendo sobre a porção adjacente ao conduto auditivo externo (Fig. 7.1).

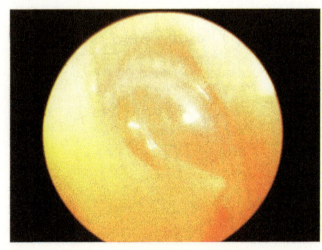

Figura 7.1 – Aspecto da membrana timpânica na otite média secretora.

O acúmulo de secreções na orelha média pode ser notado como um verdadeiro nível líquido. Muitas vezes, as secreções misturam-se com o ar, fazendo com que sejam vistas bolhas no interior da caixa. Dependendo da viscosidade do fluido, pode-se verificar que esse nível permanece na linha horizontal mesmo com a mudança de posição da cabeça, à semelhança de uma régua de nível dos construtores.

Abaulamentos da membrana timpânica podem ser notados nos casos de aquisição recente da OMS. Por outro lado, retração, atrofia e diminuição de espessura da membrana timpânica podem ser observadas nos casos em que a OMS persiste por longo tempo ou que tenha apresentado algumas recidivas. A retração no seu maior grau de intensidade constitui a atelectasia da membrana timpânica. É considerada como conseqüência de disfunção tubária prolongada. Nos casos de dúvida, a otoscopia pneumática revelará alteração da mobilidade da membrana. Sem dúvida, o diagnóstico da OMS é clínico, pela otoscopia bem feita.

Além do exame otoscópico, não se deve esquecer do exame físico otorrinolaringológico geral dos fatores já discutidos envolvidos na disfunção tubária e também a suspeita de crianças com deglutição atípica e musculatura de mastigação relaxada.

A confirmação do diagnóstico da OMS deverá ser realizada por meio da avaliação auditiva e da impedanciometria.

A audiometria tonal limiar revelará disacusia de condução em média de 25 a 40dB. Em todos os casos, deve-se completar o exame audiométrico por meio da impedanciometria. As curvas do tipo B são características da presença de secreção na orelha média. Entretanto, pode haver líquido na orelha média e constatar-se curvas do tipo C. O reflexo estapediano deve estar abolido quando houver secreção.

O exame clínico deverá ser orientado para se identificar um ou vários dos fatores etiológicos da OMS descritos acima. Esse deve ser completo e sistemático, o qual, na maioria das vezes, identifica esses fatores. Para a confirmação, o exame radiológico da região do cavo confirma a hipertrofia de adenóides; a radiografia de seios paranasais confirma os processos inflamatórios dos seios paranasais; os exames bacteriológicos e citológicos nasais confirmam e orientam as doenças infecciosas e alérgicas.

TRATAMENTO

O tratamento da OMS visa:

- Tratar a disacusia.
- Evitar a evolução da OMS a um processo irreversível com seqüelas funcionais como ocorre na otite adesiva, na destruição ossicular, na perfuração timpânica e no colesteatoma.
- Prevenir a instalação de quadros de otite média aguda recidivantes e suas complicações.

Antes de se optar por tratamento clínico ou cirúrgico, devem-se pesquisar e tratar as possíveis etiologias da OMS.

Tratamento clínico

Antibióticos, anti-histamínicos, descongestionantes, gotas nasais e corticóides são as medicações prescritas para o tratamento da OMS. O uso de antibióticos é discutido. As secreções da OMS são resultantes do processo inflamatório pós-infeccioso, porém as bactérias se encontram na secreção. Acreditava-se que o fator bacteriano não era significativo.

A amoxacilina e a ampicilina são agentes antimicrobianos indicados. As doses devem ser terapêuticas por um período não inferior a 12 dias, seguidas de avaliação clínica, audiométrica e/ou impedanciométrica após 20 dias do início do tratamento.

O uso de corticosteróides é controverso pelos riscos inerentes à droga. Entretanto, o corticosteróide tem a propriedade de ser antialérgico potente (rinossinusites alérgicas), antiedematoso (óstio tubário, tuba e mucosa do orelha média), estaciona o processo de metaplasia da mucosa da orelha média, é mucolítico e fluidificante, além de diminuir a tensão superficial e a viscosidade do muco, facilitando seu escoamento pela tuba. Seu uso em associação com antibióticos parece ser benéfico para a resolução da secreção da OMS. Seu uso por um período de 7 a 10 dias na maioria das vezes não necessita de dose decrescente.

O uso de descongestionantes e anti-histamínicos sistêmicos pode ser útil em adolescentes e adultos desde que exista evidência de alergia das vias aéreas superiores, embora não haja trabalhos que comprovem sua eficiência na resolução da secreção da orelha média. Em crianças, devem ser usados com cuidado por seus efeitos colaterais e por aumentar a viscosidade do muco, conseqüentemente dificultando sua drenagem.

A insuflação moderada da tuba auditiva por meio das manobras de Valsalva –, mascar, deglutir e inflar balões –, tem seu mérito para criar pressão positiva na orelha média e, conseqüentemente, favorecer a drenagem do muco, quando fluido, pela tuba.

Devem-se evitar essas manobras quando houver presença de secreções patológicas nasais ou de rinofaringe por ocasião da reagudização dessas doenças. Nessa situação, pode haver introdução de secreção contaminada para o interior da orelha média.

Se os métodos clínicos de tratamento da OMS falharem, então o tratamento cirúrgico deve ser levado em conta.

Tratamento cirúrgico

A miringotomia com aspiração da secreção da orelha média é o procedimento mais indicado para restabelecer a audição de imediato. Porém a incisão se fecha por um período de algumas horas nas crianças e, em razão da existência da metaplasia da mucosa da orelha média, forma-se novamente secreção e a hipoacusia reaparece. A instalação de drenos de ventilação tem por finalidade evitar a cicatrização da miringotomia, promover aeração prolongada das cavidades da orelha média, drenar as secreções que porventura possam ser formadas e restabelecer o funcionamento da tuba auditiva. A audição torna-se normal. A miringotomia deve ser realizada sob anestesia geral em crianças.

Nos doentes submetidos à colocação de tubos de ventilação, deve-se orientá-los quanto ao cuidado de evitar entrada de líquidos na orelha. Porém, com o uso de tampões tipo moldes auriculares, os tubos de curta duração não costumam permitir entrada de água na cavidade timpânica se a natação for realizada sem mergulho.

OTITE MÉDIA AGUDA

Otite média aguda (OMA) é o diagnóstico mais freqüente em crianças e torna-se menos comum com o avançar da idade. O risco anual de uma criança adquirir essa doença é da ordem de 10%. Na população infantil, sua incidência é significante. Apresenta uma taxa alta (65%) de adquirir pelo menos um episódio durante os primeiros 24 meses de vida. Nos dias de hoje, essa doença representa sozinha o motivo mais comum de consultas em pediatria para o diagnóstico de uma criança doente. A literatura mundial revela que hoje em dia são gastos cerca de 1 bilhão de dólares em cirurgia pelas seqüelas que essas doenças podem determinar e outros 2,5 bilhões em terapêutica médica.

O quadro clínico da OMA é bem conhecido, porém a vulgarização de seu tratamento pode modificá-lo. A criança sofre tanto dos sinais e sintomas da OMA, como também das seqüelas infecciosas da orelha média.

DEFINIÇÃO

Otite média aguda é uma entidade clínica que se caracteriza por lesões anatomopatológicas inflamatórias agudas do revestimento conjuntivoepitelial das cavidades da orelha média.

ETIOLOGIA

A OMA pode ser condicionada por alguns fatores:

- Vírus e micróbios patogênicos.
- Fatores anatômicos e patológicos locais que favoreçam a implantação desses germes.
- Fatores ambientais (exógenos) e de predisposição (endógenos).

Germes patogênicos

Vírus

Os vírus adquirem importância por ocasião das doenças sazonais na etiologia da OMA. Predispõem à infecção microbiana que com freqüência se sucede.

Os vírus respiratórios sinciciais, o vírus da influenza, parainfluenza 2, adenovírus 3, o vírus Coxsackie B4 e os enterovírus são os mais freqüentemente imputados como agentes causadores, entretanto, é difícil identificá-los, sendo os dados clínicos indicativos de fator primário ou predominante.

Por ocasião dos surtos epidêmicos de sarampo e de varicela, a presença desses vírus foi demonstrada em secreção da orelha média dos pacientes.

Bactérias

As bactérias patogênicas mais freqüentemente isoladas, em nosso meio, das secreções de orelha média em pacientes com OMA são (Marone e cols.,1990):

Streptococcus pneumoniae – 34%. Como a maioria das infecções em otorrinolaringologia, principalmente nos adultos e em particular o estreptococo hemolítico do grupo A. O estreptococo do grupo B e a *Escherichia coli* são os principais causadores de sepse e meningite em recém-nascidos. A bacteriemia nessa idade está freqüentemente associada a OMA.

Haemophilus influenzae – 30%. Freqüente na idade pré-escolar, porém tem sido detectado em crianças maiores, adolescentes e adultos. Citam-se taxas que variam de 3 a 30% dos *Haemophilus influenzae* isolados de líquidos da orelha média de crianças com OMA, os quais produzem betalactamase, enzima que hidrolisa a penicilina G, a ampicilina e a amoxacilina.

Moraxella catarrhalis – 15% dos casos têm sido identificados nas secreções da orelha média de crianças com OMA. Cerca de 25% das cepas de *Moraxella catarrhalis* são produtoras de betalactamase.

Estima-se que 20% das crianças com OMA apresentem bactérias produtoras de betalactamase na secreção da orelha média.

Bacilos entéricos gram-negativos – *Pseudomonas aeruginosa* e *Proteus mirabilis* são os bacilos gram-negativos mais freqüentes. Estão presentes em 20% nas secreções da orelha média de pacientes com OMA, principalmente nas crianças menores, em indivíduos com doenças metabólicas que comprometem o estado imunitário como diabetes, doenças consuntivas etc. Os pacientes têm alto grau de complicações como mastoidites, bacteriemia e osteomielites.

Para sintetizar: *S. pneumoniae, Haemophilus influenzae* e *Moraxella catarrhalis* são os germes que mais freqüentemente estão presentes em fluidos da orelha média de crianças com OMA. Os bacilos entéricos gram-negativos estão presentes em cerca de 20% dos fluidos de orelha média de crianças até 6 meses de idade com OMA. Esses foram os resultados obtidos de recente levantamento que realizamos no Pronto-Socorro do Hospital das Clínicas da Faculdade de Medicina da Universidade de São Paulo e são concordes com os resultados referidos na maioria da literatura mundial sobre o assunto.

QUADRO CLÍNICO E DIAGNÓSTICO

A OMA acomete com maior freqüência crianças com quadro de infecção das vias aéreas superiores e que logo desenvolvem otalgia. As crianças menores, que não sabem localizar a dor, apresentam-se com choro constante, irritação geral ou letargia, diminuição do apetite, podendo apresentar vômitos ou diarréia.

A febre geralmente é freqüente. A dor aumenta durante os movimentos de deglutição. Em crianças maiores e nos adultos, a sensação de plenitude auricular e de ruídos pulsáteis síncronos com a pulsação traduzem a presença de secreções na orelha média. Ao exame clínico, a otoscopia revela membrana timpânica congesta, hiperemiada, perda de brilho e às vezes abaulada (Fig. 7.2). Em alguns casos, observam-se bolhas na membrana do tímpano nos quadros virais que são conhecidas como miringite bolhosa. Em alguns casos, nota-se acúmulo de secreção no conduto auditivo externo, que, após sua remoção adequada, visualiza-se uma perfuração na membrana timpânica, por onde a secreção é drenada.

Quando a membrana timpânica se encontra abaulada, podendo esse abaulamento ser de grande intensidade, pode-se fazer a drenagem por meio de perfuração espontânea da membrana, seguida de grande alívio da dor. Essa perfuração tem tendência a fechamento

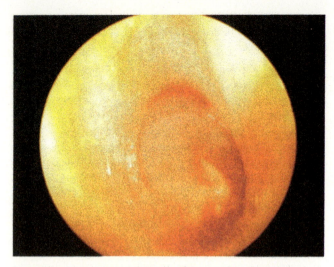

Figura 7.2 – Aspecto da membrana timpânica na otite média aguda.

em 7 a 14 dias quando acompanhada clinicamente. Na criança, coleção purulenta na orelha média (empiema) pode desencadear sinais de meningismo, por edema da dura-máter. Portanto, a evolução da otite média aguda tem tendência à cura quando devidamente tratada. A mucosa que reveste a orelha média restitui-se, evitando evolução para um processo crônico. Em geral, a otite média aguda simples não leva a seqüelas no sentido infeccioso e funcional quando devidamente tratada.

Esse fato não se observa na OMA necrosante, que ocorre com certa freqüência durante surtos de sarampo e escarlatina. A otite média aguda necrosante apresenta sintomatologia semelhante à da OMA simples. As alterações anatomopatológicas que ocorrem nesse tipo de otite se caracterizam por perfuração ampla da membrana timpânica acompanhada de otorréia e lesões dos elementos da orelha média representadas por necrose e processos de osteíte dos ossículos. A evolução dessa doença pode levar a processos de reparação cicatricial, traduzidos por aderências e fibrose da mucosa da orelha média e do tímpano neoformado. A otite média necrosante leva a seqüelas infecciosas e funcionais da orelha média.

O exame otorrinolaringológico deve ser completo e sistemático. Como vimos, a OMA pode preceder a um quadro de rinofaringite, com rinorréia seromucosa e às vezes supurada no momento da ocorrência da OMA. A importância de posteriormente efetuar-se uma verificação do volume das adenóides (radiografia do cavo ou nasofibroscopia) visa uma propedêutica dirigida aos casos de otites de repetição, secretora e média crônica supurativa.

O exame radiográfico da mastóide não é realizado rotineiramente durante os quadros de OMA. É indicado quando se suspeita de colesteatoma ou então de complicações intracranianas ou intratemporais.

TRATAMENTO

Os antibióticos são os principais antimicrobianos de que dispomos para o tratamento da OMA. As doses devem ser terapêuticas e recomenda-se sua administração por 10 dias.

Os antibióticos mais usados são: penicilinas, amoxacilina, amoxacilina em associação ao clavulanato de potássio (com a finalidade de atingir os microrganismos produtores de betalactamase), cefalosporinas, eritromicina e azitromicina.

A conduta nos casos de OMA pode variar de acordo com a idade da criança. Assim, em recém-nascidos com OMA e também os hospitalizados por outros problemas, a timpanocentese e a cultura devem ser instituídas. Em crianças nessa fase da vida, a OMA é geralmente causada por germes não usuais em comparação a crianças de mais idade, como bacilos gram-negativos. Por outro lado, nos indivíduos adultos com OMA unilateral recidivante ou otite média aguda secretora, devemos sempre suspeitar de doença expansiva de rinofaringe (tumores) como causador da otite média. Nesses casos, a propedêutica adequada da rinofaringe faz-se necessária, devendo ser realizada de maneira rigorosa.

Os pais da criança devem ser avisados de que se os sintomas e os sinais (otalgia e febre) perdurarem por mais de 72 horas, ela deve ser reexaminada antes mesmo de se completar o tratamento com antibióticos.

Em crianças com baixo grau de higiene ou com más condições sociais, o reexame deverá ser realizado após 48 a 72 horas da introdução do antibiótico. A persistência de febre ou dor ou ambas nesse período pode indicar a necessidade de miringotomia com estudo bacteriológico, o qual poderá revelar um germe não freqüente. A paracentese (miringotomia) deverá ser ampla o suficiente para a drenagem da secreção. É realizada no quadrante póstero-inferior da membrana timpânica. Entretanto, quando a drenagem se fizer espontaneamente, a limpeza do conduto auditivo externo com cultura do material deve ser realizada. Gotas otológicas nesses casos podem ser benéficas.

Medicação adicional incluindo analgésicos, antipiréticos e calor local são de grande valia. O uso de descongestionantes orais melhora a congestão nasal, porém quando utilizados em doses não adequadas podem aumentar a viscosidade da secreção por desidratação, com conseqüente piora de sua drenagem.

A drenagem completa das secreções da orelha média pode demorar um mês ou mais. Se após esse período a membrana timpânica apresentar-se normal e esse episódio for o único ou eventual, a criança receberá alta.

COMPLICAÇÕES E SEQÜELAS

As complicações da OMA não desaparecem completamente, mesmo com o avanço da antibioticoterapia. Não se trata de erro terapêutico, mas sim de alguns fatores como: situações anatômicas, virulência do germe, variações epidemiológicas e fatores predisponentes.

As complicações encontradas são:

- Paralisia facial.
- Labirintite aguda.
- Mastoidite aguda.

Alguns pacientes apresentam evolução prolongada, podendo ser mais bem classificados como portadores de otite média crônica.

A passagem do processo agudo à cronicidade determina seqüelas na orelha média, constituindo-se hoje a preocupação dos especialistas. As principais possibilidades são: permanência de perfuração da membrana timpânica, descontinuidade ossicular e comprometimento da orelha interna.

BIBLIOGRAFIA

1. BENTO, R.F.; MINITI, A. & MARONE, S. – *Tratado de Otologia*. São Paulo, EDUSP, 1998. **2.** MINITI, A.; BENTO, R.F. & BUTUGAN, O. – *Otorrinolaringologia Clínica e Cirúrgica*. São Paulo, Atheneu, 2001.

3 Otite Média Crônica

AROLDO MINITI

A perfuração timpânica permanente é denominada de otite média crônica. Pode ou não estar associada à patologia da orelha média e da mastóide.

Politzer, já em 1862, relaciona o mau funcionamento da tuba auditiva como o principal fator na patogênese das doenças da orelha média.

Classificamos a otite média crônica em simples, supurativa e colesteatomatosa.

OTITE MÉDIA CRÔNICA SIMPLES

É aquela em que constatamos uma perfuração timpânica em qualquer localização. Apresenta surdez do tipo condutiva, não tendo otalgia, podendo ser acompanhada por otorréia, em geral, não fétida, de cor amarelada ou mucóide. Normalmente, os quadros de otorréia estão associados a quadros gripais (infecções de vias aéreas superiores). As otites médias crônicas são em geral ocasionadas pela evolução de uma otite média aguda necrosante, as quais ocasionam grandes perfurações. O diagnóstico é realizado pela anamnese e pela otoscopia, quando se observa com facilidade a perfuração timpânica. O tratamento clínico consiste em antibioticoterapia local e sistêmica. Algumas vezes, consegue-se o fechamento espontâneo da perfuração.

Caso não se consiga esse fechamento realiza-se a chamada timpanoplastia, com a finalidade de fechar a perfuração, assim como reconstruir a cadeia ossicular.

OTITE MÉDIA CRÔNICA SUPURATIVA

Nessa afecção, a otorréia é constante. A otorrréia é amarelada ou esverdeada e com cheiro forte. É mais comum em pacientes com alterações imunológicas, diabéticos, fatores nutricionais, hábitos etc.

A otoscopia revela grandes perfurações, marginais, às vezes com retrações. A mucosa da orelha média está sempre edemaciada, podendo ser constatados tecidos de granulação, presença de pólipos muitas vezes sangrantes ao toque com estilete porta-algodão.

Nesses casos, a mastóide geralmente é do tipo ebúrnea e sempre está comprometida pelo processo infeccioso.

A otite média crônica supurativa pode comprometer a orelha interna levando a uma disacusia neurossensorial. O tratamento é feito com antimicrobianos locais, em geral após determinarmos qual o tipo de bactéria por meio de cultura. Caso não se consiga o tratamento clínico, deve ser realizada a mastoidectomia com ampla limpeza da mucosa da caixa e da mastóide.

OTITE MÉDIA CRÔNICA COLESTEATOMATOSA

O colesteatoma é constituído de epitélio escamoso estratificado com grande quantidade de queratina que segue à arquitetura da orelha média, ática e mastóide.

A tendência na literatura mundial e em nossa experiência é considerar o colesteatoma como um tumor benigno. Sua ação destrutiva sobre o osso da mastóide se faz por meio da compressão ou de ações enzimáticas. Os colesteatomas podem ser classificados em congênitos e adquiridos (primário e secundário).

Congênitos – é devido à inclusão de epitélio escamoso queratinizante embrionário que cresce no osso temporal. Em nossa estatística, somente 1% são devidos a esses brotos embrionários. O diagnóstico nem sempre é fácil, podendo ser confundido com a otite média secretora.

Adquiridos – para sua formação há necessidade de uma lesão prévia da orelha média. Os colesteatomas adquiridos originam-se a partir de uma perfuração da *pars flacida* (Shrapnell) da membrana timpânica, enquanto os secundários a partir de uma perfuração marginal da membrana timpânica.

Etiologia do colesteatoma – teorias

Congênitas – decorrentes de inclusões embrionárias.

Migratória – essa é a teoria mais aceita pelos otologistas. Foi Politzer (1901) quem afirmou a possibilidade do crescimento da pele do conduto auditivo externo para o interior da orelha média por meio de uma perfuração marginal.

Metaplásica – a presença de uma perfuração marginal levaria a uma metaplasia da mucosa de revestimento da orelha média (Wendt, 1877). Não devemos esquecer que outros fatores contribuem na formação do colesteatoma como inflamações, irritações locais, disfunção tubária, fatores imunológicos, ambientais e hereditários.

Anatomia patológica – é um epitélio poliestratificado plano com grande quantidade de queratina.

Diagnóstico – a anamnese é muito importante, sendo a principal queixa a otorréia de cor amarelada, espessa e muito fétida. O odor fétido é explicado pela presença de germes anaeróbios (peptococos), aeróbios (pseudomonas) e facultativos (estafilococos, *proteus*). A otorréia não é encontrada nos colesteatomas congênitos. Outro sintoma importante é a hipoacusia. O colesteatoma freqüentemente leva à cadeia ossicular, podendo também atingir a orelha interna.

Otoscopia – pode-se utilizar o otoscópio, porém o ideal é o microscópio otológico. Verifica-se a perfuração e a descamação branca nacarada. Encontramos a perfuração da membrana de Shrapnell. Caso encontremos formações polipóides oriundas da caixa do tímpano, é sinal importante de presença de colesteatoma.

Audiometria – revela surdez do tipo condução. Caso haja comprometimento da orelha interna, teremos uma surdez neurossensorial.

Radiologia – é um exame importante, pois permite verificar a erosão da parede lateral do epitímpano, erosões da cadeia ossicular, comprometimento da mastóide.

Tratamento – é essencialmente cirúrgico, com remoção total da matriz do colesteatoma.

Complicações das otites médias crônicas – citaremos somente as principais complicações:

- Fístula labiríntica.
- Labirintites.
- Paralisia facial.
- Petrosites.
- Meningites.
- Abscessos extradural e subdural.
- Abscessos intracranianos.
- Tromboflebites.

BIBLIOGRAFIA

1. BENTO, R.F.; MINITI, A. & MARONE, S.A.M. – *Tratado de Otologia.* São Paulo, EDUSP, 1998. 2. CHOLE, R.A. – Chronic otitis media, mastoidites and petrositis. In Cummings, C.W.; Schuller, D.E. & Krause, C.J. *Otolaryngology Head and Neck Surgery.* St. Louis, Mosby Year Book, 1993, p. 2823. 3. MINITI, A.; BENTO, R.F. & BUTUGAN, O. – *Otorrinolaringologia Clínica e Cirurgia.* São Paulo, Atheneu, 2001.

4 Vertigem na Infância

MARCO AURÉLIO BOTTINO

INTRODUÇÃO

Os indivíduos orientam-se no espaço por meio das informações recebidas de três sistemas sensoriais que são a visão, a propriocepção e o labirinto. Os estímulos desses três sistemas são enviados para o córtex cerebral, no qual são analisados e informam a posição do corpo a cada instante. Sabemos que a falha de dois desses três sistemas leva à desorientação espacial do corpo provocando a queda. Quando o labirinto sofre um dano, o indivíduo sente vertigem, tontura ou desequilíbrio.

Denomina-se vertigem a sensação de rotação que uma pessoa experimenta quando tem seu labirinto lesado.

A vertigem é chamada de objetiva quando o ambiente roda em torno do indivíduo, e subjetiva quando ele se sente rodar em relação ao ambiente.

Existem várias doenças que provocam vertigem em crianças. O objetivo desse relato é mostrar essas enfermidades e como nos devemos conduzir diante delas.

AVALIAÇÃO DE UMA CRIANÇA COM VERTIGEM
HISTÓRIA CLÍNICA

Características da vertigem – podem ser rotatórias, desequilíbrios, quedas e dificuldade para andar.

Sinais e sintomas que acompanham as vertigens – queixas como queda de audição e zumbidos são de grande importância, pois já demonstram um envolvimento da orelha interna, o que já orienta o diagnóstico. Outros sintomas importantes são náuseas, vômitos, palidez e sudorese; muitas vezes, esses são os únicos sintomas, já que as crianças têm dificuldades em relatar a vertigem.

Fatores desencadeantes – traumatismos cranioencefálicos, manipulação do conduto auditivo externo com cotonetes, infecções virais e bacterianas, drogas ototóxicas etc.

Duração das crises de vertigem e conservação da consciência – são dois sintomas que não só orientam o diagnóstico etiológico, como também o topográfico. Um único episódio de vertigem pode ser, por exemplo, causado por uma virose, ao passo que crises repetidas podem ser devidas à vertigem paroxística benigna. No que se refere à consciência, ela está sempre conservada nas doenças labirínticas periféricas e pode ser causada por um comprometimento central, quando afetada, como acontece com os tumores da fossa posterior ou nas epilepsias.

Antecedentes pessoais – as características do desenvolvimento motor as doenças congênitas como a rubéola já podem levar a inferir um comprometimento labiríntico.

Antecedentes hereditários – várias doenças de caráter hereditário, como sabemos, podem acometer o labirinto, assim como sífilis, rubéola congênita e outras. A enxaqueca, principalmente nos antecedentes femininos, é uma pista importante para diagnosticarmos a vertigem paroxística benigna.

EXAME FÍSICO
Exame otorrinolaringológico

A otoscopia é um dado importante. As roturas da membrana timpânica, o hemotímpano e as supurações são importantes indícios para o diagnóstico.

Avaliação do equilíbrio

O equilíbrio estático pode ser avaliado pelo teste de Romberg. Esse teste consiste em pedirmos ao paciente para ficar em pé com os pés juntos e fechar os olhos. O teste é negativo quando o equilíbrio não se altera. Todavia, quando a queda é lateral, sugere lesão labiríntica, e quando para a frente ou para trás, indica possível lesão cerebelar. Nesse caso, os pés juntos, mesmo com os olhos abertos, já podem determinar a queda.

O equilíbrio dinâmico pode ser avaliado pelas seguintes provas:

Marcha – a observação do andar já pode sugerir alterações no labirinto ou do cerebelo. Quando a marcha é normal, podemos fazer os testes de Babinski-Weill e o de Unterberger.

Babinski-Weill – pedimos à criança andar em vaivém, com os olhos fechados. No caso de a marcha desviar-se, o teste é considerado positivo e indica dano labiríntico. É a chamada marcha em estrela.

Unterberger – pedimos ao paciente para marcar passo com os olhos fechados 1 minuto. O desvio lateral indica afecção labiríntica.

Nistagmo

Define-se nistagmo como um tremor associado dos olhos. Podemos dizer que o nistagmo espelha o comportamento do labirinto. Sua observação cuidadosa pode indicar não só informações sobre o labirinto, mas também sugerir uma afecção central.

A observação do nistagmo pode ser feita olhando-se diretamente nos olhos do paciente. O nistagmo que bate no plano horizontal ou oblíquo caracteriza, quase sempre, dano periférico, ao passo que o nistagmo que se desloca no plano vertical pode ser causado por lesão central.

Os nistagmos podem ser também provocados por manobras simples, como é o caso de tomarmos a criança nos braços e fazermos movimentos de vaivém observando seus olhos. No caso do surgimento de nistagmo e de suas características, podemos tirar conclusões que nos levam a um diagnóstico.

Os nistagmos podem ser avaliados por meio de um método chamado de eletronistagmografia.

Esse método e o conjunto de provas a que submetemos o paciente, como a prova calórica e a rotatória, são chamados de avaliação otoneurológica. Fazem parte também dessa avaliação os testes audiométricos.

O exame ou avaliação otoneurológica nos permite dizer, com segurança, se existe um dano labiríntico e se esse é de localização periférica ou central.

PRINCIPAIS DOENÇAS LABIRÍNTICAS NA INFÂNCIA
Cinetose

A cinetose é definida como o enjôo provocado pelo movimento. O que a caracteriza são os sinais e sintomas neurovegetativos e não a tontura.

A criança que viaja em um veículo fica subitamente pálida e, a seguir, apresenta náuseas, vômitos, sudorese e às vezes cefaléia. A causa não é um dano labiríntico, mas sim uma suscetibilidade maior desse órgão. Uma das explicações para a cinetose é a dissociação entre o visto e o sentido, isto é, o aparelho vestibular é submetido a estímulos diferentes daqueles que são vistos.

Assim, supondo-se uma criança que viaje no banco de trás do automóvel: seu aparelho vestibular é submetido às oscilações que o veículo realiza ao fazer as curvas, entretanto, a visão restringe-se a objetos próximos, pessoas e bancos que são imóveis. Assim sendo, não há concordância entre aquilo que a criança vê e aquilo que ela sente. Esse conflito desencadeia os sintomas.

Alguns autores admitem que o quadro é devido a uma imaturidade do sistema vestibular, posto que os sintomas melhoram e desaparecem com a idade.

Tratamento – o sedativos labirínticos como o dimenidrinato atenuam ou impedem os sintomas. Devem ser administrados 30 minutos antes das viagens.

Enxaqueca vestibular

Dá-se a denominação de enxaqueca vestibular à afecção em que a tontura é acompanhada da cefaléia.

Admite-se, do ponto de vista fisiopatológico, que a cefaléia é causada por vasodilatação dos vasos periféricos do crânio, e a enxaqueca, por vasoconstrição compensatória dos vasos do território vertebrobasilar.

Importante na história desses pacientes é o caráter familiar da doença. Alguns autores relacionam o torcicolo paroxístico benigno, a vertigem paroxística benigna e a enxaqueca, isto é, um mesmo indivíduo pode apresentar, nos primeiros meses de vida, o torcicolo, nos primeiros anos a vertigem e na sua fase adulta a enxaqueca.

Diagnóstico – é clínico, os exames físico, neurológico e otoneurológico são normais.

Tratamento – os depressores labirínticos e as dietas melhoram os sintomas.

Vertigem paroxística benigna

Essa afecção foi descrita pela primeira vez por Basseres, em 1964. É de ocorrência freqüente e seu diagnóstico é difícil.

Caracteriza-se por episódios súbitos de vertigens, sem sintomas cocleares e sem cefaléia. As crises são precedidas de palidez, sudorese, choro, náuseas e às vezes vômitos. A consciência está conservada, não se observam sinais tônico-clônicos e, após as crises, tudo volta ao normal, como se nada houvesse ocorrido. Durante a crise, se a criança está em pé, ela procura agarrar-se aos objetos próximos ou às pessoas. Os episódios duram de minutos a dias. Ocorre em crianças dos 2 aos 10 anos de idade, sendo mais comum ao redor dos 6 anos.

Diagnóstico – a história clínica é que faz o diagnóstico. O antecedente familiar de enxaqueca é um dado importante. Deve ser feito o diagnóstico diferencial com as epilepsias parciais. O que a diferencia dessas é a ausência de movimentos tônico-clônicos, conservação da consciência e eletrencefalograma normal.

Tratamento – essa afecção responde bem às drogas, como a cinarizina, e ao ginko-biloba, que devem ser mantidas por meses e retiradas progressivamente.

Torcicolo paroxístico benigno

Essa doença foi descrita por Snyder em 1964 e é considerada uma variante da vertigem paroxística benigna.

O quadro clínico é caracterizado por ataques súbitos de queda lateral da cabeça para um lado e rotação dos olhos para o lado oposto. A criança não demonstra sinal de dor. Às vezes, os ataques são acompanhados de palidez, náuseas, vômitos e agitação. A cabeça pode permanecer inclinada por minutos e até por duas semanas e voltar ao normal espontaneamente.

As crises iniciam-se dos 2 aos 8 meses de idade e podem repetir-se por meses ou anos. Como vimos anteriormente, o torcicolo, em um mesmo indivíduo, pode evoluir para a vertigem paroxística e desta para a enxaqueca.

Diagnóstico – é clínico. A radiografia de coluna cervical é normal. Nas crises podemos observar nistagmos.

Tratamento – é igual ao da vertigem paroxística benigna.

Neuronite vestibular

Quando Dix e Hallpike descreveram a neuronite vestibular, nenhum de seus 100 pacientes tinha menos de 10 anos de idade. Entretanto, nos últimos anos, temos visto inúmeras crianças em que a relação entre a vertigem e a infecção é nítida.

A neuronite vestibular tem como causa inflamação no gânglio de Scarpa. Por essa razão, só provoca sintomas vestibulares.

As tonturas são rotatórias ou, mais freqüentemente, do tipo flutuação. São acompanhadas de náuseas e, às vezes, vômitos. Não há quedas de audição nem zumbidos. As crises, quase sempre, são precedidas de infecções do trato respiratório como tonsilites, sinusites, otites e outras.

Diagnóstico – fundamenta-se na história clínica e no exame otoneurológico.

Tratamento – tratar das infecções que provocaram a crise e uso de depressores labirínticos.

Doença de Ménière

Essa afecção caracteriza-se por crises de tonturas rotatórias, zumbido e queda de audição. Após as crises, as tonturas cessam e, às vezes, os zumbidos também, entretanto, pode persistir a diminuição da audição. O comprometimento labiríntico é quase sempre unilateral. A sucessão das crises pode levar à surdez.

Os sintomas, do ponto de vista fisiopatológico, são devidos a uma hidropisia endolinfática, isto é, a um aumento da endolinfa dentro do canal endolinfático. Quanto à etiologia, ainda existe muita especulação. É uma doença rara em crianças.

Diagnóstico – a história clínica e o exame otoneurológico fazem o diagnóstico.

Tratamento – nas crises são usados depressores vestibulares e diuréticos. Dependendo da evolução da doença, o tratamento cirúrgico pode ser indicado.

Traumatismo

Os traumatismos craniencefálicos podem provocar danos labirínticos e até fraturas do rochedo. Segundo Toupet, as crianças apresentam sete vezes mais fraturas de rochedo que os adultos. Não devemos esquecer que, além dos traumatismos craniencefálicos, existem os pequenos traumatismos como aqueles provocados por cotonetes ou outros objetos introduzidos no conduto auditivo externo.

Diagnóstico – os exames otorrinolaringológico, otoneurológico e radiológico elucidam o diagnóstico.

Tratamento – quando o traumatismo provoca fístulas labirínticas podemos, às vezes, fechá-las cirurgicamente. Se o comprometimento é irreversível, os depressores labirínticos e os exercícios de habituação labiríntica ajudam a recuperação.

Otites

As otites médias agudas e serosas são causas freqüentes de crises vertiginosas. Para Bower, é a causa principal de vertigem em crianças.

Os episódios vertiginosos ocorrem tanto na vigência da otite quanto no intervalo entre um e outro episódio.

As vertigens podem ser provocadas também pelo uso de drogas ototóxicas, especialmente nos casos de otites supuradas em que medicamentos tópicos são inadvertidamente usados.

Diagnóstico – é clínico.

Tratamento – é o da causa, isto é, da própria otite, mais medicação sintomática. Quando a causa é uma otite serosa, está indicada a colocação dos tubos de ventilação.

Síndrome vestibular central

A síndrome vestibular central tem sempre como causa tumores da fossa posterior. Segundo Toupet, 10% das crianças com crises vertiginosas apresentam como causa afecções da fossa posterior.

A evolução dos sintomas como desequilíbrio, incoordenação, nistagmos característicos, perda da consciência chamam a atenção para o diagnóstico, que é confirmado pelos exames neurológico e radiológico.

Vertigem psicossomática

É comum na infância. Na verdade, são falsas vertigens ou desequilíbrios que têm como causa problemas psicológicos.

A história clínica, os problemas escolares e familiares, com o exame otoneurológico normal, ajudam a esclarecer o diagnóstico.

BIBLIOGRAFIA

1. BASSER, L.S. – Benign paroxysmol vertigo of childhood. *Brain* 87, 1964. 2. BOTTINO, M.A. & FORMIGONI, L.G. – Vertigem na criança. **99**:195, 1989. 3. BOWER, M.C. & COTTON, T.R. – The spectrum of vertigo in children. *Arch. Otolaryngol. Heace Neck Surg.* **121**:911, 1995. 4. EEG, OLOFSSON O.; ODKVIST, L.; LINDSKOG, V. & ANDERSON, B. – Benign paroxysmol vertigo in childhood. *Acta Otolaryngol.* **93**:283, 1982. 5. FINKELHOR, K.B.Y. & HARKER, L.A. – Benign paroxysmol vertigo of child hood. *Laryngoscope* **97**:1161, 1987. 6. GANANÇA, M.M. et al. – Tonturas na criança e no adolescente. *RBM ORL,* **2**:217, 1995. 7. PAGES, M. et al. – Sclérose em plaques bénigne à debut infantile. *Rev. Neurol.* **150**:155, 1994. 8. PRATS VIÑAS, J.M.; VILLALIBRE, B.I. & EXPÓSITO, G.R. – Vertigo paroxistico benigno del niño. *Rev. Pediatr.* **34**:431, 1978. 9. SNYDER, C.H. – Parysmol torticollis in infancy a possible form of labyrinthitis. *Am. J. Dis. Child.* **117**:458, 1969. 10. TOUPED, M. & TOUPED, F. – He vertige chez l'infant. *Rev. Prat.* **44**:343, 1994.

---

5 — Deficiência Auditiva na Infância

JOSÉ ALEXANDRE MÉDICIS DA SILVEIRA
EDIGAR REZENDE DE ALMEIDA

INTRODUÇÃO

A deficiência auditiva (DA) na infância pode ser definida como a privação em vários graus, tanto qualitativa quanto quantitativamente, do sentido da audição levando a conseqüências diretas sobre a fala e a linguagem da criança. É importante ressaltar a íntima relação entre a aquisição da linguagem e a audição. É fundamental que a criança, ao nascer, tenha a audição normal para a aquisição da fala durante seu desenvolvimento. A integridade periférica e central do sistema auditivo é essencial para a aquisição da linguagem verbal e para seu desenvolvimento.

Estima-se que a incidência da DA que necessite de cuidados especiais seja de 1 a 3 a cada 1.000 nascidos vivos, conforme estudos em países de Primeiro Mundo. No Brasil, onde é ainda muito freqüente a prevalência de doenças infecciosas como a rubéola, acredita-se que essa incidência seja ainda maior.

Por tratar-se de uma deficiência invisível e ainda silenciosa, é evidente que as autoridades de Saúde Pública em nosso país, nos dias atuais, não dispensam a ela os cuidados necessários. Somente nestes últimos anos foi que se iniciaram as campanhas de vacinação contra a rubéola (pela Secretaria da Saúde do Estado de São Paulo), além de campanhas em âmbito nacional da iniciativa privada (I Semana Nacional de Prevenção da Surdez, realizada em novembro de 1997 e promovida pela Sociedade Brasileira de Otologia), para alertar a população sobre o problema da DA. Poucas são as instituições públicas dirigidas à criança com DA, o que ainda faz vivo em nosso meio o termo "surdo-mudo", que deveria ser abolido, pois, desde que educada corretamente, a criança com DA pode ter praticamente as mesmas chances do que outra normouvinte.

As perdas auditivas na infância podem ser classificadas em:

• **Segundo a localização da lesão** – condutiva (orelha externa e orelha média), neurossensoriais (orelha interna, vias e centros) e mista (combinação das duas anteriores).

• **Segundo o grau** – leve, moderado, grave e profundo.

Neste capítulo, será nossa preocupação abordar as perdas neurossensoriais de moderada a profunda, pois são essas as responsáveis pelos mais graves distúrbios da comunicação do pequeno paciente.

Boothroyd em 1982 classificava as principais repercussões da DA, sobretudo naqueles casos tardiamente diagnosticados e tratados, em:

a) Perceptuais, assinalando a importância da audição (o que é muito mais acentuado nos animais) como um mecanismo de alerta e de defesa.

b) Da fala, pela falta do "feedback".

c) Na comunicação, pelo atraso ou não aquisição da linguagem.

d) Cognitivas, pois é com as palavras que pensamos, que criamos abstrações. A criança com DA aprende quase que exclusivamente diante de experiências concretas.

e) Sociais, pela dificuldade na comunicação, e em comportar-se corretamente, levando-a ao isolamento.

f) Emocionais, sendo uma criança triste, freqüentemente agressiva, desenvolvendo uma auto-imagem negativa.

g) Educacionais, necessitando, na maioria das vezes, de um reforço especializado.

h) Intelectuais, pois, apesar de ser portadora de uma inteligência normal, a alteração na aquisição da linguagem a leva a ter uma menor capacidade para resolver seus problemas e sobretudo para transmitir informações.

i) Vocacionais, sendo que todos os fatores acima citados levam a criança, desde que não seja precocemente ajudada, a chegar na idade adulta com possibilidades profissionais extremamente limitadas.

j) Familiares, pois é comum o estado de negação do problema por parte dos pais, o que os leva a deixar de estimular a criança, comprometendo com certeza sua educação, pois são os pais, sobretudo nos primeiros anos, os verdadeiros pilares para a educação de uma criança com DA.

k) Socioeconômicas, em razão dos altos custos gerados por uma abordagem profissional multidisciplinar, além dos AASI (aparelhos de amplificação sonora individual ou prótese auditiva) e das escolas especializadas.

Desde 1982, o Joint Committee on Infant Hearing da American Academy of Pediatrics definiu os fatores de risco para a perda auditiva do recém-nascido, sendo que periodicamente alguns novos fatores têm sido acrescentados aos primitivos. Em 1995, é a seguinte a atualização desses:

1. História familiar de perda auditiva neurossensorial na infância.
2. Infecção congênita (rubéola, citomegalovírus, herpes, toxoplasmose e sífilis).
3. Malformação congênita envolvendo o segmento de cabeça e pescoço (incluindo alterações do pavilhão e conduto, fendas palatinas, cistos branquiais etc.).
4. Peso ao nascimento menor que 1,5kg.
5. Icterícia neonatal, com hiperbilirrubinemia em níveis de indicação de exangüineotransfusão.
6. Uso de medicação ototóxica, sobretudo os antibióticos aminoglicosídeos.
7. Meningite bacteriana.
8. Asfixia grave com Apgar de 0 a 4 no primeiro minuto, ou de 0 a 6 no quinto minuto.
9. Ventilação mecânica por mais de cinco dias.
10. Presença de achados associados à síndrome que inclua perda auditiva sensorial ou condutiva.

A essas acrescentaríamos os frutos de casamentos consangüíneos, evento que em nosso meio continua ainda muito freqüente.

Esse grupo de risco apresenta incidência de DA de 1 para cada 40 nascidos vivos, e, se imaginarmos que, com o progresso da neonatologia, são a cada dia maiores as chances de sobrevida do recém-nascido nas UTI de berçários, vemos cada vez mais aumentar a população de crianças com deficiência auditiva. Não nos basta, como médicos do século XXI, salvarmos vidas, necessitamos também dar qualidade de vida aos nossos pacientes. Pelas razões anteriormente citadas, reforçamos a importância capital do diagnóstico e da intervenção precoces, além, é óbvio, das medidas preventivas.

ETIOLOGIA

São causas de DA na infância:

Desconhecidas
Em torno de 25 a 30% das DA têm causa desconhecida, isso mesmo em estatísticas de países avançados.

Genéticas
Podem manifestar-se desde o nascimento (congênitas) ou tardiamente, por vezes mesmo na idade adulta. Classicamente, as congênitas com afecção auditiva isolada mais freqüentes são a malformação de Mondini, a displasia de Scheibe e a síndrome de Alexander.

Dentre as associadas com outras malformações, que são inúmeras, estão a síndrome de Waardenburg (heterocromia da íris e mecha branca no cabelo), a de Crouzon (múltiplas malformações do crânio), a de Apert (acrocefalopolissindactilia) e as cranioestenoses de Jackson-Weiss e Pfeiffer, a de Treacher Collins (disostose mandibulofacial), a de Usher (associada à retinite pigmentar grave), a de Alport (associada à malformação renal), dentre as mais freqüentes.

Adquiridas
Período pré-natal – rubéola: em nosso meio chega a representar mais de 20% das causas de DA no recém-nascido; citomegalovírus: em países avançados já tem prevalência maior que a rubéola, e talvez seja pouco pesquisado em nosso meio; outras infecções congênitas: sífilis, herpes, toxoplasmose, além de viroses com sarampo e varicela.

Período perinatal – prematuridade, baixo peso, asfixia neonatal, icterícia têm com freqüência incidência simultânea, e se considerados em conjunto chegam a representar em nosso meio aproximadamente 15% das causas de DA na infância. Segundo a maioria dos autores, chega a quase 4% a incidência de DA de moderada a profunda em recém-nascidos que estiveram internados em UTI nos primeiros dias de vida (sendo inclusive considerado o fator traumatismo acústico gerado pelos ruídos da aparelhagem – respiração assistida, por exemplo – desse ambiente).

Período pós-natal – a meningite bacteriana e a otoxicose são as principais responsáveis pela DA adquirida no período pós-natal, respectivamente, com aproximadamente 10% e 6% das etiologias em nosso meio, sendo que em períodos epidêmicos da meningite meningocócica essa incidência tende a aumentar nos períodos que a seguem (em São Paulo, em estatísticas realizadas nos anos posteriores a 1974, chegou a quase 20% a sua prevalência).

DADOS CLÍNICOS

A suspeita da DA na criança surge quase sempre por parte da mãe, sobretudo daquelas com experiência com outros filhos, ou por parte das avós diante de algumas evidências, tais como:

– não acordar diante de sons intensos, como o bater de uma porta;
– não atender à voz materna;
– não se interessar por brinquedos sonoros;
– não identificar os ruídos do preparo da mamadeira;
– uso acentuado de gestos para se comunicar;
– atraso na aquisição da linguagem, ou alterações nessa aquisição como trocas de fonemas, distorções etc.
– desatenção, por vezes levando a problemas de integração na pré-escola;
– TV com som muito alto etc.

Nunca é demais ressaltar que não podemos de forma alguma subestimar a avaliação materna de que a audição de seu filho tem problemas e que não existe idade para fazer o diagnóstico da DA, sendo de extrema importância que esse seja feito o mais precocemente possível.

DIAGNÓSTICO

O diagnóstico da DA na criança é realizado por meio de anamnese criteriosa e minuciosa, dados clínicos, exame físico geral, otorrinolaringológico e avaliação auditiva. A avaliação auditiva é feita por meio da triagem auditiva no recém-nascido e outros métodos adequados conforme a idade e o desenvolvimento da criança.

MÉTODOS PARA A AVALIAÇÃO AUDITIVA
Triagem auditiva
Deve-se realizar já no berçário a avaliação da acuidade auditiva do recém-nascido. É motivo de discussão se essa medida deveria ser realizada em todos ou somente naqueles que tenham um ou mais fatores de risco para a audição. Claro está que essa pesquisa deveria ser universal, mas em nosso país não podemos nos esquivar do binômio custo-benefício, o que nos leva a afirmar da necessidade absoluta da pesquisa na população de risco e quando possível esta deverá ser realizada na população em geral. Discute-se também o método para a realização da triagem, que para ser o ideal deve ser a menos subjetiva possível, ser reprodutível, confiável e de baixo custo. Um primeiro teste pode ser feito com fones (idealizados por Veit e Bizaguet) que emitem sons de freqüências agudas (freqüências estas as mais atingidas pela DA da infância), testando-se individualmente cada orelha, sendo a resposta comportamental ou reflexa avaliada por mais de um examinador, justamente para tornar a análise menos subjetiva. Alguns parâmetros devem ser seguidos para a normatização, como estado de vigília, espaço de tempo pós-prandial, análise do ruído de fundo, condições tróficas do recém-nascido, além da certeza da ausência de outros estímulos (claridade excessiva, estímulos táteis etc.).

Outro método utilizado é o da pesquisa dos potenciais evocados auditivos de tronco cerebral, que basicamente estuda, por meio de potenciais gerados no nervo auditivo e tronco cerebral, as respostas correspondentes às freqüências compreendidas entre 2.000 e

607

4.000Hz. Esse exame, apesar de muitas vezes ser citado como método de "audiometria objetiva", depende da análise do examinador sobre a presença ou ausência das ondas. Hoje já existem aparelhos específicos para "screennings" que estipulam para a normalidade uma faixa de tempo de latência para que a resposta seja aceita. Isso ainda é discutível, pois prova a experiência que é grande a variabilidade da latência da onda correspondente à parte alta do tronco cerebral, sobretudo considerando-se o estágio da maturação das vias auditivas, que varia conforme uma grande série de fatores, tais como prematuridade, bilirrubinemia, anoxia etc.

O terceiro método usado em berçários é o da pesquisa das emissões otoacústicas evocadas (transientes e produtos de distorção), que avalia a integridade das células ciliadas externas do órgão de Corti, as quais, apesar de não se constituírem nas verdadeiras células sensoriais (essas são as células ciliadas internas), são as mais freqüentemente lesadas nos distúrbios que levam à DA na infância. A crítica a esste método é que pequenas perdas, mesmo as condutivas, podem levar a resultados falso-negativos, mas tem sido esse o método mais recomendado pela Academia Americana.

É importante ressaltarmos que um "NÃO PASSOU" em triagem auditiva gera ansiedade muito grande no meio familiar, e que o ideal seria a associação de métodos, usados um a seguir do outro naqueles casos de "não passou", para que haja maior consistência na notificação aos pais que seu filho pode ser portador de DA.

Reação à voz da mãe
Crianças de até 3 meses podem acalmar-se ao ouvir a voz materna, enquanto aquelas de 3 a 6 meses tendem a buscar e localizar a fonte.

Prova do nome
A partir do sexto mês a criança normouvinte é capaz de tentar buscar e localizar a fonte sonora (examinador) quando o estímulo sonoro é seu nome.

Avaliação instrumental
(Crianças no primeiro ano de vida)

1. Até o terceiro mês de vida: avaliação instrumental, por meio do uso de instrumentos musicais, com faixa freqüencial e intensidade do estímulo conhecidas, tais como tambor, guizo, sino, pratos e agogô, observando-se as respostas de atenção e de orientação da fonte sonora, além daquelas reflexas como a cocleopalpebral e a de sobressalto.
2. Do terceiro ao sexto mês: já mais freqüentes as respostas de procura e localização da fonte sonora no plano horizontal, direita e esquerda (mesmo instrumental), além da permanência do reflexo cocleopalpebral.
3. Do sexto ao décimo segundo mês: espera-se já as reações de procura tanto no plano horizontal quanto no vertical, diante da estimulação com os mesmos instrumentos.

Avaliação por meio de técnicas de condicionamento
A partir do segundo ano de vida, esse condicionamento, sempre lúdico, pode ser alcançado desde com materiais – brinquedos – extremamente simples até os mais sofisticados, incluindo imagens informatizadas, dentre outras.

A partir do quarto ano de vida, normalmente se consegue uma avaliação auditiva da criança com metodologia muito próxima da utilizada para o adulto.

A imitânciometria (antiga impedanciometria) é também outro método auxiliar, avaliando as condições da orelha média, além de, por meio da pesquisa do reflexo estapediano, nos fazer supor limiares tonais ou distorções do parâmetro intensidade, tipo recrutamento ou fadiga.

Avaliação objetiva
É feita por meio da pesquisa dos potenciais auditivos evocados e estudados nos diversos níveis da via auditiva (por vezes realizados sob sedação) e do estudo do órgão periférico por meio das emissões otoacústicas, desde os primeiros dias de vida.

Os métodos anteriormente descritos são realizados por profissionais audiologistas e fonoaudiólogos, mas podem e devem ser precedidos por avaliação do pediatra e do otorrinolaringologista com testes menos sofisticados como a "prova do nome", e mesmo uma primoavaliação utilizando-se o mesmo instrumental.

TERAPIA

Duas correntes antagônicas debatem sobre a terapia: a gestualística e a oralística. Essa última é a mais aceita e será abordada sucintamente neste capítulo.

Constitui-se em ação multidisciplinar que envolve o pediatra, o otorrinolaringologista, o fonoaudiólogo, o audioprotesista, o pedagogo especializado e o psicólogo, dentre outros. O uso do AASI perfeitamente adaptado, a freqüência à escola normal, o apoio fonoaudiológico e a participação ativa da família são suficientes para aqueles casos diagnosticados antes do segundo ano, havendo na maioria das vezes bons resultados.

Para aqueles casos diagnosticados menos precocemente, além do AASI, apoio fonoaudiológico e participação da família, muitas vezes é necessária a freqüência a classes especiais em escola normal. Nos casos em que o diagnóstico foi tardio, há necessidade de freqüência à escola especial para DA.

O implante coclear deve ser sempre considerado quando não são bons os resultados com a protetização, sobretudo naqueles casos de disacusia profunda adquirida no período após a aquisição da linguagem.

PREVENÇÃO

Fica clara a necessidade da prevenção da DA na infância, além da importância do diagnóstico precoce para minimizar as conseqüências da deficiência. O aconselhamento genético deve ser cada vez mais utilizado para aqueles casais com filhos que apresentam DA de origem genética. Experiências prévias em outros países demonstraram a eficácia das campanhas de vacinação contra a rubéola, e mesmo no Estado de São Paulo já se observa desde 1995 (em 1992, iniciaram-se campanhas com vacinas tríplice virais) diminuição da prevalência da síndrome da rubéola congênita. A conscientização por parte do neonatologista do risco que corre um recém-nascido com alguns daqueles fatores previamente citados e a imediata pesquisa da audição fazem com que mais precoce seja feito o diagnóstico e a terapia iniciada, com melhor prognóstico. O combate às meningites bacterianas por meio de vacinas específicas e o uso mais criterioso das medicações potencialmente ototóxicas podem em um futuro não longínquo nos levar a alcançar os níveis de Primeiro Mundo no que diz respeito à deficiência auditiva na infância. Mas, para que isso ocorra, precisamos sensibilizar as autoridades governamentais, em primeiro lugar para pôr em prática as campanhas acima citadas e em segundo para dar condições de educação para esses deficientes.

BIBLIOGRAFIA

1. BOOTHROID, A. – *Hearing Impairments in Young Children*. Englewood Cliffs, Prentice Hall, 1982. 2. LOPES FILHO, O. – *Tratado de Fonoaudiologia*. São Paulo, Roca, 1997. 3. PORTMANN, M. & PORTMANN, C. – *Précis d'Audiométrie Clinique avec Atlas Audiometrique*. 6ª ed., Rév. Compl. Paris, Masson, 1988. 4. PORTMANN, M. & PORTMANN, D. – *Oto-rhino-laryngologie*. 4ª ed., Paris, Masson, 1988. 5. RUSSO, I.C.P. & SANTOS, T.M.M. – *Audiologia Infantil*. 3ª ed., São Paulo, Cortez, 1989. 6. SILVEIRA, J.A.M. – Estudo da deficiência auditiva em crianças submetidas a exames de potenciais evocados auditivos: etiologia, grau da deficiência e precocidade diagnóstica. São Paulo, 1992, 107p. Tese (Doutorado) – Faculdade de Medicina da USP.

SEÇÃO II Rinopatias

coordenadores AROLDO MINITI
OSSAMU BUTUGAN

1 Rinites na Infância

JOÃO FERREIRA DE MELLO JÚNIOR

INTRODUÇÃO

Rinite significa um processo inflamatório na mucosa nasal. Esse pode ser resultante de um quadro infeccioso ou não. Todo fator capaz de romper os sistemas de defesa da mucosa nasal pode causar rinite. Em geral, não é uma afecção incapacitante, porém, ao acometer crianças, pode levar a otites, alterando a audição, e com isso dificultando a aquisição e/ou desenvolvimento da linguagem. Além disso, a obstrução nasal crônica pode comprometer o crescimento craniofacial.

A rinite é uma das doenças mais comuns em crianças, e na grande maioria das vezes é de causa alérgica, porém várias outras condições não-alérgicas são também responsáveis pela inflamação da mucosa nasal.

ANATOMIA E FISIOLOGIA

Anatomicamente, a fossa nasal é dividida por uma estrutura composta por cartilagem e osso recoberta por epitélio, denominada septo nasal. Ele não apresenta função respiratória, porém por dividi-la em duas é muito importante no ciclo respiratório nasal.

Os cornetos são estruturas ósseas inseridas nas paredes laterais da cavidade nasal, em geral em número de 3 (superior, médio e inferior). A região localizada sob os cornetos é denominada meato. No meato inferior temos a drenagem do ducto lacrimal. No meato médio encontramos os ductos de drenagem dos seios maxilares e etmoidais anteriores e o seio frontal. No meato superior temos os ductos de drenagem dos seios esfenoidais e etmoidais posteriores.

As fossas nasais são recobertas por um epitélio do tipo respiratório (pseudo-estratificado cilíndrico ciliar) e células produtoras de muco, denominadas células caliciformes. Abaixo desse epitélio, a lâmina própria é rica em tecido conjuntivo fibroelástico, nervos, glândulas do tipo mucoso e seroso, e mais profundamente lagos venosos que possuem a capacidade de encher-se ou esvaziar-se de sangue.

As fossas nasais têm as funções de olfação, fonação e respiração. Na função respiratória elas não representam apenas ductos para a passagem do ar, mas, sim, são responsáveis pela filtração, pelo aquecimento e pela umidificação desse ar inspirado.

A respiração nasal apresenta-se de forma cíclica, ou seja, uma das fossas nasais apresenta maior resistência à passagem de ar que a outra, sendo que ao redor de 2 a 4 horas essa situação se inverte. Esse ciclo é controlado pelo sistema nervoso autônomo (SNA). Por meio da liberação de neuromediadores (acetilcolina, substância P, neuropeptídeo Y etc.), as estruturas da mucosa nasal receberão estímulos que controlam a vasodilatação, a secreção glandular e o batimento ciliar. Fisiologicamente, diante de estímulos agressivos, o nariz deverá apresentar uma resposta de defesa, impedindo a penetração desse agente no organismo. Para tal, teremos espirros, vasodilatação (obstrução) e maior produção de muco (coriza). Nos processos inflamatórios haverá hiper-reatividade do SNA, com predomínio de vasodilatação, hipersecreção e algumas vezes aumento do batimento ciliar. Em geral, esses sintomas estão presentes em maior ou menor grau em todos os tipos de rinites.

CLASSIFICAÇÃO

Didaticamente, as rinites podem ser classificadas em infecciosas e não-infecciosas (Quadro 7.1). Apresentam-se de forma aguda ou crônica. Na forma aguda, em geral estão relacionadas a processo infeccioso agudo, como no decorrer de doenças infecciosas (sarampo, difteria) e no resfriado comum. Cronicamente, temos as rinites alérgicas, não-alérgicas e infecciosas crônicas. Além disso, alterações metabólicas, endócrinas e uso de medicamentos podem gerar quadros de rinites.

Quadro 7.1 – Classificação das rinites.

Infecciosas
Viral
Rinite catarral aguda (resfriado comum), rinite do sarampo etc.
Bacteriana
Rinite aguda (*S. pneumoniae, H. influenzae, M. catarrhalis*), rinite da difteria, rinite sifilítica, rinite gonocócica etc.
Fúngica
Não-infecciosas
Alérgica
Perene, sazonal
Não-alérgica
Idiopática (vasomotora)
Eosinofílica não-alérgica
Medicamentosa
Metabólicas
Causada por drogas
Endócrinas
Outras (doenças do aparelho mucociliar, corpo estranho etc.)

RINITES INFECCIOSAS

O resfriado comum pode ser causado por vários grupos de vírus (influenza, parainfluenza, adenovírus) e caracteriza-se por rinorréia aquosa, obstrução nasal, espirros e sintomas sistêmicos como febre e mal-estar. Ao exame físico visualizamos a mucosa nasal hiperemiada recoberta por secreção aquosa. Em geral, é um quadro limitado, havendo recuperação em poucos dias. Algumas vezes ocorrerão complicações como o surgimento de processos infecciosos bacterianos (*S. pneumoniae, H. influenzae, M. catarrhalis*), sendo que a coriza se torna uma secreção mais espessa, adquirindo coloração amarelada ou esverdeada, muitas vezes visualizada não só nas fossas nasais, como também na parede posterior da orofaringe. Em geral, esses pacientes apresentam cacosmia. Essas infecções podem atingir os seios da face, levando a sinusites, surgindo cefaléia característica e dor à palpação dos seios da face. O tratamento desses quadros faz-se com medicamentos sintomáticos, como descongestionantes e lavagem nasal com soro fisiológico. No caso de haver infecção bacteriana, devemos introduzir antibioticoterapia adequada.

Outros exemplos de rinites infecciosas são aquelas que aparecem no decorrer de doenças como o sarampo, em cujo pródromo encontramos uma inflamação catarral do trato respiratório. Mais raramente, podemos observar as rinites secundárias a blenorragia, difteria e sífilis. A rinite gonocócica é conseqüência da inoculação direta por meio das secreções vaginais da mãe durante o parto. Em alguns casos de difteria, o exsudato pode atingir as fossas nasais, nos quais observaremos secreção serosa ou serossanguinolenta e ocasionalmente crostas no vestíbulo nasal e lábio superior. O *Treponema pallidum* pode gerar diferentes tipos de rinites, sendo que na criança podemos observar a sífilis congênita, caracterizada por rinorréia purulenta e fissuras no vestíbulo nasal, dentre outras alterações sistêmicas. A sífilis congênita tardia manifesta-se com mais de dois anos de evolução, e nela observamos o nariz em sela (depressão do arco nasal), além de outras alterações ósseas e neurológicas.

Crianças com resfriados de repetição, adenoidites e sinusites podem apresentar um quadro de rinite mucopurulenta crônica.

As infecções nasais por fungos em geral acometem também os seios da face, ocorrendo mais freqüentemente em pacientes debilitados ou imunossuprimidos.

RINITE ALÉRGICA

Das rinites inflamatórias não-infecciosas, a mais freqüente é a alérgica. Essa é uma reação do tipo I, segundo a classificação de Gell e Coombs, ou seja, os pacientes produzem anticorpos da classe IgE contra determinado antígeno. Essas imunoglobulinas ficam fixadas na parede dos mastócitos, as quais, ao entrarem em contato com o antígeno, serão ativadas e haverá a liberação de vários mediadores químicos (histamina, prostaglandinas, leucotrienos etc.), que irão atuar sobre vasos, glândulas e nervos, ocasionando obstrução nasal, rinorréia aquosa e espirros. Alguns desses mediadores são fatores quimiotáxicos para eosinófilos, que serão atraídos para a mucosa nasal e ao serem ativados liberarão seus mediadores (proteína catiônica eosinofílica, proteína básica principal etc.) que geram inflamação da mucosa nasal com conseqüente exposição de terminações nervosas e portanto hiper-reatividade do SNA.

Encontramos duas formas distintas de manifestação de rinite alérgica, a persistente, ocorrendo por longos períodos, e a intermitente. Vários são seus agentes, porém na maioria dos casos os antígenos inalados são os principais responsáveis. Algumas vezes, antígenos alimentares podem estar envolvidos. Na forma persistente temos os antígenos existentes na poeira domiciliar como os principais causadores, dentre eles ácaros, fungos, restos de insetos, antígenos de animais (cão, gato) etc. Na forma intermitente, polens de gramíneas são em geral os agentes etiológicos (febre do feno).

Clinicamente, o paciente, ao entrar em contato com o antígeno, apresenta prurido nasal intenso que pode atingir os olhos, o palato ou as orelhas, crises de espirros em salva (algumas vezes chegando a mais de 20 espirros), coriza e obstrução nasal. Freqüentemente existe associação com conjuntivite e algumas vezes asma. Esses sintomas duram alguns minutos e, em cerca de 50% dos pacientes, retornam em algumas horas. Essa fase recebe o nome de tardia, sendo conseqüência da atração e da ativação de eosinófilos.

Os pacientes alérgicos apresentam características peculiares, como a presença de uma prega no dorso nasal, conseqüente ao ato de coçar, e alguns tiques nervosos (saudação do alérgico). As crianças atópicas apresentam pequenas pregas nas pálpebras inferiores, denominadas linhas de Dennie-Morgan.

Seu diagnóstico será feito por meio da história clínica, na qual podemos constatar que, quando em contato com o antígeno, o paciente apresenta a sintomatologia da rinite. Além disso, é muito freqüente a presença de antecedentes pessoais e familiares de atopia. Ao exame físico, notamos mucosa empalidecida, hipertrofiada e com presença de rinorréia aquosa.

O exame radiológico dos seios da face mostra a presença de um achado freqüente, que é a sinusopatia alérgica (espessamento da mucosa dos seios da face), porém ela não significa processo infeccioso.

Um exame importante é a análise da citologia da secreção nasal. Nela observamos uma característica da rinite alérgica, que é a presença de eosinófilos em grande quantidade.

Utilizamos também a pesquisa de IgE específica, quer seja pelos testes cutâneos de hipersensibilidade imediata, quer pelo RAST (Radio Allergo Sorbent Test).

Seu tratamento consiste em afastar o paciente do alérgeno. Isso nem sempre é possível quando temos por exemplo os antígenos da poeira domiciliar envolvidos. Medidas de proteção e afastamento de irritantes como perfumes, fumaça de cigarro, inseticidas são atitudes que devemos orientar ao paciente. Outra medida muito importante é a lavagem nasal com soro fisiológico, pois auxilia a higienização da mucosa.

O uso de medicamentos na rinite alérgica ajuda a controlar os sintomas, porém são na grande maioria das vezes medicações sintomáticas, como é o caso dos descongestionantes tópicos, descongestionantes sistêmicos e anti-histamínicos. Essas drogas são eficazes e diminuem os sintomas, porém, quando suspendemos seu uso, o quadro clínico retorna. O uso do cromoglicato dissódico e dos corticosteróides tanto tópicos quanto sistêmicos são medicações que auxiliam na prevenção das crises. Por último, podemos usar paralelamente à medicação a imunoterapia específica (vacinas antialérgicas), que reduzirá a sensibilidade do paciente ao antígeno.

Como conseqüência do edema gerado na mucosa e da alteração no batimento ciliar resultante do processo inflamatório, podermos ter o surgimento de algumas complicações. Como a mucosa nasal não está mais em condições de promover seu "clearance" normal, termos acúmulo de secreção e maior predisposição ao surgimento de infecções bacterianas. Essas infecções podem acarretar otites, sinusites etc.

RINITE EOSINOFÍLICA NÃO-ALÉRGICA

A rinite eosinofílica não-alérgica freqüentemente se confunde com a rinite alérgica. Seu quadro clínico e laboratorial é muito semelhante. Não se conhece sua etiologia. Basicamente se diferencia, pois sua fisiopatologia não está relacionada à hipersensibilidade imediata e, portanto, a pesquisa de IgE específica, quer para antígenos inalados quer para outros antígenos, é negativa. Seu tratamento se faz de forma semelhante ao da rinite alérgica, porém não existe resposta a medicamentos preventivos como o cromoglicato dissódico nem à imunoterapia específica.

RINITE IDIOPÁTICA

Um outro tipo de rinite bastante freqüente é a rinite idiopática, também conhecida como vasomotora. Ela é por definição uma hiper-reatividade do sistema nervoso autônomo sem causa aparente. A etiologia dessa forma de rinite é desconhecida e todos os fatores capazes de irritar a mucosa nasal podem desencadear crises. Odores fortes, como os de perfumes e tintas entre outros, são capazes de gerar os sintomas, assim como mudanças de temperatura e fatores emocionais (estresse).

A sintomatologia desses pacientes é bastante parecida com a das outras formas de rinite (espirros, obstrução nasal, rinorréia). Como característica, a obstrução nasal predomina sobre os outros sintomas, além de freqüentemente os pacientes apresentarem cefaléia e irritabilidade. Ao exame físico, eles apresentam hiperemia e edema de cornetos, com secreção os recobrindo, porém em geral em menor quantidade que na rinite alérgica.

Diferentemente da rinite alérgica, na qual encontramos um aumento da presença de eosinófilos na secreção nasal, podemos observar algumas vezes apenas maior quantidade células produtoras de muco.

Seu tratamento consiste em higiene ambiental adequada. Além disso, como seu principal sintoma é a congestão nasal, o uso de vasoconstritores locais e sistêmicos são bastante úteis. Por outro lado, o uso de agentes antiinflamatórios como os corticosteróides tópicos são capazes de proteger a mucosa nasal e com isso diminuir a ação dos irritantes sobre ela. Em determinados casos, a hiper-reatividade é muito intensa, acarretando hipertrofia acentuada dos cornetos, sendo que apenas uma manipulação cirúrgica dessas estruturas conseguirá controlar a obstrução.

RINITE MEDICAMENTOSA

Um quadro de rinite bastante comum é a rinite medicamentosa. Ela é conseqüência do uso crônico de descongestionantes tópicos, sendo que o mesmo não ocorre com os sistêmicos. Os descongestionantes tópicos apresentam efeito rebote, no qual, após o fim de sua ação, surgirá uma obstrução maior que a inicial, levando o paciente a aplicá-los novamente. Seu uso crônico acarreta destruição do epitélio ciliar por isquemia, que resultará em perda da capacidade de proteção da mucosa nasal. Com isso, essa mucosa passa a ser hiperreativa e vulnerável a processos infecciosos. Quando se prescrevem descongestionantes tópicos, deve ser por no máximo três a cinco dias, para evitar esse quadro. Seu tratamento consiste em retirar a droga. Além disso, em crianças, seu uso assim como o dos descongestionantes sistêmicos são causas freqüentes de intoxicação.

DIAGNÓSTICO DIFERENCIAL

A obstrução nasal facilita o acúmulo de secreção, predispondo ao surgimento de quadros infecciosos como rinites. Portanto, é fundamental afastarmos causas que levem à obstrução nasal.

É comum crianças colocarem corpos estranhos nas fossas nasais, cujo quadro clínico se caracterizará por rinorréia unilateral, com cacosmia e obstrução nasal.

A presença de infecção na adenóide leva à obstrução nasal. O quadro clínico é composto por febre, obstrução nasal, presença de secreção nasal e na parede posterior da orofaringe, podendo ser acompanhada de otite ou não. A realização de rinoscopia posterior ou de fibroscopia revela a presença de hipertrofia adenoideana recoberta por secreção. Na hipertrofia adenoideana crônica, o quadro clínico é semelhante, porém em geral sem febre, e podemos encontrar associação com outras doenças, como otite média secretora e alterações no desenvolvimento craniofacial.

Algumas vezes, a obstrução nasal pode ser conseqüência de problemas anatômicos nas cavidades nasais, como por exemplo alterações do corpo dos cornetos, desvios septais, atresia coanal ou por tumores como a polipose nasal, o pólipo de Killian (pólipo antrocoanal), os angiomas, os nasofibromas, os meningiomas etc. Além

dessas doenças, devemos nos lembrar de doenças do aparelho mucociliar, como a síndrome da discinesia ciliar, que podem levar a quadros de rinite crônica.

BIBLIOGRAFIA

1. BAILIT, I. – The pediatric aspects of allergic rhinitis. In Settipane, G.A. *Rhinitis*. Rhode Island, OceanSide Publications, Inc., 1991, p. 277. 2. CASALE, T – *Neurohormones in the Mediation of Rhinitis and Asthma*. Sylabus – 46th Annual Meeting American College of Allergy and Immunology, 1989, p. 17. 3. CONNELL, J. – Nasal disease. In Settipane, G.A. *Rhinitis*. Rhode Island, OceanSide Publications, Inc., 1991, p. 161. 4. DRUCE, H. – Chronic sinusitis and nonallergic rhinitis. In Settipane, G.A. *Rhinitis*. Rhode Island, OceanSide Publications, Inc., 1991, p. 185. 5. ECCLES, R. – Nasal airways. In Busse, W. *Asthma and Rhinitis*. Massachusetts, Blackwell Science, Inc., 1995, p. 73. 6. FIREMEN, P. – Otites media and eustachian tube dysfunction: connection to allergic rhinitis. *J. Allergy Clin. Immunol.* 99:S787, 1997. 7. HALL, T. – Hipersensibilidade tipo I. In Roitt, I. *Imunologia*. São Paulo, Manole, 1989, p. 19. 8. HOWARTH, P. – The medical treatment of chronic rhinitis. In Busse, W. *Asthma and Rhinitis*. Massachusetts, Blackwell Science, Inc., 1995, p. 1415. 9. MACKAY, D. – Antibiotic treatment of rhinitis and sinusitis. In Settipane, G.A. *Rhinitis*. Rhode Island, OceanSide Publications, Inc., 1991, p. 253. 10. MELTZER, E. – Evaluating rhinitis: clinical, rhinomanometric, and cytologic assessments. *J. Allergy Clin. Immunol.* 82:900, 1988. 11. MELTZER, E. – Nasal cytology in clinical practice. *Am. J. Rhinology.* 2:47, 1988. 12. MINITI, A.; BENTO, R.F. & BUTUGAN, O. – *Otorrinolaringologia Clínica e Cirúrgica*. São Paulo, Atheneu, 1993, p. 11. 13. MINITI, A.; BENTO, R.F. & BUTUGAN, O. – *Otorrinolaringologia Clínica e Cirúrgica*. São Paulo, Atheneu, 1993, p. 33. 14. MULLARKEY, M. – Eosinophilic nonallergic rhinitis and vasomotor rhinitis. In Settipane, G.A. *Rhinitis*. Rhode Island, OceanSide Publications, Inc., 1991, p. 169. 15. PEARLMAN, D. – Chronic rinitis in children. *J. Allergy Clin. Immunol..* 81:962, 1988. 16. RAPHAEL, G. – Nasal reflex. In Settipane, G.A. *Rhinitis*. Rhode Island, OceanSide Publications, Inc., 1991, p. 135. 17. ROCHA, H. – Difteria. In Wyngaarden, J. *Cecil Tratado de Medicina Interna*. Rio de Janeiro, Interamericana, 1984, p. 1514. 18. SHAPIRO, P.A. – Effects of nasal obstruction on facial development. *J. Allergy Clin. Immunol.* 81:967, 1988. 19. SLAVIN, R. – Sinusitis in adults and its relation to allergic rhinitis, asthma, and nasal polips. *J. Allergy Clin. Immunol.* 82:950, 1988. 20. SPARLING, P. – Sífilis. In Wyngaarden, J. *Cecil Tratado de Medicina Interna*. Rio de Janeiro, Interamericana, 1984, p. 1598. 21. SIMONS, F. – New medications for rhinits. In Busse, W. *Asthma and Rhinitis*. Massachusetts, Blackwell Science, Inc., 1995, p. 1325. 22. SPECTOR, S.L. – Overview of comorbid associations of allergic rhinitis. *J. Allergy Clin. Immunol.* 99:S773, 1997. 23. STWEARD, M. – Provas imunológicas. In Roitt, I. *Imunologia*. São Paulo, Manole, 1989, p. 25. 24. VAN, P. – Rhinitis: the spectrum of the disease. In Busse, W. *Asthma and Rhinitis*. Massachusetts, Blackwell Science, Inc., 1995, p. 6.

2 Sinusites na Infância

OSSAMU BUTUGAN

INTRODUÇÃO

A sinusite é todo processo inflamatório da mucosa que reveste o seio paranasal. Ela ocorre com maior freqüência no inverno como conseqüência de resfriados e gripes. A sinusite quando não é diagnosticada e tratada adequadamente pode evoluir para processos crônicos ou complicações.

ANATOMIA

Os seios paranasais ou seios da face ou cavidades anexas da face são cavidades situadas ao lado das fossas nasais e comunicam-se com elas por meio de óstios e canais. Os seios da face são cavidades simétricas e em número de quatro: maxilar, etmoidal, frontal e esfenoidal. Os seios maxilar, etmoidal anterior e frontal comunicam-

se com as fossas nasais por meio de óstios situados no meato médio (complexo osteomeatal), enquanto o etmoidal posterior e o esfenoidal drenam no meato superior.

Os seios da face originam-se da parede externa das cavidades nasais.

O seio maxilar origina-se em torno do quarto de vida intra-uterina e aos 2 anos de idade vê-se bem à radiografia. O seio etmoidal origina-se em torno do quinto ao sexto mês de vida intra-uterina e ao nascimento o seio está presente. O seio esfenoidal origina-se entre o quarto e sexto mês de vida intra-uterina e ao nascimento ele é um pequeno seio. O seio frontal origina-se em torno de 2 anos de idade e aos 6 a 8 anos começa a tornar-se visível radiologicamente.

A mucosa sinusal é do mesmo tipo da cavidade nasal, isto é, do tipo epitélio cilíndrico pseudo-estratificado ciliado e vibrátil.

CLASSIFICAÇÃO

As sinusites podem ser classificadas conforme a evolução em agudas, subagudas, crônicas, recorrentes e complicadas. Na sinusite aguda, os sintomas duram até 4 semanas; na subaguda, de 4 a 12 semanas; na crônica, mais de 12 semanas. Na sinusite recorrente, ocorrem mais de 4 episódios agudos por ano. Quanto à anatomia, tem-se sinusite maxilar, etmoidal, frontal e esfenoidal. Quanto ao fator etiológico, pode-se ter sinusite infecciosa, alérgica e infectoalérgica. Quanto à hissopatologia, tem-se sinusite catarral e purulenta.

PATOGENIA

O óstio dos seios paranasais permite a aeração e a drenagem dos seios. A obstrução do óstio ocasiona hipóxia e hipercapnia intra-sinusal, levando à vasodilatação e ao aumento da permeabilidade capilar. Isso acarreta edema intersticial, hipertrofia da mucosa, transudação de líquido e diminuição de transporte mucociliar. Está instalada a sinusite. Isso torna o ambiente favorável para o microrganismo na cavidade sinusal e tem-se a sinusite infecciosa.

Os fatores de ordem geral e local predispõem e favorecem a ocorrência de sinusites. O fator nasal (rinite) é a principal causa da sinusite. A propagação da infecção nasal (rinite infecciosa) para a cavidade sinusal por meio do óstio nem sempre ocorre devido à ação do muco e do movimento ciliar. Entre os fatores gerais, podem-se encontrar queda imunológica, desequilíbrio vasomotor, alergia, hipersensibilidade bacteriana, poluição do ar, variação brusca de temperatura ambiental e certas doenças como diabetes, síndrome de imunodeficiência, mucoviscidose, avitaminoses etc.

Os fatores locais diminuem ou impedem a ventilação dos seios paranasais. Entre os fatores locais, têm-se alterações anatômicas, desvio de septo nasal, rinite hipertrófica, rinite atrófica, adenóide hipertrofiada, polipose, tumores, corpos estranhos, fissura palatina, atresia coanal etc.

As alterações da mucosa nasal, como discinesia e destruição dos cílios por uso abusivo de vasoconstritores, favorecem a ocorrência de sinusites.

ETIOLOGIA

Os microrganismos encontrados com mais freqüência na sinusite aguda são: *Streptococcus pneumoniae*, *Haemophilus influenzae*, *Moraxella catarrhalis* e vírus. Nas sinusites crônicas, os germes habituais são os mesmos das formas agudas: *Staphylococcus aureus*, *Streptococcus* sp., anaeróbios e eventualmente *Pseudomonas aeruginosa*. As micoses (candidíase, aspergilose, mucormicose) podem, eventualmente, ocasionar sinusites.

QUADRO CLÍNICO

O quadro clínico das sinusites nas crianças é pobre. A dor de cabeça, a hipertermia, a obstrução nasal, a rinorréia ocorrem pouco freqüentemente nas sinusites agudas. A dor ou cefaléia não está presente na maioria dos casos. A dor ou obstrução nasal ou rinorréia ou tosse ou epistaxe ou rouquidão persistentes ou hábito de "puxar" secreção do nariz para a rinofaringe são sinais e sintomas isolados ou associados que levam a suspeitar da existência de sinusite. O quadro clínico mais comum em que a sinusite deve ser suspeitada é a persistência dos sintomas de resfriados por mais de 10 dias.

A ocorrência de otite média aguda ou secretora ou bronquites de repetição são freqüentes nas crianças com sinusite.

DIAGNÓSTICO

Os dados do quadro clínico são elementos fundamentais para o diagnóstico da sinusite. O exame otorrinolaringológico, como a rinoscopia anterior, que permite observar a cavidade nasal com secreção, é importante. Na orofaringoscopia, além das tonsilas palatinas, pode-se observar secreção na rinofaringe.

A colheita de secreção do meato médio por meio do endoscópio pode auxiliar na identificação do agente etiológico.

A radiografia dos seios paranasais (frontonaso e nasomento) é o exame que permite o diagnóstico da sinusite. Essas radiografias são analisadas levando-se em consideração a transparência da cavidade orbitária e comparativamente os seios direito e esquerdo.

A interpretação das radiografias é difícil, principalmente em menores de 2 anos de idade, pois o choro pode provocar radiologicamente opacificação dos seios maxilares em crianças sem sinusite.

O espessamento da mucosa sinusal, ocupando área superior a 50% do seio maxilar, por exemplo, significa sinusite maxilar.

A tomografia computadorizada dos seios paranasais deve ser feita nas incidências axial e coronal. Ela fornece informações precisas do grau e extensão do comprometimento sinusal, o que permite melhores condições de planejamento e orientação terapêutica. A tomografia é fundamental nos casos rebeldes ou recidivantes ou em complicação de sinusites.

TRATAMENTO

O tratamento da sinusite aguda é essencialmente clínico. Os objetivos do tratamento são combater a infecção, desobstruir as cavidades nasossinusais, facilitar a drenagem das secreções e restabelecer a capacidade de defesa da mucosa nasossinusal. Também é importante corrigir as anomalias da estrutura nasal e controlar as afecções orgânicas que estejam relacionadas com a afecção sinusal.

Os antibióticos devem ser ministrados durante 14 dias, em dosagem adequada. A escolha do antibiótico deve ser baseada no agente etiológico e nas condições socioeconômicas do paciente. Podem-se usar: amoxicilina, cefalosporinas, eritromicina, amoxicilina com clavulanato, azitromicina e sulfametoxazol-trimetoprima.

O processo obstrutivo é combatido com o uso de drogas vasoconstritoras, as quais desobstruem as cavidades nasais e os óstios sinusais. As gotas nasais devem ser usadas por um período mínimo para evitar rinite medicamentosa. A solução salina deve ser utilizada várias vezes ao dia, para a remoção das secreções e higiene nasal.

As afecções como diabetes, rinite alérgica, polipose etc. devem ser tratadas para prevenir recidivas.

O tratamento cirúrgico da sinusite deve ser reservado somente para casos rebeldes à terapêutica clínica.

COMPLICAÇÕES

As complicações das sinusites podem ocorrer com certa freqüência nas crianças. As complicações podem ser órbito-oculares, cranianas (osteomielite) e intracranianas.

As complicações orbitárias como celulite periorbitária, abscesso subperiosteal, abscesso orbitário são de ocorrência freqüente, principalmente no inverno. As principais complicações intracranianas são abscesso extradural, abscesso cerebral, meningite, tromboflebite do seio cavernoso.

O diagnóstico das complicações é feito pelo quadro clínico, exame físico e otorrinolaringológico e exames complementares (tomografia computadorizada, liquor, ressonância magnética) com o auxílio de oftalmologista e neurologista. O tratamento deve ser clínico (antibiótico) e cirúrgico do foco sinusal e eventuamente da complicação.

BIBLIOGRAFIA

1. BUTUGAN, O. – Sinusites. **In** Veronesi, R. & Focaccia, R. *Tratado de Infectologia*. São Paulo, Atheneu, 1996, p. 1685. 2. CASTAGNO, L.A. – Sinusite aguda e crônica: avaliação e tratamento. *Folha Médica* **108**:173, 1994. 3. MINITI, A.; BENTO, R.F. & BUTUGAN, O. – *Otorrinolaringologia Clínica e Cirúrgica*. São Paulo, Atheneu, 2001. 4. NEVES PINTO, R.M. & SARAIVA, M.S. – Endoscopia nasosinusal. *Folha Médica* **108**:73, 1994.

3 Obstrução Nasal na Infância

TANIT GANZ SANCHEZ

INTRODUÇÃO

A respiração nasal é um ato instintivo para o ser humano. As funções do nariz são numerosas e complexas, incluindo a umidificação e o aquecimento do ar inspirado, filtração e remoção de patógenos e partículas estranhas inaladas, além da manutenção da resistência ao fluxo aéreo e olfação.

Dois aspectos básicos permitem a eficiência na realização dessas diversas funções: a própria estrutura anatômica das fossas nasais, com reentrâncias e circunvoluções na parede lateral (cornetos e meatos) que aumentam significativamente a superfície interna do nariz; em segundo lugar, o próprio revestimento epitelial especial, com a presença de pêlos e cílios, além da capacidade de secreção de muco nasal.

Os esforços respiratórios persistentes por meio de uma fossa nasal parcialmente obstruída aumentam significativamente o trabalho respiratório, levando à sensação de cansaço e falta de ar. Na prática clínica, comumente se vêem crianças com obstrução nasal grave cujo desenvolvimento pondo-estatural fica abaixo do percentil ideal para a idade.

As queixas de obstrução nasal, respiração bucal de suplência e roncos noturnos são comuns nas crianças, podendo provocar, nos casos mais graves, alterações craniofaciais irreversíveis na fase de desenvolvimento do arcabouço ósseo, tais como palato em ogiva, hipoplasia do terço médio da face e afundamento torácico, entre outros. Sem dúvida, o quadro de maior gravidade está associado à presença de apnéia noturna, situação em que a criança pode apresentar vários períodos de parada respiratória durante a noite, provocando um sono agitado com vários despertares não conscientes. Essa situação costuma ser muito traumatizante para os pais, que não raramente fazem plantões noturnos para assistir à respiração dos filhos.

Este capítulo representa uma síntese das etiologias relacionadas à obstrução nasal na infância. Mais informações poderão ser localizadas nos demais capítulos desta parte.

PRINCIPAIS DOENÇAS

ATRESIA DE COANAS

O diagnóstico deve ser feito no primeiro exame do recém-nascido. Durante a tentativa de aspiração de ambas as fossas nasais, pode-se encontrar resistência à passagem da sonda. Quando bilateral, consiste em uma causa relativamente importante de óbito logo após o nascimento, pois o recém-nascido não tem o reflexo de respirar pela boca. Quando unilateral, pode passar despercebida e ser diagnosticada tardiamente.

Além da obstrução nasal, é típica a presença constante de rinorréia mucóide pela falta de drenagem das secreções produzidas pelas fossas nasais. O recém-nascido pode apresentar quadros de cianose durante as mamadas. O tratamento é cirúrgico na grande maioria dos casos.

HIPERTROFIA DE ADENÓIDE E DAS TONSILAS PALATINAS

A hipertrofia isolada da adenóide ou das tonsilas palatinas por si só já pode contribuir para o aparecimento da obstrução nasal na infância, a primeira de modo mais importante que a última. Entretanto, na prática clínica, a situação mais freqüente é o envolvimento de ambas as estruturas, provocando um quadro obstrutivo de gravidade maior, podendo ser responsável por períodos de apnéia noturna.

É a causa mais comum de obstrução nasal na infância, pois o pico de maior desenvolvimento do tecido linfóide ocorre a partir dos 3 anos, tendendo à regressão próximo à puberdade.

A confirmação da hipertrofia tonsilar é feita facilmente pelo exame físico, porém a visualização da adenóide necessita de nasofibroscopia ou radiografia de cavo, uma vez que a rinoscopia anterior é geralmente normal.

Nos casos de maior hipertrofia isolada do tecido adenoideano ou das tonsilas palatinas, o tratamento é cirúrgico, a critério médico, com dissecção das tonsilas e/ou curetagem da adenóide. Entretanto, nos casos mais graves, em que há apnéia noturna, há indicação indubitável de adenotonsilectomia nesses pacientes.

RINITE ALÉRGICA

A rinite alérgica resulta de uma reação de hipersensibilidade a alérgenos inalatórios (eventualmente alimentares). Seu estudo reveste-se de importância pela alta incidência e prevalência da rinite em todo o mundo, especialmente em cidades de clima variável e com altos níveis de poluição ambiental.

O quadro clínico clássico é fácil de reconhecer: obstrução nasal alternante, espirros em salva, prurido nasal e rinorréia hialina bilateral, em geral com piora à noite, quando a criança se deita, provavelmente pela congestão desencadeada pelo sistema nervoso autônomo.

O exame físico é rico durante a crise. A rinoscopia mostra uma mucosa nasal pálida, às vezes arroxeada, com edema e hipertrofia dos cornetos inferiores e/ou médios. Pode haver rinorréia hialina em quantidades variáveis, algumas vezes abundante.

O tratamento inclui drogas diferentes, conforme a gravidade do caso (anti-histamínicos tópicos ou sistêmicos, descongestionantes e corticóides, entre outros), mas todos devem receber orientações sobre a importância da higiene ambiental no controle da doença. Nos casos mais graves, a obstrução nasal intermitente pode tornar-se constante, pois a mucosa dos cornetos entra em estado contínuo de hipertrofia. Nesses casos, o paciente pode necessitar de intervenção cirúrgica para alívio da obstrução nasal.

DESVIO DE SEPTO NASAL

É outra das grandes etiologias da obstrução nasal na infância, porém seu diagnóstico geralmente é feito em fase mais tardia.

O desvio de septo nasal pode ser adquirido por traumatismo durante o trabalho de parto e ser subdiagnosticado nos primeiros exames do recém-nascido. Com o desenvolvimento da face, o desvio pode acentuar-se e provocar o quadro clínico de obstrução nasal, freqüentemente unilateral.

O diagnóstico é facilmente realizado pela rinoscopia anterior ou pela nasofibroscopia, e o tratamento depende do quadro clínico. Quando a obstrução nasal não é relevante, a criança deve permanecer em acompanhamento até cerca de 12 anos, época em que já ocorreu o maior pico de crescimento nasal e o septo assume uma posição mais definitiva; caso contrário, se houver obstrução relevante, deve-se considerar o tratamento cirúrgico em qualquer fase, sempre da maneira mais conservadora possível para evitar as alterações no crescimento facial.

RINITE MEDICAMENTOSA

A venda de descongestionantes tópicos sem prescrição médica é freqüente nas farmácias de modo geral, aumentando o risco de rinite medicamentosa nos pacientes que fazem uso prolongado dessas medicações. O efeito vasoconstritor na mucosa nasal torna-se progressivamente menor, com aumento do efeito rebote de vasodilatação. Assim, a respiração nasal do paciente torna-se dependente da medicação. O tratamento é feito pela substituição do descongestionante tópico por sistêmico e pela diluição progressiva do vasoconstritor tópico com soro fisiológico.

CORPOS ESTRANHOS

Em nossa clínica, priorizamos a frase "até que se prove o contrário, em crianças com obstrução nasal unilateral e rinorréia fétida, o diagnóstico é corpo estranho".

O Pronto-Socorro de Otorrinolaringologia do Hospital das Clínicas da FMUSP atende em média 100 crianças de todas as idades com corpo estranho (principalmente de nariz e orelha) a cada três meses, sendo mais freqüente naquelas de até 5 anos.

A visualização do corpo estranho nem sempre é fácil, pois ele pode encontrar-se posteriorizado. A remoção é necessária e pode ser facilitada se a criança fizer uma expiração forçada com a fossa nasal contralateral ocluída. Em raros casos, torna-se necessária a remoção com anestesia geral.

FRATURA NASAL

É sempre decorrente de traumatismo na região facial. A princípio, qualquer criança está exposta ao risco de fratura dos ossos próprios do nariz, pois o excesso de atividade física típica dessa idade aumenta a probabilidade de quedas e acidentes.

O exame físico é bastante sugestivo, com dor, edema e equimoses no nariz e nas pálpebras, geralmente com crepitação durante a palpação. O septo pode ou não estar envolvido. Os quadros com sintomas leves podem ser confundidos com a contusão nasal e a radiografia de perfil nasal pode ser um ótimo auxiliar diagnóstico nessas situações.

O tratamento é cirúrgico na maioria dos casos, devendo priorizar a redução incruenta da fratura dentro das primeiras 48 horas após o traumatismo.

HEMATOMA DE SEPTO NASAL

O hematoma raramente ocorre espontaneamente, sendo geralmente decorrente de traumatismo na região nasal. Provoca abaulamento rapidamente progressivo do septo nasal que, em geral, só é percebido após algumas horas do traumatismo.

O diagnóstico é facilmente realizado pela rinoscopia anterior, quando se nota um abaulamento amolecido do septo nasal, com obstrução parcial ou total de ambas as fossas nasais. Deve ser drenado rapidamente para evitar infecção da coleção sanguinolenta e evolução do hematoma para abscesso de septo, situação que pode provocar necrose da cartilagem septal.

PÓLIPOS NASAIS

Não são muito freqüentes na infância, mas devem ser investigados em crianças com obstrução nasal constante que não melhora com tratamento clínico. Pacientes com diagnóstico de rinite alérgica ou de fibrose cística podem apresentar maior probabilidade de polipose nasal, devendo ser submetidos à nasofibroscopia para a visualização direta do meato médio, local de acometimento mais freqüente.

TUMORES

São mais raros que as demais causas de obstrução nasal na infância. Podem ser benignos ou malignos, acometendo a criança em várias fases de desenvolvimento. Por exemplo: cistos dermóides e epidermóides, meningoceles, meningoencefaloceles, gliomas nasais, linfomas, rabdomiossarcomas, hemangiomas, linfangiomas etc. O quadro clínico é bastante variável e o tratamento deve ser considerado caso a caso.

Destacaremos a seguir um tipo especial de tumor, o angiofibroma juvenil.

ANGIOFIBROMA JUVENIL

É um tumor vascular benigno, mas com agressividade local importante, que acomete quase que exclusivamente crianças e adolescentes do sexo masculino. Nessa situação, a tríade obstrução unilateral progressiva, epistaxe e massa nasal é altamente sugestiva de angiofibroma juvenil.

A tomografia computadorizada pode mostrar aspectos sugestivos e sempre é útil para a avaliação da extensão do tumor. Em geral, o tratamento é cirúrgico e deve ser precedido de embolização para minimizar o sangramento no ato operatório.

BIBLIOGRAFIA

1. MINITI, A.; BENTO, R.F. & BUTUGAN, O. – *Otorrinolaringologia Clínica e Cirúrgica.* São Paulo, Atheneu, 2001, p.11. 2. MINITI, A.; BENTO, R.F. & BUTUGAN, O. – *Otorrinolaringologia Clínica e Cirúrgica.* São Paulo, Atheneu, 2001, p. 21. 3. MOCELLIN, M.; PASINATO, R. & FARIA, J.L. – Obstrução nasal. In *Manual de Otorrinolaringologia* (colaboração SmithKline Beecham Farmacêutica), 1994, p. 71.

---

4 Epistaxe na Infância

RICHARD L. VOEGELS

INTRODUÇÃO

Deve-se ter em mente que hemorragia nasal é um sangramento por meio das fossas nasais, podendo ser de qualquer origem (seios paranasais, tuba ou rinofaringe), enquanto epistaxe é sangramento com origem em lesão da mucosa das fossas nasais.

Para que haja hemorragia é necessário alteração da integridade vascular e/ou da quantidade ou qualidade das plaquetas e/ou de fatores de coagulação.

A hemorragia nasal pode apresentar conseqüências fatais como aspiração, hipotensão e hipóxia, resultando em infarto agudo do miocárdio.

EPIDEMIOLOGIA

Nos EUA, 7 a 14% da população tem pelo menos um episódio de sangramento nasal durante a vida, sendo a epistaxe a mais freqüente das hemorragias do corpo humano.

Na criança ou adulto jovem, é mais comum a epistaxe anterior (90% dos sangramentos nasais), enquanto no idoso é a posterior.

A incidência aumenta no inverno devido ao maior número de infecções das vias aéreas superiores e alterações de temperatura e umidade do ar. É também comum em locais de clima quente de baixa umidade.

Os pacientes com rinites, nasofaringites e sinusites, alérgicas ou não, são mais propensos a apresentar epistaxe devido à mucosa inflamada, hiperemiada e friável.

CONSIDERAÇÕES ANATÔMICAS

A cavidade nasal é um dos componentes fisiológicos mais importantes do trato aerodigestivo. O epitélio nasal é bem especializado e diverso, conforme a localização:

- epitélio escamoso estratificado queratinizado recobre o vestíbulo nasal;
- epitélio respiratório recobre a maior parte do septo, fossa e paredes laterais;
- epitélio olfatório recobre o corneto superior e parte póstero-superior do septo.

Os vasos na cavidade nasal localizam-se superficialmente na mucosa, ficando, portanto, pouco protegidos. Além disso, eles têm baixa capacidade de retração e contração, não sendo muito eficazes na promoção de hemostasia.

Quanto à vascularização, a cavidade nasal é suprida por dois sistemas, o da carótida interna e o da carótida externa (Fig 7.3).

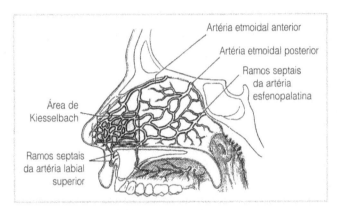

Figura 7.3 – irrigação arterial do septo nasal.

CARÓTIDA INTERNA

Apresenta um ramo, a artéria oftálmica, que entra na órbita pela fissura orbitária superior e divide-se em 10 ramos, sendo as mais importantes, no contexto, as artérias etmoidais posterior e anterior. Ambas deixam a órbita em posição medial, por meio dos seus respectivos canais. Na junção da fóvea etmoidal com a placa cribiforme, fornecem ramos nasais mediais e laterais.

Artéria etmoidal posterior – sua irrigação é para o corneto superior e septo correspondente.

Artéria etmoidal anterior – é mais anterior e mais calibrosa. Entra no canal etmoidal anterior com o nervo nasociliar e fornece ramos laterais e septais, contribuindo para o plexo de Kiesselbach. Sua irrigação é para as células etmoidais anteriores, seio frontal, dura-máter correspondente, região ântero-superior do septo e paredes laterais. Apresenta anastomose com o sistema carotídeo externo, aqui representado pela artéria esfenopalatina.

CARÓTIDA EXTERNA

Faz irrigação nasal por meio da artéria maxilar e da artéria facial.

Artéria facial – por meio do ramo labial superior, cuja entrada é lateral à espinha nasal anterior. Sua irrigação é para a região anterior do assoalho nasal e região anterior do septo.

Artéria maxilar – é a mais significante, sendo sua terceira porção a mais importante. A primeira porção encontra-se entre o ramo mandibular e o ligamento esfenomandibular. A segunda porção fica ao nível do músculo pterigóide. A artéria caminha 4mm dentro da fissura pterigopalatina, antes de entrar na fossa pterigopalatina, onde está localizada sua terceira porção, a qual fornece os seguintes ramos:

a) *Artéria esfenopalatina* – é o maior ramo. Passa na parte posterior do seio maxilar e, por meio do forame esfenopalatino, divide-se em ramo nasopalatino (medial) e ramo póstero-superior (lateral). O medial irriga a face ântero-inferior do osso esfenóide e, por meio do ramo septal posterior, segue para a região posterior do septo, onde apresenta anastomose com as artérias etmoidais (carótida interna). O lateral irriga os cornetos inferior e médio e, ocasionalmente, o superior.

b) *Artéria palatina maior* – caminha anteriormente ao longo do palato duro, penetrando no forame incisivo e terminando na porção ântero-inferior do septo (área de Little ou zona de Kiesselbach ou plexo de Woodruff). Deve-se lembrar que a zona de Kiesselbach, que se situa na região anterior do septo, considerado o local de maior sangramento, é formada pelas artérias labial superior, esfenopalatina, palatina maior (carótida externa) e etmoidal anterior (carótida interna). Além disso, a artéria maxilar pode ser suprida pela circulação intracraniana (por meio da artéria meníngea média e vasos que vêm do forame redondo e vasos pterigóideos), pela artéria carótida externa do lado oposto (via alveolar inferior, infra-orbital, alveolar póstero-superior, palatina maior e faríngea) e pela carótida ipsilateral suprida pelo lado oposto (via artéria temporal superficial, occipital e anastomoses faciais).

FISIOPATOLOGIA

O revestimento da cavidade nasal consiste em epitélio delgado firmemente aderido à membrana basal e periósteo/pericôndrio, onde estão os vasos.

Estruturas glandulares, principalmente glândulas serosas, são mais numerosas nos cornetos médio e superior que no inferior e suas secreções promovem um efeito protetor para a mucosa. Se essas glândulas forem lesadas, ocorre ressecamento da mucosa e perda da atividade ciliar e, conseqüentemente, a mucosa forma fissuras e crostas. A partir daí, há invasão bacteriana com reação inflamatória e produção de tecido de granulação, extremamente friável, e que sangra facilmente ao menor traumatismo. Algumas bactérias promovem atividade fibrinolítica que desfaz os coágulos pela liberação de enzimas (estreptoquinase e estafiloquinase), levando a episódios recorrentes de epistaxe.

ETIOLOGIA

Na infância, a maioria das epistaxes é anterior e autolimitada. Em 10% dos casos, a etiologia é desconhecida. As causas de epistaxe são divididas em duas categorias amplas: fatores locais e sistêmicos.

Em casos de epistaxe refratária, rara na infância, a hipertensão arterial, o uso de aspirina e de medicamentos antigregantes plaquetários e o abuso de álcool são os principais fatores envolvidos.

Quadro 7.1 – Etiologia da epistaxe.

Local	Sistêmico
Traumatismo	Vascular
Inflamação	Discrasia sangüínea
Deformidade anatômica	Drogas
Corpo estranho	Tóxicos (metais pesados)
Irritantes químicos	Infecções
Cirurgia	Cardiovascular
Tumor intranasal	

FATORES LOCAIS

Os fatores locais alteram a função fisiológica do nariz e expõem os vasos às condições ambientais, como decréscimo de temperatura e umidade. Assim, leva à lesão vascular, resultando em hemorragia. As crianças geralmente apresentam epistaxe por traumatismo digital na região anterior da cartilagem septal.

O traumatismo contínuo resulta em exposição da cartilagem septal. Se o pericôndrio é destruído, ocorre necrose da cartilagem levando à perfuração septal. Esta varia em tamanho, sendo que, em grandes perfurações, há acúmulo de crostas com sangramento nasal e sintomas de obstrução. Os traumatismos cirúrgicos, devido à septoplastia, rinoplastia ou mesmo perfuração septal decorrente desses procedimentos, são muitas vezes associados com epistaxe. Outros procedimentos incluem cirurgia do assoalho da órbita, sinusectomia, turbinectomia, adenoidectomia.

As reações inflamatórias locais devido a infecções das vias aéreas superiores, sinusite crônica, condições alérgicas e irritantes ambientais podem levar à epistaxe.

As deformidades anatômicas ou estruturais, congênitas ou adquiridas, podem envolver o septo cartilaginoso e/ou ósseo e/ou cometos nasais. Essas deformidades levam a um fluxo aéreo nasal anormal, expondo certas áreas da mucosa a correntes turbulentas, bactérias e irritantes ambientais.

O corpo estranho, geralmente unilateral, leva à rinorréia fétida, com resposta inflamatória intensa e tecido de granulação e epistaxe em alguns casos.

FATORES SISTÊMICOS

A doença de Osler-Rendu-Weber (teleangiectasia hemorrágica hereditária) de herança autossômica dominante é caracterizada por alteração sistêmica dos elementos contráteis do endotélio, levando à formação de fístulas e dilatações vasculares em pele, mucosa, estômago, colo e pulmão. Os vasos são friáveis e, portanto, traumatismos mínimos podem desencadear sangramento, sendo a epistaxe o primeiro sintoma em 90% dos casos.

As discrasias sangüíneas devem ser pesquisadas naqueles pacientes com história inexplicada de sangramento prolongado ao menor traumatismo e antecedentes familiares semelhantes.

O defeito mais comum a considerar na via intrínseca é a deficiência de fator VIII (80% dos casos). As deficiências dos fatores X e XI justificam 13% e 6% dos casos, respectivamente. Outras deficiências, como de fibrinogênio, protrombina, fatores V, X, VII e XII, contribuem para 6% dos casos. A doença de Von Willebrand é a discrasia sangüínea caracterizada por três alterações laboratoriais: tempo de sangramento prolongado, deficiência do fator VIII e dificuldade na adesão plaquetária.

Nos diagnósticos diferenciais de discrasias sangüíneas, devemos considerar também as leucemias, os mielomas múltiplos, as hemofilias e a púrpura trombocitopênica idiopática.

A deficiência de vitamina C dificulta a cicatrização, enquanto a da vitamina K diminui a produção de protrombina (fator II) que é necessária à formação de trombina. Em crianças hepatopatas, há decréscimo na produção de fibrinogênio e protrombina, alterando o mecanismo de coagulação. O uso excessivo de vitamina E pode ocasionar antiadesividade plaquetária.

Muitas drogas afetam o mecanismo de coagulação e *devem ser* consideradas no diagnóstico diferencial. Entre elas estão o ácido acetilsalicílico, os anticoagulantes (heparina, por exemplo) e antiinflamatórios não-hormonais como as mais importantes. Outras drogas como cloranfenicol, carbenicilina e dipiridamol (antiagregante plaquetário) parecem afetar o sistema de coagulação. Devemos lembrar, também, do uso de cocaína que produz desde irritação local até perfuração septal.

TRATAMENTO

CONDUTAS GERAIS

Diante da epistaxe, deve-se ter em mente a avaliação e a estabilização hemodinâmica do paciente, a determinação da causa, gravidade e localização do sangramento.

Em crianças, a epistaxe anterior pode ser controlada pelos próprios pais. No entanto, muitas vezes, o sangramento não pára e, nesse momento, deve-se recorrer a atendimento médico. O tratamento deve centralizar o controle imediato da hemorragia. A tabela 7.1 informa sobre as perdas sangüíneas.

Se após a remoção de todos os coágulos e crostas o sangramento parar, nenhum tratamento deve ser iniciado. Caso contrário, pode-se optar pelas condutas a seguir.

TRATAMENTO ESPECÍFICO PARA EPISTAXE

Cauterização

Nitrato de prata – é extremamente útil para a cauterização de vasos superficiais na área de Kiesselbach. Antes de utilizá-lo, deve-se aplicar algodão embebido em solução anestésica no local para diminuir o desconforto, e epinefrina para diminuir o sangramento. O nitrato de prata deve ser aplicado pelo menos durante 30 segundos. Aqui, costuma-se usar também o ácido tricloroacético.

Cauterização elétrica – é realizada se o sangramento persistir ou houver recorrência após cauterização química. Essa produz coagulação superficial e, às vezes, é necessária uma penetração mais profunda para a hemostasia adequada. O eletrocautério é equipado com um aparato de sucção no centro, que permite a ressecação do tecido circundante. Deve-se ter cuidado durante a cauterização elétrica, pois cauterizações profundas e repetidas podem lesar o pericôndrio da cartilagem septal e até mesmo perfurá-la. Após o procedimento, é colocada gaze vaselinada impregnada com antibiótico para reduzir a inflamação e a produção de crostas.

Cauterização endoscópica – o uso de endoscópio flexível ou rígido para a visualização de áreas de difícil acesso da cavidade nasal inovou o controle de epistaxe e é hoje o tratamento de escolha nas epistaxes posteriores.

Tampão nasal

Tampão nasal anterior – uitilizado quando na presença de sangramento difuso, ou de localização posterior ou não localizada, ou quando métodos descritos não tiverem sido eficazes. A epistaxe anterior é fácil de se localizar e manusear, porém, se houver problemas anatômicos ou estruturais, o controle torna-se difícil. O tampão é realiza-

Tabela 7.1 – Classificação de perda sangüínea, alterações fisiológicas e reposição volêmica.

	Classe I	Classe II	Classe III	Classe IV
Perda de sangue	0-15%	15-30%	30-40%	> 40%
Pulso	< 100bpm	100-120bpm	120-140bpm	> 140bpm
Respiração	14-20rpm	20-30rpm	30-40rpm	> 35rpm
PA	Normal	Normal	Baixa	Baixa ("sist")
Reposição volêmica	Ringer-lactato	Ringer-lactato	Ringer-lactato	Ringer-lactato e sangue

do por meio de gazes ou "rayon" embebidos em vaselina. Deve-se colocá-los enfileirados em direção à coana. Antes de se iniciar o tampão, colocamos um algodão embebido com solução anestésica. Deve ser retirado em dois dias. Em pacientes com leucemia ou discrasias sangüíneas, pode-se usar a esponja de Gelfoam, Oxycel (celulose oxidada regenerada) ou Avitene (colágeno microfibrilar). A aplicação de "spray" de trombina nesses casos pode ser de considerável valia.

O Avitene tem sido particularmente usado em pacientes com teleangiectasia hemorrágica hereditária, perfurações septais ou trombocitopenia grave.

Tampão nasal posterior – realiza-se primeiramente o tampão posterior com um novelo de gaze fixado por fios exteriorizados pelas cavidades oral e nasal. Faz-se, então, o tampão anterior e amarram-se os fios nasais sobre ele. O fio oral servirá de guia para a retirada *do tampão posterior. O* tampão normalmente é deixado em sua posição no prazo de três a cinco dias.

Outros materiais podem ser utilizados para tamponamento posterior, como sonda de Foley ou sondas nasais pneumáticas. Esses materiais são fáceis de inserir ou remover, proporcionando menos dor. O tratamento com tampão pode ser associado a drogas hemostáticas, antibióticos sistêmicos, sedativos e transfusão sangüínea.

Drogas

O uso de agentes farmacológicos para controlar a hemorragia tem aplicação limitada.

Foi observado que em mulheres com teleangiectasia hemorrágica hereditária há associação entre decréscimo de estrógeno na circulação sangüínea e maior recorrência de epistaxe. O estrógeno parece afterar a mucosa nasal, fazendo-a adquirir propriedades protetoras às áreas teleangiectásicas. Os estudos com microscopia eletrônica têm demonstrado um efeito reconstrutor do hormônio no endotélio anormal dos vasos afetados pela doença e, portanto, recomenda-se o uso de estrógeno e progesterona combinados nesses casos. No entanto, estudos recentes não comprovam esses resultados.

Outras doenças como hemofilia A, Von Willebrand e uremia em crianças apresentam tempo de sangramento prolongado. Nesse grupo etário, é difícil o manuseio do sangramento devido à própria idade e às diversas modalidades de tratamento. Recentemente, tem-se proposto o uso de um análogo sintético da arginina vasopressina, a desmopressina (DDAVP), para diminuir o tempo de sangramento nesses pacientes. O efeito da droga é passageiro, mas eficaz na prevenção de complicações decorrentes da transfusão de componentes sangüíneos.

Cirurgia

São raríssimos os casos de crianças que necessitam de cirurgia ou embolização para o controle da epistaxe.

O método cirúrgico de escolha consiste na ligadura esfenopalatina sob visualização endoscópica. Pode-se também promover a ligadura da artéria maxilar transmaxilar ou transoral. Em alguns casos particulares, como a teleangectasia hemorrágica hereditária (doença de Osler-Rendu-Weber), pode-se realizar a septodermoplastia entre outros procedimentos.

COMPLICAÇÕES REFERENTES AO TRATAMENTO

Em geral, as complicações devido ao tratamento da epistaxe são raras e mínimas, principalmente quando o tratamento foi instituído adequadamente. Entre as possíveis complicações estão: disfunção tubária, sinusite, sinéquias, perfuração septonasal e epífora.

BIBLIOGRAFIA

1. BAILEY, B.J. – *Head and Neck Surgery-Otolaryngology.* Philadelphia, Lippincott, vol.1, 1993. 2. CUMMINGS, C.W. – *Otolaryngology-Head and Neck Surgery.* USA, Mosby Year Book, vol.1, 1993. 3. DONALD, P.J.; GLUCKMAN, J.L. & RICE, D.H. – Epistaxis. *The Sinuses.* New York, Raven Press, 1995. 4. MINITI, A.; BENTO, R.F. & BUTUGAN, O. – *Otorrinolaringologia Clínica e Cirúrgica.* São Paulo, Atheneu, 2001. 5. SHAW, M.K.; STEPHEN J.W. & COLLIE, B. – Epistaxis. A comparison of treatment. *Otolaryngology-Head and Neck Surgery.* **109**, 1993. 6. STAMMBERGER, H. – *Functional Endoscopic Sinus Surgery.* Philadelphia, Decker, 199O.

SEÇÃO III **Laringopatias**

coordenadores AROLDO MINITI
OSSAMU BUTUGAN

| 1 | **Disfonia Infantil** |

DOMINGOS H. TSUJI
ANGÉLICA K. A. YOKOCHI

INTRODUÇÃO

A disfonia na infância pode ser decorrente de várias causas, as quais devem ser sempre investigadas. Na prática, devido à raridade de malignidade e à dificuldade para se avaliar a laringe da criança, muitas vezes o exame é adiado. Em geral, essa conduta não traz sérios problemas ao paciente; porém, em alguns casos, é possível ocorrer obstrução progressiva da laringe com complicações potencialmente graves.

A laringe, cuja função principal é a respiratória, tem como função secundária a proteção das vias aéreas inferiores e a fonação. No recém-nascido, esse órgão tem aproximadamente um terço do tamanho da laringe adulta e suas cartilagens, músculos e tecido submucoso são mais flexíveis. Este último, frouxo e menos fibroso, permite reações inflamatórias mais intensas na infância, as quais podem causar reduções mais significativas do lúmen laríngeo e, assim, resultar facilmente no comprometimento respiratório.

617

AVALIAÇÃO DO PACIENTE COM DISFONIA

Um recém-nascido com choro alterado deve chamar a atenção do neonatologista já ao nascimento. Tal sintoma pode originar-se de anomalia laríngea local, com eventual comprometimento da via respiratória por doença genética ou sistêmica. O estridor na infância é decorrente de alterações congênitas em cerca de 85% dos casos, e o restante, de outras causas (inflamatórias, tumorais, traumáticas etc.).

A avaliação otorrinolaringológica de uma criança com doença laríngea nem sempre é fácil. A laringoscopia indireta, realizada com o uso de espelho, muitas vezes é prejudicada pela posição da epiglote, além de necessitar da colaboração do paciente. Em geral, crianças com mais de 6 anos de idade são cooperativas e permitem a avaliação da laringe por esse método.

Atualmente, com o uso de equipamentos endoscópicos, como o fibroscópio flexível de pequeno calibre ou o telescópio, podemos ter uma visualização direta da laringe com maior facilidade. Em crianças pequenas, o exame é realizado sob contenção. Raramente se faz necessária a laringoscopia direta de suspensão sob anestesia geral.

Existem inúmeras enfermidades que podem alterar a estrutura ou a função da laringe, resultando em disfonia. Das doenças extralaríngeas podemos citar as disfunções neurológicas, como a doença de Chédiak-Higashi, a síndrome de Hamsay-Hunt, a paralisia pseudobulbar, a malformação de Arnold-Chiari, a meningite, a encefalopatia, a miastenia grave, o botulismo e a distrofia muscular, entre outras. A disfonia, nestes casos, pode ser decorrente de lesão neuronal intracraniana ou extracraniana; degeneração neuronal por toxina, metabólitos ou doenças de depósito; isquemia; hemorragia ou traumatismo. Neste capítulo, abordaremos algumas doenças com envolvimento direto na laringe e mais freqüentemente associadas à disfonia na faixa etária pediátrica. Nós as classificaremos como congênitas ou adquiridas.

PRINCIPAIS DOENÇAS

DOENÇAS CONGÊNITAS

Laringomalacia
É a anomalia laríngea congênita mais habitual e a causa mais comum de estridor em crianças. Nessa doença ocorre flacidez dos tecidos laríngeos supraglóticos, os quais colapsam durante a inspiração. O estridor inspiratório intermitente é típico e exacerba-se por qualquer tipo de esforço físico, como choro, agitação, alimentação ou na posição supina.

Estenose subglótica congênita
Consiste na segunda causa de estridor em recém-nascidos e crianças. Manifesta-se como resultado da recanalização inadequada do lúmen laríngeo durante o desenvolvimento.

Lesões neurológicas
O terceiro fator congênito de estridor em crianças, após a laringomalacia e a estenose subglótica congênita, é a paralisia de pregas vocais. Na infância, essa geralmente é congênita ou tem origem em anomalias congênitas do sistema nervoso central. A maioria tende à resolução espontânea em algumas semanas ou meses.

A paralisia bilateral de pregas vocais em crianças ocorre como resultado de anomalias congênitas em cerca de 40% dos casos. É mais comumente encontrada em associação com mielomeningocele, malformação de Arnold-Chiari e hidrocefalia. Clinicamente, caracteriza-se pela dificuldade respiratória.

O paciente com paralisia de prega vocal unilateral geralmente apresenta aspiração, engasgo e tosse, seu choro é fraco e soproso, sendo raro o comprometimento respiratório.

Laringocele e cisto sacular
A laringocele é uma dilatação anormal ou herniação do sáculo laríngeo. Esse consiste em uma bolsa cega localizada na região *anterior* do teto do ventrículo laríngeo de Morgagni.

A laringocele é preenchida por ar e comunica-se com o lúmen da laringe. Pode apresentar-se confinada no interior desta (laringocele interna), ou estender-se cefalicamente, protraindo lateralmente no pescoço por meio da membrana tireóidea (laringocele externa), ou ainda apresentar-se de forma mista (laringocele combinada).

Quando o abaulamento da região sacular está preenchido por conteúdo líquido, é denominado de "cisto sacular".

Membranas congênitas da laringe
Alterações congênitas raras em forma de membrana que ocorrem na glote, com extensão subglótica.

Fístula laringotraqueal
A fístula laringotraqueal é uma anomalia congênita rara, na qual ocorre comunicação anormal entre a laringe e a hipofaringe. É o resultado da ausência de fusão da lâmina posterior da cricóide. Pode estar confinada à cricóide, ou, com menor freqüência (menos de 20% dos casos), estender-se inferiormente, comunicando a traquéia ao esôfago. Associa-se, ainda, a outras anomalias congênitas, como defeitos cardíacos, gastrintestinais, geniturinárias, fissuras palatina e labial.

Hemangioma subglótico
Os hemangiomas constituem os tumores mais freqüentes na infância, estando presentes com maior assiduidade no sexo feminino (3:1). Cerca de 60% dos hemangiomas ocorrem na região da cabeça e do pescoço, sendo, porém, o acometimento subglótico raro e 50% deste apresenta lesão cutânea concomitante.

Sulco vocal
O sulco vocal consiste na formação de um sulco longitudinal na sua borda medial e pode estar confinado a um segmento ou estender-se totalmente ao longo da prega vocal. Sua profundidade é variável. Não representa nenhum tipo de risco respiratório.

DOENÇAS ADQUIRIDAS
As doenças adquiridas podem ser classificadas em inflamatórias, lesões tumorais benignas ou malignas.

DOENÇAS INFLAMATÓRIAS

Laringites agudas

Laringotraqueobronquite aguda (crupe) – inflamação viral aguda com acometimento principal na laringe, podendo estender-se à traquéia e aos brônquios. É a causa mais comum de estridor agudo na infância. Os vírus respiratórios, em geral, podem acometer a laringe, causando disfonia. Os agentes mais comumente associados são os vírus da parainfluenza. Outros implicados incluem: influenza, rinovírus, adenovírus, Coxsackie A21 e herpes simples.

Supraglotite aguda (epiglotite) – infecção das estruturas supraglóticas, principalmente da epiglote. O agente mais comum é o *Haemophilus influenzae* do tipo B. Pode acometer qualquer faixa etária, porém é mais comum em crianças entre 3 e 8 anos. A história da supraglotite geralmente se inicia com infecção respiratória alta que evoluiu em algumas horas (em geral dentro de 12 horas), com febre, odinofagia grave e dispnéia. A criança com supraglotite deve ser mantida internada, com atenção especial ao suporte respiratório.

Traqueíte bacteriana (traqueíte membranosa) – causada geralmente pelo *Staphylococcus aureus*, pela *Moraxella catarrhalis* ou pelo *Streptococcus pneumoniae*, é um processo infeccioso no qual há inflamação da mucosa e formação de membrana fibrinosa aderente à traquéia. Apresenta-se normalmente em crianças com 3 anos e meio. Os sintomas são mais exacerbados que os do crupe, com dispnéia grave, tosse, estridor e febre alta.

Difteria – causada pela exotoxina produzida pelo bacilo gram-positivo *Corynebacterium diphtheriae*, é uma doença cuja incidência vem diminuindo devido à imunização. A exotoxina produz necrose epitelial com formação de exsudato serossanguinolento e de pseudomembrana. Esta apresenta-se acinzentada, aderente e pode ocorrer nas fossas nasais, nas tonsilas, no palato mole, na laringe, na via aérea alta e na faringe.

Laringites crônicas

As laringites crônicas podem ser causadas por agentes bacterianos e fúngicos e incluem tuberculose, hanseníase (lepra), sífilis, rinoscleroma, actinomicose, paracoccidioidomicose (blastomicose sul-americana), histoplasmose, candidíase, aspergilose e rinosporidiose.

Algumas doenças sistêmicas, como a granulomatose de Wegener, a sarcoidose e a amiloidose, também podem envolver a laringe, causando distúrbios vocais e respiratórios.

Lesões benignas da laringe

Nódulo de prega vocal – está associado ao abuso vocal, geralmente é bilateral e apresenta-se como lesão sólida na junção do terço anterior e do terço médio das pregas vocais. É mais comum em crianças e mulheres jovens. Nas primeiras, é duas ou três vezes mais freqüente em meninos. É a causa mais corriqueira de rouquidão na faixa pediátrica escolar. Não apresenta riscos de comprometimento respiratório. A maioria dos casos é resolvida ou torna-se assintomática apenas com fonoterapia.

Papiloma de laringe – é causado pelo papovavírus (HPV), sendo mais freqüente em crianças. Raramente acomete indivíduos com mais de 30 anos, mas pode aparecer em qualquer faixa etária. As lesões papilomatosas apresentam-se como cachos, ou em forma de couve-flor, principalmente na região glótica e supraglótica. O envolvimento de outras regiões, como a nasofaringe, a subglote, a traquéia e os brônquios, parece decorrer de contaminação proveniente de papiloma da glote e da supraglote. Seu comportamento é mais agressivo durante a infância, causando rouquidão como sintoma inicial. Com a evolução da lesão, pode obstruir a via respiratória, levando à dispnéia. A transformação maligna é rara. A cirurgia consiste na remoção das lesões para impedir a obstrução respiratória e tentar preservar a fonação. Freqüentemente, há necessidade de várias intervenções cirúrgicas para a retirada da papilomatose.

Cistos – são mais comuns na região supraglótica e podem ser congênitos ou adquiridos. Os cistos congênitos ocorrem principalmente na prega ariepiglótica e na parede lateral da faringe. Podem aumentar de tamanho e causar obstrução das vias aéreas. Seu tratamento consiste na remoção cirúrgica. Os cistos adquiridos estão relacionados à retenção de secreção mucosa, provavelmente das glândulas salivares menores. Em geral, são de pequena dimensão, assintomáticos e ocorrem principalmente na valécula, na base da língua, na epiglote e na prega ariepiglótica. Cistos grandes podem obstruir a via aérea, principalmente em crianças. Tais cistos podem ser encontrados também nas pregas vocais verdadeiras e falsas. O tratamento é geralmente cirúrgico.

Pólipos de pregas vocais – apresentam-se como massas pedunculadas ou sésseis, geralmente unilaterais, por vezes gelatinosas, hialinas ou fibrinóides, no nível das pregas vocais. Sua etiologia é desconhecida, estando em alguns casos associada a traumatismo por abuso vocal ou hemorragias localizadas nas pregas vocais. O sintoma inicial é a rouquidão. Pólipos grandes podem causar dispnéia, tosse, disfonia intermitente, disfagia e sensação de corpo estranho na garganta. O tratamento consiste na remoção do pólipo por microcirurgia de laringe tradicional ou com uso de laser.

Edema de Reinke – edema crônico que se localiza imediatamente abaixo do epitélio da prega vocal em um espaço constituído por tecido conjuntivo frouxo. É mais freqüente em mulheres e com idade acima de 50 anos, tabagistas. Em indivíduos com menos de 50 anos, outros fatores, como irritação crônica da laringe por abuso vocal ou por refluxo gastroesofágico e hipotireoidismo, têm sido relatados. O paciente apresenta voz áspera com tom grave. A laringoscopia mostra o edema difuso das pregas vocais. O tratamento inicia-se com a remoção dos fatores irritantes. Quando não há resolução do quadro com essas medidas, institui-se o tratamento cirúrgico.

Granuloma de contato – ocorre na região posterior das pregas vocais. Geralmente está associado a alguns fatores como refluxo gastroesofágico, traumatismo por entubação, estresse psicológico, abuso vocal ou a combinação destes. A remoção e o tratamento dos fatores associados, que incluem terapia vocal e medidas anti-refluxo, devem preceder a abordagem cirúrgica.

Miscelânea – existem várias lesões que, embora pouco freqüentes, podem eventualmente acometer a laringe e causar disfonia, tanto em adultos como em crianças. Tais lesões incluem: fibroangioma, fibroma, higroma, neurofibroma, hamartoma, xantoma, mioblastoma de célula granular, fibromatose, tireóide ectópica, condroma, mioma, adenoma e mixoma. A laringoscopia indireta e/ou direta auxilia no diagnóstico, o qual será confirmado pelo estudo histopatológico da lesão. O tratamento geralmente é cirúrgico.

Tumores malignos

Os tumores malignos de laringe na faixa pediátrica são extremamente raros. Podem ser primários ou metastáticos. Os tumores malignos que podem eventualmente acometer a laringe incluem: carcinoma de células escamosas, fibrossarcoma, linfossarcoma, condrossarcoma, rabdomiossarcoma, plasmocitoma, leucemia e neuroblastoma.

BIBLIOGRAFIA

1. COHEN, S.R. et al. – Voice change in the pediatric patient – a differential diagnosis. *Ann. Otol. Rhinol. Laryngol.* 92:437, 1983. 2. DUNHAM, M.E. & HOLINGER, L.D. – Stridor, aspiration, and cough. In Bailey, B.J. et al. *Head and Neck Surgery - Otolaryngology.* Philadelphia, Lippincott, 1993, p. 674. 3. FRIED, M.P. & SHAPIRO, J. – Acute and chronic laryngeal infections. In Paparella, M.M. et al. *Otolaryngology.* Philadelphia, Saunders, 1991, p. 2245. 4. HOLINGER, L.D. – Congenital laryngeal anomalies. In Holinger, L.D.; Lusk, R.P. & Green, C.G. *Pediatric Laryngology & Bronchoesophagology.* Philadelphia, Lippincott-Raven, 1997, p. 137. 5. HOLINGER, L.D. – Evaluation of stridor and wheezing. In Holinger, L.D.; Lusk, R.P. & Green, C.G. *Pediatric Laryngology & Bronchoesophagology.* Philadelphia, Lippincott-Raven, 1997, p. 41. 6. HOLINGER, L.D. & GREEN, C.G. – Anatomy. In Holinger, L.D.; Lusk, R.P. & Green, C.G. – *Pediatric Laryngology & Bronchoesophagology.* Philadelphia, Lippincott-Raven, 1997, p. 19. 7. HOLINGER, P.H. & BROWN, W.T. – Congenital webs, cysts, laryngoceles and other anomalies of the larynx. *Ann Otol Rhinol Laryngol* 76:744, 1967. 8. KOBAYASHI, R.H. et al. – Candida esophagitis and laryngitis in chronic mucocutaneous candidiasis. *Pediatrics* 66:380, 1980. 9. LUSK, R.P. – Inflammatory and neoplastic lesions. In Holinger, L.D.; Lusk, R.P. & Green, C.G. *Pediatric Laryngology & Bronchoesophagology.* Philadelphia, Lippincott-Raven, 1997, p. 215. 10. MYER III, C.M. & COTTON, R.T. – Congenital abnormalities of the larynx and trachea and management of congenital malformations. In Paparella, M.M. et al. *Otolaryngology.* Philadelphia, Saunders, 1991, p. 2215. 11. SHAPSHAY, S.M. & REBEIZ, E.E. – Benign lesions of the larynx. In Bailey, B.J. et al. *Head and Neck Surgery Otolaryngology.* Philadelphia, Lippincott, 1993, p. 630.

SEÇÃO IV   **Bucopatologias**

coordenadores   AROLDO MINITI
OSSAMU BUTUGAN

1   Doenças da Cavidade Bucal na Infância

IVAN DIEB MIZIARA

MALFORMAÇÕES CONGÊNITAS

FREIO LINGUAL CURTO

Problema freqüente caracterizado pela presença de freio lingual que se localiza até a extremidade anterior da língua, impedindo sua movimentação adequada. Existem vários estágios dessa malformação. Nos casos mais simples, a incisão do freio (frenulectomia) libera a movimentação lingual. Quando não há comprometimento da deglutição e/ou da fala, a cirurgia pode ser realizada até o primeiro ano de vida.

MACROGLOSSIA

Condição em que a língua se encontra aumentada de volume. A maioria dos casos congênitos acompanha os linfoangiomas, os hemangiomas e os higromas císticos. As complicações dizem respeito à deglutição, à fala e à função respiratória (principalmente quando em decúbito dorsal). O tratamento é feito por meio do uso de agentes esclerosantes, criocirurgia e cirurgia tradicional nos casos selecionados.

TORO PALATINO E MANDIBULAR

O toro palatino é a presença de crescimento de tecido ósseo na linha média do palato duro, enquanto o mandibular se dá na superfície interna (lingual) da mandíbula, à altura dos pré-molares. São raros e, eventualmente, necessitam de remoção cirúrgica.

TIREÓIDE LINGUAL

Falha embriológica que ocorre quando da descida da glândula tireóide através do forame cego até sua posição usual no pescoço. Há nódulos múltiplos de tecido tireoidiano no dorso posterior da língua. O diagnóstico pode ser confirmado pela cintolografia com isótopos radioativos. Tecidos pequenos não requerem remoção cirúrgica.

DOENÇAS INFECCIOSAS

PERIODONTITE JUVENIL

É uma doença do periodonto que acomete crianças pré-adolescentes, geralmente entre 11 e 13 anos. Há preferência pelo sexo feminino e tendência familiar. A etiologia do processo é basicamente a presença de placas bacterianas, com predomínio de anaeróbios (60% dos casos) representados por bastonetes gram-negativos. As espiroquetas também participam do processo, mas com menor incidência (7%). Clinicamente, o quadro manifesta-se por meio de alterações inflamatórias da gengiva, edema, hiperemia e sangramento da margem gengival. A evolução da doença leva ao aprofundamento da bolsa periodontal e à retração da gengiva, com movimento dentário e prejuízo da oclusão. Nos casos graves, pode chegar à perda do dente envolvido. O tratamento é feito com a remoção das placas e higienização constante, porém as recorrências são freqüentes.

GENGIVOESTOMATITE ESTREPTOCÓCICA AGUDA

É doença que depende de fatores locais, como os relacionados com o estado de conservação dos dentes, isto é, presença de placas dentárias, tártaro infiltrando a gengiva, cáries e suas complicações. O agente etiológico é o estreptococo beta-hemolítico. Ao exame clínico, nota-se congestão gengival e edema das papilas interdentárias (com ou sem formação de abscessos), acompanhados de hiperemia difusa da mucosa bucal e da língua. A dor e a fetidez do hálito são pronunciadas. Pode haver sangramento espontâneo ou ao menor toque. É usual a prostração e a queda no estado geral do paciente, além da presença de adenopatia satélite bilateral. O tratamento consiste na utilização sistêmica de penicilina e bochechos com soluções anti-sépticas.

GENGIVITE ULCERONECROSANTE AGUDA

Também é conhecida como "gengivite de Vincent ou "gengivite ulceromembranosa". Sua característica primordial é a necrose das extremidades das papilas interdentárias. A seguir, o processo avança ao longo da porção marginal da gengiva, com o aspecto de lesões "perfuradas", que terminam recobertas por placas amarelo-acinzentadas. Ao removê-las, notamos a presença de um fundo hemorrágico. A gengivorragia e a dor intensa estão usualmente presentes. O odor fétido da cavidade bucal é muito acentuado. Há linfadenopatia regional, sialorréia abundante e febre elevada. Os estudos microbiológicos apontam como causa mais provável da doença a associação de germes fusoespiralares. O tratamento preconizado é o desbridamento e a higienização local. O uso de antibióticos é discutível, haja vista que a infecção tende a ser localizada. Quando utilizados, a opção deve recair pelas penicilinas e metronidazol.

ESCARLATINA

Doença causada por estreptococo do grupo A que produz uma toxina eritrogênica. Como conseqüência, temos um enantema cutâneo próprio. O período de incubação da doença é de dois a quatro dias. Os sintomas iniciais são calafrios, mal-estar geral, vômitos e angina, seguidos de febre e pulso rápido e filiforme.

Acompanhando as lesões de pele, surge um enantema bucofaríngeo difuso e glossite característica ("língua em framboesa") com hiperemia e aumento das papilas fungiformes. Ao contrário da vermelhidão das têmporas e das bochechas, observa-se um área de palidez ao redor da boca, conhecida como "palidez circumbucal". Por volta do quinto dia, inicia-se um processo de descamação da língua, com múltiplas elevações papilares, denominada "língua em morango".

O tratamento é feito com o uso de penicilina.

CANDIDOSE ORAL

Também denominada candidíase, moniliíase ou "sapinho", é uma doença que acomete freqüentemente a mucosa bucal na primeira infância. O agente etiológico é o fundo *Candida albicans*, embora outras espécies como a *C. tropicalis* e a *C. krusei* também possam causar lesões. A forma mucocutânea da candidose também pode atingir regiões mais baixas do trato gastrintestinal, isto é, esôfago e intestinos.

Em relação às suas manifestações bucais, a doença pode ser dividida de acordo com a evolução em aguda e crônica, sendo esta última mais notada nos indivíduos imunodeprimidos ou que usam antibióticos por período prolongado. O aspecto da lesão bucal por *Candida* é o de placas esbranquiçadas semelhantes a leite coalhado, que se espalham por todos os pontos da cavidade bucal. As placas podem ser destacadas facilmente da mucosa, com o auxílio de uma espátula, deixando ver superfícies hiperemiadas e desnudas, eventualmente dolorosas e sangrantes.

O diagnóstico da doença é simples e feito por meio do exame micológico direto, colocando-se um raspado do material entre lâmina e lamínula e observando-se a presença de hifas e esporos ao microscópio óptico. O tratamento, em geral, tem sucesso com o uso de soluções orais de nistatina, miconazol gel e, em casos graves, derivados imidazólicos por via sistêmica.

GENGIVOESTOMATITE HERPÉTICA PRIMÁRIA

Essa doença é a expressão da primoinfecção pelo vírus herpes simples ou *hominis*, em 80% dos casos do tipo 1 e em 20% dos casos do tipo 2. Sua incidência característica se dá entre o primeiro e o terceiro ano de vida, chegando a acometer 3% da população.

Após um período de incubação médio de sete dias, o paciente passa a apresentar cefaléia, febre elevada, queda do estado geral e surgem úlceras bucais, acompanhadas de adenopatia satélite e sialorréia abundante. Não é incomum que a criança evidencie também sintomas de desidratação importante, devido à dificuldade à deglutição, mesmo para líquidos.

Ao exame da mucosa bucal notamos intensa hiperemia e edema, com um grande número de vesículas que se rompem e se transformam em pequenas úlceras ("herpetiformes"), localizadas na gengiva, mucosa jugal e língua. Apesar de doença autolimitada a período de duas ou três semanas, a sintomatologia dolorosa é importante.

O tratamento, caso não haja infecção bacteriana secundária, é apenas sintomático, com medicação analgésica, antipirética e antiinflamatória. Recomenda-se o uso de soluções bem diluídas de bicarbonato de sódio para bochechos, bem como cuidados com a desnutrição e a desidratação. Nos casos mais graves, pode-se eventualmente recorrer à utilização de medicamentos antivirais, como o aciclovir.

VARICELA E HERPES ZOSTER

As manifestações bucais da varicela caracterizam-se pela presença de "bolhas" na mucosa jugal, gengiva, língua e palato. As vesículas são torneadas por um halo hiperêmico e, posteriormente, rompem-se transformando-se em pequenas aftas. A recuperação, usualmente, é espontânea.

A infecção pelo herpes zoster pode gerar erupções vesiculares na mucosa bucal das crianças em cerca de 5% dos casos. Esse vírus é o mesmo da varicela (V-Z), o que torna as duas doenças, por vezes, indistinguíveis entre si. Há a hipótese de que o ataque de herpes zoster seja causado pela reativação do vírus V-Z, latente desde um surto anterior de varicela. Na cavidade bucal, a doença apresenta-se como vesículas dolorosas localizadas na mucosa jugal, palato, úvula e língua. Note-se que um dos seus aspectos mais característicos é o fato de as lesões serem unilaterais.

HERPANGINA

Típica doença da infância, de caráter sazonal, com predomínio no verão. É causada pelo vírus Coxsackie dos tipos A-1 e A-10. O período de incubação gira em torno de três a sete dias, após o que surgem sintomas como febre alta, mal-estar e odinofagia. Ao exame da orofaringe notam-se vesículas localizadas no palato mole, próximo a úvula, tonsilas e faringe. Após rotura, as vesículas coalescem, formando ulcerações maiores. Diferente das lesões herpéticas, a herpangina preserva gengivas e língua. O tratamento é sintomático, pois as lesões regridem em duas semanas.

SÍNDROME MÃOS-PÉS-BOCA

Também é doença causada pelo vírus Coxsackie dos tipos A-16 e, eventualmente, A-4, A-5 e A-9. Caracteriza-se por ser uma gengivo-estomatite com pequenas bolhas descritas como "bola de *rugby*". Elas se rompem e formam úlceras que se espalham por toda a mucosa bucal, produzindo um quadro extremamente doloroso.

A doença é característica de crianças pequenas, com idade variando de poucos meses até 5 anos, embora esses limites não sejam rígidos. Nas mãos e nos pés, as lesões apresentam-se com a forma de maculopápulas exantematosas e vesiculares. A queda do estado geral com anorexia, febrícula, coriza, diarréia, náuseas e vômitos é a regra. O tratamento é sintomático, pelo caráter autolimitado da doença.

SARAMPO

As manifestações bucais do sarampo costumam surgir cerca de dois a quatro dias antes dos sintomas gerais. As lesões características são as "manchas de Koplik", que consistem de pápulas puntiformes, isoladas ou em grupo, esbranquiçadas ou branco-amareladas, colocadas sobre um fundo vermelho e edemaciado, geralmente na mucosa jugal. Em geral, as manchas desaparecem quando surge o "rush" característico da doença.

MANIFESTAÇÕES BUCAIS DAS DOENÇAS SISTÊMICAS

AVITAMINOSES

Deficiência de vitamina A

É condição rara e caracteriza-se por cegueira noturna, xeroftalmia, disqueratose folicular e metaplasia escamosa dos epitélios respiratórios e urogenital. Na boca, predominam xerostomia e áreas hiperqueratósicas de cor esbranquiçada.

Deficiência de vitamina B

Das vitaminas que compõem o complexo B, apenas as deficiências de tiamina, riboflavina e niacina produzem manifestações bucais.

A deficiência de tiamina produz o quadro descrito do beribéri, que se apresenta na cavidade bucal com edema de língua, despapilação e hiperestesia ou dor. A baixa dos depósitos de niacina leva à pelagra, com tumefação, hiperemia e ulceração da mucosa bucal, que se mostra inflamada e sangrante. A língua está edemaciada, com ausência de papilas ("careca"), e as bordas têm impressões dentárias. As lesões bucais podem preceder o quadro completo da pelagra em meses e até anos.

A deficiência de riboflavina, por sua vez, costuma atingir tanto os lábios quanto a mucosa bucal. A língua está edemaciada, despapilada e, por vezes, ulcerada e cianótica ("glossite magenta"). Os lábios mostram fissuras dolorosas, acompanhadas de descamação e queilite angular.

O tratamento dessas condições, obviamente, é a reposição dos elementos ausentes.

Deficiência de vitamina C

A deficiência grave produz o quadro de escorbuto. Na orofaringe, vêem-se petéquias e equimoses na mucosa; hiperemia, edema e hipertrofia das gengivas, com sangramentos e perdas dentárias. À biopsia de tecido gengival, corada com preparação de Mallory, evidencia-se redução intensa do tecido conjuntivo subjacente.

DISCRASIAS SANGÜÍNEAS

Leucemias

As lesões bucais são mais freqüentes nas formas agudas, principalmente na forma monocítica. Em geral se caracterizam por hiperplasia, hemorragia e necrose da gengiva, com exsudato purulento ao redor dos dentes. A mucosa bucal pode apresentar equimoses e áreas de necrose. As formas crônicas da doença podem apresentar manifestações bucais, mas em geral restritas à hipertrofia gengival.

Agranulocitose

Não é tão comum na infância, mas merece menção pela associação etiológica com os efeitos tóxicos de algumas drogas (anti-histamínicos, sulfonamídicos, cloranfenicol e tetraciclinas), bem como reações de hipersensibilidade ao ácido acetilsalicílico e à dipirona. Caracteriza-se pela redução acentuada do número de leucócitos no sangue periférico. Em geral, é possível encontrar ulcerações necróticas nas gengivas, tonsilas, palato mole, mucosa jugal e faringe. As úlceras estão recobertas por pseudomembrana acinzentada, com ausência de halo eritematoso. O exame histológico mostra úlcera inespecífica e ausência de granulócitos no tecido conjuntivo subjacente.

O tratamento é a retirada do agente causal.

Anemia ferropriva

Acompanhando a deficiência de ferro, é possível notar na mucosa bucal intensa atrofia de papilas e áreas lisas na língua. Sintomas como dor e disfagia não são raros, além de uma sensação de "bolo na garganta" e leucoplasia esofagiana (na síndrome de Plummer-Vinson).

Anemia perniciosa

A "anemia de Addison" comumente está associada a lesões hiperemiadas na língua, atrofia de papilas e ardor local, com ou sem ulcerações ("glossite de Hunter").

HIPOTIREOIDISMO

As manifestações bucais na criança consistem em atraso na erupção dentária, assim como na queda dos dentes temporários, e oclusão deficiente, alargamento e protrusão da língua (macroglossia relativa e absoluta), além de lábios grandes.

MISCELÂNEA

Estomatite aftóide recidivante

É doença, até certo ponto, freqüente na infância. A etiologia é controversa, mas parece estar ligada a um defeito na imunomodulação. Outras hipóteses causais referem-se a pH bucal baixo, infecção por estreptococos da forma L e estresse emocional. O mais provável é que uma associação entre esses fatores explique o quadro clínico da doença, que se caracteriza pelo aparecimento constante de aftas bucais de tamanho variável, podendo ser do tipo *minor* (5 a 6mm de diâmetro), *major* (6mm a 2cm) ou herpetiforme (1 a 4mm).

O tratamento consiste na redução do estresse, boa higiene bucal, com alcalinização do meio bucal, alívio da dor com analgésicos e antiinflamatórios por via oral e, nos casos graves, prevenção do surto por meio do uso de sulfona e colchicina, em doses apropriadas.

Língua geográfica

Doença de etiologia desconhecida em que surgem uma ou várias zonas de descamação na língua, de caráter migratório. Nas áreas lesadas, há desaparecimento das papilas filiformes, com permanência das fungiformes. Em volta da região atingida, as papilas filiformes parecem (por contraste) hipertrofiadas e esbranquiçadas. Os sintomas variam de simples sensibilidade local à dor intensa. O tratamento é apenas sintomático, acompanhado de recomendações para que se evitem alimentos ácidos ou muito quentes, responsáveis por sintomas mais agudos.

BIBLIOGRAFIA

1. BURQUET, L.W. – *Oral Medicine – Diagnostic and Treatment.* 5th ed., Philadelphia, Lippincott, 1965. 2. CHOW, A.W. – Infections of the oral cavity, neck and head. In Mandell, Douglas & Bennett. *Principles and Practice of Infections Disease.* 4th ed., New York, Churchill Livingstone, 1995, p. 593. 3. FRANCIS, T.C. – Recurrent aftous stomatitis and Behçet's disease; a review. *Oral Surg.* **30**:476, 1970. 4. JUNQUEIRA, L.C.U. & ZAGO, D. – *Fundamentos da Embriologia Humana.* Río de Janeiro, Guanabara Koogan, 1972. 5. LOESCHE, W.J. – Bacterial mediators in periodontal disease. *Clin. Infect. Dis.* **16**(Suppl.):203, 1993. 6. MIZIARA, I.D.; GONDIM, M. & MINITI, A. – O uso da dapsona no tratamento da estomatite aftóide recidivante. *Rev. Bras. de Otorrinolaringologia* **58**:96, 1992. 7. SOUTHAM, J.C. & COLLEY, I.T. – Hand, foot and mouth disease. *Br. Dent. J.* **125**:298, 1968. 8. WEATHERS, D.R. & GRIFFIN, J.W. – Intraoral ulcerations of recurrent herpes simples and recurrent aphtae: two distinct clinical entities. *J. Am. Ent. Assoc.* **81**:81, 1970.

---

2 Doenças do Anel Linfático de Waldeyer

EDIGAR REZENDE DE ALMEIDA
VERA ANDIARA REZENDE

INTRODUÇÃO

O anel linfático de Waldeyer é constituído pelo conjunto de tecido linfático localizado na faringe e compreende: tonsilas palatinas, tonsilas faríngeas ou de Luschka, tonsilas linguais, tonsilas tubárias e nódulos linfóides da faringe.

Do conjunto linfóide da faringe, merece maior destaque as tonsilas palatinas e as adenóides.

As tonsilas palatinas e as adenóides são órgãos linfóides periféricos ou secundários que se encontram na entrada dos aparelhos respiratório e digestório, sendo, portanto, os primeiros tecidos imunocompetentes a entrarem em contato com microrganismos exógenos e outros antígenos presentes no fluxo aereodigestório.

A função desses órgãos foi ignorada durante muitos anos e, no século XIX, Tortual foi um dos primeiros a anunciar uma opinião sobre a fisiologia das tonsilas e, no final do século XIX, Stöhr e Flemming trouxeram importante contribuição para o conhecimento da fisiologia tonsilar com pesquisas histológicas minuciosas.

As tonsilas palatinas apresentam uma configuração anatômica apropriada para o transporte direto de antígenos do exterior para as células linfóides. Isso diferencia esses órgãos dos linfonodos, que dependem do fornecimento dos antígenos via linfáticos aferentes.

A ausência de vasos linfáticos aferentes das tonsilas palatinas é substituída ou compensada pelas criptas profundas e ramificadas. Existem cerca de 10 a 20 criptas em cada tonsila e elas estão idealmente localizadas para captar material estranho e encaminhá-lo aos folículos linfóides.

As criptas do lobo superior são mais profundas e mais ramificadas, esse lobo funcionalmente é mais importante que o lobo inferior.

Segundo Maeda e Mogi (1984), as criptas tonsilares apresentam três tipos de microcriptas: MCI, MCII e MCIII, com características diferentes, e essas microcriptas são orifícios ou túneis que permitem a passagem de células itinerantes.

Nas adenóides também temos invaginações do epitélio formando criptas não como as das tonsilas, mas verdadeiras fendas que aumentam muito a superfície de contato dessas estruturas com os vários microrganismos e antígenos.

Existem evidências que comprovam a participação das tonsilas e adenóides nos mecanismos envolvidos na indução de produção e secreção de imunoglobulinas.

Esses órgãos contêm um sistema de canais (criptas) recoberto por um epitélio especializado que pode estar envolvido na captação e na apresentação de antígenos de maneira semelhante ao epitélio das placas de Peyer e do tubo digestório em geral.

As células interdigitais do epitélio reticular das criptas incluem um complexo sistema de células M e de células apresentadoras de antígenos (APC) que estão envolvidas na captação e apresentação dos antígenos aos linfócitos, que são essenciais para o mecanismo de reconhecimento e síntese de imunoglobulinas específicas.

As células M são tipicamente encontradas em áreas ricas em linfócitos e estão ausentes em áreas desprovidas de linfócitos. Há uma associação significativa entre células M e células linfóides ativas, o que demonstra uma interação laboratória.

Todos os linfócitos que chegam às tonsilas o fazem pelas chamadas vênulas pós-capilares da zona extrafolicular. Nessa região, encontra-se a maioria dos linfócitos T, sendo que a maioria dos linfócitos B encontra-se nos folículos.

Podemos inferir por alguns trabalhos que o número de linfócitos T e B se equivalem até a idade aproximada de 10 anos.

As tonsilas palatinas são mais ativas entre o 4º e 10º anos de vida e involuem depois da puberdade, e o tecido adenoideano é normalmente mais volumoso entre 3 e 7 anos de idade.

O nível sérico de IgA aumenta gradualmente com a idade na infância, quando a hipertrofia de adenóides e tonsilas palatinas é remarcável, o que faz supor haver uma correlação.

Com a idade, há redução das áreas ocupadas pelas zonas corticais do folículo e ainda maior redução do epitélio reticular das criptas. Isso resulta em uma redução de células B e modificação na relação de linfócitos T e B. Apesar desta redução da atividade imunológica, ainda pode-se detectar atividade de células B em tonsilas sadias de pacientes com até 80 anos.

A involução tonsilar com a idade está associada imunologicamente em todos os compartimentos com a diminuição das células produtoras de imunoglobulinas, resultando em aumento relativo de todas as classes de células T.

Nos processos inflamatórios, recidivantes, o epitélio reticular tem sua função de recepção e de apresentação de antígenos marcadamente diminuída pela perda de células M e sua substituição por epitélio escamoso estratificado.

A distribuição das células dendríticas é alterada na tonsila doente, havendo menor número de células dendríticas no epitélio superficial e maior número nas criptas e áreas extrafoliculares que nas tonsilas normais ou controles. A distribuição microanatômica das células dendríticas nas tonsilas é significativamente alterada na doença.

Essas alterações parecem ser influenciadas por bactérias potencialmente patogênicas, mais freqüentemente encontradas nas criptas de tonsilas anormais.

A conseqüência das alterações referidas é a redução da produção de anticorpos e da densidade populacional de células B no centro germinativo.

Com relação à distribuição das imunoglobulinas no tecido tonsilar, pode-se encontrar: IgA no epitélio colunar, IgD no epitélio escamoso, IgG, IgM e IgE nas criptas.

A IgA corresponde a aproximadamente 15% das imunoglobulinas séricas totais e ainda é encontrada em toda secreção e tecido mucoso do trato gastrintestinal e respiratório. Ela tem um primeiro papel na prevenção da aderência do microrganismo na superfície mucosa e é notada pela propriedade significante antiviral.

A IgD tem concentração sérica relativamente baixa (< 1%) e sua exata função é pouco conhecida.

A IgG é a principal imunoglobulina sérica (aproximadamente 75%). Ela é capaz de ligar-se a receptores de neutrófilos e, devido à alta difusão para espaços extravasculares, tem como principal função de defesa a neutralização de toxinas bacterianas. Há aumento da concentração de IgG no tecido tonsilar após repetidas exposições a um antígeno (resposta secundária).

A IgM corresponde a uma pequena parcela das imunoglobulinas séricas (aproximadamente 8%), é a maior defesa precoce contra bactérias, devido a seu alto potencial em ligar-se ao antígeno. Anticorpos IgM demonstram propriedades citolíticas e de aglutinação e são excepcionalmente efetivos em ativar complemento. É a primeira classe de imunoglobulinas para responder a um encontro antigênico inicial (primeira resposta). Em repetidas exposições ao mesmo antígeno, seu nível diminui, enquanto o da IgG aumenta.

A IgE tem também baixa concentração sérica e é responsável pela hipersensibilidade do tipo I (imediata).

AFECÇÃO ADENOTONSILAR

Didaticamente, podemos dividir as afecções das adenóides e tonsilas palatinas em: infecciosas, hipertróficas e tumorais.

As adenoidites e tonsilites infecciosas podem ter como agentes etiológicos: bactérias, vírus ou fungos.

Os vírus mais freqüentes são: adenovírus, respiratório sincicial, influenza, parainfluenza, Epstein-Barr, Coksackie, podendo haver alguma pequena diferença na incidência desses vírus se consideramos isoladamente a adenóide ou a tonsila palatina.

As bactérias mais comumente encontradas são *S. pneumoniae, S. pyogenes, H. influenzae, S. aureus, Moraxella catarrhalis* e outras, sendo que a incidência maior ou menor de cada uma dessas bactérias pode variar de acordo com a idade do paciente, bem como com o volume das tonsilas ou com a freqüência de episódios infecciosos.

Assim *H. influenzae*, estreptococo do grupo A, *M. catarrhalis* são mais freqüentes na infância e ainda pode-se dizer que *H. influenzae* e estreptococo do grupo A são isolados mais freqüentemente de pacientes com tonsilites de repetição, sendo que a *M. catarrhalis* é encontrada com freqüência em tonsilas hipertróficas, bem como *Actinomyces*.

É prudente lembrar que a cultura de "swabs" de orofaringe mostra, na maioria dos casos, microrganismos comensais do trato respiratório superior, e a cultura de cortes profundos do tecido tonsilar, crescimento significativo de organismos patogênicos, confirmando a inadequabilidade do "swab" tonsilar como indicador para o tratamento.

Pode haver correlação entre as culturas de superfície e do tecido profundo nos casos de o agente ser o estreptococo ou o pneumococo.

São produtoras de betalactamase 91% das bactérias das tonsilas removidas dos adultos e 64% das retiradas das crianças.

As tonsilites podem ser classificadas, conforme o quadro clínico e bacteriológico, em inespecíficas e específicas.

TONSILITES INESPECÍFICAS
São aquelas causadas por vírus ou bactérias em que não há uma especificidade entre o agente etiológico e o quadro clínico. Clinicamente temos:

Tonsilite eritematosa – na qual se observa tonsilas eritematosas, avermelhadas e edemaciadas, podendo vir a apresentar indulto pultáceo, o que leva à denominação de tonsilite eritematopultácea. Essas tonsilites podem ser causadas por vírus ou bactérias, sendo o quadro clínico muito semelhante, com odinofagia, indisposição geral, calafrios, temperatura de 40°C, dores musculares, artralgias, infartamento de gânglios submandibulares. Uma das maneiras de diferenciar o diagnóstico etiológico do viral ou bacteriano é por meio do hemograma, havendo leucocitose, com desvio para a esquerda nos casos bacterianos. O agente bacteriano mais comum na tonsilite eritematosa é o estreptococo.

Tonsilites pseudomembranosas ou difteróides – nessas encontramos pseudomembranas que podem recobrir as tonsilas palatinas e mesmo atingir os pilares. Os agentes bacterianos mais freqüentes são os estreptococos e os pneumococos. Os sintomas são praticamente os mesmos das eritematosas. O tratamento das tonsilites agudas inespecíficas pode ser dividido em sintomático e etiológico. O sintomático consiste em analgésicos, antitérmicos, gargarejos com anti-sépticos, repouso, hidratação e alimentação adequada. O etiológico, se viral, apenas a observação, e se bacteriano, o antibiótico de primeira escolha é a penicilina, sendo que nos casos de alergia à penicilina usa-se a eritromicina ou amoxacilina. Nos casos de resistência ao tratamento preconizado, é possível a presença de bactérias produtoras de betalactamase e nesses casos recomenda-se o uso de clindamicina ou a associação de amoxacilina mais o ácido clavulânico ou cefalosporinas.

Complicações

As tonsilites ou anginas inespecíficas agudas podem evoluir para complicações locorregionais como:

1. Abscesso tonsilar, geralmente unilateral.
2. Abscesso peritonsilar, mais freqüente no pólo superior da tonsila.
3. Abscesso látero-faríngeo.
4. Abscesso retrofaríngeo.

O tratamento consiste na drenagem mais antibioticoterapia.

TONSILITES ESPECÍFICAS

São causadas por agentes específicos, podendo haver uma certa correlação entre o agente causal e as características do processo infeccioso, podendo-se manifestar no decurso de processos infecciosos locorregionais ou em algumas infecções de ordem geral.

Angina diftérica é causada pelo *Corynebacterium diphtheriae* (bacilo de Klebs-Loeffler), doença rara em nosso meio nos dias atuais, devido à vacinação antidiftérica.

Clinicamente, podemos observar a presença de uma pseudomembrana que recobre as tonsilas palatinas, pilares, úvula e pode atingir a hipofaringe e a laringe.

O diagnóstico diferencial faz-se com as anginas agudas purulentas ou difteróides por meio do exame bacterioscópico direto e pela cultura do material colhido das tonsilas ou orofaringe.

O tratamento é realizado com soro antidiftérico associado a penicilina ou eritromicina, pois pode haver concomitância de bacilo diftérico e estreptococos na angina diftérica.

Tonsilite fusoespirilar (Plaut-Vincent) é mais freqüente em pacientes com gengivites ou higiene bucal precária e é unilateral.

É comum nessa enfermidade a associação entre o bacilo fusiforme e o espirilo, que são comensais da cavidade bucal, que podem causar ulceração de uma tonsila com material necrótico e de odor fétido. O tratamento é realizado com ampicilina ou cefalosporina e anti-sépticos locais.

Tonsilites luéticas ou sifilíticas são causadas pelo *Treponema pallidum*, podendo ocorrer na sífilis primária, secundária ou terciária.

O diagnóstico pode ser confirmado por exames de laboratório: bacterioscópico nas fases primária e secundária e na fase tardia por tesses sorológicos.

O tratamento é com penicilina e sua dosagem vai depender da idade do paciente e da gravidade das lesões.

Tonsilites decorrentes de doenças infecciosas: sarampo, escarlatina, febre tifóide, febre reumática, herpangina, angina por adenovírus, doença dos pés-mãos-boca, febre aftosa, mononucleose infecciosa.

O tratamento dessas tonsilites obviamente vai depender do diagnóstico realizado.

AFECÇÕES HIPERTRÓFICAS DAS ADENÓIDES E TONSILAS

A hipertrofia ou hiperplasia desses órgãos não tem causa etiológica bem estabelecida, podendo ser constitucional ou até mesmo devido a razões imunológicas ou infecciosas.

A hipertrofia das adenóides pode levar a quadros obstrutivos de via respiratória superior, com conseqüente respiração bucal, roncos noturnos, respiração ruidosa e apnéia noturna. O diagnóstico é feito por meio do estudo radiológico do cavo ou da nasofibroscopia. O tratamento é quase sempre cirúrgico, sendo contra-indicado em crianças com insuficiência velofaríngea e fissura submucosa do palato.

Da mesma forma que as adenóides, as tonsilas palatinas podem apresentar-se hipertróficas pelas mesmas causas etiológicas. A hipertrofia das tonsilas pode levar a quadros obstrutivos respiratórios e/ou digestórios, com graves repercussões do desenvolvimento da criança, inclusive ocasionando a síndrome da apnéia obstrutiva do sono. O diagnóstico é feito por meio da orofaringoscopia. O tratamento é cirúrgico.

TUMORES TONSILARES

Na suspeita de neoplasias em tonsilas em vez da realização de biopsia, preconiza-se sua remoção total e posterior estudo histopatológico para elucidação da possível neoplasia.

Indicações cirúrgicas:

1. Atualmente, talvez a maior indicação seja devido ao aumento de volume das tonsilas e adenóides. Sabe-se que uma das principais causas de apnéia obstrutiva na infância é representada pelas adenóides e/ou tonsilas volumosas.
Segundo Sdralis e Berkowitz (1996), a adenotonsilectomia precoce pode ser considerada em caso de obstrução aguda de via aérea superior precipitada por tonsilites agudas, após terapêutica antibiótica intravenosa de 24 horas.
Kudoh e Sanai (1996), em um estudo de adenotonsilectomia em crianças obesas com distúrbios respiratórios associados ao sono, concluíram que a cirurgia foi remarcadamente efetiva no tratamento dos distúrbios respiratórios, associados ao sono de crianças muito obesas com adenóides e tonsilas volumosas, ainda que a obesidade em excesso permaneça.
2. Infecções recorrentes rebeldes ao tratamento clínico.
3. Abscesso peritonsilar em tonsilites recorrentes, pois sempre haverá o risco de formações de novo abscesso com grande sofrimento para o paciente.
4. Adenotonsilite com otites de repetição.
5. Tonsilites correlacionadas com doenças sistêmicas. Seria oportuno citar os trabalhos de Saito e cols. (1996), que estudaram o efeito da adenotonsilectomia no curso da bronquite asmática e da alergia nasal. Esses autores observaram no pós-operatório que 88% das crianças melhoraram seus sintomas asmáticos (60% foram capazes de eliminar toda a medicação, e 28%, algum de seus medicamentos). Não houve paciente com sua bronquite agravada. Com relação à alergia nasal, houve melhora em apenas 18% das crianças. Os resultados sugerem que a adenotonsilectomia pode mudar alguma condição do estado alérgico em crianças.
6. Neoplasias.
7. Halitose causada por tonsilite crônica caseosa.

BIBLIOGRAFIA

1. BRODSKY, L. et al. – The role of dendritic cells in the development of chronic tonsilar disease in children. *Acta Otolaryngol. (Stockh)*, **523**(Suppl.):98, 1996. 2. BROOK, I. & FOOTE, P.A. – Comparison of the microbiology of recurrent tonsillitis between children and adults. *Laryngoscope* **96**:1385, 1986. 3. CLAEYS, S. et al. – Ultrastructural investigation of M-cells and lyn-

phoepithelial contacts in naso-pharyngeal associated lymphoid tissue (NALT). *Acta Otolaryngol. (Stockh)*, **523**(Suppl.):40, 1996. 4. HATA, M. et al. – Profile of imunoglobulin production in adenoid and tonsil lymphocytes. *Acta Otolaryngol. (Stockh)*, **523**(Suppl.):84,1996. 5. KEARNS, D.B.; PRANSKY, S.M. & SEID, A.B. – Current concepts in pediatric adenotonsilar disease. *Ear. Nose Throat J.* **70**:15, 1991. 6. KUDOH, F. & SANAI, A. – Effect of tonsillectomy and adenoidectomy on obese children with sleep associated breathing disorders. *Acta Otolaryngol. (Stockh)* **523**(Suppl.):216, 1996. 7. MAEDA, S. & MOGI, G. – Functional morphology of tonsilar crypts in recurrent tonsillitis. *Acta Otolaryngol. (Stockh)*, **416**(Suppl.):7, 1984. 8. SAITO, H. et al. – Does adenotonsillectomy affect the course of bronchial asthma and nasal allergy?

Acta Otolaryngol. (Stockh) **523**(Suppl.):212, 1996. 9. SDRALIS, T. & BERKOWITZ, R.G. – Early adenotonsillectomy for relief of acute upper airway obstruction due to acute tonsillits in children. *Internat. J. Pediatr. Otohrinolaryngol.* **35**:25, 1996. 10. STJERNGUIST-DESATINIK, A.; PRELLNER, K. & SCHALERN, C. – Colonization by haemophilus influenzae and group A streptococci in recurrent acute tonsillitis and in tonsilar hypertrophy. *Acta Otolaryngol. (Stockh.)*, **109**:314, 1990. 11. TAILLENS, J.P. – Contributions à l'étude physiologique et patologique de l'anneau lymphatic de Waldeyer. *Acta Otolaryngol.* **56**(Suppl.):129, 1994. 12. YAMANAKA, N. et al. – Distribution of lymphoid cells in tonsillar compartments in relation to infection and age using image analysis. *Acta Otolaryngol. (Stockh)* **112**:128, 1992.

SEÇÃO V **Outras Patologias**

coordenadores AROLDO MINITI
OSSAMU BUTUGAN

1	**Massas Cervicais**
	Diagnóstico Diferencial

LUIZ UBIRAJARA SENNES

As massas cervicais são causas freqüentes de consulta médica, englobando uma extensa lista de doenças com implicações e tratamentos distintos. Assim, seu diagnóstico diferencial é fundamental e baseia-se em suas características clínicas (faixa etária, localização, consistência, mobilidade, entre outras).

As massas cervicais podem ser divididas em três grandes grupos: **congênitas**, **inflamatórias** e **neoplásicas**, cuja incidência é diferente conforme a faixa etária (Quadro 7.3). No grupo pediátrico, as doenças inflamatórias ocorrem com maior incidência, seguidas pelas congênitas e neoplásicas.

Neste capítulo, as doenças inflamatórias e neoplásicas serão discutidas brevemente, uma vez que são tratadas mais detalhadamente em capítulos específicos.

Quadro 7.3 – Incidência das doenças cervicais com relação aos grupos etários.

Crianças	Adulto jovem	Adulto
Inflamatória	Inflamatória	Neoplásica maligna
Congênita	Congênita	Neoplásica benigna
Neoplásica maligna	Neoplásica benigna	Inflamatória
Neoplásica benigna	Neoplásica maligna	Congênita

MASSAS CERVICAIS INFLAMATÓRIAS

LINFOADENOPATIAS INFLAMATÓRIAS

A região cervical abriga cerca de 30% dos linfonodos do corpo humano. Durante a infância e adolescência, freqüentemente aumentam de volume e são palpáveis em resposta a processos autolimitados, não requerendo mais investigação diagnóstica ou tratamento específico. Entretanto, devemos estar atentos para reconhecer indícios de processos mais sérios. A história e os exames clínicos freqüentes são a melhor maneira de diferenciar os processos autolimitados dos que necessitam de mais investigação. O curto tempo de aparecimento, a presença de sintomas sistêmicos (febre e indisposição) e o

acometimento múltiplo com sinais flogísticos sugerem infecção aguda, enquanto quadros arrastados e consumptivos, com fistulização, sugerem processos crônicos e granulomatosos (Quadro 7.4).

Dentre os quadros agudos, destacam-se as massas cervicais associadas a infecções das vias superiores, seja de etiologia viral seja bacteriana. Geralmente, são adenopatias múltiplas, dolorosas à palpação e que tendem à regressão espontânea. Alguns quadros podem ser mais persistentes, como na mononucleose e na citomegalovirose, ou quando evoluem para supuração do linfonodo. Nesses casos, desenvolve-se um abscesso cervical que pode localizar-se nas várias regiões do pescoço (retrofaríngeo, submandibular, jugulodigástrico, jugulocarotídeo etc.) e deve ser tratado com exteriorização da coleção, seja por meio de punção (podendo ser guiada por ultra-sonografia), nos casos iniciais, seja por drenagem cirúrgica.

As massas cervicais infecciosas subagudas e crônicas podem ser causadas por infecções virais, bacterianas, parasitárias ou fúngicas. A doença da arranhadura do gato (bacteriana) e a toxoplasmose (parasitária) podem evoluir com linfoadenopatias múltiplas, arrastadas e subagudas. As massas crônicas geralmente se relacio-

Quadro 7.4 – Agentes etiológicos mais freqüentes das massas cervicais inflamatórias.

Massas agudas		Massas subagudas/crônicas	
Infecções inespecíficas	Infecções específicas	Virais	Fúngica
– Virais	Virais	– Citomegalovírus	– Blastomicose
– Bacterianas	– Citomegalovírus	– Mononucleose	– Actinomicose
	– Mononucleose	– AIDS	
	– Rubéola		Parasitária
	– Varicela	Bacterianas	– Toxoplasmose
	– Herpes simples	– Arranhadura do gato	
	Bacterianas	– Tuberculose	
	– Arranhadura do gato	– Micobactéria atípica	
		– Sífilis	

nam às infecções granulomatosas bacterianas (tuberculose, micobactéria atípica, sífilis) ou fúngicas (blastomicose, actinomicose). Geralmente, o paciente se apresenta emagrecido, com queda do estado geral, febre baixa e intermitente. O diagnóstico inclui avaliação radiológica pulmonar, provas sorológicas e bacteriológicas (exame direto e cultura).

SIALOADENITES INFLAMATÓRIAS
Cabe ainda distinguir as afecções das glândulas salivares (sialoadenites) que geralmente se manifestam como um aumento agudo e doloroso da glândula, com edema do óstio de drenagem e eventual descarga purulenta. Sialoadenites crônicas também podem manifestar-se como massa cervical, sem concomitância de sinais flogísticos, podendo cursar com saliva espessa ou purulenta.

MASSAS CERVICAIS CONGÊNITAS

As massas cervicais congênitas podem ser derivadas dos arcos branquiais, do ducto tireoglosso, dos vasos linfáticos e sangüíneos, de remanescentes meso e epidérmicos, ou ainda relacionadas a uma fragilidade da parede muscular da laringe e faringe. Normalmente, são massas móveis e pouco endurecidas, exceto quando infectadas.

DERIVADAS DOS ARCOS BRANQUIAIS
Os cistos e as fístulas branquiais originam-se dos arcos branquiais que não sofreram fusão adequada e obliteração durante o desenvolvimento do embrião. Existem seis arcos branquiais que durante o desenvolvimento formam o segmento cervicofacial, embora o quinto arco não se exteriorize na superfície do embrião. São estruturas mesodérmicas revestidas por ectoderma na superfície. Característicamente, as anomalias branquiais manifestam-se como uma massa de consistência cística localizada na borda anterior do músculo esternocleidomastóideo, indolor (exceto quando envolvida em processo inflamatório), de contorno rombo e pouco aderida.

Normalmente, anomalias branquiais manifestam-se como cistos, embora possam ocorrer fístulas. As anomalias do segundo arco correspondem a cerca de 90% dos casos, sendo cerca de 8% do primeiro arco, e o restante, do terceiro ao sexto arcos. Manifestam-se igualmente em ambos sexos, sendo raras as anomalias bilaterais. Em geral só são observadas quando se tornam infectadas e aumentam de volume. As fístulas podem apresentar uma pequena secreção mucóide e retrair durante a deglutição.

Os cistos/fístulas de primeiro arco relacionam-se com o meato acústico externo, parótida e nervo facial e podem estar associados com malformação auricular. Localizam-se imediatamente abaixo e posterior ao pavilhão auricular (tipo I) ou abaixo do ângulo da mandíbula, acima do osso hióide (tipo II). Desse modo, são freqüentemente confundidos com tumor ou infecção da glândula parótida. Podem ainda comunicar-se e drenar seu conteúdo no meato acústico externo (otorréia), mimetizando a presença de otites.

Os demais cistos/fístulas branquiais localizam-se na região cervical, abaixo do osso hióide, e relacionam-se com a faringe. Os de segundo arco abrem-se na loja tonsilar e seu trajeto guarda íntima relação com as artérias carótidas externa e interna e com os nervos glossofaríngeo e hipoglosso. Apresentam aumento de volume na vigência de infecções da faringe e tonsila e em alguns casos podem manifestar-se após tonsilectomia por obliteração ou contaminação de seu óstio faríngeo.

Os cistos/fístulas de terceiro e quarto arcos branquiais (raros) manifestam-se de maneira similar aos do segundo arco na região cervical. Entretanto, abrem-se na porção superior e inferior do seio piriforme (hipofaringe), respectivamente, e apresentam um trajeto cervical muito complexo, podendo existir relação com a artéria subclávia ou aorta (quarto arco).

O tratamento das anomalias do arco branquial é cirúrgico, com remoção do cisto e/ou fístula e de todo seu trajeto (se existir), até o meato acústico externo ou faringe. Muito cuidado deve ser tomado na preservação dos vasos cervicais e nervos cranianos, com os quais guarda íntima relação.

DERIVADOS DO DUCTO TIREOGLOSSO
O desenvolvimento da glândula tireóide inicia-se na região do forame ceco na base da língua. Concomitantemente à sua migração inferior, existe o desenvolvimento do segundo arco branquial, originando parte do osso hióide e resultando na íntima relação desse osso com o ducto tireoglosso. A porção caudal desse ducto se diferenciará em tecido tireoidiano, enquanto as células da porção média podem se diferenciar em epitélio, originando um cisto ou fístula em qualquer segmento desse ducto, desde a base da língua até a tireóide.

Normalmente, manifestam-se anteriormente ao osso hióide como uma massa esférica pequena, cística, indolor, que se eleva com a deglutição ou protrusão da língua. Essa massa aumenta de volume quando infectada, tornando-se tensa e dolorosa. Seu tratamento é cirúrgico e inclui a ressecção do cisto/fístula e seu trajeto até o forame ceco, incluindo a porção média do osso hióide para evitar recidivas.

CISTOS TÍMICOS
O timo deriva do ducto timofaríngeo (terceira bolsa branquial) que migra da região cervical para o mediastino superior. Nos raros casos em que não involui, pode originar os cistos tímicos. Manifestam-se como abaulamentos na região inferior do pescoço que aumentam de volume com o incremento da pressão intratorácica (manobra de Valsalva). O tratamento é cirúrgico quando existe deformidade ou compressão. Infecção é incomum.

LARINGOCELES
Existe controvérsia quanto à laringocele ser ou não uma lesão congênita, mas deve ser incluída no diagnóstico diferencial das massas cervicais da infância, por poder ocorrer em idades precoces. Caracteriza-se por uma dilatação do ventrículo laríngeo, com conteúdo aéreo. Pode ser interna (restrita aos limites da laringe), externa ou mista. Manifesta-se como uma massa cervical lateral depressível que pode aumentar de volume com a manobra de Valsalva ou quando infectada (laringopiocele). Pode causar disfonia e/ou dispnéia. Seu tratamento é cirúrgico.

DIVERTÍCULO FARINGOESOFÁGICO (ZENKER)
Também é controversa sua etiologia congênita. Corresponde a um divertículo da parede posterior da transição faringoesofágica, relacionada a uma herniação da mucosa por meio da parede muscular. Manifesta-se como uma massa cervical lateral esquerda, associada a disfagia e regurgitação de alimentos não digeridos. Seu tratamento consiste na exérese, na redução ou suspensão do divertículo associada à miotomia do músculo cricofaríngeo (constritor superior da laringe), para reduzir sua resistência durante a deglutição.

TORCICOLO CONGÊNITO
Resulta da retração do músculo esternocleidomastóideo por fibrose. O músculo não se alonga, manifestando-se como uma massa cervical lateral e rotação ipsilateral da cabeça. Seu tratamento é fisioterápico ou cirúrgico, visando alongar o músculo.

CISTOS DERMÓIDES E TERATOMAS
São anomalias de desenvolvimento relacionadas a células embrionárias pluripotentes. Geralmente, desenvolvem-se na linha média, com crescimento progressivo.

Os cistos dermóides são lesões pouco endurecidas, móveis e indolores. São formados por ectoderma e mesoderma, podendo conter anexos da pele (pêlos e glândulas sebáceas). Geralmente se manifestam na região submentoniana, podendo causar abaulamento do assoalho da boca. Os teratomas são lesões mais raras e geralmente se manifestam até 1 ano de vida. São formados por tecidos do ecto, meso e endoderma, podendo conter órgãos (osso, dente etc.). Apresentam um crescimento acelerado, podendo atingir grandes dimensões.

O tratamento desses tumores é eminentemente cirúrgico.

HEMANGIOMAS

Resultam de anormalidades no desenvolvimento vascular, sendo o tumor benigno mais comum da infância (96% manifestam-se até 6 meses de idade). Manifestam-se como uma massa violácea, depressível e não pulsátil, que pode aumentar de volume com o esforço (choro, por exemplo). Muitas vezes são assintomáticos. São classificados como capilar, cavernoso, misto e proliferativo. Podem crescer rapidamente no período neonatal, mas tendem a involuir até os 7 anos de idade, especialmente os capilares. Por isso, seu tratamento inicialmente é expectante. A administração de corticosteróides tem mostrado ação no bloqueio de seu crescimento e regressão. O tratamento cirúrgico deve ser sempre muito bem avaliado por ser de difícil realização e nem sempre trazer benefícios. Desse modo, fica reservado principalmente para deformidades estéticas e em casos de compressão de estruturas vitais.

LINFANGIOMAS

São malformações dos canais linfáticos, formando cistos de parede endotelial delgada, que se infiltram pelos tecidos adjacentes. Cerca de 90% manifestam-se até os 2 anos de idade, no triângulo cervical posterior. Caracterizam-se por serem facilmente depressíveis, com tamanho variável e limites imprecisos. São transilumináveis e podem aumentar de volume na vigência de processos infecciosos das vias aéreas superiores tanto por infecção da massa como por congestão da drenagem linfática. Lesões extensas podem levar a dispnéia ou disfagia por compressão. São classificados como simples, cavernoso e higroma cístico, de acordo com a dilatação dos canais linfáticos que os constituem. Seu tratamento é cirúrgico e deve ser postergado até cerca de 4 anos de idade, exceto se houver compressão de estruturas importantes. Apresentam pouca tendência a involuir e baixa taxa de recorrência, mesmo em ressecções parciais.

MASSAS CERVICAIS NEOPLÁSICAS

São as doenças menos freqüentes na infância, mas quando ocorrem são malignas na maioria das vezes. As benignas geralmente apresentam crescimento lento e indolor, sendo notadas como abaulamento cervical progressivo. Dentre elas destacam-se os cistos sebáceos, lipomas e fibromas, embora possam ocorrer neuromas, paragangliomas, tumores salivares e tireoidianos.

As malignas geralmente apresentam crescimento *mais intenso*, podendo levar a deformidade ou ulceração da pele, tendendo a fixar-se em planos profundos. Incluem os tumores primários (linfomas, sarcomas e carcinomas) ou metastáticos (da cabeça e pescoço, tórax, abdome etc.). O diagnóstico é anatomopatológico (biopsia excisional ou aspirativa). Seu tratamento pode ser cirúrgico, radioterápico ou quimioterápico, dependendo do tipo histológico. O estadiamento do tumor primário e das metástases deve ser sempre realizado (métodos de imagem e biopsia), assim como a avaliação da repercussão nas condições clínicas do paciente.

BIBLIOGRAFIA

1. BOCCHINI, J.A. – Pediatric lymphadenopathy. **In** Shockley, W.W. & Pillsbury III, H.C., ed. *The Neck – Diagnosis and Surgery.* St. Louis, Mosby, 1994, p.109. 2. DRAKE, A.F. & HULKA, G.F. – Congenital neck masses. **In** Shockley, W.W. & Pillsbury III, H.C., eds. *The Neck – Diagnosis and Surgery.* St. Louis, Mosby, 1994, p. 93. 3. McGUIRT, W.F. – Neck masses: differential diagnosis and therapeutic approach. **In** Shockley, W.W. & Pillsbury III, H.C., eds. *The Neck – Diagnosis and Surgery.* St. Louis, Mosby, 1994, p. 73.

Oitava Parte

Ortopedia – Noções Básicas em Pediatria

coordenador

Roberto Guarniero

colaboradores

Fábio Ferri-de-Barros

Roberto Guarniero

Rui Maciel de Godoy Jr.

Nei Botter Montenegro

1 Noções Básicas de Ortopedia Pediátrica

ROBERTO GUARNIERO
NEI BOTTER MONTENEGRO

INTRODUÇÃO

Na avaliação ortopédica de uma criança é importante que sejam levadas em consideração algumas particularidades, como idade, sexo e incidência familiar com relação a certos aspectos físicos, pois algumas características posturais e constitucionais podem ter tendências hereditárias ou ser normais e fisiológicas.

Assim, por facilidade didática, dividiremos as afecções ortopédicas na infância de acordo com as diferentes faixas etárias.

Afecções ortopédicas encontradas no período de recém-nascido à idade da marcha

1. Displasia do desenvolvimento do quadril ("luxação congênita do quadril").
2. Pé torto congênito.
3. Torcicolo congênito.
4. Escoliose congênita e infantil.
5. Paralisia do plexo braquial (paralisia obstétrica).
6. Pioartrite do quadril.
7. Pé talo vertical.
8. Amputações congênitas.
9. Dedos do pé "em garra".

Afecções ortopédicas encontradas no período da idade da marcha à adolescência

1. Mialgia juvenil = "dor do crescimento".
2. Pé plano flexível.
3. Sinovite transitória do quadril.
4. Doença de Legg-Calvé-Perthes.
5. Osteomielite.
6. Pioartrite.
7. Artrite reumatóide juvenil.
8. Tíbias varas fisiológicas.
9. Escoliose idiopática juvenil.
10. Osteocondrites.
11. Menisco discóide.

Afecções ortopédicas encontradas no período da adolescência e da puberdade

1. Escoliose idiopática do adolescente.
2. Doença de Scheuermann.
3. Dor lombar e hérnia discal.
4. Espondilolistese.
5. Descolamento epifisário femoral proximal.
6. Coalizão tarsal.
7. Luxação recidivante da patela.
8. Síndromes dolorosas:

   a) Síndrome patelofemoral.
   b) Doença de Osgood-Schlatter.
   c) Tendinite infrapatelar ("joelho do saltador").
   d) Apofisite calcânea (doença de Sever).
   e) Tendinite peroneal.
   f) Osteocondrite dissecante.
   g) Periostite.
   h) Epicondilite.

Nos próximos capítulos descreveremos as afecções mais importantes para o conhecimento do Pediatra.

SEMIOLOGIA ORTOPÉDICA

A *semiologia do aparelho locomotor* é composta pela história clínica, pelo exame físico e pela confirmação diagnóstica. Na grande maioria dos casos, a história e o exame físico serão suficientes para o exato diagnóstico.

Um diagnóstico adequado do crescimento normal e anormal do indivíduo tem importância vital para o conhecimento das condições patológicas em Ortopedia Pediátrica. Esse conhecimento ajudará a descobrir a causa da afecção e auxiliará na determinação da terapêutica correta para os diferentes problemas ortopédicos da infância.

HISTÓRIA

Muito importante é o interrogatório sobre as condições da criança que se apresenta para a consulta médica e as informações, quase que invariavelmente, serão prestadas pelos pais ou responsáveis, obviamente. Geralmente, em Ortopedia Pediátrica são enfatizados os seguintes itens em relação à queixa e à duração: dor, diminuição de força muscular, deformidades e limitação de movimentos articulares com aumentos de volume.

QUESTÕES FUNDAMENTAIS

Há na família ocorrência de problemas em relação à articulação do quadril?

A criança queixa de dor?
A criança apresentou alterações da marcha, "mancou"?
O problema está piorando com o passar do tempo?

Deveremos sempre determinar:

1. as condições da gestação, interrogando se foi normal ou necessitou de tratamentos específicos, se ocorreram doenças adquiridas pela mãe, se a criança se movimentava regularmente;
2. as condições do nascimento do paciente, se o parto foi normal ou foi por cesariana; prematuridade ou feto de termo; peso e altura; se o recém-nascido chorou logo após o nascimento;
3. antecedentes familiares – irmãos mais velhos;
4. controle das vacinas;
5. condições de crescimento e desenvolvimento da criança;
6. idade em que foi capaz de sustentar a cabeça, de sentar, ficar em pé e andar;
7. informações sobre doenças anteriores.

AVALIAÇÃO CLÍNICA

A metodização da avaliação clínica é muito importante para o diagnóstico correto e para a indicação do tratamento apropriado.

Durante a avaliação clínica deveremos procurar as respostas para as seguintes questões:

- Onde está localizada a afecção? (qual a estrutura anatômica que está comprometida?)
- Qual é a doença?
- Como poderei ajudar esse paciente?

O processo de avaliação clínica já começa quando o paciente entra no consultório e, então, prosseguirá.

Para o diagnóstico correto seguir os passos essenciais e tradicionais: história clínica, exame físico e exame radiográfico convencional. De acordo com a necessidade de cada caso clínico, utilizaremos estudos de imagem especiais e os diferentes exames de laboratório.

HISTÓRIA

A história clínica detalhada certamente é a parte mais importante para chegar a um diagnóstico correto. O paciente deverá ter toda a oportunidade de contar a sua história; isso inevitavelmente não é possível em Ortopedia Pediátrica e os dados da história da doença são informados ao médico pela mãe ou pelo responsável pela criança. As perguntas deverão ser feitas pelo médico em uma linguagem simples, evitando a utilização de termos da linguagem médica que poderão ser desconhecidos para o leigo.

1. A idade e o sexo do paciente são importantes, pois algumas doenças ocorrem mais comumente em determinadas faixas etárias e outras apresentam variações na freqüência conforme o sexo.
2. História da doença atual – a queixa principal representa o sintoma mais importante, motivo pelo qual o paciente está procurando o médico. Como e quando ele começou (início) e há quanto tempo dura (duração)? O(s) sintoma(s) está presente o tempo todo ou ocorrem períodos de remissão (evolução)? A gravidade do(s) sintoma(s) varia(m) com o decorrer do tempo? Os demais sintomas devem ser detalhados em ordem cronológica.
3. Interrogatório sobre os diversos aparelhos – é importante para a determinação de uma afecção sistêmica ou para a ocorrência de problemas médicos associados.
4. Antecedentes pessoais – doenças, traumatismos, infecções, operações prévias, todos constituem informações importantes para o diagnóstico atual. Lembrar das possíveis alergias.
5. Antecedentes familiares – investigação de doenças hereditárias ou genéticas.

A história do paciente deve incluir alguns pontos importantes. Devemos determinar em que época da gestação a mãe começou a perceber os movimentos fetais; a ausência desses movimentos ou seu enfraquecimento, em torno do quarto ou quinto mês da gestação, poderá indicar doença neuromuscular no recém-nascido. Doenças da mãe (diabetes), toxemia, ingestão de drogas ou prematuridade devem ser anotadas. Também o tipo de parto é anotado, pois algumas afecções estão relacionadas com o tipo de parto e de apresentação do feto (por exemplo, a displasia do quadril). As condições da criança ao nascimento, e logo após, são importantes para a hipótese de uma doença neuromuscular ou para a predisposição a uma lesão cerebral.

Em Ortopedia Pediátrica, a queixa principal quase sempre cairá em uma das seguintes categorias: deformidade, alteração da função ou dor. Devemos ter muito cuidado em associar a queixa apresentada pela criança com um traumatismo. Os episódios traumáticos são muito comuns na vida de uma criança, e uma afecção mais séria (como tumor maligno ou infecção) poderá ter seu diagnóstico confundido erroneamente com um simples traumatismo.

Deformidade – as deformidades posturais, como os desvios rotacionais dos membros inferiores, os pés planos ou o geno varo, são queixas freqüentes mas sem muita importância clínica. Os problemas significantes requerem uma avaliação cuidadosa, como as deformidades congênitas ou as neuromusculares. Nesses casos, as indagações a respeito do início, da progressão ou de eventuais tratamentos prévios adquirem importância fundamental. Existem fotografias do paciente ou radiografias antigas que possam documentar a evolução da deformidade? Existe dor ou perda funcional associadamente? A deformidade é um problema estético para a criança?

Perda funcional – a alteração da função poderá ocorrer por dor, deformidade ou enfraquecimento. A dor é uma causa comum de alteração da função na criança, sendo o melhor exemplo a claudicação. A alteração da função causada por traumatismo, inflamação ou infecção, sem a existência de lesão neurológica, é denominada "pseudoparalisia".

Dor – em uma extremidade poderá ser contínua ou transitória. A dor contínua pode ter início rápido, como é o caso nos traumatismos ocasionados pelos agentes externos contundentes. O movimento fará com que a dor de origem traumática e/ou de origem inflamatória aumente muito de intensidade: luxações, fraturas, entorses, dermites, abscessos e artrites.

EXAME FÍSICO

O exame físico é a avaliação prática efetuada pelo médico de seu paciente com a finalidade de reconhecer as alterações físicas e os sinais produzidos pela enfermidade.

No exame físico utilizamos os quatro métodos clássicos da avaliação clínica, que são: inspeção, palpação, percussão e ausculta. As alterações no exame físico das extremidades exteriorizam problemas de vários sistemas: nervoso, osteoarticular, cardiovascular, muscular e cutâneo.

No exame físico do sistema musculoesquelético a atenção do médico deverá estar voltada tanto para a função como para a estrutura e a morfologia. Por meio da história e do exame físico a capacidade de desempenho das atividades de vida diária será analisada: andar, ficar em pé, sentar, deitar, preensão, apoiar e movimentar as extremidades; alimentar-se, escovar os dentes, realizar a higiene pessoal etc. A integridade anatômica do sistema é avaliada principalmente pela inspeção e pela palpação. As partes corpóreas simétricas deverão ser comparadas. Evidentemente os detalhes do exame estarão na dependência dos sintomas e do estado geral do paciente. Deverão ser observados: desvios e/ou limitação na capacidade e amplitude de movimento das articulações, como instabilidade articular ou anquilose, edemas ou aumento de volume localizados, crepitação aos movimentos, força muscular, condições teciduais locais.

EXAME FÍSICO ORTOPÉDICO DO RECÉM-NASCIDO
Considerações gerais
Para a realização de um exame físico adequado do recém-nascido é necessário muita paciência por parte do examinador somada a uma cuidadosa observação clínica. A identificação de uma anomalia congênita obrigará a um exame detalhado e cuidadoso para a busca de anomalias associadas, o que poderá identificar síndromes conhecidas ou associação entre afecções congênitas (por exemplo, o torcicolo e a luxação/displasia do quadril).

Nessa faixa etária, o exame é simplificado, pois não há avaliação da marcha e, também, não ocorre a necessidade de determinação do nível de desenvolvimento do paciente.

Entretanto, esse exame é dificultado pela total ausência de cooperação por parte do paciente.

Alguns cuidados são necessários no exame físico do recém-nascido: o paciente deverá ser examinado sem roupas, gentilmente; o examinador deverá estar com suas mãos aquecidas, assim como o ambiente do exame.

EXAME DO QUADRIL E DOS MEMBROS INFERIORES
Quadril
Inspeção
- Observar possível assimetria da bacia e das pregas cutâneas da região glútea. Determinar a causa de qualquer assimetria porventura observada.
- Avaliar também possíveis assimetrias tanto no comprimento como na circunferência dos membros inferiores.
- Observar possíveis deformidades e limitações nos movimentos da articulação.
- Determinar possíveis alterações de coloração da pele.
- Notar a presença de alguma deformidade.
- Notar a presença de edema.

Palpação
- Localizar áreas de dor ou de aumento de sensibilidade.
- Determinar a natureza de qualquer aumento de volume.
- Avaliar a continuidade óssea e a existência de áreas de crepitação.
- Determinar espasmos musculares.

Avaliação da movimentação ativa e passiva
- Usar o goniômetro.
- Os movimentos da articulação do quadril são:
  - flexão-extensão, efetuado no plano sagital;
  - abdução-adução, no plano frontal; e,
  - rotação externa-rotação interna, que corresponde a um giro ao redor do eixo longitudinal da coxa.
- As rotações são pesquisadas com o paciente em decúbito ventral (Fig. 8.1).
- Qualquer redução da movimentação espontânea dos membros inferiores pode ser um achado clínico da maior importância. Por exemplo, o único sinal clínico da pioartrite do quadril no recém-nascido é a diminuição dos movimentos no membro afetado.

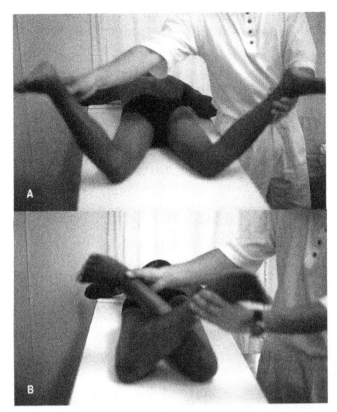

Figura 8.1 – Exame clínico das rotações do quadril. **A)** Rotação interna. **B)** Rotação externa.

Exame específico do quadril do recém-nascido

Nas primeiras semanas de vida da criança é muito importante a pesquisa da displasia do desenvolvimento do quadril – DDQ (que é a nova denominação para a luxação congênita do quadril).

O exame do quadril do recém-nascido deve ser rotina e enfatizado ainda no berçário e, também, no acompanhamento ambulatorial da criança, nas primeiras semanas de vida extra-uterina.

No período neonatal, o diagnóstico da afecção é eminentemente clínico e baseia-se na pesquisa do sinal de Ortolani (Fig. 8.2). Esse sinal representa o quadril luxado que se reduz em abdução.

Esse exame clínico pode ser difícil. A criança deverá estar calma e o examinador deve pesquisar o sinal de Ortolani em um quadril por vez; é errado, e poderá dificultar a pesquisa, a tentativa de exame de ambos os quadris simultaneamente.

Também, quando a criança está chorando muito, agitada, a evidenciação do sinal é difícil.

Outro teste clínico utilizado na fase neonatal é o de Barlow; essa é uma manobra provocativa da luxação do quadril. Com a flexão da articulação do quadril e levando a coxa para a posição de adução, o examinador provoca a luxação da cabeça femoral; ela é deslocada posteriormente em relação ao acetábulo.

Joelho

O exame do joelho do recém-nascido pode revelar uma deformidade em flexão, com limitação dos movimentos em 30 graus de flexão, sendo impossível a extensão da articulação.

Por outro lado, podemos encontrar o joelho em hiperextensão (deformidade em *recurvatum*).

Outra possibilidade clínica pode ser a luxação congênita do joelho: os côndilos femorais estão proeminentes na região posterior da articulação e a patela está deslocada lateralmente.

Deformidades rotacionais do joelho

Deformidades rotacionais dos membros inferiores são particularmente notáveis nos dois primeiros anos de vida. A origem do desvio

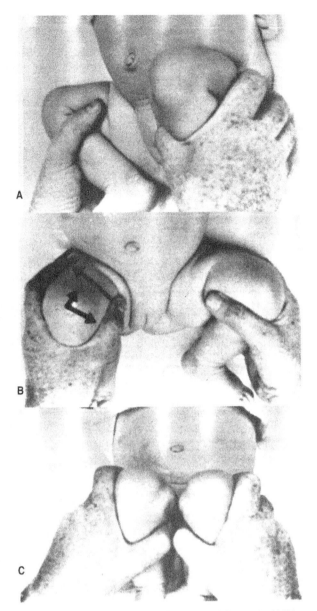

Figura 8.2 – Manobra de Ortolani: examinar um quadril por vez. **A)** Criança em decúbito dorsal, a mão do examinador é posicionada na região proximal da coxa, dedos na região do trocanter maior e polegar na do trocanter menor. **B)** Fazer a abdução e a adução do quadril. **C)** Tentar palpar um ressalto no quadril.

rotacional poderá ser em um ou mais níveis do membro, sendo, entretanto, comumente referida pelo óbvio e evidente posicionamento dos pés ("pés para dentro" e "pés para fora"). O desvio rotacional "para dentro", interno, poderá ser devido à anteversão do colo femoral aumentada, por rotação interna da tíbia ou, ainda, por deformidade em adução dos pés (pé metatarso varo).

O desvio rotacional "para fora", externo, pode ser devido à retroversão excessiva do colo femoral, contratura em rotação externa do quadril, rotação externa da tíbia ou por uma deformidade dos pés (pé calcâneo valgo). Toda criança com desvio rotacional dos membros inferiores deve ser examinada para afastar afecções graves como paralisia cerebral, mielomeningocele, mielodisplasia e outras afecções neurológicas.

O exame físico para o desvio rotacional deve ser efetuado por etapas, examinando isoladamente os pés, as tíbias e os fêmures e avaliando individualmente qual é a contribuição de cada um para a posição de rotação do membro inferior.

Deformidades angulares da tíbia

Varismo fisiológico – deformidade em varo, leve, das tíbias (ápice lateral da deformidade) pode ser um achado clínico freqüente no recém-nascido e na criança pequena, até os 18 meses de idade; deformidade de 15 graus, restrita à tíbia, acompanhada por rotação interna da tíbia. Deformidade que é corrigida espontaneamente no período de 18 meses a 2 anos de idade. Comprometimento bilateral e simétrico.

Tíbia curva congênita – deformidade angular anterior da tíbia, classificada por Rathgeb como: 1. simples; 2. angulação com cisto ósseo no ápice; e 3. pseudo-artose congênita da tíbia.

Amputações congênitas

Hemimelia fibular – deficiência longitudinal da fíbula. Unilateral, com o pé posicionado em valgo, com ausência dos raios ósseos laterais do pé e dos ossos tarsais laterais, que por sua vez estão ausentes ou fundidos. A tíbia geralmente apresenta uma deformidade anterior e está marcadamente encurtada.

Hemimelia tibial – deficiência longitudinal da tíbia. Deformidade em flexão do joelho associadamente. Ausência de um ou mais raios mediais e o pé posicionado em varo. Encurtamento acentuado e, em cerca de 30% dos casos, o comprometimento é bilateral.

Pé

Para facilitar o entendimento, apresentamos no quadro 8.1 a definição dos termos que descrevem a movimentação e as deformidades no pé.

O diagnóstico da grande maioria dos problemas do pé pode ser efetuado pelo exame físico, isoladamente.

Quadro 8.1 – Movimento e deformidade no pé.

Localização	Movimento	Deformidade
Tornozelo	Flexão	Eqüinismo
	Extensão	Calcâneo
Articulação subtalar	Inversão	Calcâneo varo
	Eversão	Calcâneo valgo
Articulação médio-társica	Adução	Em adução
	Abdução	Em abdução
	Flexão	Cavismo
	Extenção	"Pé em mata-borrão"
	Pronação	Em pronação
	Supinação	Em supinação

Deformidade em adução – deformidade comum, muito freqüente. Caracterizada pela convexidade da porção lateral do pé e atinge algumas vezes os dedos. Pode estar associada à displasia do quadril em cerca de 2% dos casos, obrigando a um perfeito exame físico do quadril.

Pé torto congênito – o diagnóstico dessa afecção é muito fácil. Lembrar que a presença dessa deformidade ao nascimento obriga à pesquisa de outros problemas no aparelho locomotor. Examinar a coluna procurando evidências de disrafismo, o quadril para afastar displasia, os joelhos para afastar deformidades. O exame neurológico cuidadoso é imperativo. Avaliar bem o tamanho, a forma e o grau de flexibilidade do pé. As deformidades presentes são: eqüinismo do calcâneo, varismo e adução do antepé; pode ocorrer também rotação interna do pé.

Pé calcâneo valgo – flexível. Calcâneo em flexão dorsal. Pode haver associação com displasia do quadril.

Pé talo vertical – rígido. Deformidade grave, com uma verdadeira convexidade de toda a planta do pé. Astrágalo em posição vertical.

EXAME FÍSICO ORTOPÉDICO DA CRIANÇA DE MAIS IDADE E DO ADOLESCENTE

CONSIDERAÇÕES GERAIS

É sempre fundamental que a criança de mais idade e o adolescente sejam examinados globalmente. A criança será examinada sem roupas e o adolescente vestindo um avental apropriado para tal ou, de preferência, usando um traje de banho.

Inspeção global

Com o paciente em pé, na posição anatômica, examiná-lo pela frente, pelas costas e de lado (Fig. 8.3). Observar a configuração do corpo, sua simetria e proporcionalidade e possíveis deformidades.

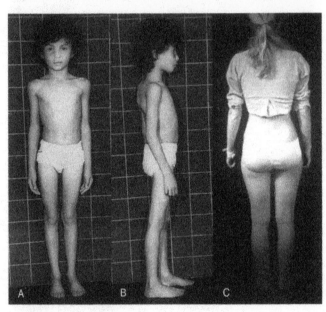

Figura 8.3 – Exame físico em ortopedia pediátrica. O paciente deverá ser examinado pela frente (**A**), pelo lado (**B**) e pelas costas (**C**).

Bacia

Coloque suas mãos nas cristas ilíacas e observe se elas estão niveladas. Um desnivelamento das cristas pode representar uma desigualdade de comprimento entre os membros inferiores. Esse desnivelamento pélvico também pode ser a expressão de um enfraquecimento na musculatura abdutora do quadril, situação encontrada, por exemplo, na paralisia cerebral ou na displasia do desenvolvimento do quadril.

Exame da marcha

Peça para a criança andar pela sala de exames e observe possíveis assimetrias, irregularidades ou enfraquecimentos (Fig. 8.4).

Examine a marcha normal e, em seguida, peça para a criança andar nas pontas dos pés e pisando apenas com os calcanhares.

Esse exame inicial global é muito importante, pois, de acordo com as anormalidades encontradas durante sua realização, faremos uma avaliação mais completa e detalhada do problema.

Frouxidão ligamentar

A mobilidade articular é grande na criança menor, diminuindo com seu crescimento. A frouxidão ligamentar é muito variável de indivíduo para indivíduo e, geralmente, uma condição genética. Teste a frouxidão ligamentar examinando os tornozelos, os joelhos, os cotovelos e os polegares. Geralmente, frouxidão ligamentar pode ser um sinal de alerta de outras afecções.

Avaliação da movimentação articular

O grau de movimentação articular varia de acordo com a faixa etária. Geralmente, é maior na infância, diminuindo com o crescimento. Algumas articulações são afetadas pela posição intra-uterina.

Deformidade

Deformidades são classificadas como funcionais ou estruturais. Funcionais são as decorrentes de contraturas ou de retrações musculares, como por exemplo uma deformidade do quadril por contratura da musculatura adutora na doença de Legg-Calvé-Perthes.

Estruturais são originadas no membro, por malformação, como um encurtamento do membro inferior resultante de hemimelia fibular.

As deformidades são avaliadas e definidas em relação aos planos anatômicos corpóreos. Na figura 8.4 apresentamos o exemplo do exame físico para evidenciação de deformidade em flexão do quadril (teste de Thomas e manobra em decúbito ventral).

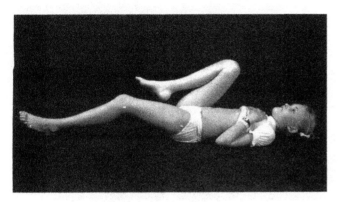

Figura 8.4 – Manobra de Thomas: evidenciação de deformidade em flexão do quadril esquerdo.

JOELHO

Inspeção

Com a criança em pé, observar a simetria entre os joelhos, o ângulo do joelho, o posicionamento da patela, possíveis massas, edema articular, derrame ou outros sinais de inflamação.

Avaliar o grau de movimentação: ocorre flexão e extensão completa da articulação? Peça para a criança movimentar o joelho lentamente, fazendo a flexão e a extensão, e observe o movimento da patela.

Palpação

Avaliar temperatura, edema e aumento de sensibilidade local. Comparar com o outro lado. Avaliar presença de derrame intra-articular.

Exame específico

Avaliar se a patela é "luxável", se a criança manifesta "sinal de apreensão" quando o examinador desloca a patela lateralmente. Avaliar um possível bloqueio ao arco completo normal de movimentação dessa articulação.

Geno varo valgo

É uma deformidade no joelho, no plano frontal, em que ocorre um desvio do ângulo normal que tem aproximadamente 25 graus. O exame físico começa com a avaliação postural global do paciente. Avaliar se a criança tem uma altura normal para a idade e se sua proporção corpórea está na faixa de normalidade. Baixa estatura é um achado clínico freqüente no raquitismo. Analisar se existem outras deformidades. A deformidade é simétrica? Estimar uma possível desigualdade de crescimento entre os membros inferiores associada à deformidade no joelho. A ocorrência de um encurtamento do membro associado a uma deformidade angular do joelho pode ser indicativa de lesões das epífises de crescimento ou algum outro problema do desenvolvimento, como por exemplo a hemimelia fibular. O ângulo do joelho deve ser medido com o goniômetro, com o paciente em pé e com a patela dirigida para a frente. As distâncias entre os maléolos mediais ou entre os côndilos femorais internos também devem ser medidas (em cm). Avaliar se a deformidade piora com a criança na posição ortostática. Quando os ligamentos colaterais estão afrouxados, como ocorre por exemplo na acondroplasia, a deformidade em varo será pior na posição em pé. No quadro 8.2 mostramos uma análise entre a causa e a deformidade no joelho, segundo Staheli.

PÉ

Observe o pé com a criança apoiando o membro inferior no solo, em posição ortostática. Anotar qualquer desvio do alinhamento do calcâneo. Avaliar o arco longitudinal interno com e sem apoio. Estimar o grau de movimentação nas articulações do tornozelo, subtalar e médio-társica; analisar a movimentação dos dedos.

No quadro 8.3 apresentamos causas freqüentes de dor nos pés da criança.

Quadro 8.2 – Análise da causa e da deformidade do joelho.

Causa	Geno valgo	Geno varo
Congênita	Hemimelia fibular	
Displasia do desenvolvimento	Osteocondrodisplasia Fisiológico	Osteocondrodisplasia Fisiológico Tíbia vara
Traumática	Estímulo do crescimento Fechamento precoce da epífise de crescimento	— Fechamento precoce da epífise de crescimento
Metabólica	Raquitismo	Raquitismo
Osteopenia	Osteogênese imperfeita	
Infecção	Lesão da placa de crescimento	Lesão da placa de crescimento
Artrite	Artrite reumatóide	

Quadro 8.3 – Causas de dor no pé da criança.

Causa	Afecção
Traumatismo	Fraturas/entorses Lesões de partes moles Lesões de fadiga e de sobrecarga ("overuse")
Osteocondrites	Doença de Freiberg Doença de Köhler Doença de Sever
Lesão no tornozelo	Escafóide acessório
Barras ósseas	Calcâneo-navicular Talocalcânea
Artrite	Degenerativa Reumatóide juvenil
Infecção	Unha encravada Osteomielite/pioartrite Ferimentos diversos
Tumores	Vários tipos
Deformidades	"Joanete" Metatarsalgias

BIBLIOGRAFIA

1. DIMEGLIO, A. – Ortopedia Pediátrica. São Paulo, Santos, 1990. 2. HENSINGER, R.N. & JONES, E.T. – Neonatal Orthopaedics. New York, Grune & Stratton, 1981. 3. HOWORTH, M.B. – A Textbook of Orthopedics. Philadelphia, Saunders, 1952. 4. MACNICOL, M.F. – Osteotomia do Quadril. Rio de Janeiro, Revinter, 1997. 5. PITZEN, P. & RÖSSLER, H. – Manual de Ortopedia. Madrid, Editorial Paz Monteiro, 1970. 6. ROSSE, C. & CLAWSONS, D.K. – Introduction to the Musculoskeletal System. New York, Harper & Row, 1970. 7. STAHELI, L.T. – Fundamentals of Pediatric Orthopedics. New York, Raven Press, 1992. 8. TACHDJIAN, M.O. – The Child's Foot. Philadelphia, Saunders, 1985. 9. TACHDJIAN, M.O. – Pediatric Orthopedics. Philadelphia, Saunders, 1990. 10. VALLS, J.E. et al. – Ortopedia y Traumatologia. Buenos Aires, Ateneo, 1966.

2 Pé Torto Congênito Idiopático

ROBERTO GUARNIERO
FÁBIO FERRI-DE-BARROS

DEFINIÇÃO

Pé torto congênito idiopático é uma deformidade fixa do pé em adução, eqüinismo e varismo evidentes ao nascimento, de etiologia desconhecida.

Estudos antropológicos mostraram evidências do conhecimento da deformidade pela humanidade, expostas em pinturas egípcias, e o tratamento descrito na Índia em 1000 a.C. Hipócrates descreveu o tratamento com manipulação e bandagens, princípio semelhante aos métodos não-operatórios realizados atualmente, em 400 a.C. Muitos outros autores contribuíram para a evolução dos métodos de tratamento no decorrer dos séculos, porém, a despeito dos estudos realizados, pouco se sabe sobre a etiologia da doença.

ETIOLOGIA-EPIDEMIOLOGIA

A maioria dos recém-nascidos portadores da deformidade, caracterizada por *eqüinismo fixo do pé, adução do antepé e varismo do retropé*, não apresenta anomalia citogenética ou síndrome clínica associadamente.

A incidência é de 1 a 2 a cada 1.000 nascidos vivos. Diferente da displasia do desenvolvimento do quadril (DDQ) que incide mais nas meninas, o "talipe eqüino varo", conforme terminologia grega, é duas vezes mais freqüente nos meninos. Não há padrão de herança mendeliana definido, mas observa-se maior incidência da deformidade em parentes de pessoas acometidas: 2,14% no parentesco de primeiro grau, 0,61% no de segundo grau e 0,2% no de terceiro grau.

DIAGNÓSTICO E CLASSIFICAÇÃO

A presença da deformidade é facilmente detectável ao nascimento à simples observação. Durante o exame físico, podem-se distinguir os diferentes tipos de pé torto congênito utilizando-se suave manipulação:

Postural ou não rígido – passível de ser corrigido momentaneamente pela manipulação.

Rígido (verdadeiro pé torto congênito idiopático) – não se corrige momentaneamente à manipulação.

a) moderado;

b) grave.

Teratológico – associado a outras deformidades congênitas e/ou doença(s) neuromuscular(es).

Outras deformidades congênitas do pé como o calcâneo valgo e o metatarso varo assemelham-se ao pé torto congênito idiopático à inspeção inicial. O diagnóstico clínico diferencial é feito à manipulação que detecta espasticidade do tendão de Aquiles, ausente nas outras deformidades.

É fundamental reexaminar atentamente o tronco e os membros do bebê, procurando especialmente sinais de displasia do desenvolvimento dos quadris e/ou disrafismo espinhal.

Recomenda-se o estudo ultra-sonográfico dos quadris, mesmo que sejam clinicamente normais, nos pacientes com pé torto congênito idiopático, por haver maior incidência de DDQ nesses recém-nascidos.

EXAMES COMPLEMENTARES

O exame radiográfico dos pés é dispensável na fase inicial.

Quando realizadas, as radiografias simples dos pés tortos congênitos, nas incidências ântero-posterior e perfil em dorsiflexão máxima, mostram alteração no ângulo formado entre o calcâneo e o talo nos dois planos. Esses exames podem ser úteis na avaliação do resultado do tratamento instituído, podendo também auxiliar na indicação do tratamento operatório após tentativa frustra de tratamento clínico.

TRATAMENTO

A colaboração dos pais no tratamento do bebê com pé torto congênito idiopático é fundamental. Para obtê-la é necessário que as dúvidas relativas à deformidade sejam resolvidas, aliviando-se a ansiedade dos pais. É importante que o pediatra, antes de encaminhar o recém-nascido ao ortopedista, saiba fornecer aos pais informações básicas sobre o problema.

Deve-se iniciar o tratamento tão logo as condições clínicas da mãe e do recém-nascido permitam. Consiste em manipulação do pé e confecção de aparelho gessado inguinopodálico. O acompanhamento é feito semanalmente, realizando-se troca do gesso precedida novamente de manipulação, até que se obtenha correção completa, quando então se inicia o uso de órteses para a manutenção da correção obtida.

A técnica criteriosa de manipulação e a confecção dos aparelhos gessados, bem como a assiduidade às consultas e o uso adequado das órteses para a manutenção são fatores determinantes do sucesso do tratamento.

As operações estão indicadas quando o tratamento conservador realizado adequadamente for insuficiente até aproximadamente 6 meses de idade, dependendo da experiência do ortopedista.

BIBLIOGRAFIA

1. DIMEGLIO, A. et al. – Classification of clubfoot. *J. Pediatr. Orthop.* **4**:129, 1995. 2. MC KAY, D. – New concept of and approach to clubfoot treatment. Section II. Correction of the clubfoot. *J. Pediatr. Orthop.* **3**:10, 1983. 3. MOSCA, V. – The foot. In Morrissy, R.T. & Weinstein, S.L. *Lovell and Winter's Pediatric Orthopaedics.* 5th ed., Philadelphia, Lippincott Williams & Wilkins, 2001, p. 1153.

3 Desvios Rotacionais e Angulares dos Membros Inferiores

ROBERTO GUARNIERO

Atitude normal-postural da extremidade inferior – freqüentemente recebemos crianças no consultório, na faixa etária do nascimento aos 18 anos de idade, cujos pais estão preocupados com "deformidades" nos membros inferiores.

A obrigação do médico é orientar esses pais em relação à atitude "normal", postural, da criança em suas diversas faixas etárias.

Ao **nascimento**, os quadris apresentam, caracteristicamente, uma posição de *flexão*, de 30 a 60 graus. Também não é raro que a articulação do joelho apresente uma posição de contratura em *flexão* de 20 a 45 graus. Geralmente, o recém-nascido apresenta 10 a 30 graus de *rotação interna* da tíbia, com os pés e os tornozelos refletindo exatamente a postura intra-uterina.

As deformidades por um mau posicionamento intra-uterino, as quais geralmente são facilmente passíveis de correção por manipulação, estarão corrigidas espontaneamente ao fim do terceiro mês de vida em cerca de 90% dos casos. Portanto, qualquer tratamento que seja instituído para as deformidades posturais desse período, como os aparelhos gessados, a manipulação, o uso de órteses, terão amplo sucesso, mas, evidentemente, serão totalmente desnecessários para esse tipo de deformidade.

DESVIOS ROTACIONAIS DA EXTREMIDADE INFERIOR

Variações rotacionais na extremidade inferior são relativamente freqüentes, principalmente nos dois primeiros anos de vida. Apesar da relativa freqüência das anomalias rotacionais dos membros inferiores na criança em crescimento, apenas raramente representam um sério defeito na vida adulta.

A causa do desvio rotacional pode estar localizada em um nível, ou em mais de um nível, no membro inferior, no quadril, na perna ou no pé.

Toda criança com quadro clínico de desvio de rotação nos membros inferiores deverá ser cuidadosamente examinada para afastar qualquer anomalia patológica. O médico deve enfocar o problema de maneira gradual e as partes componentes da extremidade inferior devem ser examinadas de modo cuidadoso e separadamente para avaliar seu papel no problema rotacional. Assim, o médico deve excluir doenças como paralisia cerebral, mielodisplasia, diastematomielia e outros problemas neurológicos. Muita atenção deverá ser dada à criança que apresente desvios assimétricos ou uma deformidade de caráter progressivo, pois a principal característica dos desvios torcionais é a simetria com o acometimento bilateral.

As causas comuns dos desvios torcionais, com a criança apresentando marcha em rotação interna, são a anteversão do colo femoral, a torção tibial interna e a adução dos metatarsos.

ANTEVERSÃO DO COLO FEMORAL

A causa mais freqüente de desvio em rotação interna dos membros inferiores é constituída pela anteversão do colo do fêmur.

Nos ambulatórios e consultórios de ortopedia pediátrica, o médico não passa uma semana sem que pelo menos um paciente com essa queixa seja atendido. Os pais referem que "a criança pisa torto, com os pés para dentro..." e que apresenta dificuldade para correr e também para a prática esportiva. Essas crianças têm também o hábito de sentar em "M", sobre os joelhos, com os pés bem afastados e com posição de rotação interna da perna.

Geralmente, os "sintomas" são acentuados quando a criança corre, está mais cansada para o exercício físico ou não tem consciência da postura em rotação interna.

A faixa etária preferencial está situada entre os 2 e os 6 anos de idade, com incidência de acometimento praticamente igual entre o sexo feminino e o sexo masculino. Ao exame físico encontraremos um grande aumento da rotação interna das articulações coxofemorais, atingindo 90 graus com facilidade, enquanto a rotação externa está diminuída ou, até mesmo, ausente. A medida clínica da rotação do quadril é mais bem realizada com a criança deitada, quer em decúbito ventral, quer em decúbito dorsal, e com os quadris em extensão. A medida da anteversão femoral também poderá ser realizada com radiografias, radiografias biplanares e pela tomografia axial computadorizada; a utilização desses recursos só se justifica se um tratamento operatório estiver sendo planejado.

Várias modalidades de tratamento têm sido descritas e empregadas para a correção da anteversão do colo femoral. São descritas desde as sugestões e as orientações para a alteração da postura de dormir, corrigindo a rotação interna dos membros inferiores, a correção da maneira de sentar, até o uso de calçados com alterações no solado ou de palmilhas corretivas, e, também, uma enorme variedade de órteses para correção. Entretanto, não há nenhuma evidência científica que comprove a eficácia de qualquer tipo de tratamento. Ao contrário, temos alguns trabalhos importantes que mostram a ineficiência de qualquer modalidade terapêutica, como a apresentada por Fabry e cols. (1973).

Portanto, não existem dispositivos para um tratamento satisfatório e capaz de alterar a anteversão femoral. Os sapatos ortopédicos, os cabos de torção ou as braçadeiras demonstraram não ser eficientes e na realidade poderão ser nocivos à medida que produzem uma rotação externa anormal da tíbia. Concordamos com Fabry e cols. quando afirmam que é interessante notar que muitas das crianças que voltam à consulta quando adolescentes não mais apresentam a marcha em rotação interna dos membros inferiores, apesar de que o grau de anteversão femoral não tenha mudado. Então, os pais e os pediatras devem ser orientados a respeito dessa melhora natural e que ocorrerá sem nenhum tratamento. Há uma probabilidade de menos de 1% de que uma alteração funcional problemática ocorra na adolescência e que nos obrigue a indicar osteotomia rotacional corretiva (tratamento operatório).

As osteotomias rotacionais não devem ser realizadas antes dos 10 anos de idade. Para o paciente com deformidade muito importante, inclusive do ponto de vista estético, a medida da anteversão femoral poderá ser realizada por meio da tomografia computadorizada (TC). Para a indicação de osteotomia o paciente deverá apresentar um grau de rotação interna de 80 graus (medida clínica) e de anteversão femoral maior que 50 graus.

GENO VARO E GENO VALGO

Ao nascimento, a criança normalmente apresenta um *geno varo* que persistirá até o final do segundo ano de vida.

Nessa idade, o alinhamento é feito para a linha neutra, antes de se transformar em um *geno valgo*, até o quarto ano de vida, conforme pode ser observado na figura 8.5 (Salenius e Vanka). Com a idade de 7 anos, esse valgismo estará completamente corrigido espontaneamente, sendo que menos de 2% da população nessa idade terá uma deformidade desse tipo e que necessite de tratamento.

Entretanto, para um bom acompanhamento clínico da criança com deformidade angular nos membros inferiores, a medida do grau de varismo ou valgismo será importante, assim como radiografias e fotografias da criança completam um bom seguimento a longo prazo.

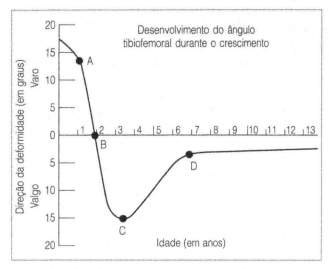

Figura 8.5 – Gráfico de Salenius e Vanka. A = 1 ano de idade; B = 2 anos de idade; C = 3 anos e meio de idade; e D = 7 anos de idade.

ROTAÇÃO INTERNA DA TÍBIA

Nessa condição, a tíbia está rodada medialmente no seu eixo longitudinal, fazendo com que o pé gire também para dentro da linha média corpórea. A criança com torção tibial interna é geralmente levada ao médico na faixa etária compreendida entre os 6 e os 18 meses de idade.

DEFORMIDADES ANGULARES DOS MEMBROS INFERIORES

A história natural do alinhamento dos membros inferiores é determinada pelo estudo de Vanka e Salenius, cujo gráfico apresentamos na figura 8.5.

HISTÓRIA

Perguntas importantes: existe na família história de "joelhos para dentro" (geno valgo) ou de "tíbias tortas" (geno varo)? Quando positivo, descobrir de que forma foram tratados e se foi obtida alguma correção. Os pais têm baixa estatura (pode ser alguma displasia óssea)? Quando foi notada a deformidade na criança? Antes ou depois de marcha? Há piora da deformidade com o crescimento? Quando a criança começou a ficar em pé e andou?

Fatores etiológicos: como é a dieta e a ingestão de vitaminas do paciente? Há alergia ao leite? Há história de traumatismo ou de infecção?

Geno valgo – etiologia
- Deformidade verdadeira – raquitismo.
- Deformidade aparente – *recurvatum*.

Geno varo – etiologia
- Aparente – torção tibial.
- Distal.
- Tíbia vara patológica.
- Displasias.

Avaliação normal dos membros inferiores
Salenius e Vanka (1975) – Finlândia.
- Radiografia de crianças – 13 anos.
- Até 1 ano – varismo.
- Período 18 meses até 3 anos – valgo+++.
- A partir 6/7 anos – valgo (5 a 6 graus).

EXAME FÍSICO

Em primeiro lugar, devemos medir a altura da criança para afastar possível quadro sindrômico ou displasia óssea.
- O exame com a criança deitada será realizado sem flexão ou extensão do joelho.
- Devemos determinar se a deformidade é real ou aparente?
- Se é causada pela flexão do joelho e torção do membro inferior?

Com a criança em pé medimos:
- Distância intercondilar.
- Distância intermaleolar.

Exame e avaliação

Quando pedir radiografia?

Pediremos o exame radiográfico dos membros inferiores quando:
1. A deformidade for unilateral.
2. A criança tiver baixa estatura.
3. A criança tiver aparência sindrômica.
4. A deformidade estiver fora da faixa etária segundo o gráfico de Vanka e Salenius.

Sempre pedir radiografia "com carga" (ortostática) dos membros inferiores – quando possível, utilizar a "escanometria digital", que é realizada por meio da tomografia computadorizada.

São causas de geno varo:
- Deformidade real/angular da tíbia.
- Deformidade aparente = rotação interna da tíbia + flexão dos joelhos.
- Angulação distal da tíbia.
- Varismo patológico.

Lembrar que a flexão do joelho acarreta *varismo* tibial e que o *recurvatum* do joelho induz ao *valgismo*.

Diagnóstico diferencial para o geno varo
- Doença de Blount.
- Raquitismo.
- Displasias ósseas (Ollier; múltipla etc.).
- Seqüela de traumatismo – fisário/ósseo.
- Pós-meningococcemia.
- Ausência da tíbia/fíbula – hemimelias.

TRATAMENTO

Geno valgo – lembramos que o tratamento conservador é ineficaz para essa deformidade. Podemos considerar o tratamento operatório na criança maior que 10 anos de idade e com distância intermaleolar superior a 10cm ou com ângulo de valgismo do joelho acima de 15 a 20 graus. A hemiepifisiodese, com a técnica utilizando os grampos tipo Blount ("staples"), é eficaz para a correção do valgismo desde que realizada antes do término do crescimento; em nosso Grupo de Síndromes Pediátricas no Hospital das Clínicas da FMUSP temos uma boa experiência com esse método, com resultados satisfatórios.

Geno varo – para a criança na faixa etária com menos de 18 meses de idade não utilizamos nenhum tipo de tratamento. Na faixa de idade entre 18 meses e 3 anos, dispomos de vários tipos de órteses que poderão ser empregadas. A partir dos 3 anos de idade, a correção operatória, por osteotomia valgizante e rotacional, poderá ser utilizada. Em nosso serviço, temos muito boa experiência com a utilização de fixadores externos/método de Ilizarov para a correção da deformidade em varo tibial, como descreveremos a seguir. Estudamos 13 pacientes com tíbia vara devido à doença de Blount, nos quais foi utilizado o método de Ilizarov, descritos nos quadros 8.4 e 8.5.

Quadro 8.4 – Metodologia para a correção do varo.

| Osteotomia metafisária proximal da tíbia |
| Translação lateral |
| Uso das dobradiças |
| Correção angular |
| Hemicondrodiástase |
| **Correção angular** |
| Plano sagital |
| Plano coronal |
| Derrotação |

Quadro 8.5 – Descrição do material e método. Tíbia vara de Blount.

| **Osteotomia** |
| Metafisária = 12 pacientes - varo + rotação interna |
| Distal = 2 pacientes - derrotação |
| 13 pacientes |
| 11 masculinos/2 femininos |
| 9 a 18 anos de idade |
| Osteotomia = 12 |
| Correção da placa epifisária = 1 |
| Fixador externo = Ilizarov - circular |

Observamos poucas complicações:

• Infecção superficial dos pinos.

• Dor.

Os resultados nesse grupo de 13 pacientes foram encorajadores, apesar da curva de aprendizagem necessária para a utilização do método.

• Como conclusão podemos afirmar que:

O método de Ilizarov é útil, pois podemos abordar todo o espectro de deformidades simultaneamente na doença de Blount, apresentando um índice de complicações bem baixo.

BIBLIOGRAFIA

1. DUNLAP, K. et al. – A new method for determination of torsion of the femur. *J. Bone Jt. Surg.* **35-A**:289, 1953. 2. ENGEL, G.M. & STAHELI, L.T. – *The natural history of torsion and other factors influencing gait in childhood. Clin. Orthop.* **99**:12, 1974. 3. FABRY, G.; MacEWEN, G.D. & SHANDS Jr., A.R. – Torsion of the femur: a folow-up study in normal and abdnormal conditions. *J. Bone St. Surg.* **55-A**:1726, 1973. 4. SALENIUS, P. & VANKA, E. – The development of the tibiofemoral angle in children. *J. Bone Jt. Surg.* **57-A**: 259, 1975. 5. STAHELI, L.T. & ENGEL, G.M. – Tibial torsion: a method of assesment and a study of normal children. *Clin. Orthop.* **86**:183, 1972.

4 Displasia do Desenvolvimento do Quadril

ROBERTO GUARNIERO
RUI MACIEL DE GODOY JR.

Nos dias de hoje, a Medicina procura com exaustivas pesquisas realizar a profilaxia na maioria das afecções. Lembramos a utilização das vacinas na profilaxia das infecções ou dos cuidados para a prevenção da arteriosclerose nas doenças cardiovasculares. Em Ortopedia também podemos realizar a profilaxia de afecções graves, principalmente aquelas que possam ser diagnosticadas ainda no período neonatal, nos primeiros dias de vida. Esse diagnóstico precoce é o ponto mais importante no tratamento da displasia do desenvolvimento do quadril (DDQ), nova denominação para a "luxação congênita do quadril" (LCQ). De certo modo, no período neonatal, a profilaxia da DDQ é muito simples.

Antes de abordar especificamente a profilaxia e o diagnóstico precoce, gostaria de sugerir a alteração da denominação dessa afecção em nosso meio. Nossa proposta é a adoção da nova denominação: "displasia do desenvolvimento do quadril (DDQ), em substituição à antiga denominação "luxação congênita do quadril", acompanhando tanto a European Pediatric Orthopaedic Society (EPOS) como a Pediatric Orthopaedic Society of North America (POSNA). Na realidade, devemos eliminar a conotação "congênita", pois uma série de casos clínicos, nos quais o exame físico realizado no berçário era normal, mais tarde apresentou o quadril luxado ou subluxado. Com a nova terminologia, DDQ, há melhor definição da afecção, pois a palavra "displasia" se refere quer à luxação do quadril, quer apenas à própria displasia, ou ainda pode definir as duas eventualidades.

Como já foi enfatizado, a DDQ deve ser diagnosticada precocemente e tratada adequadamente no período neonatal. O médico deverá procurar o recém-nascido com "alto risco" em apresentar a afecção. E qual é essa criança? É a criança de sexo feminino, em uma primeira gestação, com apresentação pélvica, com história familiar de DDQ, que apresente alguma deformidade nos pés, ou torci-

colo congênito, ou outras anomalias ou síndromes. Essa criança de "alto risco" para a DDQ necessitará de um apurado e cuidadoso exame físico das articulações coxofemorais, talvez uma radiografia da pelve, ou um exame ultra-sonográfico dos quadris e a reavaliação ortopédica até a confirmação, ou não, da suspeita diagnóstica.

Por que em alguns recém-nascidos o diagnóstico precoce não é realizado? Somos obrigados a concordar com autores como Dennis Wenger, quando afirma que esse diagnóstico é um dos mais difíceis desafios em nossa especialidade. Os fatores que dificultam nosso diagnóstico são: exame físico realizado em criança "agitada", chorando muito; médico com "muita pressa" durante a realização do exame; médicos sem ou com pouca experiência para esse diagnóstico; dificuldades técnicas e interpretação incorreta dos testes de Ortolani ou Barlow para o diagnóstico no recém-nascido. Devemos lembrar que em alguns casos de displasia pura esse diagnóstico é muito difícil, mesmo para os profissionais bem experientes nessa afecção.

Qual é o grande recurso para a confirmação diagnóstica? Não temos dúvida em afirmar que é o exame ultra-sonográfico dos quadris, como já foi referido anteriormente. Esse exame, relativamente fácil de realizar e interpretar, levará à diminuição dos casos sem diagnóstico na fase mais importante para a profilaxia e o tratamento. Com isso, evitaremos que os casos com diagnóstico tardio, como ainda ocorre nos dias de hoje, procurem os ambulatórios e serviços de Ortopedia para um tratamento muito mais difícil e complexo e nem sempre com um bom prognóstico.

Devemos cada vez mais estimular campanhas e programas para o diagnóstico precoce dessa afecção tão importante, pois, nos casos em que a profilaxia não foi realizada, a ocorrência de seqüelas muito sérias é quase uma constante.

Evidentemente, muito tem sido discutido em relação especificamente ao *problema do diagnóstico precoce da displasia do desenvolvimento do quadril (DDQ)*.

Algumas conclusões importantes podemos extrair dessas discussões e são as seguintes, principalmente no que se refere ao ensino e ao treinamento do estudante de Medicina e, também, dos médicos residentes e estagiários das especialidades envolvidas no problema:

• A prevenção é necessária.

• Não é fácil examinar corretamente a criança ao nascimento.

• Esse exame deverá ser repetido várias vezes.

• É necessário aproveitar todas as ocasiões para retornar ao exame do quadril da criança recém-nascida (por exemplo, por ocasião de qualquer vacinação).

• O exame clínico é difícil.

• É necessário muito treinamento nesse exame e muita paciência tanto para aprender os seus detalhes de realização como a sua perfeita interpretação.

• Diagnosticar a DDQ é agir por associação de idéias.

• Reafirmamos que deverá ser difundido aos estudantes o conceito da "criança em risco" para a DDQ que é caracterizada pelos seguintes sinais:

a) primiparidade;

b) parto cesariano + apresentação pélvica;

c) gemelidade;

d) recém-nascido grande, alto peso e altura;

e) presença de deformidades associadas, por exemplo, nos pés;

f) sexo feminino (afecção mais freqüente na menina, na proporção de até 7:1);

g) antecedentes familiares.

Muito também se discute sobre quais seriam as melhores estratégias para a prevenção da displasia do desenvolvimento do quadril em seus aspectos clínicos mais graves. Obviamente, a conclusão a que chegamos é que somente com um programa de diagnóstico precoce da afecção isso será possível.

TRATAMENTO PRECOCE
(recém-nascido/diagnóstico precoce)

O tratamento ideal da DDQ é:

1. Diagnóstico precoce no período neonatal.

2. Redução concêntrica sem traumatismo à epífise femoral.

3. Manutenção da redução obtida até a estabilidade da articulação coxofemoral – nos primeiros meses de vida a criança deverá ser examinada repetidas vezes para a confirmação diagnóstica ou não da DDQ. Uma vez estabelecido o diagnóstico de instabilidade ou de luxação do quadril, o tratamento será iniciado visando à redução da cabeça femoral na cavidade acetabular e sua manutenção até a certeza da estabilidade articular. Concordamos com Ferguson de que o objetivo do tratamento da DDQ é a correta centração e estabilização da cabeça femoral no acetábulo. Para o autor, o problema é como esse objetivo poderá ser mais bem atingido e, de preferência, sem métodos cirúrgicos. Inúmeros aparelhos ortopédicos estão disponíveis nos dias de hoje para cumprir o objetivo do tratamento.

Atualmente, a órtese mais comum usada é o suspensório de Pavlik. Ele proporciona a flexão e a abdução simultâneas da articulação coxofemoral graças às tiras que se unem com relativa facilidade. Segundo Pavlik (1957), o uso do suspensório por ele idealizado diminui o risco da necessidade de redução cirúrgica.

Ramsey e cols. (1976) descrevem a forma apropriada do uso do suspensório de Pavlik cuja ação está baseada no princípio de redução em flexão, evitando uma posição de abdução forçada da articulação. Esse trabalho mostra que 89% de quadris luxados em crianças menores de 6 meses de idade foram reduzidos com sucesso e apresentaram um desenvolvimento normal com o uso dessa órtese; apenas um quadril apresentou alterações leves, tipo osteocondrite. Em dois pacientes, a falha na obtenção da redução foi devido ao não posicionamento em flexão de 90 graus. Os autores recomendam o uso do suspensório de Pavlik no período de recém-nascido até os 9 meses de idade, não referindo necrose vascular da epífise femoral, o que está de acordo com autores como O'Connor e Mac-Ewen (1978), Kalamchi e MacFarlane (1980). Porém, se a redução concêntrica não é obtida nas primeiras duas a três semanas de uso do suspensório, essa conduta será abandonada em favor da tração seguida pelas técnicas clássicas de redução do quadril.

As falhas de redução com o uso do suspensório de Pavlik geralmente são devidas a um mau acompanhamento da criança pelo médico no ambulatório. Quando a opção é de uso do suspensório, é necessário que a criança seja examinada com freqüência para avaliar sua aplicação correta, geralmente a cada semana.

Em linhas gerais, a criança permanecerá seis a oito semanas usando o aparelho, ou, como regra prática, aproximadamente duas vezes o valor da idade em que iniciou o uso do suspensório de Pavlik.

Em caso de falha com o uso do suspensório, nossa opção é a redução incruenta e a imobilização em aparelho gessado (precedida por um período de tração) para essa faixa etária do recém-nascido (diagnóstico precoce).

TRATAMENTO ANTES DO INÍCIO DA MARCHA

De Rosa e Feller, em 1987 (Clin Orthop), apresentaram os resultados do tratamento em um grupo de 66 pacientes com diagnóstico de luxação congênita do quadril antes da idade da marcha. Nesse grupo, o total de quadris tratados foi 85, pois 19 pacientes apresentavam luxação bilateral. O protocolo adotado foi o seguinte: tração pré-redução e redução incruenta e imobilização em aparelho gessado, sempre que possível. Durante o período de tração, radiografias da bacia eram realizadas com intervalos de cinco dias. Quando à radiografia a cabeça femoral se encontrava abaixo da linha de Hilgenreiner, o paciente era submetido a um exame sob anestesia, quando, então, era testada a redução. Se essa ainda não ocorrera, era realizada redução incruenta sem manobras forçadas.

Se o quadril não era redutível com essa seqüência, era considerado como irredutível e, portanto, a redução cruenta era necessária.

Após a redução, quer pela tração, quer pela manipulação incruenta sob anestesia, usava-se a imobilização em um aparelho gessado na denominada "posição humana de Salter" com os quadris em flexão de 90 graus e abdução de 50 ou 60 graus.

A troca do aparelho gessado após seis a oito semanas era realizada e os autores testavam a estabilidade da redução. Então, os pacientes cujos quadris já estavam estáveis passavam para o uso de órtese de abdução, tipo Ilfed, por um período nunca inferior a nove meses. Os pacientes cujos quadris ainda eram instáveis prosseguiam o tratamento com a imobilização gessada ou eram submetidos à redução cruenta, conforme a gravidade do caso, após realização de artrografia.

Os resultados mostraram que 60 dos 66 pacientes evoluíram para redução, quer somente com a tração, quer por manipulação mas ainda por via incruenta. Em seis pacientes (10 quadris) foi realizada a redução cruenta por falha no protocolo descrito. Em linhas gerais, também temos adotado esse protocolo de tratamento no Instituto de Ortopedia e Traumatologia do Hospital das Clínicas da FMUSP.

BIBLIOGRAFIA

1. CATTERAL, A. – *A Colour Atlas of Open Reduction of a Congenital Dislocation of the Hip.* London, Wolfe & Year Book Medical Publishers, 1986. 2. COLEMAN, S.S. – *Congenital Dysplasia and Dislocation of the Hip.* St. Louis, Mosby, 1978. 3. De ROSA, G.P. & FELLER, N. – Treatment of congenital

dislocation of the hip. Management before walking age. *Clin.Orthop.* **225**:77, 1987. 4. GUARNIERO, R. et al. – Importância da artrografia na evolução do tratamento da luxação congênita do quadril. *Rev. Bras. Ortop.* **21**:8, 1986. 5. GUARNIERO, R. et al. – Ultra-sonografia no diagnóstico precoce da luxação congênita do quadril. *Rev. Hosp. Clín. Fac. Med. S. Paulo* **41**:194, 1986. 6. GUARNIERO, R. et al. – Sinal de Ortolani: resultado do exame ortopédico em 9.171 recém-nascidos na Associação Maternidade de São Paulo. *Rev. Bras. Ortop.* **23**:125, 1988. 7. LAGE, L.A.A. et al. – A tomografia axial computadorizada na luxação congênita do quadril. *Rev. Bras. Ortop.* **25**:282, 1990. 8. MacEWEN, G.D. – Treatment of congenital dislocation of the hip in older children. *Clin. Orthop.* **225**:86, 1987. 9. MITCHELL, G.P. – Arthrography in congenital dislocation of the hip. *J. Bone Jt. Surg.* **45B**:88, 1963. 10. SALTER, R.B. – Role of innominate osteotomy in the treatment of congenital dislocation and subluxation of the hip in the older child. *J. Bone Jt. Surg.* **48A**:1413, 1966. 11. SALTER, R.B. & DUBOS, J.P. – The first fifteen years of personal experience with innominate osteotomy in the treatment of congenital dislocation and subluxation of the hip. *Clin. Orthop.* **98**:72, 1974. 12. WEINSTEIN, S.L. – Natural history of congenital hip dislocation (CDH) and hip dysplasia. *Clin. Orthop.* **225**:62, 1987. 13. WEINSTEIN, S.L. – Developmental hip dysplasia and dislocation. In Morrissy, R.T. & Weinstein, S.L. *Lovell and Winter's Pediatric Orthopaedics.* 5th ed., Philadelphia, Lippincott Williams & Wilkins, 2001, p. 905.

---

5   Doença de Legg-Calvé-Perthes

ROBERTO GUARNIERO
RUI MACIEL DE GODOY JR.

Afecção ortopédica também conhecida como moléstia de Legg-Calvé-Perthes, osteocondrite juvenil ou coxa plana.

Trata-se de doença autolimitada, não inflamatória, que ocorre no quadril da criança e do adolescente. É caracterizada por necrose avascular do centro de ossificação da cabeça do fêmur, que acaba por se resolver e daí resultam graus variados de deformidade e de restrição dos movimentos da articulação.

Do ponto de vista clínico, seu decurso é crônico. Devemos entender muito bem que a doença de Legg-Calvé-Perthes é uma doença "dinâmica" e, portanto, tanto a história como o exame físico poderão variar acentuadamente, dependendo do estágio específico em que se encontra a doença.

Alguns autores, como Moseley, consideram a doença de Legg-Calvé-Perthes uma "doença radiológica", pois essa condição é definida pela descrição de seus sintomas e, principalmente, pelo quadro radiográfico apresentado.

INCIDÊNCIA E FATORES ASSOCIADOS

A doença de Legg-Calvé-Perthes afeta primariamente crianças do sexo masculino, na proporção de 4 a 5/1 e é bilateral em cerca de 20% dos casos. Ocorre mais freqüentemente entre 2 e 12 anos de idade, com pico de incidência aos 6 anos de idade. A ocorrência tardia também é possível, sendo, então, denominada necrose avascular do adolescente.

Parece que existe uma influência ligada à hereditariedade. A maturação do esqueleto é ligeiramente atrasada, o diâmetro do crânio em geral é maior, a altura do paciente é menor, e alguns pacientes contam nitidamente a existência de traumatismo regional. Na Inglaterra, pôde-se comprovar maior incidência em determinadas regiões geográficas. Há, também, incidência aumentada entre os familiares de crianças acometidas pelo problema, variando de 1 a 20%.

ESTÁGIOS

Em geral são evidenciados *três estágios evolutivos*:

1. Estágio de *sinovite*, com duração de uma a três semanas, é a fase de edema sinovial e que poderá ser reconhecida à radiografia.
2. Estágio de *necrose* constitui a segunda etapa da doença e a necrose poderá atingir tanto o núcleo epifisário totalmente ou apenas parte dele; nesse caso, o que sobrar do núcleo continua com a arquitetura óssea normal. A maior densidade do osso é atribuída ao seu "amassamento", ou seja, uma compactação do tecido ós-

seo necrótico. Segundo Rossi, a osteoporose metafisária parece resultar de distúrbios de fluxo de carga, enquanto outros autores acham que constitui em invasão de tecido conjuntivo resultante da hipervascularização; entretanto, essa não nos parece ser a melhor explicação. A cartilagem próxima ao tecido ósseo permanece viável porque sua nutrição é dependente do fluxo sinovial, porém, com o tempo, quando ocorre o calapso do tecido ósseo subjacente, surge o comprometimento mecânico da cartilagem pela perda do apoio subcondral. Esse estágio pode durar de seis meses a um ano. A partir do momento que ocorreu o infarto ósseo, somente seis meses a um ano depois começarão os desabamentos, porque o osso propriamente suporta durante todo esse tempo.

3. O terceiro estágio é o de *fragmentação* e costuma durar de dois a três anos. O tecido necrótico é absorvido e substituído por tecido ósseo viável neoformado, altamente vascularizado. Toda a cabeça poderá estar comprometida, mas em geral a área mais atingida é a anterior, resultando em necroses parciais e nos desequilíbrios funcionais.

CLASSIFICAÇÃO

CLASSIFICAÇÃO DE CATTERALL

Catterall descreveu quatro grupos baseados no grau radiológico de comprimento da epífise femoral proximal, bem como quatro sinais que permitem denotar algum perigo ou maior risco além do grupo a que o caso pertence, chamado de "cabeça em risco" (Quadro 8.6).

Quadro 8.6 – Resumo das características radiográficas da classificação de Catterall.

Características	Grupo I	Grupo II	Grupo III	Grupo IV
Seqüestro	Não	Sim	Sim	Sim
Achatamento da cabeça	Não	Metade anterior	Metade posterior	Alcança margem posterior
Osteoporose metafisária	Não	Localização anterior	Localização anterior e/ou difusa	Difusa ou central
Remodelação metafisária	Não	Não	Não	Sim
Aparência posterior da epífise triangular	Não	Não	Ocasional	Sim nos estágios precoces

Essa classificação é útil porque pode dar com maior precisão o tipo de tratamento a ser utilizado. Entretanto, tem o defeito de não fazer uma previsão precoce porque os estágios só serão reconhecidos quando já ocorreram vários fenômenos de comprometimento da cabeça, ou seja, a moléstia já estará bem definida.

Grupo I – há comprometimento da porção anterior da epífise. Difere dos outros grupos porque o colapso não ocorre e, de maneira geral, haverá reabsorção completa do fragmento envolvido, sem deixar seqüelas. Na projeção póstero-anterior, aparece uma imagem cística na epífise, enquanto sua altura está rigorosamente mantida. Na projeção lateral (perfil) vemos que a porção comprometida é a anterior. Não existe nenhum comprometimento metafisário. O resultado final é sempre uma regeneração praticamente completa.

Grupo II – o comprometimento nesse grupo é bem semelhante ao do grupo I, porém com maior intensidade; a maior diferença é que após a fase de absorção sempre existe um colapso da cabeça com formação de um segmento central denso chamado seqüestro, de forma ovalada e, às vezes, ocupando quase toda a extensão da epífise nas radiografias de frente. A despeito do colapso da porção anterior, o segmento viável mantém alta capacidade de regeneração. É por isso que as seqüelas da moléstia de Perthes de grau dois são em geral graves, justamente pela falta de capacidade regenerativa.

Grupo III – nesse grupo, somente um pequeno fragmento posterior da epífise não é envolvido no processo. Os graus II e III têm muita semelhança, apenas sendo o III mais grave, com lesão mais extensa. Devido à extensão dessa lesão, acaba ocorrendo a produção de uma aparência "da cabeça dentro da cabeça", ou "sinal da linha". Nas fases mais avançadas, pode-se encontrar um denso seqüestro colapsado centralmente, representado com uma pequena textura de segmento ao redor. Na projeção lateral, somente uma pequena porção da epífise lateral não está envolvida no processo. O curso da doença é essencialmente o mesmo do grupo II, em que o seqüestro é reabsorvido gradativamente antes de começar a regeneração. Na metáfise, existe osteoporose parcial correspondente às áreas em que houve distúrbios do fluxo de carga e, às vezes, pode incluir toda a metáfise.

No decorrer do processo, a osteoporose metafisária, pelo próprio crescimento devido à placa epifisária da cabeça, afasta-se formando verdadeiros cistos, que se fecham de fora para dentro.

Grupo IV – a totalidade da epífise em conjunto forma um seqüestro. À radiografia póstero-anterior nota-se colapso total em forma de uma linha densa graças ao grau de colapso existente. Há grande perda da altura entre a placa de crescimento e o teto do acetábulo, indicando achatamento da cabeça, constituindo-se em verdadeira "luxação vertical". Na projeção lateral, pode haver também escorregamento epifisário discreto, para frente ou para trás, dando a aparência de cogumelo à cabeça, e não há nenhum segmento viável em parte alguma. Isso se acompanha de osteoporose total metafisária, que é a grande característica desse processo.

Prognóstico dos casos não tratados segundo a classificação de Catterall – os casos do grupo I não deixam seqüelas, não verificamos maus resultados. No grupo II, nas crianças de tenra idade, geralmente menores que 4 a 5 anos, os resultados também são bons. Além dessa idade, o resultado poderá ser pior. O tratamento conservador, em geral, dá bons resultados nesse grupo.

No grupo III, os resultados em geral são maus, porém poderá existir um pequeno número de bons resultados. O tratamento operatório melhora o prognóstico, em que pese o início da doença após os 4 anos de idade. Esse grupo é particularmente sujeito às deformidades em rotação do fêmur e em varo do colo femoral. No grupo IV, mesmo para os casos tratados, o resultado é invariavelmente mau.

FATORES DE RISCO DE CATTERALL

Catterall descreveu quatro fatores radiográficos de risco que, quando presentes em número superior a dois, poderão acarretar mau resultado.

O primeiro é um V radiolucente na porção lateral da epífise, visto à radiografia de frente, formado por um pequeno segmento osteoporótico. Chamou a esse sinal de "sinal de Gage".

Calcificação lateral da epífise, que pode mostrar grande ou mesmo pequena área calcificada na porção anterior do fragmento lateral viável da epífise. Esse fragmento pode ser oposto ao ângulo do acetábulo e não está sujeito à influência remodeladora.

A *subluxação lateral* da cabeça femoral, que é medida pelo aumento da distância iliofemoral em relação ao lado oposto.

Horizontalização da linha epifisária vista nas radiografias de frente. Isso faz com que a epífise prolifere para o lado lateral, por decomposição de força.

Sinais de risco de Catterall

Segundo Catterall, são estes os sinais clínicos e radiográficos de risco na doença de Legg-Calvé-Perthes:

• comprometimento extenso da epífise femoral proximal;
• crianças com idade superior a 6 anos;
• fechamento precoce da placa de crescimento epifisária;
• estágio muito avançado da doença;
• osteoporose metafisária;
• paciente do sexo feminino, que quase sempre cai nos grupos III ou IV.

Podemos acrescentar, também, os pacientes com muita rigidez da articulação do quadril e aqueles que apresentam subluxação lateral da cabeça femoral.

QUADRO CLÍNICO

No início da doença de Legg-Calvé-Perthes, os sintomas mais freqüentes são dor e rigidez, ou limitação de movimentos, do quadril comprometido, com um ou outro episódio de claudicação. O início geralmente é insidioso e o quadro clínico piora com os esforços. A dor é localizada na região inguinal com irradiação para a face ântero-medial da coxa, com piora progressiva. Ocasionalmente, e muita atenção para esse fato, a dor está localizada na região do joelho. Cerca de 12 a 15% das crianças com doença de Legg-Calvé-Perthes podem apresentar episódios de sinovite tóxica do quadril, constituindo a "síndrome do quadril irritável".

Os sinais clínicos iniciais incluem: claudicação, movimentação anormal no quadril atingido e hipotrofia muscular da coxa correspondente ao lado da doença. Os movimentos do quadril estarão limitados em todas as direções, mas principalmente a abdução e a rotação interna. Pode-se encontrar um leve espasmo muscular.

EXAME FÍSICO

O exame físico procurará evidenciar o comprometimento da mobilidade do quadril. Concordamos com Niethard quando ele afirma que cerca de 90% dos pacientes com doença de Legg-Calvé-Perthes apresentam limitação de movimentos do quadril, principalmente da abdução e da rotação interna, sendo que apenas 10% apresentarão movimentação normal. Entretanto, o padrão dessa limitação de movimentos não é típico para a doença, pois a mesma limitação funcional poderá aparecer na sinovite transitória do quadril, nas infecções dessa região ou nos tumores. A limitação da abdução poderá estar presente sem que o paciente apresente dor.

DIAGNÓSTICO E EXAMES COMPLEMENTARES

As técnicas para o diagnóstico da doença de Legg-Calvé-Perthes e também para determinar seu prognóstico incluem radiografia, cintilografia (com tecnécio), artrografia, ressonância magnética e tomografia computadorizada.

Para determinar qual a melhor dessas técnicas a ser utilizada em um determinado paciente, deveremos pensar nas seguintes questões: Qual técnica poderá confirmar o diagnóstico da doença o mais precocemente possível? Qual das técnicas mostrará com maior certeza a porcentagem de comprometimento da epífise femoral? Qual delas demonstrará com maior acuidade a forma tanto da cabeça femoral como da cavidade acetabular? Qual mostrará melhor a fase de revascularização em que importantes decisões a respeito do tratamento poderão ser tomadas? Qual delas é a melhor para o prognóstico do resultado a longo prazo? Evidentemente, nenhuma delas responderá todas as questões acima, mas cada uma tem sua indicação e seu valor. Para as respostas a essas questões dirija-se à página 642.

EXAME RADIOGRÁFICO

As radiografias deverão ser sempre comparativas de ambos os quadris, nas projeções de "frente" (póstero-anterior) e em "frog-leg", posição que corresponde ao perfil da articulação.

Salientamos que na radiografia de frente observamos as porções laterais e medial da cabeça femoral. Na projeção em "frog-leg", podemos examinar as porções posteriores e anteriores da cabeça e, assim, teremos melhor avaliação da localização do infarto ósseo, porque temos os quatro pontos principais.

Na realidade, o exame ideal, embora com todas as limitações que apresente, principalmente em relação ao tempo de existência da doença, ainda é representado pela radiografia convencional da bacia. Muito aprenderemos com a observação cuidadosa da radiografia da bacia. Primeiramente devemos procurar determinar o *estágio de Waldenström*, que na realidade expressa a duração da doença, sendo um *sinal cronológico* da doença de Legg-Calvé-Perthes.

A seguir, a interpretação das alterações radiográficas será utilizada para determinar a *gravidade da doença*, quer com a utilização da *classificação de Catterall* (ver anteriormente), quer com a de *Salter e Thompson*.

A radiografia também será útil para verificarmos se está ocorrendo alguma limitação da abdução do quadril. Finalmente, ela será usada para a avaliação da estabilidade da articulação, verificando se o centro da cabeça femoral está coincidente com o centro da cavidade acetabular ou se a cabeça está subluxada.

ESTÁGIOS CRONOLÓGICOS DE WALDENSTRÖM

Estágio precoce (avascular) – alterações radiográficas muito discretas, quando até mesmo é difícil separar a imagem da cabeça femoral normal e a alterada. No lado comprometido, verificamos que a cabeça é discretamente menor que a contralateral e o espaço articular está com o tamanho aumentado.

Estágio de revascularização – começa cerca de seis meses após a lesão vascular. A cabeça femoral apresenta uma imagem de condensação óssea. Quando se inicia a revascularização, ocorre formação óssea do tipo encondral, muito rápida. É nesse estágio que poderá ser evidente a imagem da fratura subcondral. Geralmente, durante todo esse estágio a articulação ainda é assintomática.

Estágio de colapso – começa a aparecer a imagem da cabeça femoral deformada, pois o osso ao redor da área da fratura subcondral é reabsorvido. A cabeça é uma estrutura "amolecida" nessa área em torno da fratura.

Estágio de cicatrização – muito difícil a separação entre esse estágio e o anterior. Pode aparecer deformidade acetabular nessa fase.

Estágio de lesão da cartilagem de crescimento – a placa de crescimento é lesada e o crescimento cessa. Pode ocorrer deformidade em *coxa brevis*. A placa do trocânter maior continua a crescer normalmente, podendo acarretar seu hipercrescimento.

Estágio de remodelação da cabeça femoral – a remodelação poderá levar até cinco anos para estar completa. Nessa fase avaliamos o resultado final do caso clínico, de acordo com a esfericidade da cabeça femoral.

CLASSIFICAÇÃO DE SALTER-THOMPSON

Salter e Thompson descreveram uma classificação baseada na imagem da fratura subcondral quando presente na cabeça femoral. Propõem dois grupos: A, quando a fratura subcondral atinge uma porcentagem menor que 50% da cabeça femoral, e B, quando essa porcentagem for maior que 50%. É uma classificação que pode ser aplicada nos estágios precoces da doença, porém nem todas as crianças com a doença de Legg-Calvé-Perthes apresentam a imagem radiográfica da fratura subcondral, o que, obviamente, limita em demasia a utilização dessa classificação.

CLASSIFICAÇÃO DE HERRING – PILAR LATERAL

Herring e cols. idealizaram uma classificação denominada de "pilar lateral" com os achados de pacientes de um estudo multicêntrico e publicado no *Journal Pediatric Orthopedics* (1992).

Essa classificação inclusive está relacionada com os conceitos de Somerville, pois esse autor dava muita importância para a porção da cabeça femoral que não estivesse contida pelo teto acetabular. O "pilar lateral" corresponde ao terço lateral da epífise, conforme é visualizado na radiografia em projeção póstero-anterior do quadril. A classificação está fundamentada na altura do pilar lateral. São, então, descritos três grupos A, B e C. Grupo A: não há comprometimento do pilar lateral; grupo B: uma porcentagem maior que 50% da altura do pilar lateral está mantida; grupo C: uma porcentagem inferior a 50% da altura do pilar lateral está mantida.

CLASSIFICAÇÃO DE STULBERG – RESULTADO FINAL DA DOENÇA

Classes I e II – congruência esférica entre a cabeça femoral e o acetábulo, têm bom prognóstico.

Classes III e IV – congruência "não-esférica", com prognóstico intermediário a longo prazo mas levando à degeneração (artrose) da articulação.

Classe V – incongruência não-esférica, mau prognóstico para todos os casos, com artrose precoce.

Em resumo: no grupo I a cabeça femoral é normal; no grupo II, a cabeça femoral é arredondada com colo encurtado e a metáfise alargada; no grupo III, temos a cabeça ovalada, não-esférica; no grupo IV, cabeça achatada, colo femoral curto e cavidade acetabular deformada; e no grupo V, cabeça muito achatada com colo femoral e cavidade acetabular normais.

CINTILOGRAFIA

A grande vantagem da utilização da cintilografia óssea para o diagnóstico da doença de Legg-Calvé-Perthes é a positividade desse exame nas fases precoces da doença, antes que as alterações radiográficas possam ser evidenciadas. Lembramos que, para o estudo da articulação do quadril pela cintilografia, é fundamental a realização da imagem com maior aumento, ou seja, o denominado "pin hole".

Uma desvantagem do método é que o exame é, de certa forma, invasivo.

Poderão surgir casos com resultados falso-negativos em crianças com sinovite do quadril associada à isquemia e à necrose da cabeça femoral. Outro problema é representado pela dificuldade relativa para a avaliação da criança com comprometimento bilateral dos quadris.

RESSONÂNCIA MAGNÉTICA

A ressonância magnética destaca-se como um recente avanço no diagnóstico por imagem da doença de Legg-Calvé-Perthes, além de ser um método importante atualmente para o diagnóstico de inúmeras causas de dor no quadril das crianças. As imagens em "T1" são as mais importantes para a colheita de informações nos pacientes com doenças ortopédicas.

Na doença de Legg-Calvé-Perthes, a ressonância magnética revela inúmeros achados: espessamento das cartilagens tanto da cavidade acetabular como da cabeça femoral, irregularidades da placa epifisária proximal do fêmur, fechamento precoce dessa cartilagem com imagem de ponte óssea cruzando a placa fisária, perda da contenção da cabeça femoral pelo teto acetabular, alterações do sinal da medula óssea e da cartilagem epifisária, inflamação da membrana sinovial e, finalmente, em alguns poucos casos sinais de osteoartrose precoce.

A vantagem dessa técnica é que poderá revelar um diagnóstico precoce da doença de Legg-Calvé-Perthes, enquanto as radiografias ainda apresentam uma imagem normal. A grande desvantagem é o alto custo financeiro desse exame e o fato de ainda não estar disponível em alguns centros.

ARTROGRAFIA DO QUADRIL
A artrografia do quadril não tem valor para o diagnóstico da doença de Legg-Calvé-Perthes, mas sim para fornecer informações para determinarmos a forma da cabeça femoral e do acetábulo, e assim auxiliar nas decisões a respeito do tratamento.

Uma vantagem da artrografia é permitir determinar a deformidade progressiva da cabeça femoral.

A desvantagem é que se trata de um exame do tipo invasivo e também, quando decidimos pelo tratamento conservador, as informações acerca da forma da cabeça femoral não são relevantes.

TOMOGRAFIA COMPUTADORIZADA
A tomografia computadorizada tem pouco valor na doença de Legg-Calvé-Perthes, tanto para o diagnóstico como para o prognóstico, e também tem a desvantagem de envolver um alto custo relativo para a sua realização.

QUESTÕES EM RELAÇÃO AOS EXAMES DIAGNÓSTICOS COMPLEMENTARES
1. Qual exame nos oferece a possibilidade de diagnóstico mais precoce da doença de Legg-Calvé-Perthes?
R: Tanto a cintilografia óssea como a ressonância magnética têm valor para o diagnóstico precoce antes de as alterações radiográficas serem evidenciáveis.
2. Qual exame mostra melhor a porcentagem-extensão de comprometimento da cabeça femoral?
R: Mesmo nos dias de hoje ainda é a radiografia da bacia/quadril que melhor mostra a porcentagem de envolvimento da cabeça femoral.
3. Qual dos exames complementares evidencia melhor a forma da cabeça femoral?
R: A artrografia do quadril é o exame que melhor define a morfologia da cabeça femoral, bem como responde à indagação da congruência existente entre a cabeça e a cavidade acetabular.
4. Qual dos exames mostrará melhor a fase de revascularização em que importantes decisões a respeito do tratamento poderão ser tomadas?
R: Ainda é a radiografia convencional, embora tanto a cintilografia como a ressonância magnética parecem ser bem promissoras neste item.
5. Qual delas é a melhor para o prognóstico do resultado a longo prazo?
R: Aqui, também, é a radiografia que oferece as melhores observações em relação ao resultado final da evolução de um determinado caso de doença de Legg-Calvé-Perthes.

Portanto, podemos afirmar que nenhuma das técnicas aqui descritas é completa para a definição dos variados estágios da doença. Entretanto, demonstramos que cada uma delas será útil para a obtenção de determinadas informações para o caso clínico em estudo. Entretanto, chamamos a atenção para o fato de que a radiografia do quadril ainda é o exame mais barato e mais simples de ser realizado e capaz de fornecer informações verdadeiramente importantes tanto para o diagnóstico como para o prognóstico da doença.

TRATAMENTO
Primeiramente devemos considerar que, de acordo com Weinstein, apenas a observação de um caso clínico ("não-tratamento") pode resultar em 10 a 60% de bons resultados tardiamente. O tratamento conservador, que inclui a descarga do peso corpóreo/muletas, o repouso no leito e a tração, ou os aparelhos de gesso e as órteses, poderá oferecer de 75 a 80% de bons resultados a longo prazo. O tratamento visando à denominada "contenção" da cabeça femoral (será mais bem explicado a seguir) poderá levar a até 80% de bons resultados.

Quais serão os objetivos do tratamento?
1. Prevenir a deformidade (classes ou grupos III, IV e V da classificação de Stulberg).
2. Impedir alterações do crescimento.
3. Prevenir a doença degenerativa precoce da articulação do quadril.

Evidentemente, a avaliação clínica é fundamental, em nossa opinião, para determinar o tratamento, assim como a avaliação radiográfica. Devemos, inicialmente, avaliar os possíveis fatores de "risco" tanto clínicos como radiológicos, determinando o estágio da doença e sua extensão.

Quais os pacientes que deverão ser tratados?
Serão tratados os pacientes que apresentam a possibilidade de mau prognóstico, com base nos fatores prognósticos e nas classificações.
1. Os pacientes com mau prognóstico serão, obviamente, tratados: Catterall III e IV, Salter-Thompson B, pilar lateral C.
2. Os casos em que o prognóstico for bom não necessitarão de tratamento: Catterall I, Salter-Thompson A, pilar lateral A.
3. Quando o prognóstico for indeterminado, os pacientes poderão necessitar de tratamento: Catterall II, pilar lateral B.
4. Serão tratados todos os casos com "sinais de risco", clínicos ou radiográficos, independentemente da extensão da doença.
5. Os pacientes na fase de reossificação (fase de cicatrização) não necessitarão de tratamento.

PRINCÍPIOS BÁSICOS DO TRATAMENTO
1. Recuperar a movimentação do quadril o mais próximo possível da normalidade. Podemos lançar mão de: tração e repouso no leito, tenomiotomias, fisioterapia, aparelhos gessados em abdução dos quadris (tipo Petrie ou "Dennis-Browne" gessado).
2. Alternativas para o tratamento definitivo:
a) Princípio do tratamento pela "contenção" articular.
b) Princípio de tratamento sem contenção.
3. Tratamento pela "contenção":
a) Ambulatorial-conservador.
b) Operatório.

TRATAMENTO AMBULATORIAL DE CONTENÇÃO
Em nosso grupo de trabalho no Instituto de Ortopedia e Traumatologia do Hospital das Clínicas da FMUSP temos adotado a seguinte tática para o denominado tratamento conservador e com a contenção da articulação coxofemoral:
1º) Determinamos se ocorre a contenção, com boa congruência articular – poderá ser estudado pela radiografia convencional, pela artrografia, ou ainda pela ressonância magnética.
2º) O tratamento é realizado com a utilização de órtese. Nossa preferência tem sido pelo aparelho de abdução tipo "Atlanta Scottish Rite".

3º) A alternativa para a órtese seria a utilização de aparelhos gessados com a abdução dos quadris (tipo Petrie ou Broomstick). Nossa preferência, entretanto, tem sido pela utilização de um aparelho tipo "Dennis-Browne" gessado, isto é, duas botas gessadas com uma trave de madeira entre elas para manter a abdução e a rotação interna dos quadris, pois essa é uma forma de baratear o custo nesse tratamento.

As dificuldades para a utilização das órteses ou dos aparelhos gessados recaem na falta de um critério bem determinado a respeito de quando esse tipo de tratamento será descontinuado e ainda, freqüentemente, na falta de cooperação por parte dos pacientes e seus responsáveis para a utilização correta dos aparelhos.

TRATAMENTO OPERATÓRIO DE CONTENÇÃO

1. Osteotomia femoral varizante.
2. Osteotomia do osso inominado tipo Salter.
3. Osteotomia varizante e procedimento acetabular (tipo Salter/Chiari ou "Shelf").
4. Procedimento tipo "Shelf" (Chiari e outros tipos).

Em nosso Grupo de Síndromes Pediátricas do Instituto de Ortopedia e Traumatologia do Hospital das Clínicas da FMUSP, tradicionalmente temos estudado as indicações e os resultados da osteotomia femoral varizante, desde 1975. Na última revisão, foram estudadas 55 osteotomias em um grupo de 52 pacientes, com idade entre 5 e 15 anos, com a média de 9 anos e 3 meses (em quatro pacientes o procedimento foi realizado em ambos os quadris). Eram 47 pacientes do sexo masculino e 5 do feminino. Com a análise dos resultados apresentados por esse grupo de pacientes, concluímos que em 37 quadris (67,2%) a osteotomia foi um sucesso terapêutico e que em apenas 9 (16,3%) o resultado foi insatisfatório; em 9 quadris (16,3%) não houve alteração dos parâmetros clínicos estudados. Na tabela 8.1 apresentamos o resultado da aplicação dos critérios de Stulberg e cols. para o resultado das osteotomias femorais varizantes.

Pelo critério de Stulberg e cols. verificamos que em 35,1% (19 osteotomias) o resultado é considerado bom (grupos 1 e 2 da classificação), sendo 64,8% (35 osteotomias) considerados como resultado regular (grupos 3 e 4) e nenhum resultado ruim foi observado.

Ultimamente, temos adotado a "classificação do tratamento" proposta por Bowen e cols. para auxiliar o planejamento dos protocolos de tratamento e que apresentamos no quadro 8.7.

Tabela 8.1 – Critério de Stulberg e cols. para o resultado da osteotomia varizante.

Grupo	Número de quadris	%
1	4	7,4
2	15	27,7
3	25	46,3
4	10	18,5
5	0	0

Quadro 8.7 – "Classificação do tratamento" segundo Bowen e cols.

Classe	Características
I – Pré-deformidade	Epífise esférica com sinais de necrose ou fragmentação
II – Deformação	Epífise deformada com necrose ou fragmentação
III – Remodelamento	Epífise em reossificação e antes da maturidade esquelética
IV – Maturidade	Próximo ou depois da maturidade esquelética

Os pacientes da classe I apresentam a cabeça femoral esférica no estágio de necrose ou de fragmentação e temos o seguinte protocolo de tratamento: a) aliviar a sinovite dolorosa mantendo o paciente sem andar até que a movimentação do quadril esteja restaurada; podendo-se administrar analgésicos, como a aspirina; b) obter e manter o grau de movimentação com fisioterapia, tração em abdução progressiva; c) articulações com alta probabilidade de deformar são submetidas ao tratamento com métodos de "contenção" até a reossificação da porção ântero-lateral da epífise.

Na classe II, os pacientes apresentam deformidade da epífise, com necrose ou fragmentação. Todos dessa classe deverão ser tratados. Os aparelhos de contenção (tipo "Scotish Rite") funcionam bem para a criança de menor idade. Na criança maior indicamos a "contenção operatória" e nossa preferência tem sido pela osteotomia femoral varizante.

Os pacientes da classe III são os que vêm para o tratamento mais tardiamente, ou seja, quando a cabeça femoral está sofrendo a remodelação, mas antes da maturidade esquelética. Para os pacientes que apresentam congruência satisfatória entre a cabeça femoral e o acetábulo, e são assintomáticos, devemos encorajar os programas de reabilitação, com exercícios diários para a conservação do grau de movimentação articular. Em termos de indicação de tratamento operatório para os pacientes sintomáticos e com extrusão da cabeça femoral, com a denominada "articulação em dobradiça", podemos lembrar dos procedimentos tipo "Shelf" (tetoplastias) de Staheli ou de Catterall. Há ainda a opção da osteotomia femoral valgizante. A queilectomia (cirurgia de Garceau) também pode ser necessária nesse grupo de pacientes.

Na classe IV, ou seja, os pacientes com maturidade esquelética, o tratamento é direcionado para a correção da deformidade que estiver presente e que é a causa dos sintomas. Osteotomias reconstrutivas do acetábulo e do fêmur podem ser indicadas. O abaixamento do trocanter maior também pode ser necessário, assim como a correção da desigualdade de comprimento entre os membros inferiores.

Operações de "Salvamento":

Quando a cabeça femoral estiver muito incongruente, nos casos em que ela não pode ser "contida" na cavidade acetabular, a opção de tratamento operatório recai sobre as denominadas "operações de salvamento", que são:

1. Queilectomia – em que temos uma boa experiência, como será mostrado a seguir.
2. Osteotomia tipo Chiari.
3. Transferência distal e lateral do trocanter maior.
4. Procedimento tipo "Shelf".
5. Artroplastia.
6. Artrodese do quadril.

DIAGNÓSTICO DIFERENCIAL

Incluem-se no diagnóstico diferencial da doença de Legg-Calvé-Perthes as seguintes condições:

- Hipotireoidismo (classicamente nessa doença o comprometimento é bilateral).
- Displasia epifisária múltipla (também apresenta acometimento bilateral).
- Deslocamento epifisário proximal do fêmur (nos adolescentes).
- Hemoglobinopatias.
- Tumores.
- Doença de Gaucher.
- Infecções.
- Doenças reumatológicas.
- Sinovite transitória do quadril.

PROGNÓSTICO

Podemos considerar como fatores prognósticos na doença de Legg-Calvé-Perthes a idade do paciente no início da doença, a extensão da necrose na epífise femoral, o fechamento precoce da epífise capital do fêmur e a rigidez de movimentação persistente da articulação coxofemoral.

Na tabela 8.2 relacionamos o prognóstico geral da doença de Legg-Calvé-Perthes de acordo com a classificação de Catterall inicial para determinado caso clínico.

Na realidade, o grupo I quase sempre será acompanhado por um resultado satisfatório. Os grupos II e III apresentam um prognóstico intermediário e são os tipos clínicos que merecem a maior atenção em relação ao tratamento. O grupo IV apresenta alta probabilidade de maus resultados.

Tabela 8.2 – Probabilidade de resultado de acordo com a classificação de Catterall.

Classificação	Bom (%)	Regular (%)	Mau (%)
Grupo I	96	4	0
Grupo II	75	19	6
Grupo III	22	30	48
Grupo IV	0	29	71

BIBLIOGRAFIA

1. BOWEN, J.R.; FOSTER, B.K. & HARTZELL, C.R. – Legg-Calvé-Perthes disease. *Clin. Orthop.* **185**:97, 1984. 2. BOWEN, J.R. & MILLER, G. – Doença de Legg-Calvé-Perthes. **In** Balderston, R.A. et al. *O Quadril – Procedimentos Clínicos e Cirúrgicos.* Rio de Janeiro, Revinter, 1996. 3. GUARNIERO, R.; ADACHI, P.P. & GOUVEIA, L.A.M. – The results of femoral varus osteotomy for the treatment of Legg-Calvé-Perthes disease (LCPD). *Mapfre Medicina* **6**(Suppl. III):139, 1995. 4. GUARNIERO, R. et. al. – Resultados da osteotomia femoral varizante no tratamento da doença de Legg-Calvé-Perthes (DLCP). *Rev. Hosp. Clín. Fac. Med. S. Paulo* **52**:132, 1997. 5. MOSELEY, C. – Legg-Calvé-Perthes disease. Radiological findings and stages. *Mapfre Medicina* **6**(Suppl. III):43, 1995. 6. NIETHARD, F.U – Clinical findings in Legg-Calvé-Perthes disease. *Mapfre Medicina* **6**(Suppl. III):41, 1995. 7. ROSSI, J.B.D.M.B.A. – Moléstia de Perthes. **In** Guarniero, R. *Ortopedia Pediátrica.* São Paulo, Universidade de São Paulo. Faculdade de Medicina. Departamento de Ortopedia e Traumatologia, 1993, p. 1. 8. STULBERG, S.D.; COOPERMAN, D.R. & WALLENSTEN, R. – The natural history of Legg-Calvé-Perthes disease. *J. Bone Jt. Surg.* **63A**:1095, 1981. 9. WEINSTEIN, S.T. – Legg-Calvé-Perthes syndrome: past, pesent and future. *Mapfre Medicina* **6**(Suppl. III):249, 1995.

---

6 Dor nas Costas na Criança e no Adolescente

ROBERTO GUARNIERO
FÁBIO FERRI-DE-BARROS

O sintoma referido como "dor nas costas" na criança e no adolescente é causa relativamente freqüente de consultas aos pediatras, ortopedistas e a outros médicos. As causas possíveis são várias, e consideramos fundamental a abordagem sistemática e minuciosa para o esclarecimento do diagnóstico, visto que, ao contrário do que ocorre nos adultos, as crianças raramente apresentam dor nas costas de origem funcional, ou lombalgia mecânica. Normalmente, o sintoma é relativo à causa orgânica.

O estudo realizado na Universidade de Michigan (Hensinger, 1985), no qual 100 pacientes esqueleticamente imaturos com sintoma de "dor nas costas" foram avaliados, demonstrou a distribuição conforme a causa da dor (Tabela 8.3).

Tabela 8.3 – Distribuição conforme a causa da dor.

Espondilolistese/espondilólise	33%
Doença de *Sheüermann*	33%
Tumor ou infecção	18%
Desconhecida	15%

ESPONDILÓLISE

Defeito ósseo de *pars articularis*, estrutura óssea que conecta as facetas articulares de uma vértebra a outra, normalmente bilateral e situada em L5. Nos casos mais graves, pode ocorrer a *espondilolistese*, escorregamento de uma vértebra sobre a outra, mais freqüentemente observada entre L5 e S1.

Mais comum nos pré-adolescentes, o quadro clínico normalmente é de dor não muito intensa acompanhada de alteração postural e da marcha, decorrente do encurtamento dos músculos isquiotibiais. A interpretação dos exames radiográficos muitas vezes é difícil e depende do grau de treinamento do médico examinador.

O tratamento raramente é cirúrgico, consistindo na maioria dos casos em restrição temporária das atividades esportivas e exercícios específicos de alongamento e fortalecimento muscular.

DOENÇA DE SCHEUERMANN

Deformidade da coluna vertebral do tipo cifose, mais freqüente nos meninos entre 10 e 15 anos de idade, decorrente de encunhamento vertebral. O defeito pode estar localizado na coluna torácica (tipo I) ou toracolombar (tipo II). O adolescente ou pré-adolescente pode apresentar quadro doloroso associado à deformidade, bem como ser assintomático.

O tratamento clínico normalmente é resolutivo, mas a cirurgia pode ser necessária em alguns casos, dependendo da gravidade da lesão.

INFECÇÕES

Discite e osteomielite vertebral – doenças não muito freqüentes, geralmente observadas em crianças com idade inferior a 9 anos.

As apresentações clínicas da discite na fase inicial podem ser caracterizadas pelos sintomas descritos a seguir: incapacidade para deambular, dor abdominal ou lombar inespecífica.

Nessa fase é fundamental a suspeita clínica para que se institua precocemente o tratamento, evitando-se assim as complicações da doença. A criança de menor idade com dificuldade súbita para deambular, sem causa aparente, deve ser submetida a testes diagnósticos complementares e a um completo e minucioso exame físico que pode ser inconclusivo. O hemograma completo e a velocidade de hemossedimentação (VHS) são bons exames para triagem. O simples aumento da VHS justifica a realização da cintilografia óssea, que nos casos típicos é de fácil interpretação. Permanecendo dúvida quanto ao diagnóstico, a ressonância magnética é o exame mais específico a ser realizado. A cintilografia óssea pode também ser útil no diagnóstico de afecções do sistema geniturinário e das articulações sacroilíacas que também representam causas de dor lombar.

O tratamento consiste em repouso e antibioticoterapia empírica parenteral para *Staphylococcus aureus* ou, idealmente, guiado por hemocultura e antibiograma. Normalmente após três ou quatro dias de antibioticoterapia a criança apresenta melhora clínica significativa. Quando a VHS começa a diminuir, pode-se modificar a via de administração do antibiótico pela via oral e manter o tratamento por mais quatro ou cinco semanas. A tuberculose vertebral e as outras infecções granulomatosas crônicas como a brucelose devem ser consideradas como diagnósticos possíveis nos pacientes que não respondem à antibioticoterapia empírica, fazendo-se necessário em alguns casos a biopsia para diagnóstico.

ESCOLIOSE

A criança que apresenta escoliose acompanhada de dor deve ser submetida à anamnese minuciosa, pois a escoliose normalmente não é causa de dor. Nesses casos, após as radiografias simples da coluna vertebral, o hemograma e a VHS e mesmo a cintilografia óssea são bons exames para triagem.

TUMORES

Alguns tumores ósseos na criança podem manifestar-se inicialmente apenas pelo sintoma doloroso referido à região lombar, como o osteoma osteóide, o osteoblastoma e o granuloma eosinofílico que se apresenta radiograficamente como vértebra plana, decorrente do colapso de um único corpo vertebral (vértebra plana de Calvé).

Tumores e malformações da medula espinhal devem também ser lembrados no diagnóstico diferencial da lombalgia inespecífica da criança, sendo a ressonância magnética o melhor método de imagem para a confirmação da suspeita clínica.

Devem-se investigar quaisquer indícios de alteração da função esfincteriana que pode ser a expressão clínica de um processo expansivo no canal medular.

BIBLIOGRAFIA

1. DeORIO, J.K. & BIANCO Jr., A.J. – Lumbar disc excision in children and adolescents. *J. Bone Jt. Surg.* **64A**:991, 1982. 2. HESINGER, R.N. – Back pain in children. In Bradford, D.S. & Hensinger, R.N. *The Pediatric Spine.* New York, Thieme & Stratton, 1985, p. 41. 3. STAHELI, L.T. – *Fundamentals of Pediatric Orthopedics.* New York, Raven Press, 1992, p. 8.4. 4. WENGER, D. – Back pain in children. In Wenger, D. & Rang, M. *The Art and Practice of Children's Orthopaedics.* New York, Raven Press, 1993, p. 455.

Nona Parte

Dermatologia

coordenador

Edvandro A. Rivitti

colaboradores

Cláudia Giuli Santi

Cyro Festa Neto

Evandro A. Rivitti

José Antonio Sanches Jr.

José Eduardo Costa Martins

Juliana Rodrigues Okay

Leontina da Conceição Margarido

Luis Carlos Cucé

Márcia Ferraz Nogueira

Maria Denise Fonseca Takahashi

Sebastião A. P. Sampaio

Valéria Aoki

Walter Belda Júnior

Zilda Najjar Prado de Oliveira

1 Terapêutica Tópica

LUIS CARLOS CUCÉ
JULIANA RODRIGUES OKAY

Na criança, a pele apresenta certas peculiaridades e sofre modificações durante todo o crescimento. No lactente, a epiderme é delgada e o sistema imunológico é imaturo, com maior possibilidade a irritações, sensibilizações e infecções, bem como há absorção aumentada das aplicações tópicas. Por imaturidade dos anexos da pele, em particular das glândulas sebáceas, o manto lipídico é deficiente, deixando a superfície cutânea mais suscetível a ressecamento e infecções fúngicas.

A terapêutica tópica deve aliviar os sintomas e curar as dermatoses, sem que as drogas ativas ou seus veículos interfiram no equilíbrio e na integridade da pele.

O tratamento tópico é uma especialidade dentro da Dermatologia. O assunto liga-se a peculiaridades, de cunho pessoal, controvertido e sujeito a modificações freqüentes, devido à rápida evolução da tecnologia farmacêutica. Serão apresentadas, a seguir, as principais substâncias utilizadas nas medicações tópicas, suas fórmulas farmacêuticas e suas indicações.

SUBSTÂNCIAS DILUÍDAS EM ÁGUA

Utilizadas em banhos ou compressas. As principais são mencionadas a seguir.

a) *Permanganato de potássio* em solução aquosa, nas concentrações de 1:5.000 a 1:10.000 nas infecções cutâneas e diluídas a 1:20.000 a 1:40.000 nas dermatoses eczematosas agudas e exsudativas. Tem ação desinfetante, antipruriginosa, detergente e adstringente, porém deve-se evitá-lo nas dermatoses crônicas e em todas as condições nas quais a pele se apresenta seca.

b) *Solução de Burow* (solução de acetato de alumínio a 8,7% e acetato de chumbo a 15% em água) diluída em água na proporção de 15ml para 1.000ml de água; tem efeito calmante, descongestionante e secativo.

c) *Água de Dalibour* (solução de sulfato de cobre a 10% e sulfato de zinco a 4%) na diluição de 1:10, com ação anti-séptica, desodorizante e adstringente. Está indicada em compressas nas piodermites, nas ulcerações traumáticas e nas dermatoses infectadas localizadas.

d) *Aveia e amido* na quantidade de 50g para cada 15 litros de água: apresentam efeito calmante e antipruriginoso, indicados em banhos nos eczemas, estrófulo e dermatoses pruriginosas da infância em geral.

ANTIBIÓTICOS TÓPICOS

Existem inúmeros antibióticos para uso tópico indicados nas piodermites e nas dermatoses infectadas. Devem-se, porém, escolher de preferência antibióticos de largo espectro, pois suas indicações são para as lesões cutâneas abertas, quase sempre com flora bacteriana mista. Entretanto, não devem ocorrer efeitos adversos como irritação ou sensibilização, nem risco da absorção da droga, às vezes, com efeito tóxico sistêmico. Esse problema ocorre principalmente em dermatoses extensas ou ulcerações múltiplas na criança. Outro aspecto é evitar o uso tópico de drogas para administração sistêmica, prevenindo sensibilizações futuras. Os principais antibióticos de uso tópico são: gentamicina em creme ou pomada a 0,1%; polimixina B a 0,1% ou 0,025%, associada a oxitetraciclina a 3%, particularmente ativa sobre *Pseudomonas* sp.; nistatina e anfotericina B

a 0,25%, eficazes na candidíase cutânea. A nistatina é usada também na forma de solução para as lesões da mucosa bucal. A neomicina, outrora muito utilizada, vem apresentando crescente capacidade sensibilizante, razão do declínio de sua indicação: seu emprego ainda é justificável pelo baixo custo em lesões circunscritas. O cloranfenicol tópico também é utilizado a 2% devido à baixa capacidade sensibilizante e excelentes resultados clínicos. Atualmente, prefere-se a mupirocina a 2% ou ácido fusídico a 2%, mais ativos e menos sensibilizantes em áreas localizadas.

ANTIFÚNGICOS

Os clássicos antifúngicos, derivados do iodo, do ácido benzóico e do ácido salicílico, não são mais empregados na terapêutica tópica das micoses superficiais, devido a sua ação irritante, causando intenso ardor, principalmente em crianças. Atualmente, utilizam-se drogas de amplo espectro, como clotrimazol a 1%, miconazol a 2% ou cetocozanol em creme, soluções ou xampus que atuam nas dermatofitoses e nas micoses superficiais em geral (pitiríase versicolor e candidíase). Nas dermatofitoses pode-se, ainda, empregar o tolnaftato, tolciclato a 1%, terbinafina e amorolfina em cremes ou soluções uma ou duas vezes ao dia. Esses antifúngicos têm-se mostrado, até agora, pouco sensibilizantes e, de maneira geral, pouco irritantes.

Desaconselha-se o emprego das associações de antifúngicos, antibióticos e/ou corticosteróides, não só por mascarar as dermatoses incipientes, mas também pelo fato de sensibilizar o paciente a drogas desnecessárias, muitas vezes em concentrações inadequadas e pouco ativas.

Na pitiríase versilocor, o tratamento tópico pode ser efetuado com sulfeto de selênio (xampu a 2,5%) aplicado diariamente por três semanas antes do banho; tioconazol (loção a 1%) ou isoconazol (solução a 1%) aplicados uma vez ao dia após o banho por quatro semanas, com excelente tolerância; hipossulfito de sódio a 40% em solução aquosa, uma vez ao dia após o banho; e cetoconazol a 2%.

CORTICOSTERÓIDES

Os corticosteróides tópicos têm efeito antiinflamatório, antialérgico e antipruriginoso. Nas crianças são empregados os corticóides menos potentes (grupo IV), ou seja, acetato de hidrocortisona a 0,25%, 0,5%, 0,75% e 2%, valerato de hidrocortisona a 0,2% e acetato de metilprednisolona a 0,25%, isolados ou associados com antibióticos, como neomicina, gentamicina e nistatina. A associação com o iodo-cloro-hidroxiquinoleína não deve ser empregada por apresentar fraca ação antibacteriana e antifúngica, além de sujar as roupas. Os corticosteróides inadequadamente escolhidos, como os fluorados, ou sua má indicação, podem levar a efeitos colaterais indesejáveis como, por exemplo, teleangiectasias, púrpuras, estrias, atrofia da pele, principalmente nas regiões de dobras. Erupções acneiformes e hipertricose ocorrem mais freqüentemente na face, pelo uso prolongado de corticosteróides fluorados. Finalmente, dificultam as cicatrizações de lesões ulceradas e favorecem a disseminação de micoses superficiais. O uso de curativos oclusivos, por tempo determinado, acelera a cura de dermatoses crônicas, porém, a longo prazo, os efeitos colaterais são mais freqüentes, além de favorecer o aparecimento de miliária e foliculites.

Os corticosteróides tópicos são utilizados nas dermatoses eczematosas, nas irritações cutâneas e nas dermatoses pruriginosas da infância.

Na dermatite amoniacal, podem-se empregar corticosteróides, como a hidrocortisona a 1%, em veículos especiais, e o anfocerin K, que tem por propriedade não ser hidrossolúvel, protegendo a pele das crianças do contato dos excretas retidos na fralda.

ANTIZOOPARASITÁRIOS

Atualmente a substância mais efetiva e menos tóxica para o tratamento da escabiose e pediculose é a permetrina a 5% em creme não-iônico. Aplica-se o medicamento no corpo, deixando-o por 10 a 12 horas, repetindo a aplicação após 24 horas. A roupa usada nos dois dias de tratamento deve ser lavada e não necessita ser fervida. Decorrida uma semana, se houver aumento do prurido, repetir a aplicação.

Pode ser empregado o enxofre precipitado a 5-10% em vaselina ou pasta d'água por três dias, eficiente e pouco irritante.

A escabiose e a pediculose podem ainda ser tratadas com o monossulfiram em solução alcoólica a 25%, diluído em três partes iguais de água.

Para a pediculose do couro cabeludo é recomendável xampus de lindano, permetrina ou deltametrina.

Contra-indicamos o benzoato de benzila a 25% e o lindano (benzonograma-hexaclorado a 1%) na criança, pois o primeiro é irritante nas dobras e genitais externos, e o segundo, pelo grave risco de intoxicação acidental.

QUERATOLÍTICOS OU DESCAMANTES

São substâncias que removem a camada córnea por seu efeito esfoliante. O ácido salicílico a 2-4% e a resorcina a 3-4% podem ser utilizados em crianças, como queratolíticos, diluídos em vaselina, "cold cream" ou creme "lanette". A uréia a 10 a 15%, em propilenoglicol, também é um bom queratolítico. As principais indicações são em eczemas crônicos, pitiríase alba, ictiose, queratose folicular e outras. São empregados em concentrações maiores nas hiperqueratoses circunscritas (como os calos), quando houver necessidade de descamação enérgica; pode-se utilizar o ácido salicílico de 10 a 20% em colódio elástico ou em vaselina, porém, nesse caso, deve-se proteger a pele circunvizinha.

PROTETORES

Visam proteger a pele da ação de agentes exógenos e da radiação solar. O veículo freqüentemente utilizado na proteção contra detergente é o anfocerin K; por não ser hidrossolúvel, protege contra a água e, quando associado ao óleo de silicone a 5-10%, também protege contra o sabão e os detergentes.

Os fotoprotetores são produtos com a capacidade de proteger a pele contra a queimadura solar e prevenir ou minimizar os efeitos maléficos tardios, resultante de exposições repetidas à luz solar, como o envelhecimento precoce e o câncer de pele.

Os protetores solares agem química e fisicamente. O fotoprotetor físico mais eficiente e mais empregado atualmente é o dióxido de titânio a 5%. É cosmeticamente pouco aceitável, empregado em creme ou pasta, recomendado para todos os tipos de pele. Para tirar a cor branco-nacarada do dióxido de titânio, utilizamos o neutracolor em quantidade suficiente. Nas crianças rebeldes ao uso de cremes, utilizam-se loções de ácido paraminobenzóico a 10% em álcool a 70 e 10% de propilenoglicol. Já os fotoprotetores químicos compreendem cinco grupos de substâncias, a saber: 1. ácido paraminobenzóico (PABA) e derivados; 2. benzofenonas; 3. dibenziolmetanas; 4. cinamatos (parsol MCX e cinoxate); e 5. salicilatos.

BIBLIOGRAFIA

1. ESTERLY, N.B. – The icthyosiform dermatoses. *Pediatrics* **42**:990, 1968. 2. FITZPATRICK, T.B. et al. – *Dermatology in General Medicine. Text-book and Atlas.* 2nd ed., New York, McGraw-Hill, 1979. 3. HANIFIN, J.M. & LOBITZ Jr., W.C. – Newer concepts of atopic dermatites. *Arch. Dermatol.* **113**:663, 1977. 4. HURWITZ, S. – *Clinical Pediatric Dermatology.* Philadelphia, Saunders, 1981. 5. HURWITZ, S. – Scabies in babies. *Am. J. Dis. Child.* **126**:226, 1973. 6. LELL, M.E. & SWERDLOW, M.L. – Dermatomyositis of childhood. *Pediatr. Ann.* **6**:203, 1977. 7. MADDIN, S.; CARRUTHERS, A. & BROWN, T.H. – *Current Dermatologic Therapy.* Philadelphia, Saunders, 1982. 8. MARGILETH, A.M. & MUSELES, M. – Cutaneous hemangiomas in children. *JAMA* **194**:523, 1965. 9. MOSCHELLA, S.L.; PILLSBURY, D.M. & HURLEY Jr., H.J. – *Dermatology.* Philadelphia, Saunders, 1975. 10. PRICE, V.H. – Disorders of the hair in children. *Pediatr. Clin. North Am.* **25**:305, 1978. 11. ROOK, A. – Papular urticaria. *Pediatr. Clin. North Am.* **8**:817, 1961. 12. ROOK, A.; WILKINSON, D.S. & EBLING, F.J.G. – *Textbook of Dermatology.* 3rd ed., Oxford, Blackweel Scientific Publications, 1979. 13. SAMPAIO, S.A.P. & RIVITTI, E.A. – *Dermatologia.* 1ª ed., São Paulo, Artes Médicas, 1998. 14. SOLOMON, M.; ESTERLY, N.B. & LOEFFEL, E.D. – *Adolescent Dermatology.* Philadelphia, Saunders, 1978.

---

2 Micoses Profundas

LUIZ CARLOS CUCÉ
MARCIA FERRAZ NOGUEIRA

CONSIDERAÇÕES GERAIS

As micoses profundas são doenças provocadas por fungos que podem atingir a pele, as mucosas e os órgãos internos. Existem, entretanto, doenças causadas por bactérias que são classificadas dentro do grupo das micoses profundas porque se assemelham clínica e histopatologicamente a um grupo dessas micoses, as quais são chamadas de actinomicoses.

Na criança, as micoses profundas aparecem com rara freqüência. Entretanto, entre as micoses profundas, a esporotricose é a mais observada em relação às outras. Nessa população observam-se, com maior freqüência, as micoses superficiais, ou seja, dermatoses causadas por fungos que atingem as camadas queratinizadas ou semiqueratinizadas da pele (pele ou mucosas).

Os fungos estão amplamente distribuídos na natureza. Muitos desses fungos que causam doenças no homem foram encontrados e isolados no solo, nos animais, no ar atmosférico, nos alimentos e nos vegetais. Os fungos podem ser patogênicos, oportunistas e não-patogênicos.

Rippon conceituou os fungos como patogênicos e oportunistas. Os fungos patogênicos são aqueles capazes de invadir tecidos sadios, sobrepondo-se aos mecanismos de defesa, multiplicando-se e provocando dano tecidual no hospedeiro imunocompetente. Esses fungos compreendem o *Paracoccidioides brasiliensis, Histoplasma capsulatum, Blastomyces dermatitidis* e *Coccidioides immitis.* No entanto, o conceito de patogenicidade pode ser mais amplo, englobando os fungos capazes de provocar doenças nos pacientes imunocompetentes após implantação traumática no tecido, como, por exemplo, o *Sporothrix schenckii,* o *Loboa loboi* ou *Paracoccidioides loboi,* os agentes da cromoblastomicose e do eumicetoma.

Os fungos oportunistas são os de baixa virulência, causando doenças apenas nos indivíduos imunocomprometidos específica ou inespecificamente. Os fungos oportunistas são cosmopolitas, sobressaindo-se, pela prevalência, espécies do gênero *Candida* e do gênero *Aspergillus, Criptococcus neoformans*, espécies da classe *Zygomycetes*, fungos hialinos (causadores das hialo-hifomicoses), e fungos demáceos (causadores das feo-hifomicoses).

Na população pediátrica, além dos estados de desnutrição, levam ao comprometimento imunológico emprego indiscriminado de antibióticos, drogas antineoplásicas, corticosteróides e quimioterápicos que rompem o equilíbrio microbiano, facilitando a ação patogênica dos fungos.

Os fungos não-patogênicos encontrados no ar atmosférico, no Brasil, foram principalmente as espécies dos gêneros *Aspergillus, Cladosporium, Penicillium, Rhodotorula, Fusarium* e *Aureobasidium*. O gênero *Alternaria* também ocorre no Brasil, sendo mais comum nos Estados Unidos e com capacidade alergógena bastante pronunciada. Esses fungos não-patogênicos podem provocar manifestações alérgicas, principalmente do trato respiratório (asma ou rinite).

A transmissão das micoses profundas ocorre através da via inalatória e o primeiro foco de infecção é no pulmão. As lesões da pele aparecem principalmente por disseminação hematogênica e às vezes por implantação direta na pele, como a esporotricose e a cromoblastomicose.

O envolvimento da pele é mais comum na paracoccidioidomicose e esporotricose. Na cromoblastomicose o envolvimento é na pele e no tecido subcutâneo, sendo raro o acometimento dos órgãos internos.

O contágio inter-humano e de animais para o homem é raro, geralmente ocorrendo por meio de estimulações ou fricções sobre a pele.

Algumas micoses profundas ocorrem na forma endêmica, como é o caso da coccidioidomicose, muito comum no Vale de São Joaquim (Califórnia), onde as condições geográficas ou físicas (solo de tipo desértico) facilitam o desenvolvimento da forma infectante do *Coccidioides immitis*.

O nível de gravidade das micoses profundas pode variar desde uma infecção subclínica, ou seja, quadros assintomáticos, até doença fatal. Essa gravidade dependerá da imunidade celular de cada paciente e da virulência do fungo. O hospedeiro pode ter sua imunidade celular comprometida por diabetes melito, doença de Hodgkin e terapia com corticosteróides e imunossupressores.

Infecções subclínicas são diagnosticadas pelas provas positivas de intradermorreação com antígeno específico. As micoses responsáveis por esse tipo de infecção são a paracoccidioidomicose, a esporotricose, a histoplasmose e a coccidioidomicose.

ASPECTOS CLÍNICOS E TRATAMENTO DAS MICOSES PROFUNDAS

ESPOROTRICOSE

A esporotricose é uma infecção crônica que ocorre pela inoculação acidental do fungo *Sporothrix schenckii* na pele. A esporotricose é a micose profunda mais freqüente na infância, principalmente no Brasil, Colômbia e México.

É uma micose causada pelo fungo *Sporothrix schenckii*, fungo dimórfico e saprófita, vivendo no solo e em vegetais em decomposição. É um fungo de fácil cultivo, crescendo em três a cinco dias à temperatura ambiente.

Essa micose é de ocorrência universal, prevalecendo nos países de clima subtropical e temperado. O fungo é encontrado em vegetações, tais como palhas, folhas, grãos de trigo, frutas, casca de árvores, madeira, espinhos de arbustos e roseiras; no solo; em insetos mortos e larvas, aranhas, moscas vivas, algas, e em animais marinhos. Atinge qualquer idade, com maior prevalência no homem adulto, trabalhadores rurais, como fazendeiros, jardineiros e floristas. Além do homem, a esporotricose tem sido encontrada em vários animais: jumento, mula, cavalo, gato, camelo, rato, camundongo, coelho, cachorro e papagaio. A transmissão ocorre pela inoculação

traumática do fungo na pele, ou seja, o homem adquire a doença após um acidente primário seguido de um ferimento com espinhos, arranhão com plantas, galinheiros, palhas de engarrafamento etc. O pulmão pode ser comprometido por inalação do fungo.

Clinicamente, a esporotricose pode ser dividida em: 1. formas cutâneas (cutâneo-linfática, cutâneo-localizada e cutâneo-disseminada); e 2. formas extracutâneas. A forma mais comum é a cutâneolinfática, caracterizada inicialmente por uma lesão no local do traumatismo, chamada de cancro de inoculação. Essa lesão é, na maioria das vezes, uma úlcera de base infiltrada e eritematosa, no entanto, pode ser uma pápula, nódulo, ou lesão ulcerogomosa. A partir daí, formam-se nódulos subcutâneos, seguindo o trajeto do vaso linfático, que podem amolecer e ulcerar.

A forma cutâneo-localizada é caracterizada por lesão única não acompanhada de nódulos linfáticos. O aspecto clínico pode ser também o mais variado possível, desde uma úlcera, lesão vegetante, verrucosa, sarcoídica, terebrante até placas eritematoescamosas. Na criança, quando essa forma ocorre na face, geralmente há envolvimento de linfonodos regionais. Esse aspecto lembra infecções bacterianas, tipo abscessos ou ectimas, que não respondem à antibioticoterapia, portanto deve sempre ser pensado na esporotricose.

A forma disseminada é rara. Após inoculação através da pele ocorre disseminação por via hematogênica. Essa forma tem sido associada a AIDS e imunodeprimidos iatrogenicamente.

As formas extracutâneas são decorrentes da disseminação hematogênica, muitas vezes não se encontrando a lesão primária, e também são raras. O tecido mais freqüentemente acometido depois da pele é o ósseo, em segundo, os olhos, depois pulmão e testículos.

O diagnóstico clínico da esporotricose é confirmado pela cultura. O fungo cresce rapidamente em três a cinco dias, além de ser um exame simples, seguro e barato. O exame micológico direto raramente mostra o agente. O exame histopatológico também raramente mostra o agente, mostrando na maioria das vezes um infiltrado granulomatoso crônico rico em plasmócitos. A reação intradérmica com antígeno específico (esporotriquina) é positiva nas formas localizadas e quase sempre negativa nas formas disseminadas e extracutâneas.

O tratamento de escolha é o iodeto de potássio, administrado por via oral, iniciando-se com 0,5 a 1g/dia e aumentando-se gradualmente, até atingir 4 a 6g/dia no adulto. Na criança, ministrar dose menor, metade ou um terço da dose do adulto. A segunda alternativa é a anfotericina B, na dose de 0,25mg/kg/peso, aumentando-se para 0,5mg e 1mg/kg/peso, diariamente ou em dias alternados. É administrada por via intravenosa, gota a gota, em soro glicosado a 5%, durante 6 horas.

Atualmente outras drogas têm sido utilizadas: os derivados imidazólicos, como o itraconazol e o fluconazol.

PARACOCCIDIOIDOMICOSE (BLASTOMICOSE SUL-AMERICANA)

A paracoccidioidomicose é uma infecção causada pelo *Paracoccidioides brasiliensis*. A doença foi primeiramente descrita em São Paulo, por Adolfo Lutz, em 1908. O fungo foi definitivamente distinguido do agente da coccidioidomicose por Floriano de Almeida.

Na América do Sul é a mais comum das micoses sistêmicas, mais freqüentemente observada no Brasil, na Argentina, Colômbia e Venezuela. O fungo sobrevive na natureza, onde a temperatura média fica entre 17° e 24°C com invernos curtos e não muito rigorosos, pluviosidade entre 500 e 2.500mm/ano; altitude entre o nível do mar e 1.500 metros; solos férteis, mais freqüentemente ácidos e com cobertura vegetal. A paracoccidioidomicose atinge pacientes de várias idade, e ambos os sexos. Nos pacientes com idade inferior a 12 anos, a incidência é igual em ambos os sexos, aumentando a do sexo masculino conforme a idade. A incidência maior ocorre entre os 30 e 50 anos e 80 a 90% corresponde ao sexo masculino.

O *Paracoccidioides brasiliensis* é um fungo dimórfico, que cresce lentamente à temperatura ambiente, em torno de três a quatro semanas. A via de transmissão da doença é a inalatória. A doença primitiva cutânea e/ou mucosa é admitida como excepcional.

As alterações clínicas são bastante variadas na paracoccidioidomicose. Podemos citar a paracoccidioidomicose infecção que corresponde aos pacientes identificados por reação intradérmica de paracoccidioidina positiva. Foram descritas as formas tegumentares ou cutâneo-mucosas, linfonodulares ou linfáticas, viscerais e mistas (tegumentares-linfáticas e/ou viscerais; linfático-viscerais). Existem outras classificações das formas clínicas da paracoccidioidomicose: paracoccidioidomicose infecção, agudas-subagudas e crônicas.

A forma linfático-nodular predomina em crianças e adolescentes, ocorrendo em 5% dos casos. A história clínica mais comum é a adenomegalia cervical ou mandibular, acompanhada de febre, emagrecimento e adinamia. Os gânglios tendem a coalescer e em seguida a abscedar e fistulizar.

A forma do adulto do sexo masculino mais freqüente é a mista: tegumentar e pulmonar, correspondendo à forma clínica mais comum. O parênquima pulmonar mostra radiologicamente acometimento dos lóbulos médios (aspecto chamado em "asa de borboleta"), e em 5% dos casos há concomitância com a tuberculose. A forma tegumentar pode apresentar-se como uma lesão ulcerada, ulcerovegetante, vegetante, sarcoídica e verrucosa. A forma cutâneo-mucosa é caracterizada por uma lesão ulcerada, com granulações finas e pontilhado hemorrágico, chamada de "estomatite moriforme de Aguiar Pupo". Todos os órgãos podem ser acometidos, como supra-renais, sistema nervoso central etc.

O diagnóstico clínico é confirmado pelo exame micológico direto. O fungo é freqüentemente observado, apresentando-se como estruturas arredondadas com dupla membrana, refringentes, com ou sem gemulação. A gemulação múltipla dá um aspecto comparado à roda de leme. A cultura é lenta, o fungo cresce de 20 a 30 dias após semeadura. A histopatologia mostra um infiltrado granulomatoso crônico, e o fungo é facilmente distinguido na coloração pela hematoxilina-eosina, porém mais bem evidenciado pela coloração específica, tais como o PAS ou Gomori. As reações sorológicas são realizadas rotineiramente para o diagnóstico e controle de cura. As mais freqüentemente realizadas são a reação de fixação do complemento, a reação de precipitação e a contra-imunoeletroforese. A reação intradérmica com antígeno específico é positiva em 87% dos pacientes, segundo Fava Neto e Raphael.

O tratamento pode ser feito com os derivados sulfamídicos, o sulfametoxazol + trimetoprima, os derivados imidazólicos, o cetoconazol, o itraconazol e o fluconazol nas formas de acometimento do sistema nervoso central. A anfotericina B está reservada para os casos graves da doença, na dose de 1mg/kg/dia.

BLASTOMICOSE QUELOIDEANA (DOENÇA DE JORGE LOBO, LOBOMICOSE)

A blastomicose queloideana foi descrita pela primeira vez por Jorge Lobo, em 1931, em pacientes procedentes da região amazônica. É uma micose exclusiva do continente latino-americano, mais freqüente no grupo etário dos 21 a 40 anos e no sexo masculino.

A doença é causada pelo fungo *Paracoccidioides loboi* ou *Loboa loboi*, fungo de difícil cultivo e também até o momento não se conseguiu a inoculação em animais experimentais. A via de transmissão é o traumatismo cutâneo por meio de fragmentos de vegetais ou picadas de insetos que possibilitam a penetração do fungo.

Clinicamente, a lobomicose apresenta-se mais freqüentemente como lesões cutâneas queloideanas, podendo atingir qualquer região do tegumento, tendo sido observada com maior freqüência no pavilhão auricular. Geralmente são unilaterais, dado importante para o diagnóstico diferencial com a hanseníase e a leishmaniose cutânea difusa (anérgica).

O fungo é facilmente encontrado ao exame micológico direto.

O tratamento realizado nos casos com lesões pequenas é a exérese cirúrgica ou eletrofulguração. A clofazimina, 300mg/dia no primeiro mês, 200mg/dia no segundo mês e posteriormente 100mg/dia, mostrou resultados favoráveis para um pequeno número de pacientes. O cetoconazol e o itraconazol não se mostraram efetivos, assim como a anfotericina B e a 5-fluorocitosina.

MICETOMAS

Micetomas são infecções crônicas da pele e do tecido subcutâneo que podem atingir os ossos. São causados por bactérias (actinomicetomas) e por fungos (eumicetomas).

O termo micetoma foi aparecendo na literatura devido ao aspecto clínico característico das lesões, que são verdadeiras tumorações nos pés, com fístulas, que drenam secreção serossanguinolenta com saída dos grãos parasitários.

Os micetomas são distribuídos largamente em todo o mundo. Os actinomicetomas são cosmopolitas e os eumicetomas são característicos das áreas tropicais e subtropicais.

No Brasil, os actinomicetomas predominam em relação aos eumicetomas. O grupo etário de maior freqüência é entre 20 e 50 anos. São raríssimos na criança e nos idosos. Há relatos na literatura mundial de casos de actinomicoses endógenas em lactente de 28 dias e crianças maiores. A via de transmissão é por meio de traumatismos cutâneos, mais freqüentemente ocorrendo nos homens trabalhadores rurais, sujeitos a traumatismos com vegetais.

As actinomicoses são classificadas em endógenas (*A. israelli*, bactéria anaeróbia) e exógenas (nocardiose, bactérias aeróbias), e os eumicetomas são de origem exógena, causados por fungos aeróbios (gênero *Pseudallescheria, Acremonium, Madurella*), também chamados de maduromicose.

O agente da actinomicose endógena mais freqüente é o *Actinomyces israelli*. É uma bactéria anaeróbia gram-positiva, comensal da boca e da garganta do ser humano, vivendo nas criptas tonsilares, nos dentes normais e nas cáries dentárias. As alterações desse habitat e a exaltação da virulência da bactéria causarão doença no homem. As alterações clínicas são divididas em cervicofacial, torácica e abdominal. Essas três formas são caracterizadas por tumorações abscedantes, com formação de fístulas. A lesões viscerais de actinomicoses são raras na infância; no entanto, são encontradas descrições de casos na literatura mundial.

No Brasil, em 1909, Lindenberg identificou outro agente da actinomicose exógena, denominando-o de *Nocardia brasiliensis*. Essa bactéria é aeróbia, já tendo sido isolada no solo e nos vegetais, sendo responsável por quadros de micetomas localizados nos pés e menos freqüentemente no tórax e abdome. A maduromicose é pouco freqüente no Brasil, com predomínio das lesões nos membros inferiores.

O diagnóstico é confirmado pela identificação do agente etiológico por meio do exame micológico direto e da cultura. No exame direto podem ser observados grãos parasitários que apresentam diferenças no tamanho, cor, forma, textura, propriedades tintoriais e micromorfologia. A histopatologia pode identificar os grãos parasitários em mais de 90% dos casos, além de apresentar um infiltrado granulomatoso crônico.

O tratamento dos actinomicetomas compreende a penicilina G como droga de escolha. Para a nocardiose é utilizada a dapsona e a associação de sulfametoxazol + trimetoprima. Os eumicetomas são tratados com anfotericina B, griseofulvina, cetoconazol e itraconazol.

CROMOMICOSE

A cromomicose é uma micose que acomete a pele e o tecido subcutâneo; a disseminação hematogênica é excepcional. É causada por fungos demáceos, encontrados no solo ou em vegetais e introduzidos no organismo humano por ferimentos. O quadro clínico é caracterizado por lesões papulares ou nodulares que evoluem formando placas verrucosas, com centro atrófico ou ulcerado. A localização preferencial são os membros inferiores, sendo mais comum o acometimento no homem adulto, principalmente nos lavradores. O exame micológico direto mostra corpos arredondados, cor de charuto, isolados ou agrupados (corpos fumagóides). O exame histopatológico mostra um infiltrado granulomatoso com presença de corpos cor de charuto no interior dos gigantócitos. O tratamento depende da extensão das lesões. Nas formas localizadas, pode ser realizada a criocirurgia com nitrogênio líquido. Nos casos mais graves, itraconazol e 5-fluorcitosina isolada ou associada à anfotericina B.

CRIPTOCOCOSE

É uma infecção fúngica de ocorrência em todo o mundo, causada pelo *Cryptococcus neoformans,* fungo encapsulado, identificado em ninhos de pombos e galinheiros em grande quantidade. A infecção humana ocorre por via inalatória, com infecção pulmonar primária, quase sempre assintomática. Há tendência de o fungo invadir o cérebro e as meninges.

É uma infecção associada a pacientes transplantados e atualmente em aidéticos. A criptococose meningoencefálica é o quadro mais freqüente e importante. A clínica cutânea é polimórfica, podendo apresentar lesões papulosas na face lembrando molusco contagioso, além de lesões do tipo macular, acneiformes, ulceronecróticas, vegetantes, nódulos subcutâneos, celulite e pioderma gangrenoso. O diagnóstico é feito pela visualização do parasita no exame micológico direto, no histopatológico ou pela cultura. O tratamento é com anfotericina B, 5-fluorocitosina, fluconazol e itraconazol.

HISTOPLASMOSE

A histoplasmose é causada por um fungo de comportamento oportunista. É um fungo dimórfico encontrado em solos ricos em dejetos de aves ou morcegos. A via de penetração é a inalatória. No paciente imunocompetente a infecção será subclínica e apenas constatada pela positividade da reação intradérmica com histoplasmina.

A clínica mais freqüente no paciente imunocomprometido é a doença crônica, de localização pulmonar e tegumentar. Inicialmente, o paciente apresenta um quadro de pneumonite aguda, associado a lesões tegumentares, emagrecimento e hepatoesplenomegalia. As lesões cutâneas são polimórficas, desde lesões papulosas, até nódulos, papulopustulosas, ulcerovegetantes ou vegetantes. Lesões da cavidade oral podem ser a primeira manifestação da doença. O diagnóstico é confirmado pelo exame anatomopatológico e cultura. O tratamento é realizado com derivados de sulfas, anfotericina B ou itraconazol.

Entre nós, o Prof. Aloysio de Paula assinalou "microepidemia" de histoplasmose em 12 crianças, um professor e um cão, ocorrida por ocasião da exploração de uma gruta (local de morcegos). Após o período de incubação de 10 a 12 dias, as crianças apresentaram quadro febril, com tosse, dispnéia, sensação de sufocação e ardor retroesternal. Radiologicamente, foram observadas lesões miliares que regrediram espontaneamente em três meses após o início do processo.

RINOSPORIDIOSE

É uma micose causada pelo fungo *Rinosporidium seeberi.* Esse fungo nunca foi cultivado, sendo conhecido apenas como aparece no tecido infectado. Em relação ao seu tamanho, é o maior fungo parasita conhecido do homem. A via de transmissão é pelo ar, sendo as mucosas nasal e ocular as regiões mais afetadas.

No Brasil, a rinosporidiose é de ocorrência esporádica, tendo um predomínio na Região Nordeste do País. Clinicamente, caracteriza-se pela presença de massa polipóide, unilateral e pediculada na cavidade nasal ou na orofaringe, podendo variar de tamanho. A faixa de maior acometimento é entre 20 e 35 anos, porém pode aparecer em qualquer idade. O diagnóstico é confirmado pela histopatologia, bastante característica pela visualização de grande elemento parasitário. O tratamento é a ressecção cirúrgica.

ZIGOMICOSE (MUCORMICOSE E FICOMICOSE)

As zigomicoses compreendem o grupo de infecções causadas pelos fungos da classe dos *Zygomycetes* (fungos não septados). Nessa classe existem duas ordens, *Entomophthorales e Mucorales*, que provocam doenças no homem e em animais (eqüinos, ovinos, caprinos e bovinos). Assim, as zigomicoses são divididas em entomoftoromicoses ou ficomicoses e as mucormicoses.

As entomoftoromicoses ocorrem em indivíduos com a imunidade preservada, apresentando três formas clínicas: a subcutânea, a centrofacial e a visceral.

A mais comum em crianças é a forma subcutânea, caracterizada por nódulos que aumentam progressivamente de volume, que em geral não se ulceram e estão localizados principalmente no tronco, nádegas ou extremidades. Não há adenopatias, e o quadro pode evoluir por meses ou anos. Essa forma é freqüentemente causada pelo fungo *Basidiobolus haptosporus,* saprófita do solo e de dejetos de animais, penetra na pele por meio de traumatismo e por contigüidade e por via hematogênica atinge as vísceras.

No entanto, já foram descritos casos da forma centrofacial causada pelo *Basidiobolus haptosporus* em crianças no Piauí e em adolescentes no Maranhão, e também em outras regiões do Brasil e do mundo.

A forma centrofacial é comum em adultos e raramente ocorre em crianças. O quadro inicia-se com obstrução nasal, rinite, epistaxes, lesões nodulates e polipóides na mucosa. Há hiperemia da mucosa e infiltração da região centrofacial. A forma visceral é rara, tanto em adultos quanto em crianças. A sintomatologia dependerá da víscera acometida.

O diagnóstico é feito pelo exame micológico direto: hifas largas, não septadas; ou pelo exame histopatológico. O tratamento é cirúrgico nas lesões únicas localizadas. O cetoconazol e o itraconazol são as drogas de escolha. Já foi usado o iodeto de potássio, da mesma forma para esporotricose e a anfotericina B, na mesma dosagem da paracoccidioidomicose.

A mucormicose acomete indivíduos imunodeprimidos por transplantes, linfomas, leucemias e também na cetoacidose diabética. Os fungos mucorales são encontrados como saprófitas no organismo humano, solo, materiais orgânicos e alimentos. Esse fungo nunca foi cultivado. As formas clínicas são classificadas em cutâneas, rinocerebrais e sistêmicas, geralmente de evolução fatal. A porta de entrada na forma cutânea é o traumatismo ou por contigüidade dos focos viscerais. Essa micose geralmente é de difícil diagnóstico e na maioria das vezes realizado pós-morte. O tratamento preconizado é com anfotericina B, na dose de 1mg/kg/dia.

BLASTOMICOSE NORTE-AMERICANA

É uma micose limitada aos Estados Unidos, Canadá e raros casos autóctones na África, causada pelo *Blastomyces dermatitidis*. A via de transmissão é a inalatória, com disseminação hematogênica. Clinicamente as lesões se assemelham às que ocorrem na blastomicose sul-americana, sendo freqüentes as lesões cutâneas e pulmonares. O diagnóstico é confirmado pelo exame micológico direto e pela cultura que identificam o agente. O tratamento é realizado com anfotericina B.

COCCIDIOIDOMICOSE

É uma infecção crônica causada pelo fungo *Coccidioides immitis,* fungo dimórfico, geofílico, de áreas secas. Essa micose foi descrita na Argentina e Estados Unidos. A infecção apresentou-se como endêmica no sul da Califórnia. No Brasil foi assinalado um caso autóctone. A via de transmissão é a inalatória e clinicamente a doença se manifesta com lesões variadas, desde o comprometimento pulmonar, cutâneo, ganglionar, osteoarticular, até meníngeo. O comprometimento pulmonar é freqüentemente assintomático, de resolução espontânea. Na pele, observa-se em 5% dos pacientes eritema nodoso. O diagnóstico é confirmado pelo exame micológico direto e cultura. O tratamento é realizado com anfotericina B, cetoconazol e itraconazol.

ASPERGILOSE

A aspergilose é uma infecção que ocorre geralmente em pacientes imunodeprimidos, causada por fungos oportunistas. Esses fungos são os *Aspergillus* e compreendem 600 espécies saprófitas da natureza, no solo, nos vegetais em decomposição e em outras substâncias orgânicas. A principal espécie é o *Aspergillus fumigatus*. O quadro clínico predominante é a doença invasiva pulmonar. O comprometimento cutâneo ocorre em torno de 5% dos casos. A manifestação cutânea pode ser primária, no local de punção ou ferida cirúrgica, ou secundária à disseminação hematogênica de uma doença sistêmica. O diagnóstico é confirmado por exame histopatológico e pela cultura. O tratamento é com anfotericina B e os derivados imidazólicos, o itraconazol e o cetoconazol.

CANDIDÍASE

A candidíase é causada principalmente pela espécie *Candida albicans*. A forma mais comum é a candidíase oral, caracterizada por placas brancas, cremosas, removíveis, localizadas preferencialmente no dorso da língua, palato, ângulo labial e mucosa jugal. Ocorre em pacientes imunodeprimidos e nos diabéticos. As manifestações sistêmicas podem ser gastrintestinais, esofágicas, febre da causa indeterminada, caracterizando uma candidemia. O diagnóstico é feito pela hemocultura. As lesões cutâneas podem ser variadas, acompanhando os quadros sistêmicos e diagnosticadas pelo exame histopatológico. O tratamento é com a nistatina oral ou tópica, cetoconazol, itraconazol, fluconazol e anfotericina B.

---

3 Epidermólise Bolhosa

ZILDA NAJJAR PRADO DE OLIVEIRA

DEFINIÇÃO

A epidermólise bolhosa (EB) é um conjunto de doenças, a maioria genética, em que se formam bolhas na pele e/ou mucosas aos mínimos traumatismos. A diferenciação entre elas decorre do nível em que ocorre a clivagem na epiderme e em diferentes locais da junção dermoepidérmica. Essas diferenças são devidas a mutações de diferentes genes que já são conhecidos. Os padrões de herança são autossômico dominante e recessivo, além de uma única forma adquirida. Podem ocorrer tanto em adultos como em crianças, sendo, porém, o início das lesões geralmente na infância precoce. São doenças raras, conhecendo-se algumas estatísticas, quais sejam: a prevalência anual na Irlanda do Norte é de 32/1.000.000 habitantes; na Noruega, 24/1.000.000; na Inglaterra, 1/300.000 nas formas recessivas.

Os principais tipos de epidermólise bolhosa são: EB simples (EBS); EB juncional (EBJ); EB distrófica (EBD) e EB adquirida (EBA).

A epidermólise bolhosa adquirida (EBA) é uma doença bolhosa crônica auto-imune, associada à presença de auto-anticorpos contra as fibrilas de ancoragem do colágeno (colágeno tipo VII) da junção dermoepidérmica.

As epidermólises bolhosas congênitas incluem 23 fenótipos distintos, sendo reconhecidas como doenças mecanobolhosas. Subtipos específicos diferenciam-se pela forma de herança, características clínicas específicas e distribuição das lesões, acometimento das mucosas, presença ou ausência de atividade da doença extracutânea, nível de clivagem, presença de cicatrizes e mília, achados ultra-estruturais, imunológicos, histopatológicos e de biologia molecular.

CLASSIFICAÇÃO

As epidermólises bolhosas hereditárias são classificadas em três grandes grupos:

EPIDERMÓLISE BOLHOSA SIMPLES

Compreende nove subtipos, que se apresentam como bolhas serosas ou sero-hemorrágicas superficiais e, geralmente, não deixam cicatrizes. Os subtipos mais comuns são o de mãos e pés de Weber-Cockayne, o de Köbner e o herpetiforme de Dawling-Meara. A herança na maioria dos casos é autossômica dominante, havendo poucos casos de herança autossômica recessiva.

A EBS localizada de mãos e pés é o subtipo mais comum. É caracterizada pela presença de bolhas de conteúdo claro, amarelado ou sanguinolento nas plantas dos pés e em menor extensão nas palmas das mãos. Rompem-se com facilidade após pequenos traumatismos ou atrito e podem progredir para queratose ou calosidades difusas ou focais. Inicia-se geralmente após os 6 meses a 1 ano de vida, porém existem casos de surgimento mais tardio. É mais freqüente a correlação do aparecimento das bolhas com o início da atividade motora da criança. A maioria dos pacientes tem hiperidrose palmoplantar, havendo piora das lesões nos meses mais quentes. É rara a ocorrência de distrofia ungueal, cicatrizes distróficas e milia. Não há envolvimento extracutâneo.

Das formas de EBS generalizadas, a EBS de Köbner é o segundo subtipo mais comum. Ocorrem bolhas esparsas pelo corpo, tendendo a ser mais intensas nos membros e infreqüentes nas palmas das mãos e plantas dos pés. As lesões aparecem logo após o nascimento e também se relacionam a traumatismos, atrito e aumento de temperatura. Geralmente as unhas são distróficas e há cicatrizes atróficas e *milia*. Não há envolvimento extracutâneo.

A outra forma generalizada, a EBS de Dawling-Meara ou herpetiforme, é caracterizada pela presença de bolhas e vesículas agrupadas no tronco, braços e pernas. Ocasionalmente, há comprometimento da mucosa oral e queratodermia palmoplantar na primeira década de vida. É rara a presença de cicatrizes, *milia* e distrofias ungueais. As lesões aparecem nos primeiros meses de vida e costumam ter evolução mais grave que os outros subtipos de EBS.

Nas EBS ocorre clivagem intra-epidérmica nas células da camada basal. Decorre, na maioria dos subtipos, de mutação dos genes que codificam as duas moléculas de queratina (queratina 5, cromossomo 12q ou queratina 14, cromossomo 17q), que levaria à alteração das queratinas, com conseqüente alteração do citoesqueleto das células e citólise nas células basais, resultando em bolha intra-epidérmica por traumatismo.

O diagnóstico das EB, além de clínico, pode ser feito pelo exame histopatológico, microscopia eletrônica e imunomapeamento, por meio da técnica de imunofluorescência.

O tratamento consiste no uso de roupas e calçados adequados, que diminuam a pressão sobre a pele e, portanto, o aparecimento de bolhas. As lesões devem ser tratadas com óleos vegetais, quando não estiverem infectadas, curativos não-aderentes à pele e pomadas de antibióticos quando houver infecção secundária. Quando a infecção é extensa, recorrem-se aos antibióticos sistêmicos.

Há melhora com a idade, principalmente no período pré-puberal e puberal, em que a criança aprende a conviver com a doença, evitando traumatizar-se.

EPIDERMÓLISE BOLHOSA JUNCIONAL

Compreende sete subtipos com três formas localizadas, que são raras e menos graves, e formas mais comuns, generalizadas, a EBJ generalizada, grave, variante de Herlitz, também chamada de EBJ *grave*, e a forma generalizada não-Herlitz, também denominada de EBJ *mitis*. Todas as formas de EBJ são transmitidas por herança autossômica recessiva.

A EBJ variante de Herlitz tem evolução mais grave, em muitos casos fatal nos primeiros anos de vida, sendo a sobrevida pequena na idade adulta. Apresenta, desde o nascimento, bolhas disseminadas que se rompem formando erosões algumas vezes extensas, muito dolorosas, que dificultam a deambulação, podendo levar a quadros de pseudocontraturas dos membros, devido à dor intensa. Há formação de crostas, cicatrizes atróficas, alopecia cicatricial, distrofias ungueais, chegando até à anoníquia, e a presença de *milia* é freqüente nas áreas cicatriciais. É associada ao comprometimento de outros órgãos como tratos gastrintestinal, podendo levar à estenose do esôfago, geniturinário, respiratório e ocular. A hipoplasia do esmalte dentário, com formação de grande número de cáries, é freqüente. A dificuldade de ingestão de alimentos devido às extensas lesões mucosas leva a alterações nutricionais, protéicas e anemia intensa. Também pode levar à microstomia e à anquiloglossia, embora de menores proporções que na EBD recessiva. Há presença característica de tecido de granulação exuberante nas áreas periorificiais.

A EBJ não-Herlitz difere da EBJ *gravis* pela ausência do tecido de granulação ao redor dos orifícios naturais, pela ausência ou menor envolvimento extracutâneo. O quadro cutâneo é menos exuberante, havendo poucas ou nenhuma lesão mucosa ou dentária.

Nas EBJ, a clivagem é dermoepidérmica, na lâmina lúcida, devido a alterações provocadas por mutação dos genes que codificam os filamentos ancorantes da laminina-5 e o gene codificador da beta-4-integrina. Essas mutações alteram a adesão das células basais à membrana basal, ocorrendo clivagem na lâmina lúcida da zona da membrana basal.

O tratamento tópico é semelhante ao da EBS, embora as lesões sejam mais intensas e mais difíceis para cicatrizar. O tratamento de suporte da criança nas formas graves deve ser intensivo e multidisciplinar, incluindo cirurgião-dentista, oftalmologista, pediatra e gastroenterologista, além do dermatologista.

EPIDERMÓLISE BOLHOSA DISTRÓFICA

A EBD, também chamada de dermolítica, pode ser localizada ou generalizada. É transmitida por herança autossômica dominante ou recessiva. Existem 10 subtipos, sendo quatro formas localizadas da EBD e, das formas generalizadas, duas são dominantes e duas são recessivas. Os subtipos mais freqüentes da epidermólise bolhosa distrófica dominante são as generalizadas, a variante de Pasini e a hiperplástica de Cockayne-Touraine, e os subtipos mais freqüentes da epidermólise bolhosa recessiva são: EBD recessiva grave de Hallopeau-Siemens e EBD recessiva variante *mitis*.

Além do caráter de herança, as EBD dominantes têm, geralmente, menor gravidade clínica que as recessivas. O quadro clínico é caracterizado por bolhas, erosões, crostas, cicatrizes atróficas, formação de *milia*, distrofia grave ou ausência de unhas, lesões mucosas e comprometimento (Fig. 9.1) extracutâneo variável. Menos freqüentemente, pode levar à formação de quadro distrófico cicatricial semelhante à forma recessiva, inclusive com pseudo-sindactilia. A variante de Pasini caracteriza-se por lesões disseminadas albopapulóides, principalmente no tronco.

As formas mais graves de EBD recessiva caracterizam-se por lesões bolhosas presentes desde o nascimento ou nos primeiros dias de vida, após os mínimos traumatismos ou atrito. O quadro cutâneo é bastante extenso, com bolhas disseminadas pelo corpo, erosões e formação de crostas. A infecção secundária é extremamente freqüente, piorando as lesões e dificultando ainda mais a cicatrização. As unhas são distróficas, podendo chegar à anoníquia. O prurido pode ser de leve a intenso e a coçadura agrava o quadro dermatológico. Geralmente há envolvimento de outros órgãos, muitas cáries, dentição comprometida, estreitamento do esôfago, má absorção intestinal intensa, envolvimento do trato geniturinário, anemia e atraso no crescimento. Pode ser alta a mortalidade infantil. Devido à repetida formação de bolhas, é característica a deformidade dos dedos dos pés e mãos, com formação de pseudo-sinéquias e fusão dos dedos, inclusive com perda de substância, com perda progressiva de falanges. Há também contraturas das mãos e pés, levando a alterações funcionais graves das extremidades. Pode ocorrer, já na adolescência ou idade adulta, o desenvolvimento de carcinomas escamosos nas áreas cicatriciais. Os tumores, além da infecção secundária, podem ser a causa da morte desses pacientes.

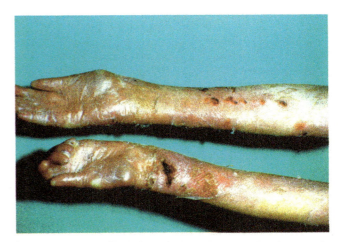

Figura 9.1 – Epidermólise bolhosa. Exulcerações resultantes da rotura de bolhas, cicatrizes atróficas e pseudo-sindactilia.

A forma *mitis* de EBD recessiva tem quadro dermatológico semelhante ao da forma grave, porém com pouco comprometimento sistêmico.

Na epidermólise bolhosa distrófica dominante há mutação gênica do colágeno tipo VII do cromossomo 3p21. A epidermólise bolhosa distrófica recessiva é devida à mutação gênica do colágeno tipo VII do cromossomo 3p. A mutação gênica do colágeno tipo VII determina alteração da estrutura e número das fibrilas de ancoragem, o que propicia a clivagem na região da sublâmina densa da zona de membrana basal, nas fibrilas de ancoragem. O exame histopatológico exibe uma clivagem dermoepidérmica semelhante nos dois subtipos. A diferenciação faz-se de maneira muito trabalhosa por meio do exame ultra-estrutural e, de maneira mais simples, pelo imunomapeamento. A principal importância em se diferenciar a forma dominante da recessiva além da clínica é para o aconselhamento genético e acompanhamento evolutivo.

O tratamento tópico é semelhante a outras formas de epidermólise bolhosa, e o acompanhamento do paciente deve ser sempre multidisciplinar. A dieta deve ser pastosa com complementação vitamínica, protéica e de ferro. As fusões dos dedos podem ser corrigidas por cirurgia ortopédica, com fisioterapia para a recuperação funcional das mãos e emprego de luvas e órteses para evitar as recidivas que são freqüentes, devido ao aparecimento contínuo de bolhas.

A epidermólise bolhosa adquirida é doença auto-imune, não tendo caráter hereditário. É mais freqüente em adultos que em crianças. Caracteriza-se pelo aparecimento de bolhas em locais de traumatismos, as quais podem ser localizadas ou generalizadas. Há associação entre o haplótipo HLA-DR2 e EBA, o que sugere um papel imunogenético como fator predisponente para o desenvolvimento da auto-imunidade contra o colágeno tipo VII. A clivagem ocorre devido à ação das proteases liberadas pelos leucócitos, que irão alterar as fibrilas de ancoragem da zona da membrana basal.

BIBLIOGRAFIA

1. ALVES, A. et al. – *An. Bras. Dermatol.* **76**:551, 2001. 2. BOLTE, C. & GONZA-LES, S. – *Am. J. Dermatopathol.* **17**:580, 1995. 3. CAPT, J.B. et al. – *J. Am. Academy Dermatol.* **27**:209, 1992. 4. DAHL, M.V. – *Clinical Immunoderma-tology.* 3rd., St. Louis, Mosby, 1996. 5. FINE, J. et al. – *Epidermolysis Bullosa.* Johns Hopkins University Press, 1999. 6. FITSPATRICK – *Dermatology in General Medicine.* 5th ed. New York, McGraw-Hill, 1999. 7. JUNQUEIRA & CARNEIRO – *Histologia Básica.* 8ª ed., Rio de Janeiro, Guanabara Koogan, 1995. 8. REIS, R.O.M.; REIS, O.L.L. & FERREIRA, C.S. – *Radiol. Bras.* **31**:43, 1998. 9. SCHOFIELD, O.M.V. et al. – *J. Am. Academy Dermatol.* **23**:1078, 1990. 10. SPITZ, J.L. – *Genodermatoses – A Full – Color Clinical Guide to Genetic Skin Disorders.* Baltimore. Williams & Wilkins, 1996. 11. THIERS, B.H. & DOBSON, R.L. – *Pathogenesis of Skin Disease.* New York, Churchill Livingstone, 1986.

---

4 Dermatites Eczematosas

ZILDA NAJJAR PRADO DE OLIVEIRA
EVANDRO A. RIVITTI

INTRODUÇÃO

As dermatites eczematosas são dermoepidermites caracterizadas por eritema, edema, exsudação, formação de crostas, descamação e liquenificação. Essas lesões se sucedem ou se associam produzindo os aspectos multiformes dos eczemas. Nos eczemas sempre estão presentes vesículas ainda que ao microscópio e prurido variável. Conforme suas características morfológicas, os eczemas são classificados em agudos, subagudos e crônicos. Os eczemas agudos caracterizam-se por eritema, edema, vesiculação e exsudação. Nos eczemas subagudos diminuem o eritema, o edema a exsudação e há formação de crostas. Nos eczemas crônicos predominam a descamação e a liquenificação. A síndrome eczematosa compreende afecções cutâneas das mais freqüentes e pode ser causada por fatores endógenos ou exógenos que atuam por meio de vários mecanismos patogênicos. A síndrome eczematosa compreende as seguintes variedades de eczemas: atópico, de contato, numular, de estase e disidrótico.

Dos eczemas, o mais freqüente e de maior interesse na infância é o atópico.

ECZEMA ATÓPICO

O eczema atópico faz parte do complexo atópico caracterizado por asma, rinite alérgica e dermatite peculiar, que é a dermatite atópica. Na evolução dos pacientes, esses vários elementos do complexo atópico, a asma, a rinite e a dermatite, podem coexistir, apresentar-se isoladamente ou alternar-se.

ETIOPATOGENIA

O atópico deve ser compreendido como indivíduo cujo limiar de reatividade é anômalo, motivo pelo qual reage anormalmente a estímulos de natureza variada, contatantes, ingestantes, inalantes e injetantes. Participam, na gênese das lesões, fatores genéticos, mecanismos imunológicos e não-imunológicos.

Fatores genéticos

De há muito é conhecida a natureza familiar da atopia, mas os mecanismos de herança são ainda desconhecidos, sendo doença provavelmente poligênica. Estudos retrospectivos mostram que, quando ambos os pais são atópicos, 79% das crianças desenvolvem manifestações atópicas, enquanto quando apenas um dos pais e atópico a incidência de atopia nos filhos cai para 58%. Outro argumento favorável à influência de fatores genéticos na gênese da dermatite atópica é a associação da dermatite com outras condições geneticamente determinadas, como a ictiose vulgar, genodermatose autossômica dominante, que ocorre em 2 a 6% dos pacientes com dermatite atópica.

Fatores não-imunológicos

Compreendem mecanismos metabólicos e alterações farmacofisiológicas.

Alterações metabólicas

Nos atópicos, existem evidências de alterações metabólicas. A curva de tolerância à glicose é achatada, sem aumento dos níveis glicêmicos após carga de glicose. Alguns autores assinalam ligeira redução da hiperglicemia adrenalina-induzida, considerando esse fenômeno como participação do bloqueio beta-adrenérgico de Szentivaniy na patogênese da dermatite atópica. Outra evidência de participação de fenômenos metabólicos na dermatite atópica é a presença de lesões semelhantes em crianças com fenilcetonúria.

Alterações farmacofisiológicas

Alterações psicofisiológicas – habitualmente, relaciona-se a dermatite atópica a conflitos emocionais, não existindo, porém, estudos controlados que permitam interpretação científica adequada dessas associações. Da mesma forma, há tendência a admitir-se, em base de pura impressão clínica, um perfil de personalidade atópica envolvendo labilidade emocional, inteligência superior à média, hiperatividade e agressividade reprimida. Contrariamente a essas observações, alguns autores descrevem como completamente normal o comportamento do atópico quando livre das lesões, atribuindo-lhe as alterações emocionais à presença das lesões.

A ligação entre o emocional e o orgânico estaria na atuação de neurotransmissores e neurorreguladores, como a substância P liberada pelo hipotálamo, que é capaz de provocar desgranulação dos mastócitos, podendo contribuir para os fenômenos inflamatórios da dermatite atópica.

Prurido – estudos experimentais de prurido induzido por tripsina demonstram que o limiar de prurido nos atópicos é mais baixo que nos indivíduos normais. Muito provavelmente, o prurido é desencadeado pelos mediadores liberados no processo inflamatório.

Sudorese – clinicamente, a sudorese no atópico acompanha-se de prurido e freqüentemente sobrepõe-se ao processo eczematoso de lesões de miliária por retenção sudoral.

Xerose cutânea – os atópicos mostram pele mais seca, comparativamente aos não-atópicos, o que contribui para maior fragilidade da pele às agressões químicas e microbiológicas e favorece o prurido.

Vasculorreatividade cutânea anormal – a temperatura basal, especialmente nos segmentos acrais, é mais baixa nos atópicos e, com os aumentos de temperatura, a vasodilatação é bastante lenta. Nos atópicos, ocorre dermografismo branco, isto é, o atrito linear sobre a pele, em vez de produzir vasodilatação com eritema, produz vasoconstrição.

Bloqueio beta-adrenérgico parcial – por diminuição da adenilciclase, haveria menor transformação de ATP em AMP cíclico, e a diminuição de AMP cíclico intracelular favorece a liberação de mediadores de inflamação pela célula. Esse mecanismo explicaria vários fenômenos observados na dermatite atópica, maior tendência à vasoconstrição, diminuição da hiperglicemia adrenalina-induzida e aumento da resposta sudoral e branqueamento tardio (vasoconstrição) por agentes colinérgicos.

Aumento da fosfodiesterase – nos atópicos, demonstra-se aumento da fosfodiesterase, ocorrendo maior transformação do AMP cíclico a 5-AMP, reduzindo-se a quantidade de AMP cíclico intracelular, fenômeno que favorece a liberação de mediadores que participam da inflamação característica da dermatite atópica.

Mecanismos imunológicos

Do ponto de vista imunológico, duas vertentes de anormalidades devem ser consideradas: hiperestimulação das células apresentadoras de antígeno e desequilíbrio da produção de citocinas.

Hiperestimulação das células apresentadoras de antígenos

A pele lesada na dermatite atópica apresenta aumento do número de células de Langerhans dérmicas que expressam receptores de alta afinidade para IgE em número aumentado. O antígeno é captado pela IgE ligada aos receptores de alta afinidade das células de Langerhans e internalizado, processado e apresentado na superfície das células associadamente aos antígenos de histocompatibilidade MHC às células T.

Desequilíbrio de produção das citocinas

A dermatite atópica é um modelo de deficiência da ativação dos linfócitos TH1 que são os linfócitos secretores de IL-2 e IFN-gama. Na dermatite atópica, há, portanto, predomínio da ativação dos linfócitos TH2 que secretam IL-4 e IL-5. A IL-4 estimula os linfócitos B, a produção de IgE inibe a produção de IFN-gama, enquanto a IL-5 estimula a proliferação e a ativação de eosinófilos. Possivelmente, os eosinófilos ativados estimulem a produção de IL-12 que aumenta a produção de INF-gama. Por essa razão, se nas fases agudas há diminuição do IFN-gama, esse fato não ocorre nas lesões crônicas.

Outras anormalidades imunológicas

Existem relatos de aumento das células T supressoras na dermatite atópica e esse tipo de alteração se observou especificamente com células T supressoras inibidoras da resposta CD4 ao vírus do herpes simples, o que explicaria a freqüência com que se observa o eczema herpético nos pacientes com dermatite atópica.

Os basófilos mostram-se mais desgranuláveis na dermatite atópica e os mastócitos mostram-se aumentados e podem sofrer desgranulação não somente via IgE, mas também por meio de neuromediadores como a substância P. A desgranulação dos mastócitos libera mediadores, contribuindo para o aumento dos fenômenos inflamatórios.

As células endoteliais, na dermatite atópica, mostram aumento de expressão das moléculas de adesão, o que contribui para maior recrutamento de células inflamatórias às áreas de dermatite.

Como se observa, os fenômenos imunológicos que caracterizam a dermatite atópica são complexos envolvendo a imunidade humoral e celular. Deve-se salientar que não são todos os casos de dermatite atópica que exibem aumento de IgE, mas sim aqueles em que associadamente estão presentes alterações respiratórias. Além disso, indivíduos com agamaglobulinemia podem apresentar manifestações clínicas de dermatite atópica ainda que não exista IgE. Também se observam, na dermatite atópica, com freqüência, deficiências de IgA e alterações da fagocitose que contribuem para infecções. Assinale-se também que os atópicos apresentam, com freqüência muito acima da população normal, colonização de suas lesões por *Staphylococcus aureus* que também é importante na patogenia da enfermidade porque atua como superantígeno ativando diretamente os linfócitos, independentemente dos mecanismos imunes habitualmente exigidos para essa ativação.

MANIFESTAÇÕES CLÍNICAS

Clinicamente, a dermatite atópica deve ser considerada em três períodos evolutivos: infância, fase pré-puberal e na idade adulta.

Em qualquer das fases, os pacientes apresentam manifestações que representam critérios maiores ou menores para o diagnóstico da afecção. São critérios maiores: prurido, topografia das lesões, face na infância e dobras antecubitais, poplíteas e pescoço nas demais fases.

Além dos critérios maiores, os menores são história pessoal ou familiar de atopia, xerose, ictiose associada, exagero das linhas palmares, pitiríase alba, queratose pilar, palidez centrofacial com escurecimento orbitário, prega de Dennie-Morgan (dupla prega infrapalpebral), sinal de Hertog (madarose da cauda das sobrancelhas originada pelo traumatismo da coçadura constante), dermatite crônica e recidivante das mãos, infecções cutâneas de repetição, dermografismo branco e catarata subcapsular posterior.

Eczema atópico infantil

Habitualmente, surge a partir do terceiro mês de vida, na forma de lesões agudas e subagudas, como lesões vesiculosas, secretantes sobre a base eritematosa e edematosa com formação de crostas. Pode localizar-se exclusivamente na face, particularmente nas regiões malares, poupando o maciço centrofacial, mas também pode estender-se a toda a face, couro cabeludo, pregas antecubitais e poplíteas e, eventualmente, disseminar-se por toda a pele. O prurido é geralmente intenso, por vezes contínuo, causando grande agitação na criança e desespero nos pais. É interessante que, apesar da coçagem contínua, as lesões do eczema atópico infantil não sofrem liquenificação (Fig. 9.2).

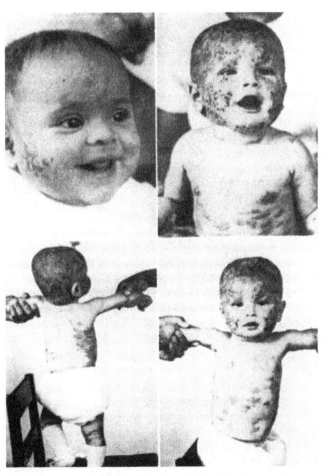

Figura 9.2 – Eczema infantil. Observar a localização eletiva na face e a distribuição das lesões no tronco.

São complicações da dermatite atópica infantil: infecções bacterianas, particularmente por *Staphylococcus aureus* que levam à impetiginização das lesões eczematosas ou por vírus, particularmente pelo vírus do herpes simples, produzindo-se o chamado eczema herpético ou erupção variceliforme de Kaposi que se expressa clinicamente por lesões vesicopustulosas umbilicadas que se localizam principalmente nas áreas previamente acometidas pelo eczema acompanhadas por febre elevada e mesmo toxemia.

As lesões de eczema atópico evoluem por surtos, predominantemente nos dois primeiros anos de vida, quando as lesões tendem a regredir, restando apenas lesões discretas, particularmente na face e em dobras. Os casos mais graves podem evoluir continuamente da fase infantil para a fase pré-puberal, sem nenhuma redução na intensidade do processo.

Eczema atópico pré-puberal
Representa a continuação direta do eczema infantil ou um ressurgimento ou recrudescimento da afecção na idade pré-puberal. Há acometimento predominante das dobras antecubitais e poplíteas, punhos, dorso das mãos e face. Morfologicamente, as lesões são de tipo eczema crônico com predomínio da liquenificação e descamação com escoriações resultantes da coçadura. O quadro evolui por surtos, podendo regredir ou evoluir até a idade adulta. Existem algumas manifestações clínicas especiais que podem ocorrer em qualquer fase da evolução.

Polpite descamativa crônica e dermatite plantar juvenil – compreende eritema e descamação eventualmente com fissuras que ocorrem nas extremidades dos dedos das mãos e pés (polpite descamativa crônica) ou nas regiões palmares ou plantares (dermatose plantar juvenil).

Prurigo-eczema – nessa manifestação, além das lesões eczematosas, surgem lesões papulopruriginosas prurigóides.

DIAGNÓSTICO
É clínico, por meio da anamnese, morfologia eczematosa das lesões, topografia característica e prurido importante. Eventualmente, nas formas de dermatite atópica que se acompanham de manifestações respiratórias, detecta-se aumento da IgE.

No diagnóstico diferencial, devem ser considerados outros eczemas, especialmente o eczema de contato e a dermatite seborréica. Outras afecções que podem exigir diagnóstico diferencial são psoríase, ictioses, dermatofitoses, candidoses, histiocitoses e síndrome por hiper-IgE.

TRATAMENTO

Esclarecimentos aos pais e à criança quando maior
É muito importante que se informe adequadamente a respeito do caráter crônico da doença e que, embora não haja terapêutica curativa das lesões, a afecção pode ser adequadamente controlada e, evolutivamente, ocorrer importante regressão e até mesmo desaparecimento do processo com o crescimento da criança.

Cuidados gerais
Orientação para serem evitados fatores agravantes, exposição ao frio e calor excessivo, afastamento de fatores ambientais que agravam a inflamação cutânea, como a manipulação de substâncias irritativas, e deve-se alertar sobre a importância dos fatores emocionais como agravantes da dermatite.

Banhos – devem ser mornos e rápidos e com utilização de sabonetes, de preferência com óleos, exclusivamente em áreas que demandem higiene maior, como dobras e partes baixas. Essas medidas destinam-se a evitar o agravamento da xerose constitucional do atópico que fragiliza a pele e agrava o prurido.

Hidratação e lubrificação – após o banho, devem ser empregados emolientes ou lubrificantes para combater a xerose. São mais ativos os compostos com vaselina líquida ou óleo de amêndoas, base dos chamados "cold creams". Quando a xerose for intensa, o uso dessas substâncias deve ser feito não somente após o banho, mas também em outro período do dia.

Vestuário – as roupas devem ser de algodão e folgadas para que não ocorra sudorese excessiva e para que a evaporação do suor ocorra mais intensamente, evitando-se a superposição de lesões de retenção sudoral sobre as lesões eczematosas. Tecidos de lã e fibras sintéticas devem ser evitados, pois produzem prurido e dificultam a evaporação da sudorese. As roupas devem ser muito bem enxaguadas para que não retenham partículas de sabões que podem atuar como irritantes e devem ser evitados detergentes, amaciantes e agentes branqueadores pela possibilidade de ação irritativa das substâncias químicas presentes nesses produtos.

Corte das unhas – as unhas devem ser mantidas curtas para que se evitem escoriações produzidas pela coçadura.

Ambiente – deve-se zelar para que o quarto da criança atópica não contenha alérgenos aéreos como os ácaros, pêlos de animais e fungos, ainda que o papel real desses alérgenos nas manifestações cutâneas seja extremamente discutível.

Alimentos – a influência de alimentos na eclosão das lesões de dermatite atópica é muito controversa e seguramente será excepcional observar se o afastamento de determinado alimento provoca remissão da dermatite. As dietas rigorosas não são indicadas e podem prejudicar o desenvolvimento físico e psíquico da criança, sem trazer maiores benefícios. Existem trabalhos que indicam que o aleitamento materno mais prolongado protege mais a criança de desenvolver atopia por atrasar a entrada do aparelho digestório em contato com possíveis alérgenos alimentares.

TERAPÊUTICA TÓPICA
Corticosteróides
São os medicamentos mais importantes no controle das manifestações cutâneas do estado atópico. Em crianças, devem ser empregados corticosteróides de baixa potência, de preferência hidrocortisona a 0,5 ou 1%, pelo menor tempo possível. Uma vez controladas as lesões, deve-se diminuir o número de aplicações e, depois, a potência do corticóide. Em crianças maiores, podem ser empregados, em formas intensas ou com muita liquenificação, corticosteróides mais potentes, como betametasona, triancinolona e até clobetasol, até a regressão do processo, substituindo-se, então, por cremes menos potentes com hidrocortisona.

Os corticóides devem ser retirados gradualmente, diminuindo-se progressivamente a freqüência de seu uso e sua potência.

Antibióticos tópicos
Devem ser empregados isolada ou associadamente aos corticóides tópicos quando há infecção associada às lesões de eczema. Podem ser empregadas gentamicina a 0,1% ou neomicina e a mupirocina a 2% que não deve ser usada em áreas além de 20% da superfície corpórea, pela sua nefrotoxicidade nessas condições.

Anti-sépticos
Nas formas exsudativas, particularmente com infecção secundária, devem ser empregados o permanganato de potássio em banhos ou compressas na proporção 1:40.000 ou líquido de Burow utilizado em compressa na proporção de 15ml para 750ml de água e ainda água boricada a 2% em compressas.

Imunomoduladores tópicos
Recentemente, foram introduzidos para uso tópico o tacrolimus e o pimecrolimus, este último é o único existente no País até o momento. Essas drogas, também de uso sistêmico, mostraram-se efeti-

vas e seguras para o uso tópico sem os graves inconvenientes do uso sistêmico. Atuam impedindo a ativação dos linfócitos, diminuindo a produção das citocinas inflamatórias. São teoricamente as drogas ideais para o controle da dermatite atópica por não apresentarem os efeitos colaterais dos corticosteróides tópicos usados em períodos prolongados, isto é, fundamentalmente atrofia cutânea. Essas drogas têm-se mostrado efetivas ainda que não dotadas de ação antiinflamatória tão intensa como a dos corticosteróides. O alto custo é um obstáculo importante para seu uso, fazendo com que pelo menos por enquanto sejam utilizadas seletivamente em formas localizadas ou em áreas especiais como a face ou como droga de manutenção, uma vez remitido o quadro com os corticosteróides.

TERAPÊUTICA SISTÊMICA

Anti-histamínicos são importantes para o controle do prurido. Na dermatite atópica, dá-se preferência aos anti-histamínicos clássicos, pois a sedação que produzem como efeito colateral ajuda no controle do prurido nas crianças. São empregadas:

- Hidroxizina: 1 a 2mg/kg/dia.
- Dexclorfeniramina: 0,15mg/kg/dia.
- Cipro-heptadina: 0,25mg/kg/dia.
- Clemastina: 0,1mg/kg/dia.

Quando houver associação com asma, pode ser empregado o cetotifeno nas doses de 0,5mg duas vezes ao dia para crianças com peso inferior a 15kg e 1mg duas vezes ao dia para crianças com peso superior a 15kg.

| 5 | **Erupções Papulopruriginosas** |

ZILDA NAJJAR PRADO DE OLIVEIRA
EVANDRO A. RIVITTI

PRURIGO INFANTIL

É também designado urticária papulosa ou estrófulo. Trata-se de afecção extremamente comum, especialmente nos dois primeiros anos de vida, mas em algumas crianças estende-se, ainda que com menor intensidade, até os 7 ou 8 anos de idade.

Hoje se considera definitivamente o estrófulo como reação de hipersensibilidade a picadas de insetos (pulgas, pernilongos, formigas), mais freqüente em crianças com substrato atópico. Várias evidências demonstram essa correlação com picadas de insetos como distribuição das lesões conforme os hábitos de insetos picadores (pulgas produzem lesões nas áreas cobertas, e mosquitos, nas áreas expostas), variações de incidência que acompanham o comportamento sazonal dos insetos e alterações histopatológicas que caracterizam o estrófulo, que são idênticas às encontradas nas picadas de insetos.

MANIFESTAÇÕES CLÍNICAS

A lesão característica é a chamada seropápula que é lesão urticada eritematoedematosa encimada por vesícula que ao se romper deixa pequena crostícula. Essas lesões surgem abruptamente, são muito pruriginosas e apresentam-se distribuídas pelo corpo conforme os hábitos do inseto picador. As lesões urticariformes involuem mais rapidamente, permanecendo as lesões papulosas encimadas por crostículas amareladas. As lesões surgem em surtos de intensidade variável. Em formas muito intensas podem surgir lesões bolhosas, especialmente nas extremidades. A infecção bacteriana secundária que leva à impetiginização das lesões é complicação freqüente do estrófulo.

DIAGNÓSTICO

É clínico, pelas características morfológicas, história de exposição a insetos e evolução por surtos.

Por vezes é necessário o diagnóstico diferencial com a escabiose e mais raramente com doenças bolhosas infantis.

TRATAMENTO

A primeira medida é a orientação dos pais quanto à gênese das lesões para que se evite, dentro do possível, a exposição a insetos utilizando-se repelentes, mosquiteiros e inseticidas. O tratamento medicamentoso é feito com anti-histamínicos sistêmicos e topicamente se utiliza cremes de corticosteróides associados ou não a antibióticos. Quando há infecção secundária, utilizam-se antibióticos tópica ou sistemicamente. Não existem evidências científicas suficientes de que a utilização de vacinas com antígenos de extratos de insetos sejam efetivas. A evolução do processo é para a cura na maioria dos pacientes por provável dessensibilização natural como resultado de exposições repetidas aos antígenos de insetos e, em geral, a doença desaparece entre 2 e 3 anos de idade, mas em alguns casos o processo se estende a idades maiores.

URTICÁRIA

DEFINIÇÃO

É dermatose caracterizada por lesões denominadas urticas, isto é, pápulas e placas eritêmato-edematosas fugazes que persistem por minutos ou horas e aparecem e desaparecem em diferentes locais do tegumento. Há geralmente prurido associado, de intensidade variável, porém, na maioria dos casos, intenso.

É denominada aguda quando a duração não ultrapassa quatro a seis semanas, e crônica, após esse período. A urticária crônica pode ser intermitente ou contínua. A urticária aguda é mais comum na infância que na idade adulta. Embora essa classificação pareça ser teórica, é importante, pois a detecção da causa é muito mais freqüente na forma aguda que na crônica. Alguns autores definem a urticária crônica como idiopática, porém, esse termo pode ser impreciso e precipitado, pois pode-se detectar o fator etiológico posteriormente.

O angioedema ocorre devido a edema da derme profunda e do subcutâneo, atinge as mucosas e submucosas e envolve mãos, pés, pálpebras, lábios e até laringe.

A urticária ocorre por liberação de mediadores pelos mastócitos, desgranulação direta, mecanismos imunológicos, alterações do sistema complemento e do metabolismo do ácido araquidônico. Acomete a pele com maior freqüência, mas também os tratos gastrintestinal e cardiovascular.

INCIDÊNCIA

É doença comum, representando 1 a 2% das consultas em dermatologia. Incide em todas as idades, sendo mais freqüente em adultos jovens. As crianças são acometidas em 5 a 6% dos casos, principalmente após os 8 anos de idade. Estima-se que 15 a 20% das crianças têm ao menos um episódio de urticária até a adolescência.

A freqüência é igual em ambos os sexos na infância, distintamente do adulto, em que incide mais no sexo feminino.

As estatísticas são variáveis e mostram que a maioria dos pacientes tem urticária isoladamente (40 a 78%); 6 a 11%, angioedema isolado; e 15 a 49%, associados.

FISIOPATOLOGIA

A urticária e o angioedema podem ocorrer por mecanismos patogênicos imunológicos e não-imunológicos, cuja via final é a liberação de mediadores pelos mastócitos, que são as principais células efetoras nessas doenças.

Os mastócitos produzem mediadores pré-formados, que são os armazenados nos grânulos, e os neoformados, que são formados no momento em que ocorrem as reações. Os mediadores pré-formados são histamina, heparina, fatores quimiotáticos de eosinófilos e neutrófilos e fator de necrose tumoral. Os neoformados são derivados do ácido araquidônico, interleucina-4 e 8 e fator ativador de plaquetas (PAF), sendo que esse último não é liberado pelos mastócitos da pele. Após haver a liberação de histamina, o mastócito necessita no mínimo de 24 horas para acumulá-la. Os mastócitos cutâneos são chamados de tipo TC porque contêm triptase, quimase e carboxipeptidase, enquanto os da mucosa e parênquima pulmonar são do tipo T, que contêm apenas triptase.

A histamina é o principal mediador nas urticárias. Ativa receptores de superfície dos tipos H1, H2 e H3, promovendo aumento da permeabilidade vascular, contração do músculo liso do intestino e dos brônquios, aumento da secreção nasal, da quimiocinesia de eosinófilos e polimorfonucleares neutrófilos, de produção de prostaglandinas e diminuição do GMP cíclico, inibição da liberação de linfocinas dos polimorfonucleares, ativação de linfócitos T supressores e aumento dos níveis de AMP cíclico dos linfócitos.

Os outros produtos dos mastócitos que têm menor importância na urticária são a enzima triptase que transforma a fração 3 do complemento em C3a e C3b e inativa o fibrinogênio, podendo ativar os mastócitos e a via alternativa do complemento. A quimase converte a angiotensina I em II, participando juntamente com a triptase e a histamina, de maneira ativa, dos fenômenos fisiopatológicos da urticária. O fator de necrose tumoral provoca ativação das células endoteliais e polimorfonucleares, levando à necrose tecidual. Dos derivados do ácido araquidônico, a prostaglandina 2 e os leucotrienos levam à vasodilatação e à infiltração de polimorfonucleares, com conseqüente edema local. Porém, os baixos níveis desses dois mediadores liberados pelos mastócitos cutâneos põem em dúvida seu papel significativo na urticária. A heparina, além de ser anticoagulante, tem ação inibidora sobre a cascata do complemento.

Mecanismos imunológicos

São mais freqüentes nas urticárias agudas. Estão envolvidas mais freqüentemente as reações imunológicas do tipo I, e menos as do tipo III de Coombs.

A reação do tipo I resulta da liberação de mediadores pelos mastócitos sensibilizados com anticorpos IgE específicos. Quando as IgE ligadas aos mastócitos reagem com um determinado antígeno, desencadeiam reações, com diminuição dos níveis de AMP cíclico intracelular e liberação de mediadores, produzindo urticária.

Os antígenos que elicitam IgE específicas são proteínas, polissacárideos e haptenos. Esses últimos são os mais freqüentes agentes patogênicos e necessitam ligar-se a proteínas para se tornar imunogênicos. Qualquer via de administração pode resultar em reações dependentes de IgE, porém a parenteral é a mais freqüente. As IgE ligam-se a mastócitos e basófilos por meio de receptores de superfície específicos para sua fração Fc, deflagrando a clássica reação alérgica imediata. Dos agentes etiológicos envolvidos nessas reações, os mais freqüentes são: picadas de abelhas e vespas, penicilina, cefalosporina, aspirina, insulina, produtos do sangue, crustáceos, leite, nozes, amendoim, aeroalérgenos.

Na reação do tipo III, estão envolvidas as imunoglobulinas G e M, com formação de imunocomplexos. Ha ativação da cascata do complemento, com transformação de C3 em C3a e C3b que ativam os mastócitos que liberam mediadores, levando à urticária. É clássica a doença do soro, que ocorre usualmente com excesso de antígeno. É ocasionada por drogas, especialmente penicilina, radiocontrastes, infecções e raramente alimentos. Pode ocorrer, também, inicialmente a deflagração de uma reação do tipo I, seguida da do tipo III, que se observa principalmente com a aspirina, a penicilina e a cefalosporina.

A reação do tipo I é o mecanismo mais freqüente das urticárias associadas à anafilaxia, enquanto a do tipo III é responsável pelo angioedema hereditário, pela urticária da doença do soro, transfusão de sangue, crioglobulinemia e urticária-vasculite. Também é descrita a liberação de mediadores por linfocinas liberadas por linfócitos ativados.

Mecanismos não-imunológicos

Decorrem de efeitos farmacológicos que provocam desgranulação dos mastócitos ou que alteram o metabolismo das prostaglandinas que levam à urticária, sem a participação de nenhuma reação imunológica.

Os agentes que promovem desgranulação direta dos mastócitos sem a participação de anticorpos são: contrastes radiológicos, opiáceos, alguns antibióticos como polimixina B e vancomicina, d-tubocurarina, morfina, codeína, tiamina, cinina, aspirina, antiinflamatórios não-hormonais, papaverina, composto 48/80, certos polímeros biológicos como produtos de celenterados, crustáceos, Ascaris, venenos de aranha, cobra e outros, e a acetilcolina. Não se sabe ao certo qual o mecanismo envolvido, provavelmente agiria diminuindo os níveis de AMP cíclico intracelular, com conseqüente liberação de histamina.

Outro mecanismo não-imunológico decorreria de anormalidades no metabolismo do ácido araquidônico, causadas por aspirina e antiinflamatórios não-hormonais. Ocorre em 1% da população geral e em 20 a 50% dos pacientes com urticária crônica, que podem ter exacerbação do quadro pelo uso dessas medicações. Além disso, 15 a 20% dos casos de surtos de urticária são provocados por reação cruzada com a aspirina, por ingestão de azocorantes, principalmente a tartrazina, e preservativos como os benzoatos e os salicilatos dos alimentos. Essas drogas inibem a via da cicloxigenase do metabolismo do ácido araquidônio, com inibição da síntese de prostaglandinas e redução do AMP cíclico intracelular, o que leva à liberação de histamina dos mastócitos.

Existem alimentos e bebidas ricos em histamina que podem deflagrar um quadro de urticária: vinho tinto, queijos, peixes, carnes, tomate, abacate, morango.

Agentes físicos como calor, frio, pressão e luz podem desencadear urticária também por mecanismo não-imunológico, além do imunológico.

ETIOLOGIA

De maneira simplista, os fatores etiológicos mais comuns são designados "4 i" (causam urticária por ingestão, inalação, infecção e injeção).

As estatísticas variam, mas consegue-se identificar o agente etiológico em 50 a 65% das urticárias agudas e 10 a 25% das crônicas.

Drogas

São a causa mais freqüente, embora existam autores que acreditem que, na infância, as infecções sobrepujam as drogas como fator etiológico. Os medicamentos podem desencadear urticária por mecanismos imunológicos, não-imunológicos ou por ação direta no mastócito e por qualquer via de administração. Os mais comuns são penicilinas, sulfas, analgésicos e antipiréticos, antiinflamatórios, hormônios, aspirina, produtos do sangue.

Infecções e infestações

Teoricamente, todos os agentes infecciosos podem produzir urticária, vírus, bactérias, fungos e parasitas, sendo os primeiros os mais freqüentes na urticária aguda. Já, na crônica, os fungos e os parasitas são os mais relatados. As infecções mais freqüentes imputadas são do trato respiratório superior, urinárias, focos dentários, mas geralmente com o tratamento não há melhora dos surtos de urticária. Esses fatores raramente são causadores de urticária, somente podendo ser considerados se todos os outros forem excluídos.

Alimentos

Sempre devem ser considerados em conjunto com os aditivos, como corantes, conservantes, aromatizantes e outros, sendo considerados como fatores etiológicos da urticária em até 10% dos casos. Acredita-se que os alimentos propriamente ditos sejam responsáveis por no máximo 3,5% das urticárias. Os mais considerados são leite, ovos, nozes, morango, peixes, crustáceos, chocolate. A maioria provoca urticária aguda, tanto por mecanismo imunológico como não-imunológico. Alguns acreditam que o leite de vaca seja a causa mais comum de urticária antes dos 6 meses de vida.

Inalantes

São fatores etiológicos ocasionais e geralmente atuam por mecanismo imunológico com IgE e, mais freqüentemente, em atópicos. Os mais imputados são os desodorizantes de ambiente, inseticidas, desinfetantes, desodorantes, perfumes e outros.

Doenças associadas

A urticária, principalmente a forma crônica, pode ser comemorativo de doenças auto-imunes como lúpus eritematoso, febre reumática, artrite reumatóide, tireoidites e doenças inflamatórias intestinais.

Outros

Agentes físicos: podem ocasionar urticária por mecanismos imunológicos ou não-imunológicos. Os mais citados são pressão, calor, frio, luz ultravioleta, água, exercícios.

Alguns contatantes podem induzir urticária, que é denominada, então, urticária de contato. É geralmente restrita à área de contato, principalmente com pêlos e saliva de animais, plantas, medicamentos e cosméticos.

Os fatores psicológicos são muito mais agravantes que causadores de urticária. A urticária adrenérgica, em que há um halo branco em volta das urticas, aparece após estresse emocional.

A diátese atópica não tem nenhuma correlação quanto à prevalência de quadros de urticária e angiodema.

Os fatores genéticos são responsáveis pelo edema angioneurótico familiar, duas formas de urticária ao frio familiar, urticária ao calor familiar e angioedema vibratório. Os antígenos de histocompatibilidade HLA-DR4, HLA-DRB4 53, HLA-DQ8 e DQA 3011/12 estão presentes em freqüência aumentada nos pacientes com urticária crônica em relação à população normal.

Existem alguns fatores que, embora não causem, pioram quadros de urticária, a maioria por vasodilatação como álcool, exercícios físicos, calor, estresse e alterações hormonais e menstruais.

QUADRO CLÍNICO – CLASSIFICAÇÃO DAS URTICÁRIAS

O quadro da urticária clássica é caracterizado pela presença de urticas que são pápulas e placas de diferentes tamanhos, de milímetros a centímetros, formas variadas, em pequeno ou grande número. As lesões inicialmente são rosadas a avermelhadas e, com o crescimento centrífugo, tendem a ter clareamento central, com bordas mais elevadas e serpiginosas ou policíclicas. Após um período variável de minutos a no máximo 24 a 48 horas, algumas lesões desaparecem e surgem outras sucessivamente por período variável que pode ser de dias, semanas ou meses. Há sempre prurido, de intensidade variável, geralmente intenso.

Embora o quadro clínico seja bastante característico, é difícil se diferenciar, pela apresentação das lesões, os vários agentes causais. Porém, algumas apresentações clínicas especiais da urticária podem nos levar ao diagnóstico etiológico.

Urticárias físicas

São produzidas por algum estímulo físico específico, compreendendo 20% das urticárias. As lesões usualmente se formam em minutos após o estímulo, persistindo por até 2 horas, restritas à área de contato. Porém, há casos em que as lesões se generalizam.

Urticária colinérgica – é freqüentemente incluída nas urticárias físicas e decorre de resposta ao aumento da temperatura corpórea e à sudorese. É responsável por 5% dos casos de urticária, principalmente em adolescentes e jovens. As lesões são caracteristicamente pápulas pequenas, algumas puntiformes, com pouco edema, havendo principalmente eritema. Pode ter sintomatologia sistêmica. Aparece após banhos quentes, febre, exercícios físicos e estresse. Decorre de excesso de liberação de acetilcolina, com conseqüente liberação de histamina por mecanismo não-imunológico. Pode associar-se a outras urticárias físicas.

Urticária solar ou pela luz – as lesões distribuem-se nas áreas expostas. Pode eventualmente se iniciar na infância.

Urticária de pressão – há predomínio nas áreas de pressão de roupas, bolsas e sapatos, e as lesões podem aparecer de 30 minutos a 6 horas após o estímulo. É forma mais freqüente de urticária crônica, chegando a 35% em algumas estatísticas.

Urticária ao frio – as lesões podem localizar-se na área de contato ou a distância, principalmente por água ou banhos frios.

Urticária ao calor – é forma muito rara, em que se desenvolvem lesões poucos minutos após aplicação de calor no local. Existe uma forma hereditária de maior duração.

Urticária aquagênica – é rara, ocorre na área de exposição da pele com água de qualquer temperatura.

O **dermografismo** pode ser um achado de exame ou a queixa do paciente. Decorre de fricção linear sobre a pele seguida do aparecimento de lesão linear, eritematoedematosa, devido à tríplice reação de Lewis. Assim sendo, primeiramente aparece o eritema, depois o eritema reflexo em 1 a 2 minutos, seguido de edema em até 3 minutos, que desaparece em até 30 minutos. É encontrado na população geral em 2 a 3% dos casos, como achado de exame, e em 20% dos pacientes com urticária. É chamado dermografismo sintomático quando acompanhado de prurido leve a intenso e aparecendo à mínima pressão e com maiores dimensões. É a forma mais comum de urticária física. Também pode acompanhar quadros de urticária, aparecendo isolado ou associado a doenças como infecções, diabetes, hipertireoidismo e outras. É freqüente também se associar a situações de estresse emocional. Algumas drogas como penicilina, codeína, sulfonamidas, barbitúricos e outras podem provocar o dermografismo.

Outras urticárias

Urticária-vasculite – as lesões não são fugazes, têm duração maior que 48 horas, pouco prurido e principalmente ardor e queimação e, ao desaparecerem, deixam máculas pigmentadas residuais. Apesar de o quadro clínico ser de urticária persistente, são lesões de vasculite. Pode ter manifestações sistêmicas e associar-se a doenças como lúpus eritematoso, hepatite B, mononucleose, tireoidites e outras. É rara na infância.

Angioedema – as lesões na urticária desenvolvem-se quando há acometimento somente da porção superior da derme. Quando há comprometimento mais profundo da derme e do subcutâneo, ocorre o angiodema, também denominado edema angioneurótico ou de Quincke. Consiste em edema agudo, cor da pele ou eritematoso, mais freqüente nas pálpebras, lábios e língua, podendo acometer mãos e pés, e, quando atinge a laringe, pode levar à asfixia, representando situação de emergência. Pode-se acompanhar de algumas manifestações sistêmicas como febre, náuseas, vômitos, sinais de hipotensão, dor abdominal e artralgias. Acompanha os quadros de urticária em 15 a 50% dos casos nas diferentes estatísticas. As mucosas orais, da faringe, da laringe e do trato gastrintestinal, são raramente envolvidas.

O edema angioneurótico também pode ser familiar ou hereditário, com herança autossômica dominante, mais freqüente em mulheres. Decorre de deficiência funcional ou ausência da alfa-2-globulina sérica (esterase) que inibe a primeira fração ativada do complemento. Com isso, haverá maior ativação do complemento e do fator Hageman e, conseqüentemente, liberação de cininas e anafilatoxinas, aumento da permeabilidade vascular e edema. É caracterizado por quadros agudos, graves, de freqüência variável durante a vida de vários membros da mesma família. Também, pode haver anormalidades do complemento nesses indivíduos, com diminuição das frações C2 e C4, sendo normal o nível da primeira fração. O quadro respiratório pode ser tão intenso que pode levar à morte 25% dos casos. Inicia-se na infância ou na idade adulta.

DIAGNÓSTICO

É feito por meio do quadro clínico, que é extremamente característico.

A anamnese deve ser detalhada para se tentar estabelecer a etiologia do processo, o que nem sempre é possível. Pesquisa minuciosa sobre qualquer evento, como mudança de hábitos ou ingestão de medicamentos horas ou dias antes do início do quadro, faz-se obrigatória. O exame físico deve ser acurado e não apenas compreender a pele.

Além de se observar as pequenas variações clínicas que têm os diferentes tipos de urticária ao exame clínico, deve-se proceder aos testes que sugiram urticária física:

– teste de dermografismo;
– teste do calor: contato com um tubo de ensaio com água a 40°C, há aparecimento de urticas em minutos;
– teste do frio ou do gelo: contato de gelo ou água a 5°C por 5 a 10 minutos, surgirão urticas.

Também pode-se submeter o paciente a exercícios físicos para depreender a urticária colinérgica.

Exames laboratoriais são mais úteis no diagnóstico etiológico, já que a clínica é muito característica e devem ser solicitados de acordo com as suspeitas levantadas pela anamnese: hemograma, protaparasitológico de fezes, urina tipo I, dosagem de complemento, fator antinúcleo, crioglobulinas, reações sorológicas para sífilis e hepatite e exames de função tireoidiana. Os exames radiológicos de seios da face, dentes e tórax podem ser necessários quando houver história ou exame clínico que indiquem infecção. Os exames de RAST e "prick tests" não têm utilidade comprovada.

O exame histopatológico deve ser realizado nos casos de urticária crônica, principalmente quando há lesões maculosas residuais, para se proceder ao diagnóstico diferencial com urticária-vasculite ou outras doenças associadas. Pode ser útil também a imunofluorescência direta na detecção de depósito de imunocomplexos.

DIAGNÓSTICO DIFERENCIAL

Em geral, o quadro clínico da urticária é altamente sugestivo. Pode ser feito o diferencial com estrófulo, que, além das lesões urticadas, apresenta a seropápula, isto é, uma pápula encimada por uma vesícula, o que não ocorre na urticária. A escabiose também pode cursar com lesões urticadas, porém tem microcrostas em distribuição típica dessa afecção, além da epidemiologia positiva. Algumas formas de eritema polimorfo e a doença do soro podem cursar com lesões urticadas. Porém, a existência de outras manifestações clínicas concomitantes auxilia no diagnóstico diferencial. A urticária gigante, que apresenta lesões em grandes extensões, também pode ser confundida com o eritema polimorfo. Raramente o lúpus eritematoso e a dermatomiosite podem cursar com lesões urticadas. A urticária pigmentosa, que é uma forma de mastocitose, apresenta lesões maculopapulosas acastanhadas que podem tornar-se urticadas à fricção da pele. O angioedema pode ser diferenciado da insuficiência renal ou cardíaca, mixedema e outros processos edematosos.

TRATAMENTO

Qualquer tratamento que se vá instituir deve ser precedido de identificação da causa da urticária e tentativa de eliminá-la. É mister observar-se os fatores que pioram ou precipitam a urticária física, quais sejam, frio, calor, radiação ultravioleta, pressão, exercícios físicos, tensões e outros. Também, como medidas gerais, evita-se o uso de aspirina e derivados, inclusive antiinflamatórios não-hormonais, álcool, corantes e conservantes de alimentos ou medicamentos. Dar sempre preferência à utilização de paracetamol. Não utilizar inalantes e medicamentos que se teve contato antes do início do quadro.

Dietas aleatórias e rigorosas de eliminação não devem ser prescritas, principalmente na infância, para não afetar o desenvolvimento e o crescimento, além de poderem produzir alterações psicológicas advindas de restrições na rotina da criança. O mais indicado é, na detecção de alergia alimentar, retirar exclusivamente o alimento em questão, levando-se sempre em conta que o alimento suspeito provoca urticária geralmente após 2 horas da ingestão.

Loções antipruriginosas como pasta d'água ou talco mentolado têm muito pouco efeito, e as compressas frias ou geladas, alívio fugaz.

Urticária aguda – a escolha terapêutica varia de acordo com a gravidade do quadro. Se for leve, usam-se somente anti-histamínicos por via oral. Dá-se preferência àqueles sem corantes como a clemastina.

Quando o quadro for intenso, associado a **edema angioneurótico**, com risco de broncoespasmo e edema de laringe, indica-se adrenalina, solução milesimal (1mg/ml), dose de 0,01mg/kg por via subcutânea a cada 10 a 15 minutos, com no máximo três aplicações (a dose média é de 0,2 a 0,4ml). Pode-se administrar por via intravenosa. Estão disponíveis também seringas com adrenalina para a auto-aplicação, quando já se registraram quadros graves anteriormente. Conforme a intensidade, pode haver necessidade de entubação e oxigenação.

Depois de passada a emergência, trata-se com o mesmo esquema das urticárias agudas disseminadas, qual seja, corticóide por via intravenosa ou intramuscular, conforme a gravidade, seguido da administração de corticóide por via oral, prednisona, usualmente 0,5mg/kg, raramente chegando a 1mg/kg, que deve ser reduzido lentamente. Utilizar sempre por períodos curtos para minimizar os efeitos colaterais. Podem-se associar ou usar posteriormente anti-histamínicos por tempo mais prolongado, mesmo depois que desaparecerem os sintomas.

Urticária crônica – os anti-histamínicos são as medicações de escolha. São rapidamente absorvidos e têm pico de concentração sérica em 2 horas. Todos os anti-histamínicos bloqueadores H_1 têm também efeitos alfa-adrenérgicos e anticolinérgicos. Dispõem-se dos sedantes e dos não-sedantes, os últimos com menor efeito anticolinérgico. Inicia-se com uma classe de anti-histamínico e aumenta-se a dose até a máxima permitida, até a melhora dos sintomas. Se isso não ocorrer, muda-se a classe do anti-histamínico e, se mesmo assim não se conseguir alívio, associam-se duas classes de anti-histamínicos, que podem ser um não-sedante durante o dia e um sedante à noite. Raramente não há resposta ao tratamento anti-histamínico. Em crianças, observa-se irritabilidade paradoxal bem mais freqüentemente que em adultos, porém os efeitos anticolinérgicos são bem tolerados nessa faixa etária. A associação de anti-histamínicos H_1 e H_2 (cimetidina ou ranitidina) é benéfica em raros casos. Com o controle dos sintomas, não se deve interromper abruptamente a medicação, mas lentamente, para não ocorrer nova exacerbação.

Os anti-histamínicos bloqueadores H_1 sedantes mais utilizados na infância são a dexclorfeniramina, na dose de 0,15mg/kg/dia, dividida em três ou quatro doses, clemastina, 0,1mg/kg/dia, em duas ou três doses, a cipro-heptadina, 0,25mg/kg/dia, em três a quatro doses, principalmente na urticária ao frio. Uma das drogas de maior eficácia é a hidroxizina, usada geralmente na dose de 1mg/kg/dia, podendo-se aumentar até 2mg, conforme o caso, levando-se em conta sempre a sedação, que pode ser muito intensa. A hidroxizina é a droga de eleição na urticária colinérgica e no dermografismo.

Quanto aos anti-histamínicos bloqueadores H_1 não-sedantes, a loratadina e o astemizol são os mais utilizados, sempre após os 2 anos de idade, nas respectivas doses de 5-10mg/dia e 1mg/kg/dia. A cetirizina, derivada da hidroxizina, tem baixo poder sedante, porém com eficácia menor. É usada nas doses de 5 a 10mg/dia, somente após os 6 anos de idade.

Outras drogas que podem ser utilizadas são os antidepressivos tricíclicos como a doxepina, a qual tem ação anti-H_1 e anti-H_2. Os antidepressivos podem ser benéficos, porém há poucos relatos em crianças. O cetotifeno tem resultado favorável em poucos pacientes. Beta-estimulantes, como a terbutalina, são usualmente utilizados em associação a anti-histamínicos anti-H_1, porém têm efeitos colaterais mais expressivos que os efeitos terapêuticos. O cromoglicato não tem indicação definida na urticária e, por ser muito pouco absorvido, talvez seja de alguma utilidade na urticária alimentar. Os bloqueadores do canal de cálcio, como a nifedipina, na literatura são relatados como eficazes, principalmente em adultos. Porém, sua eficácia é menor que a dos anti-histamínicos, podendo ser usados como medicação associada em casos selecionados. Há observações esporádicas sobre o benefício do uso da colchicina e sulfassalazina. Corticóides sistêmicos não devem ser indicados na urticária crônica, devido aos efeitos colaterais indesejáveis inerentes ao seu uso prolongado.

Urticárias físicas – devem-se sempre evitar os estímulos que provocam o aparecimento das lesões. Algumas delas respondem a medicações específicas, além das habituais, quais sejam:

Urticária de pressão – antiinflamatórios não-hormonais, cetirizina, sulfassalazina.

Urticária ao frio – cipro-heptadina.

Urticária solar – clorquina e radiação ultravioleta para promover dessensibilização ao sol.

Urticária colinérgica e dermografismo – hidroxizina associada ou não à cipro-heptadina.

Os testes de provocação de alimentos ou drogas devem ser evitados pelo risco de anafilaxia.

Edema angioneurótico hereditário – não responde aos esquemas habituais propostos, mas a derivados androgênicos como o danazol (50 a 400mg/dia) e stanozolol (0,5 a 2mg/dia). Esses andrógenos, que não têm efeito virilizante, agem mais na prevenção dos ataques de angioedema que nos surtos agudos. Seu uso em crianças necessita sempre ser analisado com cuidado, sendo geralmente contra-indicado, com exceção de cursos curtos de cinco dias antes de cirurgias ou tratamentos dentários.

PROGNÓSTICO E CURSO

Geralmente é muito bom na infância, já que a maioria das urticárias nessa faixa etária é aguda, tendo remissão espontânea em 15 dias. Já as urticárias crônicas têm duração imprevisível, de meses ou anos.

Em 50% dos casos há remissão espontânea após um ano de doença, porém, 20% tem curso de mais de 20 anos.

BIBLIOGRAFIA

1. ARNDT, K.A. et al. – *Cutaneous Medicine and Surgery*. vol. 1, Philadelphia, Saunders, 1996. 2. CHAMPION, R.H. et al. – *Rook/Wilkinson/Ebling Textbook of Dermatology*. 6th ed., Massachusetts, Blackwell Science, 1998. 3. FREEDBERG, I.M. et al. – *Dermatology in General Medicine*. vol. 1, 5th ed., New York, McGraw-Hill, 1999. 4. HARPER, J.; ORANGE, A. & PROSE, N. – *Textbook of Pediatric Dermatology*. 1st ed., Massachusetts, Blackwell Science, 2000. 5. HURWITZ, S. – *Clinical Pediatric Dermatology*. 2nd ed., Philadelphia, Saunders, 1993. 6. MALDONADO, R.R.; PARISH, L.C. & BEARE, J.M. – *Textbook of Pediatric Dermatology*. 1st ed., New York, Grune & Stratton, 1989. 7. MOSCHELLA, S.L. & HURLEY, H.J. – *Dermatology*. vol. 1, 3rd ed., Philadelphia, Saunders, 1992. 8. OLIVEIRA, Z.N.P. – Urticária. In Grumach, A.S. *Alergia e Imunologia*. São Paulo, Atheneu, 2001. 9. RIVITTI, E.A. & SAMPAIO, S.A.P. – *Dermatologia*. São Paulo, Artes Médicas, 1998. 10. SCHACHNER, L.A. & HANSEN, R.C. – *Pediatric Dermatology*. vol. 2, 2nd ed., New York, Churchill Livingstone, 1996. 11. SOTER, N.A. – Treatment of urticaria and angioedema: low sedating H1 type antihistamines. *J. Am. Acad. Dermatol.* **24**:1085, 1981.

---

6 Dermatofitoses Superficiais

JOSÉ EDUARDO COSTA MARTINS

INTRODUÇÃO

São afecções causadas por fungos que atingem as camadas superficiais da pele, queratinizadas e semiqueratinizadas.

A expressão dermatofitose é utilizada para designar infecções de natureza fúngica, localizada nas zonas planas e intertriginosas da pele, particularmente nos pés (*tinea pedis*) e nas mãos (*tinea manuum*).

Os fungos que produzem dermatofitose freqüentemente atingem as unhas e alguns autores colocam as onicomicoses nesse grupo de infecções micóticas. Para maior facilidade de exposição, daremos breves comentários à parte anatomoclínica das dermatofitoses para, em seguida, tratar da terapêutica desse grupo de micoses, extremamente difundidas em nosso país e em todas as partes do mundo.

A *tinea pedis* (tinha dos pés), também chamada pé-de-atleta, *tinea manuum* (tinha das mãos) e as *dermatofítides* constituem manifestações freqüentes em todas as partes do mundo.

TINEA PEDIS (TINHA DOS PÉS)

A tinha dos pés atinge mais atletas, marinheiros, soldados e estudantes, sendo agravada pela sudação, umidade, marchas prolongadas, calçados anti-higiênicos e apertados e o descuido na higiene da pele. Trata-se de infecção mais comum no verão e muito encontrada na prática dermatológica.

Apresenta-se nas formas: *intertriginosas*, com maceração e/ou fissuras; *vesiculosa*, aguda, com a presença de vesículas e de bolhas; e *escamosa*, crônica, com descamação e reação inflamatória discreta. Prurido pode ocorrer nas três formas porém com maior freqüência nas lesões intertriginosas.

TINEA MANUUM (TINHA DAS MÃOS)

A *tinea manuum*, sem comprometimento ungueal, apresenta-se predominantemente com lesões descamativas, vesiculosas ou flictenóides, geralmente bilaterais e pruriginosas (Fig. 9.3).

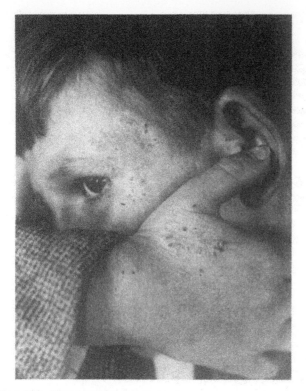

Figura 9.3 – *Tinea corporis* e *tinea* manuum.

DERMATOFÍTIDE (DESIDROSE)

É necessário que se preencham os seguintes requisitos:

a) Demonstrar a presença, no foco primário, do fungo, de onde possa ser isolado.
b) O foco geralmente está irritado, por ação medicamentosa mal orientada, pelo fungo, por traumatismo, fricções muito fortes, agentes queratolíticos enérgicos, radioterapia etc.
c) A prova intradérmica da tricofitina positiva, demonstrando o estado de hipersensibilidade cutânea ou de reatividade alterada do organismo.

d) Nas lesões de dermatofítide, geralmente nas mãos, o fungo não é encontrado, pois tais manifestações são secundárias a processo cutâneo situado alhures mais comuns nos pés.
e) As lesões de dermatofítides desaparecem com o tratamento bem orientado do foco primário.

TINEA CIRCINATA (TINHA DA PELE GLABRA) – HERPES CIRCINADO TRICOFÍTICO – DERMATOFITOSE CIRCINADA

Sob essa denominação compreendemos todas as lesões de origem fúngica que se localizam na pele glabra e que se manifestam, geralmente, por aspectos dermatológicos os mais diversos. Os fungos agentes de tais micoses pertencem a várias espécies de *Trichophyton* e *Microsporum*. As lesões são mais freqüentes nas crianças e manifestam-se nas formas mais variadas (Fig. 9.4).

Forma vesiculosa – eritema com vesículas periféricas, pústulas que se rompem formando pequenas exulcerações. As lesões progridem centrifugamente.

Forma anular – eritema e pápulas que progridem centrifugamente com cura central. As lesões podem confluir formando lesões maiores. O centro habitualmente se apresenta ligeiramente escamoso.

Forma em placas – placas eritematodescamativas, também com crescimento periférico e contornos delimitados. Em certos casos, as bordas apresentam-se vesiculosas ou mesmo pustulosas.

O quadro é ligeiramente pruriginoso e, por uso de medicações inadequadas, as placas quase sempre se apresentam muito modificadas em seu aspecto clássico, podendo sofrer eczematização, o que dificulta o diagnóstico clínico.

Casos de dermatofitoses generalizadas têm sido descritos, principalmente em pacientes imunodeprimidos, com doenças caquetizantes graves ou por iatrofarmacogenia.

TINEA CRURIS – INTERTRIGO DERMATOFÍTICO DAS GRANDES DOBRAS

A lesão localiza-se na região inguinal, podendo atingir o períneo e a dobra perianal, causada, geralmente, por fungo pertencente ao gênero *Epidermophyton floccosum*, *Trichophyton rubrum* e *Trichophyton mentagrophytes*.

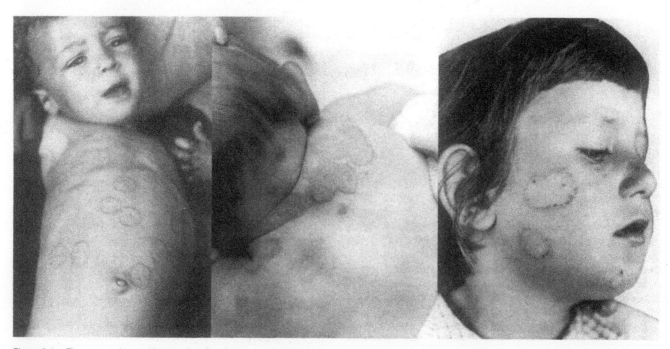

Figura 9.4 – *Tinea corporis* em diferentes localizações.

O quadro manifesta-se, habitualmente, na forma de placas eritematosas, descamativas, marginadas, bilaterais ou unilaterais, localizadas na coxa ou na região inguinal, com sensação de queimação e prurido. Clinicamente, as lesões podem revestir-se de tipos dermatológicos os mais diversos, tais como eritematoso, eritrasmóide, eczematoso e tricofitóide. As margens das lesões são circinadas, elevadas, ligeiramente papulosas, algumas vezes acompanhadas de vesículas ou de pequenas pústulas. As lesões mais antigas geralmente são mais escuras. A maceração da pele, pela transpiração ou por banhos prolongados, favorece a implantação do fungo. Toalhas de banho contaminadas e maiôs podem veicular os agentes da infecção. A lesão é pruriginosa, e por auto-inoculação ou extensão do processo pode atingir o períneo ou a região perianal.

TINEA CAPITIS – TINHA DO COURO CABELUDO

As tinhas do couro cabeludo são freqüentes em crianças contaminadas por contágio direto com doentes, animais infectados e portadores sadios. Sendo infecções que predominam na idade escolar, difundem-se com relativa facilidade, pois sua contagiosidade é grande. As tinhas do couro cabeludo representam assim um problema sanitário de grande importância, merecendo maior atenção das autoridades. Diversos derematófitos podem viver saprofiticamente no couro cabeludo. No homem e em outros animais, podem, eventualmente, funcionar como portadores sadios de dermatófitos, com possibilidade de transmitir o agente infectante. Em adultos é rara, porém é possível observar casos esporádicos de tinha do couro cabeludo (Figs. 9.5 e 9.6).

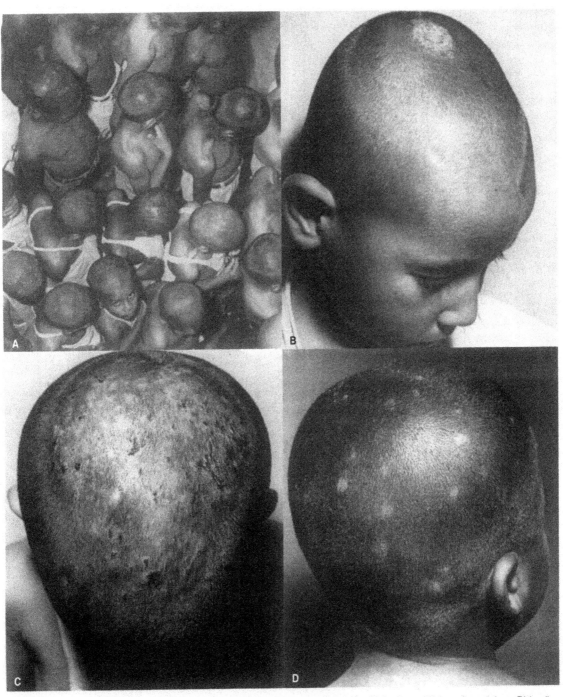

Figura 9.5 – *Tinea capitis*. **A**) Em coletividade infantil. **B**) Placa única não inflamatória. **C**) Lesões múltiplas, aflegmásicas. **D**) Lesões múltiplas inflamatórias.

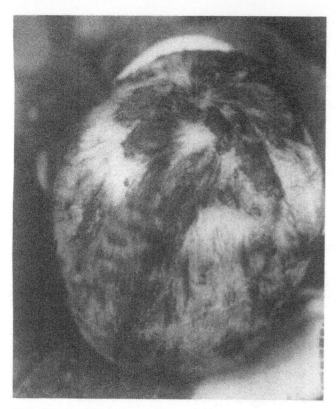

Figura 9.6 – *Tinea favosa.*

Vários dermatófitos atuam por meio de proteases ativas (ceratinase, elastase, colagenase) sobre pêlos, pele e unhas, liberando ácidos aminados necessários ao crescimento de seu micélio. *In vitro*, a produção de tais proteases é inibida pela glicose.

As tinhas do couro cabeludo podem ser divididas em: a) tinhas tonsurantes, com tonsura dos pêlos e são microspórica e tricofítica; b) tinha favosa, *favus* ou favo.

TINHA MICROSPÓRICA

Na tinha microspórica, a placa de tonsura (alopecia) quase sempre é grande, única e arredonda. Os fragmentos de pêlos implantados na placa de tonsura apresentam-se envolvidos por bainha esbranquiçada, constituída de pequenos conídios redondos, iguais e contíguos. Falta nas lesões o componente eritematoso, isto é, a pele do couro cabeludo correspondente à placa de tonsura apresenta-se com caráter não-inflamatório.

Microsporum canis, em nosso meio, é o fungo mais freqüentemente isolado de tais casos. O exame direto e as culturas podem ser obtidos com grande facilidade.

TINHA TRICOFÍTICA

No caso das lesões tricofíticas, o fungo pode localizar-se fora do pêlo (ectothrix) ou dentro da haste (ectoendothrix). São observadas cadeias de pequenos artroconídios (tipo micróide) ou de grandes artroconídios (megasporo). Devido ao número muito grande de artroconídios, não se percebe o enfileiramento daquelas formações, criando o aspecto de "saco de nozes".

Do ponto de vista clínico, as lesões da tricofitia do couro cabeludo podem assumir duas formas: a de "Kerion Celsi" (tricofitia inflamatória) e a tricofitia não-inflamatória (placas de tonsura). São placas isoladas, geralmente únicas, bem delimitadas, com tonsura dos cabelos, não-inflamatórias, e "kerion", no qual ocorre eritema, edema, pústulas e microabscessos. As placas são dolorosas, e os fungos responsáveis pelo quadro inflamatório são geralmente zoofílicos ou geofílicos.

TINEA FAVOSA, FAVUS OU TINHA LUPINOSA

Trata-se de infecção fúngica pelo *Trichophyton schoenleinii*, endêmica em certas regiões rurais, onde a pobreza e a promiscuidade facilitam sua implantação.

O processo infeccioso decorrente da infecção fúngica forma uma lesão característica em torno do pêlo em cujo centro fica implantado. Essa formação é chamada *godet, scutula* ou *escudente*. No couro cabeludo inicialmente ocorre foliculite e depois os esporos lesam o folículo, constituindo-se posteriormente o "godê fávico". Os pêlos são muito frágeis, acinzentados, secos e sem brilho. As áreas atingidas formam placas arredondadas ou irregulares. Em certos casos, pode haver atrofia cicatricial, com perda definitiva do pêlo, ocorrendo, então, alopecias pós-fávicas. O cheiro das lesões é comparável ao de uma "ninhada de camundongos". O favo ou *tinea favosa* não ataca exclusivamente a pele e os pêlos, pois já foram observados raríssimos casos com lesões mucosas, lesões cutâneas isoladas ou das unhas, sem comprometimento dos pêlos.

O favo pode apresentar-se em três formas clínicas: pitiróide (freqüente), impetigóide e papiróide (raras).

TINEA FACE – SICOSE TRICOFÍTICA – TRICOFITIA DA FACE

A tinha da face pode assumir três formas clínicas:

a) inflamatória aguda;
b) crônica, pouca ou nada inflamatória;
c) crônica, infiltrada, de tipo furunculóide.

Diversas espécies de *Trichophyton* e de *Microsporum* podem determinar processos inflamatórios das regiões pilosas da face e do pescoço. Podemos distinguir dois tipos de sicose parasitária: *superficial* e *profunda*. Em geral, a sicose parasitária é infecção rebelde, principalmente se produzida por *Trichophyton* do tipo endothrix.

DIAGNÓSTICO LABORATORIAL DAS MICOSES

O diagnóstico das micoses superficiais (e dermatofítides) deverá ser assim estabelecido:

Exame direto – material obtido pelo raspado do centro e das bordas da lesão, dos pêlos nas tinhas do couro cabeludo, e nas vesículas, o exame do teto. O material deve ser clareado pela potassa a 20%. Fazer pesquisa microscópica cuidadosa de esporos ou de filamentos micelianos dos dermatófitos.

Cultivo do material – cultivo em meio glicosado de Sabouraud, seguindo-se depois isolamento e identificação do fungo.

Intradermorreação – tricofitina (0,1ml por via intradérmica). Os resultados dessa prova deverão ser bem interpretados. Assim, reação positiva leve indica que o paciente teve ou tem infecção por dermatófitos. Reação negativa pode ocorrer quando o paciente não apresenta micose, nem refere passado de infecção fúngica superficial. Nas desmatofítides em atividade, é sempre fortemente positiva. A tricofitina deverá ser feita com muito cuidado nas quantidades (0,01 a 0,05ml) porque doses maiores podem exacerbar manifestações da dermatofítide, acompanhadas ou não de reações gerais (febre, leucocitose etc.).

Tricofitina – espécies diversas do gênero *Trichophyton*, principalmente *Trichophyton mentagrophytes*, podem provocar reações cutâneas do tipo imediato (IH) ou tardio (DH). No primeiro caso, uma fração de 30kD (Tri t 1) tem sido responsável por esse tipo de reação (tipo histamínico). No tipo tardio, uma proteína denominada IV (proteína IV), já purificada, sem nenhuma homologia com a Tr t 1, parece ser a responsável pela reação cutânea do tipo tardio (tuberculino).

LESÕES PROFUNDAS POR DERMATÓFITOS

Além de lesões cutâneas superficiais, os dermatófitos, principalmente os do gênero *Trichophyton*, podem provocar processos, atingindo a derme, a hipoderme e até órgãos profundos.

O emprego sistêmico ou local de corticosteróides e em pacientes imunocomprometidos, muitas dermatomicoses assumem características aberrantes, com localização até em vísceras provocadas por várias espécies de *Trichophyton*, principalmente o *Trichophyton rubrum*, *Trichophyton violaceum* e *Trichophyton verrucosum*.

As lesões profundas por dermatófitos geralmente são granulomatosas e as mais freqüentes são: kerion e granulama tricofítico da Majocchi. Podemos incluir nesse grupo a perifoliculite granulomatosa nodular, a perifoliculite abscedante de Hoffmann do couro cabeludo (com lesões subcutâneas), bem como verdadeiros eumicetomas do couro cabeludo, com a presença de grãos ou drusas, por *dermatófitos*.

KERION

(= do grego favo de mel)

O quérion ou cérion dermatofítico caracteriza-se por várias lesões pustulosas, geralmente no couro cabeludo, que se iniciam no folículo, provocadas, muitas vezes, pelo *Trichophyton verrucosum* ou *Trichophyton mentagrophytes* var. *granulare*, é próprio de climas quentes. O processo inflamatório é intenso e em alguns casos há cura espontânea, com cicatrizes.

GRANULOMA TRICOFÍTICO DE MAJOCCHI

Trata-se de dermatofícia profunda, foliculite e perifoliculite granulomatosa, com nódulos e placas infiltrados, com reação granulomatosa tipo corpo estranho, mais observadas em mulheres que raspam pêlos da perna e coxa e, quase sempre, provocadas pelo *Trichophyton rubrum*. O granuloma de Majocchi é observado em crianças com tinha do couro cabeludo, provocado pelo *Trichophyton violaceum*. As lesões são menos inflamatórias e agudas que o kerion. O fungo está presente no cório e pode ser demonstrado pela técnica do PAS. Encontram-se, muitas vezes, esporos tipo ectothrix nos pêlos parasitados. Em tais casos a tricofitina quase sempre é negativa. O granuloma de Majocchi pode ser nodular, isolado e difuso.

PERIFOLICULITE GRANULOMATOSA NODULAR

A perifoliculite granulomatosa nodular habitualmente causada pelo *Trichophyton rubrum* é encontrada nos folículos pilosos e no infiltrado inflamatório da derme, hifas e conídio. Estruturas de forma irregular, semelhantes aos conídios, têm sido descritas, podendo atingir 6μm de diâmetro. É a presença de conídios e hifas no tecido após a rotura das paredes dos folículos pilosos que simula a reação de corpo estranho e a formação de granuloma. Linfócitos, histiócitos, células epitelióides e algumas células gigantes são encontrados.

PERIFOLICULITE ABSCEDANTE DE HOFFMANN

A perifoliculite abscedante de Hoffmann, caracterizada por lesões hipodérmicas, nodulares e abscessos, tem como ponto de partida o folículo e pode resultar em alopecia cicatricial definitiva. A abscedação é solapante, progressiva, e a fistulização faz-se em longos trajetos. Alguns autores a consideram complicação ou seqüela de tinhas tricofíticas do couro cabeludo. As tricofitias, em geral, foram assim agrupadas por Ramos e Silva: a) tricofitia epidérmica (herpes circinado tricofítico); b) tricofitia do cabelo (tinha tricofítica); c) tricofitia folicular – tricofitia profunda, sicose parasitária, kerion tricofítico; d) tricofitia dérmica (granuloma tricofítico, de Majocchi); e) tricofitia hipodérmica (perifoliculite de Hoffmann).

TRATAMENTO GERAL DAS DERMATOFITOSES

FASE AGUDA

a) Repouso, principalmente paciente com infecção secundária, com celulite ou linfangite.

b) Reduzir a infecção piogênica antes de empregar fungicidas ou substâncias fungistáticas mais fortes, isto é, não irritar a pele já irritada.

c) Compressas ou banhos dos pés (partes mais afetadas): solução de permanganato de potássio a 1/40.000; solução de borato de sódio a 2/1.000.

d) Combatida a inflamação aguda, que geralmente se faz acompanhar de infecção piogênica bacteriana secundária, podemos, então, aplicar fungicidas nos espaços interdigitais, loções e cremes.

FASE SUBAGUDA

a) Evitar os fungicidas enérgicos.

b) Empregar cremes antifúngicos e antibiótico tópico como neomicina, garamicina e/ou bacitracina.

FASE CRÔNICA

Nas lesões de hiperceratose, empregar agentes antifúngicos na forma de pomadas associadas com uréia a 20-30% e/ou ácido salicílico.

TRATAMENTO TÓPICO DAS MICOSES SUPERFICIAIS

Isoconazol – duas vezes ao dia (creme, solução e spray).

Cetoconazol – duas vezes ao dia (creme e xampu).

Miconazol – duas vezes ao dia (gel, solução e pó).

Tolciclato – duas vezes ao dia (creme e solução).

Clotrimazol – duas vezes ao dia (creme e spray).

Bifonazol a 1% – uma vez ao dia (creme e spray).

Ciclopiroxolamina – duas vezes ao dia (creme).

Terbinafina – duas vezes ao dia (creme).

TRATAMENTO SISTÊMICO

Griseofulvina – 20mg/kg/dia nas refeições. É a medicação de escolha nas tinhas do couro cabeludo.

Cetoconazol – crianças, 3 a 4mg/kg/dia, por 30 a 40 dias.

Itraconazol – 100 a 200mg/dia após 12 anos de idade, por 30 a 40 dias.

Fluconazol – 2 a 3mg/kg/dia. A medicação deve ser empregada quando não houver substituto e se há risco de morte.

Terbinafina – 150mg/dia, por 30 a 40 dias. Não associar com anti-histamínicos bloqueadores de H_2.

ONICOMICOSES – TINHA DAS UNHAS

As onicomicoses constituem manifestações freqüentes na prática dermatológica causadas por fungos e leveduras.

O quadro clínico observado é bastante variável. Inicia-se habitualmente pela borda livre (distal) da unha, podendo também ter como ponto inicial a porção lateral, a superfície e a região subungueal proximal. Podem atingir uma ou várias unhas da mão e dos pés, sendo essas as mais freqüentes, principalmente as unhas do hálux. O local atingido ou todo ele torna-se a princípio opaco, com detritos subungueais, fragilidade, espessamento (paquioníquia) e por vezes máculas brancas ligeiramente descamativas.

As onicomicoses podem ser determinadas por diversas espécies de fungos e actinomicetos e leveduras. Os seguintes agentes têm sido isolados de lesões ungueais: dermatófitos – *Microsporum* spp.,

Trichophyton spp., *Epidermophyton floccosum*. Leveduras – *Candida albicans*, *Torulopis* spp. Outros fungos e actinomicetos – *Aspergillus* spp., *Penicillium* sp., entre outros.

TRATAMENTO TÓPICO

Amorolfina – aplicar o esmalte uma vez por semana, após lixar e limpar bem a unha. Pode ser usada isoladamente, em infecções livres, como coadjuvante no tratamento sistêmico e no de manutenção, para evitar recidivas.

Ciclopirox olamina – aplicação e indicações semelhantes às da medicação anterior.

TRATAMENTO SISTÊMICO

As medicações sistêmicas são as mesmas do tratamento das micoses superficiais, porém, o tempo de medicação deve ser avaliado juntamente com a clínica e o exame micológico direto.

OTOMICOSES

As otomicoses constituem manifestações relativamente freqüentes na prática médica.

A sintomatologia apresentada pelos portadores de otomicose pode ser a mais diversa. Assintomáticos, com sintomas discretos e casualmente, ao exame otoscópico, observam-se, aderentes à membrana do tímpano ou à pele do conduto auditivo externo, pequenas formações que às vezes se dispõem em forma de lâminas penugentas. Nos casos sintomáticos mais freqüentes, o paciente procura o especialista queixando-se de surdez parcial ou total, prurido com fenômenos dolorosos, zumbido, sensação de entupimento do ouvido como se estivesse cheio de água e/ou otorréia. A membrana do tímpano apresenta-se avermelhada, coberta por depósito branco pulverulento, o qual, aumentando gradativamente, chega a cobrir a face externa da membrana. Nessa membrana são encontrados numerosos esporos e filamentos micelianos do fungo, de tal modo que, retirada a lâmina a olho nu, podemos observar o aspecto penugento. O terço interno do conduto auditivo externo recobre-se, igualmente, de pequenos pontos branco-amarelados e, se a secreção serosa que escorre pelo conduto é abundante, eles se destacam, sendo encontrados no líquido da otorréia. Esses pequenos pontos assim como a membrana do tímpano podem ser eliminados à custa de pequenas manobras cirúrgicas, e os sintomas atenuam-se, podendo mesmo desaparecer. As recidivas são, no entanto, bastante freqüentes.

Os fungos mais encontrados como agentes de otomicoses pertencem ao gênero *Aspergillus*, grupos *flavus*, *niger* e *fumigatus*, e outros fungos, como *Penicillium*, *Scopulariopsi*, *Mucor*, *Rhizopus* e *Candida*.

O tratamento é feito com antifúngicos locais, e nos casos mais graves, tratamento sistêmico.

PIEDRA

Há dois tipos fundamentais de *piedra*: a *preta* e a *branca*. Ambas são distintas não só pelos seus agentes etiológicos, mas também por sua distribuição geográfica e epidemiológica. Tanto na *preta* como na *branca*, somente a porção extrafolicular dos pêlos é atacada.

A *piedra branca* parece ser afecção de vasta distribuição geográfica e cosmopolita; ao passo que a *piedra preta* é observada em regiões tropicais da América do Sul. A *piedra preta* prevalece, no Brasil, na região amazônica.

PIEDRA BRANCA

A *piedra branca* aparece na forma de nódulos brancos de consistência mole, geralmente localizados na porção extrafolicular dos pêlos pubianos, perianais, escroto, axilares, barba e bigode.

Seu agente etiológico é o *Trichosporon beigelii*, levedura blastoartrosporada, é um fungo oportunista por excelência, podendo também causar lesões superficiais ou sistêmicas, essas últimas, geralmente em pacientes imunocomprometidos.

PIEDRA PRETA

A *piedra preta* ou "tricomicose dos estudantes" é infecção de natureza fúngica, que ataca principalmente os pêlos do couro cabeludo. É benigna, mas muito contagiosa e de fácil propagação. Caracteriza-se pelo aparecimento, nos pêlos, de pequenos nódulos de coloração preta ou esbranquiçada, de consistência dura, fortemente aderente, dando a sensação de pequenas pedras quando se passa o pente fino. O agente etiológico é a *Piedraia hortae*, diagnosticado pelo exame direto, e a cultura, para o diagnóstico correto.

Tratamento – os nódulos da *piedra preta*, de localização geralmente nos cabelos, devem ser tratados com o corte dos fios e a aplicação local de loções à base de antimicóticos. Xampus antifúngicos são também indicados. Em casos de *piedra branca*, geralmente de localização pubiana, indica-se a raspagem dos pêlos. Essa forma de *piedra* vem sendo descrita, com relativa freqüência, nos pêlos do escroto e perianal dos portadores de AIDS.

PITIRÍASE VERSICOLOR

A pitiríase versicolor ou tinha versicolor é uma dermatomicose superficial muito difundida em todas as partes do mundo e caracterizada pelo aparecimento de manchas bem delimitadas de coloração variável, localizadas, principalmente, no pescoço, tronco e abdome. A transpiração abundante favorece o aparecimento da pitiríase versicolor. É possível que condições químicas e físico-químicas da pele favoreçam a implantação e a proliferação do fungo nas lesões.

As manchas da pitiríase versicolor são geralmente de coloração variada, amarelada, parda, cor de café-com-leite ou mesmo eritematosa. A superfície das lesões podem apresentar-se lisa ou levemente descamativa. Raspando as lesões com a unha, nota-se ligeira descamação que constitui o chamado "sinal de Besnier" ou "sinal de unhada". A descamação pode ser observada, também, pelo estiramento da pele (sinal de Zireli).

Em geral, a doença não apresenta nenhum sintoma, porém pode ocorrer queixas de prurido.

Diversas formas clínicas dessa dermatomicose podem ser observadas, tais como a pitiríase versicolor folicular, a forma generalizada, das regiões inguinais, da face, do couro cabeludo.

A comprovação diagnóstica é feita pelo raspado das lesões, sendo as escamas descoradas com KOH a 10%, com fita adesiva transparente aplicada sobre a lesão e retirada após alguns minutos ou pela fluorescência à lâmpada de Wood.

TRATAMENTO TÓPICO

Sulfeto de selênio a 5% – aplicar uma vez por dia, após o banho; deixar no corpo, inclusive no couro cabeludo, por 2 a 3 minutos, e enxaguar. O tratamento local deverá ser feito uma vez por semana, para prevenir as recidivas.

Ácido salicílico a 2% a 5% – mais enxofre pp a 7% em álcool etílico 96°GL, duas vezes por dia.

Sulfacetamida sódica a 12% – 60ml + 12ml de propilenoglicol em 120ml de água destilada. Aplicar em todo o corpo, inclusive na região da nuca.

Hipossulfito de sódio – solução aquosa a 400/0. Aplicar com uma toalha macia.

Banho com bucha vegetal ou "buf-puf" – esfregar com sabonete comum durante o banho. É indicado quando há poucas lesões ou na prevenção das recidivas.

TRATAMENTO SISTÊMICO

Cetoconazol – 4 a 5mg/kg/dia, por 5 a 10 dias.

Itraconazol – nos indivíduos maiores de 12 anos, 100 a 200mg/dia, por cinco dias.

7 Dermatoses Eritematodescamativas

SEBASTIÃO A. P. SAMPAIO
MARIA DENISE FONSECA TAKAHASHI

DERMATITE SEBORRÉICA

Quadro clínico

A forma clínica mais freqüente é de aparecimento precoce, surgindo geralmente nas primeiras semanas de vida, representada por discretas lesões eritematoescamosas do couro cabeludo (vértex e orla dos cabelos), supercílios, sulcos nasogenianos, retroauriculares e grandes dobras.

Na evolução pode atingir todo o couro cabeludo, formando escamocrostas gordurosas, definindo a forma clínica do eczema seborréico, conhecida como crosta láctea. Outro aspecto pode ser encontrado na face na forma de manchas eritematoescamosas bem definidas, podendo estar acompanhado de eritema, edema, fissuras e descamação das grandes dobras.

A dermatite seborréica do recém-nascido pode assumir caráter eritrodérmico, toda a pele apresentando eritema e escamas gordurosas aderentes, geralmente lamelares, que, ao se desprenderem, deixam área rosada ligeiramente úmida. Se ao quadro dermatológico se associa diarréia grave e queda do estado geral da criança, deve-se investigar a possibilidade da presença de síndrome ou eritrodermia de Leiner (Fig. 9.7).

Etiopatogenia

A causa da dermatite não está estabelecida. As glândulas sebáceas estão ativas ao nascimento pelo estímulo dos andrógenos maternos e tornam-se inativas pelo desaparecimento desse estímulo. É por esse motivo que a crosta láctea surge nos primeiros três meses de vida e coincide com o período de atividade pós-natal das glândulas sebáceas. A atividade sebácea limita-se aos primeiros meses, ficando, em seguida, as glândulas sebáceas inativas até a puberdade.

Ao lado desse fator fisiológico, é possível que exista alguma deficiência metabólica desconhecida, congênita ou hereditária. Por outro lado, fatores nutricionais ou infecciosos podem influir no curso ou desencadeamento da dermatite seborréica infantil.

A síndrome de Leiner é provavelmente associada a fatores imunológicos, desde que, em diversas crianças afetadas, foi observada deficiência funcional do fator 5 do complemento. Essa anormalidade foi também encontrada em outros membros da família dessas crianças.

Evolução

Normalmente benigno, desaparecendo com terapêutica adequada, após o primeiro ano de vida, o eczema seborréico quando não convenientemente controlado pode desenvolver infecção bacteriana, definida clinicamente pela acentuação do eritema-edema e aparecimento de pústulas e crostas purulentas e melicéricas. Outra complicação comum é a monilíase caracterizada por secreção e maceração esbranquiçada nas áreas intertriginosas, apresentando, na periferia das áreas atingidas, escamas individuais ou formando colaretes.

Quando não convenientemente tratado ou tratado por medicação intempestiva, o eczema seborréico pode generalizar-se, atingindo grandes áreas da pele ou a quase totalidade, constituindo a forma difusa da dermatose.

Diagnóstico

Distingue-se do eczema atópico infantil pelo seu aparecimento mais precoce, isso é, já nas primeiras semanas, pela sua localização, no couro cabeludo e áreas de dobras, pelo prurido discreto e por apresentar lesões eritematoescamosas. O eczema atópico infantil surge em geral a partir do terceiro mês de vida, localizando-se inicialmente nas regiões malares e caracterizando-se por papulovesículas e prurido intenso.

Muitas vezes é difícil distinguir entre dermatite seborréica e psoríase, especialmente em lactentes com lesões em áreas de fraldas e em escolares com lesões em couro cabeludo. No último caso, lesões em placas limitadas favorecem o diagnóstico de psoríase. Também a presença concomitante de placas eritemato-escamosas em áreas de traumatismo constante da pele possibilitam a diferenciação.

Nos casos com lesões eritematodescamativas em grande número no tronco, deve ser descartada a possibilidade de escabiose por pesquisa direta do agente. Histiocitose de células de Langerhans pode manifestar-se também dessa forma, ocorrendo, no entanto, sempre um componente purpúrico nas lesões.

O diagnóstico da infecção bacteriana associada ou da monilíase, pelos elementos clínicos já citados, é importante. Eventualmente, em relação à última hipótese, deve-se pesquisar a existência da levedura, em exame micológico direto, quando podem ser vistos aspectos típicos, isto é, filamentos micelianos finos, com esporos agrupados em forma de cachos.

A eritrodermia de Leiner deve ser diferenciada da doença de Ritter e da eritrodermia ictiosiforme congênita. A primeira é uma forma generalizada e esfoliativa de impetigo, no recém-nascido: apresenta

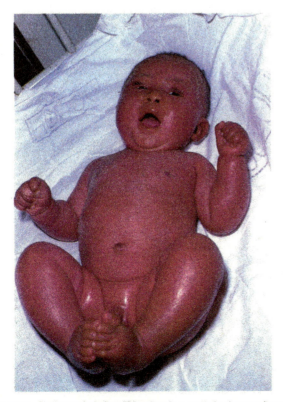

Figura 9.7 – Síndrome de Leiner. Eritrodermia caracterizada por eritema difuso acompanhado de descamação laminar.

bolhas grandes e flácidas, com halo eritematoso, que ao se romperem lembram queimaduras com eritema, edema, fissuras e crostas. Acompanha-se de hipertermia e toxemia.

A eritrodermia ictiosiforme congênita existe desde o nascimento ou surge nos primeiros dias de vida; além do eritema, há hiperqueratose com escamas grossas atingindo com a evolução, predominantemente, as flexuras.

Tratamento

Deve-se proceder à limpeza das lesões com soluções anti-sépticas, procurando-se retirar as escamocrostas, previamente amolecidas com óleos vegetais ou minerais, ligeiramente aquecidos ou com vaselina com 1% de ácido salicílico. Calor, fricção e sudorese facilitam a complicação freqüente de dermatite seborréica pela infecção bacteriana ou moniliásica secundária, o que torna útil o emprego inicial da solução de Burow a 1:40 ou de permanganato de potássio a 1:20.000. Evitar o uso de fraldas ou de roupas oclusivas. A dermatite seborréica responde bem a tratamento com cremes de corticóides, especialmente associados a antibacterianos e antimoniliásicos. A hidrocortisona a 1% deve ser preferida aos corticóides fluorados, pela possibilidade de esses provocarem atrofia da pele com o uso prolongado. Os cremes de corticóides com iodocloroquinoleína podem ser indicados, iniciando-se com a aplicação três vezes ao dia, reduzindo-se depois para duas vezes e suspendendo-se após cerca de oito dias, para evitar possível ação irritante. Outras preparações que associam gentamicina ou neomicina podem ser usadas. Na vigência de moniliase associada, os corticóides com derivados imidazólicos são bastante eficazes. Nesse caso, pode-se ainda empregar localmente por três ou quatro dias a solução aquosa de violeta de genciana e 1%, já que concentrações mais fortes podem ser irritantes.

Exposição ao ar sempre que possível das áreas atingidas por período de 20 a 30 minutos várias vezes ao dia e exposição solar por curtos períodos costumam produzir resultados benéficos.

Quando ocorre infecção secundária, é indicada por alguns dias a administração de antibióticos por via sistêmica. A síndrome de Leiner necessita de terapêutica precisa, já que a evolução pode ser desfavorável e até mesmo fatal. É necessário controlar a perda de calor, o equilíbrio hidroeletrolítico, a ingestão de alimentos e a infecção secundária. A administração de plasma fresco determina rápida melhora das condições gerais. Eventualmente, caso não ocorram melhoras clínicas, pode-se administrar corticóide por via sistêmica. Localmente são indicados banhos com permanganato de potássio. A seguir, dependendo da extensão do processo, podem-se indicar cremes de corticóides ou banhos com ultravioleta.

PSORÍASE

Dermatose comum, de curso crônico, que se caracteriza por lesões eritematosas bem definidas, recobertas por descamação branco-prateada. Atinge indivíduos de ambos os sexos e todas as idades, sendo porém mais freqüente no adulto jovem. Na criança, é extremamente rara antes dos 3 anos de idade. Os primeiros surtos comumente ocorrem entre os 6 e os 8 anos, havendo maior pico de incidência na puberdade. É mais freqüente em brancos, e a incidência familiar ocorre em 30% dos casos. Além desse fato, a demonstração dos antígenos HLA-Cw6, muito mais freqüentes em pacientes com psoríase que na população normal, sugere fortemente uma base genética para a dermatose. A hipótese mais aceita é de se tratar de uma doença de caráter genético que requer outros fatores para se expressar clinicamente. Os surtos podem ser precedidos de traumatismo local, queimadura solar, quadros infecciosos. Na criança, a dermatose pode iniciar-se uma a três semanas pós-tonsilite estreptocócica, otite média ou vacinação, podendo, no entanto, não haver infecção óbvia precedendo o quadro. Fatores endócrinos e emocionais também são referidos como precipitando ou exacerbando a doença.

Manifestações clínicas

A lesão clínica de psoríase tem três características básicas que refletem os eventos correlacionados no tecido: 1. a lesão é elevada sobre a superfície da pele – indica hipertrofia da papila dérmica e da acantose da epiderme; 2. escamas micáceas estratificadas recobrem a lesão – um resultado da proliferação epidérmica grandemente acelerada e da queratinização imperfeita (paraqueratose); e 3. lesão eritematosa – reflete a vascularização e o fluxo sangüíneo aumentados na derme papilar. Essa última característica pode ser visualizada clinicamente pela curetagem metódica da lesão, que revelará sangramento pontuado nos pontos de rotura dos tufos capilares no topo das papilas dérmicas – sinal do orvalho sangrante ou sinal de Auspitz.

As lesões de psoríase variam grandemente em número, forma e tamanho, sendo de localização quase sempre simétrica, afetando particularmente a face de extensão dos membros – joelhos e cotovelos, couro cabeludo, região sacra, palmas e plantas. Apresentam características clínicas marcantes: são uniformes, de limites nítidos, cor eritematosa, freqüentemente referida como rosa-salmão, descamação seca branco-prateada, com escamas aderentes e estratificadas (Fig. 9.8).

Podem apresentar-se em forma de gota, moeda, arcos de círculo; podem ser em pequeno número, afetando as regiões já descritas, ser generalizadas ou comprometer a totalidade da superfície da pele – psoríase eritrodérmica.

Na criança, as formas mais comumente encontradas são as psoríases em gotas e em placa no couro cabeludo. Pode-se ainda observar as psoríases invertida, em áreas intertriginosas, a das pálpebras e a eritrodérmica.

As unhas estão envolvidas em 25 a 50% dos casos. As alterações mais comumente encontradas são as depressões cupuliformes, podendo ainda ocorrer a alteração da cor, a hiperqueratose subungueal e a onicólise.

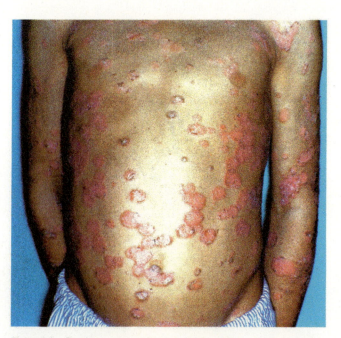

Figura 9.8 – Psoríase. Lesões eritematodescamativas numulares disseminadas na face anterior do tronco e membros inferiores.

Os sintomas subjetivos na lesão são pouco freqüentes. Bastante característica, mas não exclusiva da psoríase, é a indução da lesão por lesão epidérmica – trata-se do fenômeno isomórfico de Köbner.

O curso da doença é crônico, com períodos de exacerbação e de remissão espontânea, ou mediante tratamento.

O diagnóstico é baseado em dados clínicos ou, quando necessários, histopatológicos. No diagnóstico diferencial devem ser considerados a dermatite seborréica, especialmente quando se tratar de lesões isoladas no couro cabeludo ou de lesões em áreas intertriginosas, o intertrigo, a pitiríase rosada, a sífilis secundária e os quadros eczematosos.

Tratamento

Exposição solar e prevenção de traumatismos na pele devem ser encorajadas. Na psoríase em gotas da criança, pode-se obter a remissão completa apenas com o uso da radiação ultravioleta, natural ou artificial. Emolientes e hidratantes podem controlar quadros leves.

A pomada de alcatrão de hulha, na concentração de 1 a 3%, pode ser utilizada. Quando associada com exposição à radiação ultravioleta constitui o método de Goeckerman. As formulações tópicas com corticosteróides são eficazes, devendo ser preferidos aqueles corticosteróides de potência baixa como a hidrocortisona a 1% ou de potência média como a desonida. Betametasona, fluocinolona e triancinolona são mais eficazes mas devem ser empregadas por curto período pela possibilidade de atrofia na pele tratada. Associações de tópicos são habitualmente utilizadas: coaltar e corticóide, análogos da vitamina D_3 e corticóides. Outros tópicos como a antra-lina e o tazaroteno são muito irritantes e raramente empregados em crianças. O tacrolimus a 0,1% atua apenas em lesões da face e áreas intertriginosas.

Com esses tratamentos tópicos consegue-se a remissão por semanas, meses ou mesmo por anos. Outras formas de psoríase, que não a psoríase em gotas, costumam ser mais rebeldes ao tratamento, a doença tendo um curso instável com períodos de exacerbação e de acalmia.

O tratamento sistêmico da doença é reservado aos casos graves ou rebeldes ao tratamento tópico. Os corticosteróides são geralmente contra-indicados, pois, com freqüência, há recrudescência com o agravamento do quadro após a interrupção ou mesmo redução do medicamento.

Considerando-se a epidermopoese pronunciadamente acelerada na lesão de psoríase (28 vezes do normal), têm sido usados citotóxicos e antimetabólitos no tratamento dos casos com lesões extensas e resistentes, que impedem a atividade normal do paciente. O metotrexato é utilizado, no adulto, na dose inicial de 22,5 a 15mg por semana, em tomadas de 7,5 a 5mg a cada 12 horas, três vezes por semana.

O tratamento com retinóide e acitretina, por via oral, na dose de 0,5 a 1mg/kg/dia é especialmente indicado nos casos graves, eritrodérmicos, quando pode ser também empregada a ciclosporina na dose de 5mg/kg/dia. A acittretina, pela teratogenicidade, deve ser evitada em pré-adolescentes e adolescentes do sexo feminino. O método de PUVA, que associa um psoralênico – 8-metoxipsoralem – ao ultravioleta A, é contra-indicado em crianças.

---

8 Piodermites

VALÉRIA AOKI

INTRODUÇÃO

As piodermites são definidas como infecções da pele causadas por bactérias piogênicas. As infecções bacterianas da pele podem ser primárias, quando o processo patogênico inicial for cutâneo (cerca de 70% dos casos), ou secundárias (ao redor de 30% dos casos), quando representam manifestação cutânea infecciosa originada em outro órgão.

As piodermites surgem quando ocorre desequilíbrio entre o hospedeiro e o agente bacteriano. A pele representa uma barreira importante na defesa contra microrganismos, e os principais mecanismos incluem: integridade do estrato córneo, produção de enzimas, tais como lisozima e defensina, e acidez (pH = 5). A pele normal é estéril ao nascimento e coloniza-se a partir do primeiro dia de vida. A flora bacteriana da pele é representada pela flora residente (bactérias que colonizam a pele permanentemente) e pela flora transitória (bactérias que contaminam a pele, reproduzem e vivem nela por um período determinado).

Flora residente – na sua maioria, são bactérias gram-positivas, tais como *Staphylococcus* sp. (áreas úmidas), *Corynebacterium tenuis*, *Corynebacterium minutissimum, Micrococcus* sp. (áreas secas e em crianças), *Brevibacterium* sp. As bactérias gram-negativas ocorrem, em geral, nas áreas intertriginosas, sendo as principais *Escherichia coli, Proteus* sp., *Enterobacter* sp., *Pseudomonas* sp. e *Acinetobacter* sp. Dentre as bactérias anaeróbias principais encontramos o *Propionibacterium* sp. (folículo profundo) e o *Peptococcus saccharolyticus.*

Flora transitória – *Staphylococcus aureus* (regiões perioral, perianal, indivíduos com eczema ou psoríase, indivíduos soropositivos para o HIV), *Neisseria* sp. e *Streptococcus pyogenes* (região perioral).

PATOGENIA

Os principais fatores que contribuem para uma alteração no equilíbrio entre o hospedeiro e a flora bacteriana da pele são:

1. Patogenicidade da bactéria: endotoxinas (liberadas somente com a rotura da bactéria) ou exotoxinas.
2. Porta de entrada: alteração da camada córnea, levando à destruição da barreira mecânica (traumatismos mecânicos, queimaduras, picadas de insetos, cateteres e sondas).
3. Capacidade de defesa do hospedeiro: deficiências congênitas ou adquiridas (diabetes, AIDS, alterações da tireóide), da imunidade humoral e/ou celular, alterações na flora bacteriana residente devido ao uso de fármacos (corticosteróides, antibióticos), alterações do pH da pele.

Os efeitos patogênicos das bactérias podem ser ocasionados pela produção de toxinas e/ou invasividade local.

CLASSIFICAÇÃO

As infecções bacterianas podem atingir a epiderme, os anexos (folículos pilossebáceos, glândulas sudoríparas) ou o tecido subcutâneo. Quando há acometimento apenas da epiderme, denominamos de impetigo; ao acometimento dos anexos cutâneos, de foliculite (folículo piloso), furúnculo ou antraz (folículos pilosos e tecido subcutâneo); erisipela e celulite (vias linfáticas e tecido subcutâneo).

As infecções bacterianas na infância localizam-se, com freqüência, nos condutos de excreção das glândulas sudoríparas, enquanto no adulto há predominância do acometimento dos folículos pilossebáceos.

As piodermites são freqüentemente causadas por estreptococos e/ou estafilococos. Atualmente, o estafilococo tem-se mostrado o microrganismo mais freqüentemente encontrado nas lesões de piodermite. A associação de estreptococos e estafilococos nas lesões de piodermite também ocorre.

As populações de baixo nível socioeconômico e com padrões precários de higiene costumam ser as mais afetadas, e há predomínio das infecções nas crianças (entre 1 e 5 anos de idade).

IMPETIGO

O impetigo é considerado uma infecção superficial da pele causada por estafilococos plasma-coagulase positivos, ou por estreptococos beta-hemolíticos (impetigo de Tilbury-Fox). A doença acomete, na sua maioria, crianças, podendo levar a epidemias em famílias, berçários, creches e escolas (impetigo contagioso). O impetigo apresenta duas formas clínicas: a bolhosa (causada por estafilococos) e não-bolhosa (causada por estafilococos e estreptococos). Na forma não-bolhosa com a presença de crostas meliceéricas, o agente mais freqüente é o estreptococo beta-hemolítico do grupo A.

A distribuição do impetigo é universal, acomete ambos os sexos com igual freqüência, e é mais comum nos climas quentes e úmidos.

Etiologia

O estreptococo beta-hemolítico do grupo A de Lancefield até o final da década de 1970 era considerado o agente etiológico mais comum no impetigo. Entretanto, muitos estudos recentes realizados nos Estados Unidos mostram que o estafilococo (*S. aureus*) pode ser o principal causador dos impetigos em até 77% dos casos. A concomitância de dois agentes etiológicos (estafilococos e estreptococos) pode estar presente entre 10 e 30%. Nos casos resistentes ao tratamento com penicilina, o estafilococo pode ser o responsável por 60 a 90% dos casos analisados. No impetigo bolhoso, o *Staphylococcus aureus* grupo II está presente em 80% dos casos (fagotipo 71 em 60% dos casos).

Patogenia

A falta de higiene, a presença de dermatoses preexistentes (eczemas, dermatite atópica, escabiose) e a colonização da pele previamente ao surgimento das lesões cutâneas são fatores predisponentes. No caso do impetigo estreptocócico, traumatismos e picadas de inseto favorecem o surgimento de lesões cutâneas, e eventualmente pode ocorrer disseminação para o trato respiratório. No caso do impetigo estafilocócico, há colonização da mucosa nasal antecedendo as lesões na pele.

Quadro clínico

A lesão primária é uma mácula eritematosa. As lesões são assimétricas e rapidamente evoluem para vesicopápulas ou pústulas, que se rompem e resultam em crostas meliceéricas. Podem surgir lesões satélites. Os locais preferenciais de acometimento são a face (ao redor das narinas e boca), couro cabeludo, pescoço e mãos. A coçagem pode disseminar as lesões. O ângulo da boca e as pregas ungueais (paroníquia estreptocócica) podem ser acometidos. As lesões involuem em cerca de duas a três semanas (Fig. 9.9).

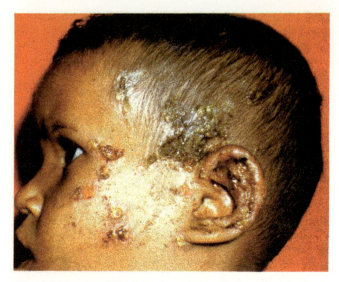

Figura 9.9 – Impetigo. Múltiplas exulcerações recobertas por crostas hemáticas e meliceéricas.

Complicações

Cicatrizes no local da infecção são raras, mas hiperpigmentação nos indivíduos melanodérmicos pode ser encontrada.

Pode ocorrer linfadenopatia satélite, sendo mais freqüente nas infecções estreptocócicas. Nos impetigos estreptocócicos, uma complicação importante é a glomerulonefrite aguda pós-infecciosa, que ocorre em 4 a 25% dos casos, devido a estreptococos nefritogênicos (*S. pyogenes* M-49). Escarlatina, ectima, erisipela e celulite são outras possíveis complicações decorrentes das piodermites.

No impetigo estafilocócico, as vesicobolhas são duradouras e há erosões que podem evoluir para ulcerações. A síndrome da pele escaldada estafilocócica (SSSS) pode suceder um impetigo estafilocócico.

Diagnóstico

Essencialmente clínico, mas o exame bacterioscópico e a cultura com antibiograma são de valia. Nos casos resistentes à penicilina, o estafilococo é o agente usualmente responsável pela piodermite (ao redor de 85% dos casos).

A antiestreptolisina O (ASLO) está elevada em 50% dos casos de impetigo estreptocócico. A antideoxirribonuclease B apresenta boa correlação com infecção estreptocócica, associada à glomerulonefrite aguda (GNA).

A análise da urina é um parâmetro muito importante de controle, devido ao risco de GNA no impetigo estreptocócico.

Diagnóstico diferencial

Herpes simples, dermatoses vesicobolhosas congênitas ou adquiridas, eczema de contato, dermatofitoses, iododerma, bromoderma e sífilis secundária.

Tratamento

Tópico – limpeza local com água morna e sabão, ou permanganato de potássio 1:40.000, e remoção das crostas com vaselina. Antibióticos tópicos na forma de pomada, tais como neomicina, gentamicina, ácido fusídico, bacitracina ou mupirocina. Higiene pessoal cuidadosa (unhas, troca das roupas de cama e banho, aplicação de antibióticos tópicos nas unhas e narinas).

Sistêmico – indicado apenas quando há disseminação das lesões, ou fatores predisponentes (dermatoses preexistentes, imunodeficiências congênitas ou adquiridas). Penicilinas e cefalosporinas; amoxacilina; oxacilina ou dicloxacilina para casos penicilina-resistentes. Eritromicina ou azitromicina para casos de intolerância à penicilina.

ECTIMA
O agente causal principal é o estreptococo (*S. pyogenes*) ou o estafilococo (*S. aureus*).

A lesão primária é uma vesícula ou pústula que, ao se romper, resulta em ulceração superficial. A crosta que se sucede é aderente, dura e seca, podendo ocorrer cicatriz após a resolução do quadro (Fig. 9.10). O quadro é mais comum em indivíduos imunocomprometidos (diabéticos, neutropênicos, HIV-positivos, tratamento com rádio ou quimioterapia). As localizações mais freqüentes são os membros inferiores. As eventuais complicações são: osteomielite, artrite séptica, glomerulonefrite, linfangite, sepse, pneumonia e escarlatina.

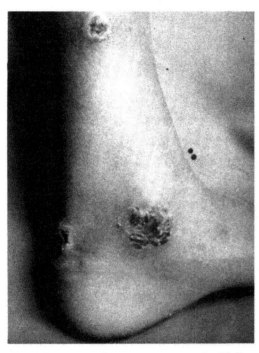

Figura 9.10 – Ectima. Lesões ulcerocrostosas no membro inferior.

O diagnóstico e o tratamento são semelhantes aos relatados no impetigo. O diagnóstico diferencial principal faz-se com as demais úlceras dos membros inferiores (leishmaniose, úlcera tropical, úlcera herpética na AIDS, vasculites).

FOLICULITES
Os foliculites atingem o folículo em toda sua extensão. Há duas formas: superficial (osteofoliculite) e profunda (sicose e hordéolo). O agente causal é o estafilococo plasma-coagulase positivo, mas coliformes e estafilococos plasma-coagulase negativos também podem ocasionar o quadro infeccioso. O diagnóstico consiste nos achados clínicos, complementados pela bacterioscopia e cultura da secreção com antibiograma. O tratamento é semelhante ao do impetigo.

FOLICULITE SUPERFICIAL OU IMPETIGO DE BOCKHART
Infecção superficial dos folículos pilosos, também chamada de osteofoliculite. Ocasionada, em geral, pelo *Staphylococcus aureus* coagulase-positivo. A lesão característica é uma pústula folicular que, ao romper-se, leva à formação de crosta. Não há interferência com o crescimento do pêlo. Locais mais afetados: face, couro cabeludo, extremidades e axilas.

Tratamento semelhante ao do impetigo.

SICOSE DA BARBA
É uma foliculite da região da barba, que pode cronificar-se. Não há interferência com o crescimento do pêlo. O diagnóstico faz-se com a tinha da barba, uma dermatofitose.

HORDÉOLO
Também chamado de terçol, decorre da infecção dos cílios e das glândulas de Meibomius. Mais comum nos indivíduos que apresentam blefarite (dermatite seborréica) ou dermatite atópica. Pode haver concomitância com a furunculose.

FURÚNCULO E ANTRAZ
O antraz é um conjunto de furúnculos. O furúnculo consiste na infecção do folículo piloso e da glândula sebácea anexa pelo estafilococo plasma-coagulase-positivo. As áreas de maior acometimento incluem: face, pescoço, axilas, nádegas, braços e pernas. Não ocorrem nas palmas das mãos e plantas dos pés. A porta de entrada é o acroinfundíbulo do pêlo. A lesão inicial caracteriza-se por pústula que rapidamente se aprofunda e dá origem a um nódulo doloroso, eritematoso e quente. A flutuação ocorre após dois a quatro dias, assim como drenagem pelo folículo piloso.

A eclosão de múltiplas lesões (furunculose) pode complicar dermatoses preexistentes, tais como a escabiose e a pediculose. A furunculose pode estar associada a estados nos quais há queda de resistência (diabetes, anemias, desnutrição, alteração da quimiotaxia dos neutrófilos, alteração das imunoglobulinas, uso de imunossupressores).

O diagnóstico é eminentemente clínico, e a bacterioscopia, associada à cultura da secreção com antibiograma, será de importância para o tratamento. A antibioticoterapia sistêmica mais empregada é a eritromicina, ou penicilinas penicilinase-resistentes (cloxacilina, dicloxacilina). A drenagem cirúrgica só é realizada quando há flutuação da lesão.

ERISIPELA
A erisipela é considerada uma celulite superficial envolvendo a derme e a porção superficial do tecido adiposo, causada pelo estreptococo beta-hemolítico (*S. pyogenes*) que penetra através das soluções de continuidade da pele. O *Staphylococcus aureus* pode ser um agente etiológico ocasional, e o *Haemophilus influenzae* atinge crianças com idade inferior a 2 anos. A lesão caracteriza-se por placa eritemato-edematosa, quente, que é acompanhada de sintomas gerais (febre, mal-estar, astenia). Podem, eventualmente, surgir bolhas. Há adenopatia satélite. Quando o quadro é recorrente, o linfedema faz-se presente. As localizações mais freqüentes são os membros (em adultos), a face e o abdome (em recém-nascidos, próximo ao coto umbilical). Em lactentes e crianças, as otites e as sinusites de repetição são fatores predisponentes para as erisipelas. Complicações tais como glomerulonefrite aguda, bursite, endocardite e abscesso retrofaríngeo podem ocorrer. As drogas de escolha são as penicilinas ou cefalosporinas. O repouso é indicado.

CELULITE
A celulite consiste em uma infecção bacteriana aguda profunda, em geral associada a condições de imunodepressão. Os agentes causais mais freqüentes são estreptococos beta-hemolíticos do grupo B. As celulites na infância estão relacionadas com os estreptococos beta-hemolíticos e o estafilococo. O *Haemophilus influenzae* e o *Streptococcus pneumoniae* estão presentes nas celulites faciais e periorbitais. A *Pseudomonas aeruginosa* geralmente é encontrada em celulites decorrentes de traumatismo nos pés.

As complicações relatadas são: sepse, trombose do seio cavernoso, abscessos, meningite, linfedema, miocardite.

O tratamento das celulites deve ser realizado com base nas penicilinas, amoxacilina associada ao ácido clavulínico ou eritromicina. No caso de suspeita de celulite por *Haemophilus*, a cefotaxima ou o cloranfenicol podem ser utilizados.

OUTRAS INFECÇÕES BACTERIANAS
Existem outras infecções bacterianas que não são consideradas piodermites, mas costumam ser causadas por estafilococos ou estreptococos. São elas: a síndrome estafilocócica da pele escaldada (SSSS) e a escarlatina.

Síndrome estafilocócica da pele escaldada

Também denominada de dermatite esfoliativa do recém-nascido (Ritter von Rittershain, 1878), é uma doença que resulta da ação da toxina esfoliativa produzida pelo *Staphylococcus aureus* fagotipo II (tipos 3A, 3B, 3C, 55 e 7A). O foco primário não é a pele, mas em geral a orelha, a faringe, a conjuntiva e outros. Há febre, eritema difuso, bolhas flácidas que se rompem e originam erosões na pele, e a presença do sinal de Nikolsky (descolamento da epiderme). Esse descolamento epidérmico deve-se à ação da toxina sobre a adesão celular (bloqueio da desmogleína, uma proteína de adesão da epiderme). Ao anatomopatológico da bolha verifica-se clivagem intra-epidérmica alta. O diagnóstico diferencial faz-se com a necrólise epidérmica tóxica, a doença de Kawasaki e a escarlatina estafilocócica. O tratamento deve ser feito com antibioticoterapia sistêmica (penicilinas semi-sintéticas resistentes à penicilinase, tais como oxacilina, flucloxacilina, vancomicina ou macrolídeos intravenosos) (Fig. 9.11).

Escarlatina

A escarlatina é causada pela toxina eritrogênica do *Streptococcus pyogenes*. Ocorre em crianças e adultos e costuma ser precedida por um quadro de faringotonsilite. O quadro clínico caracteriza-se por exantema e/ou enantema, febre, adenomegalia e sintomas gerais. O tratamento de eleição deve ser feito à base das penicilinas ou cefalosporinas.

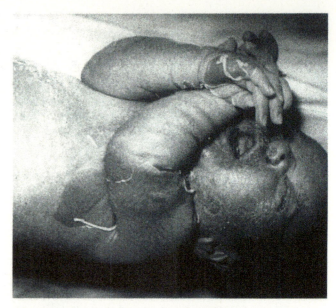

Figura 9.11 – Doença de Ritter Von Rittershaim. Eritrodermia esfoliativa, observando-se áreas de descolamentos epidérmicos.

9 Xeroderma Pigmentoso

JOSÉ ANTONIO SANCHES JR.

Xeroderma pigmentoso é doença grave geneticamente transmitida por meio de herança autossômica recessiva. Apresenta-se com lesões cutâneas variadas decorrentes da extrema fotossensibilidade proveniente de defeitos enzimáticos na excisão e reparo do DNA lesado pela radiação ultravioleta. Estão descritos, atualmente, sete subtipos da doença, com apresentações clínicas e geneticamente heterogêneas. É de ocorrência mundial, estimando-se incidência em torno de 1:400.000 nascidos vivos, parecendo ser mais alta no Japão e Oriente Médio.

As lesões cutâneas iniciam-se na infância, muito precocemente, com sequidão da pele e sensibilidade intensa à luz do sol, desproporcional entre o tempo de exposição e a resposta eritematosa, podendo ocorrer formação de bolhas. O eritema solar é persistente, levando ao surgimento de inúmeras máculas com tonalidades variando entre o castanho-claro e o negro, e tamanhos variados entre puntiformes a vários centímetros, as sardas ou efélides. Essas alterações predominam nas áreas expostas, como face e mãos. Com o tempo e exposições solares repetidas, surgem, nessas áreas, xerose, atrofia, hipopigmentação, telangiectasias, queratoses e tumores malignos. Estima-se que a incidência de neoplasias cutâneas nos pacientes com xeroderma seja 5.000 vezes maior que a da população geral. Dentre os tumores, os mais freqüentes são os carcinomas basocelulares, seguidos pelos espinocelulares e melanomas. Outras neoplasias, como os angiossarcomas e os fibrossarcomas, embora mais raras, também podem surgir (Fig. 9.12). Evidências apontam, ainda, para maior predisposição para neoplasias internas nos pacientes com xeroderma. A fotofobia é sintoma comum e precoce. Com o tempo a conjuntiva apresenta alterações inflamatórias, pigmentação e ulcerações. Carcinomas espinocelulares também podem desenvolver-se nesse local.

Os doentes podem apresentar desenvolvimento físico levemente atrasado, com desenvolvimento intelectual normal ou retardo mental, na dependência do tipo de xeroderma. É possível que alterações da reparação do DNA possam, também, ocorrer no sistema nervoso central levando às alterações neurológicas.

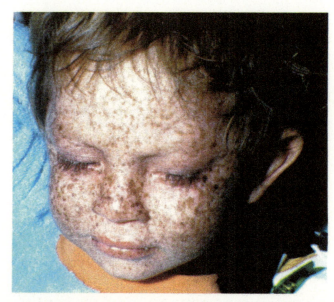

Figura 9.12 – Xeroderma pigmentoso. Pele da face atrófica, xerótica com grande quantidade de efélides.

O diagnóstico diferencial faz-se com outras condições que apresentam degenerações cutâneas decorrentes de fotossensibilidade, como a síndrome de Rothmund-Thompson, a de Bloom, as porfirias e a *hidroa vacciniforme*.

Ainda não se dispõe de medidas efetivas para o impedimento do desenvolvimento das lesões cutâneas. Orientações adequadas em relação à não-exposição solar, medidas como o uso de chapéus, roupas adequadas e cremes fotoprotetores devem ser prescritas. *Os carcinomas que surgirem devem ser tratados adequadamente*, preferindo-se, sempre que possível, a remoção cirúrgica.

10 Afecções dos Anexos Cutâneos

JOSÉ ANTONIO SANCHES JR.
MARIA DENISE FONSECA TAKAHASHI

AFECÇÕES DAS GLÂNDULAS SUDORÍPARAS ÉCRINAS

HIPERIDROSES

As hiperidroses são condições que cursam com o aumento da secreção sudoral. Habitualmente são localizadas, principalmente nas palmas das mãos, plantas dos pés e axilas, podendo ocorrer, entretanto, em grandes áreas, geralmente associadas a afecções neurológicas herdadas (neuropatias periféricas com hiperidrose associada) ou adquiridas (traumatismos medulares, lesões cerebrais, neoplasias viscerais, sudorese noturna na doença de Hodgkin).

Dentre as hiperidroses localizadas, nas crianças observa-se mais freqüentemente a hiperidrose palmoplantar (também denominada de cortical ou emocional). Piora com estados de estresse e pode associar-se com taquicardia e instabilidade vasomotora. Normalmente, as extremidades permanecem frias. A umidade constante das palmas das mãos e das plantas dos pés predispõe a dermatites de contato e é causa de desconforto permanente, ocasionando problemas escolares e sociais. O tratamento com iontoforese com água morna costuma trazer benefícios.

HIPOIDROSES E ANIDROSES

As hipoidroses ou anidroses (diminuição ou ausência de sudorese) habitualmente ocorrem em grandes áreas e relacionam-se com diminuição ou ausência de glândulas sudoríparas, principalmente em síndromes congênitas, como displasia ectodérmica hipoidrótica, ou com alterações funcionais congênitas (insensibilidade congênita à dor com anidrose) ou adquiridas. Áreas localizadas de hipoidrose podem surgir como conseqüência de danos das glândulas sudoríparas secundários a traumatismos, cirurgias, irradiação ou lesões inflamatórias como esclerodermia.

Clinicamente, observa-se sequidão da pele devido à ausência de sudação, mesmo por meio de estímulo pela aplicação intradérmica de pilocarpina. Os pacientes devem ser orientados que evitem ambientes com temperaturas elevadas por sua incapacidade de regulação térmica pela ausência de resfriamento da superfície cutânea.

MILIÁRIAS

São dermatoses vesiculosas ou papulovesiculosas decorrentes de seqüestro do suor em algum ponto da pele, por obstrução do ducto sudoríparo. De acordo com o nível de obstrução do ducto, observa-se *miliária cristalina,* em que a obstrução é na camada córnea, a *miliária rubra,* na qual ela se dá na intimidade da epiderme, e a *miliária profunda,* em que a obstrução e a rotura do ducto ocorrem na junção dermoepidérmica.

A *miliária cristalina* ou *sudâmina* caracteriza-se pelo aparecimento de pequenas vesículas de conteúdo límpido, não-eritematosas, assintomáticas, após condições que provoquem sudorese excessiva, como febre, exercícios físicos ou temperatura ambiente elevada. É muito freqüente no verão, após exposição solar, quando a queratina superficial, prestes a se destacar, restringe o orifício de abertura da glândula sudorípara. O quadro dificilmente requer tratamento, a não ser que a ele se superponha uma infecção secundária.

A *miliária rubra* (brotoeja) é uma erupção eritematopapulovesiculosa, acompanhada de prurido, freqüentemente observada em crianças e adolescentes, em regiões de clima úmido e quente. A sudorese excessiva desencadeia o quadro, sendo responsabilizada pela obstrução do ducto a hidratação excessiva da epiderme (por temperatura ambiente elevada com alto teor de umidade, excesso de agasalhos, banhos prolongados), danos epidérmicos (dermatites inflamatórias) e uso tópico de substâncias que obstruem os poros glandulares. As lesões inicialmente assépticas, com freqüência, sofrem infecção secundária.

Os indivíduos sujeitos a surtos freqüentes de miliária rubra podem posteriormente apresentar a *miliária profunda,* em que as lesões são pápulas pequenas de cor rosa, geralmente em pequeno número, no tronco e raiz dos membros. Caracteristicamente, a sudorese está diminuída ou ausente nas áreas afetadas. Nas formas extensas de miliária rubra profunda, a anidrose pode interferir com a termorregulação, desencadeando quadro agudo de febre alta, mal-estar, náuseas, dispnéia, palpitação e taquicardia.

O tratamento das diversas formas de miliária é diretamente dirigido para o secamento e resfriamento das áreas afetadas e a manutenção de condições que não permitam a sudorese excessiva. Na miliária rubra, é útil o emprego de banhos de permanganato de potássio na diluição de 1:15.000. Pasta d'água e lanolina anidra também podem ser usadas. Nos casos que apresentam infecção secundária, devem ser indicados antibióticos.

AFECÇÕES DAS GLÂNDULAS SEBÁCEAS

HIPERPLASIA SEBÁCEA

São máculas ou pápulas amareladas na abertura dos folículos pilossebáceos do nariz e bochechas observadas em cerca de 50% dos recém-nascidos. Devem-se ao estímulo dos andrógenos maternos sobre as glândulas sebáceas durante o último mês de gravidez, razão pela qual raramente são observadas nos prematuros. Regridem completamente entre os 4 e 6 meses.

ACNE NEONATAL

De modo semelhante, a hiperplasia sebácea surge em conseqüência de uma situação similar à puberdade vivenciada pelo recém-nascido, devida à circulação de hormônios andrógenos maternos no último mês de gestação. Aparecem em torno das 2 a 4 semanas de vida como pápulas eritematosas e pústulas que podem persistir até os 8 meses.

AFECÇÕES DOS PÊLOS (TRICOSES)

As tricoses são afecções dos pêlos, congênitas, hereditárias ou adquiridas, nas quais há alterações na forma, cor e número.

ALOPECIAS

Alopecias consistem na queda dos cabelos ou pêlos. Podem ser não-cicatriciais ou primárias e cicatriciais ou secundárias.

Alopecias não-cicatriciais

Alopecia fisiológica dos recém-nascidos – após o nascimento, os primeiros cabelos (que estão em fase ativa de crescimento) passam para a fase telógena, começando então a cair e substituídos por outros. Isso ocorre durante cerca de seis a oito meses. Essa alopecia poderá ser bem discreta e gradual, sendo então pouco notada, ou poderá ser súbita e bastante intensa, tornando a criança quase totalmente calva.

Alopecias genéticas – essas alopecias mostram graus variáveis, desde totais até apenas discretos. Raramente se apresentam como defeito isolado, pois na maioria dos casos estão associadas a outras diversas anomalias, fazendo parte de quadros ou síndromes complexas. Assim, poderão ser encontradas nas displasias ectodérmicas, na paquioníquia congênita, nas doenças decorrentes de erros inatos do metabolismo, tal como na fenilcetonúria ou mesmo em quadros decorrentes de alterações cromossômicas, como a síndrome de Down.

Tricotilomania – consiste em um cacoete, pelo qual a criança arranca, constantemente, seus próprios cabelos, geralmente em área circunscrita, dando assim origem a alopecias que imitam a *alopecia areata*. Como características importantes para o diagnóstico, o examinador deve notar que as áreas depiladas não são completamente calvas, as margens são irregulares, há cabelos quebrados em extensões variáveis (Fig. 9.13). O couro cabeludo é o local mais freqüentemente comprometido, porém poderá situar-se nas sobrancelhas, cílios ou outras zonas pilosas. Geralmente, o ato é praticado pela criança em ocasiões em que não está sendo observada pelos pais. Naturalmente, na maioria dos casos, a criança mostra alterações de comportamento, merecendo orientação especializada (Fig. 9.13).

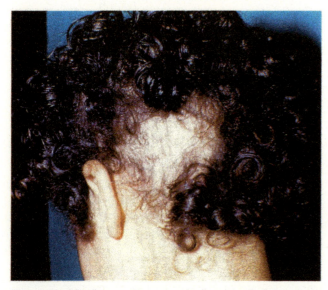

Figura 9.13 – Tricotilomania. Placa alopécica irregular, sem fenômenos inflamatórios ou alterações tróficas.

Alopecias por tração – toda tração diária ou bastante freqüente, mesmo que discreta, poderá causar alopecia, quer localizada, quer difusa, dependendo do tipo ou traumatismo. Assim, é o que poderá ocorrer com vários tipos de penteados usados nas crianças, tal como tranças, trancinhas, rabo de cavalo e até mesmo o emprego excessivo de escovas e pentes. Suprimida a causa, a alopecia desaparecerá lentamente.

Alopecias nutricionais ou metabólicas – para o crescimento normal dos cabelos é necessária uma dieta alimentar adequada, com boa ingestão de proteínas, constituintes esses essenciais na formação dos cabelos. Disso decorre que nos estados carenciais, especialmente com deficiência protéica, grande número de folículos pilosos entra em fase telógena, provocando maior queda de cabelos e conseqüente alopecia. Esses estados carenciais são relativamente comuns na infância, em áreas onde existe fome, com carência alimentar geral ou mesmo quando há apenas deficiência protéica. Em casos mais isolados e raros, podem-se encontrar alopecias parciais ou mesmo totais, como conseqüências de alterações metabólicas específicas, tal como se dá na acrodermatite enteropática por deficiência de zinco.

Alopecias por drogas (efluvios anágenos) – certas substâncias químicas, muitas usadas como medicamentos, possuem ação tóxica para células da matriz dos pêlos em crescimento (fase anágena), provocando parada na atividade mitótica. Estão incluídas nesse grupo várias drogas usadas no tratamento da leucemia e do câncer. O tálio, que faz parte de certos raticidas, também possui essa propriedade tóxica. A alopecia não é definitiva, pois a suspensão das drogas vai determinar o renascimento dos cabelos.

Alopecia por radiação ionizante – quer acidentalmente, quer empregada como terapêutica no tratamento de neoplasias, a radiação tem ação sobre as células da matriz dos pêlos, causando alopecia temporária ou definitiva. Lembrar que a radioterapia era usada, em dose depilatória temporária, no tratamento das tinhas do couro cabeludo, antes do emprego da griseofulvina.

Alopecias telógenas (eflúvios telógenos) – nesse grupo está incluída uma série de causas diversas que poderá determinar alopecia difusa, conhecida como eflúvio telógeno. Dentre as principais estão as doenças febris, o choque cirúrgico e a hipervitaminose A. Esse tipo de alopecia surge cerca de dois a três meses após a causa e regride lenta e espontaneamente. Raramente uma doença febril prolongada pode causar destruição completa dos folículos pilosos, levando a uma alopecia difusa e definitiva.

Alopecia androgenética (calvície) – na dependência de herança genética, pode surgir a partir da adolescência, mais ou menos precocemente, alopecia que se inicia nas regiões frontoparietais ou vértice do couro cabeludo. Os pêlos terminais dessas áreas entram em processo de involução, tornam-se novamente lanuginosos e desaparecem. Observa-se que alopecias androgenéticas de início precoce evoluem com perdas mais rápidas e mais intensas de cabelos. É importante salientar que esse transtorno, embora considerado mais um caráter que doença, prejudica muito o desenvolvimento da auto-estima dos adolescentes acometidos.

Alopecia areata ("pelada") – geralmente, de súbito, sem sintomas prévios, surge uma pequena área circunscrita com diminuição ou ausência dos cabelos. Na maioria dos casos está localizada no couro cabeludo, porém pode atingir sobrancelhas ou cílios. Na área alopécica o couro cabeludo apresenta-se liso e branco, sem escamas e sem atrofia; tem contorno oval ou redondo, com raros cabelos esparsos em sua superfície, alguns íntegros, outros quebrados. Alguns desses cabelos remanescentes assumem o aspecto característico "em ponto de exclamação". A maioria deles é arrancada com facilidade e mostra um bulbo bem atrófico. A placa inicial pode permanecer como única ou poderão surgir novas lesões em várias localizações. Com a evolução da doença poderá haver confluência de algumas placas, para formar então grandes áreas alopécicas e mesmo, raramente, progressão para alopecia total (acometimento de todo o couro cabeludo) ou alopecia universal (acometimento de todas as áreas pilosas).

Algumas vezes, uma alopecia situada na região occipital progride para as faces laterais da cabeça, constituindo-se então a chamada "pelada" ofiásica.

A causa é desconhecida. Como em quase todas as dermatoses de origem desconhecida, são aventadas como causas infecções, distúrbios auto-imunes, fatores psicogênicos. A concomitância de *alopecia areata* com certos estados auto-imunes, quer no próprio paciente, quer em seus familiares – tireoidite de Hashimoto, vitiligo e algumas colagenoses –, não permite ainda incluir essa doença entre as auto-imunes.

O prognóstico é variável e imprevisível. Quando existem poucas placas, já estacionárias, sem grande queda de cabelo nas margens, o prognóstico é bom, podendo haver cura completa dentro de seis meses. Porém, quando vão surgindo novas lesões, com queda acentuada de cabelo na periferia, o prognóstico é bem reservado, pois poderá haver progressão para alopecia total ou universal.

O tratamento clássico, adotado há longos anos, porém ainda válido até hoje, consiste em se ativar a circulação local por meio de irritantes externos, quer pela aplicação de substâncias cáusticas (solução de ácido acético glacial em éter sulfúrico), quer pelo uso de ultravioleta, da neve carbônica nas áreas peládicas. São empregados, também, corticosteróides tópicos, em cremes, pomadas ou soluções. Para se obter maior penetração e, portanto, maior eficácia, devemos usar essas substâncias em fricção suave, cobrindo-se em seguida a cabeça com touca plástica. Resultados mais rápidos podem ser conseguidos com o emprego dos corticóides pela via injetável intradérmica, exclusivamente em casos bem selecionados. Para isso, usamos triancinolona na concentração de 2 a 5mg/ml. A aplicação deverá ser feita em pequeninas injeções intradérmicas, que alcancem no máximo a dose total de 2ml, a cada 15 ou 20 dias. Em casos de alopecia total, que não respondem a nenhum método de tratamento, podemos tentar os corticosteróides por via sistêmica, por prazos restritos e com os cuidados que essa terapêutica exige.

Focos infecciosos devem ser pesquisados e tratados, especialmente focos dentários, de vias aéreas superiores e urinários.

Alopecias cicatriciais

Diversas dermatoses causam seqüelas atróficas em sua involução. Essas lesões, quando em zonas pilosas, constituem alopecias cicatriciais definitivas. É o que ocorre com vários processos inflamatórios de origem viral, infecciosa ou fúngica, e também com dermatoses diversas, tais como o líquen plano, o lúpus eritematoso e a esclerodermia circunscrita. Nas crianças, as causas mais freqüentes das alopecias cicatriciais são as foliculites microbianas e as tinhas inflamatórias (*Kerion celsi*).

HIPERTRICOSES

Consiste no aumento do número e espessura dos pêlos ou cabelos, em desacordo com o sexo, a idade e a raça.

Na *hipertricose congênita* há persistência dos pêlos fetais que, normalmente, caem durante o sétimo ou oitavo mês de gestação. Pode ser circunscrita ou generalizada. Na *hipertricose adquirida* há transformação da lanugem em pêlos grandes e espessos. Pode ser causada por endocrinopatias ou por fatores familiares ou raciais.

ALTERAÇÕES MORFOLÓGICAS DA HASTE DO CABELO

São anomalias de ocorrência relativamente rara e que, na maioria dos casos, fazem parte de determinada doença ou síndrome. Algumas anomalias causam fragilidade do cabelo, do que resultam quebra e queda prematura; outras não causam nenhuma fragilidade.

Do primeiro grupo destacamos, a seguir, as mais importantes.

Trichorrhexis nodosa

É a mais comum, sendo caracterizada pela presença de nódulos brancos acinzentados que acarretam fragilidade do cabelo. Eventualmente, pode estar associada a anomalias dentárias e das unhas. Foi assinalada em doentes com retardo mental e acidúria argininossuccínica.

Monilethrix

Trata-se de afecção rara, autossômica dominante, caracterizada pela presença de pequenas deformidades nodosas. Há fragilidade dos cabelos que, caindo, irão causar alopecias de intensidades variáveis. Não está associada a nenhuma doença sistêmica ou defeito metabólico (Fig. 9.14).

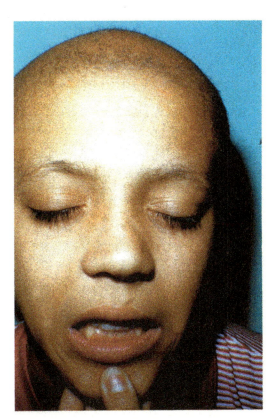

Figura 9.14 – *Monilethrix*. Alopecia intensa do couro cabeludo por fragilidade da haste capilar.

Trichorrhexis invaginata (cabelos em bambu)

Ao longo da haste do cabelo surgem invaginações, conferindo-lhe o aspecto de bambu. Essa rara anomalia é encontrada na síndrome de Netherton, caracterizada também por lesões cutâneas ictiosiformes e estado atópico.

Pili torti

Trata-se de anomalia na qual o cabelo sofre achatamento e torção sobre seu próprio eixo. Pode ser encontrado isoladamente ou em casos de displasia ectodérmica e em certos erros metabólicos ligados à má absorção do cobre (tricopoliodistrofia).

Em outro grupo temos as anomalias da haste dos cabelos que não causam fragilidade, não determinando, portanto, alopecia. As mais freqüentes são:

Pili annulati – a haste do cabelo apresenta estrias brilhantes e escuras quando observada com luz refletida.

Cabelos lanosos – os cabelos mostram-se encaracolados desde o nascimento, impossível de serem penteados.

AFECÇÕES DAS UNHAS (ONICOSES)

Onicoses ou onicopatias são afecções ou anomalias das unhas. Oniquias são as onicoses da lâmina ungueal. Paroníquias ou perionix são os processos inflamatórios situados nas dobras ungueais.

ONICOSES NAS AFECÇÕES DERMATOLÓGICAS E SISTÊMICAS

Várias dermatoses que comprometem a pele e os cabelos também podem atingir as unhas. Essas lesões ungueais, em algumas dessas dermatoses, constituem valioso auxílio para o exato diagnóstico se vistas em conjunto; porém, quando se mostram isoladas, não permitem diagnóstico, pois não são características.

Os *processos eczematosos* em geral, quando situados nos dedos ou artelhos, podem causar lesões ungueais não características e que consistem em sulcos transversais, depressões, alterações de cor e de espessura.

A *psoríase*, com freqüência, afeta as unhas, sobretudo dos dedos das mãos. Mais raramente, podemos ter lesões ungueais psoriáticas sem lesões cutâneas. Essas lesões poderão ser: depressões puntiformes, alterações de cor, onicólise distal ou lateral, espessamento subungueal, destruição da lâmina.

O *líquen plano*, com certa raridade, pode apresentar lesões ungueais que poderão ser apenas discretas ou causar até perda da unha. Quando vistas isoladamente não são características.

A *alopecia areata* pode apresentar concomitantemente lesões ungueais que consistem em pequenas depressões puntiformes, no entanto, os casos graves de alopecia universal podem mostrar graves onicodistrofias com destruição quase total.

O *diabetes* causa, com freqüência, processos de paroníquias por monília que, não raramente, levam à suspeita etiológica.

As doenças do tecido conjuntivo como lúpus eritematoso, dermatomiosite e esclerose sistêmica, entre outras, levam freqüentemente ao desenvolvimento de telangiectasias nas dobras ungueais posteriores.

ONICOSES NAS GENODERMATOSES

Em inúmeras dessas doenças são encontradas alterações ungueais. Essas lesões podem manifestar-se por *atrofias, hipertrofias* e *alterações periungueais*.

A *atrofia* pode consistir desde apenas discreta diminuição do tamanho das unhas até a ausência total pelo desaparecimento da matriz. Dentre as doenças hereditárias que causam atrofia temos, como das mais freqüentes, a epidermólise bolhosa, as displasias ectodérmicas, a progeria e as poiquilodermias.

A *hipertrofia* é encontrada especialmente na paquioníquia congênita, constituindo um dos sinais maiores da síndrome. Há hipertrofia do leito ungueal que causa elevação da lâmina, tão acentuada em alguns casos, que dificulta o movimento dos dedos. *Lesões periungueais* são observadas nas acrodermatites enteropáticas.

Paroníquias ou perionix

Consistem em processos inflamatórios situados nas dobras proximais ou laterais das unhas. Quando a etiologia é microbiana, caracteriza-se clinicamente por ser mais aguda, mostrando intenso edema inflamatório, dor intensa e formação de material purulento. Quando causada por levedos, dos quais o mais comum é a *Candida albicans*, são de evolução mais tórpida e crônica, com reação inflamatória mais discreta. Não raramente, há casos de etiologia mista.

O tratamento é basicamente local, exceto naqueles casos com reação inflamatória intensa e aguda, quando então devemos administrar antibióticos por via oral. Como medicação externa empregamos soluções aquosas de permanganato de potássio 1:40.000, seguidas por cremes ou pomadas com substâncias ativas contra os levedos, tais como o clotrimazol, o viofórmio, a nistalina e outras. Em casos de resistência ao tratamento, procurar afecções sistêmicas de base, especialmente diabetes.

Onicofagia

É hábito, relativamente freqüente entre as crianças, de roer as próprias unhas. Essas tornam-se diminuídas em sua extensão, perdendo a borda livre.

Verrugas

As verrugas vulgares situadas na região peri e subungueal não são raras. Seu tratamento apresenta certas particularidades, pois mostra grande taxa de recidivas, além da grande resistência das lesões. O método mais indicado é a aplicação tópica de ácido nítrico, da cantaridina, de neve carbônica ou de nitrogênio líquido. A destruição das verrugas pela eletrocoagulação pode causar lesões distróficas permanentes das unhas quando feita muito perto da matriz. Há casos de cura apenas pela oclusão simples com esparadrapo.

Granuloma piogênico (granuloma telangiectásico)

Trata-se de tumor benigno de natureza vascular, que surge geralmente como conseqüência de traumatismo, especialmente no leito lateral das unhas. O tratamento indicado é a eletrocoagulação.

Fibroma (tumor de Könen)

São pequenos tumores de natureza fibrosa, geralmente peri ou subungueais que surgem em doentes de esclerose tuberosa (epilóia).

---

11 Tumores Cutâneos

EVANDRO A. RIVITTI
CYRO FESTA NETO

O termo tumor é comumente empregado em Dermatologia em sentido clínico e não anatomopatológico, abrangendo, portanto, não somente verdadeiras neoplasias, como também malformações congênitas, hereditárias ou não: os nevos. A adoção desse critério permitirá abranger um maior número de lesões comuns na infância e de interesse médico geral.

As neoplasias são proliferações constituídas por células, não apenas em número excessivo, como também com maturação atrasada e morfofuncionalmente diferentes das células normais. Os neoplasmas benignos caracterizam-se pelo crescimento lento, expansivo, isto é, deslocando o tecido normal sem destruí-lo. Caracterizam-se, ainda, pela ausência de mitoses atípicas e anaplasias celulares e, fundamentalmente, não são capazes de gerar metástases. As neoplasias malignas, em contraposição, são anaplásicas, infiltram e des-

troem o tecido normal, crescem rapidamente com presença de mitoses atípicas e originam metástases.

O termo *nevus* ou nevo também tem sido usado com diferentes significados, compreendendo dois grupos de lesões, os nevos simples e os celulares. Os nevos simples correspondem a excessos ou deficiências dos constituintes normais da pele e os celulares são caracterizados pela presença das chamadas células névicas. Essas são derivadas da crista neural e seu deslocamento normal em direção à camada basal da epiderme, durante a embriogênese, pode sofrer alterações de causa desconhecida que resultam em localizações anômalas dessas células, constituindo os nevos celulares.

Múltiplas classificações têm sido propostas para os tumores cutâneos por meio de diferentes critérios. Todas as classificações sofrem restrições, sendo a mais comumente adotada a de critério embriológico que divide os tumores cutâneos em ectodérmicos, compreendendo os tumores benignos e malignos da epiderme, dos anexos e do sistema pigmentar, e mesodérmicos, incluindo os tumores benignos e malignos da derme e do subcutâneo.

Serão analisadas, sem preocupação de classificação, as lesões tumorais cutâneas de maior interesse na infância, em função de sua freqüência e gravidade.

NEVO VERRUCOSO

É malformação congênita constituída por excesso dos componentes epidérmicos da pele, clinicamente caracterizada por lesões verrucosas com tendência à disposição linear (Fig. 9.15). As lesões podem ser múltiplas ou únicas e situar-se em qualquer área corpórea. O tratamento é de ordem cirúrgica, por meio de excisão e sutura, dermoabrasão ou eletrocoagulação, e é ditado por motivos de ordem exclusivamente estética, pois são lesões não passíveis de malignização. Nas localizações flexurais podem sofrer maceração, edema, eczematização e infecção secundária. Ocasionalmente, podem acompanhar-se de hipoplasia de estruturas mais profundas ou de outras malformações como esqueléticas, nervosas e angiomatosas.

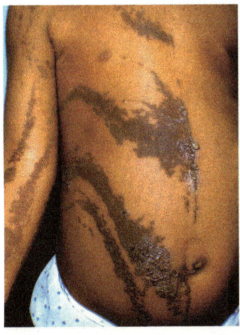

Figura 9.15 – Nevo verrucoso linear. Lesões verrucosas hiperpigmentares com disposição linear hemicorpórea.

NEVO COMEDONIANO

É variante do nevo verrucoso, caracterizado por placas em geral unilaterais e com disposição linear, compostas por pápulas levemente elevadas, em cuja porção central há rolha córnea castanho-preta, semelhante ao comedão. Além das implicações estéticas, a única complicação possível é o aparecimento de alterações inflamatórias com formação de pústulas e abscessos que podem levar a cicatrizes residuais importantes. O único tratamento possível é a exérese cirúrgica.

MÍLIO

São pequenos cistos epidermóides, formados pela obstrução de folículos pilossebáceos ou ductos sudoríparos, contendo pequena massa queratinizada no seu interior. Clinicamente, ocorrem múltiplos corpúsculos esbranquiçados de 1 a 2mm de diâmetro. Existem duas formas clínicas, uma primitiva, que atinge os dois terços superiores da face, particularmente a região periorbital, e uma forma secundária, que surge após queimaduras, dermoabrasão ou no curso de doenças bolhosas, na infância, especialmente a epidermólise bolhosa. O tratamento consiste na abertura e na extração da massa queratinosa com agulha.

CISTO DERMÓIDE

Origina-se da inclusão errônea de epiderme em áreas de fendas embrionárias. Assim, localiza-se especialmente nas regiões periorbitárias, sacral e perineal. Compõe-se de uma cápsula epidérmica com anexos rudimentares, contendo no seu interior sebo e queratina, às vezes com pêlos e excepcionalmente com cartilagem e osso. Morfologicamente, apresenta-se com nódulo subcutâneo, redondo ou oval, de consistência mole. O tratamento é cirúrgico.

NEVO SEBÁCEO

É malformação congênita, composta por folículos polissebáceos hipoplásticos, glândulas sebáceas hiperplásticas e glândulas apócrinas em vários estágios de desenvolvimento. Clinicamente, traduz-se por placa papulosa, amarelada, levemente elevada e de superfície sulcada. Está presente ao nascimento, mantendo-se quiescente até a puberdade, quando, freqüentemente, torna-se verrucoso, espessado e papilomatoso. Além dos problemas estéticos que pode acarretar, essa lesão é importante pela possibilidade de nela desenvolverem-se, tardiamente, tumores anexiais, especialmente basocelulares, assinalados em 10 a 15% dos casos. O tratamento é cirúrgico.

ADENOMA SEBÁCEO DE PRINGLE-BOURNEVILLE

É o componente cutâneo da esclerose tuberosa. É doença hereditária, autossômica dominante, de expressividade extremamente variável. A designação clássica é incorreta, pois não são adenomas, mas sim angiofibromas, e constituem a expressão cutânea da síndrome denominada epilóia, que compreende epilepsia, deficiência mental e tumores gliais. Clinicamente, apresenta-se na pele em forma de lesões papulosas ou verrucosas, de cor amarelo-avermelhada, recobertas por finas telangiectasias que caracteristicamente se dispõem agrupadas na porção central da face, especialmente nos sulcos nasogenianos, nariz e mento (Fig. 9.16). Outras manifestações cutâneas podem ocorrer, fibromas subungueais, placas irre-

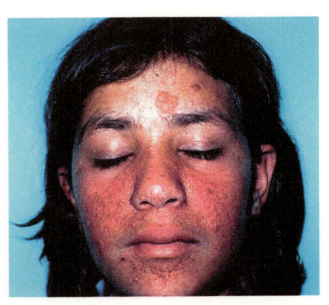

Figura 9.16 – Adenoma sebáceo. Lesões papulosas, telangiectásicas, aglomerados na face. Placa fibrosa na fronte.

gulares espessadas na região lombossacral, manchas acrômicas ovóides ou lineares e outras lesões nevóides, placas fibrosas na fronte e couro cabeludo, fibromas pedunculados e manchas de coloração café-com-leite.

Além do sistema nervoso central, a retina, os rins e o coração podem ser acometidos por tumores.

No tratamento, além das medidas de ordem neurológica, que vão desde o uso de anticonvulsivantes até neurocirurgia, as lesões cutâneas podem ser tratadas, por razões de ordem estética, pela eletrodessecação.

ADENOMA SEBÁCEO TIPO BALZER

É também chamado tricoepitelioma, pois é constituído por estruturas epiteliais que correspondem a folículos pilossebáceos abortivos. Existem formas isoladas, e a forma múltipla é o adenoma sebáceo tipo Balzer, doença hereditária autossômica dominante. Clinicamente, as lesões assemelham-se ao adenoma sebáceo de Pringle, localizando-se na face, sulcos nasogenianos, especialmente na forma de pápulas e nódulos confluentes, de cor amarelada ou rósea. As lesões surgem em geral na puberdade, desenvolvendo-se, a partir de então, progressivamente. O tratamento consiste na remoção das lesões por meio da dermatoabrasão, quando numerosas, e de eletrodessecação, quando em menor número.

NEUROFIBROMAS

São tumores derivados das células de Schwann que podem ocorrer solitariamente, de modo raro, e mais comumente na forma múltipla, como parte da constelação clínica da neurofibromatose. A neurofibromatose é uma doença hereditária autossômica dominante que se caracteriza pela presença de neurofibromas múltiplos, manchas hiperpigmentares de coloração café-com-leite, lesões tipo efélides nas regiões axilares, alterações ósseas variadas, manifestações endócrinas e neurológicas. Do ponto de vista cutâneo, a neurofibromatose expressa-se por meio dos neurofibromas e de alterações pigmentares. Os neurofibromas podem ser de vários tipos como descritos a seguir.

Neurofibromas moluscóides – são lesões em domo ou pedunculadas, de consistência mole e apresentado, à palpação, verdadeiro anel herniário na base.

Neurofibromas subcutâneos – apresentam-se como nódulos subcutâneos isolados, recobertos por pele normal.

Neurofibromas agrupados ao longo de trajetos nervosos – formam grandes massas moles, irregulares, chamadas neuromas plexiformes que podem levar a grandes deformidades, constituindo a chamada elefantíase neurofibromatosa.

As anormalidades pigmentárias que participam da neurofibromatose são manchas café-com-leite, irregulares e em número variado. Podem ocorrer em indivíduos normais, porém, quando seu número ultrapassa de seis, consideram-se significativas para o diagnóstico da neurofibromatose. Outras alterações pigmentares patognomônicas da neurofibromatose são manchas efelidóides axilares.

Além das manifestações cutâneas, outras alterações orgânicas devem ser consideradas na neurofibromatose, as quais são comentadas a seguir.

Alterações ósseas – defeitos da órbita, hipoplasia de ossos da face, com assimetrias faciais conseqüentes e alterações vertebrais resultando em escoliose.

Alterações neurológicas – podem ser focais ou difusas, centrais ou periféricas. Rebaixamento mental é freqüente. Podem ocorrer surdez, alterações da motilidade ocular e da acuidade visual, por comprometimento de nervos cranianos. Tumores do sistema nervoso central podem determinar convulsões, sintomas atáxicos e outros sintomas neurológicos.

Alterações endócrinas – não são específicas e admite-se decorrerem de alterações hipotalâmicas. Têm sido assinaladas puberdade precoce ou atrasada, acromegalia e mixedema.

ANGIOMAS

São tumores cutâneos benignos dos mais comuns e resultam de malformações do tecido angioblástico do feto. Variam desde simples manchas até tumorações e podem ser constituídos exclusivamente por vasos sangüíneos – hemangiomas; exclusivamente por vasos linfáticos – hemangiolinfangiomas.

HEMANGIOMA PLANO

Resulta da ectasia de capilares maduros da derme por malformação de suas paredes. Clinicamente, caracteriza-se por manchas de cor rósea a vermelho-escura; de limites nítidos que desaparece à compressão. As lesões estão presentes ao nascimento e ocorrem mais comumente na fronte, pálpebras, glabela e nuca, existindo em 75% dos recém-nascidos. Essas lesões regridem progressivamente e a maioria delas desaparece ao final do primeiro ano de vida, sendo que as lesões de nuca persistem em 20% dos indivíduos. Dos hemangiomas planos, a forma mais importante é a chamada *noevus flameus*, forma permanente, de cor vinhosa, que ocorre, especialmente, na face e nas porções superiores do corpo (Fig. 9.17). A lesão desenvolve-se de modo proporcional ao crescimento corpóreo e podem surgir, na sua superfície, telangiectasias e pequenas lesões verrucosas. Os hemangiomas planos podem ser parte de síndromes mais complexas, que serão analisadas posteriormente. Não há tratamento satisfatório para os hemangiomas planos permanentes. Lesões verrucosas e telangiectásicas podem ser eletrocoaguladas. A radioterapia é não só ineficaz, como também contra-indicada pelas seqüelas que poderá produzir. A tatuagem com pigmentos, como regra, não é satisfatória, sendo o único recurso o uso de bases cosméticas opacas. Mais recentemente, a laserterapia com "laser" de argônio tem dado resultados satisfatórios no tratamento dos angiomas planos. Em geral as lesões mais escuras, com ectasias vasculares mais acentuadas ao exame anatomopatológico, são as que melhor respondem. Desde que essas alterações sejam mais evidentes, em lesões mais antigas é de se esperar melhores resultados com essa modalidade terapêutica em crianças maiores.

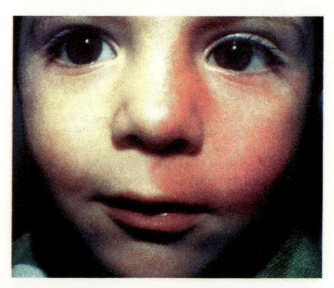

Figura 9.17 – Hemangioma plano. *Noevus flameus*: mancha irregular na hemiface.

HEMANGIOMA TUBEROSO

Resulta da proliferação de capilares imaturos. Clinicamente, apresenta-se como tumoração de cor vermelha a violácea, de superfície moriforme e lobulada (Fig. 9.18). Pode localizar-se em qualquer região cutânea e suas dimensões são extremamente variadas. Conforme as dimensões e a localização, pode causar não somente problema estético, como também complicação funcional importante, por exemplo, obstrução respiratória grave em vias respiratórias superiores. Pode ulcerar-se com conseqüente hemorragia e ainda infectar-se secundariamente. A maioria dos hemangiomas tuberosos surge ao nascimento ou nos primeiros dois ou três meses de vida. Apresenta um período de crescimento rápido que dura três a seis meses quando, então, o crescimento passa a ser lento e sinais de involução espontânea podem ser observados entre o 6º e o 12º mês de vida. Cerca de 75 a 95% desses hemangiomas regridem espontaneamente entre os 5 e os 7 anos. Os sinais de involução espontânea são diminuição do volume e da intensidade da coloração e aparecimento de áreas branco-acinzentadas, resultantes da oclusão dos capilares imaturos e subseqüente interrupção do fluxo sangüíneo.

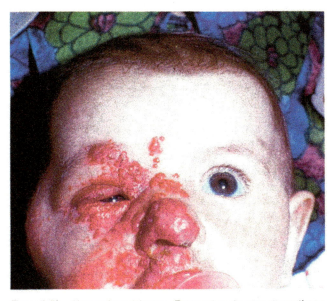

Figura 9.18 – Hemangioma tuberoso. Tumorações de aspecto moriforme nas regiões nasal e ocular.

Muito importante é a orientação quanto à conduta nos hemangiomas tuberosos, pois as condutas enérgicas são formalmente contra-indicadas e, muito freqüentemente, o médico é pressionado pelos familiares para uma solução rápida do problema. A própria história natural das lesões mostra sua tendência inegável à involução espontânea e por esse motivo a melhor conduta é a expectante. Certos hemangiomas, pelo tamanho e crescimento, podem produzir deformidade acentuada, ou por seqüestro placentário, trombocitopenia, ou ainda por localização especial, comprometimento de funções vitais como respiração, alimentação e visão, e exigem tratamento. Nenhum método é satisfatório mas, nessas condições especiais, podem ser tentadas neve carbônica, substâncias esclerosantes e cirurgia. Os corticosteróides sistematicamente na dose de 2 a 4mg/kg de prednisona têm sido empregados com sucesso. As respostas surgem duas a quatro semanas após o início da terapêutica e devem ser mantidas por um a dois meses após estabilização do hemangioma, quando então devem ser gradualmente reduzidas.

Outra possibilidade terapêutica é o interferon alfa-2R, 3.000.000U/m^2/dia por via subcutânea.

HEMANGIOMA CAVERNOSO

São compostos de grandes vasos sangüíneos dilatados localizados na pele ou subcutâneo ou compreendendo ambas as localizações. Apresentam-se como massas volumosas, moles, depressíveis e de cor vermelho-roxeada. Os hemangiomas cavernosos podem produzir importantes deformidades, de acordo com seu tamanho e localização. São lesões menos ativas que os hemangiomas tuberosos, tanto em relação ao seu aumento, menos lento, quanto também em relação à sua tendência involutiva muito menos evidente. Por esse motivo, freqüentemente, exigem tratamento com substâncias esclerosantes ou cirurgia. Os hemangiomas cavernosos são também passíveis de corticoterapia sistêmica nos mesmos moldes já referidos para os hemangiomas tuberosos.

Existem síndromes com repercussão sistêmica associada a hemangiomas.

Hemangioma com trombocitopenia – nessa condição, o angioma começa a apresentar sinais de atividade, aumento de tamanho, sinais inflamatórios e hemorragia, com provável seqüestro plaquetário ao nível do angioma, por mecanismos desconhecidos, redundando trombocitopenia periférica. O quadro é raro e grave, com mortalidade elevada por hemorragia, sepse e obstrução respiratória.

Doença de Sturge-Weber (angiomatose encefalotrigeminal) – caracteriza-se por hemangioma plano permanente localizado na área do trigêmeo e associado com angiomas das coróides, meninges e calcificações intracranianas. As localizações no sistema nervoso central podem determinar degeneração cortical secundária, com sintomas oculares, crises convulsivas, retardo psíquico e até hemiplegias.

Síndrome de Klippel-Trenaunay-Parkes-Weber (nevo vasculoso ósteo-hipertrófico) – compreende a associação de hemangioma plano permanente, hipertrofia de ossos e tecidos moles, dilatações e malformações venosas. Ocorre mais freqüentemente nos membros inferiores.

Síndrome de Maffuci – compreende a associação de hemangioma cavernoso, condromas e hipertrofias de partes moles atingindo dedos e artelhos, levando a graves deformidades do membro acometido.

Síndrome de "blue rubber bleb nevus" – é a associação de hemangiomas cutâneos múltiplos de tipo cavernoso com angiomas do aparelho gastrintestinal, especialmente do intestino delgado. A rotura dos angiomas viscerais produz hemorragias que podem levar à anemia importante. Outras localizações dos angiomas são pulmões, pleura, fígado, peritônio e músculos, determinando as conseqüências clínicas correspondentes.

GRANULOMA PIOGÊNICO

Lesão bastante freqüente em crianças, caracteriza-se por formação papulonodular em domo ou de aspecto fungoso, crescimento bastante rápido, cor vermelha e facilmente sangrante ao menor traumatismo pela sua riqueza vascular. Ocorre, mais comumente, na face, dedos e couro cabeludo, sendo uma proliferação de vasos capilares na qual freqüentemente surge inflamação por traumatismo ou infecção. Deve ser tratado por eletrocoagulação, pois a retirada simples resulta freqüentemente em recidiva.

LINFANGIOMA

É malformação do sistema linfático, existindo formas superficiais e profundas. A forma superficial caracteriza-se por lesões circunscritas, vesiculosas, de aspecto verrucoso e conteúdo claro ou vermelho-escuro. As localizações mais freqüentes são: região inguinal, língua e membros. Como tratamento, pode ser feita a eletrocoagulação ou a exérese cirúrgica das lesões. Existem ainda formas profundas, mais difusas, produzindo macroglossia, macroqueilia e outras deformidades. Essas formas somente são passíveis de tratamento cirúrgico.

NEVOS PIGMENTADOS

São lesões pigmentadas resultantes de acúmulos celulares anômalos, as células névicas, na epiderme, na derme ou em ambas as localizações. As células névicas são células melanocitárias oriundas da crista neural. Os nervos pigmentados têm grande interesse pela sua extraordinária freqüência, possibilidade de originar problemas estéticos ou, o que é mais importante, de malignização em direção ao melanoma maligno.

Histologicamente, de acordo com a localização das células névicas, os nevos pigmentados classificam-se em juncionais, quando as células névicas se situam dispostas em teca, na junção epiderme e derme; intradérmicos, quando as células névicas dispõem-se em ninhos ou cordões exclusivamente na derme; e compostos, quando ambas as localizações, junção epiderme-derme e derme, estão presentes. É de grande importância o tipo histológico dos nevos, pois, unanimemente, os autores concordam que são os nevos juncionais os passíveis de transformação maligna.

Do ponto de vista clínico, os nevos pigmentados apresentam-se de modo extremamente variável, tanto em relação à cor quanto à forma. As seguintes lesões podem ser observadas: planas levemente elevadas, halóides, isto é, elevadas circundadas por halo de hiper ou hipopigmentação, verrucóides, abobadadas, sésseis e papilomatóides.

Existe uma correlação clínico-patológica relativa entre os nevos. Assim, os nevos de junção traduzem-se clinicamente por formações planas, levemente elevadas ou halóides. Quanto mais elevadas as lesões, mais probabilidade apresentam de corresponder a nevos intradérmicos. Desse modo, os nevos salientes e verrucosos são em geral compostos ou intradérmicos e os pedunculados e abobadados são quase sempre intradérmicos.

O problema de transformação maligna dos nevos é ainda bastante discutido, sabendo-se, entretanto, que em todas as grandes estatísticas de malanoma cerca de 20 a 25% originam-se em nevos pre-existentes. Alguns autores tentam explicar essa ocorrência, admitindo que os fatores desconhecidos, que atuam na transformação maligna do melanócito, teriam sua ação mais evidenciada nas lesões névicas, pelo seu elevado conteúdo em células de origem melanocitária. De qualquer forma, muitos autores preconizam a retirada sistemática de nevos planos de áreas de atrito, visando à profilaxia da malignização, recomendando assim a exérese de nevos planos da face, regiões palmoplantares e genital. Essa conduta não é aceita unanimamente pelos autores, porém todos são concordes na indicação de exérese total e estudo anatomopatológico de lesões névicas que apresentam alterações que possam corresponder a sinais de malignização: crescimento da lesão, aumento da pigmentação, aparecimento de halo eritematoso inflamatório, sangramento, ulceração com formação de crostas e aparecimento de lesões pigmentadas satélites.

De qualquer forma, a melhor conduta em relação aos nevos pigmentados é sua biopsia excisional, pois permitirá o diagnóstico preciso em bases histológicas. Em nevos elevados, com toda probabilidade de tipo intradérmico, pode-se fazer sua excisão rente à pele e eletrocoagulação da base da lesão.

Dentre os nevos pigmentados, algumas formas merecem considerações especiais pela sua individualidade.

NEVOS DISPLÁSTICOS

São nevos melanocíticos adquiridos especiais com características clínicas e histológicas próprias e que são marcadores e precursores de melanoma maligno. Podem ser esporádicos ou familiares e nesse caso a herança é autossômica dominante. A presença de nevo displástico em dois ou mais membros de uma família caracteriza a *síndrome do nevo displástico* ou *síndrome B-K*. Nos casos familiares, as relações com o melanoma maligno são muito mais acentua-

das. Considerando-se todos os nevos displásticos familiares ou esporádicos, admite-se ser o risco de melanoma maligno de 10%. O risco é ainda maior quando há algum caso familiar de melanoma. Para os indivíduos com nevo displástico familiar e dois ou mais parentes de primeiro grau com melanoma maligno, o risco de melanoma é praticamente de 100%. O risco real de melanoma nos indivíduos com nevo displástico esporádico é desconhecido. O melanoma pode surgir sobre um nevo displástico (que neste caso é precursor do melanoma), bem como "de novo", isto é, sobre pele aparentemente normal (nesse caso o nevo displástico é um marcador de melanoma).

Clinicamente, os nevos displásticos diferenciam-se dos melanocíticos adquiridos por várias características: são mais numerosos, especialmente nas formas familiares, nas quais não é raro existirem mais de 100 lesões, seu tamanho é habitualmente maior, oscilando de 6 a 15mm de diâmetro. Ausentes ao nascimento, assumem sua configuração clínica característica a partir da puberdade, podendo surgir novas lesões até cerca dos 35 anos. Ocorrem nas mesmas localizações dos nevos comuns, mas também são freqüentes no couro cabeludo, nádegas e mamas. Quanto a suas características morfológicas, evidenciam bordas irregulares, pigmentação irregular e variável do marrom ao marrom-escuro e mesmo tonalidades róseas podem ocorrer. Os limites da lesão em relação à pele normal são mal definidos, e a pigmentação desaparece gradativamente junto à pele normal. As lesões podem ser puramente maculosas ou maculopapulosas, de superfície granulosa, eventualmente com escamas. Às vezes, sua configuração lembra a de um ovo frito com sua porção papulosa comparável à gema sobre a porção maculosa comparável à clara.

NEVO HALO OU "LEOCODERMA ACQUISITUM CENTRIFUGUM"

Trata-se de nevo pigmentar de tipo intradérmico ou composto circundado por halo acrômico. Invariavelmente, o exame histológico desses nevos mostra infiltrado inflamatório agredindo as células névicas, o que explica a cura espontânea. Atribui-se, hoje, o processo acrômico periférico ao desenvolvimento de fenômenos imunológicos. A importância dessa lesão é a existência de halos acrômicos em torno de outras lesões pigmentadas, neurofibromas, nevos azuis, melanomas juvenis e mesmo melanomas malignos. Quando não há dúvida diagnóstica, a conduta é expectante, aguardando-se involução espontânea da lesão. Em casos de dúvida, deve-se proceder à biopsia excisional para o diagnóstico histológico do processo.

NEVO CONGÊNITO GIGANTE PILOSO

São lesões extensas, pilosas ou não, de coloração variável, do marrom ao negro, que com o tempo se tornam elevadas e papilomatosas e recobrem grandes segmentos da superfície corpórea (Fig. 9.19). Anatomopatologicamente, têm predominância a tipos composto e intradérmico. Além do problema estético importante, pela extensão das lesões, revestem-se ainda de grande importância patológica. Assim, especialmente, lesões do pescoço e couro cabeludo podem acompanhar-se de melanocitose das leptomeninges, produzindo convulsões e outras anormalidades neurológicas. Sua localização sobre a coluna vertebral pode estar associada à espinha bífida ou meningocele; alterações conseqüentes do trofismo dos membros inferiores têm sido descritas.

Atualmente, a freqüência de malignização dessas lesões é considerada elevada, com variações desde 1,8 a 13,7% em vários trabalhos e, por esse motivo, está sendo indicada sua retirada cirúrgica sistemática com utilização do enxertos, apesar das grandes dificuldades técnicas e resultados estéticos pouco satisfatórios decorrentes da extensão das lesões.

Atualmente, têm *sido utilizados expansores teciduais que suprimem*, em parte, essas deficiências.

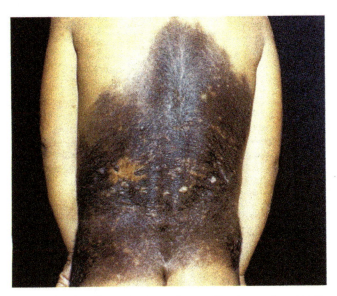

Figura 9.19 – Nevo. Extensa lesão em placa, papilomatosa e pilosa de coloração negra.

MELANOMA JUVENIL
É um tumor próprio de crianças, clinicamente caracterizado por nódulo em domo, mais raramente pediculado, de coloração róseo-avermelhada, às vezes com laivos marrons e até negros. É geralmente único, indolor e de pequenas dimensões e ocorre mais freqüentemente na face. Anatomopatologicamente é um nevo composto com peculiaridades que fazem com que freqüentemente o diagnóstico de melanoma seja lembrado, havendo até por vezes erros diagnósticos. Na realidade, trata-se de lesão completamente benigna e merece apenas exérese simples. O verdadeiro melanoma maligno é excepcional na infância.

NEVO AZUL
É lesão de cor azul-escura ou negra, bem delimitada, plana ou saliente, de alguns milímetros de tamanho. É mais freqüente na face e no dorso das mãos. Ocasionalmente, apresenta-se como grande nódulo. É benigno e decorre da presença de melanócitos na derme e somente excepcionalmente se torna maligno. Quando há dúvida diagnóstica com outras lesões pigmentares, deve-se fazer biopsia excisional.

Outras lesões pigmentares que merecem menção são as que se seguem.

Lentigo juvenil – é mancha de cor castanho-negra, de alguns milímetros de tamanho, que ocorre geralmente na infância, aumentando após a puberdade, independentemente de influência solar. Localiza-se em qualquer área do corpo e dificilmente é distinguido dos nevos pigmentares, a não ser histologicamente, pois não contém células névicas, apresentando apenas prolongamento dos cones epiteliais ricos em pigmento melânico. São lesões benignas que não necessitam de tratamento.

Mancha mongólica – são manchas de cor azul-acinzentada que ocorrem na região lombossacral, mais comumente em crianças das raças amarela e negra. Presentes ao nascimento, esmaecem gradativamente com o crescimento. Decorrem da presença de melanócitos na derme e não merecem nenhum tratamento.

TUMORES SÓLIDOS
CARCINOMA BASOCELULAR
O carcinoma basocelular ocorre nas fases mais tardias da vida, porém, pode acometer o indivíduo jovem e as crianças. Quando isso acontece, associa-se com certas síndromes genéticas como a síndrome do nevo basocelular, albinismo, xeroderma pigmentoso e a síndrome de Bazex. Certas lesões congênitas (hamartomas), como o nevo sebáceo de Jadssohn, estão associadas ao carcinoma basocelular nas primeiras décadas de vida. Embora o aparecimento desse tumor esporádico, ou seja, "de novo", seja de apresentação rara, as mudanças no comportamento e no vestuário vêm aumentando a incidência do carcinoma basocelular em pacientes cada vez mais jovens. Esse fato deve-se à maior exposição da pele ao sol, possivelmente associada à diminuição da camada de ozônio, que impede a chegada à terra de grande parte da radiação ultravioleta. Daí a necessidade de fotoproteção desde os primeiros anos de vida.

MELANOMA
O melanoma, na criança, é raro, representa 0,4% de todos os casos de melanoma e 2 a 3% das doenças neoplásicas pediátricas.

O melanoma na criança pode ser devido à difusão transplacentária de células neoplásicas, no caso de mães afetadas pelo tumor, desenvolvendo-se sobre nevo congênito gigante ou na pele aparentemente normal ("de novo").

Inúmeros fatores de risco influenciam o desenvolvimento do melanoma: presença de nevo pigmentado gigante, inúmeros nevos pigmentados, nevo pigmentado na íris, incapacidade de bronzear-se, ruivos, história familiar de melanoma ou síndromes genéticas como o albinismo e o xeroderma pigmentoso.

Pode acometer qualquer localização e usualmente apresenta-se como lesões pigmentadas assintomáticas que mudam de característica recentemente.

Clinicamente, pode apresentar-se com morfologia variável, obedecendo um padrão que podemos lembrar por meio das regras do A, B C e D (A = lesão assimétrica, B = bordas irregulares, C = variação de cores, D = diâmetro superior a 6mm).

Existem quatro subtipos clínicos de melanoma que apresentam comportamentos biológicos distintos: o extensivo superficial (mais freqüente e que tem uma fase de crescimento radial muito longa); o nodular (tem um tempo curto de crescimento radial antes da invasão vertical); o lentiginoso acral; e o lentigo maligno melanoma. Os dois primeiros – superficial e nodular – podem ser encontrados na criança, enquanto o lentiginoso acral e o lentigo maligno melanoma, nunca.

O diagnóstico e o prognóstico do tumor são dados por meio do exame histopatológico.

O tratamento é a retirada excisional com as devidas margens de segurança.

A terapia coadjuvante, como pesquisa de linfonodo sentinela, a exérese de linfonodos regionais – modificadores de respostas imunológicas – e a quimioterapia são aplicadas a cada caso em particular.

O seguimento dessas crianças tem que ser prolongado para se ter a certeza da cura clínica do tumor e pelo potencial maior de desenvolverem outro melanoma primário.

LINFOMAS
Os linfomas e as leucemias, graças ao seu potencial de agressão por meio do SRE, podem (e o fazem com freqüência) determinar lesões cutâneas específicas e inespecíficas. As lesões específicas são conseqüências da presença de células linfomatosas na pele, enquanto as lesões inespecíficas caracterizam-se por fenômenos inflamatórios nos quais não se detecta a presença de células neoplásicas. Os mecanismos pelos quais surgem as lesões inespecíficas são desconhecidos, sendo aventadas várias hipóteses: reação inflamatória precoce da pele que destruiria as células neoplásicas, não permitindo sua visualização ao exame histopatológico; outros mecanismos aventados são alterações endócrinas e outras disfunções determinadas por comprometimento sistêmico pelo linfoma.

As manifestações cutâneas específicas dos linfomas e leucemias são lesões eritemato-infiltradas, papulosas, nodulares, em placa, os tumores e as ulcerações.

As manifestações cutâneas inespecíficas dos linfomas e leucemias são extremamente variáveis: prurido generalizado, prurigo, lesões eczematosas, lesões bolhosas, eritema polimorfo, urticária, eritrodermia, lesões ictiosiformes, púrpuras, estomatites, glossites, balanites, infecções bacterianas e virais, alteração da coloração da pele, alopecia e alterações ungueais.

As leucemias raramente produzem manifestações específicas na pele, sendo estas, quando ocorrem, expressas por nódulos eritemato-infiltrados e ulcerações especialmente nos tornozelos. As manifestações inespecíficas são também pouco freqüentes, sendo mais comuns o prurido, a eritrodermia, o herpes zoster localizado ou disseminado, púrpuras, urticária e erupções bolhosas.

Quanto aos linfomas linfoblásticos e linfocíticos, mais comuns nas crianças, as lesões cutâneas também são raras. Quando ocorrem, as lesões específicas são nódulos eritematosos isolados ou agrupados em placas de configuração variável e as lesões inespecíficas são bastante variáveis.

O reconhecimento das lesões cutâneas das leucemias e linfomas é extremamente importante, pois elas podem constituir-se nos únicos sinais graves de doenças sistêmicas. A suspeita clínica deve ser sempre seguida da confirmação histopatológica e, uma vez estabelecido o diagnóstico de linfoma na pele, ampla investigação sistêmica do paciente deverá ser procedida, para avaliação da extensão da doença e seu estadiamento, o que determinará conduta terapêutica a ser seguida, radioterapia, quimioterapia ou combinações das modalidades terapêuticas.

12 Dermatoviroses

CLÁUDIA GIULI SANTI

MOLUSCO CONTAGIOSO

O vírus do molusco contagioso é um DNA vírus da família dos poxvírus.

É infecção comum em crianças, mas também ocorre nos adultos sexualmente ativos e nos imunocomprometidos, especialmente pela AIDS. Nas crianças a infecção é transmitida por meio do contato interpessoal e de fômites e dissemina-se pela auto-inoculação. Nos adultos a doença pode ser de transmissão sexual. Em muitos casos, a fonte de infecção é desconhecida. O período de incubação varia de duas a oito semanas.

A lesão típica do molusco contagioso corresponde a uma pápula semi-esférica, globosa e lisa, cor da pele, rósea ou branca. A maioria das pápulas apresenta pequena depressão central, referida como umbilicação. A pápula do molusco contagioso é translúcida e essa propriedade pode dar a sensação de vesícula à lesão primária. A expressão da pápula mostra que ela é constituída por substância esbranquiçada consistente. As lesões variam de 1 a 5mm, embora possam ter de 10 a 15mm, são os chamados moluscos gigantes. As lesões distribuem-se preferencialmente na face, pescoço, axilas, abdome e coxas (Fig. 9.20).

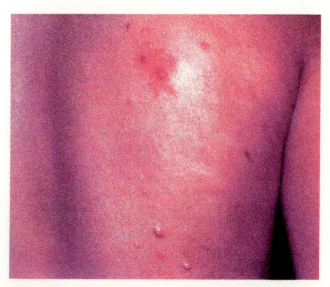

Figura 9.20 – Molusco contagioso. Múltiplas pápulas com umbilicação central no tronco, algumas delas mostrando reação inflamatória.

A ocorrência de molusco contagioso na área genital dos adolescentes e adultos é usualmente de transmissão sexual. Nas crianças, ao contrário, as lesões nessa mesma região ocorrem geralmente por disseminação do quadro. A possibilidade de abuso sexual não pode, porém, ser totalmente desprezada.

Muitas vezes as lesões de molusco contagioso podem sofrer infecção secundária e irão aparecer como foliculites ou mesmo furúnculos.

Reação eczematosa na pele às lesões de molusco contagioso ocorre em cerca de 10% dos casos. Esse quadro pode estar associado à dermatite atópica, mas também ocorre em crianças não-atópicas.

Quadros de lesões múltiplas chegando até a centenas delas ocorrem nas crianças com dermatite atópica e também nos indivíduos imunossuprimidos.

O molusco contagioso periocular pode estar associado à conjuntivite tóxica. Infecção ocular raramente causa dano permanente.

O diagnóstico diferencial das lesões múltiplas de molusco contagioso são principalmente: *milia* (pequena pápula branca que ocorre por oclusão folicular), verrugas planas e tumores benignos da pele. As lesões únicas devem ser diferenciadas principalmente do carcinoma basocelular. Os portadores de AIDS geralmente apresentam lesões múltiplas localizadas na face. Esse quadro tem relação com o grau de imunossupressão e o aspecto clínico assemelha-se à criptococose ou à histoplasmose disseminadas.

O diagnóstico do molusco contagioso geralmente é clínico. Nos casos de dúvida, pode ser feito exame anatomopatológico ou ainda o material extraído da pápula pode ser corado e observado ao microscópio que demonstrará os corpos moluscos (inclusões virais no citoplasma de queratinócitos).

Quanto ao tratamento, vários métodos são utilizados, como: tretinoína tópica, 5-fluorouracil, cantaridina, ácido tricloroacético (ATA) a 90%, eletrocoagulação e agentes queratolíticos. Métodos cáusticos são de difícil aplicação devido à pouca colaboração das crianças pelo ardor ou medo, o que pode, às vezes, ter conseqüências indesejáveis como cicatrizes. A crioterapia com nitrogênio líquido e a curetagem das lesões são as terapias mais recomendadas. Uso prévio de anestésico tópico (prilocaína e lidocaína – EMLA creme ou adesivo) diminui o desconforto da curetagem.

O uso de cidofovir tópico e intravenoso parece contribuir para o tratamento do molusco contagioso nos pacientes com AIDS. Essa droga inibe a polimerase do DNA viral. A nefrotoxicidade é seu efeito colateral que limita parcialmente seu uso. Estudo com o creme de cidofovir está em fase de realização.

VERRUGAS VIRAIS

As verrugas verdadeiras são causadas pelos *papilomavírus*. Diferentes tipos de *papilomavírus* infectam várias espécies de animais (desde pássaros até o homem), com alta especificidade para o hospedeiro. O agente causal humano é o *papilomavírus humano* (*human papillomavirus* – HPV). Os HPV são DNA vírus e infectam principalmente tecidos epiteliais. Cerca de 130 tipos de HPV foram identificados por meio de técnicas de biologia molecular. Porém, em apenas 78 HPV o genoma completo foi caracterizado.

O espectro de infecção pelos HPV inclui as infecções latentes, as subclínicas e as manifestações clínicas. Existe correlação entre o genótipo do HPV, os tecidos-alvo e o potencial oncogênico. A patogenicidade é tipo-específica.

Um grande número de tipos de HPV induzem a proliferações benignas e autolimitadas da pele e mucosas. Essas lesões regridem espontaneamente ou com o tratamento. Diferentes tipos clínicos de verrugas virais estão associados com tipos particulares de HPV.

A verruga plantar, tipo mosaico, está associada ao HPV-1, enquanto o HPV-2 é o tipo freqüentemente encontrado na verruga comum ou vulgar. As verrugas planas estão associadas ao HPV-3.

A epidermodisplasia verruciforme é doença hereditária na qual ocorre infecção disseminada e persistente pelo HPV. Grupos específicos de diferentes genótipos de HPV são encontrados nas lesões clínicas do tipo verruga plana e máculas eritematosas de portadores dessa dermatose. Os HPV-5 e 8 são os mais comumente associados às lesões pré-malignas e malignas dessa síndrome.

Alguns tipos de HPV estão associados ao desenvolvimento de carcinomas invasivos e são considerados vírus com alto risco para malignidade.

VERRUGA VULGAR

A verruga vulgar ou comum é lesão papuloverrucosa de tonalidade amarelada ou pardacenta, consistência firme com pequenos pontos negros que correspondem a capilares dérmicos trombosados. Pode ser única, algumas duas a cinco, várias ou múltiplas. Pode também ser isolada ou confluente. Ocorre principalmente no dorso das mãos e dedos, inclusive periungueais e nos antebraços. A princípio, surge um elemento verrucoso (verruga mãe) e a seguir podem surgir outros, em geral, menores. Persistem por meses até dois a três anos, quando tendem a involuir espontaneamente (Fig. 9.21).

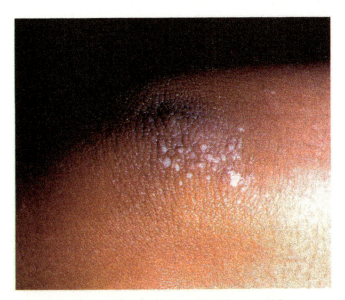

Figura 9.21 – Verruga vulgar. Lesões papulosas hiperqueratósicas.

VERRUGA PLANTAR

A verruga plantar localiza-se geralmente nas áreas de maior pressão. Pode ser muito dolorosa, dificultando a marcha, e assemelha-se à calosidade, de tonalidade amarelada e pouco saliente. Ao exame mais atento, ou até mesmo após a remoção de algumas camadas da lesão, observam-se os pontos enegrecidos dos, já comentados, vasos trombosados. Pode ser em número diverso, mas, quando múltipla e agrupa-se, é chamada verruga em mosaico.

VERRUGA PLANA

A verruga plana corresponde a pápulas achatadas, cor de pele, pequenas, que se localizam na face, pescoço e dorso das mãos. As lesões são geralmente numerosas e facilmente se espalham por meio do fenômeno de Köbner, isto é, seguem a área do traumatismo cutâneo que geralmente é linear (no caso das verrugas, correspondem a auto-inoculação viral).

VERRUGAS FILIFORMES

São pápulas alongadas com numerosas projeções que se localizam principalmente nas superfícies mucosas e áreas pilosas.

CONDILOMA ACUMINADO

Dentre as infecções sexualmente transmissíveis, a infecção por HPV é uma das mais comuns. A ocorrência nas crianças é rara, sendo que até 1990 apenas 74 casos haviam sido registrados na literatura. O aumento da incidência de HPV nas crianças reflete a maior prevalência da doença anogenital nos adultos.

A transmissão vertical pode ser ascendente e casos de condiloma acuminado congênito são prováveis evidências dessa forma de transmissão. A transmissão perinatal é a causa provável da maioria dos papilomas laríngeos juvenis (HPV-6 e 11) e verrugas anogenitais nas crianças. O período de incubação pode variar de um a oito meses, e o período de latência do vírus, de dois a três anos. A possibilidade de auto-inoculação ou heteroinoculação de contato extragenital também deve ser considerada no condiloma acuminado infantil. Por fim, a possibilidade de transmissão sexual na forma de abuso sexual deve ser sempre lembrada.

A região perianal é a localização mais freqüente de condiloma acuminado nas crianças. As lesões são pápulas verrucosas ou vegetantes, únicas ou múltiplas, que se agrupam dando aspecto de couve-flor e distribuição em espelho. Infecções exuberantes podem obscurecer o ânus e o canal anal, mas essas estruturas são raramente atingidas pela virose. A mucosa vulvar pode estar acometida e lesões vaginais e cervicais geralmente não são pesquisadas. Lesões no pênis e escroto são encontradas nos pré-adolescentes.

Nas crianças, o HPV pode acometer áreas extragenitais como cavidade oral, conjuntiva e laringe.

A criança tem potencialmente maior tempo de exposição ao HPV que um adulto que adquiriu o vírus por meio de contato sexual. Assim, deve-se estar alerta para a necessidade de seguimento, principalmente aqueles infectados com vírus de alto risco para desenvolver carcinoma.

A terapêutica do condiloma acuminado nas crianças é verdadeiramente um desafio e forma ideal não existe. Técnicas como a simples observação, o uso de podofilina, do ácido tricloroacético e do laser são as mais recomendadas.

A tipagem do HPV por técnica de biologia molecular não esclarece a forma de infecção, porém pode identificar a criança com risco de desenvolver carcinoma.

HERPESVÍRUS

A família herpesvírus é composta por ácido nucléico circundado por capsídeo e formada pelos seguintes vírus:

- Herpes simples vírus.
- Varicela zoster vírus.
- Citomegalovírus.
- Epstein-Barr vírus.

Herpesvírus humano tipo 6 (exantema *subitum* – roséola *infantum*: reativação viral – doenças linfoproliferativas como a doença de Rosai-Dorfman).

Herpesvírus humano tipo 7 (associação com doença humana ainda não é definitiva. Foi isolado em alguns casos de roséola *infantum* e também na pitiríase rósea).

Herpesvírus humano tipo 8 (provável associação com sarcoma de Kaposi).

HERPES SIMPLES

O herpes labial e o genital são as formas clínicas mais comuns desencadeadas pelos vírus herpes simples tipos 1 e 2, respectivamente, porém não obrigatoriamente.

O contágio com o vírus do herpes simples é feito pelo contato direto com as lesões ativas, saliva, sêmen ou secreção cervical, mesmo que não exista lesão ativa. Isso ocorre nas replicações virais assintomáticas ou subclínicas.

Durante a infecção primária, o vírus ganha a terminação nervosa subjacente à lesão clínica e caminha em direção ao gânglio sensitivo da raiz dorsal. Nesse local, permanece em estado de latência por dias a anos. A recorrência reflete a reativação da infecção latente que pode ser espontânea ou desencadeada por estresse físico, emocional, febre, exposição à radiação ultravioleta, menstruação, imunossupressão e outros fatores. O vírus então caminha pelo axônio do nervo sensitivo em direção à pele e/ou mucosa levando ao quadro de doença recorrente ativa ou subclínica ou assintomática (Fig. 9.22).

As infecções primárias pelo herpes simples vírus são geralmente subclínicas.

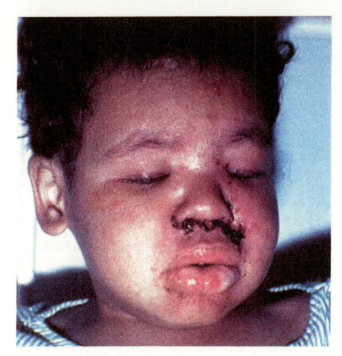

Figura 9.23 – Primoinfecção herpética. Edema, vesículas, exulcerações atingindo lábios, região perioral e sulco nasolabial.

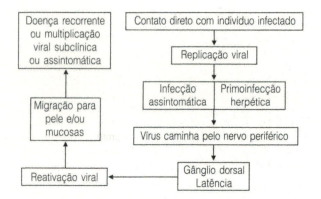

Figura 9.22 – Roteiro do vírus do herpes labial e do genital.

A gengivoestomatite herpética é infecção primária pelo herpes simples vírus. Ocorre principalmente nas crianças dos 2 aos 5 anos. Caracteriza-se por dor de garganta, febre e lesões vesiculosas que evoluem para ulcerações. Linfoadenomegalia dolorosa é encontrada (Fig. 9.23).

O quadro de infecção primária da pele e mucosas tende a ser mais intenso e prolongado associado a sintomas sistêmicos que o quadro recidivante.

A infecção herpética neonatal resulta freqüentemente pelo contato no canal de parto com o herpes simples vírus tipo 2. Cerca de 80% dos recém-nascidos que desenvolvem infecção herpética não têm história materna de exposição ao herpes simples vírus e estão assintomáticas no momento do parto. A infecção pós-parto ocorre quando é adquirida pelo contato com indivíduos infectados geralmente com o herpes simples vírus tipo 1.

Na infecção perinatal, o acometimento cutâneo-mucoso ocorre na forma de vesículas disseminadas, agrupadas ou de distribuição zosteriforme. Cerca de 25% tem infecção disseminada com acometimento de órgãos internos e do sistema nervoso central chegando a mortalidade de 40% apesar da terapêutica antiviral.

A infecção intra-útero, congênita, é de mau prognóstico e adquirida provavelmente via transplacentária. Pode levar ao abortamento ou à prematuridade.

Lesões herpéticas recorrentes estão associadas geralmente com sensação anormal na área a ser afetada pela recorrência. Após, o quadro de vesículas surge e dura em média uma semana. Reativação assintomática com excreção do vírus pode ocorrer. A infecção crônica pelo herpes simples vírus também é encontrada nas crianças com AIDS.

A infecção herpética do olho apresenta-se com dor, borramento da visão, edema das pálpebras e conjuntivite. O exame da córnea revela ulcerações dendríticas características. Tanto a infecção primária como a recorrente podem ocorrer no olho. Coriorretinite pode ocorrer nas crianças.

ECZEMA *HERPETICUM* (ERUPÇÃO VARICELIFORME DE KAPOSI)

Esse nome refere-se ao quadro causado pelo herpes simples vírus nos pacientes que apresentam dermatoses preexistentes como: dermatite atópica, pênfigo foliáceo, doença de Darier. O quadro é caracterizado por grau variável de extensão cutânea, podendo chegar até a disseminação. É acompanhado de sinais e sintomas gerais, com febre, mal-estar e linfoadenomegalia.

HERPES ZOSTER OU ZOSTER (ZONA)

Varicela zoster vírus é o terceiro herpesvírus humano. Esse vírus é a causa da varicela e sua reativação leva ao zoster ou herpes zoster. Varicela zoster vírus, de forma semelhante ao herpes simples vírus, tem a capacidade de invadir e replicar-se no sistema nervoso central, entrando em latência no gânglio sensitivo dorsal após a infecção primária.

O herpes zoster pode ser manifestação de infecção pelo vírus HIV nas crianças, mas também ocorre em crianças e adultos jovens imunocompetentes, que adquiriram varicela anteriormente. O zoster já foi descrito ao nascimento e documentado em criança de 3 meses cuja mãe adquiriu varicela na gestação.

O diagnóstico de zoster fica simplificado nas crianças quando lembrado que esse pode ocorrer na infância.

O quadro clínico em nada difere dos adultos em relação ao tipo e à distribuição das lesões. O sintoma doloroso que precede muitas vezes o quadro está presente durante sua expressão clínica e ainda pode ouvir com nevralgia pós-erupção, não é encontrado nas crianças. Assim, o uso de aciclovir não é usualmente indicado para crianças imunocompetentes (Fig. 9.24).

ACRODERMATITE PAPULAR DA INFÂNCIA (DOENÇA DE GIANOTTI-CROSTI)

O conceito dessa dermatose vem sofrendo modificações. A princípio, quando foi descrita por Gianotti em 1955, era caracterizada por múltiplas pápulas eritematosas localizadas exclusivamente na face, pescoço e extremidades. O quadro cutâneo está associado a linfoadenomegalia e hepatomegalia, com evidência sorológica para hepatite B. Mais recentemente, autores italianos propõem que o termo síndrome de Gianotti-Crosti compreenda não apenas as dermatoses papulosas acrais possivelmente relacionadas ao vírus da hepatite B, mas também a outras viroses.

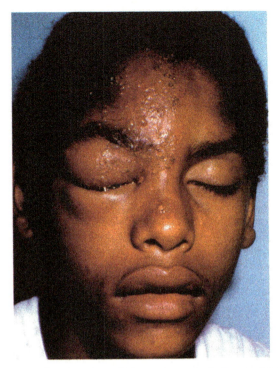

Figura 9.24 – Herpes zoster oftálmico. Lesões vesicobolhosas sobre base eritematoedematosa com distribuição unilateral na região do nervo oftálmico.

13 Sífilis Congênita

WALTER BELDA JÚNIOR

A sífilis é uma enfermidade sistêmica, crônica, causada pelo *Treponema pallidum*. Ocorrendo durante a gravidez, representa enfermidade de grande risco para o feto, podendo levar à neomortalidade e à prematuridade. Adquirida por transmissão transplacentária, abrange duas formas:

a) Precoce – latente ou com sinais clínicos, manifestando-se até o segundo ano de vida.
b) Tardia – com ou sem manifestações clínicas a partir do segundo ano de vida.

PATOGENIA

Na gestante infectada, os treponemas alcançam as células endoteliais dos capilares e as cadeias linfáticas associadas, determinando a disseminação hematogênica. Com relação à época de passagem do treponema através da placenta, Curtis e cols. afirmaram que o microrganismo só atingiria o feto após a 16ª semana de gestação, quando haveria o desaparecimento das células de Langerhans, as quais funcionariam como uma barreira à sua penetração.

Benirschke e cols., por meio da microscopia eletrônica, demonstraram que a camada de citotrofoblastos de Langerhans permanece até o ultimo trimestre da gestação e que o treponema pode atravessar a placenta desde o início da gravidez. A confirmação dessa observação foi realizada por Carol e cols.

Werner e cols. demonstraram que a proteção do feto está mais bem relacionada com a imunidade celular, a qual, no início da gestação, é inibida, o que se demonstra pela depleção de linfócitos nos gânglios paracorticais.

Após a disseminação hematogênica, na placenta ocorrem alterações vasculares que podem contribuir para o abortamento e a natimortalidade. Além disso, o concepto ao nascer poderá apresentar sinais e sintomas correspondentes ao período secundário da doença, constituído principalmente por alterações cutâneo-mucosas, ósseas e viscerais, pela reprodução ativa e intensa dos treponemas nesses órgãos e tecidos. Pode ocorrer, entretanto, um longo período de latência, e as manifestações surgem na puberdade ou na fase adulta, correspondendo ao período terciário da enfermidade, apresentando comprometimento cutâneo, ósseo, neurológico e cardiovascular.

Dos fetos infectados no útero e não tratados, 25% morrem antes do nascimento, 25 a 30% deverão morrer pouco depois do nascimento e, dos que sobreviverem, 40% vão apresentar sífilis sintomática.

QUADRO CLÍNICO

Sífilis congênita precoce

Resulta de uma sepse pelo *Treponema pallidum* e pela formação de anticorpos pelo concepto.

As lesões no recém-nascido assemelham-se às da erupção papulosa do secundarismo na sífilis adquirida. Podem ocorrer lesões maculosas, maculopapulosas, descamativas e bolhosas. Acometem principalmente a face e as extremidades. Quando acometem regiões periorificiais, conduzem à formação de rágades (estrias cicatriciais atróficas de Parrot), deixando marcas indeléveis.

As lesões bolhosas (pênfigo sifilítico) acometem preferencialmente as regiões palmoplantares com vesículas ou bolhas flácidas, de conteúdo seropurulento ou hemorrágico, assentadas sobre base eritematosa e infiltrada (Fig. 9.25). São de evolução tórpida, rompendo-se progressivamente e dando lugar a ulcerações e crostas. Nas zonas de grandes pregas ou muito úmidas, podem surgir lesões hipertróficas semelhantes ao condiloma plano (Fig. 9.26).

A rinite hemorrágica surge a partir dos primeiros dias do nascimento, inicialmente como rinorréia serosa que cursa para purulenta ou hemorrágica e provoca a obstrução nasal. Essa secreção é rica em treponemas e, portanto, altamente contagiosa. Na mucosa bucal e faringe, podem surgir placas eritematosas, levemente infiltradas, idênticas às encontradas na sífilis secundária. Podemos ainda encontrar alterações ungueais desde onicólise, paroníquia até oníquia. O diagnóstico diferencial dessas lesões envolve a dermatite de fraldas (Fig. 9.27) quando em áreas de dobras, o impetigo estafilocócico neonatal no caso do pênfigo sifilítico e a rinite viral (quadro raro no recém-nascido).

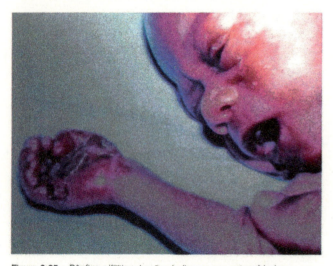

Figura 9.25 – Pênfigo sifilítico. Lesões bolhosas nas extremidades.

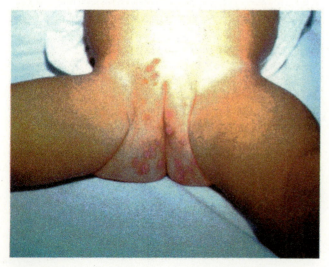

Figura 9.26 – Sífilis congênita. Lesões vesicobolhosas do períneo.

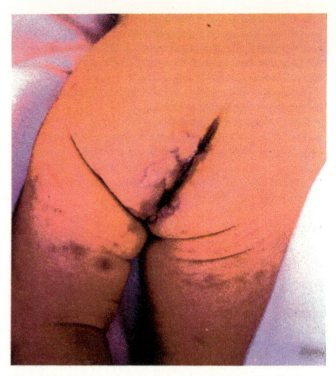

Figura 9.27 – Sífilis congênita. Lesões exulceradas na região glútea.

O acometimento ósseo na sífilis congênita precoce traduz-se pela osteocondrite, periostite e osteomielite diafisária, que podem ocorrer em praticamente todos os ossos do corpo, afetando, porém, de maneira mais freqüente, os ossos longos e de maneira simétrica. Observa-se com maior freqüência o predomínio de lesões mistas, representadas pela distrofia matafisária (osteocondrite) e pela distrofia perióstica. O treponema, ao se proliferar na cartilagem subepifisária, inibe o processo de ossificação, formando granuloma inflamatório que ocasiona a lise da epífise, levando a transtornos motores e caracterizando a chamada pseudoparalisia de Parrot. A osteoperiostite do frontal e dos parietais ocasiona hipertrofia disforme desses ossos, dando origem à fronte olímpica. A condrite pode ocasionar necrose intensa, levando à fusão do nariz, principalmente no limite dos ossos nasais e cartilagem, originando o nariz em sela.

Essas alterações craniofaciais, juntamente com o nariz em sela e a presença de gânglios epitrocleares, formam a tríade de Hochimser. O sinal de Wimberg, de grande importância no diagnóstico radiológico, representa a destruição das metáfises proximais e internas da tíbia, não sendo porém um sinal patognomônico da doença, aparecendo como imagens lacunares de diminuição da densidade óssea da metade superior da tíbia. Ainda podemos encontrar calcificações supra-epifisárias nos ossos longos devido à osteocondrite (sinal de Wegener).

O acometimento do sistema nervoso central pode ser precoce e levar a quadros de meningoencefalite, com convulsões, abaulamento da fontanela, irritabilidade e raramente à hidrocefalia. Além disso, no tronco cerebral observa-se a presença de focos de proliferação glial, formando granulomas na substância branca, sendo que a forma de acometimento neurológico mais freqüente é a neurossífilis assintomática, representando 60% dos casos.

A hepatoesplenomegalia está sempre presente, sendo comum o aparecimento de hepatite e icterícia, geralmente à custa de bilirrubina direta. O comprometimento renal ocorre por depósito de imunocomplexos nos glomérulos, podendo manifestar-se com quadros de nefrite aguda ou síndrome nefrótica, levando ao aparecimento de edema periorbital, sacral, escrotal e podal.

A anemia é a alteração hematológica mais comum, sendo atribuída a hemólise, alterações da hematopoese, hiperesplenismo e deficiência nutricional. Além da anemia, podem ser observadas petéquias, púrpuras, trombocitopenia e diátese hemorrágica e, menos freqüentemente, quadros de coagulação intravascular disseminada.

O quadro de sífilis congênita precoce pode ainda manifestar-se com alterações oculares traduzidas pela irite, iridociclite e coriorretinite e alterações pulmonares com quadro de pneumonite intersticial com infiltrado inflamatório nos septos interalveolares e fibrose intersticial (Pneumonia alba).

Sífilis congênita tardia

As manifestações são essencialmente semelhantes às da sífilis adquirida, como a presença de sifílide nodular, gomas e periostite. As alterações podem surgir a partir do segundo ano de vida.

A queratite intersticial é a mais comum das lesões tardias, surgindo freqüentemente na idade escolar. A visão é precocemente afetada, surgindo fotofobia e dor. Geralmente é bilateral. Observam-se ainda quadros de iridociclite e coroidorretinites.

Na tíbia, podem ocorrer periostite e exostose, dando-lhe o aspecto de lâmina de sabre.

Pode ocorrer ainda acometimento do VIII par craniano, levando inicialmente à perda da audição para altas freqüências e evoluindo para surdez total.

Na cavidade bucal, podem surgir gomas nos ossos do palato e do vômer, levando à ulceração e à perfuração do septo nasal e do palato.

Um dos estigmas mais comuns é representado pela deformidade dos dentes incisivos (dentes de Hutchinson), devido à deficiência de implantação dos dentes definitivos associada às anomalias do desenvolvimento do maxilar superior. Os incisivos centrais superiores apresentam entalhes semilunares causados pelo defeito no esmalte do dente. Sua disposição é irregular, havendo grandes espaços entre eles (Fig. 9.28).

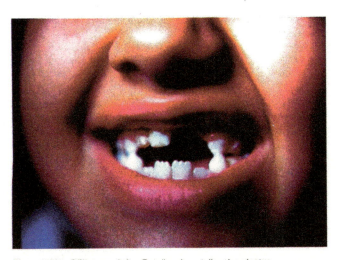

Figura 9.28 – Sífilis congênita. Detalhe do entalhe dos dentes.

A queratite intersticial, a surdez do VIII par craniano e os dentes de Hutchinson constituem a chamada tríade de Hutchinson.

Outros estigmas da sífilis congênita traduzem-se pelo palato em ogiva, nariz em sela, fronte olímpica, rágades periorificiais e nódulos de Parrot no crânio. Podem-se encontrar ainda alterações articulares, particularmente em joelhos, que podem apresentar derrame seroso a mínimos traumatismos (hidrartose de Clutton). O comprometimento cardiovascular na forma tardia é muito raro e as alterações cerebroespinhais são representadas pelo tabe juvenil e paralisia geral progressiva.

DIAGNÓSTICO LABORATORIAL

O diagnóstico específico baseia-se na pesquisa direta do Treponema pallidum em campo escuro, em material de lesões cutâneas, fossas nasais e coto umbilical. Além desse, deverão ser realizados exames sorológicos em sangue materno, do recém-nascido e se possível no liquor do recém-nascido. Os testes sorológicos incluem o VDRL ("venereal disease research laboratory"); FTA-abs ("fluorescent treponemal antibody absorption"); ELISA ("enzyme linked immunoabsorbent assay").

Além dos testes sorológicos específicos, faz-se imperativa a realização do hemograma completo com diferencial e plaquetas, a fim de se observar a presença de anemia e/ou plaquetopenia; radiografia de ossos longos e exame do líquido cefalorraquidiano.

TRATAMENTO

O tratamento recomendado é aquele preconizado pelo Center for Disease Control (CDC) em 1982.

1. Crianças sintomáticas ou assintomáticas, com alterações liquóricas: penicilina G cristalina 50.000UI/kg/dia, por via intravenosa, dividida em duas tomadas ao dia, por 10 dias.
2. Crianças assintomáticas sem alterações liquóricas: penicilina benzatina 50.000UI/kg, por via intramuscular, dose única.

Na sífilis congênita tardia, o tratamento é semelhante, no entanto, na ausência de neurossífilis, utiliza-se a penicilina benzatina na dose de 50.000UI/kg/semana, por via intramuscular, por três semanas consecutivas.

BIBLIOGRAFIA

1. BELDA Jr. et al. – Sífilis congênita e diagnóstico laboratorial. In Naud, P. Doenças Sexualmente Transmissíveis e AIDS. Porto Alegre, Artes Médicas, 1993. 2. BENIRSCHKE, K. – Syphilis: the placents and the fetus. Am. J. Dis. Child. 128:142, 1974. 3. BOU, L. – Sífilis materno-infantil. In Vilata, J.J. Enfermedades de Transmission Sexual. Barcelona, J. R. Prous Ed., 1993. 4. CAROL, A.H. & BENIRSCHKE, K. – Fetal syphilis in the first trimest. Am. J. Obstet. 1:705, 1976. 5. CURTIS, A.C. & PHILPOTT, O.S. – Prenatal syphilis. Med. Clin. North Am. 48:707, 1964. 6. DESMONS, F. – Etiologie et epidemiologie de la syphilis congenitales aspects actuelles. Lille Med. 24:220, 1979. 7. FAGUNDES, L.J. & DINIZ, E.M.A. – Sífilis congênita. In Pinto, J.M. Doenças Infecciosas com Manifestações Dermatológicas. Rio de Janeiro, Médica e Científica, 1994. 8. LASCARI, D.A.; DIAMOND, J. & NOLAN, E.B. – Anemia as the only presenting manifestation of congenital syphilis. Clin. Pediatr. 15:90, 1976. 9. WERNER APUD ZACARIAS, F. et al. – Sífilis: alguns aspectos sobre su ecologia y comportamiento epidemiologico. Salud Publ. México, 18:519, 1976. 10. THOMAS, E.W. – Syphilis: its cause and management. Nova York, Macmillam, 1949. 11. Sexually Transmited Diseases: Treatment Guidelines. MMWR 31(Suppl. 25), 1982. 12. ROSEN, E.V.; ABRAHAMS, C. & RABINOWITZ, L. – Nephropaty of congenital syphilis. S. Afr. Med. J. 47:1606, 1973. 13. LOWY, G. et al. – Sífilis congênita precoce. An. Bras. Dermatol. 52:257, 1977. 14. KAUFMAN, R.E.; JONES, O.G. & BLOUNT, J.H. – Questionaire survey of reported early congenital syphilis: problems in diagnosis, prevention and treatment. Sex. Transm. Dis. 4:135, 1977. 15. OLANSKY, S. & MORINS, L.G. – Syphilis and other treponematosis. In Fitzpatrick, T.B. Dermatology in General Medicine. New York, McGraw-Hill, 1971, p. 1955. 16. SAMPAIO, S.A.P.; CASTRO, R.M. & RIVITTI, E.A. – Treponematoses. In Dermatologia Básica. Porto Alegre, Artes Médicas, 1978, p. 231. 17. ZENKER, P.N. & BERMAN, S.M. – Congenital syphilis: trends and recommendations for evaluation and management. Pediatr. Infect. Dis. 10:516, 1991. 18. ZENKER, P.N. – New case definition for congenital syphilis reporting. Sex. Transm. Dis. 18:44, 1991.

14 Moléstia de Hansen

LEONTINA DA CONCEIÇÃO MARGARIDO

A moléstia de Hansen ou hanseníase é uma doença infectocontagiosa causada pelo *Mycobacterium leprae* (Gerhard H. A. Hansen, 1873). É endêmica no Brasil. Em 2003, a Organização Mundial de Saúde evidenciou o Brasil com as maiores taxas de prevalência do mundo (4,42 doentes/10.000 habitantes); superiores às da Índia (3,2/10.000). Nesta, está o maior número de doentes; porém, apenas 36% são contagiantes. Há que se considerar que no Brasil cerca de 60% dos doentes são multibacilares e existe importante endemia oculta. Dos doentes, 8% são crianças. Ocorre em qualquer camada social e predomina nas comunidades carentes. Nestas, temos encontrado em campanhas para o diagnóstico precoce 10% de hanseníase (busca ativa).

O bacilo de Hansen (BH) é a única micobactéria neurotrópica; de vida intracelular, com predileção especial pela célula de Schwann e outros macrófagos; é bastonete álcool ácido-resistente, quando corado pelo método tintorial de Ziehl-Neelsen. Os bacilos podem estar isolados, agrupados ou formando globias: bacilos unidos fortemente por material gelatinoso (gléa). Bacilos uniformemente corados são considerados viáveis com poder patogênico (mantêm a cadeia epidemiológica); quando têm falhas de coloração no corpo bacilar ou estão fragmentados ou granulosos são bacilos inviáveis, mortos e, portanto, sem poder patogênico (Fig. 9.29).

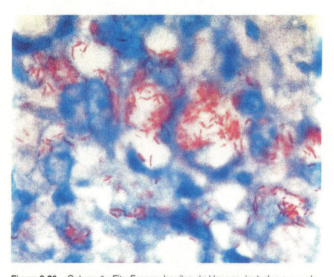

Figura 9.29 – Coloração Fite-Faraco: bacilos de Hansen, isolados e em globias, íntegros, fragmentados e granulosos.

O bacilo de Hansen é de alta infectividade, porém é de baixa patogenicidade e virulência. Não é cultivável nos meios laboratoriais de cultura, mas pode-se reproduzir a moléstia nos animais de laboratório, fazendo inoculações desses bacilos na pata de camundongos, nos tatus e macacos; dessa maneira, tem-se avançado nos estudos microbiólogos dos bacilos. O BH multiplica-se lentamente, em média em 14 a 20 dias no animal de laboratório; porém, admite-se que o tempo de multiplicação no tecido humano seja mais demorado, justificando-se o curso lento e insidioso, característico da moléstia. O homem ainda é considerado o principal reservatório natural do BH, embora haja observações recentes de BH no meio ambiente (musgos da Noruega) e nos animais naturalmente infectados, como tatus, macacos.

Há dois grupos de pacientes: paucibacilares (não-contagiantes) e multibacilares (contagiantes) (Classificação da Organização Mundial de Saúde, 1982).

As principais vias de eliminação e penetração dos bacilos são as mucosas nasal e oral, o trato respiratório superior e a pele, em especial quando erosadas. Admite-se que o trato gastrintestinal seja outra porta de entrada. Os bacilos podem ser eliminados pelo leite materno das pacientes multibacilares. Calcula-se que a criança possa receber cerca de 2 milhões de bacilos por mamada, porém ainda não está clara sua significação epidemiológica. Outras possíveis vias de eliminação dos bacilos, pelos pacientes multibacilares, são secreção vaginal, esperma (pode-se considerá-la doença sexualmente transmissível), suor, lágrima etc.

Os bacilos não atravessam a barreira placentária e, portanto, não há hanseníase congênita. Foram encontrados bacilos no cordão umbilical. Quando havia isolamento compulsório dos doentes nos "leprosários" (até 1960), as crianças lá nascidas eram imediatamente retiradas do hospital e encaminhadas aos "preventórios" (creches), cuidadas por senhoras da sociedade. Nenhuma criança ficou doente, ao contrário, quando elas permanecem em contato com doentes multibacilares, virgens de tratamento ou em tratamento irregular ou com resistência bacilar, podem adoecer, por receberem constantemente altas cargas de bacilos viáveis.

A maior parte da população (cerca de 80%) nasce com resistência imunocelular contra o BH; portanto a resposta imune do indivíduo à agressão bacilar depende de um fator natural de defesa (fator natural – FN – de Rotberg, 1937); a esse fator, Beiguelman (1962) atribuiu caráter genético, determinado por um par de genes com dominância parcialmente completa, pois é influenciada pelo meio ambiente. Pode-se determinar esse grupo populacional por meio da positividade ao teste intradérmico de Mitsuda (imunidade mediada por linfócitos T). Quem tem FN, cedo ou tarde, terá condições de elaborar granuloma tuberculóide para fagocitar o BH.

Uma minoria de pessoas (cerca de 20%) responde negativamente ao teste de Mitsuda, e uma parte delas é predisposta a desenvolver a doença do grupo contagiante – hanseníase virchowiana (multibacilar); esses indivíduos pertencem à "margem Hansen anérgica (MHA)", Rotberg (1937 e 1984), permanentemente Mitsuda negativos e têm genes recessivos (Beiguelman, 1962).

Mitsuda (1919 e 1923) e Hayashi (1933) observaram que, ao injetar antígeno por via intradérmica (contendo bacilos mortos), após 28 dias algumas pessoas reagiam com um nódulo eritematoso e, às vezes, ulcerado (Mitsuda positivo); outras não apresentavam nenhuma resposta cutânea (Mitsuda negativo).

Os recém-nascidos respondem negativamente ao teste de Mitsuda-Hayashi. Após contato com o BH ou com o bacilo de Koch ou BCG ou outras micobactérias, a maioria expressa seu FN, respondendo positivamente ao teste de Mitsuda-Hayashi. Uma minoria com FN, que fica com resposta negativa temporária ao teste de Mitsuda-Hayashi, precisa de estímulo maior (mais doses de BCG por exemplo) para promover a "viragem" do teste negativo para positivo. Quanto mais precoce é a calmetização, maior é o número de "viragens" e maior é a profilaxia da hanseníase.

Vacinação – ainda não se dispõe; houve tentativas com BCG + antígeno de Mitsuda (vacina de Convit) ou com *Mycobacterium avium intracellulare* + *M. leprae* (vacina indiana) ou com outras micobactérias: *M. vaccae, M. scrofulaceum, M. terrae* etc., porém nenhuma dessas tentativas modificou o percentil de pessoas da margem Hansen anérgica, isto é, esses continuaram Mitsuda negativos.

O período de incubação é longo e impreciso. Admite-se de dois a cinco anos, mas a doença pode ser observada em crianças (*filhas de pais multibacilares virgens de tratamento ou em tratamento irregular*) de até seis meses. No Brasil, os coeficientes de detecção da doença e a prevalência, também, da hanseníase infantil continuam altos (8%).

Há muito tempo, admite-se que a infecção, doença subclínica e clínica, tenha início na infância e seja diagnosticada, tardiamente, na adolescência ou no adulto, já com seqüelas instaladas.

Caracteristicamente a doença tem:

1. Evolução lenta e "silenciosa".
2. Devido ao neurotropismo do bacilo, ocorre disestesia sensorial superficial:
   a) anestesia térmica;
   b) a partir daí, ocorre lenta e progressiva diminuição da sensibilidade dolorosa; e
   c) tardiamente da sensibilidade tátil.

As manifestações clínicas da doença, inteiramente dependentes da imunidade celular específica e da carga bacilar recebida durante a infecção, são muito semelhantes na criança e no adulto.

Ao se estudar a história natural da doença observa-se:

Período de incubação lento e doença subclínica, de dois a cinco anos, em média, existindo relatos de doença após seis meses e até de 20 anos do contato com doente bacilífero.

Início da doença clínica, "hanseníase indeterminada", paucibacilar, na qual o doente permanece durante cerca de quatro a cinco anos, para depois evoluir:

1. para a cura espontânea, que ocorre em 70% dos pacientes (a presença do BH estimula o sistema imune, promove a viragem do teste de Mitsuda e aborta a doença inicial); ou
2. para o tipo tuberculóide, paucibacilar (teste de Mitsuda positivo); ou
3. após seis ou mais anos, para o tipo virchowiano ou grupo dimorfo (multibacilares) contagiantes (com teste de Mitsuda negativo, incluindo-se aqui os que vieram da MHA).

Classificações usadas no Brasil:

Teste de Mitsuda-Hayashi	Positivo + a 3+	Negativo
OMS	Paucibacilar	Multibacilar
Sul-Americana	Tuberculóide Tuberculóide Reacional	Dimorfo Virchowiano
Ridley e Jopling	Tuberculóide polar – TTp Tuberculóide secundário – TTs Dimorfo tuberculóide – DT	Dimorfodimorfo – DD Dimorfovirchowiano – DV Virchowianosubpolar – VVs Virchowianopolar – VVp

Ridley e Jopling = classificação espectral
TTp = cidadela da resistência (Rabello)
VVp = maior tolerância ao BH

Nas crianças de 1 a 3 anos, detecta-se mais freqüentemente hanseníase indeteminada e tuberculóide.

MANIFESTAÇÕES CLÍNICAS

NEURAIS

Em geral, as manifestações e as lesões neurais antecedem os sinais cutâneos. Estão presentes nas várias manifestações do espectro clínico da doença e ocorrem, exclusivamente, no sistema nervoso periférico (SNP).

As primeiras manifestações são sensitivas: inicialmente, diminuição da sensibilidade térmica, em seguida, da sensibilidade dolorosa e, finalmente, da tátil. As primeiras estruturas anatômicas afetadas são os ramúsculos neurais (componentes mais distais do SNP); instala-se a ramusculite periférica. Em seguida, a infecção progride, na direção proximal, aos ramos secundários e, finalmente, aos troncos neurais periféricos.

Os troncos neurais tornam-se edemaciados, dolorosos à palpação ou à percussão (à percussão dos nervos o paciente refere sensação de "choque", que se irradia à região de sua distribuição sensitiva – sinal de Tinel). Os fenômenos mencionados (edema e dor) ocorrem, principalmente, nas regiões das articulações nas quais, normalmente, os troncos neurais apresentam maior elasticidade que, nas condições referidas, diminui drasticamente.

Os fenômenos inflamatórios assim desencadeados provocam graves perturbações na circulação neural, o que determina aumento do edema, agravando a isquemia, de modo que o nervo apresenta graves perturbações ou perda da função.

A lesão dos troncos neurais determina alterações sensitivas (que se somam às ramusculites, já referidas) e alterações motoras (paresias ou paralisias); às alterações motoras seguem-se amiotrofias, retrações tendíneas e fixações articulares (garras).

Os importantes nervos mistos (sensitivo-motores) que mais freqüentemente encontram-se afetados são: nos membros superiores – ulnar (diminuição da massa muscular do antebraço e dos interósseos; garra ulnar; hipo ou anestesia nos IV e V quirodáctilos), mediano (redução da massa muscular da eminência tênar, garra do mediano; hipo ou anestesia nos I, II e III quirodáctilos) e (raramente) o radial (mão caída, hipo ou anestesia na face dorsal dos quirodáctilos I, II e III); nos membros inferiores – o fibular (pé caído, hipoestesia na face dorsal do pé) e o tibial (amiotrofia dos interósseos podais; hipo ou anestesia plantar; os dois fatores – sensitivo e motor – conjugam-se na fisiopatologia da úlcera plantar). Dentre os nervos cranianos – o mais afetado é o trigêmeo (sua porção sensitiva, responsável pela sensibilidade da face) e, em seguida, o facial (nervo motor, responsável pela inervação da musculatura mímica).

As manifestações neurológicas são variáveis nas diferentes formas da doença:

– Na tuberculóide as lesões neurais são precoces, assimétricas e intensamente agressivas (característica neuroclástica); podem ocorrer síndromes de encarceramento neural (geralmente nas proximidades de articulações de grande mobilidade), o que agrava a manifestação neurítica; pode, ainda, sobrevir necrose caseosa, outro fator agravante da compressão neural; podem ocorrer graves seqüelas.

– Nos multibacilares dimorfo-virchowiano e virchowiano, as alterações ramusculares são precoces, porém a lesão dos troncos neurais mistos é mais tardia, tende a ser simétrica e pode, com o transcorrer do tempo, evoluir com fibrose e apresentar-se tão agressiva quanto na tuberculóide, agravada pela simetria e maior número de nervos afetados; inevitavelmente, nessas circunstâncias, ocorrem graves seqüelas.

Além de exame neurológico evolutivo minucioso, a monitorização eletroneuromiográfica permite avaliar os nervos lesados (mesmo antes de sua expressão clínica), colaborar para a indicação de cirurgias neurais descompressivas e avaliar a evolução dos processos terapêuticos sobre o SNP.

A lesão neural na hanseníase, estudada pela microscopia eletrônica, mostra os bacilos alojados, principalmente na célula de Schwann, podendo também ser encontrados nos histiócitos, nas células perineurais e endoteliais. Na forma tuberculóide os histiócitos não se encontram infectados pelos bacilos. As fibras amielínicas são mais acometidas que as mielínicas. As fibras conjuntivas do perineuro proliferam excessivamente e ocorre laminação perineural.

CUTÂNEAS E EXAME HISTOPATOLÓGICO

HANSENÍASE INDETERMINADA (I)

Mácula hipocrômica ou eritêmato-hipocrômica, de limites precisos ou imprecisos, única ou múltiplas, alopécica, com disestesia (hipo ou anestesia térmica) (Figs. 9.30 e 9.31). Teste de Mitsuda positivo ou negativo.

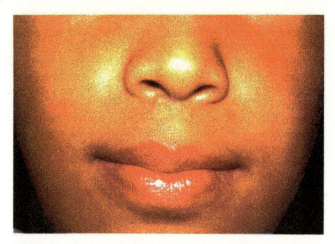

Figura 9.30 – Hanseníase indeterminada: face com máculas hipocrômicas, discretas, bem e mal delimitadas.

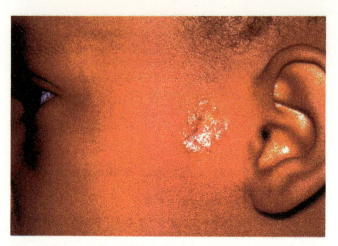

Figura 9.32 – Hanseníase tuberculóide: região pré-auricular – placa rósea, bem delimitada, com papulação marginal.

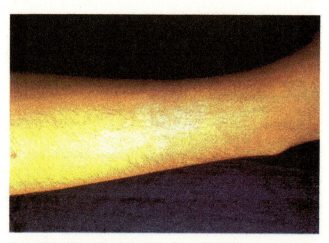

Figura 9.31 – Hanseníase indeterminada: antebraço com mácula hipocrômica e alopecia parcial.

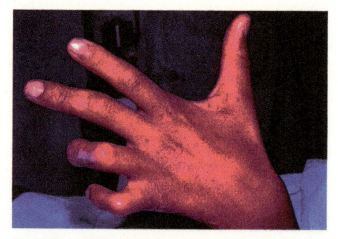

Figura 9.33 – Hanseníase: amiotrofia dos interósseos dorsais, em especial do primeiro, garra ulnar, com contratura.

A tendência natural é evoluir para um dos pólos, mas pode permanecer como I ou curar-se espontaneamente.

Ao exame histopatológico observa-se, na derme ou hipoderme, infiltrado inflamatório focal, perianexial, peri ou intraneural.

HANSENÍASE TUBERCULÓIDE (TT, TTS)

Caracteriza-se por placa única ou placas pouco numerosas, distribuídas assimetricamente, sempre bem delimitadas: eritematosas ou eritematopigmentadas, uniformemente infiltradas, papulosas ou circinadas, com superfície anidrótica, alopécica, franca e definitivamente anestésica (Fig. 9.32). Pode haver comprometimento neural periférico; é característico o espessamento neural, geralmente intenso e assimétrico; tardiamente, com correspondentes amiotrofias, garras (Fig. 9.33) e mau perfurante plantar.

Raramente ocorre comprometimento visceral.

O teste de Mitsuda é positivo.

Exame histopatológico: evidencia, no período de atividade evolutiva, granuloma tuberculóide constituído por células gigantes de Langhans e epitelióides em arranjo concêntrico, envoltas por denso halo linfocitário. Os granulomas superficiais provocam erosão da epiderme. Os filetes nervosos podem estar envolvidos, invadidos ou totalmente destruídos pelo infiltrado. BAAR raros nas estruturas neurais.

HANSENÍASE DIMORFA (DT, DD, DV)

Nesse grupo, do sentido do pólo tuberculóide para o pólo virchowiano, ocorre modificação progressiva dos padrões tuberculóides com indiferenciação crescente das células epitelióides, do número de linfócitos e bacilos. Clinicamente, essas alterações histológicas se traduzem por: placas eritematosas, róseo-violáceas e/ou pigmentadas, polimorfas, com relevo variável; uniformemente infiltradas ou com clareamento central ou com bordas internas nítidas (área central normal) e externas imprecisas, difusas ("lesões foveolares" ou "em queijo suíço"). As lesões podem ser desde poucas, assimétricas (próximas ao pólo TT), a numerosas e simétricas (próximas ao pólo VV). O comprometimento de nervos é menos intenso que nos tuberculóides, porém em maior número e mais simétrico, principalmente quando mais próximos dos virchowianos. Esse grupo é considerado muito instável imunologicamente e, por isso, passível por meio de surtos reacionais agudos ou subagudos, de piorar ou melhorar seu "posicionamento no espectro" (Figs. 9.34 e 9.35).

HANSENÍASE VIRCHOWIANA (VVS E VV)

Inicialmente surgem máculas hipocrômicas, de limites imprecisos, às vezes, observáveis somente em diferentes incidências de luz que, insidiosa e progressivamente, se tornam difusamente ferruginosas, eritematosas, eritematopigmentadas e espessamento difuso. Após tempo variável, podem surgir lesões sólidas: papulosas, papulonodulares, nodulares, placas isoladas, agrupadas e/ou confluentes, simetricamente distribuídas, comprometendo todo o tegumento, às vezes erosadas, em geral poupando as regiões axilares, inguinais, perineais e coluna vertebral. Devido à infiltração perianexial, ocorre alopecia progressiva e anidrose. A perda de cílios e supercílios (madarose) é característica, tardiamente (Figs. 9.36 e 9.37).

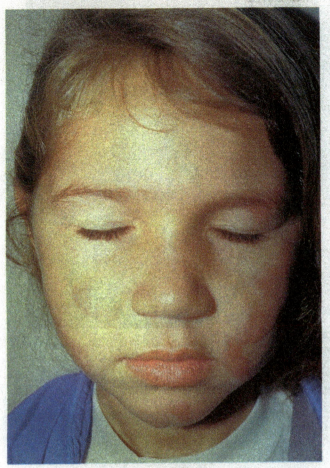

Figura 9.34 – Hanseníase dimorfa ("borderline"): face – placas róseo-eritematosas, de relevo variável, ora mal ora bem delimitado (centro da lesão da hemiface).

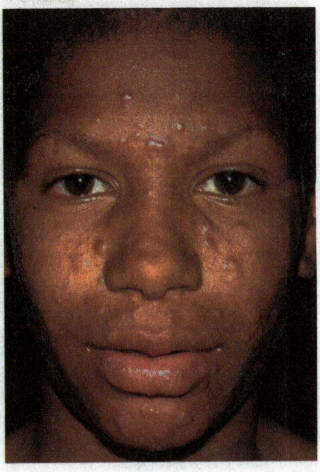

Figura 9.36 – Hanseníase virchowiana: face – espessamento difuso discreto, lesões papulosas e nodulares, róseo-eritematosas, isoladas e confluentes, simétricas.

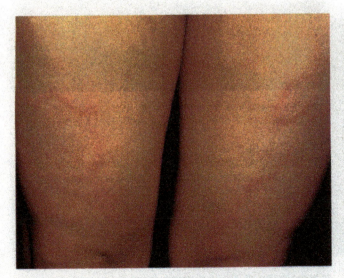

Figura 9.35 – Hanseníase dimorfa: regiões femorais – placas de vários tamanhos, confluentes, de bordas externas mais espessadas, simétricas.

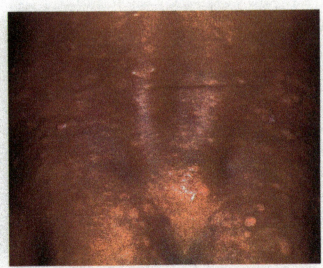

Figura 9.37 – Hanseníase virchowiana – tronco posterior do paciente da figura 9.36, com as mesmas características cutâneas e placa papulosa.

MANIFESTAÇÕES EXTRACUTÂNEAS

À semelhança da pele, ocorre no sistema nervoso periférico; nariz – rinite específica e, tardiamente, perfuração de septo e desabamento da pirâmide nasal; mucosa oral – lesões papulosas ou espessamento no palato mole, úvula, palato duro, lábios; laringe – infiltração da epiglote, falsas cordas vocais e dobras aritenoepiglóticas; olhos – madarose, comprometimento neural da córnea, queratite pontuada, aumento da vascularização, nódulos. O limbo esclerocorneano é o local mais acometido. A complicação mais grave: iridociclite aguda ou crônica. Eventualmente ocorre glaucoma. Devido ao comprometimento neural, alguns pacientes desenvolvem lagoftalmo e outras complicações secundárias; infiltração difusa nos linfonodos, fígado, baço, testículos, supra-renais, ginecomastia.

Em geral, "não há alterações funcionais importantes nas vísceras, pois os granulomas dimorfos e virchowianos são pouco destrutivos e os bacilos não se adaptam bem em temperaturas mais elevadas; alterações ósseas ocorrem principalmente nas mãos e nos pés – rarefação óssea, atrofia e absorção. Pode ocorrer osteíte rarefaciente por traumatismo repetido, deficiência de irrigação sangüínea, endarterite durante eritema nodoso hansênico, inervação óssea prejudicada, bacilos nos ossos (entre as trabéculas e a medula óssea), osteoporose generalizada por atrofia testicular e deficiência de testosterona, osteoporose por desuso; osteomielite, como complicação de úlceras crônicas; atrofia da espinha nasal anterior (queda da pirâmide nasal); atrofia do processo alveolar maxilar (afrouxamento ou perda dos incisivos superiores).

ESTADOS REACIONAIS

DEFINIÇÃO

São manifestações agudas ou subagudas que se intercalam, com freqüência variável, no curso evolutivo crônico e silencioso da hanseníase.

As reações mais freqüentes são:

Tipo I (classificação IV de Gell e Coombs) – ocorre no grupo dimorfo interpolar da classificação de Ridley e Jopling, isto é, do TTs até o VVs. Surgem por variação ou desequilíbrio entre a carga bacilar e a imunidade celular específica (Fig. 9.38).

Podem ser:

1. Reação tipo I – de piora – também denominada reação de degradação ("down-grading reaction") – quando há aumento da carga bacilar; nessa situação, os granulomas tornam-se maios frouxos e predominantemente macrofágicos; o doente se afasta do TTp em direção ao virchowiano (multibacilar). Surge nos doentes virgens de tratamento ou naqueles em tratamento irregular ou com resistência medicamentosa.

2. Reação tipo I – de melhora – também denominada "reação inversa" ou reversa ("reversal reaction") – pseudo-exacerbação – quando há diminuição da carga bacilar, maior organização dos granulomas tuberculóides, porém, em especial nesta, ocorre maior agressão neural, às vezes tão intensa até a necrose caseosa de nervos, com fistulização através da pele (Fig. 9.39). Nela, o doente se aproxima do TTp. Em geral, ocorre após quatro meses de tratamento.

Lesões antigas tornam-se eritematoedematosas ou surgem novas placas, dolorosas, hipertérmicas, isoladas ou confluentes. Neurites.

Tipo II – eritema nodoso hansênico (ENH) – ocorre nos doentes V (VVp e VVs) e nos DV, em geral, nos primeiros anos de tratamento, mas pode ser a manifestação dolorosa que traz o doente ao médico, devido ao caráter inflamatório agudo, cutâneo e extracutâneo.

É reação mediada por imunocomplexos extravasculares, que podem ocorrer em qualquer área previamente infiltrada especificamente pelo BH. Há predomínio de BH fragmentados ou granulosos.

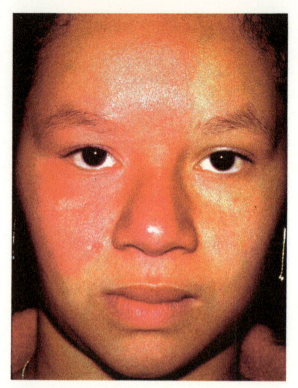

Figura 9.38 – Hanseníase dimorfa com reação tipo I – face – placa eritemato-edematosa, bem delimitada, na fronte, nariz e região malar. A paciente tinha dor ocular e lacrimejamento.

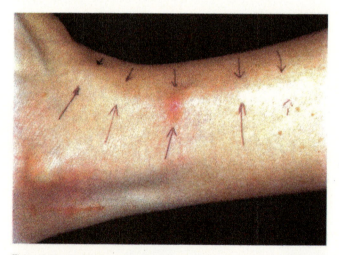

Figura 9.39 – Hanseníase dimorfa com reação tipo I – necrose caseosa de nervo fibular superficial, com fistulização espontânea através da pele.

Na pele se observam nódulos eritematoedematosos, isolados ou agrupados, às vezes placas nodulares, quentes, dolorosas (Fig. 9.40); eventualmente o processo exsudativo é muito intenso e ocorrem lesões pustulosas (com BH fragmentados), bolhas hemorrágicas ou lesões necroticoulcerativas – que caracterizam quadro grave denominado eritema nodoso hansênico necrosante (ENHne). É grave porque também pode ocorrer nas vísceras (nervos – neurite, seguida de amiotrofia e garras; medula óssea – aumento da anemia, velocidade de hemossedimentação, leucocitose; no fígado – necrose de hepatócitos e sinusóides, às vezes com icterícia, elevação de enzimas hepáticas e bilirrubinas; no rim – insuficiência renal aguda, seguida de crônica; olhos – iridociclite; testículo – orquiepididimite, seguida de esterilidade; ossos – osteoporose; supra-renais – necrose etc.).

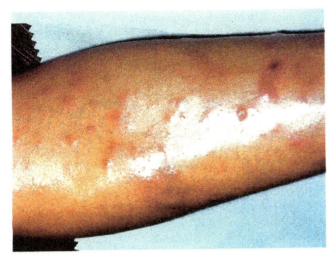

Figura 9.40 – Hanseníase virchowiana com reação tipo II – eritema nodoso hansênico com nódulos róseo-eritematosos, isolados e agrupados.

PROVAS CLÍNICAS ADEQUADAS À INFÂNCIA

PROVAS CLÍNICAS SUBJETIVAS

A pesquisa da sensibilidade só é possível em crianças capazes de colaborar. Avalia-se a sensibilidade cutânea superficial: térmica, dolorosa e tátil. A criança deve ser muito bem orientada em relação à execução das provas e a seguir responder com os olhos fechados.

Pesquisa da sensibilidade térmica não é adequada

a) Prova com tubos de ensaio – um contendo água morna ± 45°C (temperatura mais elevada desperta sensação dolorosa) e outro à temperatura ambiente. O fundo dos tubos é posto em contato com a pele, de maneira rápida, suave e alternadamente; de início na pele sã, para avaliar o estado emocional do paciente e sua colaboração com o examinador, e a seguir na lesão suspeita. O dente de hanseníase não sente o calor do tubo quente, referindo-se a ele como frio (anestesia térmica) ou morno/menos quente (hipoestesia térmica). *Não é uma boa prova, devido à rápida variação da temperatura da água quente.*

b) Prova do éter sulfúrico – toca-se a pele sã e a suspeita com algodão embebido em éter, alternando com o dedo do examinador ou com algodão seco, de maneira rápida, suave e alternadamente. O algodão com éter não deve estar encharcado, pois, ao contato com a pele, acaba escorrendo e o paciente nos informa a sensibilidade em um ponto diferente daquele que se está pesquisando. O doente não sente o frio do éter ou o sente menos (hipoestesia).

Pesquisa da sensibilidade dolorosa

Tocar a pele com a ponta ou a cabeça de um alfinete, de maneira rápida, suave e alternadamente.

Pesquisa da sensibilidade tátil

Toca-se levemente a pele sã e a suspeita com pequeno floco de algodão. Por ser a última a desaparecer, esta poderá estar normal, mesmo com a térmica ou até a dolorosa diminuída ou ausente. A hipoestesia térmica é constante nos doentes com MH indeterminada; e a anestesia térmica e até dolorosa nos tuberculóides. Mas nos dimorfo-virchowianos e nos virchowianos ocorrerá hipoestesia insular; só muito tardiamente, haverá anestesia, muitas vezes em luva e bota.

PROVAS CLÍNICAS OBJETIVAS

Prova da histamina – é usada nas máculas hipocrômicas ou acrômicas e nas pessoas de pele clara. Técnica: a) depositam-se gotas de cloridrato ou fosfato de histamina 1/1.000 sobre a mancha e na pele circunvizinha, normal (controle); b) através da gota faz-se picadas superficiais:

1. Na pele normal surgirá a "tríplice reação de Lewis" ou "reação completa":
   - eritema primário (surge em até 20 segundos);
   - eritema secundário ou reflexo (surge de 20 a 40 segundos);
   - pápula edematosa, urticariforme (surge entre 1 e 2 minutos).
2. Na lesão hipocrômica da hanseníase a "reação é incompleta": faltará o eritema reflexo ou secundário, devido à inflamação das terminações nervosas autonômicas nos vasos sangüíneos (Fig. 9.41).

Prova da pilocarpina – é usada nos pacientes de cor negra ou nas placas eritematopigmentadas. Técnica: a) pincelar tintura de iodo ou lugol na pele lesada e na área circunvizinha, normal (controle); b) injetar por via intradérmica 0,1ml de solução de pilocarpina 1/100 em ambas as áreas; c) enxugar imediatamente a gota que reflui; d) pulverizar amido; e) aguardar 5 a 10 minutos:

1. Na pele normal surgirão pontos de suor que reagem com o iodo e amido determinando pontos de cor azul-escura, inclusive a distância da injeção.
2. Na lesão hansênica a sudorese estará diminuída ou ausente devido à lesão das terminações nervosas autonômicas nas glândulas sudoríparas, portanto, os pontos azuis-escuros estarão em menor número ou até ausentes (Fig. 9.42).

Com as provas acima o diagnóstico poderá ser firmado em mais de 90% das crianças.

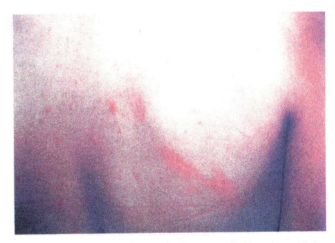

Figura 9.41 – Hanseníase indeterminada – prova da histamina –, tríplice reação de Lewis fora da mancha e reação incompleta no centro da mácula. Nota-se que o eritema secundário pára no início da mancha e estende-se externamente.

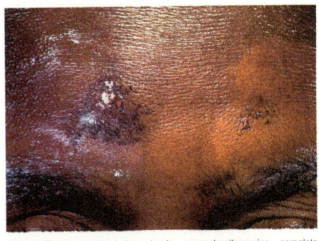

Figura 9.42 – Hanseníase indeterminada – prova da pilocarpina – completa fora da mancha: maior número de pontos de suor, castanho-enegrecidos, e incompleta na área hipocrômica (poucos pontos de suor).

DIAGNÓSTICO LABORATORIAL

Pode ser confirmado por meio de:

Exame histopatológico – de fragmento de lesão cutânea, processada para método de hematoxilina-eosina e Fite-Faraco. Nos doentes com lesões ora bem delimitadas ora mal definidas (dimorfos), é importante fazer duas biopsias, da borda com e da sem limite, para melhor classificá-lo; raramente se recorre à biopsia de nervo para se diagnosticar a moléstia.

Baciloscopia da linfa das lesões cutâneas – para se estabelecer o índice baciloscópico de Ridley, precisa-se colher linfa de pelo menos quatro lesões cutâneas. Não se tem feito a baciloscopia de secreções nasais porque só é positiva quando a pele está muito positiva e também quando a colheita é adequada, com freqüência causa epistaxe.

DIAGNÓSTICO DIFERENCIAL

As provas clínicas e laboratoriais já descritas são fundamentais para diferenciar a moléstia de Hansen das que se seguem:

Da hanseníase indeterminada – máculas hipopigmentadas: vitiligo, nevo acrômico, nevo anêmico de Vöerner, pitiríase alba, pitiríase versicolor.

Da hanseníase tuberculóide e dimorfa – dermatofitose, granuloma anular, pitiríase rósea de Gibert, psoríase circinada, sífilis tardia.

Da hanseníase virchowiana – roséola sifilítica, dermatite seborréica intensa, farmacodermia, linfomas cutâneos de células T ou B, doença de Hodgkin, xantoma eruptivo, neurofibromatose de Von Recklinghausen.

Do eritema nodoso hansênico – erupção medicamentosa, tuberculose, estreptococcia.

Da reação tipo I – urticária em placas; farmacodermia.

Da neuropatia hansênica – neurite traumática; siringomielia, diabetes, polineuropatia hipertrófica de Déjèrine-Sottas; AIDS.

TRATAMENTO

O tratamento da moléstia de Hansen é ambulatorial. A monoterapia é contra-indicada devido às resistências primária e secundária aos tratamentos específicos.

MULTIDROGATERAPIA (MDT-OMS)

Grupo	Tempo	Drogas	Faixa etária	
			Menores de 10 anos	10 a 14 anos
PB	6 meses	DDS	0,9-1,4mg/kg/dia	50mg/kg/dia
		RFM	10mg/kg/mês	450mg/kg/mês
MB	24 meses	DDS	0,9-1,4mg/kg/dia	50mg/dia
		RFM	10mg/kg/ mês	450mg/mês
		CFZ	50mg/kg/2 x/semana	50mg/kg/3 x/semana
		CFZ	100mg/mês	50-300mg/mês

PB = paucibacilar (indeterminada e grupo tuberculóide = < 5 lesões e IB = 0) – 6 meses (ou até 9 meses – quando as faltas não forem consecutivas).
MB = multibacilar (grupo dimorfo e virchowiano = > 5 lesões e IB ≥ 1) – 24 meses (ou até 36 meses – quando as faltas não forem consecutivas).
DDS = sulfona; RFM = rifampicina; CFZ = clofazimina.

As drogas bactericidas, como quinolonas, macrolídeos (claritromicina), minociclina, etionamida, pirazinamida, novas rifamicinas (rifabutina, rifapentina), pentamidinas, podem substituir as medicações intoleradas ou compor novos esquemas de MDT e nunca usadas irregular ou isoladamente.

Esquema MDT (OMS, 1997) de 12 doses (em até 18 meses) para multibacilares

Não deve ser usado nos doentes com índice baciloscópico (IB) alto, como também nos que tiverem espessamento cutâneo importante ao final dos 12 meses, estes devem tratar durante 24 meses.

Esquema ROM (OMS, 1997)
- RFM – 600mg, dose única.
- Ofloxacina – 400mg, dose única.
- Minociclina – 100mg, dose única.

Indicações: doentes com lesão cutânea única – MH indeterminada e MH tuberculóide, ausência de bacilos, ausência de nervos espessados. Tem havido persistência da moléstia.

Contra-indicações: doentes com idade inferior a 7 anos; grávidas; doentes com recidiva da moléstia; doentes com outras moléstias associadas.

TRATAMENTO DOS ESTADOS REACIONAIS

Antiinflamatórios não-hormonais, corticosteróides, ciclosporina, ciclofosfamida, analgésicos; eventualmente, talidomida (só para o eritema nodoso hansênico) – deve-se cuidar para não administrá-la às adolescentes grávidas pelo seu conhecido efeito tertogênico.

TRATAMENTO MULTIDISCIPLINAR

Os tratamentos de cirurgias ortopédica e oftálmica, fisiatria, fisioterapia, atividades de vida diária são muito importantes para prevenir e diminuir seqüelas neuromusculares.

A neurocirurgia é importante nos doentes com espessamentos neurais para prevenir amiotrofias, garras, síndrome do túnel do carpo ou do tarso, mal perfurante plantar e/ou alívio das neurites. É imperativa na necrose caseosa do nervo.

EFEITOS ADVERSOS DAS DROGAS

Sulfona – metemoglobulinemia, reações cutâneas, síndrome de Stevens-Johnson, dermatite esfoliativa, fotossensibilização, icterícia, psicose.

Rifampicina – icterícia, púrpura, outras reações cutâneas.

Clofazimina – coloração castanho-cúprica ou azulada da pele, xerodermia, atraso do trânsito gastrintestinal com emagrecimento e dor.

Educação em saúde – orientação sobre a moléstia, contagiosidade; os contatos intradomiciliares dos doentes, obrigatoriamente, deverão ser examinados. O teste de Mitsuda positivo identificará os resistentes; na ausência de antígeno de Mitsuda ou os com negatividade, deverão receber duas doses de BCG intradérmico, com intervalo de seis meses.

Décima Parte

Patologia Ginecológica

coordenador

Laudelino de Oliveira Ramos

colaboradores

Carlos Alberto Diegoli

José Alcione Macedo Almeida

Laudelino de Oliveira Ramos

Mara Solange Carvalho Diegoli

Maria Ignez Saito

Marta Miranda Leal

1 Exame Ginecológico na Infância

LAUDELINO DE OLIVEIRA RAMOS

INTRODUÇÃO

Quando uma criança apresenta um problema ginecológico (corrimento, sangramento, traumatismo genital etc.) é levada pelos pais ou responsáveis ao seu pediatra. As particularidades da Ginecologia da mulher adulta e em especial da criança obrigam o médico a um estudo e aprendizado prático mínimo para poder dar atendimento mesmo em doenças de menor complexidade dos órgãos genitais na infância.

As doenças genitais em crianças apresentam-se de maneira específica, devendo ser abordadas de maneira especial pois "a Ginecologia da Infância não é uma miniatura da Ginecologia da Mulher Adulta".

Os órgãos genitais sem o estímulo hormonal da puberdade apresentam-se com anatomia, histologia e função de um estado de hipoestrogenismo fisiológico, levando a manifestações clínicas específicas das ginecopatias nesse grupo etário.

Assim, a maioria dos tumores de ovário é de origem embrionária; são muito raros os tumores do útero mesmo benignos (em criança o sarcoma botrióide origina-se na vagina); as infecções vaginais não ascendem acima do colo uterino, pois o epitélio glandular do trato genital não está desenvolvido, mas, por outro lado, o gonococo acomete o epitélio vaginal, de maneira oposta ao que ocorre na mulher adulta.

Além de as doenças genitais manifestarem-se de maneira e freqüência diferentes nas crianças, o exame clínico ginecológico, a propedêutica laboratorial e o tratamento também se apresentam especiais. O pediatra tem o treinamento prático necessário para o exame geral das pequenas pacientes, mas freqüentemente não examina os genitais externos nem o hímen, deixando passar sem diagnóstico algumas ginecopatias (hímen imperfurado, septo vaginal baixo, carúncula uretral etc.). O ginecologista, por seu lado, pouco afeito à anamnese e ao exame ginecológico na infância, muitas vezes nem consegue que a criança deixe expostos seus genitais para o exame. As limitações de ambos os profissionais tornam obrigatória a sistematização do exame ginecológico na infância.

Durante a anamnese, quase relatada pela mãe ou acompanhante, dependendo da idade o médico deverá dirigir-se à criança fazendo-lhe perguntas oportunas para ganhar confiança e mostrar que ela é o motivo da consulta. Dessa forma, como a maior parte ou a totalidade das informações não são prestadas pelo próprio paciente, os sintomas referidos freqüentemente são incorretos ou pouco elucidativos; por exemplo, em casos de vulvovaginite de qualquer etiologia as queixas são as mesmas e às vezes confundem-se com infecção urinária. Mesmo assim, deve-se proceder à história fazendo-se a propedêutica de cada sintoma relatado.

Por isso, o exame dos genitais da criança é muito importante, porém é necessário obter sua confiança para se ter acesso a uma parte do seu corpo que sua mãe corretamente lhe ensinou manter escondida e fora do alcance de estranhos.

Às vezes, não conseguimos permissão para o exame físico genital e então poderemos deixar para um segundo tempo, principalmente se a criança já foi antes obrigada a se deixar examinar. Se o exame físico é imprescindível e não pode ser postergado (traumatismo, tumor, sangramento), procedemos à sedação ou mesmo anestesia para uma completa avaliação, inclusive com endoscopia. Como o colo, o corpo do útero e as trompas encontram-se sem estímulo hormonal, poucas vezes são sede de ginecopatias na infância e por isso geralmente o exame ginecológico limita-se ao exame dos genitais externos, e, a critério médico, poderá ser realizada a colpovirgoscopia. Quando existe um tumor palpável no abdome, além do exame físico do abdome procede-se a exames de ultra-sonografia, tomografia ou, melhor ainda, ressonância magnética.

A solicitação da colaboração da criança para o exame dos genitais começa na sala de entrevista e, dependendo da idade, é necessário explicar a importância de ver se está tudo bem e que não vai doer.

Na sala de exame, não devemos deixar à mostra agulhas, seringas e outros instrumentos; não é necessário tirar toda roupa e colocar avental como em mulher adulta, bastando deixar a criança tirar sozinha a calcinha. Na mesa ginecológica, a criança precisa ficar na borda, com os pés ou pernas nas perneiras ou, o que muitas crianças preferem, a chamada posição de rã, com as plantas dos pés opostas e justapostas. O dorso da criança fica elevado para que ela observe seu examinador que, por seu lado, não colocará o lençol *sobre as* pernas, pois senão ficaria escondido, causando apreensão à pequena paciente. Com as mãos aquecidas, pode-se iniciar a palpação do abdome ou então contando os dedos dos pés e aos poucos se dirigir aos genitais. Nesse momento, o examinador já deve estar munido de um foco de luz e uma lente de aumento frontal para melhor avaliar estruturas pequenas e delicadas dos genitais externos. Os grandes lábios devem ser gentilmente apreendidos e tracionados pelo examinador para baixo e para fora, expondo o vestíbulo; outras vezes, a própria criança com as mãos afasta os grandes lábios proporcionando boa visualização do vestíbulo. Solicitando-se que a criança respire profundamente, o hímen e as paredes vaginais afastam-se permitindo visualizar até além do terço médio da vagina em alguns casos.

Para crianças que não colaboram, podemos pedir que a mãe se sente recostada na mesa ginecológica e coloque a pequena paciente em seu colo; e dessa forma, se sentirá mais segura e protegida. O uso de espelhos para que a criança se veja poderá se constituir em uma manobra para conseguirmos a colaboração.

É importante lembrar que mesmo em um exame físico geral realizado pelo pediatra em crianças menores, antes da tomada da temperatura retal, deve-se introduzir o termômetro através do hímen e vagina testando sua permeabilidade. A maioria dos casos de hímen imperfurado ou outras obstruções do canal vaginal são diagnosticadas na puberdade por ocasião dos primeiros ciclos menstruais, quando já ocorreram lesões que podem comprometer a fertilidade futura.

Esse exame básico dos genitais pode ser complementado com endoscopia vaginal utilizando-se de equipamentos apropriados (colpovirgoscopio) ou adaptados (otoscópio, cistoscópio ou histeroscópio) quando o caso requerer.

O toque retal não é mais utilizado, sendo substituído com vantagens pela ultra-sonografia pélvica.

Se a queixa incluir sintomas de puberdade precoce, devemos proceder inicialmente ao exame das mamas e fazer avaliação do seu desenvolvimento seguindo a tabela de Tanner.

Meios de obter a colaboração da paciente

1. Fazer perguntas à criança durante a anamnese.
2. Informar a criança que o exame é necessário para saber se está tudo bem.
3. Informar que não vai doer.
4. Não deixar à mostra seringas, agulhas e outros instrumentos.
5. Deixar que a própria criança ou a mãe na sala de exame retire a calcinha.
6. Não colocar lençol sobre as pernas.
7. Manter o dorso da criança elevado.
8. Posição ginecológica, de rã ou no colo da mãe.
9. Mãos aquecidas.
10. Começar o exame pelo abdome ou pés.
11. A própria paciente afasta os grandes lábios.
12. Se não conseguir obter colaboração, deixe para uma outra oportunidade.

2 Sangramento Vaginal na Infância

LAUDELINO DE OLIVEIRA RAMOS

A puberdade normal, fisiológica, pode iniciar-se a partir dos 8 anos até os 14 anos de idade, manifestando-se por meio de uma seqüência definida de fenômenos: a telarca, a pubarca, o estirão e depois de ± 2 anos a menarca; portanto, qualquer sangramento vaginal antes do aparecimento da telarca e/ou pubarca deve ser considerado anormal até prova em contrário.

Mesmo em pequena quantidade, o sangramento vaginal na infância deve ser investigado, pois pode ser manifestação de doença grave.

Quando a queixa é sangramento genital na infância, a anamnese dirigida e o exame físico geral e ginecológico habitual podem revelar lesões dos genitais externos, períneo, vestíbulo e uretra causadoras da hemorragia; outras vezes, há necessidade de exame endoscópico para avaliar os dois terços superiores da vagina e do colo uterino, utilizando-se os vaginoscópios ou mesmo o histeroscópio (insuflando a vagina com soro fisiológico ou ar), ou outros instrumentos como o cistoscópio ou otoscópio. Se houver colaboração da paciente e o hímen for suficientemente amplo, o exame endovaginal poderá ser feito no consultório; todavia, é mais freqüente usar-se anestesia geral e quando necessário infiltrar o hímen com hialuronidase (Hyalozima), que assim se distende sem romper, permitindo boa visualização da vagina e colo. A avaliação de útero e anexos é feita com a ultra-sonografia transvesical ou ressonância magnética.

O sangramento genital pode decorrer de estímulo funcional do endométrio ou de doenças orgânicas do aparelho geniturinário (Quadro 10.1).

Quadro 10.1 – Causas de sangramento genital.

Funcionais
  Sangramento vaginal da recém-nascida
  Atividade endometrial prematura
  Iatrogênica
Orgânicas
  Doenças da vulva – condiloma plano, condiloma acuminado, herpes e líquen escleroso
  Prolapso de uretra
  Traumatismo vulvoginal perineal
  Vulvovaginite
  Corpo estranho
  Sarcoma botrióide
  Outros tumores (vulva, vagina, útero)
  Tumor de ovário

CAUSAS FUNCIONAIS

Sangramento vaginal na RN

O sangramento vaginal, em virtude de descamação endometrial, pode ser considerado fisiológico quando ocorre nos primeiros dias de vida da recém-nascida. No ambiente intra-uterino, o feto feminino fica exposto ao hiperestrogenismo materno (produzido pela placenta) e ao nascer pode apresentar broto mamário e secreção vaginal devido ao estímulo das glândulas cervicais e à descamação vaginal. Após a secção do cordão umbilical, a taxa de estrógenos cai bruscamente no sangue da recém-nascida, podendo ocasionar descamação endometrial que vai se manifestar por sangramento vaginal dentro dos primeiros 10 dias de vida, durando poucos dias e cessando espontaneamente.

Atividade endometrial prematura

A produção endógena de estrógeno antes dos 8 anos de idade, quer por produção ovariana autônoma, que por estímulo gonadotrófico, origina o quadro de puberdade precoce que habitualmente se inicia com telarca, pubarca (se de origem central), seguida do estirão e menarca. No entanto, raramente pode-se observar descamação endometrial como primeira e única manifestação puberal, repetindo-se algumas vezes e cessando espontaneamente; a investigação nesses casos não detecta atividade endócrina, dispensam tratamento, mantendo-se contudo a paciente em observação rigorosa, pois pode ser o primeiro sinal de uma puberdade precoce.

Eventualmente, observa-se a persistência de cistos ovarianos foliculares (funcionantes) que produzem quantidades expressivas de estrógenos, podendo levar à puberdade precoce (telarca, pubarca, menarca); na maioria das vezes, regridem espontaneamente, mas, se a ultra-sonografia mostrar que permanecem inalterados, é necessária a ressecção cirúrgica.

Iatrogênica

O tratamento da aglutinação de ninfas em crianças é comumente feito com a aplicação tópica de cremes de estrógeno (Fig. 10.1); recomenda-se aplicar nas ninfas quantidade de creme igual à que se coloca de dentifrício na escova de dente, uma vez/noite, por 15 noites, com o que são obtidos bons resultados em cerca de 80 a 90% dos casos. O uso de quantidades maiores de creme de estrógeno e/ou por tempo superior a 15 dias pode levar a manifestações sistêmicas como telarca e descamação endometrial.

A vulvovaginite na infância tem como fator básico predisponente o hipoestrogenismo fisiológico e como causas desencadeantes a higiene inadequada dos genitais e as contaminações diretas da vulva e vagina. A terapêutica baseia-se na correção dos fatores desencadeantes, mas em casos de vulvovaginite não específica essas medidas deixam de resolver 10 a 15% dos casos; nessas condições, a conduta alternativa pode ser administrar estrógenos topicamente com o objetivo de melhorar as defesas, mas com o risco de provocar efeito sistêmico, inclusive descamação endometrial.

A ingestão de carnes de animais tratados com hormônios e abatidos antes da eliminação dos esteróides pode provocar na criança manifestações de estrogenismo.

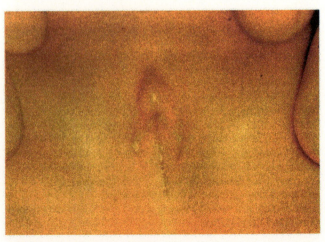

Figura 10.1 – Coalescência e ninfas.

A anamnese cuidadosa revelará a causa iatrogênica do sangramento vaginal (de origem endometrial), cujo tratamento é, evidentemente, a suspensão da administração do estrógeno, com o que é obtida a involução dos sintomas.

CAUSAS ORGÂNICAS

Doenças da vulva

A sífilis na forma primária de cancro duro é rara na infância, porém a manifestação do secundarismo sifilítico, como condiloma plano, tem sido vista com mais freqüência (Fig. 10.2). As lesões elevadas, em meseta, múltiplas, na vulva e períneo, são bastante características e podem apresentar secreção sero-hemorrágica, pois são erosivas e ficam em contato direto com a roupa. O diagnóstico pode ser feito por pesquisa do treponema em campo escuro, no raspado da lesão.

O condiloma acuminado (manifestação macroscópica do HPV) *pode atingir* a *vulva*, períneo, ânus, reto, uretra e vagina, regiões quentes e naturalmente úmidas (Fig. 10.3). O diagnóstico clínico é fácil de ser feito e, embora em crianças seja mais freqüente a forma de transmissão não-sexual por meio do contato íntimo indireto (fomites), diante de tais casos sempre deve-se pesquisar a possibilidade de abuso sexual. A irritação, infecção secundária dos condilomas, pode levar a prurido, secreção e sangramento. Quando as lesões são pequenas, pode-se fazer o tratamento com a fórmula: acido acético glacial 30g + resorsina 2g aplicados com um chumaço fino de algodão diretamente nos condilomas; em se tratando de lesões extensas, é preferível a anestesia geral e a vaporização com laser ou ressecção com tesoura e cauterização da base com bisturi elétrico bipolar.

A lesão primária do herpes genital geralmente se apresenta com quadro local exuberante, viremia e manifestação sistêmica de febre, queda do estado geral e torpor. As vesículas confluentes rodeadas de um halo avermelhado podem ocorrer na vulva, períneo, vestíbulo, uretra, vagina, acompanhadas de linfonodos inguinais aumentados e dolorosos. Em geral, evoluem com dor, prurido, secreção serosa e eventualmente sero-hemorrágica, resolvendo-se em 10 dias em pacientes com bom estado imunológico. O tratamento oral e local com aciclovir reduz o tempo de cura. As manifestações secundárias do herpes genital geralmente são localizadas, não sangram nem acometem o estado geral.

O líquen escleroso apresenta-se como lesões brancas apergaminhadas com fissuras, pruriginosas, localizadas na vulva, períneo e região perineal (Fig. 10.4). A atrofia histológica da pele e o prurido intenso podem provocar equimoses e sangramento genital. O aspecto clínico do líquen escleroso é bastante característico, porém o diagnóstico correto é feito por meio da biopsia de vulva e exame histológico; não há tendência à malignização, e na maioria dos casos cura-se espontaneamente com o advento da puberdade. Durante a infância, pode-se usar creme de cortisona não-fluorado para aliviar o prurido.

Prolapso de uretra

O termo prolapso de uretra está consagrado na literatura nacional e internacional, porém o que ocorre na verdade não é uma descida (prolapso = distopia por descida) da uretra, à semelhança do que acontece com o útero, mas uma inversão; assim, é a mucosa uretral que se inverte por meio do meato externo ficando muito edemaciada, arroxeada, sangrando facilmente. À simples inspeção da vulva, parece haver um tumor, freqüentemente interpretado como sarcoma botrióide (Fig. 10.5). O exame cuidadoso mostra o hímen abaixo da lesão e pode-se identificar o canal uretral com uma sonda, no centro da massa arroxeada (Fig. 10.6). O tratamento pode ser com estrógeno local se a inversão for pequena e ressecção cirúrgica quando a lesão for volumosa. Para tanto, coloca-se sonda vesical com balão, que é insuflado; com leve tração, acentua-se a inversão e identifica-se o início da uretra normal onde é feita a ressecção até o meato externo, seguida de sutura término-terminal com pontos separados de categute 00 simples ou Monocril 000.

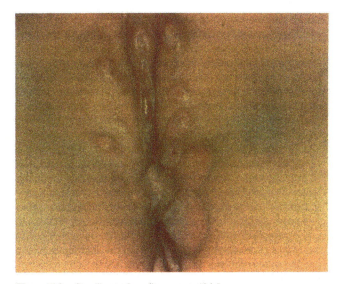

Figura 10.2 – Condiloma plano (lues secundária).

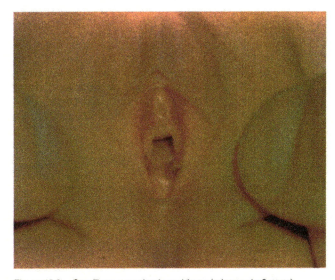

Figura 10.3 – Condiloma acuminado no hímen (criança de 2 anos).

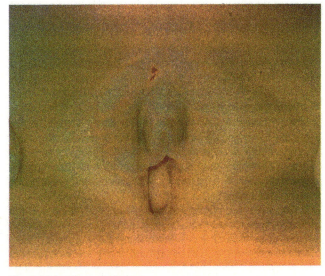

Figura 10.4 – Líquen escleroso.

Traumatismo vulvovaginal perineal

Antes dos 2 anos de idade poucas vezes são observados traumatismos genitais, pois as crianças não andam ou quando o fazem são protegidas pela fralda durante as quedas. Já observamos, no entanto, rotura da parede vaginal lateral esquerda e da artéria vaginal homônima em criança de 6 meses de idade ocasionada pela introdução na vagina do dedo indicador da mão direita da babá; a lesão de 1cm de extensão, vertical no terço médio, deve ter sido provocada pela unha do indicador que enroscou em uma prega vaginal.

A intensidade da atividade física da criança entre 4 e 8 anos responde pela maior freqüência de traumatismos genitais que ocorrem nesse grupo etário ocasionados por queda a cavaleiro e empalamento. Os hematomas pequenos são tratados com compressão e os de maior volume ou que crescem devem ser tratados cirurgicamente com abertura, esvaziamento, hemostasia e/ou tamponamento. As lacerações de hímen e períneo necessitam de melhor investigação, pois pode haver lesão vaginal e até de fundo de saco com perfuração de estruturas intra-abdominais. As crianças não informam bem como foi a queda, mas sempre precisamos considerar a possibilidade de abuso sexual, que responde pelas lesões mais extensas, inclusive de estruturas vizinhas como ânus, reto e bexiga (Fig. 10.7).

Vulvovaginite

Manifesta-se comumente por fluxo vaginal aumentado, amarelado, com odor, prurido vulvar, ardor, queimação, disúria; eventualmente, encontram-se laivos de sangue junto com a secreção fluida, mas pode-se observar verdadeira hemorragia. A vagina normalmente delgada da criança defende-se mal das agressões bacterianas e também sofre desepitelização com facilidade, permitindo que haja sangramento. Qualquer microrganismo patogênico pode produzir perda de sangue de origem vaginal, mas em nossa experiência a tricomoníase (que é pouco freqüente na infância) é responsável pelo sangramento mais intenso nos casos de vulvovaginite; se a perda de sangue continuar após o tratamento é necessário exame endoscópico para afastar outras causas.

Corpos estranhos

Aos 3 a 4 anos de idade as crianças descobrem os genitais manipulando-os com freqüência sem os devidos cuidados de higiene e às vezes praticam a masturbação; corpos estranhos, os mais variados, podem ser introduzidos na vagina produzindo corrimento com odor e laivos de sangue. Geralmente, encontram-se pedaços de papel, clipe, botões, lápis, que são visíveis diretamente do vestíbulo e terço inferior da vagina. Mesmo assim, após a retirada, é necessário exame endoscópico para avaliar a vagina em toda a sua extensão. Não é raro que as crianças voltem a introduzir outros objetos na vagina, mas esse comportamento, se não for obsessivo, dispensa acompanhamento de psicólogo ou de psiquiatra, pois tende a cessar com o passar do tempo.

Sarcoma botrióide

Também chamado rabdomiossarcoma, é um tumor mesodérmico misto que tem origem multicêntrica no tecido conjuntivo submucoso da vagina; cresce rapidamente em forma de digitações ou cachos projetando a mucosa vaginal para dentro do lúmen e depois através do hímen (Fig. 10.8); a ulceração da mucosa vaginal normal origina sangramento tardiamente.

Em crianças mais jovens, o início do tumor se dá na parte inferior da vagina e com o aumento da idade há tendência de iniciar nas porções superiores da vagina e colo do útero.

O tratamento cirúrgico do sarcoma botrióide é reservado para ressecar massas pediculadas antes ou, de preferência, após a poliquimioterapia que nos dias de hoje apresenta excelentes resultados.

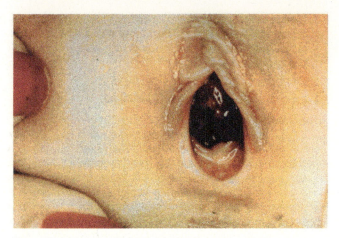

Figura 10.5 – Prolapso de uretra simulando sarcoma botrióide.

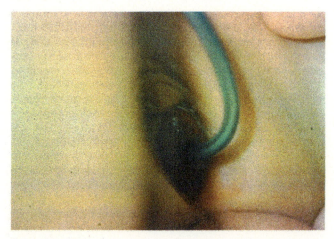

Figura 10.6 – Prolapso de uretra, identificando-se o orifício da uretra com sonda vesical.

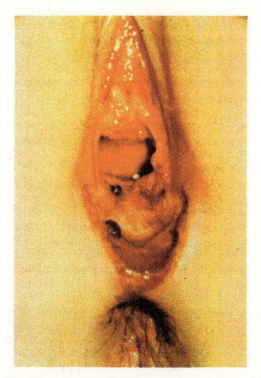

Figura 10.7 – Rotura de períneo de 3º grau em criança de 2 anos de idade, por estupro.

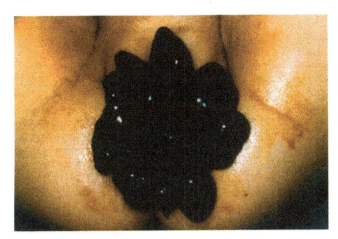

Figura 10.8 – Sarcoma botrióide em criança de 1 ano de idade.

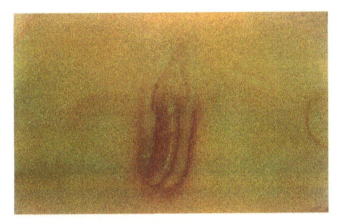

Figura 10.9 – Hemangioma de ninfa direita.

Outros tumores (vulva, vagina e útero)
São raros os tumores de vulva na infância; dentre os que podem sangrar os hemangiomas plano e cavernosos são os mais freqüentes (Fig. 10.9); os primeiros sangram pouco e têm tendência a se curar espontaneamente, enquanto os segundos, se traumatizados, podem originar hemorragia profusa e por isso devem ser tratados por excisão ou laqueadura dos vasos. Ainda, deve-se considerar a possibilidade de o melanoma maligno de vulva sangrar, pois é tumor superficial e bastante vascularizado.

Na vagina de crianças, podem-se encontrar raramente o carcinoma endodérmico e o carcinoma mesonéfrico, por isso é importante o exame endoscópico vaginal em casos de sangramento vaginal na infância.

Os adenocarcinomas do colo uterino ou do endométrio são originados em restos mesonéfricos e extremamente raros, manifestando-se, contudo, por meio de hemorragia genital.

Tumor de ovário
Na infância, 60% dos tumores ovarianos são da linha germinativa, e 5% derivados das células dos cordões sexuais, os quais podem produzir esteróides, manifestando-se clinicamente por meio da puberdade precoce de origem periférica, isto é, não se acompanham de pubarca.

Embora 35% dos tumores de ovário sejam malignos, o sangramento vaginal decorre da atividade endócrina e não de propagação endometrial.

BIBLIOGRAFIA

1. ALMEIDA, J.A.M.; RAMOS, L.O.; BASTOS, A.L. & CARVALHO, F.M.: – Distrofia vulvar na infância – aspectos clínicos e diagnósticos. *RBGO* **18**:393, 1996. 2. AYHAN, A.; TUNCER, Z.S.; TUNCER, R. et al. – Granulosa cell tumor of the ovary. A Clinicopathological evaluation of 60 cases. *Eur. J. Gynaecol. Oncol.* **15**:320, 1994. 3. AZIZ, M.F. – Current management of malignant germ cell tumor of the ovary. *Gan to Kagaku Ryoho* **22**(Suppl. 3):262, 1995. 4. BALDWIN, D.D. & LANDA, H.M. – Common problems in pediatric gynecology. *Urol. Clin. Am.* **22**:161, 1995. 5. BASTOS, A.C.; RAMOS, L.O.; DELLA NINA, M. Et al. – Traumas do aparelho genital feminino na infância e na puberdade. *Gin. Brás.* **5**:67, 1973. 6. CALAMINUS, G.; WESSALOWSKI, R.; HARMS, D. & GOBEL, V. – Juvenile granulose cell tumors of the ovary in children and adolescents: results from 33 patients registered in a prospective cooperative study. *Gynecol. Oncol.* **65**:447, 1997. 7. CAPRARO, V.J.; BAYONET-RIVERA, N.P. & MAGOSA, I. – Vulvar tumor in children due to prolapse of uretral mucosa. *Am. J. Obstet. Gynecol.* **108**:572, 1970. 8. DE JONG, A.R.; WEIS, J.C. & BRENT, R.L. – Condiloma acuminata in children. *Am. J. Dis. Child.* **136**:704, 1982. 9. DIEGOLI, C.A.; DIEGOLI, M.S.C.; LERNER, T. & RAMOS, L.O. – Abuso sexual na infância e adolescência. *Rev. Ginecol. Obstet.* **7**:81, 1996. 10. FISHMAN, A. & PALDI, E. – Vaginal bleeding in premenarchal girls: a review. *Obstet. Gynecol. Surv.* **46**:457, 1991. 11. GRANT, D.B. – Vaginal bleeding in childhood. *Pediatr. Adolesc. Gynecol.* **1**:173, 1983. 12. HUFFMAN, J.W. – Premenarchal vulvovaginitis. *Clin. Obstet. Gynecol.* **20**:581, 1977. 13. LAURITZEN, C. – Effects and side effects of estrogens and gestagens in pediatric and adolescent gynecology. *Monatsschr Kinderheilkd* **138**:651, 1990. 14. MERCER, L.J.; MUELLER, C.M. & HAJJ, S.N. – Medical treatment of urethral prolapse. *Adolesc. Pediatr. Gynecol.* **1**:182, 1988. 15. MURAM, D.; DEWHURST, J. & GRANT, D.B. – Premature menarche. A follow-up study. *Arch. Dis. Child.* **58**:142, 1983. 16. MURAM, D. – Vaginal bleeding in childhood and adolescence. *Obstet. Gynecol. Clin. North Am.* **17**:389, 1990. 17. MURAM, D. & GOLD, S.S. – Vulvar ulcerations in girls with myelocytic leukemia. *South. Med. J.* **86**:293, 1993.

3 Traumatismo Genital na Infância e na Adolescência

CARLOS ALBERTO DIEGOLI

O traumatismo genital na infância e na adolescência pode ser ocorrência banal ou muito grave, ameaçando a vida da paciente. Ocorrem, de fato, com mais freqüência na infância e adolescência; raramente é visto antes dos 2 anos de idade, em parte devido à proteção da fralda. Cada acidente apresenta particularidades quanto ao agente e à extensão das lesões. Além da dor e do sangramento que freqüentemente acompanham o traumatismo, as pacientes sempre se apresentam ansiosas ou deprimidas, principalmente se ocorreu um estupro. Assim, além do tratamento e prevenção de danos físicos, é muito importante a abordagem da paciente e a prevenção e o tratamento de distúrbios psicológicos.

CAUSAS
São inúmeros os agentes que podem lesar os órgãos genitais, alguns muito raros, outros até curiosos. Não serão consideradas as lesões genitais decorrentes de parto ou abortamento. Os traumatismos podem ser classificados de acordo com as características do agente (Quadro 10.2).

Impacto direto sobre os genitais
É a forma mais freqüente de lesar os genitais de crianças e adolescentes. A queda a cavaleiro, sobre objetos rombos ou cortantes, responde por cerca de 50% dos casos de traumatismos dos genitais até os 16

Quadro 10.2 – Traumatismos conforme as características do agente.

Impacto direto sobre os genitais
Queda a cavaleiro
Empalamento
Agressão
Acidente automobilístico
Ação de agente físico-químico
Ato sexual
Com aquiescência
Sem aquiescência (estupro)
Auto-agressão
Introdução de corpos estranhos
Masturbação
Outros

anos de idade. Enquanto a menina usa fralda, esta protege os genitais por ocasião de eventuais quedas ou outros acidentes, de tal sorte que antes dos 2 anos de idade raramente encontramos lesão traumática dos genitais por qualquer agente. A queda a cavaleiro, como causa de traumatismo, tem sua maior incidência em meninas de 8 a 10 anos. Em decorrência da intensa atividade física e do descuido dos responsáveis, a menina pode cair sobre objetos rombos (brinquedos, copos, cadeira, mesa, borda de piscina, de assento escolar) ocasionando desde simples escoriações e equimoses até hematomas volumosos. Na adolescente, o traumatismo por queda a cavaleiro ocorre mais freqüentemente em acidentes com bicicleta e cadeiras.

Nem sempre se consegue uma descrição detalhada da maneira como ocorreu a queda e qual o objeto envolvido e, nessas circunstâncias, é necessário exame mais cuidadoso, pois pode ter ocorrido empalamento – introdução de objeto pontiagudo em orifícios naturais –, podendo lesar tecidos circunvizinhos.

Uma jovem de 15 anos deu entrada no Pronto-Socorro do Hospital das Clínicas da Faculdade de Medicina da Universidade de São Paulo relatando ter caído sobre o cabo de uma vassoura. Apresentava-se em bom estado geral, com equimose dos genitais externos, rotura himenal e perfuração do fundo do saco posterior. A laparotomia revelou perfuração de alça intestinal, laceração do mesentério e do retroperitônio com hematoma extenso.

Um tipo de lesão especial pode ocorrer em mesa ortopédica para tratar problemas dos membros inferiores com gesso. Quando é exercida tração, sob anestesia geral, ocorre lesão genital, determinada por um pino vertical que fica apoiado na pube para evitar o deslizamento da paciente.

As agressões ou acidentes com arma branca ou de fogo determinam os mais variados traumatismos. Uma menina de 9 anos, atendida em nosso Serviço, recebeu, por acidente, tiro de espingarda de chumbo no hipogástrio, saindo os projéteis pelos genitais externos e períneo. Além da lesão da bexiga, uretra, reto e estruturas vizinhas, ocorreu verdadeira avulsão dos genitais externos (clitóris, ninfas e parte dos grandes lábios). A reconstrução resultou em aspecto semelhante ao visto após vulvectomia com estenose do intróito.

Os acidentes automobilísticos (colisão, atropelamento) podem também ocasionar as mais variadas lesões nos órgãos genitais. Geralmente, as meninas sofrem traumatismos em outras áreas do corpo e, nessas circunstâncias, deve-se adotar critério de prioridade para tratamento. Não havendo hemorragia importante, os danos causados nos genitais podem ser resolvidos em um segundo tempo.

Ação de agente físico-químico

O tratamento do condiloma acuminado com podofilina ou ácido glacial acético se não for executado com cuidado pode determinar ulcerações em pele sadia. Da mesma forma, o criocautério, o diatermocautério ou o laser utilizados de maneira inadequada para tratar essas verrugas virais resultam em lesões.

Ato sexual

O coito praticado sem consentimento ocasiona, em certas circunstâncias, danos nos genitais. A primeira relação sexual pode simplesmente romper o hímen ou até a própria vagina e períneo se houver alguma inabilidade por parte do parceiro. Existe um tipo especial de rotura de vagina que ocorre no fórnice posterior, na linha de reflexão, em forma de arco e de trajeto regular e linear. Por ocasião dos movimentos de vaivém do pênis na vagina, por mecanismo de êmbolo, pode haver a penetração de ar; no momento do orgasmo, por contratura do diafragma pélvico e maior penetração do pênis, o ar sob maior pressão rompe o fundo de saco.

Quando há relação sexual, isto é, introdução do pênis na vagina em menina menor de 14 anos, embora o ato tenha sido consentido ou mesmo solicitado, trata-se de violência sexual presumida ou estupro; não é necessário haver nem ejaculação nem rotura himenal. Diz-se que há violência sexual real quando há conjunção carnal pela força ou ameaça, independente da idade ou virgindade. Até a prostituta pode sofrer violência sexual real se o coito foi praticado nas condições acima referidas.

O estupro, além da gravidade legal, dos danos psicológicos imensos, causa as mais extensas e graves lesões físicas, principalmente em se tratando de meninas pré-púberes.

Em nosso Serviço, temos atendido crianças a partir de 2 anos de idade vítimas de estupro. Outras conseqüências dessa violência diz respeito à transmissão de doenças (sífilis, blenorragia, AIDS e outras) e a possibilidade de ocorrer gravidez se já existem ciclos ovulatórios. Por isso, o estupro é, sem dúvida, a causa que traz maiores danos físicos, psíquicos e sociais à menina ou à mulher.

Mas qual a atitude ou destino de uma menina até 16 anos que tenha sofrido violência sexual? São três as possibilidades:

1. Oculta o fato.
2. Vai a polícia.
3. Procura atendimento médico.

Um número de meninas, difícil de calcular, oculta a violência sexual. Futuramente, se houver complicações como doenças sexualmente transmissíveis, gravidez, distúrbio psíquico ou ainda por ocasião de uma consulta médica, em um ambiente favorável, a paciente poderá confessar o que tentou esquecer. Essa conduta é possível em adolescentes que já tinham relações sexuais ou então quando a primeira relação (que foi a violência sexual) não resultou em traumatismo importante dos órgãos genitais.

As pacientes que procuram ou são levadas diretamente aos orgãos policiais provavelmente não sofreram lesões genitais extensas e fogem do atendimento médico de urgência. Um levantamento em uma cidade de 400.000 habitantes do interior do Estado de São Paulo revelou a ocorrência de 20 estupros por mês registrados na polícia, ou seja, 1 estupro por 20.000 habitantes por mês.

Por fim, um grupo de meninas é encaminhado ao atendimento médico de urgência, possivelmente em decorrência da extensão do traumatismo. Então, os casos de violência sexual chegam-nos devido ao traumatismo físico genital. Em 80 casos consecutivos de lesão genital em meninas até 16 anos atendidas no pronto-socorro desse Serviço, 20 admitiram como agente etiológico o estupro. Convém lembrar que em algumas circunstâncias existem evidências de que houve estupro, mas a paciente refere, por exemplo, que caiu sobre objeto rombo ou pontiagudo (caracterizando o empalamento). Nessas condições, nós médicos não devemos tomar a posição de policial e tentar uma confissão da violência sexual, mas anotar com detalhes a história e o exame físico da paciente, pois poderá ser útil futuramente.

Auto-agressão

A introdução de corpos estranhos na vagina leva ao aparecimento de *corrimento serossanguinolento. Em se tratando de objetos cortantes ou pontiagudos (prego, pregadeira, alfinete, cacos de vidro, de louça etc.), além da vulvovaginite podem ocorrer lesões com solução de continuidade nos genitais. Objetos arredondados usados para masturbação podem ficar retidos acima no plano dos músculos elevadores, necessitando de intervenção médica para sua retirada.

Já foram vistos vários casos de fitas ou barbantes amarrados em torno do clitóris de maneira caprichosa; à vezes, ocorre edema intenso com isquemia e cianose.

CONDIÇÕES QUE FAVORECEM OS TRAUMATISMOS PROVOCADOS PELO ATO SEXUAL CONSENTIDO OU NÃO

1. Menor trofismo vaginal – meninas pré-púberes ou jovens adolescentes ou puérperas.
2. Posição do casal na cópula – genupeitoral ou de ginete.
3. *Violência intrínseca* de um ato consentido com ou sem uso de drogas.
4. Cicatrizes decorrentes de tratamento de septos vaginais ou de sutura de lesões anteriores.
5. Manobras digitais ou instrumentais.

CLASSIFICAÇÃO QUANTO À EXTENSÃO DAS LESÕES

Em investigação anterior, já verificamos que a dor e a hemorragia não têm relação com a extensão das lesões. Assim, dor acentuada no períneo pode corresponder a um hematoma simples de clitóris, e hemorragia acentuada decorre da rotura de vaso importante com mínima solução de continuidade na pele. Por outro lado, o que é mais importante, menina com lesões extensas de vulva, de vagina, períneo e mesmo reto e bexiga pode-se apresentar de início em bom estado geral sem dor ou hemorragia.

Por isso, e com o objetivo de escolher um plano cirúrgico de reconstrução das lesões, estas foram classificadas de acordo com a extensão da seguinte forma:
1. Lacerações vulvoperineal e himenal.
2. Lacerações vulvoperineal e himenal com hematoma.
3. Lacerações vulvoperineal, himenal e vaginal.
4. Lacerações de órgãos genitais e órgãos vizinhos.

DIAGNÓSTICO – ABORDAGEM

Começamos a atender a paciente com lesão genital fazendo a anamnese em local separado do serviço de urgência. De preferência, devem-se anotar as palavras da paciente ou da acompanhante. O ambiente deve ser de atenção, carinho, compreensão; a presença de um elemento do sexo feminino (atendente, enfermeira ou médica) favorece o diálogo e a abordagem da paciente.

Em nosso Serviço predominou meninas com idades de 8 a 12 anos, e as lesões físicas mais extensas, muitas vezes envolvendo órgãos vizinhos, tiveram como causa o estupro. Por isso, as pacientes vítimas de violência sexual têm na verdade dois traumatismos importantes: o físico e o psíquico, que devem ser cuidadosamente tratados.

A história deve detalhar o acontecido, perguntando se a paciente tomou banho ou ducha ou urinou, o que pode prejudicar a obtenção de material para exame laboratorial no caso de estupro. Os antecedentes menstruais e de anticoncepção são muito importantes.

O exame físico incluirá uma descrição do estado geral da paciente, de suas vestes, pesquisando lesões em outras áreas do corpo. O exame dos órgãos genitais deve, se possível, ser documentado com fotografia; o médico não deve interpretar os achados, mas descrevê-los minuciosamente, de preferência na presença de outro colega. Mesmo que haja evidência de violência sexual, mas a paciente refere por exemplo que caiu sobre um objeto rombo ou pontiagudo

(caracterizando o equipamento), não devemos tomar a posição de policial e tentar obter uma confissão do delito.

A paciente deve sentir-se protegida e cuidada, porém, mesmo assim, às vezes, o exame ginecológico parece repetição de estupro. Inicialmente, solicitamos que a paciente urine para avaliar possível lesão vesical ou uretral.

Se a paciente não conseguir urinar, praticamos a sondagem vesical e, não havendo urina, preenchemos a bexiga com soro fisiológico para avaliar sua integridade.

Em adolescentes, geralmente conseguimos praticar a vaginoscopia (umedecer em água ou soro fisiológico) para avaliar a extensão da lesão e colher material para pesquisa de gonococos, líquido seminal e espermatozóides. Estes podem ser observados, ao microscópio, até 48 horas após o coito. Se for o caso, colhe-se material do reto e pratica-se o toque retal.

O material obtido do lavado vaginal e/ou retal deve ser mantido em tubo de ensaio com soro fisiológico médico-legais. O teste de Barberio pode ser feito pelo próprio médico. Consiste em tomar o material suspeito para sêmen (fresco ou seco) e acrescentar solução saturada alcoólica de ácido pícrico; se surgirem filamentos ou triângulos amarelos ao microscópio, trata-se de picrato de espermina, indicando que o material examinado é o sêmen.

Havendo menstruação regular ou atrasada, é necessário fazer teste para diagnosticar gravidez preexistente.

Em meninas antes da adolescência dificilmente conseguimos realizar exame ginecológico adequado para avaliar a extensão do traumatismo. É necessário anestesia geral para um exame adequado e, nessa oportunidade, já se pratica a reparação da lesão.

TRATAMENTO

Depende da classificação do traumatismo à extensão.

Lacerações vulvoperineal e himenal

Geralmente são lesões cortocontusas decorrentes da queda sobre cadeira (assento de escola), vidro, garrafa, copo etc. e localizam-se nos grandes lábios, e a hemorragia é ligeira. Se a lesão atinge corpos cavernosos, a hemorragia é intensa.

Mesmo quando a lesão é superficial, não sangra, sem dor, é necessário exame completo para verificar possível laceração vaginal ou de órgãos vizinhos.

Se o ferimento é superficial e não sangra, faz-se a limpeza e a desinfecção com povidina; havendo sangramento, promove-se a hemostasia e sutura com material delicado e fio categute 00 simples atraumático.

Lacerações vulvoperineal e himenal com hematoma

Nos casos em que além das lesões acima ocorre a formação de hematoma, o acidente geralmente decorre da queda sobre objetos rombo com conseqüente rotura de vaso sob mucosa. O tecido frouxo e intensamente vascularizado dos grandes lábios permite a formação de hematomas extensos que podem ocluir a vagina, mas que se autolimitam quando localizados abaixo do plano dos elevadores; acima desse plano, os hematomas podem atingir até o ligamento largo, o retroperitônio, com sinais de grave hemorragia e dor na perna do mesmo lado.

Quando o vaso roto é de pequeno calibre, a própria pressão do hematoma faz a hemostasia, podendo-se também comprimir a região e colocar gelo. Se o vaso é grande, formam-se hematomas volumosos que devem ser drenados de preferência pela mucosa; se for identificado o vaso, promover a laqueadura e deixar tampão vaginal por 24 horas.

Nos hematomas localizados acima dos músculos elevadores impõem-se laparotomia com drenagem, limpeza, laqueadura do vaso se é identificado e tamponamento do ligamento largo com gaze que deve sair pelo fundo de saco vaginal.

Lacerações vulvoperineal, himenal e vaginal

As lacerações de vagina geralmente ocorrem nas paredes laterais e interessam só a mucosa. Por vezes lesões extensas e profundas não se acompanham de dor e sangramento. É importante verificar a integridade dos fórnices vaginais, bexiga e reto. O toque retal também é útil para eliminar os coágulos da vagina; essa, em crianças, pode ser mais examinada sob anestesia geral e tratada utilizando-se bola de algodão em vez de gaze e material de sutura delicado (oftalmológico) e fio de categute 00 simples atraumático.

Lacerações de órgãos genitais e órgãos vizinhos

Quando bexiga, uretra, reto e esfíncter anal são também lesados, podemos promover à sutura primária após prévia limpeza e desinfecção com povidina.

A bexiga deve ser suturada em dois planos: o primeiro com categute 00 em pontos contínuos, e o segundo com pontos separados de categute 1 cromado ou polivicril nº 0. A sondagem vesical deve permanecer por 10 dias.

A lesão do reto extraperitoneal pode ser tratada com sutura primária em dois planos: o primeiro, a mucosa é feita com categute 0 simples com pontos contínuos; o segundo, muscular-invaginante, é realizado com pontos separados de categute 0 simples. Pode-se empregar o mononáilon 4,0 em vez do categute 0 simples. Nessas condições, a paciente recebe dieta obstipante e antiespasmódico por quatro dias para permanecer sem evacuar e, quando o fizer, com fezes mais endurecidas.

Nessas condições a paciente ficará de jejum por 24 horas e a seguir receberá dieta obstipante e antiespasmódico por quatro dias. Deve-se sempre proceder à cobertura antibiótica com cefalosporinas e metronidazol por sete dias.

Esta conduta adotada no pronto-socorro de Ginecologia desse Serviço tem por objetivo tratar de uma só vez as lesões genitais e de órgãos vizinhos que freqüentemente são causadas pelo estupro em crianças. Não fazemos a colostomia, e esse tratamento primário tem dado bons resultados.

CONDIÇÕES ESPECIAIS

Quando ocorre lesão genital em decorrência de acidente automobilístico (colisão ou atropelamento), geralmente o traumatismo é generalizado e, não havendo sangramento importante, a reparação dos órgãos genitais pode ficar para um segundo tempo. Fora do horário da emergência, é possível programar melhor o ato operatório em termos de equipe experiente e necessidade de outros especialistas (oncologista, cirurgião geral e plástico).

Se o médico é informado que ocorreu estupro além da reparação física do traumatismo são necessárias outras medidas. A atenção para o aspecto psíquico do problema deve continuar depois da sala de emergência por meio de seu seguimento psicológico cuidadoso em outro local que não o hospital onde a paciente foi atendida na fase aguda; as pacientes relutam em voltar para o local do primeiro atendimento.

A prevenção da gravidez deve ser considerada em adolescentes que não utilizavam medidas contraceptivas e a violência ocorreu em provável período fértil. A pílula do dia seguinte pode ser administrada até 72 horas após o estupro, porém, quanto mais cedo, mais eficiente.

A prevenção de doenças sexualmente transmissíveis deve ser feita rotineiramente nos casos de estupro. A sífilis e a gonococcia podem ser prevenidas pelo uso da penicilina. Em meninas com menos de 45kg, administra-se penicilina G procaína na dose de 75.000 a 100.000U/kg em dose única, por via IM. Se houver alergia por penicilina, usa-se o tianfenicol na dose de 80mg/kg por via IM. Em meninas com mais de 45kg, indica-se penicilina benzatina na dose de 2.400.000U por via IM, dose única; ou então tianfenicol 2g por via IM.

Outros antibióticos como ampicilina, cefalosporina, espectinomicina, tetraciclina em doses adequadas são eficazes para tratar a gonococcia, mas podem tornar a sífilis "decapitada", isto é, não aparece a forma de cancro e só mais tarde se manifestará na forma secundária. Para avaliar essa possibilidade quando são utilizados os antibióticos acima, é necessário investigação sorológica para sífilis durante três meses.

ASPECTOS MÉDICO-LEGAIS

Não importa ao médico o agente do traumatismo genital, devendo tratar todas as lesões adequadamente. É necessária, no entanto, a documentação detalhada do atendimento sob forma de descrição do acontecido e do exame físico geral e ginecológico e se possível com fotografia, de preferência na presença de outro médico. Não havendo outro médico, solicita-se que a funcionária da enfermagem esteja presente, testemunhe a consulta. O médico atendente deve limitar-se a descrever os achados e não interpretar ou tentar que a paciente confesse um estupro em casos sugestivos.

Se a paciente relata ter sido estuprada, o médico deve comunicar o fato à polícia por se tratar de ação penal pública. No entanto, se a paciente preferir não dar queixa à polícia por motivos particulares, para se preservar, para não tornar público a violência à qual foi submetida, para não piorar o seu traumatismo psíquico, o médico pode, atendendo aos interesses de sua paciente, não comunicar o ocorrido aos organismos legais. Essa missão do médico perante o código penal tem defesa em parecer médico-legal que coloca acima da obrigação legal da conduta de primeiro atender à vontade da paciente para protegê-la, para dar-lhe amparo psíquico, para tratá-la por inteiro.

---

4   Vulvovaginite na Infância

LAUDELINO DE OLIVEIRA RAMOS

Vulvovaginite é a inflamação do epitélio da vulva e da vagina. É freqüentemente provocada por microrganismos, mas pode ser decorrente de resposta imunoalérgica a alérgenos físico-químicos.

Sua importância é devida à alta freqüência dentre as ginecopatias que acometem a criança. Em demanda espontânea, é responsável por 60 a 80% das consultas, mas em Serviço de referência como o nosso no Hospital das Clínicas da Faculdade de Medicina da Universidade de São Paulo sua freqüência fica abaixo de 50%.

A abordagem da criança com vulvovaginite é diferente daquela da mulher adulta. Embora os germes causadores possam ser os mesmos, o quadro clínico é diferente. O exame dos genitais da criança merece treino e cuidados especiais, assim como a técnica de coleta de material para exame. O tratamento também é diferente, em parte, pelas restrições a certos produtos pela idade, ainda porque é necessário calcular a dose em função do peso e por fim pela limitação para uso de medicamentos por via vaginal.

A vulvovaginite na infância pode ser produzida por agente de doenças sexualmente transmissíveis (DST). Embora nessa faixa etária seja mais provável a transmissão não-sexual (fomites, contato indireto), sempre é necessário investigar história de abuso sexual, lembrando que o perpetrador desse crime geralmente é um familiar.

Os pais da criança acometida de vulvovaginite geralmente pensam que o quadro é grave e pode trazer conseqüências futuras. Devemos tranqüilizá-los, pois na infância os microrganismos não ultrapassam o colo do útero em direção ao trato genital mais alto, ficando, portanto, restritos à vulva e à vagina.

Ainda são características da vulvovaginite na infância a cura espontânea e também a recidiva, além de uma taxa de insucesso referida por todos que se dedicam ao assunto, que fica em torno de 10%.

CARACTERÍSTICAS DOS GENITAIS

Do nascimento até o 30º dia de vida, a recém-nascida apresenta a vagina estrogenizada como mulher adulta em decorrência do estímulo hormonal provindo da placenta durante a vida intra-uterina. Os altos níveis de glicogênio propiciam colonização vaginal pelos bacilos de Dörderlein a partir do primeiro dia de vida e em poucos dias ocorre queda do pH vaginal para 4,0 ou 5,0. Nesta época, ocorre aumento do conteúdo vaginal constituído de muco cervical e células de escamação vaginal. Clinicamente, apresenta-se como corrimento mucoso claro, sem odor, eventualmente com laivos de sangue ou até pouco sangramento por privação endometrial. A partir de duas semanas vai ocorrendo involução desse quadro e em quatro semanas a vagina encontra-se em franco estado de hipoestrogenismo, isto é, delgada, sem lactobacilos e com pH próximo a 7,0. Não há mais corrimento fisiológico da recém-nascida.

No princípio da puberdade ou cerca de seis meses a um ano antes da menarca, com o início da estimulação estrogênica, ocorre produção do muco cervical e descamação vaginal, manifestando-se novamente por corrimento mucoso claro constante, sem odor, em quantidade que varia de uma menina para outra. É importante reconhecer esse corrimento fisiológico para que o tratamento se constitua apenas em medidas para diminuir a umidade excessiva. Com a instalação de ciclos ovulatórios no futuro, haverá diminuição natural dessa leucorréia na segunda fase do ciclo por ação da progesterona sobre o muco cervical.

Portanto, desde 30 dias após o nascimento até antes do início da puberdade, a vulva e a vagina de crianças apresentam-se em condições anatômicas e fisiológicas de hipoestrogenismo que predispõem à vulvovaginite. Os grandes lábios sem coxins gordurosos e as ninfas não desenvolvidas expõem o vestíbulo e o terço inferior da vagina com a abdução dos membros inferiores, facilitando o contato direto dos genitais com o meio exterior. Por esse motivo, o hábito de crianças brincarem em tanque de areia, por exemplo, pode-se encontrar grãos de areia na vagina. O períneo pouco desenvolvido torna o ânus e a vulva próximos, permitindo contaminação da vagina com fezes. O pH vaginal aproxima-se de 7,0, propiciando o desenvolvimento de microrganismos.

FATORES DESENCADEANTES

Os genitais de todas as meninas na infância, nesse período antes relatado, encontram-se em estado de hipoestrogenismo fisiológico favorável para a instalação de vulvovaginites. No entanto, apenas algumas crianças desenvolvem esse quadro, pois são expostas aos seguintes fatores que desencadeiam o processo: má higiene do períneo com manipulação, masturbação, higiene anal e higiene vulvar; corpo estranho; infecções a distância; intimidade com adultos; abuso sexual.

A manipulação dos genitais na infância faz parte do processo de conhecimento do corpo, mas as mãos sujas podem levar contaminação ou produtos antigênicos para a vulva e vagina, fazendo surgir a vulvovaginite. Às vezes, a descoberta do prazer de estimular essas áreas sensíveis torna-se masturbação que, se não for compulsiva nem trazer problemas no convívio social, não precisa de tratamento, pois cessa espontaneamente.

Quando a mãe transfere à criança a tarefa da higiene anal, não é raro que passe a ser então feita de trás para frente, pelo caminho mais curto, permitindo, dessa forma, que fezes sejam trazidas e depositadas no vestíbulo. Por isso, durante a anamnese é importante perguntar desse possível hábito inadequado de higiene.

Mesmo a mãe, em alguns casos, faz a higiene da vulva de forma superficial, não limpando o sulco interlabial nem o vestíbulo com receio de romper o hímen, permitindo que agentes microbianos ou alergênicos permaneçam em contato com os genitais.

O hábito de manipular os genitais propicia a introdução de corpos estranhos na vagina de algumas crianças, produzindo vulvovaginite que freqüentemente se manifesta por corrimento intenso com odor e laivos de sangue. Geralmente são introduzidos papéis, fragmentos de brinquedo e outros objetos pequenos, sem relação com o processo de masturbação.

Infecções do ouvido, nariz, garganta e pele podem constituir-se em fatores desencadeantes de vulvovaginite nas crianças pelo hábito de manipulação dos genitais com mãos contaminadas naquelas áreas.

As intimidades de crianças com adultos, usando a mesma cama, roupas íntimas, sanitários, toalhas, assentos, podem permitir a transmissão de infecções. Tem sido referido a contaminação por HPV de vários membros de uma família (principalmente meninas), que se manifesta pela forma clínica de condiloma acuminado. Também já foi demonstrada a presença do mesmo subtipo de HPV na verruga do dedo da mãe e na verruga do períneo de uma menina.

Como já foi referido, a identificação de DST em crianças obriga a pesquisa ou investigação de abuso sexual. Se houver dúvida ou suspeita, deve-se notificar o Conselho Tutelar local, diretamente ou com o auxílio da assistente social.

A presença de microrganismos ou alérgenos na vagina de crianças desencadeia uma resposta do sistema imunológico local em desenvolvimento. Carboidratos, enzimas, aminoácidos, proteínas em contato com a vagina podem estimular a produção de IgG, IgM e IgE (que já existem desde 16 semanas de gestação, independente de estímulos antigênicos) que, fixando-se ao complemento, desencadeiam uma reação inflamatória. A IgA, ao contrário das anteriores, é uma imunoglobulina com características antiinflamatórias, neutralizando os antígenos por um processo de opsonização, antes da entrada no sistema imune. A predominância das IgG, IgM e IgE que participam de um processo rápido de defesa clinicamente se manifesta por exsudação – processo inflamatório. Com o aumento da produção de IgA, os antígenos são retidos na mucosa antes de ativar uma resposta inflamatória excessiva, mediada por aquelas imunoglobulinas.

DIAGNÓSTICO

Em geral, a informação é dada pela mãe ou responsável pela criança, referindo-se à presença de secreção na calcinha e nos genitais acompanhada de odor, às vezes prurido, disúria e laivos de sangue. Nas meninas, antes da puberdade, o corrimento fica retido nas criptas vaginais, originando, freqüentemente, odor forte, quaisquer que sejam os agentes etiológicos. A umidade da vulva leva a criança a se coçar e às vezes ferindo a mucosa delicada do vestíbulo que vai ocasionar dor durante a micção, pela passagem de urina nessas escoriações. Alguns microrganismos e a presença de corpos estranhos na vagina podem levar a sangramentos genitais de intensidade variável pelo processo inflamatório exuberante que condicionou.

Por isso e pelo fato de os sintomas serem relatados por terceiros (mãe ou responsável), o corrimento genital na infância, produzido por diversos agentes etiológicos, tem características semelhantes, diferentemente do que ocorre com a mulher adulta.

Nesse momento da anamnese, é importante envolver a criança com perguntas para já se estabelecer uma empatia fundamental para o exame ginecológico.

É necessário, em seguida, interrogar sobre os hábitos de higiene antes enunciados, assim como o uso de roupas justas que podem machucar a mucosa delicada dos genitais da criança. Os antecedentes de infecções a distância (ouvidos, nariz, garganta, pele) assim como diabetes devem ser pesquisados.

A informação sobre tratamentos prévios é importante para se saber o que foi ou não efetivo e possíveis complicações ou reações adversas e mesmo modo de uso de medicações locais. É necessário considerar que vulvovaginite na criança freqüentemente é recidivante, com períodos de cura espontânea.

O exame físico geral avalia o estado nutricional, sinais de desenvolvimento puberal e serve também para obter a confiança da paciente para o exame ginecológico. Esse deverá ser feito com a quiescência da paciente, por meio de técnicas adequadas, e jamais deverá ser forçado.

Os achados de exame ginecológico variam de ausência de sinais de inflamação a corrimento profuso amarelado e mesmo com laivos de sangue. Diferentemente da mulher adulta, na infância a vulvovaginite de diferentes etiologias manifesta-se praticamente com os mesmos sinais.

As condições de higiene da vulva, períneo e principalmente sulco interlabiais devem ser avaliadas, quando podemos encontrar, por exemplo, areia, fezes. Com leve tração nos grandes lábios, visualizam-se o vestíbulo, o hímen e, dependendo da abertura deste, até o terço inferior da vagina. Com essa manobra, podem-se observar sinais de escoriação, lesão himenal, intensidade do processo inflamatório e até corpos estranhos.

Em nosso meio, a coleta do conteúdo vaginal para exames é realizada no próprio laboratório. Solicitamos, portanto, a bacterioscopia que, usando a técnica da gota pendente, poderá revelar a presença de tricomonas. O exame a fresco e a coloração pelo método de Gram é útil para identificar fungos; pode-se inferir na presença de *Gardnerella* pelo achado das "clue cells" sob coloração por meio do "whiff test".

A cultura deverá ser solicitada para que em meios apropriados sejam identificados gonococos, *Gardnerella*, *Shigella* e fungos. Pode-se usar de técnicas de PCR para identificar gonococo e clamídia.

Em crianças sem vulvovaginite, a cultura do conteúdo vaginal em meios para aeróbios e anaeróbios pode revelar mais de 10 tipos de bactérias, incluindo estreptococos, difteróides, *E. coli*, *Haemophillus*, enterococos, *Sthaphylococcus epidermidis*, *Neisseria catharralis*, *Peptococcus*, *Peptostreptococcus*, *Bacteroides*, constituindo a chamada flora normal que não agride a mucosa genital e, portanto, não deve ser "tratada".

O anal "swab" deve ser solicitado de rotina para pesquisar oxiúrios que, em nosso meio, é responsável por 10% das vulvovaginites.

Como os sintomas de vulvovaginite e infecção urinária se superpõem, sempre é necessário proceder à cultura de urina quando se pode aproveitar o material para pesquisar a clamídia utilizando a técnica do PCR.

TRATAMENTO – VULVOVAGINITE INESPECÍFICA

Quando existem sintomas e sinais de vulvovaginite e os exames laboratoriais não revelam microrganismos reconhecidamente patogênicos, por exclusão chamamos de vulvovaginite inespecífica. Provavelmente, decorre de um desequilíbrio da flora normal quando o fator má higiene freqüentemente está presente; é importante lembrar ainda que a presença de imunoalérgenos (incluindo microrganismos) em contato com a mucosa genital pode desencadear resposta inflamatória exsudativa intensa que clinicamente se manifesta por meio de corrimento. Assim, o tratamento inicial é sempre melhorar a higiene genital, utilizando-se sabões neutros ou de glicerina com dois a quatro banhos de assento por dia, trocando-se a calcinha.

Existem muitos produtos anti-sépticos para a higiene íntima feminina, como Dermacyd, Lucretin, KmnO4, Fisohex, Sterlane, Sterylderme, Flogorosa e outros, que podem ser usados como sabonetes líquidos, tomando-se o cuidado de enxaguar com bastante água após o uso para remover o produto.

Outros cuidados de higiene devem ser recomendados à criança como: sempre lavar as mãos antes de levá-las aos genitais, limpeza anal da frente para traz após defecar, trocar a calcinha sempre que estiver suja. Com essas medidas, cerca de 70% das crianças apresentam melhora acentuada da vulvovaginite.

A aplicação de acido metacresolsulfônico gel, duas vezes por semana, reduz o pH, promove certa descamação vaginal, melhorando alguns casos rebeldes às medidas higiênicas.

Se mesmo assim não houver melhora ou se for identificado foco infeccioso a distância como origem do processo, pode-se utilizar a amoxicilina na dose de 20 a 40mg/kg/dia divididos em três tomadas por VO por dia por sete dias. Havendo resistência, pode-se acrescentar o ácido clavulínico, pois pode haver germes produtores da betalactamase.

Para os casos que não melhoram com as medidas acima, procedemos à repetição dos exames, quando então poderemos identificar algum microrganismo reconhecidamente patogênico que deverá merecer tratamento específico. A colpovirgoscopia será realizada com equipamento apropriado – o colpovirgoscópio ou adaptados como o otoscópio, cistoscópio ou mesmo o histeroscópio – para a pesquisa de lesões, fístulas e corpos estranhos.

Os casos mais resistentes a essas medidas poderiam ser tratados excepcionalmente com estrógeno de efeito local (promestriene), procurando-se, dessa forma, corrigir o fator predisponente (hipoestrogenismo).

TRATAMENTO – VULVOVAGINITE ESPECÍFICA

FUNGOS

A vulvovaginite micótica tem incidência bastante variável na infância, variando de 0 a 25%; ainda é necessário salientar que se pode encontrar a *Candida albicans* na vagina de 3 de meninas sem sintomas ou sinais de vulvovaginite.

O diabetes, o uso de antibióticos e a ingestão de quantidades maiores de doces são fatores reconhecidamente relacionados com a vulvovaginite por *Candida* na infância.

O quadro clínico é de prurido intenso, disúria vulvar com edema, eritema e escoriação da vulva e períneo e secreção branca semelhante à nata de leite.

O tratamento tópico pode ser feito com o auxílio de redutores para os aplicadores para mulher adulta. São úteis os cremes à base de isoconazol, clotrimazol ou tioconazol aplicados diariamente por sete, seis e três dias, respectivamente. Não há experiência clínica suficiente, mas pode-se utilizar o fluconazol por via oral na dose de 3mg/kg/dia por sete dias, lembrando que existem suspensões de 50mg/5ml.

TRICOMONAS

São mais encontradas no período neonatal, quando a recém-nascida é contaminada por secreções maternas. Após esse período, constitui-se em raridade o encontro desse protozoário em vagina de meninas pré-púberes. Quando presente, promove o aparecimento de corrimento amarelo bolhoso com odor, prurido e disúria, podendo haver sangramento pelo intenso processo inflamatório vaginal. A transmissão pode ser feita através de água e toalhas, pois a tricomonas sobrevive várias horas em ambiente úmido, mas sempre é necessário pesquisar a possibilidade de abuso sexual.

O tratamento é feito com a administração oral de metronidazol na dose de 15mg/kg/dia, dividido em três tomadas ao dia por sete dias. Existe no comércio preparado com 40mg/ml.

GARDNERELLA

Em nosso meio passou a ser encontrada em vaginas de crianças com vulvovaginite a partir da década de 1980, possivelmente pelo uso freqüente de meios apropriados para o cultivo. O quadro clínico é de corrimento escuro com odor de peixe podre, às vezes acompanhado de prurido, sangramento e eritema.

Em crianças, está relacionada ao abuso sexual, embora possa ser encontrada em virgens adolescentes. A vulvovaginite com cultura positiva para *Gardnerella* tem incidência de 4 a 25%, variando em decorrência do grupo estudado e meios utilizados para a identificação do microrganismo.

Pode-se utilizar o metronidazol da mesma forma que para tricomonas. Ainda há opção de administrar amoxicilina por via oral da seguinte forma: até os 3 anos de idade, 125mg três vezes ao dia *por sete dias e dos 3 aos 12* anos 250mg três vezes ao dia por sete dias.

GONOCOCOS

Têm incidência baixa entre crianças, excluindo-se os recém-nascidos, e podem ser encontrados gonococos em 1% de crianças assintomáticas.

Caracteristicamente, têm período de incubação de uma semana, o corrimento é purulento ou seroso, com prurido e disúria, observando-se ao exame eritema vulvar.

Embora seja possível a transmissão por água e toalhas, é através do contato direto sexual que as crianças adquirem a vulvovaginite gonocócica.

O tratamento pode ser feito com amoxicilina, da mesma forma que para a *Gardnerella*. Se houver resistência, está indicada a ceftriaxona por via intramuscular na dose única de 20 a 80mg/kg.

CLAMÍDIA

Passou a ser encontrada no Brasil em crianças com vulvovaginite a partir da década de 1990. Em vulvovaginite recidivante, responde até por 20% dos casos.

Pode ter período de incubação longo e manifesta-se clinicamente por corrimento com disúria, dor retal, sangramento vaginal (12%) e ao exame verifica-se vestibulite com intenso eritema.

Em adultos, é a DST mais freqüente e em crianças o achado de clamídia no conteúdo vaginal deve fazer pensar em abuso sexual.

Em crianças com mais de 8 anos de idade, pode-se utilizar a doxiciclina na dose de100mg por VO duas vezes ao dia por *sete dias.* Abaixo do 8 anos utiliza-se a eritromicina; até os 3 anos administra-se 125mg por VO três vezes ao dia por sete dias; e acima dos 3 anos, 250mg por VO três vezes ao dia por sete dias. A azitromicina pode ser usada na dose única de 30mg/kg.

OXIÚROS

A história de prurido perianal noturno na criança e em outros membros da família é um dado altamente sugestivo de oxiuríase. Em crianças, o verme migrando para a vagina produz um processo inflamatório intenso.

O tratamento é feito à base de pamoato de pirvínio na dose única de 50mg/kg por via oral.

---

5   Doenças Discrômicas da Vulva

JOSÉ ALCIONE MACEDO ALMEIDA

As doenças discrômicas que acometem a vulva decorrem de alteração na quantidade e distribuição do pigmento melânico. Quando essa alteração ocorre para mais, origina a hipercromia, quando ocorre para menos, determina hipocromia, e a ausência do pigmento caracteriza a acromia. Discorreremos sobre os tipos de dermatoses discrômicas mais comumente encontrados na prática clínica.

PSORÍASE

Doença que afeta 2 a 7% da população de mulheres e homens de todas as idades, com prevalência na segunda e terceira décadas de vida no homem e na idade pré-puberal no sexo feminino.

Sua etiologia é ainda indefinida, embora sua atividade seja relacionada com estresse emocional. Surge em decorrência dos fatores externos como raios solares intensos e também da modificação do meio endógeno, como por exemplo a disseminação do exantema, depois de tonsilite ou gripe.

Clinicamente, caracteriza-se por pápulas e placas eritematosas e descamativas, que atingem, mais freqüentemente, as superfícies de extensão dos cotovelos e joelhos, couro cabeludo e regiões dorsal e lombar, podendo comprometer a *vulva.*

A *psoríase vulvar* pode assumir aspectos diferentes. Costuma apresentar-se bem delimitada, resultante da confluência de várias placas, simulando dermatomicoses como candidíase e *tinha crúris.* É eritematosa, nem sempre recoberta por aquelas escamas brancas ou prateadas características das lesões de outras partes do cor-

po. Na vulva, geralmente é pruriginosa, ao contrário da forma extragenital. A pele é seca com fissuras e, às vezes, com sinais de atrofia.

O diagnóstico de psoríase é geralmente clínico, salvo nos casos em que a lesão vulvar não está associada às lesões clássicas em outras regiões do corpo. São descritos sinais que auxiliam o raciocínio clínico. O sinal de Koebner é o aparecimento de lesão de psoríase em local de traumatismo cutâneo. O sinal de Auspitz é caracterizado por hemorragia puntiforme, "em gota de orvalho", após a remoção de escama psoriática.

O diagnóstico diferencial se faz necessário com algumas dermatoses. A *psoríase vulvar* apresenta-se como lesão fortemente vermelha e nitidamente demarcada. O *eczema* e a *seborréia* têm suas bordas menos definidas. A *candidíase* quase sempre se associa com fluxo vaginal de aspecto característico. A *tinha crúris* geralmente se estende para as raízes das coxas. O raspado da lesão para exame micológico esclarece o diagnóstico. A biópsia é indicada nos casos em que a dúvida persiste.

Tratamento – o suporte psicológico à doente é de suma importância, uma vez que a agudização do quadro clínico está relacionada com alteração emocional. É importante deixar claro para a paciente que não se trata de moléstia infectocontagiosa, e que, embora ainda não haja cura para a doença, seu controle é perfeitamente possível. O tratamento medicamentoso recomendado mais comumente é à base de corticosteróides de uso local, sob a forma de pomada. Os mais utilizados são a hidrocortisona e a betametasona. A triancinolona infiltrada sob a lesão é recomendada em alguns casos. Pequenas lesões na área pilossebácea podem ter a descamação controlada com a aplicação local de xampu de alcatrão. Quando se trata de doença grave, que não responde aos medicamentos citados, podem-se recorrer aos retinóides, ciclosporina e metotrexato. É importante lembrar dos efeitos colaterais dessas drogas.

Como se trata de doença não específica da vulva e, freqüentemente, associada a lesões em outras partes do corpo, é conveniente a intervenção do dermatologista para a melhor condução do caso.

LEUCODERMIA PÓS-INFLAMATÓRIA

Hipocromia ou acromia resultante da diminuição ou ausência de pigmentação temporariamente, em decorrência de traumatismo local ou de lesões de algumas dermatoses como sífilis, hanseníase, psoríase. A despigmentação pode também ocorrer após a aplicação local de hidroquinona ou seus derivados, ou do contato com substâncias utilizadas na fabricação de borracha e de outros produtos sintéticos.

O tratamento consiste na remoção do fator desencadeador da lesão ou, em alguns casos, no uso de corticosteróides.

VITILIGO VULVAR

Caracteriza-se por acromia vulvar, freqüentemente simétrica e com limites bem definidos. Raramente as pacientes apresentam outra queixa além da mancha branca. Algumas podem ter preocupações quanto à relação com câncer ou doenças infectocontagiosas. Acomete indivíduos em qualquer idade. Decorrente da função deficiente dos melanócitos sua etiologia é desconhecida, sendo discutido o componente auto-imune e hereditário autossômico dominante. A disfunção tireoidiana é encontrada em até um terço das pacientes com vitiligo.

Tratamento – em primeiro lugar, deve-se dar apoio psicológico à paciente, informando-a com clareza sobre a origem e o prognóstico da doença. Quando há, por parte da paciente, forte desejo de modificar o aspecto vulvar, pode-se tentar alguns recursos. Recomenda-se o uso de esteróides de média ou alta potência, na forma de creme ou pomada, diariamente, durante quatro a oito semanas, evitando-se as áreas intertriginosas. Essa terapia deverá ser gradualmente diminuída após um ou dois meses, passando-se para esteróides menos potentes. Se não for obtido sucesso, a paciente deverá ser encaminhada para avaliação do dermatologista, que poderá considerar a fotoquimioterapia com psoralen. A tatuagem e o enxerto são outros recursos que podem ser tentados.

DISTROFIA VULVAR

Distrofia vulvar é termo genérico que agrupa lesões discrômicas, pruriginosas, de curso lento, apresentando alterações de crescimento e nutrição do epitélio e determinando modificações da arquitetura superficial da vulva.

CLASSIFICAÇÃO

Em 1961, Jeffcoate e Woodcock discutiram com detalhes o assunto e sugeriram o termo distrofia vulvar, baseados em critérios histológicos.

Em 1976, a Sociedade Internacional para o Estudo das Doenças da Vulva (SIEDV), baseada nos critérios histológicos, estabeleceu a seguinte classificação:

Distrofia vulvar

1. Distrofia hiperplástica
   – sem atipia
   – com atipia
2. Líquen escleroso

3. Distrofia mista (líquen escleroso com focos de hiperplasia epitelial)
   – sem atipia
   – com atipia

Em 1983, a SIEDV modificou essa classificação, criando o conceito de *neoplasia intra-epitelial vulvar* (NIV) para as distrofias com atipias celulares, ficando então assim classificadas:

Distrofia vulvar

1. Distrofia hiperplástica
2. Líquen escleroso
3. Distrofia mista

Neoplasia intra-epitelial (NIV)

1. Tipo escamoso
   NIV I = displasia leve
   NIV II = displasia moderada
   NIV III = displasia acentuada
2. Tipo não-escamoso
   Doença de Paget
   Melanoma *in situ*

De acordo com essa classificação, quando há atipia não se trata de distrofia e sim de NIV.

O comitê de Nomenclatura da Sociedade Internacional de Patologistas em Ginecologia, em 1987, sugeriu a seguinte classificação:

Desordens epiteliais não-neoplásicas da pele e mucosas

1. Hiperplasia epitelial escamosa (distrofia hiperplástica)
2. Líquen escleroso
3. Líquen escleroso com focos de hiperplasia epitelial (distrofia mista)
4. Outras dermatoses

INCIDÊNCIA

A literatura sobre o tema é farta, quer abordando diagnóstico e/ou fatores epidemiológicos, quer discutindo tratamento. Refere-se porém, quase sempre, a mulheres na fase pré ou pós-menopausa. Para alguns autores, como Aguiar e cols. (1985) e Baruffi e cols. (1985), a forma hiperplástica incide com maior freqüência em mulheres na faixa etária de 40 a 50 anos e o líquen escleroso nas pacientes com 60 anos de idade ou mais. As poucas publicações que encontramos sobre distrofia vulvar na infância são, na maioria das vezes, casos de líquen escleroso.

A compilação realizada por Barclay e cols. (1966) constata que até o ano anterior só havia 54 casos de líquen escleroso da vulva em pacientes com menos de 13 anos de idade. Laude e cols. (1980) comentam que encontraram 140 casos descritos na literatura até então. Em 1984, Pelisse e cols. publicaram casuística com 22 casos de distrofia vulvar em pacientes de 3 a 15 anos de idade. Em 1991, em trabalho de Tese de Doutorado defendida na Universidade de São Paulo, reunimos 20 casos de distrofia vulvar em crianças, dos quais 70% eram de líquen escleroso, 20% de distrofia mista e 10% de distrofia hiperplástica. Entre nossas pacientes, 90% tinham menos de 7 anos de idade.

A distrofia é encontrada tanto em mulheres de raça negra como nas de raça branca, embora haja predominância nesta última.

ETIOLOGIA

Apesar de conhecidas desde o século passado e terem recebido atenção dos ginecologistas, dermatologistas e patologistas, as distrofias da vulva continuam sem etiologia comprovada. Atribui-se à participação de múltiplos fatores na sua gênese.

O *fator genético* é apontado por alguns autores em virtude de a distrofia vulvar ocorrer em membros da mesma família. Thomas e Kennedy (1986) publicaram a ocorrência de líquen da vulva em duas irmãs gêmeas homozigóticas e relataram que na literatura médica, até então, havia 15 casos de distrofia vulvar em mais de um membro da mesma família.

Quanto à *imunologia*, há fatos que reforçam a teoria desse fator. É significativo o número de pacientes com líquen escleroso da vulva associado a doenças de caráter auto-imune. Entre 50 mulheres com líquen escleroso vulvar, avaliadas por Harrington e Dunsmore (1981), 34% tinham doença auto-imune, contra 4% do grupo controle. Detectaram anticorpos auto-imunes em 74% das que tinham líquen e 20% nas do grupo controle.

Acloridria gástrica foi encontrada em 34% das pacientes com líquen vulvar, na casuística de Jeffcoate. Para Calandra e cols., A acloridria parece ser uma concomitância com a distrofia da vulva, sem relação casual.

Vários autores consideram importante a participação de *processos irritativos locais*, como uso de produtos químicos perfumados (desodorantes íntimos), vulvovaginite crônica e traumatismo local de repetição.

A teoria da participação *hormonal* na gênese dessas alterações epiteliais é justificada pela sua incidência ser, preferencialmente, em mulheres na fase climatérica e, quando ocorre em crianças, tende a desaparecer com o advento da puberdade. Além disso, Friedrich e Kalra (1984) encontraram níveis baixos de deidrotestosterona, testosterona livre e androstenediona em pacientes com distrofia da vulva.

Ainda são escassos os estudos da participação do papilomavírus humano (HPV) na distrofia vulvar. È referida, no entanto, a correlação desse vírus com a neoplasia intra-epitelial vulvar (NIV) e com o carcinoma do colo uterino. Shokri-Tabizadeh e cols. (1981) descreveram a presença do HPV em epitélio escamoso atípico do colo uterino, vagina e vulva de pacientes imunodeprimidas, que evoluíram com carcinoma epidermóide *in situ*. Em nossa casuística, encontramos coilocitose em duas pacientes com distrofia hiperplástica. No entanto, esses dados são escassos e não autorizam a correlação do HPV com distrofia vulvar.

QUADRO CLÍNICO E DIAGNÓSTICO

O quadro clínico caracteriza-se, basicamente pela queixa de prurido vulvar, em até 95% das pacientes, e pela mancha branca na vulva, que se apresenta ora esbranquiçada e apergaminhada, ora branco-brilhante ou, algumas vezes, eritematosa. Essas lesões acometem a face interna dos grandes lábios, podendo estender-se aos pequenos lábios, clitóris e região perianal, formando a clássica figura de 8 invertido.

O diagnóstico clínico é confirmado pelo exame anatomopatológico de fragmentos cutâneos obtidos por biopsia realizada com "Punch" nº 4, sob anestesia local com xilocaína a 2%. Esse exame define se existe hiperplasia ou se é apenas líquen escleroso. Vários autores recomendam a biopsia múltipla para o diagnóstico confiável. Achamos que o mais importante para o diagnóstico correto dessas lesões é o local a ser biopsiado: a semimucosa. Para Calandra e cols., assim como para Barbero e cols., a hiperplasia só ocorre na semimucosa.

POTENCIAL ONCOGÊNICO

No passado, esse potencial foi muito valorizado, em decorrência da interpretação errônea dos achados de Taussig nas décadas 1930 e 1940, quando a leucoplasia foi diagnosticada, em até 70%, nas peças cirúrgicas de vulvectomias praticadas em pacientes com carcinoma da vulva.

Sabe-se hoje que esse risco é da ordem de 5 a 10% nas pacientes com hiperplasia epitelial localizada na semimucosa das formações labiais. Sem justificativa convincente, alguns autores relatam que esse risco é maior na distrofia mista.

Cario e cols. (1984) publicaram caso de carcinoma da vulva associado à distrofia mista em paciente de 18 anos de idade. Rodke e cols. (1988) relataram carcinoma e distrofia mista da vulva em três pacientes.

O líquen escleroso é considerado lesão atrófica, sem risco para transformação maligna.

TRATAMENTO

O tratamento cirúrgico, seja pelo laser, seja pela infiltração de álcool absoluto (com a finalidade de destruir as terminações nervosas), ou mesmo a ressecção cirúrgica, não mais se justifica.

Até o momento não se conhece terapêutica curativa. Tudo que se faz é tentar o controle da doença, mormente o prurido e infecções secundárias. As lesões costumam entrar em remissão por ocasião da puberdade.

Medidas gerais de higiene são necessárias. Deve ser evitado o uso de calças compridas apertadas e pouco arejadas, preferir o uso de calcinhas de algodão e utilizar sabão neutro.

Há alguns anos vem sendo usada a aplicação tópica de testosterona a 2% em petrolato branco, ou outro veículo, para tratamento da forma hipoplástica em mulheres adultas, havendo bons resultados no controle do prurido. Os efeitos virilizantes da testosterona em crianças justificam o receio dos autores em recomendar seu emprego nessa faixa etária.

Há referência, na literatura médica, ao uso de preparados à base de progesterona para aplicação local, sem contudo ser convincente quanto aos efeitos benéficos.

A terapia atual emprega os corticosteróides tópicos de alta potência, com ótimos resultados. Dalziel e cols. (1991) relataram ótimos resultados em estudo de 15 pacientes tratadas com clobetasol a 0,05%. Bracco e cols. (1993) realizaram estudo comparativo com um grupo de pacientes utilizando testosterona, outro grupo tratado com progesterona e outro com propionato de clobetasol a 0,05%. Ambas as experiências avaliaram a resposta clínica e histopatológica, com biópsia pré e pós-tratamento. Os resultados obtidos com o clobetasol foram muito superiores. O esquema preconizado é a aplicação local duas vezes ao dia durante 12 semanas consecutivas a seguir, diminuindo-se gradativamente a dose.

Em crianças com quadro agudo, temos utilizado o propionato de clobetasol a 0,05% em aplicações diárias na primeira semana, diminuindo para duas ou três aplicações semanais, conforme avaliação da resposta clínica e mantendo o tratamento durante 8 a 12 semanas.

No seguimento, a paciente deve ser examinada pelo menos a cada dois meses, podendo-se reintroduzir a droga, com intervalos maiores, assim que houver retorno dos sintomas.

BIBLIOGRAFIA

1. AGUIAR, L.M.; BAGNOLI, V.R.; AZEVEDO, E.M.M. et al. – Tratamento da distrofia vulvar crônica: análise prospectiva de 50 casos. *J. Bras. Ginec.* **96**:407, 1985. 2. ALMEIDA, J.A.M. – Contribuição para o diagnóstico da Distrofia Vulvar na Infância. Tese de Doutorado. Faculdade de Medicina da Universidade de São Paulo, 1991. 3. BARBERO, M.; MICHELETTI, L.; BORGNO, G. et al. – Vulvar dystrophies in young and premenopausal women. *J. Reprod. Med.* **33**:555, 1988. 4. BARCLAY, D.L.; MACEY Jr., H.B.; REED, R.J. – Lichen sclerosus et atrophicus of the vulva in children: a review and report of 5 cases. *Obstet. Gynecol.* **27**:637, 1996. 5. BARUFFI, I.; CARVALHO, N.S. & VELUDO, M.A.S.L. – Distrofias vulvares: aspectos clínicos e anatomopatológicos. *Rev. Paul. Méd.* **103**:54, 1985. 6. BRACCO, G.L.; CARLI, P.; SONNI, L. – Clinical and histologic effects of tropical treatments of vulval lichen sclerosus: a critical evaluation. *J. Reprod. Med.* **38**:37, 1993. 7. CALANDRA, D.; DI APOLA, G.R.; LEVERONE, N.G.R. & BALINA, L.M. – *Enfermedades de la Vulva*. Buenos Aires, Panamericana 1979, p. 93. 8. CARIO, G.M.; HOUSE, M.Y. & PARADINAS, F.J. – Scamous cell carcinoma in association with mixed vulvar dystrophy in an 18-year-old-girl: case report. *Br. J. Obstet. Gynecol.* **91**:87, 1984. 9. CLARK, J.A. & MULLER, S.A. – Lichen sclerosus et atrophicus in children: a report of 24 cases. *Arc. Derm.* **95**:476, 1967.

10. DALZIEL, K.L.; MILLARD, P.R. & WOJNAROWSKA, F. – He treatment of vulval lichen sclerosus with a very potent topical steroid (clobetasol propionate 0,05%) cream. *Br. J. Dermatol.* **124**:461, 1991. 11. FRIEDRICH Jr., E.G. & KALRA, P.S. – Serum levels of sex hormones in vulvar lichen sclerosus and the reffect of topical testoterone. *N. Engl. J. Med.* **310**:488, 1984. 12. HARRINGTON, C.L. & DUNSMORE, I.R. – An investigation info the incidence of auto-immune disorders in patients with lichen sclerosus and atrophicus. *Br. J. Derm.* **194**:563, 1981. 13. JEFFCOATE, T.N.A. & WOODCOCK, A.S. – Premalignant conditions of the vulva, with particular reference to chronic epithelial dystrophies. *Br. Med. J.* **2**:127, 1961. 14. KAUFMAN, R.H. & GARDNER, H.L. – Vulvar dystrophies. *Clin. Obstet. Gynecol.* **21**:1081, 1978. 15. KORTING, G.W. – *Dermatologia Prática da Região Genital.* São Paulo, Manole, 1981. 16. LASCANO, E.F.; MONTES, L.F. & MAZZINI, M.A. – Lichen sclerosus et atrophicus in childhood: report of 6 cases. *Obstet. Gynecol.* **24**:872, 1964. 17. LAUDE, T.A.; NARAYANASWAMY, G. & RAYHUMAR, S. –

Lichen sclerosus et atrophicus in an eleven year old girl: report oaf a case. *Cutis* **26**:78, 1980. 18. PELISSE, M.; FISCHESSER, D.; MOYAL, M. et al. – Lichen sckereux vulvaire (LSV) infantile (vingt-deux observations). *Ann. Derm. Venereol.* **11**:741, 1984. 19. RIDLEY, C.M.; FRANKMAN, O.; JONES, I.S.C. et al. – New nomenclature for vulvar disease: international society for the study of vulvar disease. *Hum. Pathol.* **20**:495, 1989. 20. RODKE, G.; FRIEDRICH Jr., E.G. & WILKSON, E.J. – Malignant potential of mixed vulvar dystrophy (lichen sclerosus associated with squamous cell hyperplasia). *J. Reprod. Med.* **33**:545, 1988. 21. SHOKRI-TABIZADEH, S.; KOSS, L.G.; MOLNAR, J. & ROMNEY, S. – Association of human papillomaviruses with neoplasic processes in the genital tract of four women with impaired immunity. *Ginecol. Oncol.* **12**:5129, 1981. 22. THOMAS, R.H.M. & KENNEDY, C.T.C. – The development of lichen sclerosus et atrophicus in monozigotic twin girls. *Br. J. Derm.* **114**:377, 1986. 23. WILKINSON, E.J. & STONE, I.K. – *Atlas de Doença da Vulva.* Rio de Janeiro, Livraria e Editora Revinter Ltda., 1997.

6 Anomalias Vaginais Obstrutivas

LAUDELINO DE OLIVEIRA RAMOS
JOSÉ ALCIONE MACEDO ALMEIDA

INTRODUÇÃO

As anomalias vaginais obstrutivas decorrem principalmente de defeitos do desenvolvimento do sistema de ductos müllerianos, cuja incidência se encontra entre 0,1 e 3,8%. Essas malformações genitais impedem o fluxo menstrual normal determinando sua retenção uterina e/ou vaginal (criptomenorréia). Nessa circunstância, existe a possibilidade de fluxo menstrual retrógrado através das tubas uterinas, o que pode estar relacionado ao desenvolvimento de endometriose nessas pacientes.

O desenvolvimento do sistema de ductos müllerianos nos embriões femininos ocorre principalmente a partir de seis semanas de gestação, por meio de processo de alongamento em direção ao seio urogenital, alcançado por volta da nona semana. Nesse período, os ductos irão se fundir na sua porção final ocorrendo canalização e reabsorção do septo de maneira a ser formada uma única cavidade, o canal uterovaginal. O ponto de inserção desse canal no seio urogenital é conhecido como tubérculo de Müller. A fusão e a reabsorção do septo entre os dois ductos ocorrerão no sentido caudal para cefálico, até o nível do futuro fundo uterino, permanecendo isoladas as porções correspondentes às tubas. Esse processo deverá ser estabelecido por volta da 20ª semana.

As anomalias genitais decorrentes de falhas desse processo são classificadas de acordo com a Sociedade Americana de Medicina Reprodutiva (American Society for Reproductive Medicine, 1998) (Quadro 10.3), sendo que as anomalias obstrutivas vaginais podem ser consideradas à parte (Quadro 10.4) (Burgis, 2001).

HÍMEN IMPERFURADO

O hímen imperfurado parece ser decorrente da canalização inadequada entre o seio urogenital e o sistema mülleriano de ductos, com ocorrência próxima a 0,1%, sendo associado à presença de história familiar. Apesar de poder se apresentar de diferentes maneiras, o hímen imperfurado costuma relacionar-se à obstrução do fluxo menstrual. Eventualmente, pode ser observado no período pós-natal, determinando a retenção de muco vaginal (mucocolpo) secundário ao estímulo estrogênico materno no endométrio da criança. Nessa circunstância, o diagnóstico faz-se pela observação de protrusão da membrana himenal no intróito vaginal da recém-nascida.

Quadro 10.3 – Classificação das anomalias müllerianas (Sociedade Americana de Medicina Reprodutiva).

Classificação	Anomalias
Classe I (agenesia/hipoplasia)	Vaginal Cervical Fúndica Tubária Anomalias combinadas
Classe II (unicornual)	Comunicante Não-comunicante Sem cavidade Sem corno
Classe III (didelfo)	Didelfo
Classe IV (bicornual)	Completa Parcial
Classe V (septada)	Completa Parcial
Classe VI (arqueada)	Arqueado
Classe VII (relacionado ao dietilestilbestrol)	Dietilestilbestrol

Quadro 10.4 – Classificação das anomalias vaginais.

Classificação	Características
Classe I	Transversa Obstrutiva Não-obstrutiva
Classe II	Longitudinal Obstrutiva Não-obstrutiva
Classe III	Estenose/iatrogênica

O acompanhamento clínico é a melhor opção, com resolução espontânea. Raramente o acúmulo de secreção poderá ser suficiente para ocasionar obstrução vesical ou infecção urinária, quando a drenagem por meio de incisão simples da membrana é recomendável.

Durante a infância, o acompanhamento pediátrico poderá revelar o diagnóstico por meio do exame físico. Nessa circunstância, o diagnóstico diferencial com agenesia da vagina poderá ser considerado e a realização de ultra-sonografia pélvica demonstrará ou não a presença de útero. Essa menina deverá ser acompanhada principalmente após a telarca, que habitualmente antecede a menarca, a fim de constatar o início do fluxo menstrual e melhor estabelecer o diagnóstico por meio de propedêutica complementar, como a ressonância magnética.

A aglutinação de ninfas pode, eventualmente, sugerir a agenesia vaginal, mas a inspeção cuidadosa, inclusive com exploração por meio de pequena sonda metálica do espaço suburetral, definirá o diagnóstico, facilmente tratado com aplicação tópica de estrógeno. Com o início da menstruação na puberdade, o hímen imperfurado irá determinar a retenção do sangue e o quadro clínico será de amenorréia associada à dor pélvica cíclica, sendo possível o relato de dor lombar, dor ou dificuldade para urinar e até mesmo evacuar. O exame clínico demonstrará o desenvolvimento sexual secundário adequado, com presença de membrana himenal distendida, protruindo-se pelo intróito vaginal, com coloração arroxeada decorrente do sangue acumulado observado por transiluminescência.

O tratamento é cirúrgico por meio de incisão em cruz da membrana e/ou ressecção parcial da sua porção central. A drenagem do sangue retido ocorre de maneira espontânea e, geralmente, não há necessidade de irrigação da região. Acredita-se que esse tipo de abordagem apresente melhor resultado, sem re-obstrução a partir de sinéquias da membrana incisada, quando a paciente já apresenta ação estrogênica, daí aguardar-se o aparecimento da menarca. A punção do hematocolpo não deve ser realizada, pois associa-se a infecção do sangue coletado e comprometimento das estruturas envolvidas. O hímen imperfurado não costuma estar associado a outras anomalias müllerianas, inclusive a taxa de fertilidade dessas meninas é normal em relação à população.

O diagnóstico diferencial é importante entre hímen imperfurado e outras anomalias vaginais, como septo transverso, atresia segmentar e agenesia. A importância está em que, nessas outras anomalias, a distensão dos tecidos pelo sangue retido pode ser tal que a protrusão através do intróito apresentará aspecto semelhante ao do hímen imperfurado, mas a conduta é diversa à pura incisão para drenagem do sangue coletado, inclusive com piora dos resultados terapêuticos cirúrgicos definitivos. Assim sendo, é importante que o diagnóstico seja adequadamente realizado por meio de propedêutica complementar, principalmente para excluir o diagnóstico de outras anomalias obstrutivas quando da presença de suspeição de hímen imperfurado. Clinicamente, a manobra de Valsalva determinará a protrusão da membrana junto ao intróito vaginal nos casos de hímen imperfurado, enquanto isso não ocorrerá nas outras anomalias.

SEPTO VAGINAL TRANSVERSO

Trata-se de anomalia rara, com incidência variando entre 1 em 2.100 e 1 em 72.000 mulheres. Parece ser mais prevalente entre os membros da comunidade Amish, nos EUA, sendo considerada a hipótese de transmissão autossômica recessiva ligada ao sexo. Esse defeito parece ser secundário à falha na fusão entre o sistema de ductos müllerianos e o seio urogenital, sendo que o septo pode apresentar-se em vários níveis da vagina, com diferentes freqüências: porção superior (46%) e porção inferior (14%). Habitualmente, esses septos se apresentam com espessura inferior a 1cm, sendo os mais espessos observados no terço superior da vagina, e podem, também, ser incompletos, permitindo o fluxo menstrual.

Assim como o hímen imperfurado, o quadro clínico assemelha-se, e o diagnóstico pode ser realizado no período pós-natal pelo acúmulo de muco (mucocolpo) e distensão do intróito vaginal ou pela compressão de estruturas adjacentes. No período pós-puberal, o quadro de amenorréia e dor cíclica se repete ou, nos casos parciais, poderá haver menstruação, associada ou não com dor, além de dificuldade para a colocação de absorventes internos ou mesmo penetração vaginal.

A presença de protrusão de membrana no intróito vaginal dependerá da localização do septo, mais freqüente nos septos caudais. Poderá haver presença de tumoração abdominal baixa secundária à retenção de sangue e distensão do segmento vaginal cranial e do útero. A associação com outras anomalias urológicas ou genitais é rara, como no hímen imperfurado, mas pode-se associar a outros tipos de anomalias congênitas como coartação da aorta, defeito de septo atrial e malformações da coluna lombar. O exame clínico pode não estabelecer o diagnóstico diferencial com outras anomalias, sendo fundamental a avaliação complementar por meio de ressonância magnética para determinar a localização e a espessura do septo, além da presença de outras anomalias pélvicas. Nesses casos, de maneira mais importante que com o hímen imperfurado, o tratamento cirúrgico pré-puberal está mais associado a re-estonese e pior prognóstico cirúrgico futuro. Assim, a cirurgia é mais bem realizada após ação estrogênica, sendo que as abordagens reconstrutivas dependerão da espessura e da posição do septo.

Nos septos pouco espessos, a ressecção associada a sutura boca a boca dos segmentos vaginais caudal e cranial é suficiente e adequada. No entanto, nos septos mais espessos, há necessidade de mobilização de segmentos maiores da vagina, havendo maior probabilidade de lesão de órgãos adjacentes, como reto e bexiga. Nesses casos, a utilização de sonda vesical de Foley e sondas retais (ou o exame retal intra-operatório) auxilia na segurança da dissecção. Eventualmente, pode ser necessária a rotação de retalhos cirúrgicos para revestimento da porção caudal da vagina. A utilização de moldes vaginais no pós-operatório, até a cicatrização completa, em torno de quatro a seis semanas, pode ser útil para evitar a retração da linha de sutura e formação de subestenose. A atividade sexual contínua também será de auxílio para dificultar constrições a longo prazo, sendo que as pacientes sexualmente inativas deverão ser aconselhadas ao uso de moldes vaginais por períodos mais prolongados.

Os septos vaginais craniais apresentam maior dificuldade de tratamento, tanto pela proximidade do colo uterino como pela maior possibilidade de serem mais espessos. O resultado cirúrgico será tanto melhor quanto maior for o manguito vaginal presente cranialmente ao septo, permitindo suturas do segmento caudal ou de retalhos cirúrgicos. Nesses casos, poderá ser necessária a abordagem abdominal combinada, com abertura do útero e passagem retrógrada de uma sonda através do canal cervical para auxiliar no direcionamento da dissecção pela via vaginal.

Outro aspecto anatômico importante é a possibilidade da associação de segmento vaginal caudal muito curto, comprometendo a possibilidade de sutura com o segmento cranial. Nesses casos, além da utilização de retalhos cirúrgicos, propõe-se a utilização de moldes vaginais progressivamente mais longos para alongar e melhorar a condição do segmento vaginal caudal. Apesar de alguns autores sugerirem o emprego de métodos que inibam a menstruação, como análogos do GnRH, progesterona, contraceptivos hormonais, a fim de reduzir o hematometra-hematocolpo, acreditamos que essa abordagem prejudica a dissecção cirúrgica, pois os tecidos distendidos servem de reparo e guia na orientação das dissecções.

SEPTO VAGINAL LONGITUDINAL

Esses casos apresentam-se clinicamente de maneira bastante variada, desde assintomáticos até com dor pélvica à retenção menstrual. A origem dessa anomalia deve-se à falha na fusão da porção terminal dos ductos, e a associação com defeitos urológicos sugere que o defeito ocorra por volta da oitava semana por afetar simultaneamente o sistema mülleriano e o de ductos mesonéfricos. Associa-se freqüentemente a útero didelfo pela extensão cranial do defeito de fusão e canalização dos ductos. Quando o septo é completo, estendendo-se de um dos colos uterinos até o intróito vaginal, poderá ocorrer hematocolpo e hematometra e a paciente apresentar queixa de dismenorréia, sendo que o exame pélvico poderá ser, a princípio, caracterizado como normal pela presença de canal vaginal e visualização do outro colo uterino no exame especular. Nos septos incompletos, há possibilidade de dispareunia ou mesmo dificuldade de colocação de absorventes internos. Se o hemiútero associado ao septo não for funcionante, a condição poderá passar despercebida, até que se realize exames de imagens complementares.

Os septos longitudinais estão mais associados a malformações do trato urinário, inclusive com ausência ou hipoplasia renal ipsilateral. A avaliação por meio de ressonância magnética é fundamental nesse diagnóstico. A correção cirúrgica envolve a ressecção completa por meio das técnicas habituais ou ainda empregando-se técnicas de cirurgia com laser. É interessante observar que nos casos de septos completos existe maior associação com adenose do epitélio vaginal que permaneceu ocluído. Estabelecida a continuidade entre as duas porções vaginais, o epitélio vaginal com adenose sofre transformação para epitélio escamoso, mas durante esse período é comum a presença de secreção vaginal espessa e mucóide. A colpocitologia oncótica é importante pela presença de adenose e as possíveis transformações associadas, além do cuidado em se obter amostra de ambos os colos uterinos. As taxas de gestação são semelhantes às de útero unicorno, mas inferiores às da população geral, em torno de 40%.

AGENESIA VAGINAL

A agenesia da vagina é um dos principais diagnósticos em amenorréia primária, com freqüência de 1 para 4.000 a 5.000 mulheres. Normalmente, ocorre ausência ou hipoplasia simultânea do corpo uterino, caracterizando a síndrome de Mayer-Rokitansky-Küster-Hauser (SMRKH), mas pode associar-se a útero funcionante e hematometra na puberdade. As malformações urinárias (hipoplasia renal, rim pélvico, má rotação renal, duplicidade do sistema pielocalicinal) bem como esqueléticas (coluna lombar) estão associadas em 40% e 12% dessas mulheres, respectivamente.

A SMRKH é considerada do tipo A quando existe resquício uterino simétrico e desenvolvimento tubário; e do tipo B quando há assimetria no resquício uterino, com ou sem desenvolvimento tubário. A variante B está mais associada às malformações renais e também nas ovarianas. A patogênese deve relacionar-se com anomalias do desenvolvimento global dos ductos müllerianos e mesonéfricos, e a possibilidade de herança genética autossômica se faz a partir de relatos em irmãs. Também é considerada a hipótese de anomalias na secreção do hormônio antimülleriano entre seis e oito semanas de gestação.

O desenvolvimento dos caracteres sexuais secundários e da genitália feminina é normal, com ovários com funcionamento adequado. A presença do hímen pode, em primeiro instante, dificultar o diagnóstico da ausência de vagina, especialmente no período pré-puberal. Assim, o diagnóstico costuma estar relacionado à investigação de amenorréia primária ou à associação com dor pélvica determinada por criptomenorréia com útero funcionante. Quando ocorre associação com útero e endométrio funcionante, existe a possibilidade de malformações associadas do colo e corpo uterino em até 50% dos casos.

O toque retal pode ser útil na avaliação dos órgãos genitais internos, mas, devido ao desconforto que lhe é normalmente associado, pode não ser realizado desde que outros métodos propedêuticos de imagem estejam disponíveis, como ultra-sonografia e, especialmente, ressonância magnética que auxilia na avaliação da presença do útero, com ou sem endométrio, além de avaliar o trato urinário. A urografia excretora e a ultra-sonografia de vias urinárias são obriga-

tórias pela associação freqüente com malformações do aparelho urinário, e a laparoscopia pode confirmar o diagnóstico e estabelecer condições clínicas associadas, como endometriose.

Na ausência de útero funcionante, o principal diagnóstico diferencial é com a síndrome de Morris (testículo feminilizante, pseudo-hermafroditismo masculino) em que o fenótipo é feminino e a genitália externa apresenta apenas uma depressão correspondente ao intróito vaginal. Nesses casos, o testículo pode ser palpável no canal inguinal, ou a laparoscopia poderá confirmar o diagnóstico e localizar a gônada.

Quando não há útero ou cavidade endometrial funcionante, o tratamento consiste apenas na criação de um espaço vaginal sexualmente funcional, o que pode ser conseguido por meio de manobras de distensão e dilatação do intróito existente ou de cirurgia reparadora. Essas manobras são facilitadas pelo enfraquecimento do assoalho pélvico que se associa à falta do desenvolvimento mülleriano. As manobras conservadoras incluem a técnica de Frank e a variante de Ingram. Na técnica de Frank, utilizam-se moldes acrílicos na forma de ogivas de calibre e comprimentos variáveis. Esses moldes são aplicados diariamente, sob pressão, junto ao intróito vaginal por períodos progressivamente maiores, até que se atinja profundidade adequada. Nesse ponto, a paciente passa a manter o molde na vagina durante a noite, até que a prática sexual regular permita sua manutenção naturalmente. Na técnica de Ingram, os moldes vaginais são adaptados a um selim de bicicleta e, ao sentar-se, a mulher apóia a região do intróito vaginal sobre eles. Assim como na técnica anterior, os moldes são progressivamente aumentados em diâmetro e em comprimento. As taxas de sucesso, considerando a obtenção de um espaço sexualmente funcionante, aproximam-se de 90% com os métodos conservadores.

A técnica cirúrgica clássica de neovagina é a descrita por McIndoe, com dissecção e abertura de espaço entre o reto e a bexiga. A cavidade assim formada é revestida com enxerto livre de pele, retirado da face interna da coxa ou do hipogástrio. A manutenção do enxerto in situ é obtida com um molde vaginal, tanto de acrílico como de espuma, revestido por membrana de látex. Apesar de se formar uma cavidade no local da vagina, complicações como estenoses, fístulas e até carcinoma do tecido enxertado são relatadas.

A presença de útero funcionante dificulta o sucesso desse tipo de enxerto. Para melhorar esses resultados, tem-se preconizado o emprego de retalhos cutâneos, em especial a partir dos pequenos lábios. Nesse sentido, existe a possibilidade da utilização de expansores teciduais implantados na região próxima ao defeito – no caso, os pequenos lábios – para permitir a distensão progressiva do tecido que será utilizado e também um retalho tecidual que mantém seu pedículo vascular.

Outras técnicas de reconstrução vaginal têm empregado segmento isolado de ceco, retalhos miocutâneos de reto abdominal ou de músculos da coxa, ou ainda revestimento com membrana âmnica.

ATRESIA CERVICAL

A inclusão da atresia congênita cervical nessa discussão deve-se ao fato de estar freqüentemente associada a defeitos parciais ou completos da vagina. Trata-se de anomalia rara com poucos casos descritos na literatura. A apresentação clínica é semelhante, com amenorréia e dor pélvica cíclica.

Além de rara, o que dificulta o estabelecimento de terapêuticas padronizadas, os diferentes relatos apresentam diversas formas de abordagem cirúrgica. No entanto, o aspecto que merece melhor discussão a seu respeito é o fato de que esta já foi uma anomalia em que o tratamento conservador não era considerado, sugerindo-se a realização de histerectomia quando do diagnóstico.

Entretanto, o desenvolvimento de técnicas propedêuticas mais recentes, em especial a utilização da ressonância magnética, tem permitido o diagnóstico pré-operatório e possibilitado a programação da melhor abordagem de maneira individualizada. Quando o defeito está associado à vagina com comprimento funcional, existe a possibilidade de canalização do colo atrésico e manutenção da sua patencidade com o emprego de sonda de Foley (dados do autor) ou mesmo stents de acrílico.

Infelizmente, na ausência de vagina, ou na presença de pequeno segmento atrésico, as cirurgias de recanalização apresentam maus resultados, com sinéquia do neocanal seguida de infecção endometrial e uterina com formação de abscessos e até sepses com óbito. Nessa circunstância, há evolução para controle da infecção e histerectomia.

A possibilidade de recanalização cirúrgica e o relato de casos de gravidezes, espontâneas ou por meio de técnicas de fertilização, têm estimulado as tentativas de cirurgias conservadoras, inclusive com associação de reconstrução vaginal em conjunto à canalização na tentativa de impedir a sinéquia do neocanal e, em última instância, a histerectomia nessas jovens.

CONCLUSÃO

As anomalias vaginais obstrutivas podem ser diagnosticadas no período neonatal ou durante a infância, mas são freqüentemente diagnosticadas no período puberal quando a obstrução ao fluxo menstrual determina dor e a ausência da menstruação chama a atenção da família. Dessa forma, esse diagnóstico deve ser considerado diante de pacientes com amenorréia associada à dor pélvica, cíclica ou não.

Além de considerar o diagnóstico, é importante a propedêutica adequada para o diagnóstico específico, e a ressonância magnética tem-se revelado única. Uma vez estabelecido o diagnóstico, a abordagem cirúrgica deve considerar a melhora dos sintomas da criptomenorréia, manutenção da função menstrual e sexual, além de permitir eventual gestação. Para tanto, a associação de técnicas cirúrgicas específicas com o emprego de abordagens de cirurgia plástica reconstrutiva tem demonstrado elevada eficiência.

BIBLIOGRAFIA

1. ALESSANDRESCU, D.; PELTECU, G.C.; BUHIMSCHI, C.S. & BUHIMSCHI, I.A. – Neocolpopoiesis with splitthickness skin graft as a surgical treatment of vaginal agenesis: retrospective review of 201 cases. *Am. J. Obstet. Gynecol.* **175**:131, 1996. 2. American Fertility Society classification of Müllerian anomalies. *Fertil. Steril.* **49**:952, 1998. 3. BREECH, L.L. & LAUFER, M.R. – Obstructive anomalies of the female reproductive tract. *J. Reprod. Med.* **44**:233, 1999. 4. BURGIS, J. – Obstructive müllerian anomalies: case report, diagnosis, and management. *Am. J. Obstet. Gynecol.* **185**:338, 2001. 5. CANDIANI, G.B.; FEDELE, L. & CANDIND, M. – Double uterus, blind hemivagina, and ipsilateral renal agenesis: 36 cases and long term follow up. *Obstet. Gynecol.* **90**:26, 1997. 6. DILLON, W.; MUDALIAR, N. & WINGATE, M. – Congenital atresia of the cervix. *Obstet. Gynecol.* **44**:241, 1985. 7. EMAS, J.S.; LAUFER, M.R. & GOLDSTEIN, D.P. – *Pediatric and Adolescent Gynecology*. Philadelphia, Lippincott Raven, 1999, p. 303. 8. FUJIMOTO, M.D.; MILLER, J.H.; KLEIN, N.A. & SOULES, M.R. – Congenital cervical atresia: report of seven cases and review of the literature. *Am. J. Obstet. Gynecol.* **177**:1419, 1997. 9. HURST, B.S. & ROCK, J.A. – Preoperative dilation to facilitate repair of the high transverse vaginal septum. *Fertil. Steril.* **57**:4761351, 1992. 10. INGRAM, J.M. – The bicycle seat stool in the treatment of vaginal agenesis and stenosis: a preliminary report. *Am. J. Obstet. Gynecol.* **140**:867, 1981. 11. KUBLIK, R.A. – Female pelvis. *Eur. Radiol.* **9**:1715, 1999. 12. PINSONNEAULT, O. & GOLDSTEIN, D.P. – Obstructing malformations of the uterus and vagina. *Fertil. Steril.* **44**:241, 1985. 13. RAGA, F.; BAUSET, C.; REMOHI, J. et al. – Reproductive impact of congenital Müllerian anomalies. *Hum. Reprod.* **10**:2277, 1997. 14. ROBERTS, C.P.; HABER, M.J. & ROCK, J.A. – Vaginal creation for müllerian agenesis. *Am. J. Obstet. Gynecol.* **185**:1349, 2001. 15. ROCK, J.A. – Surgery for anomalies of the müllerian ducts. In Rock, J.A. & Thompson, J.D., eds. *Telinde's Operative Gynecology*. 8th ed., Philadelphia, Lippincott Raven, 1997, p. 687. 16. SANDFILIPO, J.S.; WALKIN, N.G.; SCHIKLER, K.N. & YUSSMAN, M.A. – Endometriosis in association with uterine anomaly. *Am. J. Obstet. Gynecol.* **154**:39, 1986. 17. SPEROFF, L.; GLASS, R.H. & KASE, N.G. – Normal and abnormal sexual development. In Mitchell, C, ed. *Clinical Gynecology Endocrinology na Infertility*. 5th ed., Baltimore, Williams & Wilkins, 1994, p. 321. 18. STRUBBE, E.H.; WILLEMSEN, WN. & LEMMENS, J.A. – Mayer-Rokitansky-Küster-Hauser syndrome: distinction between two forms based on excretory urographic, sonographic and laparoscopic findings. *AJR* **160**:331, 1993. 19. SUIDAN, F.G. & AZOURY, R.S. – The transverse vaginal septum: a clinicopathologic evaluation. *Obstet. Gynecol.* **54**:278, 1979.

---

7   Puberdade Precoce

MARA SOLANGE CARVALHO DIEGOLI
CARLOS ALBERTO DIEGOLI
LAUDELINO DE OLIVEIRA RAMOS

Puberdade é a fase da vida em que ocorre o desenvolvimento das características sexuais secundárias, principalmente mamas, pêlos, bem como alterações significativas do crescimento e aspecto somático. É também durante a puberdade que ocorre a primeira menstruação, denominada menarca.

O início da puberdade ocorre entre 8 e 13 anos, enquanto a primeira menstruação ocorre em média entre 10 e 14 anos. O não desenvolvimento dos caracteres sexuais secundários após os 14 anos e a ausência da menarca após os 16 anos caracterizam a puberdade tardia.

Define-se como puberdade precoce o desenvolvimento dos caracteres sexuais secundários antes dos 8 anos de idade ou o aparecimento da menarca antes dos 9 anos de idade.

A puberdade precoce (PP) pode ser classificada em:

- Puberdade precoce central (PPC).
- Puberdade precoce periférica (PPP).
- Telarca precoce.
- Pubarca precoce.

FISIOPATOLOGIA

A puberdade precoce central (PPC) ocorre devido à liberação do eixo hipotalâmico-hipofisário e conseqüente produção do GnRH e pode ser dividida conforme a natureza da lesão em:

Idiopática – na PPC de causa idiopática não existe outra doença associada. Ocorre geralmente por volta dos 6 a 7 anos de idade em meninas com desenvolvimento intelectual normal.

Tumoral – nesses casos, a puberdade precoce ocorreria ou por lesão dos eixos nervosos que estariam bloqueando a produção do GnRH ou por estimulação na produção de hormônios pelas células tumorais. Na causa não-tumoral ocorre freqüentemente lesão dos feixes nervosos que inibem o GnRH, enquanto na tumoral tumores secretantes agiriam produzindo o GnRH. Nesses casos, é freqüente a referência a outros sintomas associados, tais como cefaléia, diplopia, galactorréia, convulsões ou desmaios.

Lesões não-tumorais – nesse grupo, estão incluídos todos os casos de PPC causados por doenças degenerativas, traumatismos cranianos seguidos de estados comatosos ou doenças genéticas. Como o Hospital das Clínicas de São Paulo é um centro de referência de várias especialidades médicas, a PP causada pelos traumatismos cranianos são as mais freqüentes (Fig. 10.10).

Na puberdade precoce periférica (PPP) ocorre aumento de produção hormonal independentemente do estímulo do eixo hipotalâmico-hipofisário. Nesses casos, pode ocorrer puberdade precoce iso ou heterossexual. A PPP pode ser desencadeada pelos seguintes fatores:

Administração exógena de estrógenos ou andrógenos – a utilização de estrógenos no tratamento de coalescência de ninfas e na profilaxia do aborto é causa freqüente de PPP.

Defeitos enzimáticos e genéticos – acarretam alteração na produção de hormônios da supra-renal e/ou dos ovários. Nesses casos, a puberdade precoce pode manifestar-se logo após o nascimento (nos casos genéticos) ou antes dos 6 anos de idade.

Causa tumoral (Fig. 10.11) – os tumores podem ser classificados como benignos ou malignos, secretantes ou não. Os tumores secretantes do ovário podem causar puberdade iso ou heterossexual, enquanto os tumores da supra-renal sempre acarretam puberdade precoce heterossexual.

Telarca precoce isolada (Fig. 10.12) – são os casos mais freqüentemente diagnosticados nos ambulatórios que atendem puberdade precoce. Pode ocorrer logo após o nascimento e obrigatoriamente deverá desaparecer até os 3 anos de idade. O aumento do parênquima mamário seria decorrente do seu estímulo pelo GnRH que se encontra aumentado nos primeiros anos de vida. Outra causa freqüente de telarca precoce isolada é a ingestão de hormônios pela mãe durante a gestação.

Pubarca precoce isolada (Fig. 10.13) – o aumento da produção de hormônios pela supra-renal pode acarretar crescimento isolado dos pêlos públicos. Ocorre geralmente em meninas com 6 a 7 anos, com panículo adiposo mais desenvolvido e geralmente da raça negra.

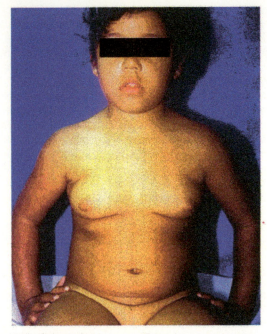

Figura 10.11 – Puberdade precoce periférica de causa tumoral.

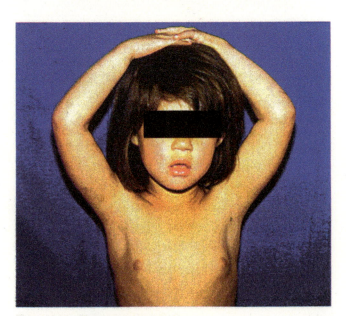

Figura 10.12 – Telarca precoce isolada.

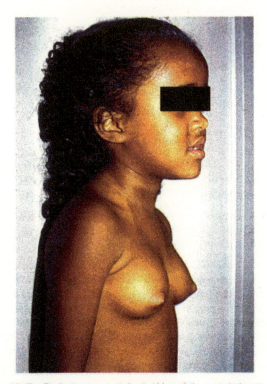

Figura 10-10 – Paciente com seqüela de hidrocefalia, com derivação ventriculoperitoneal.

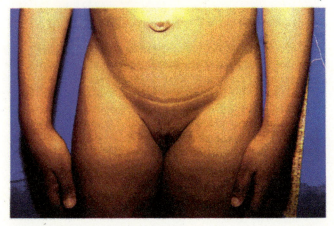

Figura 10.13 – Pubarca precoce isolada.

DIAGNÓSTICO

Anamnese

Interrogar sobre o início do aparecimento da telarca e/ou pubarca, tempo de evolução, presença de sangramento vaginal e sua periodicidade, assim como a existência ou não de outros sintomas associados, como cefaléia, escotomas, dor abdominal etc. A seguir, dirige-se interrogatório para os antecedentes familiares e pessoais: existência de outros casos semelhantes na família, idade em que a mãe menstruou, medicações e hormônios administrados na mãe durante a gravidez ou durante o aleitamento, presença de infecções intra-uterinas, tipo de parto, tempo de duração do trabalho de parto, índice de Apgar, tempo que permaneceu internada após o nascimento, desenvolvimento neuropsicomotor e escolar; intercorrências clínicas e infecciosas, cirúrgicas ou traumatismos.

Exame físico

Peso e altura – devem ser anotados em gráficos próprios e observados se estão dentro dos limites de normalidade para a idade (Figs. 10.14 e 10.15).

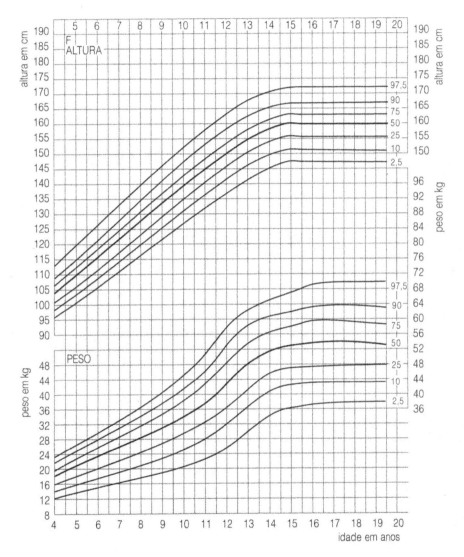

Figura 10.14 – Desenvolvimento pondo-estatural segundo Marcondes e Marques.
FONTES: 1. MARQUES, R.M.; MARCONDES, E.; BERQUÓ, E.; PRANDI, R. & YUNES, J. – Crescimento e Desenvolvimento Pubertário em Crianças e Adolescentes Brasileiros. II. Altura e Peso São Paulo, Editora Brasileira de Ciências, 1982.
Para a Metodologia, consultar Marcondes, E.; Berquó, E.; Hegg, R.; Colli, A. & Zacchi, M.A.S. – Crescimento e Desenvolvimento Pubertário em Crianças e Adolescentes Brasileiros. I. Metodologia São Paulo, Editora Brasileira de Ciências, 1982.
2. MARCONDES, Eduardo & MARQUES, Rubens Murillo – Crescimento e Desenvolvimento Pubertário em Crianças e Adolescentes Brasileiros. III – Perímetros Cefálico e Torácico. São Paulo, Editora Brasileira de Ciências, 1983.

DESENVOLVIMENTO PONDO-ESTATURAL EM MENINAS

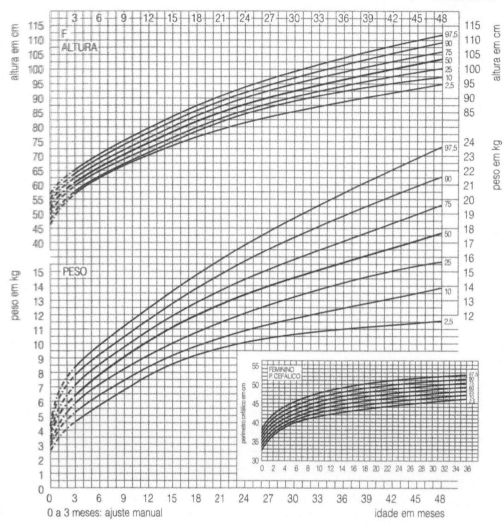

Figura 10.15 – Desenvolvimento pondo-estatural, segundo Marcondes e Marques.

Aspecto geral – avaliação do estado geral dando destaque para o grau de nutrição e a quantidade de tecido adiposo, desenvolvimento pondo-estatural, pressão arterial, presença de estigmas, hirsutismo, acne e manchas. Durante o exame físico deve-se ainda atentar para o exame da tireóide.

Exame das mamas – o desenvolvimento do parênquima mamário deve ser observado e anotado segundo os critérios da classificação de Tanner (Fig. 10.16).

Outro dado importante é a simetria das mamas e a presença ou não de sinais flogísticos. O desenvolvimento de um dos brotos mamários não se faz simultaneamente. É freqüente uma das mamas anteceder a outra em dias ou meses; avaliação do pêlos púbicos: características e classificação, também segundo os critérios de Tanner.

Exame das axilas – para a verificação da presença de pêlos e odor.

Palpação do abdome – esse exame é fundamental para a detecção de tumores.

Exames subsidiários

- Dosagens hormonais: estrógenos, FSH, LH, TSH, T_3 e T_4, androstenediona, sulfato de deidroepiandrosterona, testosterona, 17-hidroxiprogesterona.
- Radiografia de mãos e punhos para avaliar a idade óssea.
- Ultra-sonografia da pelve para avaliar tamanho do útero, espessura do endométrio, tamanho dos ovários e presença de cistos.
- Radiografia de crânio para verificar a sela túrcica ou calcificações.
- Tomografia computadorizada e/ou ressonância magnética do crânio, abdome e pelve.
- Avaliação neurológica, quando necessária.
- Teste do GnRH e da cortrosina.
- Outros exames: eletroencefalograma, sorologia para toxoplasmose, tuberculose etc.

Breyer e cols. propuseram o esquema diagnóstico apresentado na figura 10.17.

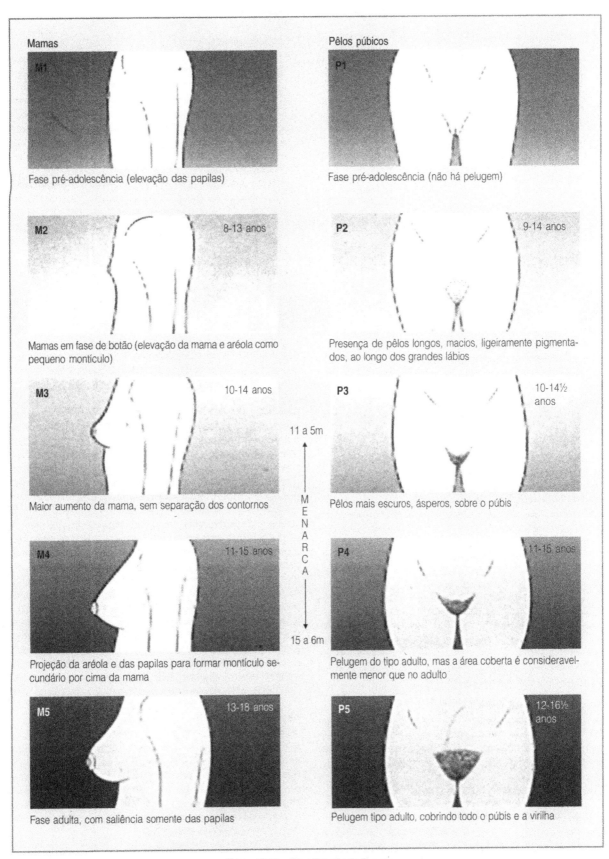

Figura 10.16 – Classificação de Tanner.

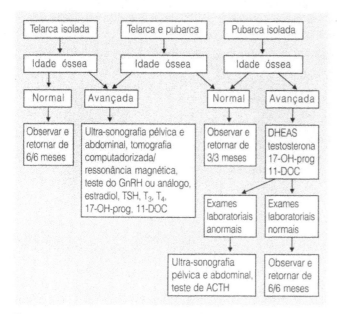

Figura 10.17 – Esquema diagnóstico de Breyer e cols.

TRATAMENTO

O tratamento da puberdade precoce visa a:
1. Supressão do eixo hipotálamo/hipófise/gonadal.
2. Regressão dos caracteres sexuais secundários, incluindo a parada das menstruações.
3. Desaceleração do avanço da idade óssea.
4. Resolução dos problemas psicossociais associados ao desenvolvimento puberal precoce.
5. Remoção do fator etiopatogênico.

A abordagem terapêutica da puberdade precoce deve basear-se nos seguintes critérios:

FATOR ETIOLÓGICO

A determinação do fator etiológico é fundamental para o sucesso da terapêutica. Na grande maioria dos casos, o tratamento deve ser acompanhado por uma equipe multidisciplinar. A extirpação dos tumores deve ser feita sempre que possível, embora alguns casos de tumores intracranianos (como os prolactinomas ou hamartomas), dependendo da localização e tamanho, possam ser tratados clinicamente. O diagnóstico das disfunções da tireóide e a orientação terapêutica são obrigatórios para a correção da puberdade precoce.

As alterações da supra-renal podem ser acompanhadas de hirsutismo, acne, hipertensão, cujo tratamento consiste, na maioria das vezes, em terapia com corticóide. As lesões neurológicas causadas por agentes infecciosos, como toxoplasmose e tuberculose, devem ser tratadas com quimioterápicos específicos.

Bloqueio das gonadotrofinas

Importante salientar que o bloqueio das gonadotrofinas somente deve ser feito após a comprovação de que a puberdade precoce é de origem central (PPC), devido a um aumento da produção das gonadotrofinas. O diagnóstico é feito por meio do teste de estimulação das gonadotrofinas.

Medicamentos utilizados na puberdade precoce:

Agonistas do GnRH (GnRH-a)

São úteis apenas para a puberdade precoce central. Os análogos utilizados na forma de depósito, para o tratamento da puberdade precoce central, são administrados nas doses de 0,06 a 0,6mg/kg/dose por via IM ou subcutânea. No ambulatório de Ginecologia do Hospital das Clínicas de São Paulo utilizamos os seguintes medicamentos: leuprolida (Lupron Deport®) 3,75mg e mais raramente 7mg, triptorelina (Neodecapeptyl®) 3,75mg ou goserelina (Zoladex®) 3,6mg. Estudos demonstram que a administração do análogo melhora o prognóstico da altura, resultando na fase adulta 3 a 5cm acima da altura prevista sem o uso do medicamento.

Importante salientar que:

1. O tratamento com doses intermitentes e inadequadas de análogos do GnRH pode levar à progressão do quadro, pela sua atividade agonista. Nos primeiros dois meses de tratamento, as pacientes com PPC podem ter aumento do desenvolvimento mamário, maturação óssea e ocasionalmente sangramento menstrual (geralmente secundário à queda do estrógeno). Por isso, é fundamental a inibição prévia da estimulação ovariana com progestágenos, que devem ser administrados no primeiro mês, concomitantemente com a da introdução do análogo, com o objetivo de impedir a hiperestimulação ovariana com a conseqüente piora do quadro clínico e/ou torção ovariana.
2. Os análogos não são eficazes para o tratamento da PP de origem periférica. A interrupção do tratamento poderá ser feita quando a idade óssea atingir 12 anos ou quando a idade cronológica for de 10 anos, embora alguns autores prefiram manter o tratamento por mais tempo.

Efeitos colaterais – reação anafilática, reações maculopapulares, urticária e abscessos. Outro dado importante a ser pesquisado durante o tratamento é a massa óssea. Como os análogos podem causar redução da massa óssea, ainda não está claro qual a implicação de tratamento com análogos a longo prazo sobre a densidade óssea das crianças. Por isso, é aconselhável solicitar uma densitometria óssea antes do início do tratamento e suspender o tratamento se durante ele a densidade óssea for reduzida a níveis inferiores aos esperados para indivíduos de mesma idade.

Acetato de medroxiprogesterona (AMP)

Atua bloqueando a secreção de gonadotrofinas, por meio de dois mecanismos: "feed-back" negativo no hipotálamo/hipófise, e pela diminuição dos estrógenos. O acetato de medroxiprogesterona (AMP) também reduz os receptores estrogênicos, diminuindo a resposta fisiológica a esse hormônio. As doses utilizadas variam de 10 a 30mg/dia por via oral ou 100 a 200mg/semanal ou quinzenal por via IM. Embora haja redução no desenvolvimento dos caracteres sexuais secundários e bloqueio da menstruação, não se demonstrou uma ação sobre a estatura final. Raramente pode-se observar a ação dos glicocorticóides desse medicamento, embora o aumento de peso e o aparecimento de estrias são freqüentemente relatados. O AMP é uma droga segura e pode ser usado tanto nos casos de puberdade precoce central como de puberdade precoce periférica. No ambulatório de Ginecologia do Hospital das Clínicas de São Paulo é a primeira opção para o tratamento de meninas com síndrome de McCune-Albright. Dependendo da gravidade do caso e do tamanho do ovário, é necessário iniciar a administração do AMP com injeções de 150mg quinzenalmente e depois, à medida que o ovário vai reduzindo de tamanho, aumenta-se o intervalo entre as injeções. Nos demais casos, o intervalo entre as doses é orientado pelo sangramento menstrual ou dosagens hormonais.

Acetato de ciproterona

O acetato de ciproterona (ACP) é um derivado da progesterona que tem ação antiandrogênica, atividade antigonadotrópica e inibe diretamente a esteroidogênese adrenal e ovariana. É efetivo na regressão dos caracteres sexuais secundários; entretanto, seus efeitos sobre a estatura permanecem controversos. Embora alguns trabalhos tenham demonstrado a ação benéfica do tratamento sobre o crescimento linear e a maturação óssea, a análise estatística não tem confirmado ação significativa.

O ACP pode ser usado de 50 a 100mg/m²/dia por via oral em duas doses diárias. Atua inibindo a resposta do LH e GnRH e, por meio da redução dos receptores para o estrógeno, resulta em diminuição da telarca, supressão da menstruação e regressão da pilosidade axilar. Eventualmente, podem ocorrer efeitos glicocorticóides (aumento do peso, acne, sonolência e eosinofilia vaginal). Embora rara, pode haver supressão da atividade da supra-renal, quando administrado a longo prazo. Por isso, a retirada do ACP deve ser feita de forma descontínua e progressiva.

Os efeitos na diminuição da velocidade de crescimento e ossificação são contraditórios.

Danazol

Embora esteja descrito na literatura, não usamos essa medicação no ambulatório de Ginecologia do Hospital das Clínicas de São Paulo devido aos efeitos colaterais.

CASOS ESPECIAIS

Telarca precoce isolada

Quando ocorre em crianças de alguns dias a 3 anos de idade. Geralmente é um fato isolado, não merecendo tratamento, desde que não apresente alteração na idade óssea. Solicita-se radiografia de mãos e punhos, e se a idade óssea for compatível com a cronológica deve-se observar com retornos periódicos a cada três meses.

Pubarca precoce isolada

Geralmente aparece em meninas com idade entre 6 e 7 anos de idade, sem desenvolvimento das mamas, e não necessita de tratamento se os exames da supra-renal estiverem normais. O diagnóstico diferencial deve ser feito com os tumores da supra-renal e/ou ovário e com os defeitos enzimáticos. Geralmente ocorre em descendentes da raça negra e/ou em meninas com desenvolvimento acentuado do tecido adiposo. A conduta é expectante, desde que os exames laboratoriais e a radiografia de mãos e punhos não tenham apresentado alterações em relação ao esperado para a idade cronológica.

Síndrome de McCune-Albright

Pesquisar manchas "café-com-leite" na pele para o diagnóstico de síndrome de McCune-Albright. O diagnóstico é feito com estrógenos elevados, gonadotrofinas baixas, que não se elevam com a administração do GnRH. A ultra-sonografia pélvica revelará ovários bilateralmente aumentados. O tratamento deve ser feito com acetato e medroxiprogesterona de depósito 150mg, administrada de acordo com o quadro clínico. Pode ser mensal ou trimestralmente. Encaminhar para o endocrinologista para pesquisar outras endocrinopatias.

BIBLIOGRAFIA

1. MANSFIELD, J.F. – Precosius puberty. In Emans, S.J.; Laufer, M.R. & Gosdstein, D.P. *Pediatric and Adolescent Gynecology.* 4th ed., Philadelphia, New York, Lippincott-Raven Publishers, 1998, p. 141. 2. LAUFER, M.R. – The physiology os puberty. In Emans, S.J.; Laufer, M.R. & Gosdstein, D.P. *Pediatric and Adolescent Gynecology.* 4th ed., Philadelphia, New York, Lippincott-Raven Publishers, 1998, p. 1109. 3. MARCONDES, E. – Introdução ao estudo da adolescência. In Setian, N. *Adolescência.* Sarvier, São Paulo, 1979. 4. HALBE, H.W. – Puberdade normal e anormal. In *Ginecologia Endócrina 1.* São Paulo, Roca, 1981, p. 127. 5. CONTE, F.A.; KAPLAN, S.L. & GRUMBACH, M.M. – A dysphasic pattern of gonadotropinsecretion in patients with the syndrome of gonadal dysgenesis. *J. Clin. Endocrinol. Metab.* **40**:670, 1975. 6. YEN, S.S.C.; APTER, D.; BHTZOW, T. & LAUGHLIN, G.A. – Gonadotropin releasing hormone pulse generator activity before and during sexual maturation in girl: new insights. *Hum. Reprod.* **3**:66, 1993. 7. MARSHALL, W.A. & TANNER, J.M. – variations in pattern of pubertal changes girls. *Arch. Dis. Child.* **44**:291, 1969.

---

8 Anticoncepção na Adolescência

MARTA MIRANDA LEAL
MARIA IGNEZ SAITO

Orientação anticoncepcional para adolescentes é um trabalho que se expande muito além do fornecimento de informações e conhecimentos sobre saúde reprodutiva. É um processo que envolve a promoção da auto-estima e a conscientização dos riscos vivenciados; somente dessa maneira estabelece-se uma postura saudável e responsável diante da vida sexual. Assim, além de fornecer informações sobre a anatomia e a fisiologia do aparelho reprodutor e sobre os métodos contraceptivos existentes, com o objetivo de capacitar a adolescente, de preferência em conjunto com seu parceiro, a escolher o método que mais se adeqúe ao seu contexto de vida, é importante criar um espaço na consulta em que a adolescente possa, por meio de um processo reflexivo, perceber-se como um indivíduo, responsável pelo seu corpo e pela sua vontade, capaz de identificar, e só assim minimizar as situações de risco às quais se expõe.

Na ausência de um anticoncepcional ideal para a adolescente, ou seja, 100% eficaz, isento de contra-indicações e efeitos colaterais, de fácil utilização, baixo custo e fácil acesso, e com duplo efeito protetor (contra gravidez e doenças sexualmente transmissíveis), vários aspectos devem ser considerados na escolha do método contraceptivo:

1. Maturidade biológica – em geral é menos problemático prescrever contraceptivos para adolescentes com idade ginecológica (anos após a menarca) superior a dois anos, quando freqüentemente já se completaram o crescimento físico e a maturação do eixo hipotálamo-hipófise-gônada.

2. Maturidade psicológica – a adesão a um método depende da capacidade da adolescente de aceitar e/ou assumir a própria sexualidade.
3. Grau de escolaridade e capacidade de compreensão.
4. Existência de parceiro estável e participante da escolha anticoncepcional.
5. Freqüência das relações sexuais.
6. Grau de motivação para a prática contraceptiva (da adolescente e do parceiro).
7. Conhecimento e opinião da adolescente (e do parceiro) sobre os métodos anticoncepcionais (conceitos, preconceitos, preceitos religiosos, tabus etc.).
8. Conhecimento dos pais ou responsáveis acerca das práticas sexuais em questão (geralmente eles desconhecem a atividade sexual dos seus filhos).
9. Custo e facilidade de aquisição do anticoncepcional escolhido.
10. Taxa de eficácia de cada método – quanto mais a utilização do método depende do indivíduo, mais sua taxa de eficácia se afasta da teórica.

O quadro 10.5 apresenta, de maneira resumida, as vantagens e as desvantagens dos métodos anticoncepcionais utilizados na faixa etária adolescente, assim como as taxas de eficácia teórica (o mais baixo número de gravidezes encontrado entre 100 mulheres que por um ano utilizaram correta e consistentemente um método) e de eficácia prática (o número de gravidezes tipicamente observado entre 100 mulheres durante um ano, usuárias de um método) de cada método.

723

Quadro 10.5 – Métodos anticoncepcionais: taxas de eficácia teórica e eficácia prática, vantagens e desvantagens.

Método Eficácia teórica (ET) Eficácia prática (EP)	Vantagens	Desvantagens
Pílula combinada ET = 0,1 EP = 2,5-6,0	• Alta eficácia se usada corretamente • Utilização independente da atividade sexual • Diminuição de distúrbios menstruais e dismenorréia • Proteção contra anemia (diminuição do fluxo menstrual), tumores benignos de mama e ovário, câncer ovariano, de endométrio e colorretal • Efeitos positivos sobre a densidade óssea • Retorno imediato de fertilidade após parada do uso • Pode ser usada desde a adolescência até a menopausa sem necessidade de pausas para "descanso"	• Não protege contra doenças sexualmente transmissíveis (DST) • Necessidade de avaliação médica prévia e controle médico posterior • Existência de contra-indicações absolutas e relativas • Freqüentes efeitos colaterais menores • Risco de complicações dependendo da idade (> 35 anos) e da presença de tabagismo (> 15 cigarros/dia) • Necessidade de motivação • Tomada diária • Custo elevado das apresentações com baixíssima dosagem de etinilestradiol
Minipílula ET = 0,5 EP = 3,0-10,0	• Não afeta a lactação • Não causa os efeitos colaterais dependentes de estrógeno	• Não protege contra DST • Necessidade de avaliação médica prévia e controle médico posterior • Existência de contra-indicações • Menos eficaz que a pílula combinada • Irregularidades freqüentes do ciclo menstrual • Tomada diária
Anticoncepção Injetável trimestralmente (progestágeno de depósito) ET = 0,25-0,3 EP = 0,25-0,3	• Alta eficácia • Aplicação a cada três meses • Baixo custo • Privacidade	• Não protege contra DST • Necessidade de avaliação médica prévia e controle médico posterior • Existência de contra-indicações • Sangramento irregular • Amenorréia • Ganho de peso • Efeitos negativos sobre a densidade óssea • Demora do retorno da fertilidade
Anticoncepção Injetável mensalmente (estrógeno + progestágeno)	• Alta eficácia • Aplicação mensal • Privacidade	• Não protege contra DST • Irregularidades freqüentes do ciclo menstrual • Existência de contra-indicações • Risco de complicações dependendo da idade (> 35 anos) e da presença de tabagismo (> 15 cigarros/dia) • Freqüentes efeitos colaterais menores (entre eles, o ganho de peso)
Dispositivo intra-uterino (DIU) ET = 0,6-1,5 EP = 0,7-2,0	• Necessidade de motivação para seu uso apenas inicial • Não interfere na relação sexual • Troca somente a cada um a cinco anos • Após inserção, reavaliações médicas anuais	• Não protege contra DST • Contra-indicação relativa em nulíparas • Associação com o aumento na incidência de infecções do trato genital feminino, gravidezes ectópicas e anormalidades do ciclo menstrual
Diafragma com espermicida ET = 6,0 EP = 16,0-18,0	• Boa eficácia se uso apropriado • Inócuo • Pode ser inserido antes do ato sexual • Durabilidade: dois a três anos se observadas as recomendações de conservação do produto	• Não protege contra DST • Necessidade de avaliação médica para a prescrição e orientação quanto à colocação • Necessidade de reavaliações médicas posteriores • Aversão cultural ao toque de genitais • Possibilidade de deslocamento durante o ato sexual • Necessidade do uso de espermicida • Reações alérgicas ao látex ou ao espermicida
Preservativo masculino ET = 3,0 EP = 12,0	• Proteção contra DST • Fácil uso • Baixo custo • Eficaz se utilizado corretamente • Fácil obtenção • Sem necessidade de prescrição médica • Responsabilidade da contracepção partilhada pelo casal • Sem efeitos colaterais e contra-indicações (exceto reação alérgica ao látex)	• Deterioração com o tempo e exposição ao sol, calor e/ou umidade • Possibilidade de furar ou romper • Interrupção do ato sexual • Tabus relacionados à diminuição do prazer sexual • Textura, cheiro e sabor considerados desagradáveis por alguns casais • Reações alérgicas ao látex ou aos lubrificantes • A adolescente depende do parceiro para sua utilização
Preservativo feminino ET = 5,0 EP = 21,0-26,0	• Proteção contra DST • Eficaz se utilizado corretamente • Independente da vontade do parceiro • Possibilidade de inserção prévia à relação sexual, não interrompendo o ato sexual	• Custo (mais caro que o preservativo masculino) • Tabus culturais relacionados à manipulação dos genitais

Continua na página seguinte.

Quadro 10.5 – Métodos anticoncepcionais: taxas de eficácia teórica e eficácia prática, vantagens e desvantagens. *Continuação.*

Anticoncepção de emergência *Método combinado = eficácia de 75% *Método somente com progestágeno = eficácia de 88%	• Eficaz quando utilizada logo após o ato sexual desprotegido, até no máximo 72 horas • Sem contra-indicações para ser utilizada nas situações de emergência (máximo de quatro a seis por ano)	• Não protege contra DST • Baixa eficácia e com efeitos colaterais quando utilizada como método anticoncepcional rotineiro e freqüente
Abstinência periódica ET = 9,0 EP = 20,0	• Não requer drogas • Promoção do diálogo do casal • Seu uso aumenta os conhecimentos sobre a fisiologia da reprodução	• Não protege contra DST • Baixa eficácia • Ineficaz quando os ciclos são irregulares • Requer registro e conhecimento dos ciclos menstruais • Requer planejamento da atividade sexual • Abstinência de $^1/_3$ a ½ do ciclo • Desejo e oportunidade não estão relacionados com o ciclo menstrual
Coito interrompido ET = 4,0 EP = 19,0-24,0	• Nenhuma	• Ineficácia • Não protege contra DST • Disfunção sexual

*Reduzir o risco de gravidez em 75% dos casos não significa que 25% das jovens que usarão anticoncepção de emergência ficarão grávidas, mas sim que o risco de engravidar de uma única relação – 8 gravidezes em 100 mulheres/ano – está 75% menor, ou seja, é de 2 gravidezes em 100 mulheres/ano.

ANTICONCEPCIONAL ORAL COMBINADO

O anticoncepcional oral combinado (ACOC), ou pílula, como comumente é chamado, é o método mais conhecido e talvez por isso seja a demanda inicial da maioria das adolescentes. Satisfaz muito dos critérios do anticoncepcional ideal (altamente eficaz, reversível, independente da atividade sexual, com opções de baixo custo), mas não previne contra as DST, nem é totalmente isento de efeitos colaterais. Quanto à prevenção de DST, esse problema é resolvido pelo uso concomitante de preservativo (masculino ou feminino). Quanto aos efeitos colaterais, o grande número de estudos e os anos de utilização fornecem ao profissional que trabalha com adolescentes certeza sobre a segurança do uso de ACOC nessa faixa etária, desde que utilizados adequadamente e guardadas suas contra-indicações. As contra-indicações ao uso da pílula anticoncepcional estão listadas a seguir.

• Fenômenos tromboembólicos, acidente vascular cerebral e oclusão coronariana, atuais ou pregressos.
• Certeza ou suspeita de câncer de mama ou de outras neoplasias hormônio-dependentes.
• Hepatologia aguda ou crônica.
• Tumores de fígado malignos ou benignos.
• Icterícia colestática relacionada à gravidez ou secundária ao uso de ACOC.
• Hipertensão arterial grave (níveis maiores que 109 x 160mmHg) e/ou com doença vascular.
• Cardiopatia isquêmica ou doença cardíaca valvular complicada (hipertensão pulmonar, fibrilação atrial, história de endocardite bacteriana).
• Enxaqueca com sintomas neurológicos focais.
• Enxaqueca sem sintomas neurológicos focais e idade maior ou igual a 35 anos (para a continuação de uso).
• Diabetes com evidência de nefropatia, retinopatia, neuropatia, doença vascular ou com mais de 20 anos de evolução.
• Lúpus eritematoso sistêmico juvenil.
• Idade maior ou igual a 35 anos e fumante (15 ou mais cigarros/dia).

• Menos de 21 dias pós-parto (a coagulação sangüínea e a fibrinólise normalizam-se em torno de três semanas pós-parto).
• Cirurgia de grande porte com imobilização prolongada.
• Sangramento vaginal anormal de etiologia não diagnosticada.
• Gravidez.

Em algumas situações deve-se considerar a relação risco/benefício:
• Idade ginecológica inferior a dois anos.
• Fatores de risco para tromboembolismo.
• Existência de outras doenças crônicas.
• Uso de medicamentos que interagem com a pílula.

Devem-se conhecer os medicamentos que interagem com o ACOC, uma vez que seu uso concomitante pode influenciar a eficácia e as farmacinéticas dessas drogas, assim como estas podem alterar a eficácia do método contraceptivo:

1. Drogas que diminuem a eficácia do ACOC por meio da indução do sistema de enzimas do citocromo hepático P450: rifampicina, anticonvulsivantes (hidantoína, fenobarbital, carbamazepina, primidona), griseofulvina, produtos fitoterápicos que contenham hypericum perforatum (erva-de-são joão).
2. Drogas que aumentam a concentração sérica de estradiol: vitamina C e co-trimexazol.
3. Drogas cujos efeitos podem ser alterados pelos ACOC: antidepressivos tricíclicos, betabloqueadores, meperidina e teofilina (aumento do efeito); benzodiazepínicos (aumento ou diminuição do efeito tranqüilizante); corticosteróides (aumento da toxicidade); acetaminofen (diminuição do efeito antiálgico); e anticoagulante oral (diminuição do efeito anticoagulante).

Os anticoncepcionais orais combinados utilizados na adolescência são os ditos de baixa dosagem, ou seja, com concentração do componente estrogênico variando entre 15 e 35mcg. Os progestágenos utilizados são vários (ciproterona, levonorgestrel, desogestrel, gestodene, drospirenone) e deles dependem muitas das características dos ACOC. As apresentações comerciais possuem de 24 a 21 comprimidos ativos, dependendo da concentração de estrógeno, o que determina intervalos diferentes entre as cartelas, quatro e sete dias, respectivamente (Quadro 10.6).

Quadro 10.6 – Combinações hormonais monofásicas mais utilizadas na contracepção hormonal oral para adolescentes.

Estrógeno/dose	Progesterona/dose	Número de comprimidos ativos
Etinilestradiol 35mcg	Acetato de ciproterona 2mg	21
Etinilestradiol 30mcg	Levonorgestrel 0,15mg	21
	Desogestrel 0,15mg	21
	Gestodene 0,075mg	21
	Drospirenone 3mg	21
Etinilestradiol 20mcg	Desogestrel 0,15mg	21
	Gestodene 0,075mg	21
Etinilestradiol 15mcg	Gestodene 0,060mg	24

Os ACOC podem ainda ser do tipo monofásico (mesma dosagem de esteróides em todas as pílulas, apresentação mais comum), bifásico (metade das pílulas contendo apenas estrógeno e a outra com estrógeno e progesterona) e trifásico (três tipos de combinação hormonal, na tentativa de mimetizar o ciclo biológico feminino). Na adolescência, de modo geral, opta-se pelas apresentações monofásicas, por não se perceber vantagens nos demais tipos de combinação; os ACOC bifásicos e trifásicos possuem a desvantagem de mais um fator de confusão e possibilidade de diminuição da eficácia ao tomar-se as pílulas na seqüência errada.

É imprescindível a realização de uma anamnese cuidadosa e exame físico completo para avaliar a presença de contra-indicações à prescrição da pílula. O "screening" laboratorial pode incluir: hemograma, glicemia, colesterol total e frações, triglicerídeos e função hepática. O ideal é que essas adolescentes tenham também uma avaliação ginecológica, mas nem o exame pélvico nem os exames laboratoriais são pré-requisitos para o início do uso do ACOC.

É necessário que se faça uma orientação detalhada, a qual deve ser reforçada nos retornos que se seguem, até que se certifique de que a adolescente está utilizando o ACOC adequadamente. Os retornos para reavaliação de uma cliente adolescente em uso de anticoncepcional devem ser freqüentes, no mínimo mensal, no primeiro trimestre de uso; sabe-se que a taxa de descontinuidade é maior nesse período.

Devem ser discutidos com a adolescente (e parceiro, se possível) os riscos e benefícios dos ACOC e seus efeitos colaterais, assim como os aspectos práticos da utilização do método: quem vai comprar, onde vai guardar (principalmente em caso de não conhecimento dos pais), a que horas tomar, o que fazer se esquecer, o que fazer em caso de vômitos ou diarréia etc.

A baixa dosagem hormonal das pílulas atuais, que garante a segurança do seu uso, também exige que elas sejam tomadas regularmente a cada 24 horas. Não raramente, as adolescentes esquecem de tomar a pílula, observando-se, na prática, melhor adesão quando ela tem o apoio do seu parceiro e/ou dos seus pais.

Os efeitos colaterais mais comuns são: náuseas, sangramentos irregulares e "spottings", ganho de peso, cefaléia leve, hipersensibilidade mamária e alterações do humor; geralmente são transitórios e desaparecem além dos três primeiros meses de uso. Embora o tromboembolismo seja uma complicação rara dos ACOC de baixa dosagem (risco maior entre fumantes de mais de 15 cigarros/dia com 35 anos ou mais de idade), orienta-se quanto às situações clínicas que surgiram tal problema, como dor abdominal intensa, dor torácica intensa com tosse e dificuldade respiratória, cefaléia muito intensa, importante dor na perna, perda ou borramento de visão, entre outras. Adolescente a serem submetidas a cirurgias nos membros inferiores e/ou que necessitem de imobilização pós-operatória não deverão usar ACOC pelo risco aumentado de trombose venosa profunda ou embolia pulmonar.

Nunca é demais reforçar o conceito de dupla proteção (contra gravidez e DST) e discutir a necessidade do uso concomitante de preservativo (masculino ou feminino).

ANTICONCEPÇÃO ORAL APENAS COM PROGESTÁGENO

A **minipílula ou pílula progestínica** é um anticoncepcional oral contendo apenas progestágeno em baixa dosagem; exige maior precisão no horário da ingestão do contraceptivo e causa com freqüência sangramento irregular, o que limita sua aceitação por parte das adolescentes. É menos eficaz que a pílula combinada, mas é uma ótima opção para as adolescentes que estão amamentando, pois além de não interferir na lactação e não apresentar efeitos sobre o recémnascido tem sua eficácia aumentada pela amamentação. Ao contrário do ACOC, a minipílula é tomada ininterruptamente, sem pausa entre as cartelas. As formulações existentes no mercado são à base de noretisterona (35 pílulas ativas de 0,35mg); levonorgestrel (35 pílulas ativas de 0,030mg); e linestrenol (25 pílulas ativas de 0,5mg).

O **anticoncepcional oral com média dosagem de progestágeno** contendo 75mg de desogestrel em cada comprimido o diferencia da minipílula, não só na quantidade de progestágeno como também na sua eficácia; segundo a monografia do produto, tem eficácia próxima à do ACOC (por isso chamada "pílula sem estrógeno" para diferenciar da "minipílula"), com as vantagens de poder ser utilizado por mulheres com contra-indicações ao componente estrogênico. Assim como a minipílula, deve ser tomada ininterruptamente, sem pausa entre as cartelas, pode ser utilizada durante a amamentação e mantém a desvantagem dos sangramentos irregulares freqüentes.

ANTICONCEPÇÃO INJETÁVEL MENSAL

Com o lançamento no mercado de formulações com menores quantidades de estrógenos (5mg de estradiol), os injetáveis combinados de uso mensal intramuscular estão ganhando mais popularidade. Possuem as mesmas contra-indicações da pílula combinada de uso oral, mas com a vantagem de serem utilizados de uma só vez, com mais privacidade.

ADESIVO HORMONAL COMBINADO (CONTRACEPÇÃO TRANSDÉRMICA)

Método contendo estrógeno e progesterona, como a pílula combinada, mas para ser usado por meio de adesivos cutâneos. Com três adesivos em cada embalagem o tratamamento deve ser iniciado entre o primeiro e o quinto dia do ciclo menstrual; cada adesivo deve permanecer no local por sete dias, quando deve ser trocado por um novo; após a retirada do terceiro adesivo, a jovem deve permanecer sem o anticoncepcional por uma semana, após a qual reiniciará no ciclo. Sua eficácia tem-se apresentado, no mínimo, semelhante à dos ACOC, com uma ligação ao adesivo significativamente maior. Os efeitos colaterais, as indicações e as contra-indicações são os mesmos das apresentações orais. Seu custo elevado restringe sua utilização pelas adolescentes brasileiras.

ANEL VAGINAL

Com eficácia comparável aos ACOC, o anel vaginal é mais uma opção interessante quando se busca melhora da adesão ao contraceptivo. Fácil de colocar (o lugar exato na vagina não influencia sua eficácia) e de retirar, deve ficar na vagina por três semanas. Após uma semana de pausa, um novo anel deve ser inserido. Talvez os tabus relacionados à manipulação dos genitais presentes na cultura local venham a interferir na sua utilização pelas adolescentes brasileiras; seu alto custo é mais um fator limitante à sua popularidade.

ANTICONCEPÇÃO INJETÁVEL TRIMESTRAL

O uso a cada três meses de 150mg de depoacetato de medroxiprogesterona (DMPA) intramuscular é uma opção eficaz e interessante para as adolescentes que apresentem contra-indicações ao uso de estrógeno. Está contra-indicado nos casos de suspeita de gravidez e nas portadoras de tumores dependentes de hormônios sexuais ou com doença hepática ativa. É preocupante sua utilização em adolescentes mais jovens devido ao possível efeito do uso prolongado desse progestágeno sobre a densidade óssea, diminuindo-a. Os efeitos colaterais mais freqüentes são irregularidade menstrual, amenorréia e ganho de peso.

IMPLANTES SUBDÉRMICOS

São cápsulas de material plástico implantadas sob a pele do antebraço não-dominante, por meio de pequeno procedimento cirúrgico, e que liberam progestágeno continuamente para a corrente sangüínea, proporcionando efeito contraceptivo. São eficazes por três a cinco anos (dependendo do implante utilizado), podem ser retiradas, também cirurgicamente, quando desejado e devem ser usadas unicamente para anticoncepção prolongada. Têm alta eficácia, é uma ótima opção para adolescentes que apresentam contra-indicações ao uso do estrógeno, mas seu alto custo é um fator limitante para o uso.

DISPOSITIVO INTRA-UTERINO

O dispositivo intra-uterino (DIU) é um contraceptivo eficaz, mas não protege contra DST. Por possuir contra-indicações relativas como nuliparidade, múltiplos parceiros e infecções do trato genital inferior, o DIU apresenta-se como um método pouco elegível para a maioria das adolescentes.

DIAFRAGMA

Pequeno dispositivo de látex que se acopla ao colo do útero, impondo-se como barreira física à entrada de espermatozóides. Sua associação com espermicida aumenta em muito sua eficácia anticoncepcional. A necessidade de manuseio dos genitais torna esse método muito impopular entre adolescentes brasileiras. Exige avaliação ginecológica para medição do colo uterino e aprendizagem de sua colocação. Tem ainda a desvantagem de não proteger contra DST, exigindo o uso concomitante do preservativo pelo parceiro.

PRESERVATIVO MASCULINO

A eficácia do preservativo masculino como método contraceptivo está diretamente relacionada à orientação fornecida ao casal, uma vez que a falha do método está, na maioria das vezes, relacionada à colocação inadequada. Como usar, em que momento do ato sexual colocar, importância da data de validade são questões que devem ser discutidas com detalhes. Outro aspecto importante é discutir com o adolescente que, embora o preservativo modifique a sensibilidade, não a diminui, nem interfere no prazer sexual; muitas vezes, inclusive, prolonga o tempo até a ejaculação, o que pode ser visto como uma vantagem para o casal. Os tabus referentes à interferência no desempenho sexual são importantes causas de não-adesão ao método.

PRESERVATIVO FEMININO

Constitui-se em um dispositivo de poliuretano com cerca de 16cm de comprimento e 8 cm de largura e que traz dois anéis flexíveis em suas extremidades (o anel interno fixa-se sobre o colo do útero, nos moldes do diafragma, e o externo nos pequenos lábios); já vem lubrificado com espermicida e, assim como o preservativo masculino,

não é reutilizável. Eficaz contra DST, cumpre os critérios de dupla proteção; faltam, no entanto, trabalhos que estudem sua aceitação por parte das adolescentes brasileiras. A necessidade de manuseio genital para sua colocação parece ser um fator limitante à sua popularidade nessa faixa etária, como acontece com o diafragma.

COITO INTERROMPIDO

Método bastante popular entre adolescentes, é falho mesmo entre adultos que supostamente têm a capacidade de perceber o momento exato em que vão ejacular pela possibilidade de existirem espermatozóides viáveis no líquido pré-ejaculatório. Sua ineficácia aumenta entre adolescentes, ainda sem controle e conhecimento adequados da dinâmica sexual. Dado à freqüência com que é utilizado nessa faixa etária, é importante que se faça, durante a orientação anticoncepcional, discussão detalhada sobre suas desvantagens.

ABSTINÊNCIA SEXUAL PERIÓDICA

A abstinência sexual periódica ("tabelinha") é um outro método bastante falho quando utilizado isoladamente pela população adolescente. Baseia-se na fisiologia reprodutiva que infere que o período fértil oscila entre três e quatro dias antes e depois da ovulação, quando o casal deve abster-se de relações sexuais; com maior eficácia entre mulheres com ciclos menstruais regulares, exige, para seu cálculo, a análise dos 6 a 12 ciclos anteriores. Os ciclos menstruais das adolescentes são, com freqüência, irregulares; é comum que elas não registrem suas datas de ocorrência; a vivência temporal adolescente ("aqui e agora"), assim como várias outras características das vivências sexuais dos jovens, dificultam e até mesmo inviabilizam da "tabelinha" como método anticoncepcional.

ANTICONCEPÇÃO DE EMERGÊNCIA

A anticoncepção de emergência (AE) é definida como a utilização de uma droga ou dispositivo para evitar a gravidez após uma atividade sexual desprotegida. Os métodos aprovados pelo Ministério da Saúde brasileiro envolvem a administração de hormônio por via oral em altas doses (Quadro 10.7).

A ação anticoncepcional desses métodos só é garantida se a droga for administrada até 72 horas após a relação sexual desprotegida; quanto mais precoce for a ingestão da medicação, maior a eficácia. As pílulas contendo apenas progestágeno são mais eficazes e apresentam menos efeitos colaterais, como náuseas e vômitos, mas têm o inconveniente de ser mais caras. Caso a adolescente apresente vômitos dentro de 2 horas da ingestão do anticoncepcional de

Quadro 10.7 – Anticoncepção de emergência.

	Apresentação	Administração
Pílula anticoncepcional combinada	Comprimido com 50mcg de etinilestradiol + 0,25mg de levonorgestrel	Dois comprimidos a cada 12 horas (duas doses; total: quatro comprimidos)
	Comprimido com 30mcg de etinilestradiol + 0,15mg de levonorgestrel	Quatro comprimidos a cada 12 horas (duas doses; total: oito comprimidos)
Pílula contendo apenas progestágeno	Comprimido com 0,75mg de levonorgestrel	Dois comprimidos, dose única ou Um comprimido a cada 12 horas (duas doses; total: dois comprimidos)

emergência, deve repetir a dose. Efeitos colaterais menos freqüentes são: aumento de sensibilidade mamária, sangramento irregular, retenção líquida e cefaléia.

Na orientaçã o para a anticoncepção de emergência, vários aspectos devem ser abordados:

- A anticoncepção de emergência não protege contra DST nem contra outra gravidez no ciclo.
- O próximo ciclo pode ser antecipado ou retardado.
- O próximo fluxo menstrual pode ser mais intenso ou com volume inferior ao habitual.
- A adolescente deve pensar na possibilidade de gravidez caso a menstruação não ocorra dentro de três semanas.

BIBLIOGRAFIA

1. HATCHER, R.A. – Pontos essenciais da tecnologia de anticoncepção. Baltimore, Escola de Saúde Pública Johns Hopkins, Programa de Informação de População, 2001. 2. KARTOZ, C.R. – New options for teen pregnancy prevention. *Am. J. Maternal/Child Nurs.* **29**:30, 2004. 3. NEINSTEIN, L.S. & NELSON, A.L. – Contraception. In Neinstein, L.S. *Adolescent Health Care: A Pratical Guide.* USA, Lippincott Williams & Wilkins, 2002. 4. NELSON, A.L. & NEINSTEIN, L.S. – Combination hormonal contraception. In Neinstein, L.S. *Adolescent Health Care: A Pratical Guide.* USA, Lippincott Williams & Wilkins, 2002. 5. Population Council do Brasil; FEBRASGO (Federação das Sociedades de Ginecologia e Obstetrícia). Anticoncepção On Line. http://www.anticoncepção.org.br. 6. WESTHOFF, C. – Emergency contraception. *N. Engl. J. Med.* **349**:1830, 2003.

| 9 | **Síndrome Pré-menstrual** |

MARTA MIRANDA LEAL
MARIA IGNEZ SAITO

O termo síndrome pré-menstrual (SPM) é utilizado para descrever um conjunto de sintomas recorrentes físicos, cognitivos, afetivos e comportamentais que caracteristicamente aparecem na segunda metade do ciclo menstrual (fase lútea), intensificam-se no período pré-menstrual imediato e desaparecem com o início do fluxo menstrual.

Em função das diferentes interpretações das manifestações clínicas, sua exata prevalência é desconhecida, mas estima-se que 85% das mulheres apresentam algum grau de sintomas, e que 5 a 10% destas apresentam sintomatologia incapacitante. Atinge mulheres de todas as raças e níveis socioeconômicos, mas parece ter sua incidência aumentada com a idade e com o nível de estresse vivido.

A etiologia da síndrome ou tensão pré-menstrual é desconhecida, mas o desaparecimento dos sintomas após supressão da atividade ovariana ou menopausa cirúrgica comprova tratar-se de fenômeno biológico (em oposição a um fenômeno psicológico ou psicossocial). Além disso, reconhece-se o envolvimento de fatores genéticos na gênese do problema, uma vez que se observa que as filhas de mães com SPM têm maior probabilidade de ser afetadas (70% *versus* 37% das filhas de mães sem SPM), e que as taxas de concordância para SPM entre gêmeas monozigóticas (93%) é maior que entre dizigóticas (44%).

Os mecanismos etiológicos já propostos são muitos (alterações hormonais envolvendo estrógeno, progesterona ou testosterona; alterações no metabolismo da glicose; deficiência vitamínica; alterações nos níveis de cálcio e magnésio ou na relação cálcio/magnésio; alterações nos neurotransmissores etc.), não existindo evidências científicas consistentes comprovando qualquer um deles. Estudos mais recentes, no entanto, apontam para o fato de que a SPM parece estar relacionada a uma sensibilidade diferenciada das mulheres sintomáticas às alterações cíclicas normais do eixo hipotálamo-hipófise-ovário, ganhando peso a teoria do envolvimento de neurotransmissores, particularmente da serotonina, na etiologia dessa síndrome.

Na SPM estão descritos mais de 150 sintomas, variando desde leves até graves o suficiente para alterar a rotina de vida. No quadro 10.8 estão listados os sintomas mais comuns.

O diagnóstico da SPM depende mais da relação temporal entre os sintomas psicológicos e físicos e a menstruação que da presença dos sintomas *per si*.

Dessa forma, depende basicamente de uma anamnese detalhada, sendo fundamental que a adolescente anote diariamente seus

Quadro 10.8 – Sintomas da síndrome pré-menstrual.

Sintomas emocionais	Sintomas físicos
Irritabilidade	Cefaléia
Depressão	Edema de membros inferiores
Fadiga ou letargia	Ingurgitamento mamário
Agressividade	Ganho de peso
Insônia ou hipersonia	Distensão abdominal
Labilidade emocional	Fadiga
Ansiedade	Dores musculares e artralgias
Impulsividade	
Concentração reduzida	
Isolamento social	
Aumento do apetite	
Fobias	
Alteração da libido	

sintomas (a observação de dois a três ciclos menstruais geralmente é suficiente). Se os sintomas persistem ou se exacerbam, independentemente do ciclo menstrual, não se trata de SPM. São três os critérios necessários para o diagnóstico da SPM:

1. Os sintomas ocorrem na fase lútea e resolvem-se com o início da menstruação, não estando presentes na fase folicular.
2. Os sintomas devem ser observados por vários ciclos menstruais e não podem ser secundários a outros problemas físicos ou psíquicos.
3. Os sintomas são recorrentes e graves o suficiente para alterar a rotina de vida.

A existência de tantas hipóteses etiológicas explica a variedade de tratamentos propostos para a SPM (Quadro 10.9) e a não existência de um tratamento isolado que seja universalmente reconhecido como eficaz. Mas, independe da gama de tratamentos propostos, é importante mencionar que **a maioria das adolescentes se beneficia mais com uma dieta balanceada e realização de um programa de exercícios regulares e de atividades antiestresse que com a instituição de drogas**. Assim, a proposta não-farmacológica deve ser a primeira linha de abordagem terapêutica, principalmente nos quadros leves, e *deve ser sempre um adjunto a qualquer* intervenção medicamentosa.

Quadro 10.9 – Propostas terapêuticas na abordagem da síndrome pré-menstrual.

Orientação educativa • Conhecimento sobre a anatomia e fisiologia feminina – ajuda no entendimento do problema • Manutenção de um calendário menstrual – permite que a adolescente saiba em que momento do ciclo menstrual se encontra e preveja o aparecimento de sintomas **Mudança no estilo de vida** • Melhorias na qualidade de vida e atividades visando à diminuição do estresse • Realização de um programa de exercícios regulares (pelo menos três vezes por semana), incluindo exercícios aeróbicos, durante o ciclo menstrual • Dieta balanceada (evitando alimentos salgados, álcool, cafeína, chocolate etc.) **Suplementação vitamínica e mineral** • *Vitamina B₆* (piridoxina) – como é um co-fator na síntese de alguns neurotransmissores, tem sido usada por vários autores, particularmente nos casos de sintomatologia emocional, durante uma ou duas semanas antes da menstruação, com resultados variáveis • *Cálcio* – a suplementação diária de cálcio tem demonstrado redução nos sintomas físicos e emocionais em mulheres com SPM, sugerindo uma ligação entre deficiência de cálcio e SPM. A redução dos sintomas costuma ocorrer por volta do terceiro ciclo de tratamento • *Magnésio* – existem evidências de que a suplementação de magnésio reduza os sintomas pré-menstruais de retenção hídrica,	como ganho de peso, edema de extremidades e ingurgitamento mamário • *Vitamina E* – parece melhorar, em alguns estudos, os sintomas somáticos e psicoafetivos da SPM **Drogas visando à supressão da ovulação** • *Anticoncepcionais hormonais combinados orais* – podem ser usados, com resultados variados, principalmente nos casos em que a sintomatologia é predominantemente física e não relacionada a alterações de humor • *Hormônio liberador de GH (GNRH)* – de uso limitado na adolescência pelo hipoestrogenismo resultante do tratamento **Drogas visando à supressão dos sintomas físicos** • *Antiinflamatórios não-hormonais inibidores da síntese de prostaglandinas* – com ação particularmente nos casos em que predominam os sintomas físicos • *Diuréticos* – parece que seu uso pode aliviar os sintomas associados com a retenção de água. Entre eles se destaca a espironolactona. Devem ser usados em doses convencionais na fase lútea do ciclo **Drogas visando à supressão dos sintomas psíquicos** Ansiolíticos, antidepressivos, benzodiazepínicos, betabloqueadores, entre outros, têm demonstrado efeito positivo em alguns estudos. Nenhuma delas, no entanto, deve ser recomendada de rotina para adolescentes **Inibidores seletivos da recaptação da serotonina (fluoxetina e sertralina)** Estão indicados somente nos casos de SPM grave

BIBLIOGRAFIA

1. BRAVERMAN, P.K. & NEINSTEIN, L.S. – Dysmenorrhea and premenstrual syndrome. **In** Neinstein, L.S. *Adolescent Health Care: A Pratical Guide.* USA, Lippincott Williams & Wilkins, 2002. 2. PEARLSTEIN, T. – Selective serotonin reuptake inhibitors for premenstrual dysphoric disorder: the emerging gold standard? *Drugs* **62**:1869, 2002. 3. SIBERSTEIN, T. – Complications of menstruation; abnormal uterine bleeding. In DeCherney, A.H. & Nathan, L. *Current Obstetric & Gynecologic Diagnosis & Treatment.* USA, McGraw Hill, 2002. 4. STEINER, M. & BORN, L. – Advances in the diagnosis and treatment of premenstrual dysphoria. *CNS Drugs.* **13**:287, 2000.

10 Dismenorréia

MARTA MIRANDA LEAL
MARIA IGNEZ SAITO

Definida como menstruação dolorosa, caracterizada por dor abdominal recorrente em cólica durante o fluxo menstrual, acompanhada ou não de outras manifestações sistêmicas como náuseas, vômitos, diarréia, cefaléia, dor lombar, dores nos membros, tontura, fadiga, irritabilidade e mal-estar, a dismenorréia constitui queixa freqüente entre as adolescentes, sendo condição distinta da síndrome pré-menstrual.

A dismenorréia é classificada em primária ou secundária, em função da ausência ou presença de doença pélvica. A dismenorréia primária é a mais comum na adolescência. Sua intensidade é variável, podendo ser causa importante de incapacitação física e determinando ausência nas atividades escolares, de trabalho ou recreativas. A interferência nas atividades de rotina pode estar associada com a preocupação e a ansiedade por parte da adolescente e/ou familiares, geradas pelos sintomas.

A maioria das adolescentes com dismenorréia tem história de ciclos menstruais regulares, ou seja, ovulatórios, aparecendo, portanto, essas manifestações dolorosas dentro de um a três anos após a menarca, quando da completa maturação do eixo hipotálamo-hipófise-gônadas.

A patogenia do processo tem sido atribuída à atividade das prostaglandinas. Estudos demonstram que os níveis de prostaglandinas no fluido menstrual são maiores nos ciclos ovulatórios quando comparados aos anovulatórios; e, ainda, que as mulheres com dismenorréia apresentam maiores níveis de prostaglandinas no endométrio que aquelas com menstruação indolor. Localmente, as prostaglandinas provocam contrações uterinas e, em âmbito sistêmico, sintomas como cefaléia, náuseas, vômitos, dor lombar, diarréia, tontura e fadiga.

A dismenorréia secundária é decorrente da presença de distúrbios orgânicos, entre os quais endometriose, doença inflamatória pélvica, processos tumorais uterinos, dispositivos intra-uterinos (DIU), anomalias anatômicas, incluindo hímen imperfurado, adesões pélvicas e cistos ou massas ovarianas. Ela deve ser considerada nos casos que não respondem ao tratamento convencional e/ou naqueles com dor prolongada ou localizada.

O diagnóstico da dismenorréia é essencialmente clínico, a partir da história da dor, época de início, característica e localização, manifestações associadas, tratamentos efetuados, grau de incapacitação, repercussões psicológicas. A dor cíclica, do tipo espasmódica em baixo-ventre, que pode irradiar para as costas e face interna das coxas, aparece, caracteristicamente, no primeiro dia do fluxo menstrual ou logo antes deste, podendo persistir pelo segundo e terceiro dias. Em cerca de 50% dos casos, associam-se os sintomas sistêmicos. O exame físico é geralmente normal e o exame pélvico está indicado quando da suspeita de dismenorréia secundária ou nos casos de dismenorréia primária não-responsiva ao tratamento padronizado.

O tratamento medicamentoso da dismenorréia primária pode incluir:

Antiinflamatórios não-hormonais (ácido mefenâmico, naproxeno, ibuprofeno, refecoxib, celecoxib) – como a maioria dos casos de dismenorréia é resultante da hiperatividade uterina mediada pelas prostaglandinas, drogas com ação inibitória sobre a sua síntese constituem a primeira linha de tratamento, aliviando tanto as cólicas como os sintomas sistêmicos.

Antiespasmódicos e miorrelaxantes – podem ser benéficos em casos de intensidade leve, sem sintomas sistêmicos.

Anticoncepcionais hormonais combinados – se a paciente deseja também contracepção ou se apresenta sintoma muito intenso, não-responsivo aos antiinflamatórios não-hormonais, indica-se o uso de anticoncepcional hormonal combinado, com preferência para os contraceptivos orais de baixa dosagem. O anticoncepcional inibe a ovulação, leva a uma hiopoplasia endometrial, resultando na diminuição do fluxo menstrual e da liberação de prostaglandinas.

BIBLIOGRAFIA

1. BRAVERMAN, P.K. & NEINSTEIN, L.S. – Dysmenorrhea and premenstrual syndrome. **In** Neinstein, L.S. *Adolescent Health Care: A Pratical Guide.* USA, Lippincott Williams & Wilkins, 2002. 2. SILBERSTEIN, T. – Complications of menstruations; abnormal uterine bleeding. **In** DeCherney, A.H. & Nathan, L. *Current Obstetric & Gynecologic Diagnosis & Treatment.* USA, McGraw Hill, 2002. 3. TILTON, P. – Dysmenorrhea. **In** Havens, C.S. & Sullivan, N.D. *Manual of Outpatient Gynecology.* USA, Lippincott Williams & Wilkins, 2002.

Índice Remissivo

A

Abscesso
perinefrético, 439
pulmonar, 187
- avaliação laboratorial, 190
- classificação, 187
- diagnóstico, 190
- etiologia, 188
- incidência, 187
- localização, 189
- manifestações clínicas, 189
- patogênese, 188
- patologia, 189
- prognóstico, 191
- quadro radiológico, 189
- tratamento, 190
renal, 438
Absorção de nutrientes – veja Proteínas,
Lipídeos e Carboidratos
Ação hormonal
mecanismos, 527
tempo de
- atuação, 528
- ação, 528
Acidose tubular renal, 396
com comprometimento proximal, 397
incompleta, 397
tipo I ou distal, 396
tipo II ou proximal, 397
tipo IV, 397
Acremonium, 654
Acrodermatite papular da infância, 689
Actinomyces israelli, 654
Addison, doença de, 566
Adrenocorticotrofina, 531
Adrenoleucodistrofia, 566
Afacia, correção da, 586
Agenesia renal, 422
Alagille, síndrome de, 89
Alergia à proteína do leite de vaca, 18
diagnóstico, 24
etiopatogenia, 21
exames complementares, 23
- extensão/intensidade da lesão intestinal
e no diagnóstico diferencial, auxiliam na
localização e na avaliação da, 24
- má absorção intestinal, avaliam a
presença e/ou intensidade da, 24
- mecanismo imunológico envolvido,
permitem especular sobre o, 24

fisiologia, 19
- antígeno absorvido, condições associadas ao controle deficiente do, 20
- antígenos no intestino, mecanismos de
absorção de, 19
- antígenos no intestino, mecanismos de
controle do transporte de, 20
- antígenos, mecanismos de sensibilização a, 21
- permeabilidade intestinal, condições
associadas a aumento da, 20
incidência, 19
manifestações clínicas, 22
- síndromes agudas, 22
- - anafilaxia gastrintestinal, 22
- - morte súbita no berço, 22
- síndromes crônicas, 22
- - enteropatia induzida por leite de
vaca, 23
- - formas atípicas, 23
- - - cólicas, 23
- - - obstipação intestinal crônica, 23
- - - obstrução intestinal, 23
- - - - vômitos, 23
- - gastroenterite eosinofílica, 23
- - gastroenteropatia com eosinofilia
induzida por leite de vaca, 23
- - proctocolite induzida por leite de
vaca, 23
- - síndrome celíaca-símile, 23
- - síndrome de Wilson-Lahey, 23
profilaxia, 25
tratamento, 25
- dietético, 25
- medicamentoso, 25
Alopecia, 677
androgenética, 678
fisiológica dos recém-nascidos, 677
genética, 678
metabólica, 678
nutricional, 678
por drogas, 678
por radiação ionizante, 678
por tração, 678
telógena, 678
tricotilomania, 678
Alopecia areata, 678
Alterações do mediastino, abordagem do
diagnóstico, 161
Alterações respiratórias – veja Refluxo
gastroesofágico

Alterações respiratórias, 301
Alternaria, 653
Ambliopia, 592
tratamento, 593
Amenorréia, 715
primária, 716
Aminoacidúrias, 389
Anafilaxia gastrintestinal, 22
Anexos cutâneos, afecções dos, 677
Anidroses, 677
Anomalias
congênitas em oftalmologia, 578
- defeitos de tamanho e forma da córnea,
578
- - ceratoglobo, 578
- - megalocórnea, 578
- - microcórnea, 578
- esclerocórnea, 578
da diferenciação sexual
- diagnóstico
- - clínico, 573
- - laboratorial, 573
- etiologia, 571, 572
- fisiopatologia, 571
- hermafroditismo, 572
- homem XX, 572
- insensibilidade androgênica completa,
572
- prognóstico, 574
- tratamento, 574
do arco aórtico, 298
- classificação, 298
- - anéis vasculares completos, 298
- - - arco aórtico à direita com
persistência do ducto arterioso, 298
- - - duplo arco aórtico, 298
- - anéis vasculares incompletos, 298
- - - anel da artéria pulmonar, 299
- - - artéria inominada direita
anômala, 299
- - - artéria subclávia direita
anômala, 298
- diagnóstico, 299
- tratamento, 300
do trato urinário
- inferior, 430
- superior, 422
pielouretariais, 426
Anticoncepção na adolescência, 723
abstinência sexual periódica, 724, 727
- desvantagens, 724

- tabelinha, 727
- taxa de eficácia prática, 724
- taxa de eficácia teórica, 724
- vantagens, 724
adesivo hormonal combinado, 726
anel vaginal, 726
anticoncepção de emergência, 727
- administração, 727
- apresentação, 727
- desvantagens, 724
- efeitos colaterais, 724
- eficácia, 724
- vantagens, 724
anticoncepcional injetável, 724, 726, 727
- mensal, 724, 726
- - desvantagens, 724
- - taxa de eficácia
- - - prática, 724
- - - teórica, 724
- - vantagens, 724
- trimestral,724, 727
- - desvantagens, 724
- - taxa de eficácia
- - - prática, 724
- - - teórica, 724
- - vantagens, 724
anticoncepcional oral, 724, 725
- combinado, 724, 725
- - bifásico, 726
- - combinações hormonais, 726
- - contra-indicações, 725
- - desvantagens, 724
- - efeitos colaterais, 726
- - monofásico, 726
- - *screening* laboratorial, 726
- - taxa de eficácia
- - - prática, 724
- - - teórica, 724
- - trifásico, 726
- - vantagens, 724
- minipílula, 724, 726
- - desvantagens, 724
- - taxa de eficácia
- - - prática, 724
- - - teórica, 724
- - vantagens, 724
- pílula com média dosagem de
progestágeno, 726
coito interrompido, 724, 727
- desvantagens, 724
- taxa de eficácia
- - prática, 724
- - teórica, 724
- vantagens, 724
contracepção transdérmica, 726
diafragma, 724, 727
- desvantagens, 724
- taxa de eficácia
- - prática, 724
- - teórica, 724
- vantagens, 724
dispositivo intra-uterino, 724, 727
- desvantagens, 724
- taxa de eficácia
- - prática, 724
- - taxa de eficácia teórica, 724
- vantagens, 724

implantes subdérmicos, 727
métodos, 724
- desvantagens, 724
- taxa de eficácia
- - prática, 724
- - taxa de eficácia teórica, 724
- vantagens, 724
preservativo, 724, 727
- feminino, 724, 727
- - desvantagens, 724
- - taxa de eficácia
- - - prática, 724
- - - teórica, 724
- - vantagens, 724
- masculino, 724, 727
- - desvantagens, 724
- - taxa de eficácia
- - - prática, 724
- - - teórica, 724
- - vantagens, 724
Antitireoidianos, compostos, 538
Aparelho
geniturinário, inflamações no, 438
urinário, anomalias do, 446
Apêndice, torção do, 440
Aplasia, 498
cistos pleuropericárdicos, 498
divertículos, 498
renal, 422
tumores pericárdicos, 498
Apnéia central, 302
Aracnodactilia – veja Marfan
Arritmias cardíacas, 512
Ascite, 107
conduta terapêutica, 108
água e hiponatremia, conduta na retenção
de, 109
controle de tratamento, 109
fisiopatologia, 107
Aspergillus, 653, 656, 670
flavus, 670
fumigatus, 656, 670
niger, 670
Aspergilose, 224, 656
Atelectasia, 227
manifestações
- clínicas, 227
- radiológicas, 228
Atresia
de esôfago, 288
- diagnóstico, 289
- manifestações clínicas, 289
- tratamento, 290
de laringe, 286
de vias biliares extra-hepáticas, 87
pulmonar com septo interventricular
íntegro, 477
- cirurgia de Fontan, 478
- septostomia atrial com balão, 478
- VD hipoplástico, 478
tricúspide, 478
- anastomose de Glenn, 479
- cirurgia de Fontan modificada, 479
- tipo 1, 478
- tipo 2, 478
Aureobasidium, 653

B

Bacterascite
monomicrobiana não-neutrocítica, 111
polimicrobiana não-neutrocítica, 112
Baixa estatura constitucional, 533
Bartter, síndrome de, 391
clássica ou tipo III, 392
neonatal, 391
Basidiobolus haptosporus, 655
Bebê chiador, 258
abordagem farmacológica, 261
- adrenalina, 261
- anticolinérgicos, 261
- beta-2-agonistas, 261
- corticosteróides, 261
- teofilina, 261
orientação terapêutica geral, 260
- fisioterapia respiratória, 260
- higiene ambiental, 260
- posicionamento adequado, 260
Beckwiith-Wiedemann, síndrome de, 533
Berger, doença de, 354
Bexiga, anomalias da, 430
Biopsia renal percutânea, 335
aspectos técnicos, 336
distribuição e análise do material
obtido, 336
Blastomicose, 225
norte-americana, 655
queloideana, 654
- 5-fluorocitosina, 654
- clofazimina, 654
sul-americana, 653
- anfotericina B, 654
- cetoconazol, 654
- estomatite moriforme, 654
- fluconazol, 654
- imidazólicos, 654
- itraconazol, 654
- sulfametoxazol + trimetoprima, 654
Blastomyces dermatitidis, 652, 655
Bócio
colóide, 547
dietas bocígenas, 537
Bockhart, impetigo de, 675
Bolha enfisematosa, 241
Broncoprovocação
por exercício, 165
testes de, 165
Broncoscopia, 182
indicações, 182
Bronquiectasias, 198
classificação, 198
- adquiridas, 198
- congênitas, 198
- irreversíveis, 198
- reversíveis, 198
conceito, 198
diagnóstico, 200
etiologia, 199
incidência, 198
localização, 199
patogênese, 199
patologia, 199
prognóstico, 202
quadro clínico, 200

tratamento
- cirúrgico, 202
- clínico, 201
Bronquiolite, 193
conceito, 193
diagnóstico, 194
epidemiologia, 193
etiologia, 193
histofisiopatologia, 193
obliterante, 196
- achados histopatológicos, 196
- - bronquiolite obliterante
- - - constritiva, 197
- - - proliferativa, 197
- diagnóstico, 197
- etiologia, 196
- tratamento, 197
patogênese, 193
quadro clínico, 194
tratamento, 194
Bronquite, 191
aguda, 191
- etiologia, 191
- tratamento, 192
crônica, 192
recorrente, 192
Bucopatologias, 620
Budd-Chiari, síndrome de, 115
Byler, doença de, 90

C

Cabelos
em bambu, 679
lanosos, 679
Cálculo de
ácido úrico, 444
cistina, 446
oxalato (de cálcio), 445
xantina, 446
Calvície, 678
Cancro duro, 703
Candida, 653, 670
albicans, 656, 710
Candidíase, 226, 656
Candidose oral, 620
Capnografia, 185
Carboidratos
evolução ontogenética da digestão e
absorção, 7
fases da digestão e absorção, 6
- digestão luminal
- - colônica, 6
- - no delgado, 6
- digestão-absorção em borda estriada, 6
- monossacarídeo, transporte através da
membrana epitelial, 6
Cardiologia pediátrica, 461
Cardiopatias congênitas, 461
acianogênicas, 464
- comunicação
- - interatrial, 465
- - interventricular, 467
- persistência do canal arterial, 468
- defeito do septo atrioventricular, 469

- estenose
- - aórtica, 470
- - pulmonar, 470
- coartação de aorta, 471
cianogênicas, 464
Caroli, síndrome de, 118
Catarata infantil, 584
cirurgia, 585
prognóstico, 585
tratamento, 585
- resultado do, 586
Cavidade bucal, doenças da, 620
doenças infecciosas, 620
malformações congênitas, 620
manifestações bucais das doenças
sistêmicas, 621
- agranulocitose, 622
- anemia
- - ferropriva, 622
- - perniciosa, 622
- avitaminoses, 621
- discrasias sangüíneas, 621
- estomatite aftóide recidivante, 622
- hipotireoidismo, 622
- leucemias, 621
- língua geográfica, 622
Celulite, 675
Ceratites, 579
ceratoconjuntivite flictenular, 579
eritema multiforme, 579
síndrome de Stevens-Johnson, 579
úlceras
- bacterianas, 579
- úlceras virais, 579
Ceratocone, 579
Cianose
central, 507
periférica, 507
Cirrose hepática, 104
classificação
- etiológica, 105
- histológica, 104
- morfológica, 104
descompensação, alterações
decorrentes de, 107
- ascite, 107
- encefalopatia hepática, 109
- peritonite bacteriana espontânea, 111
- síndrome hepatopulmonar, 113
diagnóstico etiológico, 107
exames laboratoriais, 106
patogenia, 105
quadro clínico, 105
tratamento, 107
Cistinúria clássica, 390
Cistite, 338, 439
Cisto
enfisematoso, 241
ovariano folicular, 702
Cladosporium, 653
Cleft laringotraqueoesofágico, 287
Coccidioides immitis, 652, 653, 655
Coccidioidomicose, 655
Colangite esclerosante na infância, 115
Colestase
associada à nutrição parenteral, 92
familiar intra-hepática, 89

Colo atrésico, canalização do, 717
Condiloma acuminado, 703, 704
Congestão venocapilar
- pulmonar, 502
- sistêmica, 502
Conjuntivite, 578
adenoviral, 579
atópica, 579
bacteriana aguda, 579
ceratoconjuntivite primaveril, 579
oftalmia neonatal, 578
Cor pulmonale, 266
diagnóstico, 267
- achados clínicos, 267
- testes laboratoriais, 267
etiologia, 266
fisiopatologia, 266
tratamento, 268
Corpos estranhos em vias aéreas, 228
complicações, 230
história clínica, 228
localização, 228
- brônquios, 229
- laringe, 228
- traquéia, 229
tratamento, 230
Corticoterapia, 566
Criptococcus neoformans, 653
Criptococose, 226, 655
5-fluorocitosina, 655
anfotericina B, 655
fluconazol, 655
itraconazol, 655
Criptomenorréia, 714, 716
Criptorquidia, 437
classificação, 437
diagnóstico, 437
etiologia, 437
incidência, 437
localização, 437
tratamento, 437
Criptorquidismo, 558
Crises
de cianose, 510
epilépticas, 302
hipoxêmicas, 510
hipóxicas, 510
Cristalino, afecções do, 584
Crohn, doença de – veja Doença de Crohn
Cromomicose, 654
corpos fumagóides, 655
Crupe espasmódico, 207
Cryptococcus neoformans, 655
Cushing, síndrome de, 567, 568

D

Débito cardíaco, 500
baixo, 502
Dedos em baqueta de tambor, 510
Deficiência
auditiva, 606
- dados clínicos, 607
- diagnóstico, 607

- etiologia, 607
  - - adquiridas, 607
  - - desconhecidas, 607
  - - genéticas, 607
- métodos para a avaliação auditiva, 607
  - - instrumental, 608
  - - objetiva, 608
  - - por meio de técnicas de condicionamento, 608
  - - triagem auditiva, 607
- prevenção, 608
- terapia, 608

alfa-1-antitripsina, 100, 231
- considerações terapêuticas, 232
- diagnóstico, 101, 232
- doença de Wilson, 101
- fisiologia, 231
- fisiopatologia, 232
- genética, 232
- incidência, 231
- manifestações clínicas, 232
- patogênese, 100
- quadro clínico, 100
- tratamento, 101

Deformidades
  congênitas da parede torácica, 276
  - fenda esternal, 278
    - - *ectopia cordis*, 278
    - - fenda esternal superior, 278
  - *pectus carinatum*, 277
  - *pectus excavatum*, 277
  esqueléticas difusas, 279

Dermatite
  seborréica, 671
  eczematosa, 658

Dermatofítide, 665, 666

Dermatofitoses superficiais, 665

Dermatologia, terapêutica tópica, 651
  água de Dalibour, 651
  antibióticos tópicos, 651
  - ácido fusídico, 651
  - anfotericina B, 651
  - gentamicina, 651
  - mupirocina, 651
  - neomicina, 651
  - nistatina, 651
  - oxitetraciclina, 651
  - polimixina B, 651
  antifúngicos, 651
  - amorolfina, 651
  - cetoconazol, 651
  - clotrimazol, 651
  - hipossulfito de sódio, 651
  - isoconazol, 651
  - miconazol, 651
  - sulfeto de selênio, 651
  - terbinafina, 651
  - tioconazol, 651
  - tolciclato a 1%, 651
  - tolnaftato, 651
  antizooparasitários, 652
  - benzoato de benzila, 652
  - deltametrina, 652
  - enxofre precipitado, 652
  - lindano, 652
  - monossulfiram, 652
  - permetrina a 5%, 652
  aveia e amido, 651

corticosteróides, 651
  - acetato de hidrocortisona, 651
  - acetato de metilprednisolona, 651
  - anfocerin K, 652
  - valerato de hidrocortisona, 651
descamantes, 652
  - ácido salicílico, 652
  - resorcina, 652
  - uréia, 652
permanganato de potássio, 651
protetores, 652
  - ácido paraminobenzóico, 652
  - anfocerin K, 652
  - benzofenonas, 652
  - cinamatos, 652
  - dibenziolmetanas, 652
  - óleo de silicone, 652
  - salicilatos, 652
queratolíticos, 652
solução de Burow, 651

Dermatomiosite, 305

Dermatoses eritematodescamativas, 671

Dermatoviroses, 686

Derrames pleurais, 247
  anatomia patológica, 248
  - fase de organização, 248
  - fase fibrinopurulenta, 248
  - fase inicial ou exsudativa, 248
  caracterização, 247
  conceito, 247
  derrames parapneumônicos, 248
  diagnóstico, 249
  - análise do líquido pleural, 249
  - anamnese e exame físico, 249
  - exame radiológico, 249
  - ultra-sonografia, 249
  diferenciação entre transudatos e exsudatos, 248
  etiologia, 248
  fisiopatologia, 247
  tratamento, 250
  - drenagem pleural, 251
  - terapêutica antimicrobiana, 250
    - - crianças com idade inferior a 2 anos, 250
    - - crianças com idade superior a 2 anos, 250

Desenvolvimento visual no lactente e na infância, 577
  embriologia, 577

Desidrose, 666

Diabetes insípido, 535
  diagnóstico
  - clínico, 535
  - diferencial, 536
  - laboratorial, 536
  nefrogênico, 393
  tratamento, 536

Diarréia persistente – veja Síndrome da diarréia pós-enterite

DiGeorge, síndrome de, 537

Digestão de nutrientes – veja Proteínas, Lipídeos e Carboidratos

Discinesia ciliar primária, 198, 233
  diagnóstico, 234
  - diferencial, 234
  quadro clínico, 234
  tratamento, 234

Disfonia infantil, 617
  doenças
  - adquiridas, 618
  - congênitas, 618
    - - cisto sacular, 618
    - - estenose subglótica congênita, 618
    - - fístula laringotraqueal, 618
    - - hemangioma subglótico, 618
    - - laringocele, 618
    - - laringomalacia, 618
    - - lesões neurológicas, 618
    - - membranas congênitas da laringe, 618
    - - sulco vocal, 618
  - doenças inflamatórias, 618
    - - laringites agudas, 618
      - - - difteria, 619
      - - - laringotraqueobronquite aguda (crupe), 618
      - - - supraglotite aguda (epiglotite), 618
      - - - traqueíte bacteriana (traqueíte membranosa), 618
  - laringites crônicas, 619
  - lesões benignas da laringe, 619
    - - cistos, 619
    - - edema de Reinke, 619
    - - granuloma de contato, 619
    - - nódulo de prega vocal, 619
    - - papiloma de laringe, 619
    - - pólipos de pregas vocais, 619
  - tumores malignos, 619

Disfunção vesical neurogênica, 431

Disgenesia gonadal – veja Turner, síndrome de

Dismenorréia, 729
  diagnóstico, 729
  patogenia, 729
  primária, 729
  secundária, 729
  tratamento, 729
  - anticoncepcionais hormonais combinados, 729
  - antiespasmódicos, 729
  - antiinflamatórios não-hormonais, 729
  - miorrelaxantes, 729

Displasia
  broncopulmonar, 235
  - complicações, 238
  - patogenia, 235
  - profilaxia, 238
  - prognóstico, 238
  - quadro clínico, 236
  - tratamento, 236
  renal, 423
  - com obstrução infravesical, 423
  - com ureter atrético, 423
  - com ureter permeável, mas anormal, 423
  - familiar, 423
  - hereditária, 423

Distrofia vulvar, 712
  acloridria gástrica, 713
  imunologia, 713
  processos irritativos locais, 713
  tratamento
  - corticosteróides tópicos, 713
  - infiltração de álcool *absoluto*, 713
  - laser, 713

736

- progesterona, 713
- propionato de clobetasol, 713
- testosterona a 2%, 713
Distrofias corneanas, 579
Distúrbios
cardiovasculares, 308
- alterações pulmonares nas cardiopatias, 309
- com *shunt* direito-esquerdo, 309
- - fluxo pulmonar
- - - bastante baixo, 310
- - - drasticamente reduzido, 310
- - - maciço, 309
- - - moderado, 310
- com shunt esquerdo-direito, 309
- - síndrome de Eisenmenger, 309
- lesão cardíaca obstrutiva, 310
da glicosilação, 134
do metabolismo
- da frutose, 134
- de lipídeos, 134
vasculares renais, 383
Divertículo
de uretra, 432
vesical, 430
Doença celíaca, 12
diagnóstico, 15
- anticorpo antiendomísio, dosagem sérica do, 15
- anticorpo antigliadina, dosagem sérica do, 15
- biopsia intestinal, 16
- diferencial, 16
- D-xilose, prova de absorção da, 15
- esteatorréia, comprovação da, 15
- - esteatócrito, 15
- - gordura fecal
- - - dosagem de, 15
- - - pesquisa de, pelo Sudan III, 15
- - triglicerídeos, prova de absorção de, 15
- retardo no, 16
epidemiologia, 12
etiopatogênese, 12
evolução clínica, 17
fisiopatologia, 13
patologia, 13
prognóstico, 17
quadro clínico, 14
- associação com outras doenças, 14
- forma atípica, 14
- forma clássica, 14
- forma frusta ou oligossintomática, 14
- forma latente ou assintomática, 14
tratamento, 16
Doença de Crohn, 53
anatomia patológica, 53
diagnóstico, 55
- diferencial, 55
etiopatogenia, 53
- teoria genética, 53
- teoria imunológica, 53
- teoria infecciosa, 53
- teoria psicossomática, 53
exames complementares, 55
- biopsia, 55
- endoscópico (retossigmoidoscopia e colonoscopia), 55
- laparotomia, 55
- radiológico, 55

fisiopatologia, 53
incidência, 53
manifestações clínicas, 54
prognóstico, 57
tratamento, 56
- cirúrgico, 57
- clínico, 56
Doença de depósito do éster de colesterol, 136
Doença de Legg-Calvé-Perthes, 641
classificação de Catterall, 642
- fatores de risco, 642
diagnóstico, 642
- diferencial, 645
estágios, 641
exame físico, 642
exames complementares, 642
- cintilografia, 643
- classificação de Herring – pilar lateral, 643
- classificação de Stulberg – resultado final da doença, 643
- estágios cronológicos de Waldenström, 643
- radiográfico, 643
- ressonância magnética, 643
fatores associados, 641
incidência, 641
prognóstico, 646
quadro clínico, 642
tratamento, 644
- ambulatorial de contenção, 644
- operatório de contenção, 645
Doença do pâncreas – veja Pancreatopatias
Doença falciforme, alterações pulmonares na, 307
classificação, 307
cuidados profiláticos, 308
fisiopatologia, 307
síndromes clínicas, 307
- asma, 308
- doença pulmonar restritiva crônica, 308
- síndrome de embolização gordurosa sistêmica, 308
- síndrome torácica aguda, 307
- - diagnóstico laboratorial, 307
- - etiologia, 307
- - quadro clínico, 307
- - tratamento, 308
Doença péptica ulcerosa primária, 41
diagnóstico, 43
- diferencial, 43
etiopatogenia, 41
fisiopatologia, 43
manifestações clínicas, 43
tratamento, 43
- dietético, 43
- medicamentoso, 43
Doença policística
do fígado, 122
renal autossômica
- dominante, 120, 405
- - diagnóstico, 405
- - genética e futuro, 406
- - histologia, 405
- - manifestações clínicas, 405
- - patogênese, 405
- - prognóstico, 406

- recessiva, 120, 403
- - diagnóstico, 404
- - genética e futuro, 405
- - histologia, 403
- - manifestações clínicas, 404
- - patogênese, 403
- - prognóstico, 404
Doença pulmonar, 145
avaliação clínica, 145
- anamnese, 145
- atrito pleural, 147
- ausculta, 147
- estridor laríngeo, 147
- exame físico, 146
- - inspeção, 146
- - respiração de Biot, 146
- - respiração de Cheyne-Stokes, 146
- - respiração de Kussmaul, 146
- gemido expiratório, 147
- palpação, 147
- percussão, 147
- respiração ruidosa, 147
- ronco, 147
crônica neonatal, 235
invasiva, 224
- prevenção de infecção hospitalar por *Aspergillus* spp., 225
não-invasiva, 224
Doença renal cística difusa na infância, 403
Doenças císticas, 423
anomalias de forma, 426
anomalias de posição do, 424
- ectopia renal, 425
- má rotação renal, 424
displásticas, 423
hereditárias, 424
outras formas, 424
supranumerário, 424
Doenças de depósito de lipídeos, 134
Doenças do anel linfático de Waldeyer, 622
afecção adenotonsilar, 623
afecções hipertróficas das adenóides e tonsilas, 624
Doenças do colágeno, comprometimento pulmonar nas, 304
artrite reumatóide juvenil, 305
dermatomiosite, 305
esclerose sistêmica progressiva (esclerodermia), 306
febre reumática, 304
lúpus eritematoso sistêmico juvenil, 305
vasculites, 306
Doenças do depósito de glicogênio, 134
Doenças do pericárdio, 494
classificação etiológica, 494
diagnóstico, 497
quadro clínico, 494
tratamento, 497
Doenças do peritônio, 57
afecções do peritônio, 57
- defeitos congênitos, 58
- neoplasias do peritônio, 58
- peritonite
- - em doenças sistêmicas do tecido conectivo e cardiopatias congestivas, 58
- - infecciosa, 58
- - parasitária, 58

737

- - periódica, 58
- - química, 58
métodos propedêuticos especiais, 59
- biopsia do peritônio parietal, 59
- exames de líquido ascítico, 59
- laparoscopia, 59
peritonite
- bacteriana aguda, 59
- - diagnóstico, 60
- - etiopatogenia, 59
- - patologia, 60
- - prognóstico, 60
- - quadro clínico, 60
- - tratamento, 60
- meconial, 60
- - diagnóstico, 60
- - etiopatogenia, 60
- - patologia, 60
- - prognóstico, 60
- - quadro clínico, 60
- - tratamento, 60
- pancreática, 61
- - diagnóstico, 61
- - etiopatogenia, 61
- - patologia, 61
- - prognóstico, 61
- - quadro clínico, 61
- - tratamento, 61
- periódica, 60
- - diagnóstico, 61
- - etiopatogenia, 60
- - patologia, 60
- - prognóstico, 61
- - quadro clínico, 61
- - tratamento, 61
sintomatologia, 58
Doenças esofágicas, 290
Doenças infecciosas do sistema
respiratório, 187
Doenças laringotraqueais, 288
Doenças metabólicas do fígado, 129
diagnóstico, 130
- tirosina, distúrbios no metabolismo
da, 132
- tirosinemia
- - hereditária do tipo I, 132
- - neonatal transitória, 132
distúrbios do metabolismo de
carboidratos, 133
- distúrbios
- - da glicosilação, 134
- - do metabolismo da frutose, 134
- doenças do depósito de glicogênio/
glicogenoses, 134
- erros inatos do metabolismo da
galactose, 133
- - galactosemia, 133
- - - por deficiência da epimerase, 133
- - - por deficiência da transferase
(galactose-1-fosfato uridiltransferase), 133
- intolerância hereditária à frutose, 134
- síndrome das glicoproteínas deficientes
em carboidratos, 134
distúrbios do metabolismo de lipídeos, 134
- doenças de depósito de lipídeos, 134
- - de depósito do éster de colesterol, 136
- - de Gaucher, 134

- - de Niemann-Pick, 134
- - de Wolman, 136
- - mucopolissacaridoses, 136
- erros inatos do metabolismo de ácidos
biliares, 136
- - defeitos primários, 136
- - - deficiência de 7-deidrocolesterol
7-redutase, 137
- - - deficiência de delta^4-3-oxosterói-
de-5-beta-redutase, 137
- - - síndrome de Smith-Lemli-Opitz,
137
- - - via da 25-hidroxilase, 137
- - - -deficiência de 3-beta-hidroxi-
delta^5-C_{27} esteróide desidroge-
nase/isomerase, 137
- - defeitos secundários, 138
- - - distúrbios peroxissomais, 137
- - - síndrome cérebro-hepatorrenal
de Zellweger, 138
patogênese, 130
tratamento, avanços no, 138
- administração de enzimas específicas,
138
- terapia genética somática, 138
- transplante de hepatócitos isolados, 139
- transplante hepático, 139
Doenças não-infecciosas do sistema
respiratório, 227
Doenças neurológicas, manifestações
pulmonares das, 301
distúrbios
- da medula espinhal, 303
- do sistema nervoso central
(cérebro e tronco encefálico), 302
- - apnéia central, 302
- - crises epilépticas, 302
- - depressão da consciência, 302
- - - gasping, 302
- - - hiperventilação neurogênica central, 302
- - - respiração
- - - - apnêustica, 302
- - - - atáxica, 302
- - - - de Biot, 302
- - - - de Cheyne-Stokes, 302
- dos nervos cranianos, 303
- dos nervos periféricos, 304
neuroanatomia da respiração, 301
- ascendentes periféricos, 301
- centros respiratórios pontobulbares, 301
- quimiorreceptores bulbares, 301
- vias supra-segmentares, 301
síndrome da hiperventilação, 304
- de Joubert, 304
- de Rett, 304
Doenças pulmonares intersticiais, 251
classificação, 251
diagnóstico, 253
- biopsia pulmonar, 255
- exames radiológicos, 254
- lavado broncoalveolar, 255
- testes de função pulmonar, 255
etiologia, 252
patogênese, 253
pneumonite intersticial
- descamativa, 253

- linfocítica, 253
- usual, 252
quadro clínico, 253
tratamento, 255
Dor nas costas na criança e
no adolescente, 646
doença de Sheüermann, 646
escoliose, 656
infecções, 646
tumores, 656
Drenagem anômala total de veias
pulmonares, 479
Duplicação esofágica, 290
Duplicidade pieloureteral, 426

E

Ectima, 675
Ectopia ureteral, 426
Eczema
atópico, 658
- anti-histamínicos, 661
- cipro-heptadina, 661
- clemastina, 661
- dexclorfeniramina, 661
- hidroxizina, 661
- imunomoduladores tópicos, 660
- - pimecrolimus, 660
- - tacrolimus, 660
- infantil, 658
- pré-puberal, 660
- - dermatite plantar juvenil, 660
- - polpite descamativa crônica, 660
- prurigo-eczema, 660
herpeticum, 688
Edema pulmonar, 242
classificação, 242
fisiopatologia, 242
pulmão de choque, 243
quadro
- clínico, 243
- laboratorial, 243
tratamento, 243
Eflúvios
anágenos, 678
telógenos, 678
Eisenmenger, síndrome de, 309
Eletrocardiograma, 461
normal, 461
- artefatos, 463
- complexo QRS, 462
- - nas derivações precordiais, 462
- freqüência cardíaca, 461
- intervalo QT, 463
- onda P e intervalo PR, 462
- onda T e segmento ST, 463
Encefalopatia hepática, 109
quadro clínico, 110
exames laboratoriais, 110
tratamento, 111
Endocardite
com hemoculturas negativas, 492
em prótese valvar, 492
estafilocócica, 492
estreptocócica, 492
infecciosa, 489, 498

por anaeróbios, 492
por bactérias gram-negativas, 492
por fungos, 492
Endometriose, 716
Enfisema, 238
e deficiência de alfa-1-antitripsina, 241
falso unilateral ou "aparente" enfisema, 241
intersticial, 241
subcutâneo, 241
Enteropatia induzida por leite de vaca, 23
Entomophthorales, 655
Epidermólise bolhosa, 656
distrófica, 657
- Cockayne-Touraine, 657
- *mitis* de, 657
- Pasini, 657
juncional, 657
- *gravis*, 657
- Herlitz, 657
- não-Herlitz, 657
simples, 656
- Dawling-Meara, 656
- Köbner, 656
- Weber-Cockayne, 656
Epidermophyton floccosum, 666, 670
Epiglotite, 207
Epispadia, 435
Epistaxe, 614
considerações anatômicas, 615
epidemiologia, 614
etiologia, 615
fatores locais, 616
fatores sistêmicos, 616
fisiopatologia, 615
tratamento, 616
- específico, 616
- - cauterização, 616
- - cirurgia, 617
- - drogas, 617
- - tampão nasal, 616
Erisipela, 675
Erros inatos do metabolismo
da galactose, 133
do metabolismo de ácidos biliares, 136
Erupção
variceliforme de Kaposi, 688
papulopruriginosa, 661
Escarlatina, 620, 676
Espirometria, 163
pico de fluxo expiratório, 164
ventilação voluntária máxima, 164
Esporotricose, 653
anfotericina B, 653
fluconazol, 653
imidazólicos, 653
iodeto de potássio, 653
itraconazol, 653
Estatura elevada constitucional, 534
Estenose
congênita de laringe, 286
de junção pieloureteral, 428
de uretra, 432
Estrabismo, 591
desvios verticais, 592
esotropias, 591
exotropias, 591

Eventração diafragmática, 285
Exame
ginecológico na infância, 701
- anamnese, 701
- colpovirgoscopia, 701
- exame físico genital, 701
- hímen imperfurado, 70
- toque retal, 701
oftalmológico pelo pediatra, 577
Expansores teciduais, 716
Extrofia
de cloaca, 435
vesical, 434

F

Fanconi, síndrome de, 398
cistinose nefropática, 400
acidose metabólica, 399
adquirida, 402
alteração no manuseio renal de fosfato, 399
congênita, 400
- secundária a erros inatos do
metabolismo, 400
glicosúria, 399
hiperexcreção de ácido úrico e
hipercalciúria, 400
idiopática, 400
microalbuminúria, 399
nitrogênio alfa-amínico urinário, 399
pH urinário, 399
proteinúria de baixo peso molecular, 399
secundária a outras doenças renais, 402
tratamento, 402
Fatores de crescimento, 530
Favus, 668
Fenda esternal, 278
Feo-hifomicoses, 653
Fibrilação ventricular, 523
Fibrose
cística, 256
- alterações laboratoriais, 257
- diagnóstico, 257
- genética, 256
- incidência, 256
- patogênese, 256
- patologia pulmonar, 256
- quadro clínico, 256
- - aparelho
- - - gastrintestinal, 257
- - - hepatobiliar, 257
- - fertilidade, 257
- - glândulas sudoríparas, 257
- - nutrição, 257
- - pâncreas, 256
- - vias aéreas
- - - inferiores, 256
- - - superiores, 256
- tratamento, 257
- - complicações, 258
- - doença pancreática e nutrição, 258
- - doença pulmonar, 257
- - novas perspectivas terapêuticas, 258
- - seguimento ambulatorial, 258
hepática congênita, 117
Ficomicose, 655

Fígado
anatomia, 67
embriologia, 65
- formação do sistema arterial e biliar
hepático, 66
- invasão venosa, 65
- neoformação venosa, 66
- regressão venosa, 66
função hepática, testes bioquímicos para
avaliação da, 68
- bilirrubinas séricas, 68
- - distúrbios no metabolismo da
bilirrubina, 69
- níveis séricos de atividade
enzimática, 70
- - fundamentos fisiopatológicos do
diagnóstico enzimático, 70
- - - capacidade de recuperação para
a síntese do tecido afetado, 71
- - - peso molecular das enzimas, 71
- - perfil enzimático para avaliação do
comprometimento hepático, 71
- - - aminotransferases e guanase,
71
- - - aspectos gerais do diagnóstico
enzimático, 72
- - - desidrogenase glutâmica, 72
- - - gamaglutamiltransferase e
fosfatase alcalina, 72
- - - pseudocolinesterase, 72
- proteínas séricas, 69
- - alfafetoproteínas, 70
- provas de função hepática, 73
- - metabolismo hepático, provas
dependentes do, 74
- - - capacidade hepática de
eliminação da galactose, 74
- - - testes da aminopirina para
avaliação da função hepática, 74
- - provas de remoção de corantes, 73
- - - bromossulfaleína, 73
- - - verde-de-indocianina, 74
- - testes de coagulação, 75
- - - deficiência da vitamina K, 75
- - - disfunção hepática, 75
- - - esplenomegalia, 75
- - - hipertensão portal, 75
nas doenças sistêmicas, 123
- alterações nutricionais, 128
- doença cardíaca, 123
- - insuficiência cardíaca direita, 124
- doenças do colágeno, 127
- - artrite reumatóide juvenil, 127
- - lúpus eritematoso sistêmico, 127
- doenças endócrinas, 125
- - adrenais, 125
- - diabetes, 125
- - hipoparatireoidismo, 125
- - hipopituitarismo, 125
- doenças gastrintestinais, 128
- - celíaca, 128
- - de Shwachmann, 128
- - fibrose cística, 128
- - inflamatória intestinal, 128
- doenças hematológicas, 125
- - câncer e transplante de medula
óssea, 126
- - coagulopatias, 126
- - enxerto-hospedeiro, 126

- - hemoglobinopatias, 125
- - linfo-histiocíticas, 127
- doenças metabólicas do – veja Doenças metabólicas do fígado
- doenças pulmonares, 124
- - sarcoidose, 124
- - tuberculose, 125
- infecção, 123
Fimose, 435
Fístula traqueoesofágica, 288
Fístulas arteriovenosas renais, 385
  tratamento, 386
Fluxo menstrual, obstrução ao, 717
Foliculite, 675
  superficial, 675
Fontan, cirurugia de, 478
Frank, técnica de, 716
Frank-Starling, mecanismo de, 499
Freio lingual curto, 620
Fungos oportunistas, 653
Furúnculo e antraz, 675
Fusarium, 653

G

Galactosemia, 133
Gases sangüíneos, monitorização não-invasiva, 184
Gastroenterite eosinofílica, 23
Gastroenteropatia com eosinofilia induzida por leite de vaca, 23
Gaucher, doença de, 134
Gengivite ulceronecrosante aguda, 620
Gengivoestomatite
  estreptocócica aguda, 620
  herpética primária, 621
Gianotti-Crosti, doença de, 689
Ginecomastia, 558
Gitelman, síndrome de, 393
Glândulas sebáceas, afecções das, 677
  acne neonatal, 677
  hiperplasia sebácea, 677
Glaucoma congênito primário, 582
  diagnóstico, 583
  - diagnóstico diferencial, 584
  - exame clínico, 583
  - quadro clínico, 583
  epidemiologia, 582
  fisiopatologia, 583
  hereditariedade, 583
  histopatologia, 583
  terminologia, 582
  tratamento, 584
Glenn, anatomose de, 479
Glicocorticóides, 565
Glicogenoses, 134
Glicosúria renal, 389
Glomerulopatias, 349
  classificação, 352
  - contribuição da imunofluorescência à classificação das glomerulopatias, 353
  - lesões glomerulares difusas, 352
  - - não-proliferativas, 352
  - - - glomerulonefrite

- - - - com alterações parietais complexas, 352
- - - - extramembranosa, 352
- - - - membranoproliferativa, 352
- - - - proliferativa endocapilar, 352
- - - - endo e extracapilares, 352
- - lesões glomerulares proliferativas, 352
- - lesões inclassificáveis, 353
- lesões glomerulares focais, 352
- lesões glomerulares mínimas, 352
etiologia, 349
- mediadores da lesão imunológica, 350
- - imunidade celular, 351
- - imunoglobulinas (anticorpos), 350
- - sistema complemento, 350
- - sistema de coagulação, 351
glomerulonefrite crônica, 361
glomerulonefrite pós-estreptocócica, 356
- aspectos histopatológicos, 358
- dados laboratoriais, 358
- - exames bacteriológicos e sorológicos, 358
- etiologia e epidemiologia, 356
- fisiopatologia, 357
- patogênese, 357
- prognóstico e evolução, 359
- - convalescença e retorno à atividade normal, 360
- - indicações de biopsia renal, 359
- - indicações de diálise peritoneal, 359
- quadro clínico, 357
- tratamento, 358
- - antibióticos, 358
- - medidas
- - - específicas, 359
- - - gerais, 358
glomerulonefrite rapidamente progressiva, 360
- aspectos histopatológicos, 360
- etiologia, 360
- evolução, 361
- patogênese, 361
- prognóstico, 361
- quadro clínico, 360
- tratamento, 361
síndrome nefrítica, 356
- doenças não-glomerulares, 356
- glomerulopatias não relacionadas a processos infecciosos, 356
- infecciosas, 356
- sistêmicas, 356
síndrome nefrótica, 361
síndromes clínicas, 353
- alterações urinárias isoladas persistentes, 353
- - hematúria recorrente ou persistente com ou sem proteinúria, 354
- - nefropatia por IgA ou doença de Berger, 354
- - - alterações histopatológicas, 355
- - - dados laboratoriais, 355
- - - evolução, 355
- - - patogênese, 355
- - - prognóstico, 355
- - - quadro clínico, 355
- - - tratamento, 356
- - nefropatia por IgA *versus* púrpura de Henoch-Schönlein, 356
- - proteinúria isolada, 353

Gônadas
  fisiologia, 553
  gonadostato, 556
  mecanismos da função reguladora, 550
  testes clínicos, 551
Gonadotrofinas hipofisárias, 531
Granuloma
  piogênico, 680
  telangiectásico, 680
  tricofítico de Majocchi, 669
Graves, doenças de, 542

H

Hansen, moléstia de, 692
Hanseníase
  clofazimina, 698
  dimorfa, 694
  estados reacionais, 696
  - tipo I, 696
  - tipo II – eritema nodoso hansênico, 696
  indeterminada, 693
  prova da
  - histamina, 697
  - pilocarpina, 69
  rifampicina, 698
  sulfona, 698
  tuberculóide, 694
  virchowiana, 694
Hemangiomas, 287
  cavernoso, 705
  plano, 705
Hematometra-hematocolpo, 715
Hemoglobina
  fetal, 508
  reduzida, 507
  tipo adulto, 508
Hemossiderose pulmonar, 244
  diagnóstico, 244
  quadro clínico, 244
  tratamento, 244
Hepatite
  auto-imune, 98
  - classificação, 98
  - diagnóstico diferencial, 99
  - exames laboratoriais, 99
  - quadro clínico, 98
  - tratamento, 99
  crônica, 94
  - aspectos
  - - clínico-laboratoriais, 95
  - - etiológicos e clínicos, 95
  - drogas, 98
  pelo vírus delta, 98
  VHA, 76
  - abordagem do paciente, 82
  - características clínicas, 76
  - diagnóstico, 77
  - epidemiologia, 76
  - profilaxia dos contatantes, 82
  - vacina, 83
  VHB, 77, 95
  - características clínicas, 78
  - diagnóstico, 78
  - - da infecção crônica, 79
  - epidemiologia, 77
  - profilaxia dos contatantes, 83
  - transmissão perinatal, 78

VHC, 79, 97
- epidemiologia, 80
- história natural, 81
- marcadores de infecção, 80
- profilaxia dos contatantes, 83
- quadro clínico, 81
- vias de transmissão, 80
VHD, 81
- características clínicas, 81
- diagnóstico, 82
VHE, 82
- características clínicas, 82
- diagnóstico, 82
Hérnia
de Morgagni, 285
diafragmática, 281
- diagnóstico, 281
- fatores prognósticos, 282
- perspectivas futuras, 284
- tratamento
- - cirúrgico, 283
- - clínico, 282
hiatal, 284
Herpangina, 621
Herpes
genital, 703
simples, 688
zoster, 688
- bucal, 621
Herpesvírus, 687
Hialo-hifomicoses, 653
Hidratos de carbono, intolerância aos – veja
Intolerância aos hidratos de carbono
Hidroa vacciniforme, 676
Hidronefrose infectada, 439
Hiperidroses, 677
Hiperinsuflação obstrutiva
generalizada, 240
localizada, 239
Hiperparatireoidismo
diagnóstico diferencial, 553
quadro
- clínico, 552
- laboratorial, 553
- radiológico, 552
Hiperpituitarismo, 534
diagnóstico
- diferencial, 534
- laboratorial, 534
Hipertensão
arterial, 372
- aspectos clínicos, 378
- emergências hipertensivas, 380
- epidemiologia e etiopatogenia, 372
- - mecanismos
- - - cardíacos, 374
- - - estruturais vasculares, 375
- - - hormonais, 375
- - - moleculares genéticos, 375
- - - neurais, 373
- - - renais, 375
- etiologia, 376
- - hipertensão essencial, 376
- - hipertensão secundária, 378
- exames subsidiários, 379
- normatização da medida de pressão
arterial, 372

- tratamento, 379
- - medicamentoso, 379
- - - princípios gerais, 380
- - não-medicamentoso, 379
- - - exercícios físicos, 379
- - - modificações dietéticas, 379
- - - redução do peso, 379
pulmonar, 262
- diagnóstico, 265
- etiologia, 262
- - hipercinética, 262
- - por hipoxemia (obstrutiva), 262
- - venosa, 262
- - vascular pulmonar, 262
- exames complementares, 263
- - angiografia pulmonar, 265
- - cateterismo cardíaco, 265
- - ecocardiograma, 264
- - eletrocardiograma, 263
- - radiologia, 264
- fisiopatologia, 263
- patogênese, 262
- - doença vascular pulmonar
primária, 263
- - hipertensão pulmonar
hipercinética, 262
- - hipertensão venosa pulmonar, 263
- - hipóxia alveolar, 262
- patologia, 263
- prognóstico, 266
- quadro clínico, 263
- tratamento, 265
Hipertireoidismo, 534
avaliação clínica, 541
neonatal, 542, 548
tratamento, 548
Hipertricoses, 679
Hipocitratúria, 446
Hipoestrogenismo fisiológico, 702, 709
Hipófise
lobo anterior, 529
lobo posterior, 531
Hipogonadismos, 535
Hipoidroses, 677
Hipomagnesemia familiar isolada, 393
Hipoparatireoidismo, 549
classificação, 549
diagnóstico, 550, 551
quadro clínico, 550
tratamento, 552
Hipopituitarismo, 532
diagnóstico
- clínico, 532
- diferencial, 532
etiologia, 532
incidência, 532
quadro clínico, 533
tratamento, 534
Hipoplasia renal, 422
ipsilateral, 716
Hipospadia, 436
Hipotálamo
bases fisiológicas, 529
Hipotireoidismo
avaliação clínica, 540, 541
classificação, 544, 545
primário, 533
prognóstico, 545

Hipoxemia, 507
Hipóxia, 507
Hirsutismo, 557
Histoplasma capsulatum, 652
Histoplasmose, 223, 655
diagnóstico, 224
tratamento, 224
Hochimser, tríade de, 690
Hordéolo, 675
Hormônio
antidiurético, 531
- secreção inapropriada, 536
- - etiologia, 536
- - quadro clínico, 536
- - tratamento, 536
de crescimento, 530
estimulador dos melanócitos MSH, 531
tireoidiano
- metabolismo, 538
- - ações sobre o, 539
- relações materno-fetais, 539
- transporte, 539
Hutchinson
dentes de, 691
tríade de, 691

I

Impetigo, 674
Imunoendocrinopatias, 536
poliendocrinopatias tipos I e II, 537
Infecção urinária, 338
diagnóstico, 344
- bacterioscopia, 345
- cultura de urina em lâminas, 344
- exames auxiliares
- - na localização, 345
- - no diagnóstico, 345
- - - sedimento urinário, 345
- - - testes enzimáticos, 345
- - - urina não centrifugada, 345
- técnica de coleta de urina, 344
- - - jato médio, 344
- - - punção suprapúbica, 344
- - - saco coletor, 344
- - - sondagem vesical, 344
- urocultura quantitativa, 344
epidemiologia, 339
- bacteriúria assintomática, 339
- e postectomia, 339
- recorrência, 340
- sintomática, 339
etiologia, 340
estudos de imagem, 348
- cintilografia renal
- - com ^{99m}Tc-DMSA, 348
- - com ^{99m}Tc-DTPA, 348
- estudos urodinâmicos, 348
- ultra-sonografia das vias urinárias, 348
- uretrocistografia miccional, 348
- urografia excretora, 348
patogênese, 341
- fatores bacterianos, 341
- - aderência, 341
- - aerobactina, 341
- - antígeno K, 342
- - hemolisina, 341
- - virulência, 341

- fatores de resistência do hospedeiro, 342
  - - densidade e disponibilidade de receptores uroepiteliais, 342
  - - fatores de resistência natural, 342
  - - resposta à endotoxina bacteriana, 342
  - - resposta imune, 342
- fatores de risco no desenvolvimento de cicatrizes renais, 343
  - - de suscetibilidade do hospedeiro, 343
  - - de virulência bacteriana, 343
  - - idade, 343
  - - interação bactéria-hospedeiro, 343
  - - refluxo vesicoureteral, 343
  - - refluxo intra-renal, 343
- quadro clínico, 343
- terminologia e classificação clínica, 338
  - cistite, 338
  - pielonefrite aguda, 339
  - pielonefrite crônica, 339
  - recorrência, 339
  - síndrome uretral aguda, 338
- terminologia microbiológica, 338
  - bacteriúria, 338
    - - assintomática, 338
    - - significativa, 338
- tratamento, 345
  - bacteriúria assintomática, 347
  - cirúrgico, 347
  - cistite ou IU simples, 346
  - não-medicamentoso, 347
  - pielonefrite ou IU complicada, 345
  - profilático, 347
  - seguimento clínico-laboratorial, 347

Infecções
  pulmonares causadas por fungos, 223-226
  respiratórias por *Mycoplasma pneumoniae*, 202
  diagnóstico, 204
  epidemiologia, 203
  fisiopatologia, 203
  microbiologia, 203
  quadro clínico, 203
  sorologia, 204
  tratamento, 204
Insuficiência
  cardíaca, 498, 499
    - tratamento, 503
  renal crônica, 407
    - conduta terapêutica, 412
      - - medicamentos, 414
      - - tratamento com métodos especiais, 414
        - - - diálise, 414
          - - - - diálise peritoneal, 414
          - - - - hemodiálise, 414
        - - - transplante renal, 415
      - - tratamento dietético, 412
        - - - necessidades calóricas e protéicas, 412
        - - - sódio e água, 412
          - - - - cálcio, fósforo e vitamina D, 412
          - - - - hiperpotassemia e hipopotassemia, 412
      - - tratamento medicamentoso, 413
        - - - acidose metabólica, 413
        - - - anemia, 413
        - - - cálcio e vitamina D, 413

- - - edema, 413
- - - hipertensão arterial, 413
- - - infecção e uso de vacinas, 413
- - - suplementos vitamínicos, 413
- etiologia, 407
- fisiopatologia, 407
  - - alterações metabólicas e hormonais, 410
  - - anemia, 409
  - - cálcio, 409
  - - crescimento e maturação sexual, 410
  - - da tonicidade do fluido extracelular, regulação da, 408
  - - do fluido extracelular, regulação do volume, 408
  - - equilíbrio acidobásico do fluido extracelular, regulação do, 408
  - - fluido extracelular, 408
    - - - regulação
      - - - - da tonicidade, 408
      - - - - do equilíbrio acidobásico, 408
      - - - - do volume, 408
  - - fósforo, 409
  - - hemostasia, alterações da, 410
  - - magnésio, 409
  - - potássio, 409
- incidência, 407
- quadro clínico e laboratorial, 411
Intolerância aos hidratos de carbono, 36
  comprovação laboratorial da má absorção, 37
  - análise química fecal, 37
  - curva glicêmica, prova de sobrecarga oral com, 37
  - dosagem de H_2 expirado, prova de sobrecarga oral com, 37
  deficiência ontogenética de lactase, 38
  - diagnóstico, 38
  - quadro clínico, 38
  - tratamento, 38
  deficiência secundária de lactase, 39
  - diagnóstico, 39
  - tratamento, 39
  fisiopatologia, 36
  intolerância primária à sacarose-isomaltose, 37
  - diagnóstico, 37
  - quadro clínico, 37
  - tratamento, 38
  monossacarídeos, intolerância secundária aos, 39
  - diagnóstico, 39
  - tratamento, 39
Intolerância hereditária à frutose, 134

J/K

Jarco-Levin, síndrome de, 280
Jatene, cirurgia de, 477
Jeune, síndrome de, 279
Johanson-Blizzard, síndrome de, 63
Jorge Lobo, doença de, 654
Joubert, síndrome de, 304

Kerion, 669
Klinefelter, síndrome de, 557
Köen, tumor de, 680

L

Laringite
  aguda, 207
  estridulosa aguda, 207
Laringomalacia, 286
Laringopatias, 617
Laringotraqueobronquite aguda, 205
  diagnóstico, 206
  etiologia, 205
  fisiopatologia, 205
  quadro clínico, 206
  tratamento, 206
Laron, síndrome de, 533
Lavado broncoalveolar, 144, 182
Legg-Calvé-Perthes, doença de – veja Doença de Legg-Calvé-Perthes
Leiner, síndrome de, 671
Lentigo juvenil, 685
Leucodermia pós-inflamatória, 712
Liddle, síndrome de, 394
Linfangiectasia intestinal congênita, 40
  diagnóstico, 40
  etiopatogênese, 40
  evolução, 41
  fisiopatologia, 40
  incidência, 40
  quadro clínico, 40
  tratamento, 40
Linfangiomas, 287
Linfomas, 685
Lipídeos
  evolução ontogenética da digestão e absorção, 5
  fases da digestão e absorção, 4
  - triglicerídeos de cadeia
    - - longa, 4
    - - média, 5
Lipodistrofia, 535
Líquen escleroso, 703
Litíase
  associada à infecção, 446
  induzida por infecção (estruvita), 446
  urinária, 440
  - composição dos cálculos urinários, 441
    - - ácido úrico, 441
    - - fosfato de cálcio, 441
    - - hexaidrato de fosfato de magnésio e amônio, 441
    - - outros cálculos urinários, 441
    - - oxalato de cálcio, 441
    - - urato, 441
  - distúrbios metabólicos, 442
    - - cálculos de cálcio, 442
      - - - hipercalciúria idiopática, 442
        - - - - do tipo absortivo, 443
        - - - - do tipo renal, 443
  - fatores inibidores da cristalização, 442
    - - alterações anatômicas, 442
    - - deficiência de fatores inibitórios da cristalização, 442
    - - fatores epidemiológicos, 442
    - - hiperexcreção ou supersaturação urinária, estados de, 442
    - - infecção urinária, 442
    - - matriz calculogênica, 442
  - fatores promotores da cristalização, 441

- mecanismos de formação dos cálculos, 441
  - - produto de
    - - - atividade, 441
    - - - de formação, 441
    - - - de solubilidade, 441
Loboa loboi, 652, 654
Lobomicose, 654
Loeffler, síndrome de, 220

M

Má absorção intestinal, 7
  bases fisiopatológicas, 8
  classificação, 10
  etapa absortiva ou enterocitária, fatores que afetam a, 9
  etapa digestória ou pré-enterocitária, fatores que afetam a, 9
  etapa pós-absortiva ou pós-enterocitária, fatores que afetam a, 10
  implicações luminais da má absorção de nutrientes, 10
Macroglossia, 620
Madurella, 654
Malformações
  broncopulmonares, 292
  - morfogênese, 292
    - - fase alveolar, 292
    - - fase canalicular, 292
    - - fase embrionária, 292
    - - fase pseudoglandular, 292
    - - fase sacular, 292
  brônquicas, 292
  - atresia, 292
  - broncomalacia, 292
  - estenoses, 292
  - isomerismo broncopulmonar, 292
  - traquebrônquio, 292
  diafragmáticas, 281
  do trato respiratório, 276
  esofágicas, 286
  laringotraqueais, 286
  pulmonares, 293
  - agenesia, 296
  - aplasia, 296
  - cistos broncogênicos, 294
    - - manifestações clínicas, 294
    - - diagnóstico, 294
    - - tratamento, 294
  - cistos pulmonares congênitos, 294
  - enfisema lobar congênito, 293
    - - manifestações clínicas, 293
    - - diagnóstico, 293
    - - tratamento, 294
  - fístula arteriovenosa pulmonar, 297
  - hipoplasia, 296
  - linfangiectasia pulmonar congênita, 297
  - malformação adenomatóide cística, 295
    - - manifestações clínicas, 295
    - - diagnóstico, 295
    - - tratamento, 295
  - seqüestro pulmonar, 295
    - - extralobar, 295
    - - intralobar, 295
Mancha mongólica, 685
Marfan, síndrome de, 535

Massas
  cervicais, 625
  - congênitas, 626
    - - cistos
      - - - dermóides, 626
      - - - tímicos, 626
    - - derivadas
      - - - do ducto tireoglosso, 626
      - - - dos arcos branquiais, 626
    - - divertículo faringoesofágico, 626
    - - hemangiomas, 627
    - - laringoceles, 626
    - - linfangiomas, 627
    - - teratomas, 626
    - - torcicolo congênito, 626
  - diagnóstico diferencial, 625
  - inflamatórias, 625
    - - linfoadenopatias inflamatórias, 625
    - - sialoadenites inflamatórias, 626
  - neoplásicas, 627
  escrotais agudas, 439
McCune Albright, síndrome de, 535
Mediastino, 161
Medida transcutânea da tensão
  de CO_2, 185
  de O_2, 185
Megalouretra, 432
Megaureter, 428
Membranas laríngeas, 286
Membros inferiores
  deformidades angulares, 638
  - avaliação normal, 638
  - avaliação, 638
  - diagnóstico diferencial para o geno varo, 638
  - exame, 638
  - geno valgo
    - - etiologia, 638
    - - tratamento, 638
  - geno varo
    - - etiologia, 638
    - - tratamento, 638
  desvios rotacionais, 637
  - extremidade inferior, 637
    - - anteversão do colo femoral, 637
    - - geno valgo, 637
    - - geno varo, 637
    - - tíbia, 638
Metemoglobinemia, 508
Micetomas, 654
  actinomicetomas, 654
  eumicetomas, 654
  griseofulvina, 654
Micoses
  profundas, 652
  superficiais
  - tratamento sistémico, 669
    - - cetoconazol, 669
    - - fluconazol, 669
    - - griseofulvina, 669
    - - itraconazol, 669
    - - terbinafina, 669
  - tratamento tópico, 669
    - - bifonazol, 669
    - - cetoconazol, 669
    - - ciclopiroxolamina, 669
    - - clotrimazol, 669

- - isoconazol, 669
- - miconazol, 669
- - terbinafina, 669
- - tolciclato, 669
Micro-hamartomas biliares, 122
Miliárias, 677
Mineralocorticóides, 565
Miocardiopatia
  dilatada, 483
  hipertrófica, 481
  restritiva, 482
Miocardites, 484
Mitsuda, teste intradérmico de, 692
Moldes vaginais, 715
Molusco contagioso, 686
Monilethrix, 679
Morte súbita no berço, 22
Mucocolpo, 714, 715
Mucopolissacaridoses, 136
Mucor, 670
Mucorales, 655
Mucormicose, 655
Mucoviscidose – veja Fibrose cística
Mustard, técnica de, 477
Mycobacterium leprae, 692
Mycoplasma pneumoniae
  por infecções respiratórias, 202
  por pneumonias, 217

N

Necrose cortical renal, 383
Nefrologia pediátrica
  avaliação radioisotópica em, 329
  - aplicações clínicas, 330
    - - de dor testicular, 335
    - - dilatação de vias excretoras, 330
    - - hidronefrose, 300
    - - hipertensão, 333
    - - infecção, 332
    - - insuficiência renal, 334
    - - malformação, 333
    - - massas, 334
    - - refluxo, 332
    - - transplantes renais, 334
    - - traumatismo, 335
    - - tumores, 334
  - cintilografia
    - - escrotal ou testicular, 330
    - - renal dinâmica, 329
    - - renal estática, 330
  - cistocintilografia direta e indireta, 330
  - quantificação da função renal, 330
  laboratório em, 317
  - avaliação da função glomerular, 319
    - - da FF, 319
    - - do FSR, 319
    - - do RFG, 319
    - - medida do
      - - - FPR, 319
      - - - do FPRE, 319
      - - - do RFG, 319
    - - outros métodos, 319
      - - - "clearance" de creatinina endógena, 321

- - - depuração estimada pela creatinina e estatura, 320
- - - estimativa do RFG pela creatinina e estatura, 320
- - - estimativa pela creatinina sérica, 319
- - - estimativa pela recíproca da creatinina 1/Pcr, 320
- - - variações do "clearance" de creatinina, 321
- avaliação da permeabilidade glomerular, 322
- - albuminúria, 322
- - detecção de cadeias leves de imunoglobulinas, 323
- - dosagem de proteínas totais na urina, 323
- - índice de seletividade glomerular, 323
- - proteinúria, 322
- - - avaliação das funções tubulares, 323
- - alteração do mecanismo ácido-base, 324
- - - "anion gap" plasmático, 324
- - - "anion gap" urinário, 324
- - - caracterização da acidose metabólica, 324
- - - pH urinário, 325
- - - prova de acidificação de curto tempo, 325
- - alteração no manuseio renal de fósforo, 323
- - avaliação
- - - da capacidade de concentração urinária, 328
- - - da excreção de ácido úrico, 327
- - - do citrato urinário, 327
- - - do manuseio de cálcio, 327
- - - do manuseio de cloro, 327
- - - do manuseio de sódio, 326
- - - do manuseio do potássio, 327
- - glicosúria, 323
- - hiperaminoacidúria, 323
- - proteinúria, 326
- - - albuminúria, 326
- - - enzimúria, 326
- - - proteína transportadora de retinol urinária, 326
- - - proteinúria de baixo peso molecular, 326
- exame da urina, 317
- - análise bioquímica da urina, 317
- - - avaliação de glicosúria e proteinúria, 318
- - - densidade urinária, 318
- - - falso-negativo, 318
- - - falso-positivo, 318
- - - nitrito, 318
- - - pH urinário, 317
- - análise microscópica da urina, 318
- - - células, 318
- - - cilindros, 318
- - - coloração das hemácias com corante de Wright, 318
- - - cristais, 318
- - - eritrócitos, 318
- - - exame de microscopia por contraste de fase, 318

- - - interpretação, 318
- - - leucócitos, 318
- - - outros achados, 318
- - fatores que interferem na realização e interpretação, 317
- - - método de coleta, 317
- - - tempo de espera até a realização do exame, 317
- - - tipo de assepsia, 317
- - formas de avaliar o exame de urina, 317
- - - aspecto, 317
- - - coloração, 317
- - - inspeção, 317
- - - presença de elementos, 317
- recém-nascido, particularidades do, 328
Nefropatia da anemia falciforme, 386
Neovagina, 716
  McIndoe, 716
Neurofibromatose, 535
Niemann-Pick, doença de, 134
Ninfas, aglutinação de, 702, 715
Nocardia brasiliensis, 654
Noonan, síndrome de, 557

O

Obstrução nasal, 613
  angiofibroma juvenil, 614
  atresia de coanas, 613
  corpos estranhos, 614
  desvio de septo nasal, 613
  fratura nasal, 614
  hematoma de septo nasal, 614
  hipertrofia
    - das tonsilas palatinas, 613
    - de adenóide, 613
  pólipos nasais, 614
  rinite
    - alérgica, 613
    - medicamentosa, 613
  tumores, 614
Onicofagia, 680
Onicomicoses, 669
  amorolfina, 670
  ciclopirox olamina, 670
Onicoses, 679
Orelha externa, doenças da, 597
  afecções próprias, 597
    - corpos estranhos, 597
    - rolha de cerume, 597
  noções anatomofisiológicas com interesse clínico, 597
  patologia do conduto auditivo externo, 598
    - furunculose, 599
    - otite externa
      - - aguda localizada, 599
      - - bacteriana aguda, 598
    - otomicose, 599
  patologia inflamatória do pavilhão auricular, 597
    - dermatite, 597
    - eczema, 597
    - erisipela, 598
    - herpes zoster, 598
    - impetigo, 598
    - pericondrite, 598

Orquiepididimite, 439
Orquite, 439
Ortopedia pediátrica, 631
  afecções no período
    - da idade da marcha à adolescência, 631
    - de recém-nascido à idade da marcha, 631
  avaliação clínica, 631
    - história, 631
      - - deformidade, 632
      - - dor, 632
      - - perda funcional, 632
  exame físico de, 632
    - criança de mais idade e do adolescente, 634
      - - considerações gerais, 634
        - - - avaliação da movimentação articular, 634
        - - - bacia, 634
        - - - deformidade, 635
        - - - exame da marcha, 634
        - - - frouxidão ligamentar, 634
        - - - inspeção global, 634
      - - joelho, 635
        - - - exame específico, 635
        - - - geno varo valgo, 635
        - - - inspeção, 635
        - - - palpação, 635
      - - pé, 635
    - joelho, 633
      - - amputações congênitas, 634
        - - - hemimelia fibular, 634
        - - - hemimelia tibial, 634
      - - deformidades angulares da tíbia, 634
        - - - tíbia curva congênita, 634
        - - - varismo fisiológico, 634
      - - deformidades rotacionais, 633
    - membros inferiores, 632
    - pé, 634
      - - deformidade em adução, 634
      - - pé calcâneo valgo, 634
      - - pé talo vertical, 634
      - - pé torto congênito, 634
    - quadril, 632
      - - avaliação da movimentação ativa e passiva, 632
      - - inspeção, 632
      - - palpação, 632
    - recém-nascido, 632
      - - considerações gerais, 632
  no período da adolescência e da puberdade, 631
  semiologia, 631
    - história, 631
    - questões fundamentais, 631
Otite média
  aguda, 601
    - complicações, 602
    - diagnóstico, 601
    - etiologia, 601
      - - germes patogênicos, 601
        - - - bactérias, 601
        - - - vírus, 601
    - quadro clínico, 601
    - seqüelas, 602
    - tratamento, 602
  crônica, 603
    - colesteatomatosa, 603
      - - etiologia – teoria, 603
      - - tratamento, 603

- simples, 603
- supurativa, 603
secretora, 599
- etiopatogenia, 599
- exame clínico, 600
- tratamento, 600
- - cirúrgico, 601
- - clínico, 600
Otomicoses, 670
Oximetria
de pulso, 184
transcutânea, 165

P

Pálpebra, alterações da, 581
ancilobléfaro, 582
coloboma, 582
criptoftalmo, 582
distiquiase, 582
entrópio congênito, 582
epibléfaro, 582
epicanto, 582
ptose, 582
Pancreatopatias
fatores etiológicos, 62
- anomalias congênitas, 63
- - pâncreas anular, 63
- - *pancreas divisum*, 63
- - pâncreas ectópico ou aberrante, 63
- aplasia e hiperplasia pancreáticas, 63
- carência protéica, 62
- causas metabólicas, 62
- drogas, 62
- enzimopatias pancreáticas
congênitas, 64
- - colipase, 64
- - enterocinase, 64
- - lipase, 64
- - tripsinogênio, 64
- hereditariedade, 63
- infecções, 62
- parasitas, 62
- síndrome de Johanson-Blizzard, 63
- síndrome de Shwachman, 63
- traumatismos, 63
Papilomavírus, 687
humano, 687
Paracoccidioides
brasiliensis, 652
loboi, 652, 654
Paracoccidioidomicose, 225, 653
Paralisia diafragmática, 285
Paratireóides
exploração funcional, 550
fisiologia, 549
Paratormônio, 549
ações, 549
Paroníquias, 680
Pé torto congênito idiopático, 636
classificação, 636
diagnóstico, 636
epidemiologia, 636
etiologia, 636
exames complementares, 636
tratamento, 636

Pectus
carinatum, 277
excavatum, 277
Pelada, 678
Pêlos, afecções dos, 677
Penicillium, 653, 670
Pericardite
aguda viral, 497
crônica constritiva, 498
da artrite reumatóide, 498
por agente físico, 498
purulenta, 497
reumática, 497
tuberculose, 497
Perifoliculite
abscedante de Hoffmann, 669
granulomatosa nodular, 669
Periodontite juvenil, 620
Perionix, 680
Peritonite – veja Doenças do peritônio
bacteriana espontânea, 111
- definições, 111
- - ascite neutrocítica
- - - com cultura negativa, 112
- - - com cultura positiva, 112
- - bacterascite
- - - monomicrobiana
não-neutrocítica, 111
- - - polimicrobiana
não-neutrocítica, 112
- diagnóstico laboratorial, 112
- evolução, 112
- etiologia, 111
- mecanismos, 113
- - alteração ventilação-perfusão, 113
- - defeito da difusão-perfusão, 113
- - *shunts* intrapulmonares, 113
- patogenia, 112
- profilaxia, 113
- quadro clínico, 111
- *shunt* intrapulmonar,
avaliação do, 114
- tratamento
- - farmacológico, 114
- - radiologia intervencionista, 115
- - transplante hepático, 115
Pico de fluxo expiratório,
medida seriada do, 165
Piedra, 670
branca, 670
preta, 670
Piedraia hortae, 670
Pili
annulati, 679
torti, 679
Piodermites, 673
flora residente, 673
flora transitória, 673
Pitiríase versicolor, 670
ácido salicílico a 2% a 5%, 670
banho com bucha vegetal ou "buf-puf", 670
cetoconazol, 670
hipossulfito de sódio, 670
itraconazol, 670
sulfacetamida sódica a 12%, 670
sulfeto de selênio a 5%, 670

Pletismografia corpórea e técnica
de diluição com hélio, 165
Pneumatocele, 241
Pneumonias
atípicas, 217
- por *Chlamydia*, 218
- por *Mycoplasma hominis*, 218
- por *Mycoplasma pneumoniae*, 217
- por *Pneumocystis carinii*, 219
- por *Ureaplasma urealyticum*, 218
- síndrome de Loeffler, 220
bacterianas, 207
- diagnóstico
- - clínico, 208
- - diferencial, 210
- - laboratorial, 209
- - - detecção de antígenos
bacterianos, 210
- - - estudo do líquido pleural, 210
- - - hemocultura, 209
- - - pesquisa no material do trato
respiratório, 209
- - radiológico, 209
- etiologia, 208
- fisiopatologia, 208
- principais, 211-213
- quadro clínico, 208
- tratamento, 213
virais, 215
- diagnóstico, 216
- etiologia, 215
- manifestações clínicas, 216
- patogenia, 215
- prevenção, 216
- prognóstico, 216
- tratamento, 216
Pneumopatias
agudas sem etiologia definida, biopsia
pulmonar a céu aberto na avaliação
de, 185
crônicas, 272
- avaliação clínica, 273
- - exame físico, 274
- - história, 273
- - - alimentar, 273
- - - ambiental, 273
- avaliação
- - laboratorial, 274
- - radiológica, 274
- conceito, 272
- etiopatogenia, 272
- fisiopatologia, 272
- incidência, 272
- tratamento, 274
- - antiinflamatórios, 276
- - eliminação das secreções, 275
- - fluidificação das secreções, 274
- - profilaxia de infecções, 275
do sistema respiratório
- diagnóstico por imagem, 166
- - radiologia convencional, 166
- - - das vias aéreas superiores, 166
- - - de tórax, 166
- - ressonância magnética do tórax, 167
- - técnicas de imagem, 166
- - tomografia computadorizada
do tórax, 166
- - ultra-sonografia de tórax, 168

745

- exame do tórax, 168
  - - cúpula diafragmática, 179
  - - esqueleto torácico, 168
    - - - hemitórax
      - - - - aumento da densidade, 172
      - - - - hipertransparente bilateral, 170
      - - - - hipertransparente unilateral, 170
  - - lesões parenquimatosas – padrões, 173
    - - - bronquiectasias, 174
    - - - cavitações, 179
    - - - massas pulmonares, 177
    - - - mineralização pulmonar, 175
    - - - nódulos pulmonares, 177
    - - - padrão "em mosaico", 175
    - - - padrão em "favo de mel", 175
    - - - pneumonia lobar, 173
    - - - pseudomassas, 179
  - - lesões pleurais, 180
  - - mediastino – generalidades, 180
    - - - mediastino médio, 181
    - - - mediastino posterior, 181
    - - - pneumomediastino, 180
    - - - segmentos do mediastino, 180
    - - - tumores e outras afecções mediastinais, 180
  graves sem etiologia definida, biopsia pulmonar a céu aberto na avaliação de, 185
  recorrentes, 272 – veja Pneumopatias crônicas
Poland, síndrome de, 279
Policitemia, 509
Posição de cócoras, 510
Privação psicossocial, 534
Proctocolite induzida por leite de vaca, 23
Prolapso de uretra, 703
Propedêutica uropediátrica, 417
  disúria, 417
  enurese, 417
    - esforço, 418
    - retenção urinária, 418
    - tenesmo vesical, 418
  incontinência, 417
  instrumental, 421
  micção imperiosa, 417
  laboratorial clínica, 420
    - bacteriúria, 420
    - hematúria, 420
    - leucocitúria, 420
  laboratorial por imagem, 420
  polaciúria, 417
  queixas das características da urina, 418
    - cor, 418
    - odor, 418
    - queixas genitais, 418
    - turbidez, 418
  queixas não-específicas do trato urogenital, 419
    - dor, 419
    - edema, 420
    - exame físico, 420
    - febre, 419
    - hipertensão, 419
    - insuficiência renal, 420
    - tumor, 419

Prostatites, 440
Proteínas
  evolução ontogenética da digestão e absorção, 4
  fases da digestão e absorção, 3
    - gástrica, 3
    - intestinal, 3
    - pancreática, 3
Prurigo infantil, 661
Pseudallescheria, 654
Pseudo-endocrinopatias, 393
Pseudo-hiperaldosteronismo, 394
Pseudo-hipoaldosteronismo, 395
  primário tipo I, 395
    - precoce da infância, 395
    - tipo renal, 395
    - tipo múltiplo, 395
  secundário tipo I, 395
  tipo II, 396
Psoríase, 672
  vulvar, 711
    - betametasona, 711
    - ciclosporina, 712
    - hidrocortisona, 711
    - metotrexato, 712
    - retinóides, 712
    - triancinolona, 711
Pubarca precoce, 717, 718, 723
Puberdade
  atrasada, 556, 559, 560
  maturação sexual, 551, 554
  precoce, 535, 556, 560-562, 717
    - central, 717
    - heterossexual, 718
    - periférica, 717, 718
    - tratamento, 721
      - - acetato de ciproterona, 722
      - - acetato de medroxiprogesterona, 722
      - -agonistas do GnRH, 722
Pulmão
  de choque, 243
  função pulmonar, testes e aplicação clínica, 163
  mecanismos de defesa
    - anatômicos e mecânicos, 143
    - imunológicos, 144
    - pulmonar, 143
  testes da função pulmonar e aplicação clínica, 163

Q

Quadril, displasia do desenvolvimento, 639
  tratamento
    - antes do início da marcha, 640
    - precoce, 640
Quilopericárdio, 498

R

Raquitismo
  hipofosfatêmico familiar ligado ao cromossomo X, 390
  vitamina D-dependente, 391
  vitamina D resistente, 390
Rbizopus, 670

Receptores hormonais
  dos hormônios tireoidianos, 528
  na membrana celular, 527
Refluxo
  gastroesofágico, 245
    - diagnóstico, 245
    - fisiopatologia, 245
    - quadro clínico, 245
    - tratamento, 246
  vesicoureteral, 429
Respiração
  de Biot, 146
  de Cheyne-Stokes, 146
  de Kussmaul, 146
Retina
  doenças da, 588
  tumores da, 590
Retinoblastoma, 590
Retinopatias
  da prematuridade, 589
  vasculares, 589
Retocolite ulcerativa inespecífica, 48
  anatomia patológica, 48
  diagnóstico, 51
    - diferencial, 51
  etiopatogenia, 48
    - fator genético, 48
    - fator imunológico, 48
    - fator infeccioso, 48
    - fator psicogênico, 48
  exames complementares, 50
    - endoscópico com biopsia, 51
    - laboratoriais, 50
    - radiológico, 50
  fisiopatologia, 48
  manifestações clínicas, 49
    - complicações, 49
      - - deficiência de crescimento pondo-estatural, 50
      - - dilatação aguda do colo ou megacolo tóxico, 49
      - - estenoses em diferentes segmentos do colo, 50
      - - hemorragia maciça, 50
      - - malignização, 50
    - curso evolutivo natural, 49
    - digestivas, 49
    - doenças associadas, 49
    - extradigestivas, 49
  prognóstico, 52
  tratamento, 51
    - cirúrgico, 52
Rett, síndrome de, 304
Rhodotorula, 653
Rinites, 609
  anatomia, 609
  classificação, 609
    - alérgica, 610
    - eosinofílica não-alérgica, 610
    - idiopática, 610
    - infecciosas, 609
    - medicamentosa, 611
  diagnóstico diferencial, 611
  fisiologia, 609
Rinopatias, 609
Rinosporidiose, 655
Rinosporidium seeberi, 655

S

Sangramento vaginal na infância, 702
  aglutinação de ninfas, 702
  cancro duro, 703
  cistos ovarianos foliculares, 702
  condiloma acuminado, 703, 704
  corpos estranhos, 704
  descamação endometrial, 702
  estímulo gonadotrófico, 702
  hemangioma
    - cavernoso, 705
    - plano, 705
  herpes genital, 703
  hialuronidase, 702
  hiperestrogenismo
    -materno, 702
    - fisiológico, 702
  líquen escleroso, 703
  masturbação, 704
  melanoma maligno de vulva, 705
  produção ovariana autônoma, 702
  prolapso de uretra, 703
  rotura da parede vaginal, 704
  sarcoma botrióide, 704
  traumatismo vulvovaginal perineal, 704
  vaginoscópios, 702
  vulvovaginite, 704
Sarampo, manifestações orais, 621
Sarcoma botrióide, 704
Scheüermann, doença de, 646
Schwartz, fórmula de, 320
Scopulariopsi, 670
Seio urogenital, 714
Senning, técnica de, 477
Shunt
  - bidirecional, 509
  - direito-esquerdo, 509
Shwachman, síndrome de, 63
Sicose
  - da barba, 675
  - tricofítica, 668
Sífilis congênita, 689
  precoce, 689
  tardia, 691
Síndrome
  bradicárdica, 513
  da bile espessa, 91
  da diarréia pós-enterite, 26
  - diagnóstico, 29
    - - diferencial, 29
  - etiopatogenia, 27
    - - diarréia aguda, 28
    - - hospedeiro, 28
    - - infecções prévias, 28
    - - lesão de mucosa, persistência de
      fatores que provocam e/ou
      perpetuam a, 27
    - - microganismos isolados, 28
    - - prática alimentar pré-diarréia, 28
    - - regeneração da mucosa, capacidade
      retardada de, 27
      - - - drogas utilizadas na fase da, 28
      - - - práticas dietéticas durante a, 28
  - exames complementares, 29
  - fisiopatologia, 28
  - incidência, 26
  - manifestações clínicas, 29

  - profilaxia, 30
  - tratamento, 29
    - - dietético, 29
    - - medicamentoso, 30
  da diarréia protraída, 31
  - diagnóstico, 33
  - etiopatogenia, 32
  - fisiopatologia, 32
  - manifestações clínicas, 33
  - tratamento, 33
    - - da doença de base, específico, 35
    - - da sepse e dos distúrbios hidro-
      eletrolíticos e de equilíbrio
      acidobásico, 33
    - - suporte nutriconal, 34
  da displasia arritmogênica do ventrículo
    direito, 522
  das glicoproteínas deficientes em
    carboidratos, 134
  de hipomagnesemia-hipercalciúria
    familiar, 393
  de Kartagener, 198
  de Loeffler, 220
  de Mounier-Khun tipo 1, 198
  de Mounier-Khun tipo 2, 198
  de "prune-belly", 433
  de Williams-Campbell, 198
  do colo irritável, 45
  - diagnóstico, 46
  - etiopatogenia, 46
  - exames complementares, 46
  - manifestações clínicas, 46
    - - diarréia crônica inespecífica, 46
    - - dor abdominal associada à obsti-
      pação alternada com diarréia, 46
    - - dor abdominal recorrente, 46
  - tratamento, 46
  do QT longo congênito, 520
  do "shunt" de cloro, 396
  celíaca-símile, 23
  cérebro-hepatorrenal de Zellweger, 138
  colestática neonatal, 84
  - colestase crônica
    - - tratamento da, 92
      - - - ácidos biliares
        - - - - aumentando o fluxo dessa
          fração na bile, drogas que agem
          na fração independente dos, 93
        - - - - drogas que agem na fração
          dependente de, 92
  - complicações decorrentes da
    progressão da doença, 93
  - doenças mais freqüentes, 87
    - - atresia de vias biliares
      extra-hepáticas, 87
      - - - diagnóstico, 87
      - - - patogênese, 87
      - - - tratamento, 88
    - - colestase associada à nutrição
      parenteral, 92
    - - colestases familiares
      intra-hepáticas, 89
      - - - colestase dos esquimós de
        Greenland, 91
      - - - colestase dos índios norte-ame-
        ricanos, 91
      - - - colestase dos noruegueses, 91
      - - - colestase familiar intra-hepática
        progressiva, 90

      - - - colestase recorrente intra-hepáti-
        ca benigna, 91
      - - - doença de Byler, 90
      - - - síndrome de Alagille, 89
    - - síndrome da bile espessa, 91
    - - infecções bacterianas, 92
  estafilocócica da pele escaldada, 676
  hemolítico-urêmica, 387
  - fator de Von Willebrand, prostaciclina e
    agregação plaquetária, 388
  - lesão endotelial, 388
  - trombose local e depósito de fibrina, 388
  hepatopulmonar, 113
  mãos-pés-boca, 621

  nefrótica, 361, 362
  - classificação histopatológica, 362
  - complicações, 365, 369
  - dados laboratoriais, 365
    - - alterações
      - - - bioquímicas, 365
      - - - sangüíneas, 365
      - - - urinárias, 365
  - diagnóstico diferencial, 365
  - etiologia, 362
  - etiopatogenia, 363
  - fisiopatogenia, 363
    - - alterações das proteínas
      plasmáticas, 363
    - - alterações de lípides, 363
    - - fisiopatologia do edema na, 364
  - incidência, 363
  - indicações de biopsia renal, 371
  - manifestações clínicas, 364
  - prognóstico, 370
  - tratamento, 366
    - - medidas específicas, 367
      - - - nefrose com sensibilidade
        parcial aos esteróides, 369
      - - - SN corticorresistente, 368
      - - - SN corticossensível, 367
      - - - uso de corticosteróides e
        imunossupressores, 367
      - - - uso de drogas hipolipemiantes,
        369
    - - medidas
      - - - gerais, 366
      - - - inespecíficas, 367
  pós-pericardiotomia, 498
  pré-menstrual, 728
  - diagnóstico, 728
  - etiologia, 728
  - sintomas, 728
    - - emocionais, 728
    - - físicos, 728
  - tratamento, 728
    - - estilo de vida, 728
    - - inibidores seletivos da recaptação
      da serotonina, 728
    - - orientação educativa, 728
    - - ovulação, supressão da, 728
    - - sintomas físicos, supressão dos, 728
    - - sintomas psíquicos, supressão
      dos, 728
    - - suplementação mineral, 728
    - - suplementação vitamínica, 728
  taquicárdica, 515
  tríplice, 433

Sinusites, 611
 anatomia, 611
 classificação, 612
 complicações, 612
 diagnóstico, 612
 etiologia, 612
 patogenia, 612
 quadro clínico, 612
 tratamento, 612
Sistema respiratório
 doenças infecciosas, 187, 227
 pneumopatias, 166
Sporothrix schenckii, 652
Stevens-Johnson, síndrome de, 579
Supra-renais
 córtex adrenal, 564
 fisiologia, 564
 hiperplasia congênita, 568, 569
 hipofunção, 566
 testes laboratoriais, 565
 unidade fetoplacentária, 564

T

Taquicardias ventriculares
 polimórficas não associadas a intervalo QT
  longo, 521
 que incidem em corações com cardiopatia
  estrutural (congênita ou adquirida) com
  disfunção ventricular, 522
 que incidem no pós-operatório de cirurgia
  cardíaca, 523
Telarca precoce, 563, 717, 718, 723
Testículos, torção dos, 439
Tetralogia de fallot, 472
 atresia valvar pulmonar, 474
 Blalock-Taussig, 474
 crises anóxicas, 473
Tinea
 capitis, 667
 circinata, 666
 cruris, 666
 face, 668
 favosa, 668
 manuum, 665
 pedis, 665
Tinha
 crúris, 711
 da pele glabra, 666
 das mãos, 665
 das unhas, 669
 do couro cabeludo, 667
 dos pés, 665
 lupinosa, 668
Tireóide
 adenoma, 548
 avaliação laboratorial, 542-544
 carninoma, 548
 fisiologia, 537
 lingual, 620
Tireoidites, 547
 linfocitária crônica – Hashimoto, 547
Tireotrofina, 531, 537
Tonsilites
 difteróides, 624

eritematosas, 623
 específicas, 624
 inespecíficas, 623
 pseudomembranosas, 624
Torção testicular, 439
Toro
 mandibular, 620
 palatino, 620
Torulopis spp., 670
Tosse crônica ou recorrente, 159
 características da, 160
 diagnóstico, 159
 etiologia, 159
 fases da, 159
 reflexo da, 159
Toxocaríase visceral, comprometimento
 pulmonar na, 310
 dados laboratoriais, 312
 diagnóstico, 312
 epidemiologia, 311
 gênero *Toxocara*, 310
 manifestações
  - clínicas, 311
  - pulmonares, 311
 toxocaríase visceral, 311
 tratamento, 312
Transplante renal na infância, 450
 complicações cirúrgicas, 455
 escolha do doador, 453
  - doador cadáver, 453
  - doador vivo, 453
 etiologia da insuficiência renal crônica, 451
 imunologia, 454
 imunossupressão, 456
 preparo do receptor, 452
 técnica cirúrgica, 455
Transposição das grandes artérias, 475
 associada à estenose pulmonar, 476
 cirurgia de Jatene, 477
  - Mustard, 477
  - Senning, 477
 com CIV grande, 476
 com septo interventricular intacto, 476
 correção anatômica (cirurgia de Jatene), 477
 septostomia por cateter-balão, 476
Traquéia, compressões vasculares da, 298
Traqueomalacia, 288
Trato urinário,
 anomalias externas, 434
 anomalias extróficas, 434
Traumatismo
 genital, 705
  - avulsão dos genitais externos, 706
  - colostomia, 708
  - condiloma acuminado, 706
  - empalamento, 706
  - estupro, 706
  - lacerações
   - - de órgãos genitais e órgãos
     vizinhos, 707
   - - vulvoperineal
    - - - e himenal, 707
     - - - - com hematoma, 707
    - - - himenal e vaginal, 707
  - lesão do reto extraperitoneal, 708
  - queda a cavaleiro, 705
  - violência sexual, 706

torácico, 268
 - avaliação clínica, 268
 - ferimentos torácicos penetrantes, 270
 - medidas terapêuticas gerais, 268
 - no recém-nascido, 269
 - traumatismo fechado, 270
 vulvovaginal perineal, 704
Treponema pallidum, 689
Trichophyton
 violaceum, 669
 mentagrophytes, 666
 rubrum, 666, 669
 verrucosum, 669
Trichorrhexis
 invaginata (cabelos em bambu), 679
 nodosa, 679
Trichosporon beigelii, 670
Tricofitina, 668
Tricoses, 677
Trombose venosa renal, 383
 complicações e prognósticos, 385
 tratamento, 385
Tronco arterioso, 474
 técnica de Rastelli, 475
Tubulopatias
 complexas – veja Fanconi, síndrome de
 na infância, 389
  - acidose tubular renal, 396
  - alterações no metabolismo do fósforo,
   390
  - anomalias simples de transporte, 389
  - pseudo-endocrinopatias, 393
  - tubulopatias complexas – síndrome de
   Fanconi, 398
Tumor de Könen, 680
Tumores
 dos ovários, 556
 cutâneos, 680
  - adenoma sebáceo
   - - de Pringle-Bourneville, 681
   - - tipo Balzer, 682
  - angiomas, 682
   - - hemangioma cavernoso, 683
    - - - angiomatose encefalotrigeminal,
     683
    - - - doença de Sturge-Weber, 683
    - - - hemangioma com trombocito-
     penia, 683
    - - - síndrome de "blue rubber bleb
     nevus", 683
    - - - síndrome de Klippel-Trenaunay-
     Parkes-Weber, 683
    - - -síndrome de Maffuci, 683
   - - hemangioma plano, 682
   - - hemangioma tuberoso, 683
   - - *noevus flameus*, 682
  - cisto dermóide, 681
  - granuloma piogênico, 683
  - linfangioma, 683
  - mílio, 681
  - neurofibromas, 682
   - - agrupados ao longo de trajetos
    nervosos, 682
   - - moluscóides, 682
   - - subcutâneos, 682
  - nevo comedoniano, 681
  - nevo sebáceo, 681

- nevo verrucoso, 681
- nevos pigmentados, 684
  - - melanoma juvenil, 685
  - - nevo azul, 685
    - - - lentigo juvenil, 685
    - - - mancha mongólica, 685
  - - nevo congênito gigante piloso, 684
  - - nevo halo ou "leocoderma acquisitum centrifugum",684
  - - nevos displásticos, 684
  mediastinais, 161
  sólidos, 685
  - carcinoma basocelular, 685
  - melanoma, 685
  tonsilares, 624
Turner, síndrome de, 534, 556, 557

U

Úlcera refratária ou resistente, 44
Úlceras pépticas gastroduodenais primárias – veja Doença péptica ulcerosa primária
Unhas em vidro de relógio, 510
Úraco, anomalia do, 430
Ureter retrocavo, 428
Ureterocele, 426
Uretra
  anomalias da, 431
  - divertículo, 432
  - estenose, 432
  supranumerária, 431
  válvula posterior, 432
Urolitíase
  confirmação diagnóstica, 447
  - avaliação de acometimento urológico e renal, 448
  investigação da criança com litíase, 447
  manifestações clínicas, 446
  pesquisa da etiologia da litíase, 448
  tratamento, 448
  - cirurgia convencional (aberta), 450
  - específico, 449
    - - hipercalciúria idiopática, 449
  - geral, 448
  - invasivo, 449
    - - incidência, 449
  - procedimentos endourológicos, 449
Urticária, 661
  angioedema, 663
  ao calor, 663
  ao frio, 663
  aquagênica, 663
  colinérgica, 663
  de pressão, 663
  dermografismo, 663
  física, 663
  pela luz, 663
  solar, 663
  urticária-vasculite, 663
Útero
  didelfo, 716
  unicorno, 716
Uveítes, 586
  amaurose congênita de Leber, 589
  anatomia

- da retina, 588
- e fisiologia, 586
anteriores, 586
- associadas a doenças
  - - oculares, 586
  - - sistêmicas, 586
    - - - artrite psoriática juvenil, 587
    - - - artrite reumatóide juvenil, 586
    - - - espondilite anquilosante juvenil, 586
- idiopática, 587
- traumáticas, 586
classificação anatômica, 586
degenerações, 589
difusas, 587
- doença de Behçet, 588
- doença de Vogt-Koyanagi-Harada, 588
- oftalmia simpática, 588
distrofia progressiva de cones e bastonetes, 589
distrofias hereditárias, 589
exame de fundo de olho, 589
posteriores, 587
- sífilis, 587
- toxocaríase, 587
- toxoplasmose, 587
retinite pigmentosa, 589

V

Varicela bucal, 621
Vasculites, 306
Verrugas, 680
  virais, 687
  - condiloma acuminado, 687
  - filiforme, 687
  - plana, 687
  - plantar, 687
  - vulgar, 687
Vertigem, 604
  avaliação de uma criança, 604
  - exame físico, 604
    - - avaliação do equilíbrio, 604
    - - exame otorrinolaringológico, 604
  - história clínica, 604
  principais doenças labirínticas na infância, 604
  - cinetose, 604
  - doença de Ménière, 605
  - enxaqueca vestibular, 605
  - neuronite vestibular, 605
  - otites, 605
  - síndrome vestibular central, 606
  - torcicolo paroxístico benigno, 605
  - traumatismo, 605
  - vertigem paroxística benigna, 605
  - vertigem psicossomática, 606
Vias aéreas, medida dos volumes e da resistência/condutância das, 165
Vias lacrimais, 580
  anatomia simplificada, 580
  fístula do saco lacrimal, 581
  imperfuração de ponto lacrimal, 581
  obstrução congênita do ducto lacrimonasal, 580
  - dacriocistite aguda, 581

- dacriocistite crônica, 580
- dacriocistocele congênita, 581
- fístula congênita do saco lacrimal, 581
- obstrução simples, 580
tratamento
- cirúrgico, 581
  - - sondagem das vias lacrimais, 581
- clínico, 581
Viscosidade sangüínea, 509
Vitiligo vulvar, 712
  fotoquimioterapia com psoralen, 712
  tatuagem, 712
Von Meyenburg, complexos de, 122
Vulvovaginite, 704, 708
  abordagem da criança, 708
  abuso sexual, 709
  ácido metacresolsulfônico gel, 710
  alérgenos na vagina, 709
  anal "swab", 710
  Candida albicans, 710
  - tratamento, 710-711
    - - amoxicilina, 711
    - - azitromicina, 711
    - - ceftriaxona, 711
    - - clotrimazol, 710
    - - dor retal, 711
    - - doxiciclina, 711
    - - eritromicina, 711
    - - isoconazol, 710
    - - metronidazol, 710
    - - metronidazol, 711
    - - pamoato de pirvínio, 711
    - - tioconazol, 710
  coleta do conteúdo vaginal, 710
  colonização vaginal, 709
  conteúdo vaginal, 709
  corpo estranho, 709
  corrimento fisiológico, 709
  doenças sexualmente transmissíveis, 709
  escamação vaginal, 709
  fomites, 709
  higiene anal, 709
  hipoestrogenismo fisiológico, 709
  lactobacilos, 709
  manipulação dos genitais, 709
  masturbação, 709
  promestriene, 710

W / X / Z

Waterhouse-Friderichsen, síndrome de 566
Wegener, sinal de, 690
Wilson, doença de, 101
Wilson-Lahey, síndrome de, 23
Wimberg, sinal de, 690
Wolman, doença de, 136
Wright, corante de, 318

Xeroderma pigmentoso, 676

Zigomicose, 655
Zoster (zona), 688
Zygomycetes, 653

749